Die Geschichte der Medizin im Spiegel der Kunst

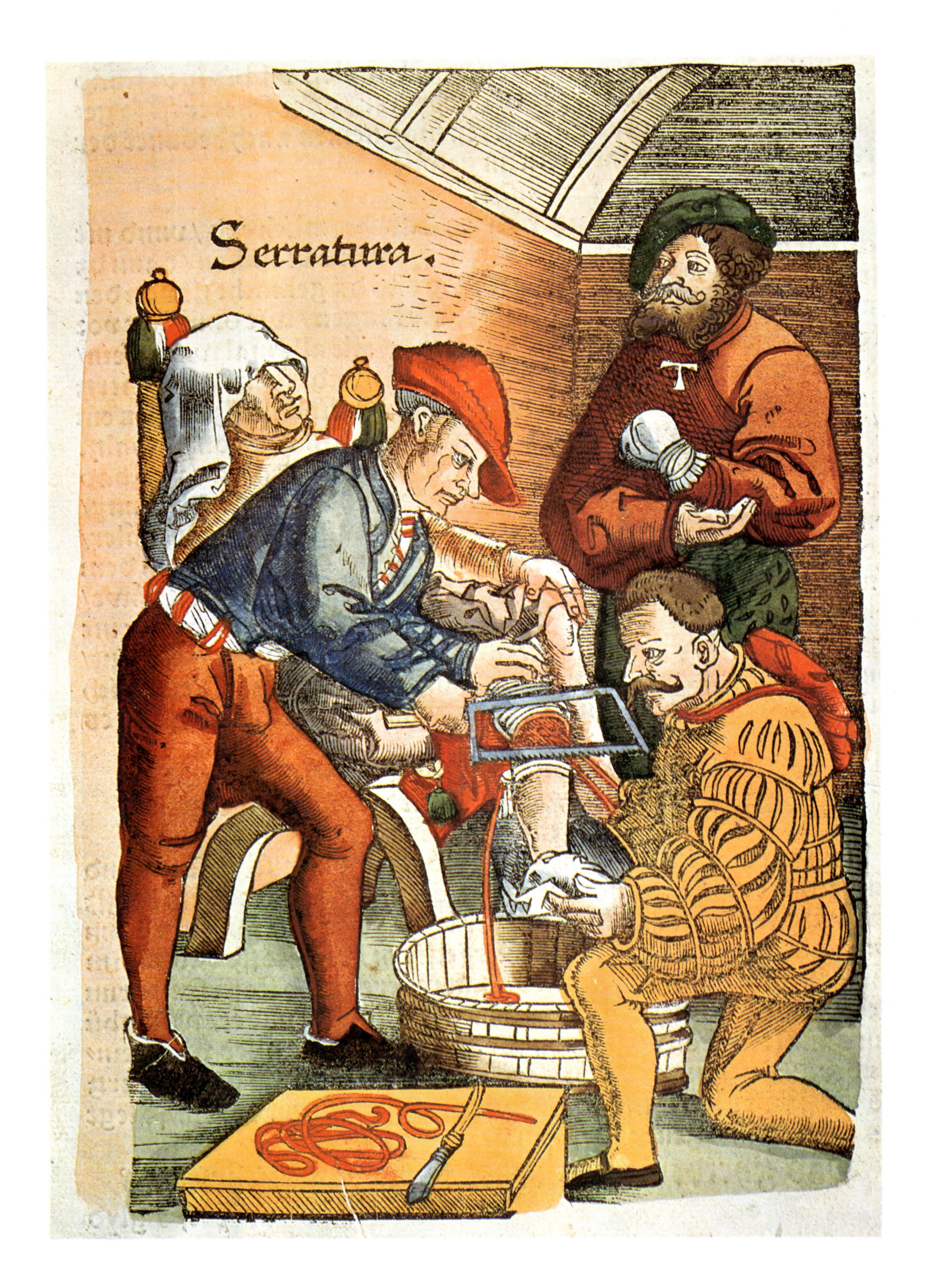

Serratura.

Albert S. Lyons und R. Joseph Petrucelli II

Die Geschichte der
Medizin
im Spiegel der Kunst

Mit Beiträgen von Juan Bosch, John Duffy,
Melvyn Keiner und Morris H. Saffron

Unter Mitarbeit von Alan H. Barnert,
Edgar M. Bick, Lewis Burrows, Callisto Danese,
J. Lester Gabrilove, Stephen A. Geller,
Kurt Hirschhorn, Horace L. Hodes,
David Kairys, Arnold M. Katz, J. Michael Kehoe,
Jack Klatell, David B. Sachar, Norman Simon

Durchsicht der deutschen Ausgabe
Prof. Dr. Erich Püschel

DuMont Buchverlag Köln

Für Barbara

CIP-Kurztitelaufnahme der Deutschen Bibliothek

Lyons, Albert S.:
Die Geschichte der Medizin im Spiegel der Kunst /
Albert S. Lyons u. R. Joseph Petrucelli II. Unter
Mitarb. von Juan Bosch … Aus d. Engl. übers. von
Hans-Thomas Gosciniak u. Herbert Graf. Durchsicht
d. dt. Ausg. Erich Püschel. – Dt. Erstveröff. –
Köln : DuMont, 1980.
  Einheitssacht.: Medicine ⟨dt.⟩
  ISBN 3-7701-1184-2

NE: Petrucelli II, R. Joseph:

Aus dem Englischen übersetzt von
Hans-Thomas Gosciniak und Herbert Graf

Alle Rechte für alle Länder vorbehalten von
Harry N. Abrams Inc. Publishers, New York
© 1980 DuMont Buchverlag, Köln
  für die deutschsprachige Ausgabe
Satz: Rasch, Bramsche

Printed in Japan   ISBN 3-7701-1184-2

Vorbemerkung

Vielen schulden wir größten Dank: John Scarborough für seinen uneingeschränkten Rat und die sorgfältige Durchsicht der Kapitel über Griechenland und Rom; David Cowen für die detaillierte Modifikation und Korrektur der Abschnitte über Pharmazie; George und Marion Howe von den Chait Galleries, die eine Menge wertvoller Informationen einbrachten.

Aber auch vielen anderen, die großzügig mit Materialien, Hintergrundinformation und Übersetzung aushalfen, wie Saul Benison, David Berman, Edward Bottone, Lester Blum, Sylvia Dannett, Kurt Deuschle, David Dreiling, Leslie Falk, Bernard Friedman, Joseph Goldman, Ezra Greenspan, Bruce Hanna, Thomas Haviland, Louise Heinze, Charlotte Isler, Robert Joy, Arieh Kaynan, Fouad Lajam, Julius Leichtling, Robert Litwak, Fazdollah Moqtaderi, Helmuth Nathan, William Ober, Peter Olch, Angelos Papatestas, Demetrius Pertsemlidis, Stuart Quan, Philip und Faith Reichert, Theodore Robinson, Joachim Ronall, Richard Rosenfield, George Schreiber, Mahendra Sheth, Adolph Singer, Alex Steigman, Gordon Stone, Tibor Szabo, Hans Tauber, Gail Weissman, Carol Ann Wilson, Lawrence Wisham und Alice Yohalem.

Es versteht sich, daß niemand außer den Autoren für Irrtümer, Lücken oder Behauptungen verantwortlich ist, die im Text oder im Bildteil auftreten.

Besonderer Dank gilt Professor John Duffy für seine prompte Zustimmung zu der Aufteilung seines Textes über die amerikanische Medizin in andere Kapitel, wie es der Herausgeber erbat.

Darüber hinaus sollen Henry Sigerist, George Rosen, Henry Viets und George James nicht unerwähnt bleiben, die alle mittlerweile verstorben sind und deren Schriften die Autoren durch Lehre und Inspiration beeinflußten.

Weiterer Dank gilt hier der außerordentlichen und bereitwilligen Hilfe von Alice Weaver, Sali Morgenstern, Elliott Zak und Marilyn Gardner der New York Academy of Medicine, von Lucinda Keister der National Library of Medicine, Maureen Jones und ihrem Stab im Medical Arts Department am Mount Sinai Medical Center und vor allen Dingen Claire Hirschfield im Mount-Sinai-Archiv. Auch danken wir Lita Annenberg Hazen für ihre reichhaltige Unterstützung durch das Archiv.

Mit dem Herausgeber Walton Rawls, einem Mann von Wissen, Verläßlichkeit, Beobachtungsgabe und Geduld, war es eine Freude, zu arbeiten.

Größte Dankbarkeit und Bewunderung möchten wir auch Barbara Lyons entgegenbringen, die mit großer Gewissenhaftigkeit alle gesuchten Bilder fand oder, falls diese nicht erhältlich waren, neue einfügte und die als Koordinationspunkt während der ganzen Arbeit an diesem Buch fungierte.

Und schließlich unterstützte der gesamte Mitarbeiterstab des Verlages Harry N. Abrams, Inc., in jeder Weise all unsere Bemühungen.

Frontispiz Farbholzschnitt mit der Darstellung einer Amputation von Hans von Gersdorff im »Feldtbuch der Wundartzney« (1540). Smith, Kline and French Collection, Philadelphia Museum of Art

Seite 10–11 Zwei japanische Holzschnitte, chinesische Darstellung einer Operation von Hua T'o, wie er den Arm von General Kuan Kung operiert. Dieser ignoriert den Schmerz und konzentriert sich auf das Schachspiel, um auf diese Weise die zu jener Zeit verfügbaren Anästhetika nicht benutzen zu müssen. National Library of Medicine, Bethesda

Gegenüberliegende Seite (Ausschnitt) 847) Gemälde (1882) von Robert Hinckley mit der Darstellung der ersten erfolgreichen öffentlichen Demonstration einer Anästhesie bei operativem Eingriff, 16. Oktober 1846 im General Hospital von Massachusetts. Frances A. Countway Library of Medicine, Boston Medical Library, Cambridge

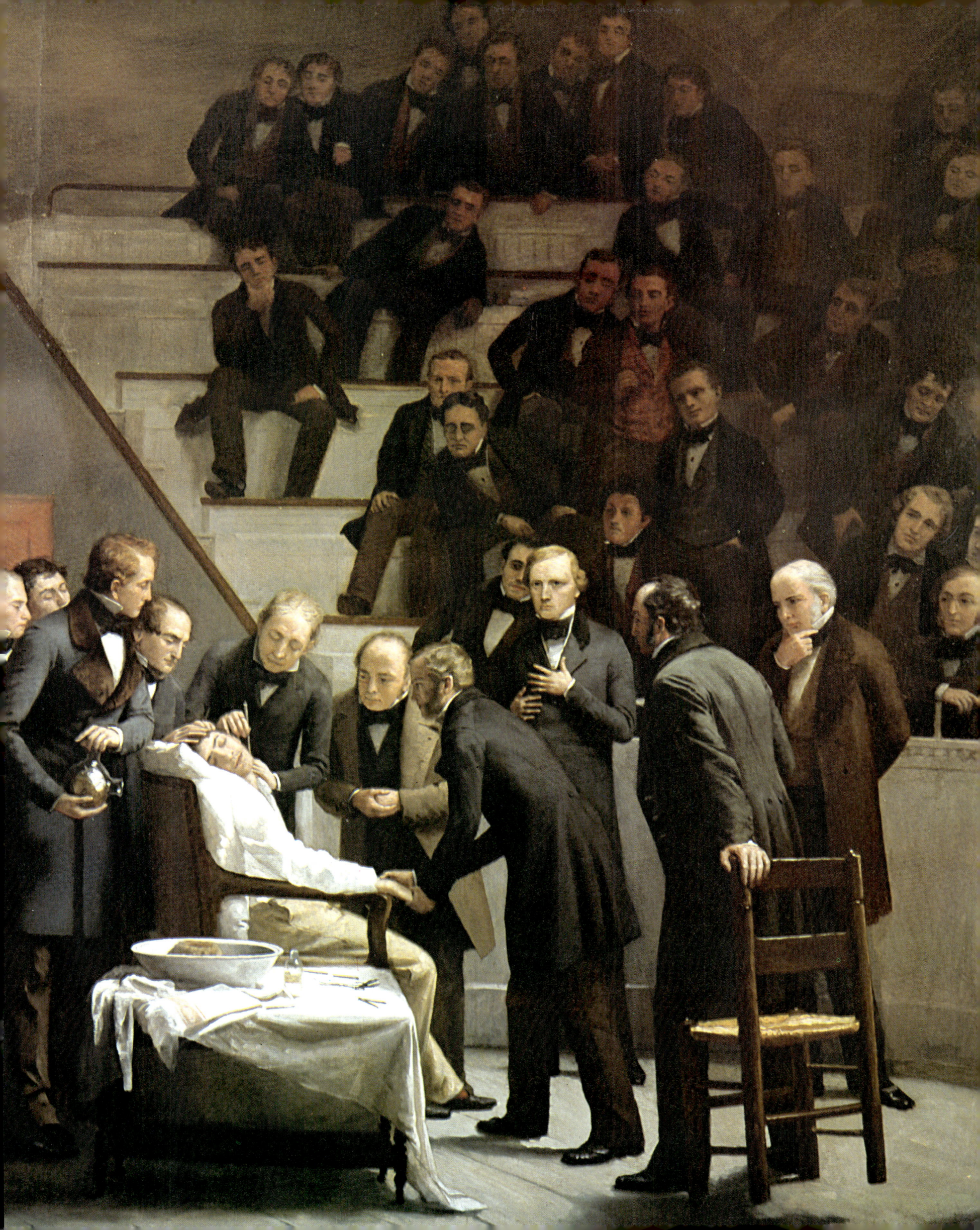

Einleitung

Der ärztliche Beruf wird mit gegensätzlichen Forderungen aus verschiedenen Lagern konfrontiert. Vom Arzt erwartet man, daß er verständnisvoll auf die Bedürfnisse des Patienten eingeht; er soll Hausbesuche durchführen, dem Kranken mehr Zeit widmen und kontinuierlich seine Fachkenntnisse erweitern – kurz, seine Kunstfertigkeit ständig verbessern. Gleichzeitig stellt man den Arzt als Händler, als Gewerbetreibenden in Sachen Gesundheit und als Medizinunternehmer dar, der unter Zeitdruck die Untersuchungen abkürzt, den Preis seiner Waren annonciert und seine Leistungen der Prüfung von Laien unterwirft. Ausbilder, Nutznießer und Gesetzgeber drängen den Arzt, seinen Kompetenzbereich zu vergrößern und jeden Patienten umfassend zu versorgen; gleichzeitig jedoch – vor allem in den Vereinigten Staaten – droht man dem Arzt mit Wiederholungsprüfungen, deren Inhalt zwar den Stand seines technischen, nicht jedoch seines kulturellen Wissens berücksichtigt. Tatsächlich bieten viele der medizinischen Institute, die ihr Interesse am »Humanismus« verkünden, keine Kurse in Geschichte, Kunst, Philosophie oder Soziologie an. Die medizinischen Schulen bitten die Universitäten sogar um vielseitiger gebildete vorklinische Studenten, deren Eignung sie dann anhand der Zensuren in den naturwissenschaftlichen und nicht in den geisteswissenschaftlichen Fächern feststellen.

Die politischen und wirtschaftlichen Ereignisse machen dem Studenten der Medizin und der Öffentlichkeit klar, daß die Gesellschaft vom Arzt der Zukunft erwartet, daß er sich mit sozialen Fragen, den Lebensbedingungen und allgemeinpolitischen Problemen befaßt. Wenn jedoch in Vorlesungen über Gesellschaftsmedizin der Versuch gemacht wird, diese Themen zu behandeln, so konzentriert man sich auf das »Hier und Jetzt«, nicht aber auf die historischen Grundlagen. Daraus resultiert, daß sich der frisch examinierte ebenso wie der erfahrene Arzt selbstgerecht in Opposition zu dem Neueindringen fremder Kräfte in seinen Beruf sieht, oder er schließt sich der »Neuen Gruppe« an, wobei er denen die Hand reicht, die in dem praktizierenden Arzt einen engstirnigen, ineffektiven und käuflichen Menschen sehen. Man verhält sich so, als habe es diese Konfrontation nie gegeben.

Der Student, der Arzt und die Öffentlichkeit blicken voller Bewunderung auf die zeitgenössische Szene der Medizin mit ihrem weiten wissenschaftlichen Verständnis, den bemerkenswerten diagnostischen Hilfen, mit wirksamen therapeutischen Methoden und der erweiterten Einstellung gegenüber dem Patienten als Person. Dennoch neigen sie zu der Annahme, die heutigen Praktiken habe es schon immer gegeben, oder sie erscheinen ihnen im Gegenteil wie strahlende Meteore, die plötzlich aus einem finsteren Himmel fielen. Im allgemeinen weiß weder der Arzt noch sein Patient, wie der Doktor zu dem wurde, was er ist, wie seine Methoden sich aus der Vergangenheit entwickelten und wie er zu seinen heutigen ethischen Prinzipien kam. Dabei wäre es sicher nützlich, diese Entwicklungen im historischen Zusammenhang zu sehen.

Wir geben der Hoffnung Ausdruck, daß die vielen Bilder mit ihren Erläuterungen und der Text des vorliegenden Buches in dieses Thema einführen und zeigen, daß Medizin nicht nur ein Heilmittel ist und Heilen nicht nur *eine* Disziplin umfaßt. Wir wollen demonstrieren, daß die Entwicklung der Medizin nicht ununterbrochen geradlinig und fortschrittlich verlief, daß Philosophie, Geschichte und Medizin zu allen Zeiten miteinander verwoben waren und daß der Beruf und die Gesellschaft sich stets gegenseitig beeinflußten. Darüber hinaus soll man erkennen, daß die Hilfe, die jeder Arzt seinem Patienten geben kann, damals wie heute mehr von seinen Fähigkeiten und Qualitäten als von irgendeiner Philosophie abhängt.

George Rosen, der berühmte Medizinhistoriker, beklagte treffend eine Beobachtung, die er »Iatrohistory« nannte – eine Aneinanderreihung medizingeschichtlicher Einzelheiten, als setze diese sich nur aus einer Serie von ärztlichen Beiträgen zusammen. Richard H. Shyrock führte aus: »Medizingeschichte umfaßt die sozialen und wirtschaftlichen Geschehnisse ebenso wie die biologischen und stellt eines der Zentralthemen menschlicher Erfahrung dar.« Erkennt man, welche Bedeutung dem Einfluß gesellschaftlicher Ereignisse auf die Medizin und auf die Ärzte zukommt, kann man sich der Einsicht nicht verschließen, daß neue Gedanken, Entdeckungen und Praktiken in der Medizin die Gesellschaft signifikant prägten. Sofern es möglich war, haben wir versucht, dem Leser zu zeigen, daß es konträre Deutungen bestimmter Ideen und Geschehnisse gibt. Unsere eigene Sichtweise soll dabei zur Diskussion herausfordern. Wir gingen bei der Sammlung von Daten und Meinungen sorgfältig vor, um möglichst unvoreingenommen Kenntnisse über die Konzepte und Methoden, über die Ärzte sowie die Krankheiten zu vermitteln, mit denen sich unsere Vorfahren beschäftigten. Unser illustrierter Überblick stellt deshalb auch mehr eine Einführung dar als eine wissenschaftliche Studie. Oft haben wir Primärliteratur benutzt – sei es im Original oder in der Übersetzung –, unsere Hauptquellen waren jedoch sekundär, d. h. die Werke anderer Autoren. Wenngleich es unser Ziel war, Schlußfolgerungen zu vermeiden, deren Beweisführung auf schwachen Füßen stand, haben wir uns dennoch manchmal einer bestimmten Meinung angeschlossen, ohne nachzuforschen, auf welchen Untersuchungen diese Ansichten basierten.

Wir waren bemüht, Lehren der Vergangenheit in ihrer eigenen Terminologie darzustellen. Unser heutiges Wissen sollte uns dabei helfen, die damaligen Methoden und ihre Anwendungen zu verstehen. Wir alle sind Kinder der Weltanschauung und der Praktiken unserer Epoche, wie es unsere Vorgänger zu ihrer Zeit waren: Der Anatom Andreas Vesalius, der mit der Tradition seiner Zeit brach, war noch Anhänger der Lehre von den Vier Säften; Ambroise Paré, ein Pionier der Wundversorgung, glaubte an Hexen, und der revolutionäre Experimentalist William Harvey wies den Blutkreislauf nach, sah jedoch einen »spiritus vitalis« für die Funktion des Herzens als gegeben an.

Und an welchen Irrlehren hängen wir noch im 20. Jahrhundert? Wüßten wir mit Sicherheit, daß sie falsch wären, so würden wir sie aufgeben; statt dessen suchen wir, warten und hoffen.

Albert S. Lyons

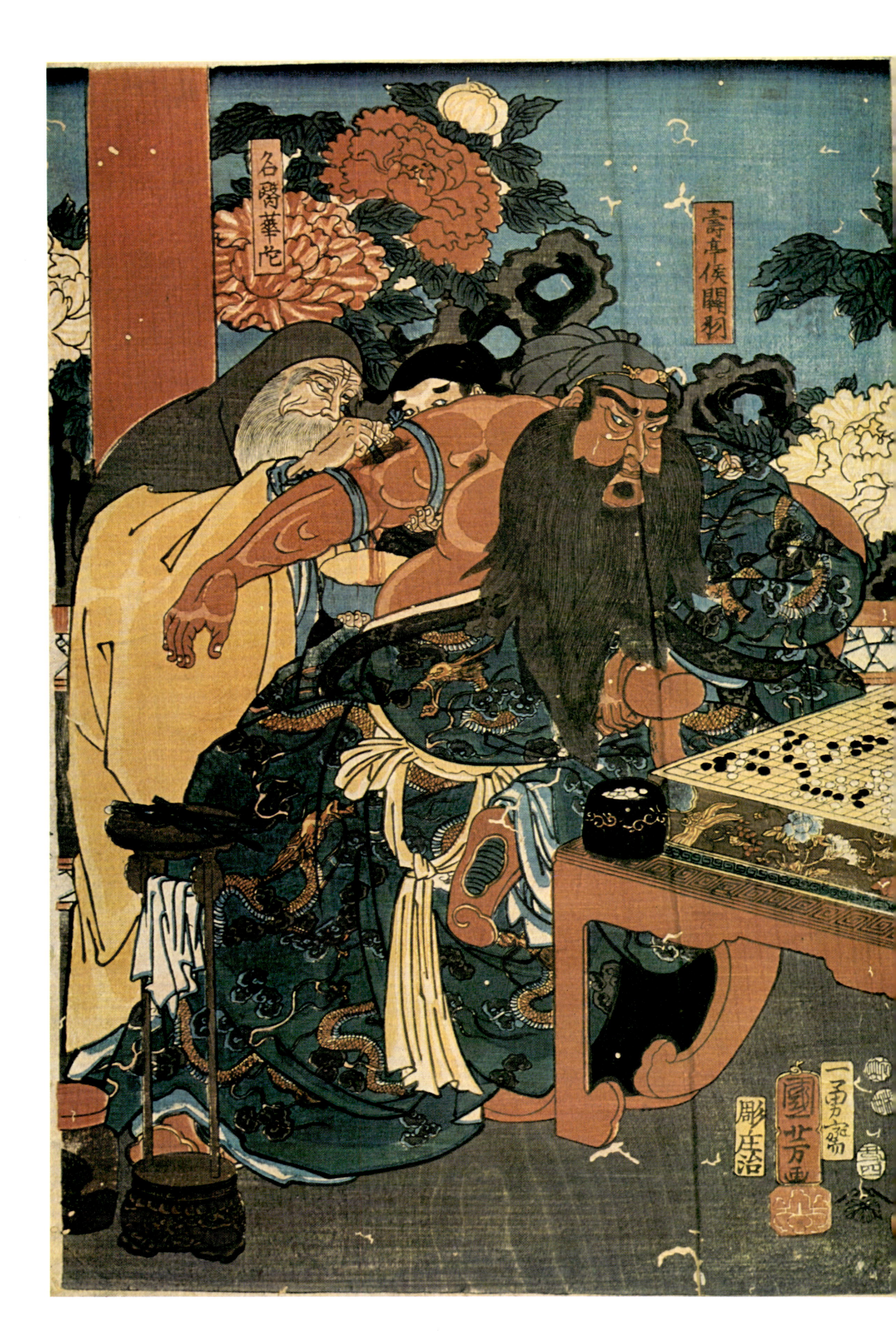

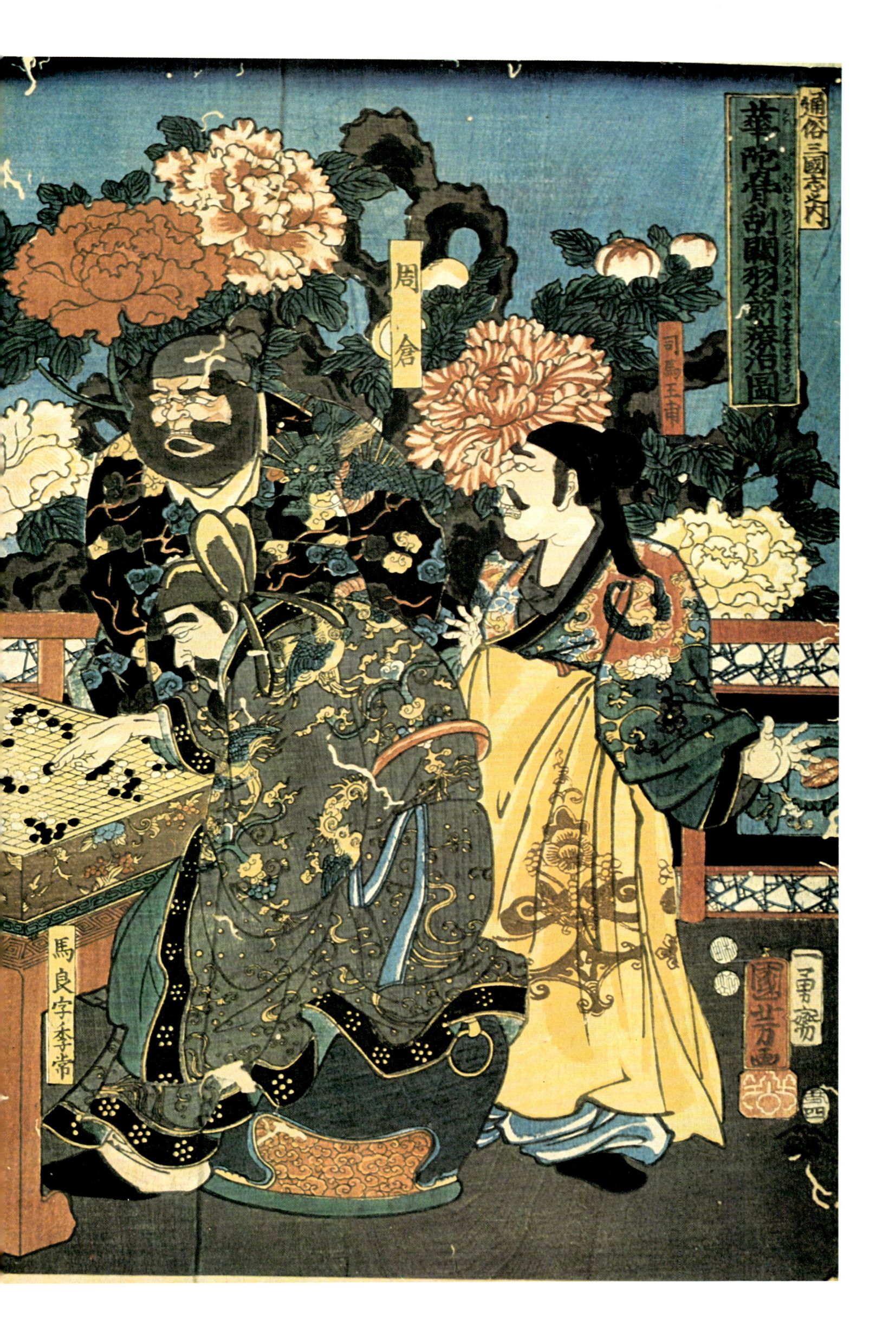

Inhalt

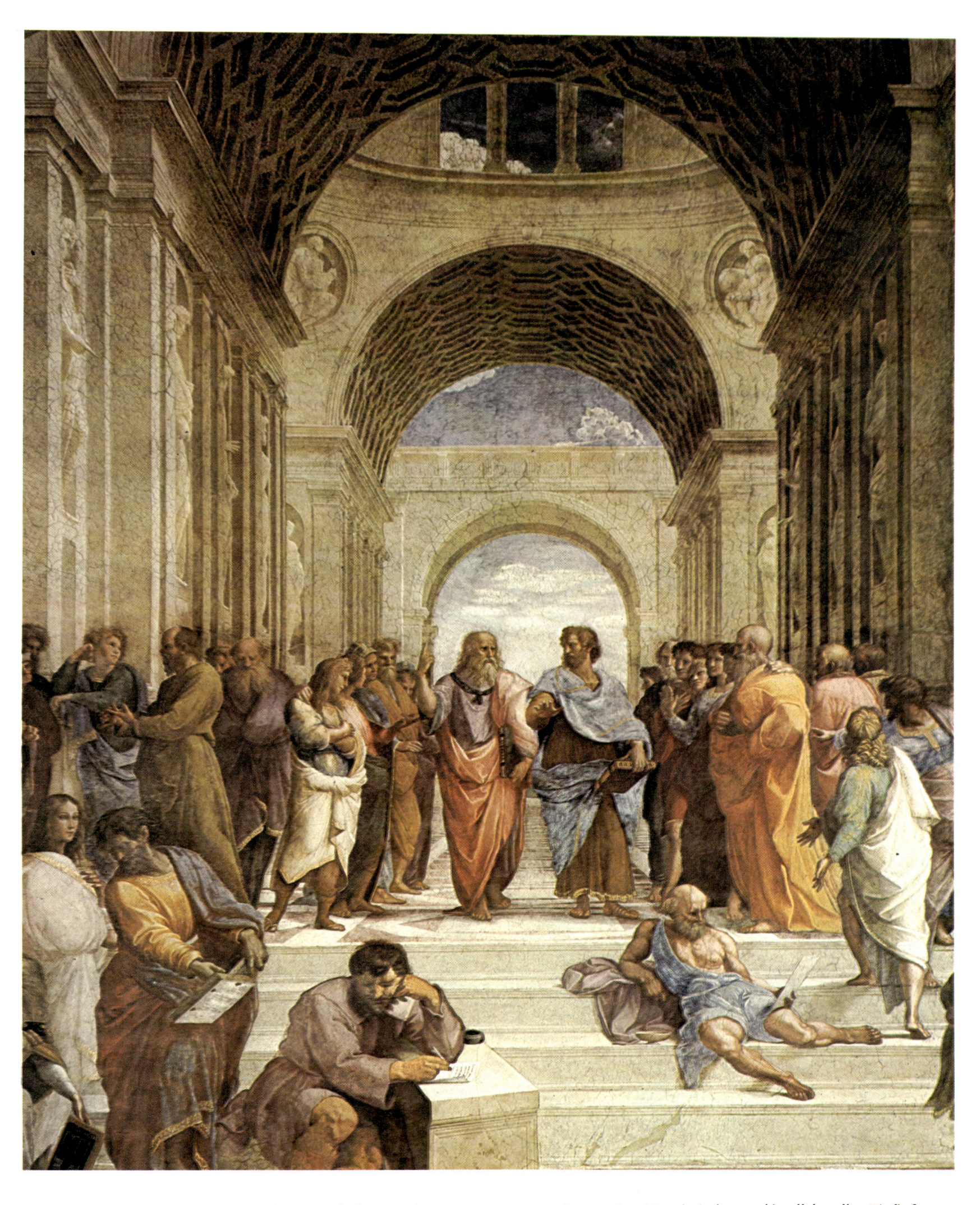

564 (Ausschnitt)   Raffaels Fresko ›Die Schule von Athen‹ (1510–11) entstand unter dem künstlerischen und intellektuellen Einfluß der Renaissance in Italien. Stanza della Segnatura, Vatikan, Rom

Anfänge der Medizin

Prähistorische Medizin

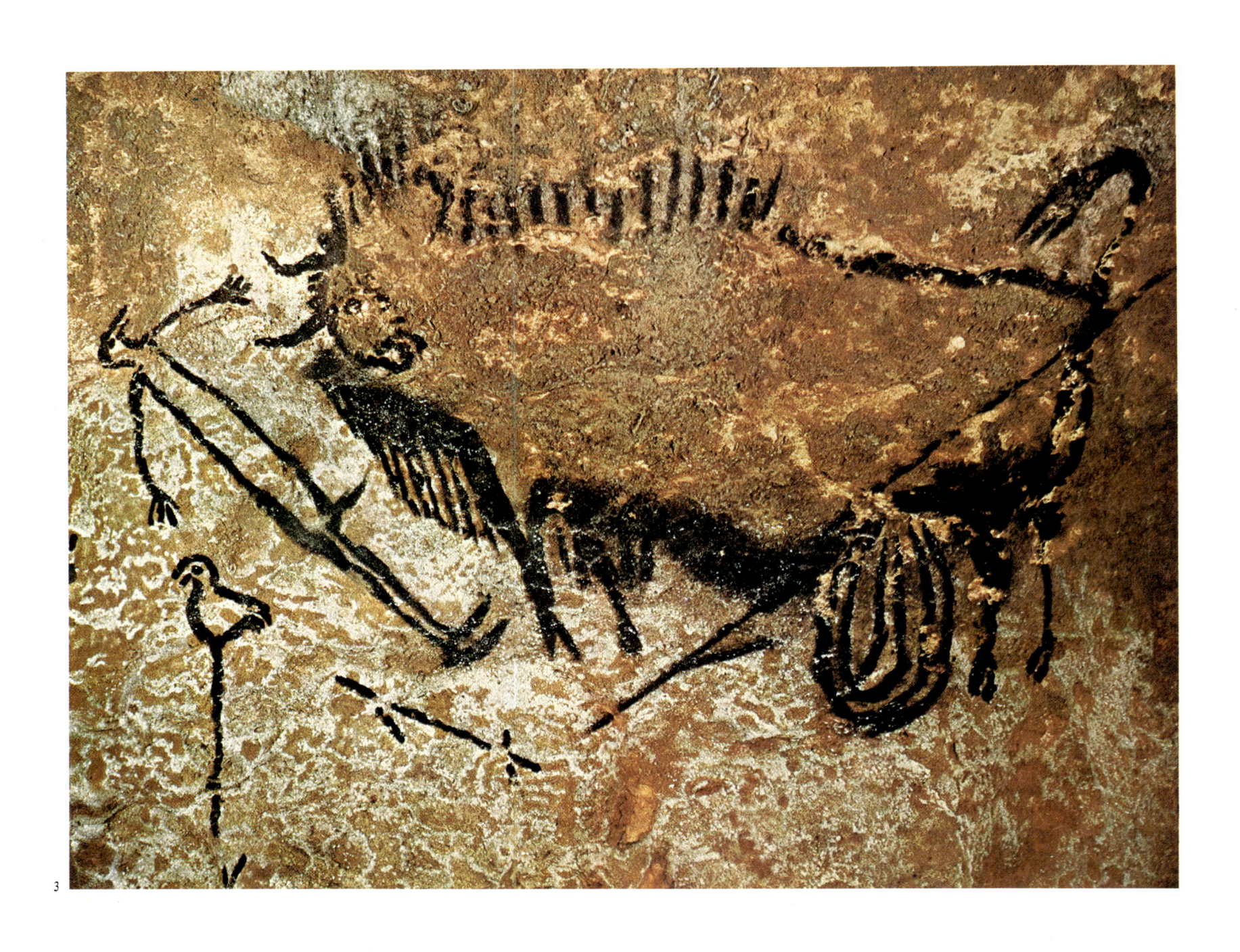

Schon bevor Menschen die Erde bewohnten, gab es Krankheiten. Waren aber die Krankheiten der frühen Tierwelt dieselben wie die der sich entwickelnden Menschen? Wie behandelte der Mensch der Frühzeit seine Krankheiten? Aufschluß darüber ermöglicht die Beschäftigung mit den erhaltenen prähistorischen Skeletten und Kunstwerken.

Studien an Tierfossilien haben gezeigt, daß prähistorische Wesen von mannigfaltigen Krankheiten und Verletzungen heimgesucht wurden. Knochenbrüche müssen häufig gewesen sein, einige heilten mit geringer Deformität aus, andere tragen Zeichen der Infektion (Osteomyelitis), unzureichender Anlagerung der Knochenfragmente oder überschießenden Kallus (Knochenneubildung, die beim Heilprozeß auftritt). Den wohl frühesten bekannten Kallus findet man in dem Armknochen eines Reptils aus dem paläozoischen Perm. Entzündungen der Knochenhaut (Periostitis) und der Innenstruktur (Ostitis) werden ebenfalls beschrieben. Arthritis bei Dinosauriern und prähistorischen Bären war offensichtlich so häufig, daß die Wissenschaft ihr den Namen »Höhlen-Gicht« gab.

Paläopathologie, ein Terminus, der im 19. Jahrhundert durch Sir Marc Armand Ruffer weite Verbreitung fand, ist die Wissenschaft der Krankheiten, die sich an menschlichen und tierischen Überresten alter Zeiten feststellen lassen. Untersuchungen menschlicher Funde aus prähistorischer Epoche konnten Krankheitsbilder wie Tuberkulose und parasitären Befall der Mumien im alten Ägypten nachweisen. Was weiß man jedoch von den Knochenfunden aus der vorgeschichtlichen Epoche? Klar erkennbare Veränderungen im Skelett- und Zahnbau geben Zeugnis von der Existenz einer Vielzahl pathologischer Zustände. Darüber hinaus weisen einige der krankhaften Knochenstrukturen (Entkalkung, überschießendes Wachstum und Verdickungen) auf sekundäre Erscheinungen von Allgemeinerkrankung hin.

Für einige bestimmte Krankheitsbilder erheben sich noch immer unbeantwortete Fragen. So zeigen z. B. ägyptische Mumien die Charakteristika einer tuberkulösen Erkrankung der Wirbelsäule, während man die gleiche Krankheit bei neolithischen Skeletten nur äußerst selten findet. Auch hat man sich bis jetzt noch nicht eindeutig festlegen können, ob bestimmte pathologische Veränderungen an Knochen, die man auf dem amerikanischen Kontinent gefunden hatte, der präkolumbischen Syphilis oder einer anderen Spirochäten-Erkrankung zugeordnet werden oder ob die Knochen nicht sogar aus einer späteren Periode stammen. Knochenabbau (Osteomalazie) wurde von manchen Autoren als Anzeichen für schlechte Ernährung interpretiert, aber echte Rachitis war anscheinend selten aufgetreten, weil das Leben in der freien Natur diese Krankheit verhindert hatte. Die Funde, die man für rachitisch hielt, wurden außerdem nur in nördlichen Regionen gemacht.

Fossile Zähne zeigen Spuren von Erosion, Abszeß und Eiterungen. Als man die ersten Exemplare im 19. und frühen 20. Jahrhundert fand, herrschte die mittlerweile aufgegebene Ansicht vor, daß die Fokalinfektionen der Zähne und Tonsillen (Rachenmandeln) die Ursache der Arthritis waren. Paläopathologen brachten aus diesem Grunde die Zahninfektion mit der Arthritis in Verbindung, die sie in prähistorischen Skeletten fanden. Das Konzept, die Vergangenheit nach der jeweiligen zeitgenössischen Lehrmeinung zu beurteilen, hat uns durch die Jahrhunderte begleitet. Auch Karies war ein Problem des späten Paläolithikums und sicherlich auch des Neolithikums; in der späteren Epoche des alten Ägypten stellte sie eine verbreitete Krankheit dar.

Über die prähistorischen Weichteilerkrankungen gibt es kaum zuverlässige Erkenntnisse, da die Gewebe nicht erhalten geblieben sind. Körper oder Organe aus früherer Zeit als 4000 v. Chr. hat man bislang nicht gefunden. Mikroskopisch kleine Abdrücke auf Felsen geben Anzeichen für die Existenz von Bakterien in prähistorischer Zeit, aber da auch heute die große Mehrheit der Milliarden von Mikroorganismen ungefährlich ist, können wir nicht sagen, ob jene pathogenetischen (krankheitsproduzierenden) Charakter hatten.

An den Mumien des frühen Ägypten können Arteriosklerose, Pneumonie, Harnwegsinfekte, Nierensteine und Parasiten nachgewiesen werden, woraus man schließen darf, daß solche Krankheiten auch in früheren Epochen existierten, aus denen es keine Aufzeichnungen gibt. Wir wissen nicht, ob der Mensch der Frühzeit an Arteriosklerose litt, aber ihr Nachweis – oft sogar in fortgeschrittenem Stadium – an altägyptischen Mumien kann durchaus unsere heutigen Vorstellungen über ihre Ursache beeinflussen. Wenn Menschen der Frühzeit ihr Leben ohne die Streßfaktoren einer technisierten Zivilisation führten, wird Streß nur schwer in Relation zur Arteriosklerose gebracht werden können. Wahrscheinlich waren menschliche Leiden zum größten Teil nur eine Fortführung der Krankheiten und Körpermechanismen der

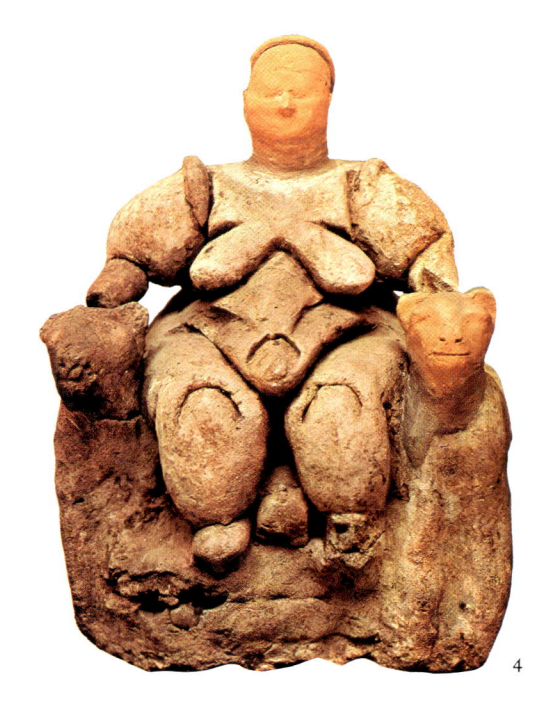

4

3   Eine Szene der prähistorischen Höhlenmalerei von Lascaux, Frankreich (um 15 000–10 000 v. Chr.), zeigt einen verwundeten Bison, dessen Eingeweide heraushängen, über einer ithyphallischen Figur, die offensichtlich tot ist. Die Interpretationen dieser Darstellung variieren, der Zweck war wohl mehr das Anrufen übernatürlicher Kräfte als die Darstellung eines Jagdunfalls.

4   Sitzende weibliche Figur (um 6500–5700 v. Chr.), gefunden in den Ausgrabungen von Çatal Hüyük in der Zentraltürkei. Man nimmt an, daß es sich hierbei um die Figur einer gebärenden Fruchtbarkeitsgöttin und damit um eine der frühesten Darstellungen einer Geburt in dieser Stellung handelt. Archäologisches Museum, Ankara

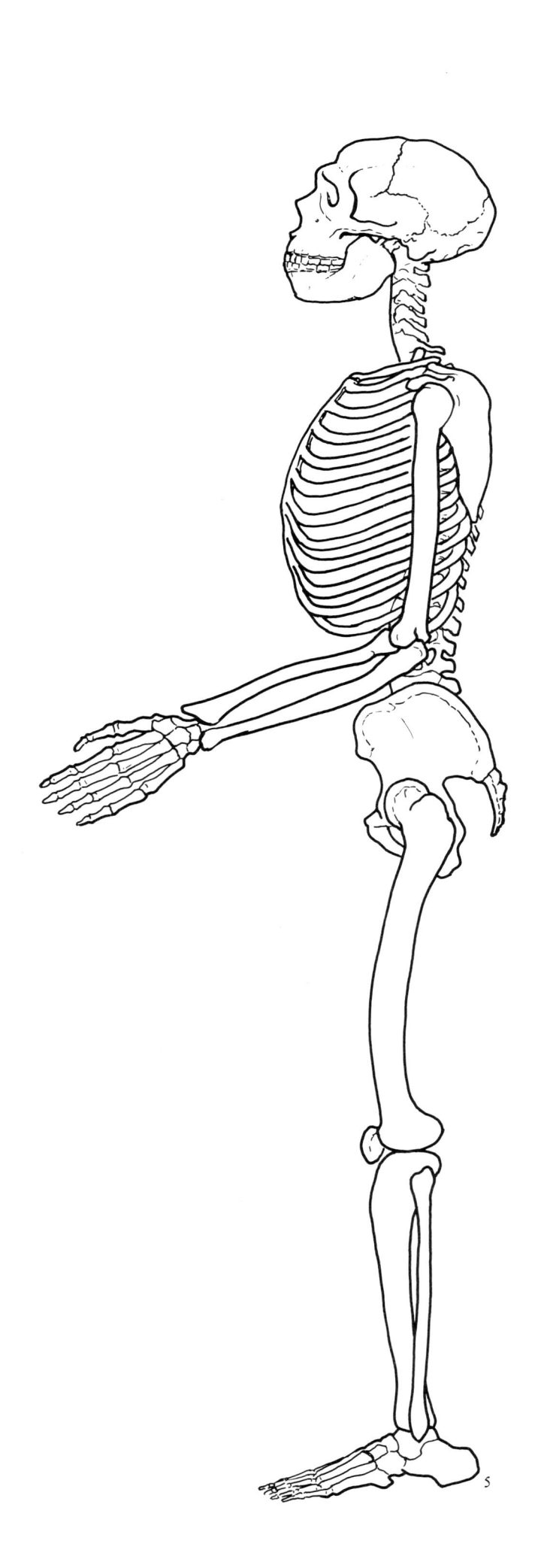
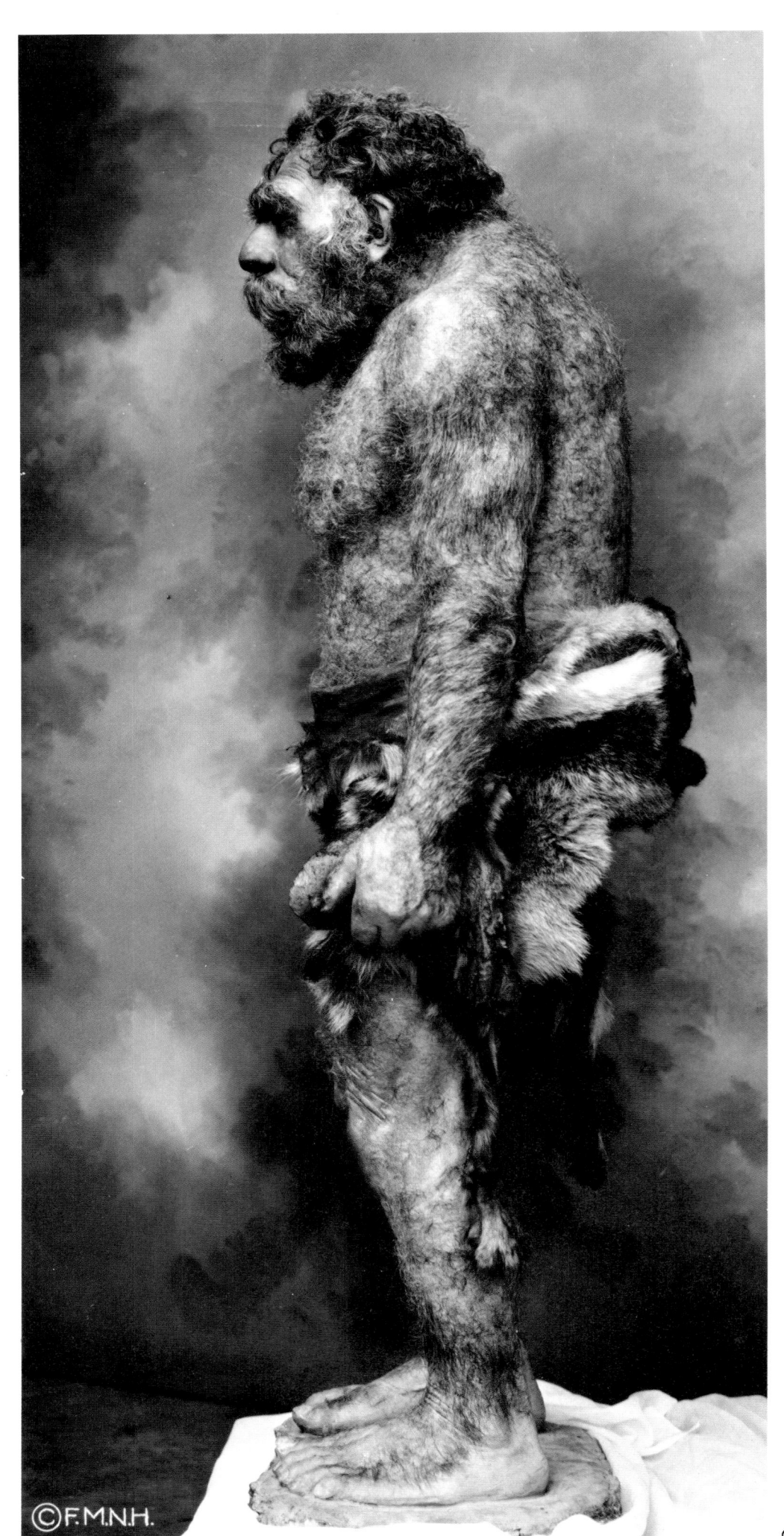

©F.M.N.H.

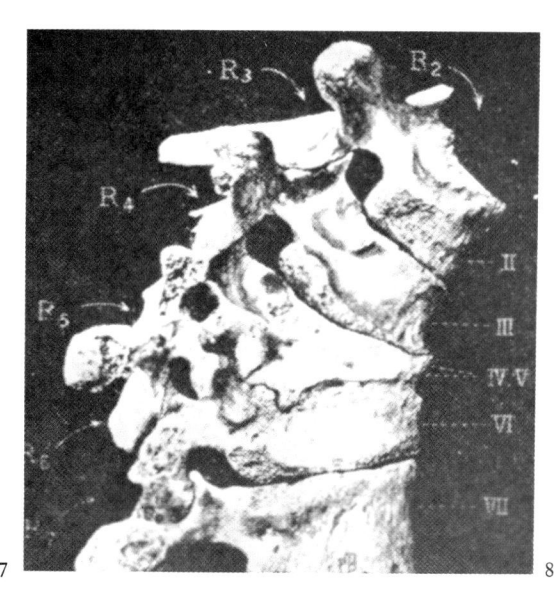
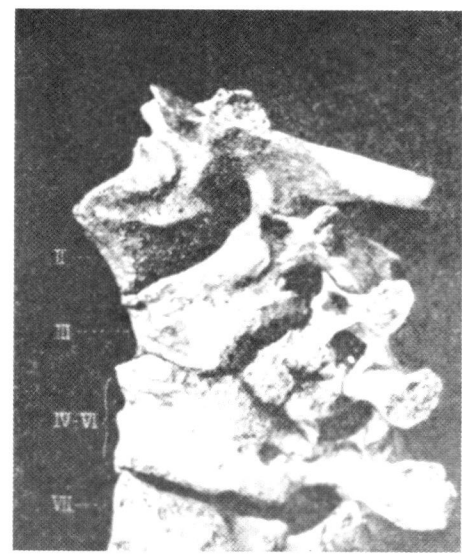

5, 6 Skelett und lebensnahe Darstellung des Neandertalers, einer frühen Spezies des Homo sapiens, die vor 40000 bis 70000 Jahren lebte, hergestellt von Frederick Blaschke. Die ersten Vorstellungen des Neandertalers basierten auf Knochenfunden, die man im Jahre 1856 machte und von denen man jetzt weiß, daß es sich um einen Mann mit fortgeschrittener Arthritis handelte, worauf die gebogenen Knie und der Rundrücken zurückzuführen sind.

7, 8 Wenn es sich hier um tuberkulöse Läsionen an der Wirbelsäule eines neolithischen Menschen (etwa 7000–3000 Jahre v. Chr.) handelt, so dürfte dies das älteste bekannte Beispiel einer Knochentuberkulose sein.

9, 10 Knochengeschwulst bzw. überschießendes Wachstum nach einer Verletzung am Femur (Oberschenkel) eines Homo erectus, einer Spezies vor dem Homo sapiens. Ein neuzeitlicher Femur zeigt trotz einer Entwicklung von 250000 Jahren identische Form und Größe.

11 Versteinerter Pollen der Wasserlilie (1900 × im Elektronenmikroskop vergrößert) aus dem Pleistozän, als auch der Mensch erstmalig auftrat und schon damals an Allergien gelitten haben mag.

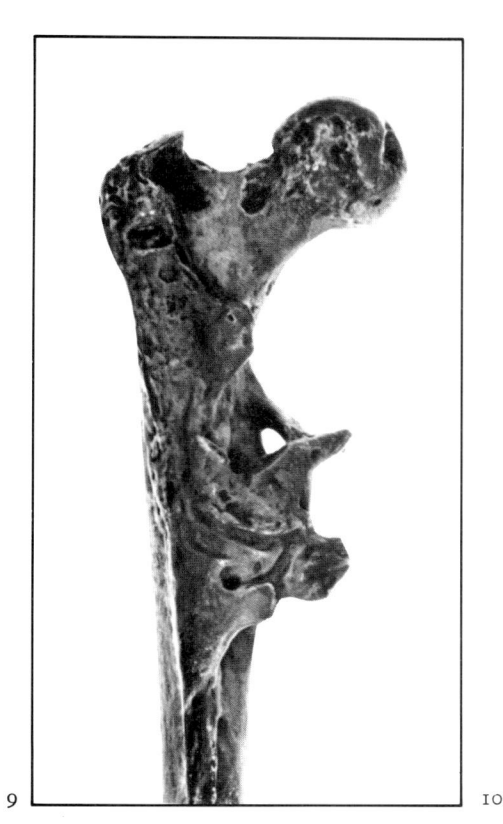
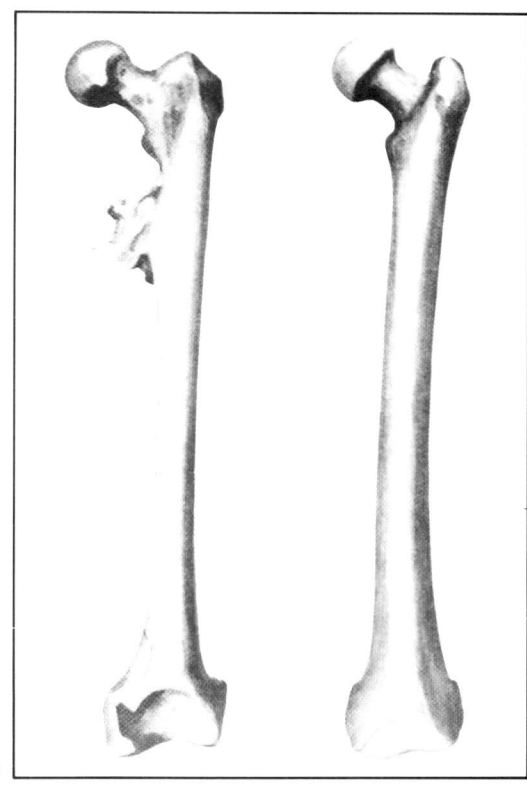

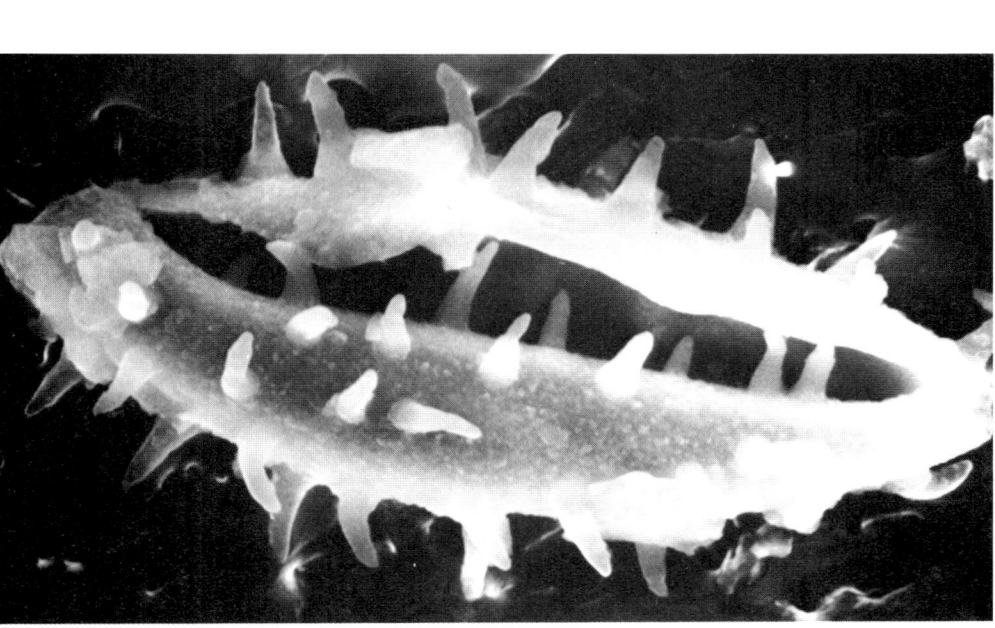

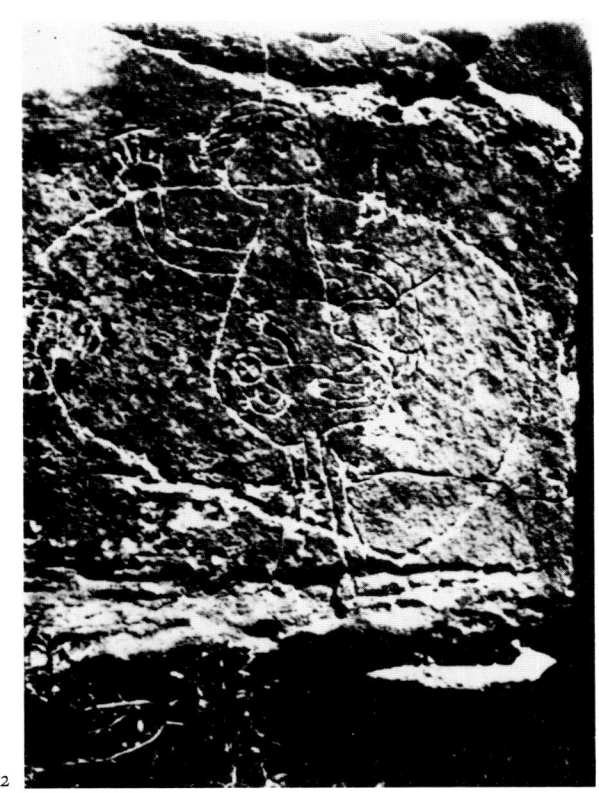

12

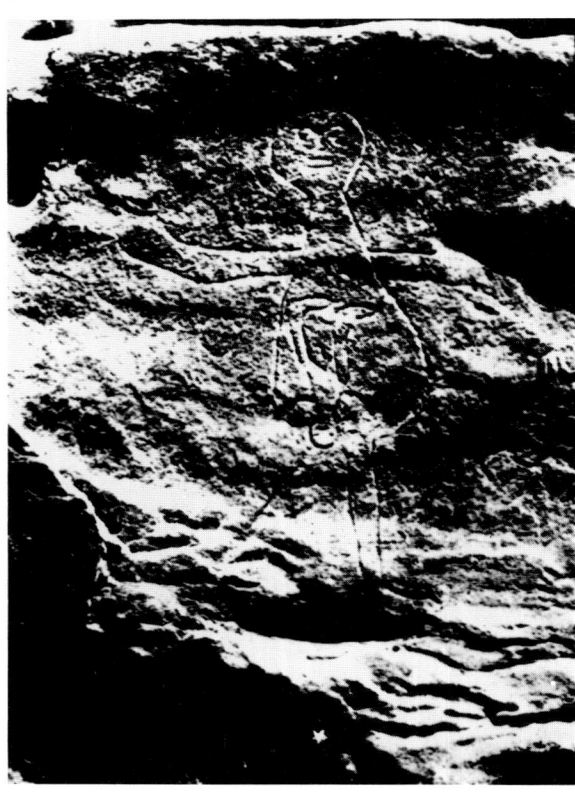

13

Lebewesen, die entwicklungsgeschichtlich vor der menschlichen Rasse lagen oder ihre Entstehung begleiteten.

Was wissen wir über die Lebenserwartung und Lebensqualität in prähistorischer Zeit? Um 2600 v. Chr. soll der legendäre »Gelbe Kaiser« von China im großen *Kanon der Medizin* gesagt haben: »Ich habe gehört, daß in der Vorzeit die Menschen über 100 Jahre alt wurden, und dennoch blieben sie aktiv und mußten sich in ihren Tätigkeiten nicht einschränken.« Diese optimistische Ansicht des Kaisers über vergangene Zeiten wird von den Funden nicht bestätigt. Knochen aus dem Paläolithikum, Mesolithikum und Neolithikum weisen mit Sicherheit darauf hin, daß die Lebenserwartung bei 30 bis 40 Jahren lag – also weit niedriger als in jüngerer Vergangenheit.

Nahezu alle bekannten Studien stimmen darin überein, daß die Männer länger gelebt haben als die Frauen, und führen dieses Faktum auf Komplikationen bei Schwangerschaft und Geburt zurück. Man hat Skelette von Frauen gefunden, bei denen der Fötus fest im Becken eingeklemmt war, und auch weibliche Skelette, neben denen Neugeborene begraben lagen. Komplizierte Geburten scheinen jedoch in den frühen Jahrtausenden seltener gewesen zu sein; die Geburtenrate lag viel niedriger als häufig angenommen, und Infektionen nach der Entbindung waren wahrscheinlich ebenfalls selten. Aber auch nach dem gebärfähigen Alter hatten Frauen eine geringere Lebenserwartung als Männer vergleichbarer Altersgruppen (im Gegensatz zu den Erfahrungen unserer Zeit). Eine mögliche Erklärung für die kürzere Lebensspanne der prähistorischen Frau mag man darin sehen, daß chronische Mangelernährung, die im Kleinkindesalter begann und sich in der Kindheit fortsetzte, die Frauen krankheitsanfälliger machte. Männer und Jungen wurden als Führer, Jäger und Krieger wahrscheinlich besser ernährt als Frauen und Mädchen, die die Hausarbeit verrichteten, das Feld bestellten und die Kinder zur Welt brachten.

Wie behandelte der Mensch der Frühzeit seine Krankheiten? Einige Autoren schlossen aus der Selbstbehandlung kranker Tiere – Lecken der Wunden, gegenseitiges Lausen und Essen brechreizerregender Pflanzen –, daß der prähistorische Mensch ähnliche Behandlungsarten anwandte. Im ersten Jahrhundert der christlichen Zeitrechnung berichtete Plinius die Geschichte von dem kranken Nilpferd, das sein Knie an einem scharfen Riedhalm aufriß, um so durch den Aderlaß eine Heilung herbeizuführen (ein weiteres Beispiel dafür, wie man die Ansichten seiner Zeit auf andere Epochen überträgt; hier die These, daß der Aderlaß eine sinnvolle medizinische Behandlung sei).

War der tierische Instinkt eine treibende Kraft, die es den Menschen ermöglichte, Nahrung zu finden, Pflanzen, Stoffe und Methoden, sich zu pflegen? Hier hätte man dann den eigentlichen Beginn der Heilmethoden zu sehen. Das fast reflexartige Reiben einer verletzten Körperstelle, um durch Temperaturerhöhung ein Mißempfinden zu erleichtern, die Anwendung von Kälte, um Schmerzen zu lindern, ist den Verhaltensweisen von Tieren vergleichbar, die in kaltem Wasser baden oder Schlamm auf gereizte Hautpartien auftragen. Das Aussaugen von Insektenstichen und die Anwendung von Druck, um Blutungen zu stoppen, dürften ebenfalls wirksame »medizinische« Behandlungsweisen des prähistorischen Menschen gewesen sein.

Wir sind uns bewußt, daß nicht alle therapeutischen Verfahren heilsam sind. Sie wurden von den Menschen der Frühzeit auch nicht unbedingt geschickt gehandhabt. Vielleicht hat die Beobachtung, daß die Menstruation körperliches Unwohlsein erleichterte, die Menschen des Altertums auf den Aderlaß gebracht, der die Heilpraktiken über Tausende von Jahren beherrschte. Oder entsprang die Phlebotomie (Öffnen einer Vene) eher philosophischen Spekulationen als empirischer Beobachtung?

Es gibt keine sicheren Anhaltspunkte dafür, daß die frühesten Menschen *irgendeine* Behandlungsweise kannten. Die Heilung einer Verletzung oder Krankheit bedeutet nicht notwendigerweise, daß eine Therapie vorausging; viele Krankheiten und Wunden heilen aus sich. In einer Sammlung prähistorischer Funde scheint über die Hälfte der Frakturen gut verheilt zu sein, aber eine gute Knochenheilung wird auch bei wilden Tieren beobachtet. Darüber hinaus können wir über die bei den frühen Menschen vorherrschenden Kenntnisse des Körpers nur Vermutungen anstellen. Große Aufmerksamkeit und zahlreiche Interpretationen wurden Höhlenzeichnungen gewidmet. Die rote Ockerzeichnung eines Mammuts in der Höhle von El Pindal in Spanien, wohl aus dem Paläolithikum, weist zum Beispiel eine blattförmige, dunkle Stelle dort auf, wo das Herz liegt. Wir wissen nicht, ob diese Stelle das Ohr, das Herz oder etwas anderes kennzeichnete oder der Verzierung diente. Sollte sie wirklich das Herz hervorheben, so hätten wir hier die erste anatomische Illustration vor uns.

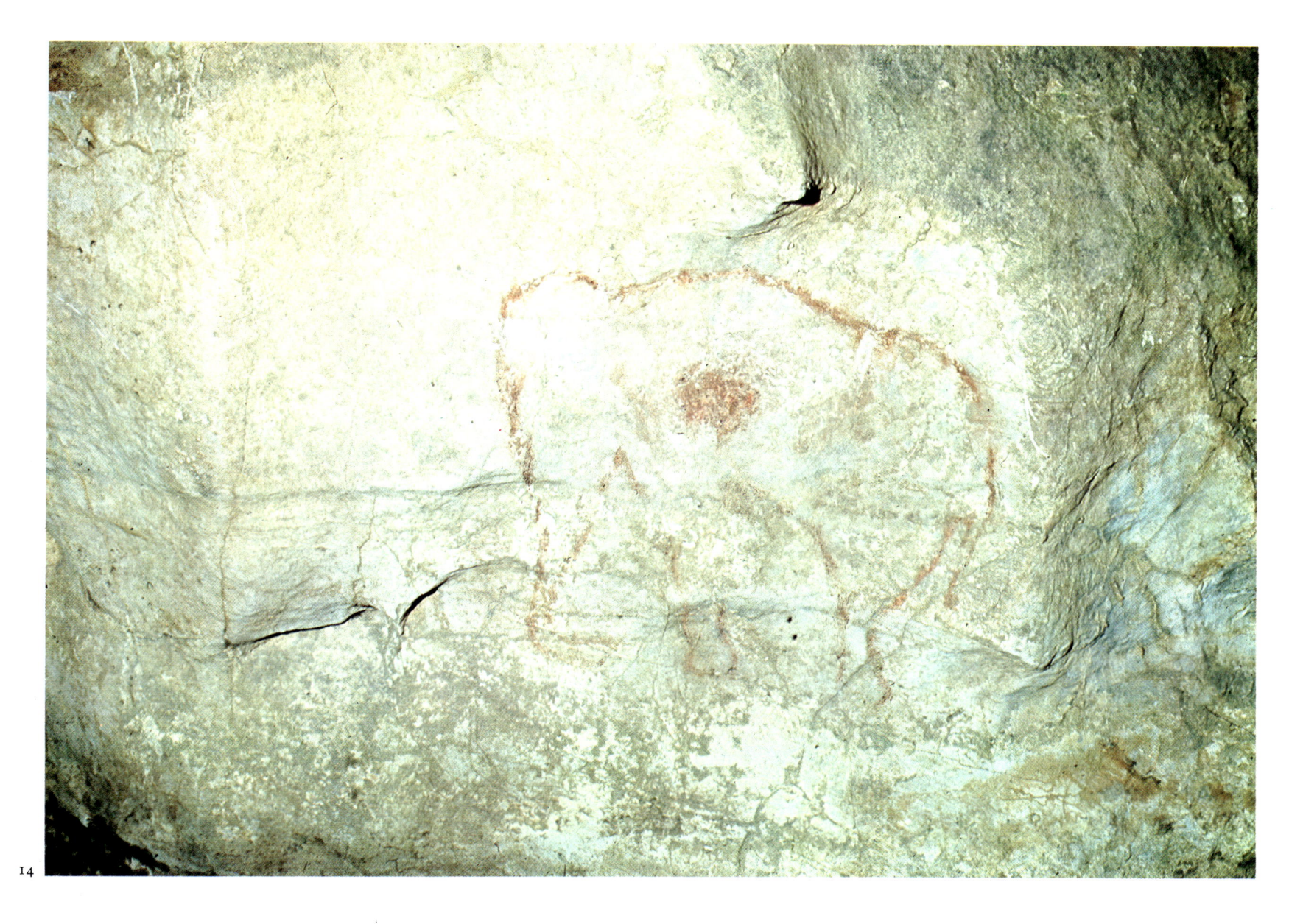

14

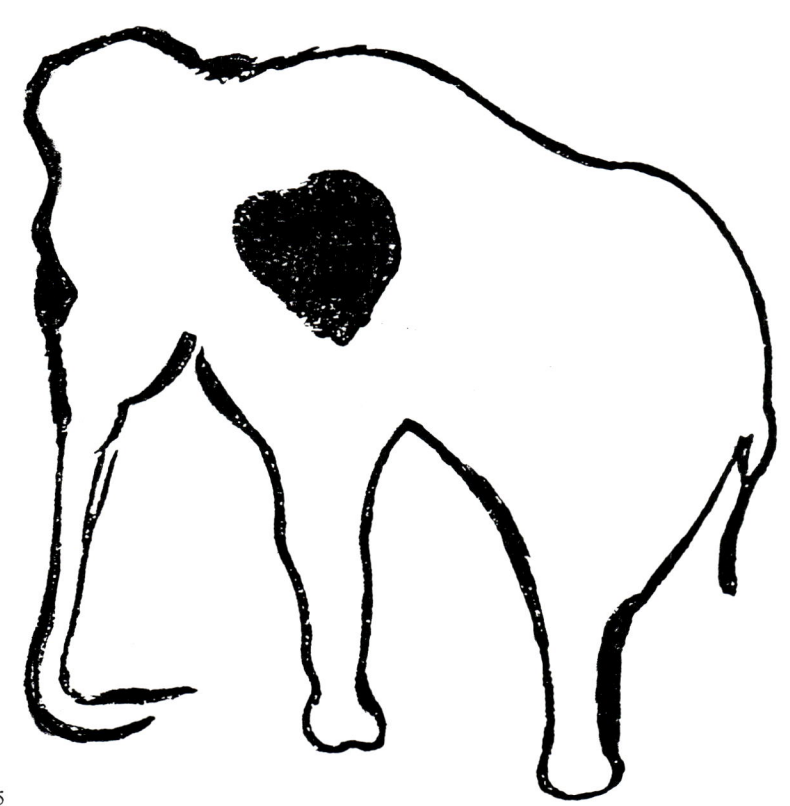

15

12, 13 In den Fels geschnittene menschliche Figuren in Spanien, die eine schwangere Frau mit dem Fötus im Leib darstellen und somit bereits prähistorisches Wissen über innere Organe und den Ursprung des Kindes aus dem Mutterleib illustrierten.

14, 15 Paläolithisches Gemälde eines Mammuts in den Höhlen von El Pindal in Spanien mit einem dunklen Fleck in Schulterhöhe, der wohl das Herz darstellt, hier mit zeitgenössischer Übermalung (Kühn) zum besseren Erkennen.

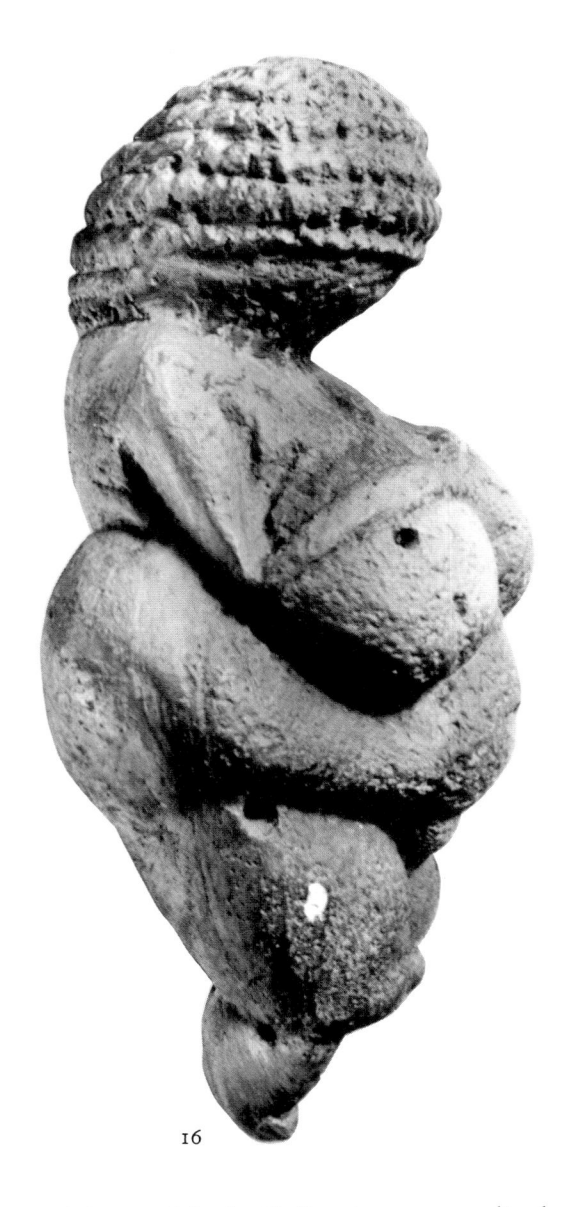

16

16   Seitenansicht der Kalksteinstatuette, die als
Venus von Willendorf bekannt wurde (um
30000–25000 v. Chr.). Man nimmt an, daß es
sich hier um ein Amulett zur Beschwörung von
Fruchtbarkeit und unkomplizierter Geburt
handelt. Naturhistorisches Museum, Wien

17   Rotglasierte Terrakottafigur aus Zypern,
vermutlich eine Fruchtbarkeitsgöttin (um
3000–2500 v. Chr.). Die Färbung mag Blut
(Leben?) symbolisieren und der prähistorischen
Sitte entsprechen, die Verstorbenen bei der
Beerdigung rot anzumalen (vielleicht mit der
Hoffnung auf Wiederauferstehung). Louvre,
Paris

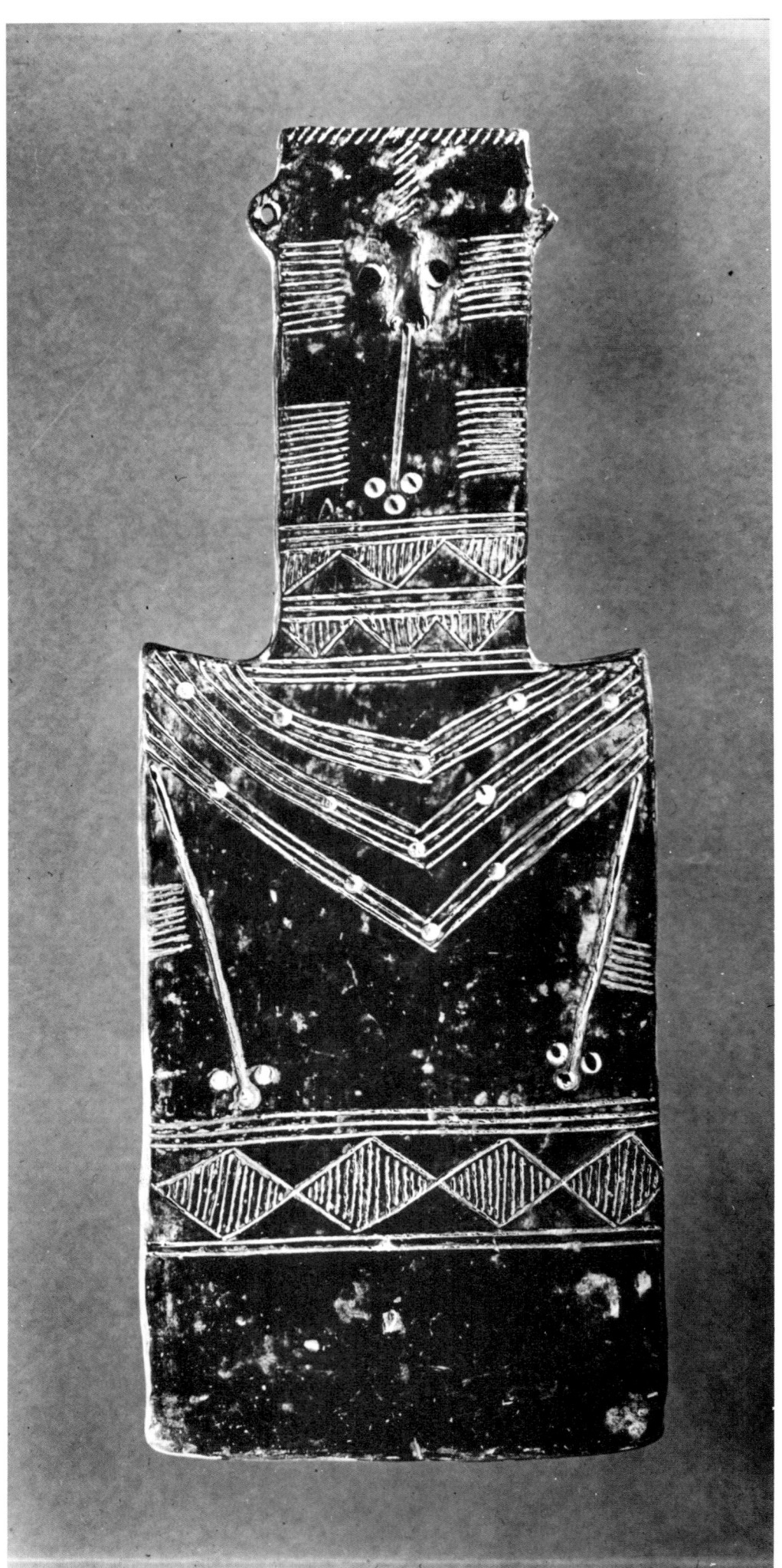

17

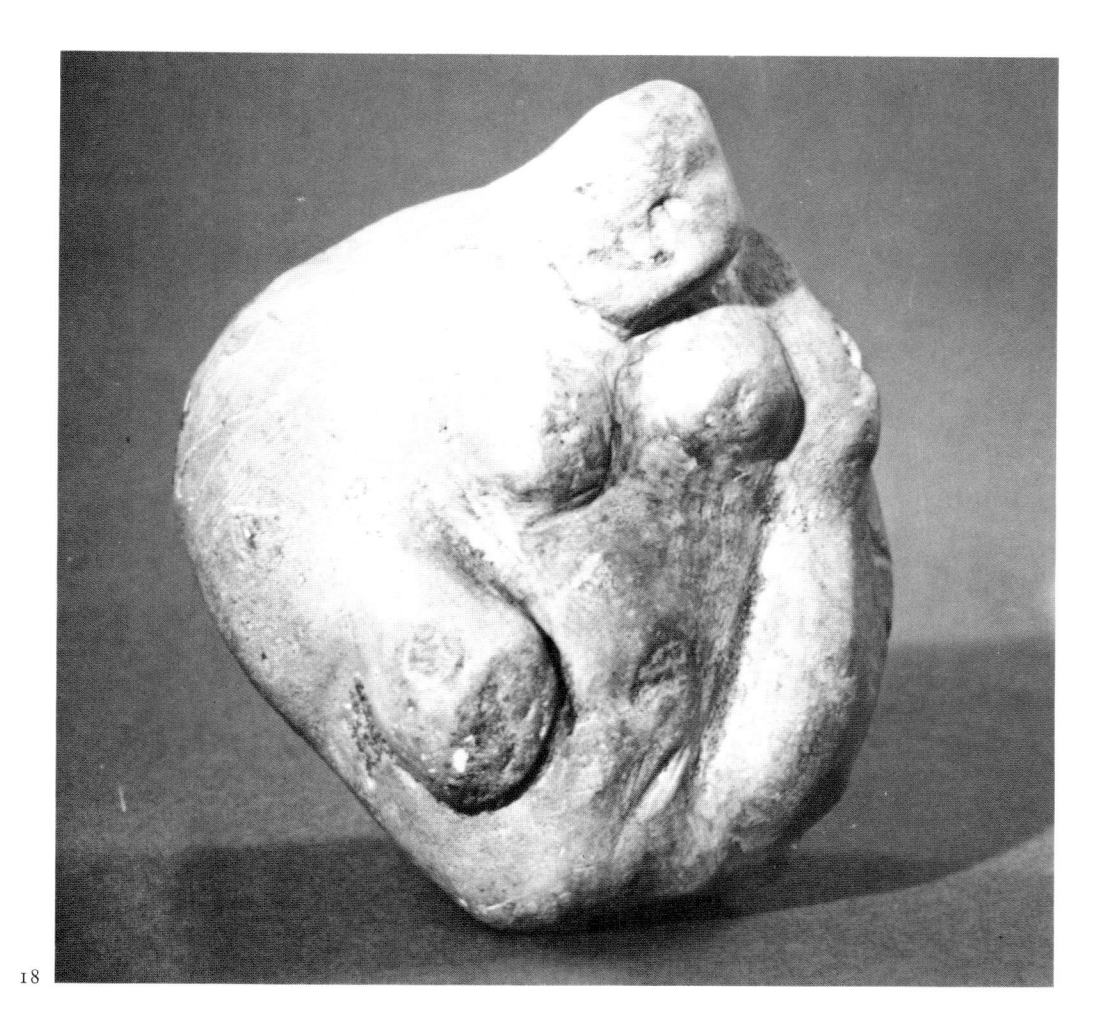

18

18 Kalkfigur einer Frau aus der neolithischen Bronzezeit (um 2000–1800 v. Chr.), gefunden in einem Feuersteinbruch bei Grime's Graves, Norfolk, England. British Museum, London

19 Rekonstruktion natürlicher prähistorischer Heißwasserbäder mit Röhren aus dem Bronzezeitalter, gefunden bei unterirdischen Quellen, die heute noch zur Hydrotherapie benutzt werden. St. Moritz, Schweiz

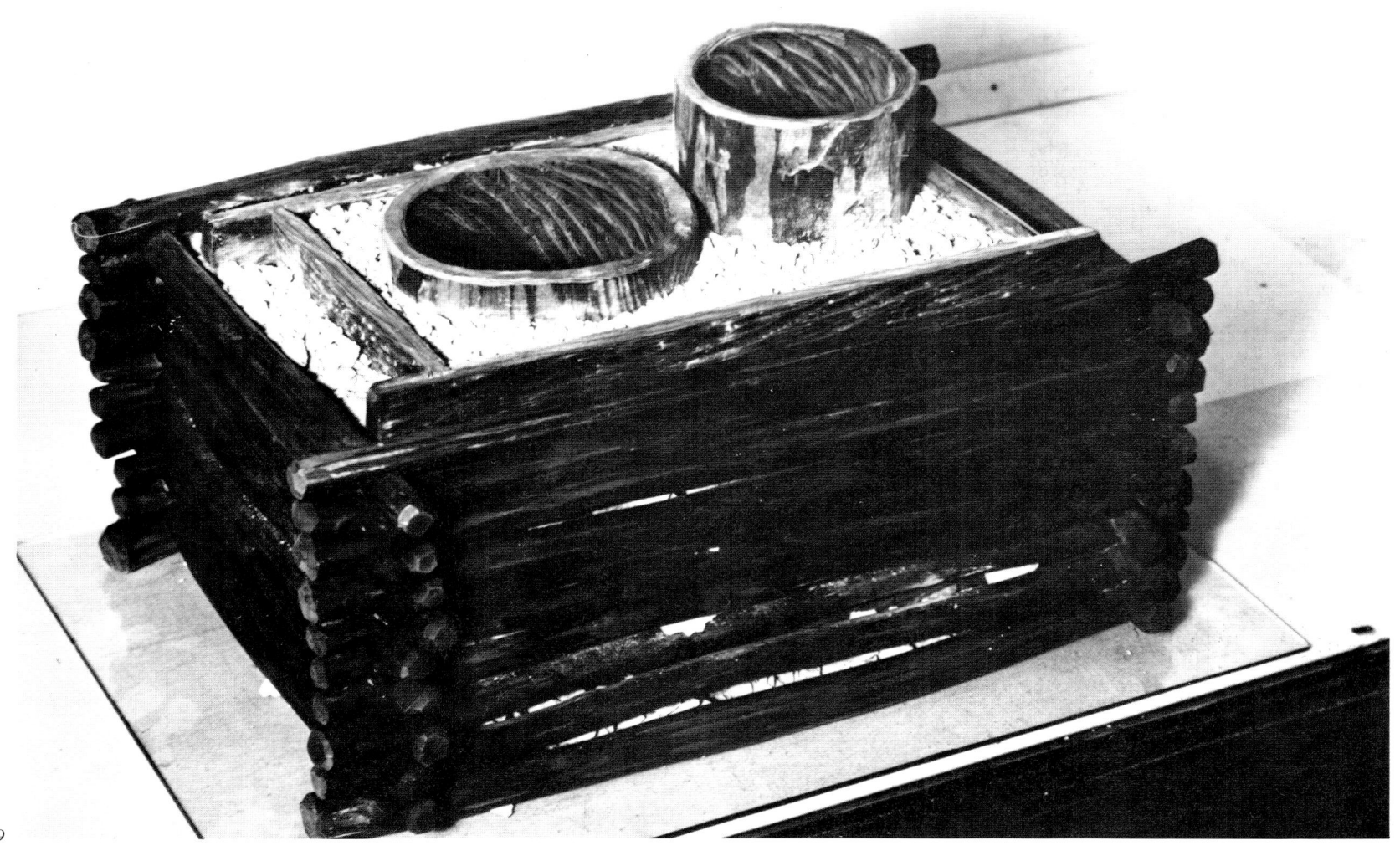

19

20, 21 Mysteriöse, teils gemalte, teils ein-
geschnittene Figur, von der man annimmt, daß
sie einen Schamanen darstellt, Höhle von Les
Trois Frères, Frankreich. Die Nachzeichnung
(Breuil) zeigt den Gesamteindruck.

22 Bernsteinpferd (um 3000 v. Chr.), wohl ein
Amulett mit magischer Kraft, um Krankheit
und böse Geister fernzuhalten. Museum für
Vor- und Frühgeschichte, Berlin

23 Die symbolische Übernahme animalischer
Kraft, um Krankheiten zu heilen, wurde seit der
Vorgeschichte fortgeführt, wie der Büffeltänzer
des Rio Grande Pueblo zeigt. Man beachte die
Ähnlichkeit mit der prähistorischen Figur aus
der Höhle von Les Trois Frères, Frankreich.

24 Paläolithischer Schamane in einer Stier-
maske bei einem rituellen Tanz. Ritz-Zeichnung
auf dem Fragment einer Rentierrippe, um
30000–27000 v. Chr. Pin Hole Cave, Creswell
Crags, Derbyshire. British Museum, London

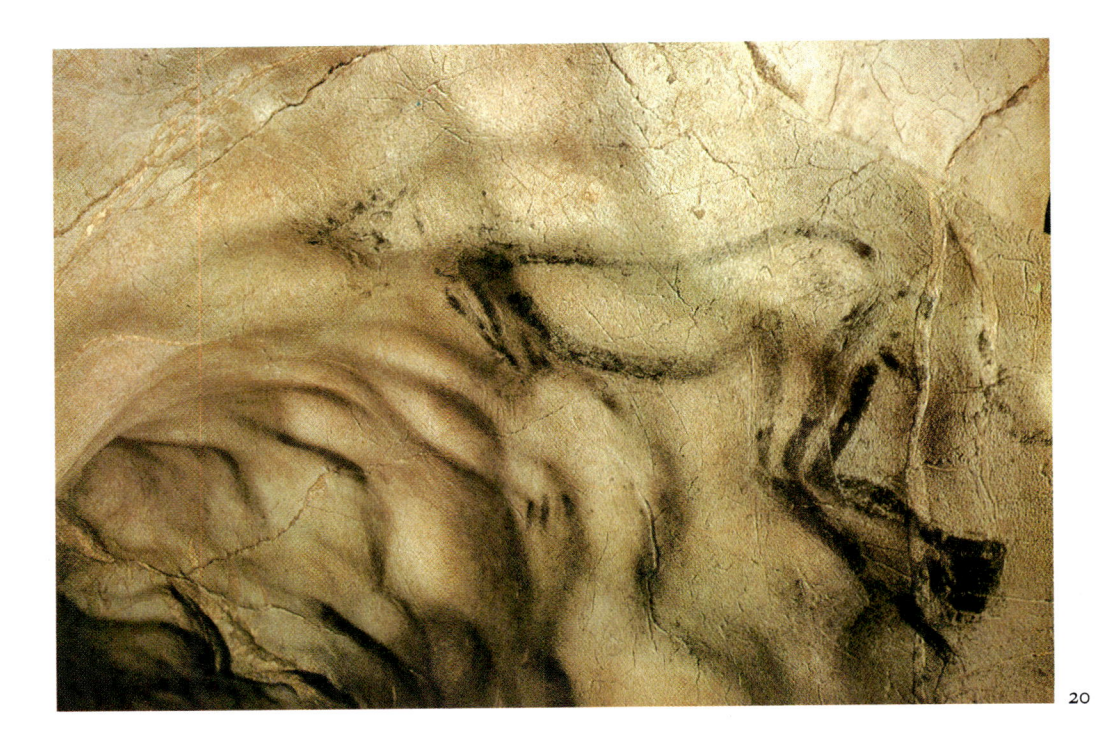

20

21

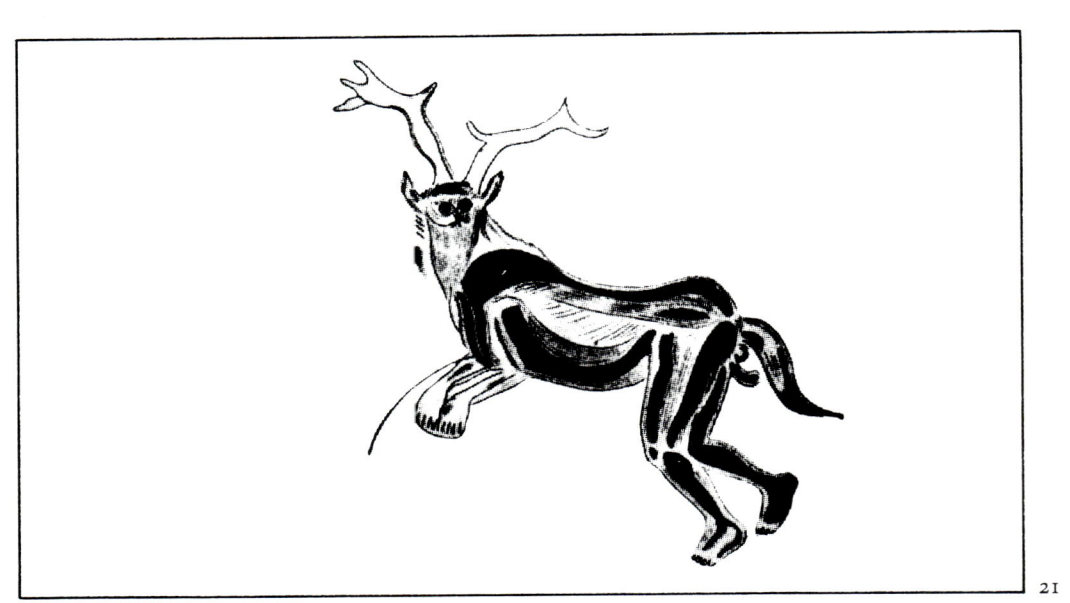

22

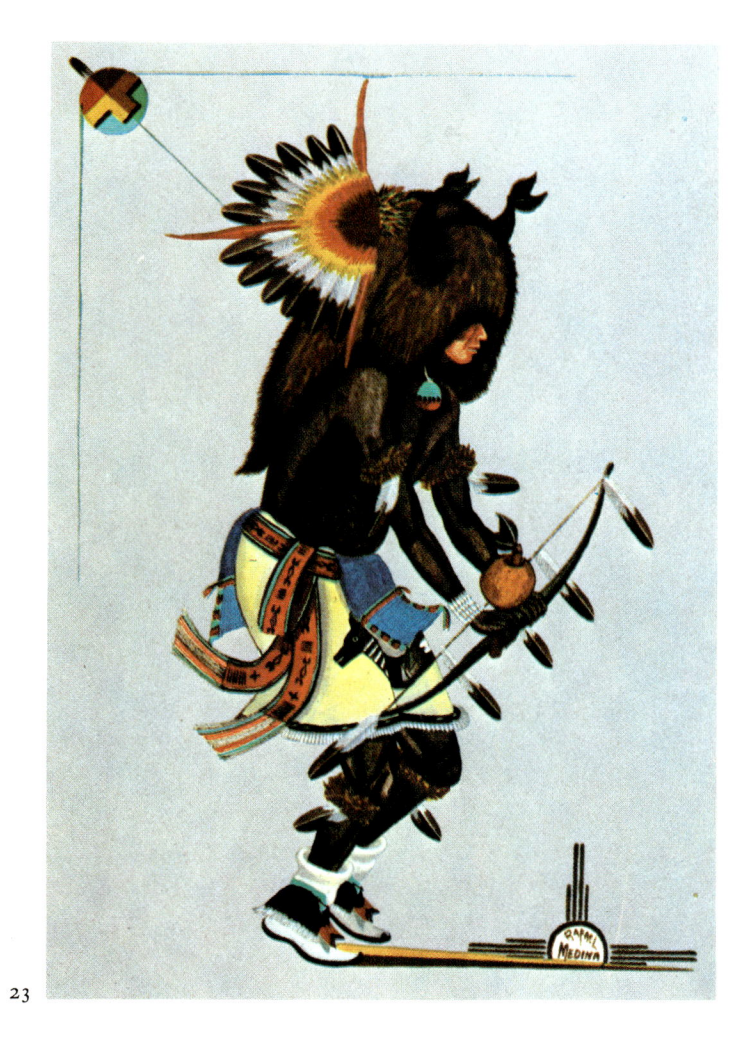

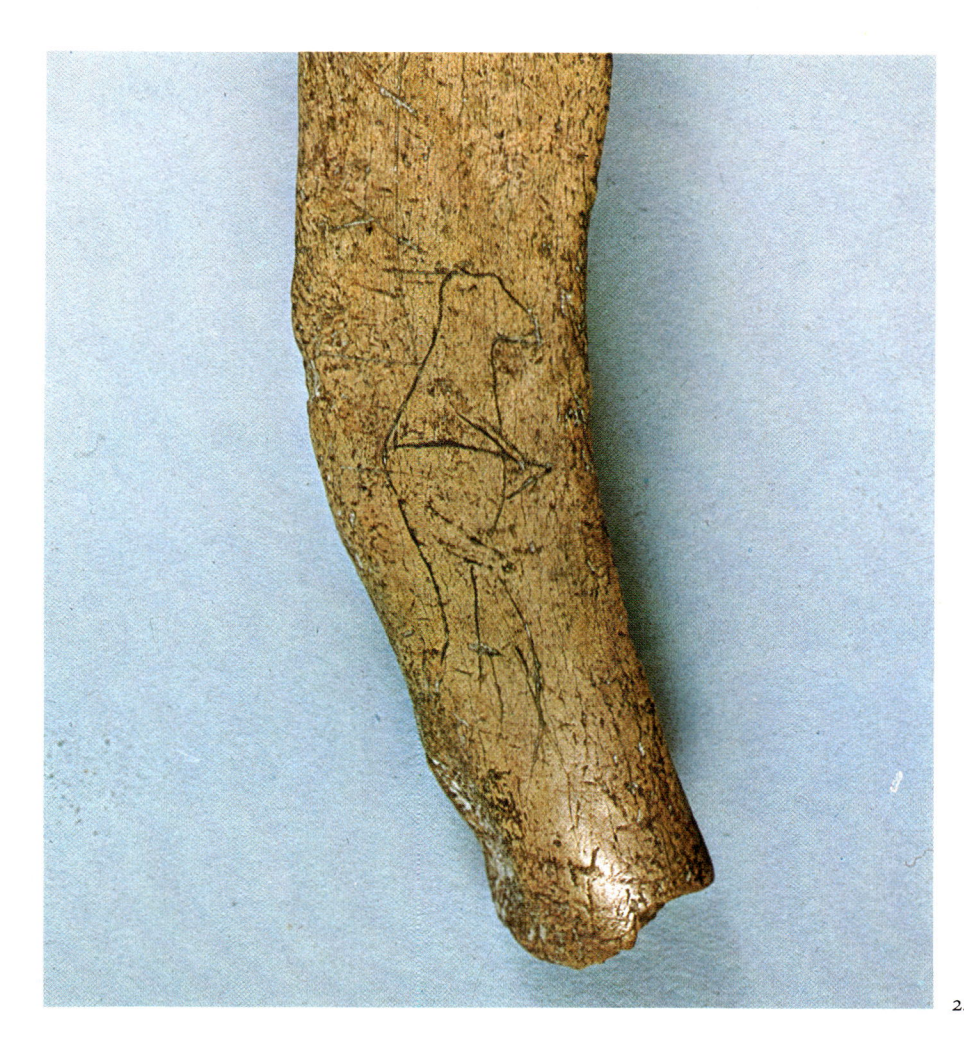

23

24

Hatten prähistorische Völker bereits einen Heilkult entwickelt? Ein Gemälde in den Höhlen von Les Trois Frères in Frankreich stellt einen aufgerichteten, möglicherweise tanzenden Menschen mit einem Hirschkopf oder einer Maske dar; man nimmt an, daß es sich hier um den ersten Schamanen oder heilenden Priester handelt. Ein anderes paläolithisches Fragment zeigt ein Rentier, das über eine kauernde Schwangere steigt. War das ein Ritual, das Kraft verlieh, oder eine medizinische Methode, die Wehen zu beschleunigen?

Im Neolithikum (ca. 10000–7000 v. Chr.) vollzog sich offensichtlich der Wechsel vom Nahrungssammeln zum Anbau. Man darf annehmen, daß sich Heilkräuter unter den angebauten Pflanzen befanden. Ob und wann aber ihre heilende Kraft erkannt wurde, ist nicht bekannt. Es ist ebensogut möglich, daß bessere Unterkünfte und regelmäßigeres Essen die Ursache für weniger Krankheit waren. Mit dem Gebrauch von Werkzeugen wurden die Männer und Frauen des Neolithikums Handwerker. Sie werden auch Instrumente für chirurgische Zwecke besessen haben, denn Beispiele von Trepanationen (operative Schädelöffnung) aus dem Neolithikum wurden in Frankreich entdeckt. Noch nachweisbare Heilungszeichen der Schädelwunde indizieren, daß die Operationen oft überlebt wurden. Wie auch immer, alle nur denkbaren Begründungen für diese Eingriffe haben ihre Verteidiger. Daß sie manchmal sogar an Verstorbenen ausgeführt wurden und man das herausgenommene Fragment (»Rondelle«) als Amulett trug, legte die Vermutung nahe, daß hier ein religiöser Ritus vollzogen worden ist. Bei manchen primitiven Kulturen mag es auch der magisch-medizinische Versuch gewesen sein, einen Dämon aus dem Kopf entweichen zu lassen. Andererseits könnten die Eingriffe auch auf eine Behandlung von Schädelbrüchen oder die Entfernung von Knochensplittern hindeuten.

Obwohl wir über eine beträchtliche Kenntnis der Prähistorie aus Fossilien, Paläontologie, Anthropologie, Paläopathologie, aus den Skulpturen und Höhlenzeichnungen verfügen, sind die meisten Antworten auf unsere Fragen dennoch spekulativ. Zwar enthalten die archäologischen, literarischen und volkskundlichen Nachweise und Überlieferungen primitiver Kulturen und ihrer medizinischen Praktiken wertvolle Hinweise auf deren Vorläufer; doch können sie auch in die Irre führen, da primitive Gesellschaften und frühzeitliche Kulturen durch die Jahrhunderte hindurch ständig Veränderungen unterworfen waren.

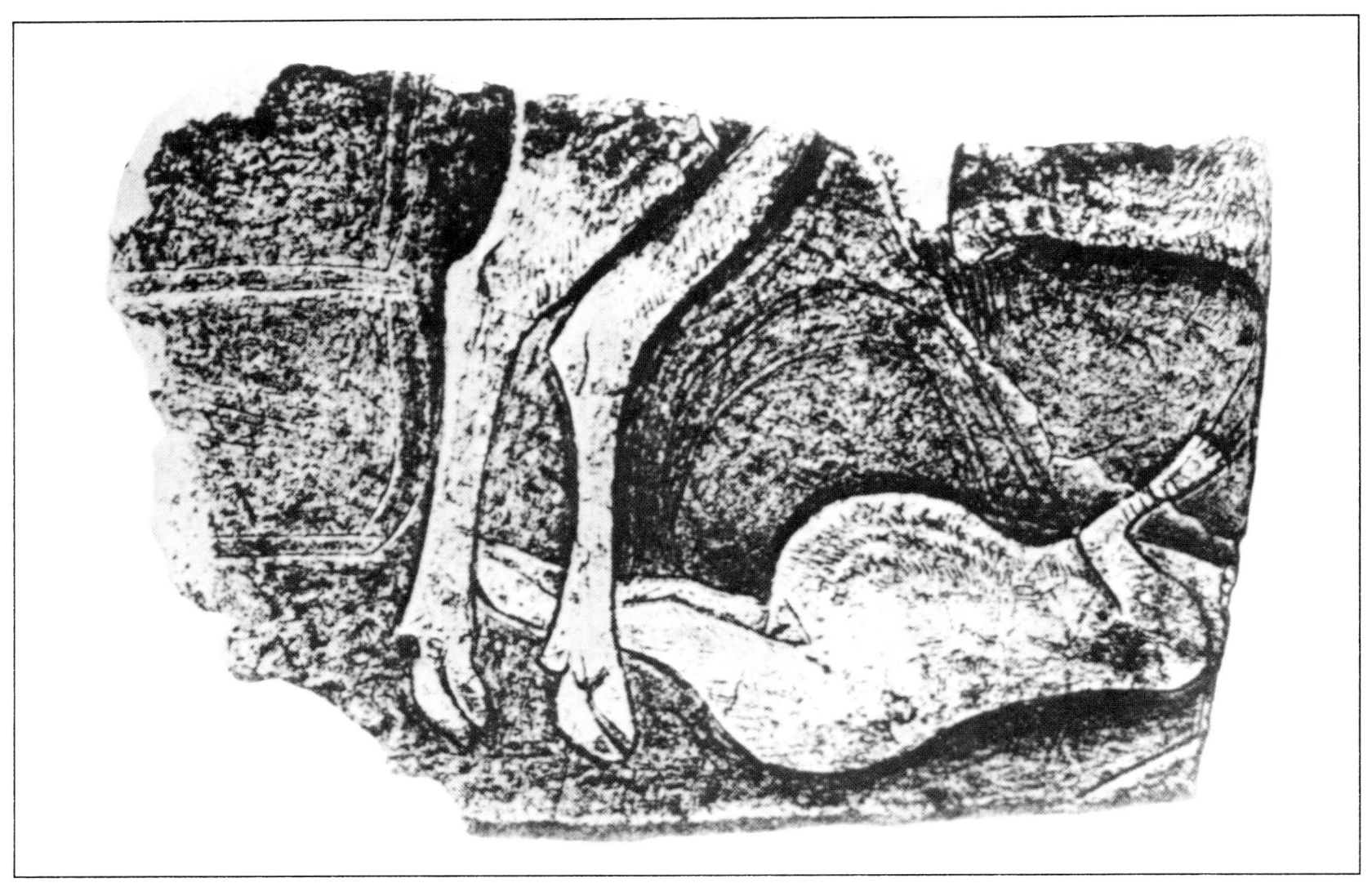

25

25 Ein Rentier springt über eine schwangere Frau. Paläolithische Ritz-Zeichnung auf einem Rentierknochen als Zeichen symbolischer Kraftübertragung auf die Frau oder das ungeborene Kind.

26 Trepanierte Schädel aus dem Neolithikum mit verheilten Wundrändern. Das Ziel der Operation, medizinisch oder magisch, ist unbekannt. National Museet, Kopenhagen

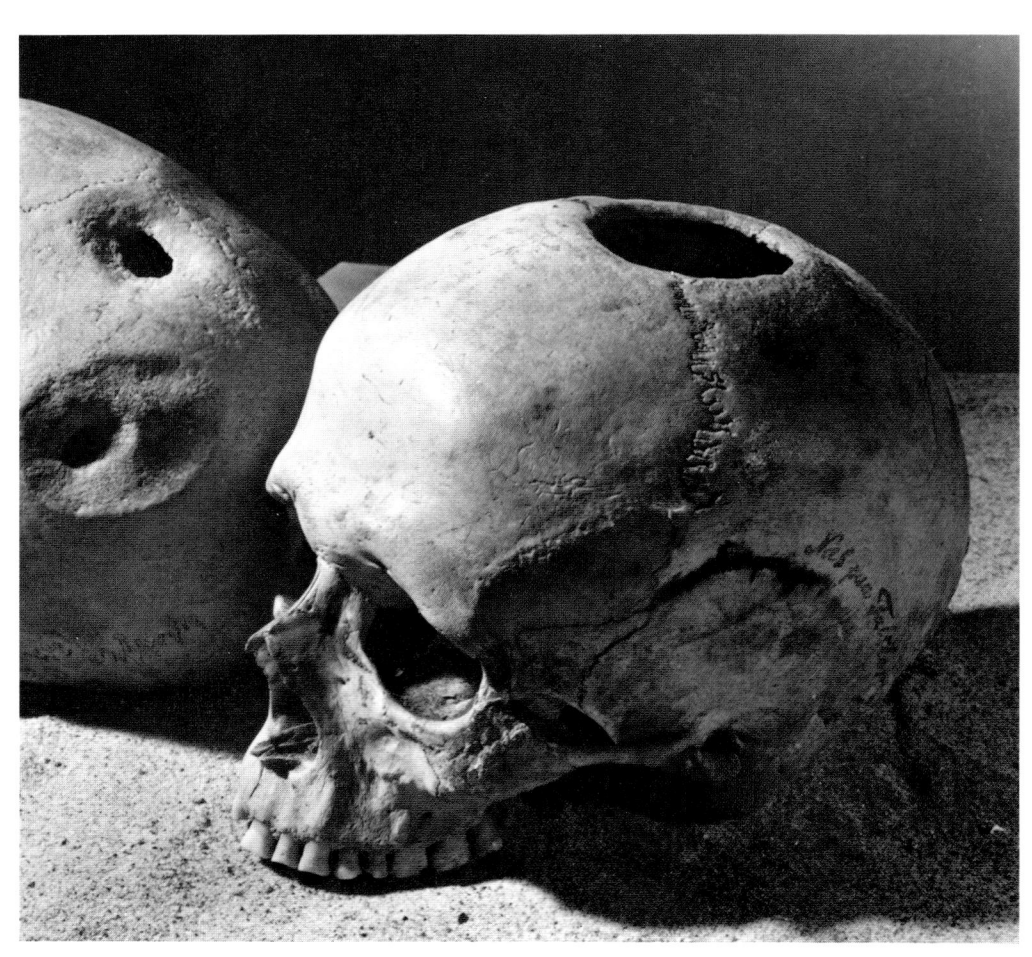

26

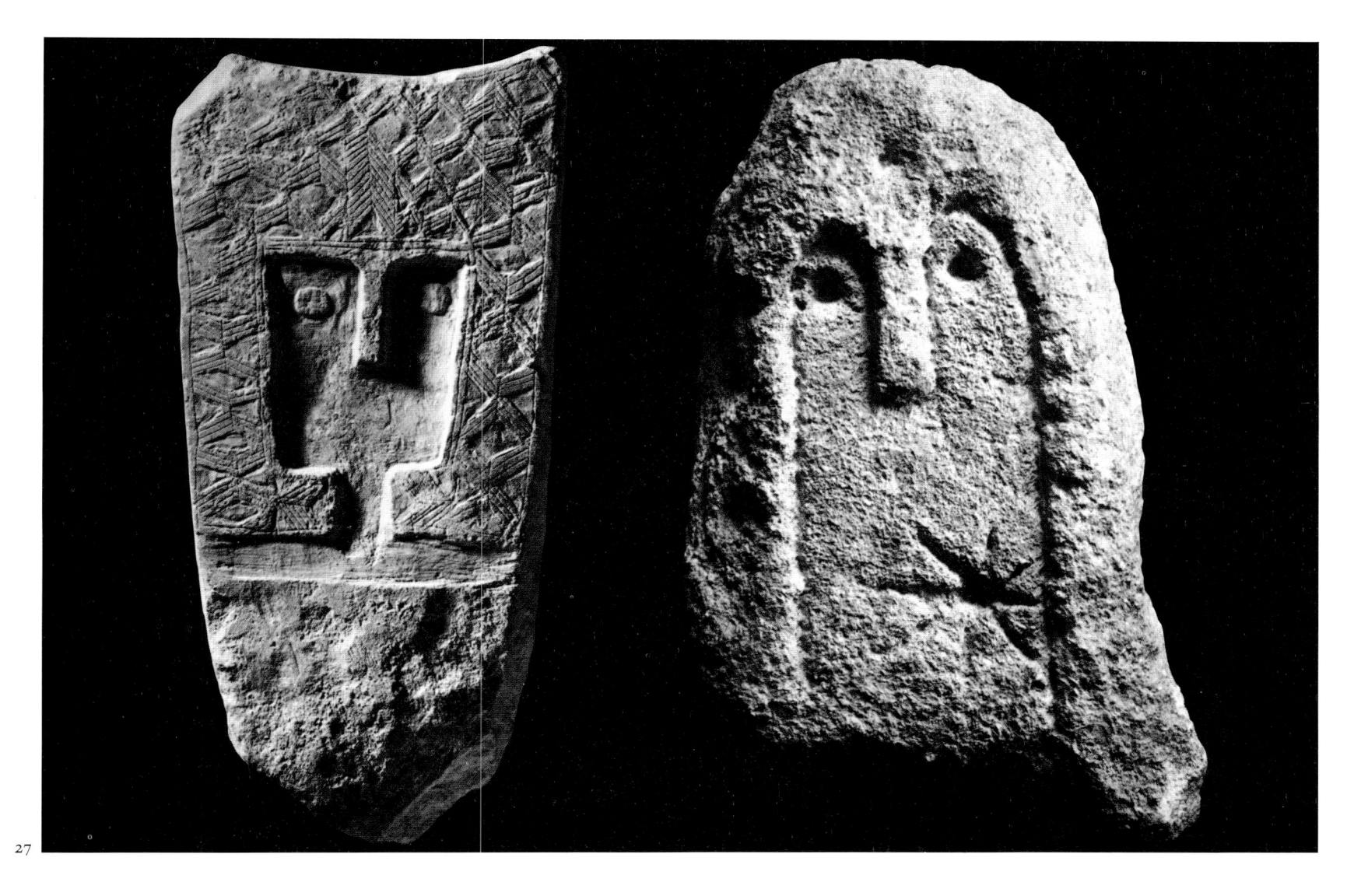

27

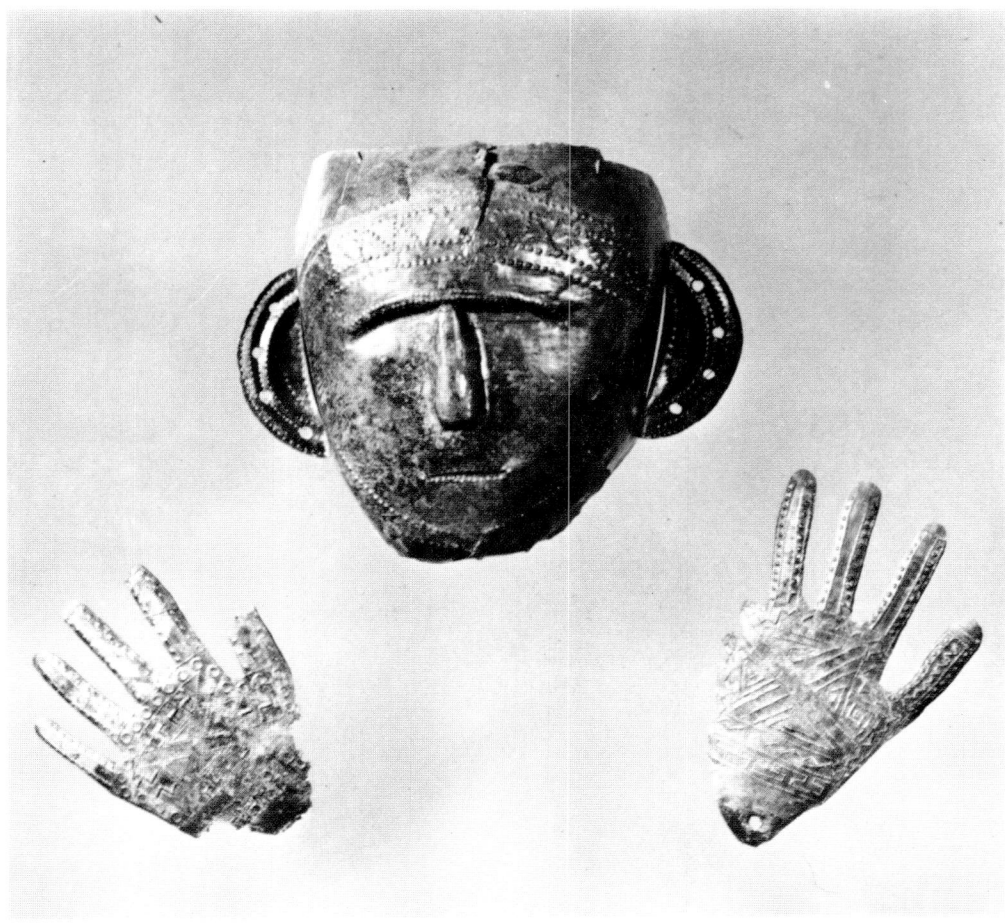

28

27 Neolithische Menhire, die Beerdigungs-
oder anderen religiösen Riten gedient haben und
Porträts der Verstorbenen oder Götter darstellen, links: aus einem Fundort bei Rocher-
des-Dômes, Avignon, rechts: aus Lauris,
Vaucluse. Musée Calvet, Avignon

28 Maske und Hände aus der Bronzezeit,
Teile einer Aschenurne, vielleicht Abbild des
Verstorbenen. Steiermärkisches Landes-
museum Joanneum, Graz, Österreich

Primitive Medizin

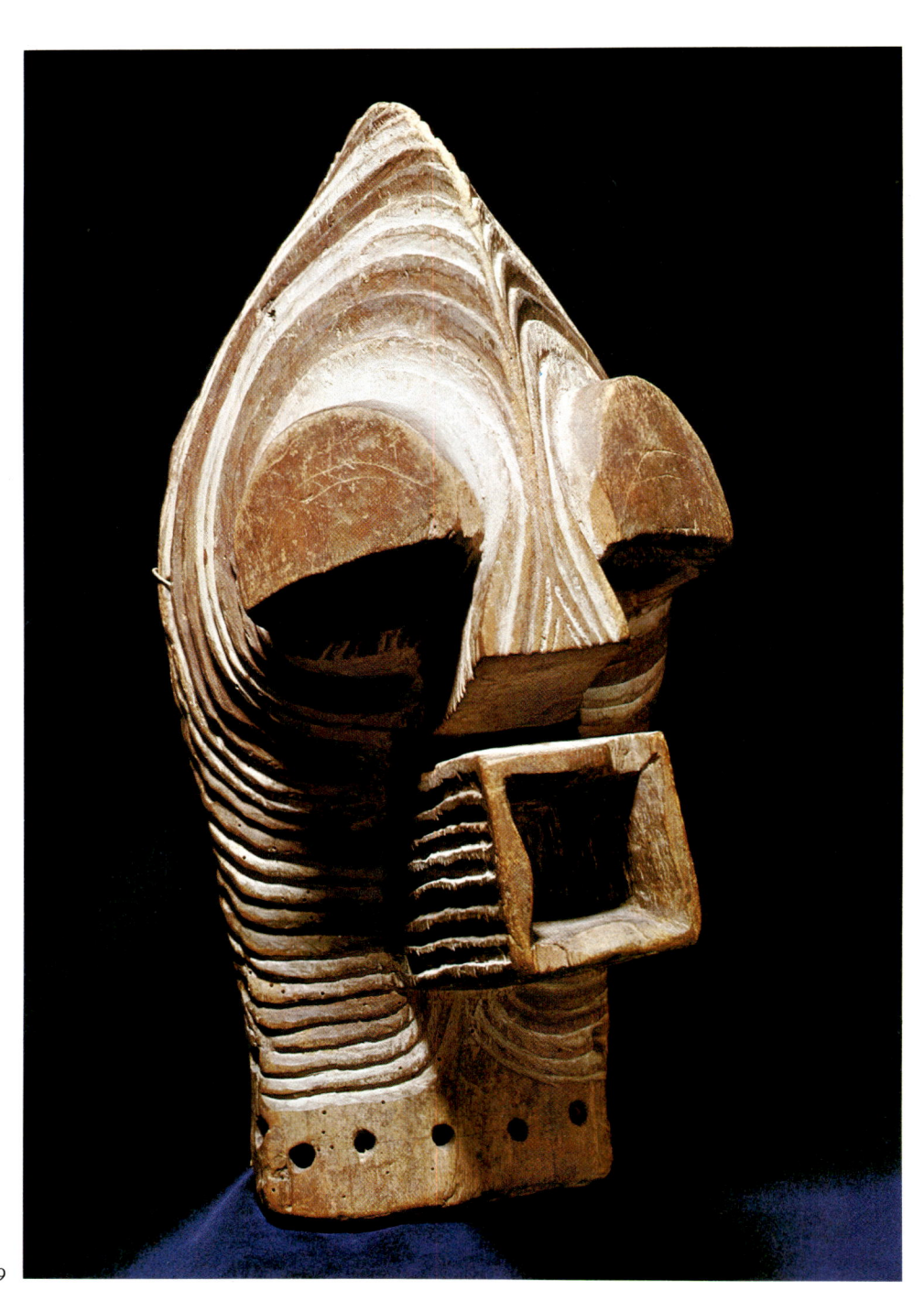

Die medizinischen Vorstellungen und Praktiken der primitiven Völker unserer Zeit weichen erheblich voneinander ab und unterscheiden sich je nach geographischer Lage und dem historischen Erbe der Gesellschaft. Dennoch finden sich Übereinstimmungen in den meisten primitiven Gesellschaften, die uns Aufschluß über den Charakter der Medizin vor der Geschichtsschreibung geben können.

Gesundheit und Krankheit

Unsere Erkenntnisse über heutige primitive Kulturen haben uns überzeugt, daß Religion, Magie und medizinische Behandlung in prähistorischer Zeit nicht voneinander zu trennen waren. Das Übernatürliche war allen Dingen immanent und beeinflußte die Gesundheit, den Lebensunterhalt und die gesellschaftlichen Aktivitäten. Aber man nahm nicht an, daß jede Krankheit ihren Ursprung in Religion oder Magie hatte. Offensichtlich unterschied der primitive Mensch zwischen natürlichem Befinden (wie z.B. Alter, Husten, Erkältung, Müdigkeit) und Krankheiten, die von Geistern und bösen Kräften verursacht waren und die besonderen Dienste eines Medizinmannes, Schamanen oder Hexendoktors erforderlich machten.

Patient und Heilkundiger in der primitiven Gesellschaft, die an den übernatürlichen Ursprung der meisten Ereignisse glaubten, waren innerlich auf die Macht der Magie gefaßt. Krankheit konnte z.B. dadurch entstehen, daß sich eine böse Kraft oder ein Fremdkörper durch Magie oder Hexerei Eintritt in den Körper verschaffte. Sogar auf einige Entfernung konnte ein Abbild, ein Haar oder ein Körpersekret von bestimmten Menschen so beeinflußt werden, daß das Opfer krank wurde oder starb. Überreste dieses Aberglaubens gibt es heute noch beim afrikanischen Voodoo-Zauber und im symbolischen Verbrennen eines Ebenbildes. Bei manchen Gesellschaften fanden sich böse und gute Geister; bei anderen waren die Geister gutmütig, wenn man sie gnädig stimmte, gefährlich jedoch, wenn man sie beleidigte.

Auch die Toten lebten oft als Geister weiter und versuchten, sich der Körper der Lebenden zu bemächtigen. Einige primitive Bestattungszeremonien hatten den Zweck, die Seele des Verstorbenen durch Opfergaben daran zu hindern, Mitglieder der Familie wiederzuerkennen. Außer dem Risiko, von einem Dämon besessen zu werden, bestand die Gefahr, die eigene Seele zu verlieren.

Das Ansehen eines Kranken oder Behinderten war in den verschiedenen Kulturen unterschiedlich. Die Irokesen und Navajos behandelten die Kranken mit Güte und akzeptierten die Verkrüppelten und Deformierten. Stämmen, die Hungersnöten ausgesetzt waren, galt der Selbstmord der Alten häufig als ein anerkanntes Mittel, die Gesellschaft von der Last ihrer Abhängigkeit zu befreien. Die Eskimos setzten ihre Alten schutzlos der Kälte aus, wenn die Nahrungsreserven knapp wurden. Bei einigen primitiven Gesellschaften wurden die Behinderten getötet und verzehrt, um ihre Lebenskraft dem Stamm zu erhalten. Die nordamerikanischen Indianer achteten Menschen, die sich von schwerer Krankheit erholt hatten, als Besitzer übernatürlicher Kräfte.

Gegenüber Geisteskranken haben primitive Gesellschaften dieselben Verhaltensweisen gezeigt wie fortschrittliche Kulturen. Manchen erschien der Betroffene als von einem bösen Geist besessen, der ausgeschlossen, mißhandelt oder getötet werden mußte; andere dagegen behandelten die spirituellen Kräfte im Menschen mit Ehrfurcht. Die Eskimos und Sibirier sahen im psychotischen Verhalten die Qualifikation, Schamane zu werden; ein solcher Medizinmann wurde gewählt oder ernannte sich selbst aufgrund seiner psychischen Erfahrungen.

Die Heilkundigen

Wer sich den Kranken widmete, war stets eine Zentralfigur. Wir kennen sie als Medizinmann bei den nordamerikanischen Indianern, als Schamanen (dieses Wort stammt aus dem Tungusischen) bei den Eskimos und Sibiriern und als Hexenmeister im Kongo. Wir neigen dazu, diese Namen synonym anzuwenden, obwohl es Unterschiede gibt. Manchmal war solch ein Heilkundiger der einzige Arzt in einem Stamm oder Klan. Bei größeren Gruppierungen wird es viele von ihnen gegeben haben, die sich sogar zu einem Geheimbund organisierten. Sie alle hatten bestimmte gemeinsame Kennzeichen. Der Heilkundige nahm einen hohen gesellschaftlichen und politischen Rang ein und kannte sich in den Gesetzen und der Tradition seines Stammes aus.

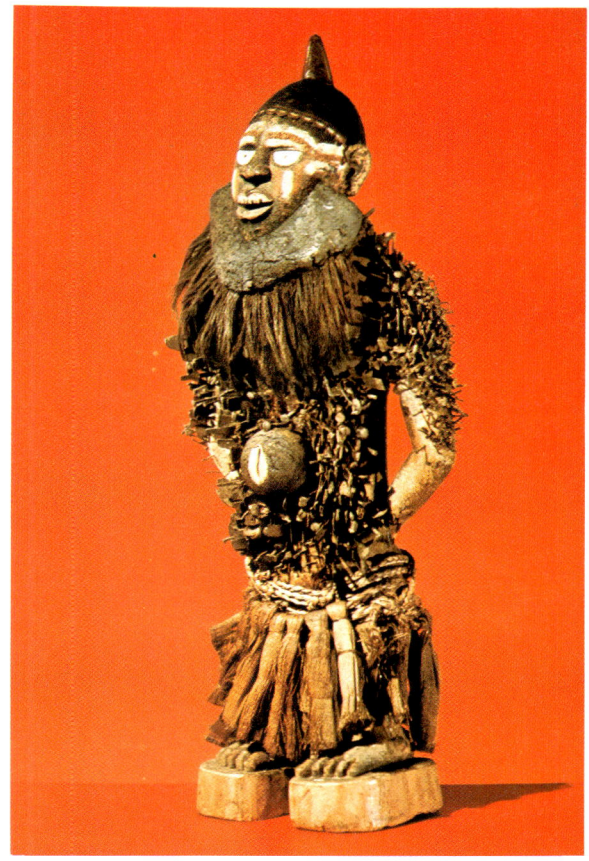

30

29 Hölzerne Kifwebe-Maske, geschnitzt und bemalt, wie Medizinmänner sie gelegentlich im Kongo bei Tänzen trugen, um die Dörfer der Basonge von Krankheit zu befreien. Sammlung Kamer, Cannes

30 Nagel–Fetisch der Bakongo (Kongo), der schützender wie angreifender Magie durch Vermittlung eines Medizinmannes dient. Bei jedem Beschwörungsakt der magischen Kraft wird ein Nagel in die Figur getrieben. Field Museum of Natural History, Chicago

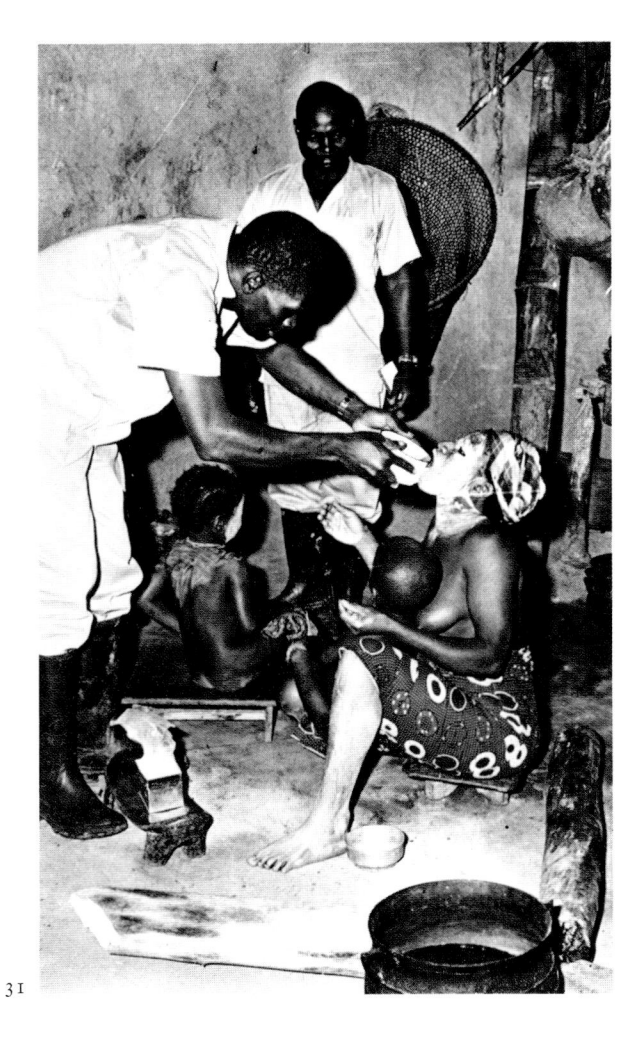

31

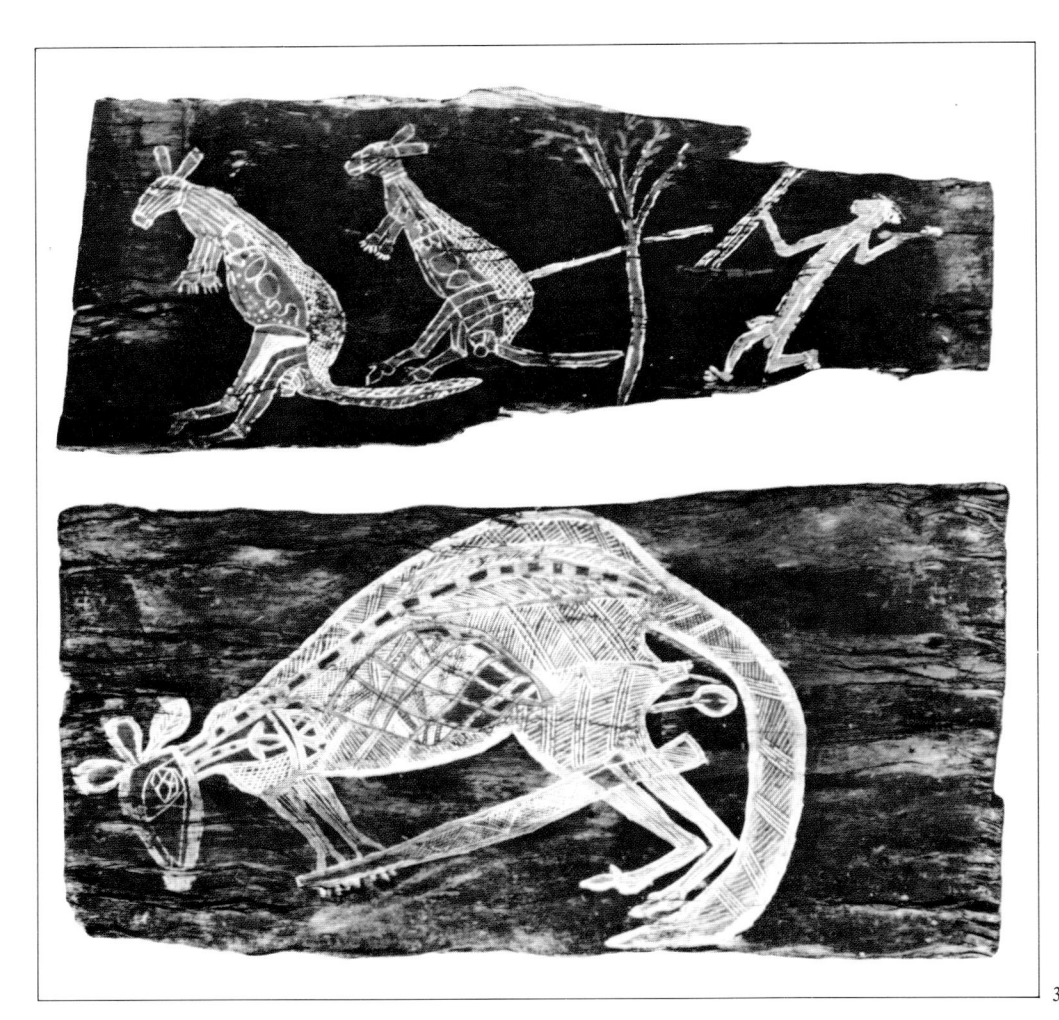

32

31 Um krankheitserzeugende böse Geister zu vertreiben, ließen sich die südwestafrikanische Frau und ihre Tochter das Gesicht kälken; zusätzlich bekamen sie jedoch auch Medikamente gegen Malaria und verbanden auf diese Weise, wie meist in der primitiven Medizin, magische und empirische Heilmittel miteinander.

32 Rindenzeichnungen aus Oenpelli, westliches Arnhemland, Australien, auf denen die Känguruhs im sog. Röntgenstil abgebildet sind, ein Hinweis auf anatomisches Interesse und entsprechende Kenntnis bei primitiven Jägerkulturen.

33 Afrikanische Medizinmänner behandeln zuweilen seelische Erkrankungen, indem sie die Patienten zu schnellen Trommelwirbeln tanzen lassen, wobei sie einen Trancezustand mit automatischen Bewegungsabläufen und hysterischen Anfällen hervorrufen; diesen Zuständen folgen dann oft Ruhe und Entspannung. Weltgesundheitsorganisation

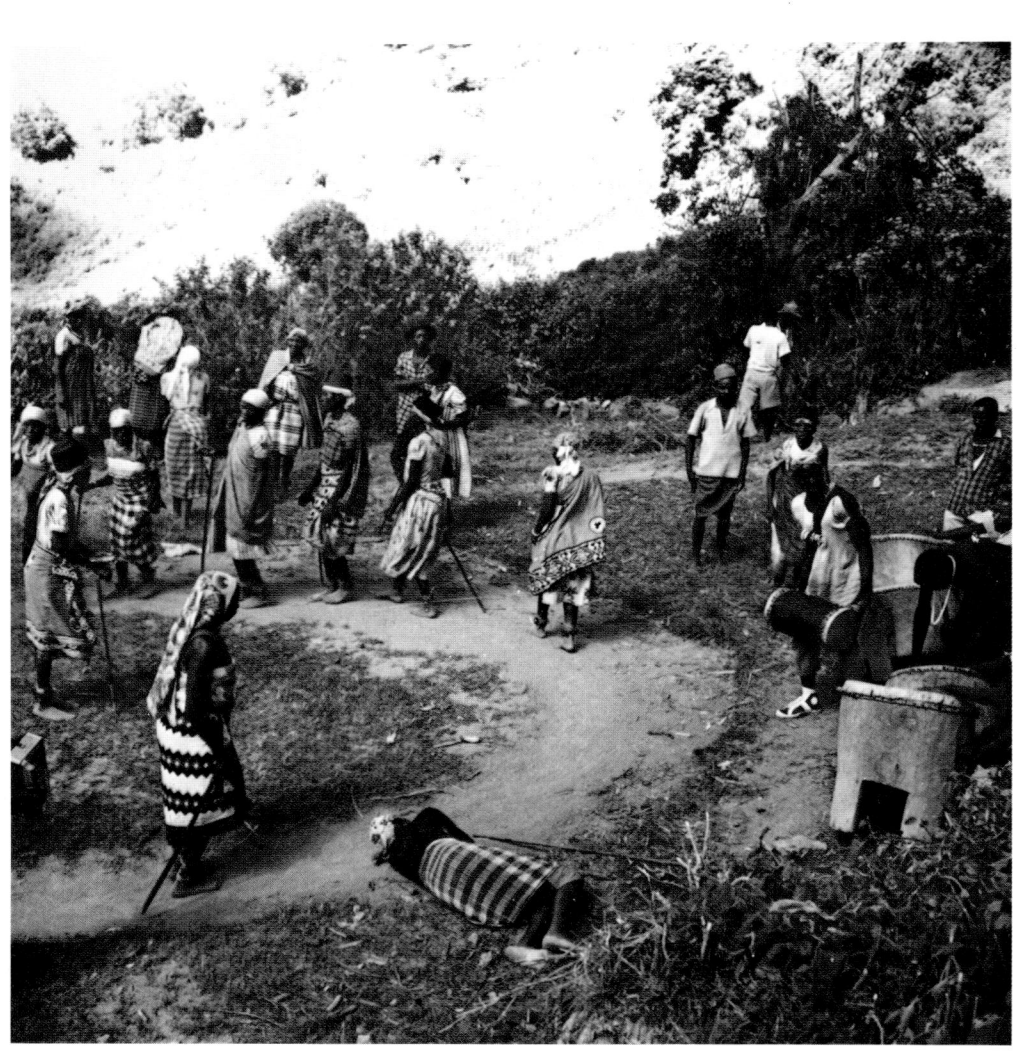

33

Der Berufung eines solchen Mannes konnte ein wiederholtes Traumerlebnis, ein starkes Sendungsbewußtsein oder eine Demonstration außergewöhnlicher seelischer Kräfte vorausgehen. Üblicherweise begab man sich als Lehrling zu einem erfahrenen Medizinmann, und bestimmte Rituale und Prüfungen begleiteten die Ausbildung. Auch Frauen stand diese Laufbahn offen, in vielen primitiven Volksgruppen wurden sie als Heilkundige und Hexen voll akzeptiert.

Keine primitive Gesellschaft nahm eine solche Berufung leicht. Bei den amerikanischen Indianern und auch im afrikanischen Kongo konnte ein Doktor Reichtum anhäufen, er wurde jedoch scharf attackiert, wenn seine Medizin sich als »schlecht« erwies, d. h., wenn er nicht alle anerkannten Behandlungsweisen beherrschte. Seine Bemühungen mußten nicht immer von Erfolg gekrönt sein, aber an den Techniken durfte nichts auszusetzen sein. Dies erinnert an unsere heutigen gesetzlichen Vorschriften, die verlangen, daß die medizinischen Verfahren dem Standard entsprechen.

Neben der Aufgabe, die Kranken zu heilen, war der primitive Arzt auch zuständig für den Schutz seines Stammes gegen Unwetter, schlechte Ernten, Verlust von Vieh oder andere Katastrophen; auch unterstanden ihm sämtliche religiösen Zeremonien. Im Kongo gab es besondere Medizinmänner für nahezu jedes Leiden und Ereignis. Die Indianer kannten ähnliche Spezialisierungen. Z. B. hatten die Indianer Arizonas Spezialisten für das Wetter, für Krankheiten, für Verletzungen und für Schlangenbisse. Falls ein Leiden nicht nach religiösen Riten verlangte, wurden Kräuterkundige – männlich oder weiblich – konsultiert, aber immer begleiteten Gesänge und Gebete die Anwendung der Medikamente. Bei den uralaltaischen Gemeinschaften konnten die übernatürlichen Pflichten eines Schamanen einem Verbindungsmann zu den Geistern, einem Wahrsager oder einem Hexenmeister übertragen werden, um den Fluch abzuwenden.

Der Heilkundige benötigte bestimmte Hilfsmittel. Der Schamane in Sibirien hatte seine Trommel, einen besonderen Hut, manchmal eine Maske und einen riesigen Mantel, der viele magische Geräte und Symbole verbarg. Der nordamerikanische Medizinmann trug einen vielfältigen Vorrat an therapeutischen und religiösen Gerätschaften in seiner Medizintasche (die manchmal ein menschliches Skrotum [Hodensack] war): tierische oder menschliche Körperteile, Pflanzen, Stöcke, Steine und Instrumente wie z. B. ein Saugrohr.

Der Terminus »Medizin« bedeutete bei den Indianern Nordamerikas weit mehr als nur Medikamente gegen Krankheiten. Jedes Wagnis hatte seine »Medizin«: ein glücklicher Ausgang war durch eine »gute Medizin«, mangelnder Erfolg durch »schlechte Medizin« verursacht. Jeder Krieger besaß seinen Medizinbeutel, in dem seine spirituelle Kraft und sein gutes Geschick symbolisch ruhten; der Verlust des Medizinbeutels kam einer Katastrophe gleich.

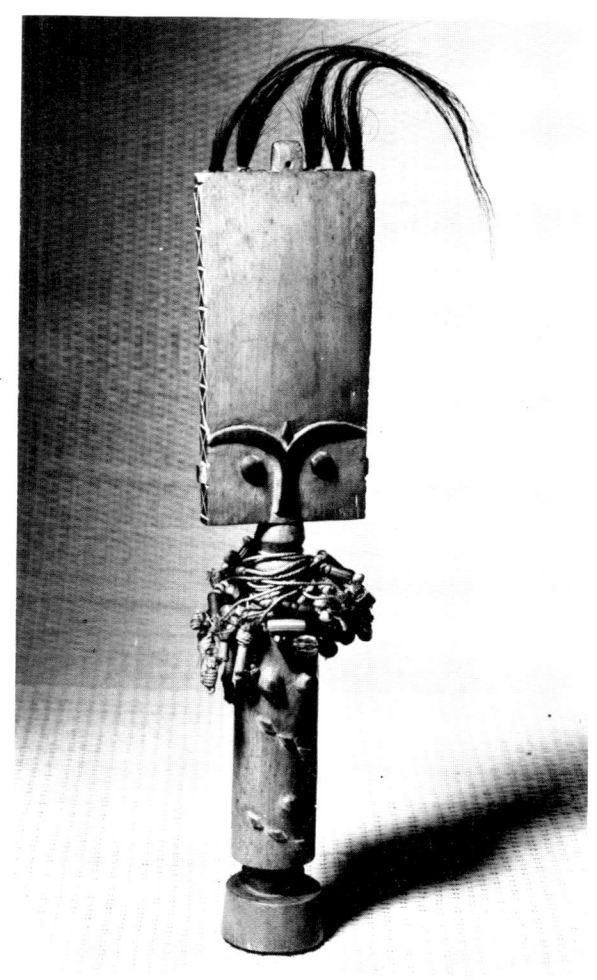

34

34 Hölzerne Puppe mit rechteckigem Kopf, die von schwangeren Frauen des Aschanti-Stammes in Ghana in dem Glauben getragen wird, daß die entsprechende Puppe dank ihrer Magie das Geschlecht des ungeborenen Kindes bestimmt. National Museet, Kopenhagen

Methoden

Da Krankheit von Göttern, Geistern oder Magie hervorgerufen wurde, bestand der Sinn der Diagnose in der Feststellung, welcher Frevel begangen worden war und wer oder welcher Geist die Strafe auferlegte. War ein Tabu verletzt worden? War jemandem Unrecht getan worden? Nach der »Anamnese« konsultierte der Medizinmann oft in Trance die Götter, um zu erfahren, welcher Dämon oder Sterbliche den Fluch brachte. War die Seele des Patienten verloren, hatte sie sich zu einem entfernten Ort begeben oder hatte sie Besitz von jemand anderem ergriffen? Es gab verschiedene Möglichkeiten der Prophezeiung: das Werfen von Knochen, die Beobachtung von vergifteten Tieren oder das Bewegen von Perlen beim Singen der Namen Verdächtiger. In einigen Kulturen wurden Menschen, die man verdächtigte, einen Fluch ausgesprochen zu haben, Gottesurteilen durch Gift, Feuer oder Wasser unterworfen, um ihre Schuld festzustellen.

Die Behandlung war durchaus kompliziert und umfaßte ausgefeilte Zeremonien, Gesänge, mystische Zeichen, Zaubersprüche und Fetische. Der afrikanische Hexenmeister konnte den bösen Dämon in einem Kakerlak einschließen, den man dann durch Lockbissen oder Blut in eine Korbfalle köderte. Der amerikanische Medizinmann tanzte tagelang, schrie und schlug die Trommel. Sinn dieser Heilriten war die Austreibung der bösen Geister, das Zurücklocken einer verlorenen Seele oder die Versöhnung eines beleidigten Gottes.

Eine eigene Art der Therapie fand sich bei den Indianern Westamerikas: die Sandzeichnung. Sie konstruierten reichverzierte, farbige Muster in den Sand, die den

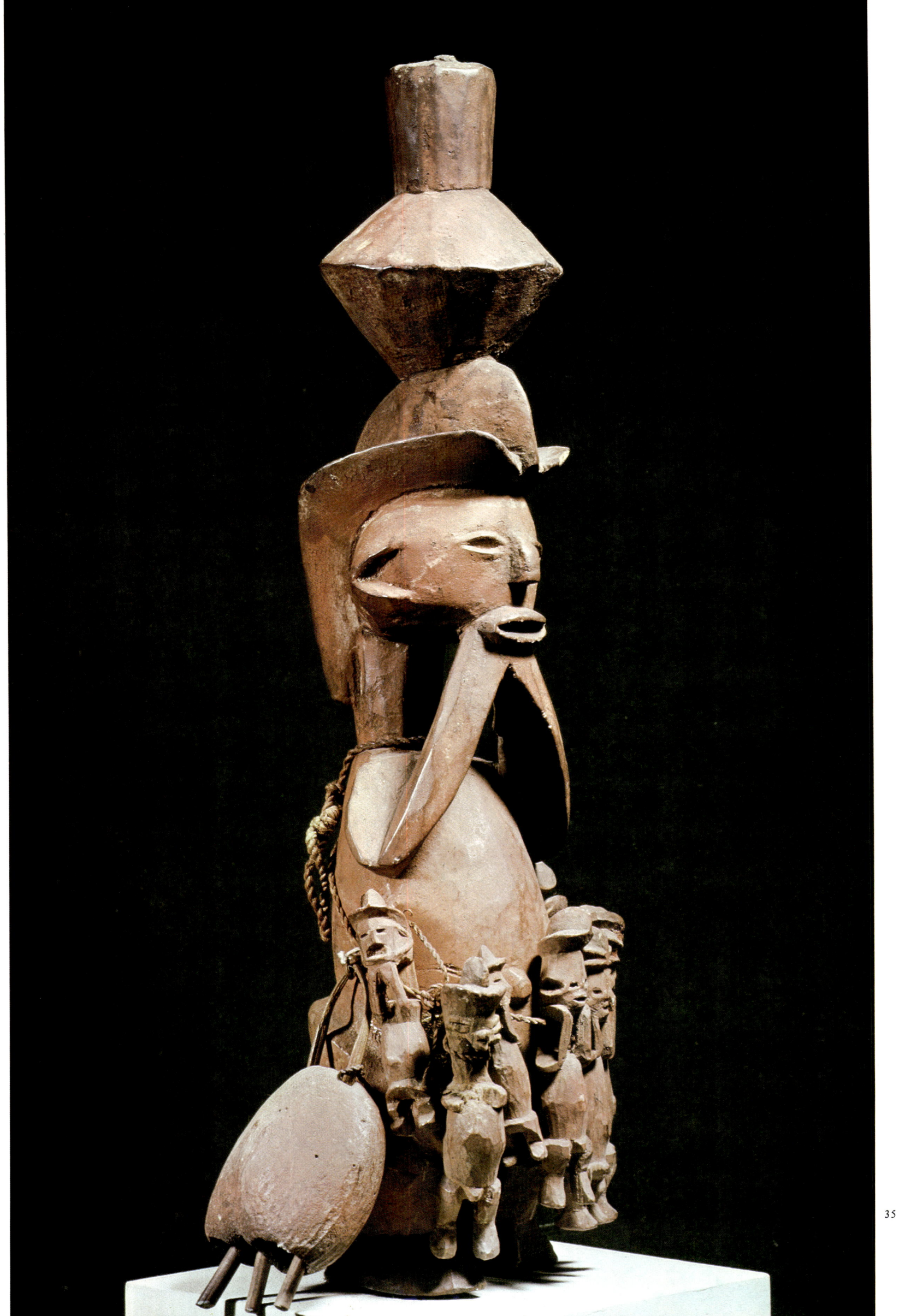

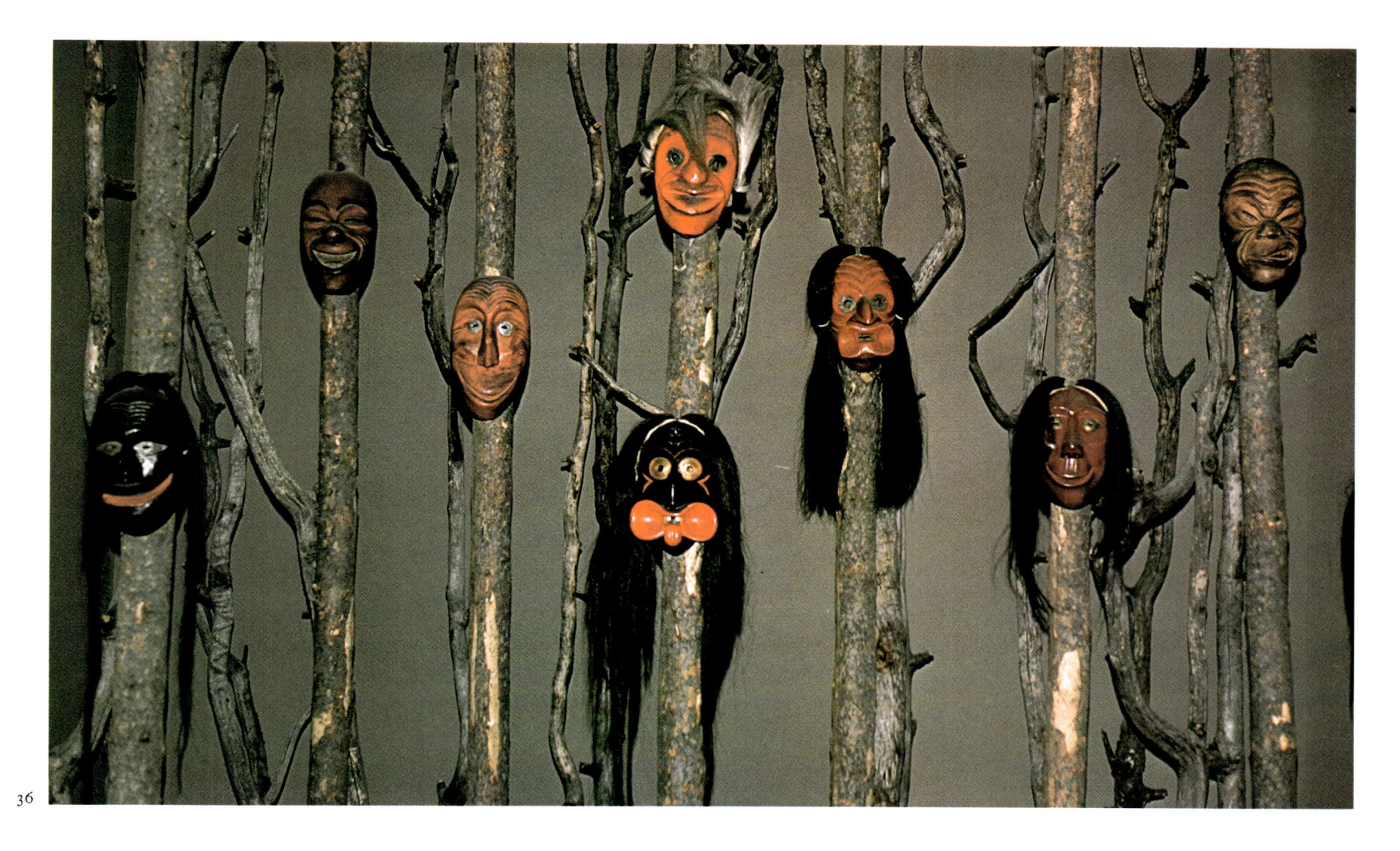

36

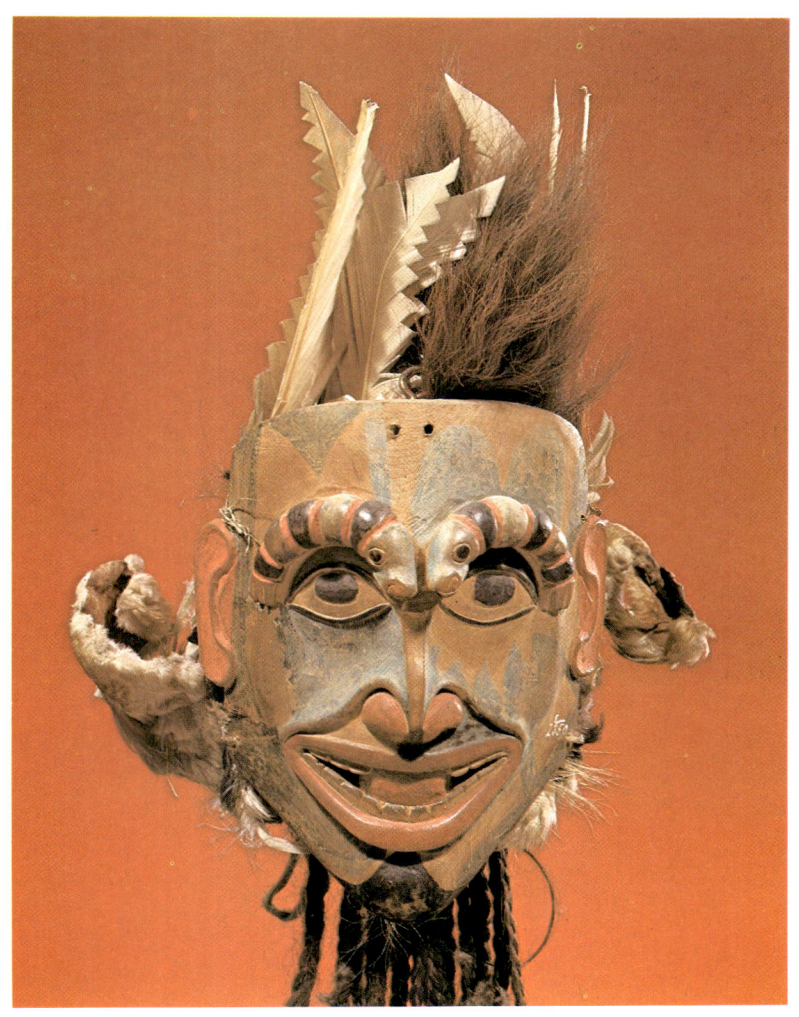

37

35 Bahungana-Fetisch aus dem Kongo mit Medizinsack und kleinen Miniaturfiguren, die dem Fetisch Macht verleihen. Museum für Völkerkunde, Berlin (Dahlem)

36 Masken, die von Mitgliedern des irokesischen Stammesverbandes beim Besuch kranker Freunde getragen werden. Die Masken repräsentieren fröhliche Geister, die man anruft, um der Erholung des Patienten zu dienen. Denver Art Museum

37 Tlingitische Schamanenkrone aus Menschenhaar, Federn, Vogelhaut, Eichelhäherfedern und Bärenhaut, gesammelt von George Emmons in Klukwan, Alaska. American Museum of Natural History, New York

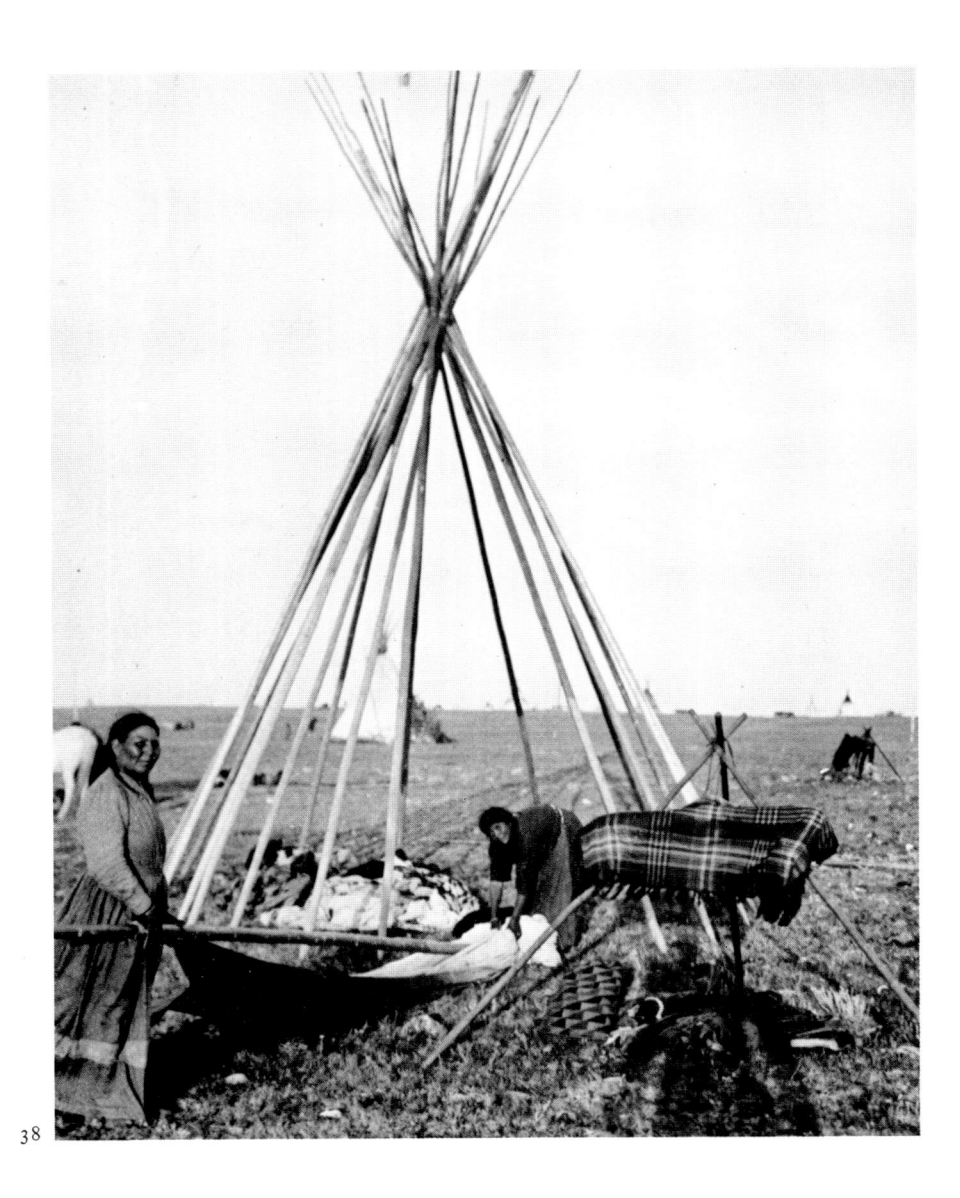

38

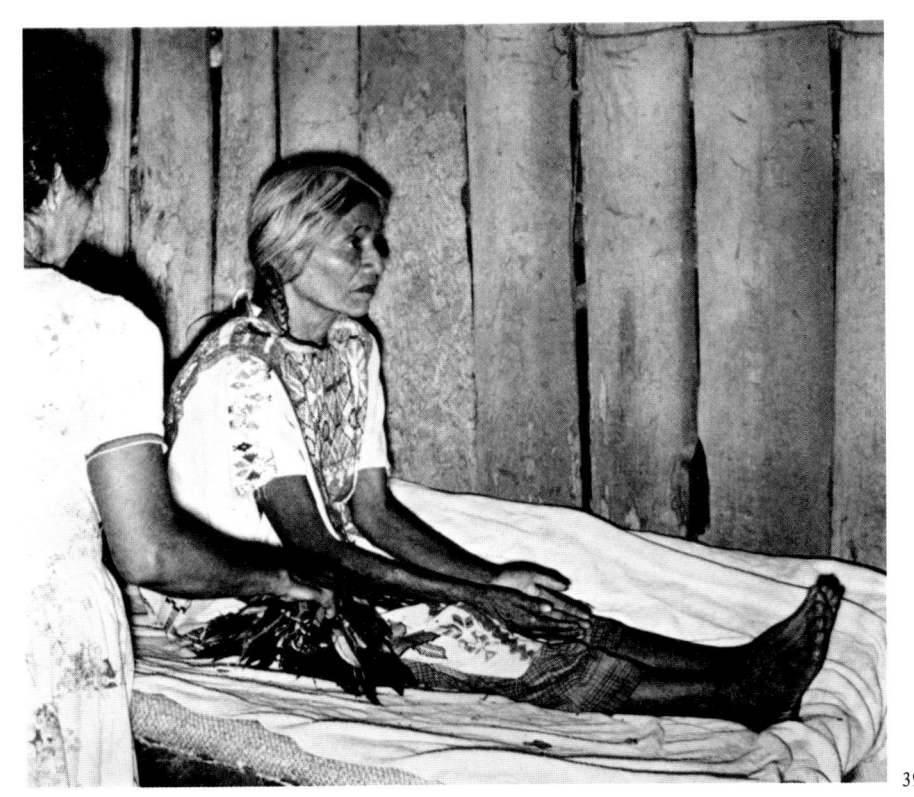

39

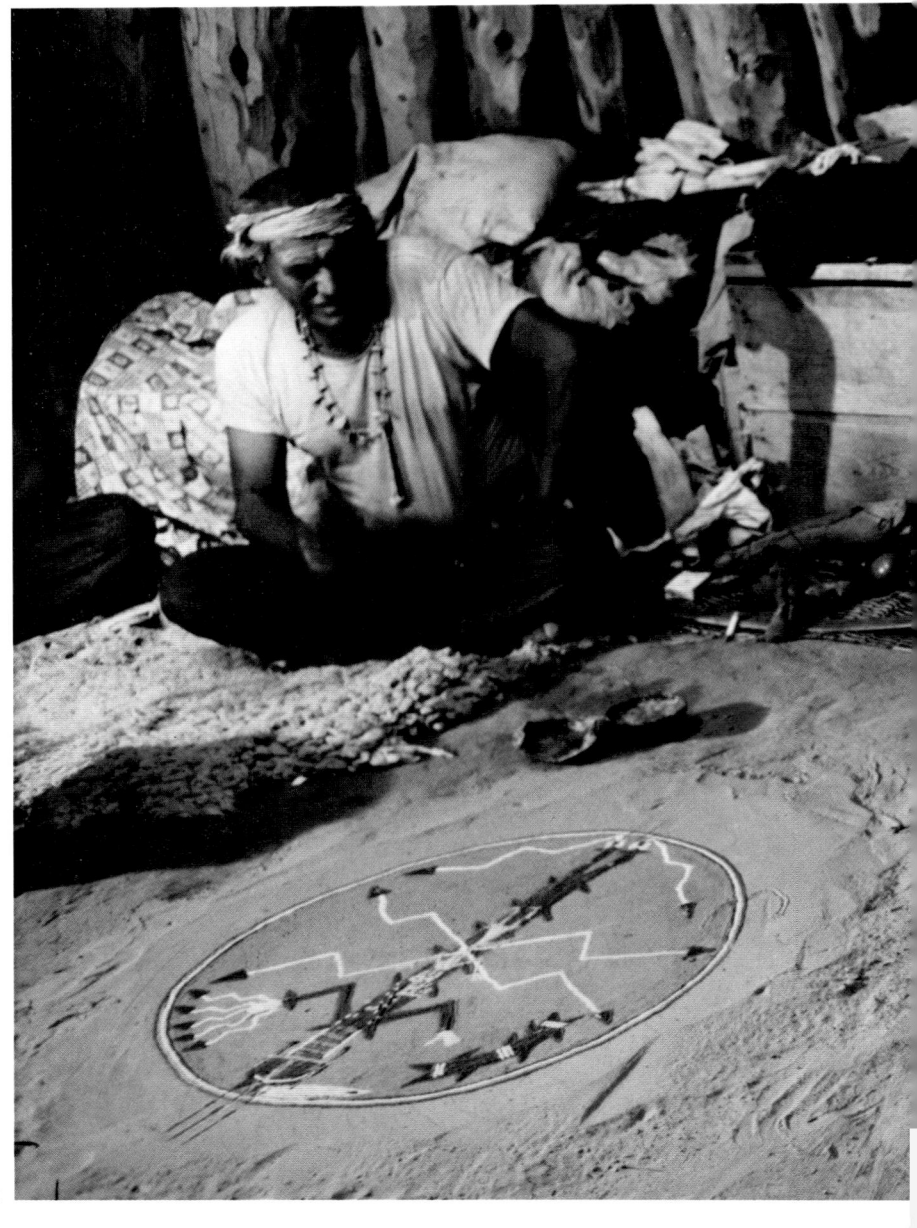

41

38 Vor dem Aufrichten des Zeltes wird von diesen indianischen Frauen das Medizinbündel mit dem guten Omen und der seelischen Kraft des Eigentümers auf einem Dreifuß aufgestellt, um böse Dämonen zu besänftigen oder fernzuhalten. Montana Historical Society, Helena

39, 40 Mexikanische Medizinfrau behandelt einen Patienten durch »Reinigung«; sie breitet Medizinblätter über den Körper, die dann mit Bananenblättern bedeckt werden, wobei sie Gebete und Zauberformeln singt. Museo Nacional de Antropología, Mexico

41 Inneres einer Navajo-Hütte in Arizona mit rituellen Sandzeichnungen, um einem kranken Kind zu helfen. American Museum of Natural History, New York

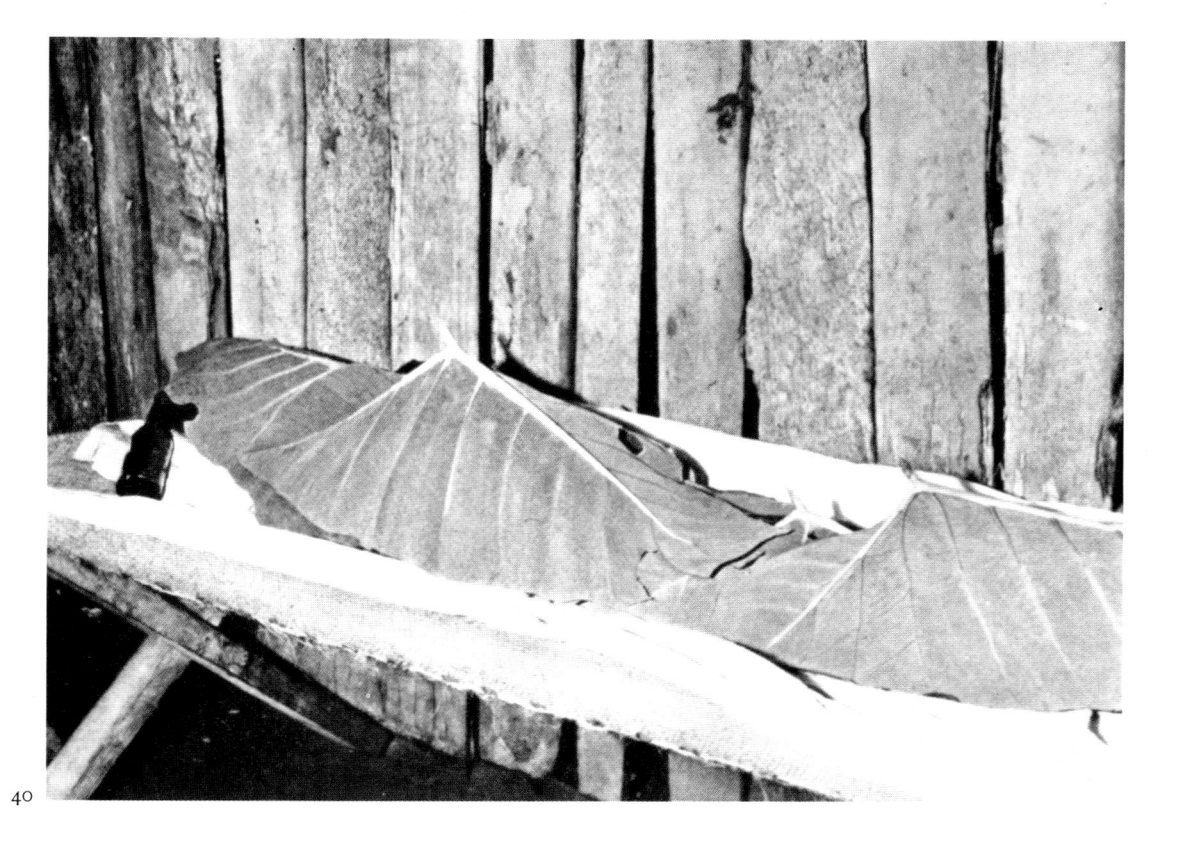

40

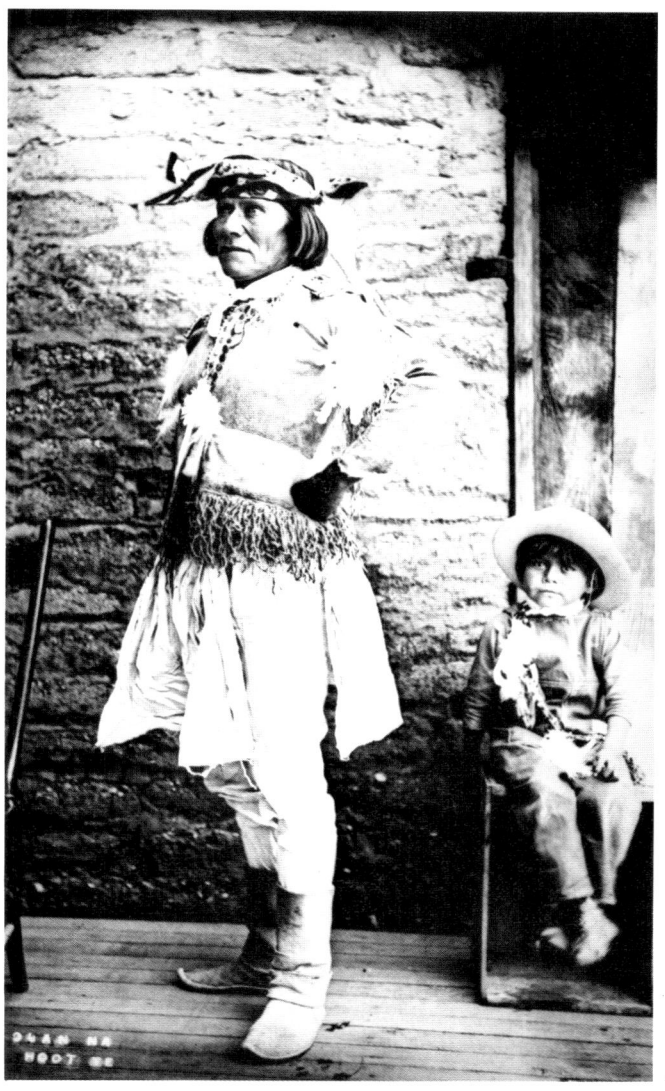

42

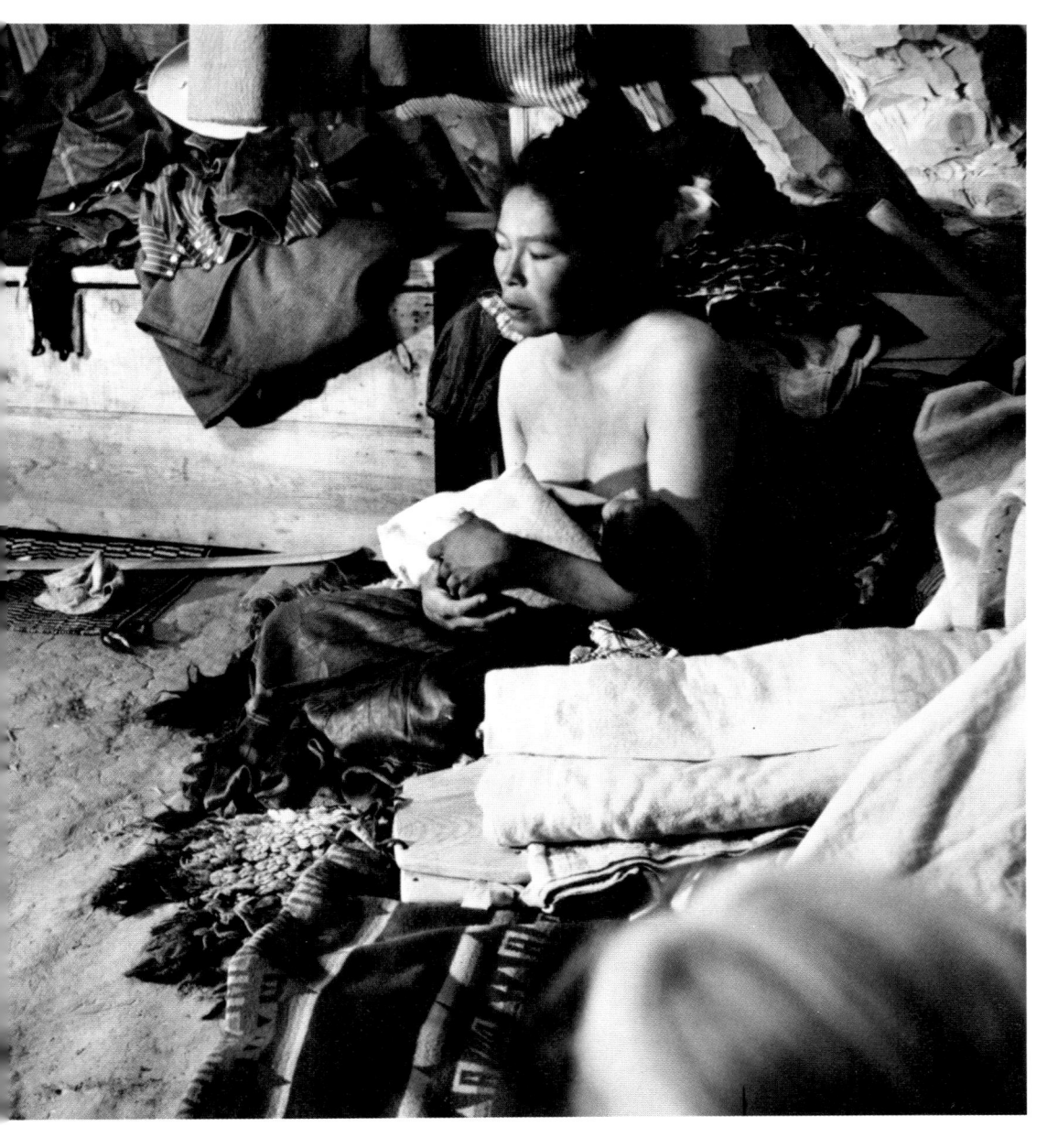

42 Clan-na-hoot-te, ein Stammesarzt der Apachen, 1884 fotografiert. Die Medizin-männer hatten viele gemeinsame Accessoires: Trommeln, Ratteln, gefiederte Zauberstäbe, Saugrohre und Halsbänder aus Tierklauen oder Menschenknochen. Special Collections, University of Arizona Library, Tucson

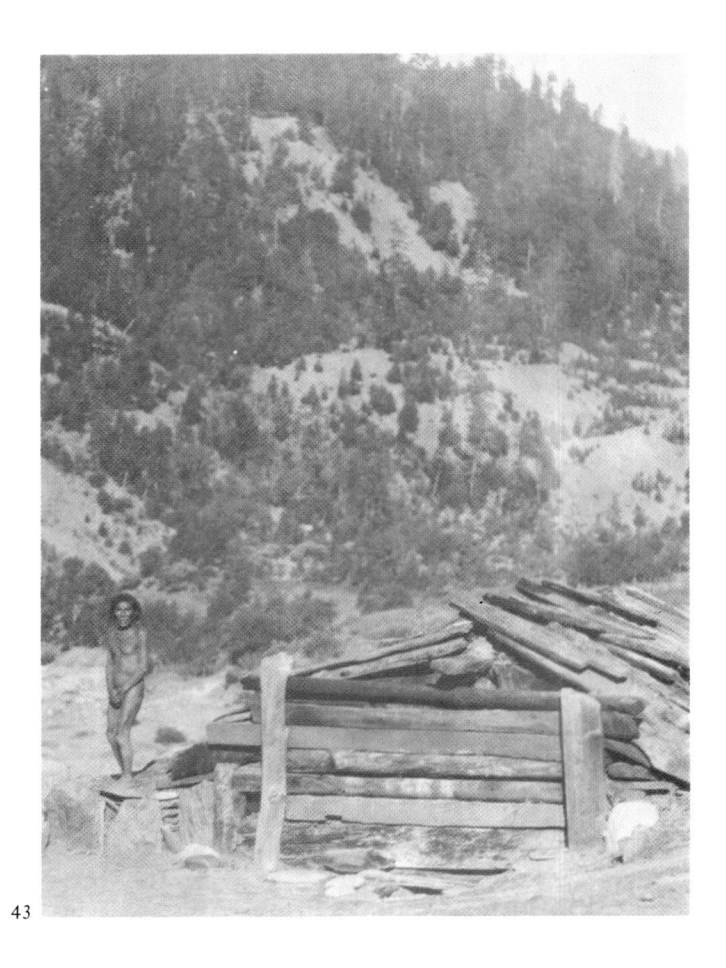

43

43 Ein Mann vom Stamm der Karok wird überrascht, als er das Dampfbad seines Stammes verläßt. Hier treffen sich die Männer regelmäßig, um gesund zu bleiben und Krankheiten zu heilen. Die Aufnahme wurde am Klamath-River in Kalifornien oder Oregon 1894 aufgenommen. National Anthropological Archives, Smithsonian Institution, Washington, D.C.

44 Während der Beschneidungsriten der Bakongo leben die jugendlichen Zombo monatelang in Camps isoliert, aus denen sie gelegentlich ausbrechen und mit ihren Masken den Frauen Furcht einjagen, damit sie ihnen Essen und Geld geben.

45 Mexikanische Medizinfrau »räuchert« einen Patienten und ruft die Mächte heidnischer und christlicher Gottheiten an. Dann saugt sie das Übel aus dem Haupt des Patienten und reinigt den Körper, indem sie ein Ei oder eine schwarze Henne darüber streicht. Museo Nacional de Antropología, Mexico

46 Bilbo, ein indianischer Medizinmann, zeigt das krankheitserregende Objekt, das er aus dem Körper eines Kranken geholt hat, um ihn und seine Verwandten von der Heilung zu überzeugen. National Library of Medicine, Bethesda

Geistern zur Heilung einer erkrankten Person dienen sollten. Die Zeichnungen wurden bei Sonnenuntergang begonnen und mußten bis zur nächsten Nacht zerstört werden, damit die gute Wirkung dieser mächtigen Medizin nicht in eine bösartige umschlug.

Gelegentlich wurde auch unmittelbar therapiert, z. B. durch Aussaugen, Schröpfen, Aderlaß, Räuchern und den Gebrauch von Dampfbädern. Bei den Indianern Amerikas war es gebräuchlich, ein krankheitsverursachendes Objekt aus dem Ohr eines Patienten, der Kopfhaut oder einem anderen Körperteil zu saugen; aber wahrscheinlich war das Entfernen des Fremdkörpers für den Medizinmann ebensosehr ein symbolischer Akt wie eine Scheinbehandlung.

Die magischen Methoden zeichnete ein beachtlicher rationaler Empirismus aus. Religiöse Rituale wurden oft mit Massagen, Packungen und Medikamenten verbunden, aber ihre Anwendung lag im Übernatürlichen begründet. Die Indianer hatten besonders reiche Kenntnis über medizinische Kräuter. Einigen Drogen wurden magische Kräfte zugesprochen, weil ihr Aussehen dem Krankheitsbild glich: gelbe Pflanzen bei Gelbsucht, haarige Pflanzen bei Kahlköpfigkeit, Disteln bei Halsschmerzen. Wir könnten noch zahlreiche Pflanzendekokte (Abkochungen) nennen, die rein empirisch bestimmte Leiden kurierten. Die Medizinkräuter scheinen von den Heilkundigen richtig erkannt worden zu sein, denn diese setzten sie entsprechend ihrer pharmakologischen Wirkung ein: fiebersenkend, abführend, brechreizerzeugend, krampflösend, harntreibend, betäubend, atemerleichternd, schmerzlindernd, beruhigend und stimulierend. Halluzinogene waren vielen primitiven Gesellschaften bekannt, und die Omaha, Kiowa und Fox des amerikanischen Westens organisierten Gruppen von Meskalin-Süchtigen. Andere Pflanzen und Extrakte wie der Stechapfelsaft riefen den geistigen Zustand hervor, der die Mariposa-Indianer auf bestimmte Zeremonien vorbereitete.

Chirurgie

Die Chirurgie bestand hauptsächlich in der Behandlung von Wunden und Knochenverletzungen. Bei den Völkern, die Salben und andere Substanzen auf offene Wunden auftrugen, um sie zu verschließen und den Sekretabfluß zu verhindern, werden Infektionen aufgetreten sein. Dagegen bemühten sich andere Primitive, die Wunden geschützt und trocken zu halten. Einige indianische Stämme (z. B. die Dakotas) nähten Wunden mit Knochennadeln und Sehnen zu, wobei sie ein Stück Rinde in die Wunde legten, um so den Abfluß und die Heilung vom Wundgrund her zu ermöglichen.

Blutungen wurden durch Druck, Staubinden, Kauterisation (Gewebezerstörung durch Brennen oder Ätzen) und blutstillende Pflanzen unter Kontrolle gebracht, denn die Ligatur der Blutgefäße war offensichtlich unbekannt. Obwohl man auch Amputationen durchführte, hatten diese jedoch mehr rituelle Bedeutung. Mit großer Geschicklichkeit wurden Speere und Pfeilspitzen entfernt. Kleine Abszesse konnte man dränieren, und die Stämme im Gebiet der Großen Seen sollen sogar Abszesse der Brusthöhle eröffnet haben.

Die Behandlung von Frakturen war bei den amerikanischen Indianern hoch entwickelt. Sie fertigten Holzschienen und Abformungen aus verhärteten Tierhäuten an und ließen Öffnungen, um die weitere Behandlung komplizierter Frakturen zu ermöglichen, wenn der Knochen durch die Haut getreten war. Auch das Einrenken von Dislokationen wurde praktiziert. Das chirurgische Vorgehen oblag nicht immer dem Medizinmann, oft gab es andere, die größeres Geschick dabei zeigten.

Während der Eingriffe wurden Drogen verabreicht, um die Sinne zu betäuben oder schweren Wundschmerz zu lindern. In Zentralafrika gab man dem Patienten ein alkoholisches Getränk, das sein Bewußtsein trübte. Vor bestimmten Stammeszeremonien bestrich man häufig die Haut mit Substanzen, die eine betäubende Wirkung ausübten und die die Empfindung für Hitze und heftige Wundschmerzen während der Behandlung herabsetzten.

In vielen alten primitiven Gesellschaften wurde die Trepanation (operative Schädelöffnung) wie in prähistorischer Zeit praktiziert; für spätere primitive Kulturen hat sie wohl eher rituellen Charakter oder die Bedeutung gehabt, Dämonen einen Ausgang aus dem Körper zu verschaffen. Wir wissen nicht, ob die Trepanation auch einer pragmatischen Behandlung von Schädelverletzungen gleichkam, wie manche Autoren meinen.

Die Geburtshilfe lag in der Hand der Frauen. Die Einstellung änderte sich mit der Gesellschaftsform und ihrer Umgebung, Nomadenvölker scheinen sich weniger um

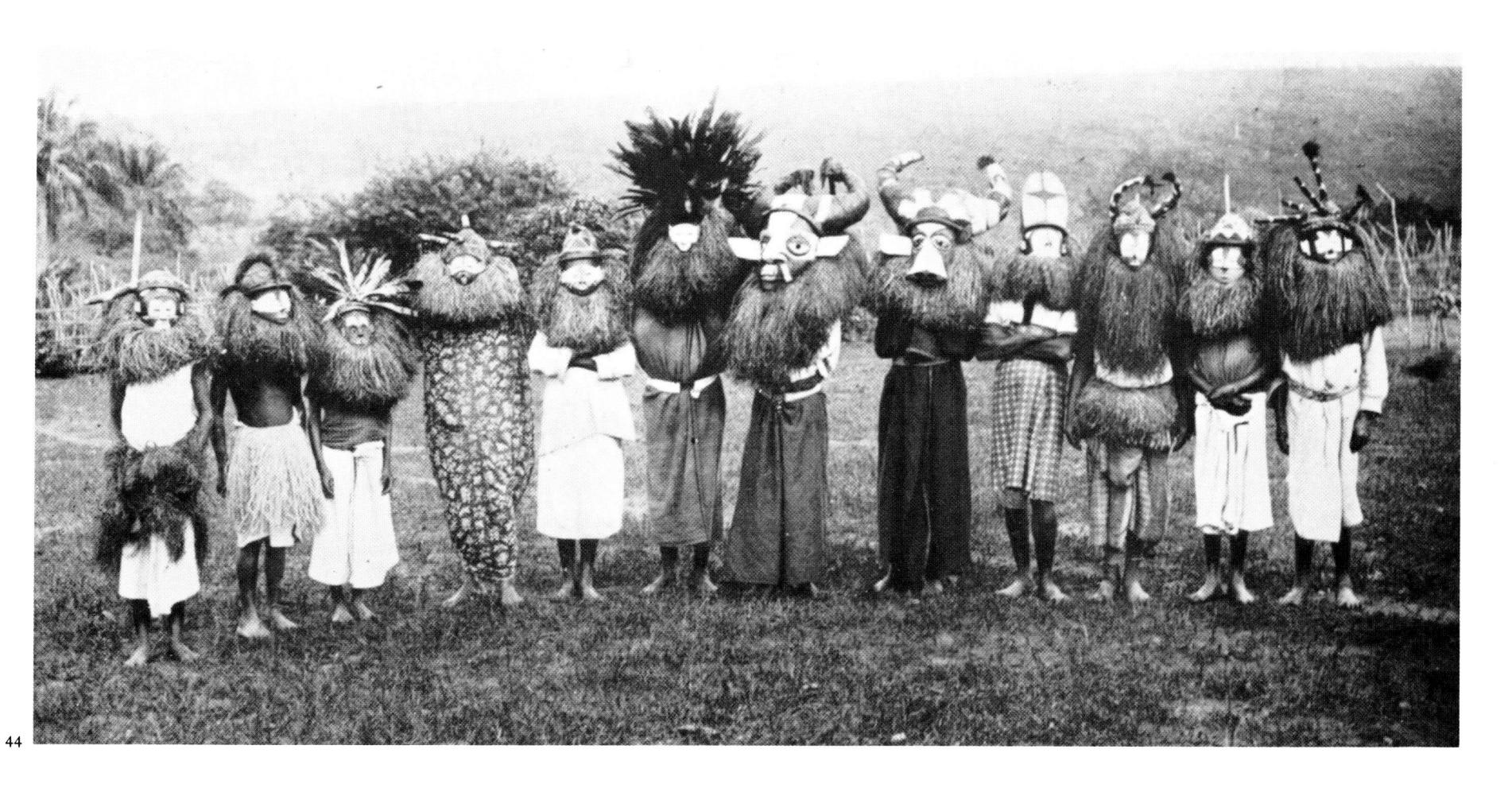

44

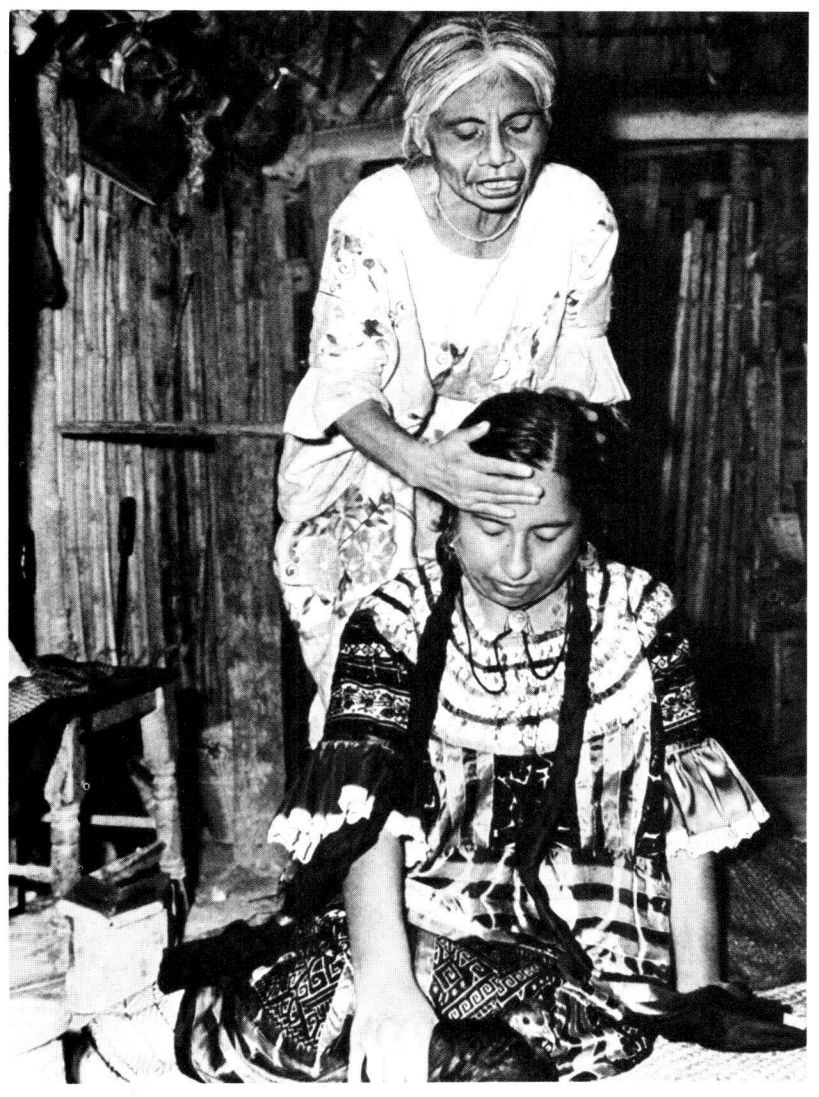

45

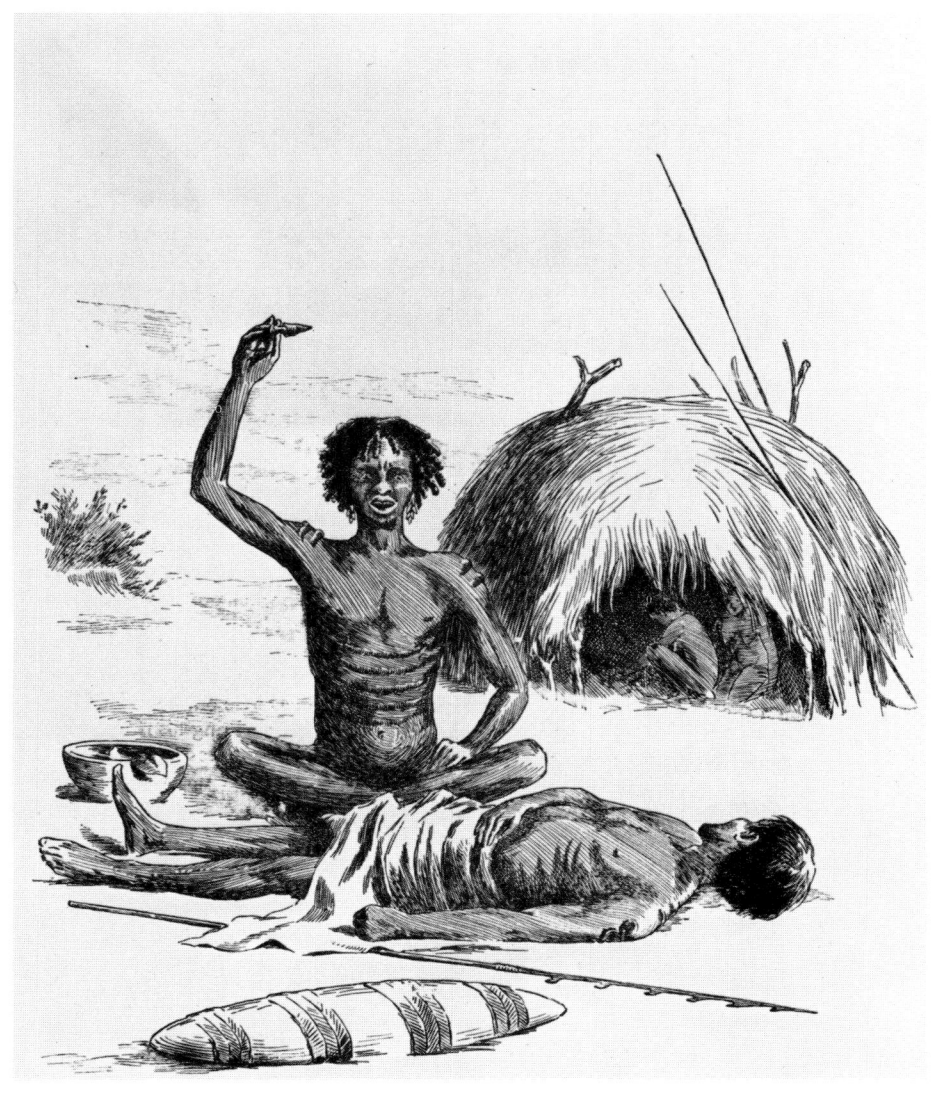

46

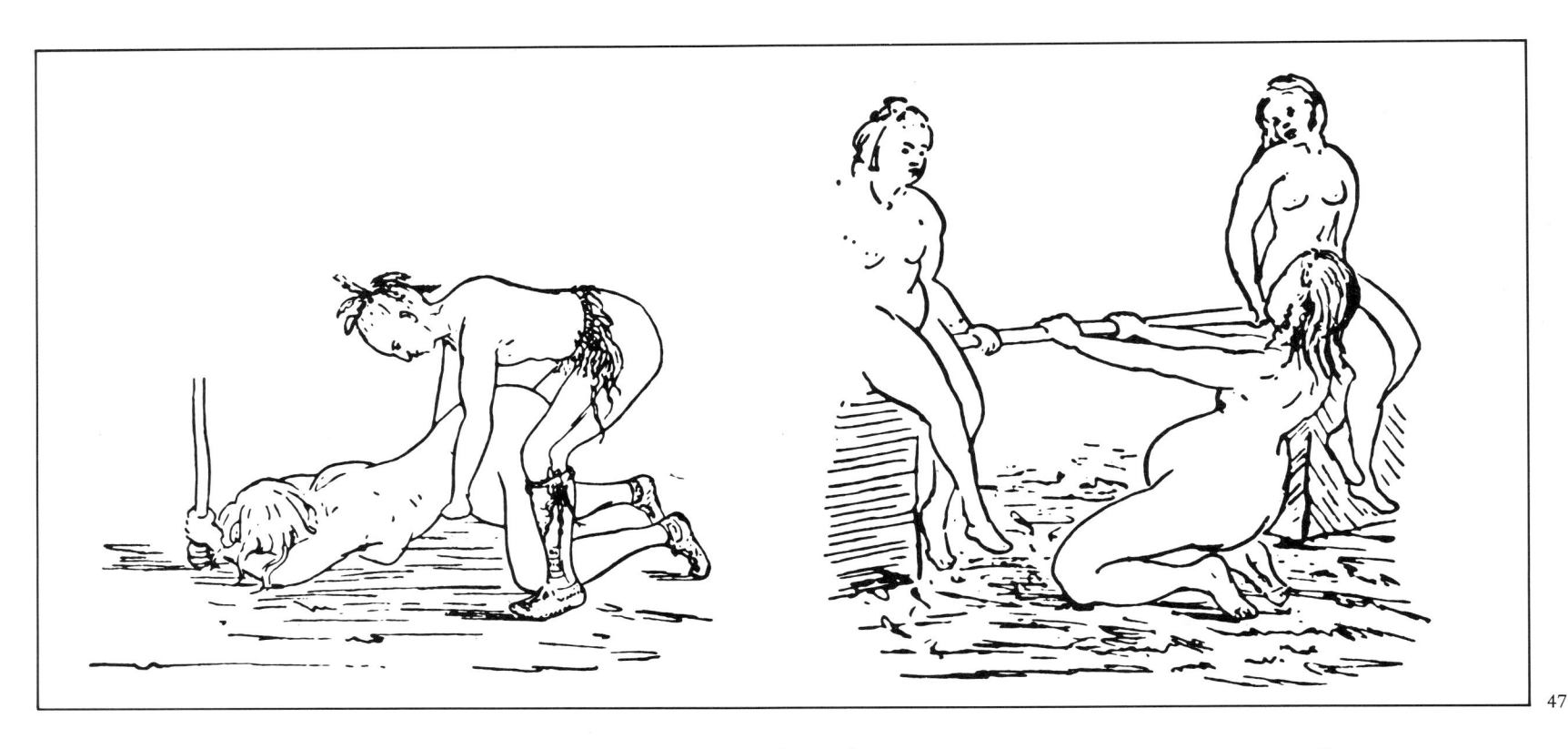

47

47 Links: Kutenai-Indianerfrau auf Knien und Ellbogen während der Geburt, wobei der Uterus von außen komprimiert wird. Rechts: Chippewa-Indianerin während der Wehen in kniender Position.

48, 49 Die Ekpo-Gesellschaft der Ibibio besitzt Masken mit Dämonenporträts, die für bestimmte Krankheiten wie Lepra und Frambösie verantwortlich sind. Die Folgen zeigen sich sehr realistisch bei der linken Maske in einer Verstümmelung der Nase, am ehesten durch Lepra (Museum voor Land- en Volkenkunde, Rotterdam). Rechts wird dargestellt, daß die Frambösie im wesentlichen den unteren Teil der Nase zerstört. Sammlung Dr. M. Kofler, Riehen/Basel

50 Douala-Statuette aus Kamerun, die sich ein Klistier verabreicht. Auf diese Weise wurden Medikamente in den Körper gebracht, manchmal auch Halluzinogene und Purgative. Musée de l'Homme, Paris

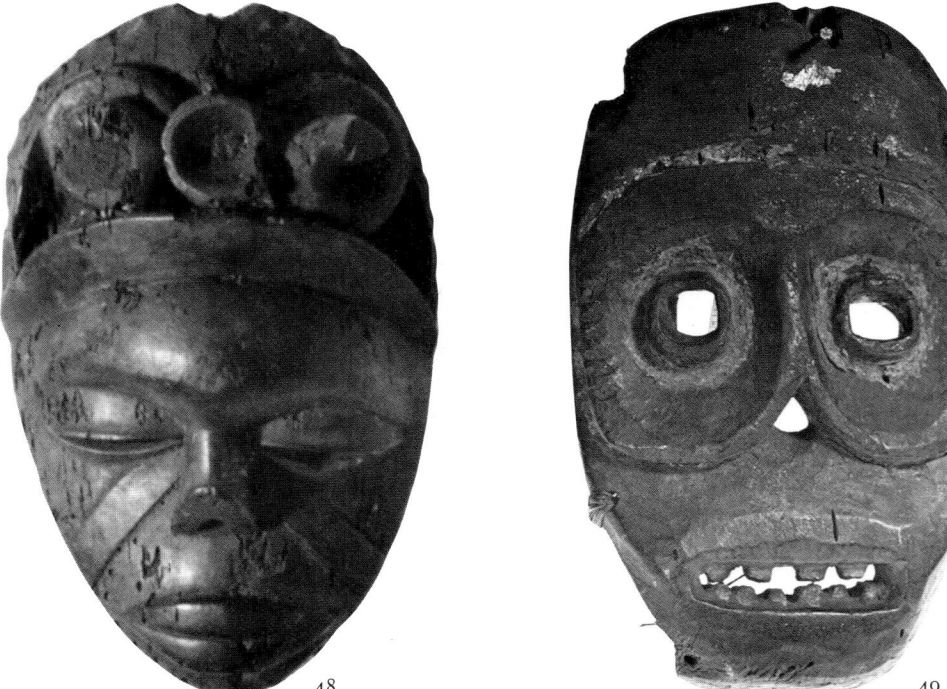

48

49

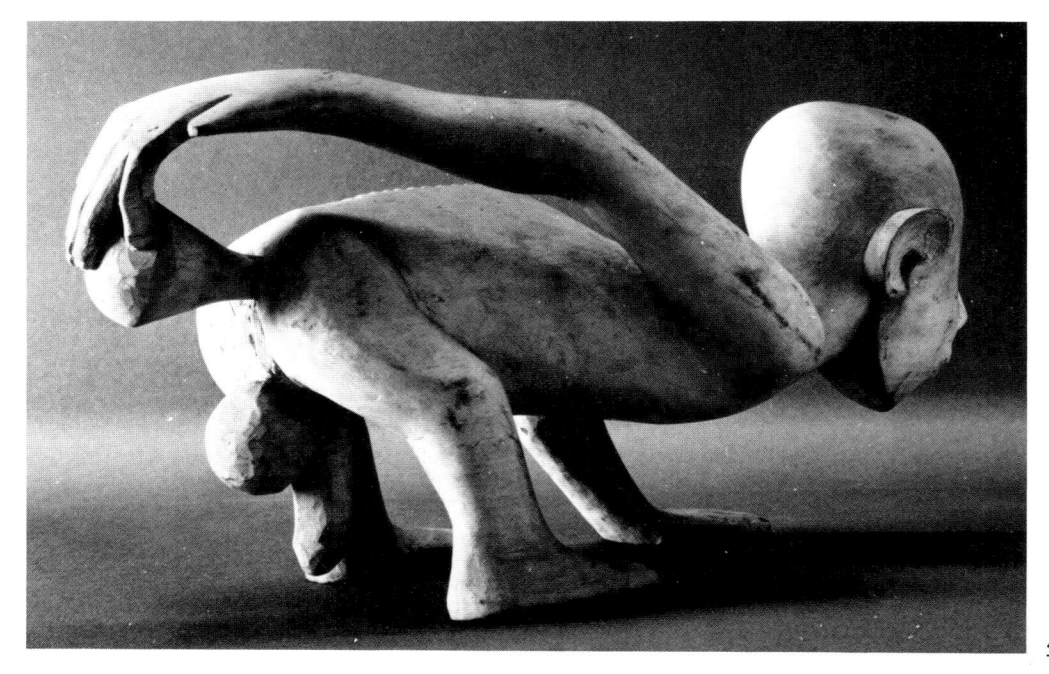

50

die schwangere Frau gekümmert zu haben als seßhafte Populationen. Bei vielen Stämmen Nordamerikas wurde die Placenta (Nachgeburt) durch Massage exprimiert (wie bei dem Credé'schen Handgriff, der heutzutage angewandt wird). Bei manchen Völkern kehrten die Frauen unmittelbar nach der Entbindung an die Arbeit zurück, bei anderen standen ihnen Tage oder Wochen zur Erholung zu. Bei bestimmten Völkern legte sich der Vater zu Bett, als ob er das Kind bekäme, und unterzog sich rituellen Handlungen, die wohl böse Dämonen von Mutter und Kind ablenken sollten.

Öffentliches Gesundheitswesen und Hygiene

Die zahlreichen Heilmittel der Schamanen weisen darauf hin, daß primitive Populationen häufig unter den gleichen Krankheiten litten, die die Menschen heute heimsuchen: Magenbeschwerden, Durchfallerkrankungen, Krankheiten der Atemwege, Rheuma und Menstruationsstörungen gehörten im wesentlichen dazu. Andere Krankheiten wurden mit Sicherheit erst durch spätere Zivilisationen eingeführt. So kann man z. B. aus der fehlenden Immunität der Indianer gegenüber Pocken und Gelbfieber schließen, daß diese Krankheiten dort nicht endemisch waren. Andererseits wurde die Schlafkrankheit – ein altes Leiden – bei den Afrikanern oft von Hexendoktoren behandelt. Nach wie vor bleiben die Ursachen bestimmter epidemischer Erkrankungen wie Syphilis und Tuberkulose bei primitiven Populationen im dunkeln.

Manche Stämme kannten andere als zeremonielle und religiöse Methoden der Krankheitsvorbeugung, aber man weiß nicht, seit wann sie praktiziert wurden. Lange vor der Kolonialzeit in Afrika wandten einige Gruppen eine Art von Pockenschutzimpfung an, indem sie die Variolation (eine Infusion von Flüssigkeit aus Pockenbläschen unter die Haut eines Gesunden) vornahmen. Damit rief man eine milde Form der Krankheit hervor, die den Patienten vor schwererem Befall schützte, denn man hatte erkannt, daß eine Zweitinfektion bei Pocken nie auftrat. In einigen Teilen Asiens wurde Pockenschorf in Wasser gelöst und in die Haut gestochen; von den Chinesen weiß man, daß sie zerriebenen Schorf in die Nase bliesen. Ob diese Methoden noch ein Erbe aus prähistorischer Zeit sind, konnte man bislang nicht feststellen.

In mancherlei Hinsicht ging es dem Kranken oder Verwundeten in einer primitiven Population besser als in einer fortschrittlicheren Gesellschaft, weil er oft in einer abseits gelegenen Hütte isoliert wurde, um das Risiko der Krankheitsübertragung zu verringern. Im Gegensatz dazu sei auf die Häufigkeit der Ansteckung in mittelalterlichen Hospitälern und die furchtbare Wundinfektion in den schlecht organisierten Krankenhäusern des amerikanischen Bürgerkrieges hingewiesen.

Das Erbe des Primitiven

Bei der Suche nach Mitteln und Wegen, mit den Problemen und Leiden des Lebens fertig zu werden, entdeckte der primitive Mensch Lösungen, die bis in die heutige Zeit wirksam geblieben sind. Durch ständiges Ausprobieren fand er Pflanzen und mineralische Stoffe, die auch heute noch bestimmte Leiden erleichtern. Man hatte beobachtet, daß einige gefürchtete Krankheiten den Menschen nie zweimal befielen, und so fand man Wege, eine milde Verlaufsform herbeizuführen, um die schwere Erkrankung zu vermeiden. Der primitive Mensch erkannte, daß starkes Bluten durch große Hitze gestoppt wurde, aber er glaubte auch, daß ein Aderlaß bei manchen Krankheiten Besserung erbrachte.

Natürlich hatten viele der bevorzugten Techniken keine rationale oder pharmakologische Basis, aber sicherlich hielt man es psychologisch für zweckmäßig, wenn der Heilkundige auch nur scheinbar etwas Sinnvolles tat, weil sich der Organismus unter bestimmten Bedingungen am besten selbst heilen kann.

Wir wissen nicht, wann der Mensch sich entschloß, die Heilkunst einem Spezialisten zu übertragen, aber zu der Zeit, als die Menschheit die Stufe der »Zivilisation« erreicht hatte, war der Arzt bereits tätig.

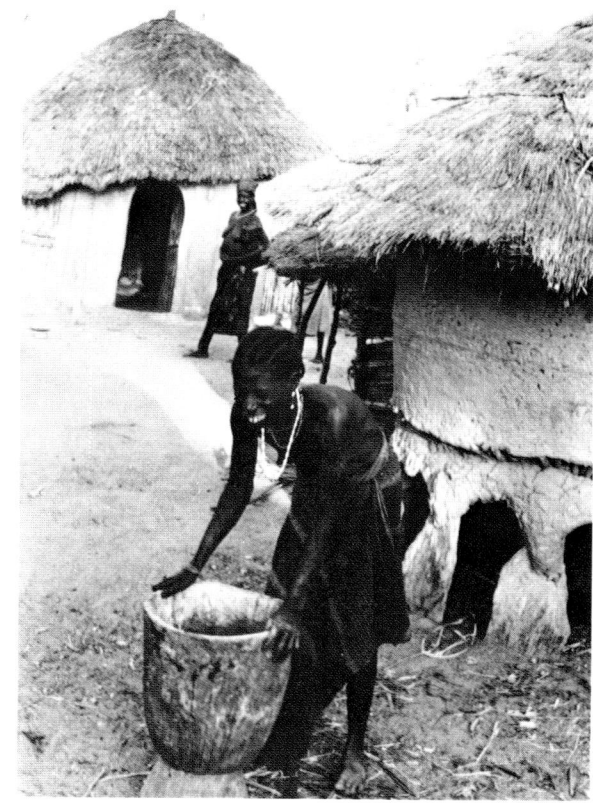

51

51 Bei primitiven Völkern waren einige alltägliche rituelle Praktiken unhygienisch, andere dienten dem Schutz, wie das Verbrennen von Exkrementen, um Hexerei vorzubeugen und die Flüsse reinzuhalten, damit der Flußgott nicht beleidigt wurde. Weltgesundheitsorganisation

52 Die hölzernen Schuhe aus dem nilotischen Sudan als Schutz gegen den Medinawurm stellten eine pragmatische hygienische Maßnahme dar. Wellcome Institute for the History of Medicine London

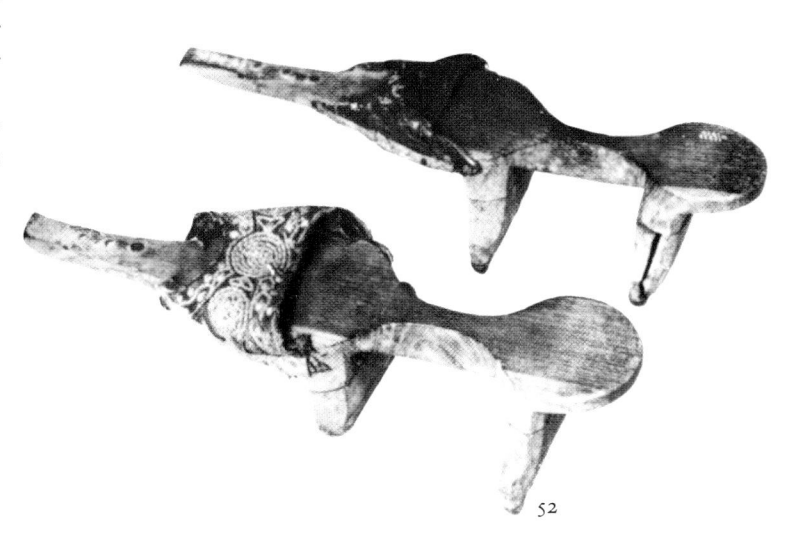

52

Medizin im präkolumbischen Amerika

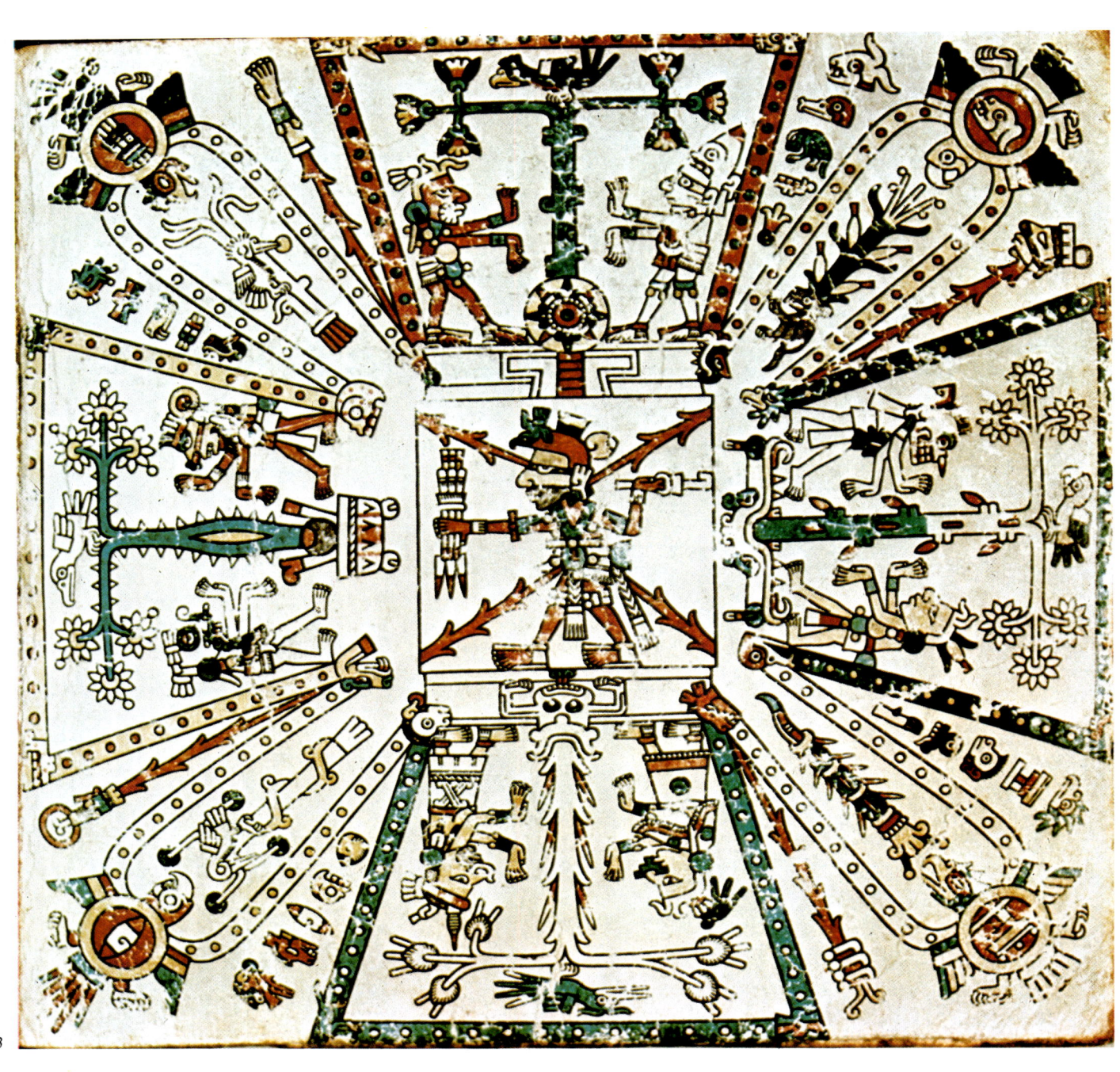

53

Als der *Konquistador* Hernando Cortez und sein Gefolge das erste Mal im Jahre 1519 den Golf von Mexiko überquerten, erwarteten sie, wie auf den Karibischen Inseln des Ostens, auch hier auf Eingeborene einer primitiven Kultur zu stoßen. Statt dessen fanden sie die Azteken, Herrscher des größten Reiches der Neuen Welt mit fortschrittlicher Regierungsform, Städteplanung, technischem und architektonischem Geschick, einem System der Geschichtsschreibung in Bildern, entwickelter Landwirtschaft und hohem Erkenntnisstand in der Mathematik und in anderen Wissenschaften, einschließlich der Medizin. Die Verwunderung der Spanier stieg noch, als sie die den europäischen Regierungssitzen ebenbürtige Aztekenhauptstadt Tenochtitlan (heute Mexico City) sahen und später eroberten.

Südlich, auf der Halbinsel Yucatán, in Guatemala und Honduras, hatte sich das Volk der Maya angesiedelt. Wenn auch ihre Zivilisation schon seit Jahrhunderten den Zenit überschritten hatte, so zeichnete sie doch eine kulturelle und wissenschaftliche Blüte aus, die ihresgleichen in der Alten Welt suchte. Noch weiter südlich lag in den Anden das riesige Königreich der Inka.

Die Neue Welt, von der die Europäer so beeindruckt waren, erlebte gerade die letzten Phasen einer Geschichte, die Tausende von Jahren zurückreichte. Neben den drei erwähnten Hauptzivilisationen hatten noch andere Völker existiert, darunter höherentwickelte Stämme ebenso wie halbnomadische Jäger.

In den feuchten Dschungeln von Tabasco und Veracruz waren vor etwa 3500 Jahren die Olmeken, ein künstlerisches, intelligentes Volk, Schöpfer einer Kultur, die in vielem zum Maßstab für alle Völker Mittelamerikas wurde. In ihrer Glanzzeit jedoch verschwanden die Olmeken aus heute noch unklaren Gründen von der historischen Bühne. 1500 Jahre sind vergangen, seit die Maya ihre eindrucksvollen Fortschritte in Kunst und Wissenschaft erlangten. Ihre Kalenderrechnung war wesentlich präziser als die der Alten Welt, und mit erstaunlicher Genauigkeit konnten sie Sonnenfinsternisse und die Bewegung der Planeten bestimmen.

Etwa um das Jahr 1000 n. Chr. etablierten die Tolteken ihr Reich in Zentral- und Südmexiko und damit wohl den ersten Militärstaat der Neuen Welt. Einige hundert Jahre danach wanderten die bis dato halbbarbarischen und kulturell unbedeutenden Azteken in dieses Reich ein, das sie innerhalb eines Jahrhunderts völlig beherrschten. Wie die Tolteken vor ihnen, übernahmen sie viele Kulturgüter ihrer Vorgänger; Errungenschaften, die also letztlich von den Olmeken stammten. In der Küstenregion Perus existierten schon Hunderte von Jahren vor Christi Geburt straff organisierte Volksgemeinschaften mit reicher kultureller Geschichte, und in den Anden Boliviens künden uns die Ruinen von Tiohuanaco von einer vergangenen Pracht, die wir zeitlich nicht sicher einordnen können.

Die Azteken und andere Stämme glaubten, daß vor der Existenz des Menschen eine Riesenrasse oder Götter sich geopfert hatten, um die Sonne zu erhalten; so sahen sie die Notwendigkeit, daß der Mensch diesem Beispiel folgte. Blut sollte die Sonne bewahren, und großartige Opferaltäre wurden erbaut, auf denen Priester mit scharfen Obsidianmessern zuckende Herzen aus lebenden Menschen schnitten. Auf diese Weise wurden zahllose Menschen in Mittelamerika geopfert, und es fanden lokale Kriege oft einzig aus dem Grunde statt, für neue Menschenopfer zu sorgen. Auf diese grausamen Praktiken beriefen sich die Spanier, um die Unterwerfung der eingeborenen Völker und ihre gewaltsame Bekehrung zum Christentum zu rechtfertigen.

Bedauerlicherweise wurden durch die spanische Ablehnung der einheimischen Kultur als »Teufelswerk« oder »Magie« die meisten Aufzeichnungen vernichtet, einschließlich der historischen Überlieferungen und der Literatur vieler Gesellschaften. So beruht unsere Rekonstruktion präkolumbischen Lebens zum großen Teil auf den Chroniken der Spanier (sowohl der *Konquistadoren* als auch der Missionare) oder der von ihnen bekehrten Eingeborenen. Glücklicherweise führte die außerordentliche Faszination der Eroberer zu anschaulicher und ausführlicher Berichterstattung, die allerdings religiös und weltanschaulich gefärbt ist.

Verhaltensweisen gegenüber Krankheiten

Zur Bekämpfung von Krankheiten verbanden die präkolumbischen Völker auf komplizierte Weise Religion, Magie und Wissenschaft miteinander, wie man es auch bei der Medizin primitiver Gesellschaften findet. Die Religion spielte eine Rolle, weil bestimmte Götter für Krankheiten verantwortlich waren, während andere ihre Anhänger schützten; die Magie kam ins Spiel, weil man viele Erkrankungen durch den Zauber von Feinden oder Rivalen verursacht glaubte und nur Magie Heilung bringen

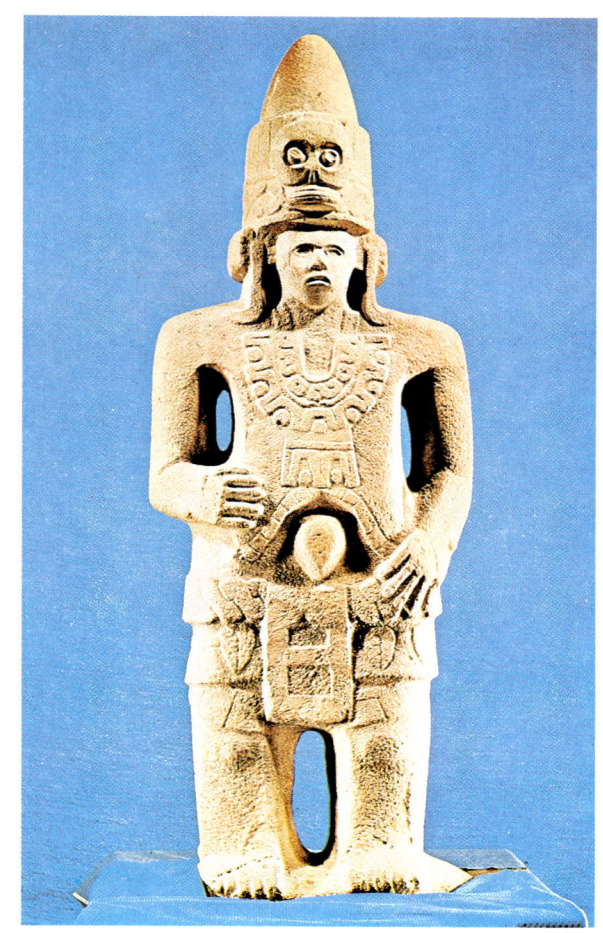

54

53 Der Wunsch, in einem geheimnisvollen Universum eine Ordnung zu sehen, ist so alt wie der Mensch. Mixtekische Karte mit den fünf Regionen der Welt, die vier vergangene Welten an den Eckpunkten und die gegenwärtige Erde im Zentrum zeigt, jede durch Gott repräsentiert, der die Geschichte bestimmt. Aus dem Mayer Fejervary-Kodex, 1000–1500 n. Chr., Merseyside County Museums Liverpool

54 Statue aus El Naranjo, Veracruz, mit aufgedecktem Herzen anstelle des Nabels, dem mythischen Ort für das Zentrum der Welt und des menschlichen Lebens. Museo Nacional de Antropología, Mexico

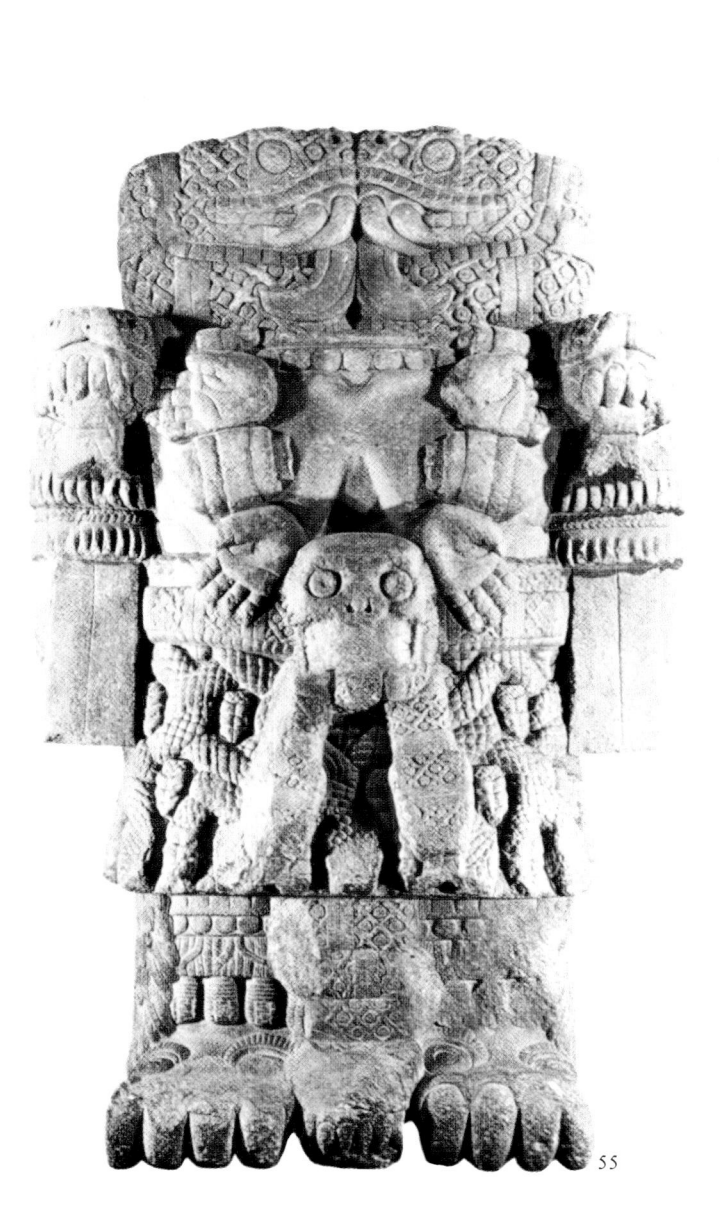

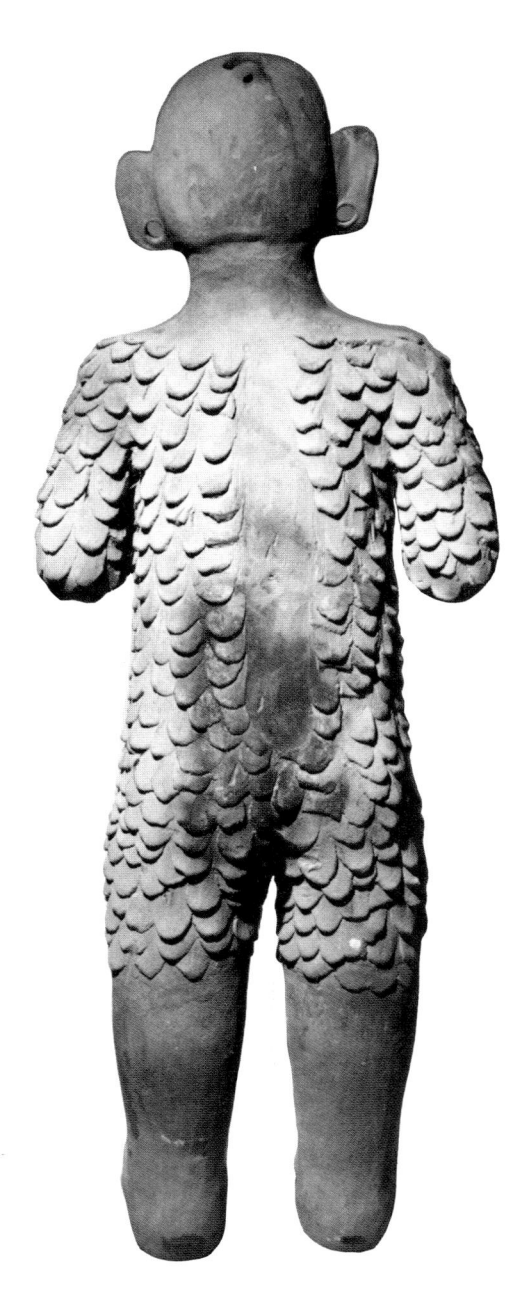

55

55 Coatlicue, aztekische Erdgöttin, die auch als Mutter aller Götter und Menschen bezeichnet wurde.

56 Bemaltes Terrakotta-Relief mit der Darstellung eines Adlers, der ein menschliches Herz verzehrt. Zentrales mexikanisches Hochland. Stiftung von Frederick E. Church, 1893, Metropolitan Museum of Art, New York

57 Große Priesterfigur aus rotem Ton, bekleidet mit Menschenhaut, die man den Opfern für den Gott Xipe Totec abgezogen hatte. Frühe klassische Periode, Veracruz. Sammlung Stendahl, Kalifornien

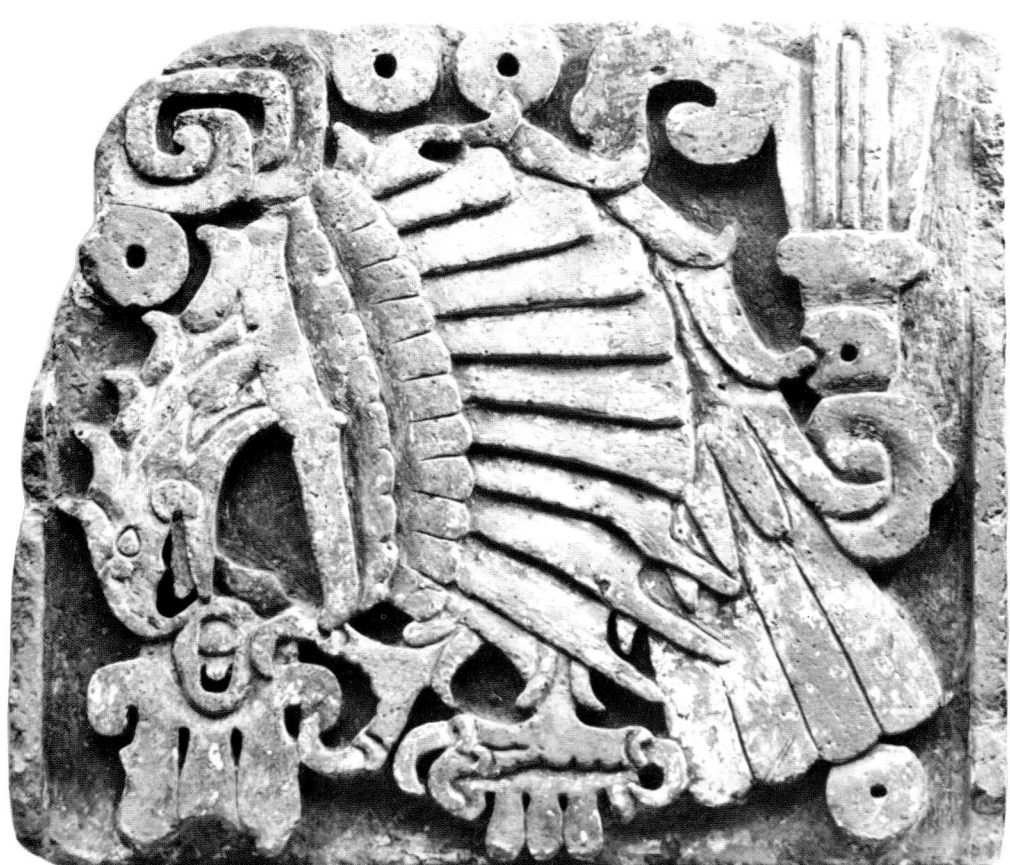

56

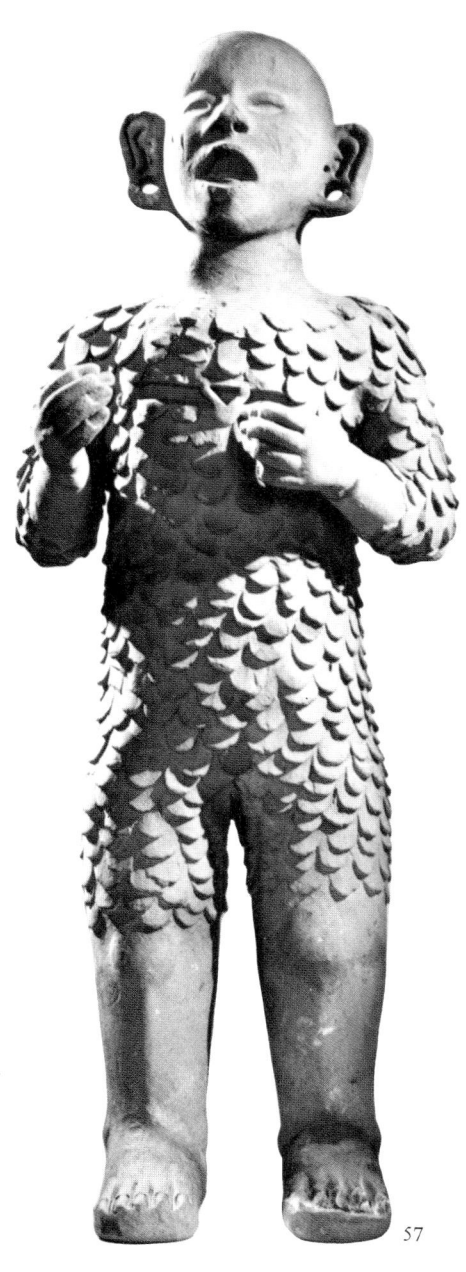

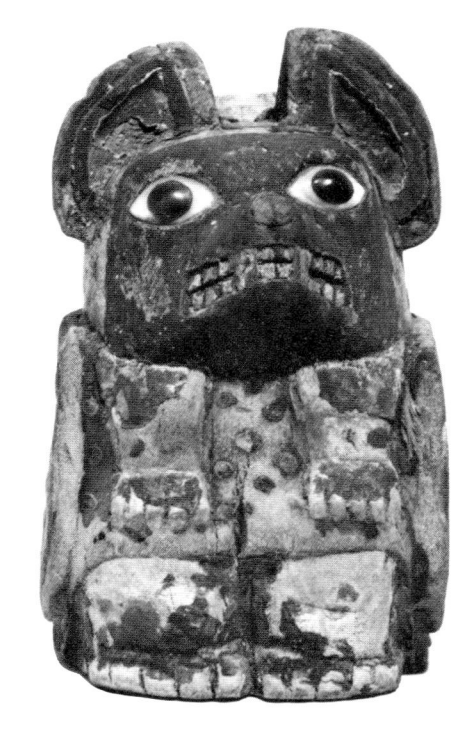 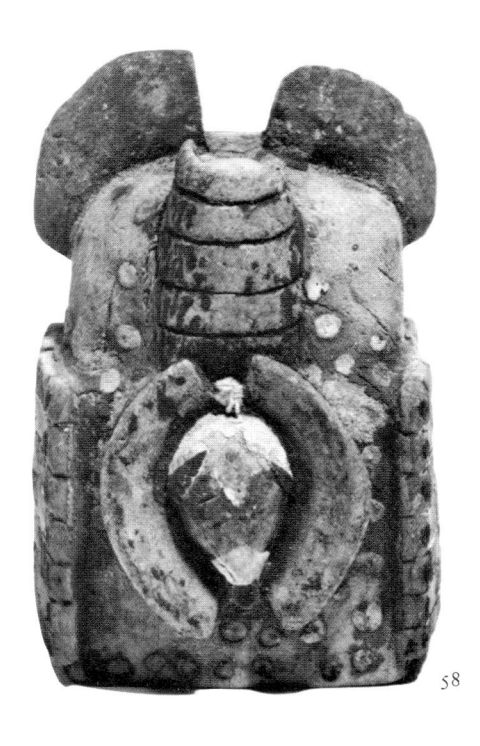

57

58

58 Holzdose in Form eines Jaguars.
Der Rücken zeigt die vereinfachte Darstellung
von Herz, Lunge und Bronchien. Nazcakultur,
Tiahuanaco, um 900–700 v. Chr. Staatliches
Museum für Völkerkunde, München

59 Nayaritische Begräbnisprozession aus
braunem Ton, mit roter und weißer Farbe
bemalt. Der Leichnam wird auf den Schultern
getragen; Diener mit Speiseopfern auf den
Köpfen führen den Zug an. Sammlung Dr.
und Mrs. George C. Kennedy, Los Angeles

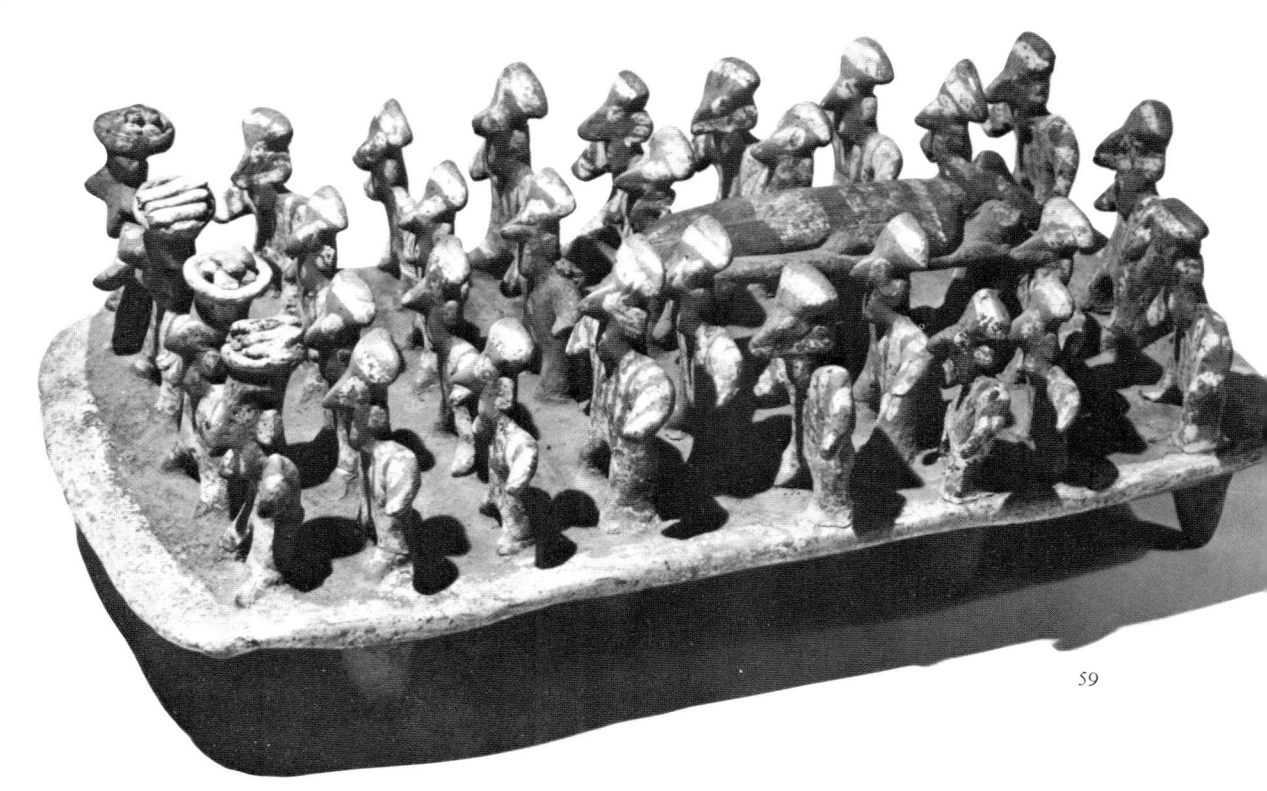

59

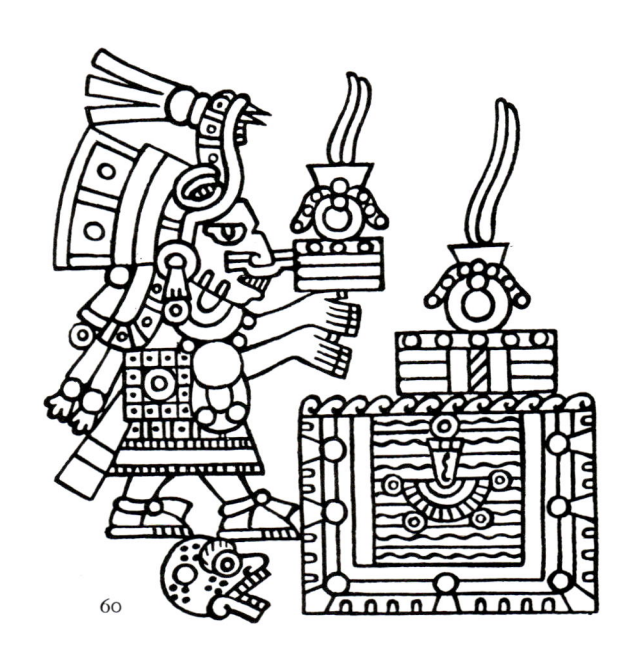

60

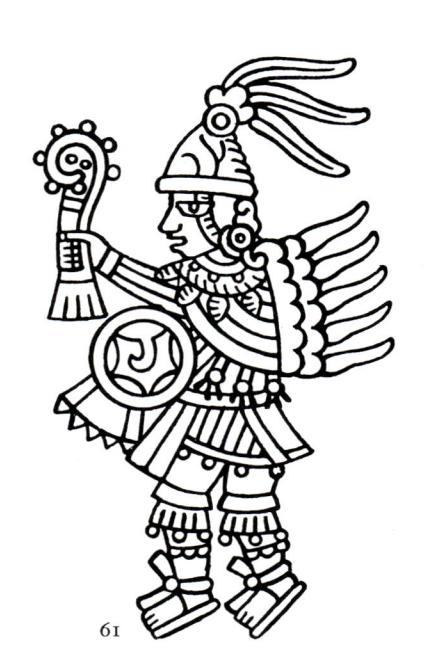

61

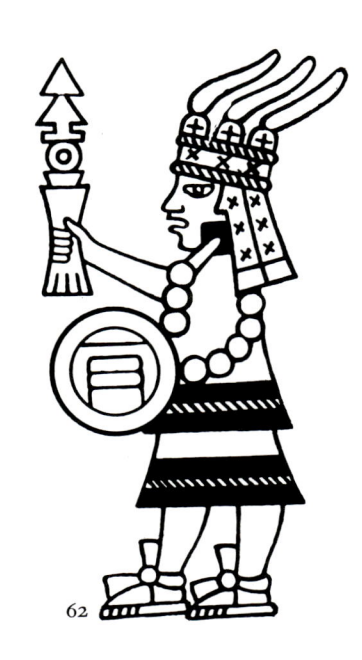

62

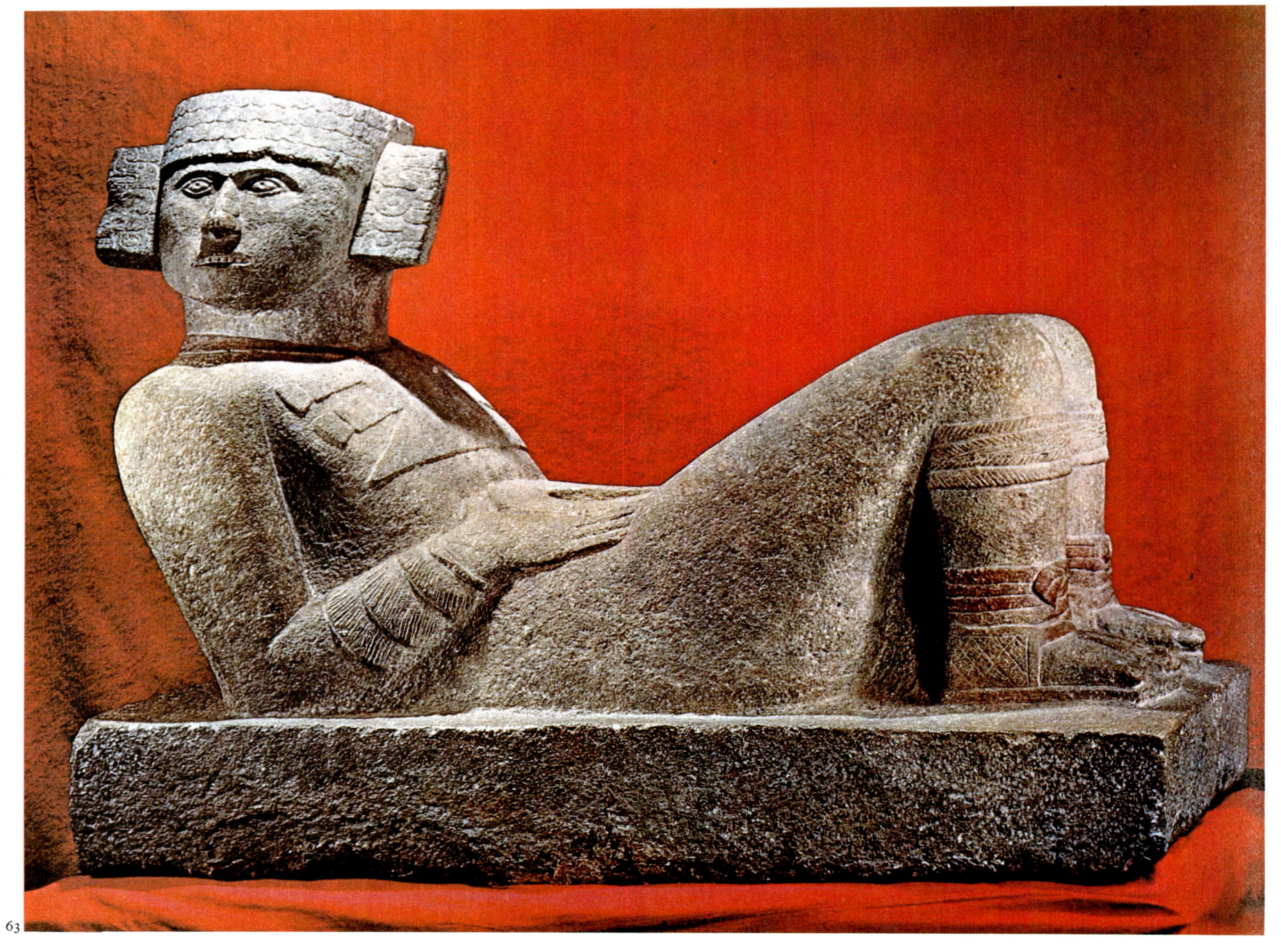

63

konnte. Die Wissenschaft brachte die Entdeckung von Pflanzen, Mineralien und Heilmethoden, deren Wert bis zum heutigen Tage anerkannt ist. Zweifellos spielten aber Magie und Religion die Hauptrolle.

Krankheit interpretierte man als ein Ungleichgewicht zwischen guten und bösen Einflüssen. Es war notwendig, die auslösende Kraft zu kennen, um sie zu versöhnen oder zu vertreiben. Für den präkolumbischen Eingeborenen galt nichts als natürlich, nicht einmal der Tod. Wie andere Kulturen glaubte auch er an eine überirdische Macht, die mit den Menschen spielte. Krankheit kam immer aus einer anderen Welt, der Ursprung und die Entwicklung variierten jedoch mit den Umständen.

Der Untergang der Maya mag mit einer endemischen, kontagiösen (ansteckenden) Krankheit in Zusammenhang gebracht werden; wahrscheinlich handelte es sich um das Gelbfieber oder den »Vómito Negro« (Bluterbrechen), wie es die spanischen Eroberer und die Maya in ihren Bilderschriften charakterisierten. Es ist möglich, daß diese Krankheit an dem Auszug der Maya aus ihren Häusern, Tempeln und prächtigen Städten mitschuldig war, welche dann für Jahrhunderte der Dschungel überwucherte.

Medizin und ihre Praktiker

In den meisten Gesellschaften Mittelamerikas verbanden sich primitive medizinische Praktiken mit ausgefeilten Lehren und Prozeduren. Wie in der Primitivmedizin rückständiger Kulturen vermischte sich Magie mit Verfahren, die sich als nützlich erwiesen hatten, vor allen Dingen in Notfällen wie bei Wunden, Verletzungen oder starkem Schmerz.

Wie in den meisten primitiven Gesellschaften waren Doktor, Hexenmeister und Priester in einer Person vereint. In Amerika verließ sich der Hexendoktor auf seine zeremonielle Kleidung und rituellen Gesten, wenn er sich neben den Patienten kniete, den erkrankten Körperteil massierte und versuchte, die Krankheitsursache auszusaugen. Vor Freunden und Verwandten, die sich um den Patienten geschart hatten, erbrach der Hexendoktor mit grotesker Gestik Pfeilspitzen, kleine Kröten und andere geheimnisvolle Gegenstände, denen man die Krankheit zuschrieb (wie es auch der indianische Medizinmann und der Hexendoktor im Kongo taten).

Eine andere Art von Priesterarzt war der Schamane der Alten Welt, der es verstand, sich in Trance zu versetzen. In der Neuen Welt war der Schamanismus auf dem gesamten Kontinent verbreitet, manifestierte sich jedoch vor allem im extremen Norden und Süden (z. B. in Chile), wodurch die Theorie gestützt wird, daß die Ureinwohner Amerikas aus Asien eingewandert seien.

Ein weiteres Kennzeichen dieser Heilkundigen war ihre Trennung zwischen magischen Praktiken, die sie sich selbst vorbehielten, und einfachen chirurgischen Maßnahmen, die man niedergestellten Personen übertrug. Der Medizinmann erhob sich selbst über die allgemeine Bevölkerung und war schon durch seine Kleidung und seinen Lebensstil zu unterscheiden. Sein Schmuck war nicht nur Zeichen seiner Überlegenheit über die anderen Mitglieder des Volkes, sondern sollte auch abschreckend und furchterregend auf Dämonen wirken.

Zwar trafen all diese Charakteristika auf den Priesterarzt der präkolumbischen Populationen zu, doch ihre Merkmale variierten mit der sozialen Organisation jeder Gruppe. Bei den Maya, die in einer Theokratie lebten, war die Heilkunst den *Hemenes* anvertraut, Priestern, die – in einer regulären medizinischen Gesellschaft organisiert – ihre Kenntnisse von den Göttern ererbt haben sollten. Ihnen untergeordnet waren die *Hechiceros,* die nicht der Priesterkaste angehörten und Wunden und Frakturen behandelten, den Aderlaß durchführten und Abszesse öffneten.

Bei den Azteken war der Beruf des Heilkundigen vererbbar. Es war die Pflicht eines Vaters, seine medizinischen Kenntnisse an den Sohn weiterzugeben; dieser durfte jedoch zu Lebzeiten des Vaters nicht praktizieren. Die Heilkundigen unterschieden sich nach Fachgebieten. Am weitesten verbreitet war die Verwendung von Kräutern und die äußerliche Behandlung; der Ausübende wurde *Tictl* genannt. Er rief die Götter an, vollzog magische Gesten und verstand es gleichzeitig, seine Kenntnisse über den menschlichen Körper und die Eigenschaften von Pflanzen und Mineralien anzuwenden. Neben diesen Spezialisten gab es andere, die Zähne zogen, Geburtshilfe leisteten oder Frakturen einrichteten. Die hervorragenden Leistungen aztekischer Ärzte spiegeln sich in der Präferenz wider, die die *Konquistadoren* ihnen gegenüber den in Europa ausgebildeten Ärzten erwiesen. Philipp II. sandte einen seiner Ärzte, Francisco Hernandez, nach Mexiko, damit er dort die einheimische Medizin studieren und eine Liste von Heilpflanzen zusammenstellen sollte.

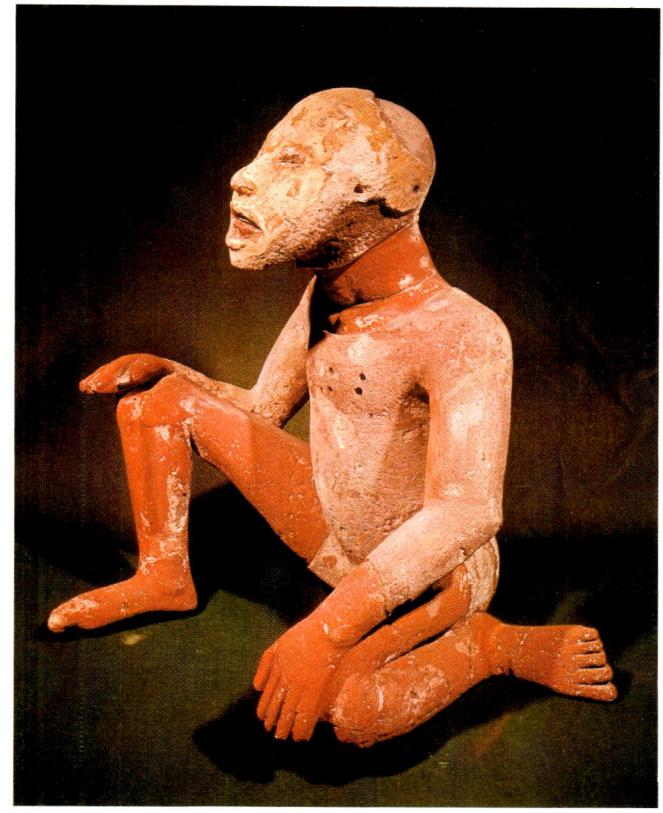

64

60 Tlazolteotl (auch Toci oder Tetehuinan), die aztekische Göttin der Medizinmänner. Alter Kodex

61 Quetzalcoatl, Gott des Lebens und der Fruchtbarkeit. Alter Kodex

62 Tzapotlatenan, Göttin der Drogen. Alter Kodex

63 Maya-Skulptur Chac-Mool aus Chichén Itzá, die zur toltekischen Zeit am Tempeleingang stand. Die Vertiefung über dem Bauch dient der Aufnahme von Opfergaben, gewöhnlich in Gestalt von frischem Blut oder schlagenden Herzen. Museo Nacional de Antropología, Mexico

64 Bemalte Tula-Statue aus Hidalgo, um 1000–1168 n. Chr., ein Opfer an Xipe Totec, »unseren Herrn, der gehäutet wurde«. Sammlung Mr. und Mrs. Robert Rowan, Pasadena, Kalifornien

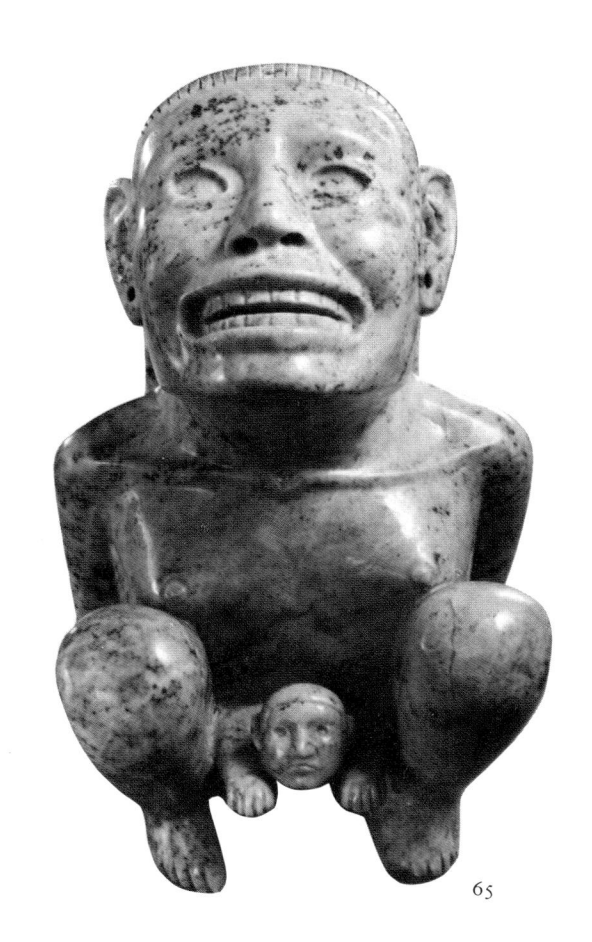

65 Aztekische Göttin Tlazolteotl während der Geburt, in einen mit Granaten durchsetzten Stein geschnitten. Robert Bliss Collection of Pre-Columbian Art, Dumbarton Oaks, Washington D.C.

66 Aztekisches Temascal oder Dampfbad, der Versammlungsort der Massagespezialisten, die Rheuma, Lähmung und Neuralgien behandelten. Biblioteca Nazionale Centrale, Florenz

67 Nayaritische Figuren aus braunem Ton mit gelber, roter und schwarzer Farbe bemalt, die wohl einen Patienten mit einem Helfer darstellen. Sammlung Stendahl, Kalifornien

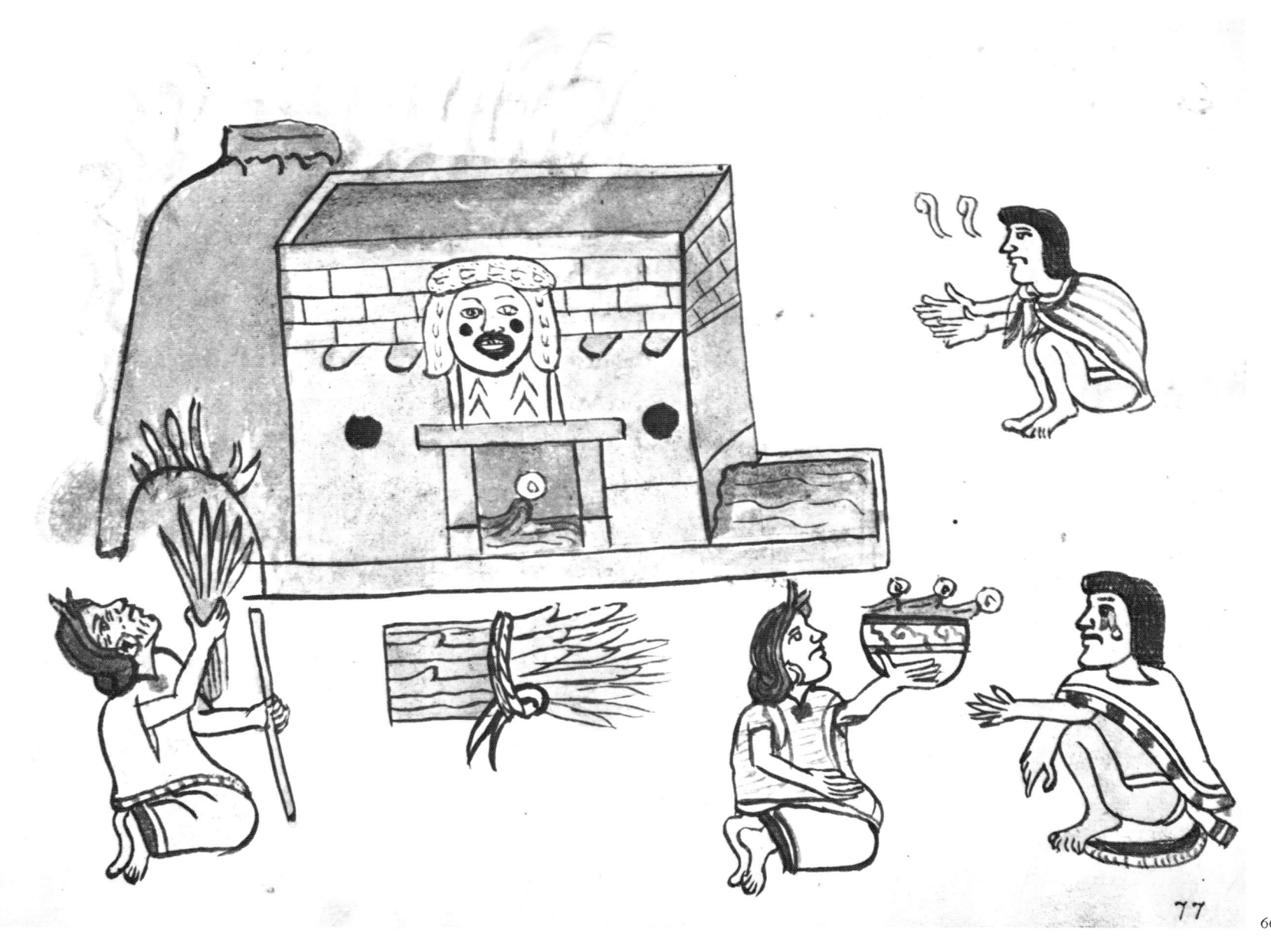

48

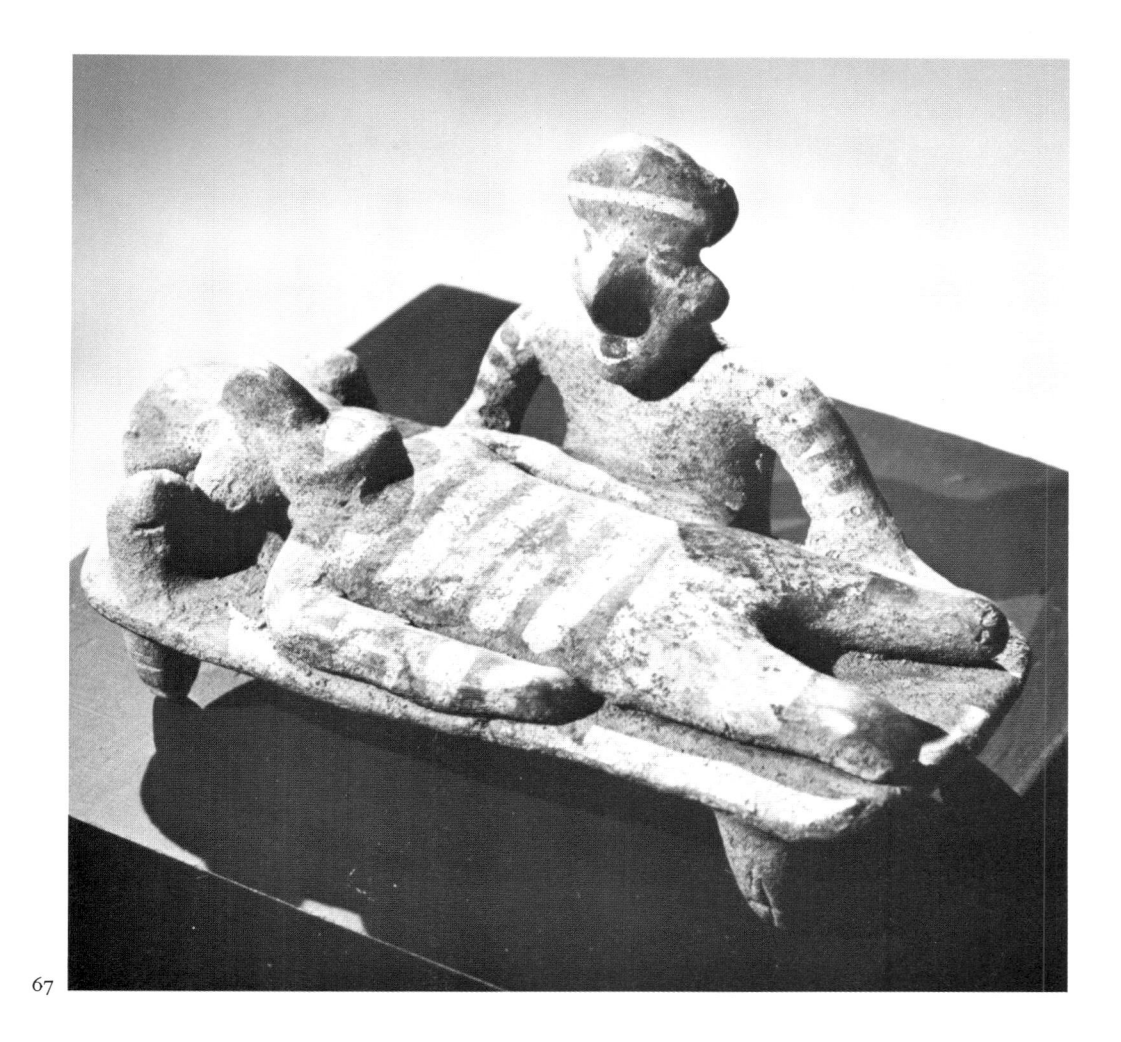

67

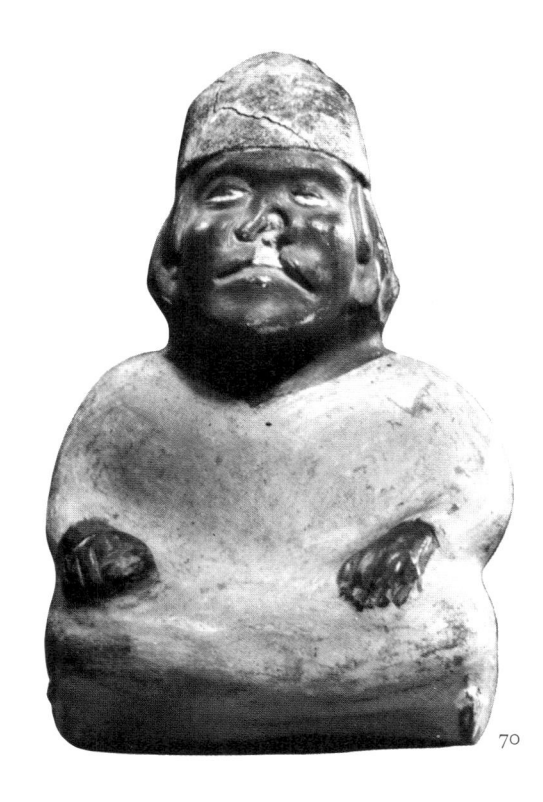

70

68 Kopf mit Hasenscharte, Tajinkultur, Veracruz. Staatliches Museum für Völkerkunde, München

69 Gesicht mit einseitiger Lähmung, wie man sie nach einem Schlaganfall findet. Museum für Völkerkunde, Berlin (Dahlem)

70 Figur mit einer Verstümmelung, die leprös oder Folge einer Bestrafung sein kann. Museum für Völkerkunde, Berlin (Dahlem)

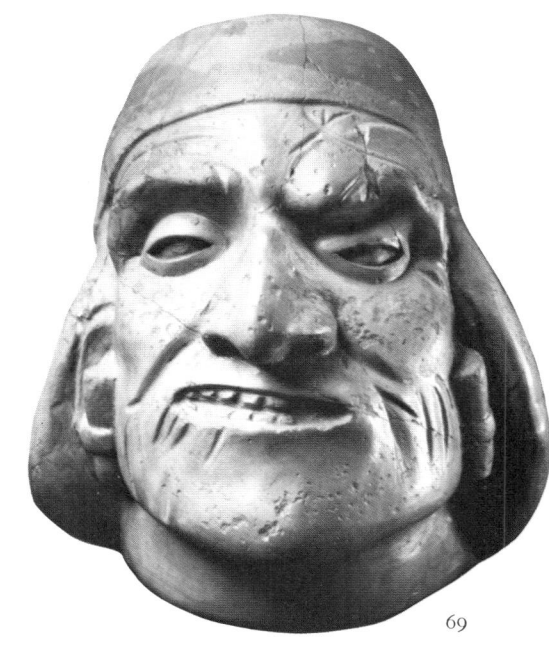

69

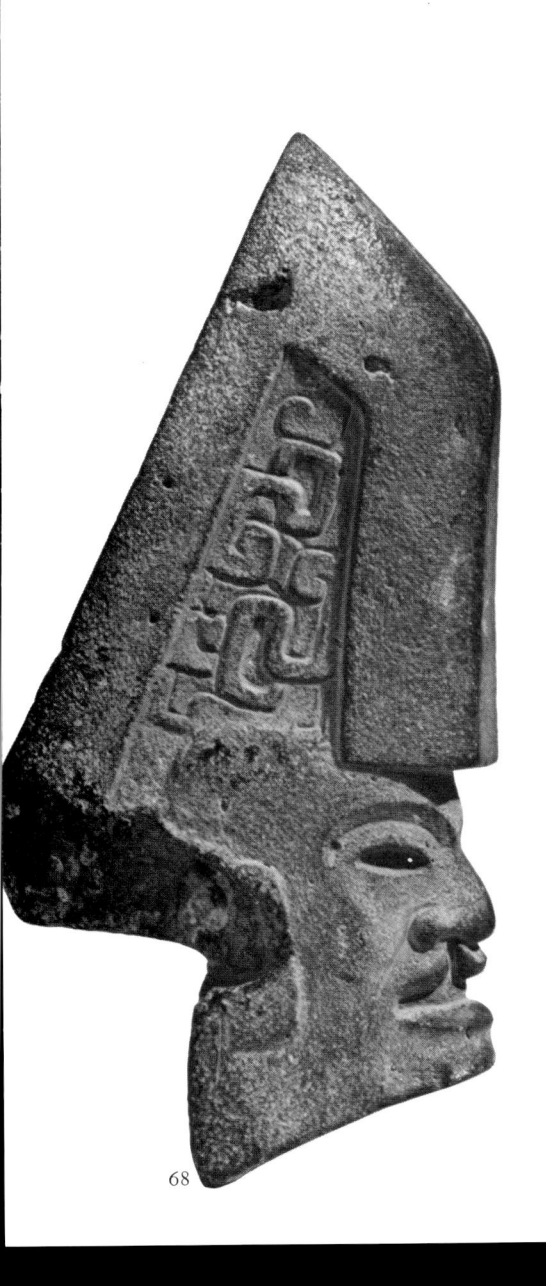

68

49

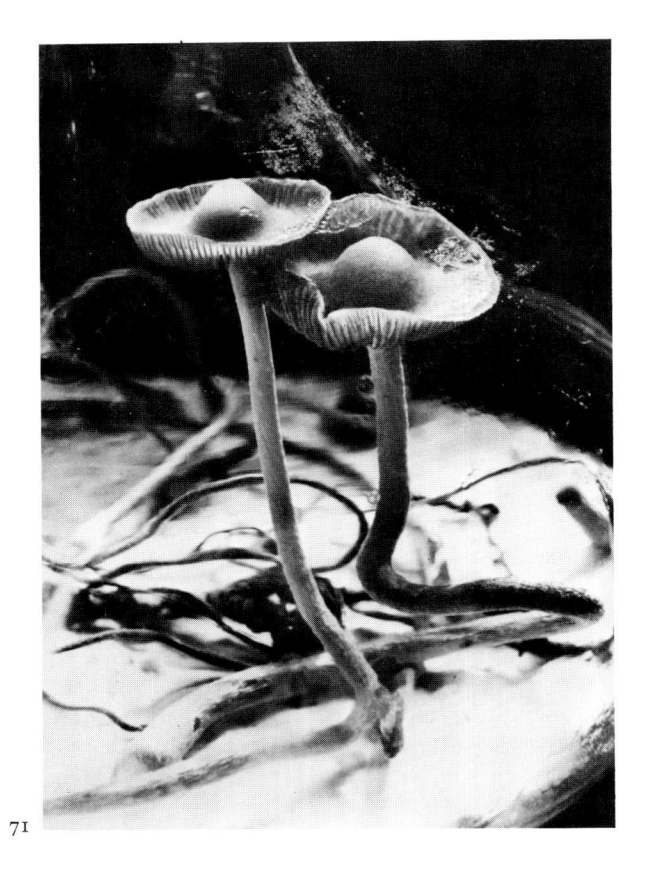

Die vermeintliche Ursache einer Krankheit bestimmte im allgemeinen ihre Behandlungsweise: Hielt man magische oder übernatürliche Kräfte für verantwortlich, so wurde durch Magie geheilt. Daneben gab es eine empirisch orientierte Medizin, die Arzneien und eine unmittelbare ärztliche Versorgung für effektiv hielt. Der Priesterarzt Amerikas kannte beide Behandlungsmethoden. Seine Therapie basierte auf Kräutern, mineralischen Substanzen, Tierprodukten und einfachen Maßnahmen wie Aderlaß, Brechreizerzeugung und Wundenverbinden sowie auf religiös-magischen Ritualtänzen und Opfergaben.

Medikation

Das Klima Mexikos begünstigte das Wachstum vieler Pflanzen, die für die aztekischen Ärzte große Bedeutung hatten. Lange bevor in Europa Heilpflanzen kultiviert wurden, unterhielt Montezuma eine königliche Gärtnerei für Medizinkräuter, die das gesamte Königreich versorgte. Darunter befanden sich Narkotika, viele Mittel für Diarrhö, für Drogen zur Einleitung des Abortes und für Salben gegen Hautkrankheiten. Vor allem jedoch schätzten die Azteken Medikamente, die das Purgieren, Erbrechen oder Schwitzen förderten, um böse Geister auszutreiben.

Die Inka bevorzugten unter den Heilpflanzen das Chinin aus der Chinarinde, das sich bei der Behandlung von Malaria bewährt hatte, und das kokainhaltige Kokablatt, das sowohl beruhigend als auch stimulierend wirkte. Andere gebräuchliche Drogen waren Atropin, Ipekakuanha, Kurare, Theophyllin und viele andere, die man auch in den heutigen Pharmakopöen findet.

Pflanzen, deren Hauptkomponenten das psychische Befinden beeinflußten, erfüllten eine wesentliche Funktion bei religiösen Zeremonien und medizinischen Praktiken. Hierzu zählten insbesondere Peyotl, ein Kaktustyp, Teonancatl, eine Pilzart, und Ololiuqui, ein windenartiges Gewächs. Ihre Wirkstoffe waren Meskalin, Psilocybin und Psilocin. Ebenso bekannt war der Chamico, der wegen seines Atropineffektes in ganz Chile Anwendung fand.

Chirurgie

Chirurgische Eingriffe hatten bei manchen präkolumbischen Völkern ein hohes Niveau erreicht. Wunden wurden gesäubert, mit adstringierenden Pflanzenextrakten oder Substanzen aus Vogeleiern verschlossen und mit Federn oder Bandagen aus Tierhaut bedeckt. Blutstillung geschah durch das Auflegen gekauter Kräuter. Im antiken Peru unterband man eine Blutung aus der Kopfschwarte, indem man ein langes Gazeband wie ein Tourniquet (Staubinde) um den Schädel wickelte. Der Chirurg der Inka und anderer präkolumbischer Völker kümmerte sich um Wunden und den Aderlaß und führte auch kleine chirurgische Eingriffe aus. Ihm gelang überdies die erstaunliche Leistung der Trepanation. Viele aufgefundene Schädel, darunter manche mit Mehrfachtrepanation in verschiedenen Stadien der Heilung, zeugen von diesem außerordentlichen Geschick. Auch hier kennen wir bis heute nicht den Zweck der Maßnahme.

Öffentliches Gesundheitswesen

Im gleichen Maße, wie die *Konquistadoren* den materiellen und kulturellen Reichtum des aztekischen Volkes bewunderten, so fürchteten sie auch seine Grausamkeit und Mißachtung menschlichen Lebens. Die häufigste Todesursache war Gewaltanwendung, entweder im Krieg oder auf den Opferaltären. Dessenungeachtet waren die Spanier erstaunt über das hochentwickelte öffentliche Gesundheitswesen in der berühmten aztekischen Hauptstadt Tenochtitlan. Ein Dränagesystem sorgte für ausreichende Entsorgung, und in jeder Straße gab es öffentliche Latrinen (wie wir von dem *Konquistador* Bernal Diaz wissen). Der Abfall wurde sorgfältig gesammelt und außerhalb der Stadtgrenzen verbrannt; jeder Distrikt war für die Säuberung seiner Straßen verantwortlich. So war zu Beginn des 16. Jahrhunderts Tenochtitlan eine prosperierende Stadt mit einer gesunden Bevölkerung. Keiner der vielen aztekischen Kodizes enthält Aufzeichnungen über Epidemien; die erste, die die Stadt verwüstete, waren die Pocken, die nach der Ankunft der Spanier auftraten. Die alte Frage, ob rückkehrende Seeleute des Kolumbus die Syphilis aus der Neuen Welt nach Europa

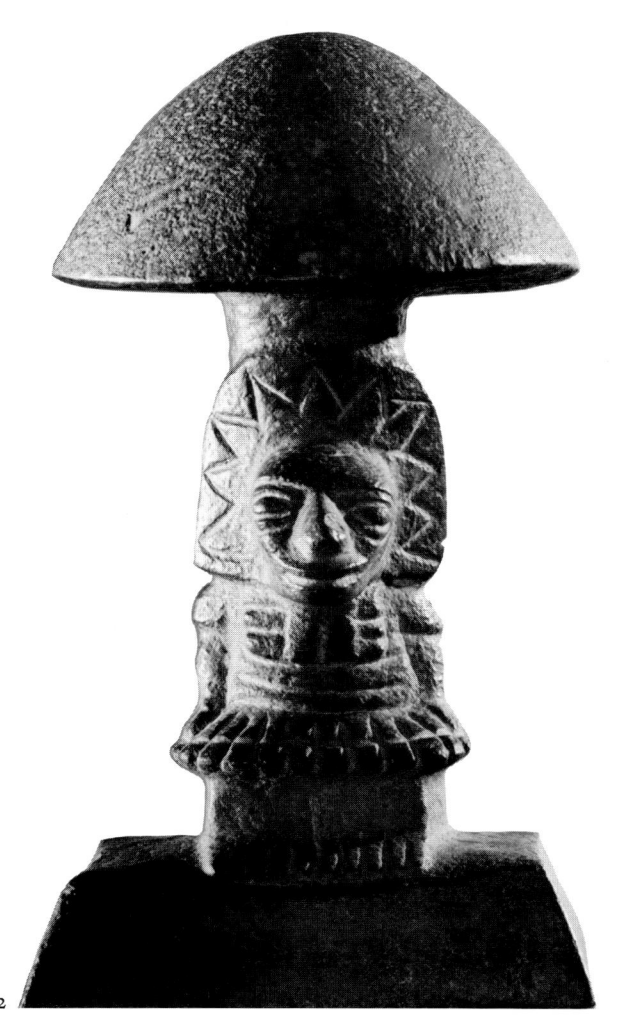

71

72

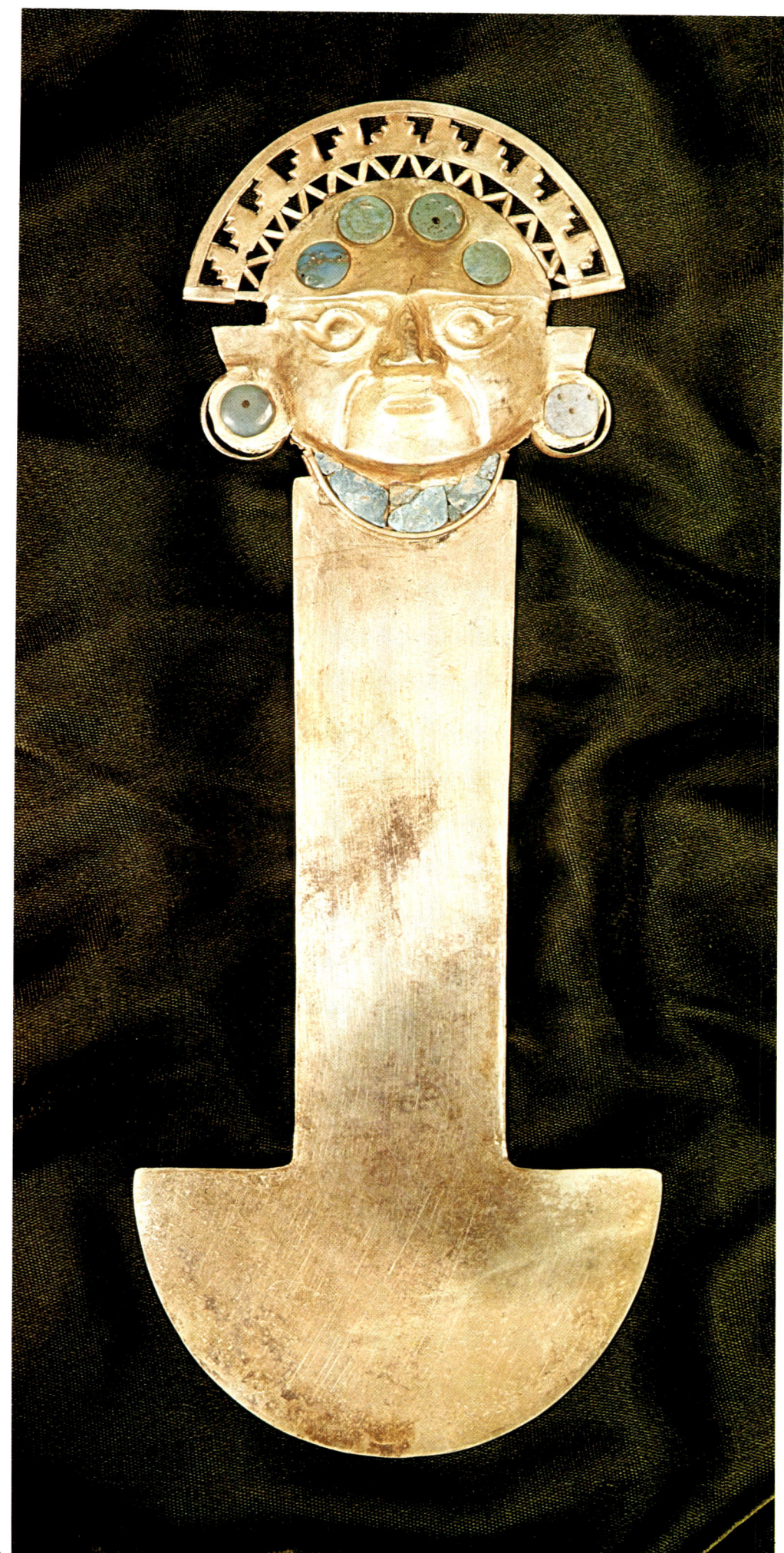

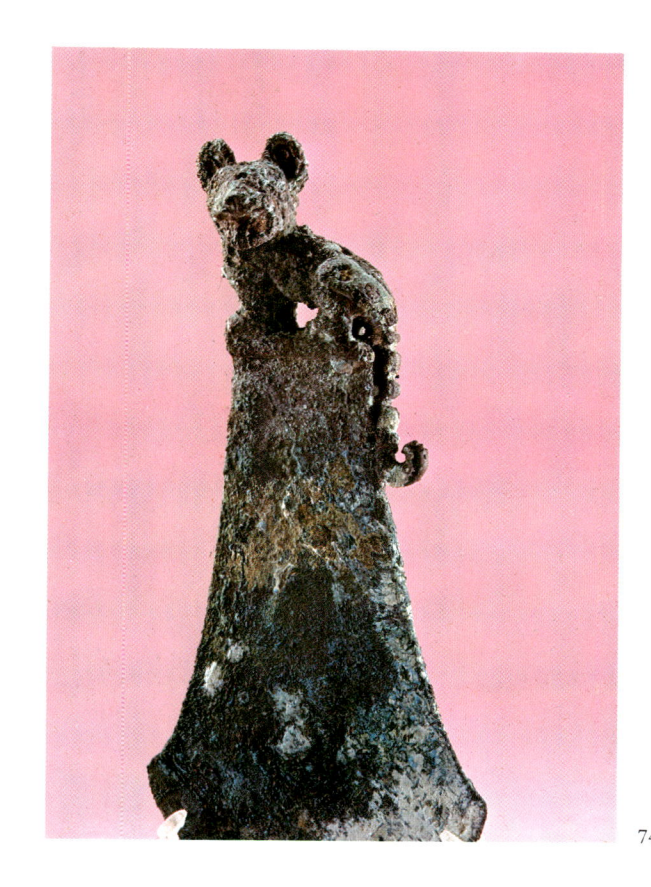

71 Der sog. ›magische‹ Pilz *Psilocybe mexicana Heim*, der halluzinogene Wirkstoffe enthält. Sandoz-Archiv, Basel

72 Gottesstatue der Maya in Pilzform, klassische Periode, 300–700 n. Chr. Sandoz-Archiv, Basel

73 Tumi-Messer, wie man es für Trepanationen benutzte. Mittlere Chimu-Zeit, 1200–1460 n. Chr. Privatsammlung

74 Messergriff aus Kupferguß mit Spuren von Muschel- und Steineinlage, Mochekultur, 300 v. Chr.–500 n. Chr. Privatsammlung

73

74

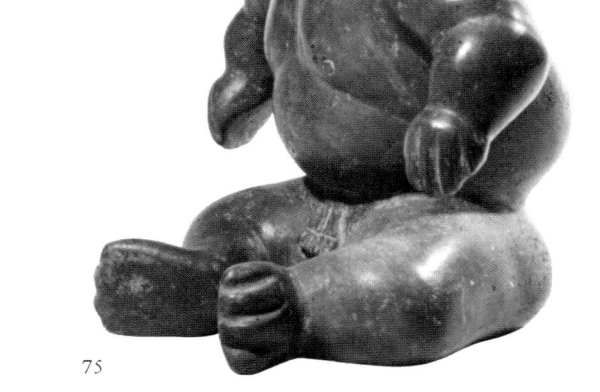

75

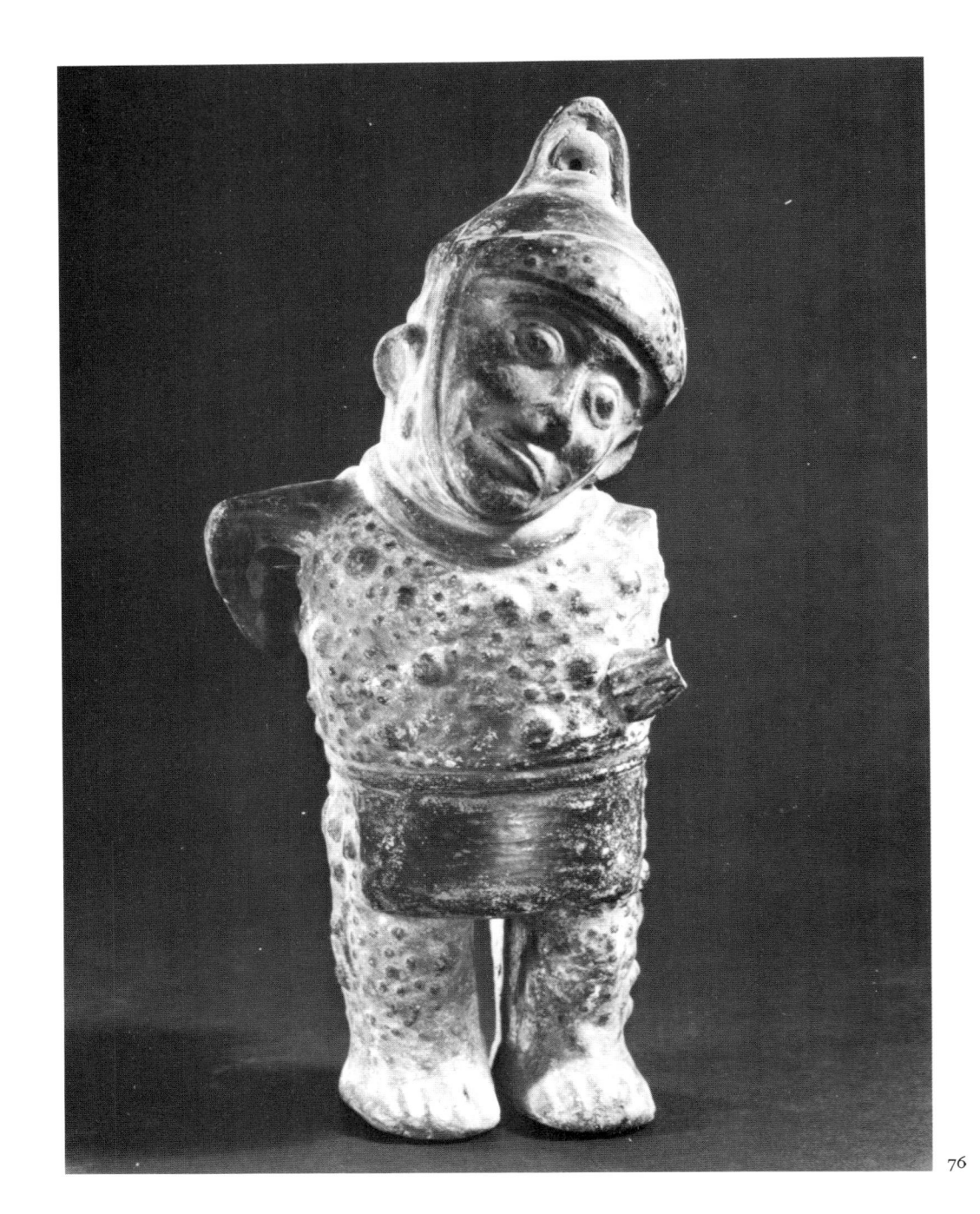

76

75   Polierte rote Tonfigur eines Buckligen aus Colima. Sammlung Samuel Dubiner, Tel Aviv

76   Keramik-Figur der Mochekultur mit der Darstellung eines nackten Mannes, dessen Körper mit Beulen übersät ist, wobei es sich wahrscheinlich um Warzen, eine verbreitete peruanische Krankheit, handelt. Museum für Völkerkunde, Berlin (Dahlem)

77   Colima-Statuette aus rotbraunem Ton, die wohl eine Elephantiasis darstellt. Sammlung Jacques Sarlie, New York

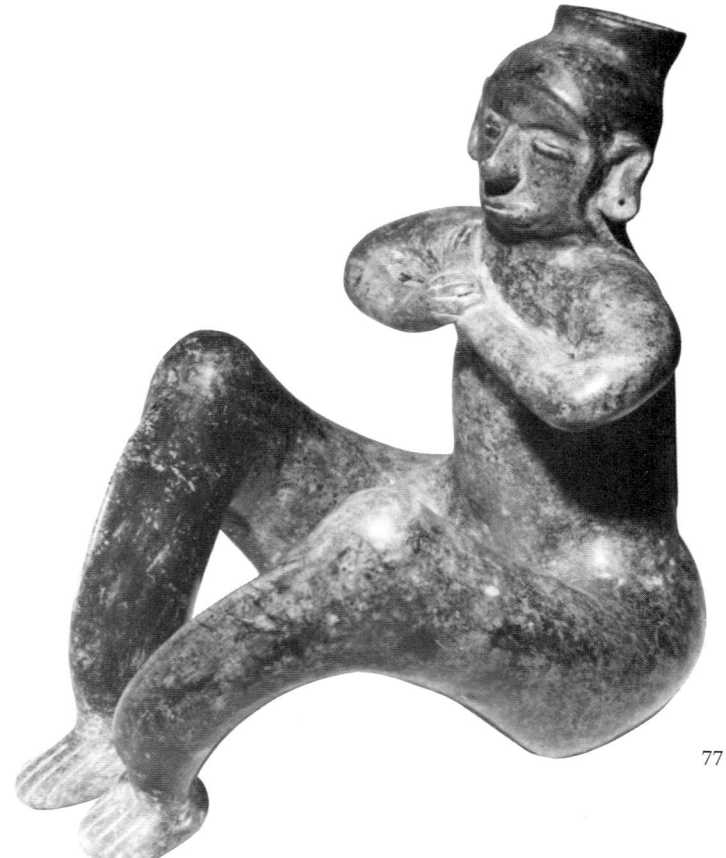

77

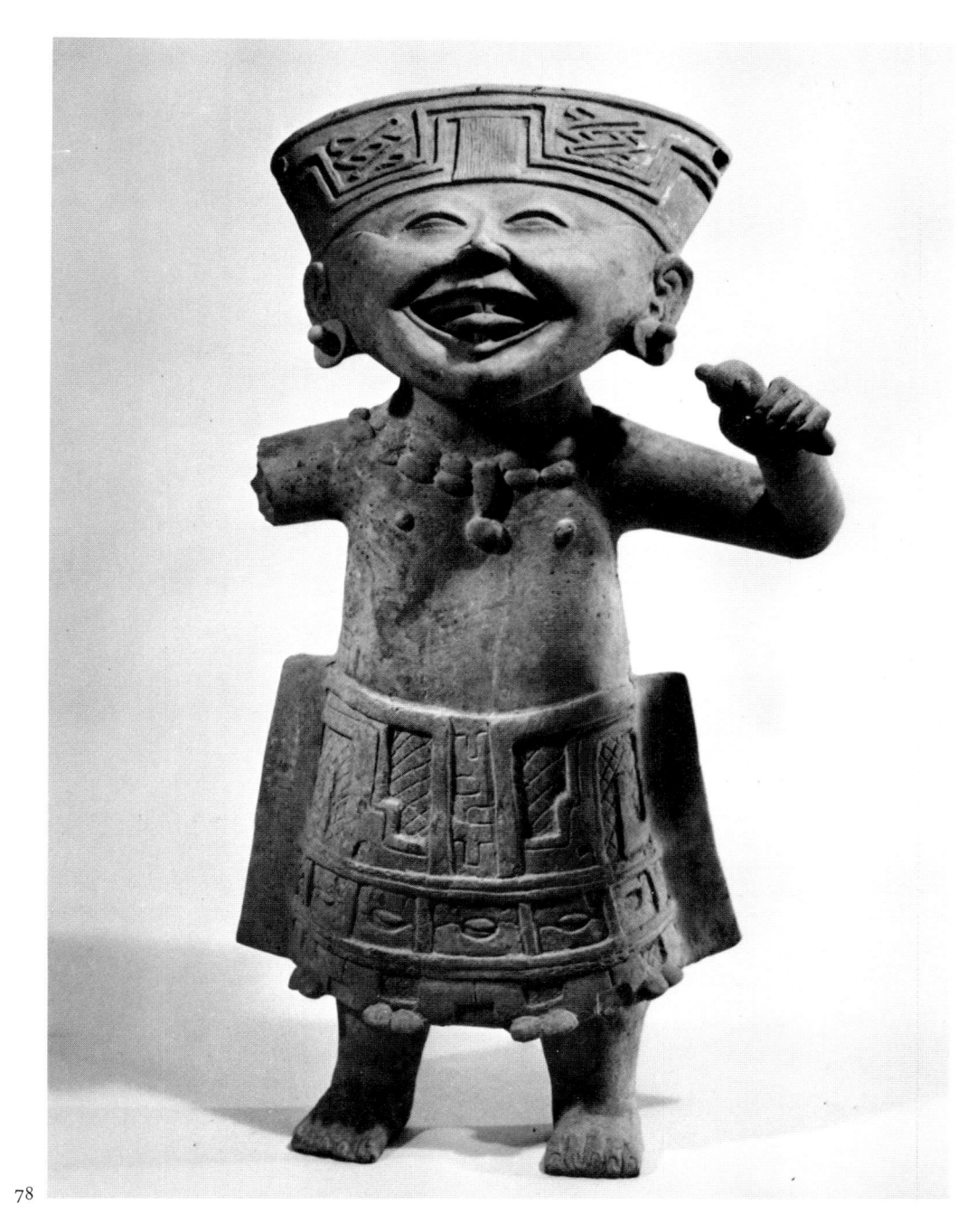

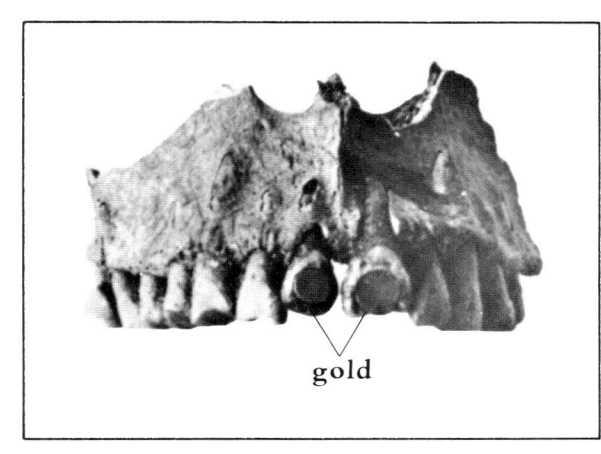

gold

78

79

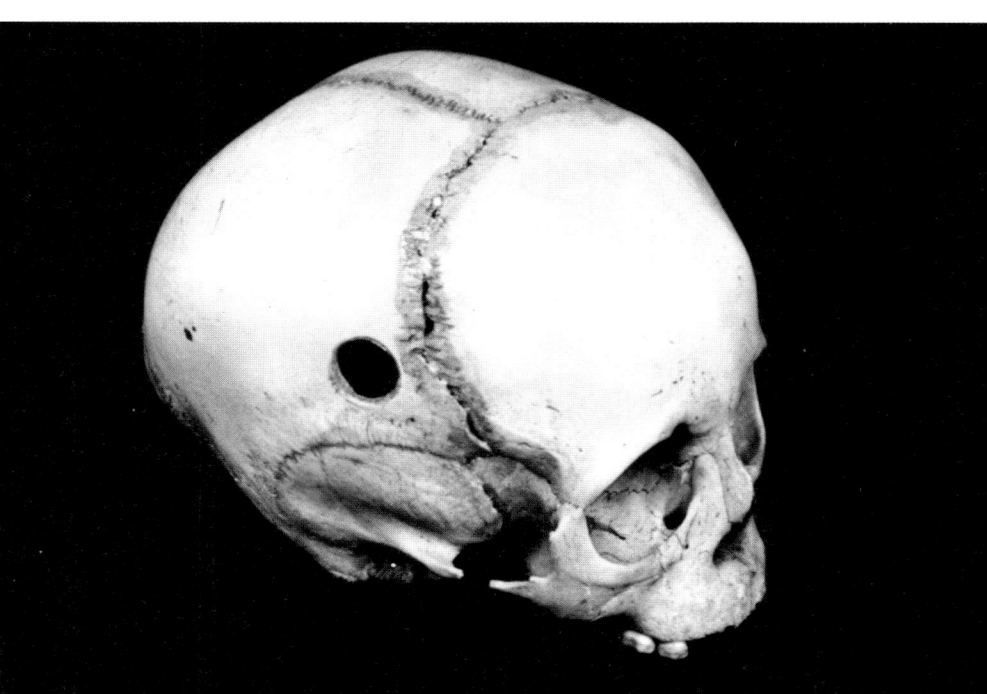

80

78   Figurine mit lachendem Gesicht aus ockerfarbenem Lehm mit einer Rassel, späte klassische Periode, Veracruz. Sammlung Mr. und Mrs. Ellsworth La Boyteaux, Orinda, Kalifornien

79   Fragment eines antiken Schädels mit Goldeinlage in den Zähnen, ausgegraben bei Atacames, Provinz Esmeraldas, Ecuador. Museum of the American Indian, Heye Foundation, New York

80   In Peru gefundener Schädel, der Zeichen einer Trepanation aufweist. Department of History of Medicine, University of Kansas, Lawrence

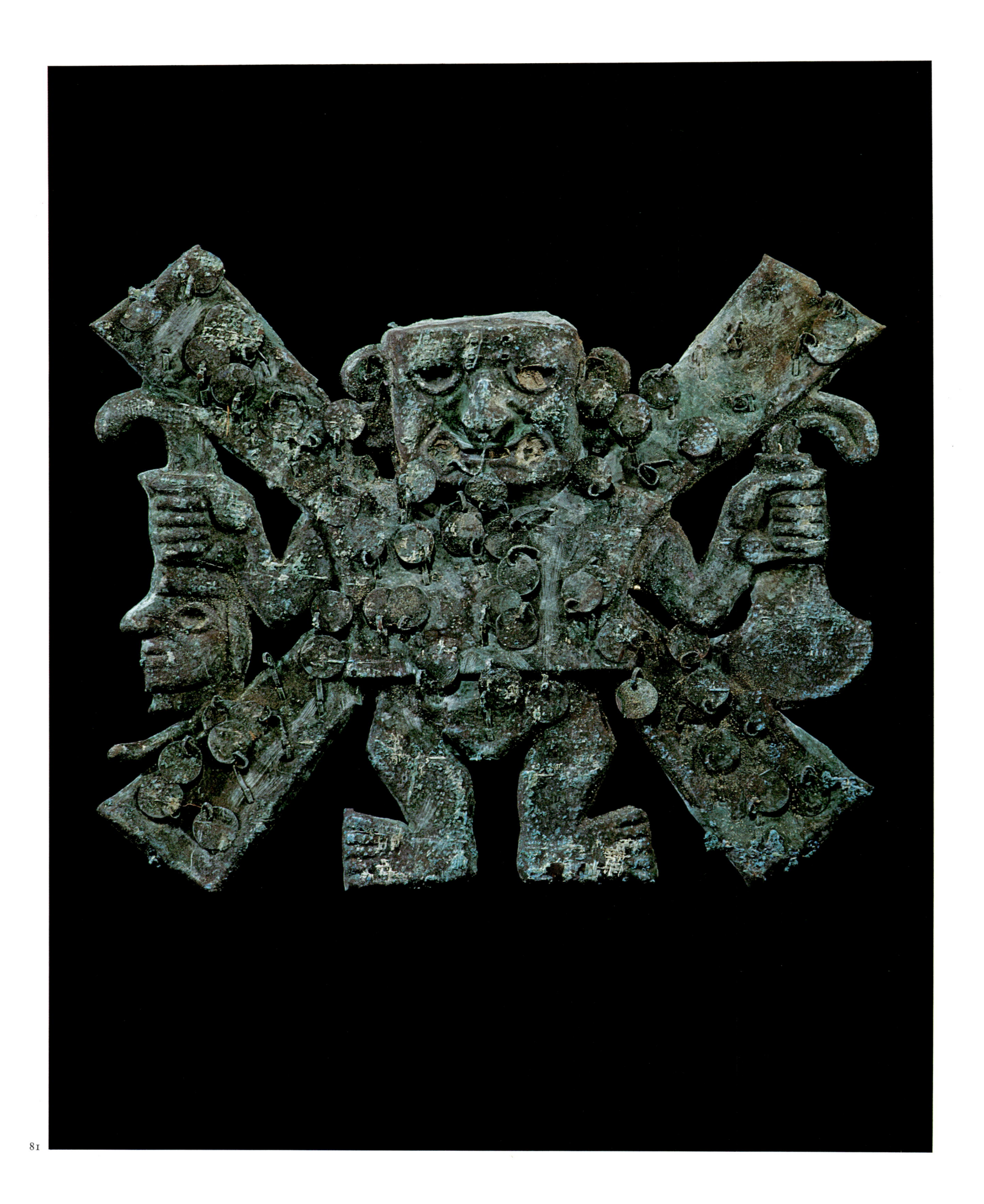

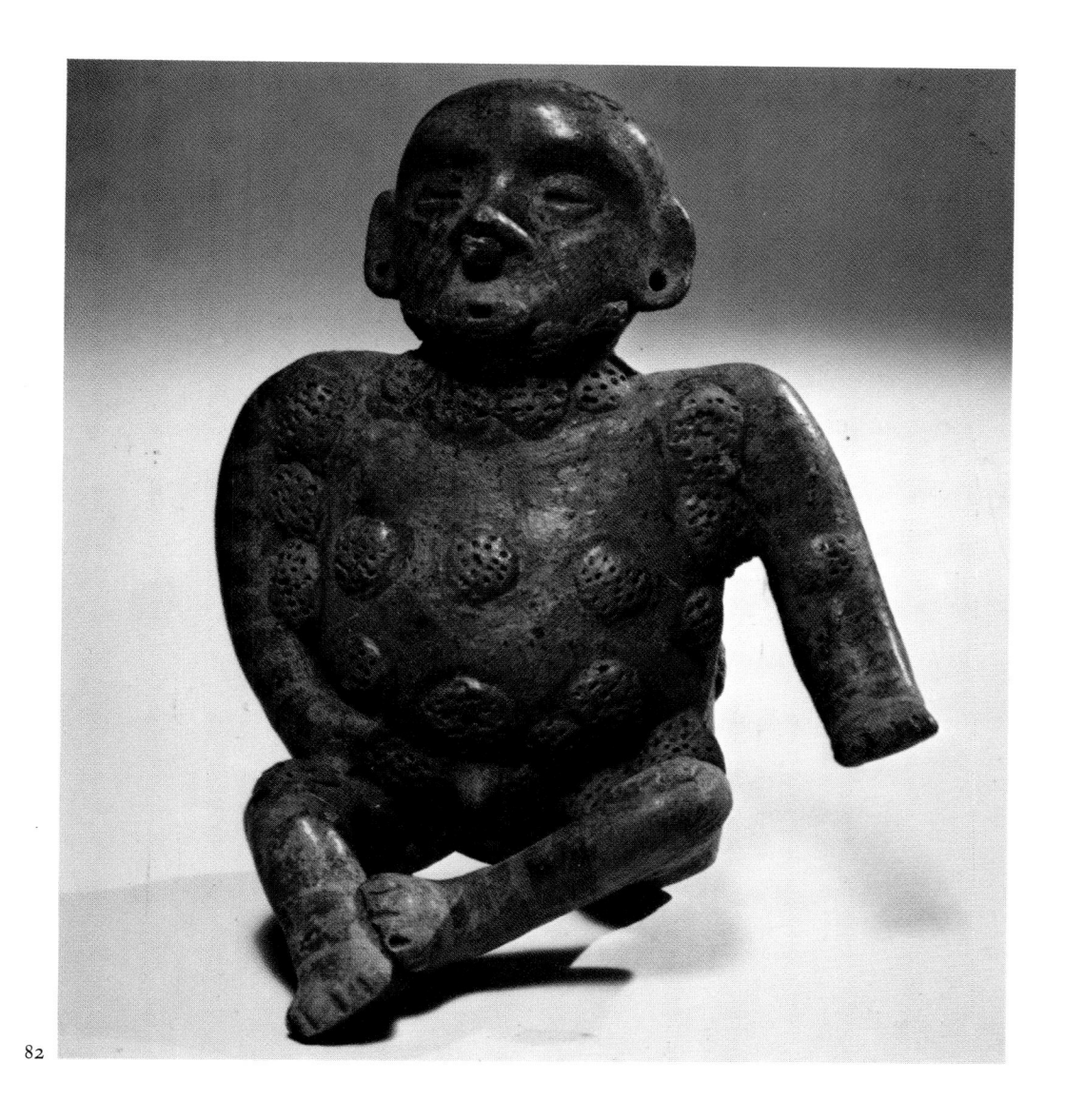

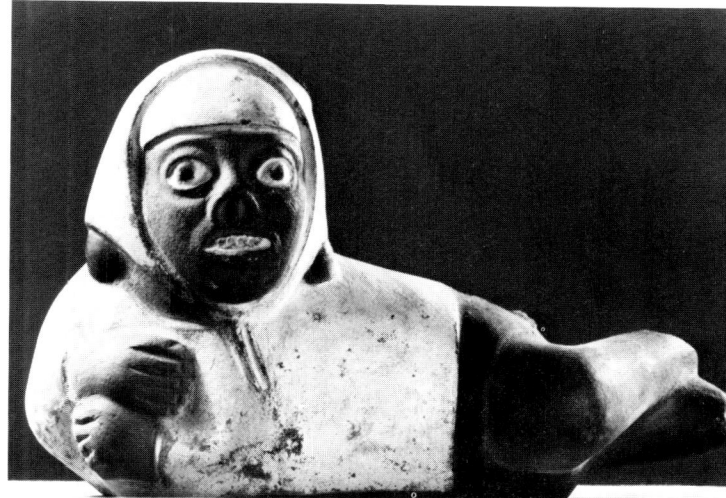

82

83

brachten oder ob sie stets in Europa und Asien endemisch war, ist bis zum heutigen Tage nicht geklärt.

Die Kulturen des präkolumbischen Amerika hatten ähnliche medizinische Praktiken hervorgebracht wie die primitiven Gesellschaften; aber auf anderen Gebieten waren sie den Primitiven weit überlegen.

81 Getriebene Kupferplakette, versilbert, mit der Darstellung eines Edlen aus der Mochekultur, der einen erbeuteten Kopf und ein Zeremonienmesser hält, 300 v. Chr.–300 n. Chr. Privatsammlung

82 Nayaritische braune Tonfigur eines Mannes mit Papeln am Körper, die Syphilis darstellen könnten. Sammlung Dr. und Mrs. William F. Kaiser, Berkeley, Kalifornien

83 Darstellung eines Mannes mit Amputation beider Füße. Museum für Völkerkunde, Berlin (Dahlem)

Frühkulturen

Mesopotamien

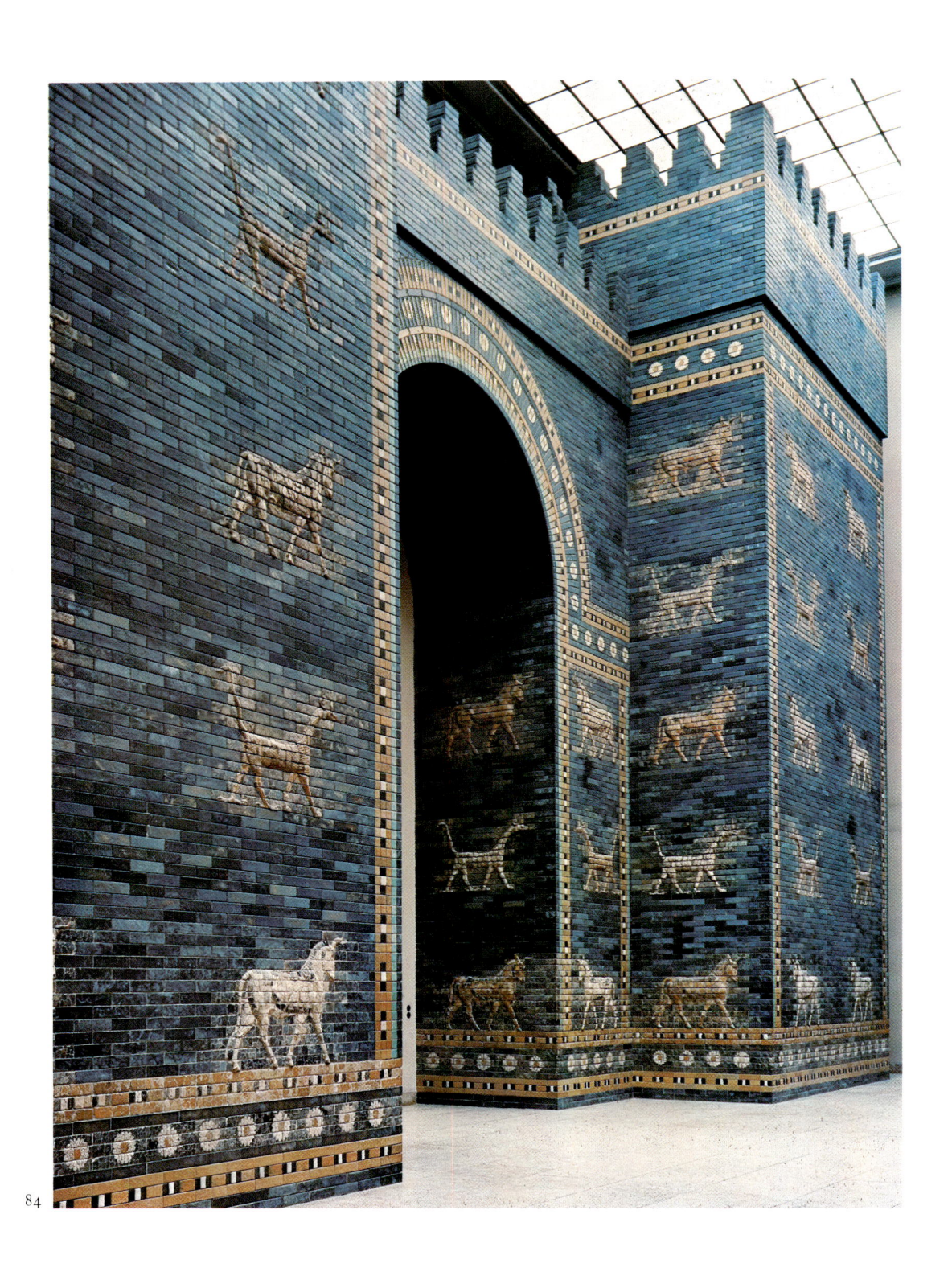

84

Mesopotamien, die Frühkultur im südwestlichen Asien, liegt buchstäblich »zwischen Flüssen«: dem Tigris und dem Euphrat, die in den Bergen Kleinasiens entspringen und sich bei ihrer Mündung in den Persischen Golf, nahezu 1000 Meilen weiter östlich, vereinigen. Das fruchtbare, seit 10000 Jahren bestellte Mesopotamien hat man auch die Wiege der Kultur genannt. Hier entstand vor etwa 5000 Jahren die erste Schrift, und hier wurden die ersten Städte gebaut.

Im Verlauf des 4. Jahrtausends v. Chr. entwickelten sich im südlichen Mesopotamien Stadtstaaten. Diese wurden von Tempeln beherrscht, deren Priester die Gottheiten der Stadt repräsentierten. Der berühmteste dieser Stadtstaaten war Sumer, der dem Gebiet seine Sprache gab und die erste große Kultur in der Menschheitsgeschichte hervorbrachte. Um 2340 v. Chr. vereinigte Sargon der Große (ca. 2360–2305 v. Chr.) die Stadtstaaten im Süden und gründete die Dynastie der Akkader, das erste Kaiserreich der Welt.

Die nächste größere Zivilisation hatte ihr Zentrum in Babylon; bekanntester Herrscher der alten babylonischen Dynastie war Hammurapi (1728–1686 v. Chr.). Sein Gesetzeskodex gilt als das bedeutendste Werk dieser Periode. Tausend von überlieferten beschrifteten Tontafeln ist es zu verdanken, daß diese Kultur zu den am besten erforschten der nahöstlichen frühen Hochkulturen zählt.

Die Kulturen Mesopotamiens übten nicht nur zu ihrer Zeit einen mächtigen Einfluß auf ihre Nachbarn aus, sondern auch in den folgenden Jahrhunderten. Hebräische, griechische, christliche und islamische Kultur verdanken Mesopotamien viel. Einige der berühmtesten frühen biblischen Geschichten hatten Vorläufer in alten sumerischen Legenden. Der Bericht über die Sintflut und Noahs Arche wird glaubhaft durch die Entdeckung des frühzeitlichen Ninive, das elf Fuß tief unter Schlamm begraben lag; und die biblische Beschreibung des Turms von Babel paßt auf die Zikkurat-Tempel der frühen sumerischen Stadtstaaten. Das vielleicht wichtigste Vermächtnis Mesopotamiens war ein Schriftsystem, das die Sumerer um 3000 v. Chr. entwickelt hatten. Obwohl die sumerische Sprache selbst nicht lange überdauerte, wurde die Keilschrift dem akkadischen und babylonischen Dialekt angepaßt und zur Fixierung von Dokumenten und der Literatur Mesopotamiens auf Tontafeln verwandt. Diese Tafeln, die zu Tausenden in den Ruinen von Babylon, Mari und Ninive gefunden wurden, führen auch Pflanzen, Tiere und Werkzeuge auf und verschaffen so einen zoologischen und botanischen Überblick über das Gebiet. Andere zählen die Dynastien der Herrscher und geschichtliche Ereignisse auf und geben dadurch Historikern die Möglichkeit, eine nahezu lückenlose Chronologie zu erarbeiten.

Viele andere Neuerungen kamen aus Mesopotamien: die Metallurgie, das Rad, der Bogen, das Zifferblatt und einheitliche Gewichte und Maße. Das Sexagesimalsystem, von dem wir unsere sechzigminütige Stunde ableiten, hatte seinen Ursprung in der babylonischen Mathematik. Unter Nebukadnezar erwarben die Chaldäer, ein spätes babylonisches Volk, umfassende astronomische Kenntnisse und entwickelten astrologische Konzepte, die in der griechisch-römischen, arabischen und mittelalterlichen Medizin verwandt wurden. Die frühesten bekannten Richtlinien zur Ausübung der Heilkunde fanden sich im Kodex Hammurapi (ca. 1700 v. Chr.).

Krankheitsvorstellungen

Obwohl sich die Kulturen Mesopotamiens in vielem unterschieden, gab es doch grundsätzliche Übereinstimmung in der Kosmologie. Wie ihre primitiven Vorfahren sahen sie Krankheit als einen Fluch, eine Strafe der Götter an, die die Familie und die Nachfahren ebenso traf wie den Sünder, der absichtlich oder unwissentlich einen Moralkodex verletzt hatte. Dennoch bestand wohl auch Einsicht in natürliche Krankheitsursachen, denn Ärzte wurden aus ethischen Gründen angehalten, in hoffnungslosen Fällen die Behandlung einzustellen.

Es herrschte ein Synkretismus zahlreicher Götter, darunter auch die Schutzpatrone der Region oder des Stadtstaates. Die frühen sumerischen Hauptgötter behielten lange ihre Vormachtstellung und teilten sie dann mit den semitischen Gottheiten späterer Zeit. Anu, Enlil und Enki waren die Hauptgötter der Sumerer. Enlil hatte einen Sohn, Ninib, den Gott des Heilens. Ein weiterer wichtiger babylonischer Gott war Ea, der Herr des Wassers und der erste große kosmische Stammvater der Ärzte, dessen Sohn Marduk das einflußreichste göttliche Wesen war, das die Babylonier verehrten. Marduk war der Vater von Nabu, der alle Wissenschaften, auch die Medizin, beherrschte und dem man einen Tempel mit einer nahe gelegenen Medizinschule

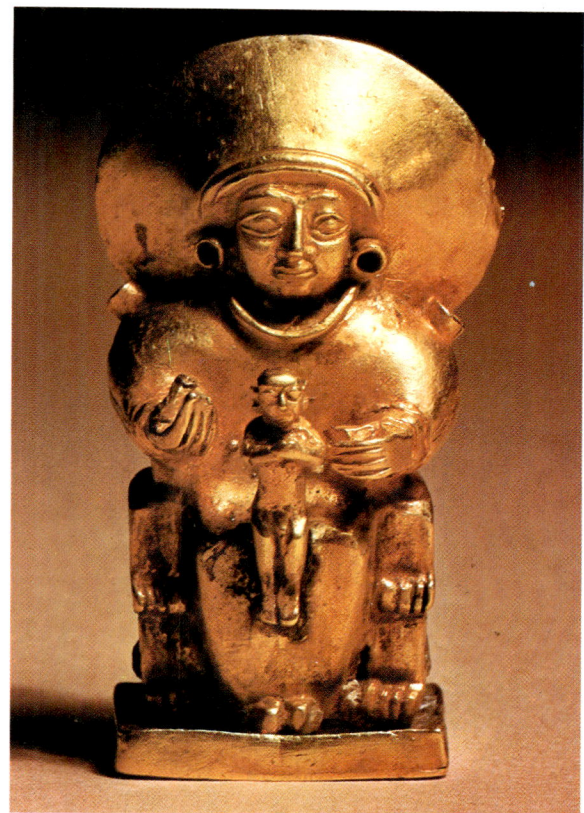

85

84 Eines der acht babylonischen Monumentaltore (restauriert) aus der Zeit Nebukadnezars II., um 575 v. Chr., der Göttin Ischtar geweiht, die am häufigsten in der Religion Babylons und Assyriens verehrt wurde. Staatliche Museen Preußischer Kulturbesitz, Berlin

85 Goldene Figur einer mesopotamischen Mutter mit Kind, um 1400–1200 v. Chr., wahrscheinlich ein Fruchtbarkeitssymbol. Sammlung Norbert Schimmel, New York

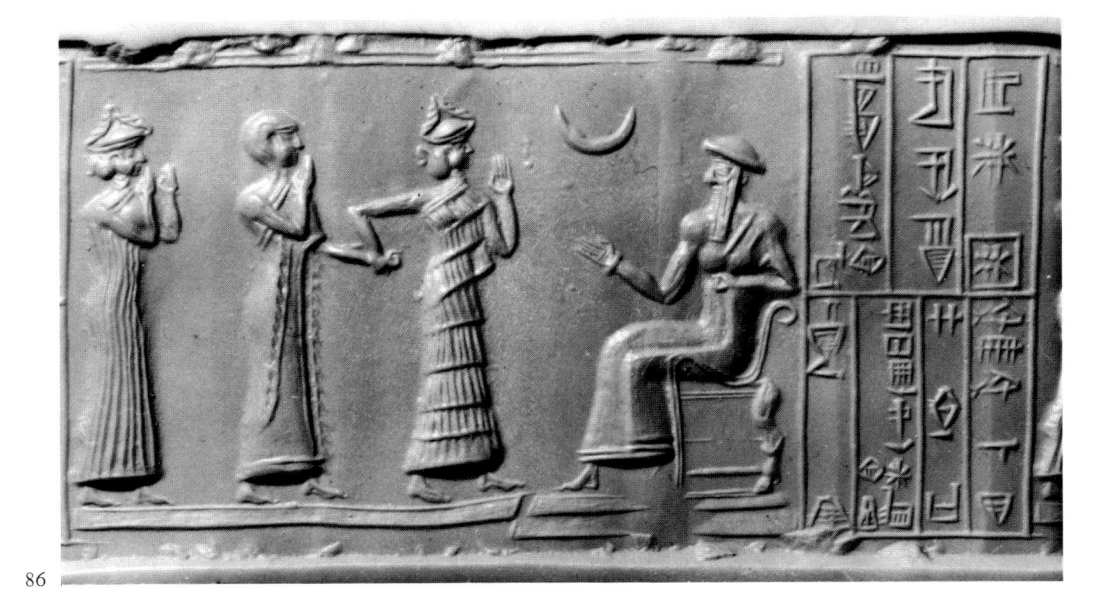

86

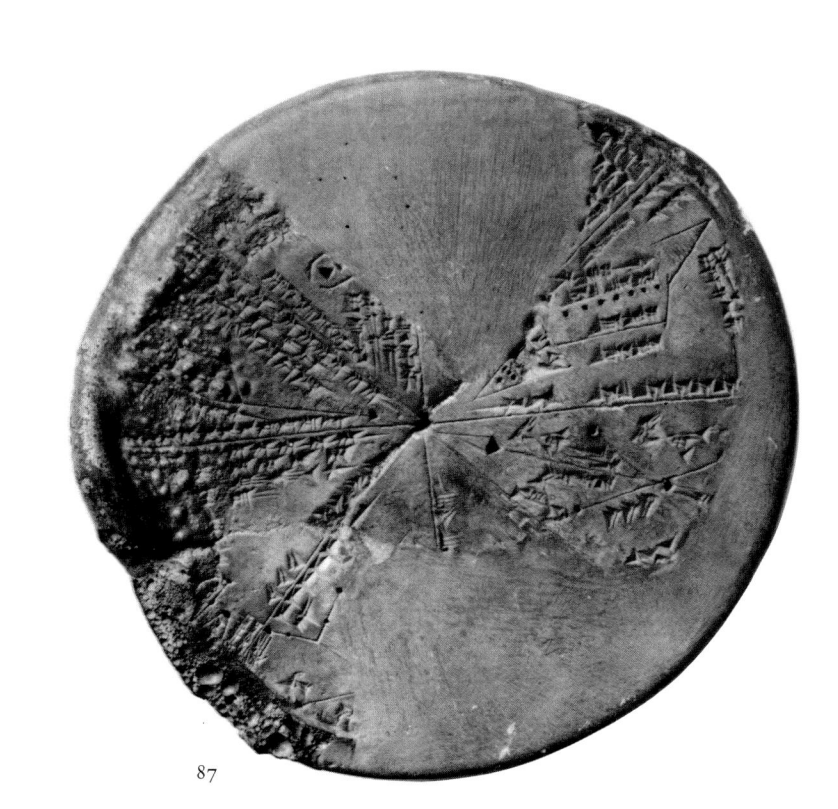

87

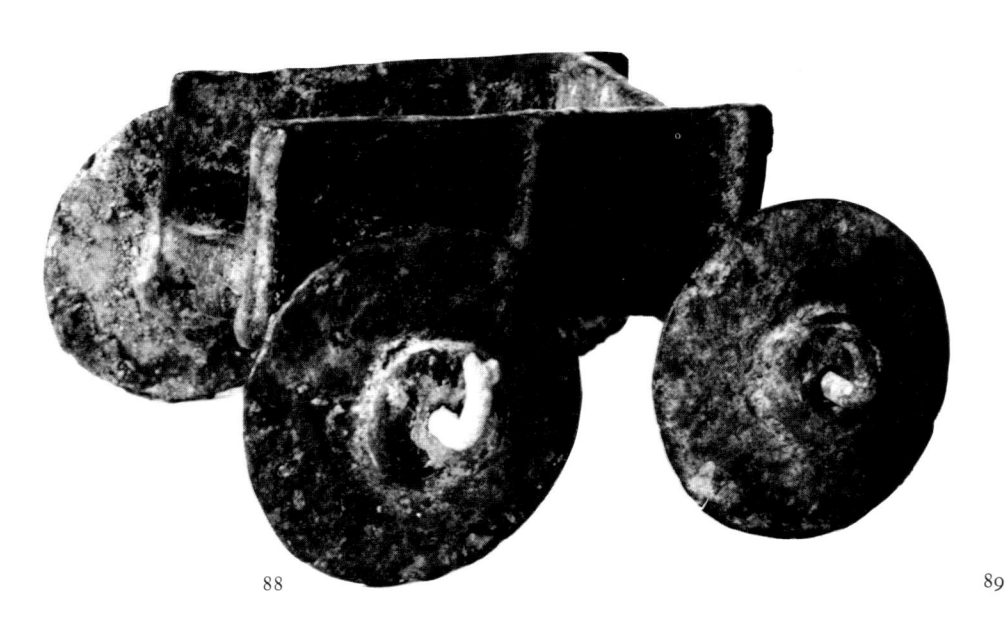

88

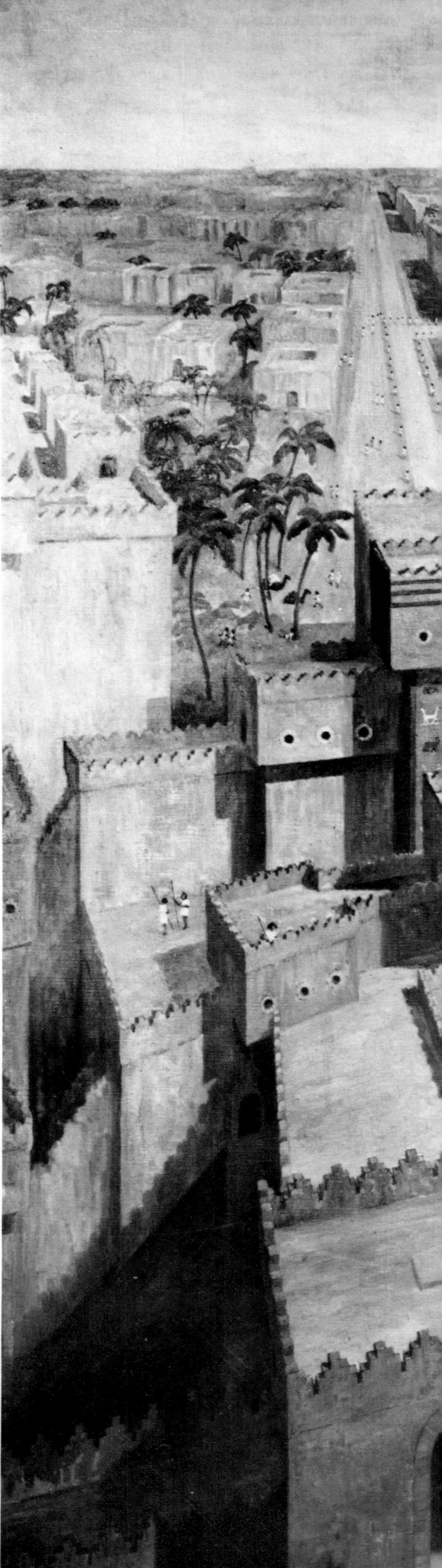

89

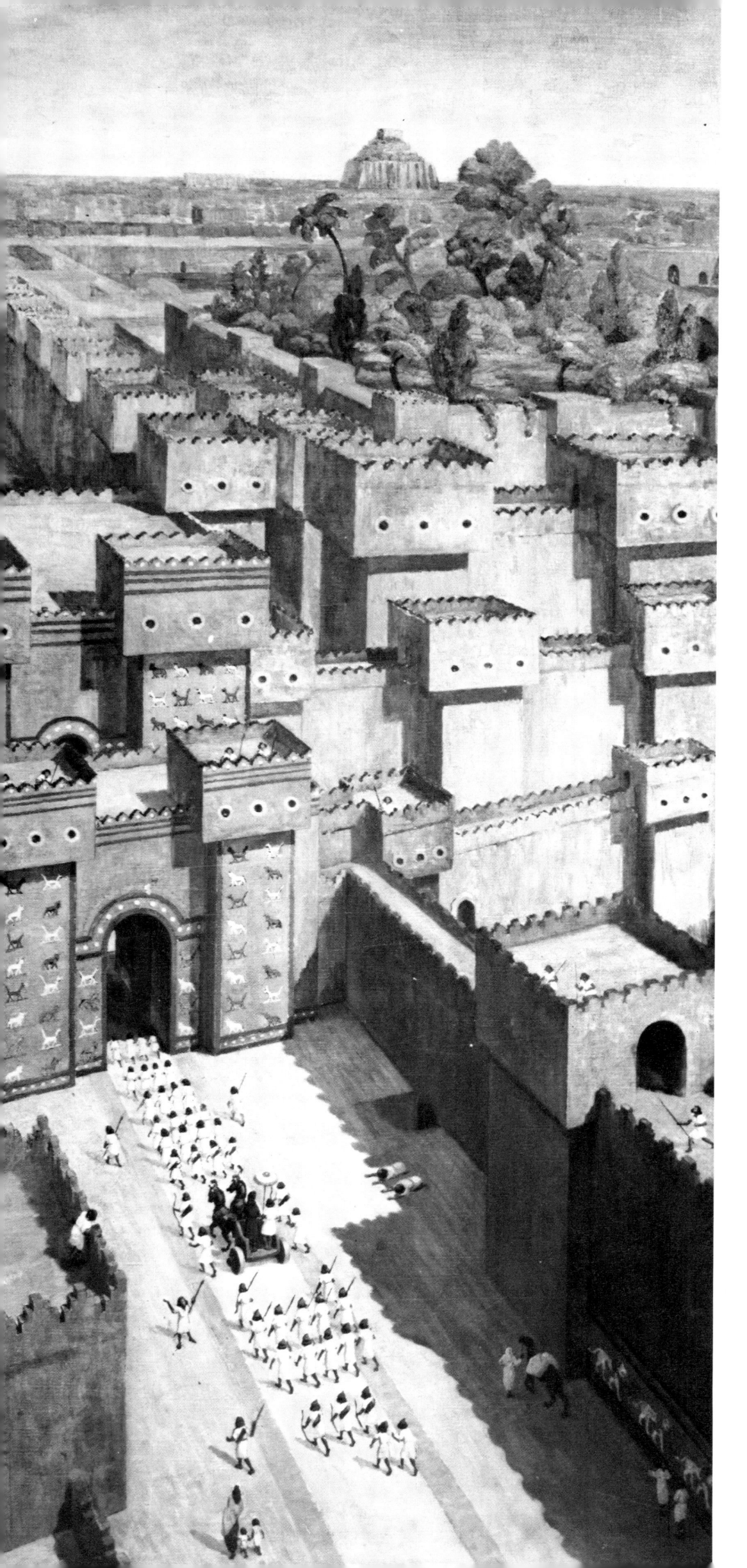

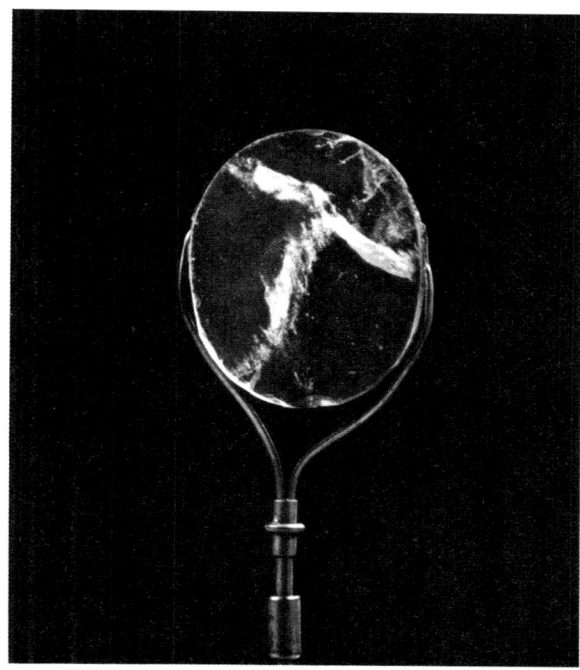
90

86 Abdruck eines sumerischen Rollsiegels, um 2000 v. Chr., das wahrscheinlich beim Handel zur Kenntlichmachung der Eigentumsverhältnisse diente. Der Text heißt: »Ur-Nusku, der Sohn von Kaka, ein Kaufmann.« British Museum, London

87 Assyrisches Astrolabium, Fundort Ninive, 7. Jahrhundert v. Chr., mit dem man Himmelskörper lokalisierte, um den astrologischen Einfluß auf Ereignisse und Heilmaßnahmen abzuschätzen. British Museum, London

88 Assyrisches Wagenmodell (restauriert) des 3. Jahrtausends v. Chr., das den frühen Gebrauch des Rades, offensichtlich eine mesopotamische Erfindung, zeigt. Medelhavsmuseet, Stockholm

89 Rekonstruktion Babylons zur Zeit Nebukadnezars II. mit der Darstellung des Ischtartores, durch das man in der Neujahrsprozession Götterbilder trug, vor allem von Marduk, einem hohen Gott der Heilkunst, und von Schamasch, dem Gott der Sonne. Oriental Institute, University of Chicago

90 Polierter Kristall, Fundort Ninive, der als Vergrößerungsglas gedient haben kann und den hohen Standard mesopotamischer Wissenschaft belegt. British Museum, London

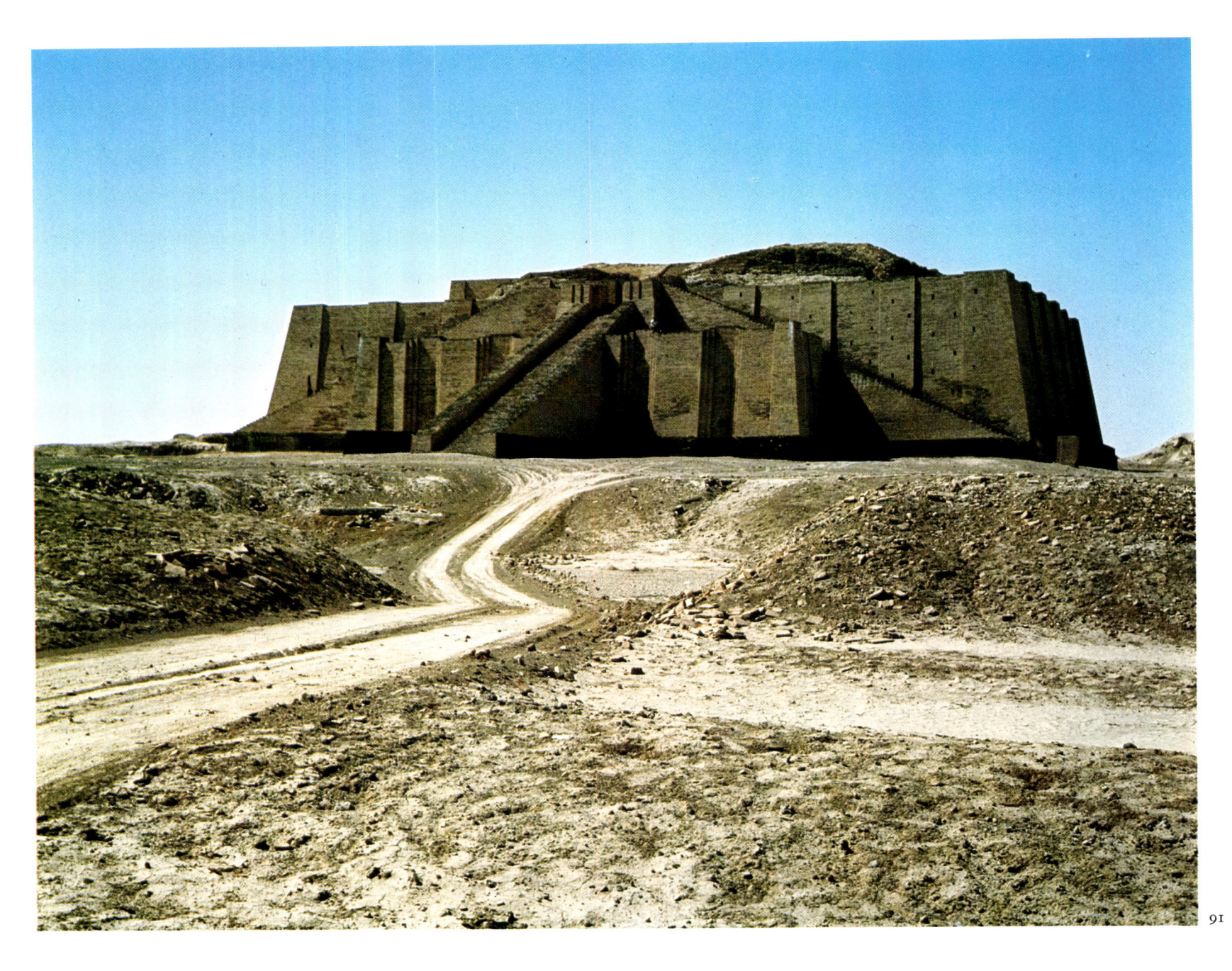

91

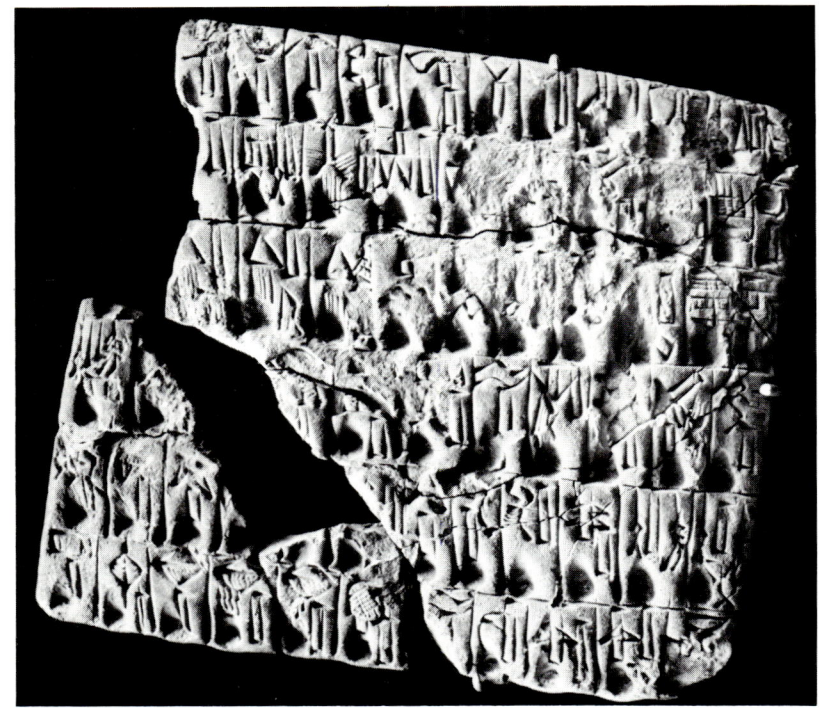

92

91 Zikkurat von Ur, um 2100 v. Chr., sumerische Tempelform, die auf einem Hügel aus Lehmziegeln errichtet wurde und wahrscheinlich zu der biblischen Erzählung des Turms von Babel führte.

92 Fragment eines Tontäfelchens aus Uruk, um 3200 v. Chr., eins der frühesten Keilschriftdokumente aus Mesopotamien, woher die Schrift ihren Ursprung nahm. Irak Museum, Bagdad

errichtete. Es ist übrigens interessant, daß ein anderer heilender Gott, Ningischzida, als Emblem eine doppelköpfige Schlange trug. Dies zeigt, wie lange die Schlange bereits ein medizinisches Symbol gewesen ist. In dem frühen sumerischen Gilgamesch-Epos wird berichtet, daß die Suche nach dem Geheimnis der Unsterblichkeit durchkreuzt wurde, als eine Schlange die Pflanze des ewigen Lebens stahl und verschlang. Die Schlange häutete und verjüngte sich daraufhin und wurde deshalb zum Symbol für Wiedergeburt und Heilung.

Es gab auch böse Dämonen, die verschiedene Krankheiten auslösten: Von Nergal kam das Fieber, Aschakku brachte die Auszehrung, Tiu den Kopfschmerz, Namtaru Halskrankheiten. Besonders gefürchtet waren die Bösen Sieben, die umherwanderten und die Unachtsamen überfielen. Ihretwegen behandelten Ärzte ihre Patienten nicht an solchen Krankheitstagen, die man durch sieben teilen konnte.

Methoden

Durch Weissagung gelangten die mesopotamischen Ärzte dazu, die von einem Erkrankten begangene Sünde aufzudecken und festzustellen, welche Sühne die Götter verlangten. Die Symptome des Kranken wurden jedoch ebenfalls genau beobachtet, um die Schwere der Erkrankung einschätzen zu können. Eine Art der Weissagung war die Hepatoskopie, die sorgfältige Prüfung der Leber, und die Untersuchung anderer Innereien von Opfertieren. Obwohl die Mesopotamier nur unzureichende anatomische Kenntnisse besaßen, sahen sie in der Leber die Quelle des Lebens, da sie in ihr den Sammelpunkt für das Blut vermuteten. Tonmodelle von Lebern wurden gefunden, deren Markierungen wahrscheinlich die Neophyten in der Kunst der Weissagung unterrichten oder die Priester selbst leiten sollten.

Rezitationen, Zeremonien, Gebete und Opferungen waren die geläufigsten religiösen Mittel, um Heilung von den Göttern zu erflehen. Zugleich wurde regelmäßig eine veritable Pharmakopöe über Drogen bei der Behandlung gebraucht. Außer Tontafeln, die über Krankheiten, ihre Symptome und Diagnosen sowie über Prognose und Behandlung berichteten, fanden sich andere mit Angaben über Medikamente und ihre fachgerechte Anwendung. Hunderte von Pflanzen, Mineralien und Tiersubstanzen wurden als Heilmittel genutzt. Sie wurden in Zubereitungen oral appliziert, als Salben und Umschläge angewandt, in Körperöffnungen geblasen, als Dampf oder Rauch inhaliert und als Suppositorien oder Klistiere zugeführt. Auf offene Wunden wurde hauptsächlich Öl aufgetragen, wohl um das Verkleben der Verbände zu verhindern. Die Verabreichung der Arzneien war ein ritueller Akt und der Tageszeit und der Konstellation der Gestirne unterworfen.

Keine der Keilschrifttafeln, die ausschließlich über die Chirurgie informierten, ist erhalten geblieben; da aber fast alle medizinischen Bestimmungen des Kodex Hammurapi den Ausgang von Operationen betreffen, darf man sicher sein, daß chirurgische Maßnahmen weit verbreitet waren. Wunden, Abszesse (insbesondere des Auges), Knochenbrüche, Sehnenrisse und die Brandmale der Sklaven gehörten eindeutig in das Gebiet der Chirurgie. Die Erwähnung von Bronze-Lanzetten im Kodex und in anderen Texten sowie einige wenige Entdeckungen von Messern weisen auf den Gebrauch von Instrumenten bei chirurgischen Eingriffen hin. Man hat auch ein Instrument ausgegraben, bei dem es sich möglicherweise um einen Trepanationsbohrer gehandelt hat; entsprechende Schädel wurden jedoch in dem Zweistromland nicht entdeckt. Im nahe gelegenen Judäa hingegen, das seine medizinischen Kenntnisse aus Mesopotamien bezogen hatte, wurden solche Funde gemacht.

Die Heilkundigen

Vermutlich oblag die Ausübung der Medizin drei Arten von Priestern, von denen jedoch nur eine ausschließlich mit kranken Menschen befaßt war. Der *Baru* beschäftigte sich in seiner Eigenschaft als Wahrsager mit Diagnose und Prognose, aber nicht allein im Krankheitsfall. Er mußte auch die Ursachen und den wahrscheinlichen Ausgang vieler anderer Katastrophen bestimmen. Der *Aschipu* wurde als Exorzist gerufen, um ein Haus, ein Gut, ein Gebiet und auch Kranke von bösen Geistern zu befreien. Der *Asu* agierte offensichtlich im wesentlichen als Arzt und wandte Amulette und Weissagung, jedoch auch Drogen und Operationen an. Der Name des biblischen Königs Asa (Asa-El), »Heiler Gottes«, könnte vom babylonischen *Asu* abgeleitet sein.

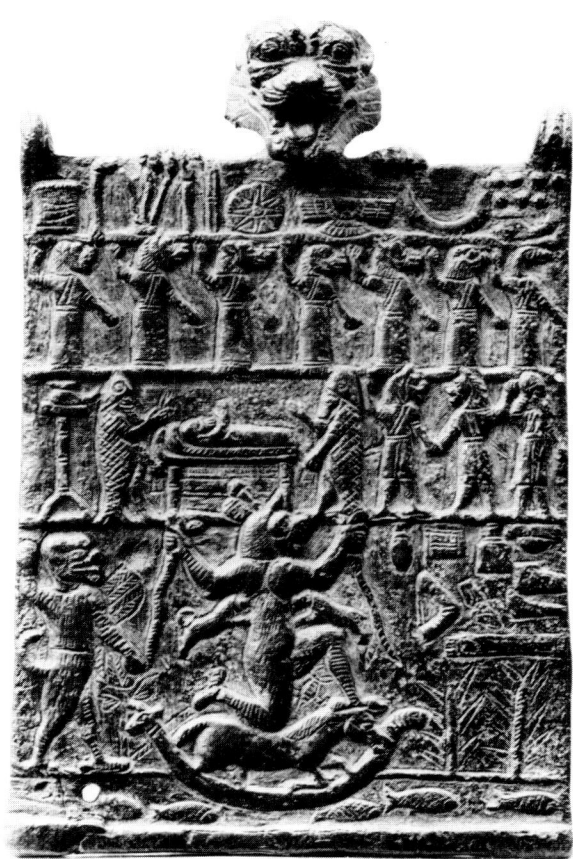

93

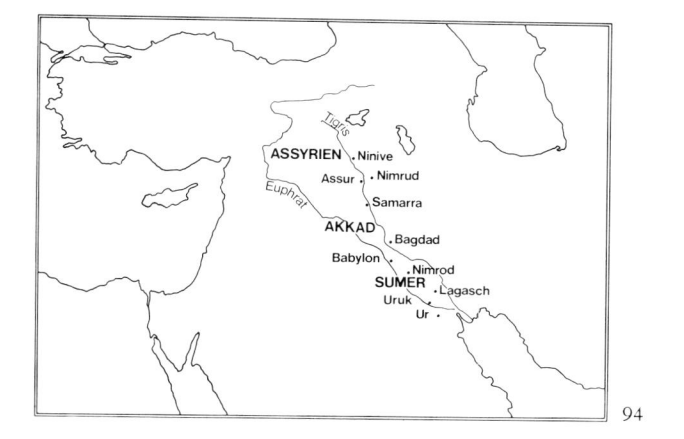

94

93 Assyrisches Bronzeamulett mit der Darstellung einer Teufelsaustreibung. Die kranke Person befindet sich in der Mitte, die Priester in Fischmasken symbolisieren Ea, den großen Gott des Wassers, während die Dämonin Labartu sich anschickt, mit einem Boot vor dem Exorzismus zu fliehen. Louvre, Paris

94 Karte von Mesopotamien

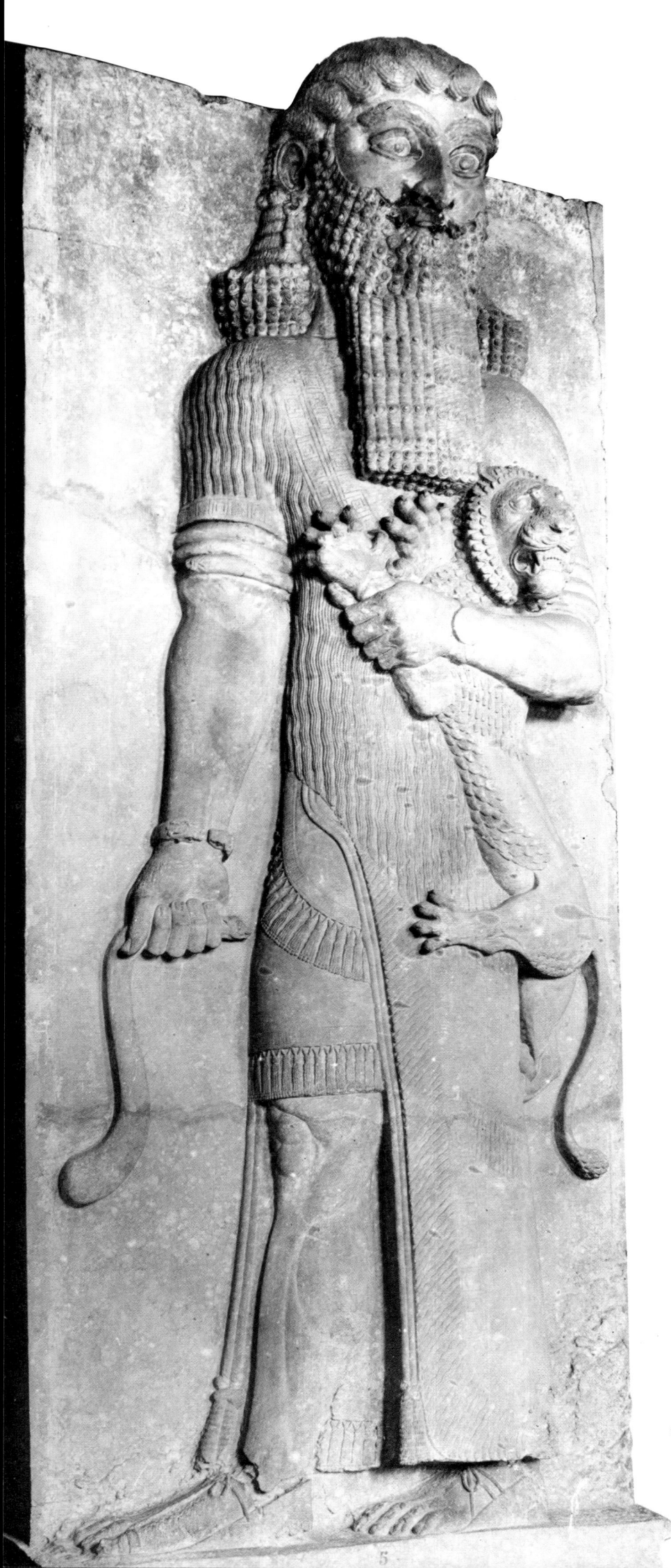

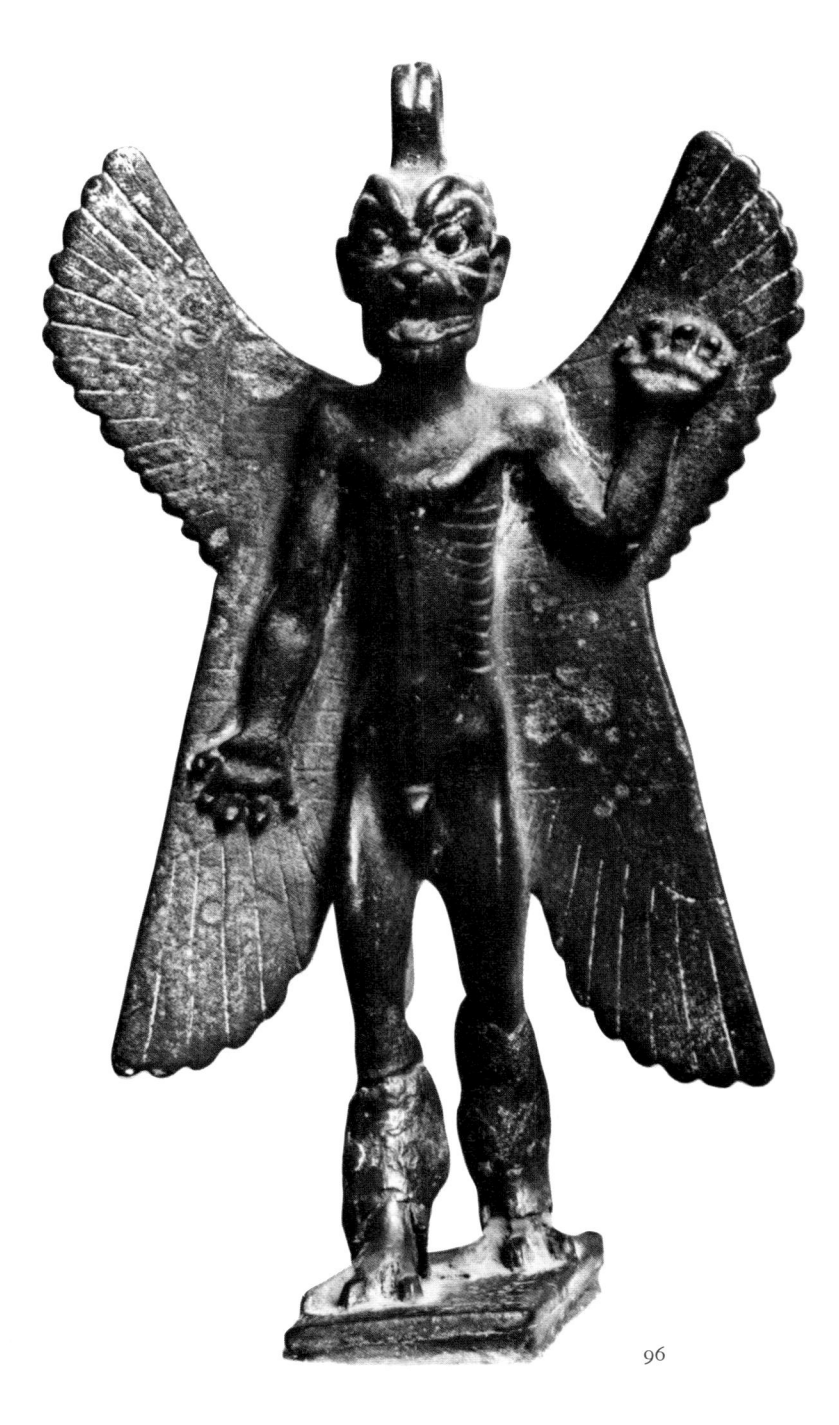

96

95 Alabasterskulptur aus Khorsabad, von der man annimmt, daß sie Gilgamesch, den Helden des mesopotamischen Epos, darstellt, das vor 2000 v. Chr. auf Tontafeln aufgezeichnet wurde und den babylonischen Bericht der Sintflut enthält. Louvre, Paris

96 Bronzene Figurine des gefürchteten Krankheitdämonen Pazuzu, um 1000–500 v. Chr. Louvre, Paris

97 Das älteste bekannte medizinische Handbuch, um 2200 v. Chr. Sammlung empirischer Verschreibungen eines sumerischen Arztes, die zeigt, daß die medizinische Behandlung nicht immer religiös oder magisch war. University Museum, Philadelphia

95

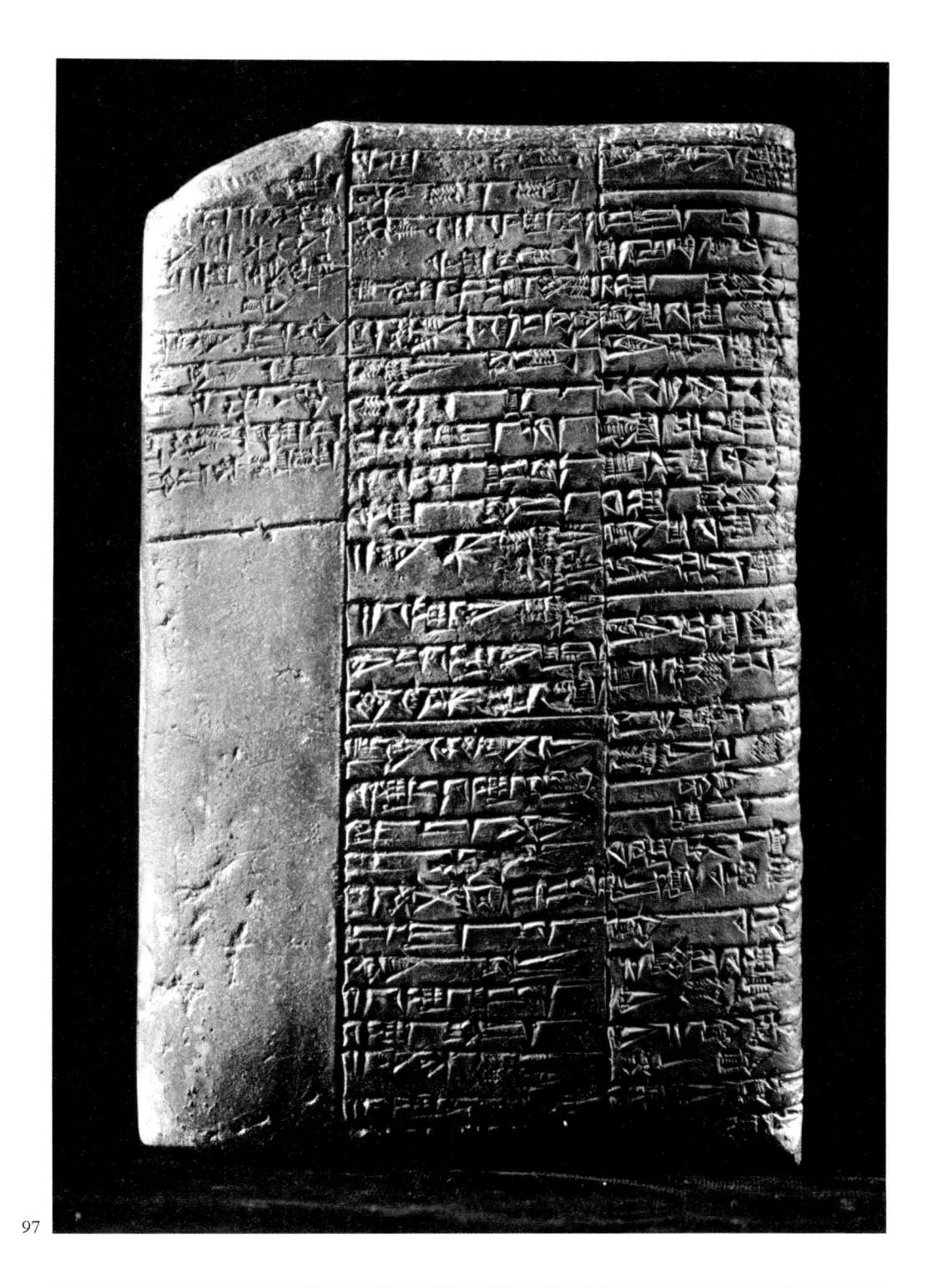

97

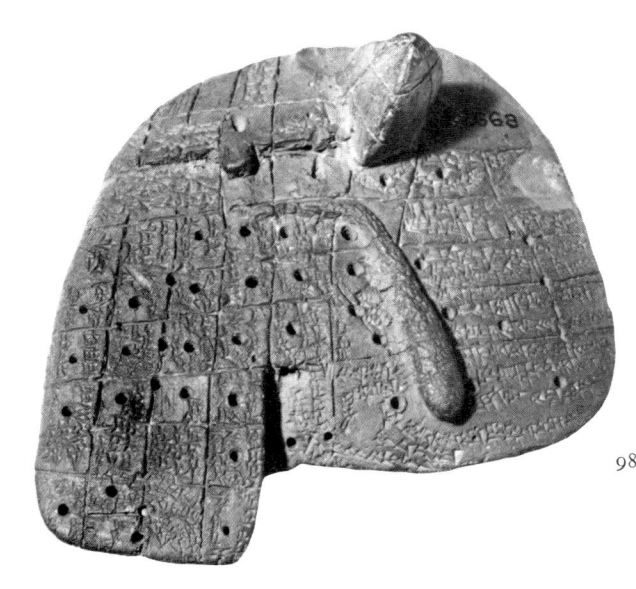

98

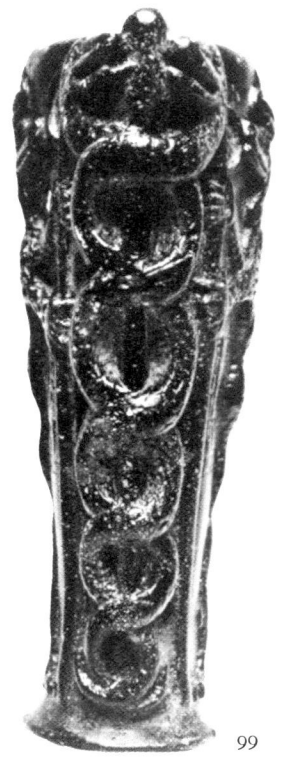

99

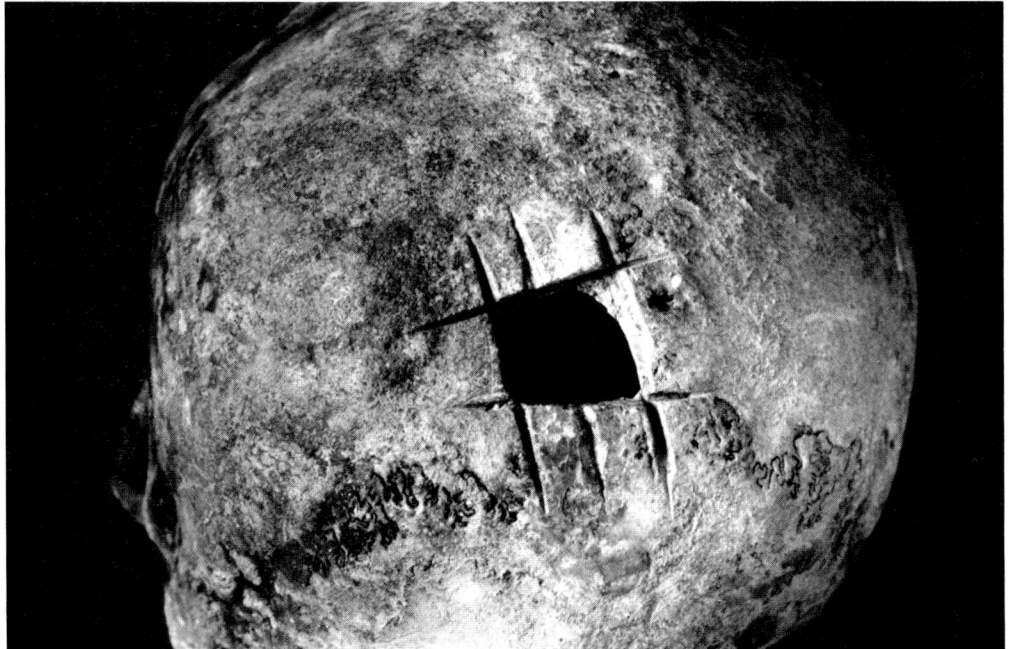

100

98 Babylonisches Tonmodell einer Schafsleber mit Inschriften, 19. bis 18. Jahrhundert
v. Chr. Man erstellte die Prognose einer Krankheit, während man die Leber eines Opfertieres
betrachtete. British Museum, London

99 Zeremonialbecher aus dunkelgrünem
Speckstein, um 2000 v. Chr., dem Gott der
Heilkunst Ningischzida gewidmet, dessen Sym-
bol, zwei verschlungene Schlangen, sich hier in
seiner frühesten Darstellung findet. Louvre,
Paris

100 Trepanierter Schädel, der bei Ausgrabungen in der althebräischen Stadt Lachisch
gefunden wurde. Institute of Archaeology,
University of London

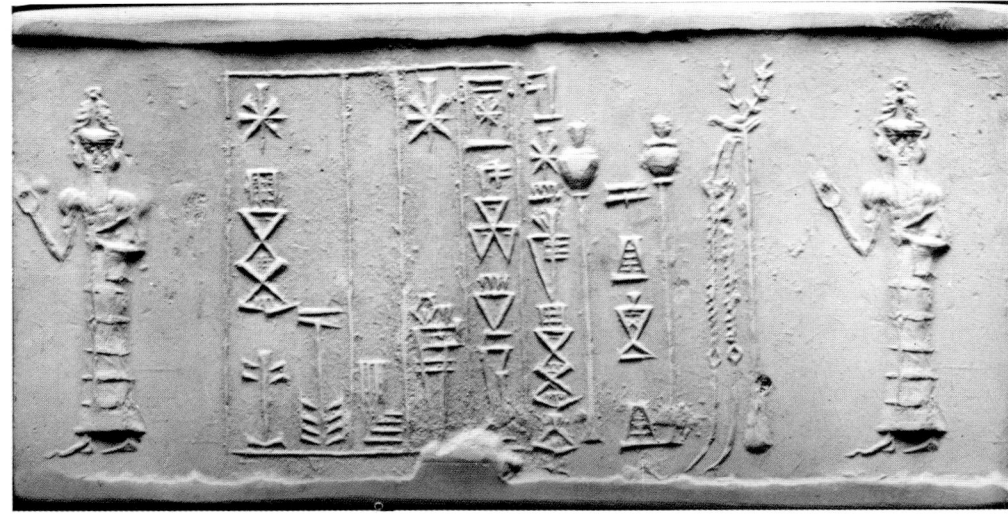

101

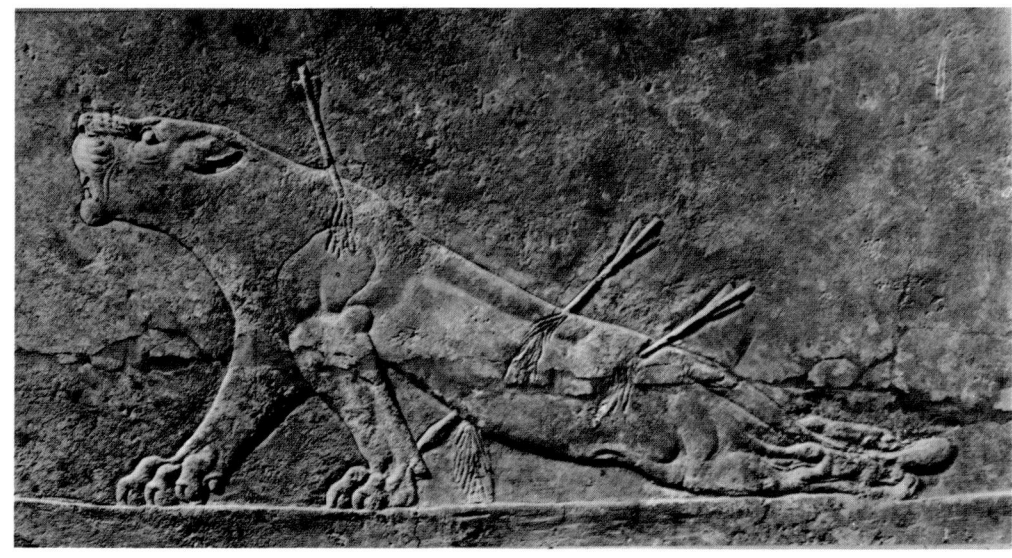

102

101 Abdruck von Dr. Urlugaledinas Roll-siegel, um 2000 v. Chr., Fundort Lagasch. Der Text lautet: »Oh, Gott Edinmugi, Wesir des Gottes Gir, der den Muttertieren bei der Geburt beisteht! Urlugaledina, der Arzt, ist dein Die-ner.« Louvre, Paris

102 Verwundete Löwin auf einem Alabaster-relief ›Die große Jagd‹ im Palast von Assurbani-pal II. in Ninive, 7. Jahrhundert v. Chr., das eine Querschnittslähmung nach Verletzung des Rückenmarks darstellt. British Museum, London

103 Statue von Assurbanipal II., 7. Jahrhun-dert v. Chr., dessen Bibliothek aus Tontafeln die Hauptquelle des Wissens über die Kultur des antiken Mesopotamiens darstellt. British Museum, London

104 Assyrisches Alabasterwandrelief, 8. Jahr-hundert v. Chr., mit der Darstellung von Priestern; einer trägt Mohnkapseln, der andere eine Gazelle als Opfer für die Götter. Louvre, Paris

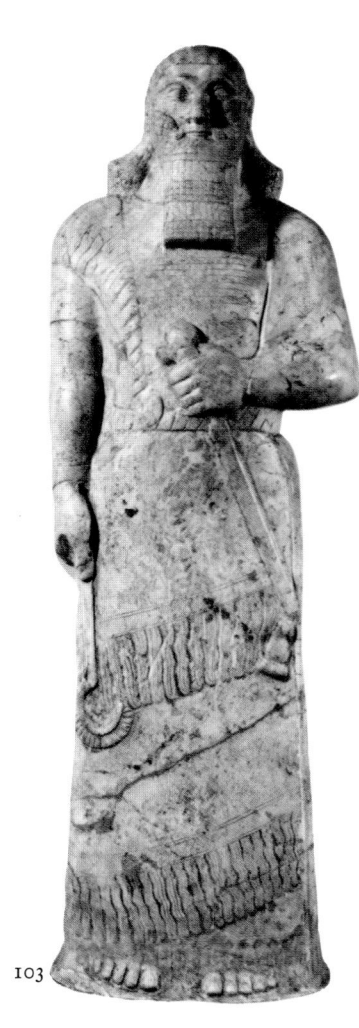

103

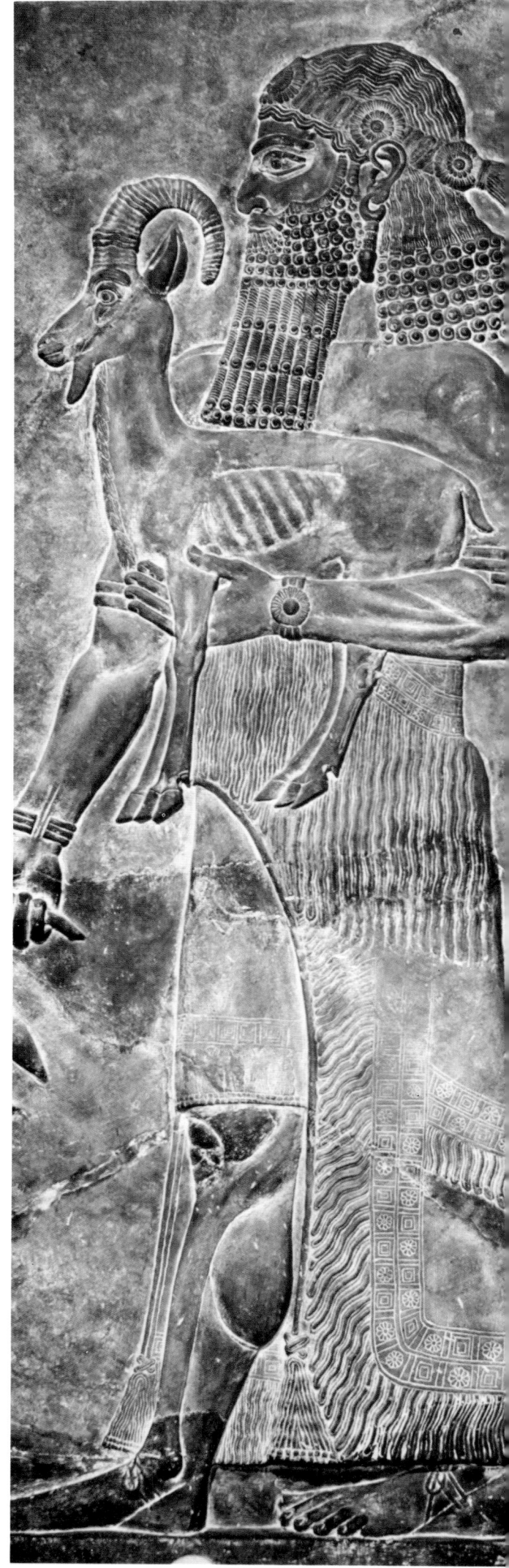

104

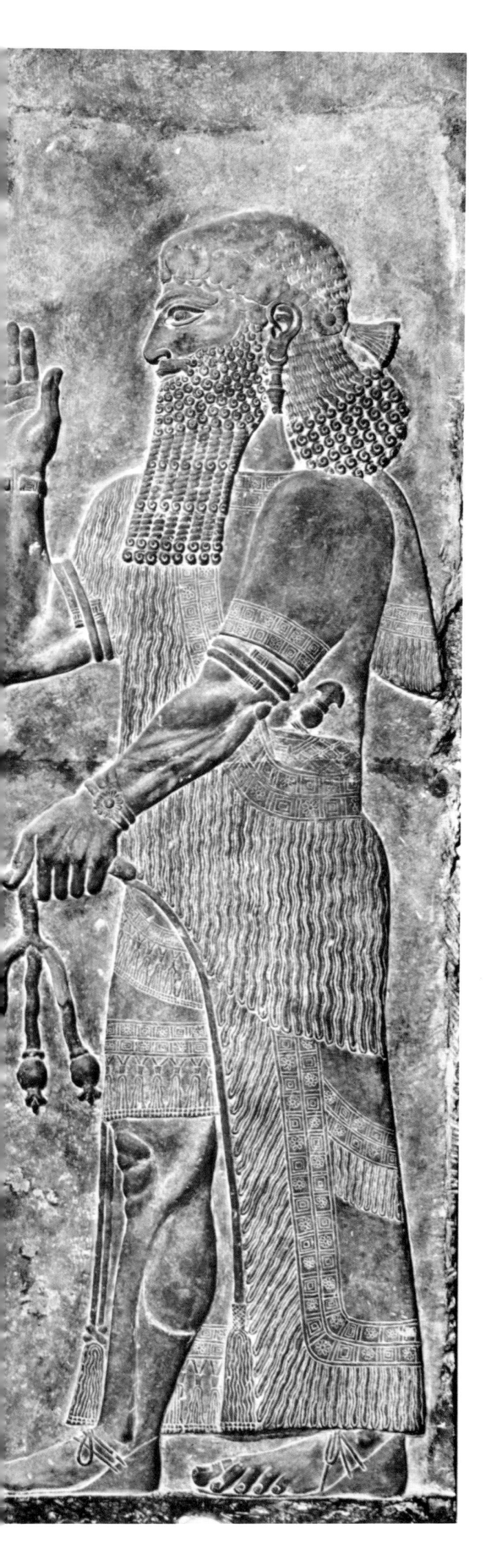

Die Priesterärzte erhielten ihre Ausbildung in Schulen, die Tempeln assoziiert waren. Außer der praktischen Instruktion bezogen sie ihre Kenntnisse aus einer Vielzahl von Texten, die auf Tontafeln zur Verfügung standen. Im 7. Jahrhundert v. Chr. enthielt die Bibliothek von Assurbanipal mehr als 20000 Tontafeln, die an der Stätte des alten Ninive vor 150 Jahren ausgegraben wurden. Sie stellen die reichste Quelle unseres Wissens über die Gesellschaft der Mesopotamier und ihrer Medizin dar. Kürzlich wurden hier noch weitere Tafeln gefunden, die sich bis in sumerische Zeit zurückdatieren lassen.

Die Priesterärzte widmeten sich hauptsächlich dem Hof, dem Adel und der Oberschicht; offensichtlich gab es aber auch Barbiere, die kleinere chirurgische Eingriffe und Zahnextraktionen durchführten und den Sklaven ihr Zeichen einbrannten. Die Veterinärmedizin mag von den niedriggestellten Barbieren oder sogar vom *Asu* durchgeführt worden sein; ob es aber schon den Spezialisten für Tiere gab, den »Doktor für Ochsen und Esel«, ist nicht bekannt.

Der Beruf des Arztes unterlag wie alle anderen Berufe genau definierten Vorschriften. Der Kodex Hammurapi widmete allein zehn seiner 282 Regeln den ärztlichen Gebühren sowie der Strafe für Mißerfolge:

> »Hat der Arzt einen freien Mann mit einem metallenen Messer an einer schweren Wunde behandelt und ihn dadurch geheilt oder hat er seinen Tumor mit einem Metallmesser eröffnet und das Auge geheilt, so soll er zehn Silberschekel erhalten.
>
> Ist der Patient der Sohn eines Plebejers, so soll der Arzt fünf Silberschekel bekommen.
>
> Ist der Patient ein Sklave, so soll dessen Besitzer dem Arzt zwei Silberschekel geben.
>
> Hat der Arzt jemanden mit einem metallenen Messer an einer schweren Wunde behandelt und ihn dadurch getötet oder jemandem einen Tumor mit einem metallenen Messer eröffnet und ihm dabei das Auge zerstört, so sollen dem Arzt die Hände abgeschlagen werden.
>
> Hat der Arzt den Sklaven eines Plebejers mit einem Metallmesser an einer schweren Wunde behandelt und ihn dabei getötet, so muß er einen neuen Sklaven stellen.
>
> Hat er einen Tumor mit einem metallenen Messer eröffnet und das Auge zerstört, so soll er die Hälfte des Preises in Silber zahlen.
>
> Hat ein Arzt den gebrochenen Knochen eines freien Mannes behandelt oder erkranktes Fleisch wieder geheilt, so soll der Patient dem Arzt fünf Silberschekel geben.
>
> Ist der Patient der Sohn eines Plebejers, so beträgt das Honorar drei Silberschekel.
>
> Im Falle eines Sklaven soll der Besitzer dem Arzt zwei Silberschekel bezahlen.
>
> Wenn ein Doktor für Ochsen und Esel eins dieser Tiere an einer schweren Wunde behandelt und es geheilt hat, so soll der Eigentümer des Tieres dem Arzt den sechsten Teil eines Silberschekels als Honorar zahlen. «

Zwar ist es schwierig, den relativen Geldwert nach modernen Maßstäben einzuschätzen, doch ergibt ein Vergleich der Gebühren im Kodex, daß man mit fünf Silberschekeln die Jahresmiete für ein Haus der Mittelklasse begleichen konnte; der 50. Teil eines Silberschekels war der durchschnittliche Tageslohn eines Handwerkers. Hieraus können wir auf außerordentlich hohe ärztliche Gebühren schließen. Die dragonischen Strafen für ärztliche Mißerfolge, die im Kodex beschrieben sind (wie z. B. das Abschlagen der Hände), muß man im Vergleich zu anderen Strafen (einschließlich der Exekution) sehen, die bei Fehlhandlungen in anderen Berufen und bei personenbezogenen Vergehen drohten.

> »Hat ein Mann das Auge eines Patriziers zerstört, so soll auch sein Auge zerstört werden.
>
> Hat ein Mann die Zähne eines Gleichgestellten ausgeschlagen, so sollen auch ihm die Zähne ausgeschlagen werden.
>
> Hat er einem Plebejer die Zähne ausgeschlagen, so soll er das Drittel einer Silbermina bezahlen.«

Man fragt sich, ob ein Arzt angesichts der drohenden schweren Strafen überhaupt noch willens war, eine Operation durchzuführen; es mag aber durchaus sein, daß der Kodex nicht immer wörtlich befolgt wurde. Frühere sumerische Schriften, die man kürzlich entdeckte, weisen darauf hin, daß die Bestrafungen weniger hart waren, als der spätere Kodex es forderte.

Eins jedoch scheint klar: Wie auch immer die Restriktionen und Regulationen ausgesehen haben – eine ansehnliche Zahl von Ärzten – Priester oder Barbiere – praktizierte als Heilkundige und Chirurgen im alten Mesopotamien. Es fällt deshalb schwer, dem griechischen Historiker Herodot (5. Jahrhundert v. Chr.) zu glauben: »Sie haben keine Ärzte; wenn ein Mann krank ist, legen sie ihn auf den Marktplatz, und die Passanten gehen zu ihm, und wenn sie an einer gleichen Krankheit gelitten haben oder jemanden kennen, der daran erkrankt war, geben sie ihm einen Rat und empfehlen ihm, das zu tun, was ihnen selbst auch geholfen hatte. Und niemand darf an dem Kranken vorbeigehen, ohne ihn zu fragen, woran er leidet.«

Öffentliches Gesundheitswesen und Hygiene

Aus den zahlreichen Instruktionen auf Tontafeln, die religiöse und empirische Heilmethoden empfehlen, darf man schließen, daß der Arzt bei den vielfältigsten Krankheiten konsultiert wurde. Diese waren nicht wie heute zu einheitlichen Krankheitsbildern zusammengefaßt, sondern man klassifizierte sie je nach der Lokalisation der Symptome. Am Kopf gab es z. B. Kopfweh, Augen- und Ohrenschmerzen sowie Schwellungen und Zahnabszesse. Leiden der Brust waren Husten, Schmerzen und blutiger Auswurf. Krämpfe, Erbrechen und Durchfall stellten Krankheiten des Abdomens (Bauch) dar.

Epidemien müssen oft aufgetreten sein; die vielen Kriege und Invasionen können Seuchen nur Vorschub geleistet haben, von ihnen wird auch auf Keilschrifttafeln des 8. Jahrhunderts v. Chr. berichtet. Fieber verschiedener Ursache fand häufig Erwähnung in den Medizintexten. Der Schüttelfrost, an dem Alexander der Große während seines Feldzuges in Mesopotamien im 4. Jahrhundert v. Chr. litt, darf durchaus auf Malaria zurückgeführt werden.

Ein Kranker, gleich welchen Ranges, genoß eine Sonderstellung und war von der Arbeit und sogar vom Dienst für den König befreit. Andererseits wurde der Erkrankte so gut wie möglich isoliert, da man die Krankheit auf Dämonen zurückführte, die den Körper besessen hatten, und man so die Übertragung verhindern wollte. Diese Isolation erwies sich in hygienischer Hinsicht als sinnvoll für die Gemeinschaft, auch, wenn sie religiös-magisch begründet wurde. Das Tabu, einen Kranken zu berühren, wurde auch in die hebräische Kultur transferiert, wo es eine Schlüsselrolle im System der öffentlichen Gesundheit einnahm – ein weiteres Beispiel für den langwährenden Einfluß Mesopotamiens auf zeitgenössische und spätere Kulturen.

105   Polierte Stele aus schwarzem Diorit, um 1792–1750 v. Chr., gefunden bei Susa mit der Inschrift des Kodex Hammurapi und einem Halbrelief, das den König darstellt, wie er die Gesetze vom Sonnengott Schamasch empfängt. Louvre, Paris

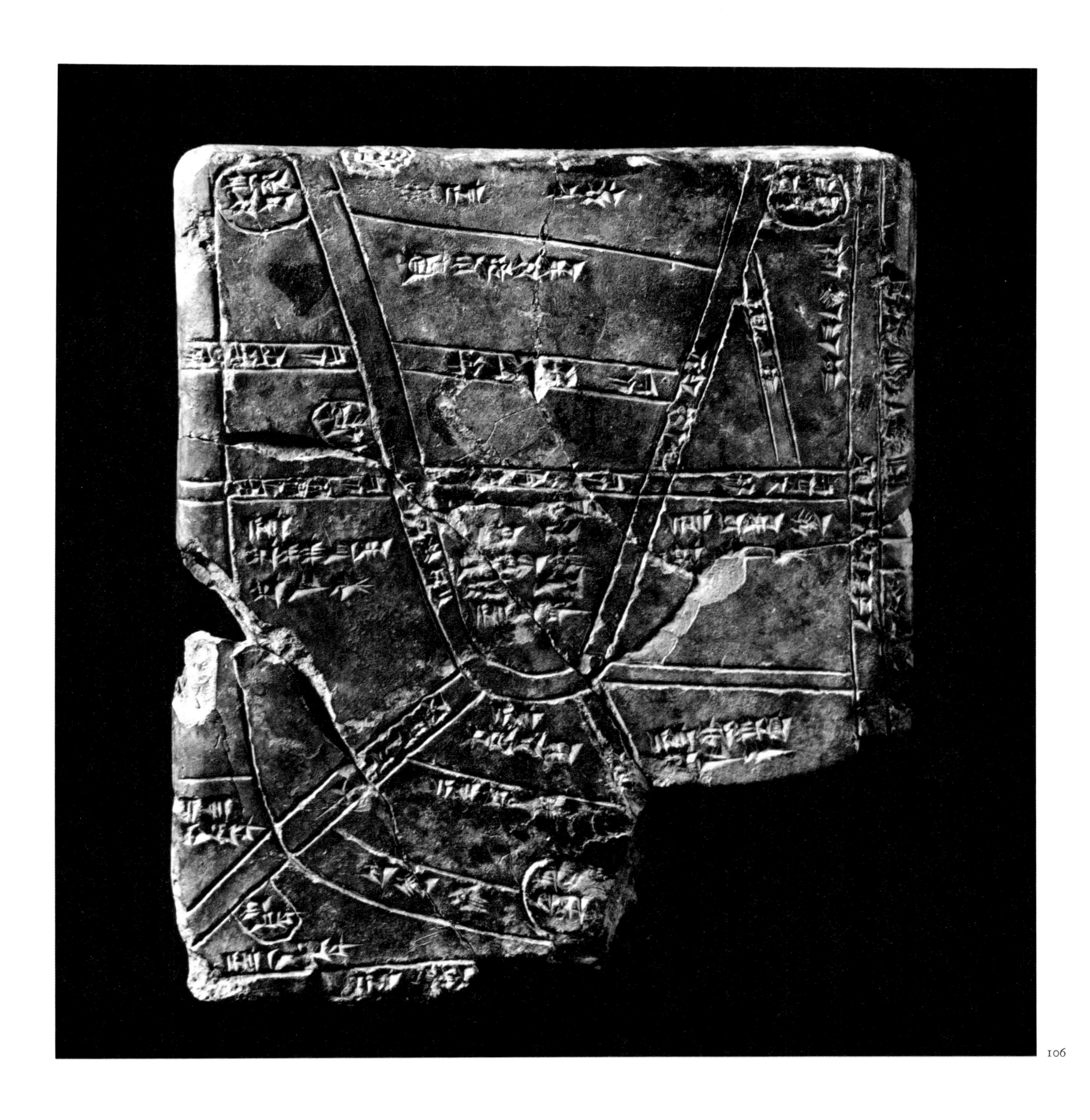

106

106   Kartographische Darstellung auf einer
Tontafel, um 1300 v. Chr. die das Bewässe-
rungssystem eines königlichen Gutes
bei Nippur und seine – durch Kreise
ausgewiesenen – umliegenden Dörfer zeigt.
University Museum, Philadelphia

Frühzeitliche hebräische Medizin

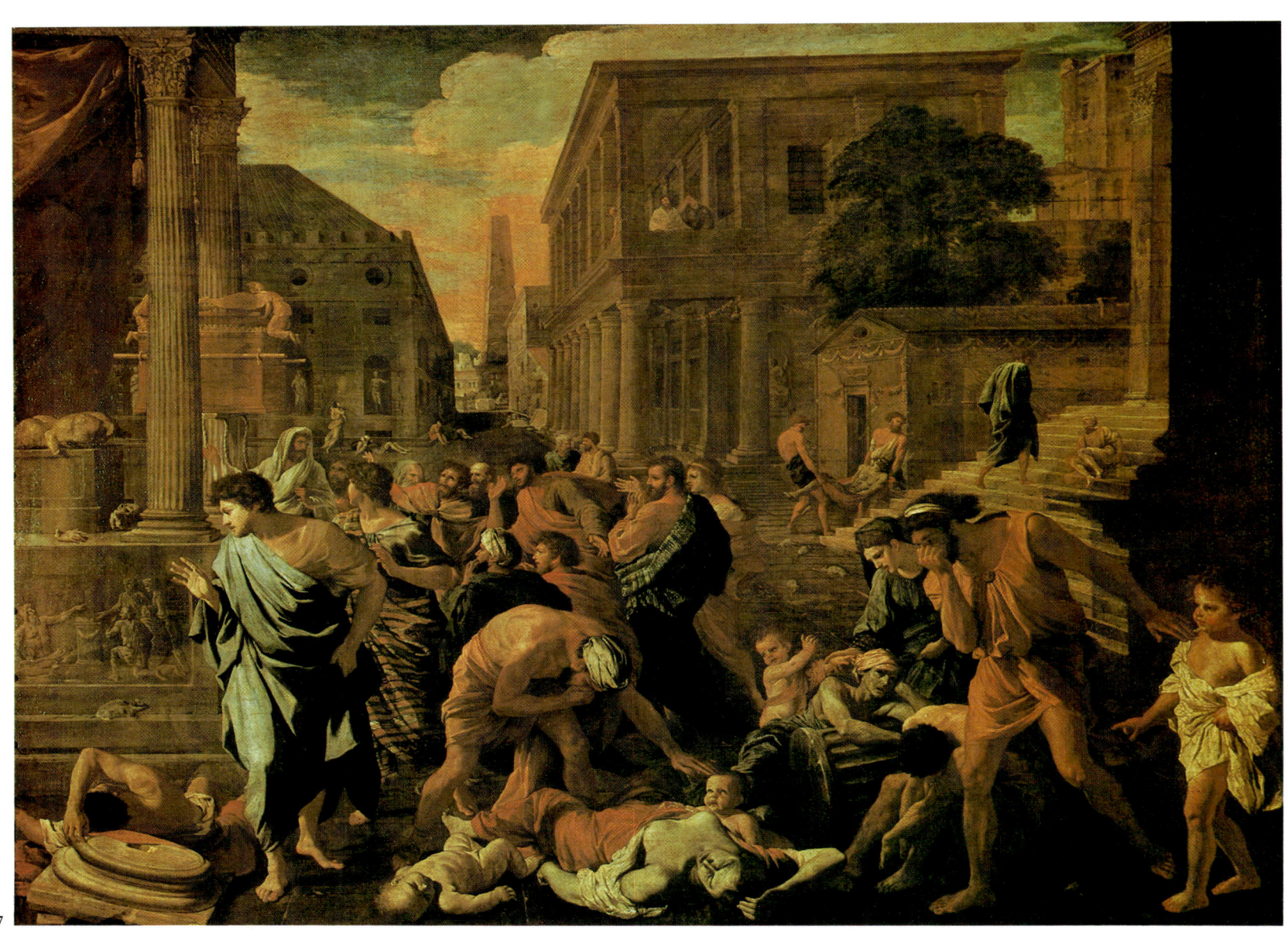

107

Es ist anzunehmen, daß die biblischen Hebräer einen großen Teil ihres Glaubens aus der alten mesopotamischen Kultur übernommen hatten, so auch die Überzeugung, daß Krankheit eine Strafe Gottes und daher ein Zeichen von Sünde sei. Dieser Gedanke wurde als Grundkonzept in das christliche Europa des Mittelalters weitergegeben. Das assyrisch-babylonische Tabu, engen Kontakt mit Kranken aufzunehmen, wurde von den Hebräern durch die Isolation der Unreinen fortgeführt, zu denen außer den Kranken auch die Verstorbenen zählten. In diesen sahen die Völker Mesopotamiens eine mögliche Quelle der Seelenübertragung.

Das Vertrauen der Hebräer in strenge Gesetze, die nahezu das gesamte Verhalten reglementierten, war auch ein mesopotamisches Charakteristikum. Darüber hinaus entspricht die Benennung des Sabbats als Ruhetag, wie er von den orthodoxen Juden heute noch eingehalten wird, dem strikten assyrischen Verbot aller Aktivitäten am siebten Tag der Woche, an dem sogar der König seinen Staatsgeschäften nicht nachging und es den Ärzten verboten war, die Kranken zu behandeln.

Dennoch gab es wichtige Unterschiede zwischen den hebräischen und den assyrisch-babylonischen Auffassungen. So sahen z. B. die biblischen Hebräer die Welt nicht voller Dämonen und Geister, auch wenn sie an eine übernatürliche Ursache der Krankheit glaubten. (Erst viele Jahrhunderte später, im Mittelalter, verschrieb sich der jüdische Aberglaube der kabbalistischen Idee von der Besessenheit durch Geister.) Für den Hebräer der Frühzeit war es ausschließlich Jehova, Gott selbst, der die Gesundheit gab oder nahm. Schuld an der Kontamination (Ansteckung) waren auch nicht böse Geister, die von den Gesunden auf die Kranken übergingen, sondern sie war ein Zeichen der eigenen geistigen Unreinheit, verursacht durch die Mißachtung des Verbots, eine kranke, von Gott gestrafte Person zu berühren. Gesetze der Hygiene wurden aus religiösen und disziplinarischen, nicht aber aus medizinischen Gründen befolgt. Diese Regeln betrafen nahezu jede Handlung: Isolation der Kranken, Zeit und Ort der Beerdigung, Häufigkeit des Beischlafs, Waschungen vor dem Essen, das Bad nach dem Geschlechtsverkehr und der Menstruation, das Schlachten von Tieren und die Bereitung des Essens.

Man hat viel über eine mutmaßliche medizinische Basis der Nahrungsverbote in der jüdischen Tradition diskutiert, aber es sind auch andere Erklärungen denkbar. Einer neueren Ansicht zufolge ist das Verbot von Schweinefleisch darauf zurückzuführen, daß in den öden Landstrichen nicht genug Wasser und Getreide für Menschen und Schweine vorhanden war, während Rinder und Schafe nur wenig Wasser brauchen und sich von Pflanzen ernähren, die sich für den Menschen nicht zum Verzehr eignen. Da sich übertragbare parasitäre Erkrankungen wie der Bandwurm auch bei Schafen und Rindern finden, erscheint der Hinweis auf Trichinose bei Schweinen nicht ganz logisch. Angesichts der weitverbreiteten Vorliebe der Menschen für das Schweinefleisch kann durchaus ein striktes religiöses Tabu notwendig gewesen sein, um die Schweinezucht zu verbieten, damit ausreichend Wasser und Getreide zur Verfügung standen. Es ist gut möglich, daß medizinische Beobachtungen den hygienischen Kodizes vorausgingen, aber die biblische Auflistung von Tieren, deren Verzehr verboten war, ist nicht ohne weiteres ausschließlich mit hygienischen Gründen in Verbindung zu bringen.

Seuchen und Epidemien werden oft in der Bibel erwähnt. Besondere Aufmerksamkeit widmete man der Lepra, die gefürchtet und isoliert wurde. Allerdings hatte man – ähnlich wie die Assyrer und Babylonier – viele Hauterkrankungen fälschlicherweise für Lepra gehalten. Die Bibel nennt auch viele andere Krankheitstypen und Symptome.

Ärzte stammten aus dem priesterlichen Stamm der Leviten und durften nicht praktizieren, wenn ihre Sehkraft eingeschränkt war; auch war die Untersuchung bei Zwielicht, an wolkigen Tagen oder in einem dunklen Raum verboten. Einige Passagen in der Bibel legen die Vermutung nahe, daß die Ärzte hoch angesehen waren. »Wenn Du Dich krank fühlst, rufe Gott und hole den Arzt, denn der kluge Mann verachtet nicht die Heilmittel der Erde.« Dagegen zeigen andere Aussagen der Bibel, daß die Hochachtung oft mit Spott durchsetzt war. »In seiner Krankheit suchte er nicht den Herrn, sondern ging zu den Ärzten. Und Asa ruhte bei seinen Vätern.«

Die medizinischen Praktiken der Hebräer ähnelten denen anderer Völker. Die Bibel nennt zahlreiche Medikationen wie die Alraune, Balsame, Harze, Gewürze, Öle und möglicherweise auch Narkotika; aber die Unvollständigkeit der Aufzählung wird evident, wenn man sie mit der reichhaltigen *Materia Medica* der mesopotamischen und ägyptischen Ärzte vergleicht. Die Bibel nimmt nur an wenigen Stellen Bezug auf die Chirurgie, mit Ausnahme der Beschneidung, die ägyptischen Ursprungs sein

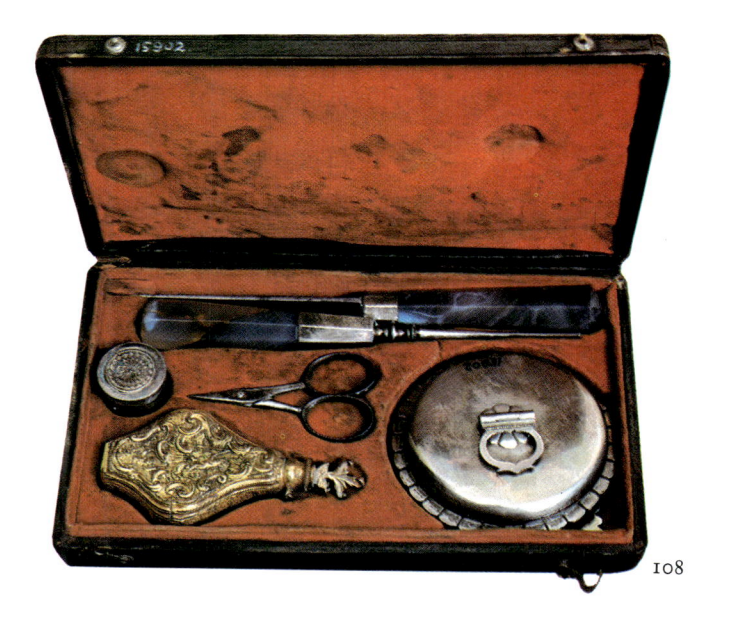

108

107 Die Pest in Ashdod, dargestellt von Nicolas Poussin, in Gestalt der biblischen Pest, 1030 v. Chr., beschrieben im Ersten Buch Samuel (Kap. 5) als Gottesstrafe über die Philister, weil sie die Bundeslade gestohlen hatten. Einzelheiten des Bildes weisen auf Bubonenpest unter Einschluß von Ratten hin. Louvre, Paris

108 Kasten mit silberbeschlagenen Instrumenten, die für den hebräischen Ritus der Beschneidung gebraucht wurden. In der Silberdose die Inschrift »Hollandia 1801«. Wellcome Institute for the History of Medicine, London

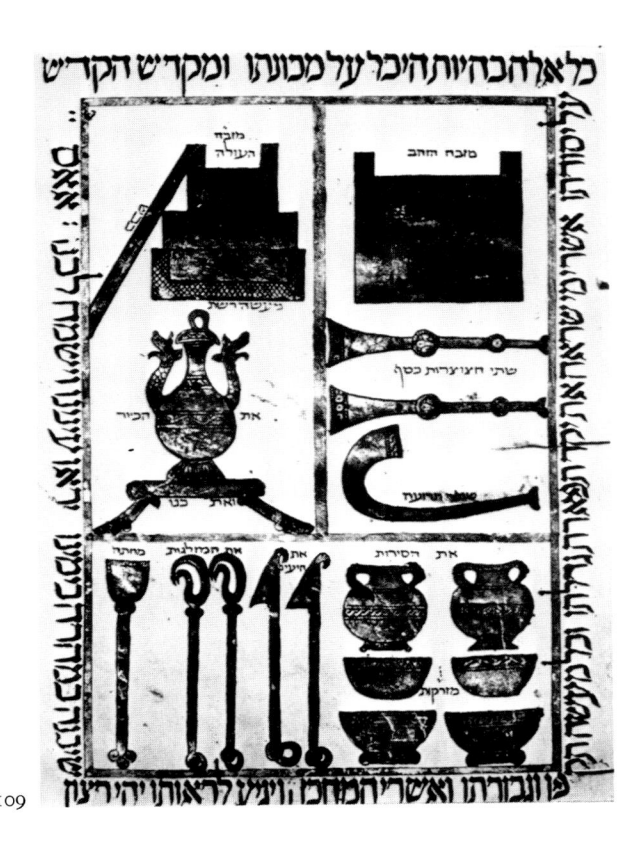

109 Illustration in einer hebräischen Bibel, datiert 1299, hergestellt in Perpignan von Saloman, Sohn des Raphael. Dargestellt sind jüdische Zeremonialgeräte wie Beschneidungsmesser und Opferkessel. Ms. Hebrew Nr. 7, Bibliothèque Nationale, Paris

110 Gemälde von Fouquet in einer mittelalterlichen Ausgabe (1420–1481) der *Frühzeit der Juden* von Flavius Josephus. Dargestellt ist der römische General Pompeius im Tempel von Jerusalem, 70 v. Chr., nach der Eroberung der Stadt und der Etablierung der römischen Herrschaft über Palästina. Ms. Français 247, f. 293, Bibliothèque Nationale, Paris

könnte. Hebammen werden erwähnt, aber ihre Hilfe scheint über die Beruhigung und Bewachung nicht hinausgegangen zu sein.

Im Gegensatz zu den spärlichen medizinischen Informationen der Bibel steht die reiche Auswahl medizinischen Gedankengutes im späteren Talmud, der verbindlichen Sammlung jüdischer Überlieferungen. Man unterscheidet den jerusalemischen und den umfangreicheren babylonischen Talmud; beide wurden im selben Zeitraum geschrieben (2.–6. Jahrhundert n. Chr.). Der Salomonische Tempel in Jerusalem wurde 586 v. Chr. zum erstenmal von den Babyloniern zerstört; dieses Jahr markiert den Beginn der Babylonischen Gefangenschaft der Juden. Im 1. Jahrhundert n. Chr. wurde Jerusalem erneut eingenommen, diesmal von den Römern. Nach diesen beiden Katastrophen verstreuten sich die Juden über viele Länder und gründeten Schulen, die ihre wissenschaftliche und religiöse Tradition erhielten; der Talmud wurde der Grundstein, auf dem die jüdische Lehre ruhte. Obwohl die medizinischen Schriften des Talmuds bemerkenswerte Einsichten und Beobachtungen zeigen, spiegeln sie doch über weite Teile die Ansichten und Methoden der verschiedenen Völker wider, mit denen die Juden über die Jahrhunderte hinweg lebten. So beriefen sich die Talmudisten z. B. auf die Humoral-Lehre (Lehre von den Körpersäften) der Griechen, nach der alle Krankheiten auf ein gestörtes Gleichgewicht der vier Körpersäfte zurückzuführen waren: Schleim, Blut, gelbe Galle und schwarze Galle. Ebenso folgten sie den griechischen Philosophen bei der Bestimmung der vier Elemente des Universums als Luft, Feuer, Erde und Wasser.

Da sich auch Juden unter den vielen Rassen und Nationalitäten befanden, die im 4. Jahrhundert v. Chr. nach Alexandria, in das Zentrum griechischer Gelehrsamkeit, strömten, folgten auch sie den dortigen Lehren über Anatomie und Physiologie, Diät, Massage und Medikamente. In den zahlreichen medizinischen Schulen gab es auch Juden, deren Schriften Eingang in die Kommentare zum Talmud fanden. Obwohl Leichen wegen ihrer vermeintlichen Unreinheit gemieden wurden, führten Juden offensichtlich doch Sektionen durch, denn Rabbi Ismael soll im 1. Jahrhundert n. Chr. die Leiche einer Prostituierten gekocht und studiert haben. Im großen und ganzen gehen aber die anatomischen Erkenntnisse des Talmuds auf Studien in Alexandria zurück und auf Untersuchungen von Tieren, die man anstellte, um zu erfahren, ob diese gesund und als koschere Nahrung verwendbar waren.

Im Bereich der Chirurgie diskutierte der Talmud Möglichkeiten, Dislokationen zu verringern und Organerkrankungen zu behandeln. In Einzelfällen wurden detaillierte Techniken beschrieben, wie z. B. die Operation eines verschlossenen Darmausgangs: Nach Ölung und starker Sonnenbestrahlung wurde ein kleiner Einschnitt an der Stelle vorgenommen, wo der Anus hätte sein sollen. Die Beschneidung geschah natürlich unter dem »Siegel des Bundes« und wurde zu einer bestimmten Zeit nach der Geburt bei allen Jungen durchgeführt.

Wenngleich Barbiere und andere ungelernte Heilpraktiker sich in den anerkannten Verfahren des Aderlasses und kleinerer mechanischer Prozeduren übten, so gab es doch auch die *Rophe*, die sich professionell der Heilkunde und der Chirurgie widmeten. Ärzte, die sich ausschließlich auf chirurgische Behandlungen beschränkten, bezeichnete man als *Human*. Wahrscheinlich gab es auch Veterinärchirurgen, da einer im Talmud namentlich erwähnt wird.

Die Verbote und Verhaltensmaßregeln biblischer Zeiten im Bereich der individuellen und öffentlichen Hygiene wurden im Talmud fortgeführt. »Körperliche Sauberkeit fördert geistige Reinheit.« (Avoda Zara im jerusalemischen Talmud). Z. B. galt der Leprakranke weiterhin als unrein, und seine Kleidung mußte verbrannt werden. Auch wird die Isolation mancher anders Erkrankter außerhalb der Stadtmauern erwähnt. Die Hebräer späterer Zeiten hatten offensichtlich erkannt, daß bestimmte Leiden durch kontaminierte Gegenstände übertragen werden konnten. Wie in der Bibel wurden Frauen bis zum siebten Tag nach Sistieren der Menstruation für unrein gehalten und durften sich weder religiös noch sexuell betätigen. Vorschriften für die Essenszubereitung finden sich ebenfalls im Talmud.

Erst viel später, im Mittelalter, sollten die jüdischen Schriften als Hort griechischer und römischer Lehren geschätzt werden. Zur Zeit der Vorherrschaft des Islams fungierten sie als Mittler zwischen dem moslemischen Osten und dem christlichen Westen.

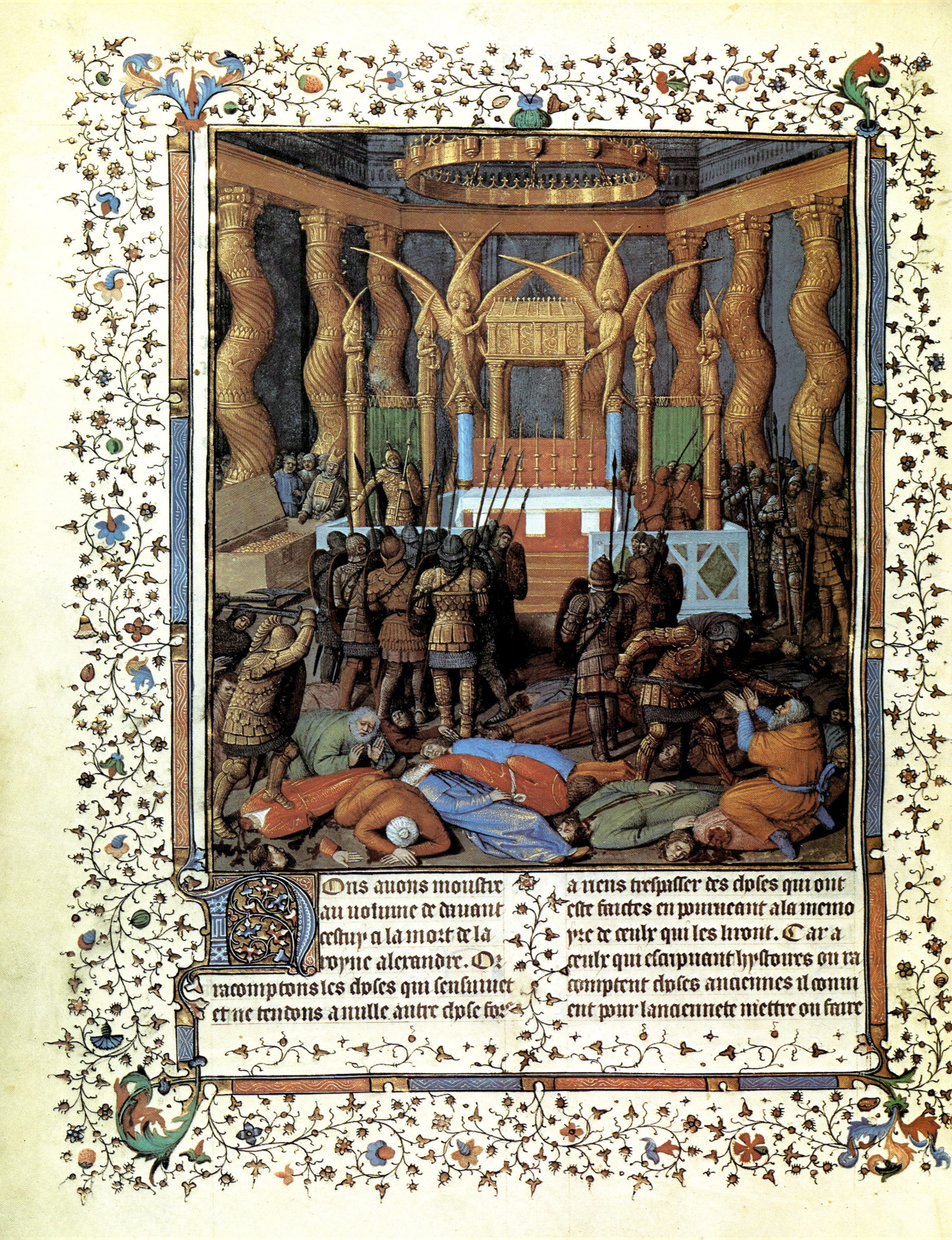

Ons auons moustre au uolume de deuant cestup a la mort de la roqne alexandre. Or racomptons les choses qui sensuiuet et ne tendons a nulle autre chose fors

a riens trespasser des choses qui ont este faictes en puincant ala memoyre de ceulx qui les liront. Car a ceulx qui esuipuant hystoures on racomptent choses anciennes il conuient pour lanciennete mettre ou faire

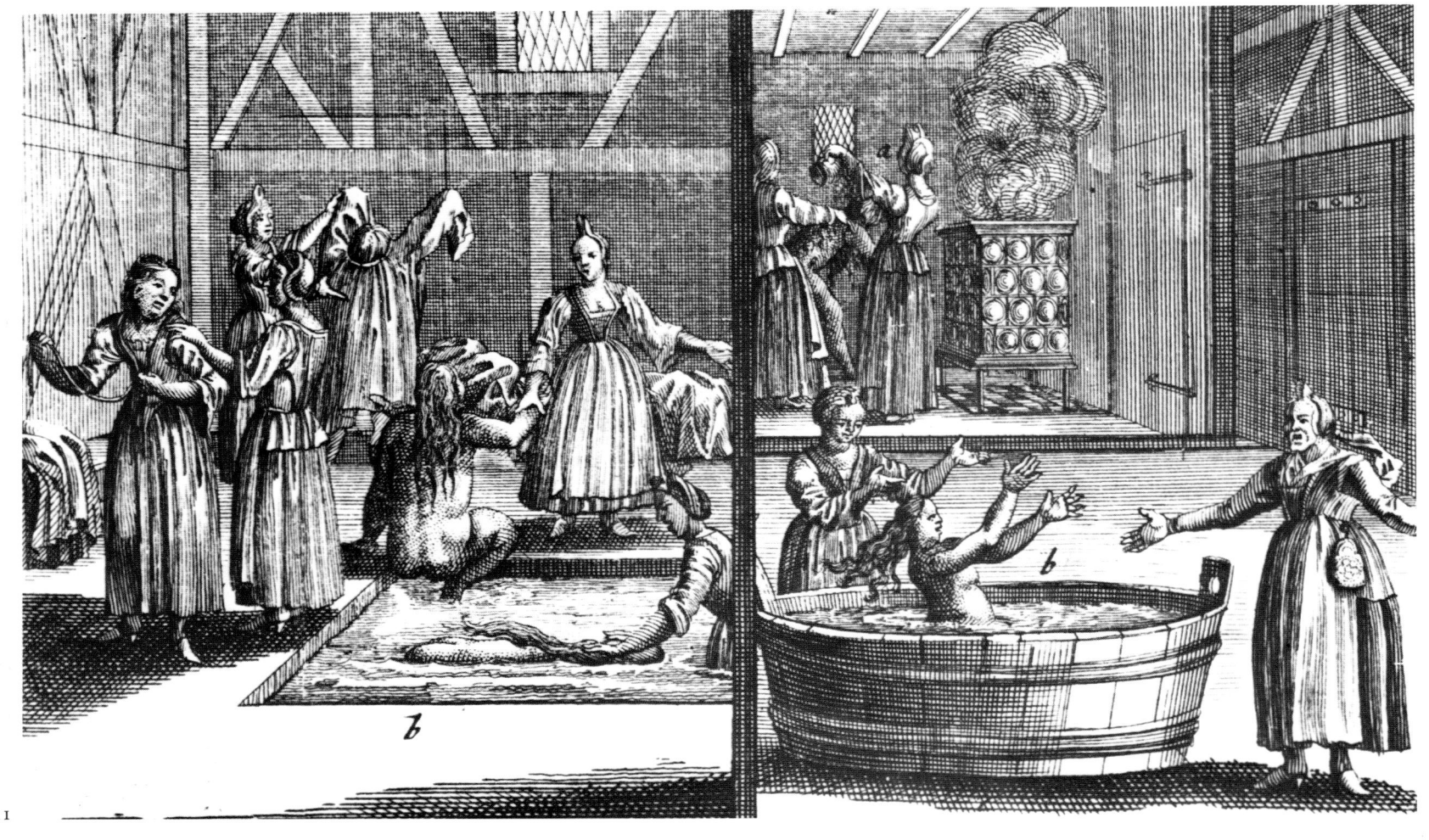

111

111 Jüdische Frauen in einem rituellen Bad, Radierung aus Kirchners *Jüdische Ceremonie*, Nürnberg, 1726. Obwohl die jüdischen Hygieneregeln aus religiösen Gründen befolgt wurden, trugen sie zur Entwicklung präventiver Gesundheitsmaßnahmen bei. Österreichische Nationalbibliothek, Wien

112 Kabbalistisches Schema, das von den Juden im Mittelalter angewandt wurde, um auch bei der Heilung von Krankheiten gute Ergebnisse zu erlangen. Dies steht im Gegensatz zu der Verneinung von Magie und Zaubersprüchen in der Medizin der biblischen Hebräer. Ms. 2406 Heb. 763, f. 35, Bibliothèque Nationale, Paris

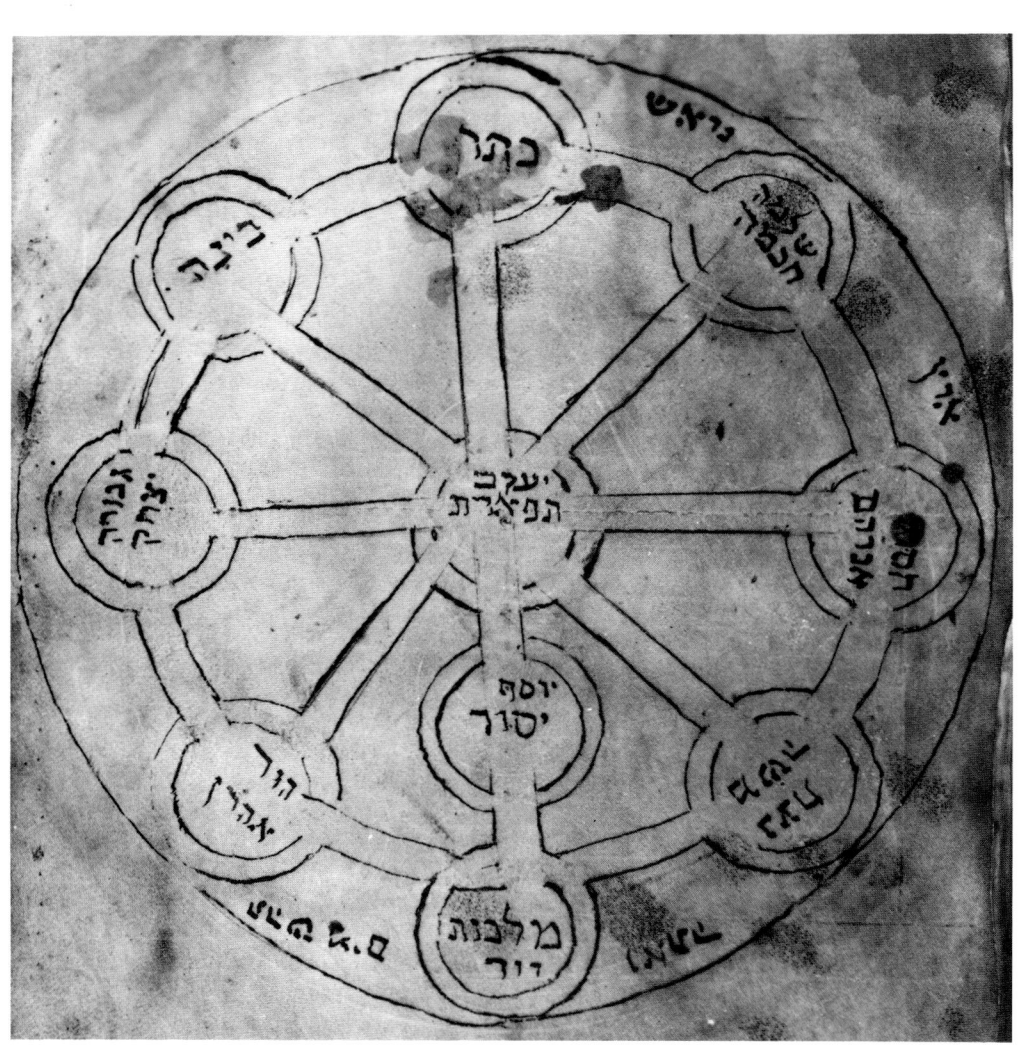

112

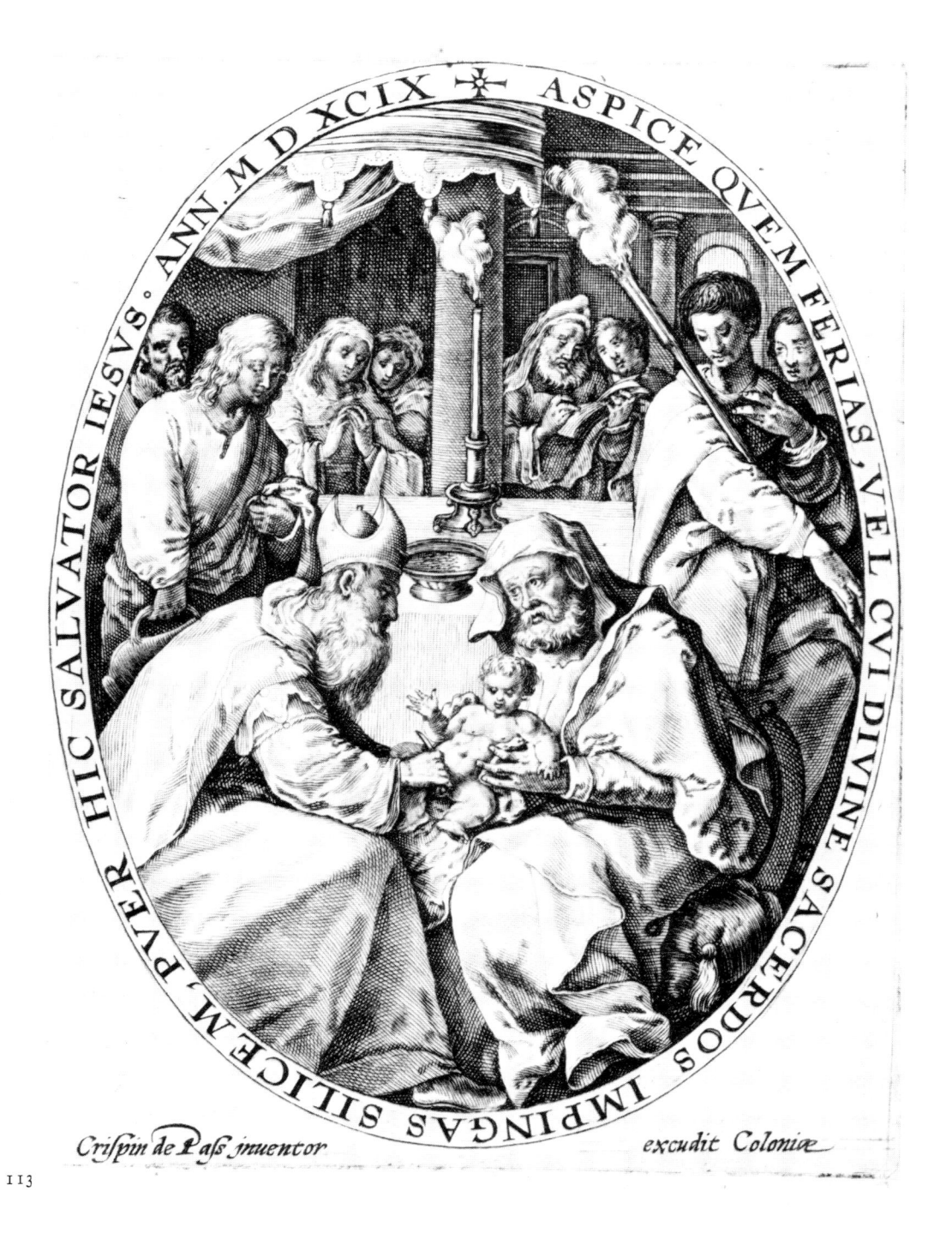

113

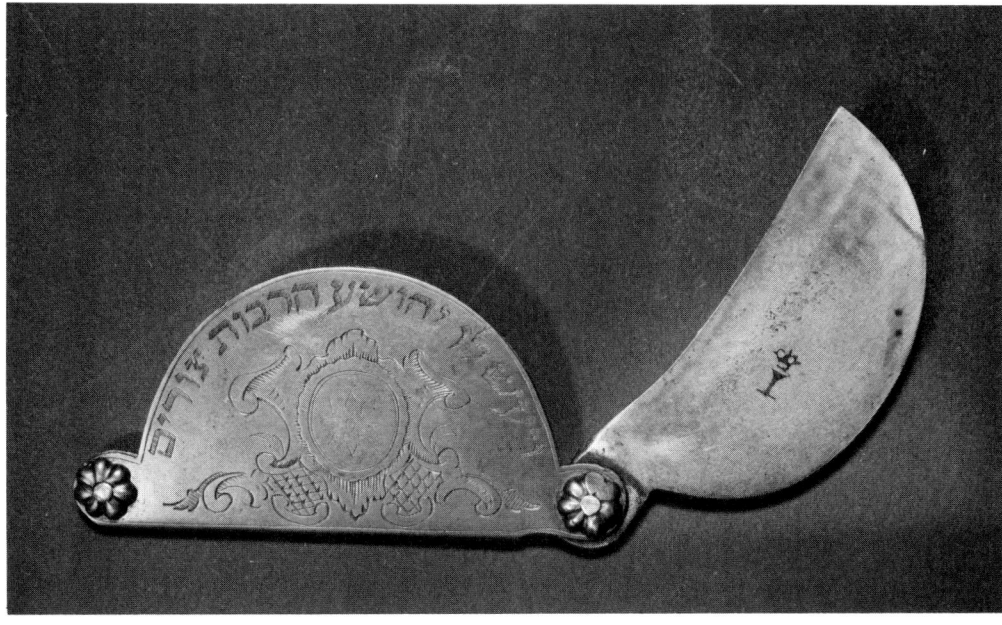

114

113 Stich von Crispin de Passe, 1599, der eine Beschneidung darstellt. Die Beschneidung stellt ein vorgeschriebenes Ritual der Juden dar, das mehr religiöse als medizinische Bedeutung hat, obwohl der hygienische Wert von vielen Ärzten bejaht wird. Sammlung Charles M. Lea, Philadelphia Museum of Art

114 Beschneidungsmesser des 18. Jahrhunderts. Wenn zwei Söhne einer Mutter durch unstillbares Bluten starben, wurden weitere Nachkommen nicht beschnitten, d. h., man war sich einer erblichen Blutungsneigung bewußt. Sammlung Putti, Istituto Rizzoli, Bologna

Das alte Ägypten

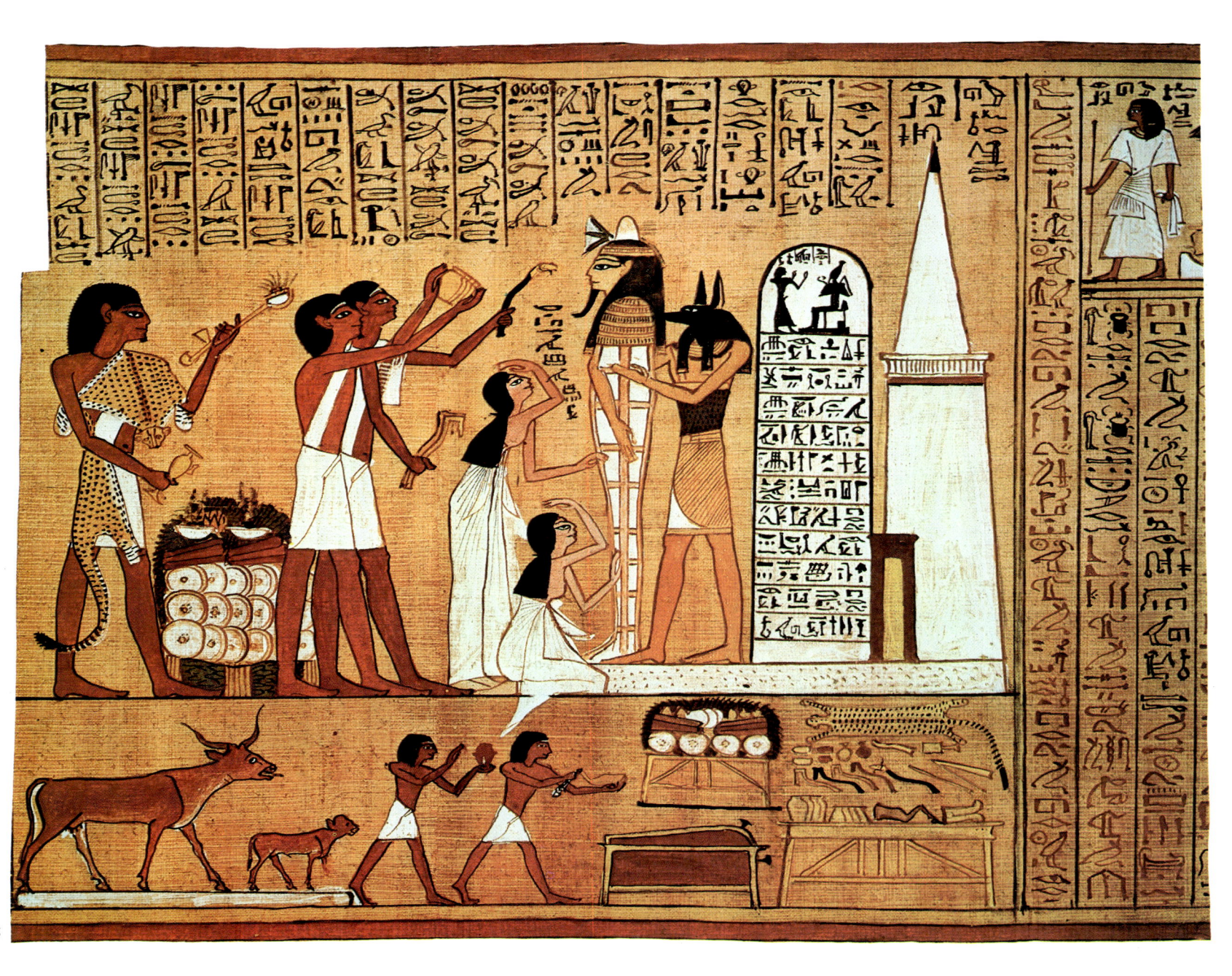

115

Bis zur Entdeckung der sieben bekannten medizinischen Papyri im letzten Jahrhundert stammte unser Wissen über die alte ägyptische Medizin vor allem aus den Schriften griechischer und römischer Kommentatoren wie Homer, Herodot, Hippokrates, Plinius, Diodor und Klemens. Trotz reicher Funde in historischen Ruinen blieben die Schriften der Ägypter unlesbar, bis der »Stein von Rosette« 1799 während der Eroberung Ägyptens durch Napoleon entdeckt wurde. Diese Basalt-Stele trug eine in Hieroglyphen geschnittene Huldigung an Ptolemäus V. (196 v. Chr.) mit demotischen (Kursivschrift des Alltags aus Unterägypten) und griechischen Transkriptionen. Sie lieferte Jean-François Champollion den notwendigen Schlüssel, um den Zugang zur Sprache und damit zu einem umfassenden Verständnis der ägyptischen Antike zu eröffnen.

Medizinische Dokumente

Der älteste medizinische Papyrus ist der fragmentarische Papyrus Kahun, der sich mit Veterinärmedizin und Frauenerkrankungen befaßt. Der Papyrus Edwin Smith (etwa 17. Jahrhundert v. Chr.) ist chirurgischen Themen gewidmet, beginnend mit der Behandlung des Schädels und dann der weiter abwärts befindlichen Körperteile – ein medizinisches Ordnungssystem, das man in späteren Texten anderer Länder häufig findet –, aber bei der Erläuterung der mittleren Brust endet die Schrift unvermittelt. Zum größten Teil beinhaltet dieses Dokument ein auf Erfahrung beruhendes, uraltes Instruktionssystem von Praktiken und ist offensichtlich die Kopie einer viel älteren Abhandlung. Der Papyrus Georg Ebers, der aus dem frühen 16. Jahrhundert v. Chr. stammt, ist der umfangreichste der medizinischen Papyri. Er befaßt sich ausführlich mit medizinischen Therapien, darunter pharmakologischen und mechanischen Behandlungsmaßnahmen, und enthält auch viele Zaubersprüche.

Der Papyrus Hearst (ca. 16. Jahrhundert v. Chr.), der Londoner (14. Jahrhundert), der Berliner (frühes 13. Jahrhundert) und der von Chester Beatty (spätes 13. Jahrhundert, der fast ausschließlich Krankheiten des Anus abhandelt) mögen praktische Handbücher gewesen sein, wohingegen die Papyri Smith und Ebers als Lehrmaterial genutzt wurden. Ein Teil des Ebers-Dokumentes wird in dem Papyrus Smith wiederholt, und der Berliner Papyrus enthält eine vollständige Abhandlung, die ebenfalls im Papyrus Ebers erschienen ist.

Der älteste noch vorhandene medizinische Text befindet sich auf einer Keilschrifttafel aus Mesopotamien. Die am weitesten rückdatierbaren ägyptischen Medizinschriften stammen aus einer späteren Periode, aber sie beziehen sich auf weitaus ältere Texte. Besonders wichtige Abhandlungen waren: *Das Buch über die Gefäße des Herzens*, *Geheimnis des Arztes: Lehre von der Bewegung des Herzens und vom Herzen selbst* und *Gesammelte Erfahrungen über die Austreibung des Weedu* (ein toxischer Bestandteil des Körpers).

Im 2. Jahrhundert n. Chr. berichtete der Kirchenlehrer Klemens von Alexandria über 42 heilige Bücher, die der ägyptische Gott Thot der Menschheit gegeben hatte und die der Urquell alles Wissens sein sollten. Zu jener Zeit war Thot mit dem griechischen Gott Hermes als Hermes Trismegistos (»dreimal Größter«) eins geworden, und die sagenhafte Sammlung wurde deshalb die »Hermetische Sammlung« genannt. Sechs der hermetischen Bücher sollen der Medizin gewidmet gewesen sein; Georg Ebers hielt seinen Papyrus für das vierte medizinische Buch der Sammlung.

Viele mystische oder gefälschte Schriften, die man der hermetischen Sammlung zuschrieb, erschienen und verschwanden wieder in den Jahrhunderten nach Klemens. Geheimnisvolle Präparate und Heilmittel fanden in der mediterranen Medizinkunde Erwähnung. Das Wort »Alchimie« könnte seinen Ursprung in dem antiken Namen Ägyptens »Chem« haben.

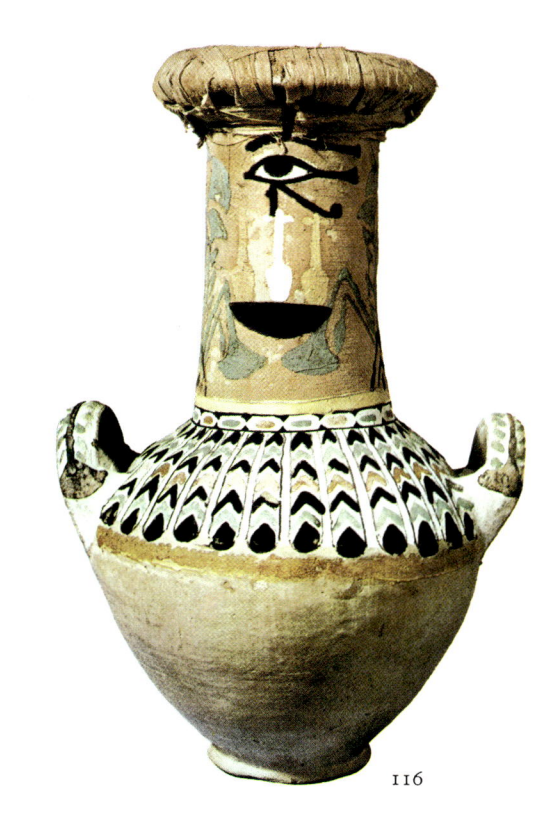

116

115 Szene aus dem *Totenbuch* von Hunefer, 19. Dynastie (Theben 1300 v. Chr.), mit dem schakalköpfigen Anubis, der den Sarg mit dem balsamierten Körper der Hunefer hält, während die weinende Familie und Priester die Zeremonie der »Öffnung des Mundes«, die den Verstorbenen für das Leben nach dem Tode vorbereitet, zelebrieren. British Museum, London

116 Tonvase mit Umwicklung aus bemaltem Leinen, aus dem Grab des Khai, 18. Dynastie (15. Jahrhundert v. Chr.). Die Vase trägt als Wappenzeichen das Auge des Horus, das der Ursprung des Rezeptsymbols Pχ gewesen sein mag. Museo Egizio, Turin

Geschichte

Man nimmt an, daß ungefähr 3000 Jahre v. Chr. die beiden Königreiche von Ober- und Unterägypten von König Menes, einem Herrscher des südlichen Reiches (Oberägypten), vereinigt wurden. Schon in sehr früher Zeit betrachtete man die Könige Ägyptens als Götter, aber sie behielten doch ebenso wie die kosmischen Gottheiten menschliche Qualitäten. Als Söhne des Sonnengottes Ra waren die Könige zugleich geistiges und weltliches Oberhaupt des Staates. Bedeutsame kulturelle

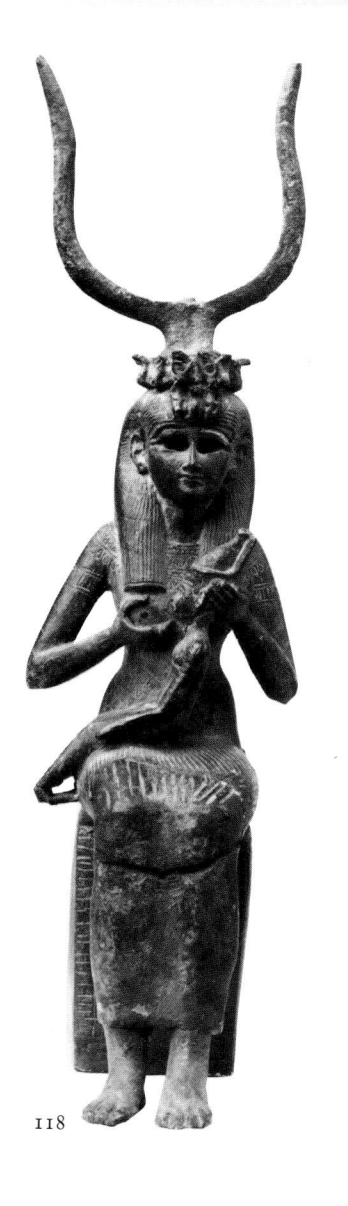

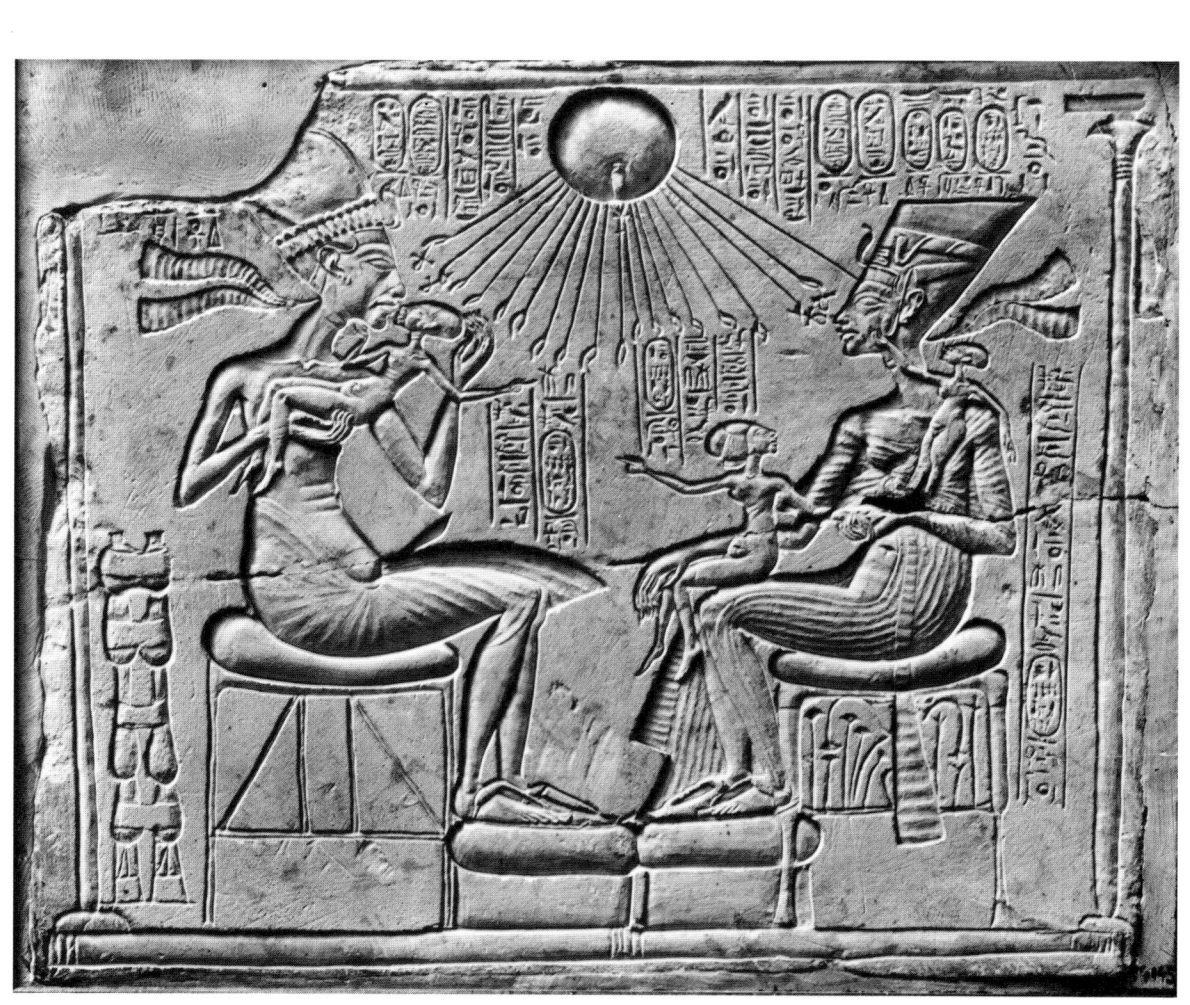

Leistungen dieser Zeit waren die Entwicklung des ägyptischen Alphabets und der Schreibutensilien Papyrus, Rohrfeder und Tinte.

Die folgende Periode von ca. 2780–2200, die man auch das »Alte Reich« nennt, war die Zeit, in der die großen Pyramiden erbaut wurden. Im Verlauf der nächsten Jahrhunderte (6.–11. Dynastie) wurde die straffe Zentralherrschaft geschwächt, aber sie konnte sich zumindest auf begrenztem Gebiet während der 11. und 12. Dynastie, die man als das »Mittlere Reich« bezeichnet, wieder etablieren (2000–1750). Diese Zeitspanne wurde auch das »Klassische Zeitalter« genannt, um die reiche Entwicklung des Geisteslebens hervorzuheben, und die Medizin nahm offensichtlich eine herausragende Stellung in dem Bemühen um Erkenntnis ein.

Während der 13. Dynastie (1750–1580) unterlag Ägypten einer Invasion der Hyksos, eines semitischen Volks Unterägyptens, das fast 200 Jahre lang das Land beherrschte und viele seiner Götter und Sitten in die ägyptische Kultur einbrachte. Schließlich wurde die Vorherrschaft der Hyksos gebrochen, und es etablierte sich in der 18. Dynastie ein Militärstaat unter Amosis und später Amenophis I., der die Zeit des »Neuen Reiches« (1580–1350 v. Chr.) einleitete. Zu dieser Zeit wurde die außergewöhnliche Königin Hatschepsut die erste Herrscherin über ganz Ägypten; sie weitete ihren Einfluß und ihre Macht im ganzen Lande aus. In späteren Zeiten war es nicht ungewöhnlich, daß Königinnen das Land regierten, aber auch als Gemahlinnen der Pharaonen übten sie wesentliche politische Macht aus. Ob Frauen auch als Ärzte fungierten, wie man aus der Existenz eines ägyptischen Wortes für Ärztin geschlossen hat, ist nicht eindeutig bewiesen.

Dies war auch die Periode, in der Pharao Amenophis IV. dem alten Staatsgott Amun die Huldigung entzog, um den entstehenden Kult des Sonnengottes Aton zu begünstigen. Er verließ Theben und gründete zum Ruhme dieses einen Gottes eine neue Hauptstadt, Amarna, auch Akhetaton genannt (Horizont des Aton). Entsprechend änderte er auch seinen Namen in Akhenaton (in Atons Dienst) bzw. Echnaton. Nach Akhenatons Tod verlegte sein Schwiegersohn und Nachfolger, Tutanchaton, den Hof zurück nach Theben, setzte den Gott Amun wieder ein und nannte sich Tutenchamun. Die Entdeckung seines gut erhaltenen Grabes im November 1922, das mehr als 2000 Jahre versiegelt gewesen war, leistete einen wertvollen Beitrag zur Ägyptologie.

Nach Tutenchamun ging die Macht wieder an eine Hyksos-Dynastie über. Die Geschichte der jüdischen Sklaverei geht wahrscheinlich auf diese Zeit (13. Jahrhundert v. Chr.) zurück, und unter der Herrschaft des Pharaos Ramses II., des Erbauers des großen Tempels von Abu Simbel, könnte der Exodus stattgefunden haben. Ein anderer Pharao biblischer Zeit war Merenptah. Als das Royal College of Physicians dessen Mumie untersuchte, stellte man fest, daß er in hohem Alter kahlköpfig, fettleibig und mit einer arteriosklerotischen Aorta (Hauptkörperschlagader) gestorben war.

In den folgenden Jahrhunderten ließ die Macht der Pharaonen nach, und das Land fiel unter die Hegemonie von Libyen, Äthiopien, Assyrien und Persien, dessen Satrap Ägypten schließlich wurde. Im Jahr 332 v. Chr. besiegte der makedonisch-griechische Eroberer Alexander der Große Persien und setzte seinen General Ptolemäus als König von Ägypten ein. (Die berühmte Kleopatra VII. römischer Zeit war die letzte Herrscherin dieser griechisch-ptolemäischen Epoche.) Alexandria, die von Alexander in Ägypten gegründete Stadt, wurde das medizinische und intellektuelle Zentrum der mediterranen Welt.

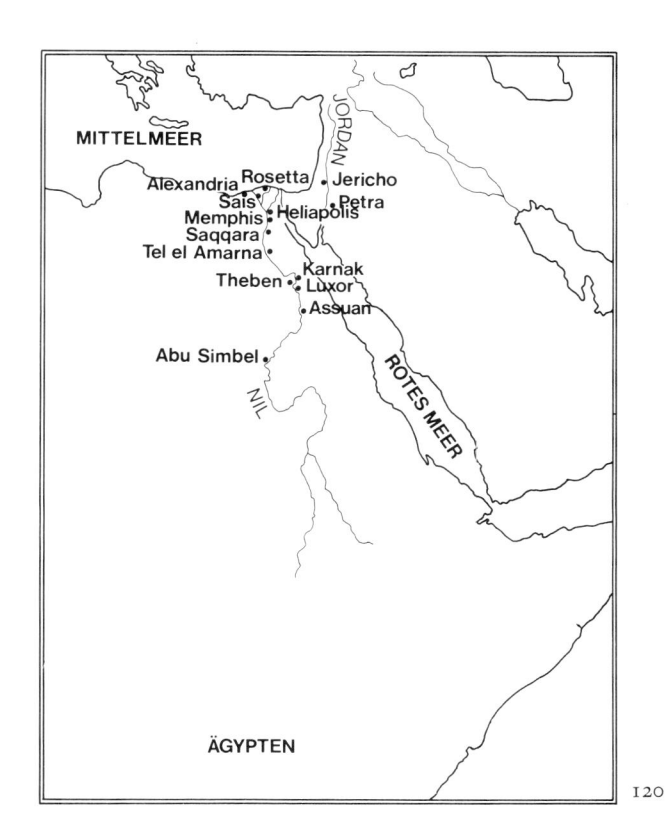

120

117 Ausschnitt aus einem der sieben noch existierenden medizinischen Papyri (um 1550 v. Chr.), 1872 von Georg Ebers in Theben entdeckt. Die Schrift enthält Rezepte, Behandlungen und magisch-religiöse Zaubergesänge. Universitätsbibliothek der Karl-Marx-Universität, Leipzig

118 Statuette der heilenden Göttin Isis, Schwester und Gemahlin des Osiris, der Personifikation des Nils, sowie Mutter von Horus, dem Lichtgott. Louvre, Paris

119 Echnaton mit Königin Nofretete auf einem Kalksteinrelief (1360 v. Chr.) aus der Amarna-Zeit. Echnaton hält die Tochter unter die lebensspendenden Strahlen des Sonnengottes Aton, den er über Amun als obersten Gott Ägyptens erhoben hatte. Ägyptisches Museum, Kairo

120 Landkarte Ägyptens

Die Götter

Alle Gottheiten hatten in irgendeiner Weise mit Gesundheit oder Krankheit zu tun. Einige begannen ihre Laufbahn als lokale Götter und wurden später vom Königreich als kosmische Gottheiten übernommen. Andere verschmolzen mit weiteren göttlichen Wesen. Ra, der Sonnengott, behauptete den höchsten Rang im Pantheon. Isis, eigentlich eine Erdenmutter, wurde als Göttin des Heilens verehrt. Ihr Kult hielt sich viele Jahrhunderte, und die Tempel zum Ruhme ihrer Heilkraft wurden noch errichtet, als man bereits die Tempel des Asklepios in der griechischen Welt gründete. Osiris, ein Bruder der Isis, stellte eine Personifikation des Flusses Nil dar; er wurde von Seth, einem anderen Gott, erschlagen. Isis setzte den Leichnam ihres Bruders wieder zusammen, erweckte ihn zu neuem Leben und empfing von ihm ihren Sohn Horus. Der üble Seth, der mit seiner Schwester und Geliebten Nepthys ein Hauptver-

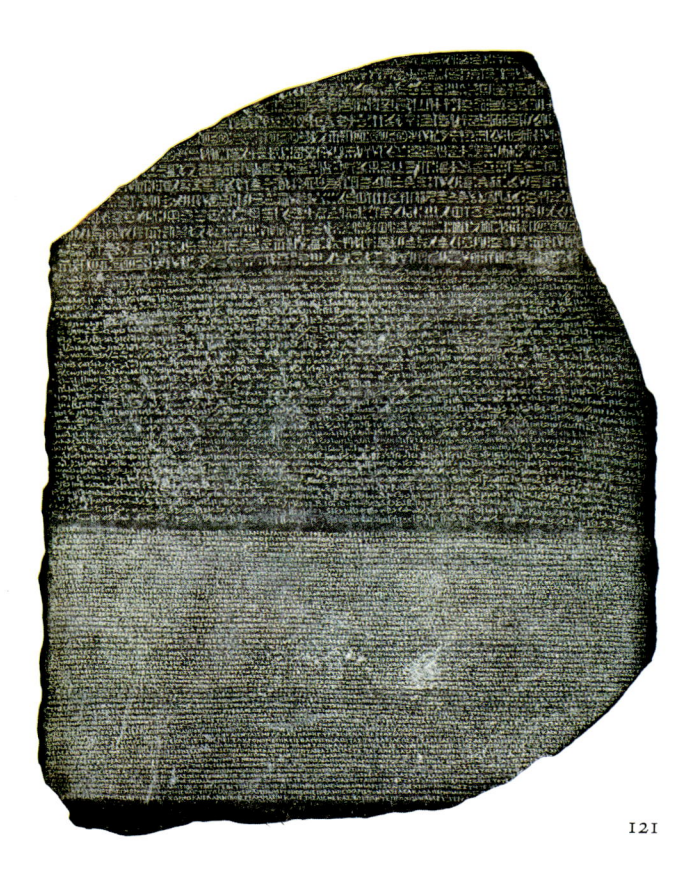

121

121 Basaltfragment, das man nach dem Ort der Entdeckung während Napoleons ägyptischem Feldzug 1799 den *Stein von Rosette* nennt (um 196 v. Chr.). Ein Vergleich des Textes, der in Hieroglyphen, demotischen und griechischen Lettern ausgeführt ist, ermöglichte die Entzifferung der altägyptischen Schrift. British Museum, London

122 Goldene Statue des Amun, einer thebanischen Gottheit, der von den ägyptischen Pharaonen zur obersten Gottheit ernannt wurde. Unter seinen Tempelpriestern befanden sich auch Ärzte. Metropolitan Museum of Art, New York

123 Massive Goldmaske des inneren Sarges von Tutenchamun mit Einlagen aus Lapislazuli und Halbedelsteinen (1360 v. Chr.). Tutenchamun war der Pharao, der den Sonnengott Aton verleugnete und den Primat des Amun unter den ägyptischen Göttern wieder anerkannte. Ägyptisches Museum, Kairo

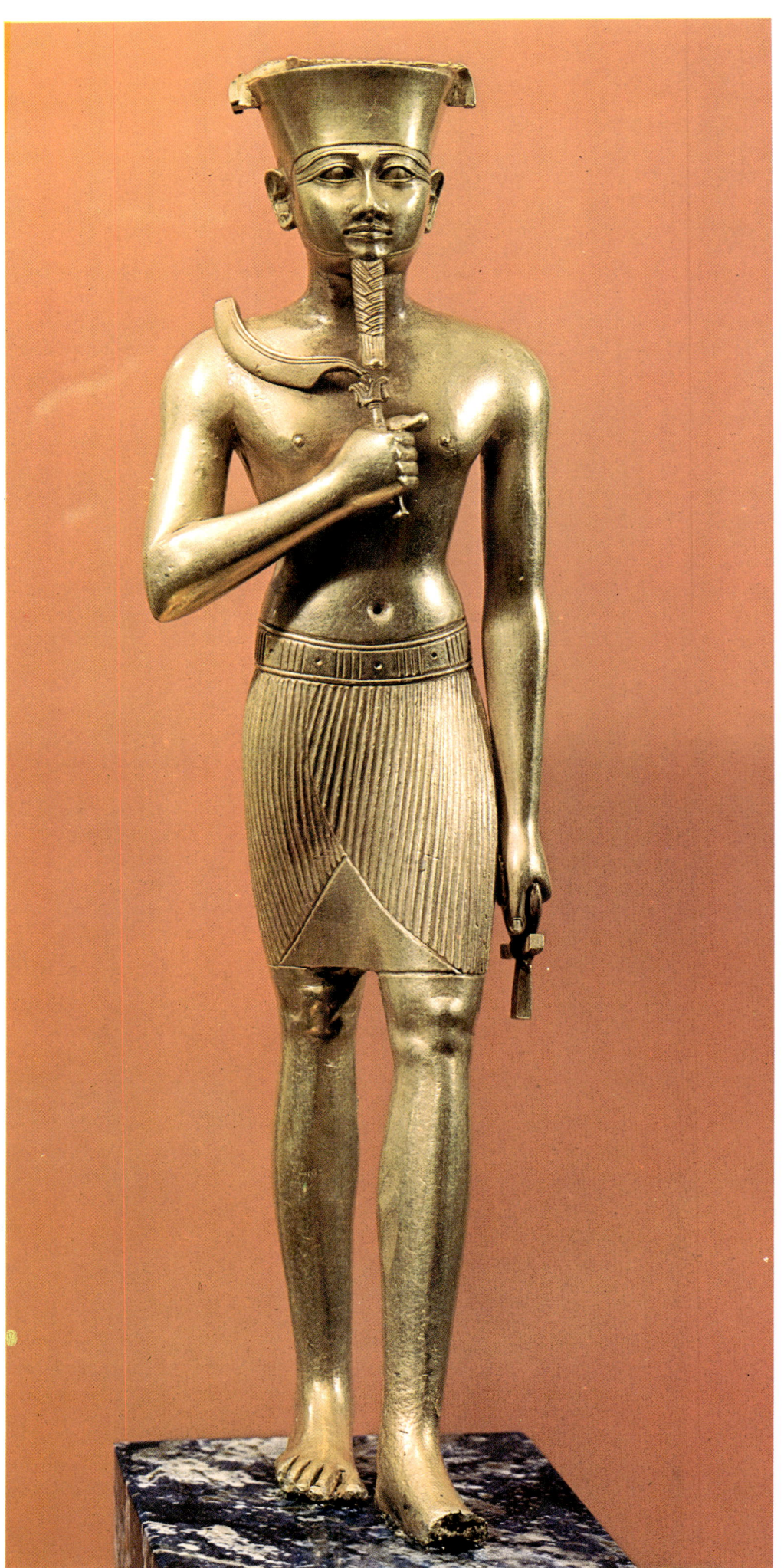

122

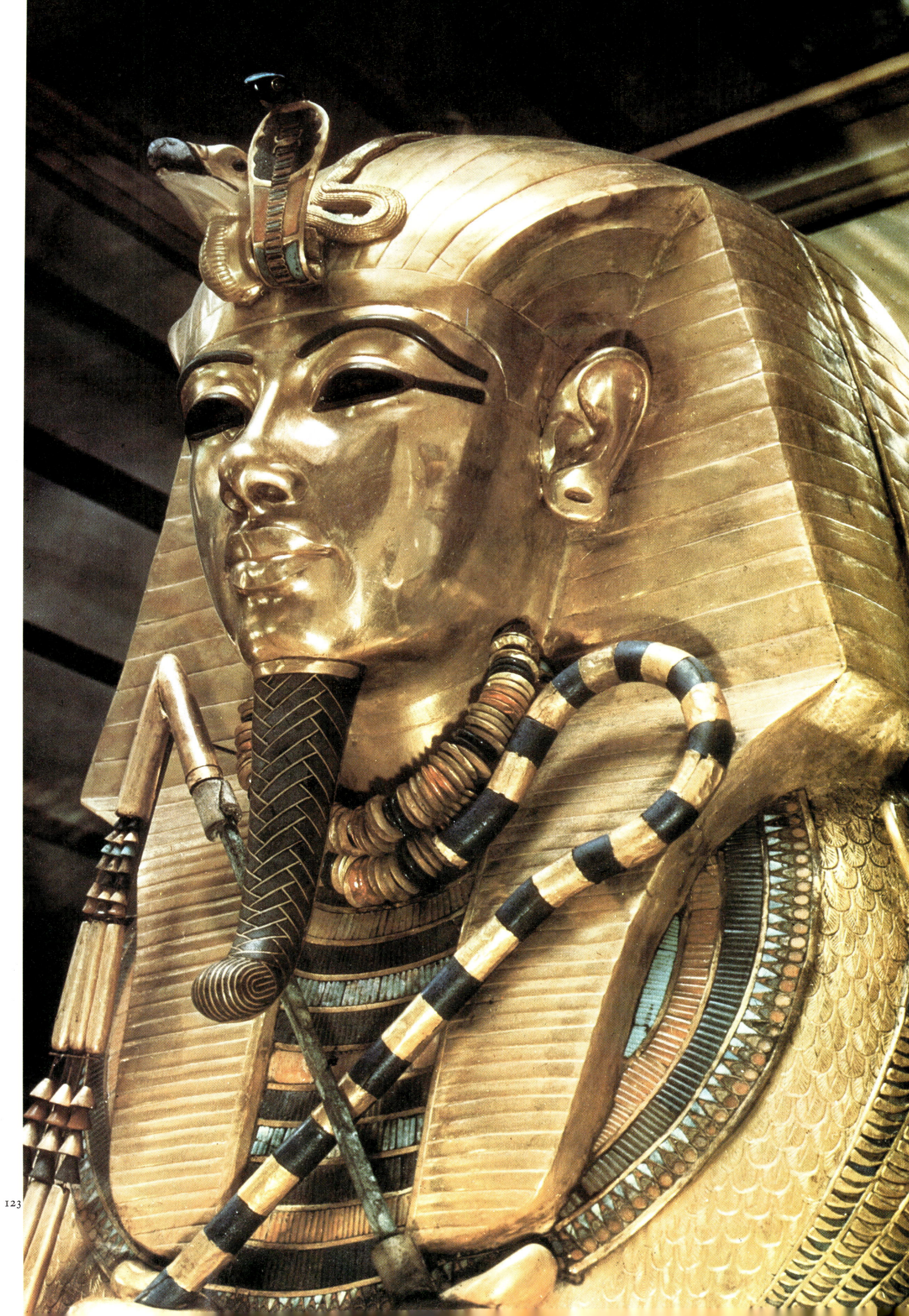

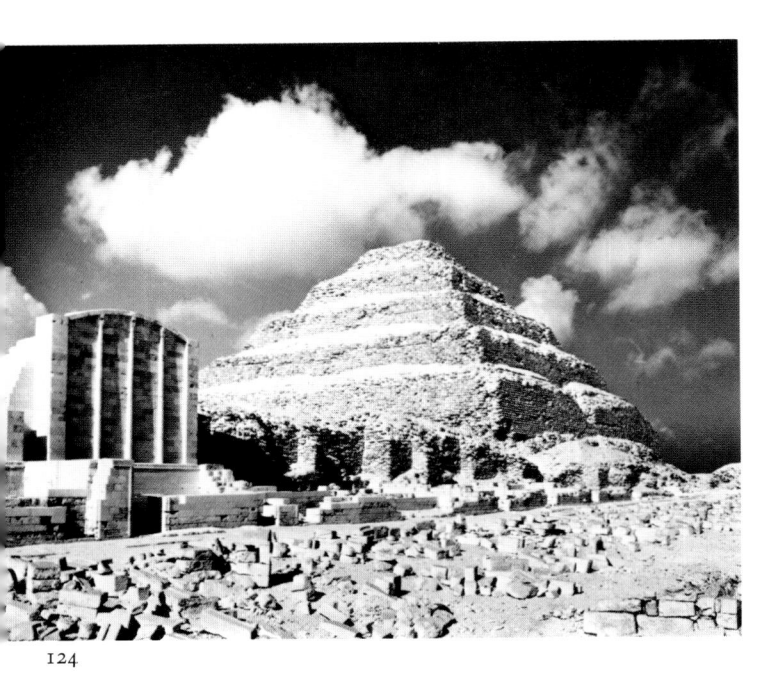

124

124 Stufenpyramide von Saqqara (um 2650 v. Chr.), der Grabkomplex des Königs Djoser aus der 3. Dynastie. Die Pyramide soll von Imhotep gebaut worden sein, der zum berühmtesten ägyptischen Gott der Heilkunst erhoben wurde.

125 Der falkenköpfige Horus, Wächter der Gesundheit, bei der Darreichung eines Trankopfers. Louvre, Paris

126 Goldbemalte hölzerne Figur des Ptah, des Obergottes von Memphis und Schutzpatrons der Künstler und Handwerker, den man später Vater des Imhotep und Schutzgott der Ärzte nannte. Aus dem Grab des Tutenchamun. Metropolitan Museum of Art, New York

127 Statue des sitzenden Imhotep (um 2600 v. Chr.). Er war Wesir, Schreiber, Dichter, Architekt und Arzt, der als ägyptischer Gott der Heilkunst mit dem griechischen Gott der Medizin, Asklepios, in hellenistischer Zeit zu Asklepios-Imuthes wurde. Louvre, Paris

128 Eingangsszene aus dem Papyrus *Totenbuch* des Khai (um 1540 v. Chr.) mit Khai und seiner Frau Merit, die beide dem Gott Osiris huldigen. Museo Egizio, Turin

ursacher von Krankheiten war, zerstörte dann das Augenlicht des Horus. Thot, der Götterarzt und die Quelle allen Wissens, heilte die Augen wieder. (Wie ihre göttlichen Vorbilder waren ägyptische Königspaare häufig Geschwister. Die Verwandtenehe wurde auch am Hofe praktiziert und schließlich ebenso in den unteren sozialen Schichten. Man hat geschätzt, daß im 2. Jahrhundert n. Chr. zwei Drittel der Einwohner von Arsinoe Geschwisterehen entstammten.)

Weitere überirdische Heilkundige waren Hathor, die Geliebte des Himmels und Beschützerin der Frauen während der Geburt, Bes und Thoëris, zu denen schwangere Frauen ebenfalls beteten, Keket, die die Fruchtbarkeit sicherte, und ihr widderköpfiger Geliebter Khnum, der jedes Kind formte und seinen *Ka*, den Schutzgeist, schuf. Während der ptolemäischen Epoche war es Sarapis, eine Lokalgottheit, die bei der Bevölkerung Ägyptens um die Stellung als Gott der Heilkunst mit Asklepios (römisch: Äskulap) rivalisierte.

Die beiden wichtigsten Heilgötter jedoch waren Thot, der Arzt der Götter, und Imhotep, von dem Sir William Osler sagte, er sei »die erste Arztfigur, die sich leuchtend aus dem Dunkel der Antike hervorhebt«. Thot wurde der Schutzgott der Ärzte (als Urquell medizinischen Wissens) und der Schreiber und Schriftgelehrten (als Erfinder der Schrift).

Imhotep, der andere wichtige Gott der Heilkunst, war als historische Gestalt zur Zeit der Pyramiden (ca. 2600 v. Chr.) ein hochtalentiertes Genie: Er war zugleich Wesir des Pharaos, Architekt (der die Stufenpyramide von Saqqara erbaut haben soll), Dichter, Schriftsteller und wahrscheinlich auch Arzt, obwohl ihm keine Schriften oder Lehren zugeordnet wurden. Im 6. Jahrhundert v. Chr. hatte er Thot aus dessen Führerrolle als Heilgott Ägyptens verdrängt und einen göttlichen Vater, Ptah, bekommen. Mit der Zeit waren der Grieche Asklepios und der Ägypter Imhotep in der Gestalt des Asklepios-Imuthes ein Gott geworden.

Der Tod und das Leben danach

Die Einstellung der alten Ägypter gegenüber dem Tod ist ein Schlüssel zu ihrer Kultur und trägt viele Widersprüche in sich. Das Leben betrachtete man nur als eine Vorbereitung auf die Zeit nach dem Tod; dennoch wurde die irdische Spanne in extenso ausgelebt – zumindest bei Hofe und unter den Reichen. Die Beerdigungspraktiken glichen einem Lobgesang an das Leben nach dem Tode, das eine neue Existenz, eine beglückende Erfahrung verhieß. Dennoch wurden die Toten unverhohlen und ausgiebig beweint, manchmal kam es sogar zu Selbstgeißelungen. Die Balsamierer entfernten die inneren Organe und ließen nur eine Hülle zurück; dieser erhaltene Überrest war für die geistige Wiedergeburt im Jenseits wichtig. Der lebendige Körper barg einen göttlichen Funken, der beim Tod austrat und Geist oder Dämon wurde. Die Seele *(Ka)* aber, eine Art geistiges Double des Menschen, blieb in dem balsamierten Körper. Das bedeutsame Ritual »Öffnen des Mundes« wird oft im Totenbuch beschrieben, einem Führer zum Leben nach dem Tod und Leitfaden aller Beerdigungspraktiken. Wahrscheinlich bereitete dieses Ritual den Körper auf den Empfang der für die Wiedergeburt notwendigen Lebenskraft vor.

Das Balsamieren

Die Sorgfalt beim Einbalsamieren hing von dem Status des Verstorbenen und seinen finanziellen Möglichkeiten ab. Die ausführlichste Prozedur erforderte neben anderem vier steinerne Kanopenkrüge, in denen die Leber, die Lunge, der Magen und die Innereien aufbewahrt wurden. Um sicherzustellen, daß diese Organe ihre Funktion behielten, wurden die Deckel der Krüge mit Darstellungen der vier Söhne des Horus geschmückt: Dutamutef, der Schakalköpfige, Kebehsenuef, der Falkenköpfige, Imsety mit dem Menschenkopf und Hapi mit dem Affenhaupt. Das Gehirn wurde mit Hilfe von Haken durch die Nase entfernt; den Schädel und die Bauchhöhle wusch man mit Gewürzen aus. 70 Tage mußte der Körper dann in Natron liegen (einer Mixtur aus Ton und Karbonaten, Sulfaten und Chloriden), dann wurde er sorgfältig gewaschen. Schließlich wurde der Leichnam mit gummiartigen Harzen überzogen und in lange Streifen feinen Leinens eingewickelt. Preiswerteres Balsamieren umfaßte nur einige der Präparationen; die Armen wurden einfach im Sand begraben.

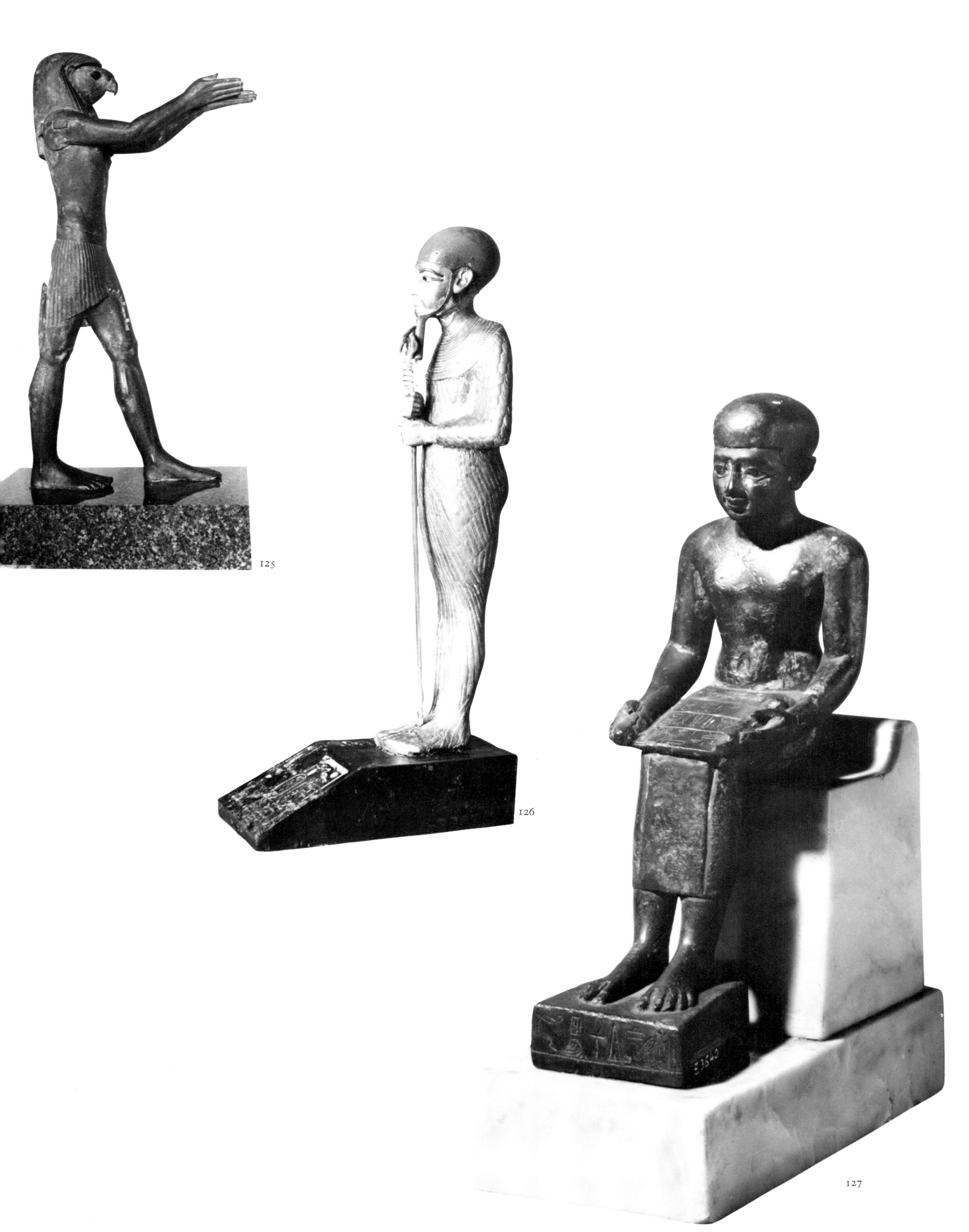

125

126

127

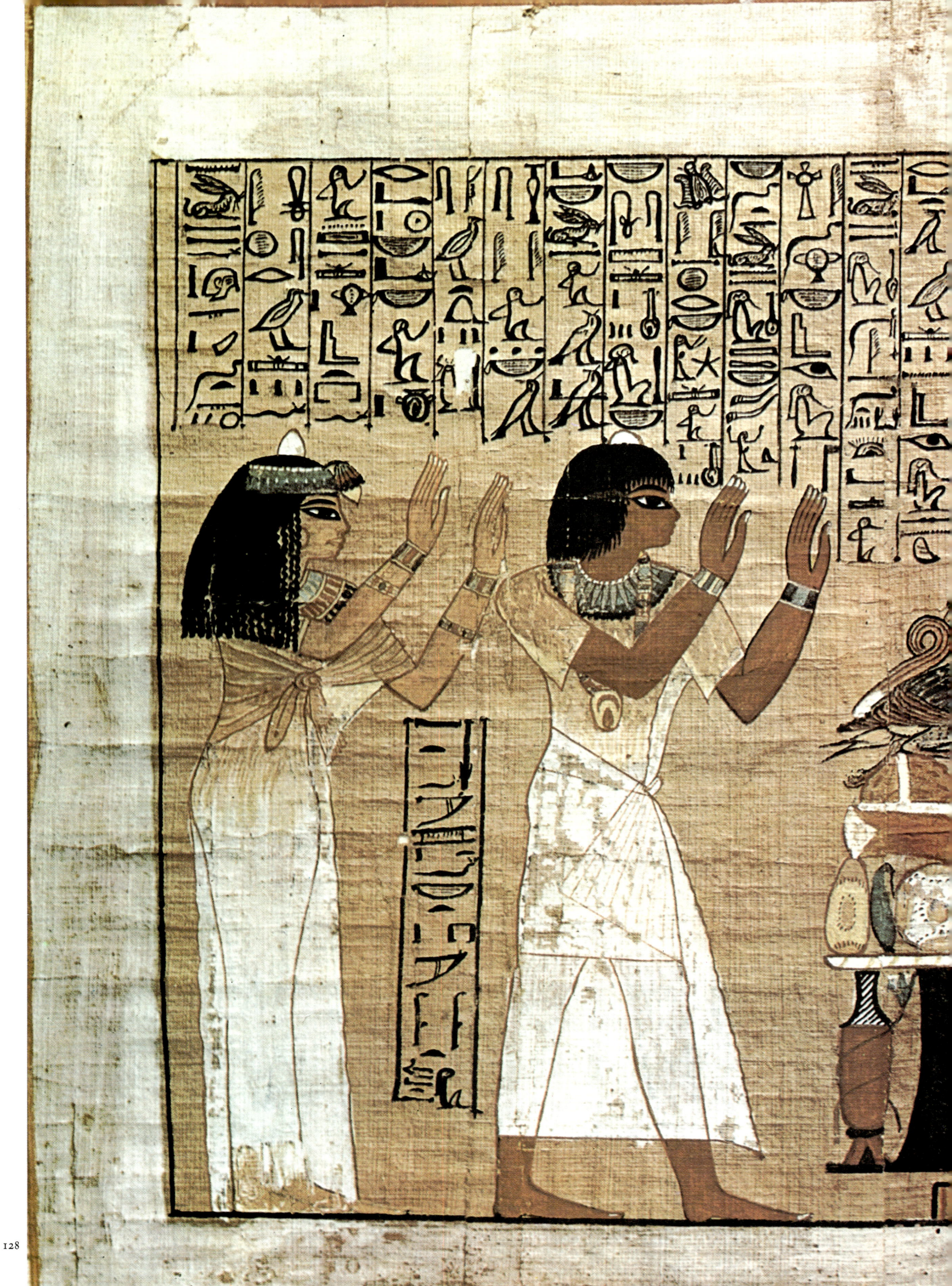

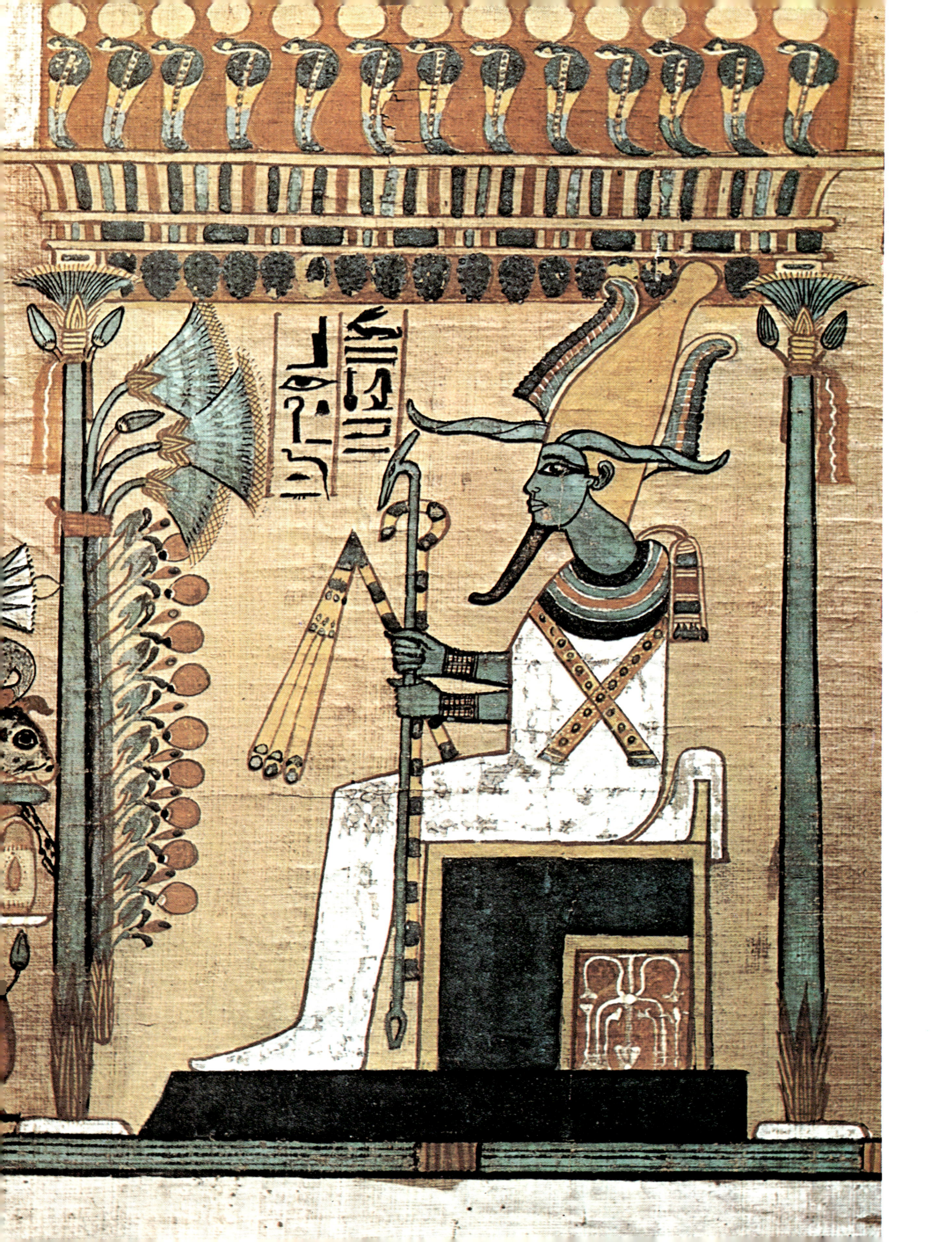

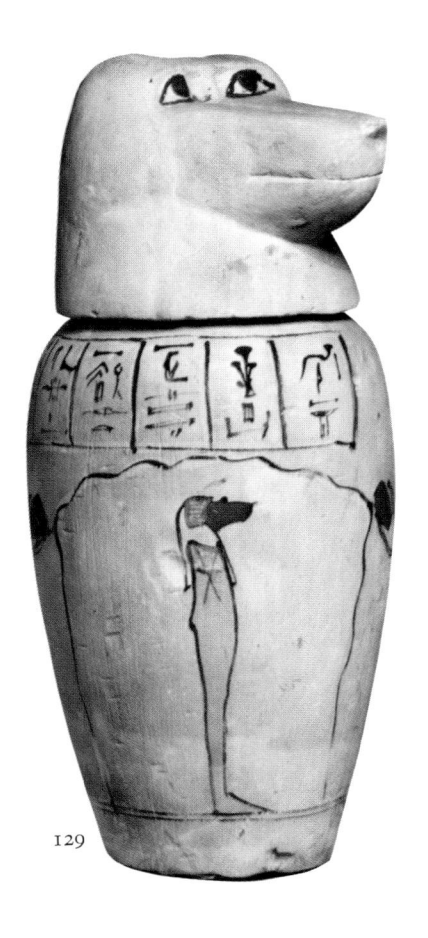
129

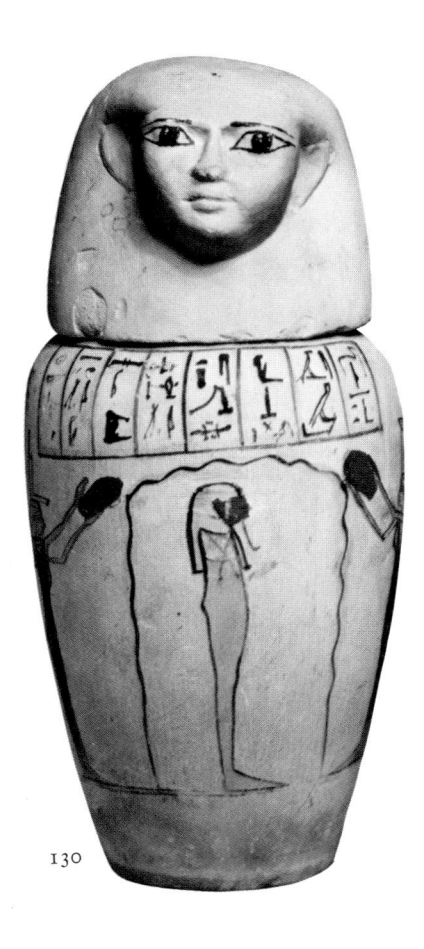
130

129, 130, 133, 134   Vier Kanopen zur Aufbewahrung von Leber, Lungen, Magen und Eingeweide, die man den Toten beim Einbalsamieren entnahm. Die Deckel stellen die vier Söhne des Horus dar, die in der Ewigkeit die Überreste beschützen. Walters Art Gallery, Baltimore

131, 132   Einer der vier Miniatur-Goldsärge (um 1360 v. Chr.) mit den Eingeweiden des Königs Tutenchamun aus der 18. Dynastie. Die Särge sind mit Karneol und Glas eingelegt. Metropolitan Museum of Art, New York

135   Bronzesarg einer balsamierten heiligen Katze (940–664 v. Chr.). Hier zeigt sich die ägyptische Einstellung gegenüber Tieren, in deren Gestalt sich die Götter oft darstellten. Sammlung Norbert Schimmel, New York

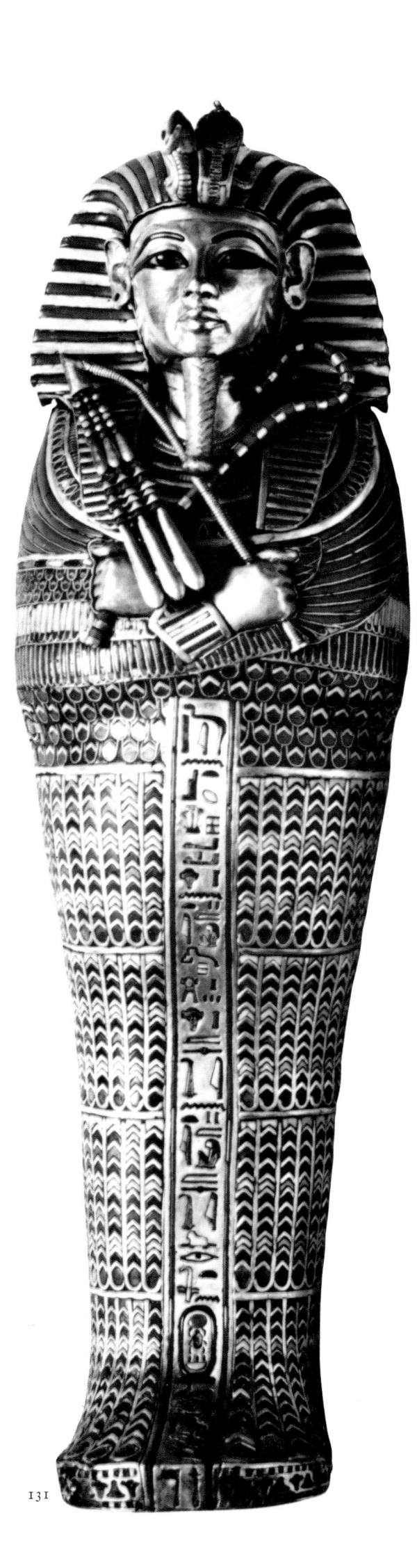
131

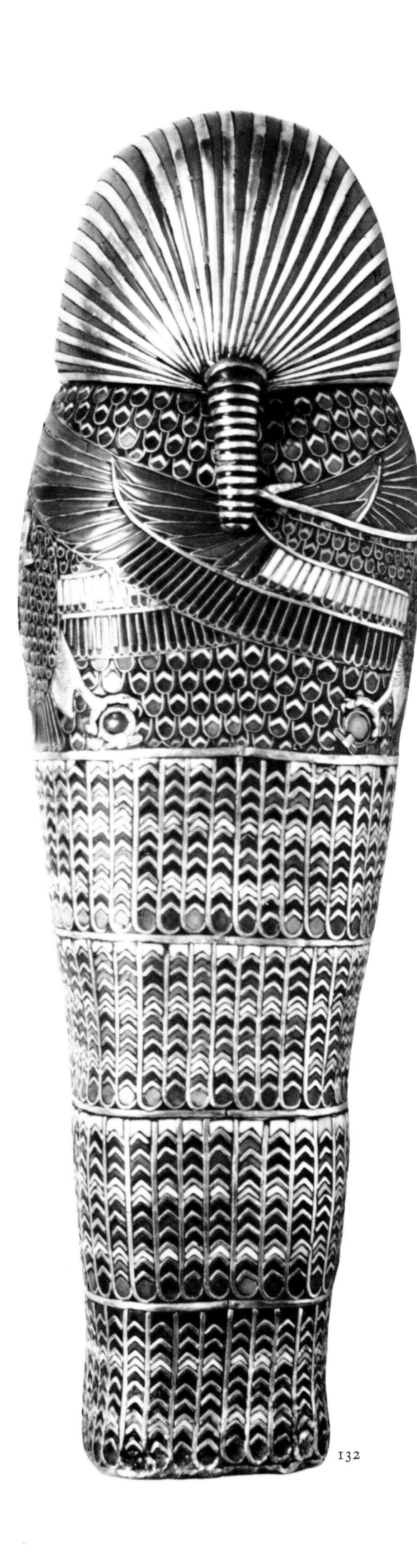

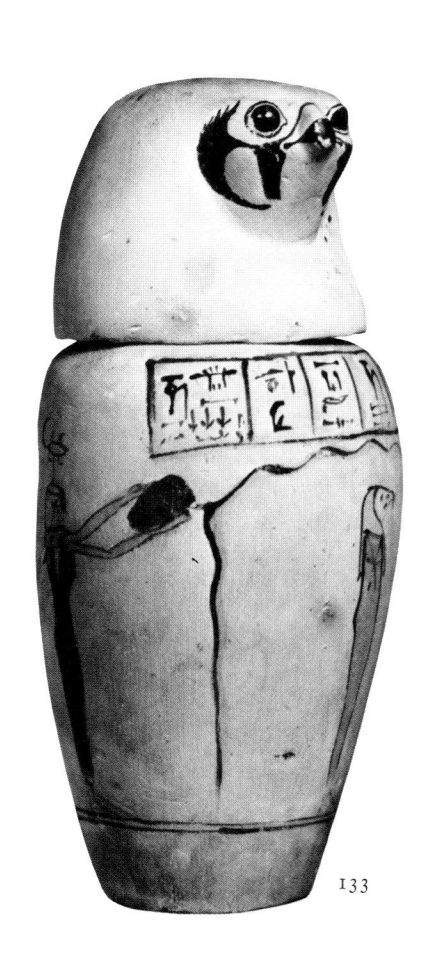

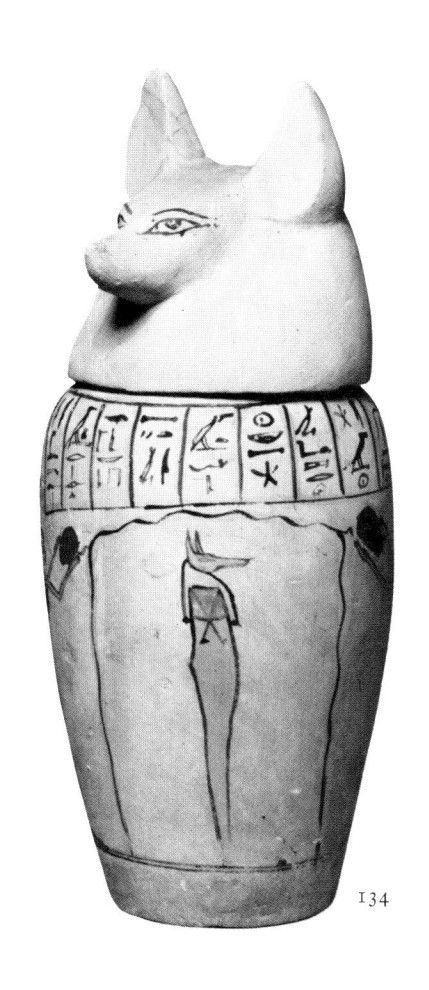

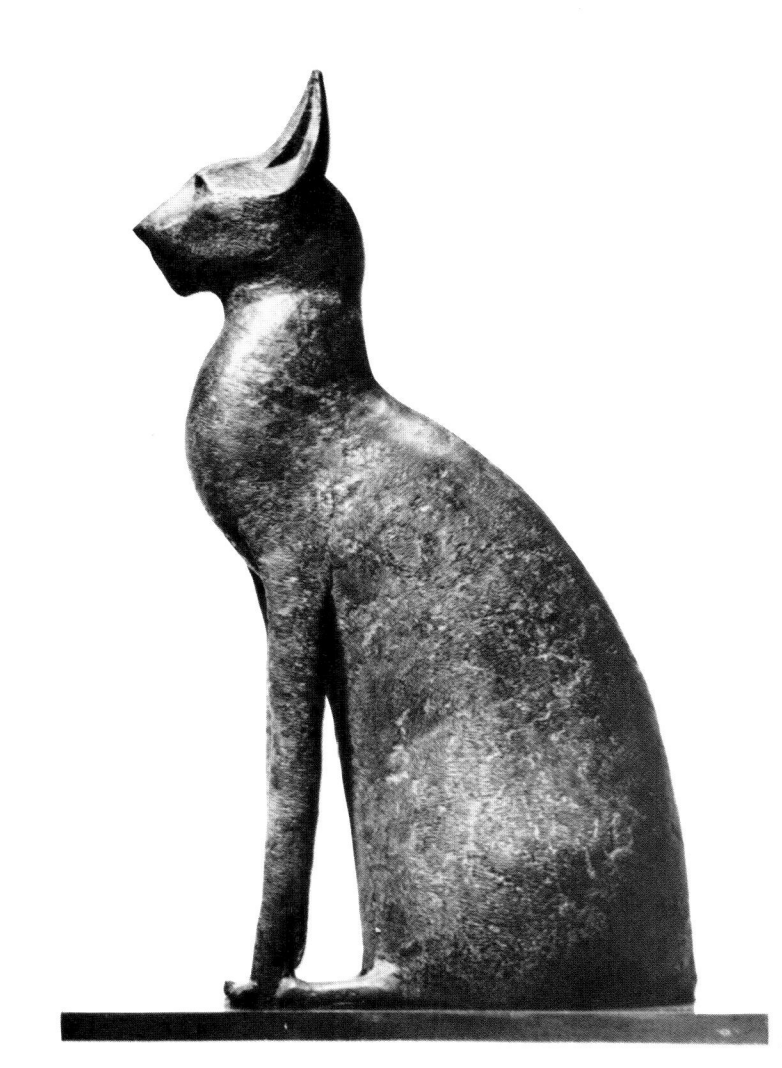

132

133

134

135

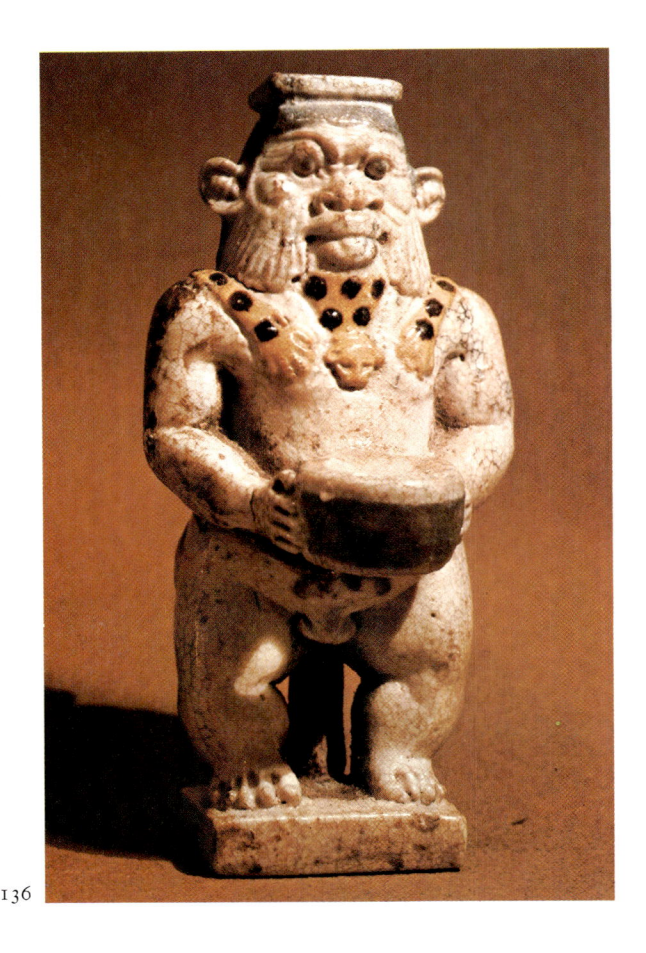

136

136 Kosmetikabehälter aus cremefarbener Fayence (um 1320–1280 v. Chr.) in der Gestalt von Bes, dem Gott des Haushalts und der Schwangerschaft. Sammlung Norbert Schimmel, New York

137 Fragment vom Sargdeckel des Djed-Thoth-Ef-'Onch (4. Jahrhundert v. Chr.) aus Sykomorenholz; eingelegt sind kolorierte Hieroglyphen in Glasfluß mit dem Namens-zug des Verstorbenen und einem Abschnitt aus dem *Totenbuch*. Sammlung Drovetti, Museo Egizio, Turin

138 Szene aus dem *Totenbuch* (1250 v. Chr.), in der das Herz des Schreibers Ani gegen Federn aufgewogen wird. Es handelt sich um eine sym-bolische Darstellung der Wahrheit, bei der das Urteil vom schakalköpfigen Anubis gesprochen wird. Das Ungeheuer Amit wartet darauf, das zu leicht befundene Herz verzehren zu können. British Museum, London

139 Vergoldeter Holzsarg eines Ibis, Kopf und Füße in Silber getrieben, ptolemäische Periode. Ibis war die repräsentative Darstellung des Gottes Thot, der Quelle alles Wissens und des Arztes der Götter. Charles Edwin Wilbour Fund, Brooklyn Museum

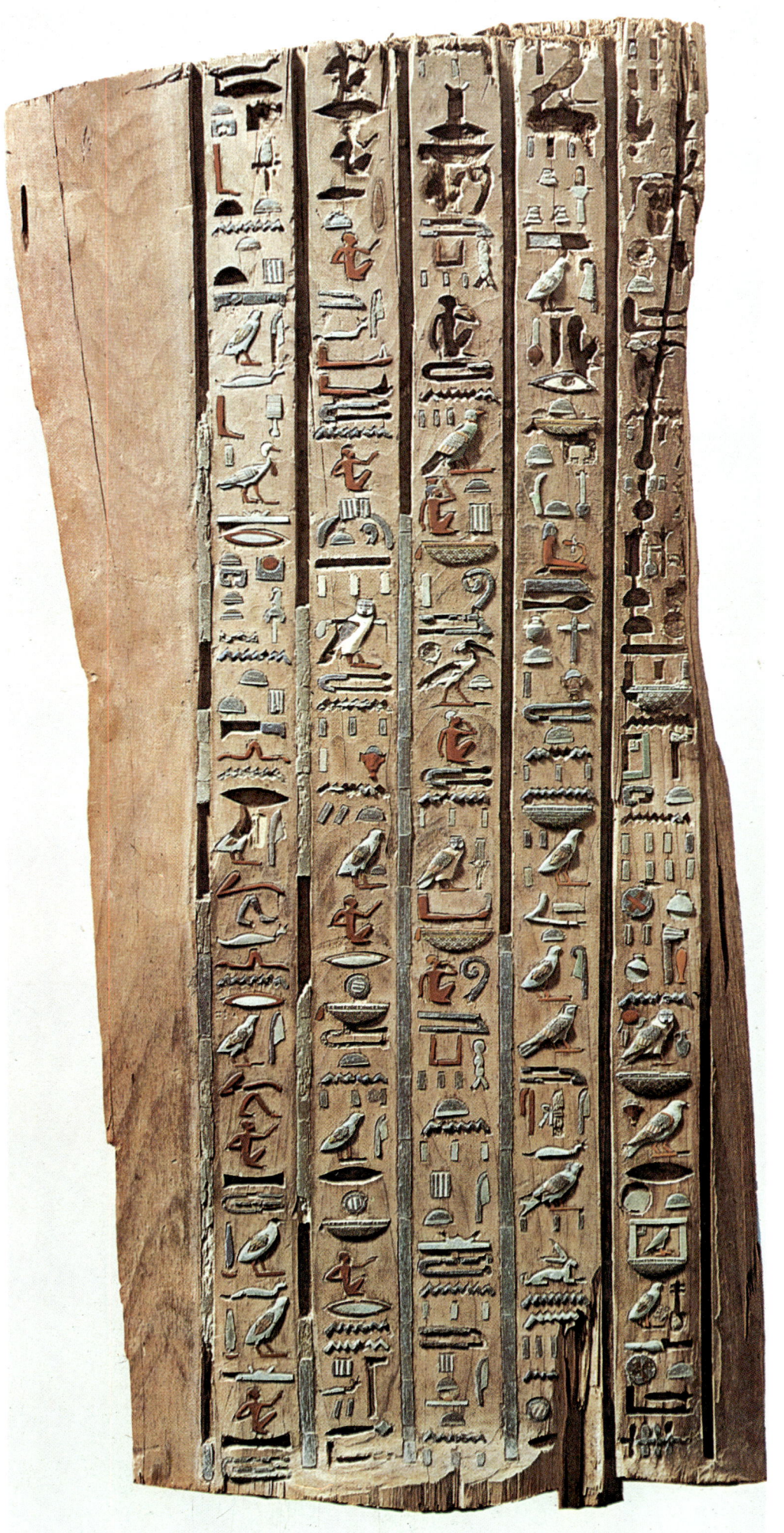

137

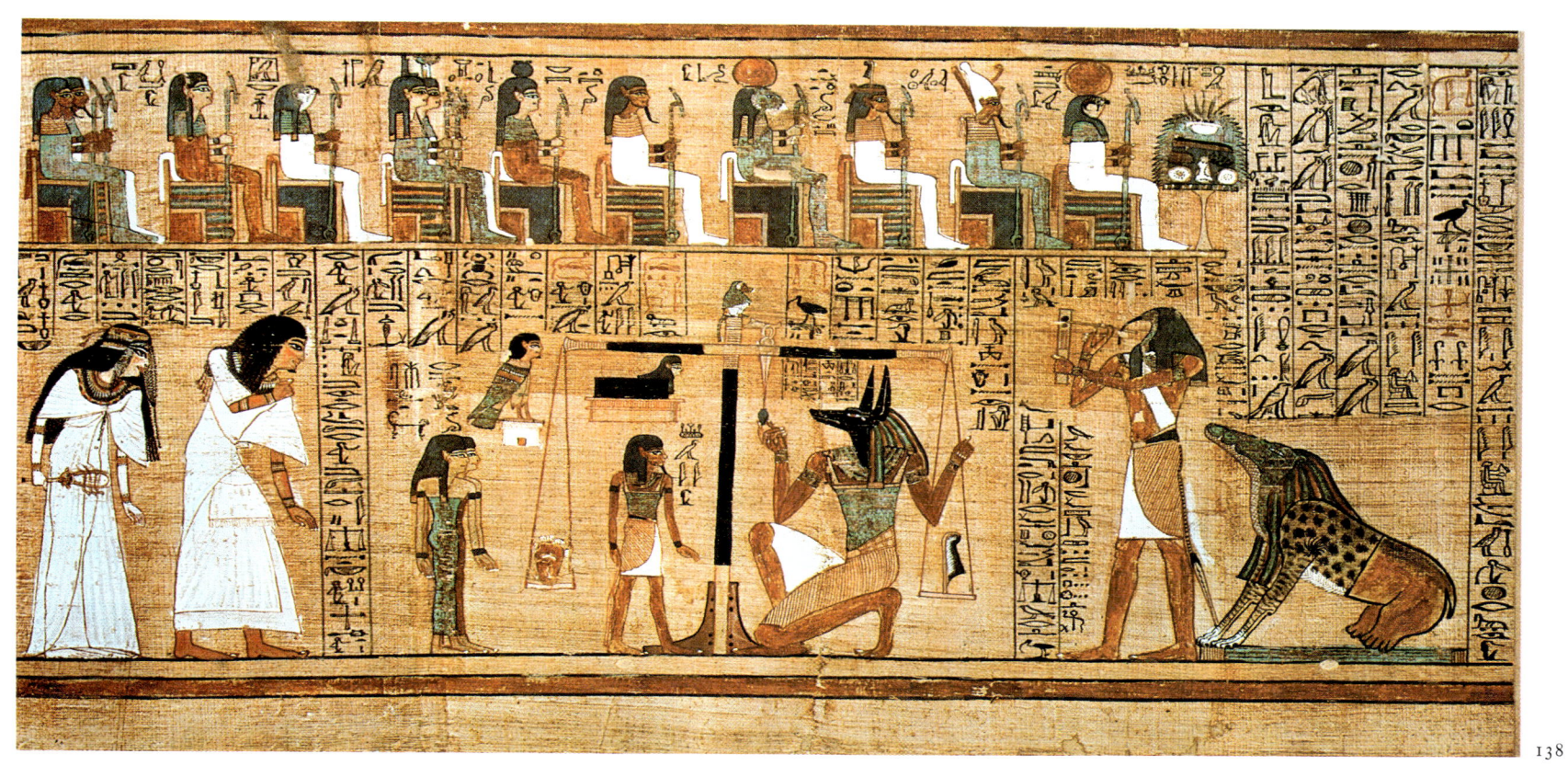

138

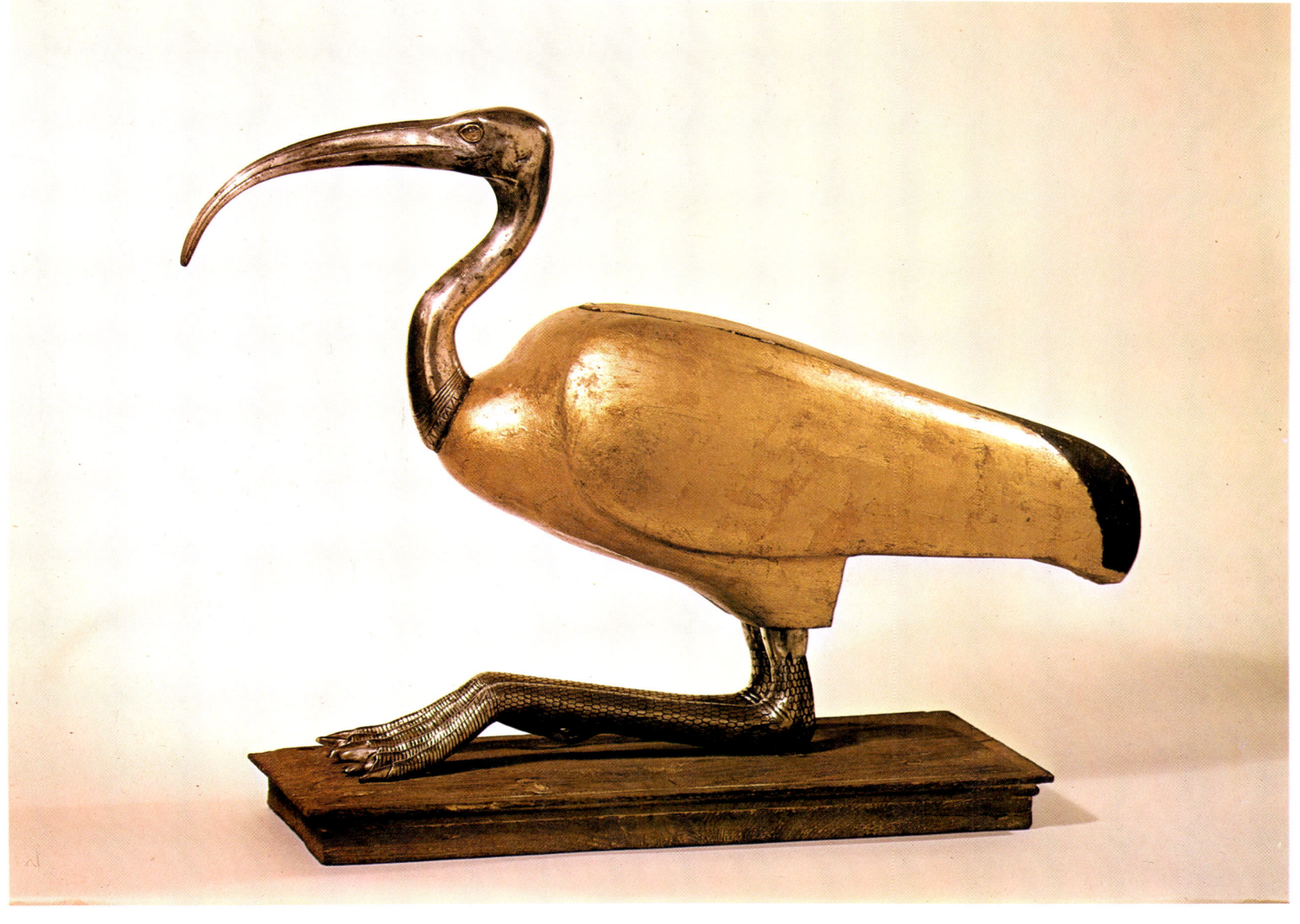

139

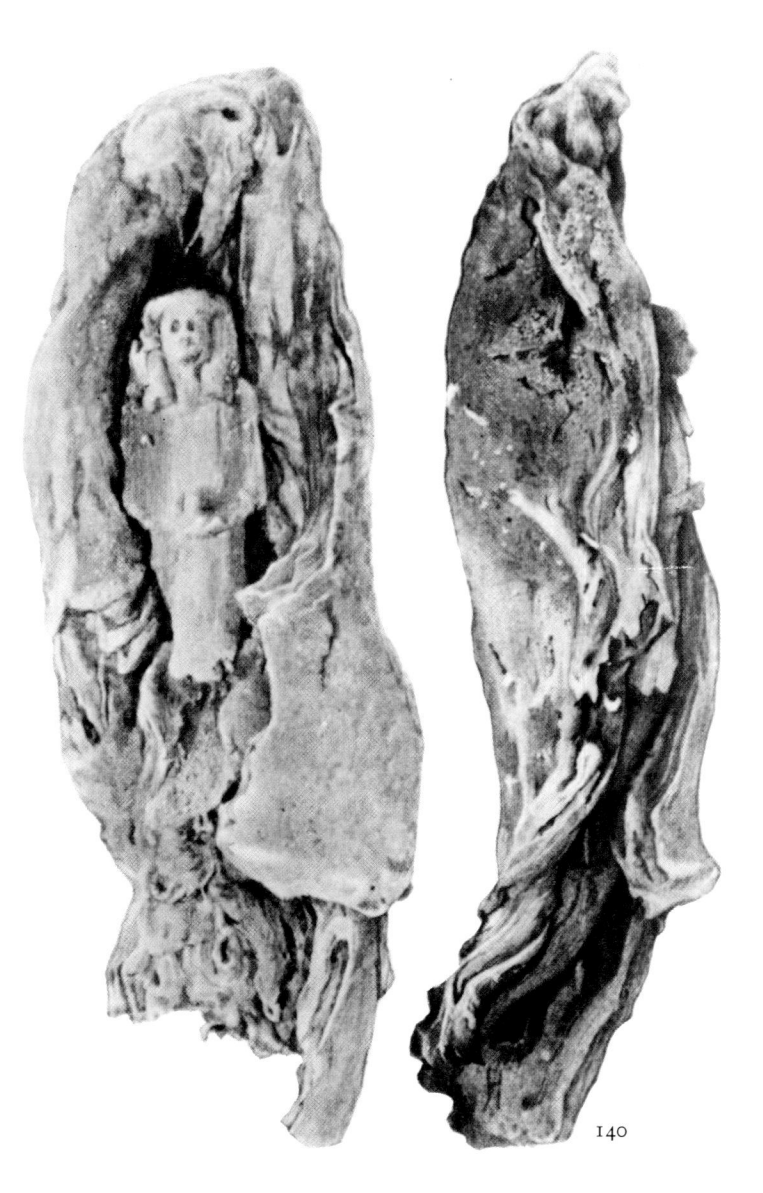

140

140 Zeichnungen einer Mumienleber, in der sich eine Statuette des Gottes Imsety, eines Sohnes des Horus, befindet. Die Figur wurde von den Einbalsamierern als Bewacher in die Leber gelegt. New York Academy of Medicine

Anatomie und Physiologie

Trotz des dauernden Kontaktes der Einbalsamierer mit inneren Organen war das Wissen über Anatomie und Physiologie nur bruchstückhaft und eng verknüpft mit theologischen Ideen. Die Benennung der Körperorgane, die dem großen Gott Ra gehörten, glich einem religiösen Vortrag; jeder Körperteil hatte einen speziellen Schutzgott. Diese Projektion des menschlichen Körpers auf ein kosmisches Schema hielt sich lange als universelles medizinisches und philosophisches Konzept und fand besondere Hervorhebung im europäischen Mittelalter.

Der Glaube an einen Zusammenhang zwischen der Funktion innerer Organe und dem weltlichen Geschehen mag die Ägypter auf den Gedanken gebracht haben, die anatomische und physiologische Struktur des Körpers sei ein System von Kanälen (Metu), ähnlich dem Kanalnetz, das ihr Land durchzog. Das Herz stellte das Zentrum des Systems dar, den Ort, zu dem die Metu flossen und wo sie entsprangen. Die Pulsation des Herzens war bekannt, ebenso ihre Fortleitung durch den Körper, wie der Papyrus Smith ausführt: »Seine Schläge findet man in jedem Gefäß eines jeden Gliedes.« Die Luft trat durch Nase und Ohren ein, zog durch die Kanäle zum Herzen und wurde von dort in alle Körperregionen gesandt. Die Metu transportierten auch Blut, Urin, Tränen, Sperma und Fäkalien. Um den Anus herum vereinigten sich die Kanäle in einer Art von Sammelbecken, in das auch der Inhalt des Rektums (Eingeweide) eindrang, bei Verstopfungen sah man hierin eine wesentliche Krankheitsursache. Aus diesem Grunde wurde der Inhalt des Darmes regelmäßig durch Klistiere, Purgative und Brechmittel entleert, und der Anus wurde ein Hauptobjekt der Behandlung. Die meisten Therapien betrafen die Metu: Sie wurden beruhigt, wenn sie gereizt waren, aufgeweicht, wenn sie verhärteten, stimuliert, wenn sie schwach waren, bei Hitze gekühlt, bei Schwellung erschlafft, bei Schmerzen betäubt.

Der Bedeutsamkeit des Gehirns war man sich durchaus bewußt. Der Papyrus Smith erwähnt das Gefühl des Pulsens unter den Fingern, die die Oberfläche eines durch Verletzung freigelegten Gehirns palpieren (abtasten). Er berichtet auch über die motorischen Ausfälle nach Hirnverletzungen und gibt unterschiedliche Ergebnisse je nach der verletzten Seite an. Andere Organe werden in den verschiedenen medizinischen Papyri ebenfalls beschrieben, aber die Ägypter interpretierten viele ihrer Beobachtungen falsch.

Öffentliches Gesundheitswesen

Herodot nennt die Ägypter die »gesundesten aller Menschen«. Man weiß nicht, ob sich diese Bemerkung – ähnlich wie sein Fehlschluß angesichts des Ärztemangels bei den Babyloniern – auf einen allgemeinen Eindruck oder auf eine Information aus zweiter Hand stützt. Zu gegenteiliger Ansicht kommt Plinius 500 Jahre später, indem er Ägypten als das »Mutterland der Krankheiten« bezeichnet.

Die alten Ägypter zollten der Reinlichkeit des Körpers und des Hauses große Aufmerksamkeit, was überwiegend mit ihren religiösen Vorstellungen zusammenhing. Quer durch alle Schichten und Klassen wusch man sich morgens, abends und vor jeder Mahlzeit. Dazu benutzte man eine Art von Alkali, da es Seife noch nicht gab. Die Purgative, Brechmittel und Abführmittel, die die Ägypter jeden Monat einnahmen, symbolisierten eine Art innerer Reinigung und sollten auch die Kanäle (Metu) von gefährlichen Inhalten befreien.

Das Wasser des Nils hielt man für besonders reinigend und heilsam; sein Vorrat war im allgemeinen unerschöpflich. Ein ausgeklügeltes System von Dämmen, Becken und Kanälen genügte allen landwirtschaftlichen Anforderungen. Dieses Netzwerk reichte fast immer aus, dennoch war Ägypten wegen seines fruchtbaren Bodens und des regelmäßigen Wasserflusses durch die Schleusen und Reservoire von der periodischen Überschwemmung des großen Flusses abhängig. Es ist zweifelhaft, ob im alten Ägypten Abfall in den Fluß geworfen wurde wie zu Zeiten der Griechen, Römer und Moslems, als der Nil zu einer regelrechten Senkgrube wurde. Viele Kanäle, Teiche und Pfützen stellten aber Brutstätten für Insekten dar. Herodot berichtet von der Notwendigkeit, einen hochgelegenen Ort oder Türme zu finden, um während des Schlafens den Mückenschwärmen zu entgehen.

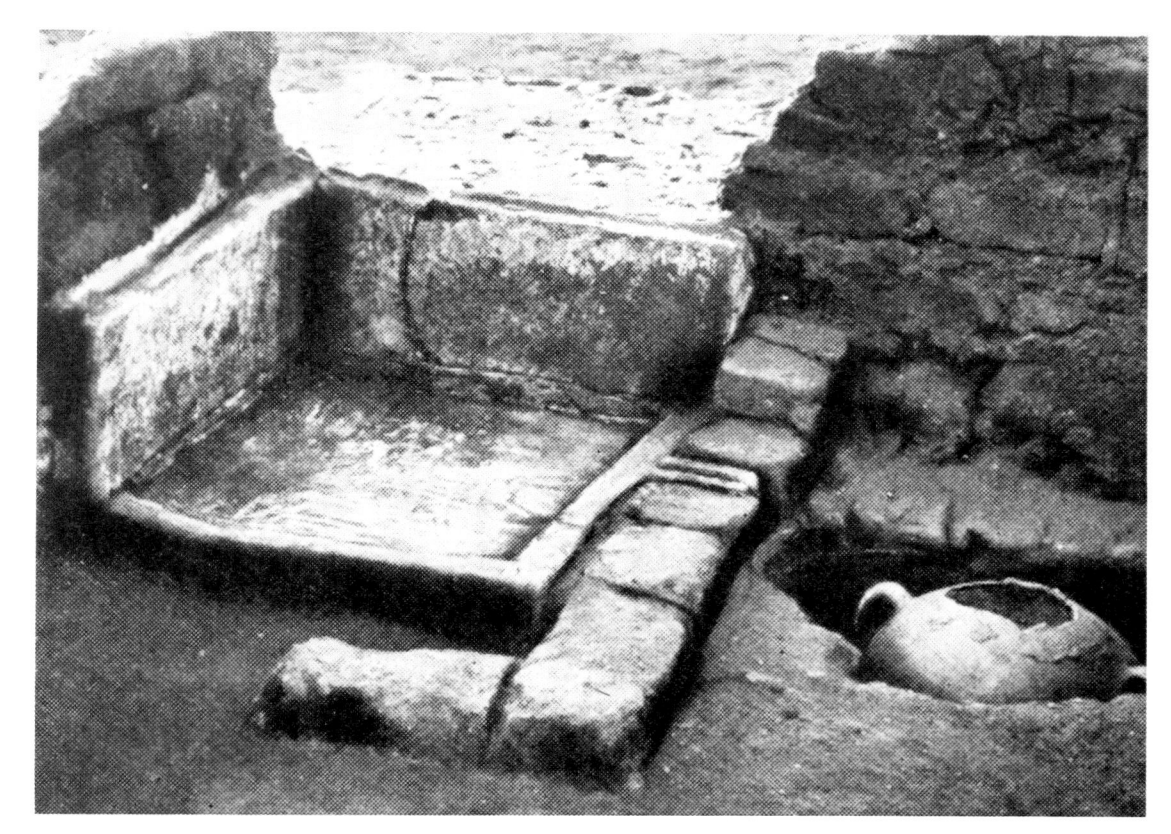
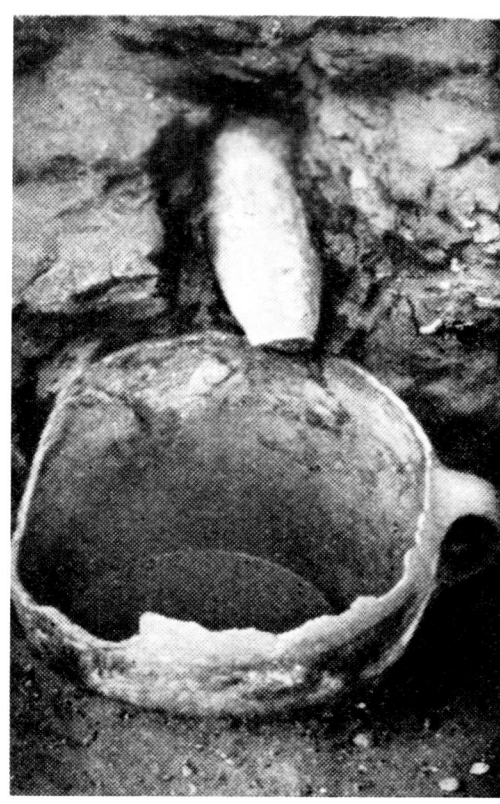
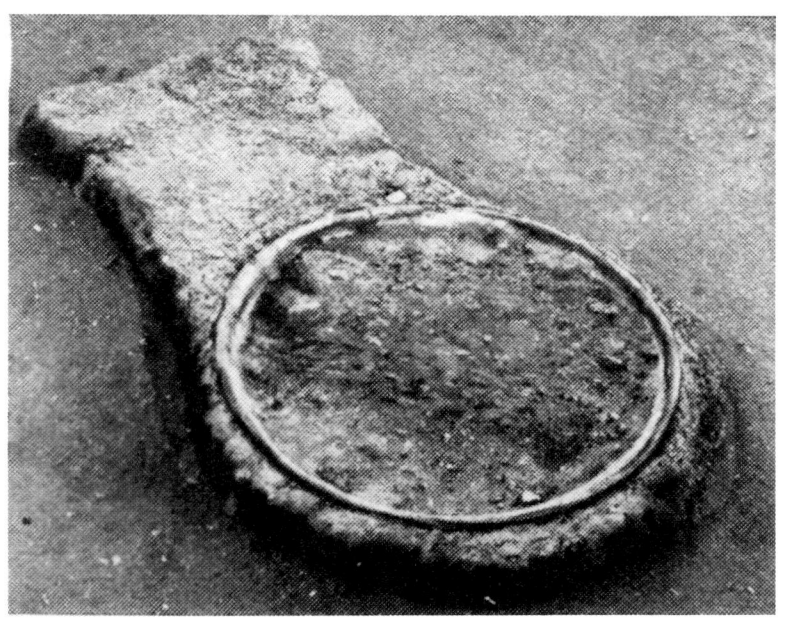
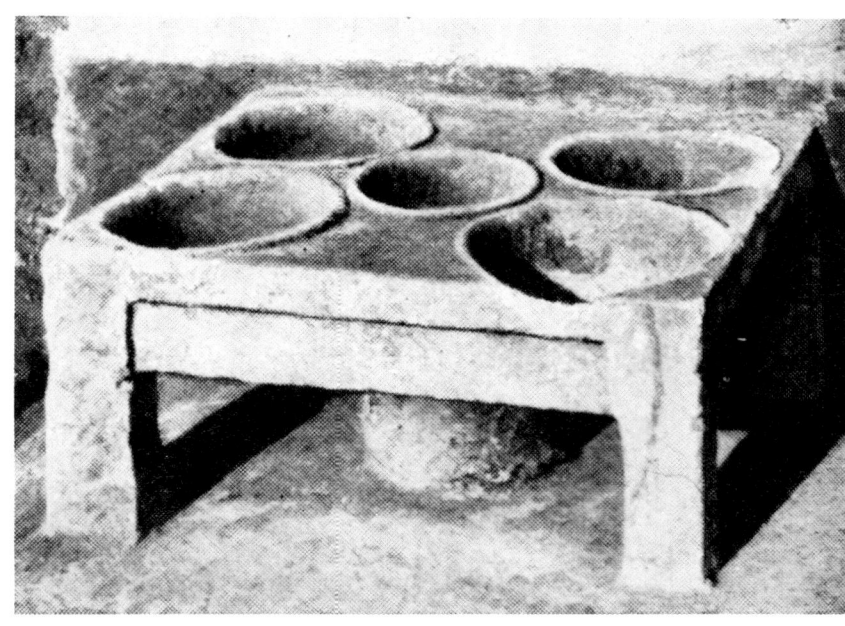

141

141 Sanitäre Einrichtungen in dem ausgegra-
benen Haus des Adeligen Nekht bei Amarna
(Achtaton), der Stadt, die von Echnaton 1360
v. Chr. gebaut wurde und der monotheistischen
Verehrung Atons geweiht war. New York
Academy of Medicine

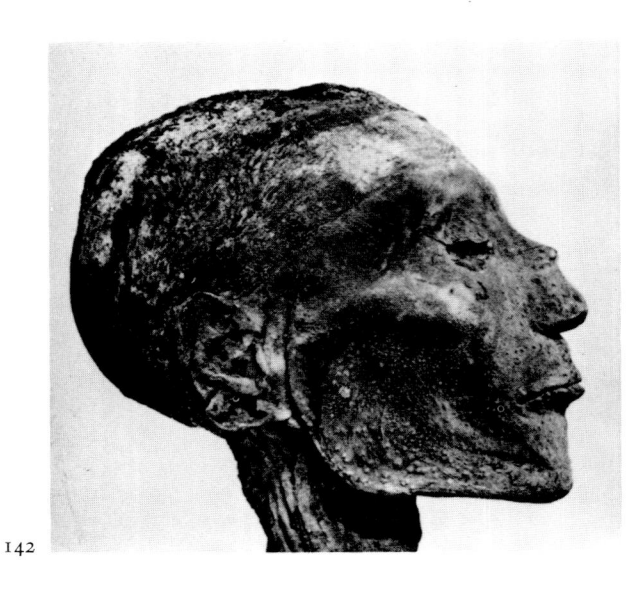

142

142 Mumifizierter Kopf des Pharaos Ramses V., 1160 v. Chr., mit Läsionen, die vermutlich von Pocken herrühren. Weltgesundheitsorganisation, Genf

Krankheiten

Viele Erkrankungen können anhand der Berichte in den Papyri, bildlichen Darstellungen, Inschriften, Mumien und zeitgenössischen Dokumenten identifiziert werden. Leiden, die aus Wasser- und Nahrungsverseuchung resultierten, insbesondere Darmerkrankungen, waren offensichtlich verbreitet. Parasitäre Infektionen, vor allen Dingen durch Bilharzien und andere Würmer, wurden in Mumien nachgewiesen. Wenn auch Malaria wahrscheinlich nicht so häufig und schwer auftrat wie in Mesopotamien, Indien und Griechenland, so stellten doch Fiebererkrankungen aller Art ein Problem dar.

Viele Menschen litten an Augenkrankheiten, darunter das Trachom (das auch heute noch in Ägypten weit verbreitet ist), die Nachtblindheit, die Katarakt und Verziehungen der Augenlider. Aus pathologischen Funden in Mumien weiß man, daß auch Arteriosklerose in Ägypten nicht unbekannt war. Eine Geißel stellten zudem Epidemien wie Pocken und Pest dar. An den Wirbeln von Mumien erkannte man die Spätfolgen der Pottschen Krankheit, einer tuberkulösen Infektion.

Einige der in den Schriften beschriebenen Leiden ähneln der Gonorrhö, syphilitische Infektionen der Knochen oder Weichteile sind bis heute jedoch noch nicht nachgewiesen worden. Lepra wird es wohl gegeben haben, aber wie in nahezu allen antiken Kulturen wurde sie häufig mit anderen Hauterkrankungen verwechselt. Sicherlich kannte man auch Akutkrankheiten, deren Charakter wir aber nur schwer bestimmen können; Pneumonie und Appendizitis lassen sich jedoch aus den verfügbaren Informationen eindeutig ableiten. Einige Tempelreliefs enthalten Hinweise auf den Muskelschwund infolge Poliomyelitis.

Wiederholt traten auch Arthritis, Gicht, Nieren- und Blasensteine sowie Tumoren der Eierstöcke und der Knochen auf. Auch das Vorkommen von Leberzirrhose wird nicht bestritten; der nachweisbare große Bier- und Weinkonsum mag dafür verantwortlich gewesen sein.

Diagnose

Zur Anwendung ihrer diagnostischen Methoden waren die Ägypter auf die Informationen des Patienten angewiesen, das detaillierte Erfassen einer Anamnese war jedoch noch unbekannt. Die Untersuchung war deshalb nicht weniger komplex und umfaßte das Austasten einer Wunde mit den Fingern, das Studium des Sputums, des Urins, der Fäkalien und anderer Körperausscheidungen. Weil man wußte, daß der Puls vom Herzen ausgesandt wurde, überprüfte man ihn sorgfältig an verschiedenen Körperteilen.

Die Papyri enthalten einige scharfsinnige Beobachtungen, die Rekonstruktionen bestimmter Krankheitsbilder zulassen. Hernien z. B. wurden exakt beschrieben: »Wenn man auf der Oberfläche des Bauches eine Schwellung bemerkt ... die durch Husten ... hervorgerufen wird.« Berichte über blutigen Urin legen den Verdacht auf Zystitis (Blasenentzündung), Steine oder Parasiten nahe. Daß Wurmerkrankungen verschiedener Art damals ebenso verbreitet waren wie heute, bestätigen die Funde bei Mumien mit intakten Organen.

Symptom-Kombinationen wurden gelegentlich zusammengefaßt, meistens allerdings betrachtete man das Symptom als die Krankheit selbst: Husten, Fieber, Schwellung, Hautrötung – jede dieser Erscheinungen hielt man für eine eigenständige Krankheit. Entzündung als »Krankheit« wurde folgendermaßen anschaulich beschrieben: »Sie bedeutet, daß die Wunde in seiner Brust weich ist und sich nicht schließt; ihr entspringt hohes Fieber, die Lippen sind rot, und der Mund ist offen.« Die medizinische Klassifikation tendierte also mehr zur Schilderung von Symptomen als zur systematischen Krankheitsbeschreibung.

Prognose

Die ägyptischen Ärzte stellten zwar keine bestimmten Prognosen, sie entschieden sich aber dennoch für oder gegen eine Behandlung und bestimmten damit gleichzeitig den weiteren Krankheitsverlauf. Ein sehr schweres Leiden wurde behandelt, wenn die Chance bestand, daß es auf die therapeutischen Bemühungen reagieren würde. In hoffnungslosen Fällen wurde die Behandlung verweigert. Die Ablehnung, unheilbar

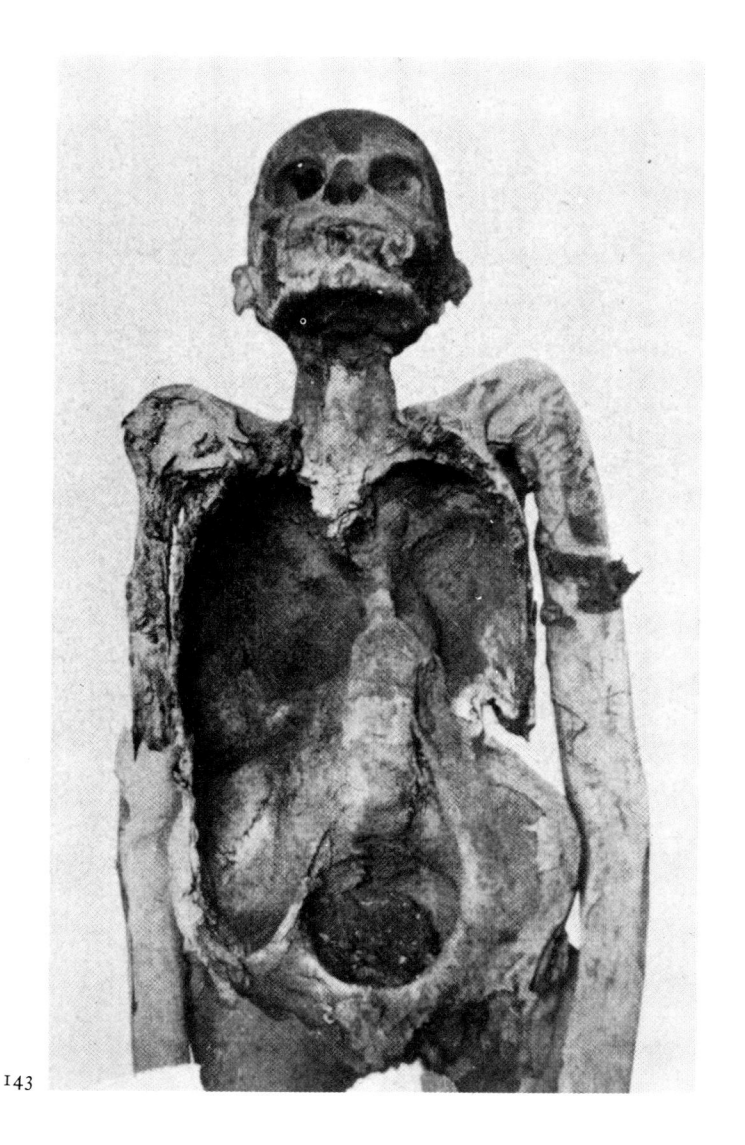

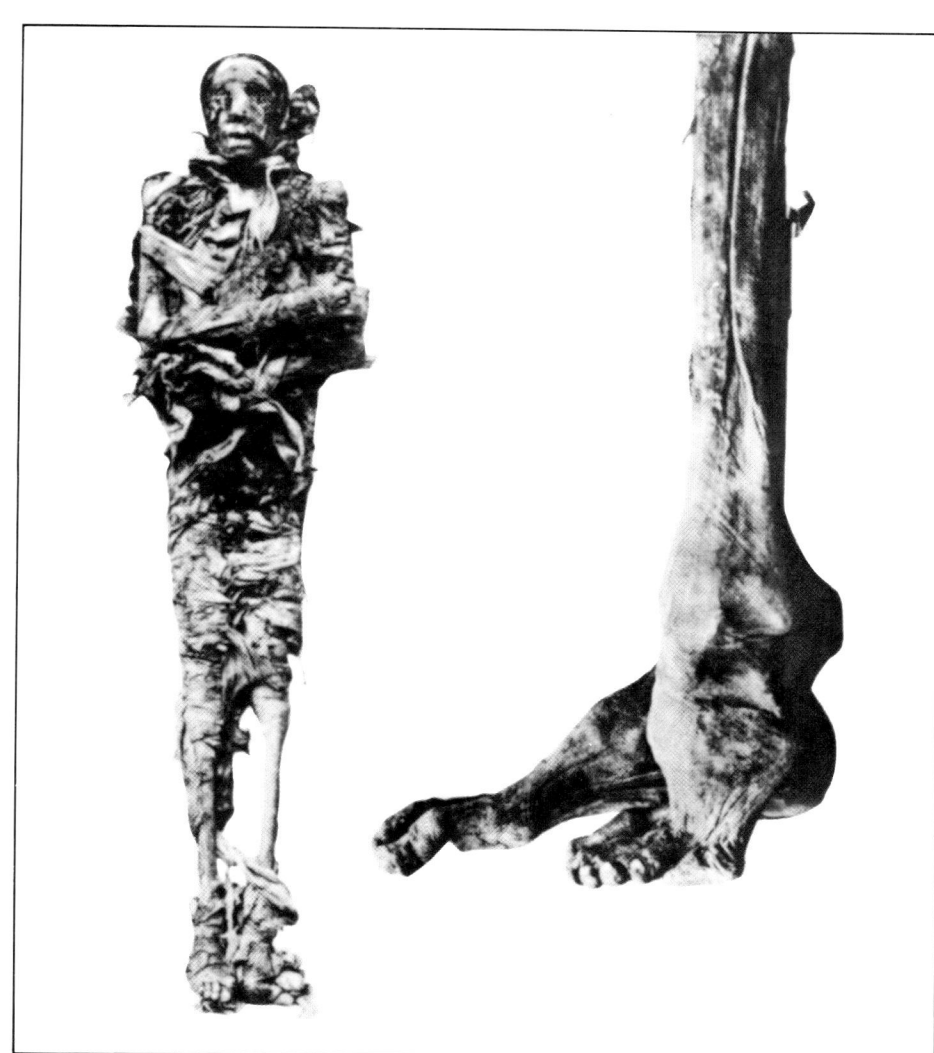

143

145

143, 144   Mumie eines Amun-Priesters (um 1000 v. Chr.). Die Seitenansicht zeigt eine Vorwölbung der Wirbelsäule, wie man sie bei der Pottschen Krankheit (Wirbelsäulentuberkulose) findet; die Frontansicht läßt einen großen Psoas-Abszeß erkennen, in den sich der tuberkulöse Herd entleerte. New York Academy of Medicine

145   Mumie und angeborener Klumpfuß des Pharaos Siphtah aus der 19. Dynastie (um 1300 v. Chr.). Ägyptisches Museum, Kairo

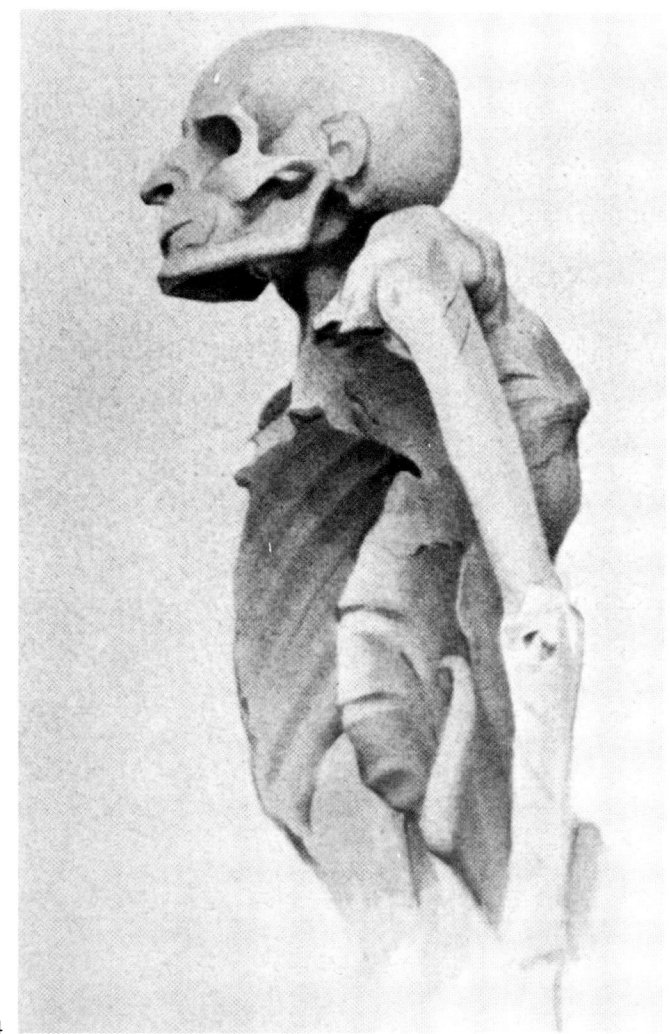

144

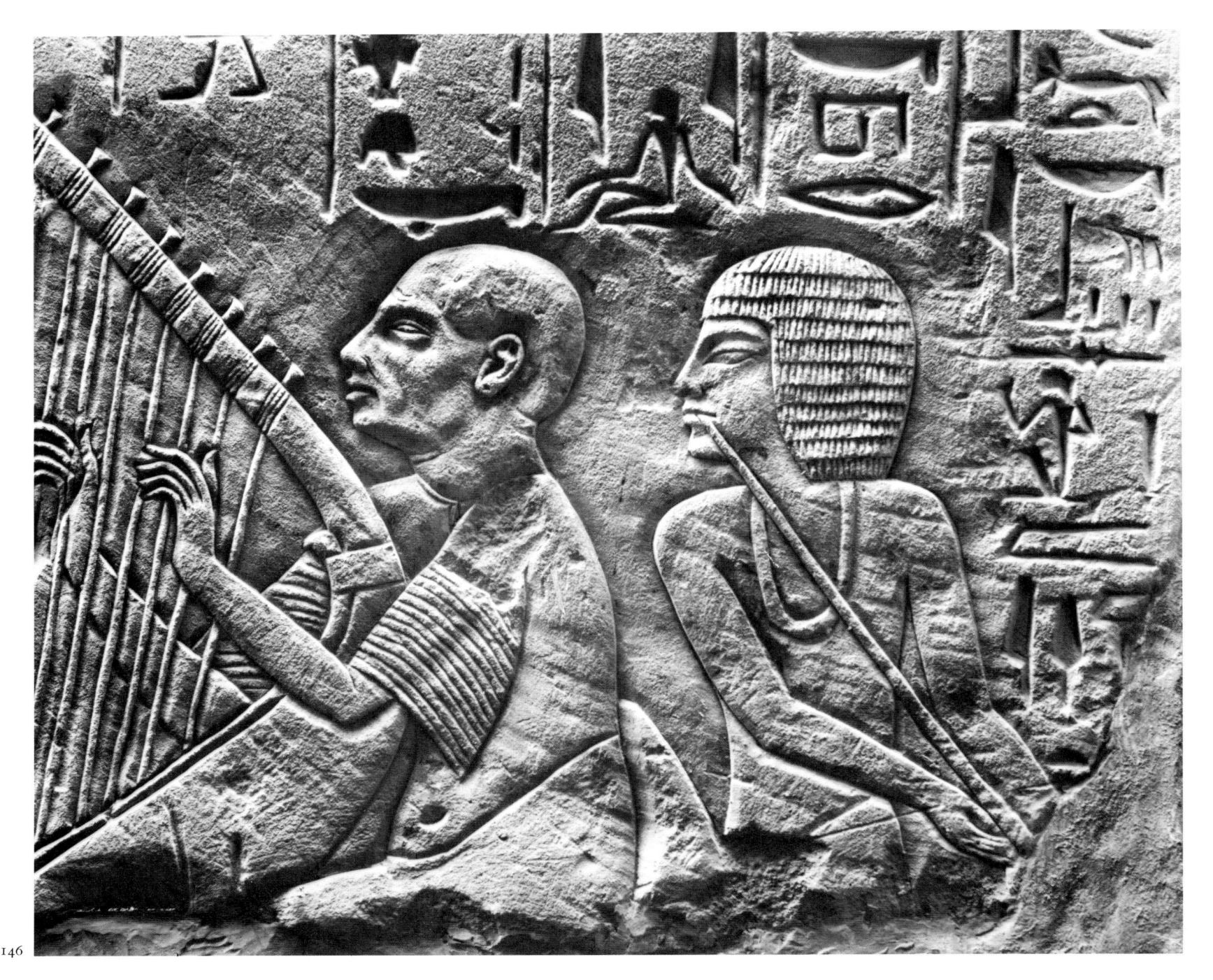

146

146   Relief eines blinden Harfners aus dem Grab des Patenemhab (um 1552–1306 v. Chr.), Saqqara. Dieses Relief gibt einen Hinweis auf die lange Geschichte der weitverbreiteten Blindheit in Ägypten. Rijksmuseum van Oudheden, Leiden

147   Englische Übersetzung der Hieroglyphen aus den *Regeln des Ani* (um 1500 v. Chr.) mit der Empfehlung, sich beim Trank zu mäßigen und auch bei anderen Gelegenheiten den Exzeß zu vermeiden. Weltgesundheitsorganisation, Genf

148   Stele aus der Zeit der 18. Dynastie (1580–1350 v. Chr.) mit der Darstellung eines jungen Mannes, der sich auf einen Stab lehnt, da eines seiner Beine den für Poliomyelitis typischen Muskelschwund aufweist. Sammlung Carlsberg-Glyptothek, Kopenhagen

Make not   thyself helpless   in drinking in the

beer shop. For will not   the words   of [thy] report repeated

slip out from { thy mouth } without { thy knowing } { that thou hast uttered them? }

Falling down   thy limbs   will be broken,   [and]

no one will   give thee { a hand [to help] thee up]   as for thy

companions in the   swilling of beer,   they   will get up

and say, " Outside with   this   drunkard."

147

94

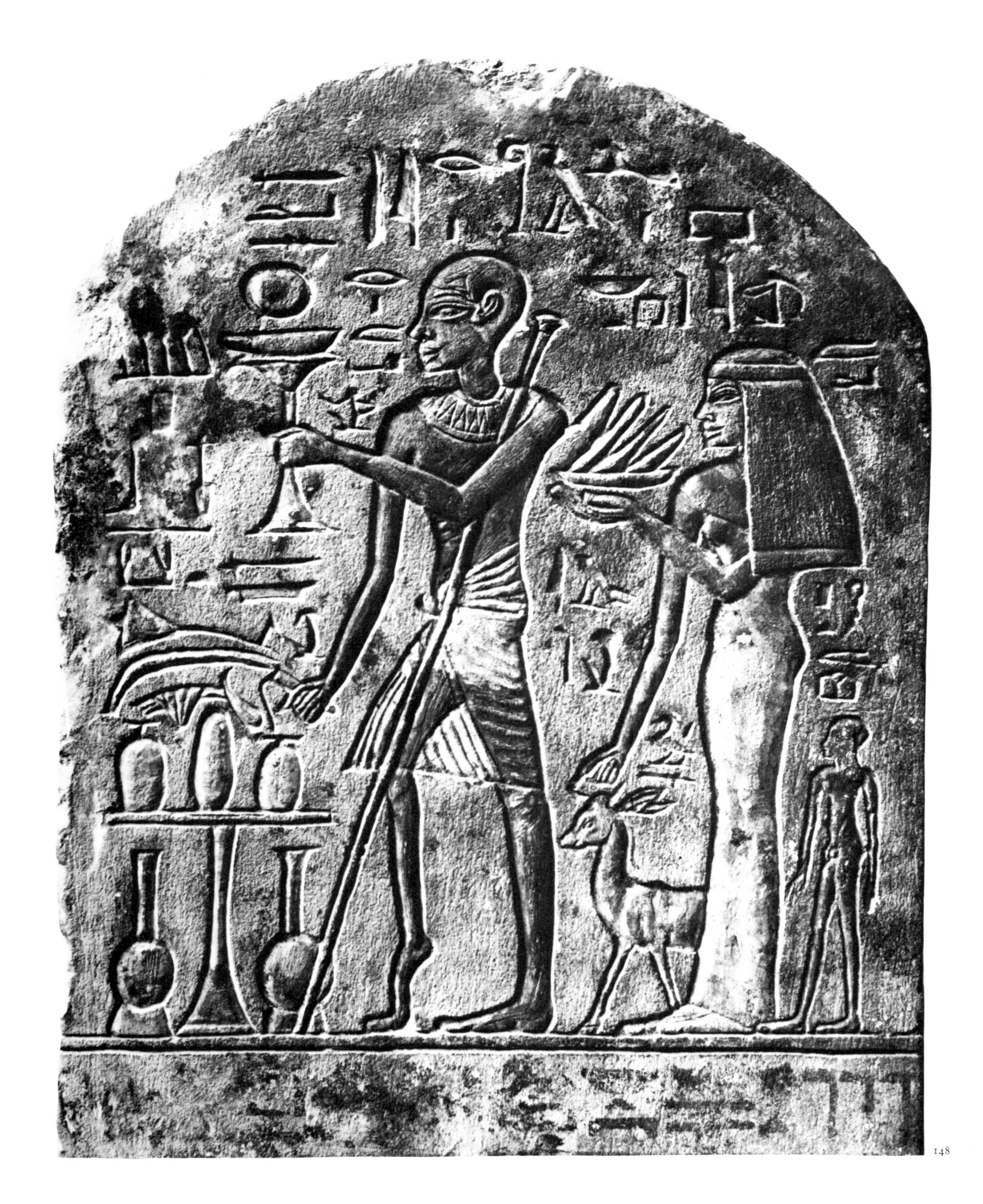

148

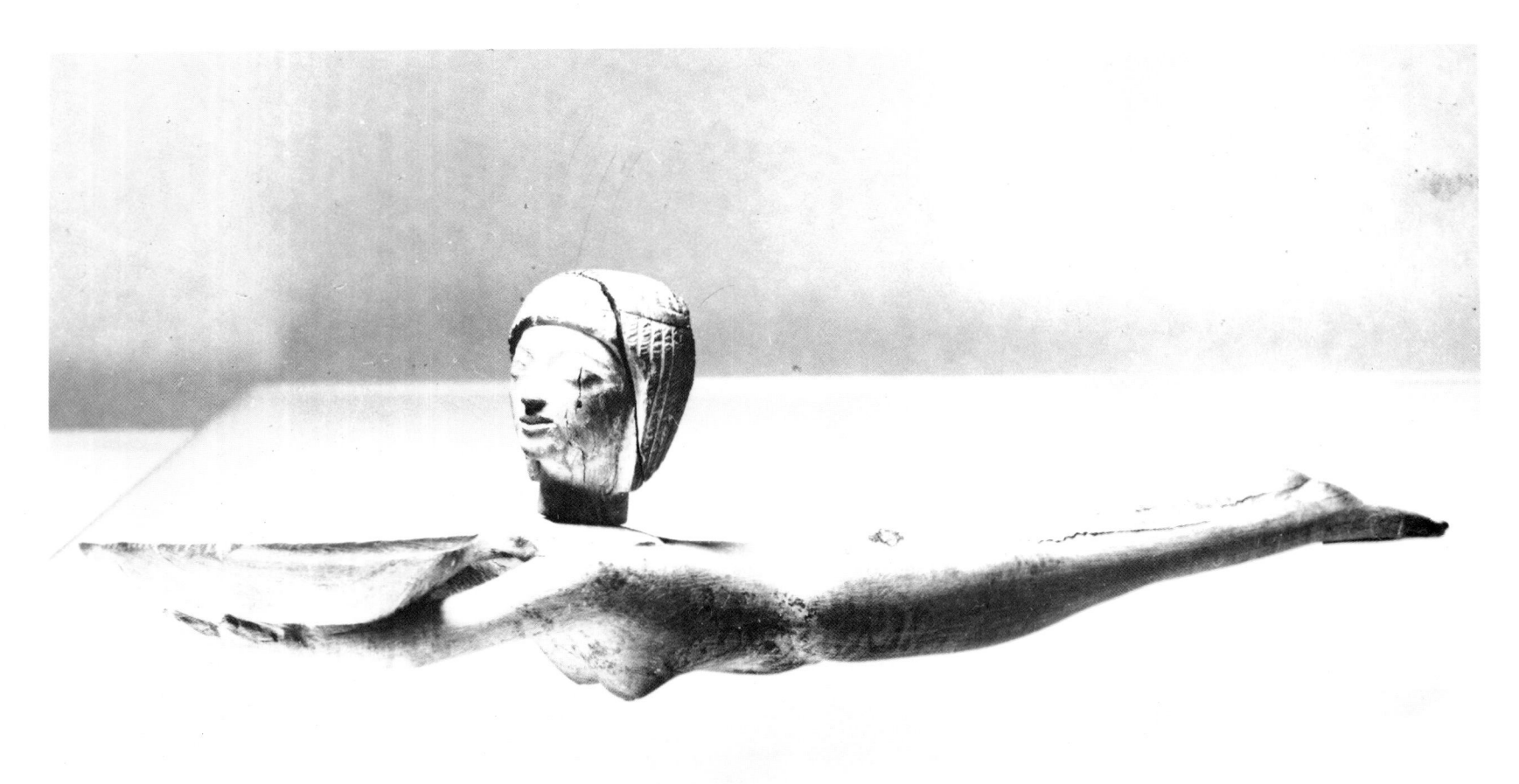

149

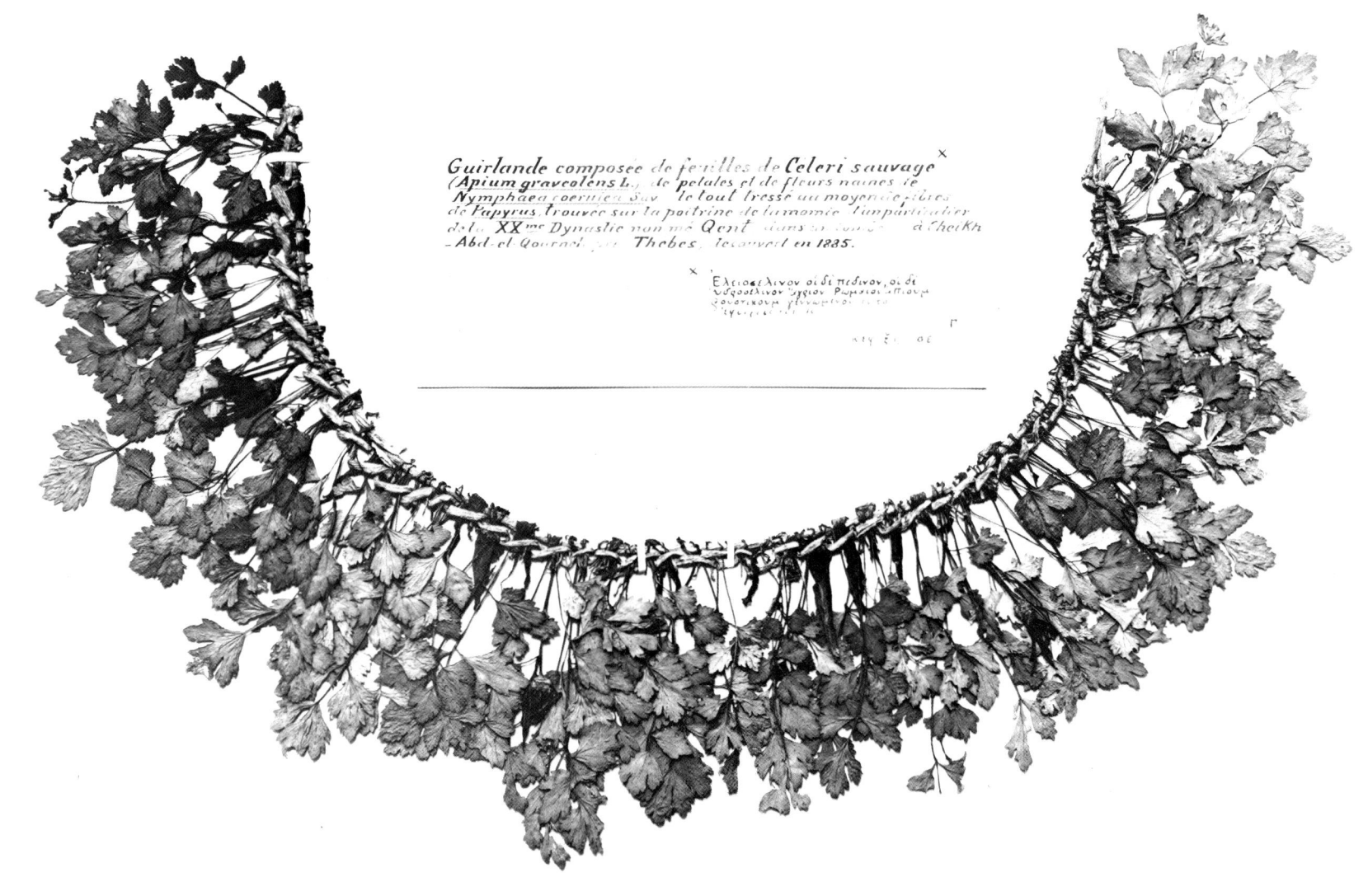

Guirlande composée de feuilles de Celeri sauvage
(Apium graveolens L.) de petales et de fleurs nanées le
Nymphaea coerulea Sav. le tout tressé au moyen de fibres
de Papyrus, trouvée sur la poitrine de la momie d'un particulier
de la XXme Dynastie nan me Qent dans sa tombe à Cheikh
Abd el Qourah à Thebes. Jetrouvet en 1885.

150

Kranke medizinisch zu betreuen, findet sich immer wieder in der Geschichte, besonders häufig zur Zeit der Griechen. Sie mag auf Pragmatismus oder Gefühllosigkeit beruht haben, Aufrichtigkeit kann jedoch ebenfalls einer solchen Entscheidung zugrunde liegen.

Behandlung

Bei der Behandlung selbst spielten religiös-magische Gebärden eine vitale Rolle. Die Verabreichung von Drogen und mechanische Prozeduren waren stets von Zaubergesängen begleitet, die Dämonen vertreiben sollten, und den Göttern brachte man Opfer dar, um vor bösen Geistern geschützt zu werden. Amulette konnten die meisten Krankheiten abwehren, schwere Geisteskrankheit erforderte jedoch den Exorzismus, der meistens mit Hilfe von Exkrementen vollzogen wurde. Bei Schlangenbissen waren Rituale die einzig mögliche Therapie – ein bemerkenswerter Gegensatz zur Behandlung der Schlangenbisse in Indien, wo man stichhaltige, rationale medizinische Prinzipien mit übernatürlichen verband. Bei fast allen anderen Heilmaßnahmen kombinierten die Ägypter ihre religiösen Rituale mit einem außergewöhnlichen und abwechslungsreichen Aufgebot an pflanzlichen, mineralischen und tierischen Arzneien.

Medikation

Die ägyptische Pharmakopöe war äußerst umfangreich. Viele Heilmittel und Pflanzen, die später ihren Weg in die Herbarien des Dioskurides, Galen und Plinius und in das Repertoire der Hebräer, Syrer, Araber und Perser fanden, waren ägyptischen Ursprungs. Die Ägypter importierten jedoch auch Substanzen aus anderen Ländern: Safran und Salbei aus Kreta, Zimt aus China, Parfüm und Gewürze aus Arabien und Abessinien, Sandelholz, Gummi und Antimon.

Die Arzneien wurden in mancherlei Form verabreicht – als Pillen, Kuchen, Zäpfchen, Salben, Tropfen, Gurgelwasser, Räuchersubstanzen und Bäder. Klistiere dienten nicht nur der Entleerung des Darmes, sondern auch der Zufuhr von Drogen. (Übrigens glaubte man, daß der Ibis, Symbol des Gottes Thot, das Klistier erfand, indem er seinen langen Schnabel in den eigenen Anus steckte.) Flüssige Vehikelsubstanzen waren Wasser, Milch, Bier und Wein, die mit Honig gesüßt waren. Man erhoffte sich von den Ingredienzien nicht nur Erleichterung bei Krankheiten, sondern bei den verschiedensten Problemen: Graue Haare sollten ihre ursprüngliche Farbe wiedergewinnen, Haarausfall rückgängig gemacht werden; sie dienten der Verschönerung, säuberten das Haus, verschafften angenehme Gerüche und hielten Fliegen und Insekten unter Kontrolle.

Die Fülle der angewandten Heilpflanzen darf nicht darüber hinwegtäuschen, daß es sich überwiegend um Purgative und Brechmittel handelte. Rhizinusöl wurde sowohl zur Einnahme als auch für Wunden und Hautreizungen verordnet. Opiumartige Mohnprodukte sind in Ägypten wohl erst relativ spät bekannt geworden, einige Wissenschaftler nehmen aber an, daß die Pflanze als Heildroge bereits im 2. Jahrtausend v. Chr. gebraucht wurde. Substanzen wie die Nachtschattengewächse Hyoszyamin und Mandragora wurden wahrscheinlich ebenfalls genutzt, man weiß jedoch nicht, seit wann. Einigen der pflanzlichen Extrakte darf man eine antiseptische Wirkung zugestehen. Das »verdorbene Brot«, in mehreren Verordnungen angegeben, wird wegen seines antibakteriellen Schimmels wirksam gewesen sein (so wie man heute auch Penicillin-Schimmel verwendet).

Zu den Mineralien und Metallen der ägyptischen Pharmakopöe gehörten Antimon, Kupfer, Salz, Alaun, Holzkohle und meteoritisches Eisen. Die Farben, mit denen Frauen ihre Augen schminkten, hatten wahrscheinlich einen hohen Gehalt an Antimon, das in der Renaissance als pharmakologische Substanz eine große Rolle spielen sollte. Schwarze Augenschatten könnten durch ein Antimon- oder Bleigemisch hervorgerufen worden sein. (Zur Zeit der Araber wurde viele Jahrhunderte später pulverisiertes Antimon *al-Khol* genannt; im 16. Jahrhundert übernahm Paracelsus diese Bezeichnung für den Weingeist, *Alkohol.*) Die grüne Farbe des Augen-Make-ups stammte vom Kupfersalz. Diese Naturstoffe haben alle eine antiseptische Wirkung, aber ob sie die in Ägypten verbreiteten Augenkrankheiten verhinderten oder ihrer Behandlung dienten, kann man nicht mit Sicherheit sagen. In diesem Kontext ist

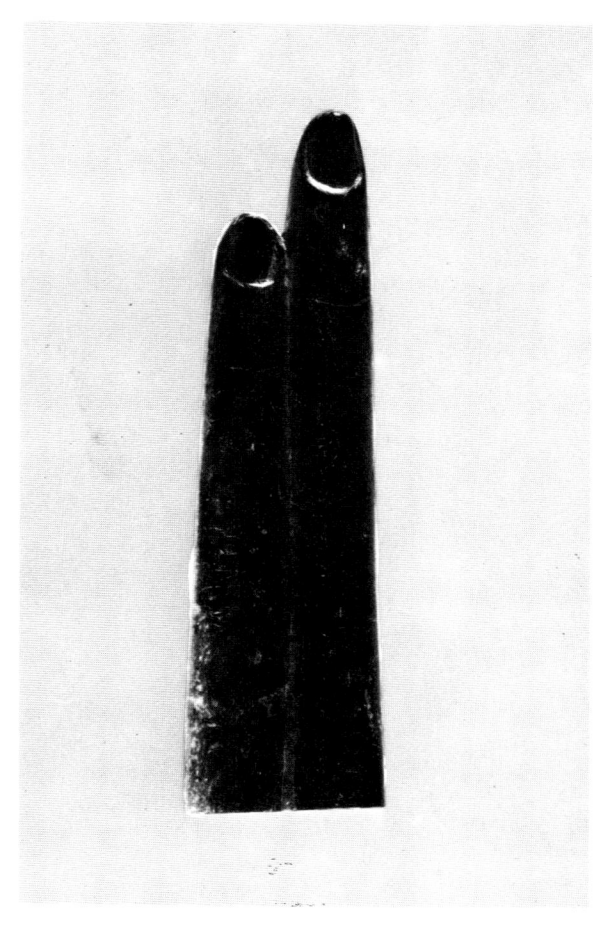

151

149 Hölzerne Kosmetikdose, wie sie von Frauen während der Regierungszeit von Amenhotep III. zum Parfümieren des Körpers und zum Bemalen der Lippen und Augen verwandt wurde (um 1400–1360 v. Chr.). Sammlung Norbert Schimmel, New York

150 Halsschmuck aus wilden Sellerieblättern und Papyrus, der einer Mumie in einem Grab bei Theben beigegeben war (um 1181–1075 v. Chr.). Die alten Ägypter waren berühmt für ihr Wissen über die medizinische Verwendung von Pflanzen und Kräutern. Ägyptisches Museum, Kairo

151 Zwei-Finger-Amulett aus Kalkstein, das Krankheit abwehrte und bei religiösen und weltlichen Heilpraktiken gebraucht wurde. Sammlung Norbert Schimmel, New York

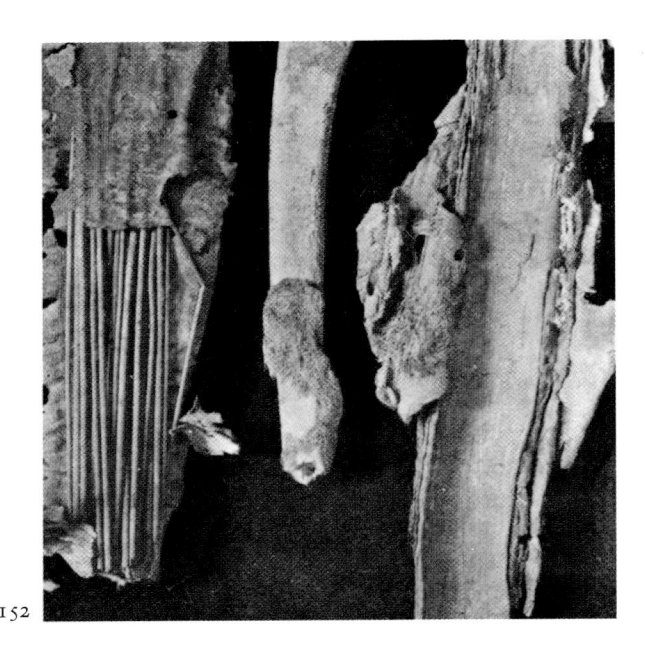

152

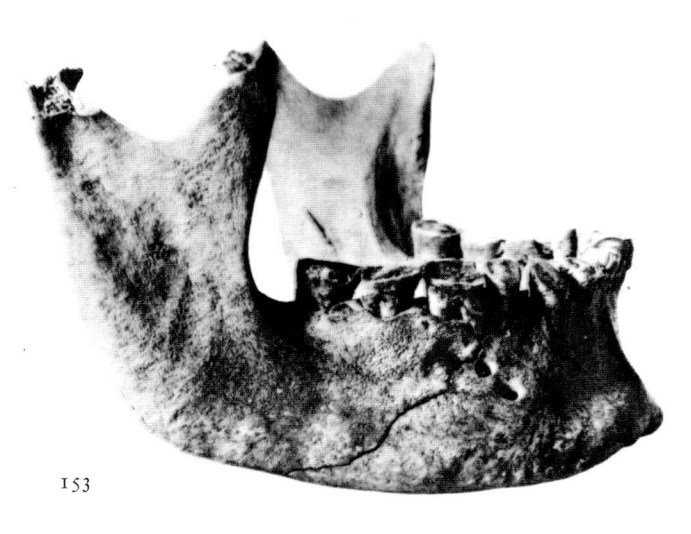

153

152 Schienen aus Palmfasern und Rietbündeln, die etwa 2500 v. Chr. gebraucht wurden, um verletzte Glieder ruhigzustellen. British Library, London

153 Unterkiefer aus dem alten Königreich mit dem Nachweis einer Operation: zwei Löcher sind hineingebohrt, um einen Abszeß zu dränieren. Peabody Museum, Harvard University, Cambridge

es von nicht geringem Interesse, daß Kupfer-Präparate heute die Hauptwirkstoffe gegen das Trachom sind, eine zur Blindheit führende Infektion, die in Ägypten verbreitet ist.

Mechanische Behandlung

Applikation von Kälte, Hitze und Umschlägen waren die häufigsten physikalischen Behandlungsmethoden. Ebenso gebräuchlich waren der Aderlaß durch Ritzen oder Durchbohren der Haut und das Anlegen von Blutegeln. Die Chirurgie beschränkte sich im wesentlichen auf die Versorgung von Wunden und Frakturen, wobei durch geformte Holzrindenstreifen und in Harz gehärtete Tücher eine angenehme Fixierung bewirkt wurde. Blutung stoppte man durch Druck, manchmal auch durch Auflegen frischer Fleischscheiben, deren Säfte das Blut stillten.

Chirurgie

Die chirurgische Anwendung des Messers wird außer im Falle der Beschneidung, die in allen ägyptischen Gesellschaftsschichten üblich war, kaum in den wenigen erhaltenen medizinischen Papyri diskutiert; dennoch gab es verschiedene Klingen aus Stein, Metall und Papyrusrohr. Die Öffnungen, die die Einbalsamierer schnitten, wurden manchmal durch Nähen wieder verschlossen, und es ist gut möglich, daß auch Ärzte Wunden vernähten. Die Trepanation scheint in der ägyptischen Chirurgie keine so wesentliche Rolle wie in anderen frühen Kulturen gespielt zu haben. Die Kauterisation war hingegen eindeutig indiziert für die Entfernung von oberflächlichen Tumoren und Zysten. Der Feuerbohrer, ein erhitztes, scharfes Werkzeug, wird als chirurgisches Instrument erwähnt; und in einem Text, der sich mit der Höherstufung einer Medizinschule befaßt, findet sich der Nachweis, daß auch andere Instrumente zur Verfügung standen. Wir wissen, daß die Ägypter bei der einfachen Wundversorgung, eine Art von Pflaster benutzten, indem sie Leinenstreifen mit Gummiharzen imprägnierten und klaffende Wundränder damit zusammenzogen. Wenngleich einige pflanzliche und mineralische Mixturen für die Wundbehandlung wahrscheinlich antiseptisch waren, so müssen doch viele tierische und pflanzliche Stoffe gefährlich gewesen sein, denn sie verursachten Infektionen und verhinderten den freien Abfluß des Sekretes.

Zahnheilkunde

Viele Menschen waren damals von Zahnschmerzen geplagt. Die frühesten menschlichen Funde weisen Fälle schwerster Zahnabnutzung bis zur Pulpa (Zahnmark) auf – jedoch ohne ein einziges Loch. Zahnhöhlen und Abszesse in weniger alten Mumien hat man auf verfeinerte weichere Speisen zurückgeführt. Ebensogut können auch klimatische, geologische und kulturelle Veränderungen für den Abbau kariesverhindernder Mineralien in der Nahrung verantwortlich gewesen sein.

Einige Mumien zeigen Spuren schwerer Infektionen, Karies und loser Zähne, aber man fand auch zusammengedrahtete Zähne und künstliche Gebisse. (Nefer-ir-etes, der um 2600 v. Chr. lebte, wird als Zahnhersteller erwähnt.) Der Hitzebohrer wurde möglicherweise zur Dränage von Abszessen verwandt; die Behandlung der meisten Zahninfektionen bestand jedoch in der Anwendung von Medikamenten, die die »Würmer« herausziehen sollten. Die Vorstellung, daß Würmer Zahnkrankheiten verursachten, herrschte auch in Mesopotamien vor und behauptete sich in der westlichen Medizin durch das gesamte Mittelalter, ja sogar bis vor wenigen Jahrhunderten.

Frauenkrankheiten

Viel Raum widmen die Medizinschriften den Frauenkrankheiten. Heilsubstanzen wurden durch Tampons oder Ausräucherung in die Vagina eingeführt, wobei die Frau sich über heiße Steine hockte, auf die man eine Lösung schüttete, damit diese dann in Dampfform in die Vagina gelangte.

Eine außergewöhnliche Methode wandte man bei der Schwangerschaftsdiagnostik an. Die Frau urinierte auf eine Mischung von Weizen- und Gerstensamen, der mit

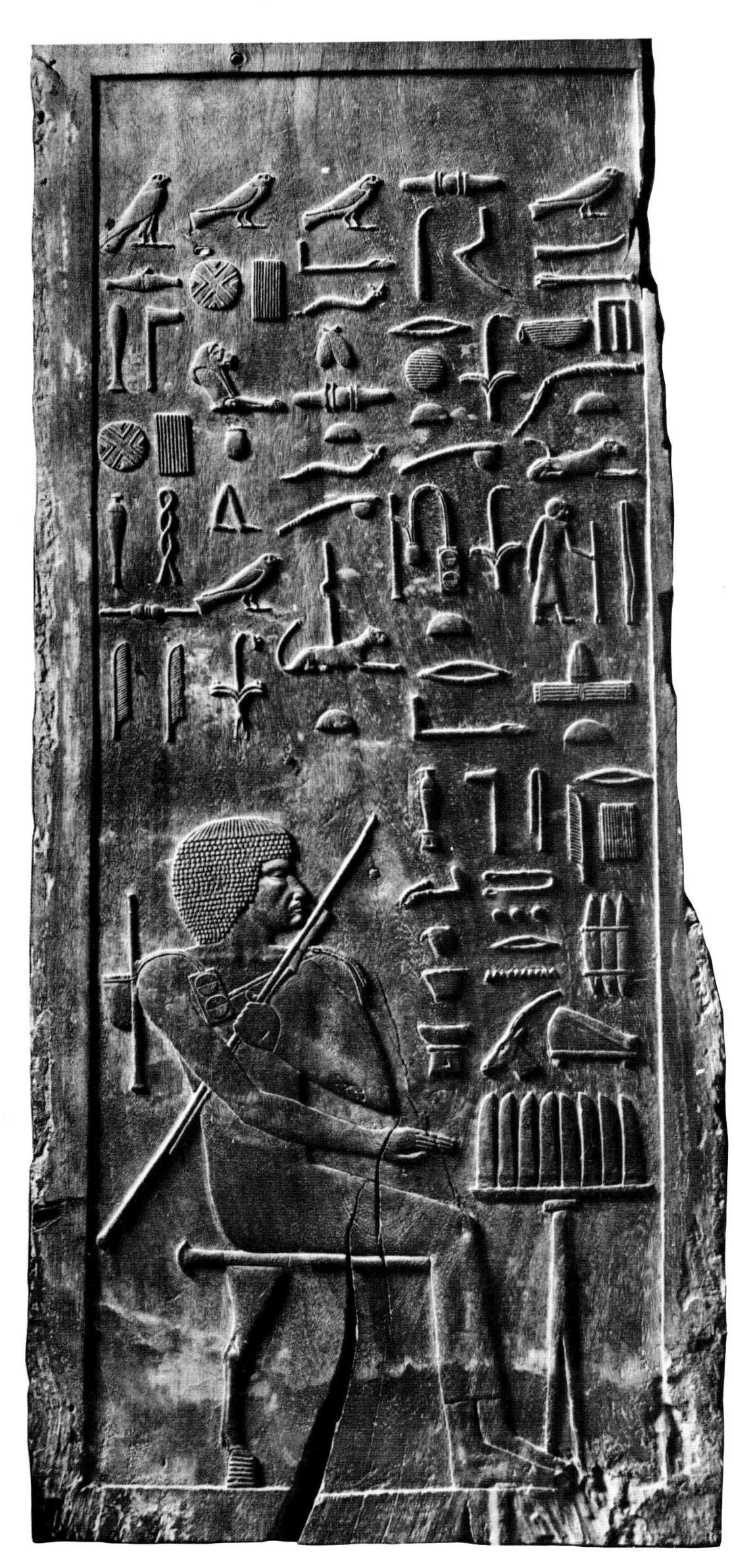

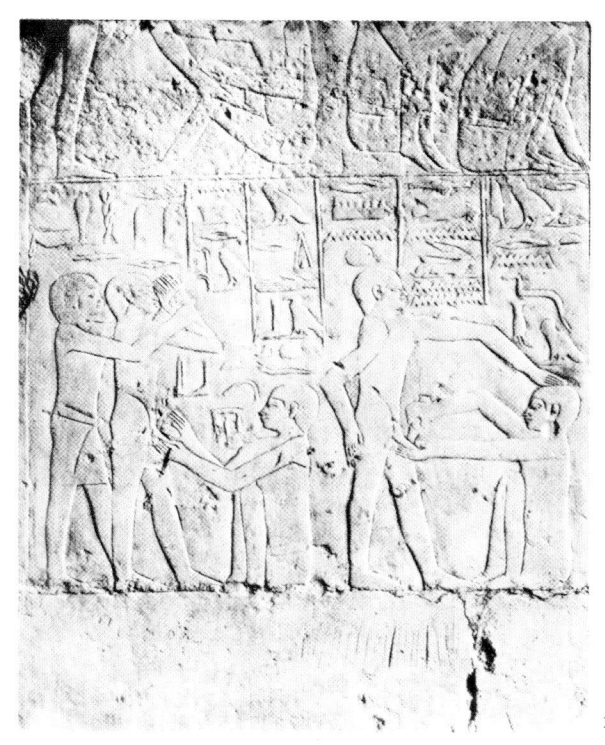

154

155

154 Hölzernes Paneel aus einem Grab bei Saqqara mit der Darstellung des Hesi-Re, des ältesten bekannten Zahnarztes (3000 v. Chr.), der den Titel trug: »Führer der Zahnheiler und der Ärzte«.

155 Relief aus der 6. Dynastie (um 2200 v. Chr.) aus Saqqara mit den verschiedenen Phasen einer Beschneidung. Der Abguß befindet sich im Besitz des Wellcome Institute for the History of Medicine, London

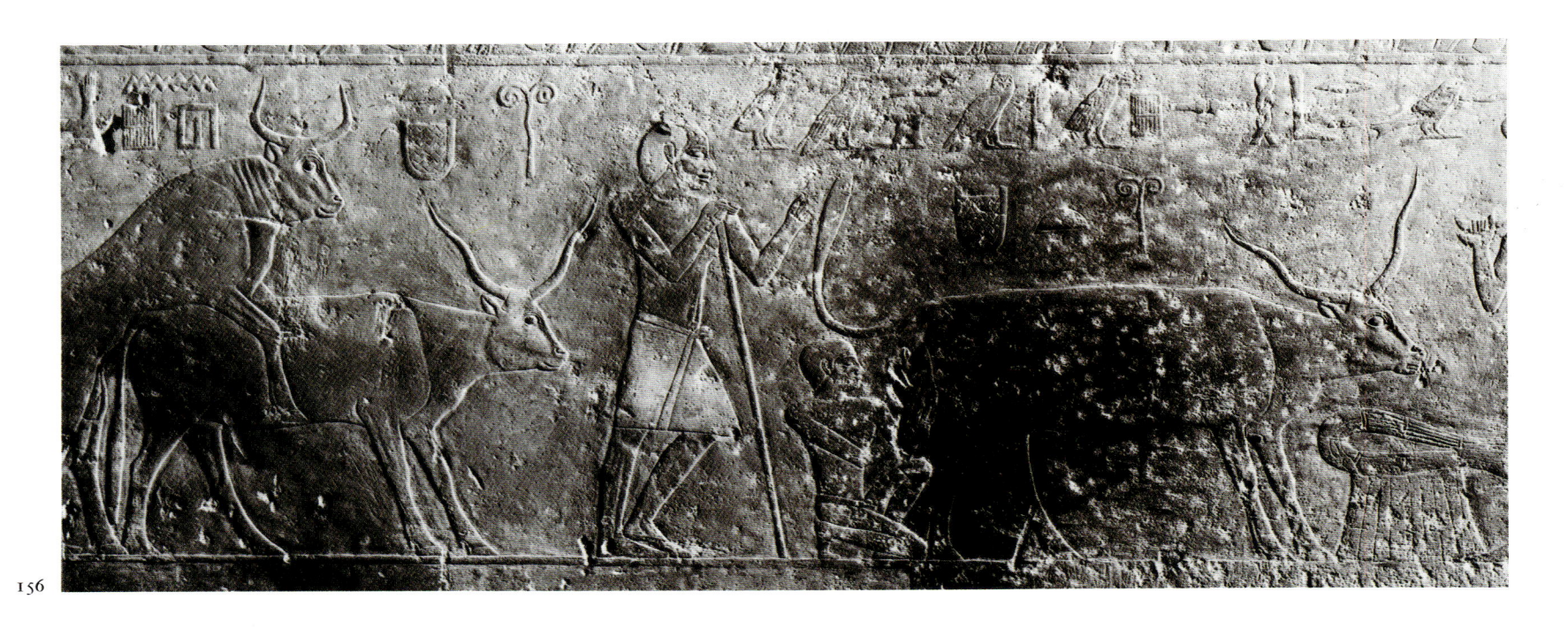

156

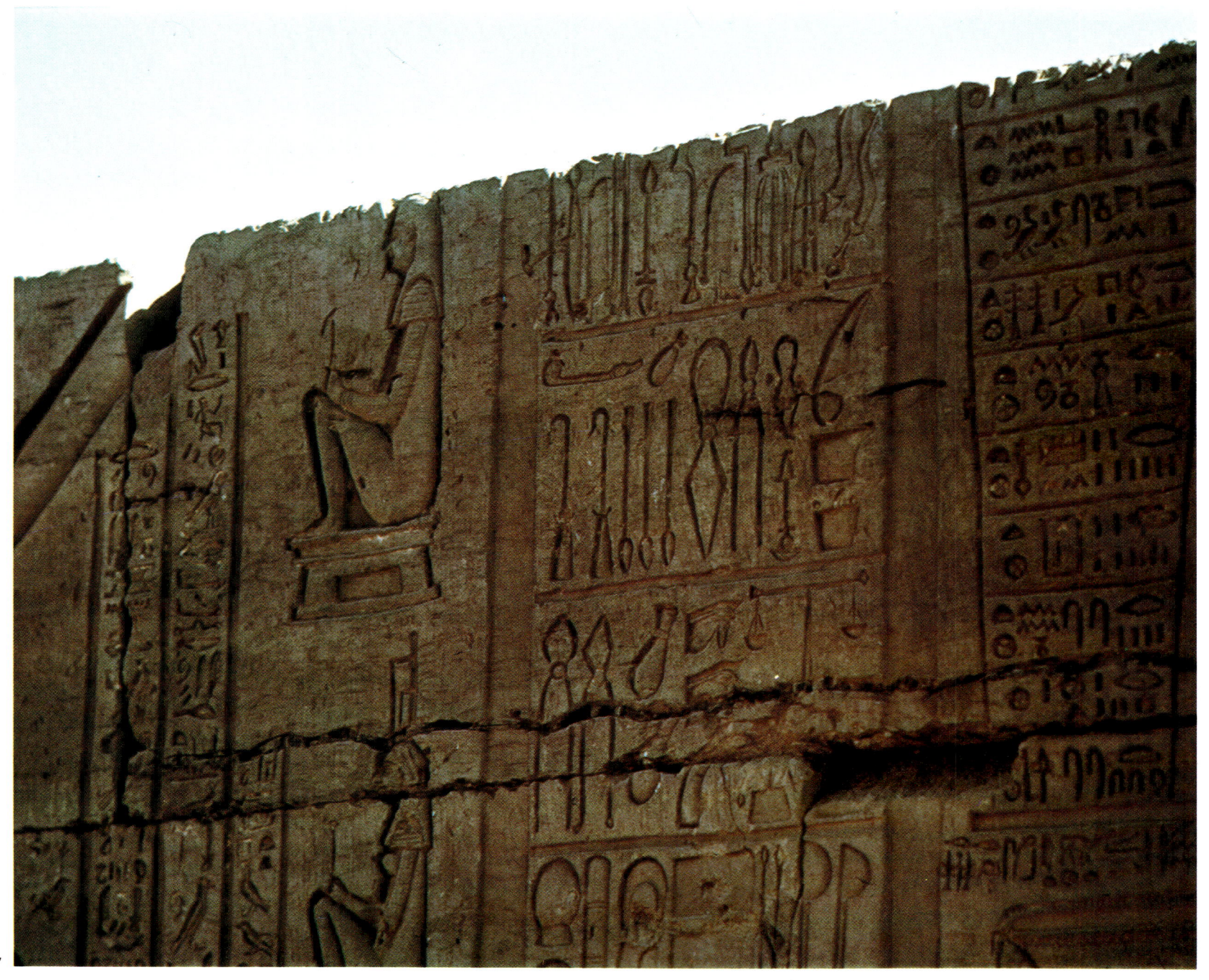

157

Datteln und Sand vermengt war. Wenn später irgendein Getreide daraus sproß, war die Schwangerschaft sicher. Wenn nur Weizen wuchs, würde das Kind ein Junge werden, bei Gerste ein Mädchen. Dieses wunderliche Ritual mag wegen des Hormongehaltes des Urins durchaus erfolgreich gewesen sein; so wird der Hormongehalt auch bei heutigen Schwangerschaftstests untersucht. Phantastische und magische Methoden zur Diagnose einer Schwangerschaft wurden augenscheinlich auch von den Ägyptern geschätzt.

Wenn sich auch Beschreibungen empfängnisverhütender Methoden in den medizinischen Papyri finden, so war die Fruchtbarkeit doch höchst erwünscht. Außer Gebeten und Opferungen an Fruchtbarkeitsgötter sollte eine unfruchtbare Frau symbolischen Verkehr mit einem Stier haben, um den Weg zur Empfängnis zu ebnen. Die Unerläßlichkeit des Samens für die Befruchtung kannte man, aber über sexuelle Physiologie wußte man sehr wenig. Ebenso wie wohl auch die Ärzte glaubten alle, daß die Befruchtung genauso durch den Mund wie durch die Vagina stattfinden könne. Aus Dung, Honig und einem Karbonat setzte man ein kontrazeptives Gemisch zusammen. Eine andere Möglichkeit war das Einführen von Akazienblattspitzen in die Vagina; heute weiß man, daß diese Pflanze Milchsäure produziert, die einen verbreiteten Bestandteil moderner Vaginalduschen darstellt.

Die Ärzte

Die Ärzte genossen in Ägypten und der übrigen mediterranen Welt hohes Ansehen. Ägyptische Heilkundige wurden oft von Angehörigen der höheren Schichten anderer Länder konsultiert. Man findet sie häufig in Hofurkunden aus Persien und Palästina erwähnt. Sie waren jedoch nicht immer die Überlegenen. Der Grieche Demokedes, der um 500 v. Chr. lebte, heilte zum Beispiel den Knöchel des persischen Monarchen Darius und die Brust von dessen Tochter, während ägyptische Ärzte hilflos dabeistanden.

Obwohl der Heilkundige in Ägypten eine Person von hohem Rang war, konnte man ihn doch wegen schlechter Behandlung belangen. Er war dazu angehalten, nur die Methoden anzuwenden, die in autorisierten überlieferten Abhandlungen vorgeschrieben waren, denn nur dann konnte man ihm auch bei Mißerfolgen keinen Vorwurf machen. Diese Starrheit bildete ein Hindernis für eigene neue Entdeckungen und brachte dem Arzt Schaden, der von ihr abwich.

Insgesamt kennt man aus den erhaltenen Texten, Urkunden und Inschriften die Namen einiger hundert Ärzte. Unter ihnen befand sich Iry, »Hüter des königlichen Rektums« genannt, ein Hofarzt, der 2500 v. Chr. Krankheiten des Auges, des Bauches und des Anus behandelte. Hawi war im Alten Reich Heiler der Zähne und des Anus. Diese seltsam anmutende Kombination ergibt aus embryologischer Sicht einen Sinn, denn der Mund (Stomadeum) und der Anus (Proktodeum) entwickeln sich aus demselben Gewebssystem. Die hohe Position von Hesire, einem Zahnspezialisten, als Leiter des königlichen Arztkollegiums, weist auf die Reputation und den Respekt hin, den man Zahnärzten entgegenbrachte.

Im 5. Jahrhundert v. Chr. schrieb Herodot von den Ägyptern: »Die medizinische Wissenschaft ist bei ihnen so gegliedert, daß es für jede Krankheit und nicht für mehrere einen Arzt gibt; das ganze Land ist voller Augenärzte, Ärzte für den Kopf, andere sind für die Zähne da, wieder andere für den Bauch und weitere für unbekannte Leiden.« Die Spezialisierung ist jedoch nicht unbedingt Beweis für ein entwickeltes medizinisches System. Die Hermetischen Schriften waren so umfangreich, daß es eine gigantische Aufgabe gewesen wäre, sie alle zu studieren. Infolgedessen ging von der Beschränkung auf ein begrenztes Wissensgebiet ein beträchtlicher Anreiz aus.

Die Anforderungen in Ausbildung und Praxis wurden offensichtlich von dem Leibarzt des Pharaos festgelegt, der an der Spitze der Hierarchie stand. Ihm nachgeordnet waren die Palastärzte, von denen einer die Funktion eines ärztlichen Supervisors gehabt haben mag. Die anderen fungierten als ärztliche Inspektoren, eine Gruppe von Ärzten mittlerer Position und von niedrigerem Rang, aus der sich die große Menge der Heilkundigen rekrutierte. Es gab auch Ärzte, die sich um Arbeiter kümmerten, und andere – wahrscheinlich fest angestellte –, die nur Bergleute betreuten. (So war Herishef-neket, um 2000 v. Chr., ein führender Arzt, der in einem Steinbruch arbeitete. Metm trug den Titel »Arzt der Leibeigenen«.) Tempelärzte von offensichtlich geringerem sozialem Stand waren für alle da und führten auch Hausbesuche durch. Armeeärzte begleiteten militärische Expeditionen und behandelten Soldaten in den Kasernen.

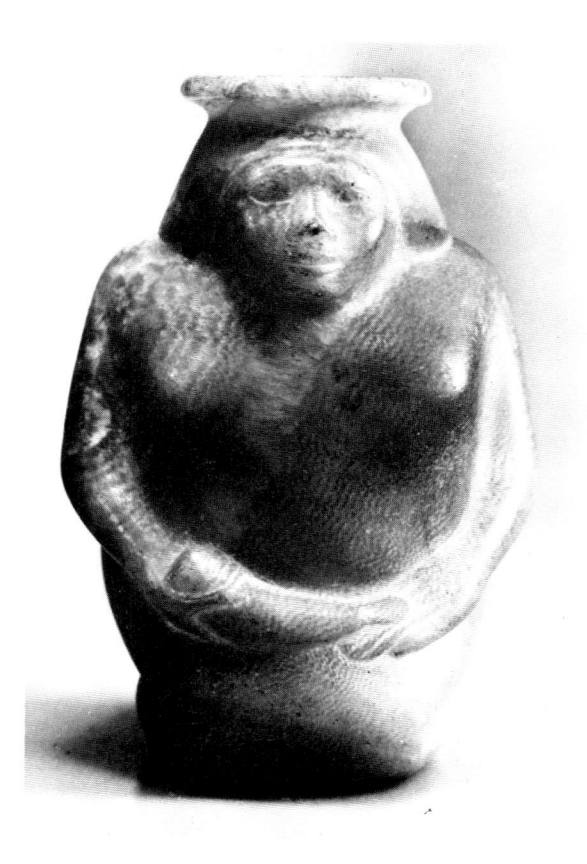

158

156   Halbrelief aus Saqqara mit einer gebärenden Kuh unter menschlicher Assistenz, während (links) ein Stier eine andere Kuh besteigt. Der Zusammenhang von Sperma und Befruchtung war also schon früh bekannt. Louvre, Paris

157   Die Mauer des Zwillingstempels von Kaum Umbu am Nil zeigt chirurgische Instrumente, die Königin in den Wehen und einen Geburtsstuhl, in dem die Frau in halbsitzender Position das Kind zur Welt bringt; eine Stellung, die Tausende von Jahren üblich war.

158   Alabastergefäß (1300 v. Chr.) in Form einer sitzenden Frau, das von Schwangeren zum Aufbewahren magischer oder medizinischer Salben verwandt wurde, mit denen man den Körper einrieb. Sammlung Norbert Schimmel, New York

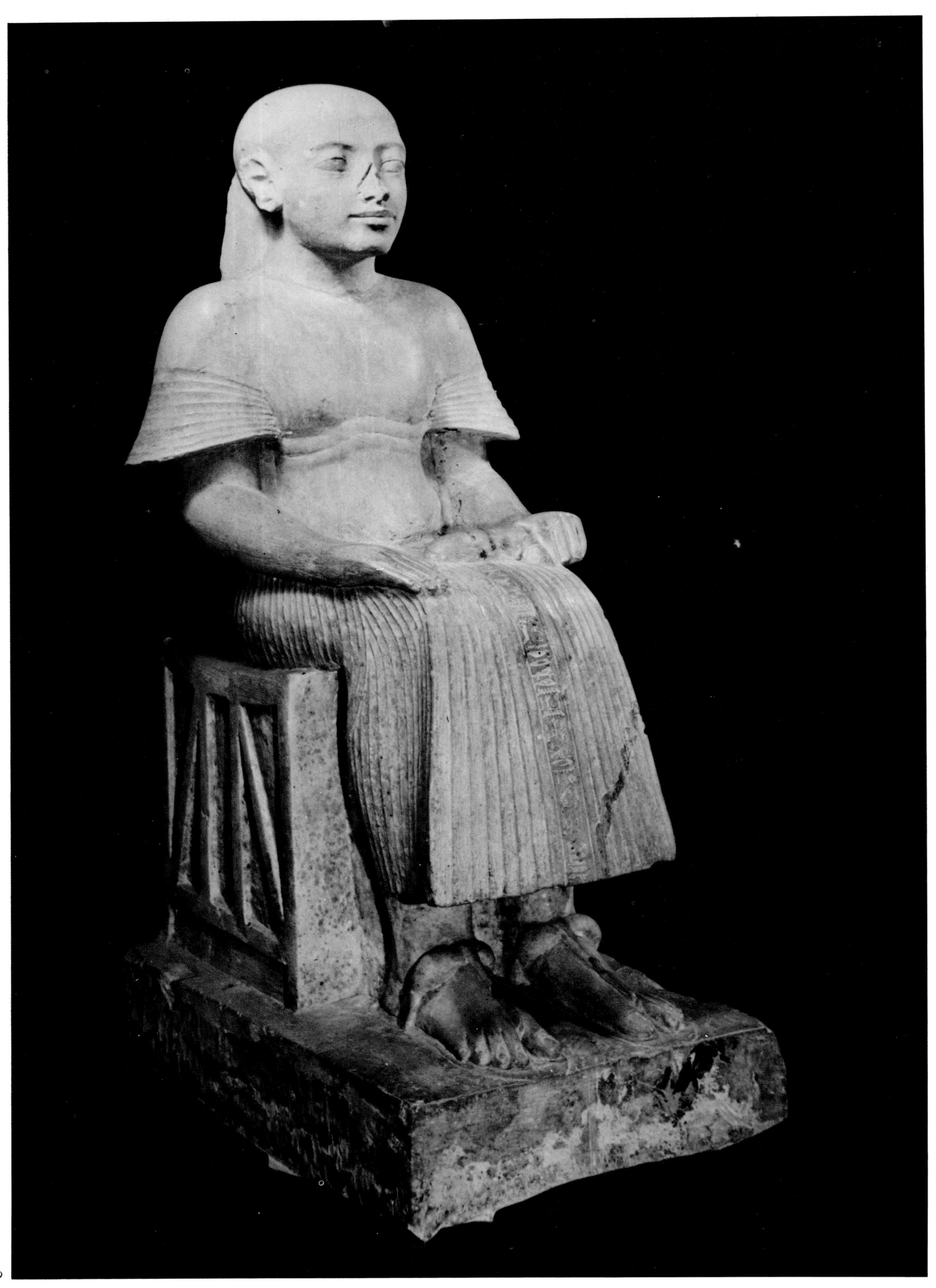

Die Ausbildungsstätten für Ärzte waren den Tempeln angeschlossen. User-horresi-net, der führende Arzt zur Zeit der persischen Hegemonie, bekam den Auftrag, eine Medizinschule zu verbessern; er rühmte sich, daß er keine Studenten unter den Armen ausgewählt habe. Daraus darf man schließen, daß sich die Medizinstudenten nicht nur aus der Oberschicht rekrutierten. Ob sie auch zu Schreibern ausgebildet wurden, weiß man nicht. Iwty im Neuen Reich wird allerdings als Schreiber des Königs und Führer der Ärzte beschrieben.

Eine Art Lehre muß Teil der chirurgischen Ausbildung gewesen sein, aber es ist nicht bekannt, ob die Chirurgie eine besonders renommierte Disziplin, ein Betäti-gungsfeld aller Ärzte oder eine eigenständige, aber geringer bewertete Form der Praxis war; vielleicht variierte ihr Status mit den historischen Perioden. Aus der Tatsache, daß sich der Papyrus Ebers und der Papyrus Smith mit chirurgischen Fragen befassen, mag man folgern, daß von den Ärzten Kenntnis aller medizinischen Gebiete erwartet wurde.

Da es ein Währungssystem nicht gab (Gold als Tauschmittel wurde erst im Neuen Reich eingeführt), bezahlte man die Ärzte mit Naturalien oder Dienstleistungen. Im allgemeinen wurden sie großzügig entlohnt. Im Tempel aber gab es festangestellte Ärzte, die die Bevölkerung kostenlos behandelten. Unabhängig von der Art ihres Einkommens stellten die Ärzte die Ausgaben von Medikamenten in Rechnung. Obwohl sie pflanzliche Grundstoffe und Heilmittel von verschiedenen Quellen bezogen, scheinen sie doch ihre eigenen Arzneien zubereitet zu haben. Sogar der schon erwähnte Iwty soll seine eigenen Salben hergestellt haben.

Da die Schriften, auf die sich das gesamte medizinische Wissen gründete, vermeint-lich von den Göttern, insbesondere von Thot, stammten, galten sie in ihrem göttlichen Ursprung als geheim – ein geweihtes Pfand der Heilkundigen. So wurde z. B. das Buch über die Funktion des Herzens, auf das sich der Papyrus Ebers bezieht, ausdrücklich *Das Geheimnis des Arztes* genannt. So betrachtete man den ägyptischen Arzt, ob Priester oder auserwählter Laie, als Träger überirdischen Wissens mit besonderer Beziehung zu den Göttern und Dämonen. Die Tendenz, dem Heilkundigen nicht-übertragbare Kenntnisse zuzuschreiben, war bezeichnend für die medizinische Praxis in allen Ländern während der vielen Jahrtausende. Diese gottähnliche Selbsteinschät-zung hatte ihre Vor- und Nachteile. Hingabe, moralisches Verantwortungsbewußt-sein und Geschicklichkeit, die wahre Eliten charakterisieren, sind ein Segen für die Kranken. Deshalb können auch im allgemeinen durchschnittliche Menschen als Ärzte hervorragende Leistungen erbringen. Auf der anderen Seite können dem gottgleichen Selbstbildnis auch Arroganz, übermäßige Geheimniskrämerei und die Unfähigkeit, die eigenen Grenzen zu erkennen, entspringen.

159 Der Arzt Iwty aus der 19. Dynastie, der mit einer Schriftrolle sitzend dargestellt ist. Die Pose erinnert an die Gestalt des Imhotep, des großen Gottes der Heilkunst. Rijksmuseum van Oudheden, Leiden

Das alte Indien

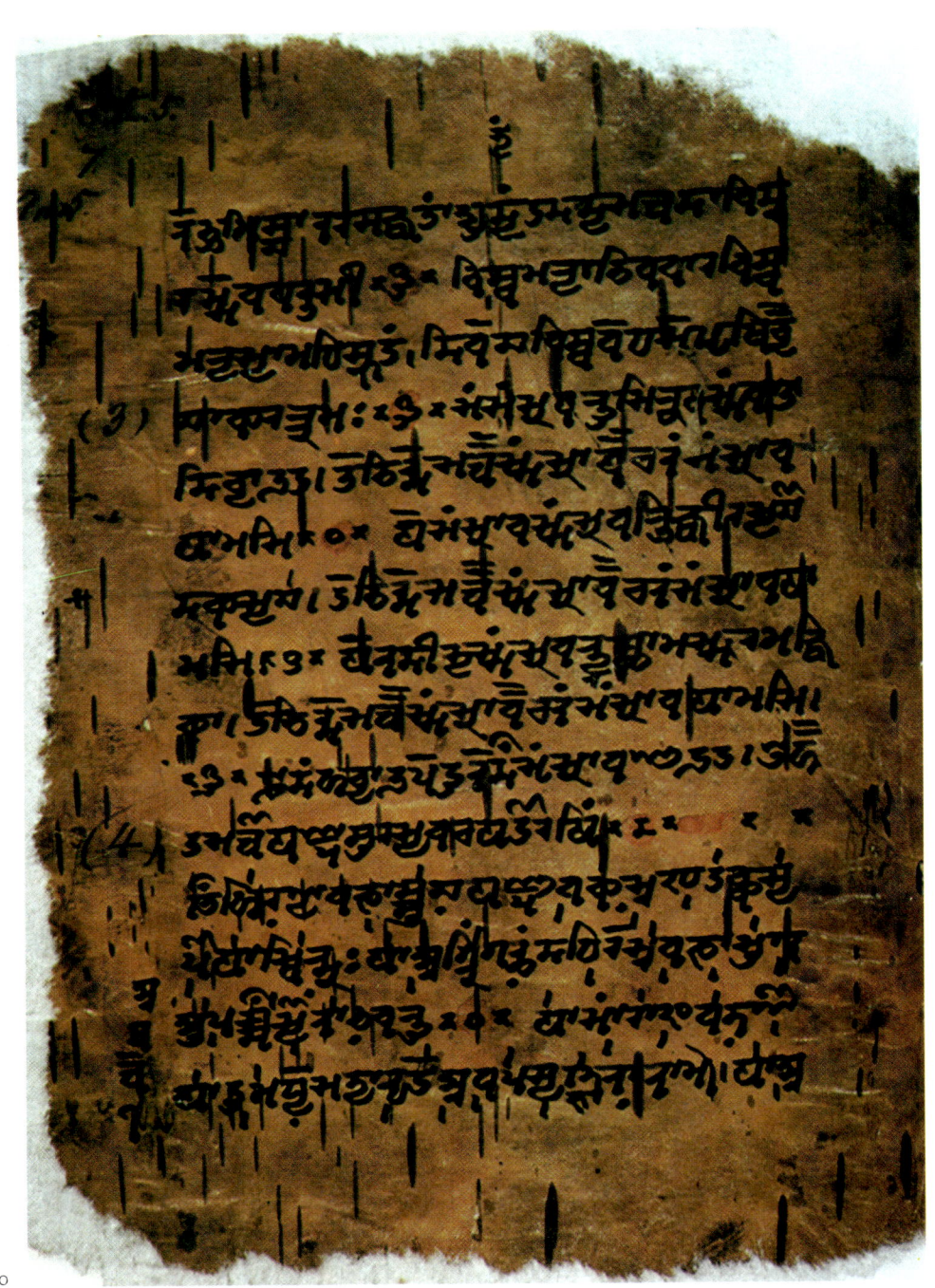

160

Die früheste Kultur Indiens, die uns ihre archäologischen Spuren hinterlassen hat, konzentrierte sich auf Mohendscho-Daro und Harappa, die führenden Städte der Kultur des Industales, die von ca. 2500 bis 1500 v. Chr. ihre Blütezeit erlebten. Eine erstaunliche Eigenart dieser präarischen urbanen Kultur war ihr fortschrittliches System sanitärer Anlagen. Es gab zahlreiche Brunnen, Baderäume, öffentliche Bäder sowie Sickergruben und Abwässerkanäle, um den Abfall zu sammeln. Regelrechte Straßen wurden angelegt, und die Häuser waren sorgfältig konstruiert und belüftet.

Etwa 1500 v. Chr. wanderte ein arisches Volk aus dem Nordwesten in das Industal ein und vertrieb die früheren Bewohner in den indischen Subkontinent. Diese arischen Eroberer legten das Fundament für die nachfolgende religiöse und kulturelle Entwicklung Indiens.

Im 6. Jahrhundert v. Chr. eroberte die achämenidische persische Armee unter Darius I. Gandhara und das Pandschab-Gebiet im Nordwesten Indiens und damit das östlichste der von den Persern eingenommenen Gebiete. Alexander der Große, der makedonische Führer der Griechen, besetzte im 4. Jahrhundert v. Chr. ebenfalls dieses Nordwest-Territorium, zog sich aber aufgrund des Drucks seiner eigenen Armee zurück. Der größte Teil des restlichen Indiens wurde von der Dynastie der Maurja beherrscht, die das Erbe der Arier bewahrte. Aschoka (273–232 v. Chr.), der bedeutendste maurjanische Herrscher, vereinigte ganz Indien bis auf die Südspitze. Er konvertierte vom Hinduismus seiner Vorfahren zum Buddhismus und ernannte diesen zur Staatsreligion.

Der Hinduismus ist eine der ältesten noch bestehenden Religionen und hat sich über eine Zeitspanne von 4000 Jahren entwickelt. Ursprünglich war er eine Synthese aus der alten arischen Religion und den Glaubenstraditionen der Kultur des Industales. Die Sammlung arischer Literatur, die man unter dem Namen Weda (Sanskrit-Wort für Wissen) kennt, stellt die älteste Schrift des Hinduismus dar. Die Grundlagen der traditionellen indischen Heilkunst, jadschurwedische Medizin genannt, beruhten auf diesen Lehren und vielen Kommentaren sowie späteren Schriften von Ärzten wie Tscharaka, Suschruta und Vagbhata.

Indische Medizinpraktiken verbreiteten sich allmählich über ganz Asien, einschließlich des Südostens, Indonesiens, Tibets und Japans. Darüber hinaus führte auch die Übersetzung der jadschurwedischen Literatur ins Persische und Arabische im 11. Jahrhundert n. Chr. zu einer weiteren Verbreitung der indischen Medizinkenntnisse bis nach Europa, denn die arabischen Schriften wurden im Mittelalter Teil der europäischen Kultur.

Es ist bemerkenswert, daß die Religion und der Mystizismus Indiens ein weltliches Medizinsystem gestatteten, das sich vernünftiger, rationaler Praktiken bediente, wenn es auch nicht völlig frei von magischen und religiösen Assoziationen war. Anfänglich sah man in der Krankheit eine Strafe der Götter für Verfehlungen; als jedoch der Glaube an die Reinkarnation sich entwickelte, zog die Sünde selbst die natürliche Strafe nach sich. Die Menschen unterlagen einer steten Wiedergeburt, bis ihr Karma (das gesamte Verhalten während einer Existenz, das für das Schicksal im nächsten Leben bestimmend war) sie zum Nirwana, der Verschmelzung mit dem kosmischen Geist, berechtigte. Im Universum sah man einen ewigen Zyklus von Schöpfung, Erhaltung und Zerstörung.

Obwohl es einen differenzierten wedischen Götterhimmel gab, waren die Gottheiten nur Teile des ewigen Ganzen, denn Brahman, die Macht und der Geist des Kosmos, durchdrang das gesamte Universum. Die Hauptgottheiten der Arier waren Indra (Gott des Wetters und des Krieges), Waruna (die allwissende Göttin der Gerechtigkeit und der himmlischen Ordnung), Agni (der Gott des Feuers und des Opfers) und Soma (die Personifikation einer halluzinogenen Pflanze, die in arischen Ritualen gebraucht wurde und heute unbekannt ist). In den *Rigweda-Hymnen* heißt es:

»Sie nennen sie Indra, Mitra, Waruna und Agni
und auch den himmlischen, schönen Garutman;
der Wahre ist einer, wenn auch die Weisen ihm viele Namen geben.«

Der klassische Hinduismus sah in Schiwa eine mächtige und wilde Gottheit. Seine Gefährtin war Durga. Zusammen personifizierten sie Fruchtbarkeit, Schöpfertum und das Gute ebenso wie Zerstörung und Übel; allein Schiwa jedoch bezwang den Tod. Wischnu, der Erhalter der Welt, mit seiner Gefährtin Lakschmi (der Göttin des Lebens, der Schönheit und des Glücks), war sanftmütiger, wenn auch ebenso majestätisch und mächtig. Oft wurden die Götter gewechselt; Schiwa z. B. wurde manchmal zu Rudra, der wie Apollo in der griechischen Mythologie mit seinen Pfeilen

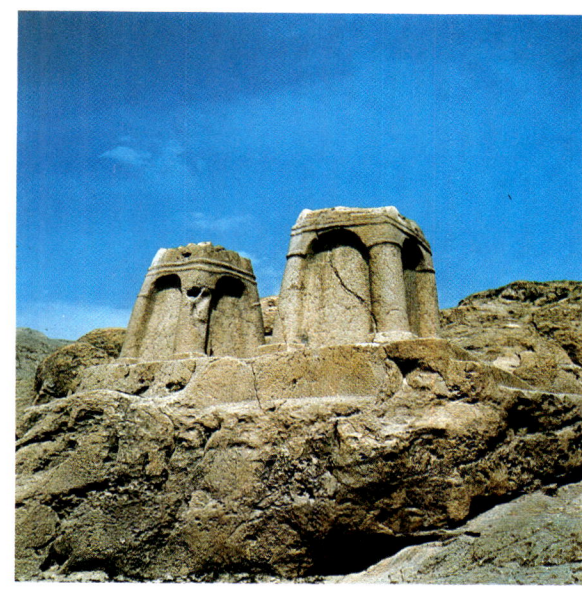

161

160 Manuskriptseite aus dem *Atharwaweda*, dem ältesten indischen Text mit medizinischer Information. Es handelt sich um einen von mehreren Weden (Weda = ›Wissen‹) der arischen Invasoren. Auf diese Schriften stützt sich die jadschurwedische oder traditionelle indische Heilkunst mit späteren Kommentaren von Tscharaka, Suschruta und Wakbhata. Universitätsbibliothek, Tübingen

161 Zwillings-Feueraltar in Naghsche Rostam, Iran, in der Nähe des Grabes von Darius I., dessen weites persisches Reich auch Mesopotamien, Ägypten und das nordwestliche Indien im 6. Jahrhundert v. Chr. umfaßte. Feuer war das Symbol von Ahura Masda, dem Gott der Güte und des Lichts in der alten zoroastrischen Religion, der die Parsen in Indien heute noch angehören.

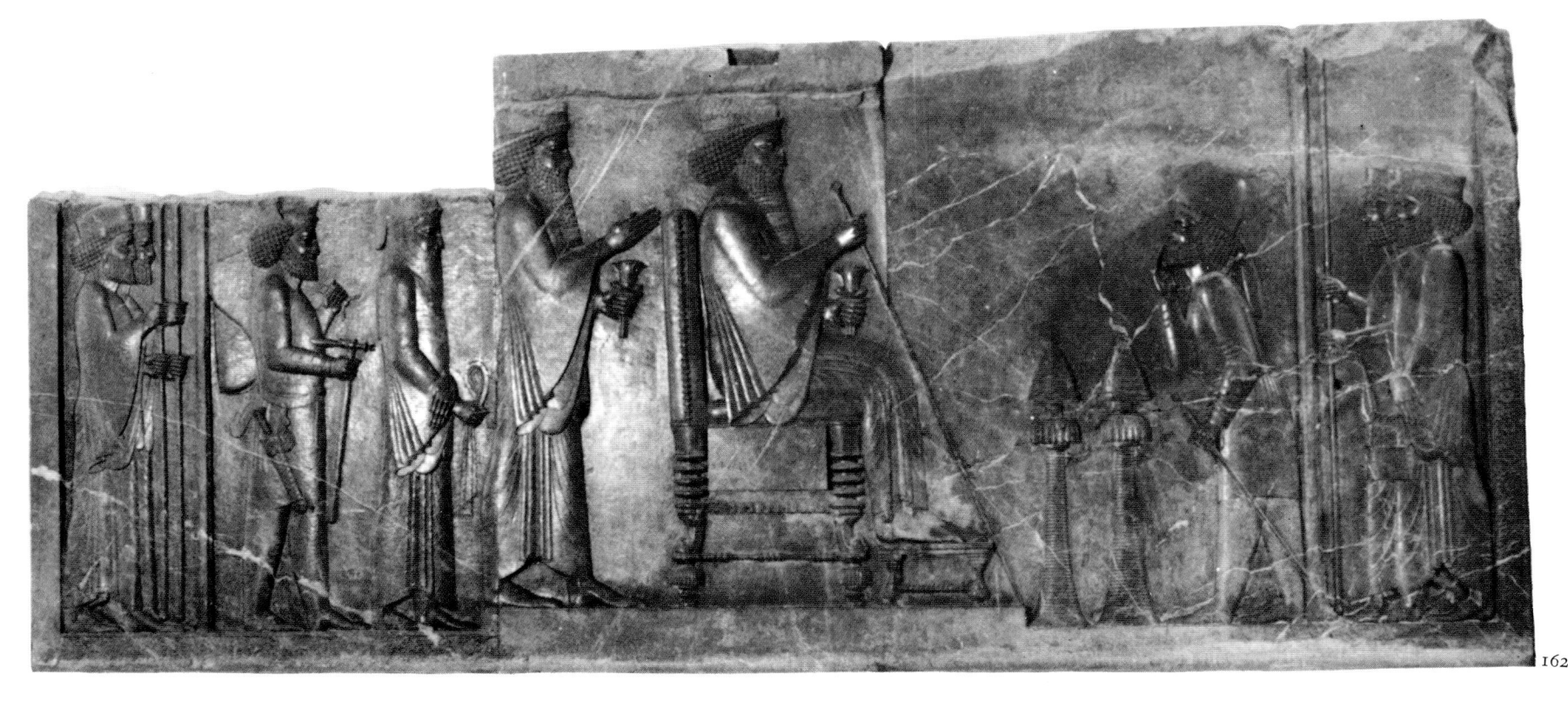

162

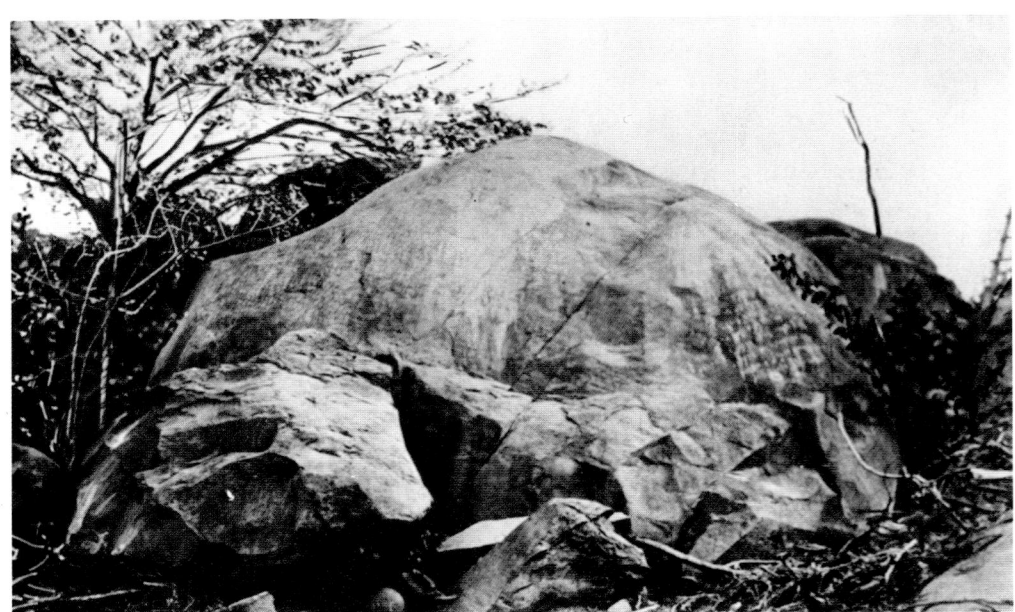

163

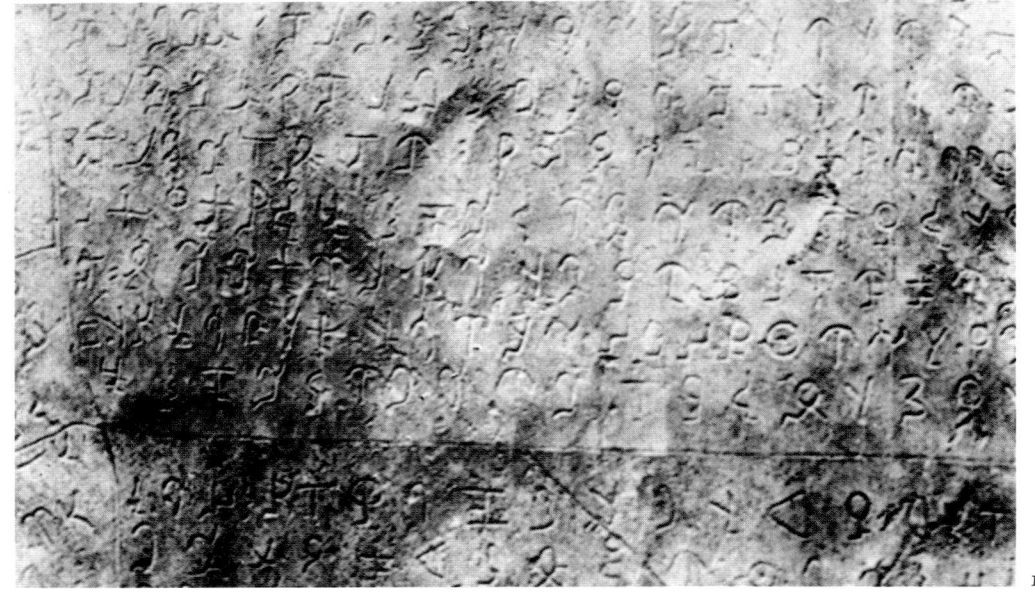

164

162 Kalksteinrelief (490 v. Chr.) in Persepolis, der Residenz der Achämeniden. Darius der Große sitzt auf dem Thron und gewährt Beamten Audienz, hinter ihm steht sein Sohn Xerxes. Regeln für die Ausübung der Medizin im alten Persien waren im *Wendidad* niedergelegt.

163, 164 Felsen von Girnar bei Junagadh mit Inschriften eines Edikts des Königs Aschoka (273–233 v. Chr.). Hier findet sich die Aussage, daß Aschoka Hospitäler für Menschen und Tiere errichtete und sie mit Heilkräutern versorgte.

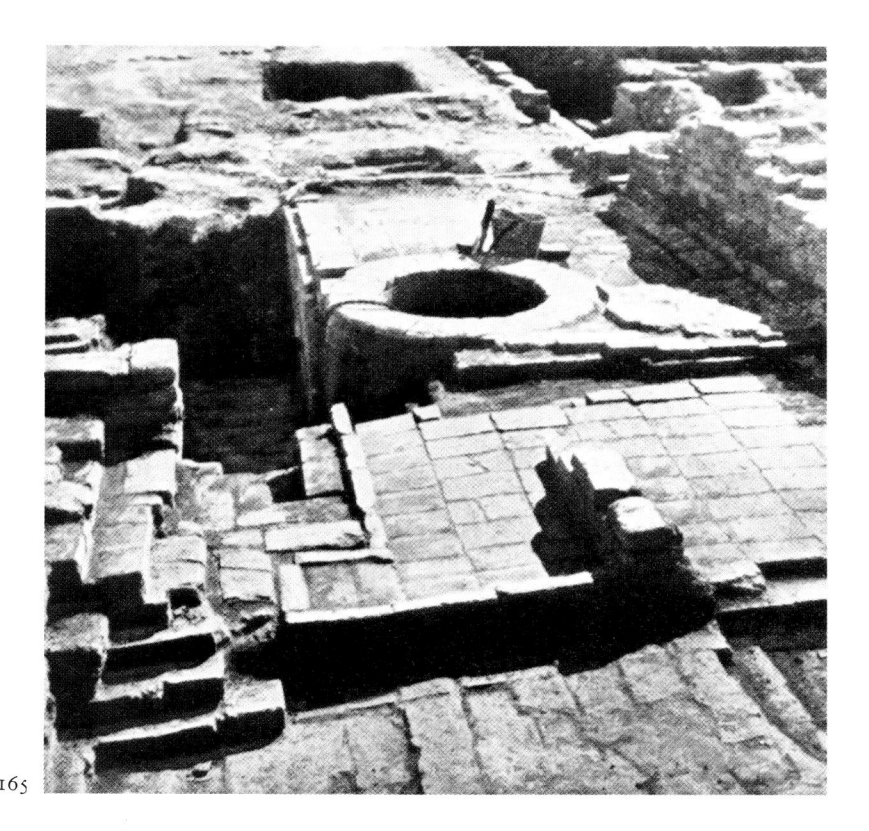

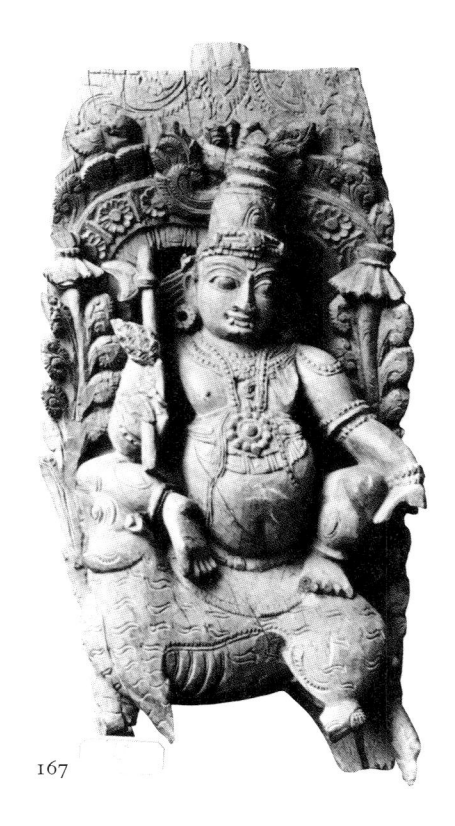

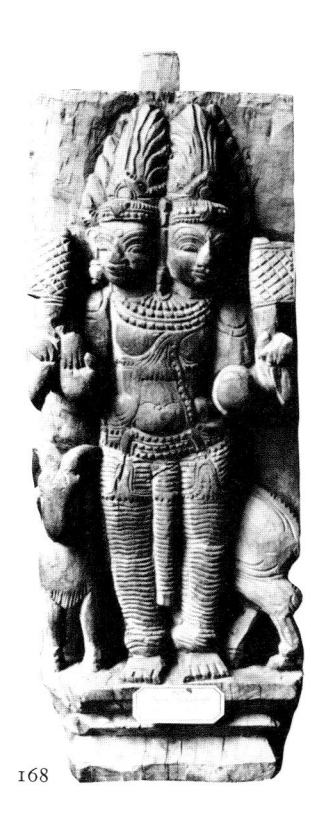

165

167

168

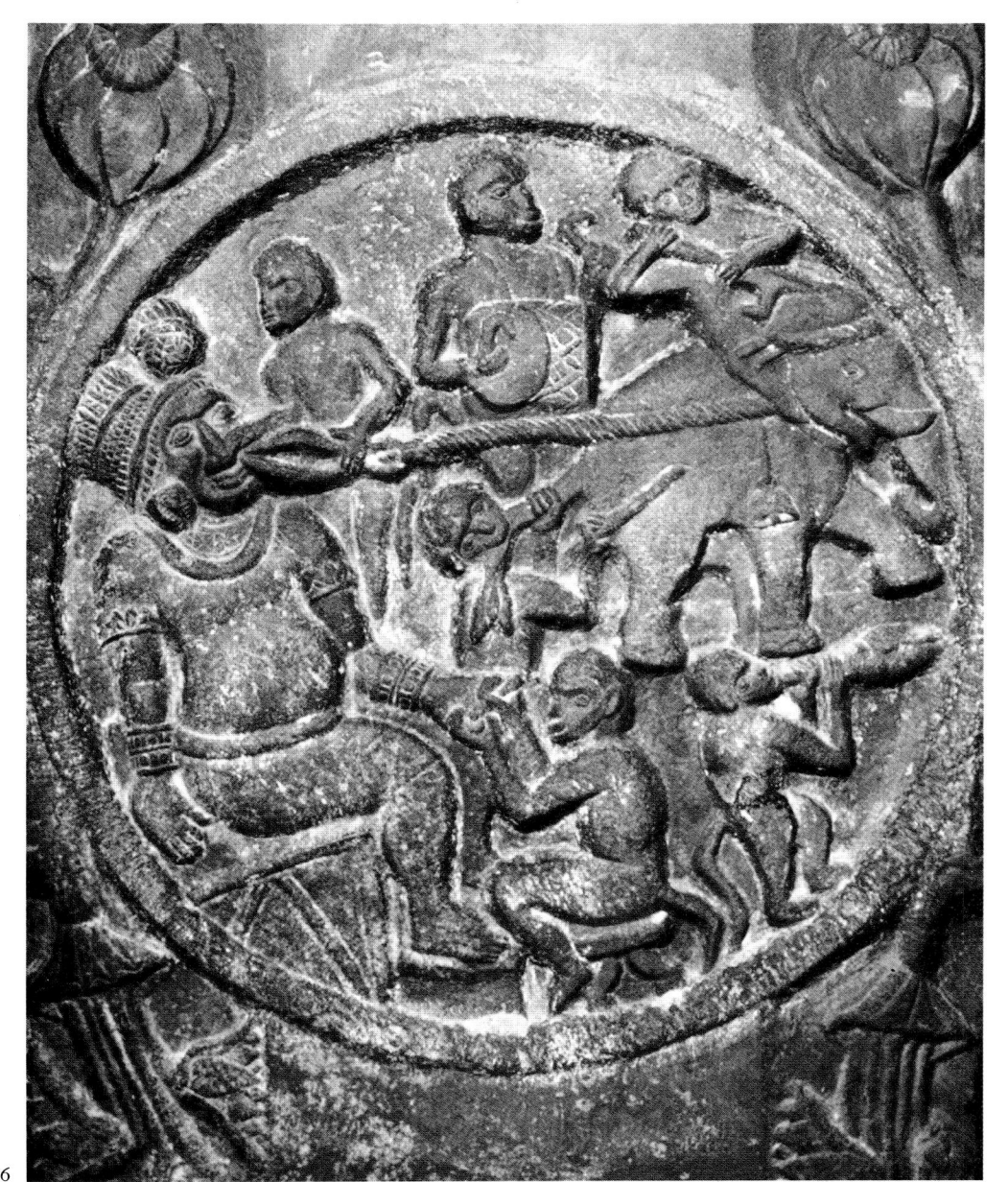

166

165 Badezimmer mit Fliesen und Ziegel-
wänden, das in den Ruinen von Mohendscho-
Daro (3300 v. Chr.), im Industal ausgegraben
wurde. Die fortschrittlichen sanitären Systeme
übertrafen noch zeitgenössische Städte in
Mesopotamien und Ägypten.

166 Halbrelief aus Bharhut (2. Jahrhundert
v. Chr.), das zeigt, wie einem Riesen ein Zahn
gezogen wird. Phantasievolle Darstellung einer
praktischen Zahnextraktion. Die pragmatische
Medizin war eng mit mystischen religiösen
Ritualen verwoben. Indian Museum, Kalkutta

167 Hölzernes Relief des Indra, eines Haupt-
gottes der Arier, der für das Wetter, den Krieg
und die Versorgung der Menschen mit Medizin
verantwortlich war. Musée Guimet, Paris

168 Agni, der Hindugott des Feuers, dargestellt auf einem Holzrelief, wurde bei Fieber
angerufen. Die indischen Ärzte verwandten
außerdem eine Vielzahl von pflanzlichen
Heilmitteln. Musée Guimet, Paris

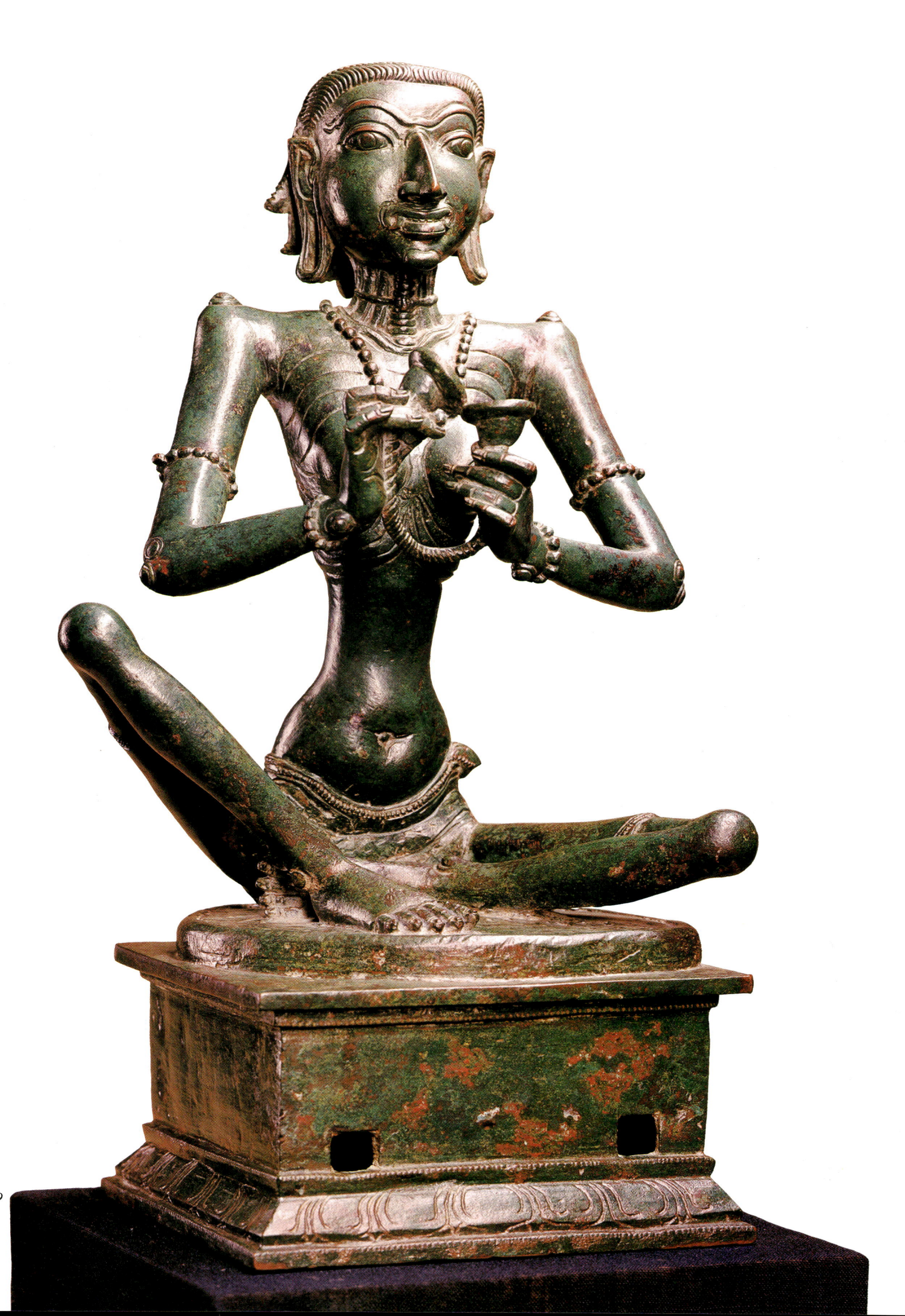

169

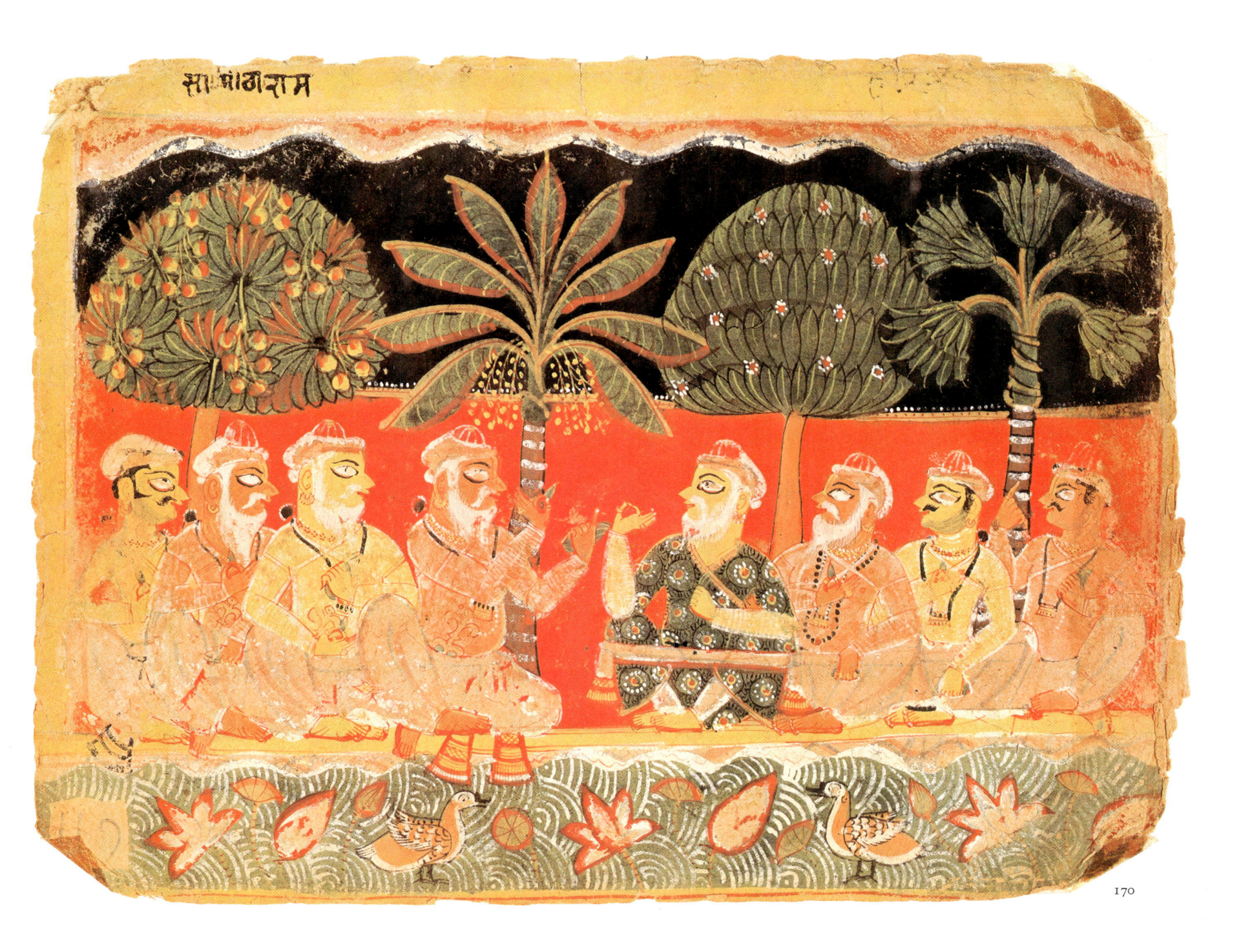

साषाठाराम

170

169 Kupferfigur aus dem 12. Jahrhundert n. Chr., die eine Verehrerin der Kali darstellt, der Göttin, mit der man Krankheit, Tod und Zerstörung verband und die als Parwati die Gefährtin des Schiwa, des Gottes der Zerstörung und Wiedergeburt, war. William Rockhill Nelson Gallery and Atkins Museum of Fine Arts, Cansas City, Missouri

170 König Parikshit und die Rischis aus dem *Bhagawatapurana* (1575). Man diskutiert über die alten Epen, auf die sich religiöse und sittliche Regeln gründen. Da die indischen Religionen das Geistige über das Materielle stellten, war die Entwicklung eines rationalen, weltlichen Medizinsystems die Ausnahme. Cleveland Museum of Art

171 Kupferstatue (985–1016) des Hindugottes Schiwa, den man mit dem wilden Gott Rudra identifiziert. Dieser fügt durch Pfeilschüsse den Opfern Schmerzen zu, etwa in der Weise, wie die griechischen Götter Apollon und Artemis die Pest brachten. Tanjore-Museum, Madras

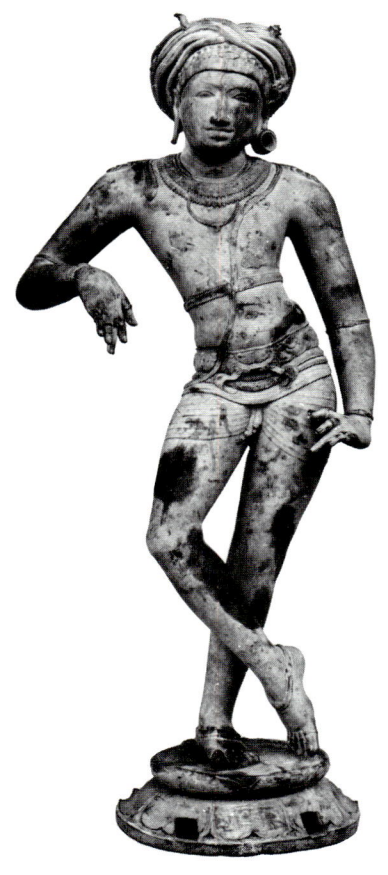

171

172 Wischnu, einer der größten Götter im Hinduismus, als Inkarnation des Krischna, des göttlichen Bollwerks gegen das Übel. Kupferstatuette aus dem 14. Jahrhundert. Nelson Gallery and Atkins Museum, Cansas City, Missouri

173 Dhanwantari, die Hauptschutzgottheit der Medizin im Hinduismus, wie sie über Wischnu schwebt. Fragment eines Halbreliefs (1113 v. Chr.) aus Angkor Wat. Musée Guimet, Paris

174 Relief aus Mamallapuram, 17. Jahrhundert n. Chr., mit der Gottmutter Dewi in Gestalt der Durga, wie sie den Stierdämon erschlägt, der die krankheitbringenden bösen Geister repräsentiert. Heilung wurde durch Vermittlung der Götter gesucht. Cleveland Museum of Art

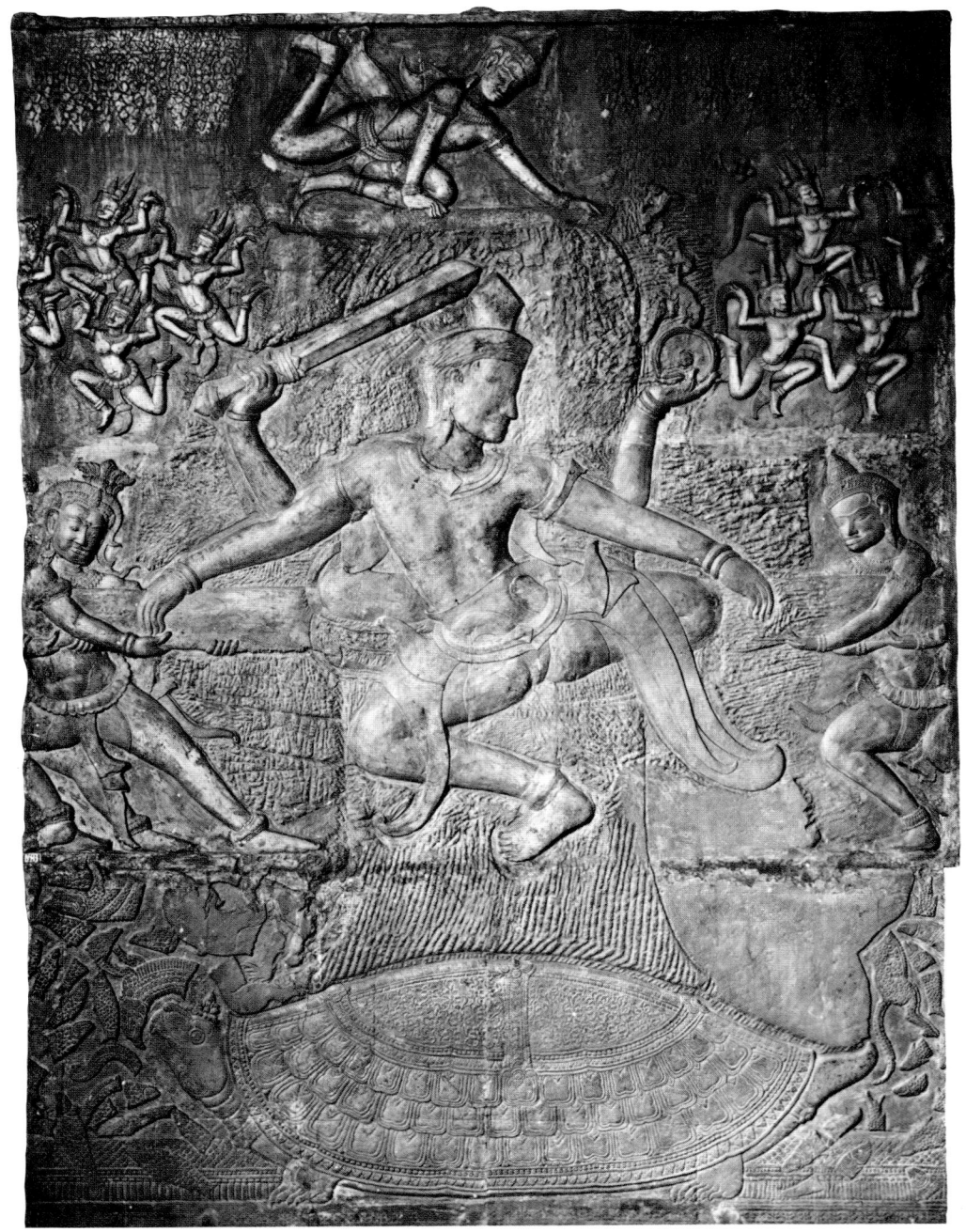

173

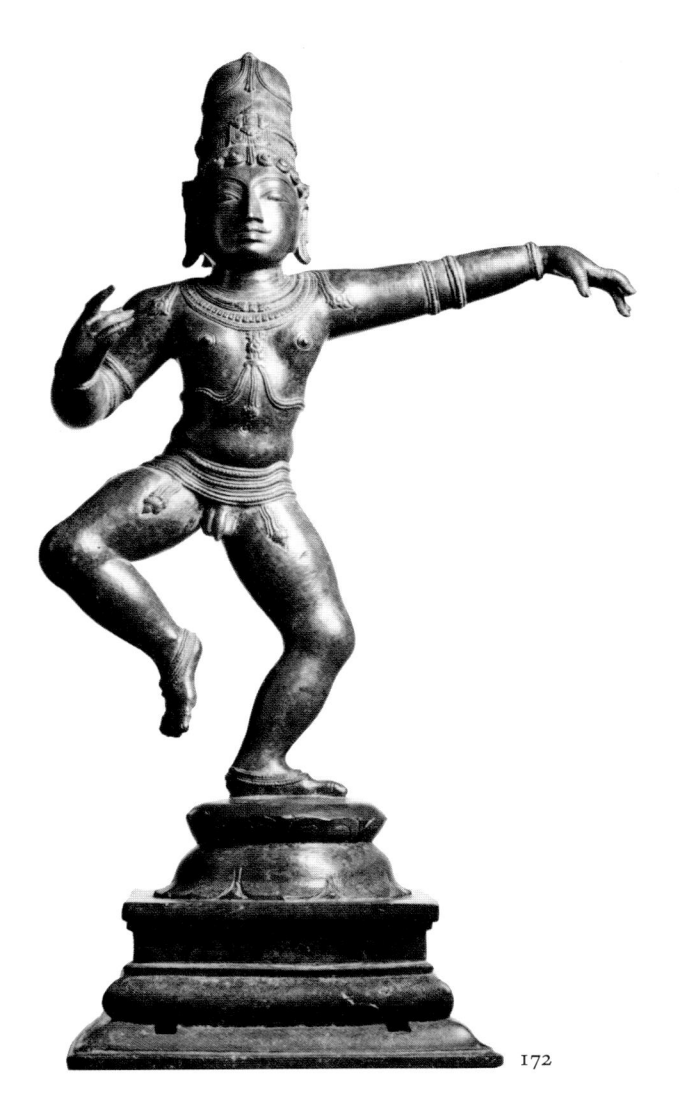

172

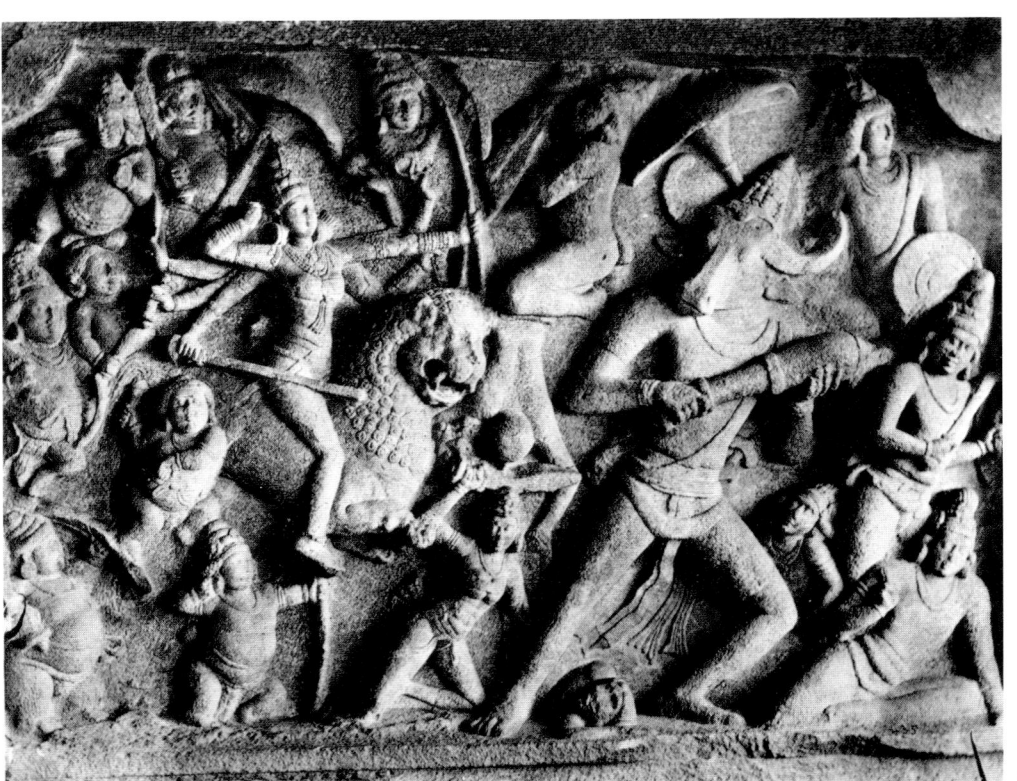

174

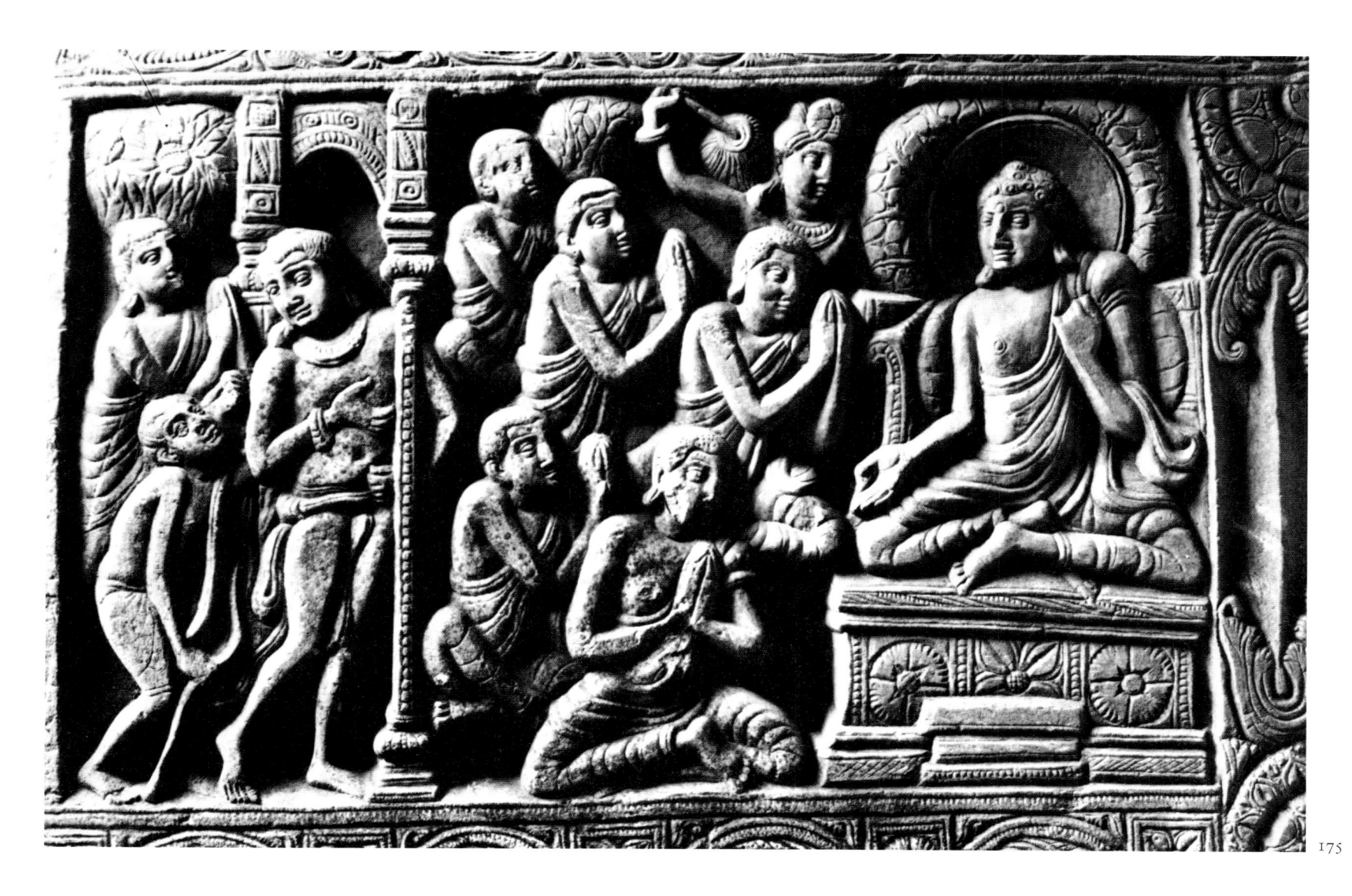

175

176

175 Relief aus dem 3. Jahrhundert n. Chr. mit Buddha, der die »vier edlen Wahrheiten« und den »achtfachen Pfad« ins Nirwana, den ewigen Frieden, lehrt. König Aschoka, der als Hindu zum Buddhismus konvertierte, unterstützte die Ausbreitung der Religion durch die Aussendung von Missionaren nach Ceylon und Südindien. Musée Guimet, Paris

176 Manuskriptseite aus dem Sutra Sthana des Tscharaka Samhita, einem frühen indischen Medizintext. Unter den einflußreichen Schriften zur Medizin nehmen die von Tscharaka, Suschruta und Wakbhata eine hervorragende Stellung ein; ihre Datierung wird jedoch sehr unterschiedlich angenommen. Sanskrit Ms. Eggeling 2637: I.O. 335, India-Office Library, London

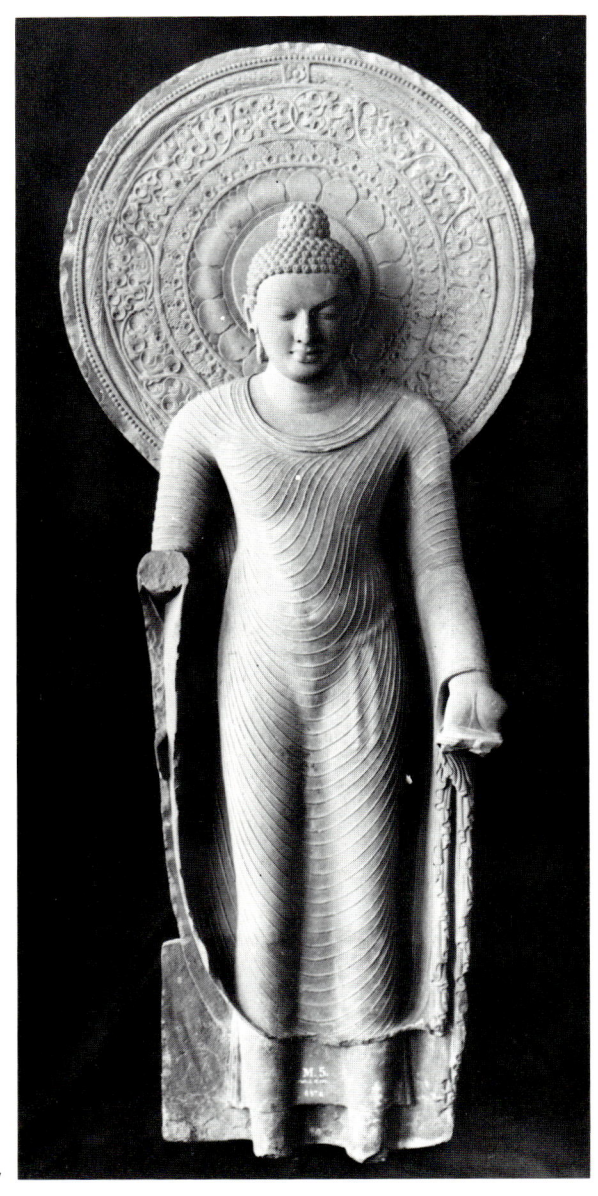

177

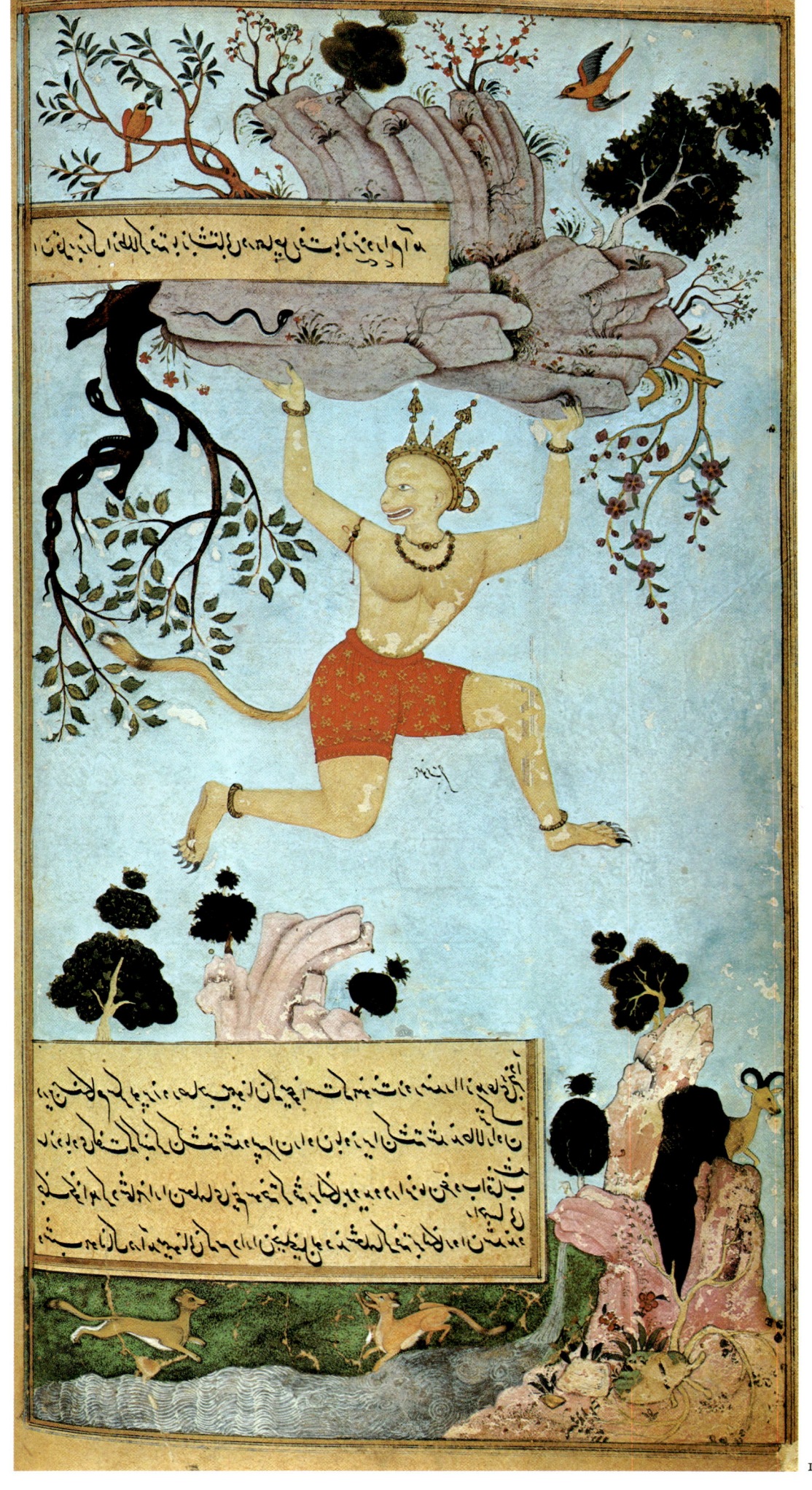

Krankheit und Schmerz hervorrief. Gelegentlich nahmen die Götter auch menschliche Gestalt an, wodurch Krischna und Rama Stellvertreter Wischnus auf Erden wurden.

Von allen Göttern hingen Gesundheit und Leiden ab, aber Dhanwantari, einer der in der Spätzeit auftretenden Götter, war als ihr Schutzpatron am engsten mit der Medizin verbunden. In einer Inkarnation erschien er sogar als König von Benares. Eine Legende berichtet, wie Dhanwantari die Weisen die Medizin lehrt. Nach einem anderen Mythos war es Indra, der den heiligen Mann Bhadradwadscha in die Geheimnisse des Lebens einweihte. Dessen Schüler Atreya, ein großer legendärer Arzt, gab dann dieses Wissen durch seine eigenen Schüler weiter. Die Aschwin-Zwillinge, Schutzpatronen des Augenlichts und Ärzte der Götter, waren weitere medizinisch bedeutsame Gottheiten.

Die alten Hymnen, Gebete und Lehren der Arier stellten die Wedas dar, auf die sich die meisten religiösen Regeln und Moralkodizes Indiens gründeten. Die Ältesten, der Rigweda wie auch der Jadschurweda und der Samaweda, hatten fast ausschließlich religiöse Bedeutung. Der Atharwaweda stellte zwar auch eine Sammlung von Zaubersprüchen und -gesängen zur Ausübung der Magie dar, enthielt jedoch auch Hinweise auf Krankheiten, Verletzungen, Fruchtbarkeit, Hygiene und Gesundheit.

Die jadschurwedische Medizin gründete sich somit auf eine reiche Literatur, die nicht nur die Wedas mit ihren späten Kommentaren (den Brahmanas, Aranjakas und Upanischaden), sondern auch die Summe medizinischer Schriften vieler Autoren umfaßte. Zwei von ihnen übten den meisten Einfluß aus: Tascharaka und Suschruta. Ihre Datierungen schwanken außerordentlich; man nimmt an, daß Tscharaka im ersten und Suschruta im 4. Jahrhundert n. Chr. gelebt haben, sie werden jedoch auch in weitaus ältere Zeit datiert.

Eigentümlich für den Hinduismus war die Einteilung der Gesellschaft in Kasten. Von den arischen Invasoren übernommen, unterlag dieses System später durch die Doktrien des Warna einer inflexiblen Strukturierung, die das Gemeinwesen in vier scharf getrennte Kasten einteilt: Brahmanen (Priester und deren Abkömmlinge), Kschatrijas (Krieger), Waschjas (Kaufleute, Bauern und Handwerker) und Schudras (die »unberührbaren« niederen Arbeiter).

Der Buddhismus entstand im 6. Jahrhundert v. Chr. im wesentlichen als Reaktion auf die Starrheit der Hindu-Lehren und deren Kastensystem. Viele der Hindu-Götter und -Rituale wurden – allerdings mit geringerer Bedeutungsfunktion – beibehalten; der Buddhismus selbst predigte in seinen »Vier edlen Wahrheiten«, daß das Leiden seinen Ursprung in dem Wunsch nach Befriedigung körperlicher Bedürfnisse habe und man sich von ihm nur befreien könne, indem man sich von den Bedürfnissen frei macht; Nirwana, der ewige Friede, war nur durch das Befolgen des »Achtwegigen Pfades« möglich. Jegliches Töten war strengstens verboten. Wenn auch der Buddhismus eine Zeitlang schnell an Boden gewann und nach Ceylon, Tibet und China getragen wurde, war er im 13. Jahrhundert in Indien weitgehend ausgestorben.

Viele andere Sekten und Zweige entwickelten sich aus Hinduismus und Buddhismus. So entstand zum Beispiel Joga, eine theistische Philosophie, die ihre Anhänger lehrte, wie man sich durch die Unterdrückung aller Aktivitäten des Körpers, Geistes und Willens selbst befreien kann. Nahezu alle indischen Religionen waren geistiger und nicht materieller Natur, so daß die Entwicklung eines rationalen, weltlichen Systems der diagnostischen und therapeutischen Medizin um so bemerkenswerter erscheint.

Methoden

Die Methoden der Diagnose umfaßten magisches wie rationales Vorgehen. Gewisse Omen spielten eine große Rolle. Der Vogelflug, Naturgeräusche und viele andere Beobachtungen wurden vom indischen Arzt als Hinweise auf die Schwere einer Krankheit interpretiert. Dennoch untersuchte man den Patienten intensiv, vor allen Dingen Sputum, Urin, Stuhl und Erbrochenes. So erkannte man den Diabetes durch den süßen Geschmack des Urins. Der Puls, in seinen Funktionen systematisch klassifiziert, stellte ein wichtiges diagnostisches und prognostisches Werkzeug dar.

Ungeheuer war die Pharmakopöe. Einige alte Heilmittel sind erst kürzlich der westlichen Medizin zugefügt worden; unter denen, die man noch nicht untersucht hat, mag es noch viel nützlichere geben. Tscharaka führte 500 Heilmittel, Suschruta mehr als 700 Pflanzenmittel auf. Das Gewächs, das heute *Rauwolfia Serpentina* (in Ehrung des Gelehrten, der es im Westen einführte) genannt wird, wurde von den Indern als

177 Sandsteinstatue Buddhas aus Mathura (5. Jahrhundert n. Chr.). Buddha begründete im 6. vorchristlichen Jahrhundert den Buddhismus, der das Töten verbot, das Mitleid lehrte und durch die Wertschätzung der Barmherzigkeit die Entwicklung des Krankenhauswesens anregte. National Museum, New Delhi

178 Manuskriptseite (ca. 1587 bis 99) des Epos Ramajana mit dem Affengeneral Hanuman, der die Spitze eines Berges vom Himalaja mit Heilkräutern trägt, um in der Schlacht der Affen und Bären die Verwundeten zu heilen und den Getöteten das Leben zurückzugeben. Freer Gallery, Washington, D. C.

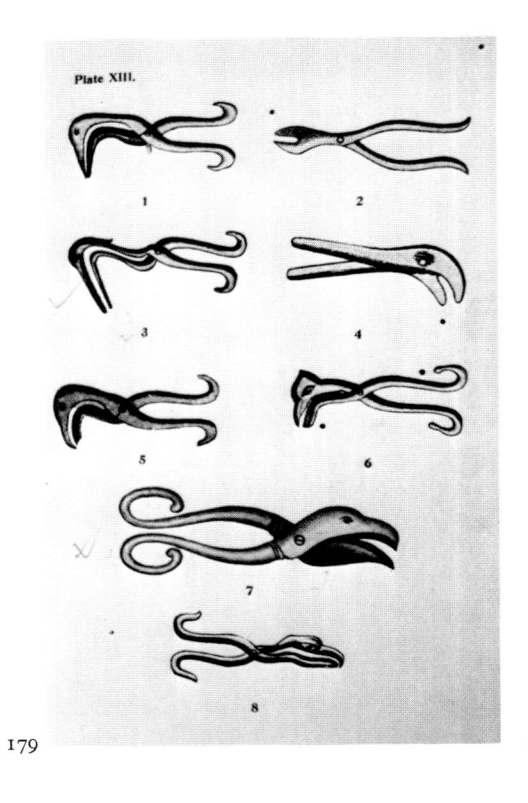

179

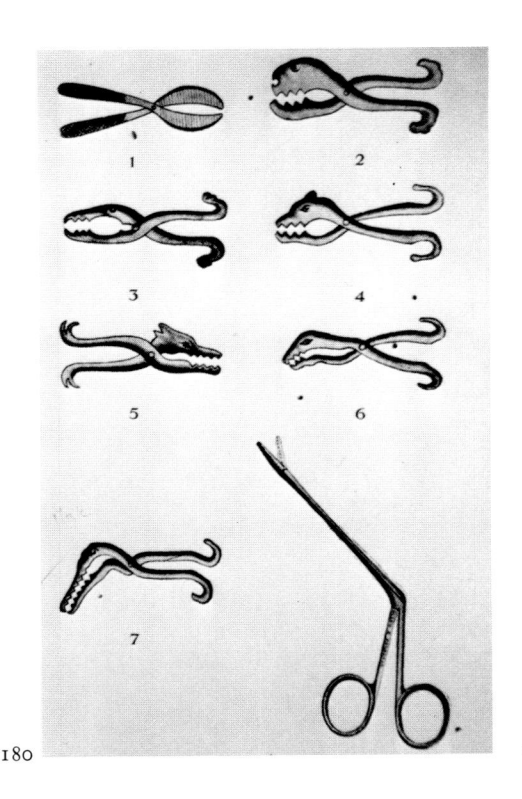

180

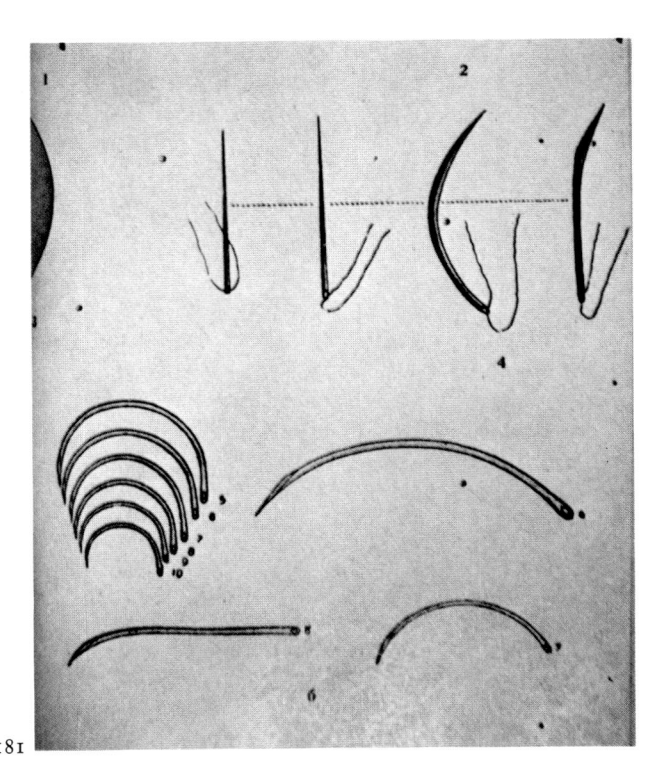

181

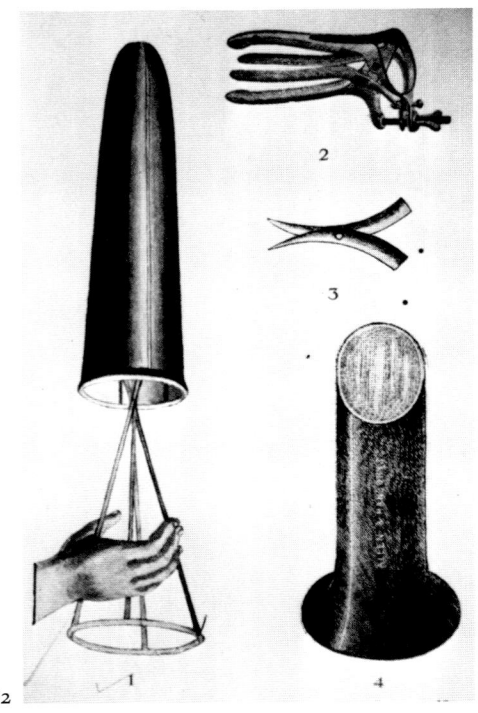

182

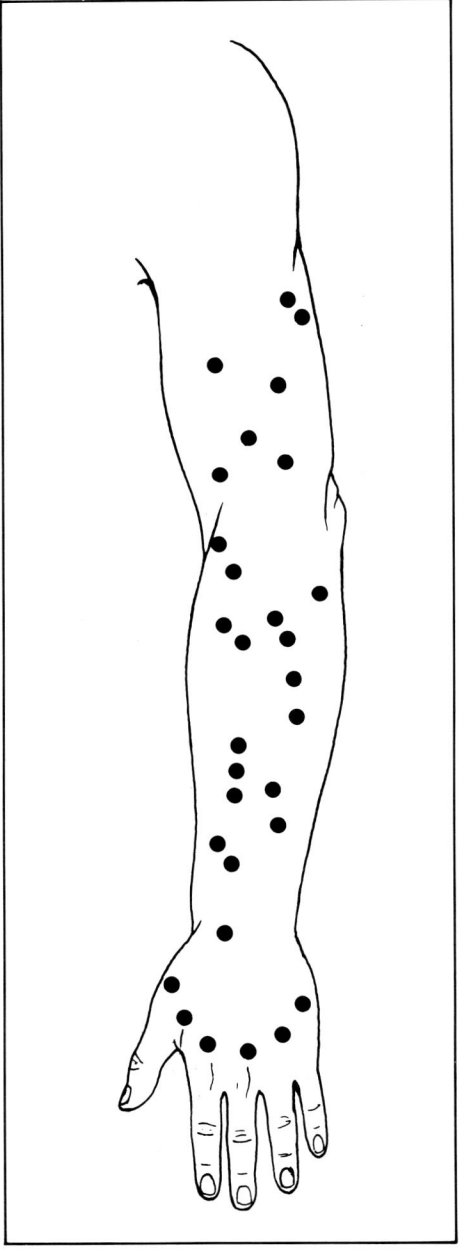

183

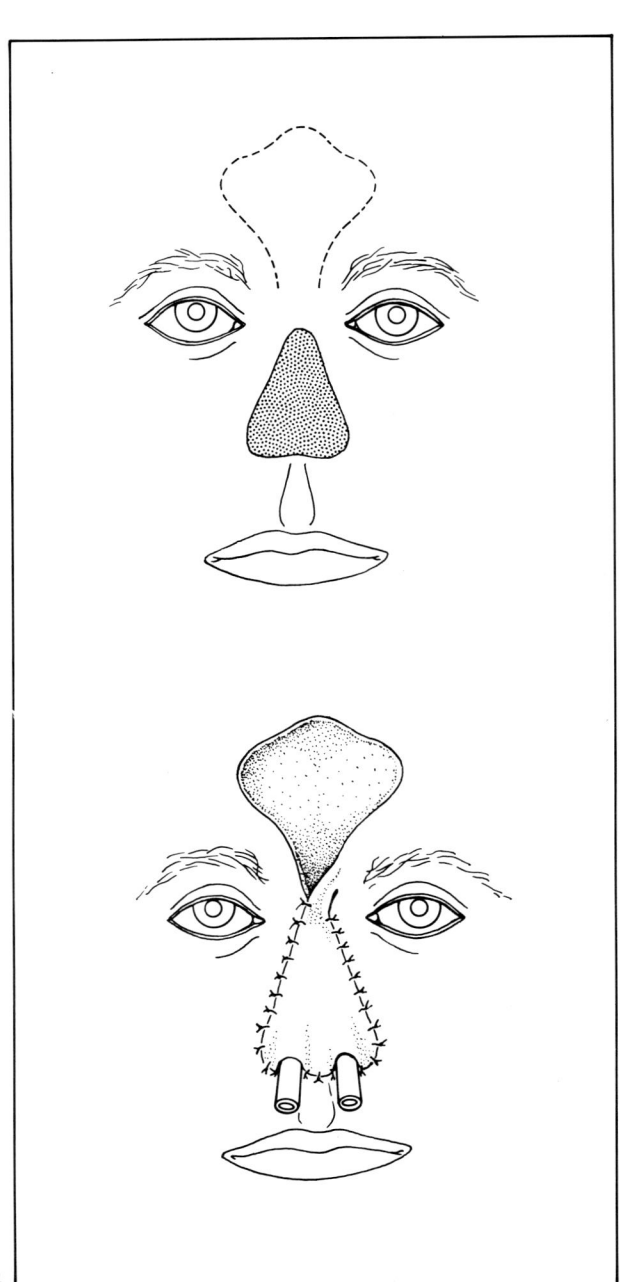

184

wirksames Mittel gegen Kopfschmerzen, Unruhe und Schlangenbisse geschätzt. In der Behandlung der Schlangenbisse erlangten die Ärzte Indiens eine weitverbreitete Reputation. Das Vorkommen giftiger Schlangen, insbesondere Kobras, muß den Heilern bemerkenswerte Erfahrungen vermittelt haben. Ihre Prozeduren werfen ein klares Licht auf die therapeutischen Methoden der jadschurwedischen Medizin. Unmittelbar nach dem Biß legte man eine Aderpresse in vorgeschriebener Entfernung über der Bißstelle an, um so die Ausbreitung des Giftes zu verhindern. Ein spezieller Mantra wurde rezitiert, und dann verband ein scharfer Schnitt die Bißstellen. Der Arzt saugte die Wunde aus und legte ein Pflaster aus selbsthergestellten mineralischen oder pflanzlichen Auszügen auf – meistens *Rauwolfia Serpentina* (ein Derivat ist Reserpin, das in diesem Jahrhundert in der westlichen Medizin als Mittel gegen Bluthochdruck benutzt wurde).

Das Abschneiden der Nase stellte eine offizielle Bestrafung für Ehebruch und andere Übertretungen dar, weshalb indische Chirurgen oft die Gelegenheit hatten, plastische Rekonstuktionen der Nase zu entwickeln und zu verfeinern. Als weitere plastische Wiederherstellung findet sich die Behandlung eingerissener Ohrmuscheln in der Sammlung des Suschruta. Die Sitte, das Ohrläppchen zu durchlöchern und die Öffnung zu vergrößern, die einen magischen Schutz gegen Unglück darstellen sollte, führte oft genug zu Einrissen, wenn man an einem Ohrring zog. Das von den alten Indern beschriebene methodische Verfahren ist im wesentlichen das gleiche wie in der modernen plastischen Chirurgie.

Für viele verschiedene Arten von Krankheiten und Abnormitäten, wie Hasenscharte, Hernie (Bruch) und Blasensteine, waren Operationsmethoden angegeben. Die Behandlung des grauen Stars geschah durch den Starstich (bei dem man die trübe Augenlinse aus der Sehachse entfernte). Amputationen stellten einen regelmäßigen Anteil der chirurgischen Praxis, und eine große und vielfältige Zahl von Instrumenten (mehr als 100) standen dem Chirurgen zur Verfügung: Zangen, Spekula (röhrenförmige Instrumente zur Organuntersuchung), Skalpelle, Scheren, Sägen, Nadeln, Brenneisen, Spritzen, Trokare (nadelartige chirurgische Instrumente) und Katheter. Genannt wurden sie nach ihrer Ähnlichkeit mit Tieren: Löwe, Katze, Habicht und Krokodil. Auch den Kaiserschnitt führte man durch, wobei das technische Verfahren weder Mutter noch Kind gefährden wollte. Bei einem im Uterus abgestorbenen Fötus wurde die Zerstückelung durch die Vagina sorgfältig ausgeführt, um das Risiko einer Bauchoperation zu vermeiden. In Kenntnis des Risikos widriger Geburtslagen gab es schriftliche Instruktionen, wie man den Fötus in eine günstige Lage drehen sollte.

Ausschließlich in Indien gab es den Glauben an die *Marmas*, spezielle Punkte am Körper, an denen Verletzungen tödliche oder ernste Folgen haben sollten. In der Tat lagen einige Marmas über wichtigen Organen, Blutgefäßen und Nerven; da der indische Arzt jedoch wenig von der Anatomie verstand (die Sektion war verboten), kannte man ihre Lokalisation vermutlich aus spezifischen Unglücksfällen, die man über Jahrhunderte hinweg tradierte. Dennoch lagen viele Marmas über weniger wichtigen Strukturen und bedrohten bei Verletzung wohl kaum das Leben.

Natürlich starb nicht jeder, wenn ein Marma verletzt wurde, es überlebte auch nicht jeder, wenn alle Vorsichtsmaßnahmen, Omen und Verfahren sorgfältig befolgt wurden. Nach der Lehre gab es zwei Gründe für einen Mißerfolg: entweder hatte der Arzt die falsche Körperstelle bei einem Patienten behandelt oder er hatte sich um jemanden bemüht, dessen Krankheit von vorneherein unheilbar war. Offensichtlich räumte man weder den Lehren noch den Methoden die Möglichkeit eines Fehlers ein. Diese Auffassung bildete in der Tat einen Widerspruch zu den Ansichten früherer Zeiten und anderer alter Kulturen, bei denen medizinisches Versagen nicht göttlicher Abweisung, sondern ärztlichem Irrtum folgte. Dieser Versuch, die Verantwortlichkeit zu säkularisieren, stellt das Wesen der rationalen Medizin dar.

Der Beruf des Arztes

In der Frühzeit gehörten die Ärzte der priesterlichen Kaste der Brahmanen an, später rekrutierten sich die Heilkundigen auch aus Angehörigen der zweiten und dritten Kaste, so daß die Bezeichnung »Waschja« auf alle Heilkundigen angewandt wurde. Ausgebildete Ärzte auch aus einer niederen Kaste nahmen durch ihren beruflichen Status eine hohe Stellung im sozialen Gefüge ein und waren sogar von der Steuer befreit. Der Hofarzt stand an der Spitze der Hierarchie und vertrat oft den Herrscher bei der Erteilung der Approbation an einen Gelehrten, als Arzt praktizieren zu dürfen.

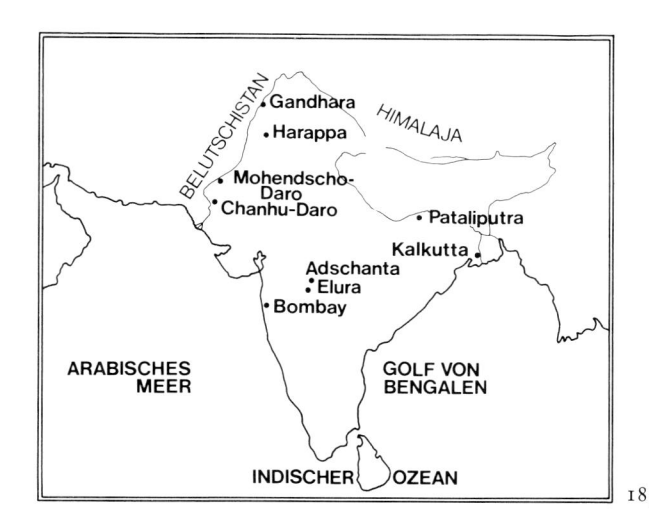

185

179, 180   Altindische Medizininstrumente (Swastika Yantras), die nach ihrer Ähnlichkeit mit Tierköpfen benannt wurden. Besitz Pandit Schiw Scharma, Bombay

181   Indisches Nahtmaterial. Besitz Pandit Schiw Scharma, Bombay

182   Alte indische Spekula im Vergleich zu modernen Gegenstücken. Besitz Pandit Schiw Scharma, Bombay

183   Diagramm eines Armes mit der Laktation der *Marmas*, jener Punkte am Körper, wo eine penetrierende Verletzung evtl. schwere Folgen haben könnte. Obwohl einige der Punkte dem Verlauf von Nerven, Arterien und Sehnen entsprechen, berühren andere keine lebenswichtige Strukturen. Im Besitz des Autors

184   Zeichnung nach den Schriften von Suschruta, dargestellt ist die Rekonstruktion einer Nase mit Hilfe eines Stiellappens aus der Stirn. Die Schläuche in den Nasenlöchern wurden nach der Heilung entfernt. Im Besitz des Autors

185   Landkarte Indiens

186 Moghulminiatur mit Inayat Khan auf seinem Totenbett (um 1618). Während der Herrschaft des Islams über Indien existierte die alte jadschurwedische Medizin einträchtig neben der aus arabischen Schriften übernommenen Methode. Ms. Ouseley Add. 171 b; f. 4 v., Bodleian Library, Oxford

187 Moghulminiatur aus dem 17. Jahrhundert, mit der Darstellung einer Körperreinigung, die zumindest bei den oberen Klassen Indiens erwünscht war. British Museum, London

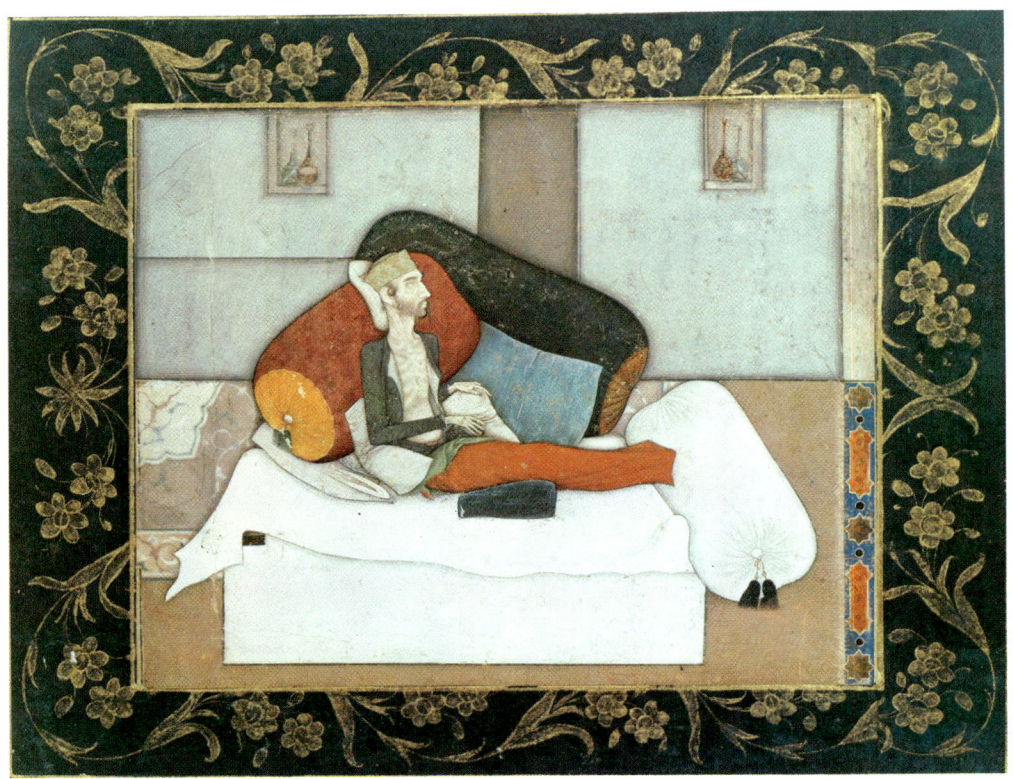

186

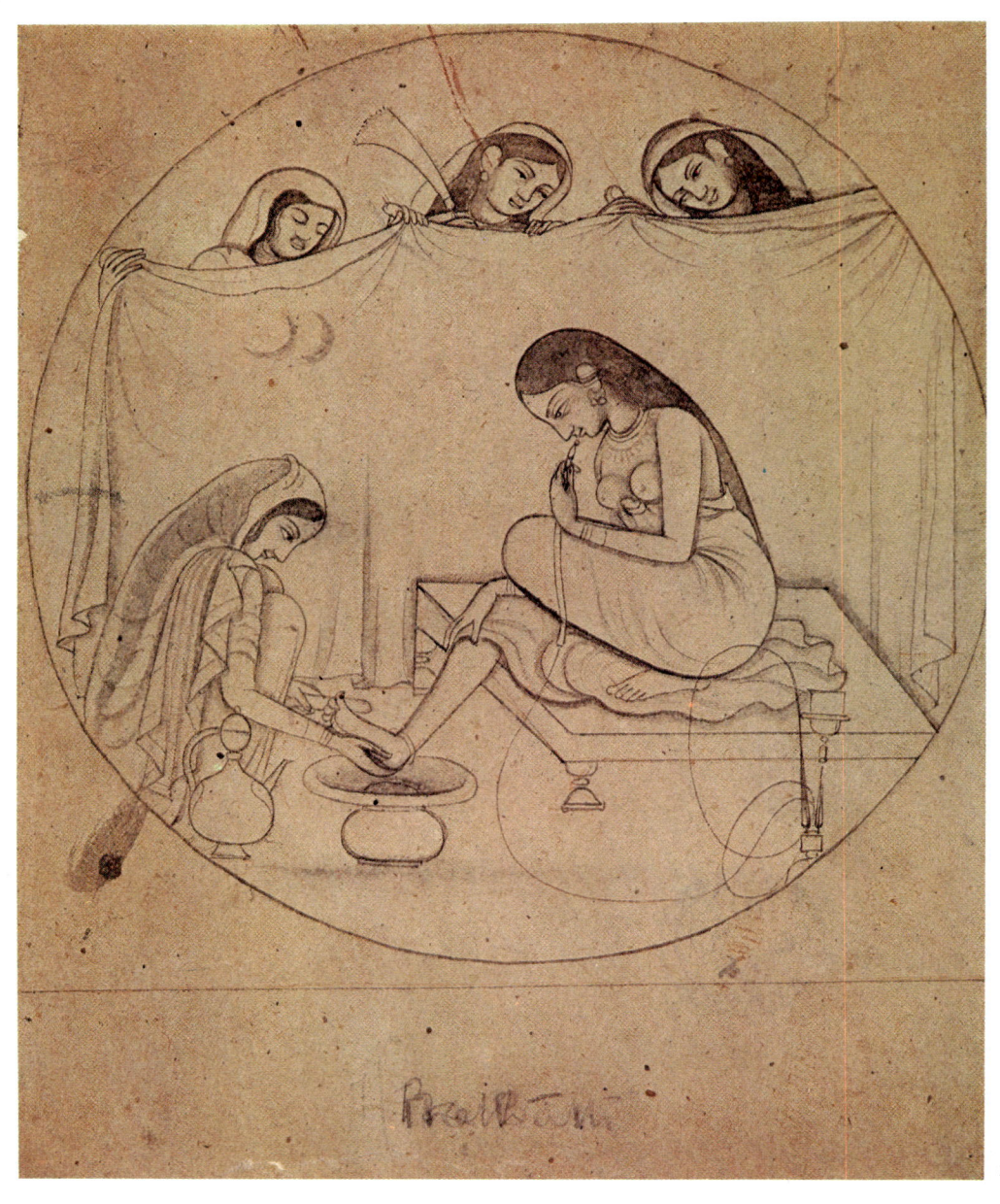

187

Auch bildete der Arzt des Königs eine wichtige politische Figur, die beträchtliche Macht und moralische Autorität besaß. Während der Staatsgeschäfte hatte er seinen Platz zur Rechten des Souveräns. Wie zu allen Zeiten übertrieben Doktoren oft ihre eigene Wichtigkeit. Die medizinischen Lehren wiesen auf vier Grundlagen zur Heilung hin: den Arzt, den Patienten, die Medizin und die Pflegerin. Ohne den Arzt, so die Lehre, waren die übrigen wertlos.

Die *Gesetze von Manu* – ein Kodex von Regeln für das rituelle und tägliche Leben, der zwischen 200 vor und 200 nach Christus zusammengestellt wurde – führten aus, daß Ärzte aufgrund falscher Behandlung bestraft werden konnten. Andererseits verfiel jedoch das Eigentum des behandelten Patienten im Fall der Zahlungsunwilligkeit an den Arzt. Die kostenlose Behandlung der Brahmanen, Freunde und der Armen forderte die Ethik. Die Höhe der Rechnung für die anderen Patienten richtete sich nach deren Reichtum. Man weiß jedoch nicht, wieviel Fürsorge den Schudras, der untersten Kaste, gewidmet wurde, bevor sich der Buddhismus ihrer annahm.

Der Arzt praktizierte sowohl in der Chirurgie wie in der konservativen Heilkunst. Suschruta schrieb: »Nur die Einheit von Medizin und Chirurgie formt den vollkommenen Arzt. Der Doktor, der einen dieser Zweige nicht kennt, ist wie ein Vogel mit nur einem Flügel.«

Wie in primitiven Kulturen und anderen alten Zivilisationen wurden Frauen als Hebammen und Experten der Kräuterweisheit geschätzt, man traute ihnen jedoch einen höheren Grad der Gelehrsamkeit nicht zu. Tscharaka und Suschruta erwähnen Frauen nur selten und wenn, nur in Verbindung mit der Behandlung von Frauenkrankheiten und Geburt. Ein bemerkenswertes Maß von Aufmerksamkeit wurde in den wedischen und medizinischen Schriften der Sexualität und den Krankheiten des weiblichen Geschlechts gewidmet. Zu allen Zeiten erwartete man eine liebevolle Behandlung der Frau. Obwohl die *Gesetze von Manu* beiden Geschlechtern den Ehebruch verboten, wurde die Überschreitung dieses Gesetzes nur bei der Frau extrem bestraft. Ihre Aufgaben waren das Gebären und das Aufziehen der Kinder sowie die Versorgung des Haushaltes. In den *Gesetzen von Manu* findet man: »Wo man die Frau ehrt, sind die Götter zufrieden, ehrt man sie nicht, werden alle frommen Taten unfruchtbar.«

Man erwartete, daß das Verhalten derjenigen, die die Heilkunst ausübten, den höchsten Idealen beruflichen und persönlichen Lebens entsprach. Sogar die Erscheinung – Kleidung, Sprache und Umgangsformen – mußte über jedem Tadel stehen. Daher hatte ein Schüler, der sich von einem Lehrer der hohen Kaste ausbilden lassen wollte, einen einwandfreien moralischen Charakter nachzuweisen, ebenso zufriedenstellende Abstammung (ein Arzt als Vater war eine große Hilfe) und alle Eigenschaften, die man vom idealen Arzt erwartete.

Das Verhalten zwischen Lehrer und Schüler war wechselseitig von einem hohen Verantwortungsbewußtsein geprägt, und nur vier bis sechs Schüler waren einem Ausbilder erlaubt. Während Stürmen, Festen oder Katastrophen wurde der Schüler vom Unterricht suspendiert, weil er sich nicht konzentrieren könne. Die theoretische Instruktion bestand im Rezitieren und Erinnern der jadschurwedischen Texte. Praktische Übungen umfaßten den Krankenbesuch, das Sammeln von Heilpflanzen, die Zubereitung von Medikamenten und die Manipulation an toten Tieren, Früchten, Melonen, Lederflaschen und Blasen. Wenn der Lehrer seinen Schüler für ausreichend unterwiesen erachtete, schlug er ihn dem Herrscher zur Ernennung vor, dessen Einwilligung notwendigerweise der Anerkennung als Arzt vorausging. In vielerlei Hinsicht glich die Verpflichtung des Schülers dem hippokratischen Eid in Griechenland.

»Widme Dich völlig der Hilfe, die Du dem Kranken angedeihen läßt, auch wenn es Dein eigenes Leben kosten mag. Schade einem Kranken nie, nicht einmal in Gedanken. Bemühe Dich stets um Vervollkommnung Deines Wissens. Behandele nie eine Frau in Abwesenheit ihres Mannes. Der Arzt soll stets die Regeln guter Kleidung und guten Benehmens beachten. Bei einem Patienten soll er sich in Worten und Gedanken mit nichts anderem als dem Fall des Leidenden befassen. Außerhalb des Hauses darf er nichts von dem verlauten lassen, was beim Patienten stattfindet. Er darf dem Patienten gegenüber dessen möglichen Tod nicht erwähnen, wenn er dadurch ihn oder einen anderen verletzt. Gelobe dies im Angesicht der Götter. Mögen die Götter mit Dir sein, wenn Du diesen Regeln folgst, wenn nicht, ziehst Du den Zorn der Götter auf Dich.«

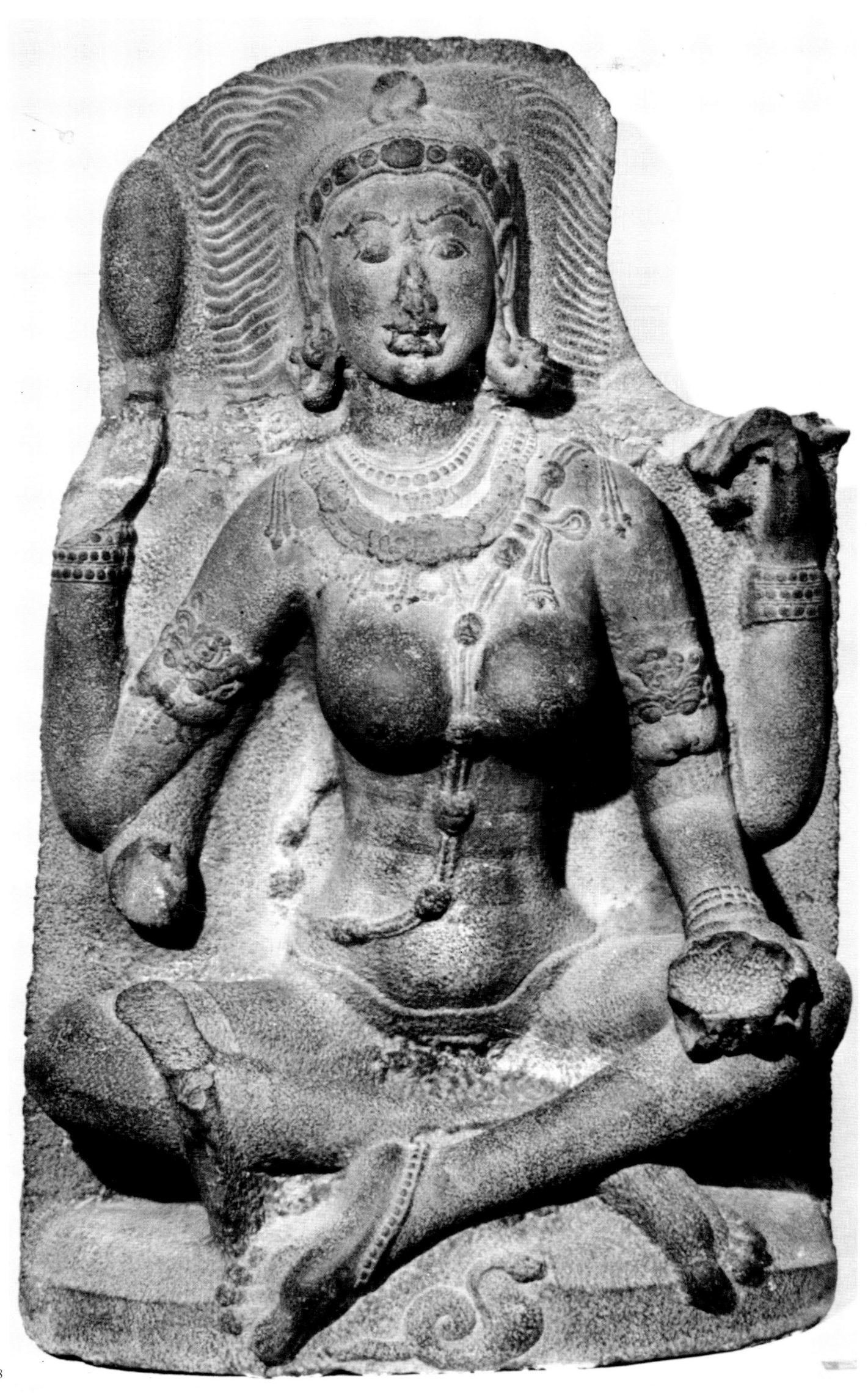

188

Öffentliches Gesundheitswesen und Hygiene

Gesundheit und hygienische Maßnahmen unterschieden sich in den verschiedenen Epochen der indischen Geschichte voneinander. So erreichten spätere Völker nicht den hohen Standard der öffentlichen Bäder und Bewässerungssysteme, die es während der früheren Kultur des Industales gab.

Wie man aus den überlieferten Schriften ersehen kann, waren Epidemien und Krankheiten in der Geschichte Indiens häufig; man hat Beweise für Malaria, Dysenterien (Ruhr), Cholera, Pocken, Typhus, Pest, Lepra und Tuberkulose sowie eine Vielzahl anderer verheerender Krankheiten wie Geisteskrankheit, Blindheit, Hepatitis, Lungenerkrankungen, neurologische Ausfälle, parasitäre Infektionen und andere krankhafte Zustände der Organsysteme.

Die traditionelle Medizin erkannte die Gefahr des Aufenthaltes in einer Gegend, wo Pest oder Epidemien grassierten, und man verlangte Vorsicht bei der Wahl des Trinkwassers und der Nahrung. Gegen Pocken wehrte man sich mit der Maßnahme der Inokulation, indem man die Menschen mit Eiter aus einer Pockenblase durch Stich oder Kratzen impfte, um das Vollbild der Krankheit zu verhindern.

Es ist außerordentlich schwierig, die Anfänge eines Krankenhauswesens zu bestimmen. Unter den Inschriften aus dem 3. vorchristlichen Jahrhundert von Aschoka, dem großen Herrscher der maurjanischen Dynastie, finden sich Aussagen, daß es Krankenhäuser für Menschen und andere für Tiere gegeben hatte. Wenn man Samhita, dem Schreiber Aschokas, glaubt, gab es Ambulanzen mit eigenem Grund und Boden neben den Staatsgebäuden. Ein Haus diente der Sorge um die Mutterschaft, wo die Patienten während der Entbindung und des Wochenbettes versorgt werden. Ein zweites Gebäude enthielt unterteilte Bereiche, in denen Schüler die Patienten untersuchten, um dann dem Hofarzt Bericht zu erstatten, eine Apotheke für die Zubereitung und Ausgabe von Medikamenten und einen Operationsraum, der von den Teilen des Geländes, den die Kranken frequentierten, abgeschirmt war.

Ein Jahrhundert später soll König Duttha Gamani unter seinen guten Taten auch die Gründung von 18 Armenhospitälern aufgeführt haben. Ob es sich hierbei jedoch um wirkliche Hospitäler und nicht nur um Einrichtungen zur ambulanten Versorgung der Kranken handelt, ist nicht sicher. In jedem Fall kann man dem Bericht von Megasthenes, dem Botschafter des griechischen Seleukiden-Königs (Teilerbe des Weltreichs Alexanders des Großen), entnehmen, daß es in der großen Stadt Pataliputra Krankenhäuser für die Reichen und Adeligen gegeben hat.

Tscharaka umschrieb die Eigenschaften eines guten Hospitals, darunter die Lokalisation an luftiger Stelle, frei von Rauch und geschützt von der Sonne, Gerüchen und störenden Geräuschen. Die Details der benötigten Ausstattung wurden bis zu den notwendigen Bürsten und Besen beschrieben. Auch diskutierte er die angemessene Versorgung mit Lebensmitteln und die Verfügbarkeit von Medikamenten, Latrinen und Kochbezirken. Das Personal sollte sich sauber halten, gut betragen, den Patienten waschen und pflegen. Das Wohlbefinden der Leidenden wurde ebenfalls in Betracht gezogen, und man sorgte für Helfer, die den Patienten mit Rezitaten, Konversation und Unterhaltung ablenken konnten. Das Krankenhaus, dessen Bild er zeichnete, war somit ein Modell, dem jede Zeit nacheifern konnte; wir wissen jedoch nicht, ob Tscharakas Grundsätze eine tatsächliche Gegebenheit oder lediglich ein erstrebenswertes Ideal darstellen.

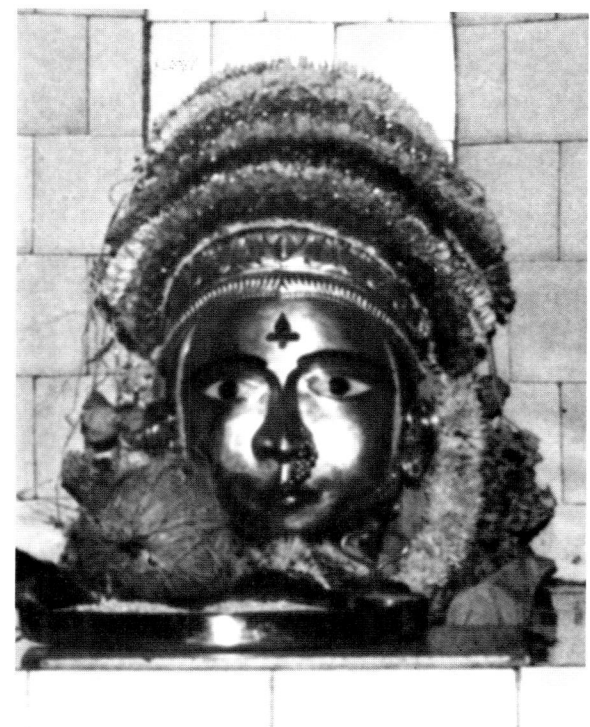

189

188 Steinrelief aus dem 10. bis 11. Jahrhundert mit einer der Sieben Mütter, die Menschenfresserinnen und zugleich Beschützerinnen Kindern waren. Frauen arbeiteten zwar als Hebammen, und man erkannte ihre Kenntnis der Heilkräuter an, in altindischen Zeiten hielt man sie jedoch nicht für fähig, eine höhere Stufe des Wissens zu erreichen. Musée Guimet, Paris

189 Kopf von Schri Sitala Dewi, der Göttin der Pocken. Die Variolation, durch die man einen milden Verlauf der Pocken als Schutz gegen eine schwere Krankheitsform erreichte, mag vielleicht in Indien ihren Ursprung haben.

Altes China

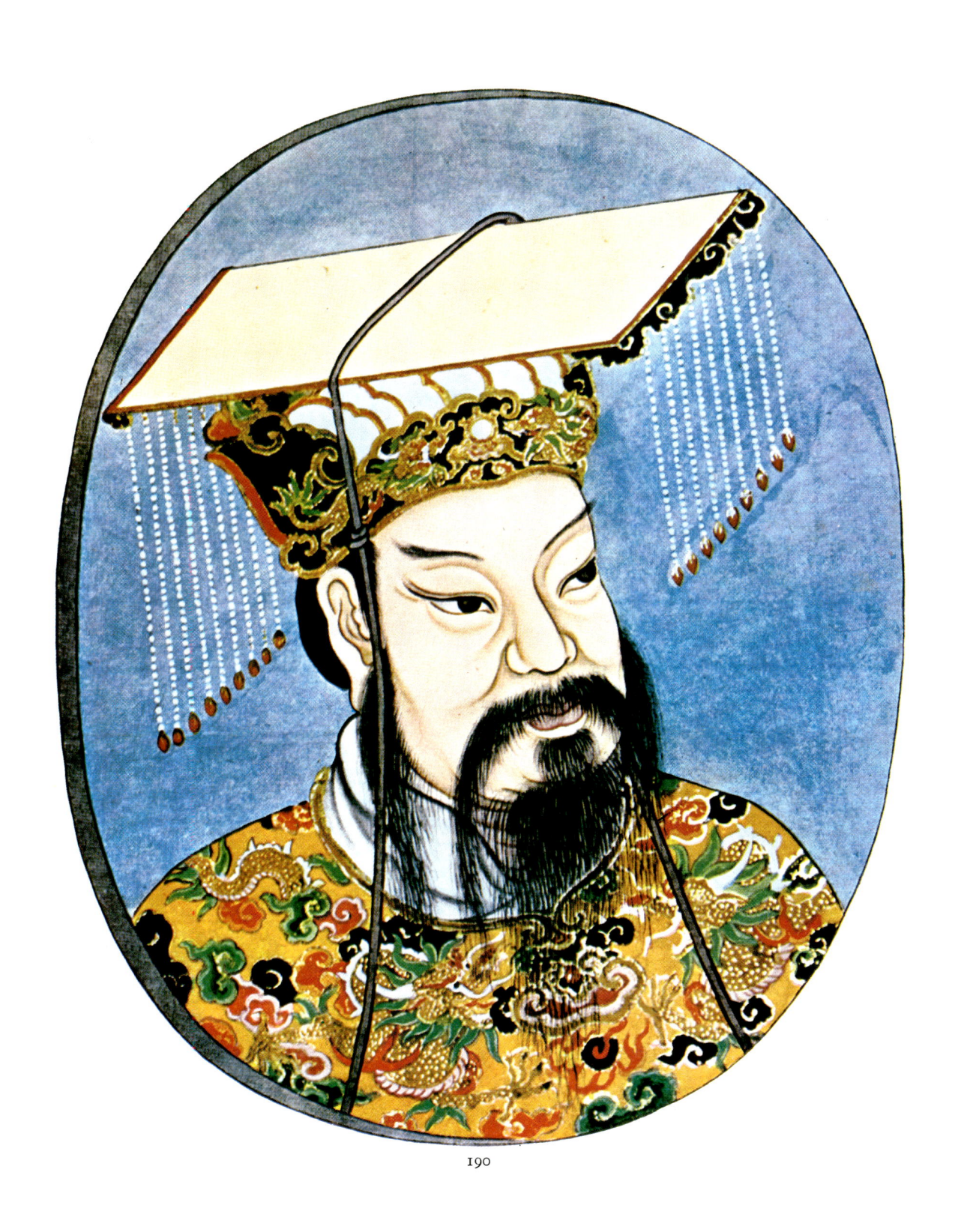

190

In der antiken chinesischen Kosmologie war das Universum nicht von Göttern geschaffen, sondern entsprang dem Zusammenspiel der dualistischen Seinsweisen in der Natur: dem aktiven, hellen, trockenen, warmen, positiven, maskulinen *Yang* und dem passiven, dunklen, kalten, feuchten, negativen *Yin*. Alle Dinge, belebte wie unbelebte, und alle Konditionen waren eine Kombination dieser beiden Fundamente. Das höchste Prinzip des Universums war das *Tao,* »der Weg«, der das richtige Verhältnis von Yin und Yang bestimmte. Alles, was die natürliche Beziehung von Yin und Yang veränderte, war schlecht, und das rechte Leben bestand im sorgfältigen Befolgen des *Tao*. Die Beachtung des Tao durch Mäßigung, Gleichmut und Moral, wie Laotse im 6. Jahrhundert vor Christus im *Taoteking* lehrte, führte zum Waltenlassen von Krankheit und Immunität gegenüber dem Altern; Nichtbeachtung des Tao brachte Krankheit, die nicht so sehr eine Bestrafung für die Sünden wie die unvermeidbare Folge von Handlungen gegen die natürlichen Gesetze war. Krankheit konnte jedoch ebenfalls durch äußere, nicht beeinflußbare Kräfte begründet sein: »Wind verursacht 100 Krankheiten«, und atmosphärische Konditionen waren in der Lage, die harmonische innere Balance von Yin und Yang zu stören. Man mußte dieser Möglichkeit wachsam ins Auge sehen und ihre Auswirkungen wie auch das innere Ungleichgewicht der vitalen Kräfte bekämpfen. Langes Leben und Gesundheit waren dafür die Belohnung.

Zusammen mit dem Taoismus konzentrierte sich die chinesische Medizin auf die Krankheitsverhütung. Der legendäre Huang Ti, der Vater der chinesischen Medizin, vermerkte, »der überlegene Arzt hilft, bevor die Krankheit sich entwickelt«. Auch wenn die taoistische Hygiene Mäßigung und Schlichtheit forderte, wurden die sexuellen Sitten vom Yin-Yang-Aspekt der chinesischen Philosophie beherrscht. Die Ejakulation verringerte den Yang des Mannes, was seine innere Balance störte. Andererseits stellte die Absorption des Yin, das beim Orgasmus des weiblichen Partners frei wurde, eine Stärkung dar – solange die Partnerin das Alter von 30 Jahren nicht überschritten hatte, mit höherem Alter verlor das weibliche Wirkprinzip seine Kraft.

Auch im Konfuzianismus spielt das Tao als Pfad der Tugend eine wesentliche Rolle, und durch Jahrhunderte bildeten die Vorschriften des Konfuzius (Konfutse, 551–479 v. Chr.) die Richtlinien des Verhaltens. In der frühen chinesischen Philosophie gab es die Tendenz, die Ansichten aller Religionen anzunehmen und zu kombinieren, um so neuen Ideen den Weg frei zu machen.

Was einmal zur Institution geworden war, behandelten die alten Chinesen jedoch grundsätzlich konservativ; Sitten, Kleidung, Philosophie und sogar der Möbelstil waren fest etabliert und hielten sich relativ unverändert jahrhundertelang. Konfuzius sagt: »Sammelt Euch dort, wo sich auch unsere Väter versammelten; vollführt dieselben Zeremonien, die sie vor uns vollführten; spielt dieselbe Musik, die sie vor uns gespielt haben, ehrt jene, die sie ehrten, liebt jene, die ihnen lieb waren. «

Wenn auch die Entwicklung des alten China recht isoliert verlief, so gab es doch frühen Kontakt mit Indien und Tibet. Der Buddhismus gelangte aus Indien nach China, und medizinische Konzepte und Praktiken stellten einen wichtigen Teil seiner Lehren dar. Auch die gymnastischen und Atemübungen in der chinesischen Methodik kamen aus Indien und zeigten eine enge Verwandtschaft zu den Prinzipien des Yoga und zu Teilen der jadschurwedischen Medizin. Auch gab es Kontakte zu Südostasien Persien und der arabischen Welt. Im 2. Jahrhundert v. Chr. verbrachte der chinesische Botschafter Chang Chien mehr als ein Jahrzehnt in Mesopotamien, Syrien und Ägypten und brachte Kenntnisse über Drogen, Weinbau und andere Wissenschaften zurück. Im Verlauf der Jahrhunderte sickerte immer mehr Wissen der humoralen (die Körpersäfte betreffend) Medizin und vieler neuer Medikamente nach China ein. Der Kontakt mit der Weisheit der mediterranen Welt wurde im 5. Jahrhundert durch die Austreibung der häretischen Nestorianer aus Konstantinopel erleichtert, deren Lehren damals weit verbreitet waren. Die Mutter von Khubilai Khan (1215–1294), dem Begründer der Mongolendynastie und Kaiser von China (seit 1280), war Nestorianerin und bat den Papst, europäische Ärzte nach China zu entsenden.

Frühe medizinische Schriften

Die klassische chinesische Medizin begründet sich auf Werke, die man drei legendären Kaisern zuschreibt. Der älteste war Fuhsi (um 2900 v. Chr.), der das *Pakua* entworfen haben soll, ein Symbol aus *Yang*- und *Yin*-Linien, die in acht *(Pa)* getrennten Trigrammen *(Kua)* kombiniert waren und alle *Yin-Yang*-Zustände darstellen konn-

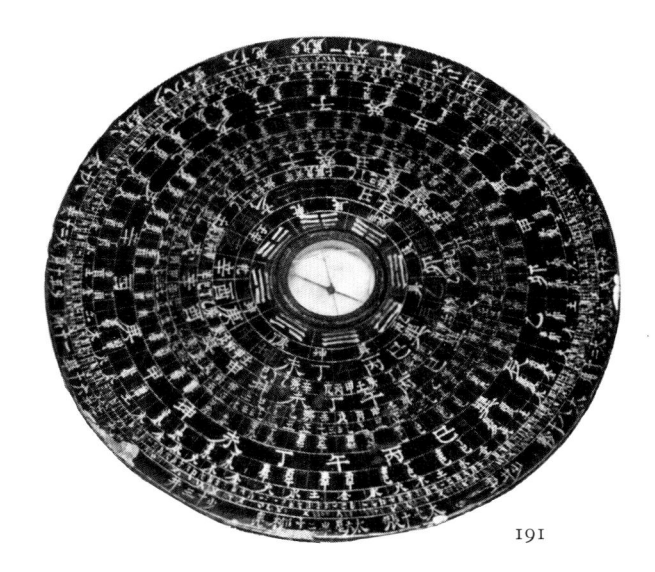

191

190 Porträt von Huang Ti, dem Gelben Kaiser (um 2600 v. Chr.), der Legende nach der Autor des *Neiching*, eines medizinischen Kompendiums, das Tausende von Jahren als Standardwerk galt.

191 Als Erfinder auf vielen Gebieten einschließlich der Physik gebrauchten die Chinesen praktische Instrumente wie den magnetischen Kompaß in Verbindung mit astrologischen und geomantischen Berechnungen, um ihre Gebäude dort zu errichten, wo es den Göttern genehm war. Wellcome Institute for the History of Medicine, London

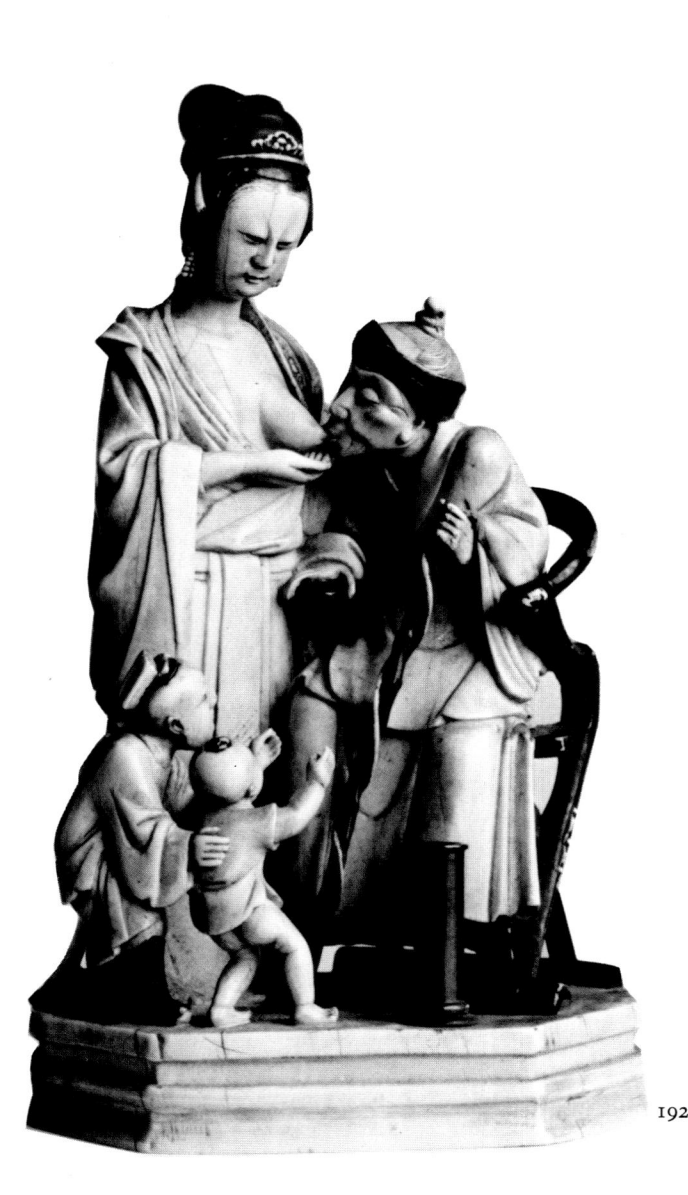

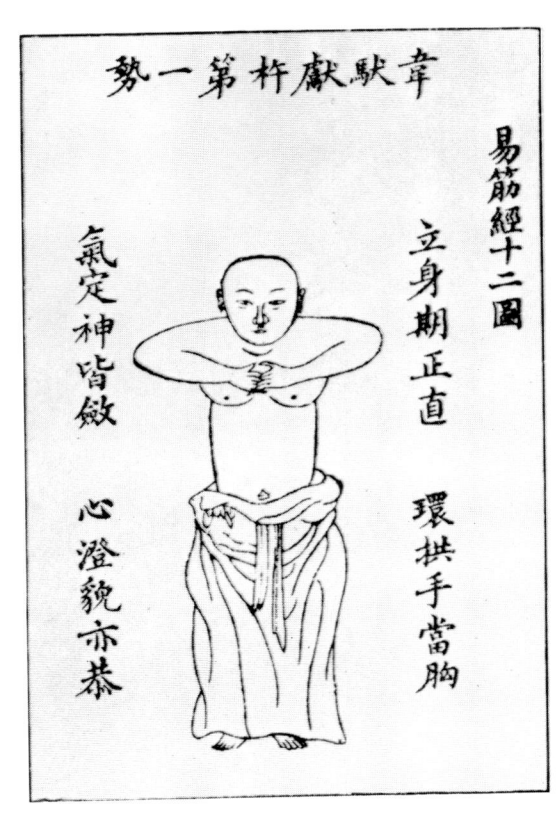

易筋經十二圖

韋馱獻杵第一勢

立身期正直　環拱手當胸

氣定神皆斂　心澄貌亦恭

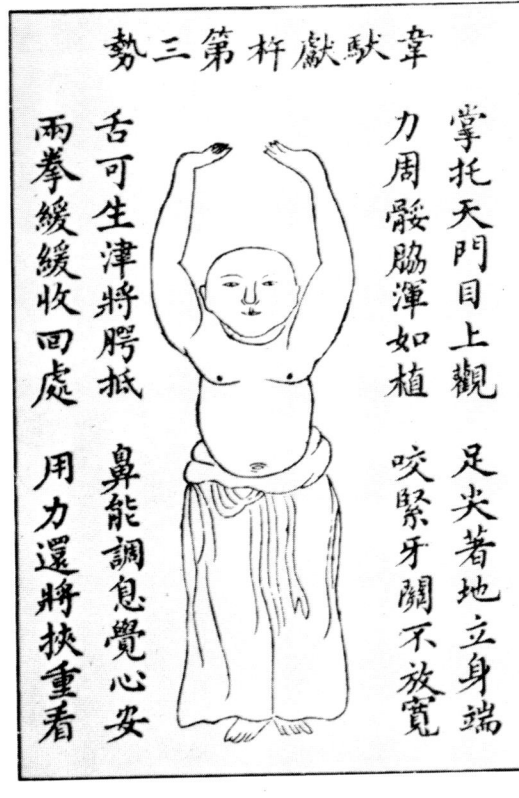

韋馱獻杵第三勢

掌托天門目上觀　足尖著地立身端

力周骽脇渾如植　咬緊牙關不放寬

舌可生津將腭抵　鼻能調息覺心安

兩拳緩緩收回處　用力還將挾重看

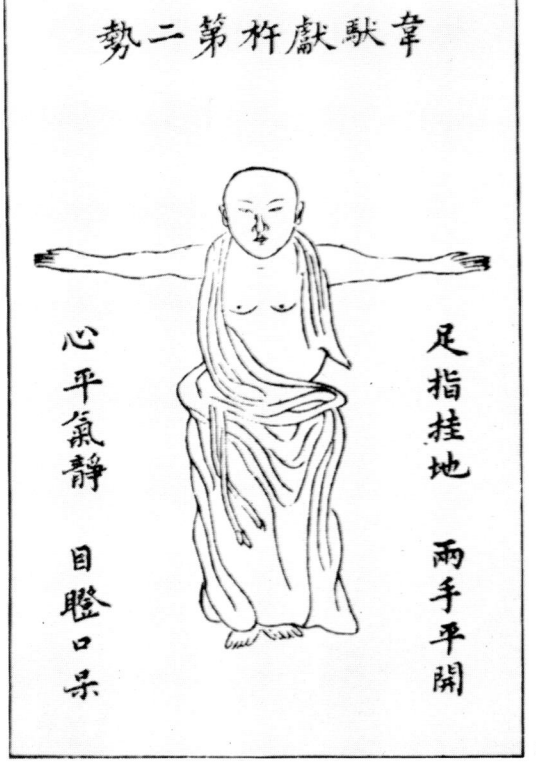

韋馱獻杵第二勢

足指挂地　兩手平開

心平氣靜　目瞪口呆

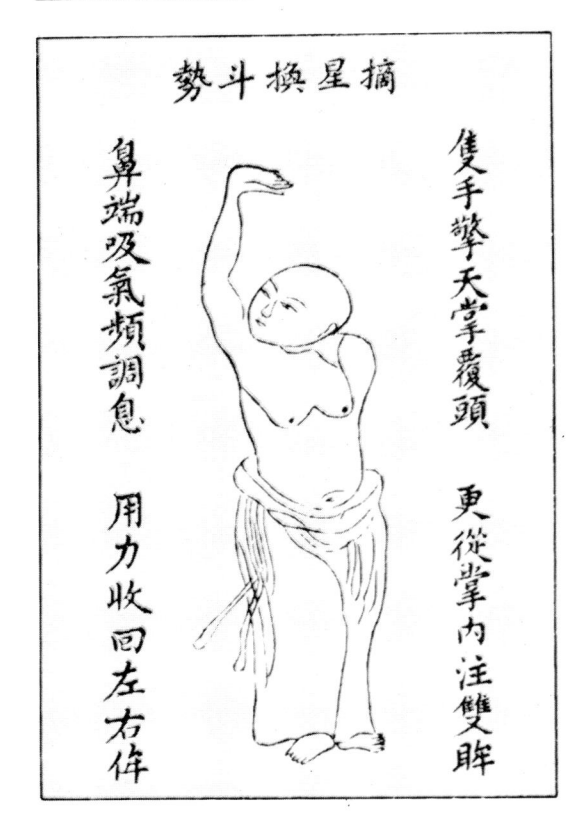

摘星換斗勢

隻手擎天掌覆頭　更從掌內注雙眸

鼻端吸氣頻調息　用力收回左右侔

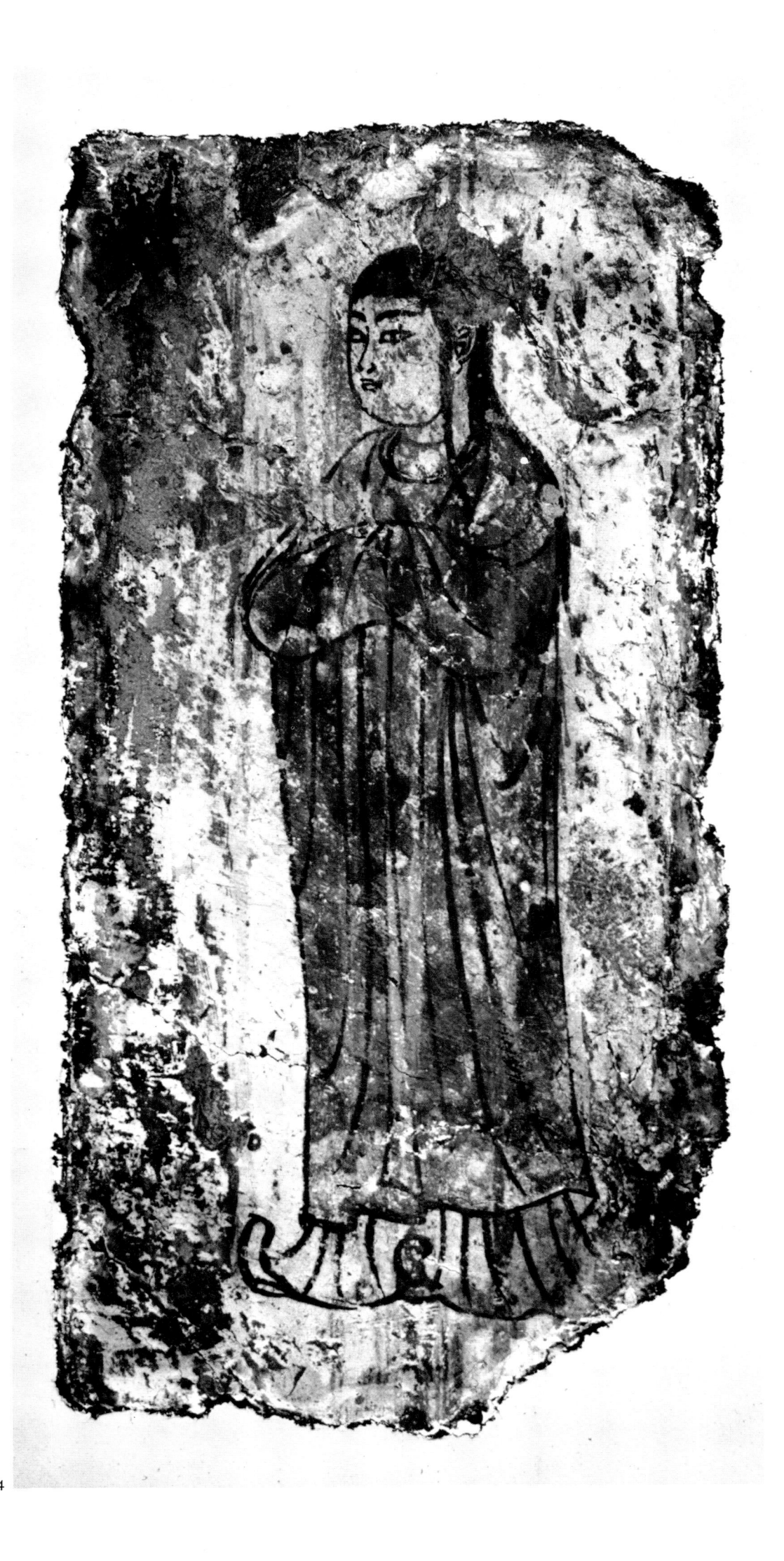

192 Geschnitzte Elfenbeingruppe mit der Darstellung des konfuzianischen Prinzips der kindlichen Frömmigkeit. Eine Frau reicht die Brust dem greisen Großvater vor ihren hungrigen Kindern, die in China erst spät abgestillt wurden. Wellcome Trustees, London

193 Seiten eines Buches über Atemübungen, die sich auf Kung-fu (medizinische Übungen) gründen und die sich wohl durch frühe Kontakte mit Indien und den Grundlagen des Yoga entwickelt haben.

194 Betender aus dem nestorianischen christlichen Tempel von Quarakhocho (Turfan), Sinkiang, aus dem späten 9. Jahrhundert. Die Chinesen duldeten das Nebeneinander verschiedener Religionen: Taoismus, Christentum, Islam und andere. Museum für indische Kunst, Berlin

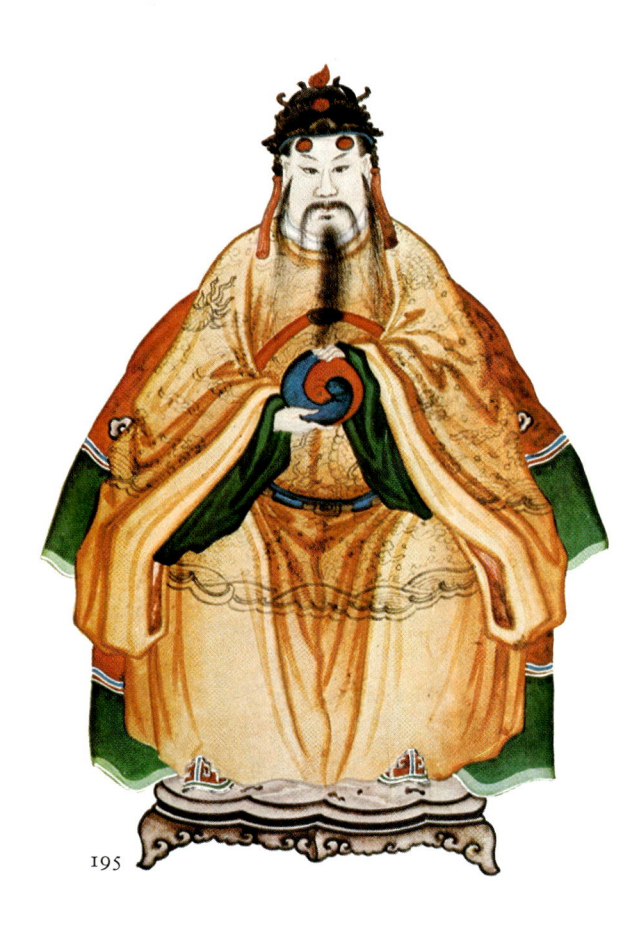

195

195 Porträt des Fu Hsi (ca. 2900 v. Chr.), des ältesten der legendären Kaiser, auf dessen Werken die klassische chinesische Medizin beruht. Das *Pa-kua-Symbol*, das er entworfen haben soll, stellt alle *Yin-Yang*-Zustände dar. Wellcome Trustees, London

ten. Diesem Prinzip folgt heute noch das *I Ching* (das Buch der Veränderungen), obwohl man es im Westen als Spiel oder Aberglauben ansieht.

Shen Nung, der Rote Kaiser (Hung Ti), stellte das erste medizinische Kräuterbuch, das Pen-ts'ao, zusammen (ca. 2800 v. Chr.), in dem er über die Wirkungen von 365 Drogen berichtet, die er alle persönlich testete. Nach einer Legende soll eine magische Substanz seine Bauchhaut transparent gemacht haben, so daß er die Wirkung der vielen Pflanzen beobachten konnte. Eine andere Geschichte berichtet, wie er seinen Bauch aufschnitt und ein Fenster einließ. Shen Nung soll auch die ersten Tabellen zur Akupunktur gezeichnet haben, einer medizinischen Prozedur, die wohl noch älter als die legendären Kaiser ist.

Der Ruhm von Yu Hsiung (2600 v. Chr.), dem Gelben Kaiser (Huang Ti), beruht auf seinem großen medizinischen Kompendium, dem Neiching (Medizinkanon) für »innere Krankheiten«. Viele Jahrhunderte von Mund zu Mund überliefert, wurde dieses fruchtbare Werk im 3. Jahrhundert v. Chr. schriftlich niedergelegt. In seiner jetzigen Form stammt es aus dem 8. nachchristlichen Jahrhundert, als die letzte gründliche Revision von Wang Ping durchgeführt wurde. Der Hauptteil des *Neiching,* der Sun-wen (einfache Fragen), beurkundet die Gespräche des Gelben Kaisers mit Chi Po, seinem Premierminister, über nahezu alle Stadien der Gesundheit und Krankheit, einschließlich der Vorbeugung und der Behandlung. Der Abschnitt *Ling-hsu* (geistiger Kern) befaßt sich ausschließlich mit Akupunktur. Yu Hsiung soll auch der Verfasser des großen Kompendiums *Die Ausführungen des Gelben Kaisers und des einfachen Mädchens* sein, das die Sexualität aus taoistischer Sicht gründlich umfaßt.

Unter anderen bemerkenswerten Quellen der alten Medizinkunde sei der *Shih-ching (Buch der Lieder)* erwähnt, der vielleicht noch älter ist als Homers Epen und das *Lunyü* (die Erörterungen und Gespräche des Konfuzius, die wohl kurz nach seinem Tod niedergeschrieben wurden und für viele Generationen die Richtlinien des Verhaltens darstellten).

Während der langen Chou-Dynastie (um 1100–255 v. Chr.) wurde eine ausgedehnte Aneinanderreihung medizinischer Arbeiten, die *Institutionen der Chou,* vervollständigt. Diese Sammlung stellte dann in den nachfolgenden Dynastien den Maßstab für die Pflichten und die Organisation der Ärzte dar. In der Han-Dynastie (206 v. Chr. bis 220 n. Chr.) gab es einen berühmten klinischen Autor mit Namen Tsang Kung, der bei der Beschreibung vieler Krankheiten, einschließlich Magenkrebs, Aneurysma (Erweiterung der Blutgefäße) und Rheuma Pionierarbeit leistete. Chang Chung-ching, der chinesische Hippokrates, schrieb im 3. Jahrhundert nach Christus die klassische »Abhandlung über das Fieber« *Shanghan hun* (unter anderem auch über Typhus).

Ko Hung, ein berühmter Alchemist und sorgfältiger Beobachter, beschrieb in seinen Traktaten Beriberi (eine Vitamin-B-Mangelerkrankung), Hepatitis und Pest und lieferte einen der frühesten Berichte über Pocken: »Als das neue Jahr anbrach, gab es eine jahreszeitlich bedingte Erkrankung, bei der Pusteln auf dem Gesicht erschienen und sich rasch über den Körper ausbreiteten. Sie sahen wie Verbrennungen mit weißer Kruste aus und bildeten sich wieder, wenn man sie eröffnete. Die meisten Menschen starben, wenn man sie nicht behandelte. Nach der Erholung blieben schwarz-rote Narben zurück.«

Sun Ssu-miao (581–682 n. Chr.) schrieb das *Ch'ien-chin fang* (»Die tausend kostbaren Rezepte«), das in 30 Bänden das bekannte medizinische Wissen zusammenfaßte. Auch stand er einem Komitee vor, das eine 50bändige Ausgabe der Pathologie herausgab. Eine umfassende Kodifizierung der gerichtlichen Medizin, Hsi Yüan Lu, wurde in der Sung-Dynastie fertiggestellt und bildete die Hauptquelle für die Kenntnis der Rechtsmedizin.

Anatomie und Physiologie

Anatomische Vorstellungen im alten China entsprangen mehr der Überlegung und der Vermutung als der Obduktion oder der direkten Beobachtung. Da die Doktrinen des Konfuzius körperliche Gewalt verboten, führten die Chinesen erst im 18. Jahrhundert, lange nach Andreas Vesalius, direkte anatomische Studien durch. Sogar noch im 19. Jahrhundert wurde Anatomie an der Viceroy's Hospital Medical School an Diagrammen und Modellen und nicht anhand einer Sektion gelehrt.

Die physiologischen Funktionen wurden in ein humorales Schema gebracht, ähnlich dem griechischen Konzept des 6. vorchristlichen Jahrhunderts und den Ansichten Galens im 2. Jahrhundert n. Chr. Nur gab es hier fünf anstelle von vier

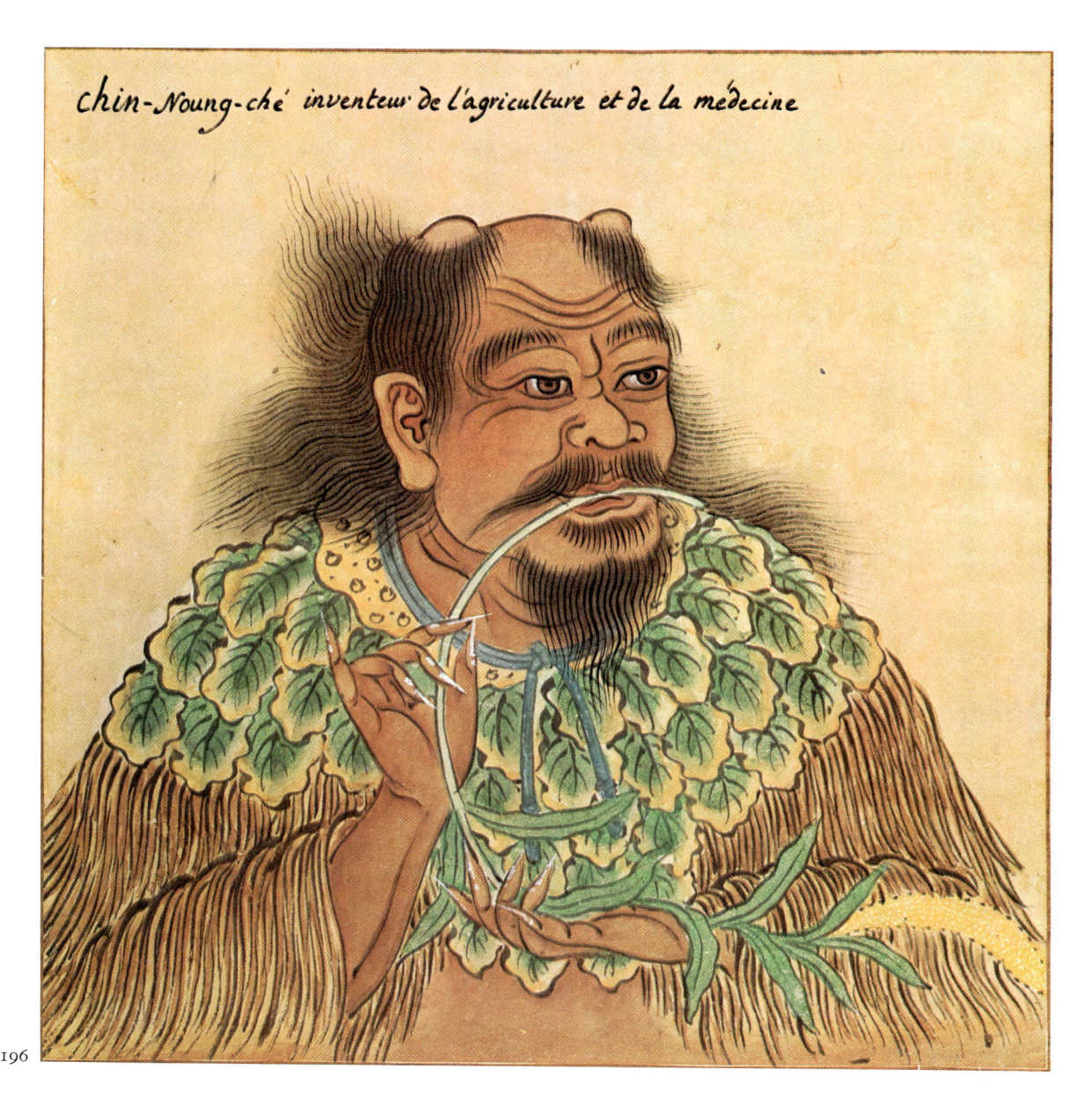

Chin-Noung-ché inventeur de l'agriculture et de la médecine

196

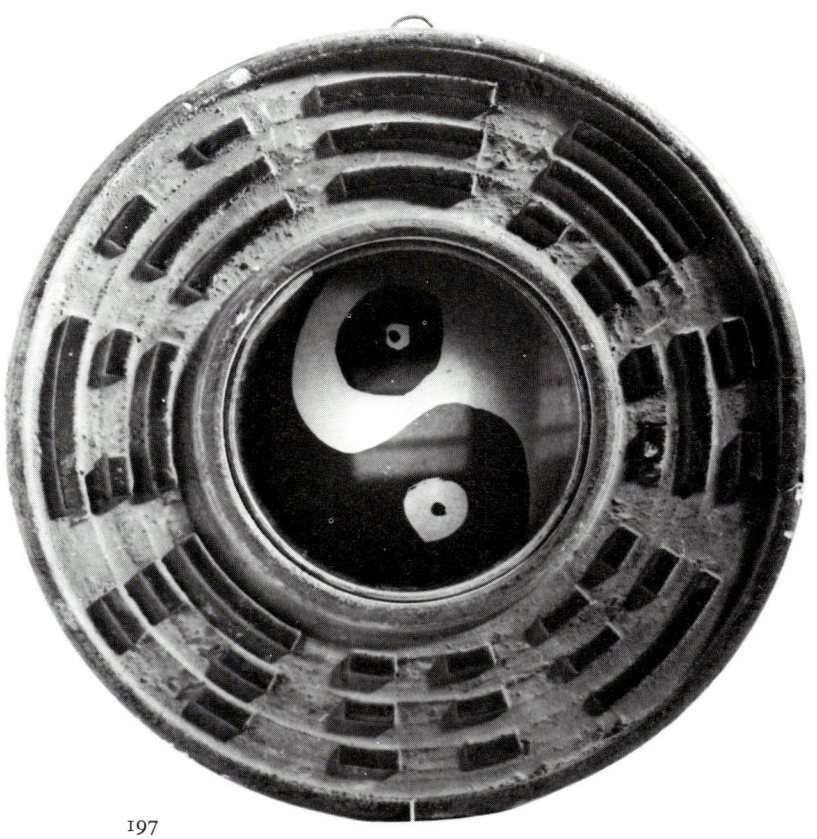

197

196 Porträt des Shen Nung (um 2800 v. Chr.), der nach seinem Schutzstein der Rote Kaiser genannt wurde. Er stellte den Pen-ts'ao ching zusammen, das erste medizinische Kräuterbuch mit 365 Präparaten, die er an sich selbst testete. Wellcome Trustees, London

197 Das *Pa-kua*-Symbol, das die Zweiteilung des *Yin-Yang* (weiblich-männlich) im Universum darstellt und die acht Trigramme aller möglichen Kombinationen der beiden Prinzipien vereint. Musée de l'Homme, Paris

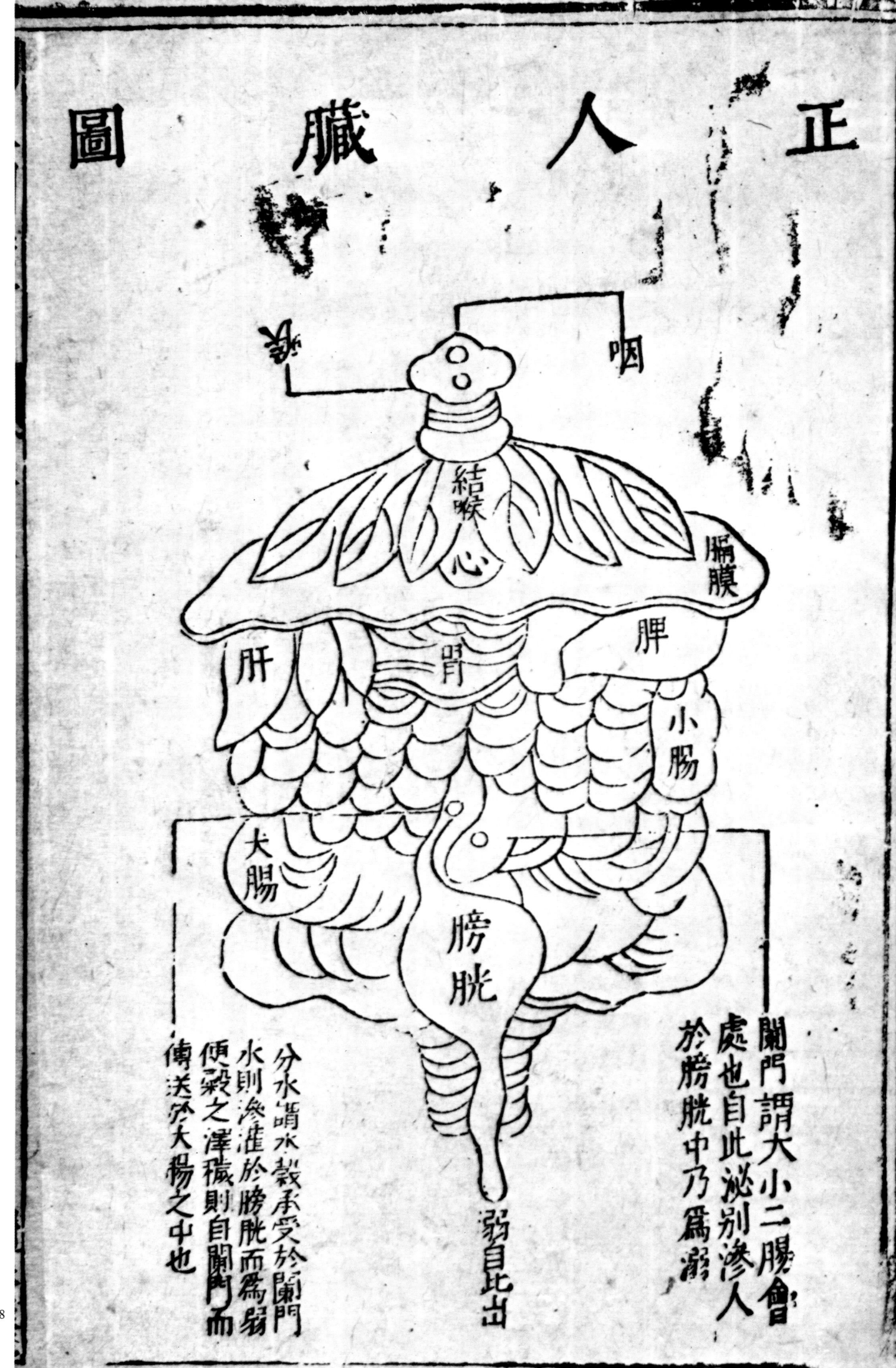

正人臟圖

咽

結喉　心　膈膜

肝　胃　脾

小腸

大腸　膀胱

溺自此出

闌門謂大小二腸會
處也自此泌別滲入
於膀胱中乃爲溺

分水喏水穀承受於闌門
水則滲進於膀胱而爲溺
便穀之澤穢則自闌門而
傳送於大腸之中也

Humores (Säften). (Die Nr. 5 hatte bei den Chinesen mystische Bedeutung und wurde in fast allen Klassifizierungen verwandt: 5 Elemente, 5 Sinne, 5 Qualitäten, 5 Drogenarten, 5 Behandlungen, 5 feste Organe, 5 Jahreszeiten, 5 Emotionen, 5 Farben usw.) Das Medizinkompendium *Neiching* behauptete, daß jede Emotion ihren Sitz in einem eigenen Organ habe. Das Glück wohnte im Herzen, der Gedanke in der Leber, die Sorge in den Lungen, und die Leber beherbergte den Zorn und die Seele.

Die altchinesischen Vorstellungen der Blutbewegung im Neiching (»das Blut untersteht der Kontrolle des Herzens, das Blut fließt stets im Kreis und ruht nie«) interpretierte man in der Weise, daß man hier schon eine Kenntnis der Zirkulation Tausende von Jahren vor Harvey vermutete; von einigen Blutgefäßen nahmen die alten Chinesen jedoch an, daß sie Luft befördern, und es gibt kaum Beweise für die Vermutung, daß die Kommentatoren in den Blutgefäßen wirklich ein geschlossenes System sahen.

Diagnose

Die chinesischen Methoden der Diagnostik umfaßten das Befragen, das Fühlen des Pulses, die Beobachtung der Stimme und des Körpers und unter bestimmten Umständen auch die Palpation der betroffenen Körperteile. Zu nahezu allen Zeiten und in allen Kulturen sind Ärzte ähnlich vorgegangen, denn stets wollte man so viel wie möglich über den Patienten wissen, um seine Krankheit zu verstehen und einen heilenden Rat geben zu können. In mancher Hinsicht jedoch sahen die alten Ärzte ihren Patienten stärker als Widerspiegelung seiner Umgebung, ja, des ganzen Universums, als das heute geschieht. So wollte der chinesische Doktor in Erfahrung bringen, wie der Patient das Tao verletzt hatte, und so berücksichtigte er den Rang des Patienten, Änderungen in seinem sozialen Status, im Haushalt, in der wirtschaftlichen Situation, im subjektiven Befinden, im Appetit, im Wetter, in den Träumen des Patienten und in seiner Familie.

Die wichtigste diagnostische Technik im alten China war die Examination des Pulses. Der Arzt fühlte zunächst am rechten, dann am linken Handgelenk. Er verglich die Schläge mit seinen eigenen und notierte die genaue Zeit wie auch den Tag und die Jahreszeit, da jede Stunde die Natur der Pulsationen beeinflußte. Jeder Puls hatte drei unterschiedliche Anteile, von denen jeder mit einem bestimmten Organ verbunden war. Jeder Teil wiederum zeigte eine eigene Qualität, von der es Dutzende von Variationen gab. Außerdem mußte man bei jedem Pulsanteil eine oberflächliche und eine tiefe Projektion berücksichtigen. So konnte man buchstäblich Hunderte von möglichen Charakteristika erhalten. Das Traktat *Muoching* benötigte 10 Bände, um die Komplexität der Pulse umfassend abzuhandeln.

Der Patient brauchte nur seinen Arm durch die geschlossenen Bettvorhänge zu strecken, damit der Arzt die Symptome erfassen, Diagnose und Prognose stellen und die richtige Behandlung aufgrund seiner intensiven Palpation des Pulses vorschlagen konnte. Wenn möglich, befühlte der Untersucher auch die Haut des Kranken. Man hielt es jedoch für schlecht, wenn ein Mann eine Frau intim untersuchte; deshalb gab es eigene keramische, beinerne und hölzerne Puppen, auf die die Patientin zeigte, um die Stelle ihres Leidens anzugeben.

Behandlung

Nach dem Neiching gab es fünf Behandlungsmethoden: den Geist zu heilen, den Körper zu nähren, Medikamente zu verabreichen, den ganzen Körper zu behandeln und Akupunktur und Moxibustion (siehe S. 130) zu verwenden. Der Arzt mußte den Patienten auf den rechten Pfad, das Tao, zurückführen. Unter der Annahme, daß besondere geistige Verfassungen Änderungen in bestimmten Organen verursachten, verband der Heilkundige gewisse kritikwürdige Verhaltensweisen und konstitutionelle Faktoren mit der Krankheit und versuchte, den Patienten zur Besserung zu bewegen. Danach führten z. B. liederliche und ausschweifende Gedanken zu Lungenkrankheit, liederliches Handeln jedoch brachte Herzleiden. Der Arzt mußte die Ursache der Disharmonie entdecken und entsprechend handeln.

Man entwickelte gymnastische Übungen, um den Körper fit zu halten oder das Wohlbefinden wiederherzustellen. Hua T'o, der große Chirurg, erarbeitete ein geniales System physikalischer Therapie, in dem er empfahl, die natürlichen Bewegungsabläufe der Tiere nachzuahmen. Massage, Kneten, Klopfen, Kneifen und

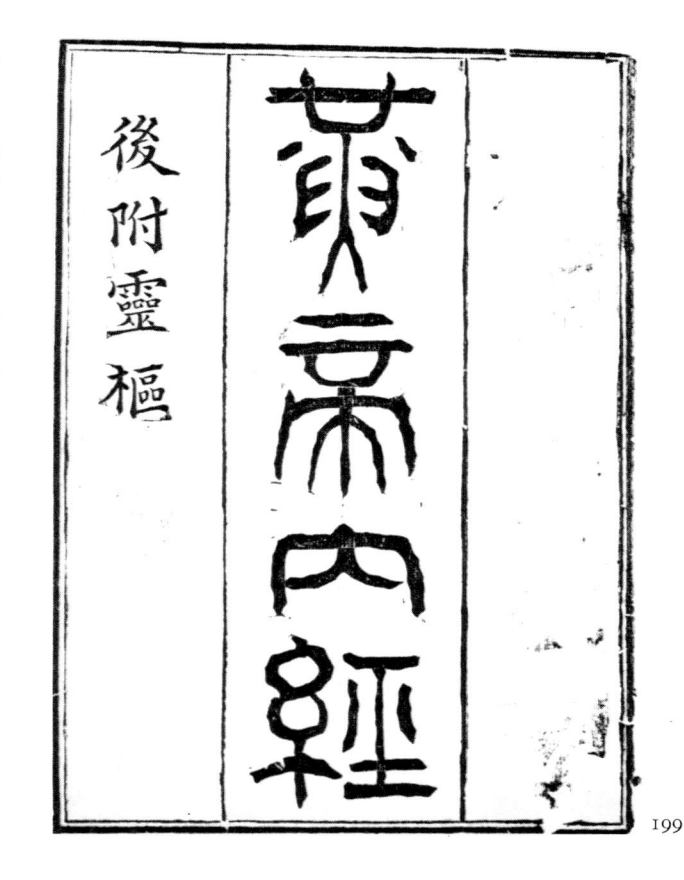

199

198   Anatomische Zeichnung der Därme aus dem Trong Jim Tchou King von Dr. Oang Oé-Té. Ms. Chinese 5341, Bibliothèque Nationale, Paris

199   Titelblatt einer späten Ausgabe des *Neiching* von Huang Ti (um 2600 v. Chr.), die das gesamte medizinische Wissen dieser Periode in Dialogen zwischen dem Gelben Kaiser und seinem Premierminister zusammenfaßt. Wellcome Trustees, London

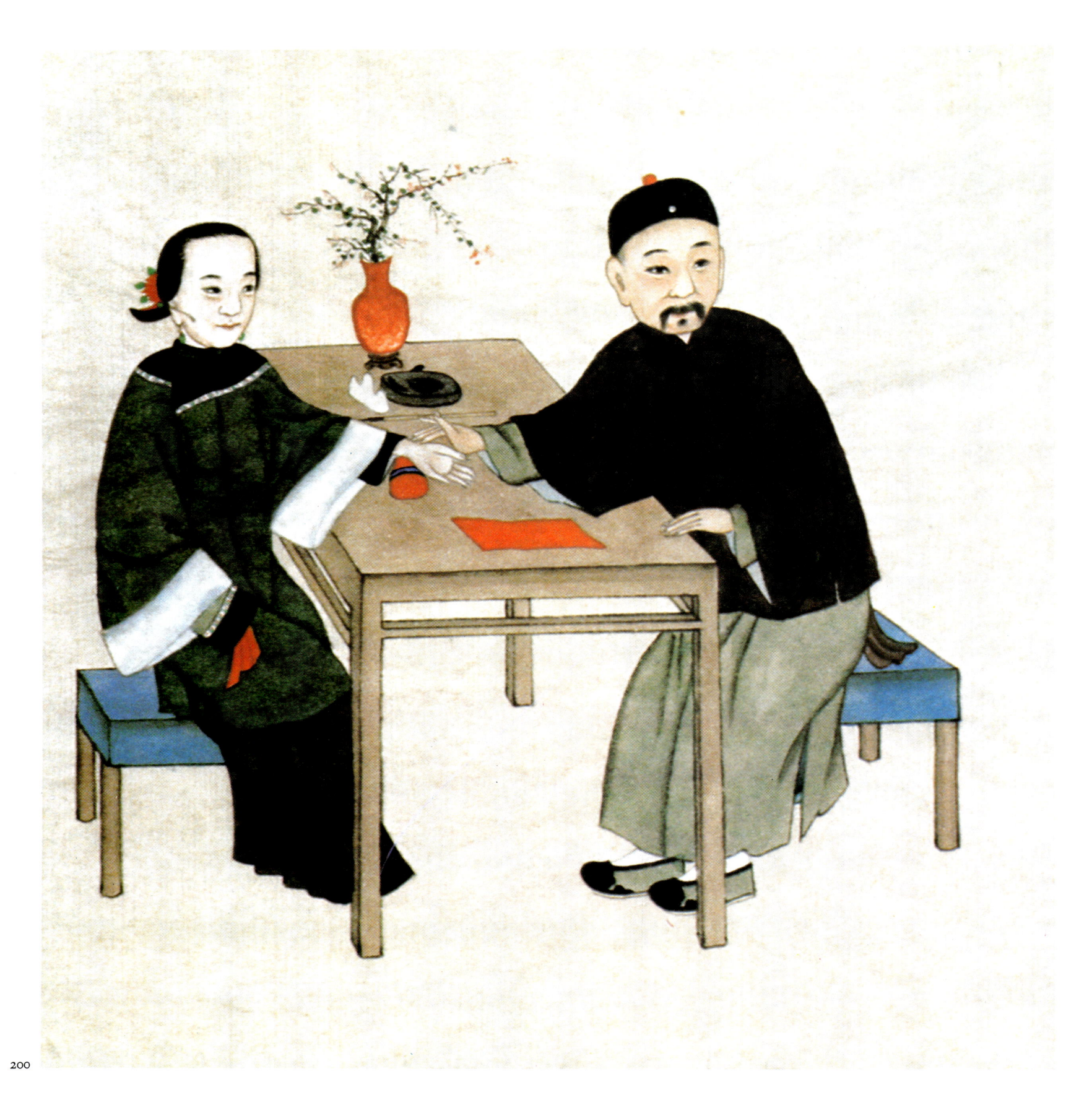

200

200   Arzt, wie er eine Patientin durch das
Palpieren des Pulses untersucht, vielleicht die
wichtigste Methode der altchinesischen
Diagnose. Wellcome Trustees, London

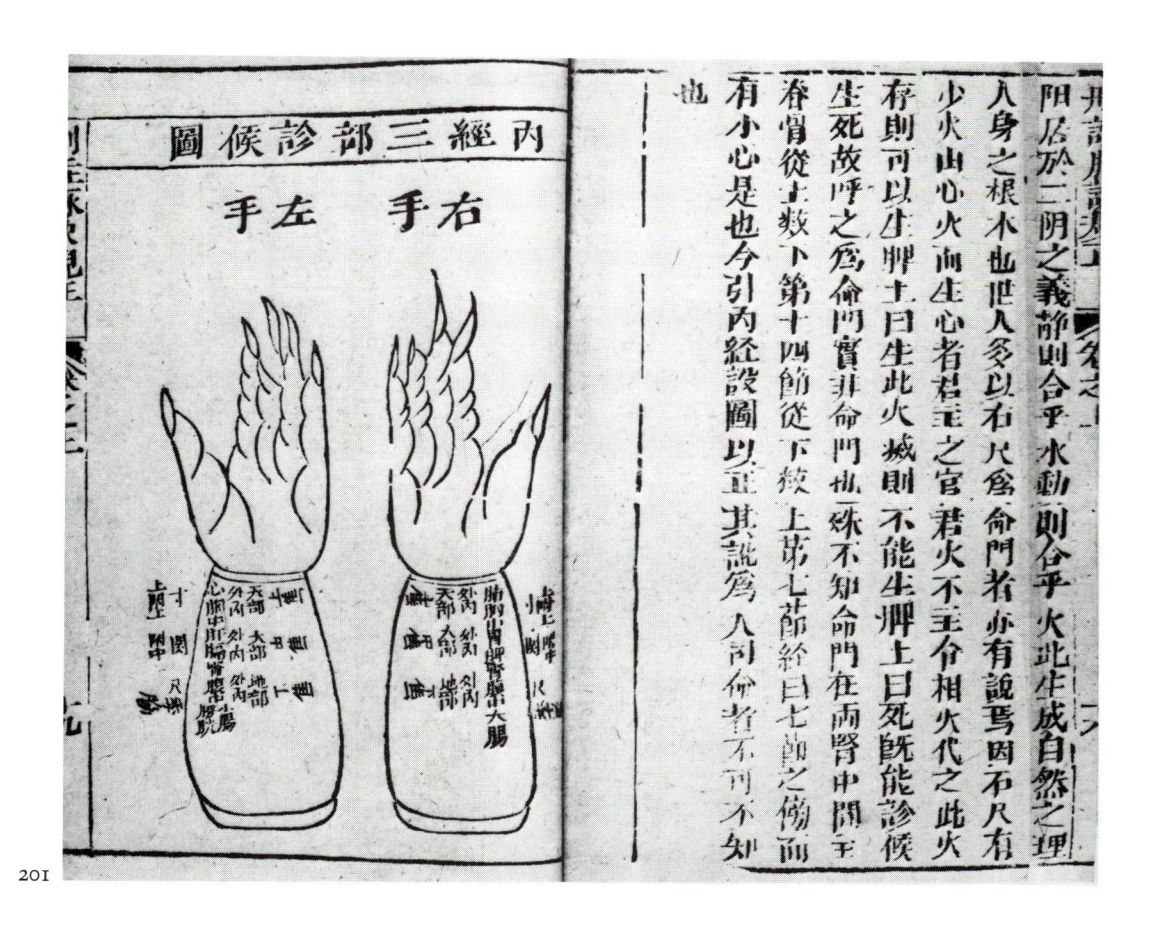

201 Pulstabelle einer Ausgabe von *Geheimnisse des Pulses* aus dem Jahre 1693, das ursprünglich von Pien Ch'iao im 6. oder 5. Jahrhundert v. Chr. geschrieben wurde. Die Arbeit beschreibt eine Vielzahl von Lesarten des Pulses, von denen jede den Zustand eines bestimmten inneren Organs widerspiegelt. Wellcome Trustees, London

202 Weibliche Diagnosis-Statuette aus Elfenbein, wie sie aus Gründen des Schamgefühls von Damen der Oberschicht gebraucht wurde, um dem Arzt die Stelle der Beschwerden zu zeigen. Wellcome Trustees, London

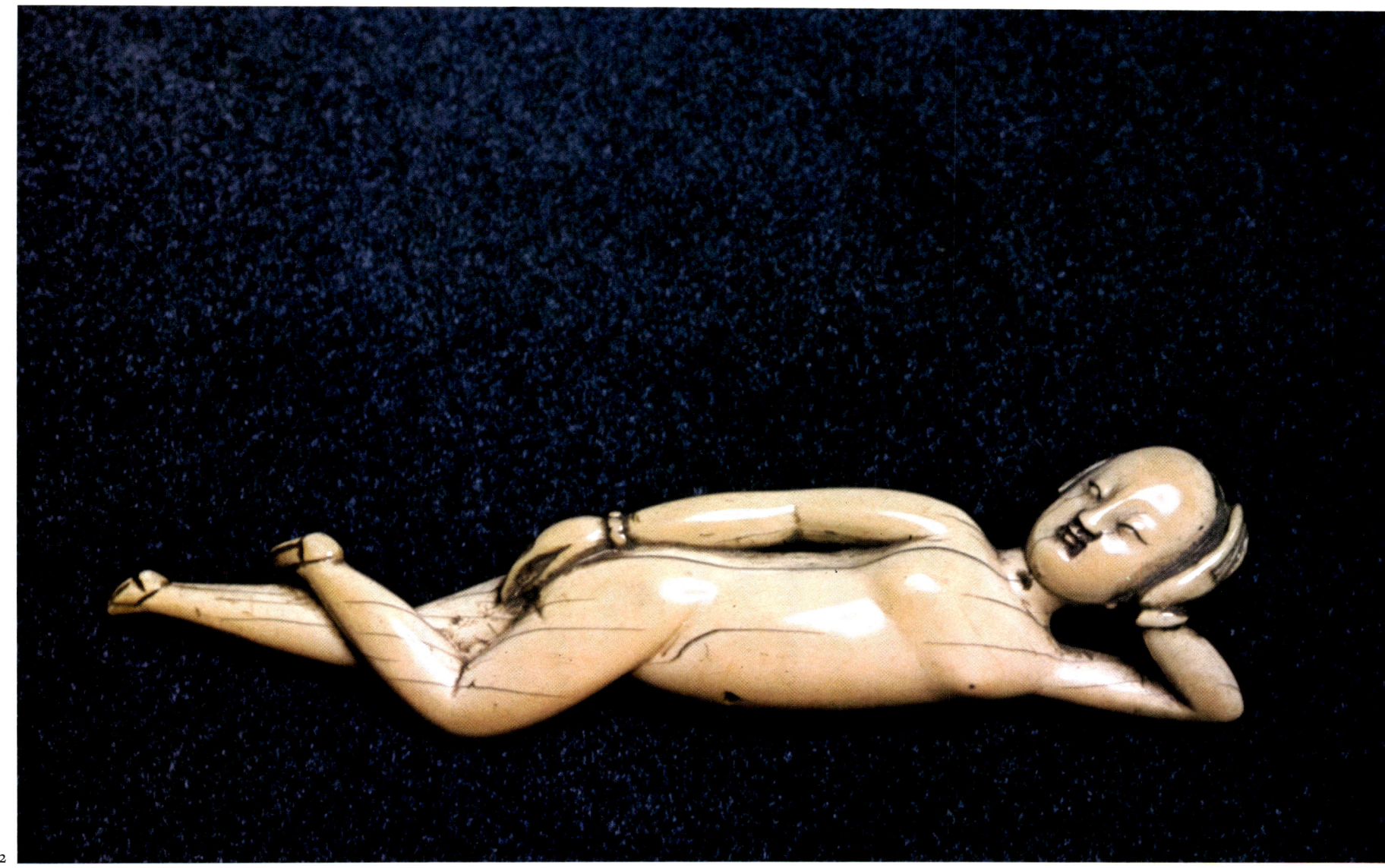

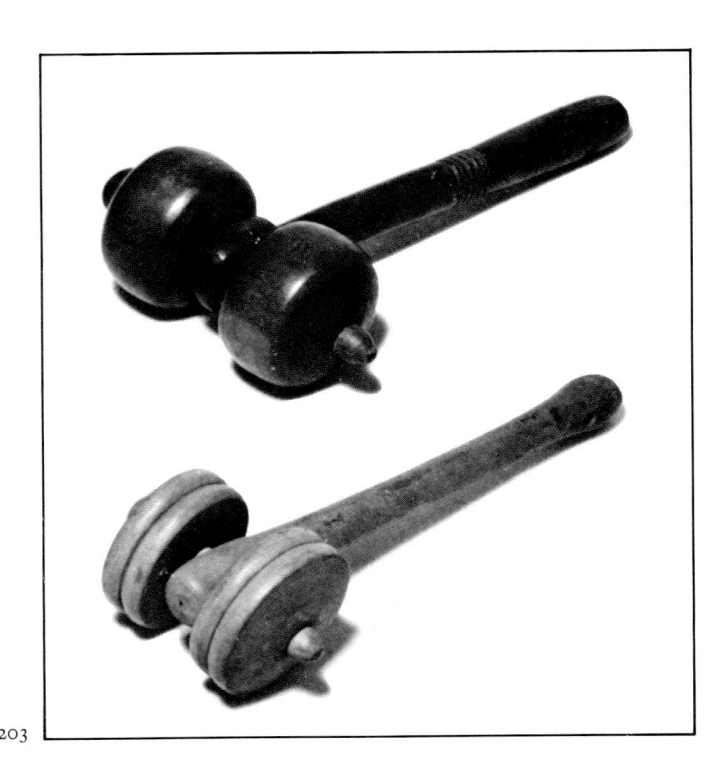

203

203   Hölzerne Roller zur Massage des Bauches, mit denen die Chinesen das uralte Problem der Obstipation (Darmträgheit) behandelten. Wellcome Trustees, London

204   Pflanzen- und Tierillustration einer Ausgabe des Pen T'sao Kang Mu (1883), das von Li Shih-Chen 1596 zusammengestellt wurde, als eine der besten Enzyklopädien der chinesischen Fauna, Flora und Mineralien gilt und somit ein wertvolles Nachschlagewerk für den Pharmazeuten darstellt. Wellcome Trustees, London

205   Einem Patienten werden die Gelenke eingerenkt, eine wichtige Methode chinesischer Heilkunst. Wellcome Trustees, London

Schaben waren eine ebenso anerkannte Heilmethode wie die Applikation von Pflastern und die Reinigung des Inneren durch Abführmittel.

Bei der Ernährung eines kranken Körpers richtete sich der Arzt nach komplexen Kombinationen von Nahrungsmitteln entsprechend ihrem potentiellen Gehalt an *Yang* und *Yin*. Auch mußte das Essen der Jahreszeit gemäß sein, und jeder der fünf Geschmackssinne war nützlich für einen bestimmten Körperteil: sauer für die Knochen, scharf für die Sehnen, salzig für das Blut, bitter für die Atmung und süß für die Muskulatur.

Medikamente

Die chinesische Pharmakopöe war stets reichhaltig, sei es zur Zeit des *Pen-ts'ao,* des ersten medizinischen Kräutertextes, bis zu den späten Dynastien, als 2000 Substanzen und 16000 Verschreibungen das Rüstzeug bildeten. Von Medikamenten nahm man eine gute Wirkung an, wenn sie übel schmeckten. Wie zu erwarten, waren sie in fünf Kategorien eingeteilt: Kräuter, Bäume, Insekten, Steine und Samen. Die therapeutisch verwandten Mineralien und Metalle enthielten Beimischungen von Quecksilber (Kalomel wurde bei Geschlechtskrankheiten gebraucht), Arsen und magnetischen Steinen. Heilmittel tierischer Herkunft wie »Drachenzähne« (pulverisierte Fossilien) bestanden aus nahezu allem, was man von lebenden Geschöpfen gewinnen konnte: ganze Körperteile, Organsegmente, Urin und Dung.

Zwei speziell mit China verbundene pflanzliche Stoffe sollen hier besonders herausgestellt werden. Einer ist Ephedra *(Ma Huang),* die »Pferdeschwanz«-Pflanze, die der Rote Kaiser beschrieben hat. Seit Tausenden von Jahren brauchte man sie als Stimulans, als Heilmittel bei Erkrankungen der Atemwege, zur Erzeugung von Fieber und Schwitzen und zur Unterdrückung des Hustens. Ephedra fand auch Eingang in die griechische Pharmakopöe und verbreitete sich in der ganzen Welt. Im späten 19. Jahrhundert erhielt sie in der westlichen Medizin ihren Platz, nachdem japanische Forscher den Wirkstoff Ephedrin isoliert, gereinigt und seine pharmakologische Wirksamkeit nachgewiesen hatten.

Eine zweite Medizinpflanze, die stets bei den Chinesen sehr populär war, ist das Ginseng (»menschenförmige Wurzel«). Für die Chinesen konnten Ginseng-haltige Präparate eine nahezu wunderbar anmutende Verzögerung des Alterns bewirken, ebenso effektiv waren sie bei der Wiederherstellung der sexuellen Potenz, bei der Stimulation der Schwachen und bei der Sedierung der Überreizten. Zusätzlich verbesserte Ginseng den Diabetes und stabilisierte den Blutdruck. In den letzten Jahren ist diese Wurzel von westlichen Pharmakologen erforscht worden, um ihre Heilkraft zu ergründen. Eine Vielzahl von Asiaten und auch Menschen der westlichen Welt sind so von ihrem Nutzen überzeugt, daß gute Wildwurzeln phantastische Preise, Tausende von Dollars pro Stück, erzielt haben.

Obwohl viele Einzelheiten der chinesischen »Materia Medica« (von Li Shih-chen) im dunkeln versanken oder als Phantasieprodukte etikettiert wurden, wies man bei anderen vernünftige pharmakologische Grundlagen nach: Seetang, der Jod enthält, wurde bei Vergrößerung der Schilddrüse gebraucht; die Weide mit ihrem Gehalt an Salicylsäure heilte Rheumatismus; das Sibirische Kraut enthielt krampflösende Mittel bei Menstruationsbeschwerden, und in der Maulbeerblüte fand sich Rutin, ein Mittel gegen hohen Blutdruck. Ob das Opium schon vor der Spätzeit der chinesischen Geschichte als Droge gebraucht wurde, wird noch diskutiert.

Akupunktur und Moxibustion

Diese Modalitäten waren seit Jahrtausenden ein wesentlicher Bestandteil der chinesischen Heilkunst. Man sagt, daß der Gelbe Kaiser sie erfunden hat, sie können jedoch auch schon lange vor seiner Zeit existiert haben. Ihre Behandlung zielte darauf hin, überschüssigen *Yang* oder *Yin* abzuleiten und so das rechte Gleichgewicht wiederherzustellen; auch konnte dem Körper Energie von außen zugeführt werden. Bei der Akupunktur wird die Haut in unterschiedlicher, aber genau vorgeschriebener Tiefe mit Nadeln durchbohrt. Diese Nadeln werden in bestimmte Punkte – von denen es 365 gibt – entlang den 12 Meridianen eingestochen, die den Körper durchziehen, und vermitteln eine aktive Lebenskraft, die *Chi* genannt wird. Jeder dieser Punkte entspricht einem bestimmten Organ. So kann z. B. das Stechen einer bestimmten Stelle

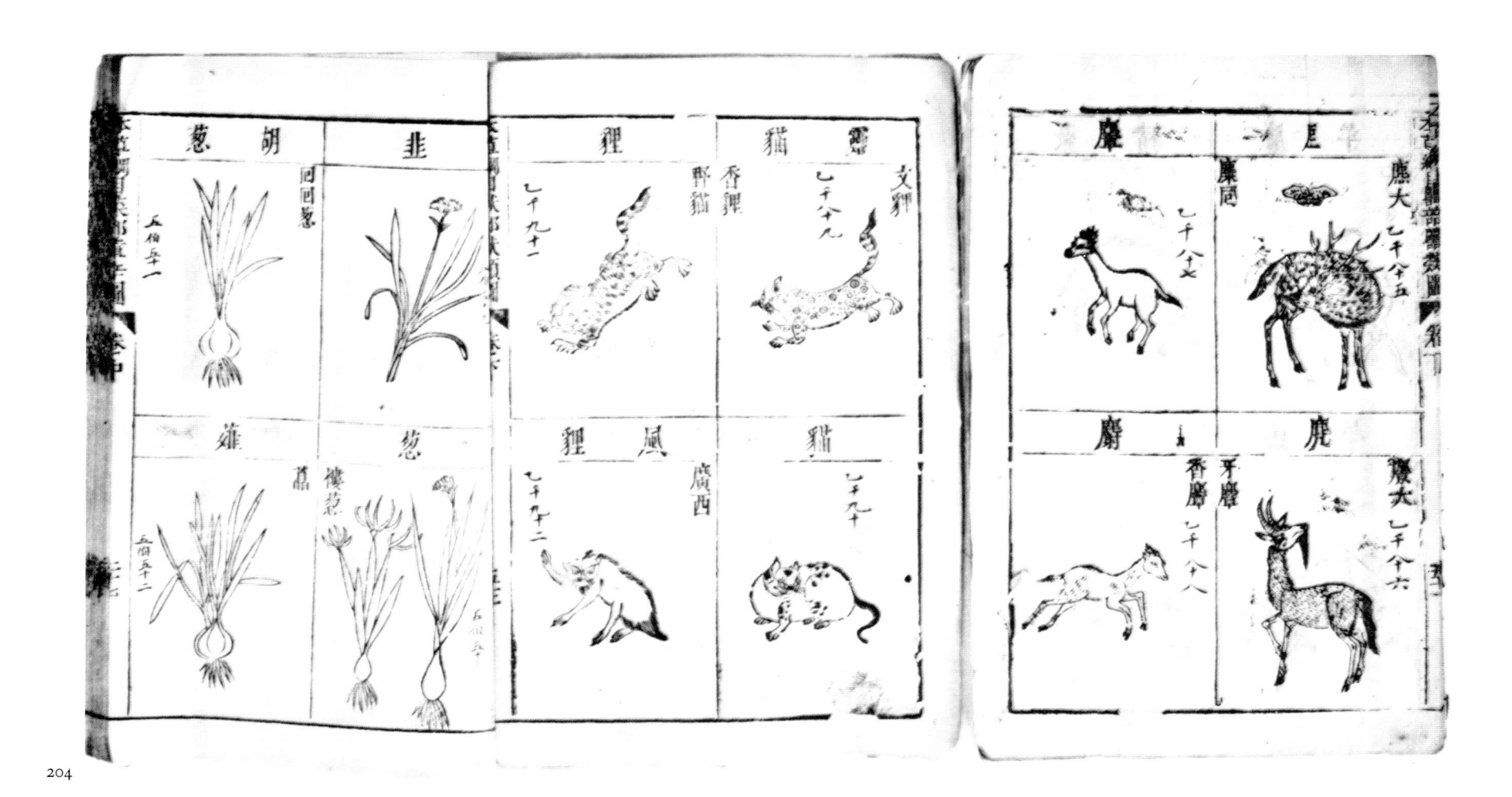

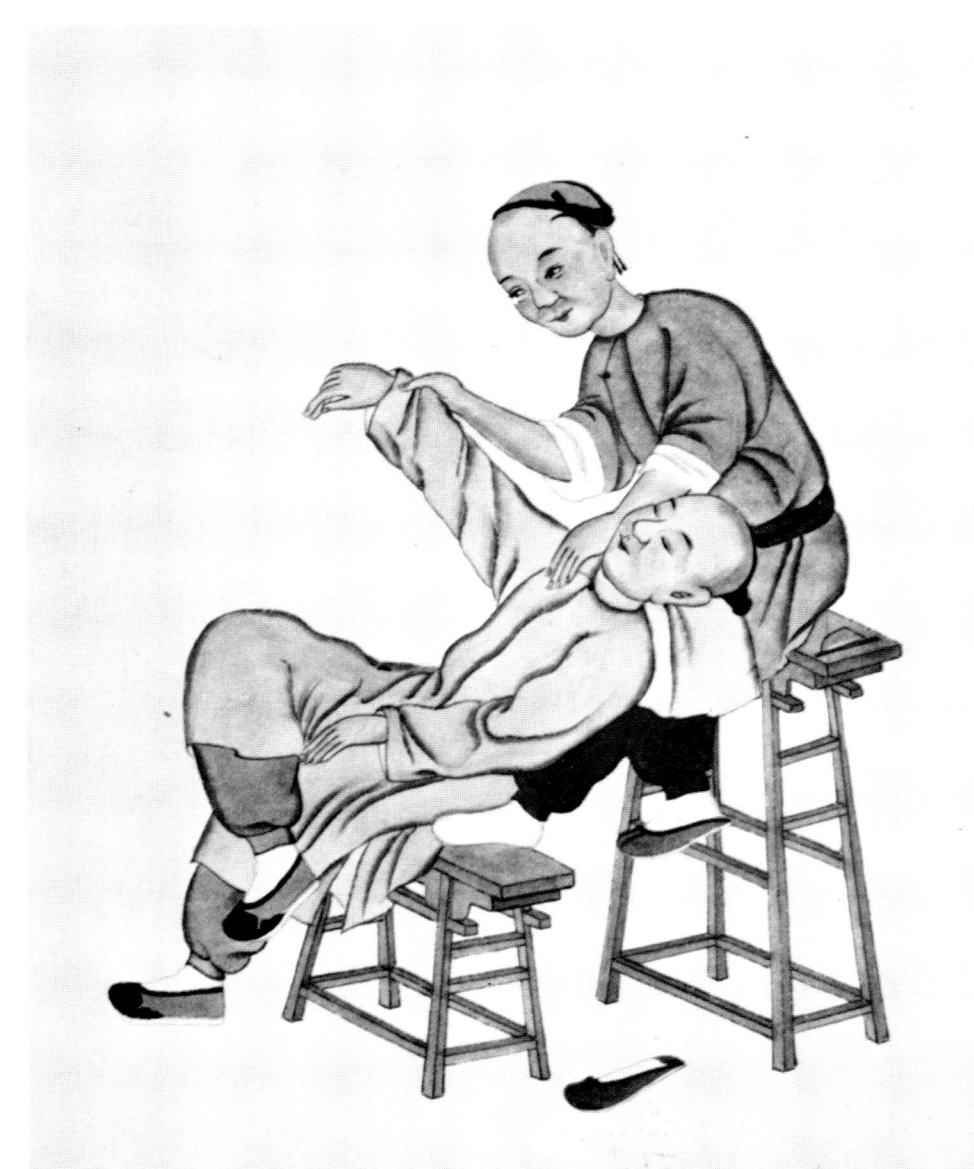

此中國剃頭棚放睡之圖也每日將頭剃完筋骨疼痛者剃頭者坐于高橙之上其人躺在剃頭膝上令其捶拿其快活無比

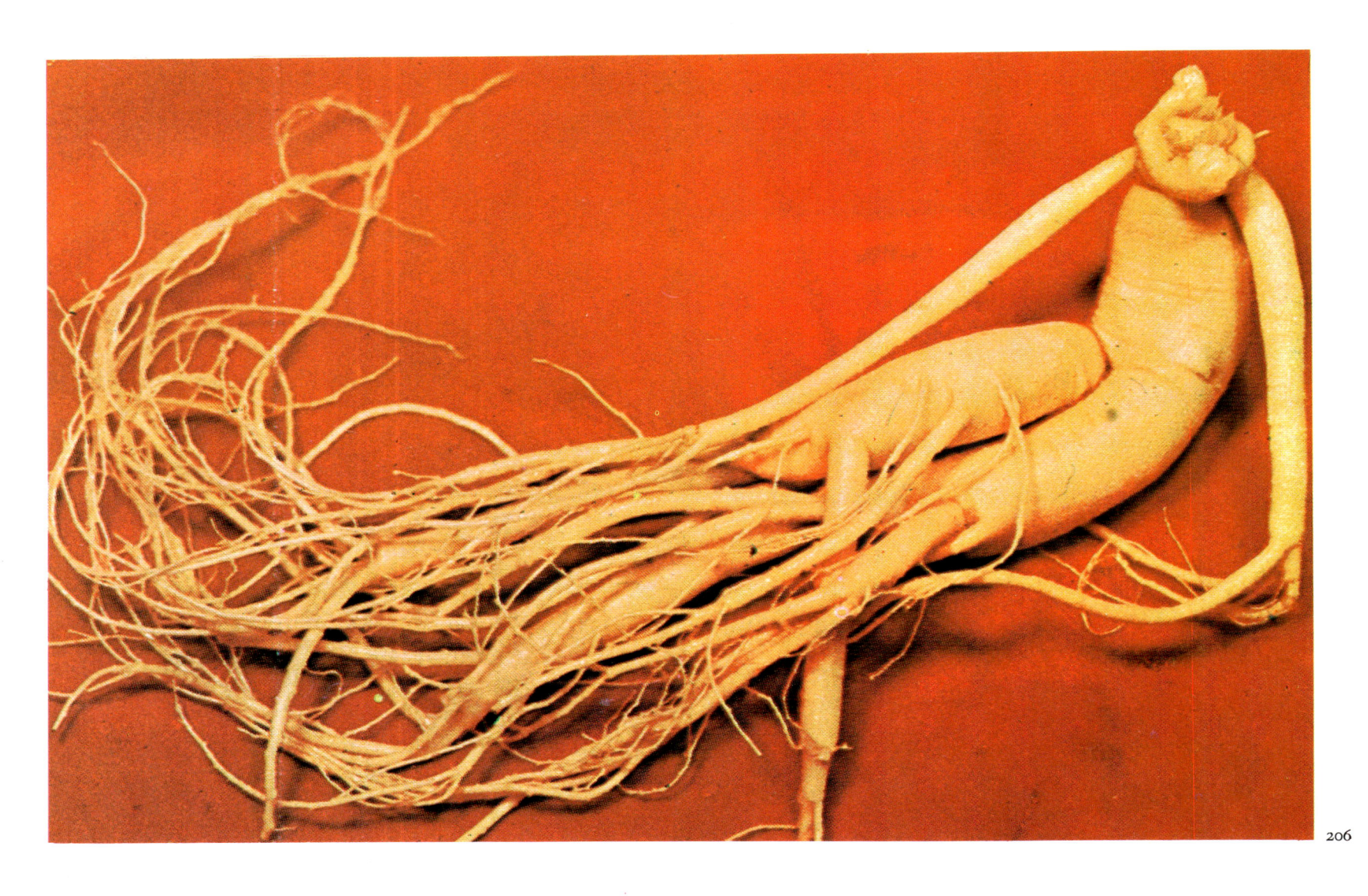

206

206 Ginseng-Wurzel, ein wesentlicher Bestandteil der reichen chinesischen Pharmakopöe, die man mit Juwelen aufwog und von der man glaubte, daß sie von Impotenz bis Tuberkulose eine Vielzahl von Krankheiten heilen könne.

207 Tasse aus dem Horn eines Rhinozeros. Das Horn des Rhinozeros wurde weithin in pulverisierter Form als Aphrodisiakum geschätzt, wovon wohl auch die abgebrochenen Stücke der Kante zeugen. Wellcome Trustees, London

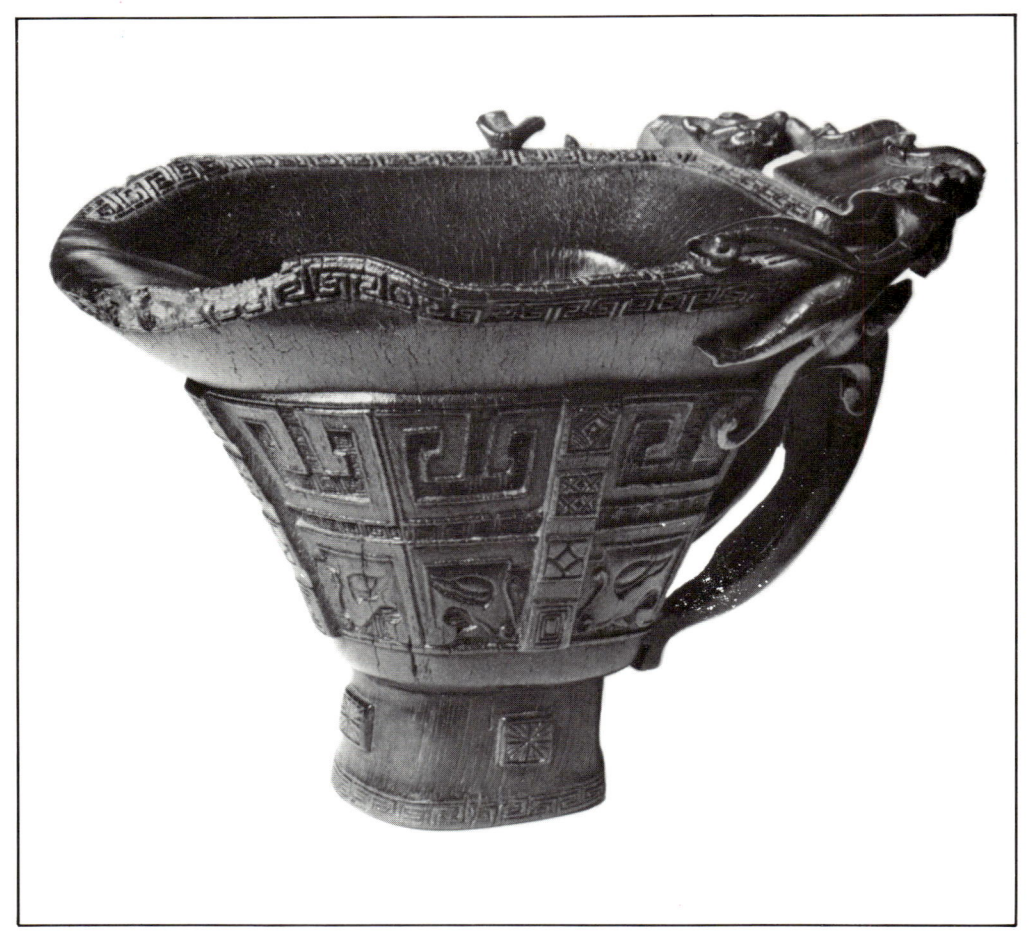

207

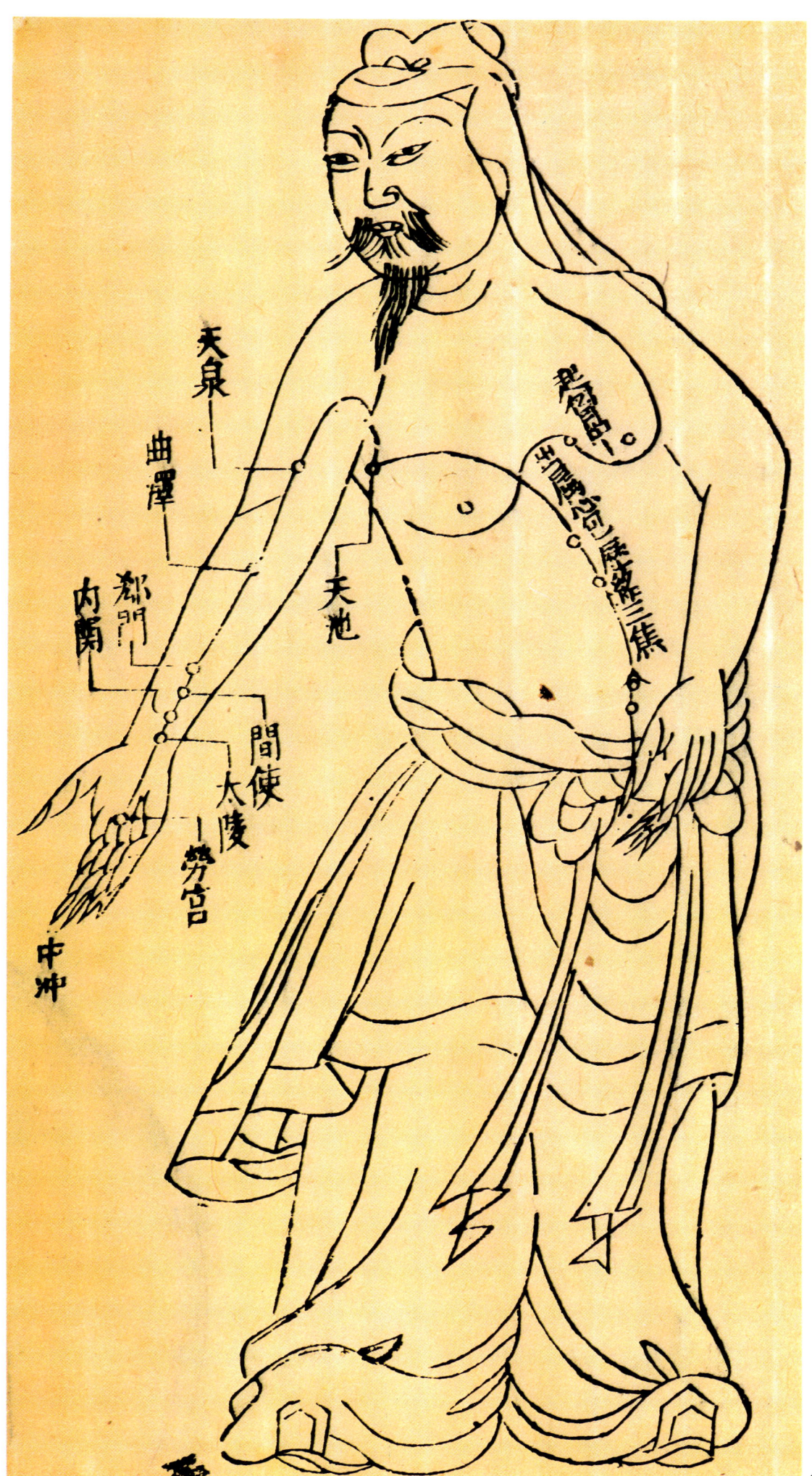

天泉
曲澤
內關
郄門
天池
間使
太陵
勞宮
中冲

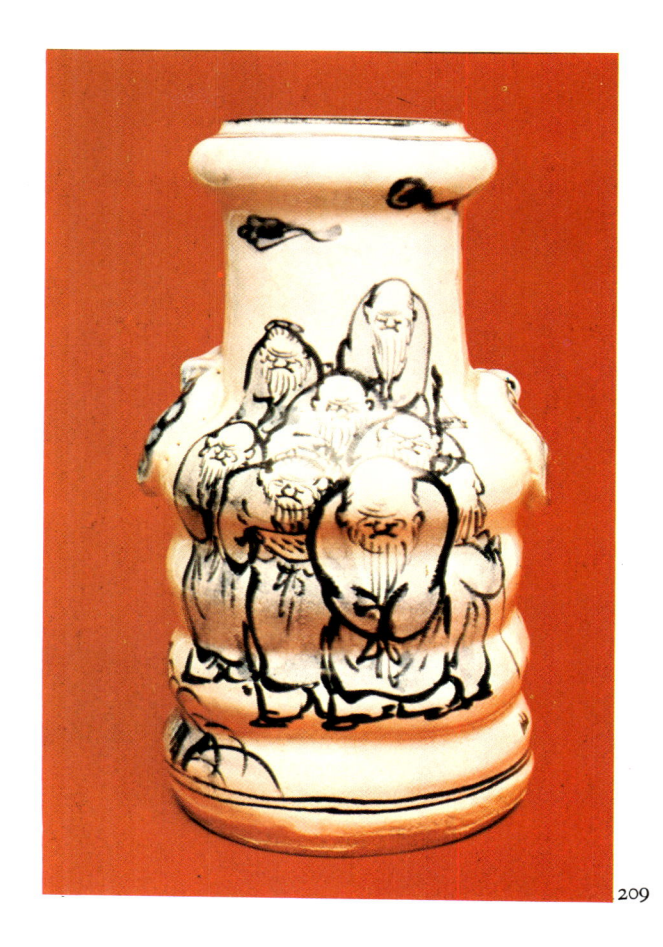

208

209

208 Akupunkturkarte der Ming-Dynastie mit den Einstichpunkten im Verlauf der Körper-meridiane, die der Behandlung verschiedener, oft weit entfernter Organe entsprechen. Diese wichtige chinesische Technik wird seit Jahrtausenden angewandt. Ms. Chinese 5341, Bibliothèque Nationale, Paris

209 Apothekerkrug aus der Ch'ing-Dynastie, in dem man Kräuter-Ingredienzien, auf die chinesische Ärzte großen Wert legten, aufbewahrte. Wellcome Trustees, London

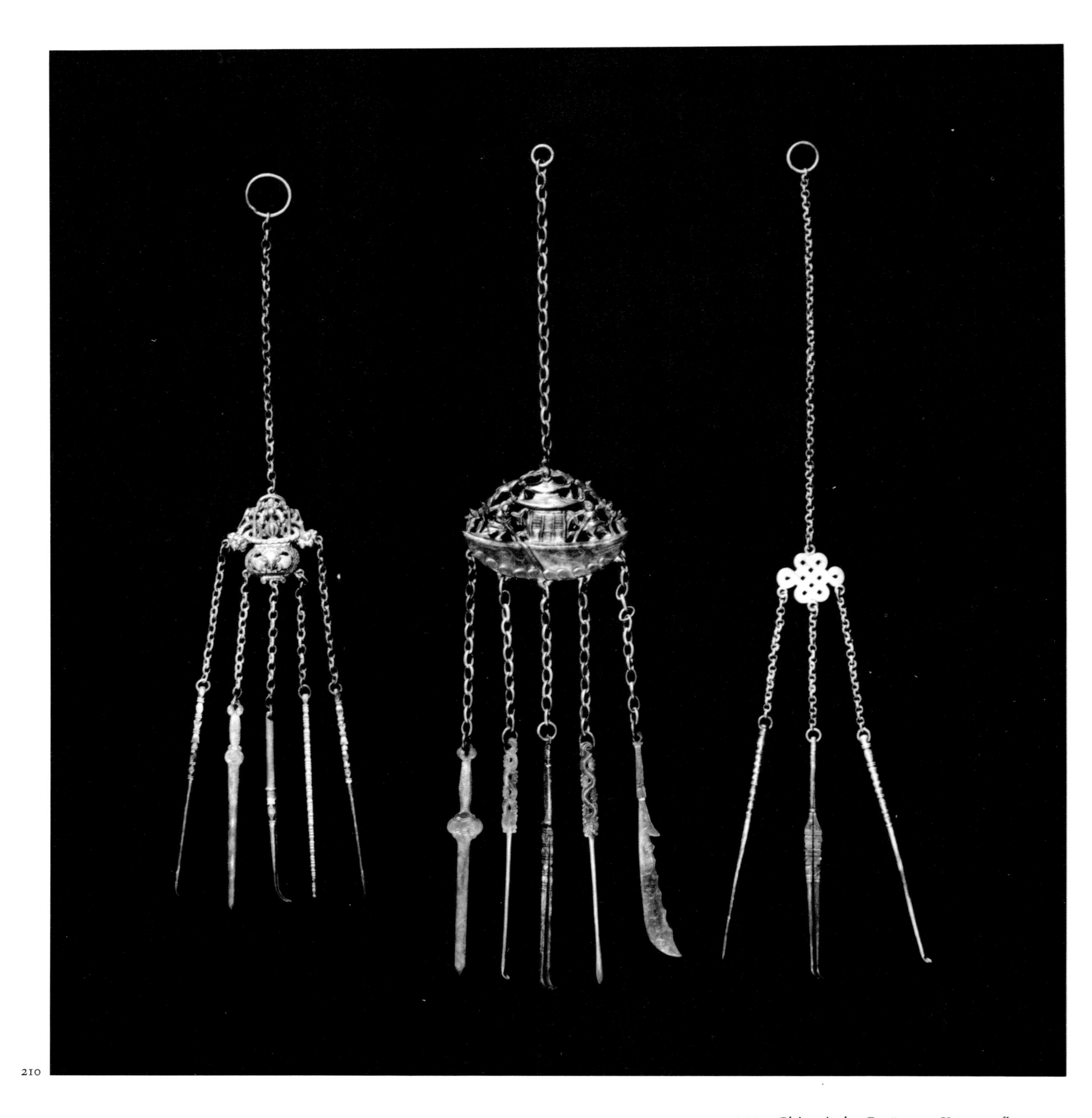

210

210 Chinesische Geräte zur Körperpflege, darunter Zahnreiniger, die bei der Oberschicht zur Zahnpflege benutzt wurden. Darüber hinaus benutzte man auch kosmetische Bleichmittel für die Zähne. American Museum of National History, New York

der Ohrmuschel der richtige Weg sein, um abdominelle (den Bauch betreffende) Leiden zu behandeln. Man glaubt, nahezu jede Krankheit, Schwäche und jedes Symptom durch Akupunktur heilen zu können.

Die Akupunktur fand ihren Weg nach Korea und Japan gegen Ende des 10. Jahrhunderts n. Chr., nach Europa im 17. Jahrhundert. In den letzten Jahren beobachtet man ein zunehmendes Interesse des Westens an dieser chinesischen Methode. Paramedizinische Heilkundige und Ärzte werden mit dem Wunsch nach Akupunktur überschwemmt, vor allen Dingen bei Beschwerden, die von der konventionellen Medizin nur wenig Heilung erwarten können. Ob diese Behandlung in der westlichen Schulmedizin Anerkennung finden wird, bleibt abzuwarten.

Die Moxibustion ist so alt wie die Akupunktur, und dieselben Meridiane und Punkte wie bei der Akupunktur bestimmen die Plazierung der Moxa. Bei der Behandlung wird ein pulverisierter Pflanzenstoff, üblicherweise Beifuß, in einem kleinen Tiegel auf der Haut des Patienten verbrannt, wobei sich eine Blase bildet.

Zahnheilkunde

Die Behandlung von Zahnleiden beschränkte sich hauptsächlich auf die Anwendung von Medikamenten – Granatapfel, Eisenhut, Ginseng, Knoblauch, Rhabarber und Arsen – sowie tierische Produkte wie Dung und Urin. Das Neiching unterschied neun Typen von Zahnweh, von denen einige offensichtlich auf Infektionen und Zahnverfall zurückzuführen sind. Wie die Mesopotamier und Ägypter glaubten die alten Chinesen, daß Würmer häufig für Zahnbeschwerden verantwortlich waren. Zahnstocher und Kratzer zur Entfernung des Zahnbelages waren in Gebrauch; lockere Zähne stabilisierte man mit Bambusschienen. Auch überzog man Zähne manchmal mit Gold, wobei jedoch der Sinn in der Dekoration und nicht im Schutz lag.

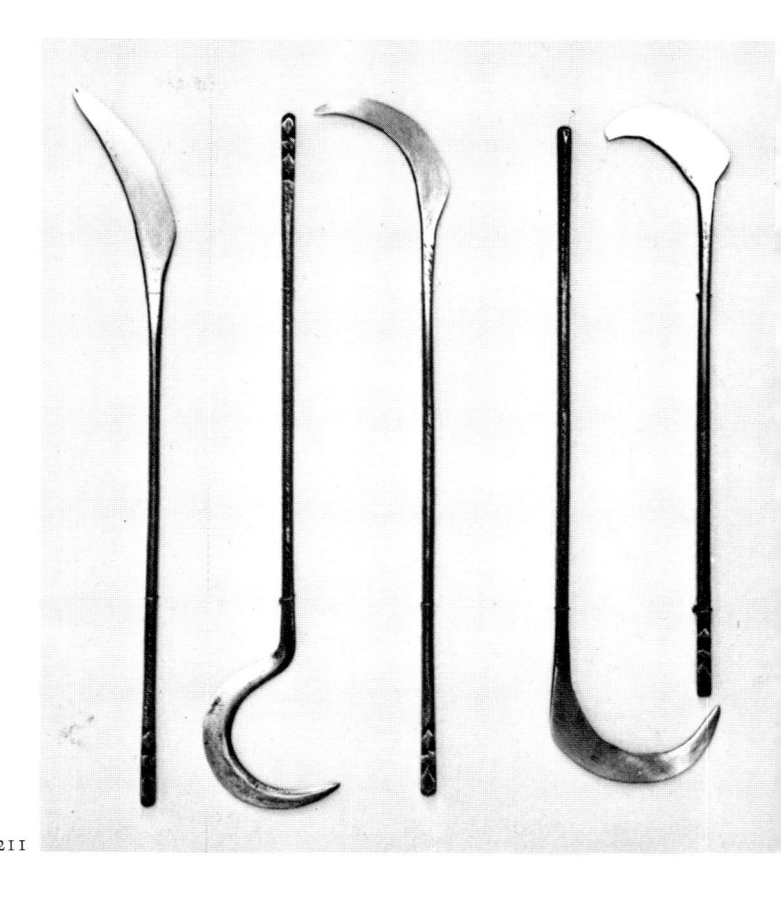

211

212 (umseitig) 2 Abschnitte eines Triptychons aus dem Jahre 1884. Dargestellt sind die qualvollen letzten Stunden nach einem achttägigen Fieber des großen japanischen Klanführers Taira Kiyomori (1118–1181), der von Ema, dem König der Hölle, und von wilden Dämonen gefoltert wird. Sammlung Walton Rawls, New York

Chirurgie

Obwohl die Chirurgie keine der fünf Behandlungsmethoden des Neiching war, kannte man das Messer und gebrauchte es. Hua T'o, einer der wenigen Namen, die in Verbindung mit Operationen erwähnt werden, behandelte die Armwunde des berühmten Generals Kuan Yü, indem er ins Fleisch schnitt und den Knochen abschabte. Die Ärzte waren mit der Wundversorgung vertraut, und wenigstens zwei Klassiker der chinesischen Medizin widmeten sich ausschließlich dieser Behandlung.

Die rechte Einstellung gegenüber dem Schmerz lag darin, ihn ohne Gefühlsregung zu ertragen, und die Schmerztoleranz des Generals, der von Hua T'o behandelt wurde, war ein immer wiederkehrendes Thema; er spielte Schach, während der Chirurg arbeitete. Und dennoch wurde offensichtlich häufig eine Art von Anästhesie angewendet. Wein und Drogen wie Hyoscyamin waren die Standardmittel, der Gebrauch von Opium und indischem Hanf ist noch umstritten.

Eunuchen und das Einbinden der Füße

Ein anderer operativer Eingriff, der jedoch wohl kaum therapeutischer Natur war, fand sich in der nicht seltenen Kastration bestimmter Männer, die bei Hofe weiterkommen wollten. Ursprünglich eine schwere Strafe, wurde die totale Entfernung des Penis und der Hoden zu einem Pfand absoluter Loyalität gegenüber dem Monarchen, da diese Operation den Eunuchen von dem Konflikt mit den Anweisungen des Konfuzius befreite, die die Verpflichtung gegenüber der Familie und die Erzeugung eines Sohnes für die Nachwelt als primäre Aufgabe ansahen.

Das Einbinden der Füße ist von medizinischem Interesse, da es die Entwicklung eines künstlichen Klumpfußes verursachte. Über mehr als tausend Jahre ließ sich jedes junge Mädchen von ihrer Mutter und ihren Tanten freiwillig verkrüppeln, um einen winzigen Fuß entsprechend dem weiblichen Schönheitsideal des alten China zu bekommen. Die Zehen wurden nach und nach unter die Fußsohle gebogen; durch zunehmend festes Bandagieren brachte man den Vorfuß und die Ferse zusammen. Ohne »Goldene Lotusblüten«, wie die bestgeformten Füße genannt wurden, konnte ein Mädchen nicht heiraten und nicht einmal den Beruf der Kurtisane ergreifen, da kleine Füße das begehrenswerteste Merkmal einer Frau darstellten.

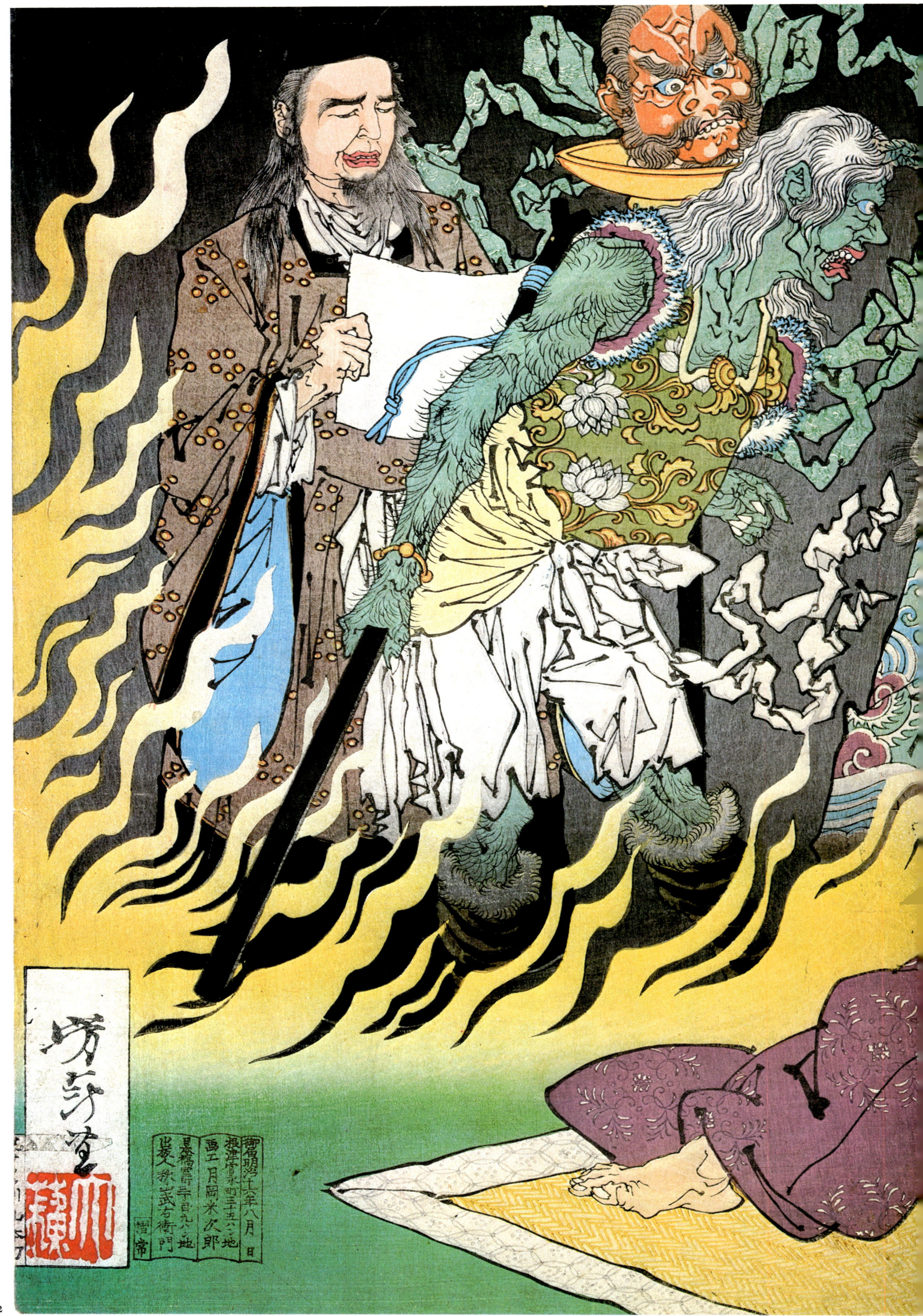

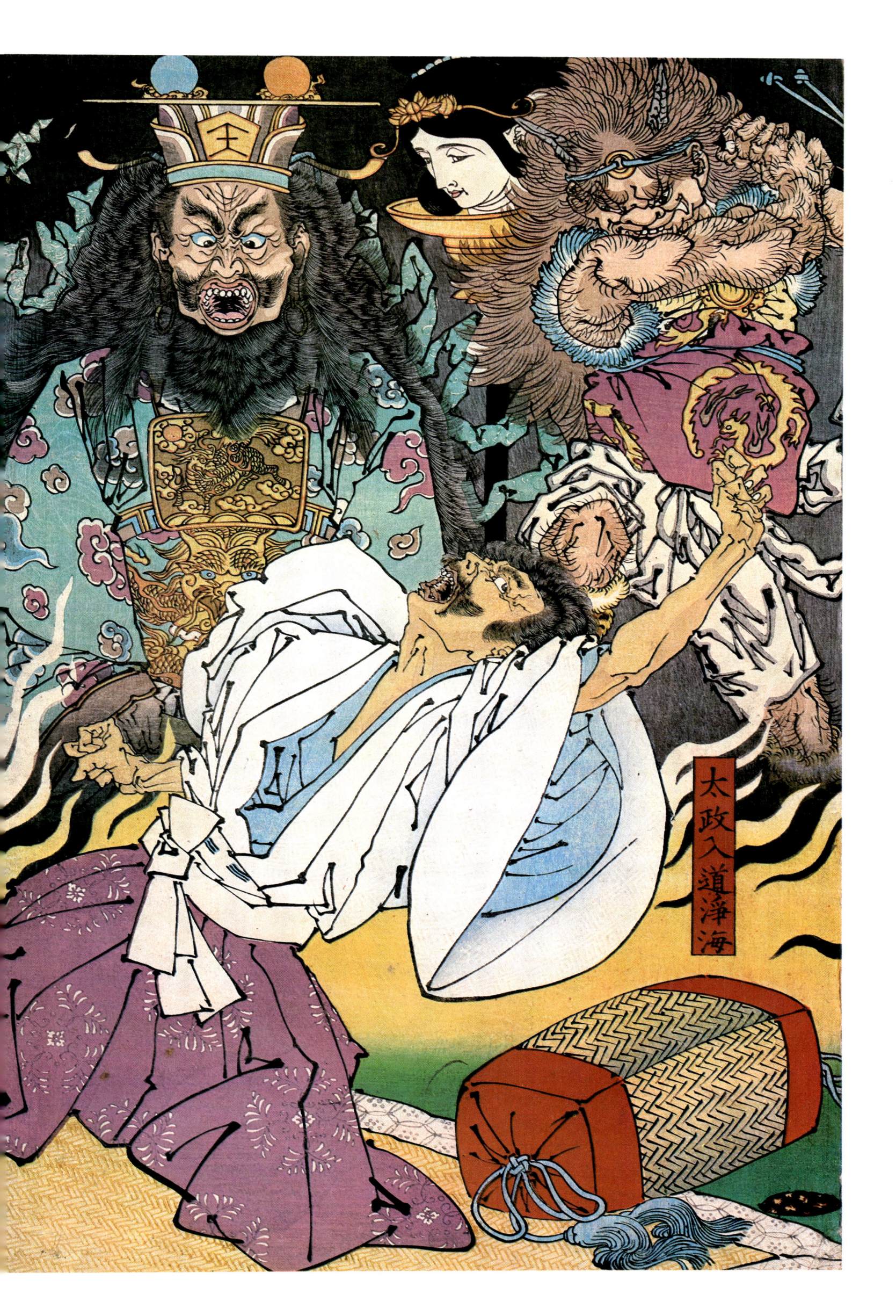

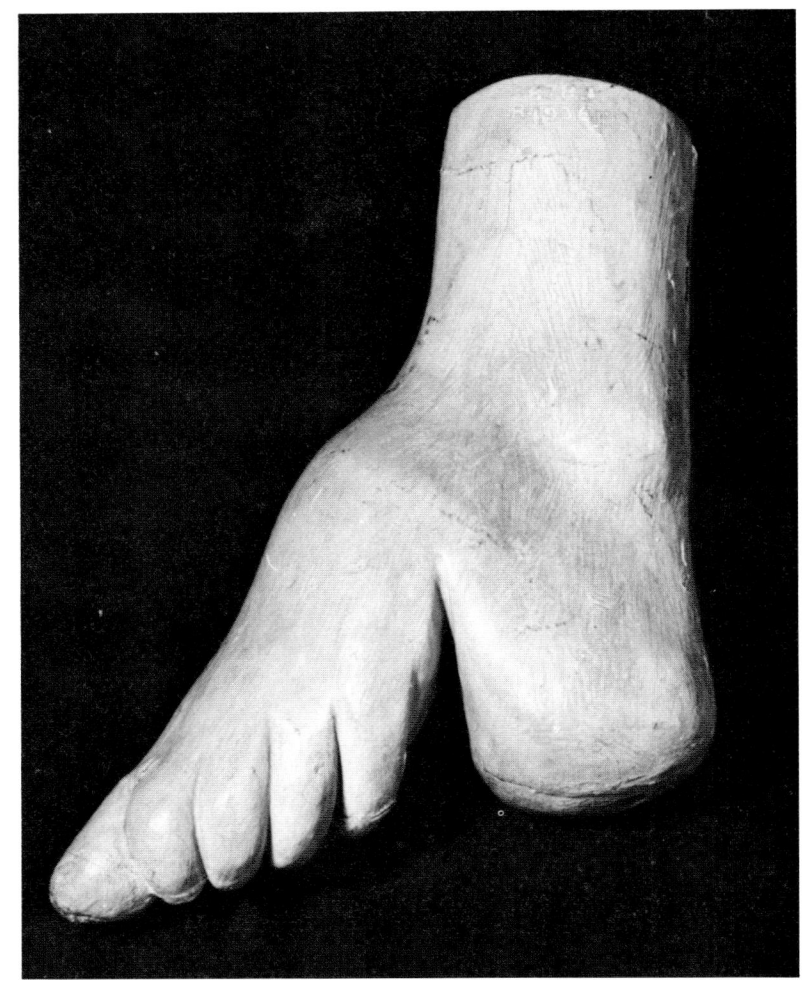

213 Geschnitztes Modell eines gebundenen weiblichen Fußes, der die Zusammenziehung des Fußgewölbes und das Unterschlagen der Zehen in Form des ›Goldenen Lotos‹, des weiblichen Schönheitsideals der Chinesen, darstellt. Wellcome Trustees, London

214 Weibliche Diagnose-Statuette aus Elfenbein mit gebundenen Füßen und Fettansatz an Beinen und Hüften, der von den Chinesen geschätzt wurde. Wellcome Trustees, London

213

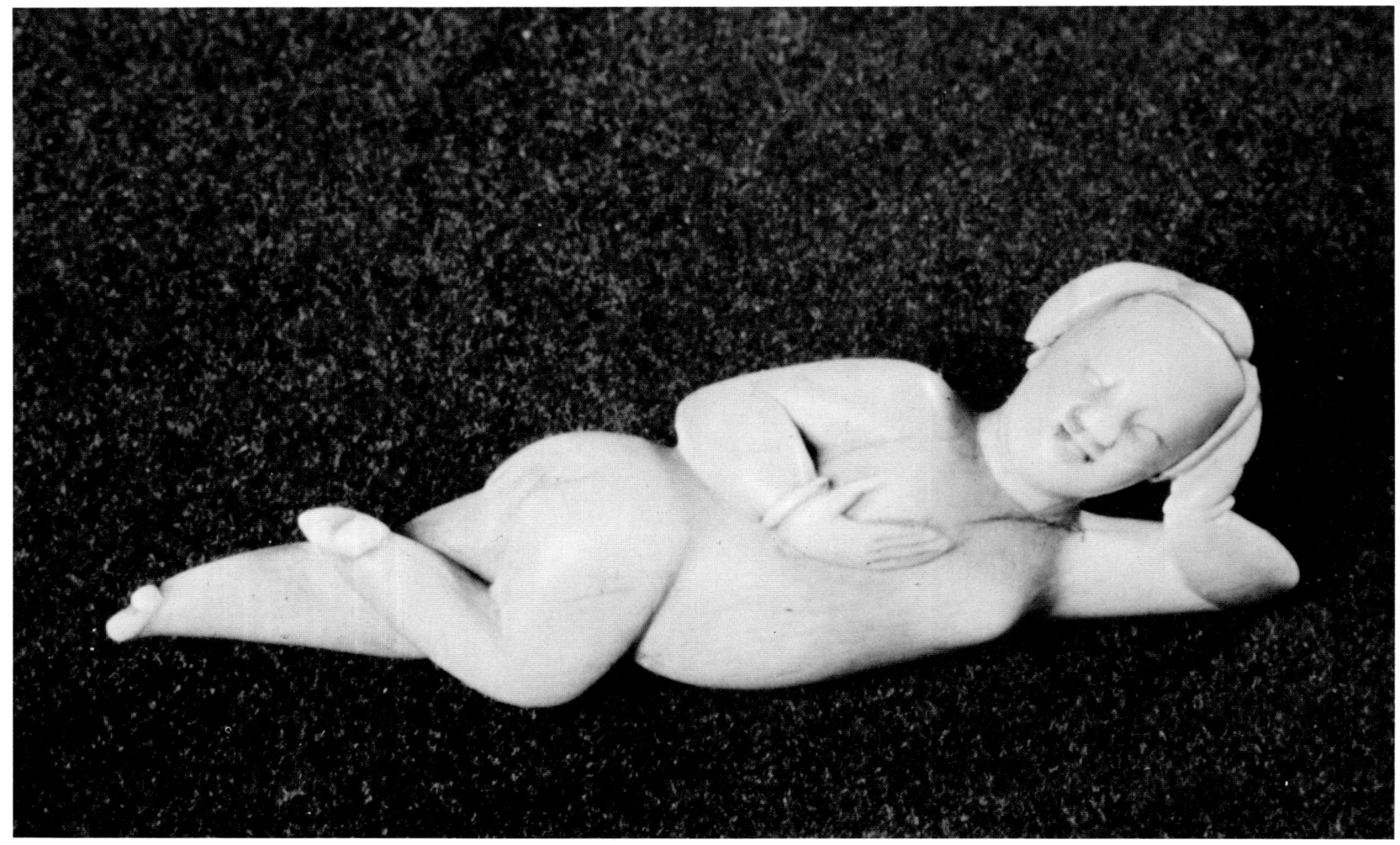

214

138

Für den Mann war die Ehefrau mit eingebundenen Füßen von grundsätzlicher sexueller Bedeutung; sie bedeutete jedoch auch ein Statussymbol, da ihre Hilflosigkeit zeigte, daß er reich genug war, eine Frau oder auch mehrere zu unterhalten, ohne daß diese arbeiten mußten. Die Einschränkung ihrer Beweglichkeit war auch insofern von Vorteil, da die Frauen dadurch im Hause gehalten und ihnen somit außereheliche amouröse Abenteuer erschwert wurden. Obwohl die Mandschu-Eroberer China im 19. Jahrhundert diese Praktiken verboten, wurde das Einbinden der Füße erst im frühen 20. Jahrhundert völlig aufgegeben.

Krankheiten

Einige epidemische Erkrankungen verstand man gut genug, um Schutzmaßnahmen zu entwickeln. Im 11. Jahrhundert führte man eine Inokulation gegen Pocken durch, indem man die Krusten von Pockenpusteln in die Nasenlöcher blies, eine Methode, die aus Indien gekommen sein mag. Das Tragen der Kleidung einer Person, die die Krankheit durchgemacht hatte, stellte ebenfalls ein Mittel der Vorbeugung dar. Der Zusammenhang der Kuhpocken (als Schutz) mit den Pocken wird eventuell schon bekannt gewesen sein, da man auch die Impfung mit pulverisierten Flöhen von infizierten Kühen zur Verhütung der Pocken empfahl. Andere verheerende Seuchen wurden jedoch nicht recht verstanden oder gar bekämpft. Während der Han-Dynastie brachte eine Epidemie, die die Merkmale von Typhus trug, zwei Dritteln der Bevölkerung einer bestimmten Region den Tod.

Präzise Beschreibungen der Lepra im *Neiching* und späteren Arbeiten bescheinigen die diagnostische Genauigkeit der frühen chinesischen Ärzte; ihre Erklärung der Krankheitsursache und der Behandlung unterlag jedoch voreingenommenen Anschauungen ihrer Zeit. »Der Wind und die Fröste hausen in den Blutgefäßen; man wird sie nicht los. Die Bezeichnung dafür ist *Li-feng*. Zur Behandlung stich die geschwollenen Teile mit einer scharfen Nadel, um die faule Luft herauszulassen.« Schriften des 14. Jahrhunderts referieren über Chaulmugraöl, das aus dem Samen eines ostindischen Baumes gepreßt wird, als Spezifikum gegen Lepra. Dieses blieb im Westen bis vor wenigen Jahrzehnten das führende antipepröse Medikament.

Ein Leiden, bei dem es sich um Tuberkulose gehandelt haben kann, wurde als ansteckend erkannt: »Normalerweise verursacht die Krankheit hohes Fieber, Schwitzen, Schwäche, unbestimmte Schmerzen, die alle Bewegungen schwierig machen und Auszehrung und Tod langsam nach sich ziehen. Anschließend wird die Krankheit auf die Verwandten übertragen, bis die ganze Familie ausgelöscht ist.«

Für Geschlechtskrankheiten, auch wenn man sie nicht differenzierte, gab es eine Vielzahl von Behandlungen, einschließlich des Gebrauchs metallischer Substanzen zur inneren Behandlung. In der *Geheimen Therapie für die Behandlung von Geschlechtskrankheiten* berichtete der Arzt Chun Ssi-sung im 17. Jahrhundert über den Gebrauch von Arsen, das bis zur Entwicklung des Penicillins bei venerischen Erkrankungen in Form des Salvarsans und seiner von Paul Ehrlich synthetisierten Derivate die moderne Therapie darstellte.

Es scheint immer Stellen in China gegeben zu haben, an die sich die Armen bei Krankheit zur Behandlung wenden konnten. Mit dem Zuwachs des Buddhismus, in den Han- und Tang-Dynastien erbaute man öffentliche Hospitäler mit Priester-Ärzten. Im 9. Jahrhundert jedoch, als Anti-Buddhisten die Macht besaßen, wurden die Krankenhäuser wie auch 4600 Tempel zerstört oder geplündert. Bis zum 12. Jahrhundert war die Zahl der Hospitäler jedoch wieder so angewachsen, daß nahezu jeder Distrikt wenigstens eine aus Steuergeldern unterhaltene medizinische Institution aufwies. Die oberen Schichten zogen es vor, sich in ihrem Hause behandeln zu lassen, wobei sie die öffentlichen Hospitäler den Armen und unteren Schichten überließen.

Die Ärzte

In den *Institutionen von Chou*, die Hunderte von Jahren vor Christus zusammengestellt wurden, findet sich auch die Ableitung der Arzthierarchie im Königreich. Es gab fünf Kategorien: Chefarzt (der Heilmittel sammelte, andere Ärzte examinierte und ernannte), Nahrungsärzte (die sechs Arten von Essen und Trinken verschrieben), Ärzte für einfache Krankheiten (wie Kopfschmerzen, Erkältung, kleine Wunden), Geschwürärzte (die wohl Chirurgen gewesen sind) und Ärzte für Tiere (offensichtlich

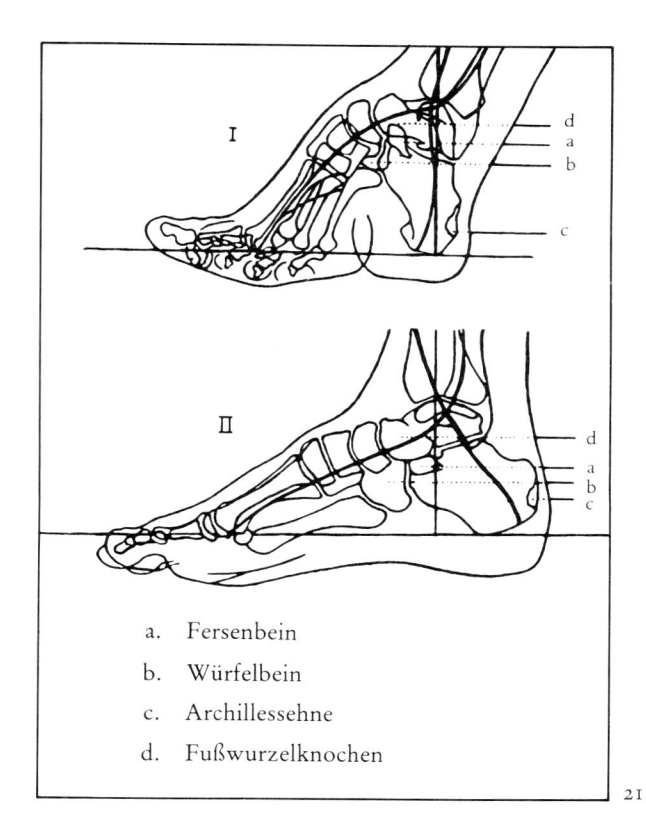

a. Fersenbein
b. Würfelbein
c. Archillessehne
d. Fußwurzelknochen

215

215 Vergleich gebundener und normaler Füße nach einer Röntgenzeichnung. Man erkennt die Verschiebung der Knochen, wie sie durch diese ungewöhnliche tausendjährige Sitte verursacht wurde.

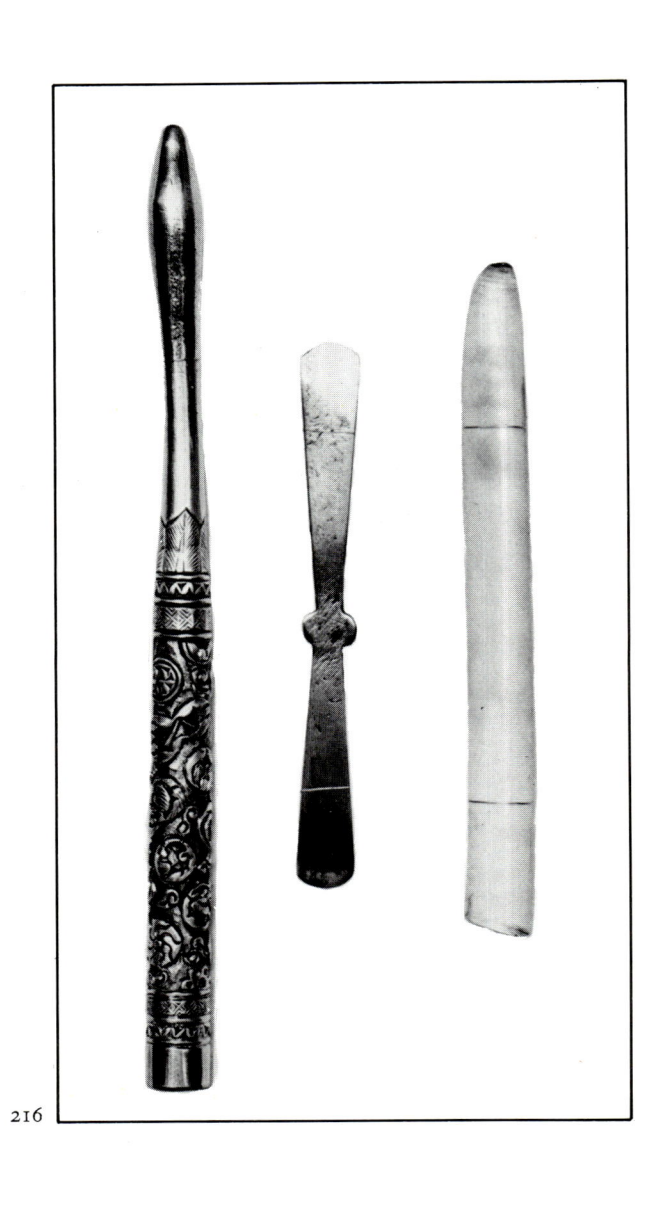

216

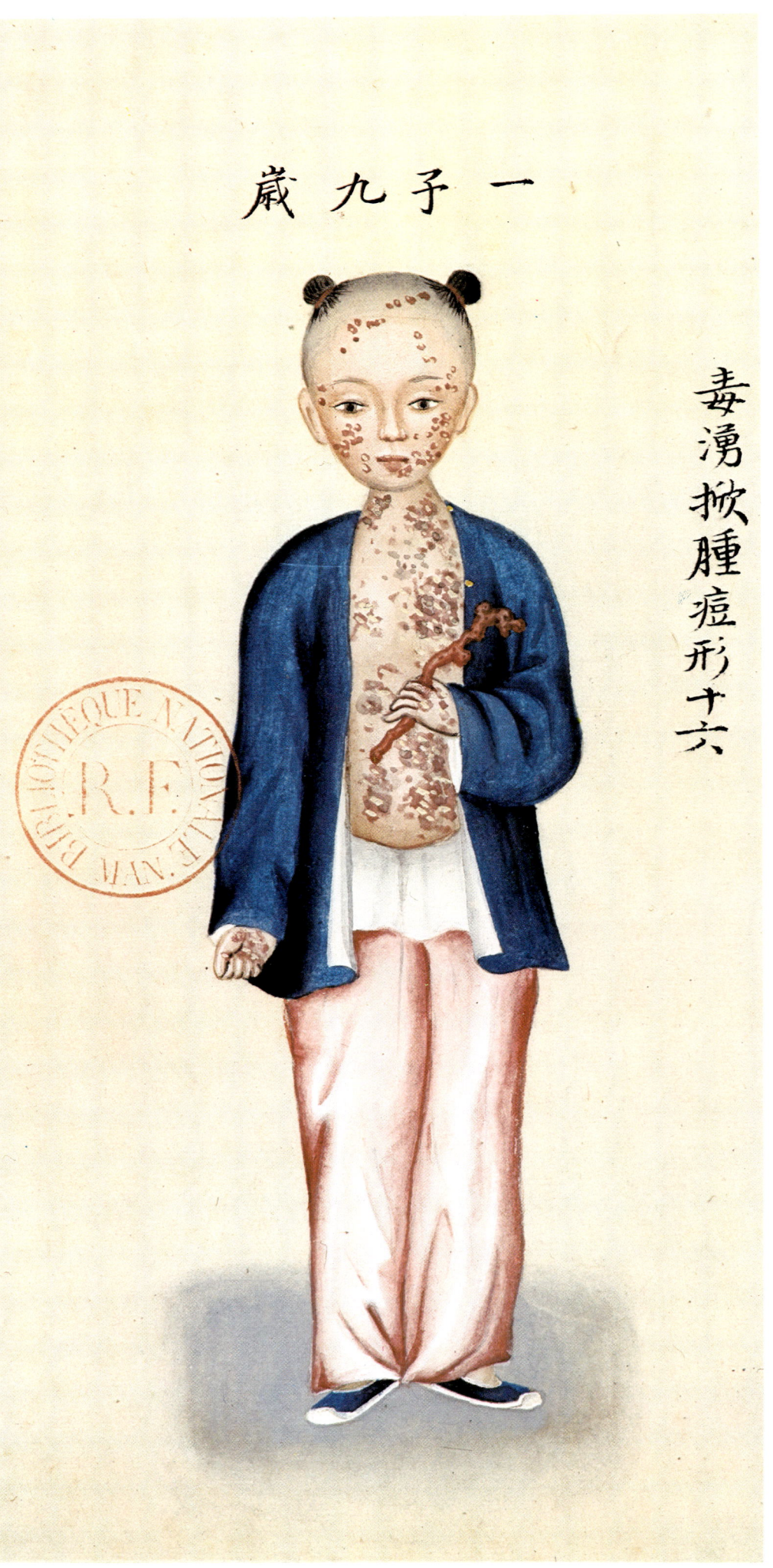

一子九歲

毒湧掀腫痘形十六

217

Veterinäre). Die Einstufung des Arztes geschah entsprechend seiner Leistung, und schon in den Chou- und Tang-Dynastien mußte jeder Doktor über Erfolge und Mißerfolge Bericht erstatten, um seinen Auf- und Abstieg im Rang zu kontrollieren. Im 7. Jahrhundert n. Chr. konnte man sich erst nach Prüfungen als Arzt qualifizieren; also etwa vier Jahrhunderte vor dem ersten Zulassungssystem im Westen.

Das medizinische Wissen stellte eine geheime Macht dar, die jedem Heilkundigen gehörte. Während in anderen Gesellschaften, fortgeschrittenen wie primitiven, geschlossene Standesorganisationen die Verbreitung des medizinischen Wissens kontrollierten, behielt der chinesische Arzt die Geheimnisse für sich und gab sie nur an seine Söhne oder manchmal Auserwählte weiter. Zur Frühzeit verschenkte der Arzt seine Leistung als Nächstenliebe, da die ursprünglichen Heilkundigen Herrscher, Adelige und Priester waren und somit ökonomische und wirtschaftliche Interessen für sie keine Bedeutung hatten. Später wurden Gebühren oder Gehälter institutionalisiert; der Hof und bestimmte wohlhabende Häuser hielten sich Ärzte im Gefolge.

Formelle Schulen soll es schon im 10. Jahrhundert gegeben haben; im 11. Jahrhundert wurde unter kaiserlicher Oberaufsicht eine Organisation zur medizinischen Erziehung errichtet. Während der Ming-Dynastie im 14. Jahrhundert wurde das Schulsystem fixiert. In den nächsten Jahrhunderten änderte es sich bis auf einen langsamen Abstieg nicht; um 1800 gab es nur noch eine Medizinschule in Peking.

Die Lehrer zeichneten verantwortlich für die Leistung ihrer Schüler, und dem Ausbilder wurden Strafen auferlegt, wenn er die notwendige Observanz nicht walten ließ oder wenn seine Schüler beim Examen schlecht abschnitten. Das Prüfungssystem war komplex; eine pyramidale Struktur sorgte für einen Prozeß der Elimination, der so lange anhielt, bis nur wenige mit den höchsten Leistungen übrigblieben. Diese Meisterschüler konnten Herzspezialisten werden, die nächste Stufe darunter wurde von Untersuchungsassistenten gebildet, untere Grade konnten einen beschränkten Lehrauftrag bekommen.

Spezialisierung wird es früh gegeben haben. Während Ärzte und Apotheker lange Zeit getrennt waren, betrachtete man jedoch beide als Heilkundige. In der Chou-Dynastie gab es neun Spezialdisziplinen, aus denen in der mongolischen Periode im frühen 14. Jahrhundert 13 wurden. Die Unterteilungen wurden noch komplizierter; es fanden sich Ärzte für die großen Blutgefäße, für die kleinen Blutgefäße, für Fieber, Pocken, Augen, Haut, Knochen, Mund und Zähne. Des weiteren gab es Gynäkologen, Pädiater und Pulsologen für innere Erkrankungen, externe Medizin, für Nase und Kehle und für Kinderkrankheiten. Einige Heilkundige spezialisierten sich in Moxibustion, Akupunktur oder Massage. Auch die Experten der Zaubergesänge und die Diätetiker wurden als medizinische Spezialisten angesehen und genossen oft einen höheren Ruf als andere Ärzte; die Chirurgen nahmen im allgemeinen einen niedrigen Rang ein. Jeder der Praktizierenden einer Kategorie hatte Assistenten und Studenten, von denen sich alle durch Prüfungen qualifizieren mußten.

Viele Jahrhunderte lang lag die Geburtshilfe in den Händen der Hebammen; man weiß nicht, wann die ersten weiblichen Ärzte praktizierten. In Dokumenten der Han-Dynastie (206 vor bis 220 n. Chr.) wird ein weiblicher Arzt erwähnt, es mag jedoch auch schon zu früheren Zeiten Ärztinnen gegeben haben. Ab dem 14. Jahrhundert wurden Frauen offiziell als Ärzte anerkannt.

Während der Ming-Dynastie (1368–1644) gliederte man die medizinischen Theoretiker in sechs philosophische Hauptschulen. Die *Yin-Yang*-Gruppe konzentrierte sich auf Unzulänglichkeiten einer dieser Kräfte. Die *Wen-Pou*-Doktoren führten Krankheiten auf ein Überwiegen des *Yang* zurück und verordneten häufig Ginseng und Eisenhut. Die radikale Gruppe vertrat eine drastische Medizin, die Konservativen verließen sich völlig auf die Autoritäten der Vergangenheit, legten die klassischen Werke neu auf und wichen nicht vom strikten Autoritätsdenken ab. Die eklektischen Ärzte verwandten – gemäß ihrer Bezeichnung – eine Vielzahl von Grundlagen anderer Gruppen. Die sechste Schule gründete eine Therapie, die auf der Harmonie der fünf Elemente mit den sechs Dämpfen beruhte.

Ausbreitung der chinesischen Medizin nach Korea, Japan und Tibet

Die alte chinesische Medizin war lange vor der christlichen Zeit hoch entwickelt, und ihr Einfluß scheint im 6. Jahrhundert n. Chr. das benachbarte Korea durchdrungen zu haben. Koreanische Ärzte machten ihrerseits – ebenfalls um diese Zeit – ihre japanischen Kollegen mit den chinesischen Klassikern und Kommentatoren der Medizin bekannt. Die Japaner riefen die Koreaner als Ratgeber in ihr Land, nachdem

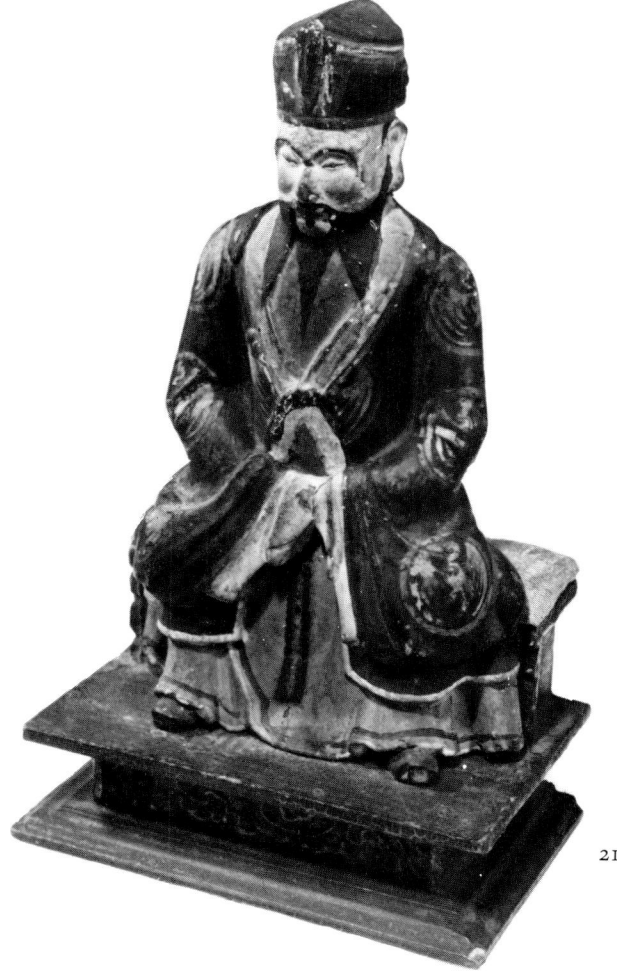

218

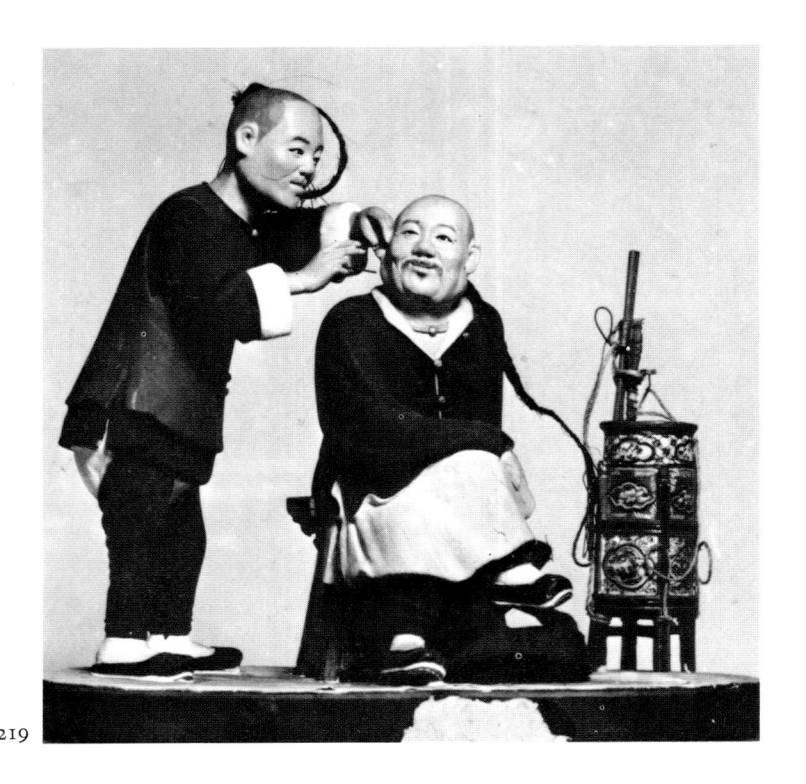

219

219 Modellpuppen, die einen chinesischen Straßenbarbier darstellen, wie er die Ohren eines Patienten reinigt. Vergleichbar seinen westlichen Kollegen, leistete er außer dem Haarschnitt noch eine Vielzahl anderer Dienste. Wellcome Trustees, London

220 Geschnitztes Holzschild mit der Inschrift »Arzt für die Behandlung verschiedenartiger Krankheiten«; die Reihen gezogener Zähne jedoch scheinen davon zu zeugen, daß viele Patienten wegen ihrer Gebißprobleme diesen Arzt aufsuchten.

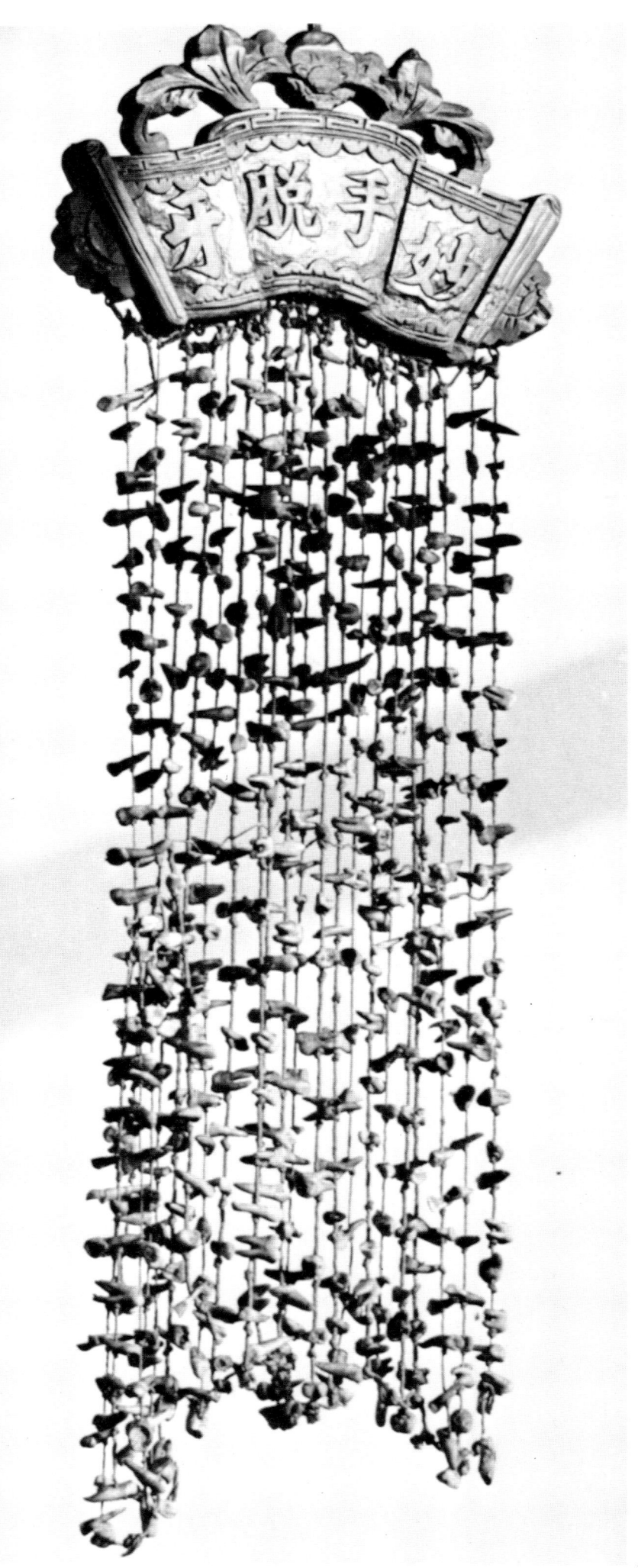

220

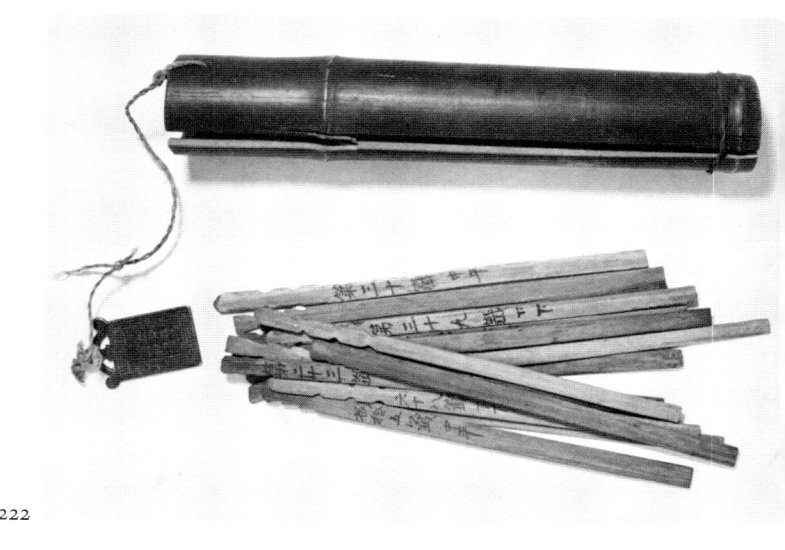

222

221 Gebrannte Tonfigur von Li T'ieh Kuai, einem der ›Acht Unsterblichen‹, hier in der Darstellung eines Bettlers, der sich auf seine Krücke lehnt und einen Sack magischer Medizinen auf dem Rücken trägt. Wellcome Trustees, London

222 Bambusbehälter mit numerierten Stäben. Sie wurden im Medizintempel zur Auslosung der Rezepte gebraucht, mit denen man den Kranken behandelte. Wellcome Trustees, London

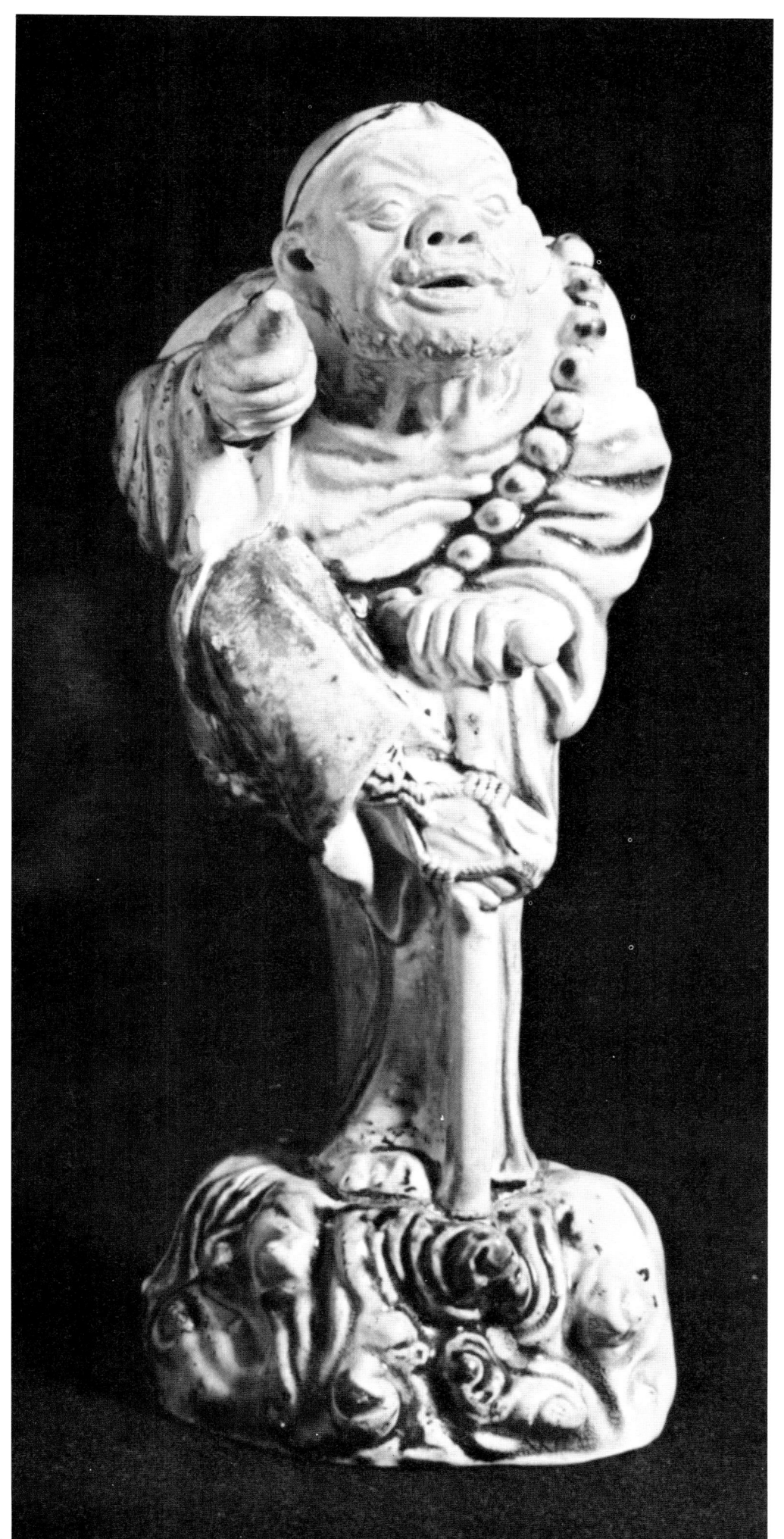

221

143

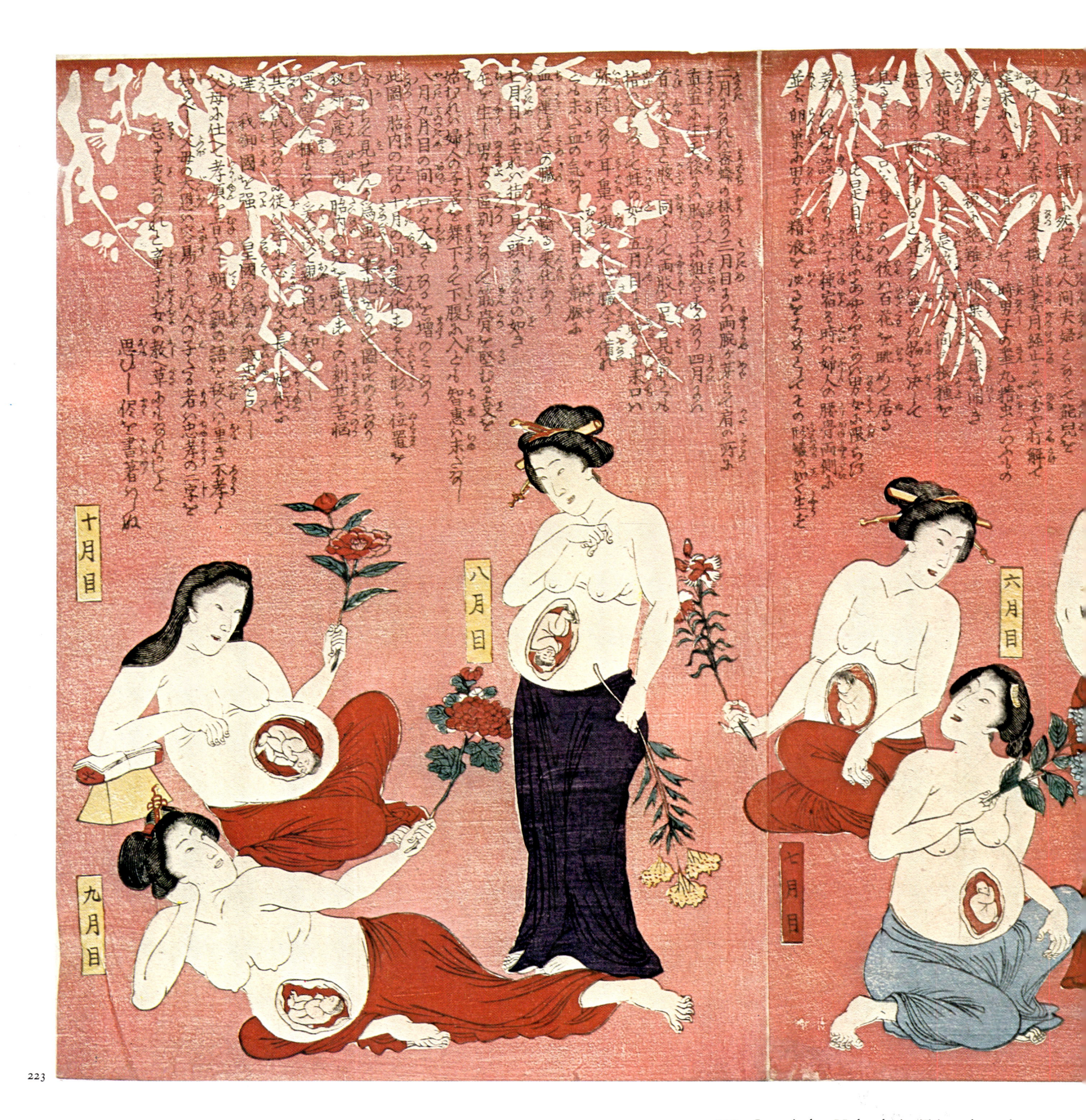

223 Japanisches Holzschnitt-Triptychon, das
von rechts nach links die Entwicklung des Fötus
darstellt und diese dem Verlauf der Jahreszeiten
angleicht. National Library of Medicine,
Bethesda

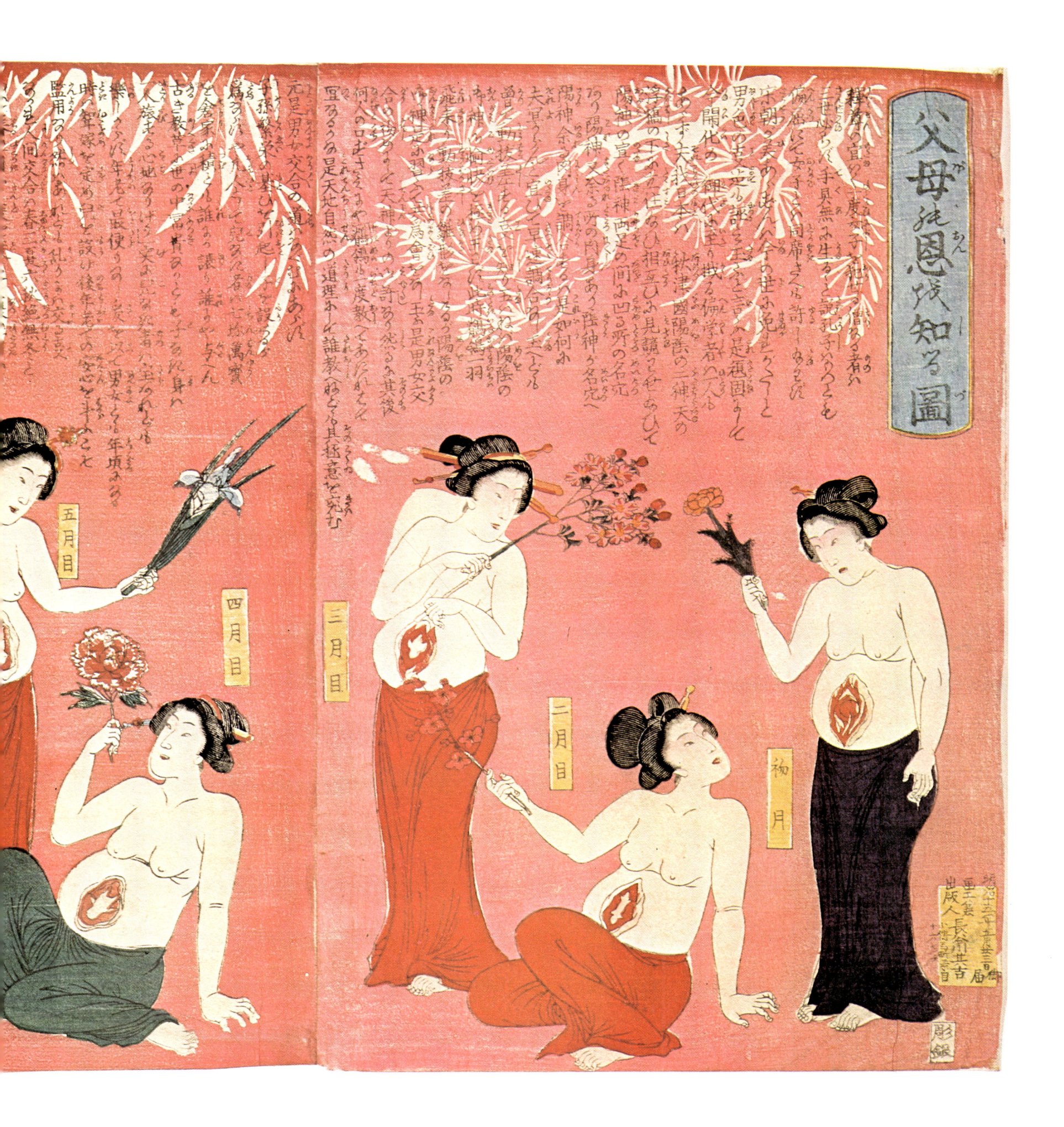

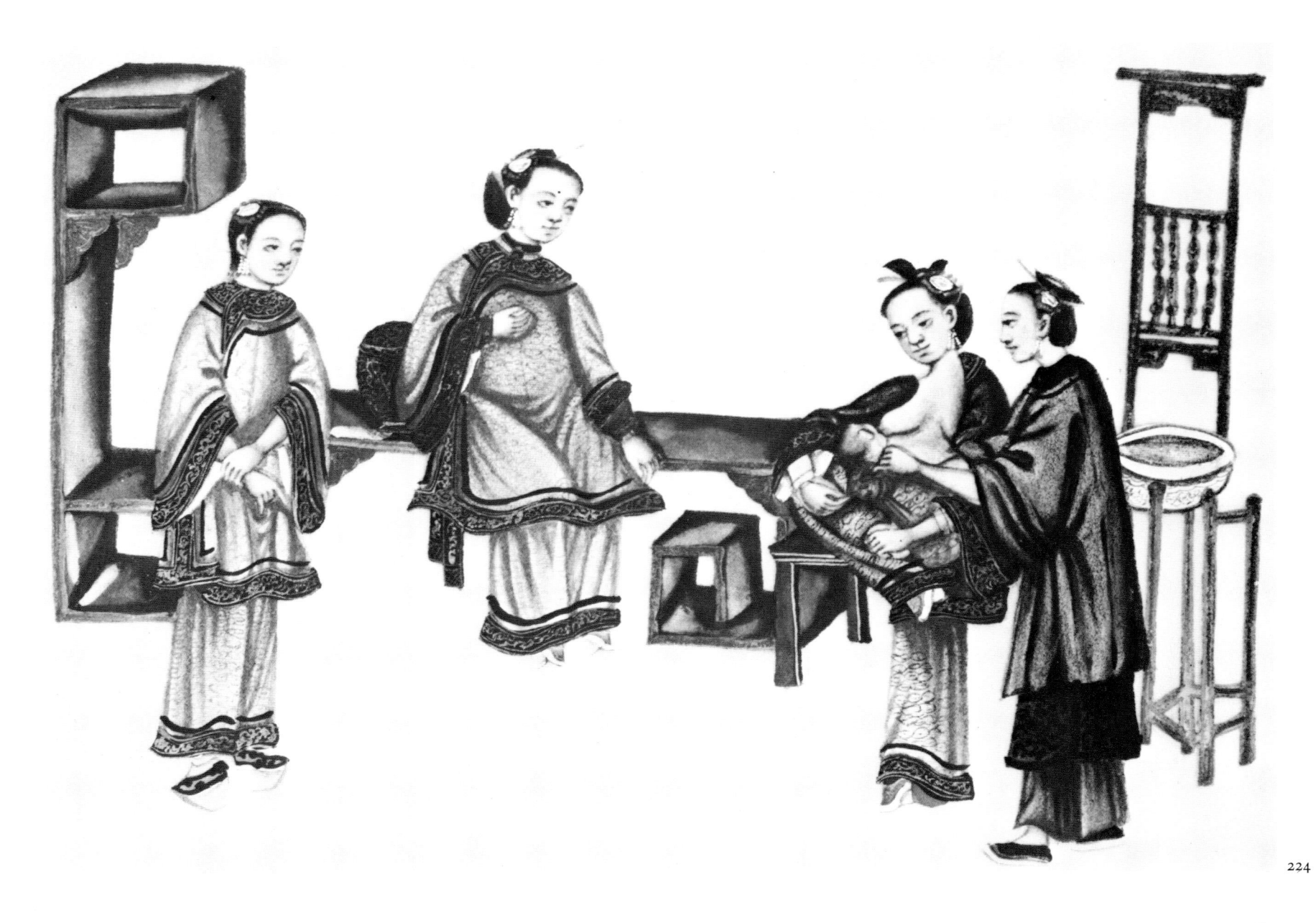

224

224   Aquarell einer chinesischen Mutter, die das Neugeborene stillt und von einer Dienerin gestützt wird, während sie das Kind in der Beuge des angewinkelten Beines schaukelt. Wellcome Trustees, London

225   Aquarell einer Geburtsszene, in der die Mutter Stütze und stärkende Getränke von Dienerinnen erhält, die man eindeutig als solche an der Größe der Füße erkennen kann. Wellcome Trustees, London

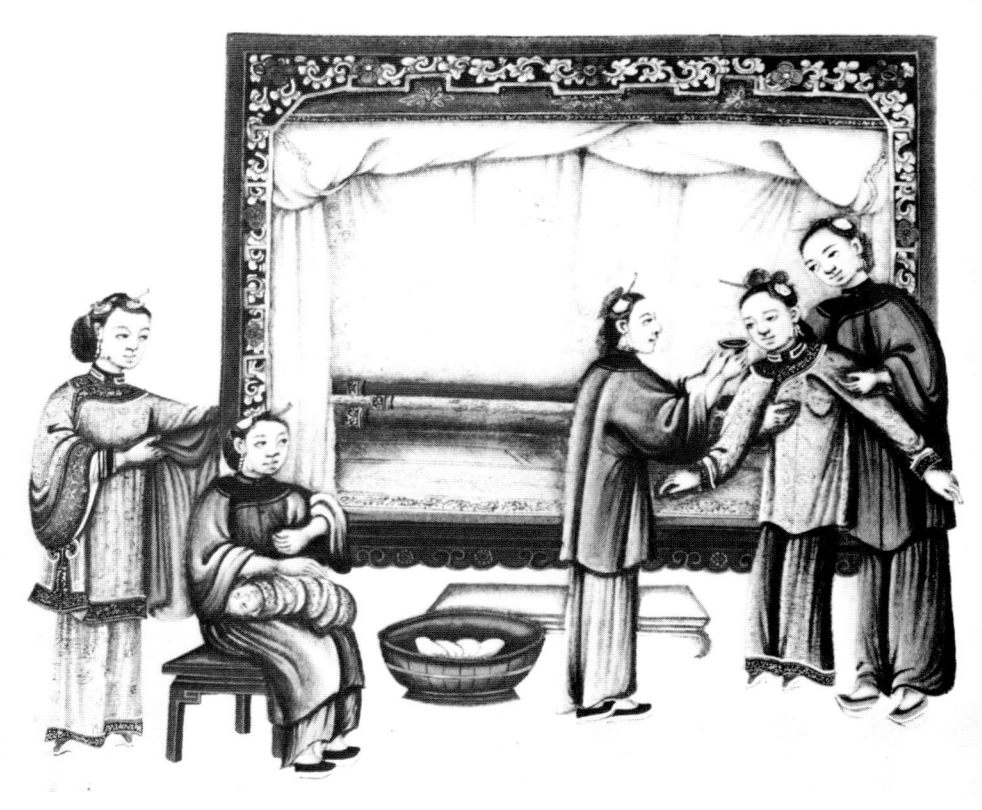

225

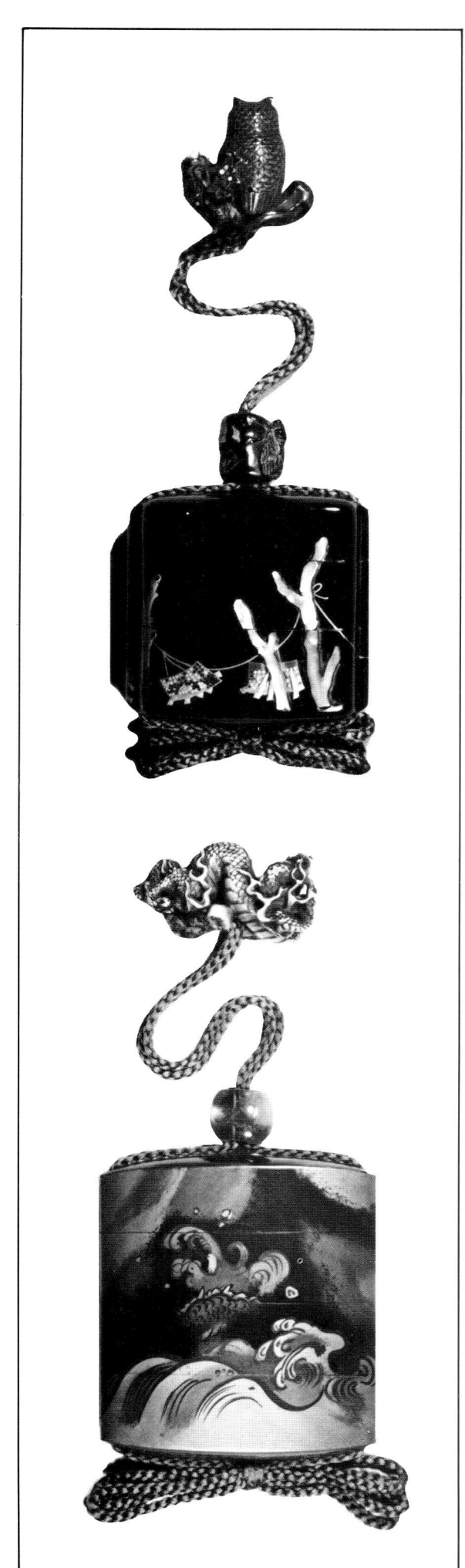

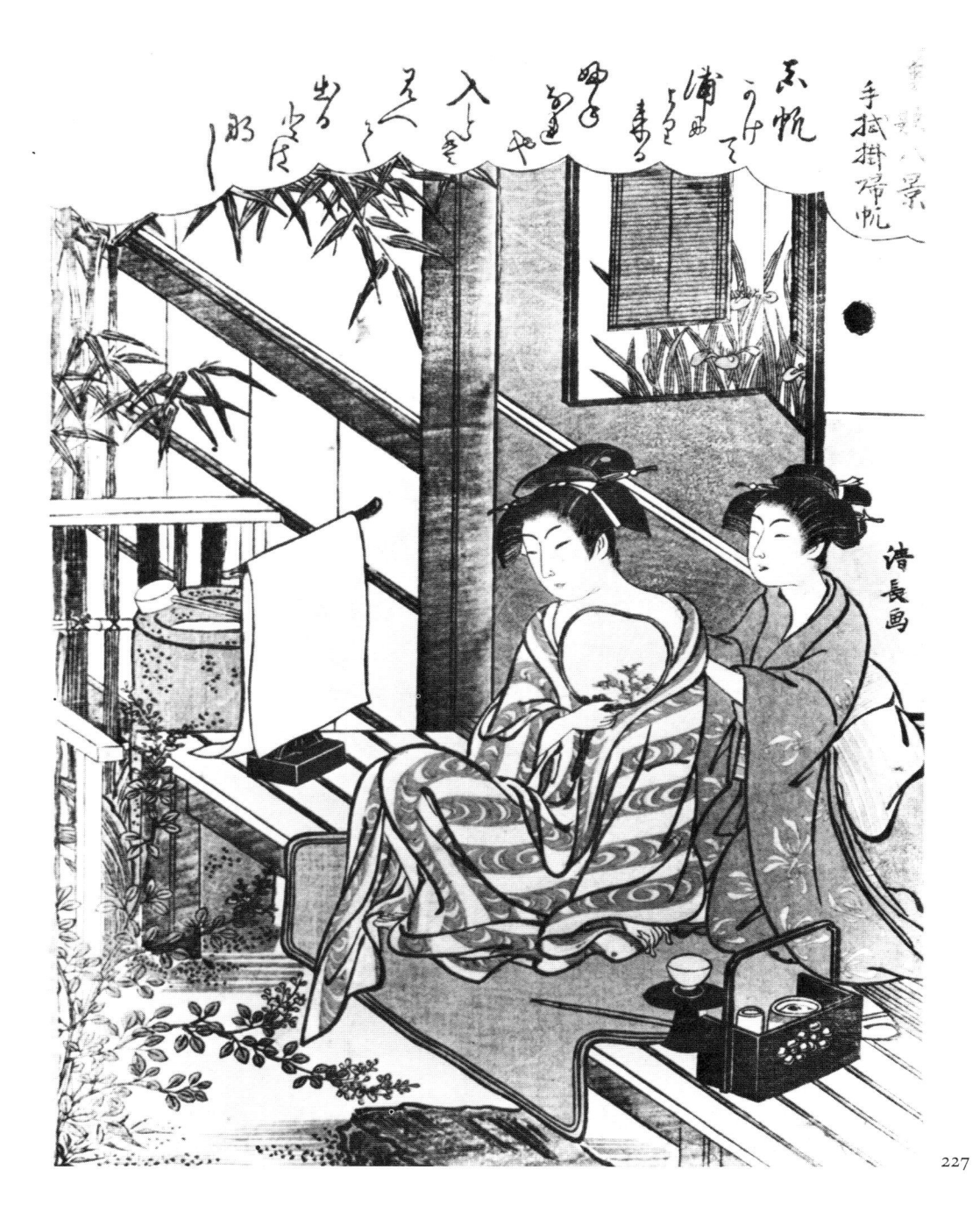

227

226 Japanische Medizindose *Inro* aus Lackarbeit mit einem Netsuke-Anhänger (18. bis 19. Jahrhundert). Die Dose enthält verschiedene Fächer, um eine Auswahl von Medikamenten zur Reise unterzubringen. Semmelweis Medizingeschichtliches Museum, Budapest

227 Japanischer Holzschnitt von Kiyonaga (16. Jahrhundert). Dargestellt ist eine Frau, die massiert wird. Hierbei handelt es sich wohl um ein Erbe japanischer Bindungen an die chinesische Medizin. Sammlung Camondo, Louvre, Paris

228 Japanische Puppe aus Papiermaché (um 1880), die man zur Demonstration der 660 Behandlungspunkte der chinesischen Akupunktur gebrauchte. Die Japaner benutzten diese Punkte auch zur Moxibustion, einer Behandlung, bei der man pulverisierten Beifuß auf der Haut verbrannte.
Peabody Museum, Salem

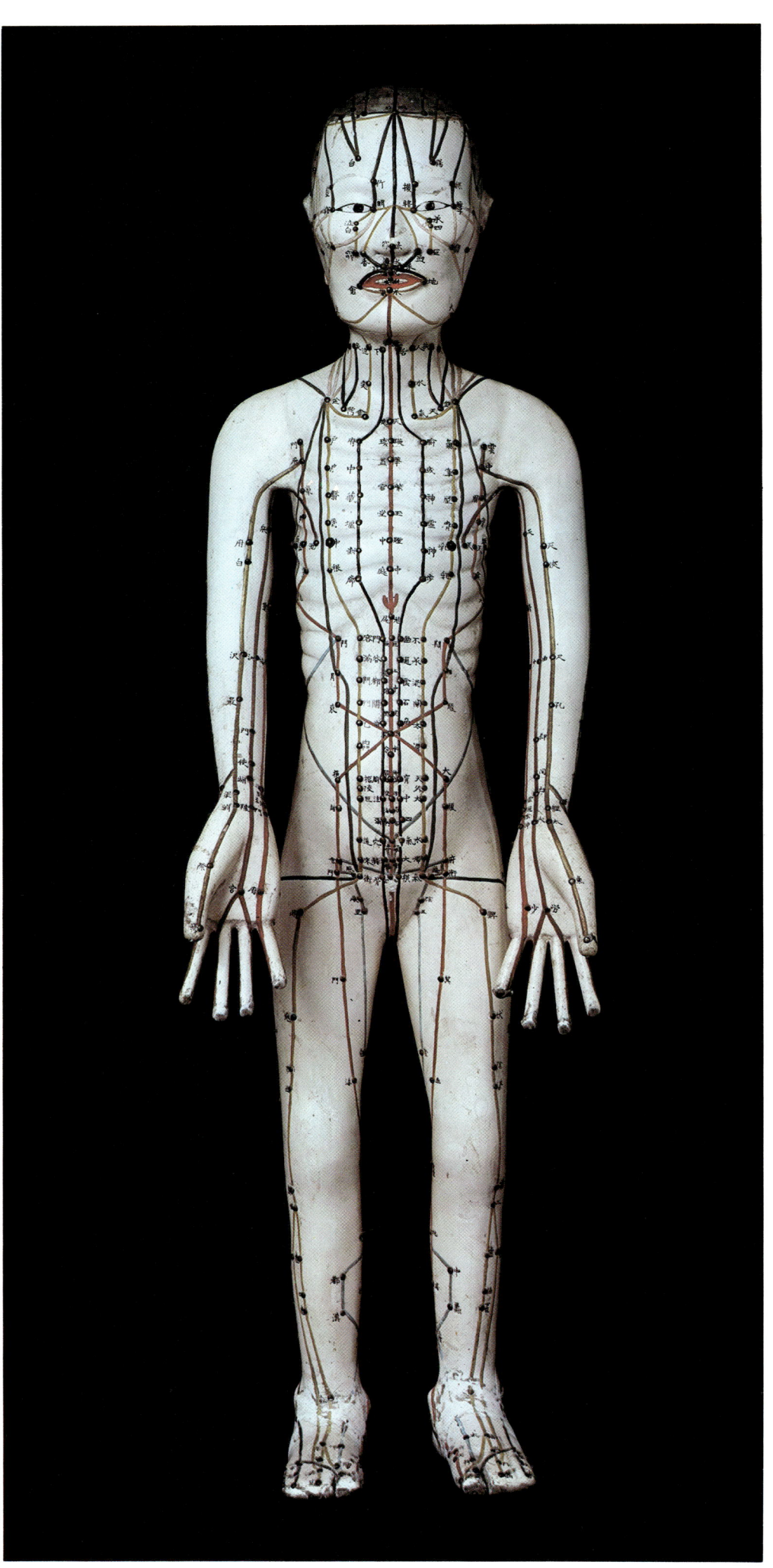

228

eine schwere Epidemie Japan heimgesucht hatte. Im 7. Jahrhundert gingen japanische Schüler und Ärzte direkt nach China, um sich dort zu informieren und Erfahrungen zu sammeln. Im 8. Jahrhundert kam ein chinesischer buddhistischer Mönch namens Chien Chen nach Japan, wo er am kaiserlichen Hof von Nara eine hohe Position erreichte. Dort gab man ihm den japanischen Namen Kanjin, und er lehrte und praktizierte Medizin, übersetzte jedoch auch die chinesische »Materia Medica«. Am Ende jenes Jahrhunderts war die chinesische Heilkunst in Japan fest etabliert und eine auf ihren Methoden beruhende Medizinschule vom japanischen Arzt Wake Hiroya gegründet. Zu Beginn des nächsten Jahrhunderts (806–810) versuchte Kaiser Heijo vergeblich, den fremden Einfluß zu bekämpfen und die traditionelle japanische Medizin wieder durchzusetzen; die chinesischen Heilmethoden waren jedoch zu fest etabliert. Im 10. Jahrhundert erreichte die Akupunktur Japan, ihr folgte die Moxibustion (das Wort Moxa stammt aus dem Japanischen), und die chinesische Heilkunst wurde in ihrer Gesamtheit in Japan anerkannt.

Für die medizinische Ausbildung, die sich dem chinesischen System anglich, verlangten die Japaner ein außerordentlich intensives und langes Studium, bevor man nach einer Staatsprüfung die Erlaubnis erhielt, in den Beruf einzutreten. Wie im alten China war ein hoher sozialer Status notwendig, um zu einer Medizinschule zugelassen zu werden; unabhängig davon war auch die Unterweisung durch einen anerkannten Lehrer offensichtlich vorgesehen, um den niederen Klassen entgegenzukommen.

Die Autorität der chinesischen Medizin, nicht zu erwähnen die chinesische Kultur und Philosophie, verbreitete sich im 7. und 8. Jahrhundert nach Osten wie nach Westen. Die arabischen und indischen Missionare des Islams und Buddhismus übten jedoch einen gegenläufigen Einfluß aus, als sie auf der Suche nach Konvertiten bis China reisten. Da ihre Missionen die Übersetzung der Sanskrit- und arabischen Schriften ins Chinesische und umgekehrt notwendig machten, fand auch das medizinische Wissen eine entsprechende Verbreitung. So kam es, daß die Kreuzungszonen von Südostasien und Tibet ein medizinisches System entwickelten, das die chinesische, indische und arabische Praxis kombinierte.

Der arabische Einfluß, der zum Teil aus den griechischen Lehren stammte, fand sich noch in der Lehre der Vier Säfte (Schleim, Blut, Galle und Wind [Atem]), während die indischen Vorstellungen sich wie bei den Anhängern des Joga in der Lokalisation der Seele im Zentrum der Wirbelsäule und bei der Wertschätzung der Atemübungen fanden.

Reisende buddhistische Priester, die recht erfolgreich ihren Glauben verbreiteten, übten für eine lange Zeit auch die Heilkunde aus. Während dieser Zeit brachten zwei Frauen (davon eine Chinesin) eines tibetanischen Königs diesen dazu, sich zum Buddhismus zu bekehren, worauf man Gelehrte aufforderte, die chinesischen Schriften nach Tibet zu bringen. Hieraus resultierte eine Schriftensammlung, die im Tibetanischen Kandschur und Tandschur genannt wurden. Letztere enthielt medizinische Informationen. Im 13. Jahrhundert wollte der mongolische Eroberer Khubilai Khan diese Wissenschaftssammlung wieder ins Chinesische übertragen lassen, konnte die Übersetzung jedoch nicht durchführen. Sein Enkel machte es dann im folgenden Jahrhundert Gelehrten aus Tibet, der Mongolei und Zentralasien möglich, diese Aufgabe zu erfüllen. Während ihrer Herrschaft alliierten sich die Mongolen mit anderen Völkern wie Uighuren, Juden, Christen und Moslems, wobei sie die arabische Medizin der chinesischen vorzogen.

Griechenland und Rom

Kretische und mykenische Medizin

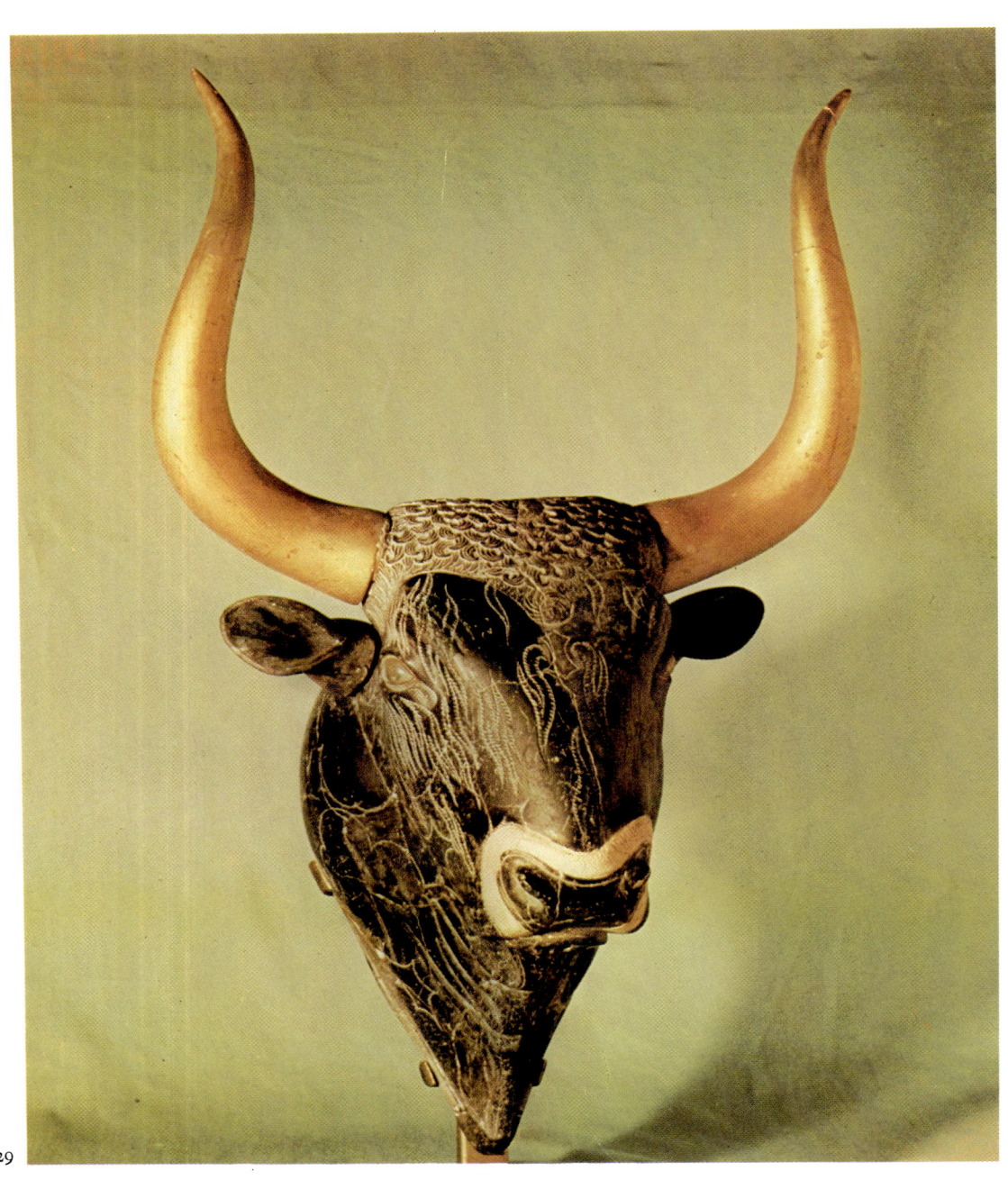

229

Zum Themenkomplex der griechischen Medizin drängt sich sofort der Name des Hippokrates auf als die Personifikation einer rationalen vorurteilsfreien Auffassung in der Medizin. Jedoch ging Hippokrates im 5. Jahrhundert v. Chr. keinesfalls aus der Stirn des Zeus wie etwa die mythologische Pallas Athene hervor. Vielmehr hatten die Griechen seit Hunderten von Jahren durch Kontakte mit vielen anderen alten Völkern – z. B. den Ägyptern – eine wechselseitige Befruchtung erlebt. Auf dem griechischen Mutterland wie auf den Inseln der Ägäis gab es in den Jahrhunderten vor Hippokrates viele Entwicklungen in der Kenntnis, dem Verständnis und in den Erfahrungen der Medizin, aus denen sich die hippokratische Lehre ausbildete. Auch nach Hippokrates erhielt die griechische Kultur wesentliche Impulse durch große Männer, einflußreiche Doktrinen und außergewöhnliche Fortschritte.

Zur besseren Übersicht teilen wir die Zeit der griechischen Medizin in folgende Perioden ein, die jeweils gesondert dargestellt werden: kretisch-mykenische, mythologische, prä-hippokratische, hippokratische und post-hippokratische Periode. Bis etwa noch vor einem Jahrhundert bezogen wir nahezu all unser Wissen über die alten Griechen aus ihren Traditionen, Legenden und Epen wie Homers *Ilias* und *Odyssee*, oder aus der *Theogonie* von Hesiod. Wieviel davon auf historischen Fakten beruhte, wußte man erst, als Heinrich Schliemann Troja entdeckte und ausgrub. Er hatte Troja ausschließlich durch Hinweise in Homers Epen lokalisiert. Ermutigt durch Schliemanns erstaunliche Entdeckungen in Troja und anderenorts, begann Sir Arthur Evans 1900 in Knossos auf Kreta zu graben. Seine Ausgrabungen erwiesen sich als nicht weniger spektakulär, denn sie erbrachten den Nachweis, daß diese Gegend schon um 3000 v. Chr. von einem hochentwickelten Volk besiedelt worden war, daß Knossos (vielleicht durch ein Erdbeben) etwa 1500 v. Chr. unterging und daß der Palast nach seinem prächtigen Wiederaufbau um 1400 v. Chr. wieder zerstört wurde, diesmal wohl durch eine Invasion über See, die vom griechischen Festland kam.

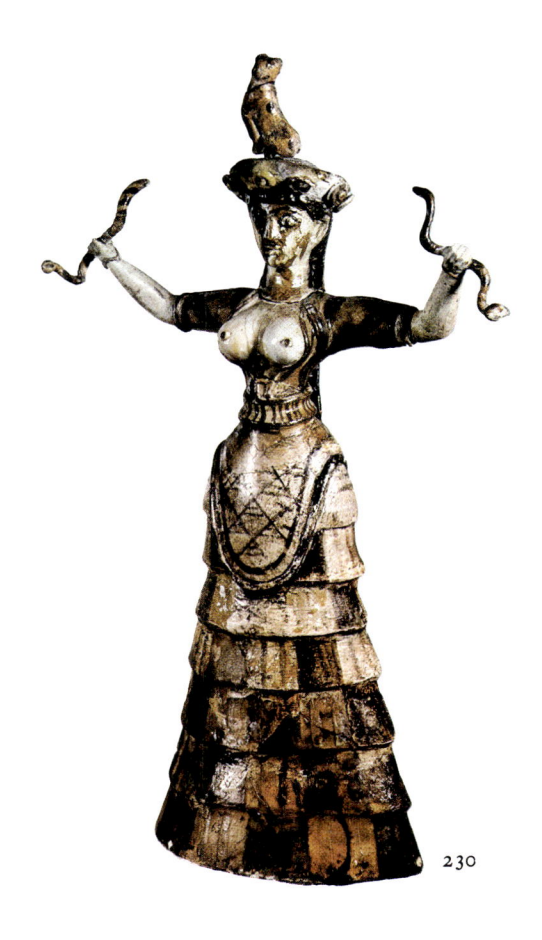

230

Gestützt auf die außergewöhnlichen Kunstschätze, die man an den antiken Stätten fand, bewies die Archäologie, daß die alten Legenden und Epen ihre Erzählungen um einen historischen Kern gewebt hatten. Die Ruinen des Palastes von Knossos bedeuteten den Nachweis einer weitentwickelten Zivilisation der Ägäis – und des Westens. Diese Kultur, die nach dem legendären König Minos minoisch benannt wird, stellte eine Seemacht dar, deren Arm weit über das Mittelmeer reichte und deren Schrift, das Linear A, bis heute nicht entziffert werden konnte. Die Minoer schienen den Höhepunkt ihrer Macht und Kultur etwa 1600 v. Chr. erreicht zu haben, als ihre Rivalen, die Mykener des griechischen Festlandes, sie eroberten und ihren befestigten Stadtstaat zum merkantilen Zentrum der antiken Welt machten. Zeitgleich mit der minoischen Kultur wies die mykenische Zivilisation dank ihres Handels einen starken Einfluß durch die Kreter auf. In Knossos wurde eine neue Schrift, das Linear B, gefunden, die wohl vom Festland stammt und die nicht nur auf Kontakte der Minoer mit den Mykenern, sondern auch auf deren Initiative bei der letzten Zerstörung von Knossos 1400 v. Chr. hinweist.

Die mykenischen Zitadellen des 12. Jahrhunderts v. Chr. bildeten den örtlichen Rahmen für Homers Epen *Ilias* und *Odyssee*. Die historischen Details jener Zeit waren Homer in der Mitte des 9. Jahrhunderts v. Chr. durch mündliche Überlieferungen bekannt. Obwohl die damaligen medizinischen Kenntnisse nur bruchstückweise überliefert sind, existiert so viel Information über das tägliche Leben jener alten Griechen, daß man oft versucht hat, ein genaues Bild jener Epoche zusammenzusetzen. Details aus Homers Zeit sind jedoch wahrscheinlich mit Legenden über das mykenische Zeitalter vermischt. Obwohl die Genauigkeit in der Homerschen Darstellung des antiken Lebens bestritten wird, gibt es doch genug archäologische Hinweise auf ein getreues Bild der ägäischen Medizin in den Epen, so daß die Bezeichnung *Homerische Medizin* durchaus gerechtfertigt erscheint.

Kenntnisse von Gesundheit und Krankheit

Jeder der griechischen Götter konnte Krankheiten verursachen. Apollon und seine Schwester Artemis (beide Kinder des Zeus) verschossen Pfeile, die Krankheit und Seuchen über die Menschen brachten oder eine gesundheitliche Verschlechterung bzw. den Alterstod nach sich zogen. Die *Ilias* beginnt mit einer von Apollon gesandten Seuche, die man nur dadurch beenden konnte, indem man herausfand, welcher Gott wodurch beleidigt wurde (wozu man oft die Fähigkeiten eines Sehers in Anspruch nahm). Durch Gebet, Opfer und Reinigung versuchte man dann die verärgerte Gottheit zu besänftigen.

229 Rhyton (Trinkgefäß) in Form eines Stierkopfes aus schwarzem Steatit mit Einlagen aus Muscheln und Bergkristall (um 1550 v. Chr.), gefunden im Kleinen Palast von Knossos. Als häufiges Abbild und Kultsymbol war der Stier ein Hauptkennzeichen der kretischen Kultur. Die berühmteste Legende der Insel ist die Geschichte des Minotaurus, eines Zwitterwesens mit einem Stierkopf und einem Menschenkörper. Archäologisches Museum, Heraklion, Kreta

230 Schlangengöttin, Fayence aus dem Palast von Knossos (um 1600 v. Chr.). Es mag sich hier auch um die Darstellung einer Priesterin des Kultes der Großen Mutter im alten Kreta handeln. Archäologisches Museum, Heraklion, Kreta

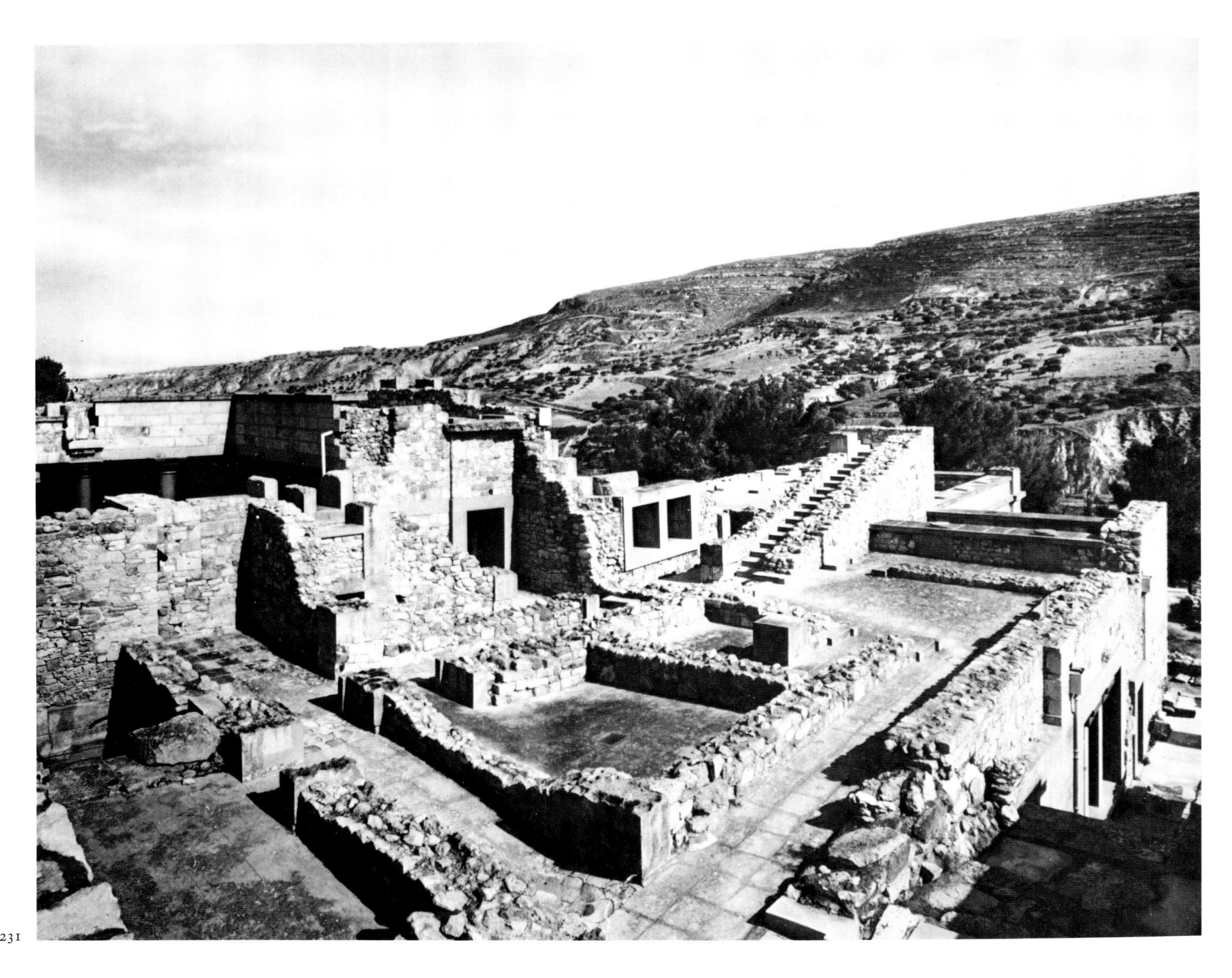

231

231 Der Palast von Knossos, von West-Südwest. Der Palast wurde von Sir Arthur Evans 1900 ausgegraben, bestand aus einer Vielzahl von Räumen, hatte fließendes Wasser und sorgfältig angelegte Abwässersysteme.

232 Tonfigur, wahrscheinlich eine Mutter-Gottheit (um 1100–1000 v. Chr.), die rituelle Hörner auf dem Haupt trägt und bewegliche Beine hat. Fundort: Kultstätte auf dem Berg Dikte, Kreta

233 Terrakotta-Statuette der kretisch-mykenischen Periode aus Böotien, die eine Göttin der Tiere darstellen soll. Louvre, Paris

234 Marmorfigur aus Amorgos (um 2500–1100 v. Chr.), wie man sie in Gräbern der Kykladen in der südlichen Ägäis findet und von denen man annimmt, daß eine Naturgottheit symbolhaft dargestellt wird. Archäologisches Nationalmuseum, Athen

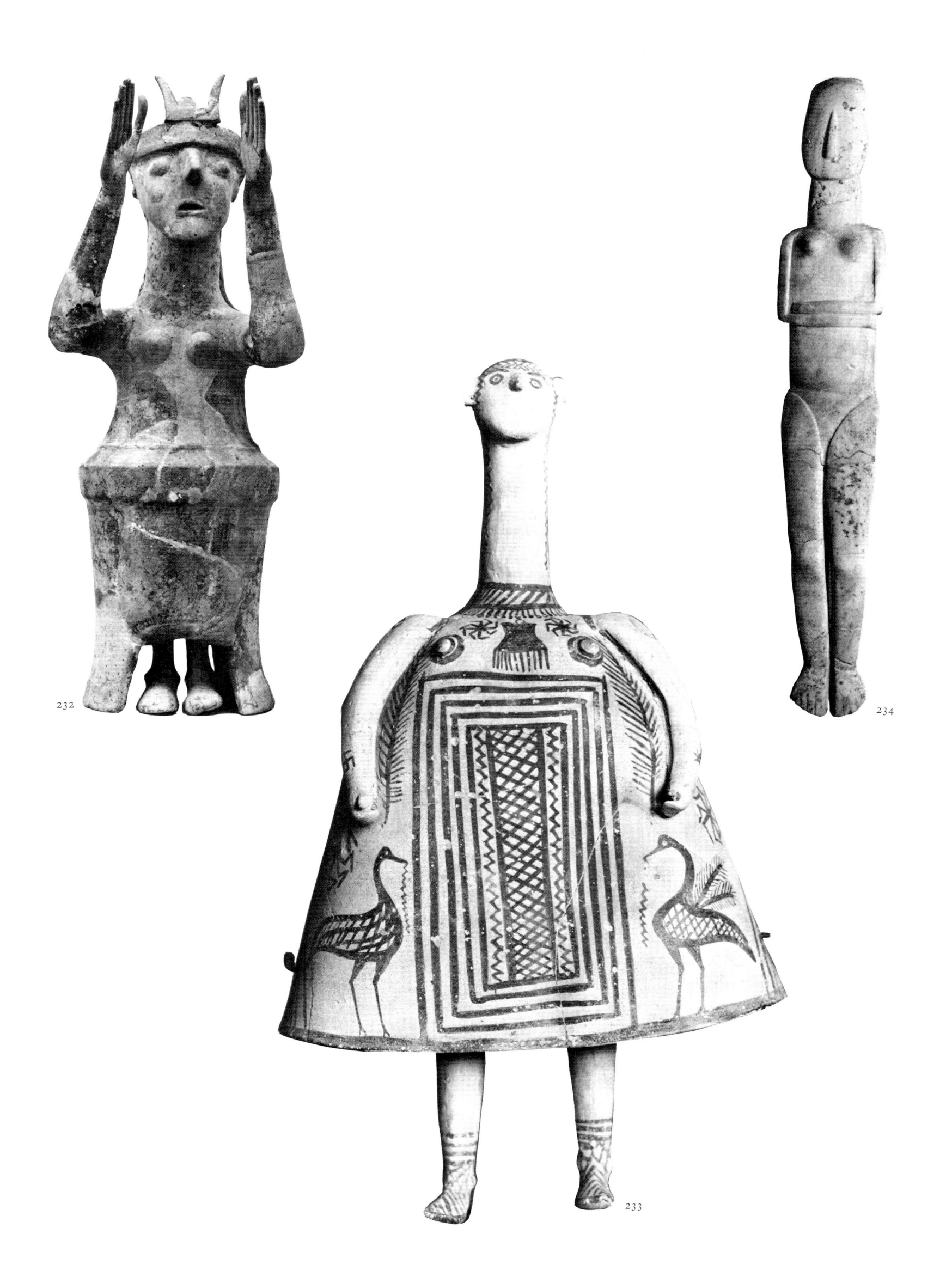

232

233

234

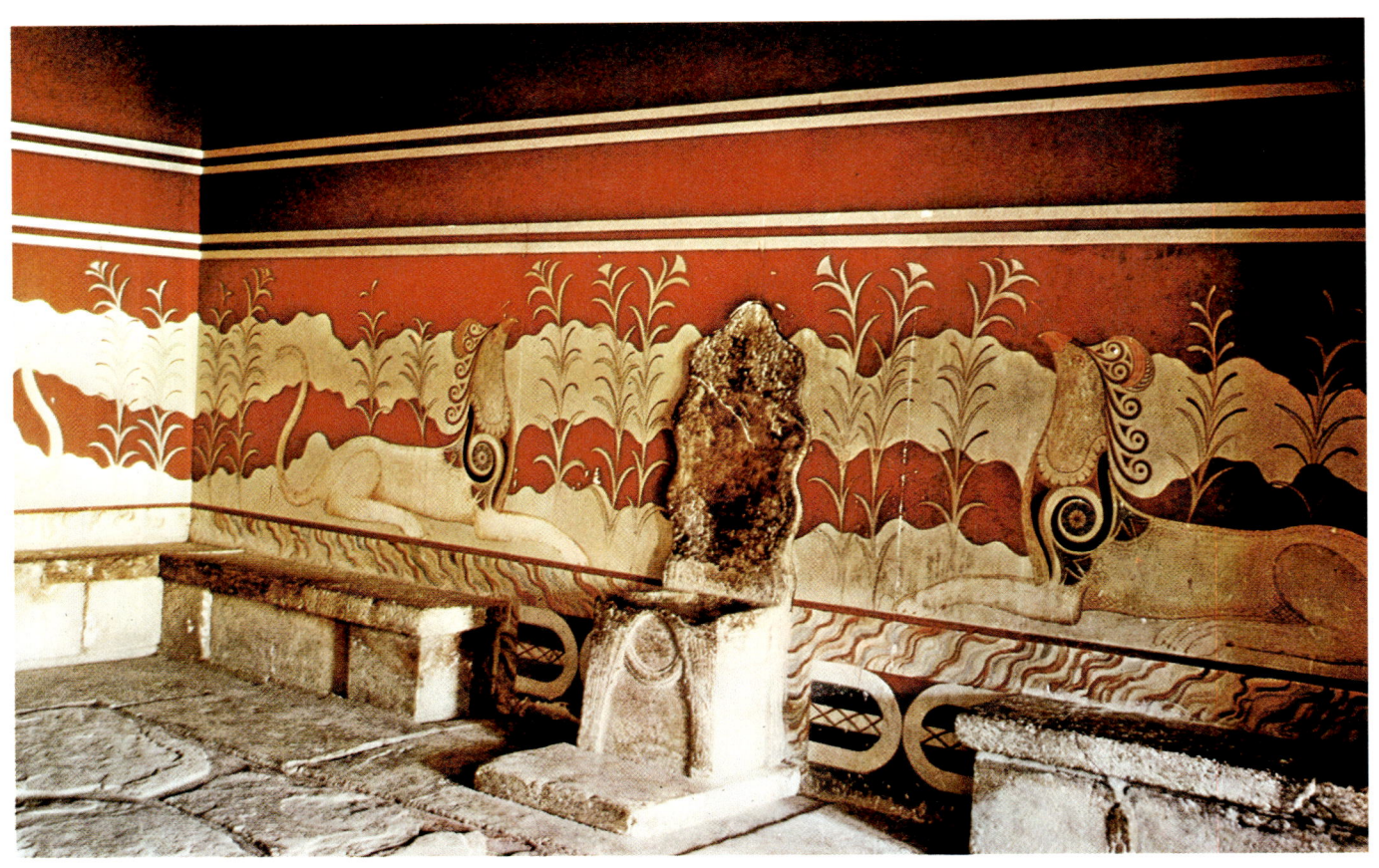

235

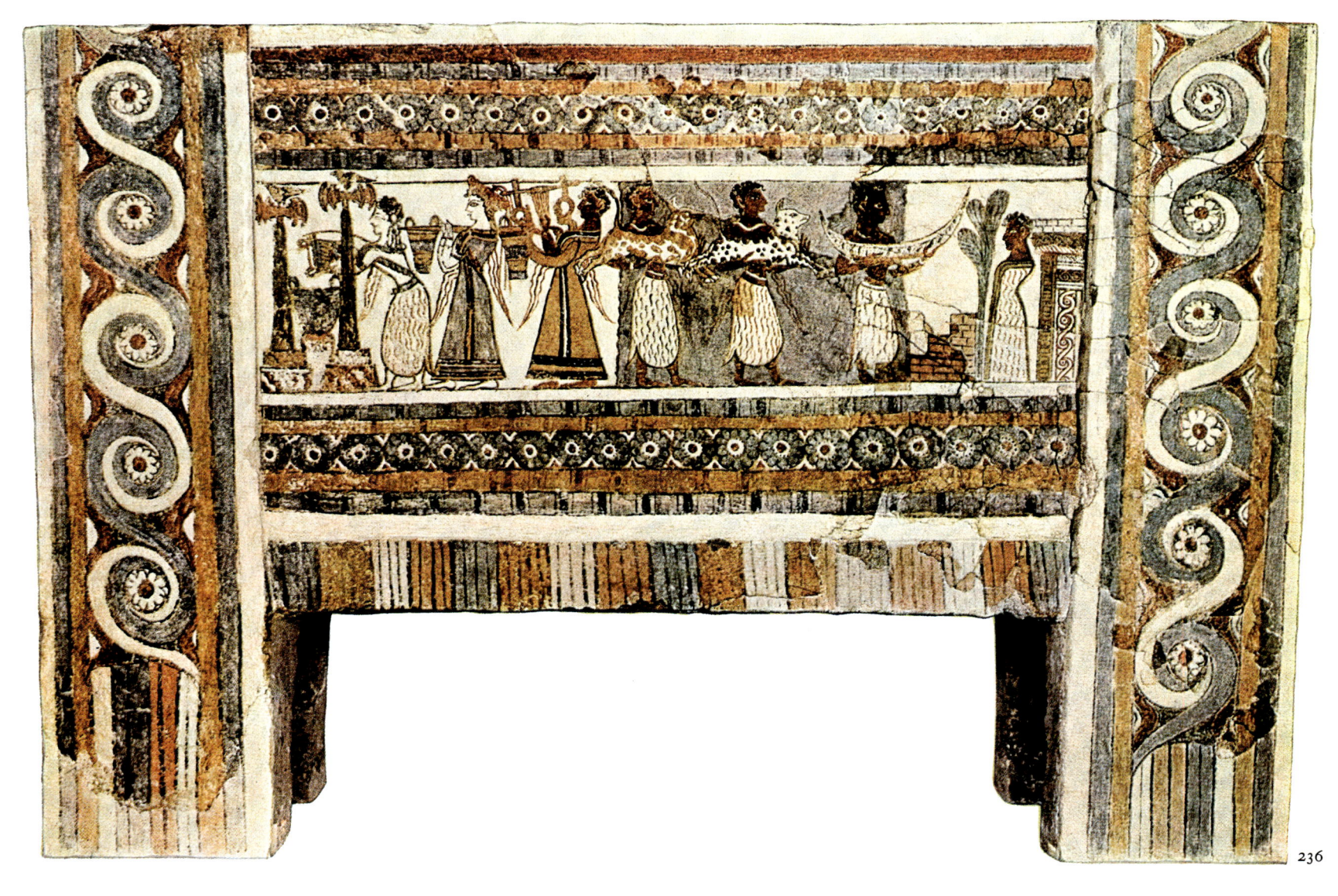

236

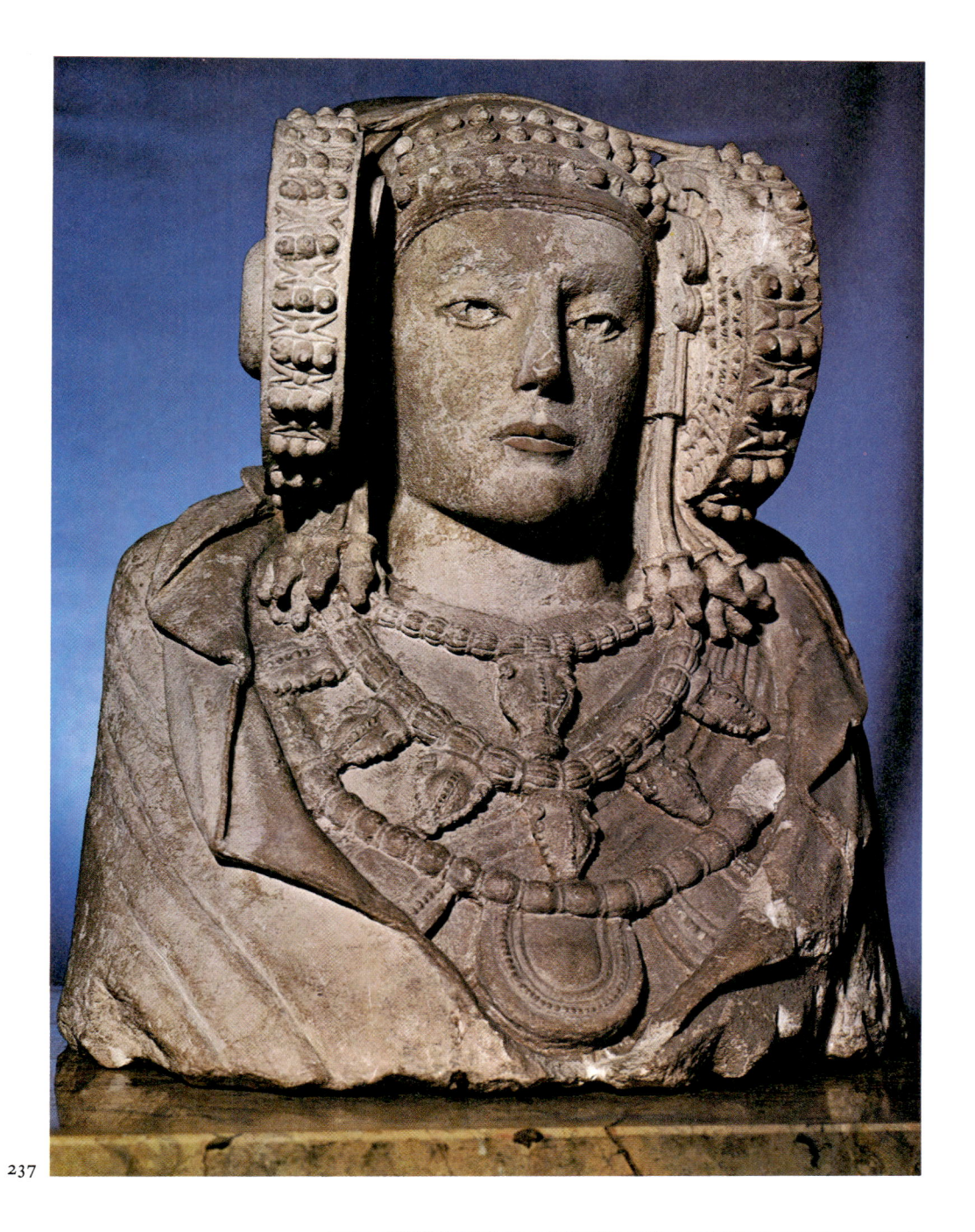

237

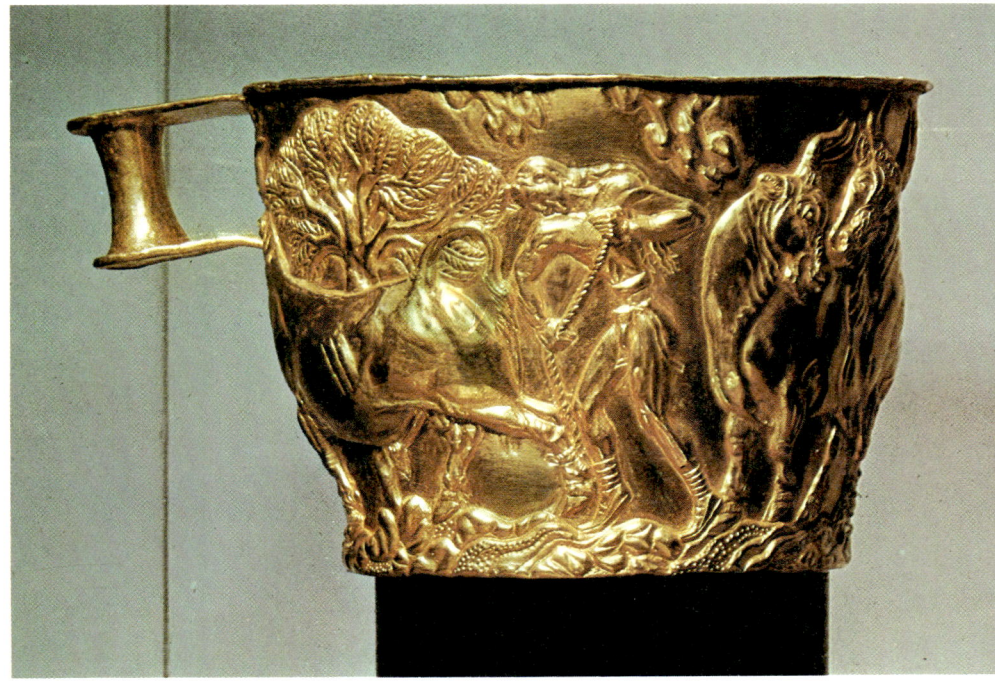

238

235 Thronsaal des Palastes von Knossos (um 1500 v. Chr.), wobei der restaurierte Raum einen guten Eindruck von jener hohen Kultur vermittelt, die hier einst herrschte.

236 Bemalter Kalksteinsarkophag (um 1400 v. Chr.) aus Hagia Triada, Kreta. Die linke Seite zeigt, wie Frauen Trankopfer darbringen, auf der rechten Seite bringen Männer als Opfergaben Kälber und ein Bootsmodell zu einem Altar oder Grab. Archäologisches Museum, Heraklion, Kreta

237 Königliche iberische Figur (4. Jahrhundert v. Chr.) aus Elche, Spanien, im kretisch-mykenischen Ornamentalstil, die den weitreichenden Einfluß der Seekulturen aus dem östlichen Mittelmeer demonstriert. Louvre, Paris

238 Goldene Tasse im minoischen Stil (um 1500 v. Chr.) aus einem Grab bei Vaphio in der Nähe von Sparta mit den getriebenen Darstellungen zahmer Stiere und wilder Bullen, die in Netzen gefangen und gebunden werden. Archäologisches Nationalmuseum, Athen

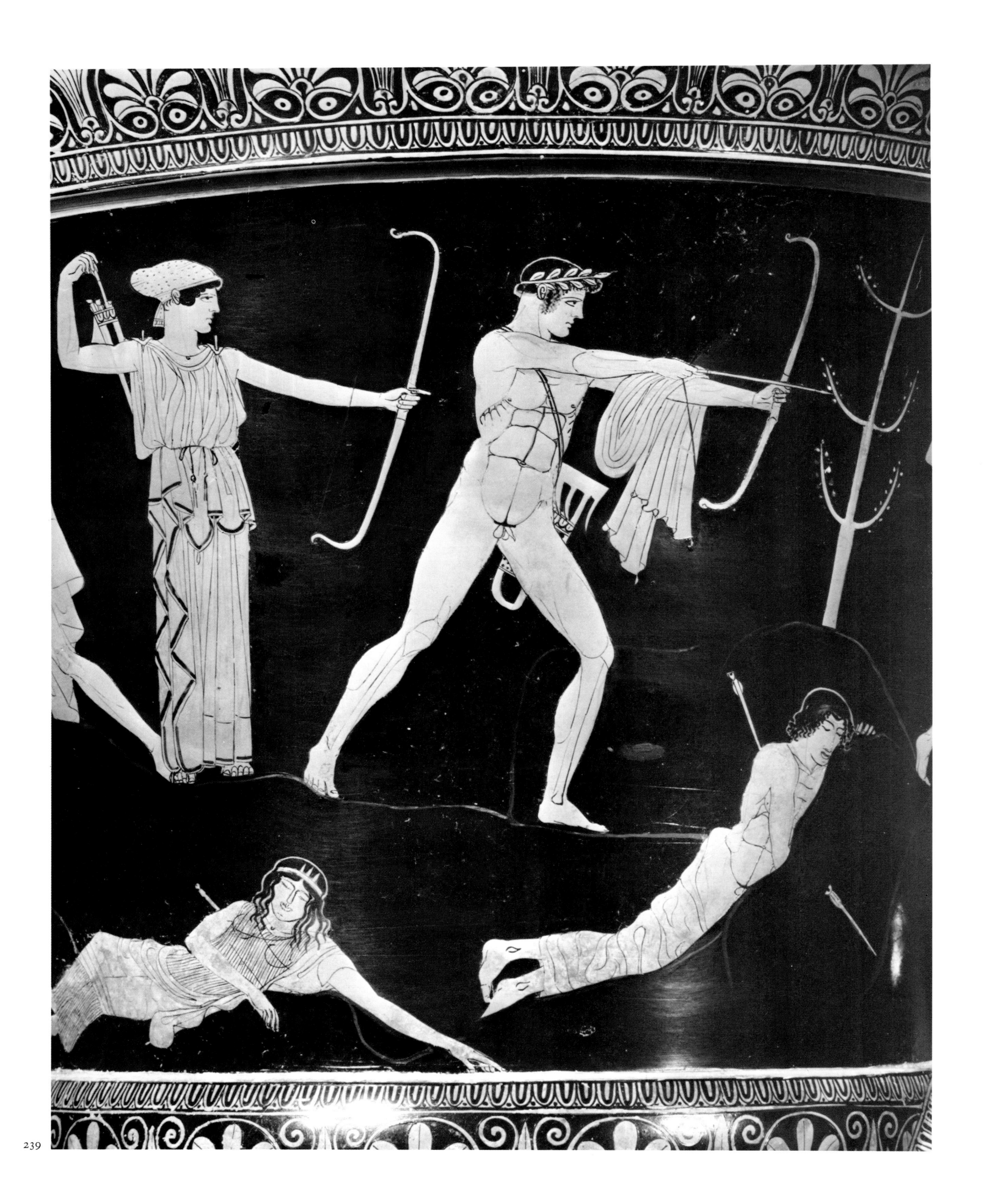

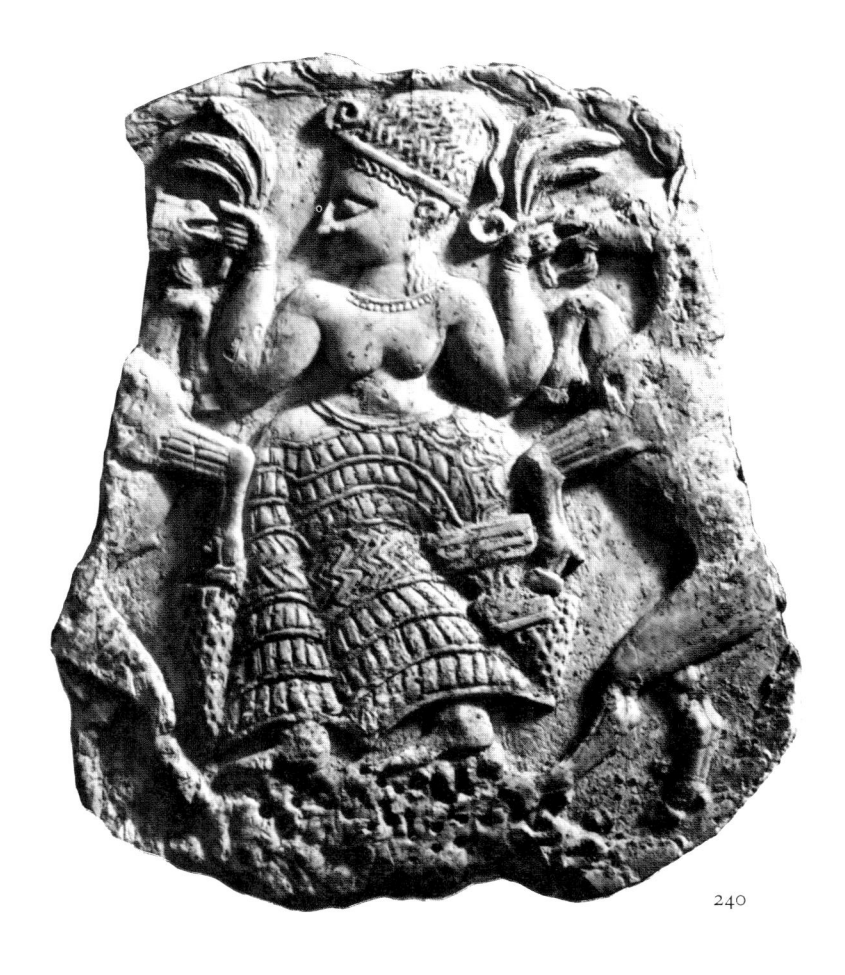

240

Dennoch wurden natürliche Ursachen von Krankheiten erkannt und rationalen Heilmethoden ein hoher Wert eingeräumt. Auch die Kenntnisse von Anatomie und Physiologie bewiesen die Vorherrschaft der Rationalität vor dem religiösen Aberglauben. Das anatomische Wissen war jedoch begrenzt und stammte im wesentlichen aus Schlachtungen, Opfern und Kampfwunden, denn die Sektion wurde offensichtlich nicht praktiziert. Dennoch waren viele fundamentale Tatsachen wohlbekannt; so wußte man z.B., daß der Atem durch die Luftröhre ging, daß das Herz ein pulsierendes Organ war, daß die Kehle feste Nahrung und Getränke durch Schlucken transportierte und daß Mastdarm, Blase, Gesäß und Beckenknochen bestimmte topographische Relationen zueinander besaßen.

Die Lebenskraft *thymos* fand sich in allen Teilen des lebenden Organismus. Diese Lebenskraft wurde von äußeren Faktoren (Nahrung und Luft) wie auch von inneren Konditionen (Bewegung der Körperflüssigkeiten einschließlich des Blutes) unterhalten und konnte aus Wunden und mit dem Atem entweichen, was den Tod verursachte.

Psyche, die individuelle Persönlichkeit, war die Seele, die nach dem Tod in die Unterwelt einging. Ob die homerischen Griechen das Bewußtsein in der Lunge oder – wie häufig behauptet wird – im Zwerchfell oder tatsächlich im Kopf lokalisierten, ist eine Frage der Interpretation. Das Herz jedenfalls war der Sitz des Bewußtseins bei den alten Ägyptern und im Griechenland des Aristoteles während des 4. Jahrhunderts v. Chr.

Heilmethoden

Medizinische Behandlung wurde zum größten Teil bei Verletzungen und Wunden praktiziert. Auf dem Schlachtfeld extrahierte man Waffen, die im Körper steckten, Blutungen stillte man durch Verbände, und Wunden wurden ausgewaschen und gesäubert. Medikamente dienten in pulverisierter Form hauptsächlich, wenn auch nicht ausschließlich, der lokalen Anwendung. *Pharmaka*, ein Begriff, der allgemein für Medikamente gebraucht wird, bezeichnete damals Präparate, die man zur Magie, als Gift oder zur Heilung brauchte, die örtlich angewandten Arzneien sollten jedoch Erleichterung schaffen, den Schmerz nehmen, Sekretionen unterbinden und den Heilprozeß beschleunigen.

239 Calyx-Krater (kelchförmiger Mischkrug) (um 455–450 v. Chr.) des Niobiden-Malers, gefunden in Orvieto. Dargestellt sind die Götter Apollon und Artemis, die krankheitbringende Pfeile verschießen; ein Beweis für die weitverbreitete antike Idee, daß Krankheit eine Strafe der Götter sei. Louvre, Paris

240 Fragment eines mykenischen Halbreliefs aus Elfenbein (um 1500–1400 v. Chr.). Es handelt sich wahrscheinlich um die Darstellung einer Fruchtbarkeitsgöttin in der Kleidung und Haltung, die man oft bei den minoischen Kultfiguren der ›Großen Mutter‹ auf der Insel Kreta sieht. Louvre, Paris

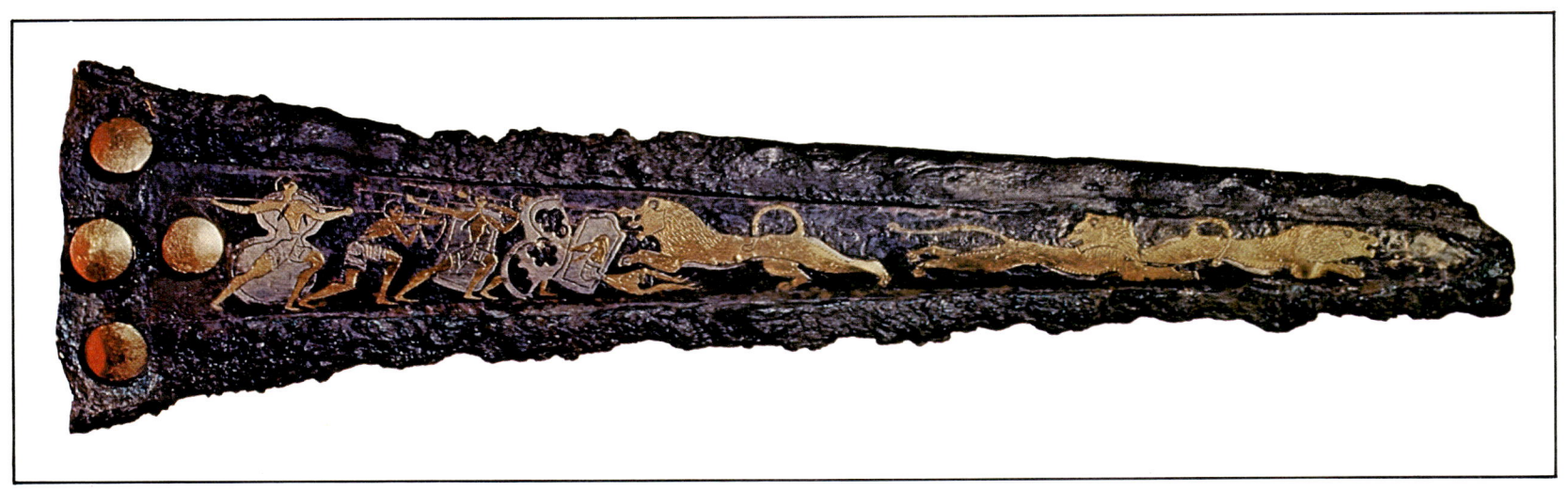

241

241 Mit Gold und Silber eingelegter Bronze-
dolch (570–550 v. Chr.), von Schliemann in
Mykene ausgegraben. Da die Jäger hier
gegürtete Shorts kretischen Stils tragen, wird
angenommen, daß die mykenische Kultur
von den Kretern beeinflußt war; gleichartige
Klingen jedoch sind in Kreta nie gefunden
worden. Archäologisches Nationalmuseum,
Athen

242 Terrakottafigur eines minoischen Mannes
mit einem Dolch im Gürtel (2000–1850 v. Chr.),
gefunden im Heiligtum des Berges Petsofa,
Kreta. Archäologisches Museum, Heraklion,
Kreta

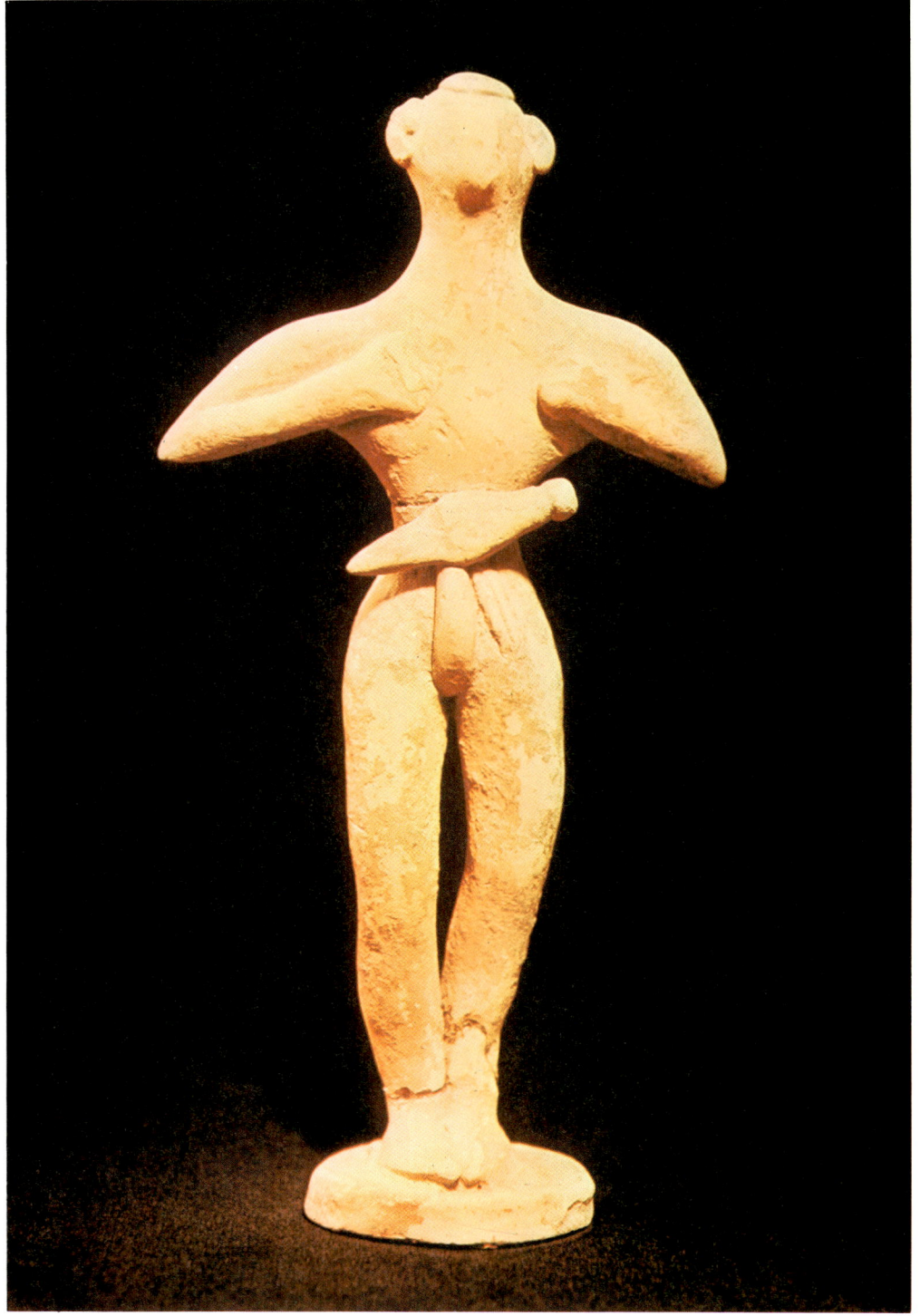

242

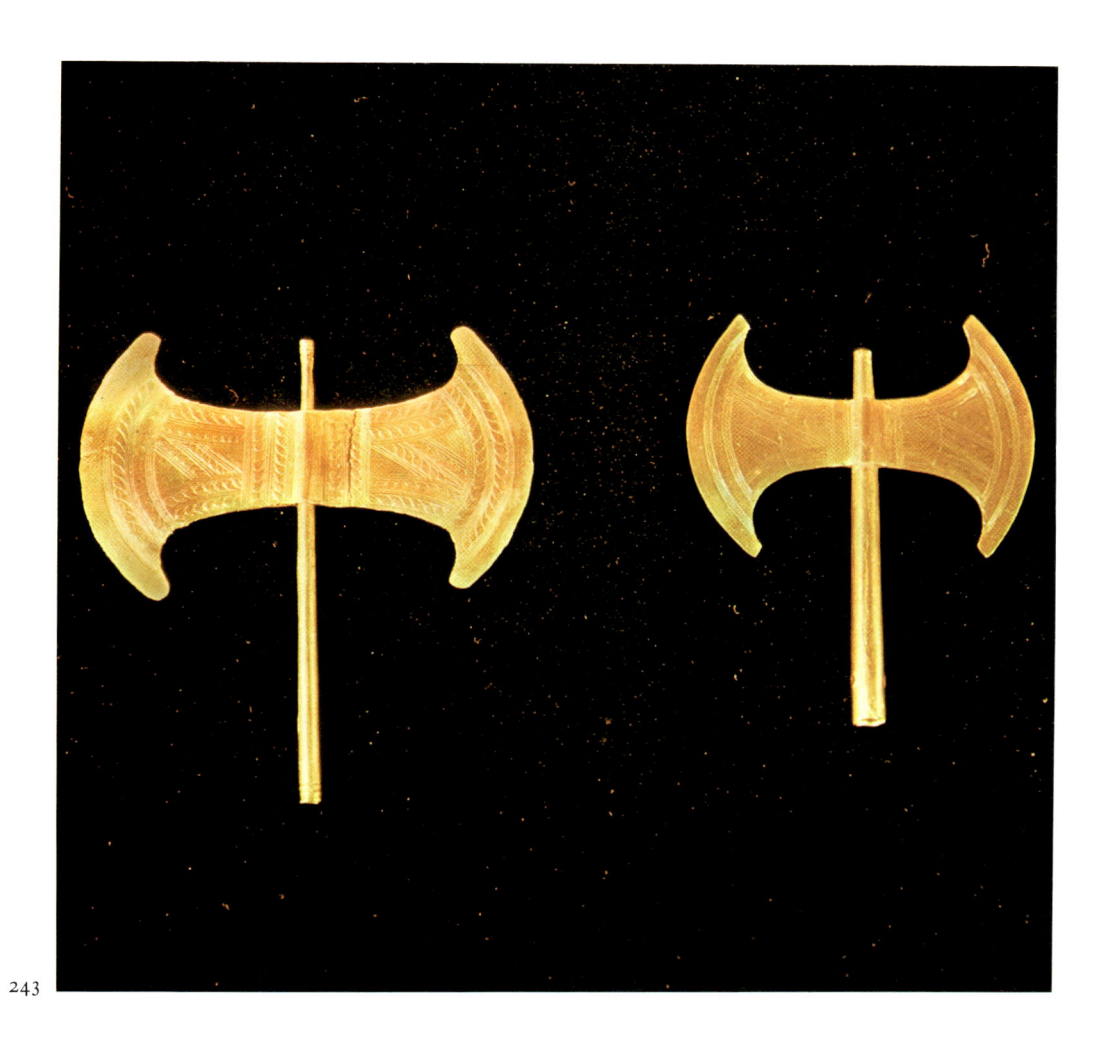

243   Goldene Doppelaxtsymbole (um 1500 v. Chr.), gefunden in einer Höhle bei Arkalochori im östlichen Kreta. Die Doppelaxt stellt ein immer wiederkehrendes kretisches Emblem der Autorität dar.

244   Bemalter tönerner Badetrog-Sarkophag (um 1350 v. Chr.) aus Pachyammos im nördlichen Kreta. In der Frühzeit wurden die Kreter oft in Hausratsgegenständen begraben wie in Badetrögen oder Truhen.

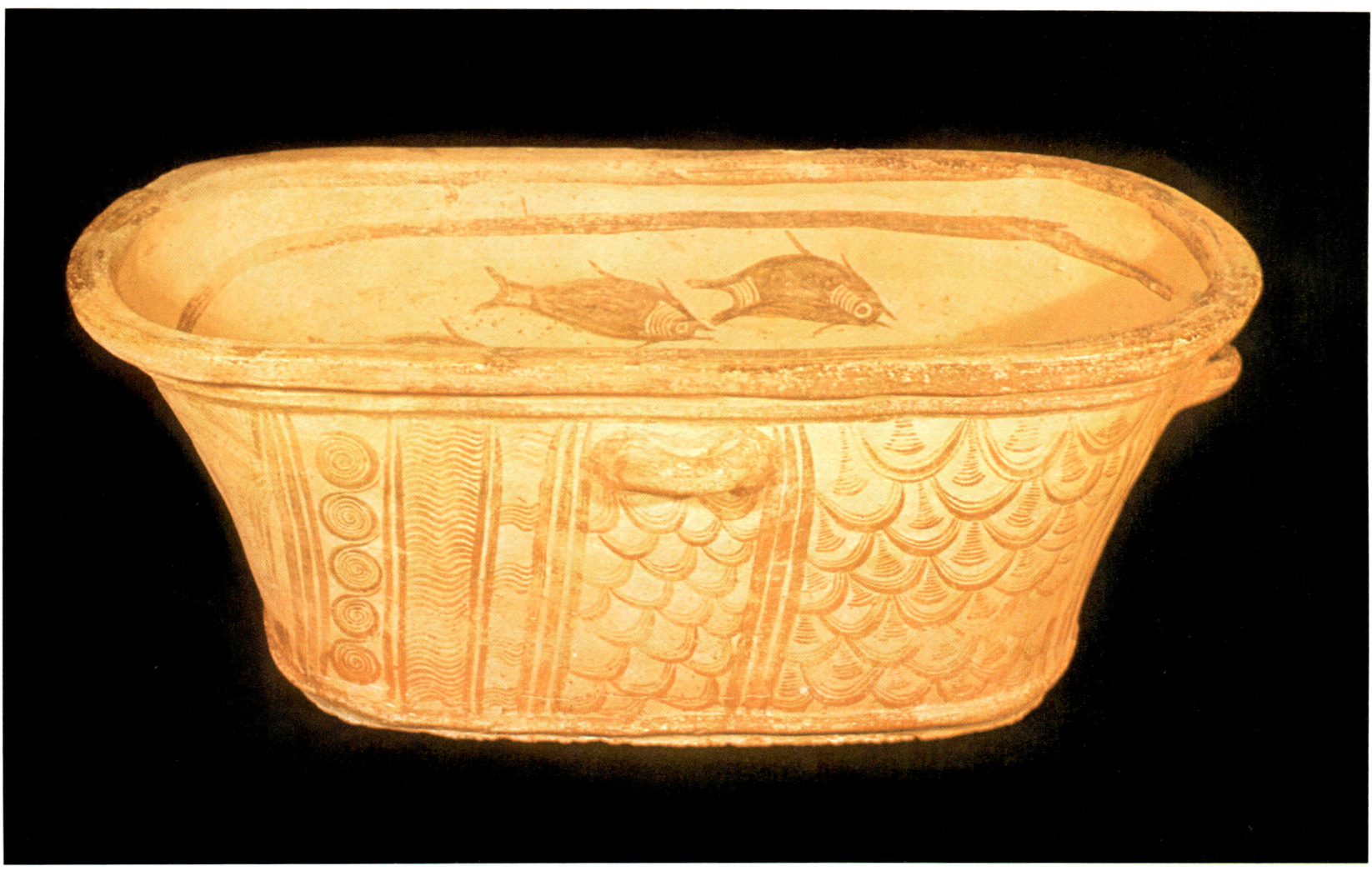

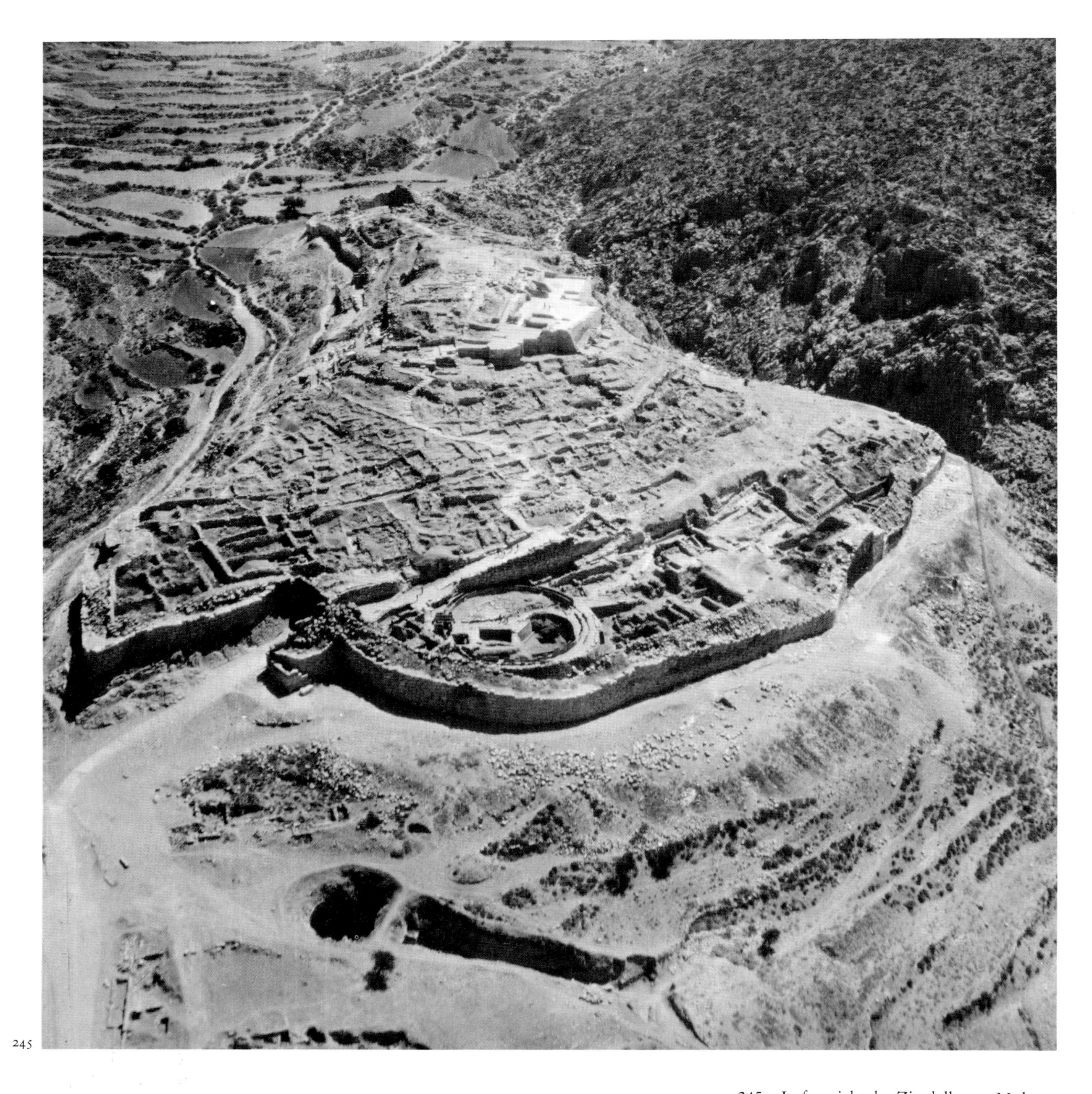

245

245 Luftansicht der Zitadelle von Mykene

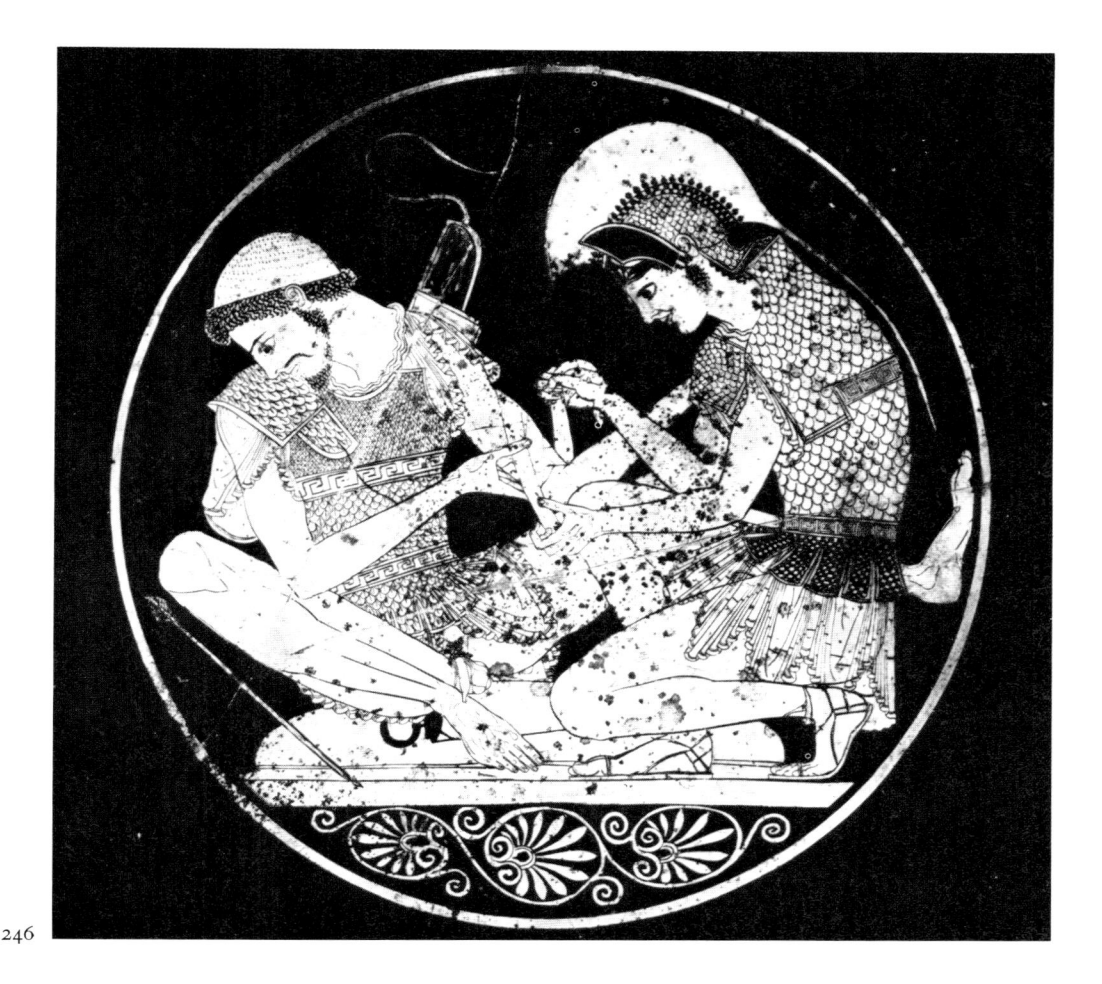

246 Detail einer Schale von Sosias (um 50 v. Chr.) mit der Darstellung des Achilles, wie er die Wunden des Patroklos verbindet. Hier handelt es sich um eine typische Schlachtfeld-Szene, bei der die Krieger gegenseitig ihre Wunden pflegen. Staatliche Museen Preußischer Kulturbesitz, Berlin

Die Heilkundigen

So wie in der Mythologie sich die Götter gegenseitig behandelten, halfen sich auch in der *Ilias* und *Odyssee* die Krieger untereinander, ihre Wunden und Krankheiten zu überstehen. Unter den erwähnten Kriegerfürsten gab es einige, die darin spezielle Kenntnisse besaßen, wie z. B. Machaon und Podalirios, die Söhne des Führers Asklepios. Beide behandelten Wunden, Machaons Name jedoch blieb in den folgenden Jahrhunderten als Vater der Chirurgie in Erinnerung. Podalirios wurde später zum Begründer der Inneren Medizin erhoben, was jedoch nicht primär auf seinen Taten in der *Ilias* basiert, denn er reinigte Wunden und versah sie mit Medikamenten, wie es auch sein Bruder Machaon tat. Der Wunsch nachfolgender Ärzte nach einem antiken Stammvater mit der Aura eines Halbgottes führte zu der Fiktion, Podalirios habe bei der Behandlung innerer Erkrankungen ein besonderes Geschick gehabt; so schuf man ihm einen Platz an der Seite Machaons, des Stammvaters der Chirurgen.

Neben den adeligen Kriegern gab es jedoch auch geschickte Ärzte. Diese Männer besaßen aufgrund ihrer besonderen Fähigkeiten großes Ansehen und genossen hohe Achtung. Emmaeus soll gesagt haben: »Wer würde es wagen, einem vorbeikommenden Fremden Gastfreundschaft zu gewähren, wäre es nicht einer der Wandernden, die für die Menschen arbeiten, ein Wahrsager, ein Arzt, ein Schreiner oder ein Sänger?«

In der griechischen Geschichte behandelten Götter und Ärzte stets gemeinsam die Kranken, und den Heilgöttern errichtete man ihren Schrein in besonderen Tempeln, deren berühmteste dem Asklepios geweiht waren.

Griechische Mythologie und die Tempel des Asklepios

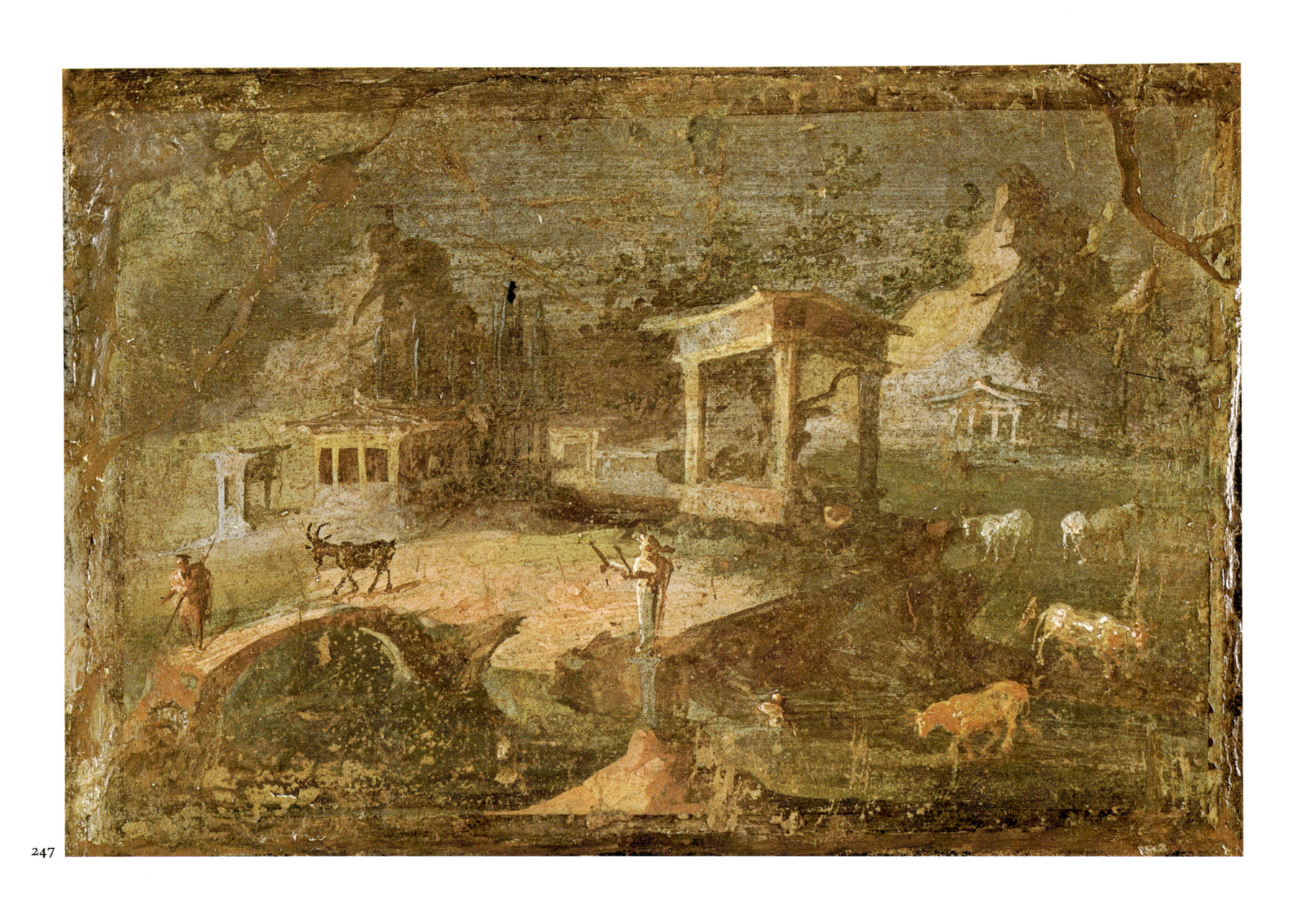

247

Wie zu Zeiten Mykenes standen religiöse und weltliche Medizin Seite an Seite. Die Ärzte waren häufig Mitwirkende in den Tempeln des Asklepios, in deren Säulen sich oft Inschriften verdienter Heilkundiger fanden.

Der Konzentration der religiösen Medizin auf die Tempel und dem Kult des Asklepios ging jedoch ein langes mythologisches Erbe voraus. Die antiken Götter der Erde und der Unterwelt wirkten durch ihre Vermittler, Schlange und Maulwurf, heilend für die Menschen, und Asklepios mag eine spätere Personifikation dieser alten Götter gewesen sein.

Der sagenumwobene Melampos (um 1500 v. Chr.) wurde als Heilkundiger berühmt, als er die Frauen von Argos vom Wahnsinn befreite. Darunter befanden sich auch Töchter des Königs von Tiryns, einer Zitadelle wie Mykene. Seine Methode, die Frauen zunächst zu noch wilderem Verhalten zu stimulieren, soll ein Vorläufer der dionysischen Mysterien mit ihren orgiastischen Riten gewesen sein. Er wandte Nieswurz als Droge an, das je nach Dosis verschiedene Wirkung hat, narkotische diuretische (harntreibend) und abführende.

Amphiaraos war einer der berühmtesten göttlichen Abkömmlinge des Melampos. Seinen Ursprung hatte er als örtlicher Unterweltsgott in Theben, Athen und in Oropos, wo er offensichtlich in Wettstreit zu Asklepios trat. Tromphonios, ein anderer göttlicher Arzt der Unterwelt, dessen Hilfe man in Höhlen suchte, vermittelte seine Heilkräfte durch Schlangen, die als Symbole der Wiedergeburt und somit der Heilung weit in die Frühzeit zurückreichen.

Höher im Wirkungsbereich der olympischen Götter stand Orpheus, dessen Musik und Dichtkunst Macht über die Seelen hatte und der etwa 1300 v. Chr. in Thrakien gelebt haben mag. Um ihn entwickelte sich eine religiöse Sekte, die an die Reinkarnation und die Askese (Übungen, fleischlose Nahrung und Zölibat) glaubte. Das philosophische Medizinzentrum von Pythagoras (um 530 v. Chr.) stand in enger Verbindung zum orpheischen Mystizismus.

Nahezu jeder Gott des griechischen Pantheons, wie auch viele Halbgötter und Helden, scheinen zu Gesundheit und Kranksein in irgendwelchen Beziehungen gestanden zu haben. Hera, die Gattin des Zeus und die Göttin des Haushalts, beschützte die Frauen bei der Geburt. Athene, der Göttin der Weisheit, wurden auch in ihrer Eigenschaft als Heilerin Tempel gewidmet, und man wandte sich an sie als Schutzpatronin der Augen.

Cheiron, ein Halbbruder des Zeus durch denselben Vater, den Titanen Kronos, dem der olympische Zeus die Macht über das Universum abrang, war halb Mensch, halb Pferd und nahm eine Sonderstellung als Schutzpatron des Heilens ein. Noch im Mittelalter berichtete man, daß er Apuleios, den Verfasser eines berühmten Kräuterbuches, in die Geheimnisse der Medizinpflanzen eingeweiht habe. Sein Wissen über die Heilkraft der Kräuter soll ihm durch Artemis mitgeteilt worden sein. Pindars Oden berichten, daß Cheiron nicht nur durch Zaubergesänge magische Heilungen hervorrief, sondern auch Drogen und lindernde Applikationen anwandte sowie die Chirurgie ausübte. Hieraus dürfen wir schließen, daß zur Zeit des Autors (518–438 v. Chr.) ein chirurgisches Handwerk existierte. In der Tat war Cheiron der führende Gott der medizinischen Lehrer, denn unter seinen Schülern befanden sich Melampos, Achilles und Asklepios. Jedoch galt Apollon als die Hauptgottheit der Krankheitsverhütung. Asklepios erlangte seine Dominanz als Gott des Heilens wohl dadurch, daß er der Legende nach der Sohn Apollons gewesen sein soll.

Die Ilias beschreibt Asklepios als Kriegerkönig, der Schiffe und Männer zum Trojanischen Krieg entsandte. Seine beiden Söhne Machaon und Podalirios kannten sich in der Heilkunst aus. Zur Zeit Hesiods (700 v. Chr.?) jedoch, zwei Jahrhunderte nach Homer, wurde Asklepios als der Prinzipal des Heilens angesehen. Hesiods Version von der Geburt und dem Aufstieg des Asklepios ist die bekannteste, wenn man auch nicht weiß, ob er sie schuf oder nur weitergab.

Er berichtet, daß Koronis, eine sterbliche Frau, freiwillig oder gezwungen vom Sonnengott Apollon geschwängert wurde. Während sie das Kind trug, heiratete sie Ischys, mit dem sie – nach anderen Quellen – verlobt gewesen sein soll. Apollon tötete Ischys, während seine Schwester Artemis Koronis erschlug; bevor ihr Leichnam jedoch auf dem Holzstoß verbrannt wurde, raubte Apollon den Säugling Asklepios und brachte ihn in die Bergbehausung des Zentauren Cheiron, der das Kind erzog und es in der Heilkunst, vor allen Dingen in der Kenntnis der Pflanzen und Arzneien, unterrichtete. Als der Junge heranwuchs, wurde er so geschickt, daß er sogar einen Toten zum Leben erweckte. Zeus, der Göttervater, fürchtete, daß die Unterwelt entvölkert würde, wenn Asklepios fortfahre, Menschen wiederzubeleben, und

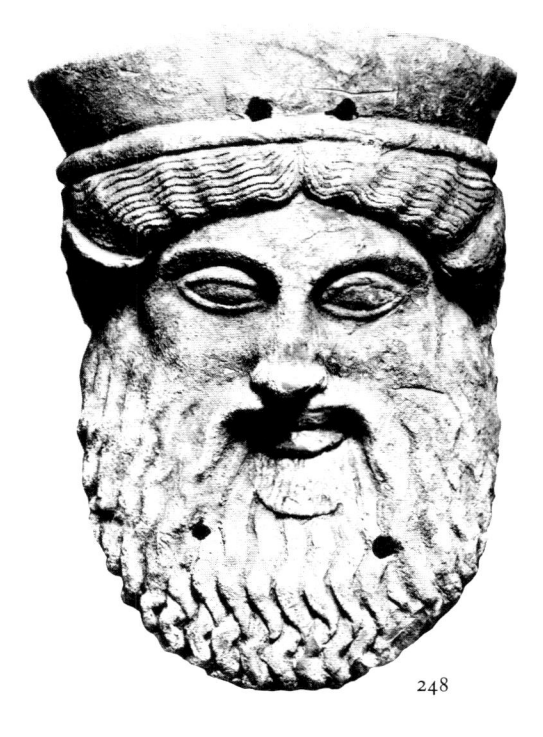

248

247 Die Heilige Landschaft, pompejanisches Wandgemälde (63 bis 79 n. Chr.) Wenn auch nicht griechischen Ursprungs, so reflektiert diese imaginäre Szene doch die Ehrfurcht und Adaption der Römer im Hinblick auf die antike griechische Mythologie mit ihren Vorstellungen. Museo Archeologico Nazionale, Neapel

248 Terrakotta-Maske (um 450 v. Chr.) aus Böotien. Dieser Typus steht in Verbindung mit den frühesten dionysischen Fruchtbarkeitsriten, Zeremonien, die Eingang in das griechische Drama fanden. Sammlung Norbert Schimmel, New York

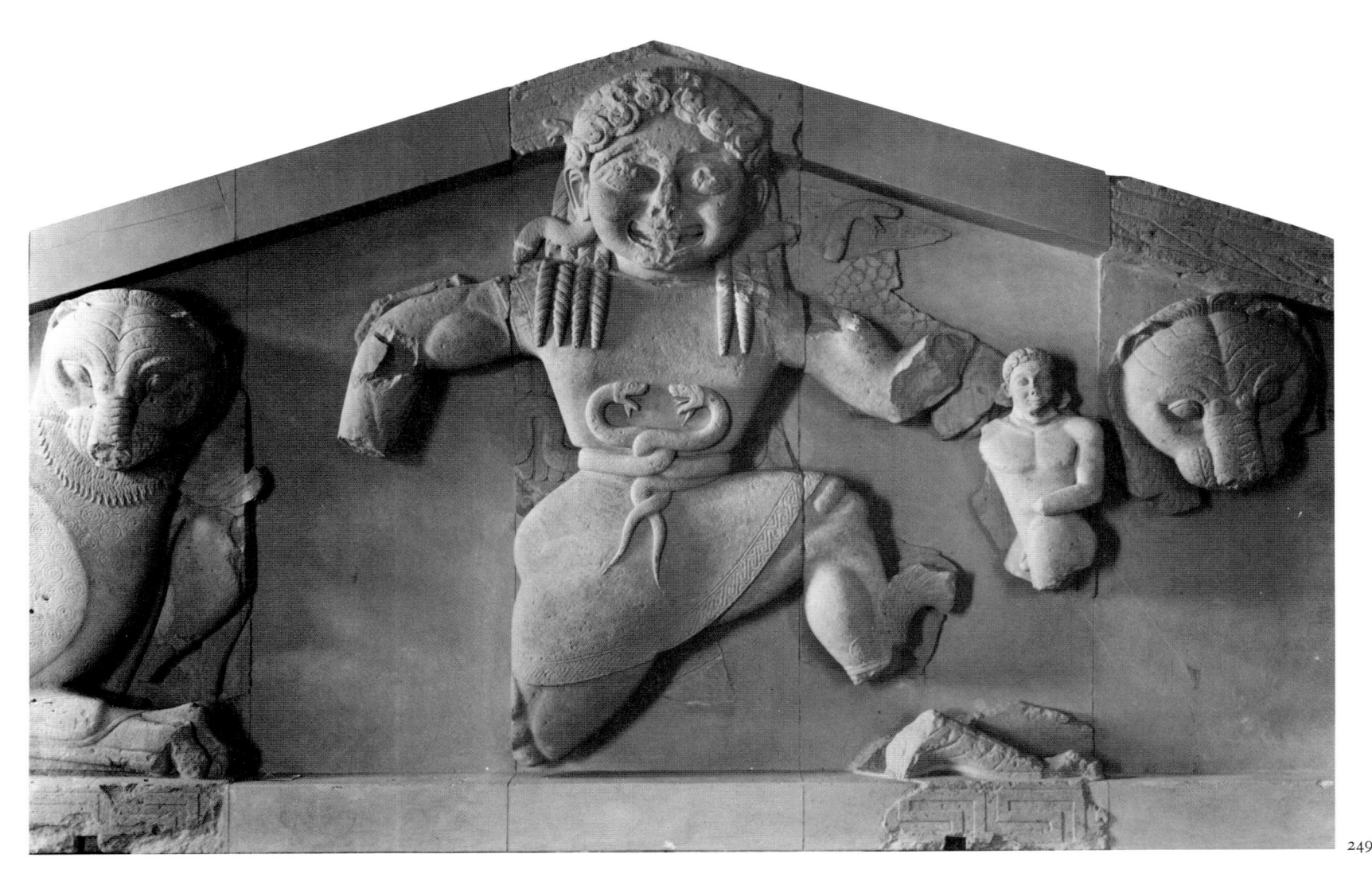

249

249 Die Gorgone-Medusa vom Giebel des Tempels der Artemis in Korfu (um 600 – 580 v. Chr.). Sie sollte dort wohl böse Geister abschrecken, da der Blick einer Gorgone die Versteinerung nach sich zog. Archäologisches Museum, Korfu

250 Bronzener Helm (9.–7. Jahrhundert v. Chr.), als Dekoration das alte medizinische Symbol der verflochtenen Schlangen, die dem Träger symbolischen Schutz boten. Sammlung Norbert Schimmel, New York

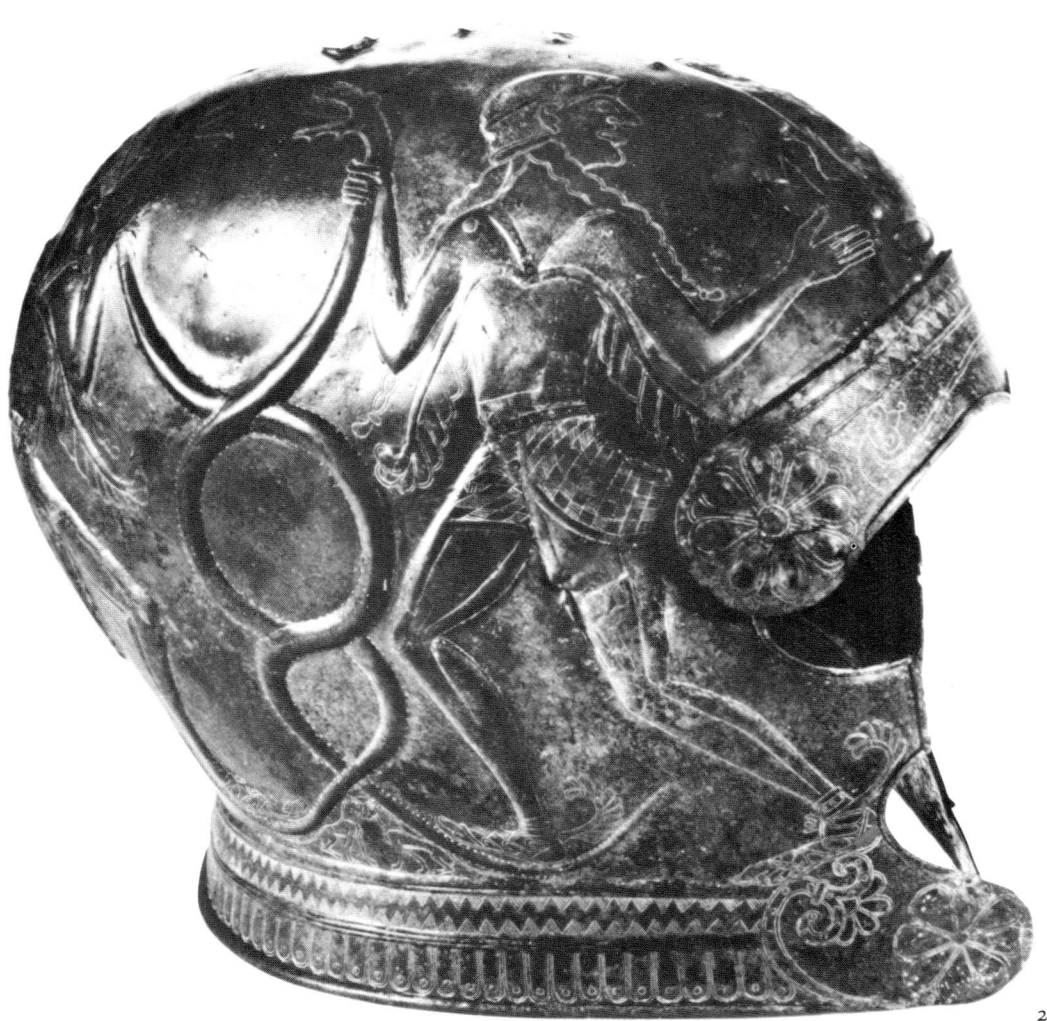

250

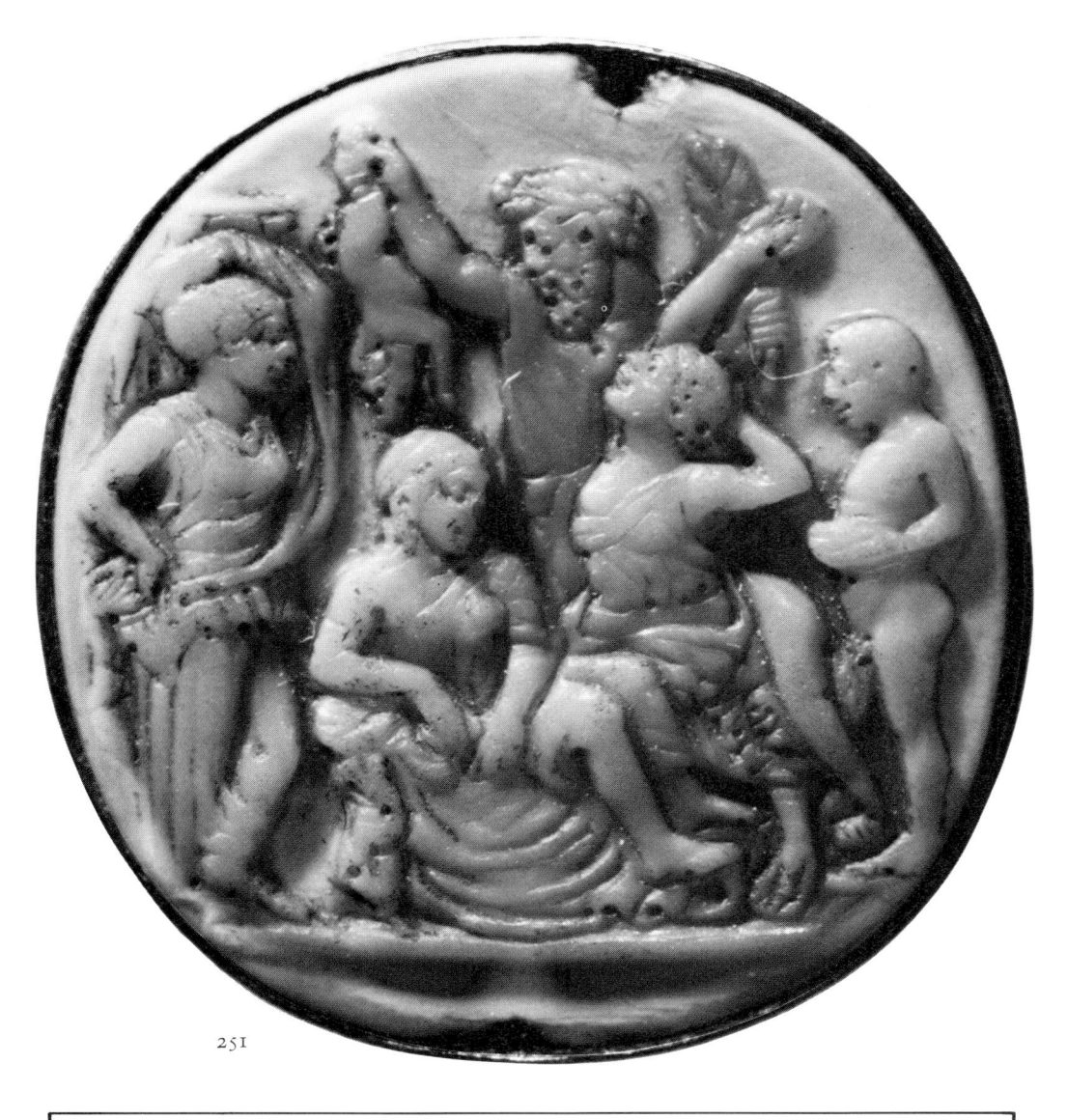

251

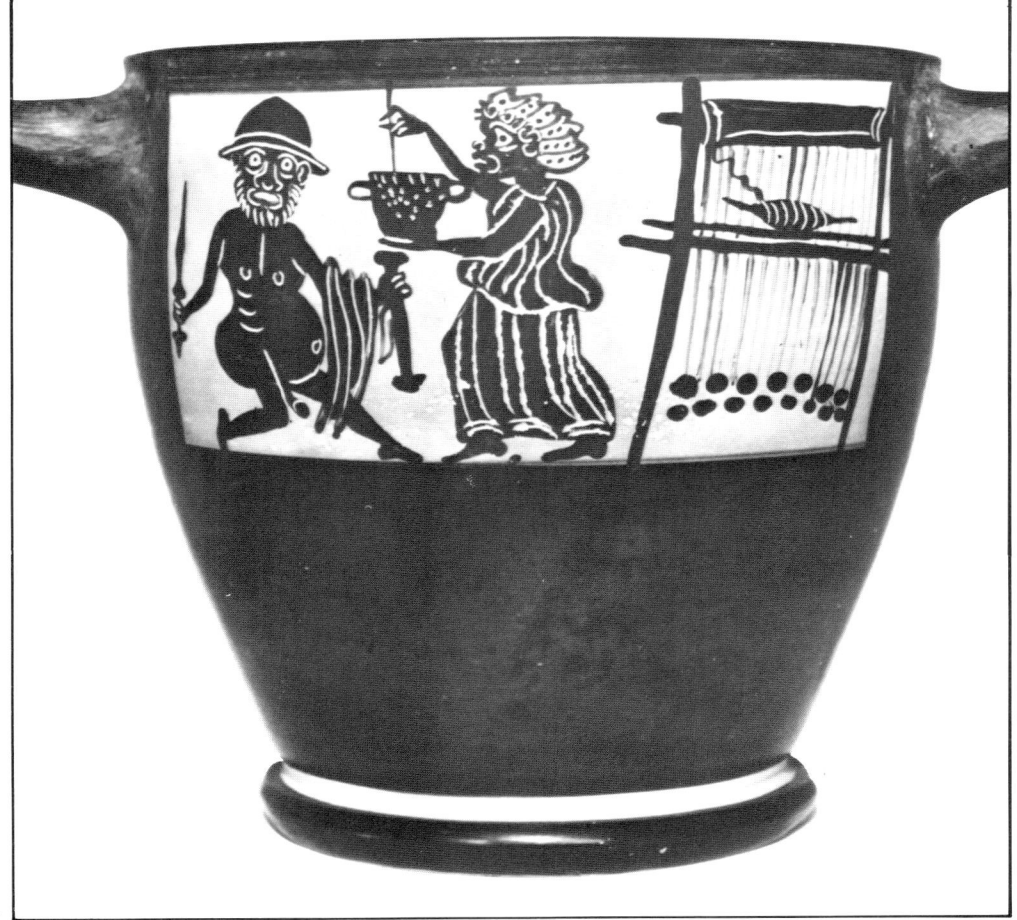

252

251 Archaische Kamee (7.–6. Jahrhundert
v. Chr.) mit der Darstellung des berühmten
Arztes Melampos, der die wahnsinnigen
Töchter des Königs Proetos heilt, indem er das
Blut eines Schweines auf ihre Stirn träufelt.
Louvre, Paris

252 Detail eines griechischen Trinkbechers
mit Circe, die Odysseus den Trank anbietet.
Mit dem Trank wollte sie dessen Männer in
Schweine verwandeln. Odysseus jedoch hatte
eine schützende Kräutermedizin von Hermes
erhalten und konnte sie so überlisten.
Ashmolean-Museum, Oxford

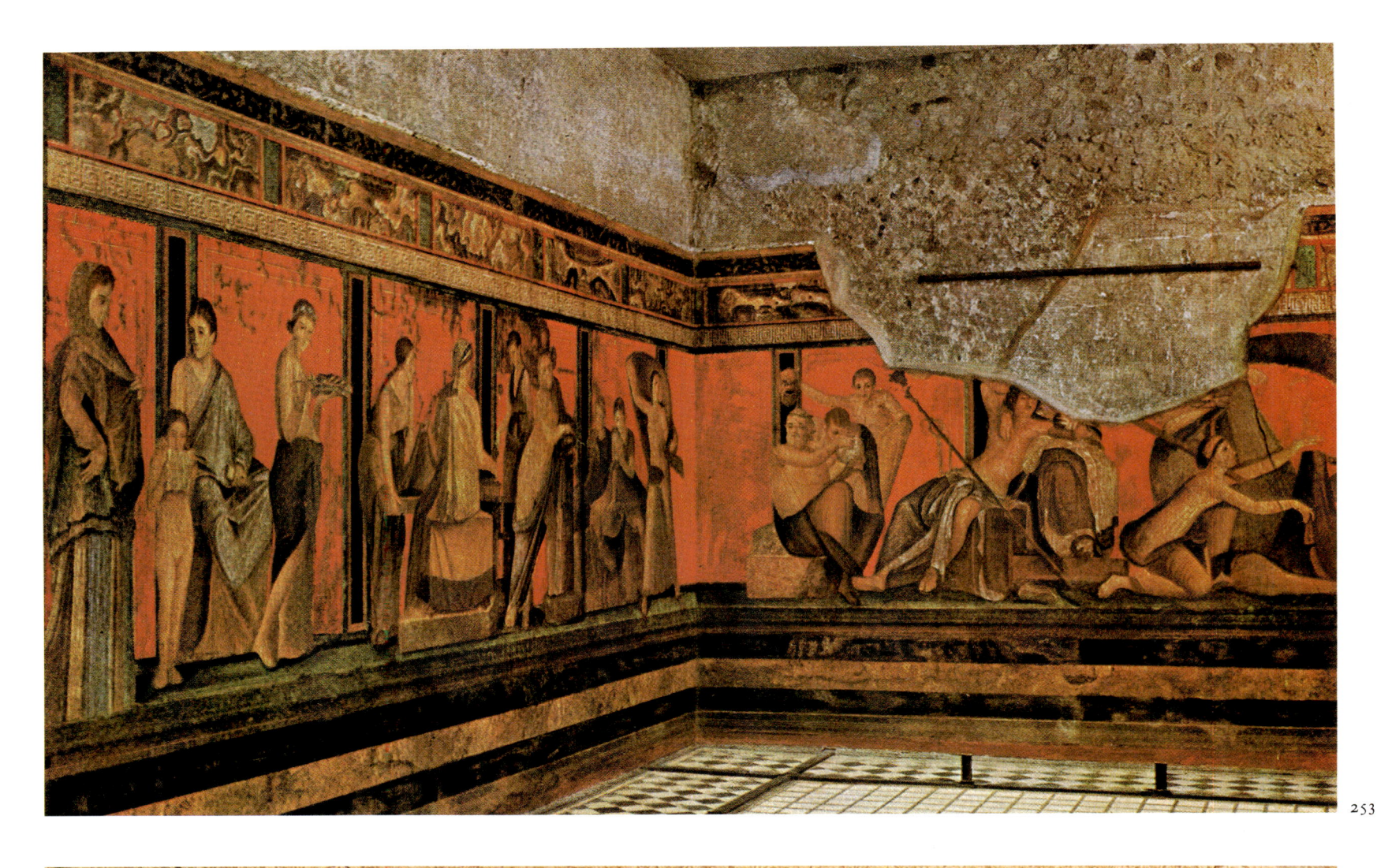

253

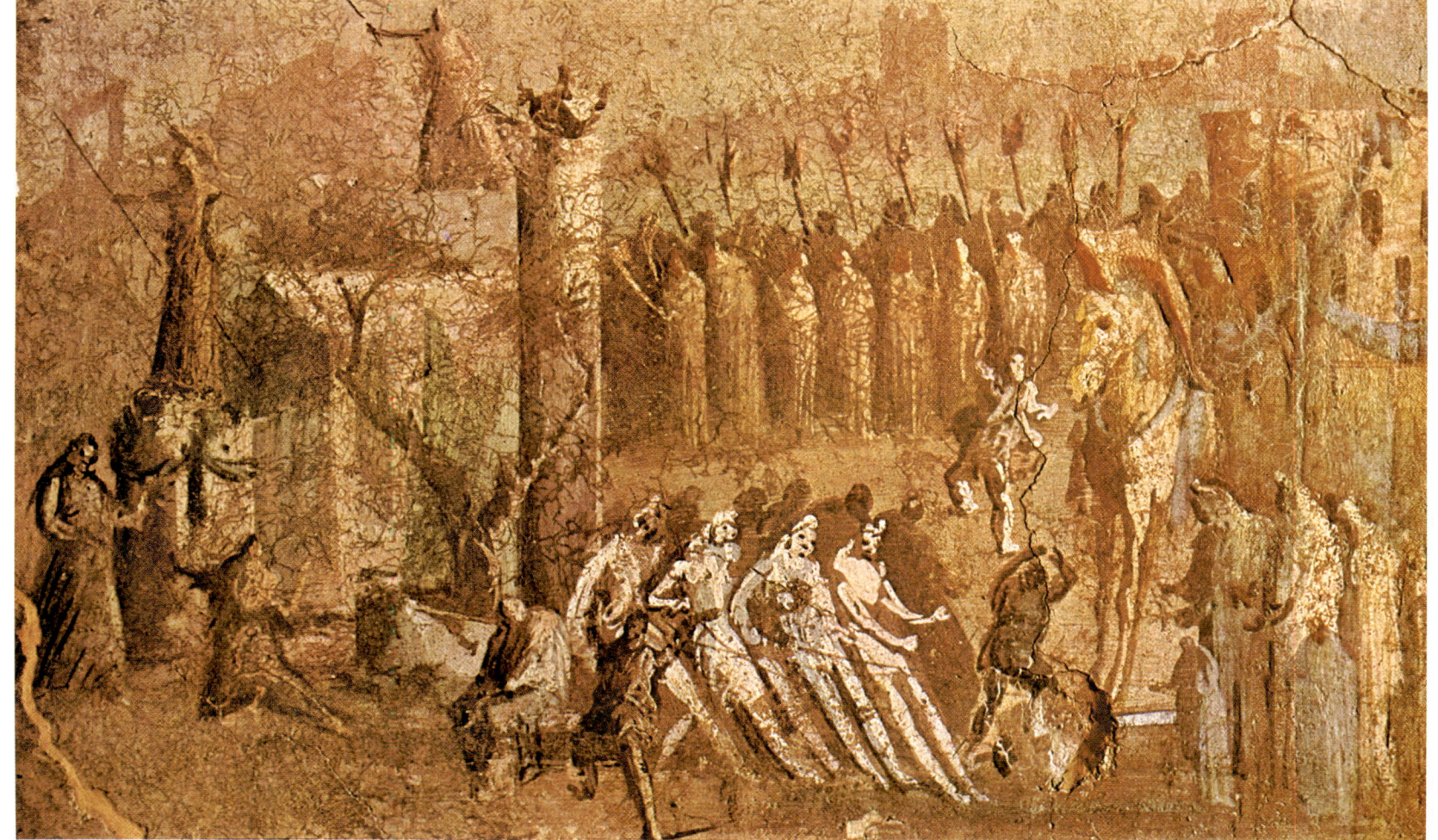

254

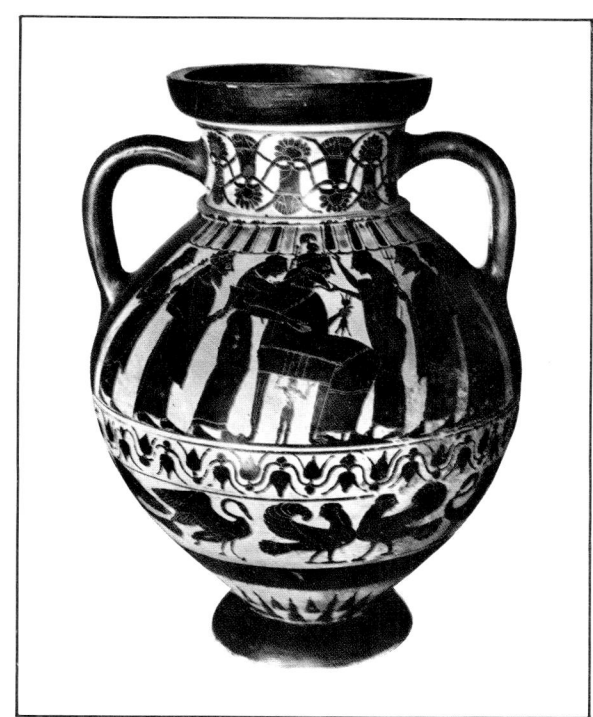

256

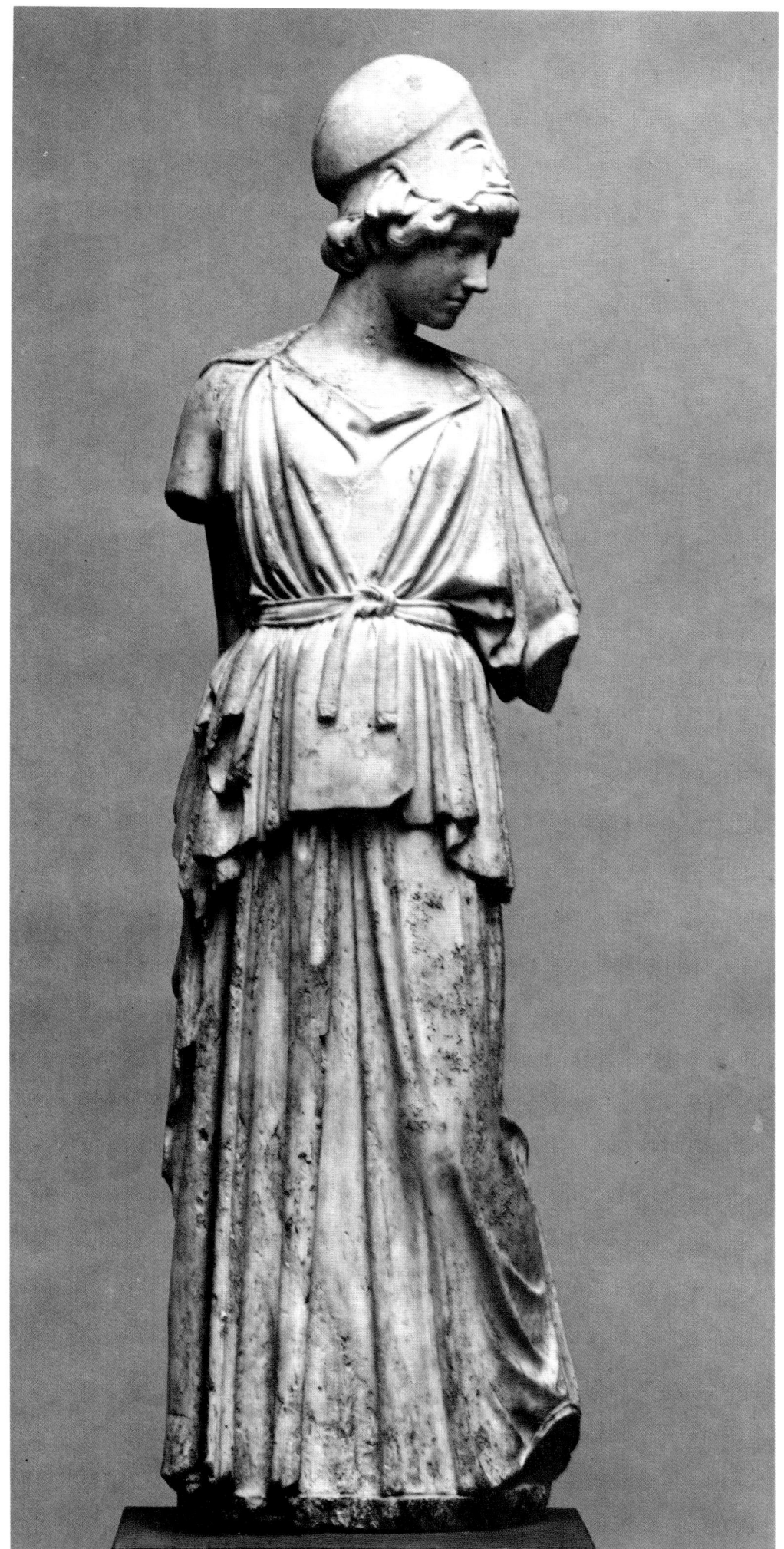

253 Geheimer dionysischer Kult, dargestellt in der pompejanischen ›Villa der Geheimnisse‹ (um 50 v. Chr.). Dieser römische Kult basierte auf der alten griechischen Verehrung des Dionysos, Gott des Weines und der Fruchtbarkeit; in seinen Einzelheiten kennt man diesen Kult heute nicht mehr.

254 Wandgemälde (um 63.— 79 n. Chr.) aus Pompeji mit der Illustration des Trojanischen Pferdes aus der *Ilias*, in der sich auch die Nachricht findet, daß der Medizingott Asklepios ein Kriegerkönig im Trojanischen Krieg gewesen war. Museo Archeologico Nazionale, Neapel

255 Marmorstatue der Athene (6.–5. Jahrhundert v. Chr.), Tochter des Zeus und Schutzgöttin der Stadt Athen und der Augen. Städtische Galerie, Liebig-Haus, Museum alter Plastik, Frankfurt

256 Griechische Vase im attischen Stil (7. Jahrhundert v. Chr.) mit Athenes Geburt aus der Stirn des Zeus. Dessen Frau Hera fungierte bei der Geburt als Schutzgöttin der Mutter. Louvre, Paris

255

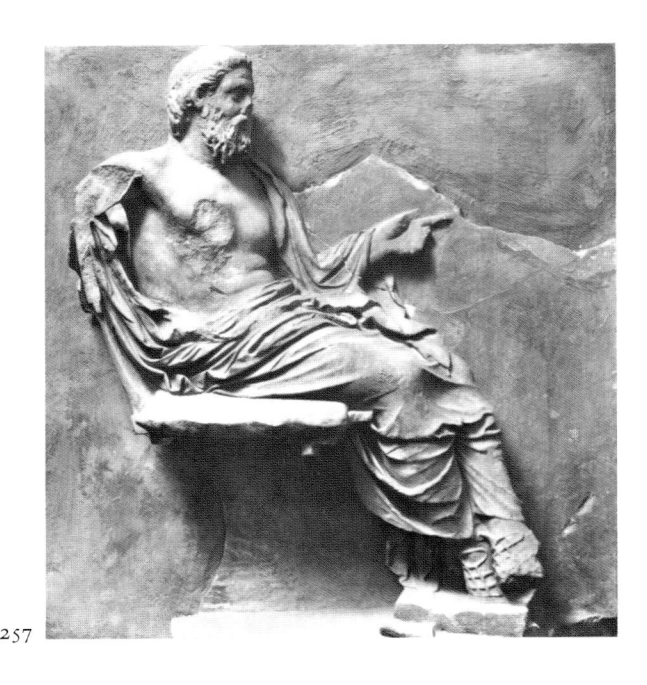

257

257 Asklepios, Gott der Heilkunst, auf einer Metope im Tempel des Asklepios von Epidauros (4. Jahrhundert v. Chr.), einem der berühmtesten Heiltempel jener Zeit. Archäologisches Nationalmuseum, Athen

258 Die drei Hauptgötter der Heilkunst – Apollon, der Kentaure Cheiron und Asklepios –, dargestellt auf einem Wandgemälde aus Pompeji (1. Jahrhundert n. Chr.). Apollon, der Vater des Asklepios, hatte seinen Sohn dem Cheiron zur Erziehung anvertraut. Museo Archeologico Nazionale, Neapel

259 Asklepios und seine Familie, dargestellt auf einer Votivtafel (370–270 v. Chr.) aus Thyrea in Argolis. Seine Söhne Machaon und Podalirios wurden die Schutzgötter der Chirurgen und Internisten. Seine Töchter Hygieia und Panakeia waren die Göttinnen der Gesundheit und der Medikamente. Archäologisches Nationalmuseum, Athen

260 Detail des marmornen Apollon vom Westgiebel des Zeus-Tempels in Olympia (460 v. Chr.). Apollon, der Schutzgott der Medizin, war der Vater des Asklepios, der später die Stellung des Vaters als Gott der Heilkunst einnahm. Archäologisches Museum, Olympia

erschlug den Heilkundigen mit seinem Donner, worauf Asklepios als Gottheit in den Olymp einging.

Zur Zeit Pindars war die Unbilligkeit der Götter unerträglich geworden, und so änderte man die Legende, um sie den neuen Vorstellungen von Moral anzupassen. Koronis wurde zur Ehebrecherin, die Apollon und ihren Ehemann betrog und somit ihr gerechtes Geschick verdiente. Die Strafe gegen Asklepios wurde dadurch annehmbar, daß er die Wiederbelebung für Geld und nicht aus edler Gesinnung vorgenommen hatte. Diese Revision bewies auch, daß jeder Arzt, sogar Asklepios, für die *hybris*, die Sünde der göttlichen Anmaßung, bestraft werden konnte. Die Natur durfte nicht hintergangen werden; wenn der Arzt sich doch als Kaufmann verhielt, so zeigt sich darin vielleicht ein Hinweis auf die allgemeine Einstellung jener Zeit.

Asklepios besaß eine große Familie, deren Mitglieder fast alle gesundheitliche und medizinische Funktionen ausübten. Seine Gemahlin Epione linderte den Schmerz, seine Tochter Hygieia war eine Göttin der Gesundheit und repräsentierte später die Verhütung von Krankheiten. Panakeia, eine weitere Tochter, war für die Behandlung zuständig; der Junge Telesphoros, der den Asklepios meistens begleitete, wirkte mit bei der Rekonvaleszenz.

Die Heilungstempel des Asklepios entstanden etwa im 6. vorchristlichen Jahrhundert offensichtlich in Thessalonien – entweder in Tricca (nach der *Ilias* und nach Hesiod) oder in Epidauros (entsprechend archäologischem Nachweis). Im 4. Jahrhundert v. Chr. existierten Tempel an vielen Orten des Festlandes einschließlich Argolis', Mantineas, Gortys', Cyllenes, Korinths, Aeginas (jenseits der Küste), Athens (das sich nach einer Seuche 410 v. Chr. anschloß) und Piraeus'. Auf der Insel Kos, dem Geburtsort des Hippokrates, wurde Asklepios nicht vor dem 4. Jahrhundert v. Chr. anerkannt, und dann erst als eine Art Partner des Apollon. Hippokrates war bereits gestorben, so daß es zu seinen Lebzeiten keine Verbindung mit der örtlichen Medizin gegeben haben kann. Einmal gegründet, blühte der Tempel des Asklepios jahrhundertelang und überdauerte sogar auf der Insel die hippokratischen Lehrer.

Zwei der berühmtesten Asklepios-Tempel (im 4. Jahrhundert v. Chr. gegründet), die nur dem von Epidauros nachstanden, fanden sich in Pergamon an der Küste Kleinasiens und auf der nahegelegenen Insel Rhodos. Delos und Lebera gründeten kurz darauf ebenfalls Tempel. Der Kult verbreitete sich rasch durch die griechische Welt – östlich bis hinter Ephesos, südlich bis Kreta und Afrika, westlich bis Taras (Tarentum) und Syrakus. In Ägypten verband sich die Gottheit des Asklepios mit dem deifizierten Imhotep zu Asklepios-Imuthes. Nach dem Tode Alexanders 323 v. Chr. scheint der von den herrschenden Ptolemäern unterstützte Heilgott Serapis von einer anderen Verbindung mit Asklepios abgelöst worden zu sein. Offensichtlich hatte die Legende eine starke Überzeugungskraft, und Asklepios erfüllte das Bedürfnis nach einem persönlichen mitfühlenden Gott so sehr, daß er die Macht und den Einfluß jedes lokalen Gottes der Heilkunst erbte, ersetzte oder sich damit verband, wo auch immer seine Riten Fuß faßten.

In Rom wurde der erste Tempel für Asklepios 295 v. Chr. erbaut. Die Fama berichtet, daß man in Epidauros um Hilfe nachsuchte, um die damals in Rom grassierende Pest einzudämmen. Die epidaurische Schlange verließ den Tempeldistrikt, bestieg das wartende Schiff, segelte zu der Insel im Tiber und ging dort an Land. An dieser Stelle errichtete man den Tempel, und die Epidemie fand ein Ende.

Jeder Tempel des Asklepios war ein Konglomerat von Gebäuden und Bezirken, deren Größe und Pracht von ihrem Reichtum und Einfluß abhingen. Das beherrschende Gebäude stellte üblicherweise der Haupttempel dar, in dem eine Statue des Gottes einen hervorragenden Platz einnahm. Die Statue in Epidauros soll von gewaltigen Ausmaßen und mit ihren goldenen und elfenbeinernen Verzierungen ehrfurchteinflößend gewesen sein. Standbilder von verschiedenen Mitgliedern der Asklepios-Familie sah man häufig im Tempel selbst oder in der Tempel-Anlage. Im Tempelbezirk, am Eingangstor oder vor dem Portal fanden sich Schrifttafeln mit der Beschreibung wunderbarer Heilungen und Votivgaben, die Dankbarkeit für den glücklichen Ausgang bezeugten. Ein rundes Gebäude, der Tholos, enthielt Wasser zur Reinigung, sei es als Teich oder als heilige Quelle. Auch hier gab es häufig Gemälde und Dekorationen.

Für den leidenden Bittsteller war das Abaton das Hauptgebäude; dort sah er seine Heiligen im Traum. Alle Vorbereitungen und Hoffnungen waren nur das Vorspiel zum Hauptgeschehen innerhalb des Abatons, wo sich der Kranke zum Schlafen legte, bis er von Gott heimgesucht wurde.

Die großen Tempeldistrikte, wie der von Epidauros, umfaßten wohl auch ein Theater, ein Stadion und ein Gymnasium, die die Stimmung der Kranken anregen,

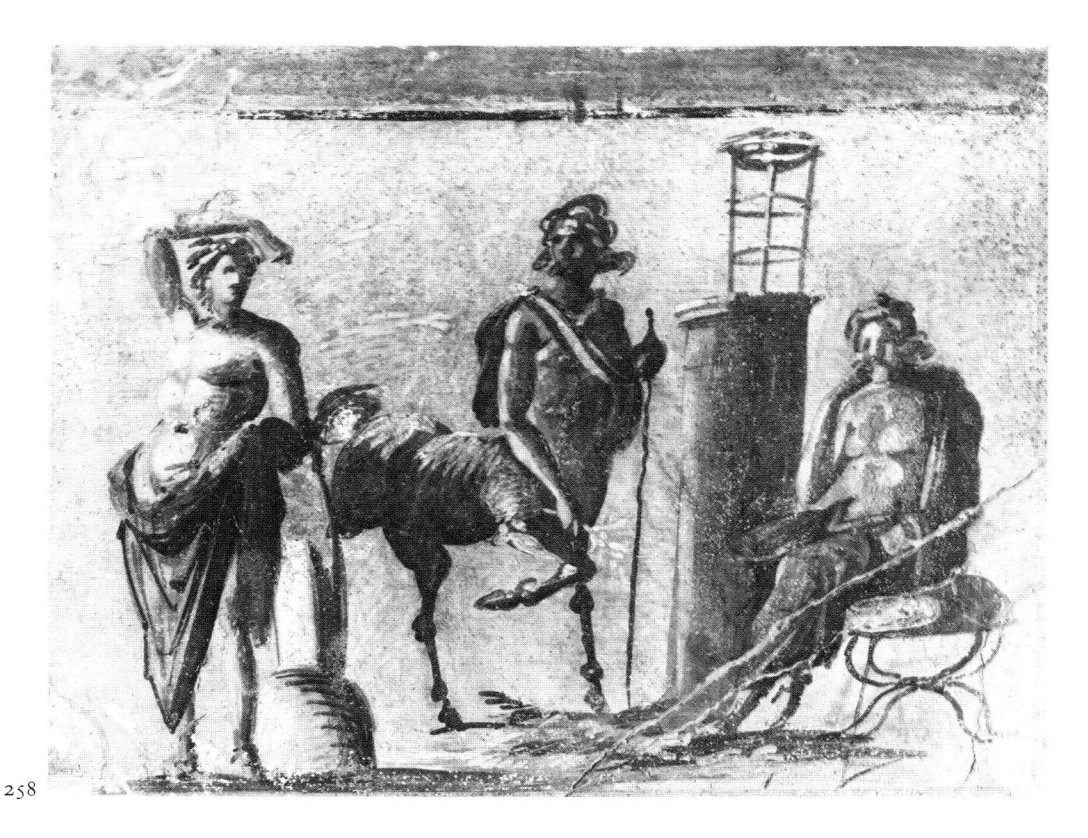

258

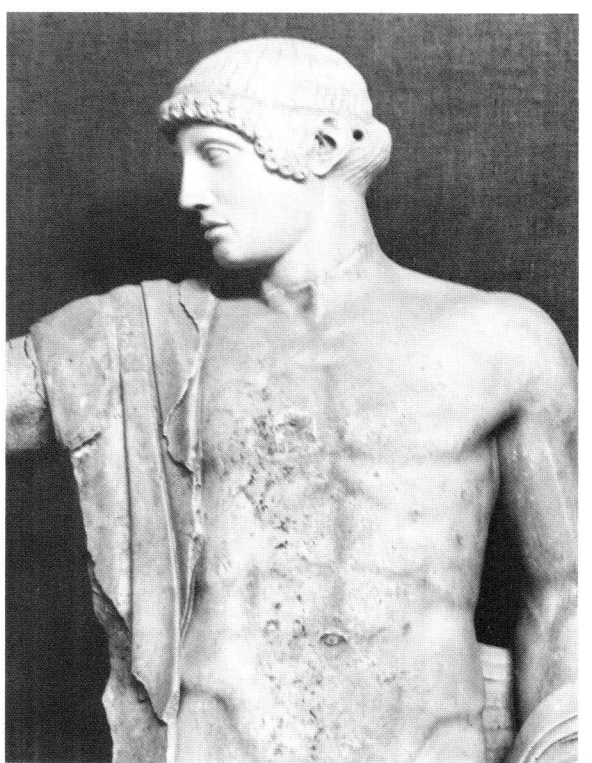

260

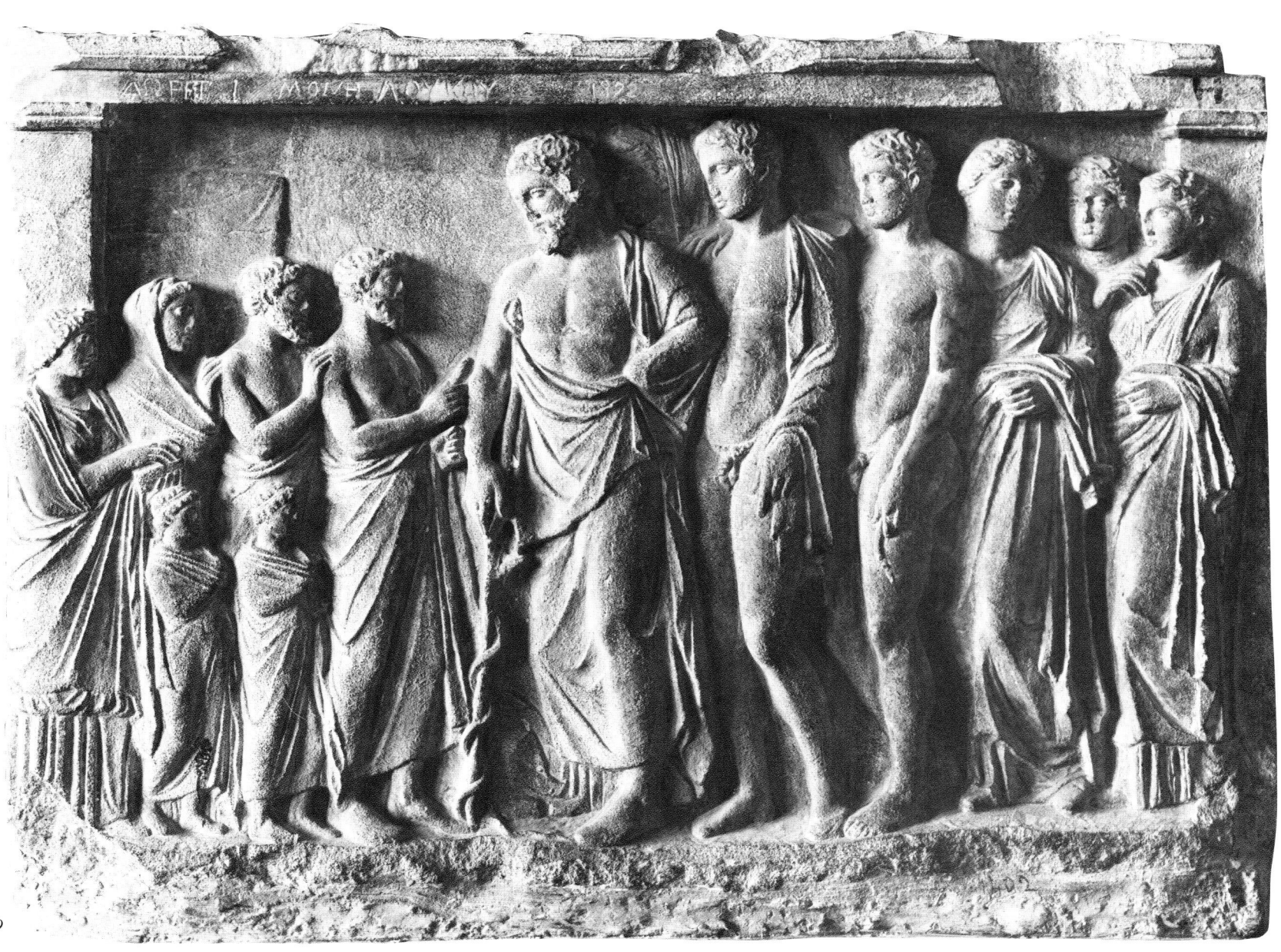

259

171

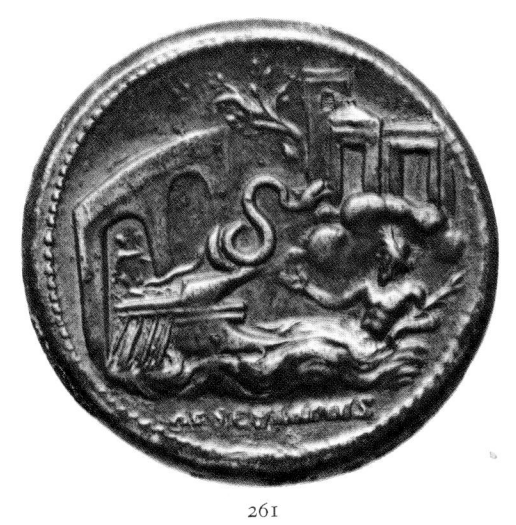

261

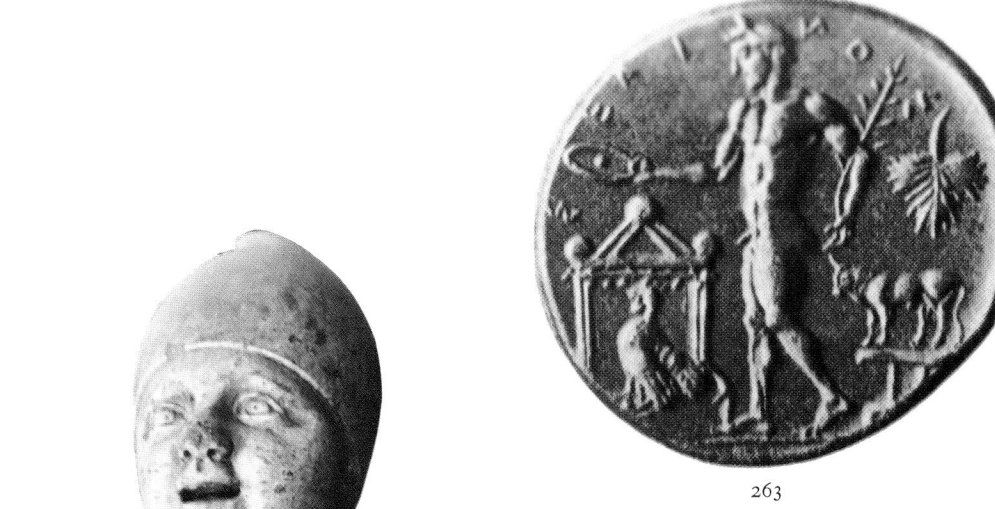

263

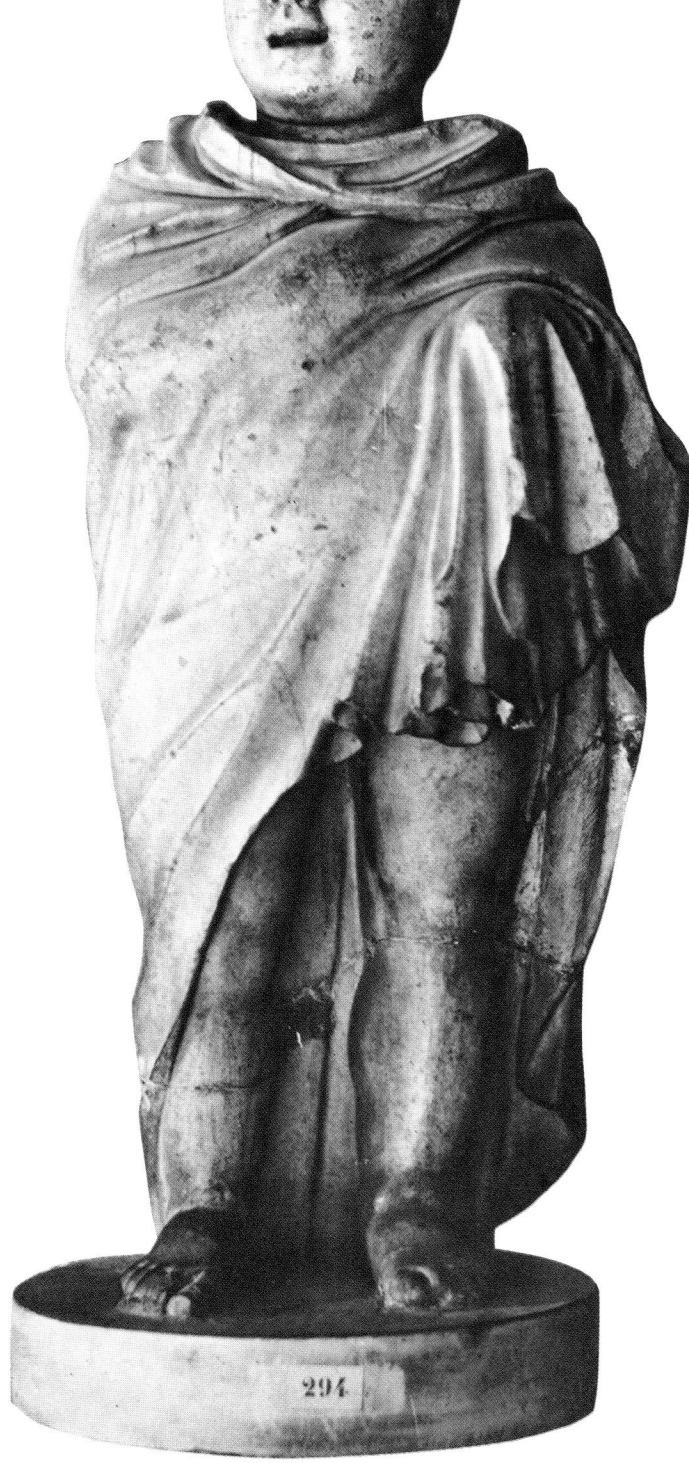

262

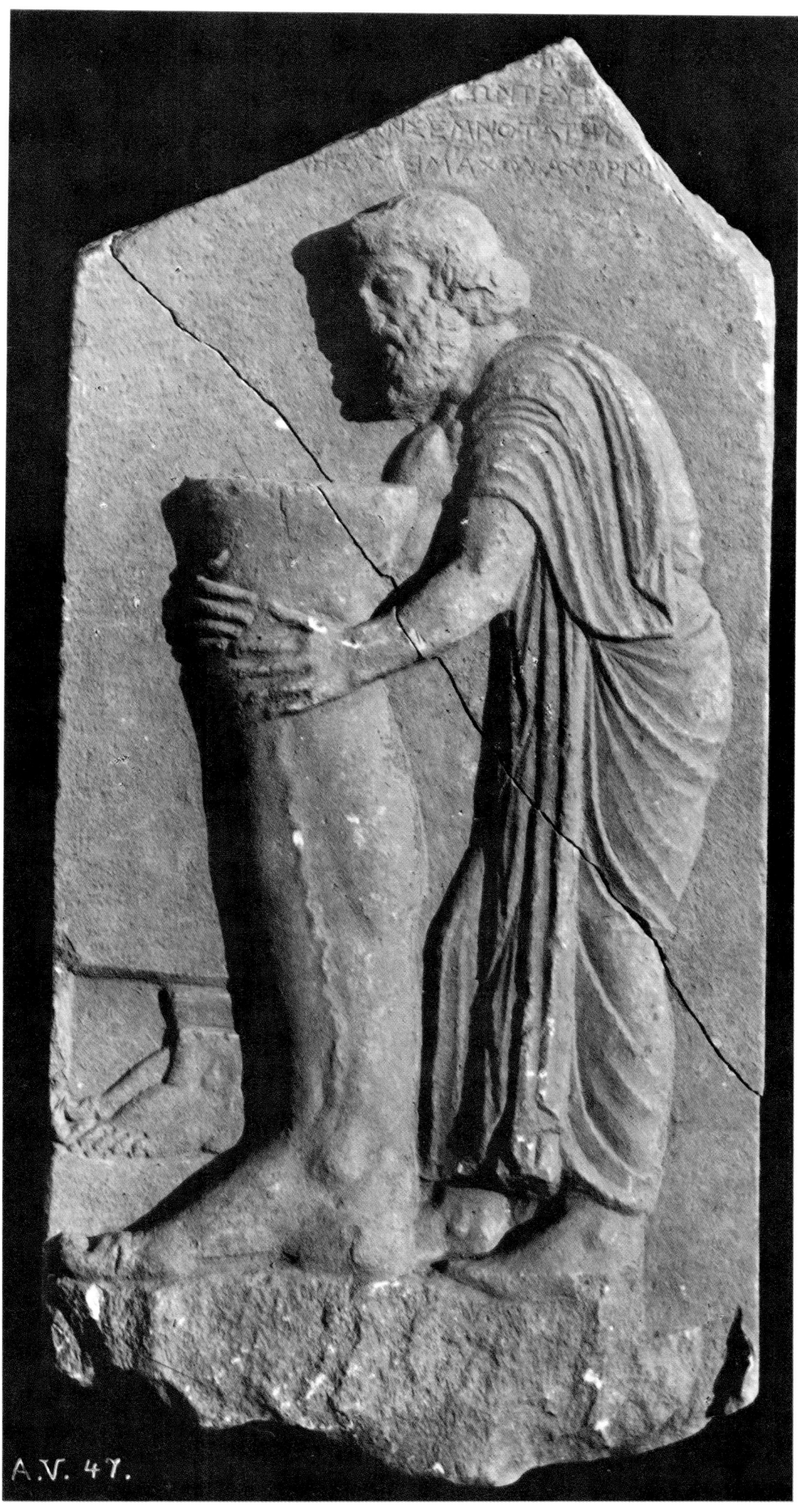

261 Römische Münze (291 v. Chr.) mit der Ankunft der epidaurischen Schlange auf der Tiberinsel, um die Pest zu beenden und den ersten Tempel des Asklepios in Rom zu gründen. Louvre, Paris

262 Statue von Telesphoros, des Jungen, der häufig in der Gesellschaft von Asklepios dargestellt wird und die Rekonvaleszenz repräsentieren soll. Louvre, Paris

263 Griechische Münze mit der Darstellung des Flußgottes Silenus, der am Altar des Asklepios (durch den Hahn symbolisiert) opfert, denn Empedokles, der durch die Umleitung eines Flusses ein anderes stehendes Gewässer klärte, hatte auf diese Weise eine epidemische Malaria beendet. British Museum, London

264 Votivtafel, Asklepios dediziert, wahrscheinlich in Dankbarkeit für die Heilung von Krampfadern, die hier auf dem Bein dargestellt sind. Archäologisches Nationalmuseum, Athen

264

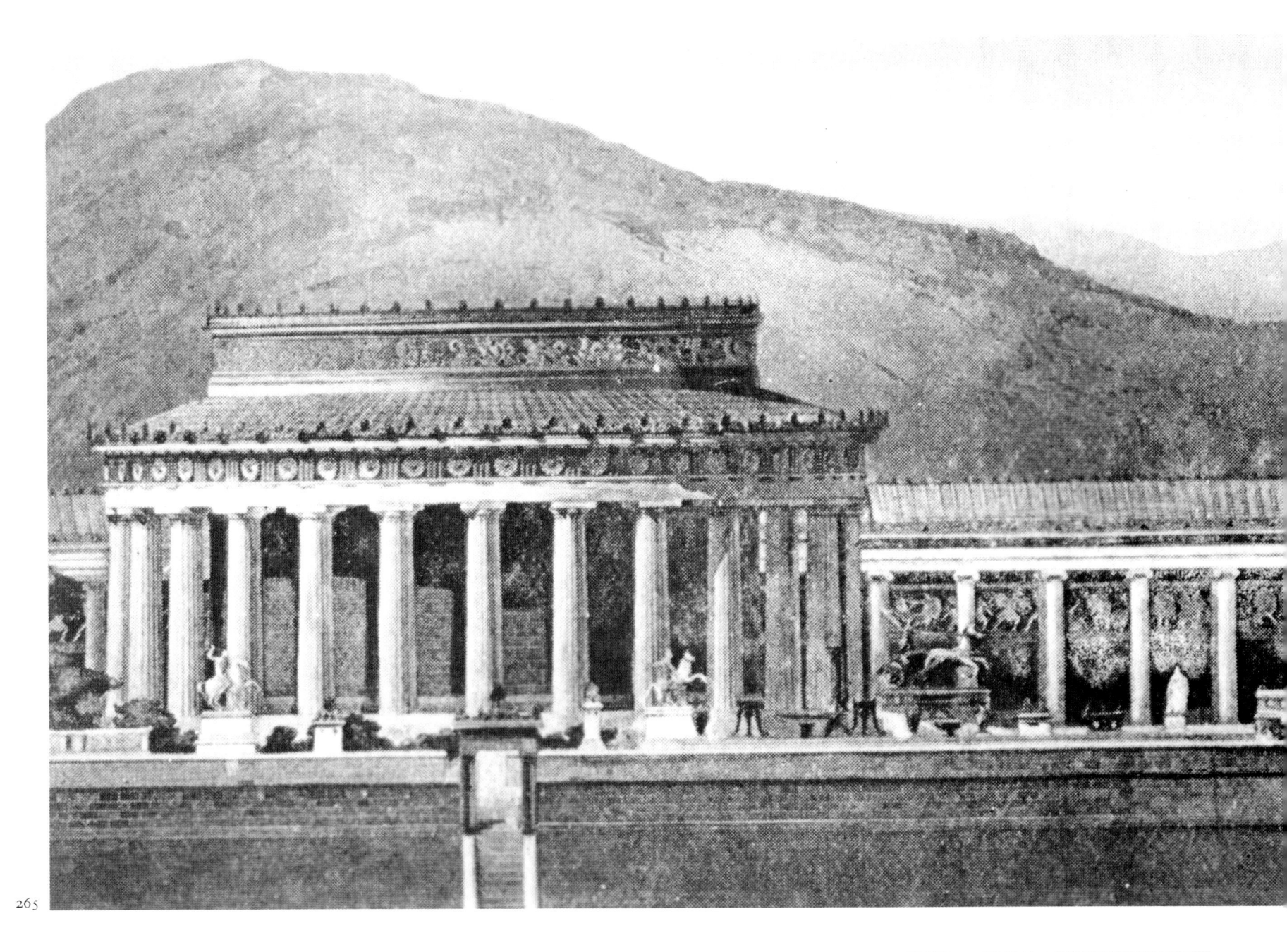

265

266

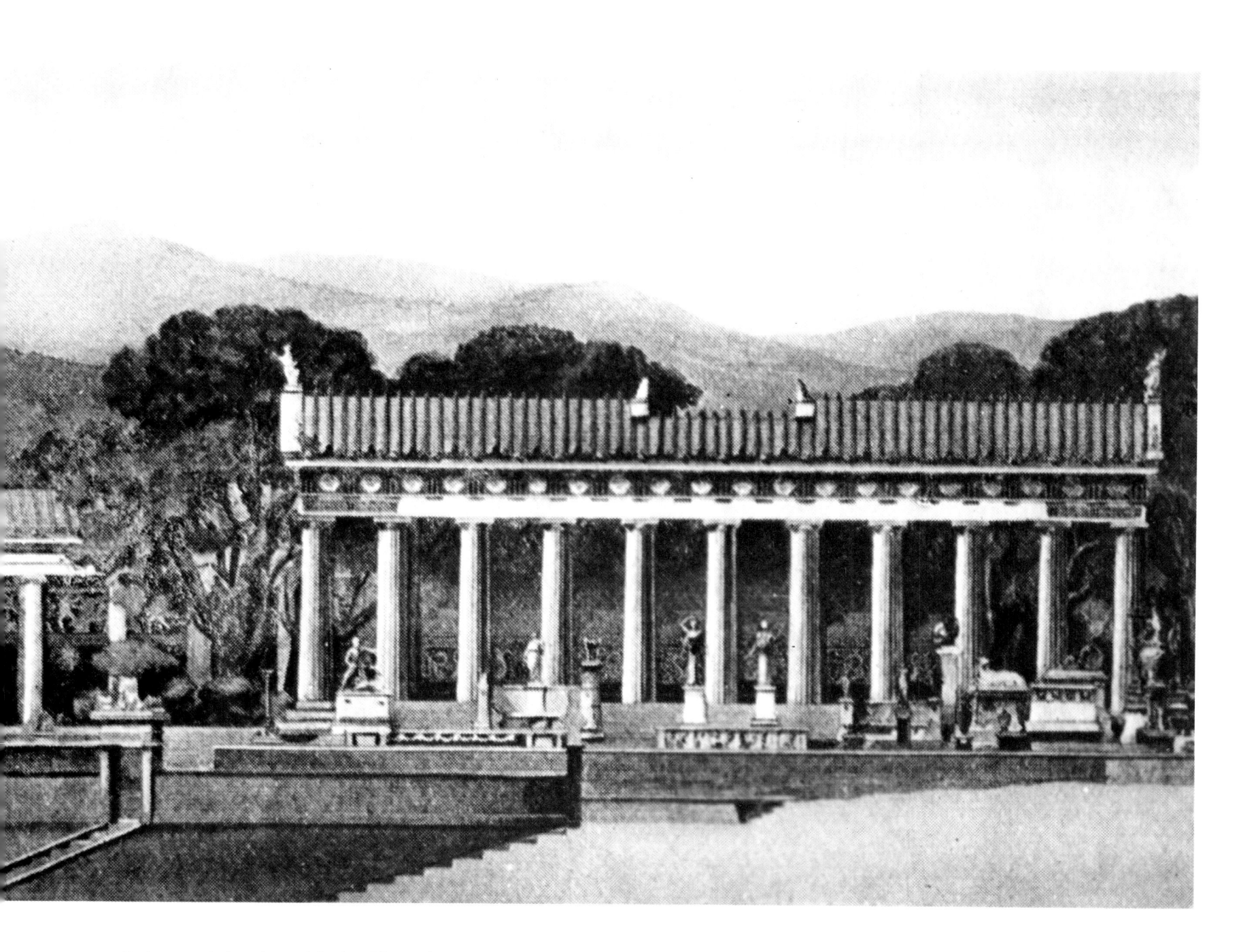

265 Rekonstruktion des Asklepios-Tempels in Epidauros; dieser und der asklepeianische Tempel von Pergamon waren die reichsten der Heiltempel. Zwischen dem *Tholos*, links, und dem Tempel, rechts, befand sich das *Abaton*, wo die Patienten schliefen und während der Behandlung träumten.

266 Ruinen des Tempels von Asklepios (4. Jahrhundert v. Chr.) auf der Akropolis in Athen. Hier handelt es sich um eins der etwa 200 Heiligtümer, die uns in der griechischen Welt bekannt sind.

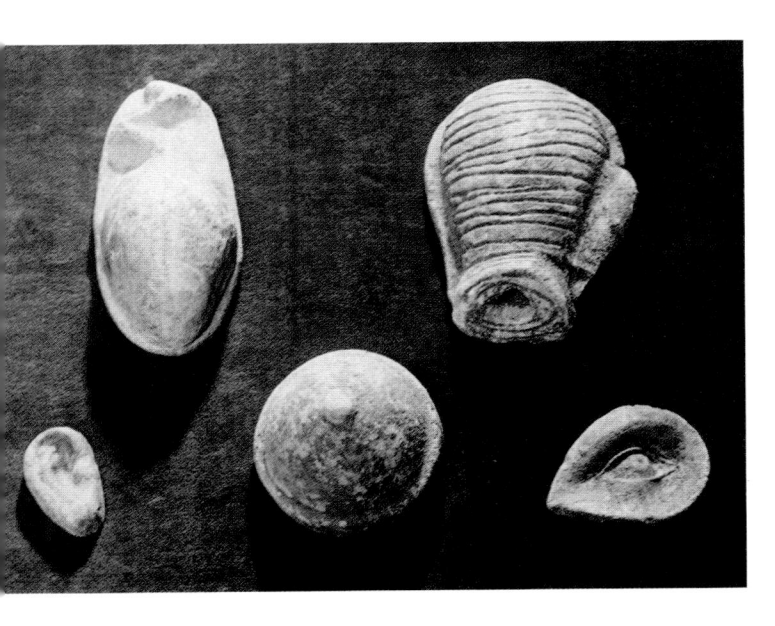

267　Terrakotta-Votive aus einem etruskischen Tempel von Veji (6. Jahrhundert v. Chr.). Häufig wurden den Göttern Opfer in Gestalt der geheilten Beschwerden dargebracht. Hier handelt es sich um eine Vagina, einen Uterus, eine Brust, ein Ohr und ein Auge. University of Kansas, Medical Center, Kansas City

beschwichtigen oder durch Unterhaltung beeinflussen sollten. Auch Gasthäuser und Unterkünfte wurden gebraucht, lagen jedoch meist außerhalb des heiligen Komplexes. Die Tempel des Asklepios waren bei Reichen und Armen außerordentlich beliebt. Aus unserer Sicht scheinen sie mehr eine Mischung aus einem Wallfahrts- und einem Kurort gewesen zu sein als Vorläufer eines Krankenhauses.

Die Zeremonie selbst, die nach Sonnenuntergang begann, war in sorgfältig entwikkelte Rituale eingebettet, die in Verbindung mit dem Eindruck der Baulichkeiten, der Unterhaltung außerhalb und dem Einfluß vieler erfolgreicher Heilungen den Besucher in einen Zustand versetzte, der ihn für die Heilmaßnahmen der Priester und der Helfer empfänglich stimmte.

Zuvor war Abstinenz von bestimmten Speisen und von Wein oder sogar Fasten notwendig; nach dem rituellen Bad trug man eine saubere weiße Robe. Es folgte eine Gabe oder ein Opfer an den Gott Asklepios in Form von Nahrung, einem Opfertier oder einem anderen Symbol der Verehrung. Später wurde es üblich, Asklepios einen Hahn zu opfern; diese spezifische Bedeutung mag ihren Ursprung im Zoroastrismus haben, in dem das Krähen eines Hahns böse Geister verjagte und Krankheit verhütete.

Nun war der Bittsteller für den wesentlichen Teil der Zeremonie bereit, die Inkubation. Man legte sich auf ein Ruhelager und wartete die Visite des Gottes ab. Es gibt wenig Beweise dafür, daß Drogen den Zustand der Somnolenz oder des Halbschlafes hervorriefen, in dem sich die Gläubigen befanden. In der Nacht machte dann der als Asklepios verkleidete Priester in Begleitung seiner Töchter, Diener, Assistenten und einer Schlange oder einem Hund seine Runden und ging im Halbdunkel von Schläfer zu Schläfer, wobei er heilte oder Rat gab. Das eindrucksvolle Gefolge trug Medizin, Verbände und andere ärztliche Ausrüstungsgegenstände aus der Welt draußen, der Patient wurde jedoch vom Gott oder seinem Assistenten behandelt bzw. von einer Schlange oder einem Hund aus der Begleitung, die dann den betroffenen Körperteil leckten. Um die Unfruchtbarkeit einer Frau zu behandeln, legte man eine Schlange auf ihr Abdomen (Leib), wobei es vorkam, daß eine Frau träumte, sie übe den Beischlaf mit einer großen Schlange aus. Auch andere Tiere nahmen an den Heilmaßnahmen teil, wie z. B. eine heilige Gans, die Geschwüre aufbiß. Die Gottheit benutzte eine Vielzahl von Behandlungsmethoden: Handauflegen, Anwendung von Medizin, Durchführen eines chirurgischen Eingriffs oder das Erteilen von Instruktionen oder eines Rates.

Bis zum Morgen erwartete der Kranke seine Heilung. Manchmal dauerte es länger, und der Betroffene muße sich tagelang im Tempel oder in dessen Nähe aufhalten. In jedem Fall erwartete man jedoch vom Geheilten, daß er vor dem Verlassen des Tempels ein Zeichen seiner Dankbarkeit hinterließ – eine kleine Anerkennung, falls er arm war, von einem Reichen ein großzügiges Geschenk.

Wenn auch viele verschiedene Techniken vom Gott/Arzt gebraucht wurden, basierten die meisten jedoch eindeutig auf den üblichen Praktiken der weltlichen Ärzte und dem Volksbrauch der Zeit. Gelegentlich wurden die präzisen Maßnahmen regulärer chirurgischer Eingriffe benutzt, wobei das Blut auf den Boden tropfte und die Assistenten den Patienten festhielten, während der Gott/Arzt operierte. Auch konservative, nicht operative Chirurgie wurde praktiziert, in einem Fall entgegen dem Rat des behandelnden Arztes, der dem Patienten empfahl, sich einen Abszeß der Brust operieren zu lassen. Dem Kranken wurde jedoch gesagt, der Eiter würde nach außen durchbrechen und sich so selbst dränieren.

Nicht alle Methoden entsprachen den rationalen Heilmaßnahmen der Ärzte. Einige hatten magischen und phantastischen Charakter. Auch gab es eine Art von stellvertretender Behandlung, bei der ein »Ersatzmann« sich der Inkubation unterzog, so daß der repräsentierte Kranke geheilt wurde. Auch der Heileffekt über eine größere Entfernung soll möglich gewesen sein.

Man behandelte viele Arten von Krankheit, die große Mehrheit jedoch hatte wohl psychische Ursachen. Blindheit, Stummheit und Lähmung wurden manchmal durch wundersame Mittel kuriert, wie z. B. durch ein Bad in einer heiligen Quelle oder durch Überraschungsmomente wie das plötzliche Wegreißen einer Krücke in der Hoffnung, daß der Lahme dem Dieb nachrennt, bevor er daran denkt, daß er eigentlich nicht laufen kann. Eine besonders ironische Methode zur Heilung eines Blinden wurde Phalysios verordnet, indem man ihm ein Täfelchen sandte, das er sich ansehen sollte. Als er darauf schaute, stellte sich sein Augenlicht wieder ein, denn er war schockiert, als er die Anweisung las, dem Tempel eine Gabe in exorbitanter Höhe zukommen zu lassen. Unfruchtbarkeit, Impotenz, Kopfschmerzen und Hautkrankheiten stellten einen großen Teil der Symptomenliste dar, deren Heilung berichtet wird.

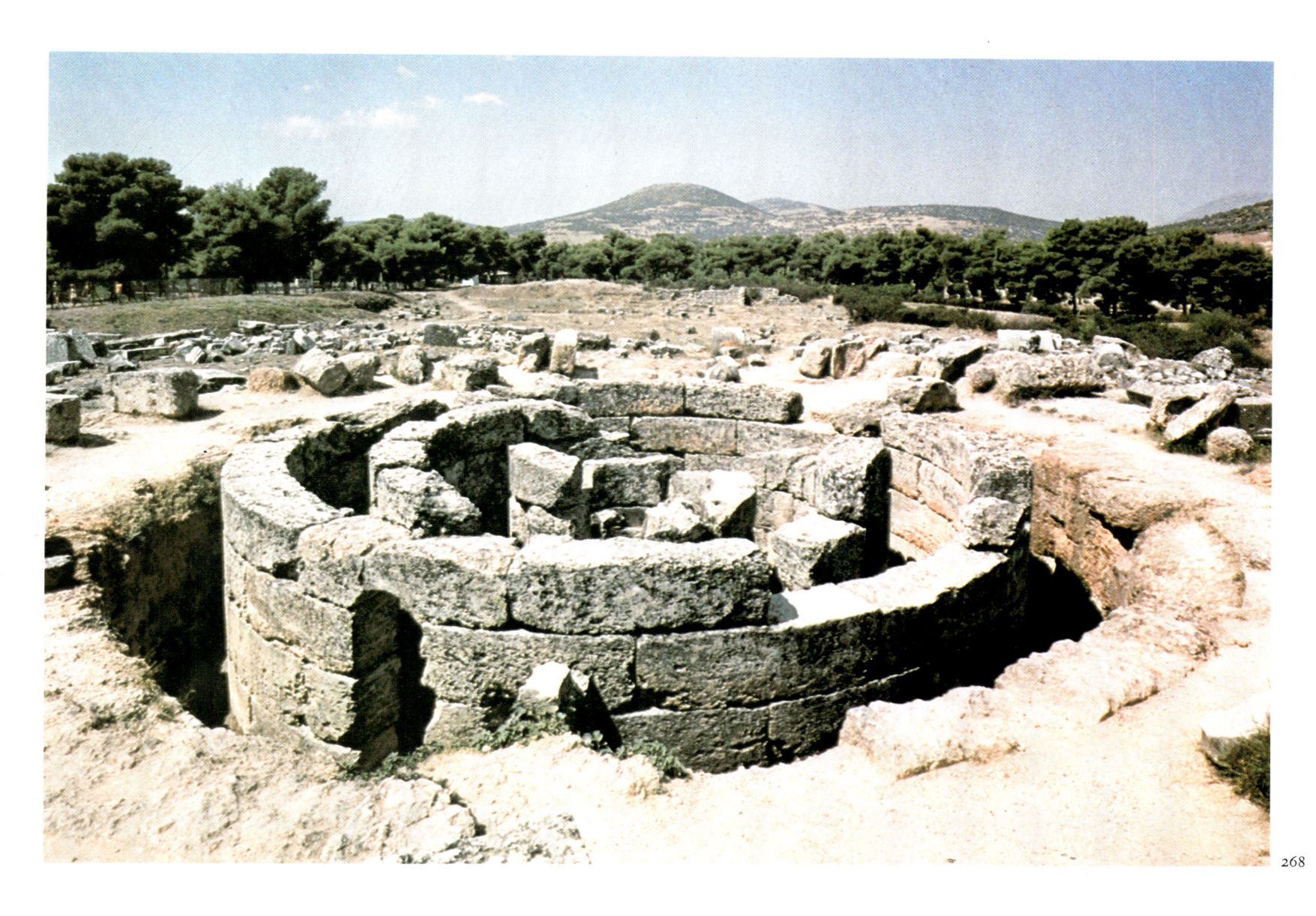

268

268 Restaurierter Tholos im Tempel des
Asklepios von Epidauros (um 360 v. Chr.).
Geschaffen wurde er von Polykleitos dem
Jüngeren, und er diente als Opferstätte für den
Gott.

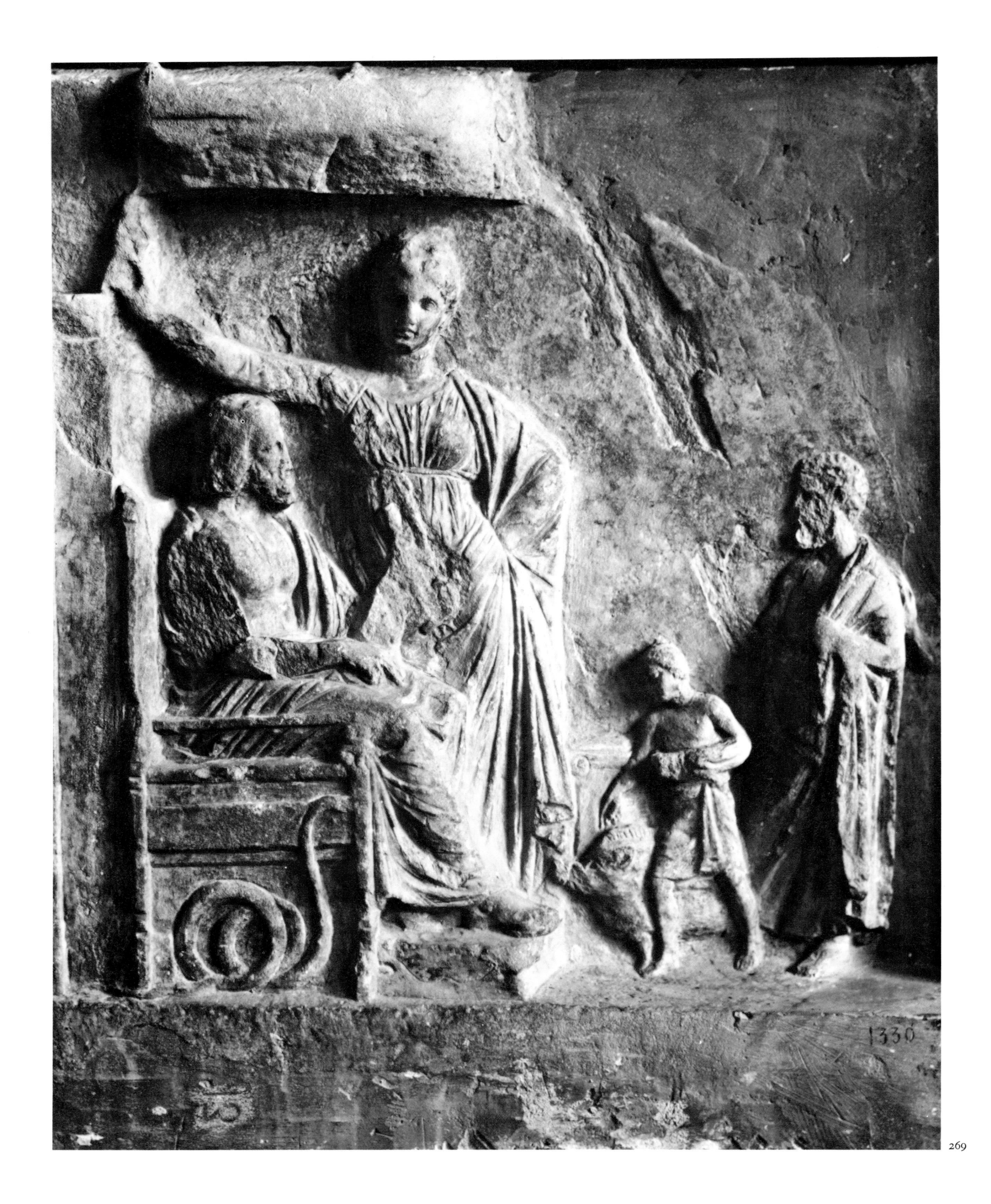

269

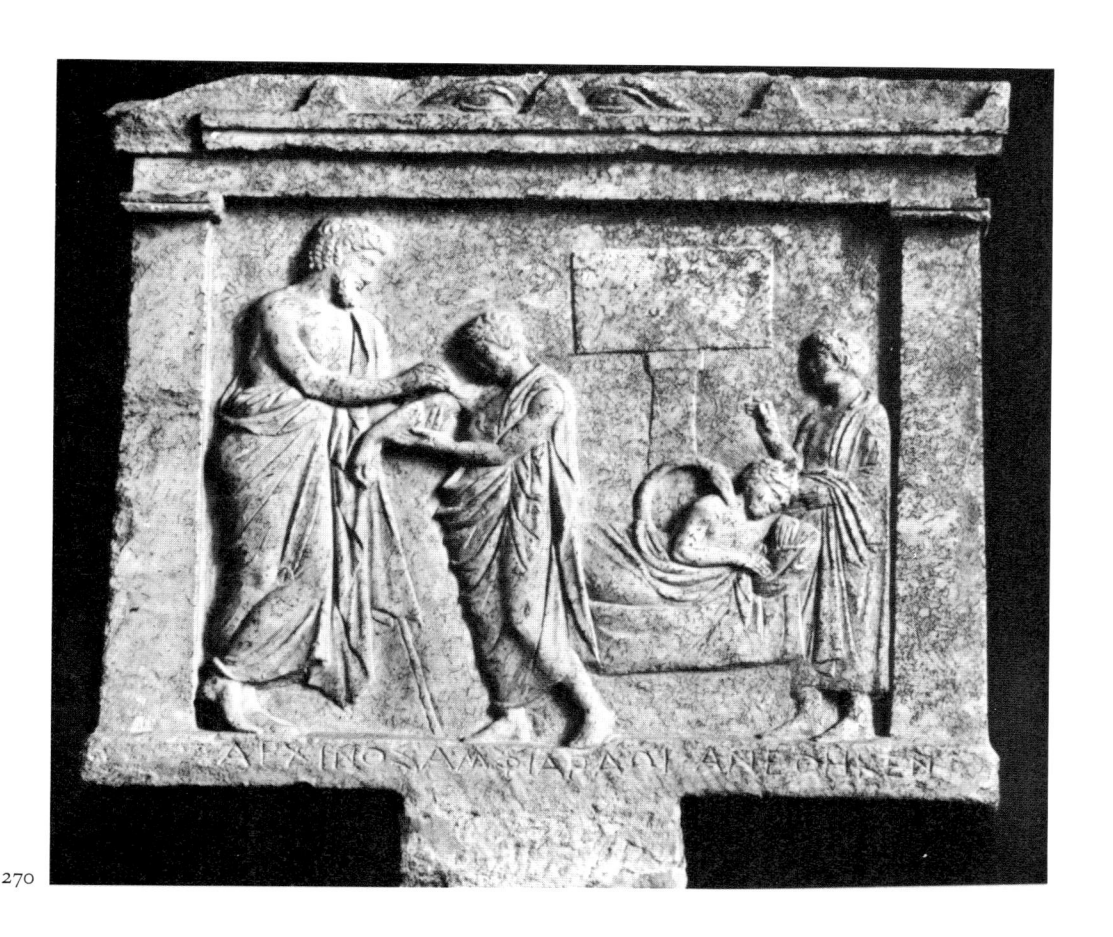

270

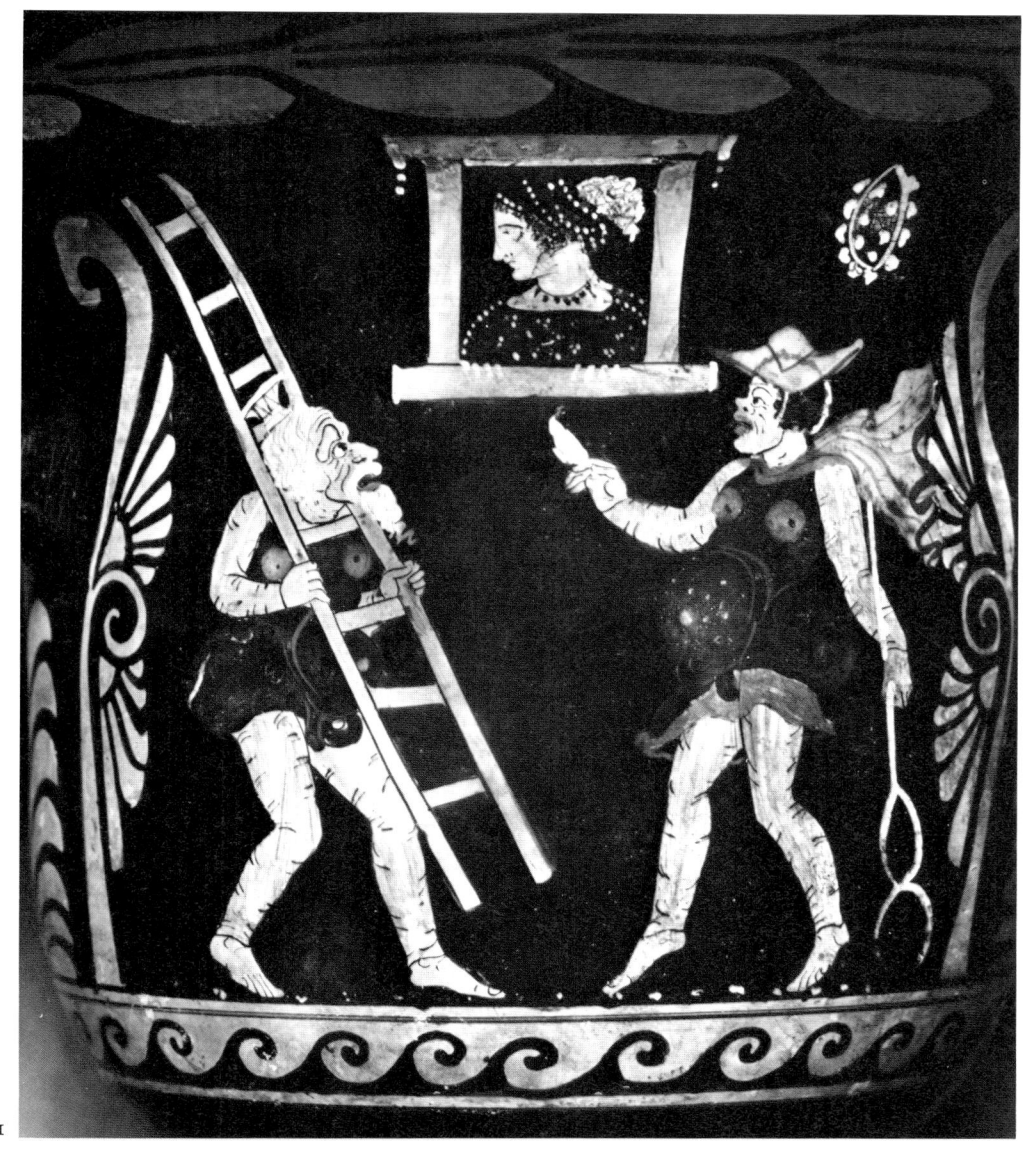

271

272 Theater des Asklepios-Tempels (360 v. Chr.) von Epidauros. In den asklepianischen Heiligtümern waren Theater verbreitet; ihr Zweck wird die Ablenkung und Beruhigung der Kranken und besorgten Bittsteller gewesen sein.

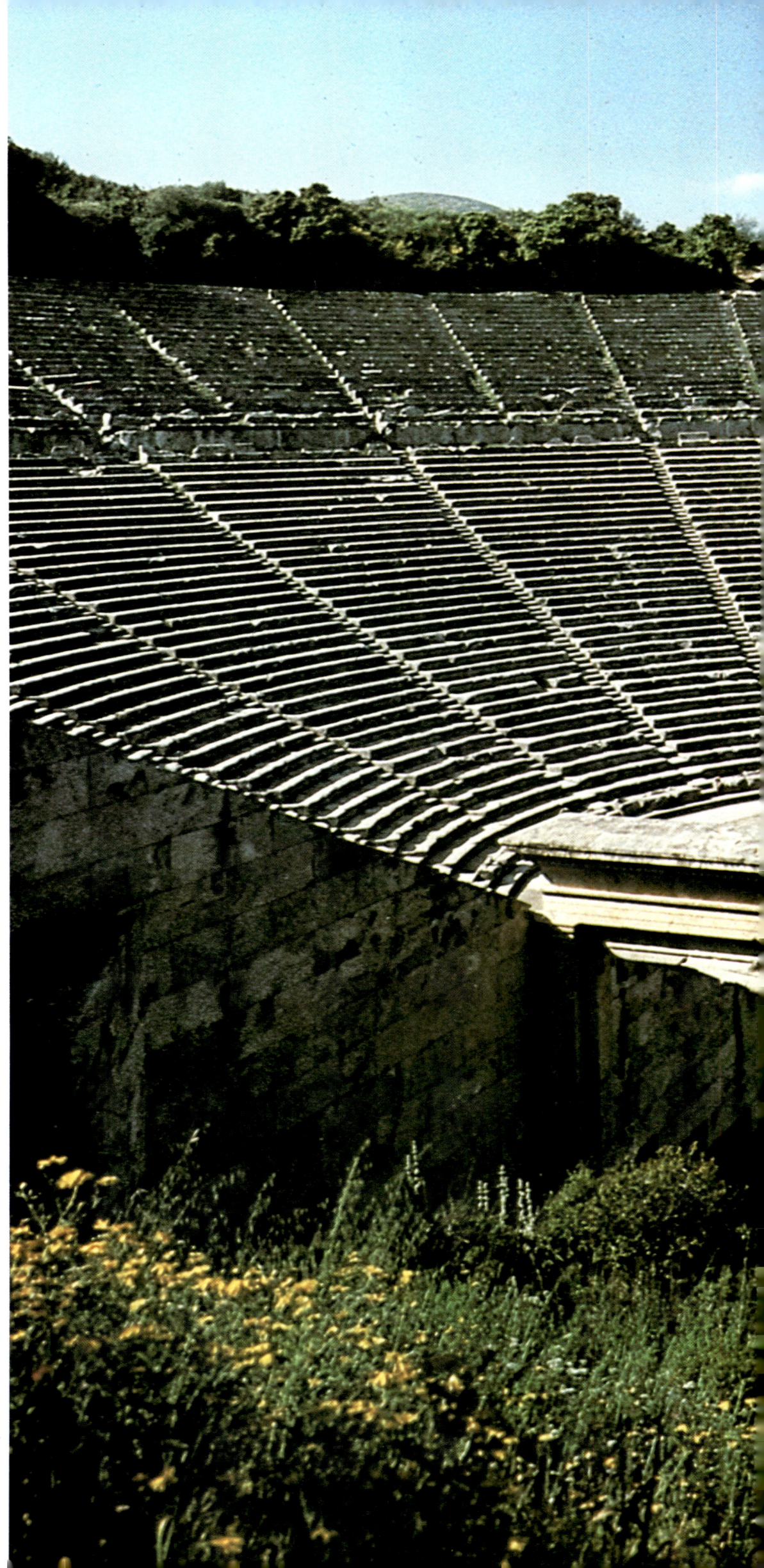

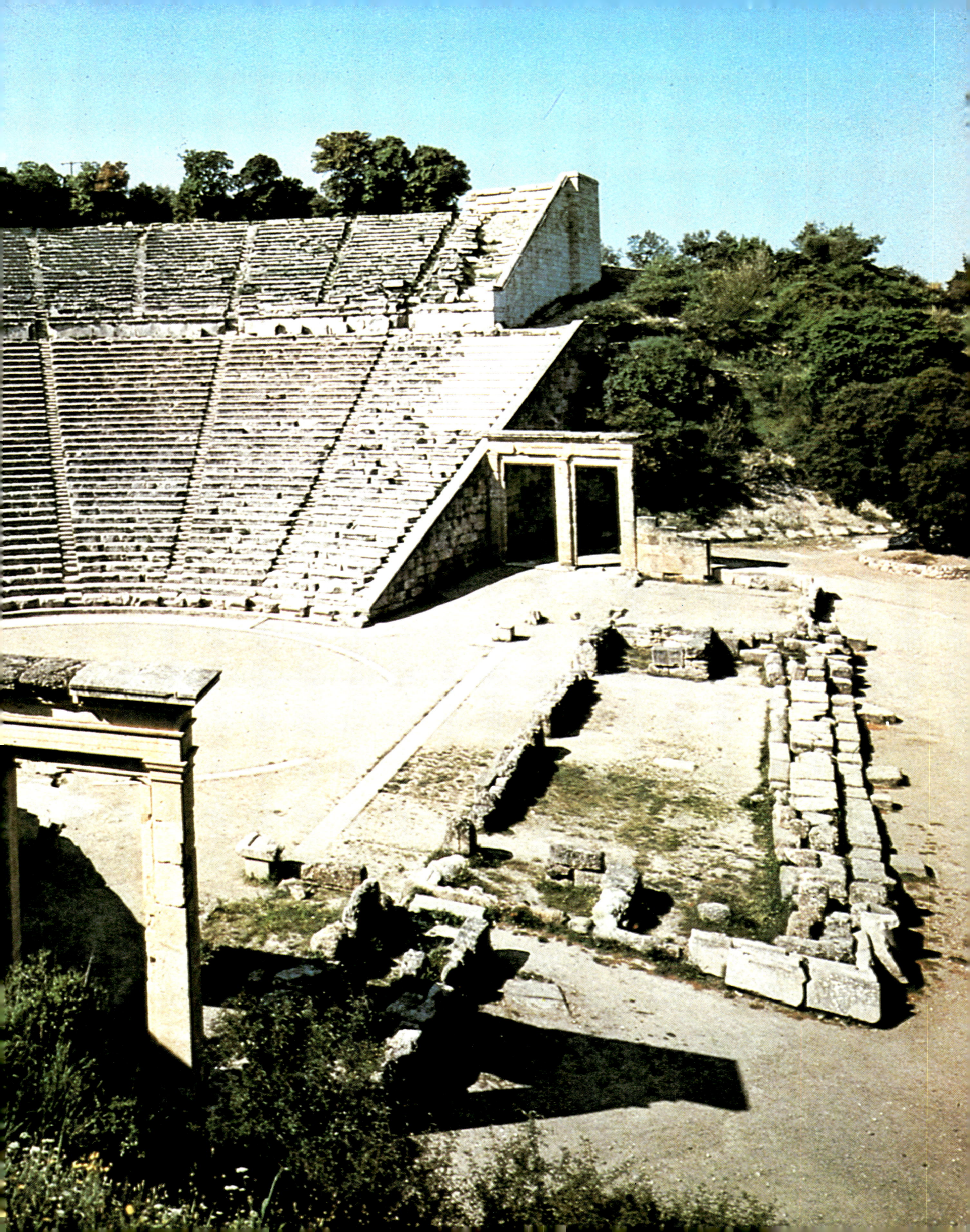

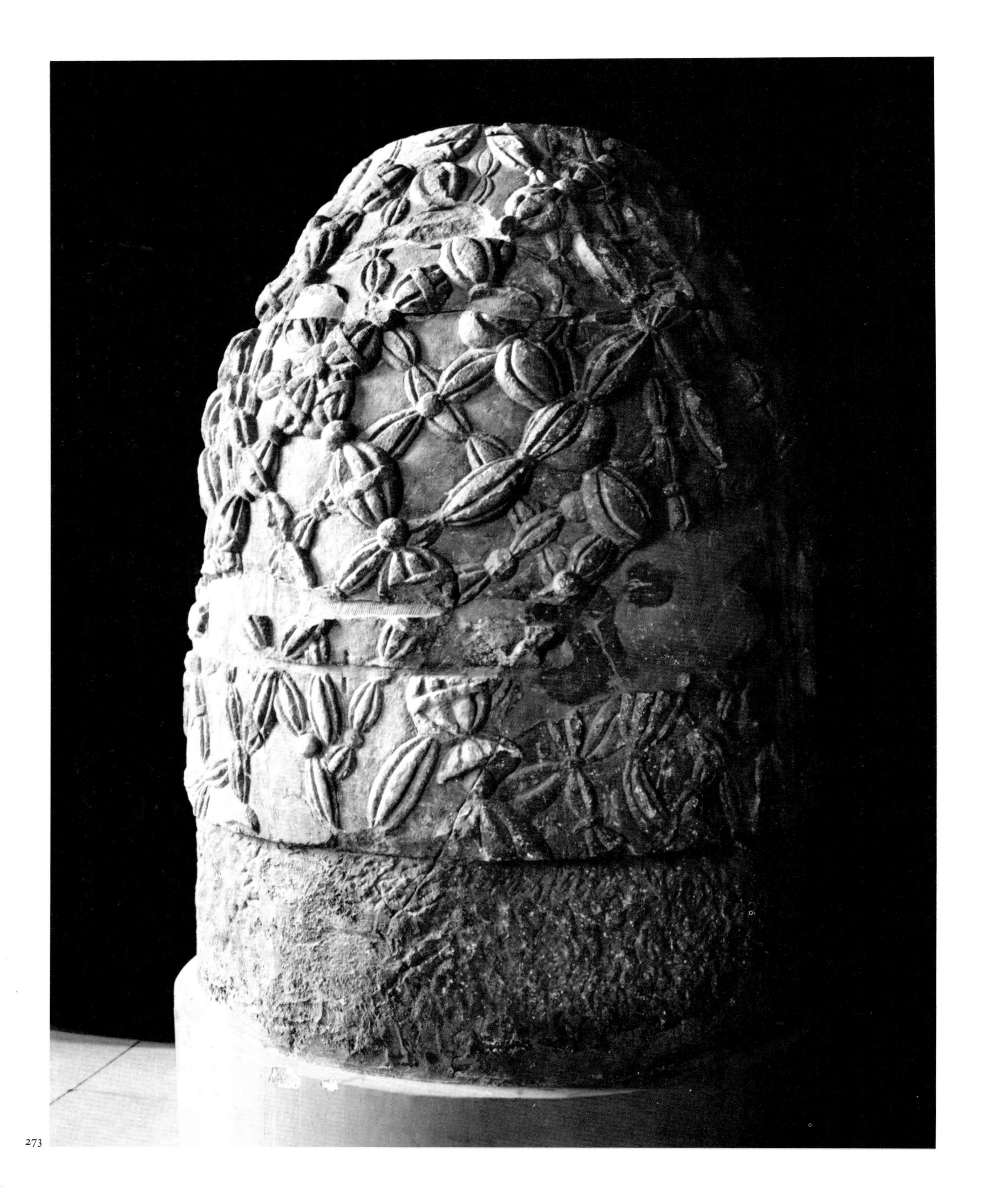

273

Der wichtigste Bestandteil bei den Heilmethoden des Tempels war der Glaube. In dem jeweiligen Bittsteller wurde dieser Glaube an die Heilkraft des Gottes durch die Berichte von früheren Heilungen auf den Täfelchen und wohl auch durch die verbale Beschreibung der Tempelassistenten verstärkt. Ein Gefühl der Entspannung stellte sich durch Musik und durch die besondere Umgebung ein. Die religiöse und geistige Atmosphäre war so inspirierend, daß das Auftreten und die Heilmaßnahmen des Priesters, der mit seinem Gefolge als Asklepios agierte, zweifellos ungeheuren Eindruck auf den Kranken gewannen.

So ist es nicht erstaunlich, daß der Heilkult des Asklepios so populär war und viele Jahrhunderte anhielt, wobei man berücksichtigen muß, daß die weltlichen Ärzte nur wenig spezifische oder effektive Mittel gegen die organischen Erkrankungen ihrer Zeit hatten. Darüber hinaus war es klug und entsprach der Ethik, einem hoffnungslosen Fall die Behandlung zu verweigern (ein anderes Verhalten wäre als Betrug angesehen worden). Die Patienten hatten somit keine andere Möglichkeit, als sich an Scharlatane oder den Tempel zu wenden. Es wird sicherlich Fälle gegeben haben, bei denen die Krankheit, die von den Ärzten als unheilbar angesehen wurde, in Wirklichkeit eine psychische Ursache hatte. Die Nachricht eines dramatischen Heilerfolges im Tempel mußte sich dann weit verbreiten und bei vielen Leidenden neue Hoffnung erwecken.

Es ist außerordentlich schwer zu sagen, wieweit die Priester selbst an die Heilkraft des Tempels glaubten und wieviel wissentlicher Betrug war. Wie dem auch sei; die Tempel blieben jedenfalls ein Hort der Hoffnung für den Kranken, auch als einige Ärzte die rationale, nichtreligiöse Medizin anwandten, die ihnen zur Verfügung stand.

273 Marmorner Omphalos aus dem Tempel des Apollon von Delphi, der das Zentrum der Erde darstellte und wo das Orakel der Pythia seine Vorhersagen traf. Die Bittsteller verehrten hier den Schutzgott der Medizin. Archäologisches Museum, Delphi

Vorhippokratische Medizin

Die Naturphilosophen

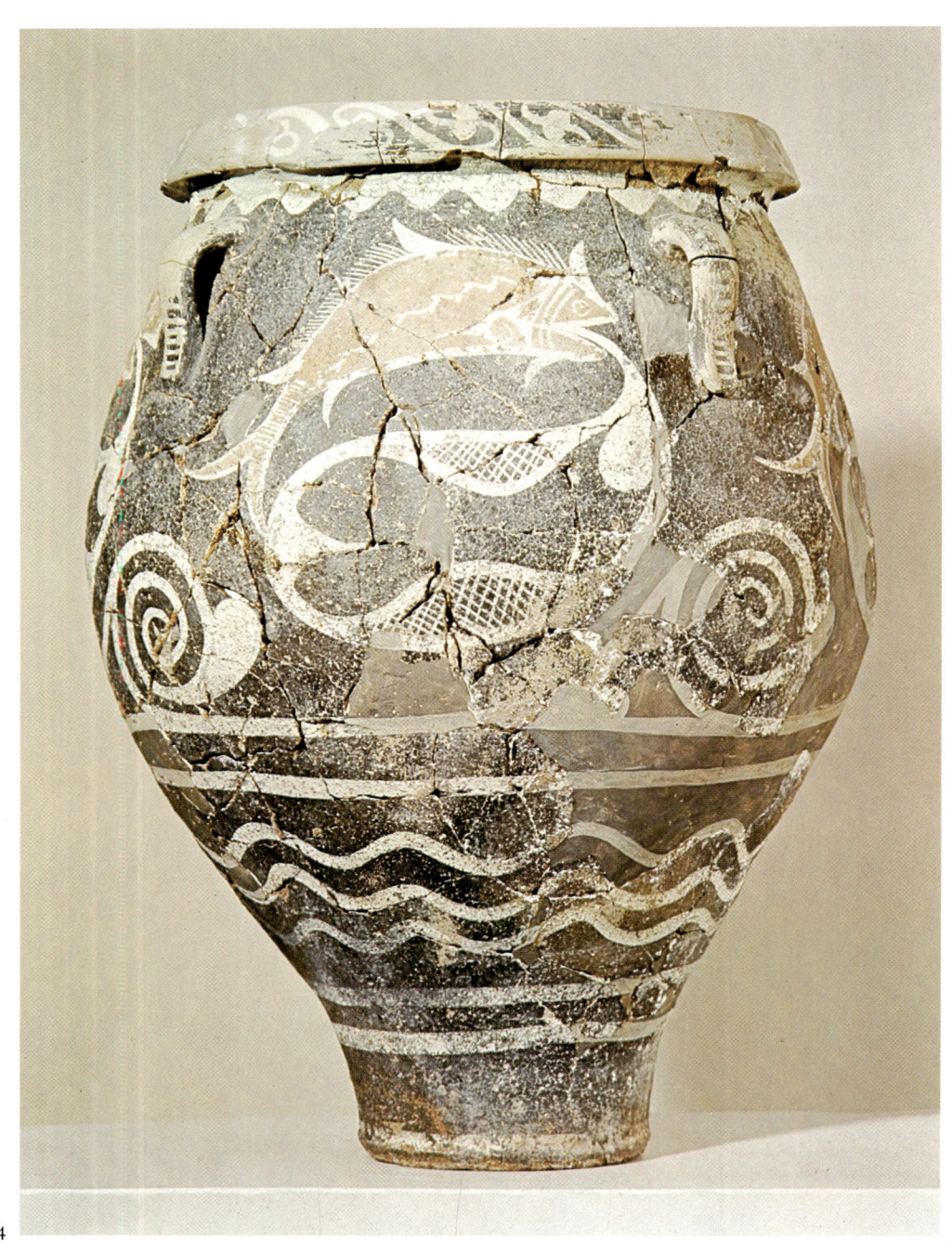

274

Die weltliche rationale Medizin der Griechen, die ihren Höhepunkt zur Zeit des Hippokrates erreichte, fußte zweifellos auf einer langen Tradition. Wir haben jedoch keine genauen Kenntnisse über Medizin und Wissenschaft in der Phase zwischen der homerischen Zeit des 9. oder 8. Jahrhunderts v. Chr. und dem Auftreten der Naturphilosophen im 6. Jahrhundert. Durch wechselseitigen Austausch des Wissens zwischen Kreta, Mykene, Ägypten und Asien waren die verschiedenen religiösen und empirischen Heilmethoden stets miteinander verwoben, und man muß annehmen, daß diese gegenseitige Befruchtung eine Fortsetzung fand. Einige Informationsfetzen aus Hesiods *Werke und Tage* des 8. Jahrhunderts legen den Gedanken nahe, daß eine Art Volksmedizin existierte, die sich mit grundsätzlichen hygienischen Regeln und der pragmatischen Anwendung von Diät und Pflanzen verband, aber auch religiöse und magische Assoziationen einschloß. Wenn man auf das 6. Jahrhundert stößt, aus dem wir direkte und indirekte Informationen über die Naturphilosophen haben, ist man daher von deren als neu anmutenden Weltanschauung überrascht, denn sie macht den Versuch, allen Phänomenen eher eine natürliche als eine übernatürliche Erklärung zugrunde zu legen.

Zur Zeit des Thales (640?–546 v. Chr.), dem ersten Naturphilosophen der Griechen, war sein Geburtsort Milet an der ägäischen Westküste Kleinasiens ein großer Handelshafen mit internationaler Bevölkerung und hervorragenden Denkern und Lehrern geworden. An der Peripherie der griechischen Welt also scheinen sich die neuen Philosophien entwickelt zu haben, so etwa auf den Inseln der Ägäis, an der Küste Asiens, in Italien und Sizilien, Zentren, die über Jahrhunderte gewachsen waren.

In der Zwischenzeit wurde die Heilkunst wie auch zu Homers Zeit durch Wanderärzte ausgeführt. Die Kenntnisse überlieferte man mündlich von Generation zu Generation. Zur Zeit des Hippokrates (in der Mitte des 5. Jahrhunderts v. Chr.) befaßten sich die Ärzte mit einer Vielzahl unterschiedlich effektiver Methoden. Gleichzeitig entwickelten sich überall in Griechenland medizinische Lehrgruppen oder »Schulen«, die das Erbe der empirischen Tradition mit den Forschungen der Naturphilosophen verbanden.

Die Information, die wir über Thales haben, fußt auf Aussagen anderer und Zitaten seiner Lehren. (»Was ist schwer? Dich selbst zu kennen. Was ist leicht? Einem anderen zu raten.«) Der Mann, dessen Bild aus diesen Aussagen erwächst, besaß ein außerordentlich weites Interessensgebiet und einen großen Einfluß auf seine Zeitgenossen und Nachfolger. Es erstaunt nicht, daß man ihm einen Platz unter den sieben größten Weisen einräumte.

Für das gesamte tierische und pflanzliche Leben sah Thales im Wasser das Basiselement, aus dem Erde und Luft entsprangen. Er leistete viele Beiträge zur Mathematik, Astronomie, Navigation und Geometrie und soll einige der geometrischen Lehrsätze entwickelt haben, die später durch Euklid bekannt wurden. Das bedeutendste Merkmal seiner Arbeit, aufgrund dessen er der »Vater der Wissenschaft« genannt wurde, liegt darin, daß seine Erklärung der von ihm beobachteten Phänomene nicht auf das Wirken eines übernatürlichen Agens zurückgriff. Er akzeptierte zwar die Vorstellung eines Gottes, benutzte jedoch die Religion nicht, um mit ihr natürliche Vorgänge im Universum oder beim Menschen zu ergründen.

In Milet folgten Thales zwei besonders einflußreiche Denker: Anaximander (um 560 v. Chr.) und Anaximenes (um 546 v. Chr.). Anaximander weitete die wissenschaftlichen Ideen des Thales aus und lehrte, daß alles Leben aus dem Wasser entspringe. Auch der Mensch entstamme ursprünglich einem Lebewesen des feuchten Elementes. Anaximander vertrat auch die These, daß das Universum sich aus einem Gleichgewicht entgegengesetzter Kräfte zusammensetze und von universellen Gesetzen regiert würde. Sein Schüler Anaximenes betrachtete nicht die Luft, sondern das Wasser als das primäre Element und die Essenz des Lebens.

Heraklit (um 500 v. Chr.), der hervorragende Philosoph aus Ephesos nördlich von Milet, sah im Feuer das Grundprinzip; er unterstrich jedoch Anaximanders Konzept der gegenseitigen Kräfte mit der Annahme, daß die wechselseitige Spannung für das Universum und das Leben essentiell sei. Die einzige Konstante sei der Wechsel.

Im 6. Jahrhundert v. Chr. waren vier Basiselemente allgemein als Komponenten aller Stoffe anerkannt: Wasser, Erde, Feuer und Luft, und jedes Element hatte seine entsprechenden Charakteristika – naß, trocken, heiß, kalt. Diese Grundthese der vier Elemente und ihrer Qualitäten (später auf die Vier Säfte übertragen) beeinflußte die medizinische Theorie viele Jahrhunderte hindurch.

An den westlichen Grenzen der griechischen Welt während des 6. Jahrhunderts hatte sich in Sizilien und Süditalien eine italische Philosophenschule etabliert. Die

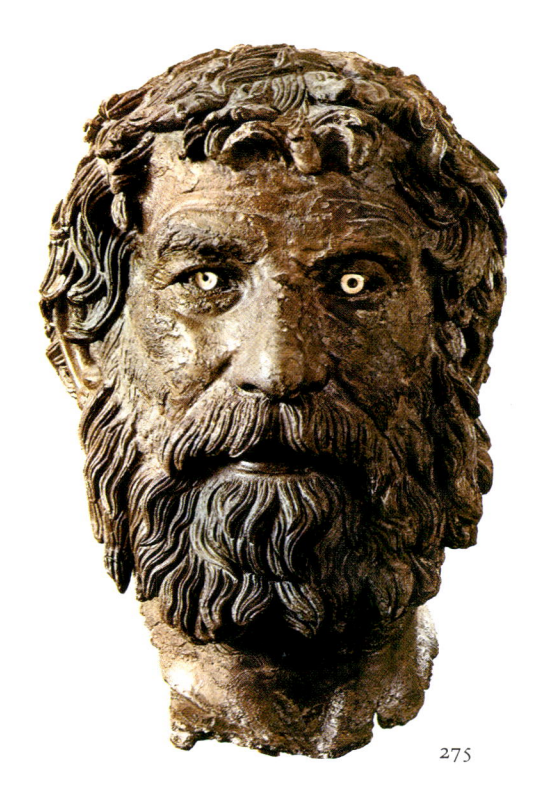

275

274 Antiker Krug aus Kreta (frühes 2. Jahrtausend v. Chr.), mit seinen maritimen Dekorationsmotiven ist er typisch für viele Gefäße aus dem Gebiet der Ägäis. Seit Urzeiten lebten die Griechen mit dem Meer; so ist es nicht verwunderlich, daß nach der Meinung der frühen Philosophen alles Leben seinen Ursprung im Wasser hatte. Archäologisches Museum, Heraklion, Kreta

275 Bronzener Kopf eines Philosophen (frühes 3. Jahrhundert v. Chr.) aus der See bei Antikithera, mit den Kennzeichen der alten Naturphilosophen, von denen das medizinische Wissen in den Tagen vor Hippokrates stammte. Archäologisches Nationalmuseum, Athen

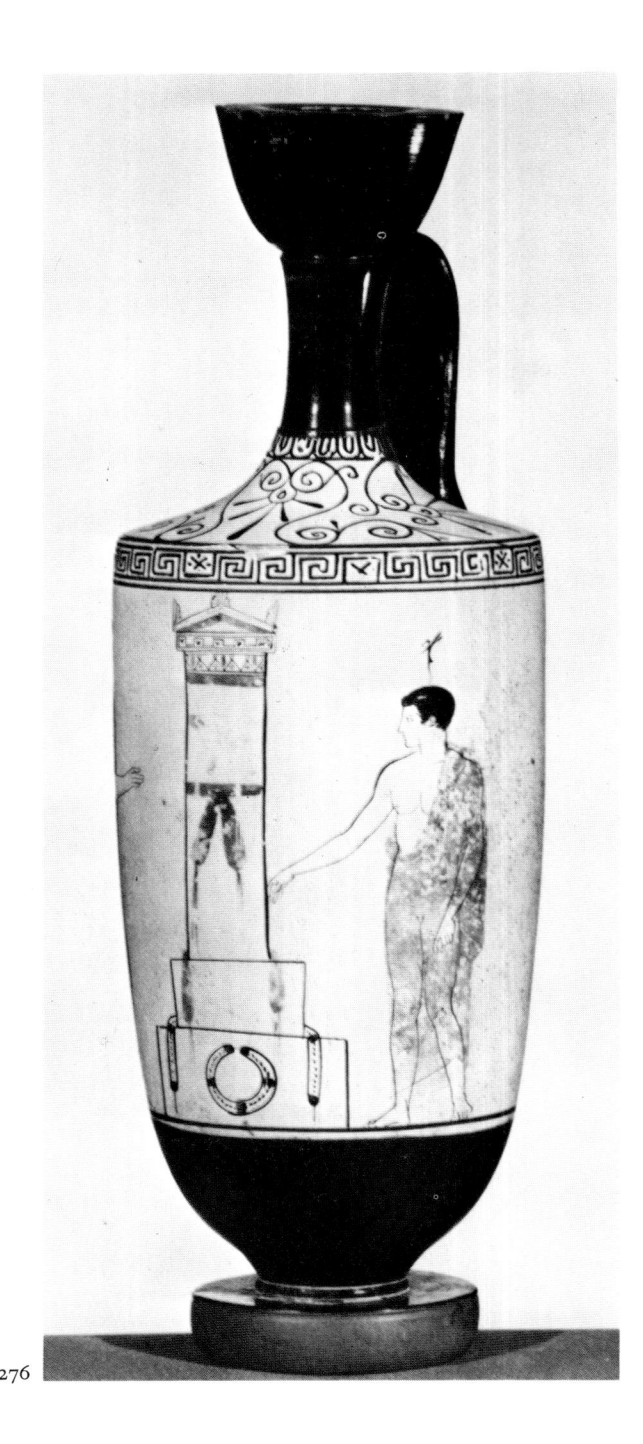

276

276 Lekythos (Henkelgefäß für Salböl) des
Achilles-Malers (um 440 v. Chr.) mit der
Darstellung eines verstorbenen Jungen vor
dem Beerdigungsaltar; die Seele schwebt über
dem Haupt. Die Pythagoreer glaubten, daß die
Seele ständig wiedergeboren wird. Sammlung
Norbert Schimmel, New York

berühmteste Gruppe fand sich in Kroton, wo Pythagoras lehrte. Es mag dort bereits
ein philosophisches Zentrum vor seiner Ankunft gegeben haben, aber der Einfluß des
Pythagoras und die Lehren seiner Nachfolger sollten der Medizin nachhaltige Impulse
geben.

Pythagoras (530 v. Chr.) wurde auf der Insel Samos vor der Küste Kleinasiens
geboren, emigrierte jedoch ins unteritalienische Kroton aufgrund seiner oppositionellen Einstellung gegenüber dem Tyrannen Polykrates. Er und sein Nachfolger
gründeten nicht nur eine Philosophenschule, sondern legten auch die Fundamente für
einen religiösen Kult, der sich mit den antiken mystischen Lehren des Orpheus
verband.

Die Pythagoreer im Westen konzentrierten sich vor allem auf die Seele und das
geistige Universum, während Thales im Osten sich mehr mit der Materie befaßte. Die
Menschen waren gefallene Götter und besaßen lediglich die Möglichkeit, ihre
Göttlichkeit wieder zu erlangen, denn trotz des körperlichen Untergangs wurde die
Seele stetig wiedergeboren – sogar bei Tieren. Das gesamte Leben war daher geheiligt,
und chirurgische Eingriffe wurden verboten, da sie die Seele beeinträchtigen konnten.
Der Glaube an die Reinkarnation ähnelt einigen religiösen Vorstellungen, die sich in
Indien entwickelten (wo Buddha auch im 6. Jahrhundert v. Chr. lebte).

Das Grundprinzip des pythagoreischen Universums fand sich nicht in einem der
stofflichen Elemente, sondern in der Wissenschaft der Zahlen, die das Leben der
Geschöpfe wie auch den Kosmos bestimmte. Jede Zahl hatte über ihre mathematische
Funktion hinaus eine spezielle Signifikanz. So stellte 1 zum Beispiel Gott dar, 2
bedeutete Materie. 12 war aus diesem Grunde das Universum und konnte dreimal
durch 4 geteilt werden. Die Pythagoreer erstellten auch wissenschaftliche Theorien des
Klangs und musikalischer Oktaven. Für die Anhänger der mythischen Lehre des
Orpheus spielte die Musik eine wesentliche Rolle in der Erziehung.

Das Gleichmaß aller Dinge stellte das Ziel des richtigen Verhaltens dar. Gleichsinnige Paare von Stoffen und Eigenschaften führten zum Gleichgewicht; die Zahl 4 war
daher wichtig für die Gesundheit. Das Konzept der vier Elemente mit den vier
Qualitäten stieg auf diese Weise in seiner Wertigkeit, vor allem, als es von einer so
einflußreichen Schule unterstützt wurde.

Als logische Folge des pythagoreischen Glaubens war die Nahrung vegetarisch und
einfach, es gab jedoch einige seltsame Verbote bestimmter Lebensmittel wie zum
Beispiel der Bohnen. Diogenes Laertius (3. Jahrhundert v. Chr.) gibt die Erklärung,
daß zur mythischen Zeit die Bohne das Symbol des Kopfes und daher des Verstandes
war und sie somit für diese Sekte ein Tabu wurde. Kohl, Anis und die Meerzwiebel
sollten die Gesundheit erhalten und Leiden behandeln, auch äußerliche Anwendung
von pflanzlichen Wirkstoffen wurde gestattet. Die wesentliche Therapie der Pythagoreer bestand jedoch in Diät, Übungen, Musik und Meditation.

Andere Medizinschulen (d. h. Gruppen von Philosophen, medizinischen Lehrern,
Ärzten und Studenten) entstanden im nahen Sizilien, in Kyrene an der afrikanischen
Küste und in Rhodos, Knidos und Kos an der östlichen Peripherie der griechischen
Welt. Nach Herodot war Kroton jedoch das berühmteste der philosophischen
Zentren. Demokedes, einer der berühmtesten Ärzte der Griechen, wurde in Kroton
ausgebildet, und seine Reputation stieg noch, als er nach Aegina und Athen ging. Er
ließ sich von Polykrates überreden, nach Samos zu kommen; aber nach der Eroberung
dieser Insel durch die Perser kam Demokedes an den Hof des Darius. Dort gewann er
die Aufmerksamkeit des Königs, da er dessen Knöchelverletzung erfolgreich behandelte und auch den Abszeß in der Brust seiner Tochter heilte. Uns ist seine
Behandlungsmethode nicht bekannt, aber ägyptische Ärzte hatten zuvor schon
vergeblich versucht, die Leiden des Königs zu lindern.

Wohl im 5. Jahrhundert v. Chr. gab es ein junges Mitglied der Schule von Kroton
namens Alkmaeon, der den Menschen und nicht den Kosmos in den Mittelpunkt
stellte. Sein Buch *Über die Natur* mag der Beginn griechischer Medizinliteratur
gewesen sein; es existieren jedoch nur noch wenige Fragmente. Schriften vieler anderer
Verfasser – vor allem des Aristoteles – stellen die Hauptquellen der Lehrinhalte
Alkmaeons dar. Seine allgemeine philosophische Einstellung drückte sich darin aus,
daß Gesundheit Harmonie und Krankheit deren Störung darstellte. Er hielt jedoch
auch die Forschung einschließlich der Obduktion und nicht nur die Philosophie für
das Verständnis des Organismus für notwendig. Die für ihn charakteristische Verbindung von direkter Beobachtung mit Versuchen nimmt zu seiner Zeit eine hervorragende Stellung ein.

Viele bemerkenswerte Tatsachen ließen sich aus seinen Sektionen ableiten, die
wahrscheinlich an Tieren durchgeführt wurden; sein aufregendster Beitrag zur

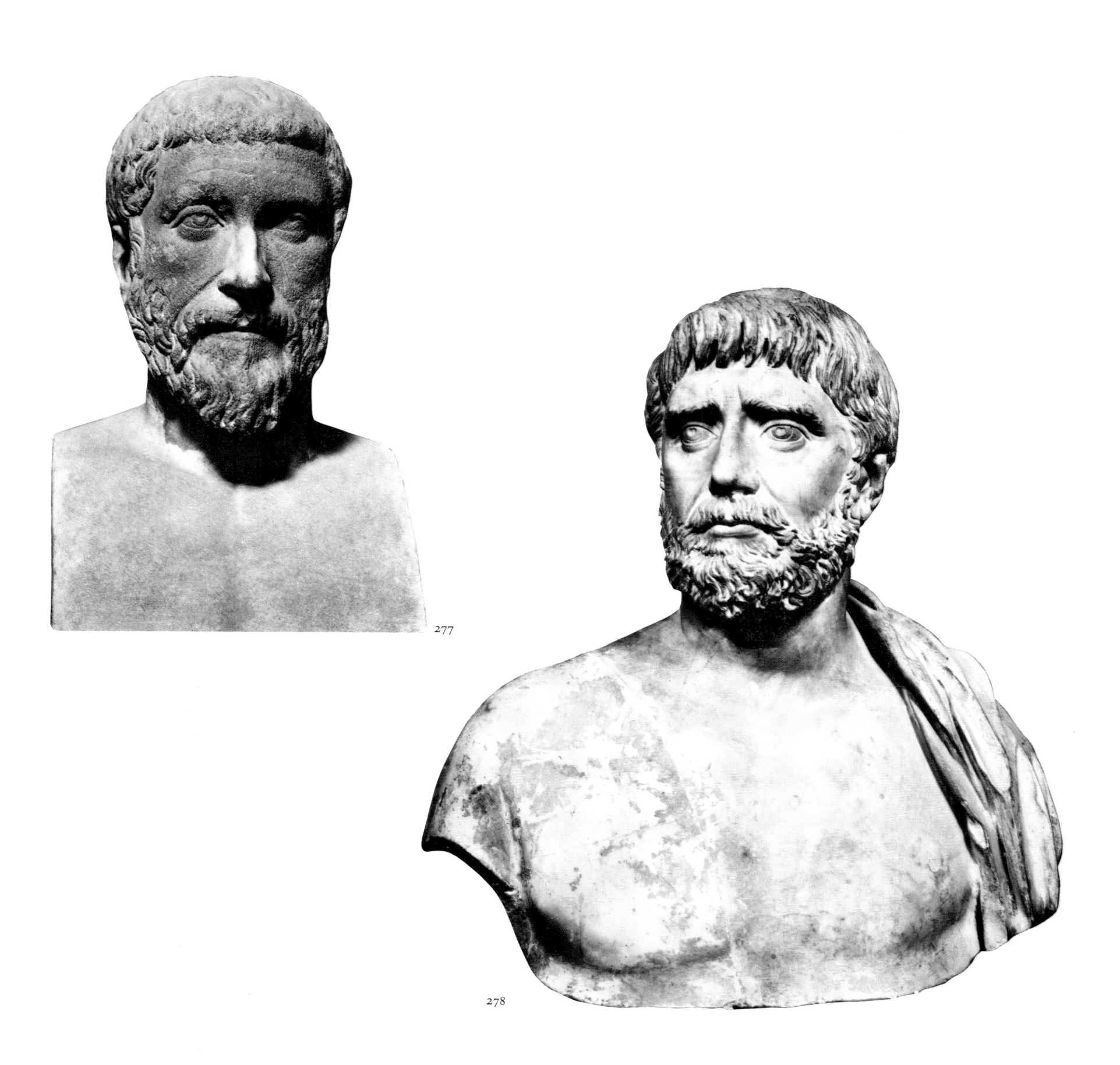

277

278

medizinischen Wissenschaft bestand jedoch in der Erkenntnis, daß die Sinnesorgane und das Gehirn in Funktion zueinander stehen. Sogar die Sehnerven und ihre Kreuzung leitete er exakt ab. Darüber hinaus schloß er, daß das Gehirn das Organ des Geistes sei und nicht nur Eindrücke aufnehme, sondern auch für das Denken und die Erinnerung verantwortlich sei. Ungefähr ein Jahrhundert später widersprach Aristoteles, einer der größten Naturphilosophen der Geschichte, Alkmaeon, indem er glaubte, das Herz stelle das Zentrum des Empfindens dar.

Alkmaeon war jedoch auch ein Kind seines Zeitalters. So nahm er zum Beispiel an, daß der Schlaf einsetze, wenn sich die Blutgefäße im Gehirn füllen; der Abzug des Blutes aus dem Gehirn veranlasse das Erwachen. Neben seinen sorgfältigen Sektionen des Auges und der Demonstration der Verbindungswege zwischen Gehirn und

277 Der Naturphilosoph Pythagoras, Begründer einer Philosophen-Schule mit erheblichem Einfluß auf die frühe Medizin. Römische Kopie einer griechischen Büste. Museo Capitolino, Rom

278 Thales von Milet, der erste griechische Naturphilosoph, nach dessen Lehre Wasser das Grundelement des Lebens darstellte. Römische Kopie einer griechischen Büste. Museo Capitolino, Rom

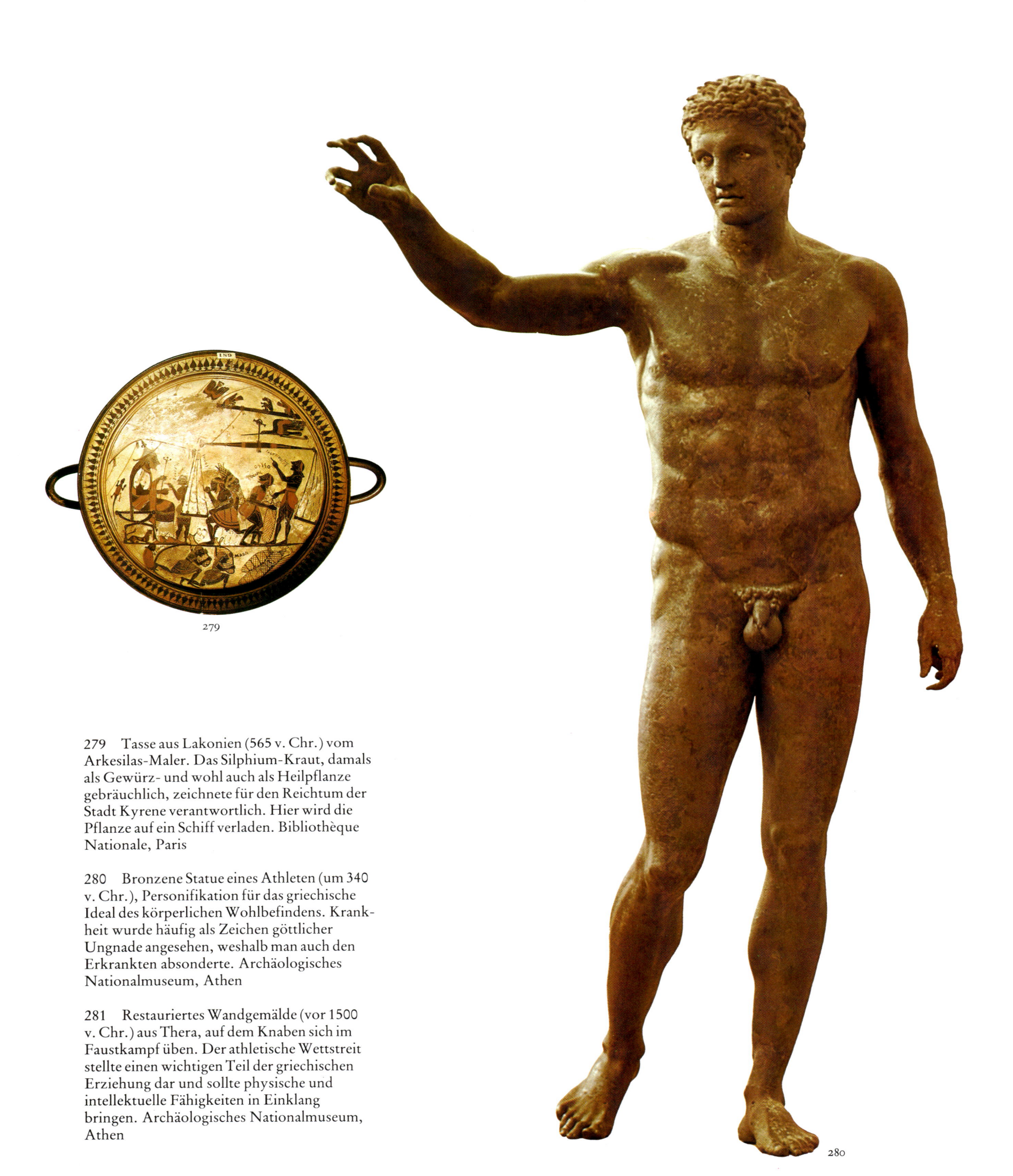

279   Tasse aus Lakonien (565 v. Chr.) vom Arkesilas-Maler. Das Silphium-Kraut, damals als Gewürz- und wohl auch als Heilpflanze gebräuchlich, zeichnete für den Reichtum der Stadt Kyrene verantwortlich. Hier wird die Pflanze auf ein Schiff verladen. Bibliothèque Nationale, Paris

280   Bronzene Statue eines Athleten (um 340 v. Chr.), Personifikation für das griechische Ideal des körperlichen Wohlbefindens. Krankheit wurde häufig als Zeichen göttlicher Ungnade angesehen, weshalb man auch den Erkrankten absonderte. Archäologisches Nationalmuseum, Athen

281   Restauriertes Wandgemälde (vor 1500 v. Chr.) aus Thera, auf dem Knaben sich im Faustkampf üben. Der athletische Wettstreit stellte einen wichtigen Teil der griechischen Erziehung dar und sollte physische und intellektuelle Fähigkeiten in Einklang bringen. Archäologisches Nationalmuseum, Athen

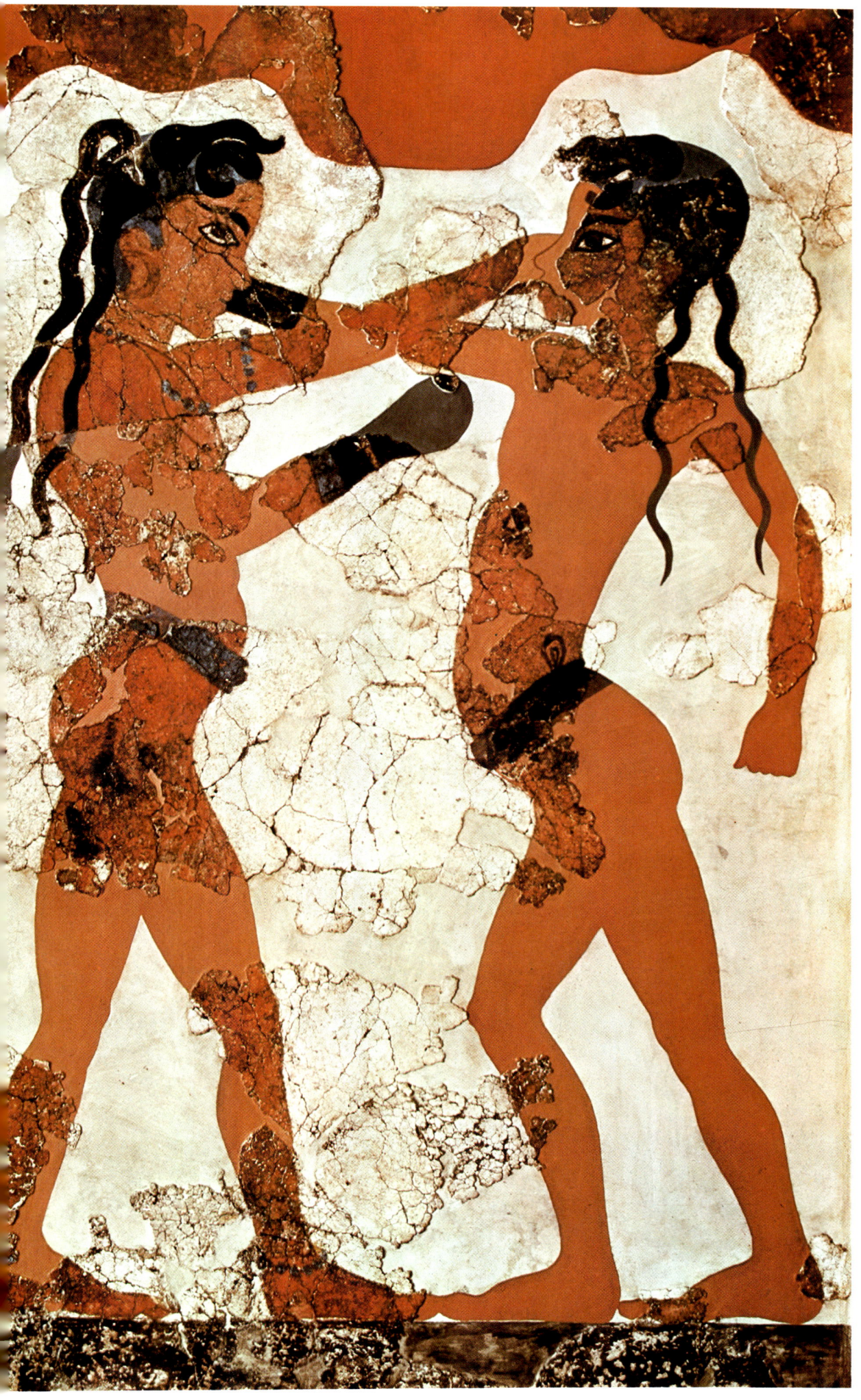

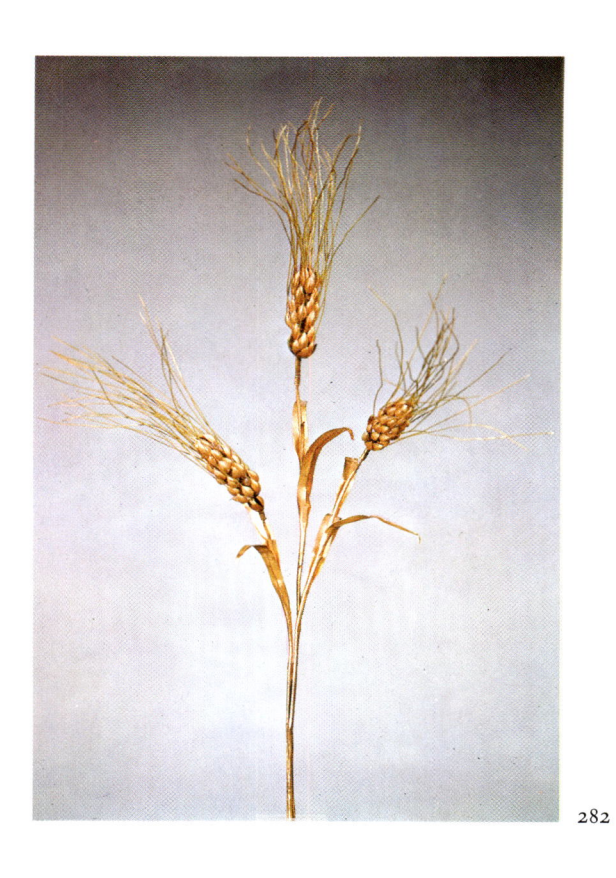

282 Goldene Weizenähren (4.–3. Jahrhundert v. Chr.) aus Syrakus, Sizilien, einem der großen vorhippokratischen Zentren der medizinischen Lehre. Sammlung Norbert Schimmel, New York

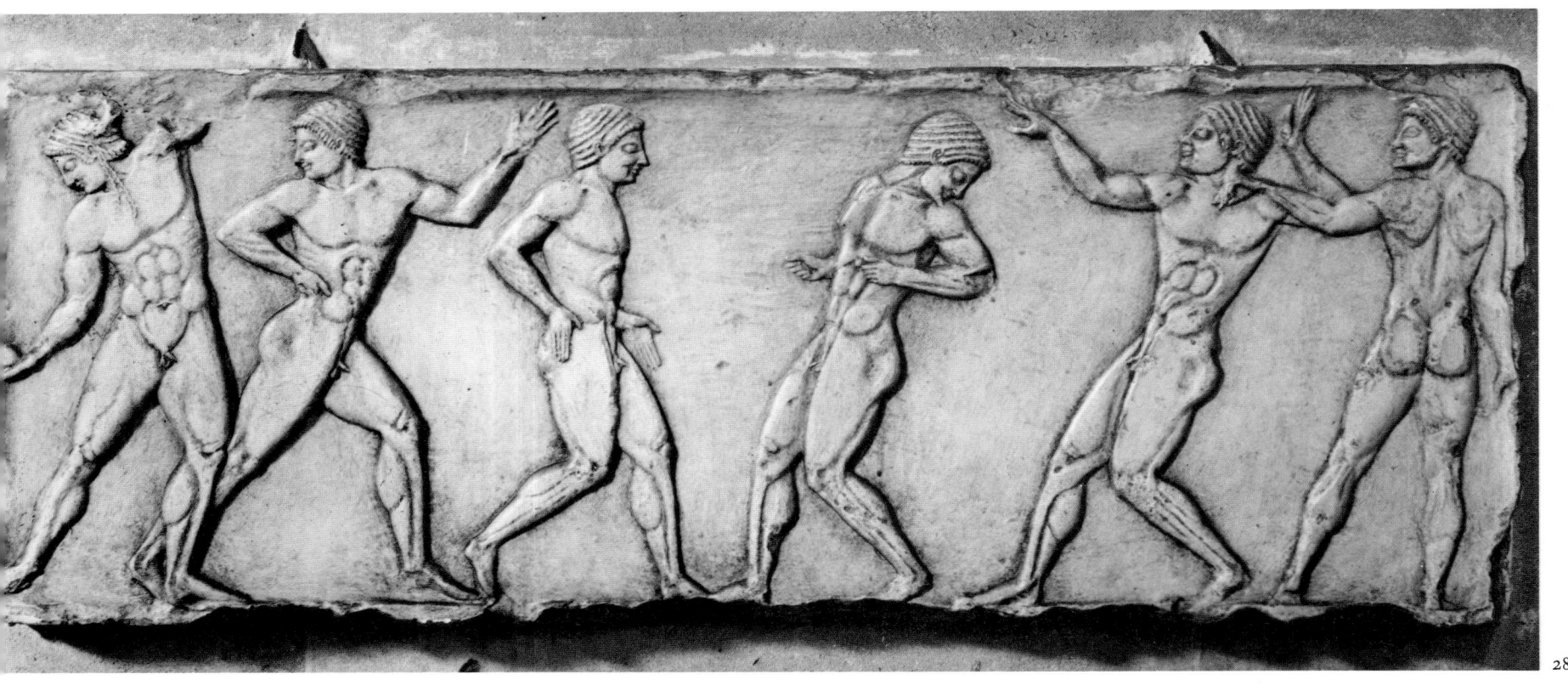

283

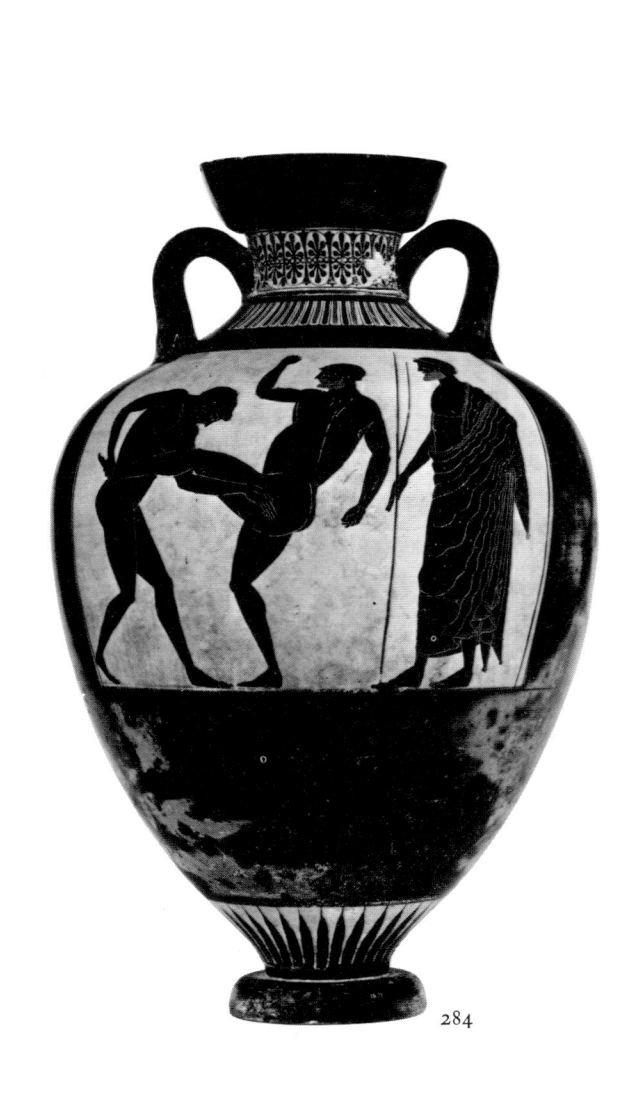

284

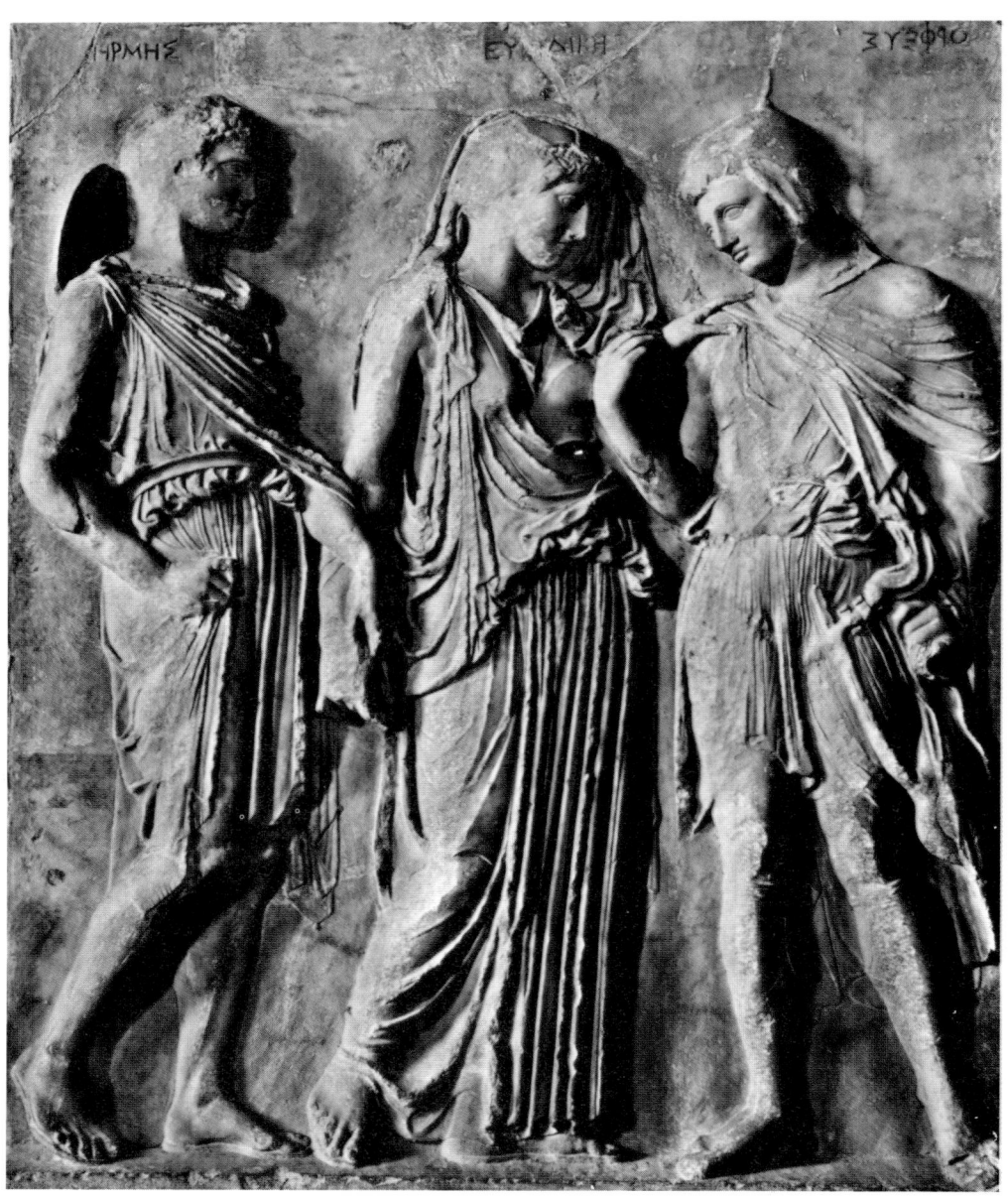

285

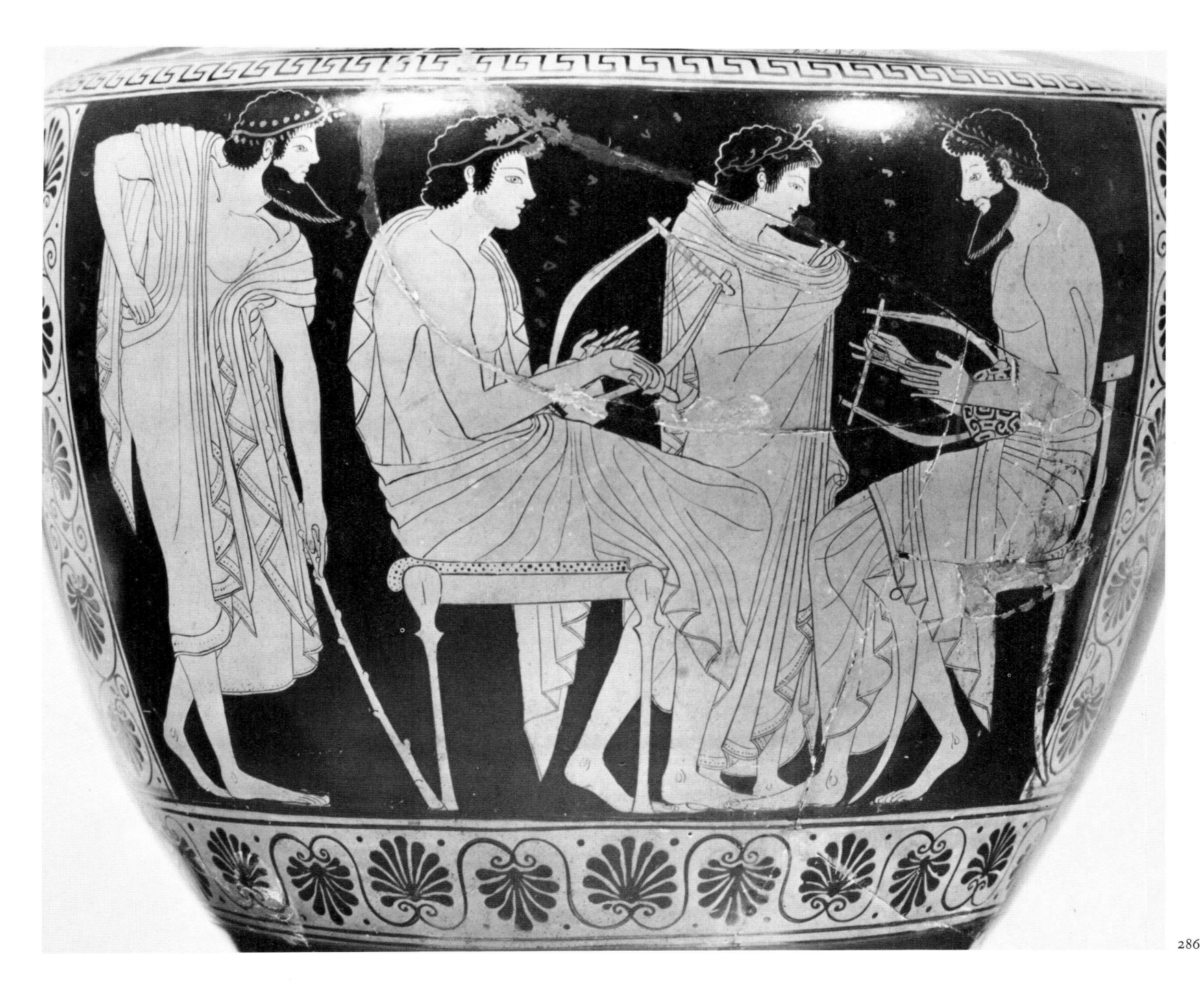

286

283   Eins von drei Reliefs, die griechische Knaben beim Sport abbilden. Sockel einer
Statue aus dem späten 6. Jahrhundert v. Chr. von einer Wand, die Themistokles
479–478 v. Chr. in Athen erbaute. Sport hatte eine tiefere Bedeutung als nur die der
Unterhaltung. Archäologisches Nationalmuseum, Athen

284   Zwei Jünglinge beim Ringkampf, während der Lehrer zusieht. Schwarz-
figurige panathenäische Amphora (500–490 v. Chr.), die dem Kleophrades-Maler
aus Vulci zugeordnet wird. Rogers Fund, Metropolitan Museum of Art, New York

285   Votiv-Relief (5. Jahrhundert v. Chr.) mit Orpheus und Eurydike in Begleitung
des Hermes. Die Schüler des Pythagoras waren auch Anhänger des mythischen
Orpheus und stellten die Musik und die Mathematik in den Vordergrund ihrer
Lehre. Museo Archeologico Nazionale, Neapel

286   Musikunterricht, dargestellt auf einer rotfigurigen Vase von Phintias (6. Jahr-
hundert v. Chr.). Musik war Teil der pythagoreischen Therapie; der Jüngling auf der
Krücke mag zu Heilzwecken dort gewesen sein. Staatliche Antikensammlungen,
München

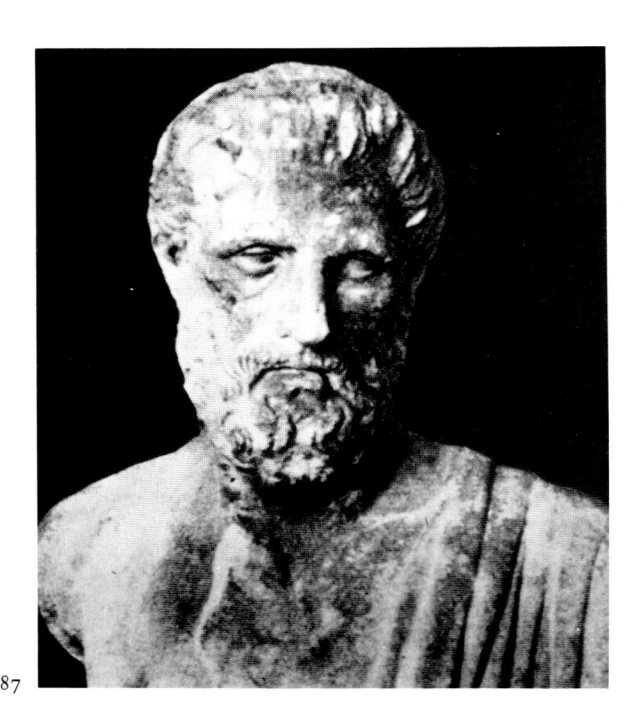

287

287   Von dieser Statue, die auf der Insel Kos gefunden wurde, nahm man einst an, sie stelle Hippokrates dar. Kos war eines der großen medizinischen Zentren der Antike, das im späten 5. Jahrhundert v. Chr. berühmt wurde. Kos-Museum, Kos

Sehorgan berichtete er, daß sich im Auge Feuer und Wasser befänden. Dennoch verurteilte er die allgemein anerkannte Lehrmeinung der Zeit, daß der Samen aus dem Gehirn stamme. Seine Doktrin des Gleichgewichts entgegengesetzter Kräfte und dessen Einfluß auf die Gesundheit standen in Übereinstimmung mit den pythagoreischen Lehren. Der Umfang seiner detaillierten Forschungen und wissenschaftlichen Konzepte öffnete hingegen neue Horizonte medizinischen Wissens. Man kann ihn als den ersten eigentlichen medizinischen Wissenschaftler bezeichnen.

Weiter südlich in Sizilien blühte ein anderes griechisch-italisches Zentrum der Medizin. Sein berühmtestes Mitglied war Empedokles (493–433 v. Chr.). Viele Bruchstücke seiner Werke existieren noch, weitere ihn betreffende Informationen finden sich in späteren Kommentaren. Aus diesen Quellen haben Historiker das Bild eines aristokratischen Führers von außerordentlicher Selbstgefälligkeit, aber ebenso mit überragendem Wissen und Fähigkeiten abgeleitet. Er stolzierte in purpurnen Gewändern mit Blumen dekoriert einher und rühmte sich in Versen seiner gottähnlichen Natur und Fähigkeiten. Und dennoch leistete er für seine Stadt und ihre Bürger Ungeheuerliches. Zu einer Zeit, als es noch einem Individuum möglich war, viele Gebiete zu überblicken, übertraf er darin offensichtlich jeden anderen Zeitgenossen. Als Dichter, Staatsmann, Priester, Philosoph, Wissenschaftler und Arzt überragte er alle.

Seine Abhandlungen schrieb er einem allgemeinen Brauch entsprechend in Versen und predigte die pythagoreischen Grundthesen betreffs Reinheit des Geistes, des Körpers und des Verhaltens sowie die Tugenden einer geregelten, mäßigen Ernährung und körperlichen Übung. Von seinen Lehren erreichte den größten Einfluß das Konzept, daß alle belebten und unbelebten Dinge sich aus den vier Grundelementen Wasser, Luft, Feuer und Erde zusammensetzen. Dieser Glauben findet sich bereits vor Empedokles; ihm wird die Urheberschaft jedoch oft zugeschrieben.

Nach Empedokles verbinden sich diese Elemente während des Lebens und lösen ihre Einheit nach dem Tod wieder auf. Materie wird durch anziehende und abstoßende Elemente in verschiedenem Verhältnis zueinander gebildet. Er erkannte, daß das Element Luft Stofflichkeit besaß und Druck ausüben konnte. Die Strömung des Blutes durch den Körper stand für ihn irgendwie mit dem Vorantreiben durch Luftdruck in Verbindung. Die Atmung vollzog sich nicht nur durch Nase und Mund, sondern auch durch Atmungsporen in der Haut; nach Hippokrates entwickelte man aus dieser Vorstellung das sogenannte methodische System der Medizin. Von den Nachfolgern des Empedokles wurden Theorien aufgestellt, die jenes philosophische Konzept weiterführten, daß die Materie sich aus Atomen aufbaue. So nahm Anaxagoras (500–428 v. Chr.) an, daß jedes Element aus kleinen unsichtbaren Partikeln oder Samen bestehe, die durch Verdauung aus der Nahrung freigesetzt werden und sich in Bausteine des Körpers wie Knochen und Muskeln zusammensetzen. Es waren jedoch Demokrit und Leukipp, die später im 5. Jahrhundert v. Chr. lehrten, daß die gesamte Materie aus Atomen verschiedener Größe und verschiedenen Gewichts, unterschiedlicher Form und Anordnung bestehe. Alle belebten und unbelebten Objekte wurden ursprünglich durch Kollision und Kombination von Atomen geschaffen. Demokrit befaßte sich auch mit Diät, Gesundheit und Krankheit, und seine spekulativen Schriften übten einen großen Einfluß auf das medizinische und wissenschaftliche Denken aus.

Von den anderen Schulen der Wissenschaftsphilosophen, die im 6. und 5. Jahrhundert blühten, waren die beiden einflußreichsten in Knidos an der Küste Kleinasiens und in Kos, auf einer der Küste vorgelagerten Insel, beheimatet. Ihr Ruhm jedoch wird wohl erst im späten 5. Jahrhundert verbreitet gewesen sein, denn der Historiker Herodot, der in der Mitte des 5. Jahrhunderts schrieb, erwähnt die Schulen von Kyrene in Afrika und Kroton in Italien, spricht jedoch nicht von Knidos oder Kos.

Auf der Insel Kos war es, wo Hippokrates lebte und lehrte. Die Schriften der Lehrer von Kos, wahrscheinlich von Hippokrates oder seinen Zeitgenossen, werden das *Corpus Hippocraticum* genannt und in einem späteren Abschnitt des Buches behandelt.

Das benachbarte Knidos auf dem Festland beherbergte eine Gruppe von Lehrern und Schülern, die wohl ebenso bedeutsam und etwas älter als die Schule von Kos war. Die »Knidischen Lehrsätze« bestanden in einer Sammlung medizinischer Abhandlungen, die uns nicht erhalten geblieben sind und uns nur durch Erwähnungen im *Corpus Hippocraticum* und durch spätere Kommentatoren zu Hippokrates, vor allem durch Galen aus dem 2. Jahrhundert v. Chr., bekannt sind. Einige Wissenschaftler halten es für wahrscheinlich, daß bestimmte Schriften, die man Hippokrates zuschreibt, tatsächlich von Knidos stammen.

Lange Zeit nahmen Wissenschaftler an, daß Kos und Knidos rivalisierende Zentren darstellten; jüngere Analysen jedoch legen den Gedanken nahe, daß die beiden Gruppen sich nicht sehr unterschieden oder sogar in Konkurrenz gestanden hätten. Eine Zusammenfassung der Ansichten, die nach Meinung der Gelehrten an den zwei Orten vorherrschten, mag hilfreich beim Überblick über die medizinischen Prinzipien der griechischen Welt sein:

In Knidos wurden die Krankheiten nach einem ausgeklügelten System entsprechend dem betroffenen Organ kategorisiert; dieses System ähnelt der Praxis in den Ländern Mesopotamiens östlich von Knidos. Die Behandlungen, die sich jeweils mit einer Krankheit verbanden und mit aufgeführt wurden, waren einfach und spärlich.

Im Gegensatz dazu gab es bei den Hippokratikern nahezu keine Klassifikation; man verwandte mehr die Empirie als eine theoretische Grundlage bei der Behandlung der Patienten. In der Behandlung jedoch unterschieden sich die hippokratischen Methoden nicht sehr von den knidischen.

Wie Galen berichtet, betonte Knidos eine sorgfältige, auf Symptomen beruhende Diagnose, so daß nahezu jedes Symptom selbst eine Krankheit darstellte. Es gab z. B. sieben Krankheiten der Galle, zwölf der Blase und vier Arten der Auszehrung (womit man üblicherweise das Bluthusten meinte). Wenn auch die Beschreibung der Fallberichte vollständig und klar überliefert ist, lag die Betonung doch mehr auf der Krankheit als auf dem Patienten (hippokratische Methoden stellten aber mehr den Patienten als die Krankheit in den Vordergrund und widmeten der Beobachtung und Bewertung physischer Befunde große Aufmerksamkeit).

Wo sich knidische Charakteristika in den hippokratischen Arbeiten finden, werden sie von einigen Wissenschaftlern auch dem knidischen Ursprung zugerechnet. Vor allem zwei Abhandlungen, *Diät und akute Krankheiten* und *Über Krankheiten*, werden als wahrscheinlich aus Knidos stammend angesehen.

Einige der hervorragenden Führer jener Schule waren Euryphon, Ktesias, Chrysippos, Polykrates, Endoxos und Nichomachos, der Vater des Aristoteles. Galen berichtet, daß Euryphon ein großer Anatom, einer der berühmtesten Ärzte seiner Zeit gewesen sei und zu den »Knidischen Lehrsätzen« viel beigetragen habe.

Ktesias, ein junger Zeitgenosse des Hippokrates, wurde als Arzt am persischen Hofe des Artaxerxes II. Mnemon berühmt; er schrieb einen Kommentar zu Hippokrates mit einer Vielzahl von Widersprüchen zu dessen Methoden und Schlußfolgerungen.

Der berühmteste Name jedoch, der uns überliefert wird, ist der des Hippokrates von Kos. Ob die Lehren, die man mit ihm in Verbindung bringt, das Werk eines einzelnen Mannes oder vieler sind, ist nicht bekannt. Als die hippokratischen Schriften in der großen Bibliothek von Alexandria im 4. Jahrhundert v. Chr. gesammelt wurden, schrieb man vermutlich auch die Arbeiten anderer Autoren Hippokrates zu. Wenn wir also von Hippokrates sprechen, beziehen wir uns also wahrscheinlich nicht nur auf einen einzelnen Menschen. Dennoch gibt es Beweise für seine Existenz und für seine Position als herausragende Persönlichkeit, die spätere Generationen in ihm sahen. In jedem Fall charakterisiert er in seinen Lehren, seinem Leben und seinem Verhalten das Ideal, das alle Ärzte anstreben und das alle Patienten in ihrem Arzt suchen.

Bevor wir jedoch die Grundlagen und Methoden des Hippokrates betrachten, sollte die allgemeine medizinische Praxis seiner Zeit beschrieben werden.

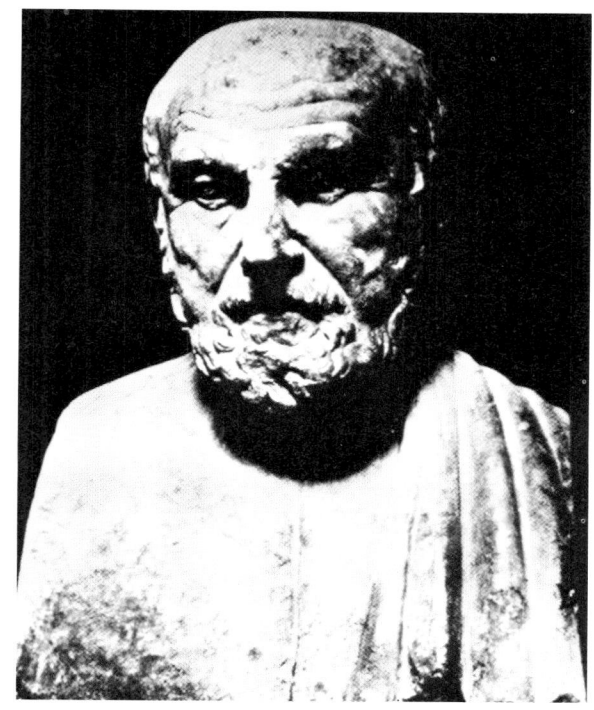

288

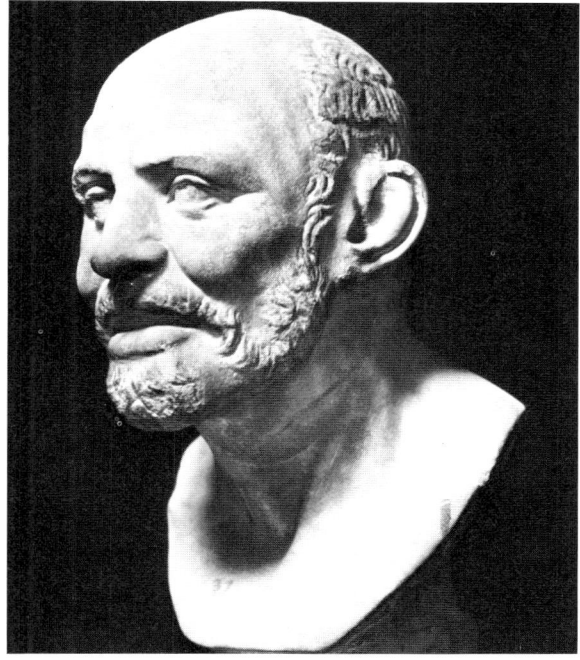

289

288 Römische Kopie einer griechischen Skulptur des Demokrit, der lehrte, daß die gesamte Materie aus ›Atomen‹ bestehe. Man nannte ihn auch den Lächelnden Philosophen, weil er stets gute Laune empfahl. Museo Capitolino, Rom

289 Man nimmt an, daß diese Büste, die man früher auch für ein Porträt des Hippokrates hielt, Chrysippos darstellt, einen der hervorragenden Lehrer aus der Knidischen Schule. Museo Capitolino, Rom

Medizin in hippokratischer Zeit

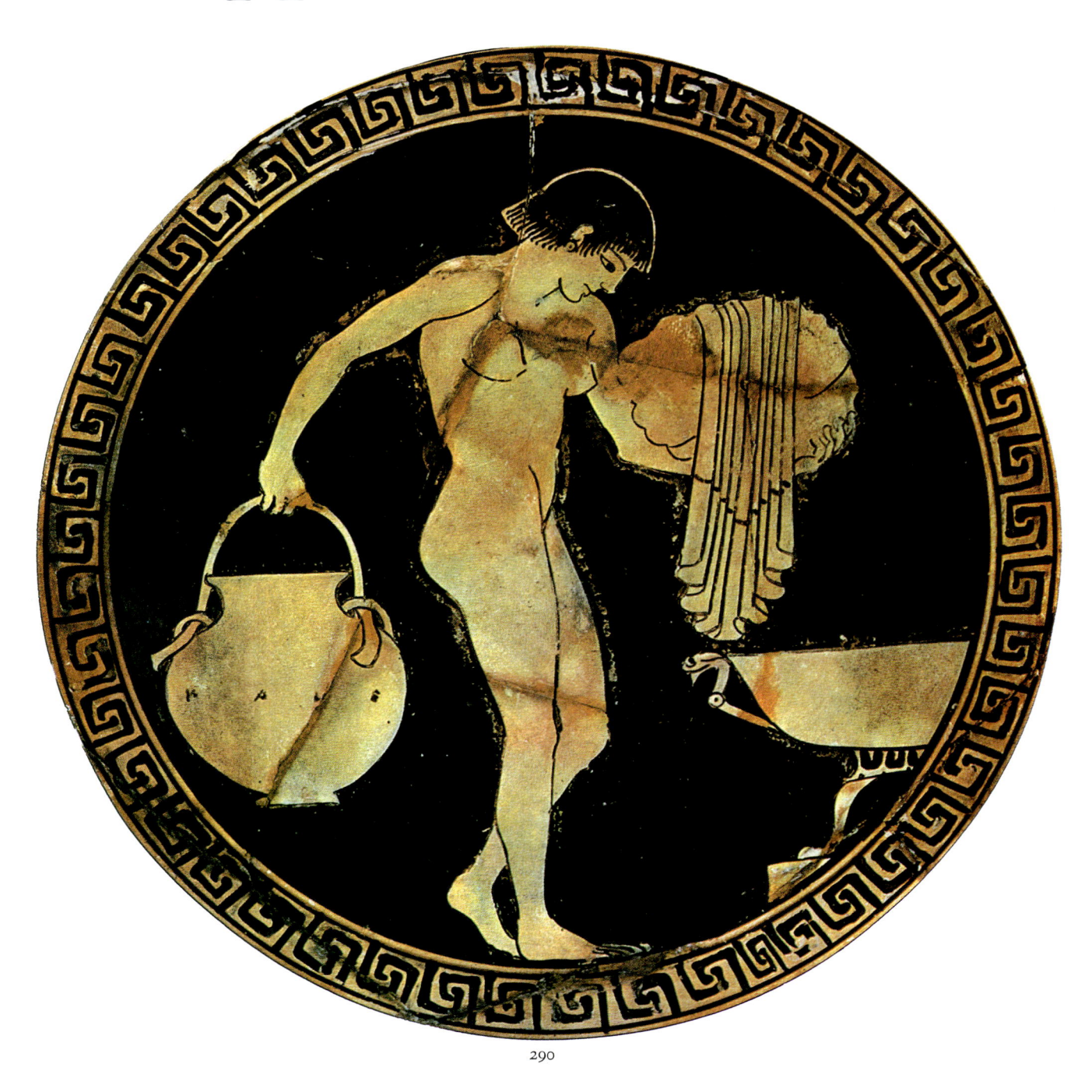

290

In den Jahrhunderten zwischen der Blüte der kretisch-mykenischen Kultur und der Zeit der Naturphilosophen hatte ein deutlicher Wechsel der griechischen Einstellung gegenüber der Krankheitsursache stattgefunden: die Lehrer und Ärzte zur Zeit des Hippokrates betrachteten Krankheit nicht länger als Strafe der Götter. Dennoch ging es dem Kranken nur wenig besser. War die Möglichkeit einer Heilung gegeben, wurden alle erdenklichen Mittel angewandt. Konnte der Kranke jedoch weder geheilt noch sein Zustand zumindest verbessert werden, wurde er vom Arzt wie von den Nachbarn im Stich gelassen. Die Krankheit war somit immer noch ein Fluch – wenn nicht von den Göttern, so doch seitens der Menschen.

Die Stoiker (im 4. und 3. Jahrhundert v. Chr.), die in der Tugend noch vor der Gesundheit das höchste Gut sahen, betrachteten die Krankheit als Übel, das um jeden Preis vermieden werden mußte. Nach ihrer Ethik war im Fall der Erkrankung sogar der Selbstmord zu rechtfertigen. Dennoch hatte der Kranke einen Vorteil, solange der Zustand nicht als hoffnungslos angesehen wurde – er stand im Mittelpunkt der Heilkundigen, die ihn als Opfer natürlicher Ursachen innerhalb oder außerhalb seines Körpers ansahen und ihm deshalb rationale Behandlungsmethoden zugestanden.

Erziehung

Während der Kindheit hielt man den griechischen Jugendlichen zum Sport an, vom 18. Lebensjahr an unterzog er sich einer intellektuellen Ausbildung in Philosophie, Rhetorik, Wissenschaft und Medizin. Ein gebildeter Mann hatte sich mit allen Wissensgebieten zu befassen, und so war es für die Ärzte selbstverständlich, sich um alle Zweige der Medizin, konservativ wie chirurgisch, zu bemühen. Die Spezialisierung war noch nicht gebräuchlich, wenn auch Herodot von einem entsprechenden hochentwickelten System in Ägypten berichtet hatte.

Zur Zeit des Hippokrates hatten die Griechen ein hypothetisches System entworfen, das die Krankheitsmechanismen aus den Vier Säften des Körpers erklärte. In der griechischen Methaphysik läßt sich eindeutig die Linie nachweisen, die zu diesem System führt: die Lehre, daß vier Grundelemente (Wasser, Luft, Feuer und Erde) mit ihren spezifischen Qualitäten (feucht, kalt, heiß und trocken) das gesamte Universum umfassen; das Konzept, daß opponierende Kräfte (mit der Betonung der Zahl »vier«) im Gleichgewicht gehalten werden müssen, um die Harmonie des Kosmos und die Gesundheit im menschlichen Mikrokosmos zu erreichen; die besonderen Wirkungen der Jahreszeiten auf Körper und Geist, wobei es zunächst nur drei und dann vier Jahreszeiten gab; die sichtbaren Körpersekrete, zunächst auch nur drei (Blut, Schleim und Galle) und dann vier, indem man die Galle in die schwarze und gelbe unterteilte. Schließlich wurde eine Hypothese notwendig, um diese Konzepte in ein gewisses Ordnungssystem zu bringen. Denn wie Peter Medawar, der Nobelpreisträger des Jahres 1960, ausführt, ist »Wissenschaft ohne den Unterbau einer Hypothese nichts als Küchenkunst«.

Das Schlüsselprinzip bestand darin, daß alle Körperflüssigkeiten aus verschiedenen Anteilen von Blut (warm und feucht), Schleim (kalt und feucht), gelber Galle (warm und trocken) und schwarzer Galle (kalt und trocken) zusammengesetzt seien. Befanden sich diese »Humores« (Säfte) im Gleichgewicht, so war der Körper gesund; Überschuß oder Mangel einer der Komponenten verursachte Krankheit. Es gab drei Krankheitsstadien: den Wechsel der Humoralproportion durch äußere oder innere Faktoren, die Reaktionen des Körpers darauf durch Fieber oder »Kochen« und die schließlich einsetzende Krise, in der die Unordnung durch Ausscheidung der überschüssigen Humores oder durch den Tod endete. Die Ausscheidungen oder Humores des Organismus sah man oft bei der Krankheit (Blut, Schleim aus der Nase, Erbrochenes, Fäkalien, Urin, Schweiß), und häufig besserte sich eine Krankheit tatsächlich nach einer Krise, die sich durch das Abscheiden eines dieser Humores zeigte.

In der Einstellung gegenüber Geisteskranken findet man bei den Griechen wie bei anderen Völkern eine allmähliche Entwicklung vom Glauben an übernatürliche oder dämonische Ursachen zu mehr rationalen Erklärungen. Im 5. Jahrhundert v. Chr. hatte man den Verstand und seine Zerrüttung eindeutig im Gehirn lokalisiert. Und dennoch teilte sogar Platon, ein Zeitgenosse des Hippokrates, das Irresein mythologisch in vier Haupttypen ein: prophetisch (vermittelt durch Apollon), rituell (wie in den dionysischen Zeremonien), poetisch (inspiriert von den Musen) und erotisch (unter dem Einfluß von Aphrodite und Eros).

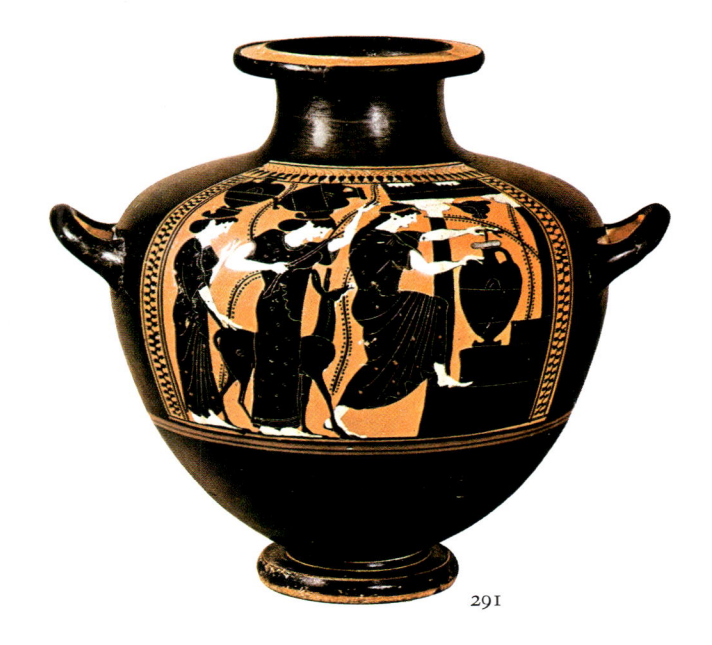

291

290   Gemaltes Medaillon einer athenischen Tasse (frühes 5. Jahrhundert v. Chr.), die man Onesimos aus der Schule der Panaitos-Maler zuschreibt. Die Tasse wurde in Chiusi in Etrurien gefunden. Das Mädchen, das sich anschickt, die Kleidung zu waschen, illustriert die Bedeutung der Sauberkeit im antiken Griechenland. Musées Royaux d'Art et d'Histoire, Brüssel

291   Griechische Hydria oder Wassertopf (um 520 v. Chr.) im Stile des Nikosthenes-Malers, dargestellt sind Frauen, die für den häuslichen Gebrauch Krüge mit dem kostbaren Wasser füllen, an dem es häufig mangelte. Museo Nazionale di Villa Giulia, Rom

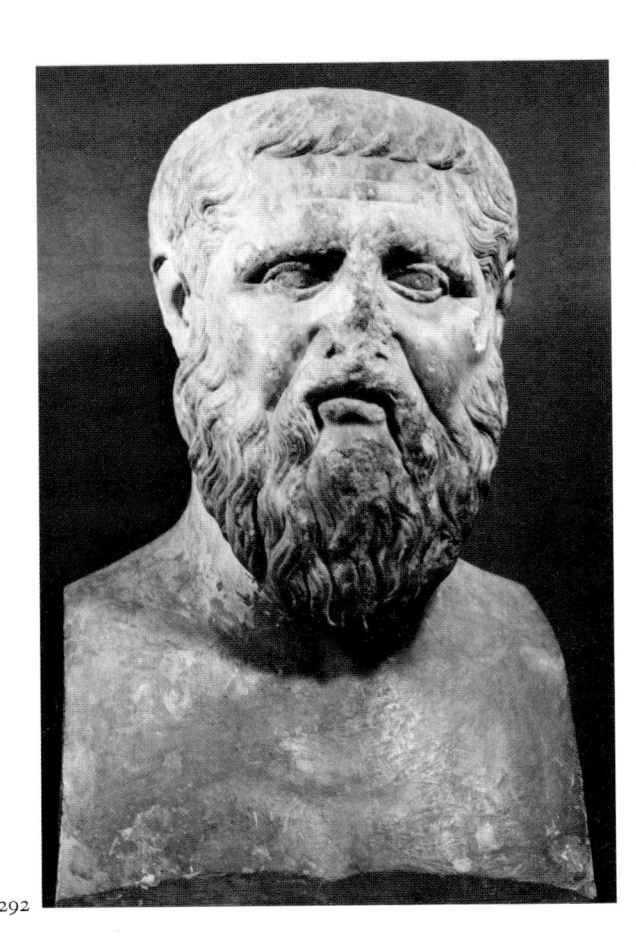

292

Die Ärzte

Wie zu der in den homerischen Epen beschriebenen mykenischen Zeit war der Arzt des 6. oder 5. Jahrhunderts v. Chr. noch ein Handwerker, wenn sich auch sein Status dank des außerordentlichen Stellenwertes der Gesundheit bei den Griechen verbessert hatte. Ein freigeborener Arzt der Oberschicht behandelte üblicherweise Menschen seiner Klasse, wofür er ein Honorar bekam. Seine Assistenten und Sklaven versorgten seßhafte Fremde und Sklaven, hier gab es jedoch keine festen Regeln. Wer sich die Behandlung leisten konnte, wandte sich an fahrende Ärzte; den Armen stand dieser Weg kaum offen. Hieraus wird zum Teil der Aufstieg und die Verbreitung der asklepischen Tempel als Tor zur medizinischen Behandlung für alle verständlich. Magische Medizin, die sogar von den Philosophen Platon und Theophrastos geschätzt wurde, stand natürlich jedem offen – ob reich oder arm, Sklave oder Freigeborener. Im allgemeinen warfen die Ärzte mehr ein klinisches als ein politisches oder wirtschaftliches Auge auf den Patienten, und die Behandlung für Arme und Reiche war die gleiche. Die Ärzte selbst stammten grundsätzlich aus der Klasse aristokratischer Bürger oder der seßhaften Ausländer (Metöken), die auch die Freigelassenen, Händler, Handwerker und Bauern betreuten.

Die Ausbildung geschah in Form einer Lehre; als Gehalt bezog der Anfänger Instruktionen, nahm an der Versorgung der Patienten teil, assistierte und pflegte nach Bedarf und führte niedere Aufgaben bei der Instandhaltung der Ausrüstung durch. Die Praxis (iatreion) eines griechischen Arztes lag oft in der Nachbarschaft eines Tempels des Asklepios. Meistens wurde die Praxis dort nur vorübergehend zur Ausübung der Medizin eingerichtet, denn die Mehrheit der Ärzte betrieb ein ambulantes Gewerbe und reiste von Stadt zu Stadt, transportierte dabei Medizin und Instrumente und ließ sich in einem günstigen Haus nahe dem Marktplatz nieder, wo sich die Patienten sogar einen Tag oder länger für eine evtl. notwendige besondere Behandlung aufhalten konnten. Häufig jedoch ging der Arzt auch zum Haus des Patienten, vor allen Dingen, wenn dieser reich war. Auch Operationen wurden dort duchgeführt, wie es noch im 19. und 20. Jahrhundert im Westen der Brauch war, als man Tonsillektomien (vollständige Herausschälung der Mandeln) häufig im Hause des Erkrankten vornahm.

Man erwartete ein Honorar, jedoch nicht notwendigerweise für jede Dienstleistung. Die Höhe wurde häufig festgesetzt und im voraus bezahlt, wie man es in hippokratischen Schriften vorgeschlagen findet. Dort ist dieser Rat jedoch mit der Warnung verbunden, Diskussionen über die Honorarhöhe zu vermeiden, wenn der Patient akut krank oder in Geldsorgen ist. »Ich rate, keine hohen Forderungen zu stellen, aber die Möglichkeiten und das Einkommen des Patienten zu berücksichtigen. Unter bestimmten Umständen sollte der Arzt kostenlos behandeln. Es ist besser, denen Vorwürfe zu machen, die entkommen, als die zu beschimpfen, die sich in Gefahr befinden. «

Zur Zeit des Hippokrates in der Mitte des 5. Jahrhunderts v. Chr. gab es eine Vielzahl von Ausübenden der Heilkunst. Die Frage, wer davon als Scharlatan zu betrachten ist und wer bona fide handelte, ist schwierig zu beantworten. Es gab kein System der Zulassung oder Prüfung vor dem Jahre 300 v. Chr., und jeder Mann konnte sich Arzt nennen. Die Tatsache, daß eine Frau sich nicht als Heilkundiger qualifizieren konnte, darf in einer Kultur nicht überraschen, die dem weiblichen Geschlecht den zweiten Rang zuwies. In Athen begaben sich Frauen nur selten in die Öffentlichkeit, zeigten sich fast nie bei Festen oder gesellschaftlichen Ereignissen und hatten sich grundsätzlich während des gesamten Lebens auf ihre Pflichten im Haushalt zu beschränken. In Sparta genossen sie zwar ein größeres Maß an Freiheit, aber in jener Gesellschaft, in der die Funktion eines jeden darin bestand, dem Staat zu dienen, war es die einzige Aufgabe der Frau, Kinder zu gebären. Nur der Gruppe der Hetären, die der Unterhaltung der Männer dienten, gelang es, einen relativ freizügigen Status zu erlangen. Der Terminus Prostituierte trifft auf sie nicht exakt zu, wenn sie auch ihre Gunst veräußerten; sie lassen sich mehr den »Abenteurerinnen« jüngerer Vergangenheit vergleichen, die sich den Lebensunterhalt mit ihrem Charme verdienten.

Heilmethoden

Es gab allgemeine und örtliche Arten der Behandlung. Verordnungen bestanden in diätetischen Vorschriften, täglichen Übungen und maßvollem Verhalten beim Essen,

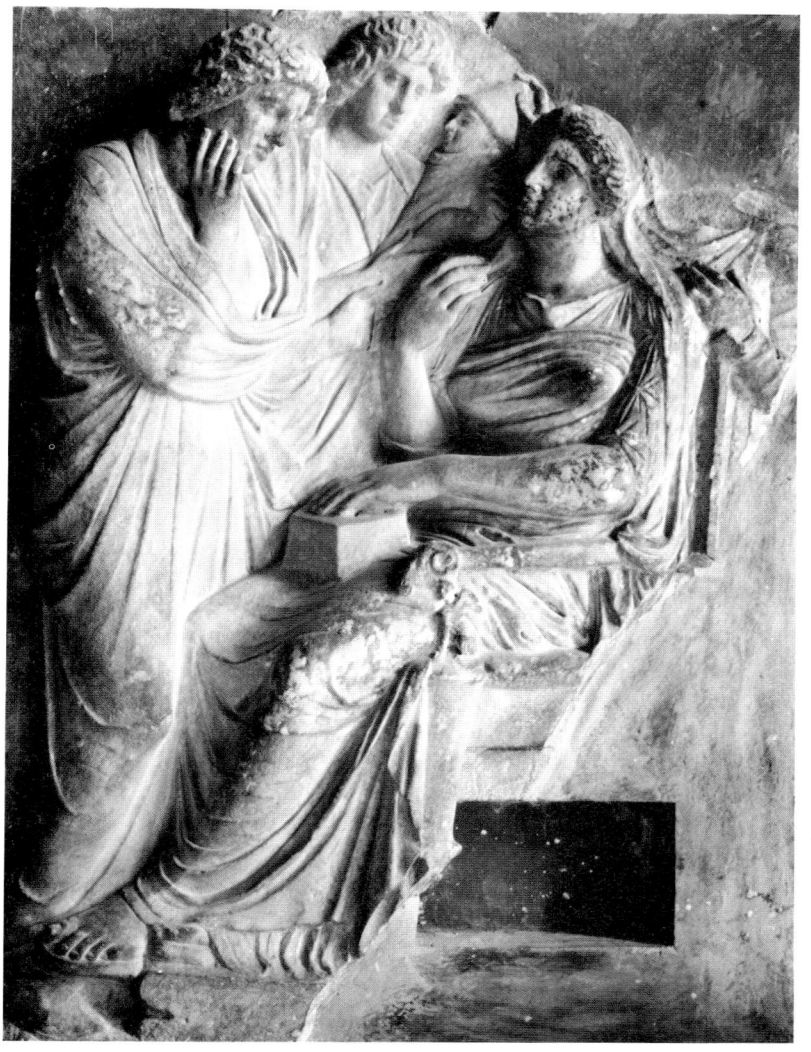

293

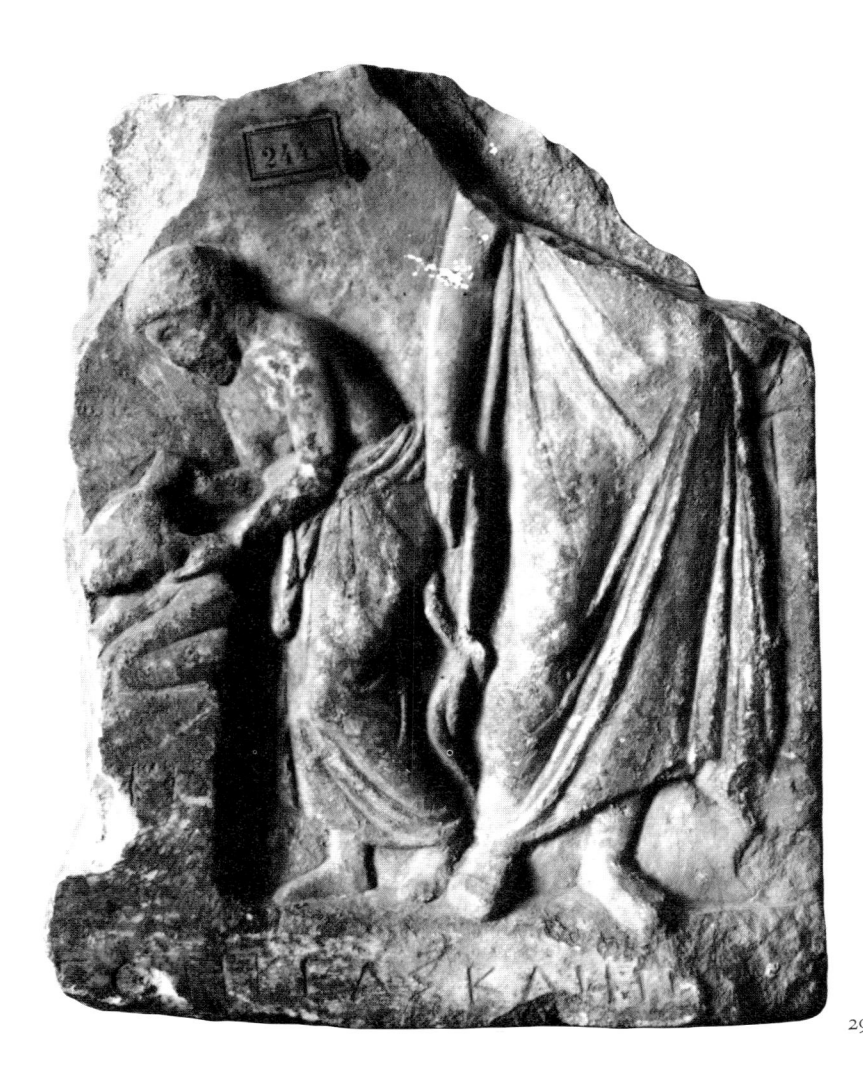

295

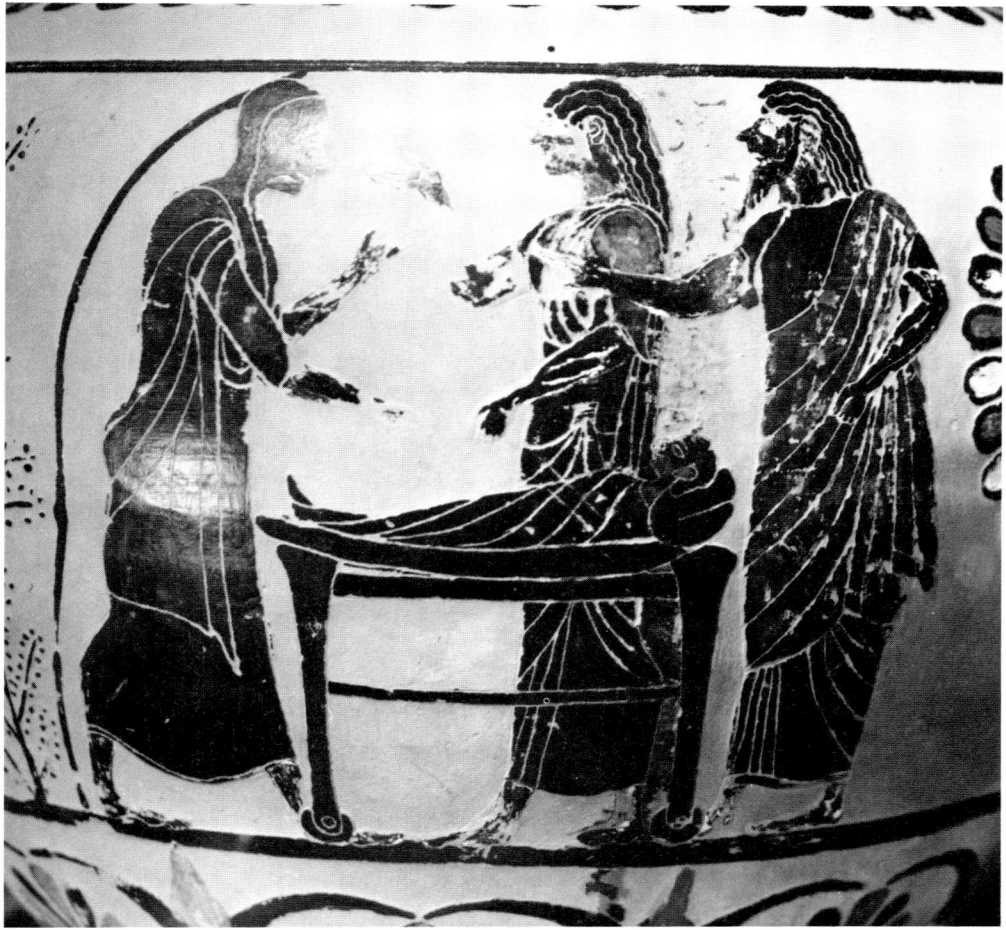

294

293 Grabstele (4. Jahrhundert v. Chr.) einer jungen Mutter mit Kind, die beide während der Geburt verstarben. Hier handelt es sich offensichtlich um die Angehörigen einer reichen Familie. Archäologisches Nationalmuseum, Athen

294 Hydria, bemalt mit einer Szene, die den Gott Hermes als schlafendes Kind in Windeln zeigt. Louvre, Paris

295 Fragmentarisches Basrelief, dargestellt ist ein Arzt, der eine Operation am Kopf eines Patienten durchführt, während Asklepios, der Stifter der Medizin, zuschaut. Archäologisches Nationalmuseum, Athen

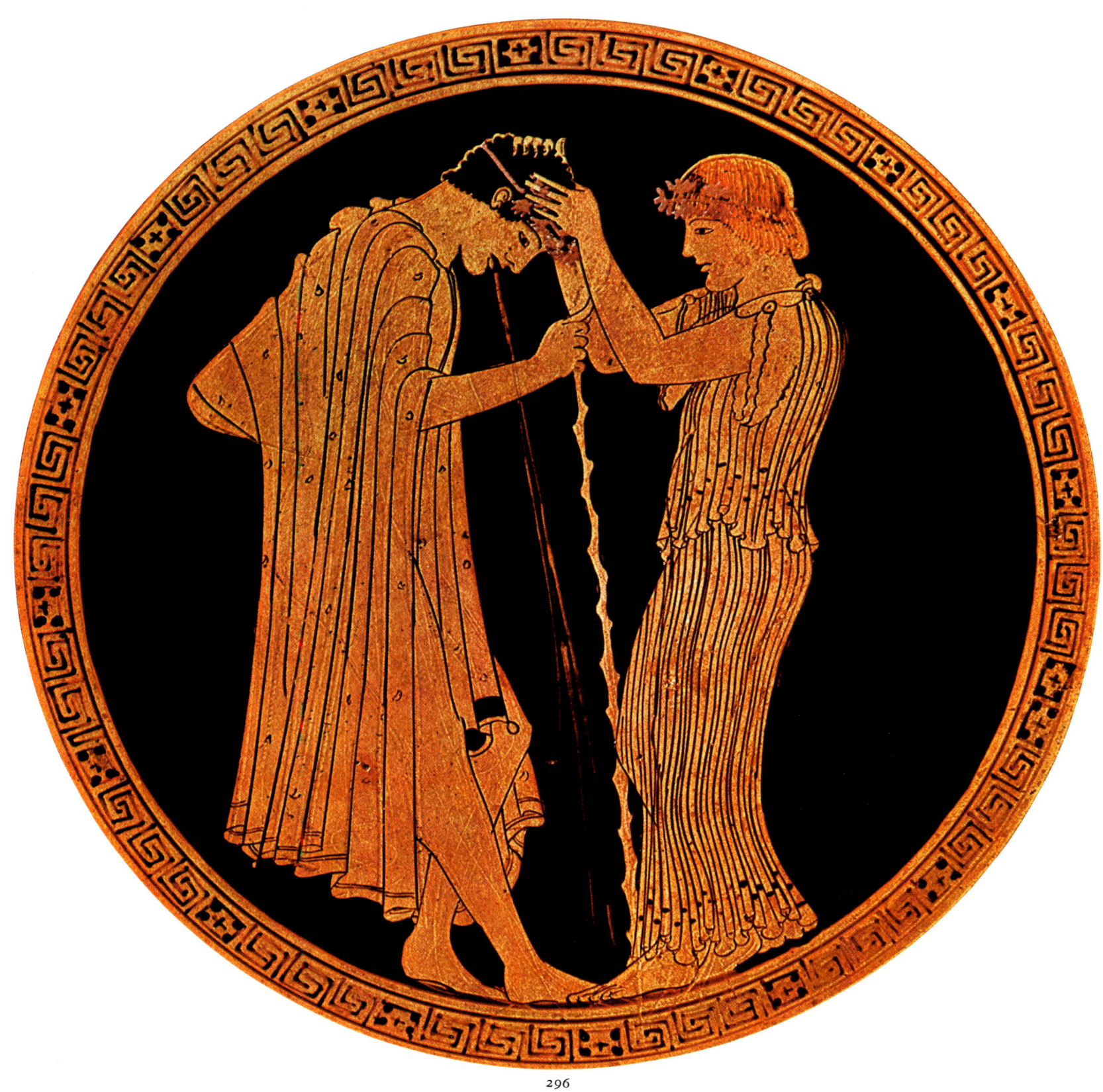

296

296 Innenmedaillon einer Tasse des Brygos-
Malers (ca. 490–480 v. Chr.) mit der Darstellung eines Mannes, der erbricht – eine Methode,
den Körper von überschüssigen Säften zu
befreien. Martin von Wagner-Museum,
Universität Würzburg

Trinken, Schlafen und Geschlechtsleben. Diese Therapie galt wahrscheinlich nur für die Oberklasse, denn der gemeine Arbeiter hatte weder die Zeit noch die finanzielle Sicherheit, sich körperlichen Aktivitäten nur aus Gründen der Gesundheit zu unterziehen. Bei Krankheit war die Verschreibung einer mageren Diät üblich. Diese beschränkte Nahrungsaufnahme (die oft nur aus Haferschleim, Wasser, Essig und Honig bestand) wird in neuerer Zeit als mangelhaft und dadurch wohl schädlich angesehen. Sogar die normale Ernährungsart der gesunden Griechen jener Zeit wird eher mager gewesen sein.

Zahlen spielten im Verhältnis zu den Krankheitstagen eine wichtige Rolle. In den pythagoreischen Lehren des 6. Jahrhunderts v. Chr. waren die drei- oder viertägigen Intervalle zwischen Schüttelfrösten bedeutsam. Wie in den mesopotamischen Kulturen besaß auch die Zahl ›7‹ medizinisches Interesse; die Menses setzten in vier mal sieben Intervallen ein, die Schwangerschaft dauerte 40 mal sieben Tage.

Was wir heute als Teilgebiete der Medizin betrachten (Chirurgie, Innere Medizin, Geburtshilfe), war damals ein einziger Komplex in der Heilkunst. So wurden auch Zahnkrankheiten vom Arzt behandelt, der unter anderem auch lose Zähne mit Golddraht fixierte, eine Methode, die von den Etruskern stammt.

Wunden und Geschwüre wurden gesäubert und mit vielerlei mineralischen Stoffen und pflanzlichen Mixturen verbunden, von denen viele Wein enthielten. Der Zweck bestand darin, die Schmerzen zu lindern und den Heilprozeß zu beschleunigen; das Ausstopfen der Wunden mit Tüchern jedoch mag Infektionen und Eiterbildung verursacht haben.

Da plötzliche Entleerung von Eiter oft der Heilung eines hartnäckigen Geschwürs oder einer Wunde vorausgeht, erschien die Ableitung des Wundeiters wünschenswert. Dieser Glaube, der sich im Mittelalter noch als »pus laudabile« wiederfindet, stellt die allgemeine Meinung der Jahrhunderte vor und nach den Griechen dar.

Obwohl die Medikamente meist zur externen Applikation verwandt wurden, gab es jedoch auch andere Stoffe, die eine Purgation oder Erbrechen einleiteten, um den Körper von überflüssigen Säften zu befreien. Auch Klistiere waren in Gebrauch. Seit Jahrhunderten waren diese Praktiken in anderen Regionen der Welt üblich gewesen. Herodot zum Beispiel berichtet von der ägyptischen Sitte, die Därme auch beim Gesunden regelmäßig zu reinigen, um sich ein Wohlbefinden zu sichern.

Verletzungen der Knochen und Gelenke müssen einen wesentlichen Teil der medizinischen Praxis dargestellt haben. Manipulationen, um Verschiebungen von Gelenken und Frakturstücken zu reduzieren, erreichten einen hohen Grad der Fertigkeit, wobei manchmal mechanische Hilfsmittel angewandt wurden. In den Arbeiten des Hippokrates und vieler späterer Kommentatoren finden sich effektive und komplexe Verbandstechniken für den gesamten Körper. Offensichtlich praktizierten die Griechen auch erfolgreich das Kauterisieren bei der Behandlung von Infektionen, Wunden und Tumoren. Die sorgfältige und verbreitete Operationstechnik mit dem Messer ist äußerst beeindruckend. Der Saft des Opiums und der Mandragora (Hyoscyamin) zur Anästhesie und Schmerzlinderung stand bei den Griechen wohl auch allgemein zur Verfügung. Human- und Veterinärmedizin waren getrennt, insbesondere weil der Mensch als die einzig beseelte Kreatur galt; die anatomischen und physiologischen Kenntnisse, die man vom Schlachttier hatte, wurden jedoch auf den menschlichen Körper übertragen. Darüber hinaus scheint es, daß die Ärzte auch Tiere, vor allen Dingen Pferde, betreuten.

Offensichtlich wurde auf Kos die körperliche Untersuchung zu einer hohen Kunst entwickelt. Kein Detail in der Erscheinung und im körperlichen Funktionssystem eines Patienten durfte ausgelassen werden. Darüber hinaus überprüfte man auch sorgfältig seine Art zu leben, seinen emotionellen Zustand, seine Umgebung und sein Verhalten; ebenso waren das Klima und die Sitten seiner Stadt und seines Landes Teil der Untersuchung.

Nach Sammeln aller Informationen legte sich der Arzt von Kos fest, ob der Patient geheilt werden könne (Prognose) und was man dazu tun müsse. Die Erklärung für das Leiden oder die Art der Krankheit, die es hervorrief, war dieser Prognose nachgeordnet. In einer Gesellschaft nämlich, in der der Arzt von Ort zu Ort reiste, gründete sich seine Reputation zweifellos mehr auf die Art, wie er den Verlauf einer Krankheit vorhersagte, als auf die Feststellung, welcher Art das Leiden sei. Zu einer Zeit, als die Möglichkeiten der Therapie sehr eingeschränkt waren, konnte die Prognose unter Umständen der einzige Beitrag sein, den der Arzt zu leisten vermochte.

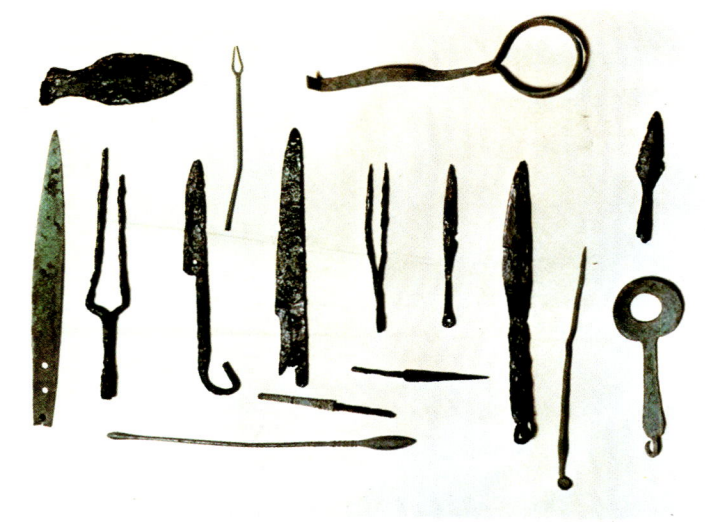

297

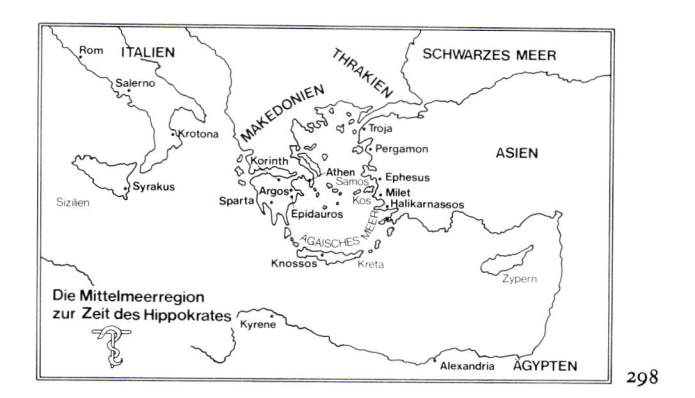

298

297 Medizinische Instrumente – Zange, Messer und Sonden – aus dem antiken Griechenland, mit denen die Ärzte in hippokratischer Zeit schwierige und langdauernde Operationen durchführten, wobei sie Opium und Mandragora als Anästhetika gebrauchten. Archäologisches Museum, Epidauros

298 Karte des östlichen Mittelmeers zur Zeit des Hippokrates

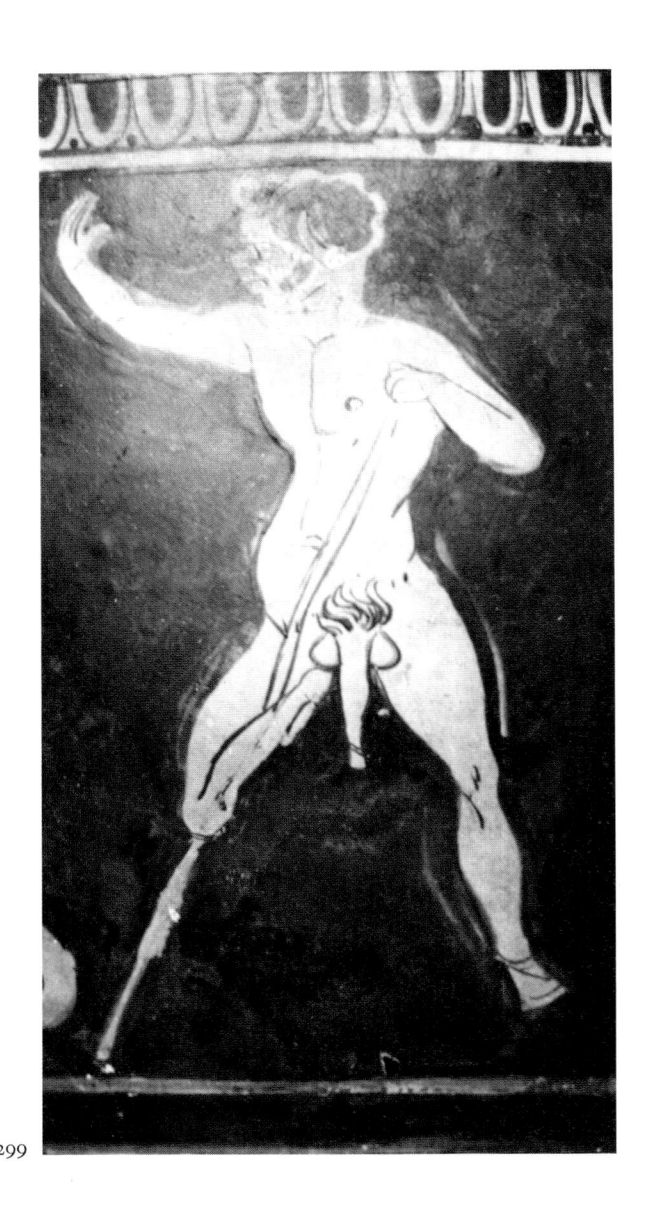

299

299 Griechisch beeinflußte etruskische Vase
(2. Jahrhundert v. Chr.) mit einem
verkrüppelten Satyr, der mit einer Krücke
läuft. Hier handelt es sich wohl um eine
typische Behandlungsmethode des antiken
Griechenland. Louvre, Paris

300 Wagenlenker (um 470 v. Chr.) einer
Votivgruppe, die man Sotades aus Thespiai
zuschreibt, gefunden im Heiligtum des
Apollon von Delphi. Die Statue wurde von
Polyzalos von Gelon dem Gott Apollon,
dem frühen Schutzgott der Heilkunst,
geweiht. Archäologisches Museum, Delphi

301 Grabstein des athenischen Arztes Jason
(2. Jahrhundert v. Chr.) mit der Darstellung
einer Untersuchung durch Palpation des
Abdomens. Rechts sieht man ein riesiges
Schröpfglas. British Museum, London

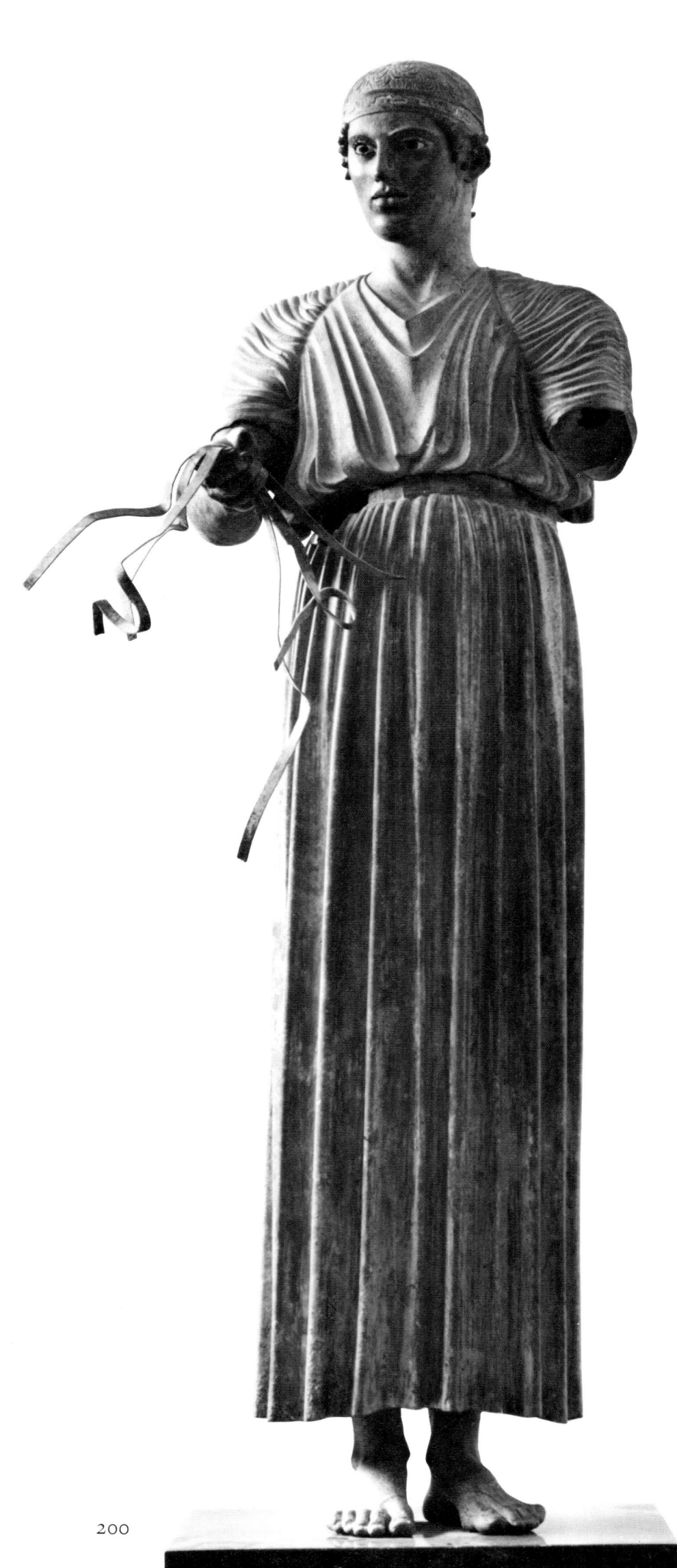

300

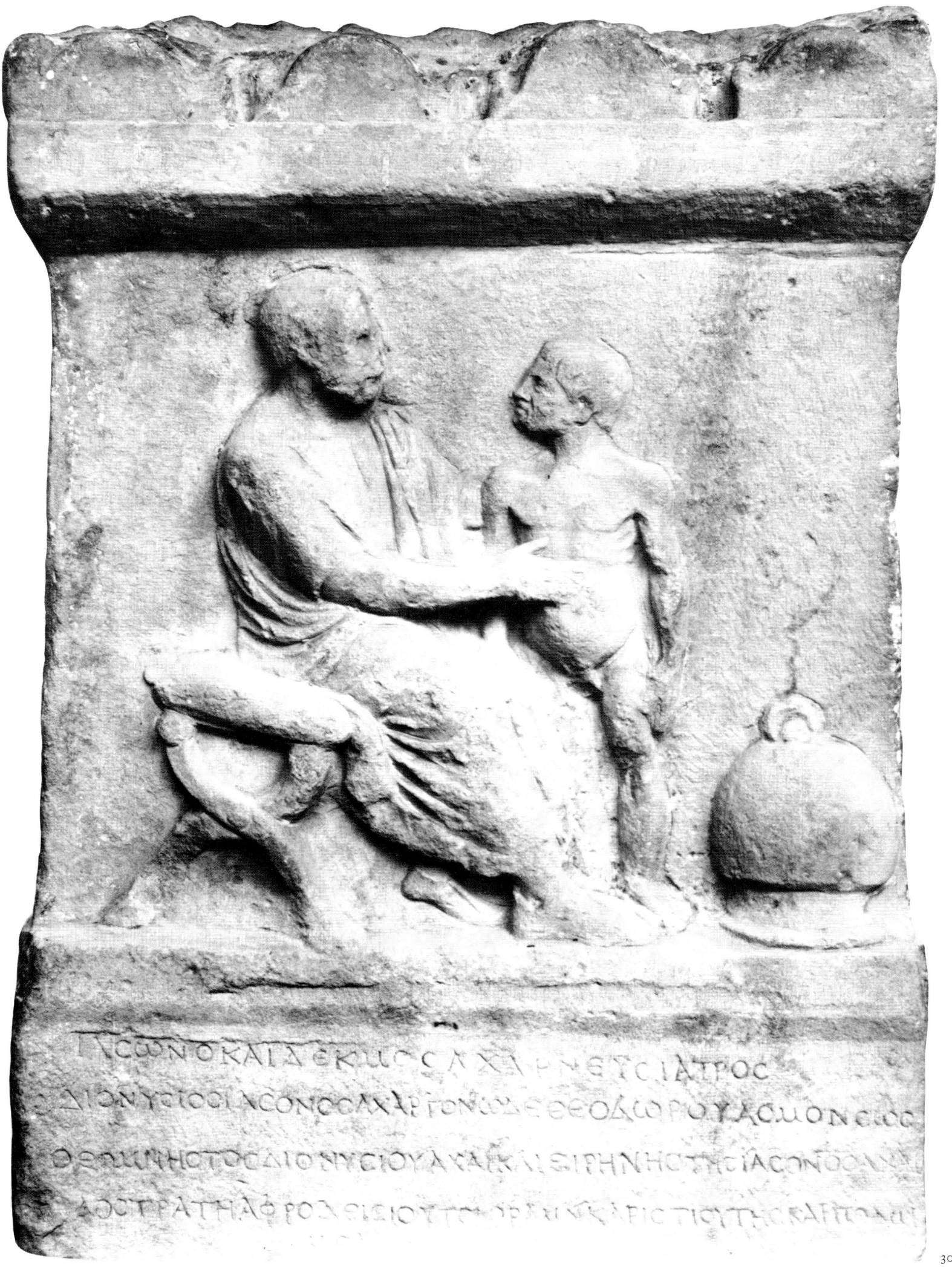

ΓΛΣΩΝΟΚΑΙΔΕΚΙΩΣΣΑΧΑΛΗΜΕΤΣΙΑΤΡΟΣ
ΔΙΟΝΥΣΙΟΣΙΑΣΟΝΟΣΑΧΑΡΓΟΝΩΣΘΕΟΔΩΡΟΥΑΟΜΟΝΟΟΣ
ΘΕΟΜΝΗΣΤΟΣΔΙΟΝΥΣΙΟΥΑΑΚΑΙΕΙΡΗΝΗΟΤΗΣΙΑΣΟΝΟΣΑΧ
ΛΟΣΤΡΑΤΗΑΦΡΟΔΕΙΣΙΟΥΤΩ
ΡΑΛΙΚΚΛΑΡΙΣΤΙΟΥΤΗΟΚΑΡΠΟΛΑΝ

301

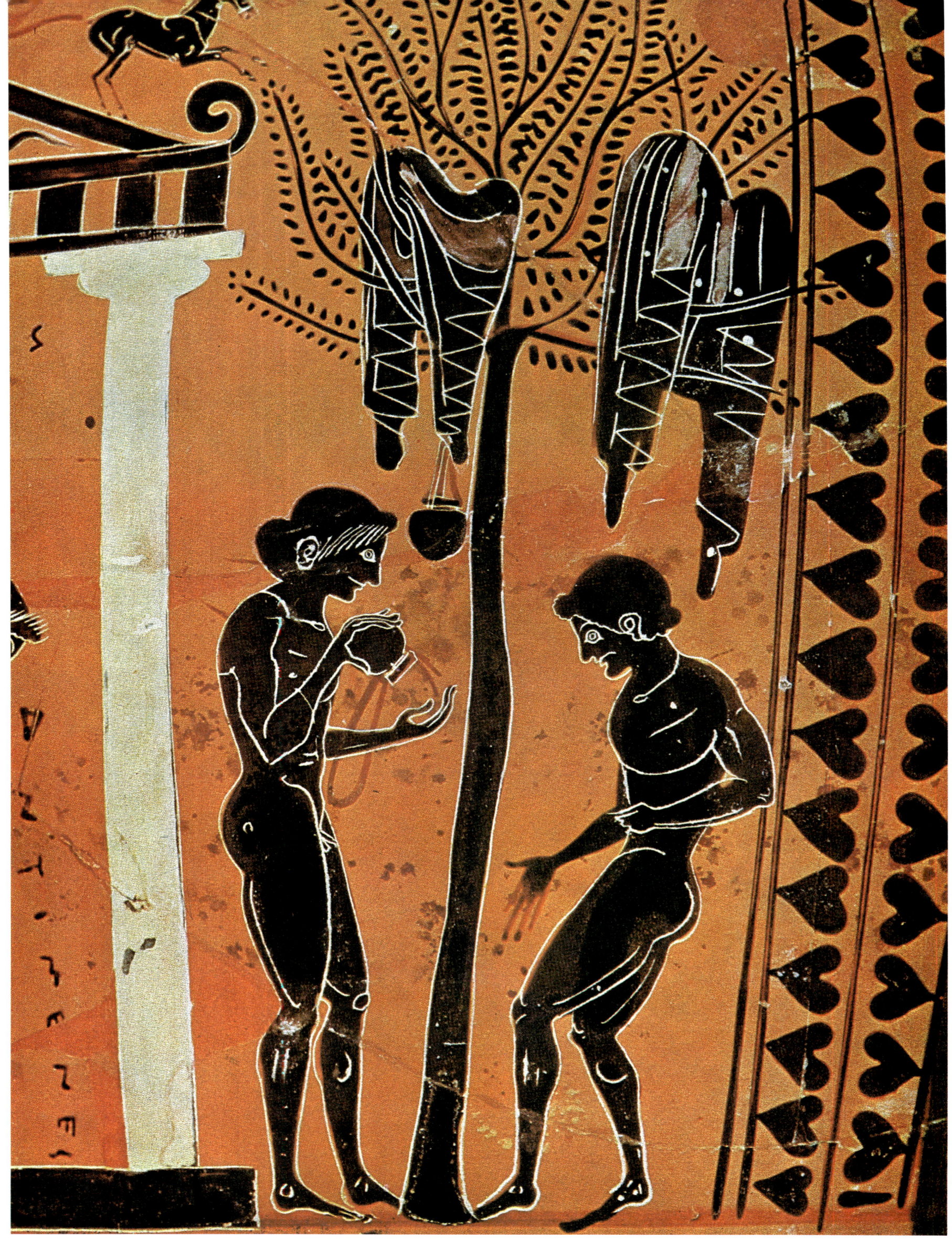

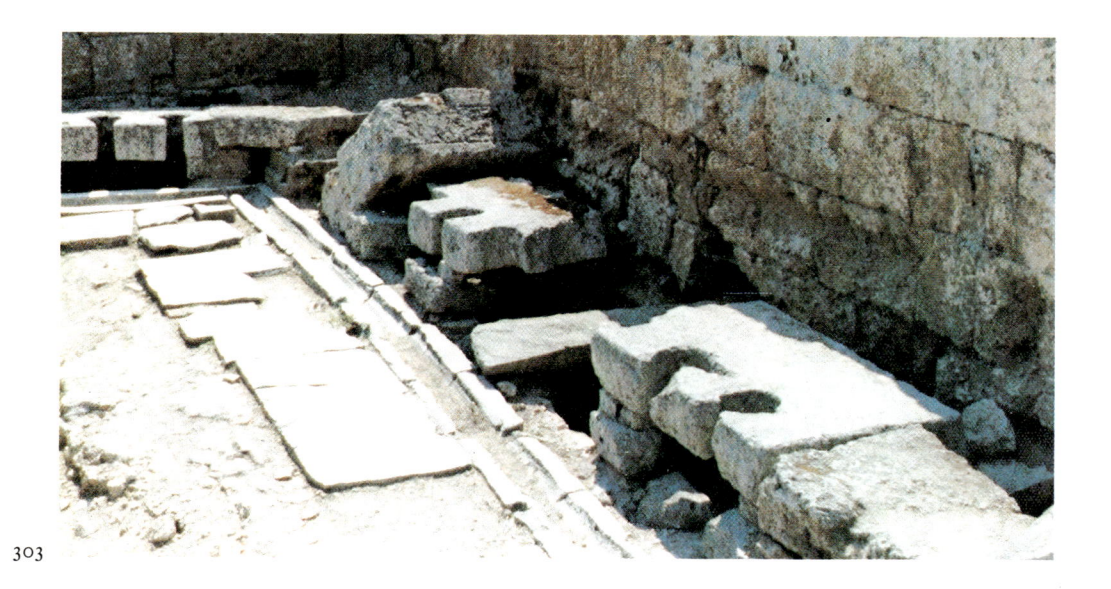

303

Öffentliche Gesundheit und Hygiene

Die hippokratischen Schriften gebrauchten das Wort »endemisch«, um jene Krankheiten zu beschreiben, die in einem bestimmten Gebiet aufgrund des Klimas, des Wassers, der Landwirtschaft, der Ernährung und der Lebensumstände stets vorhanden waren. Darunter fanden sich Leiden, die wir heute als Erkältung bezeichnen würden, des weiteren Pneumonie, Gicht, Zirrhose, Mumps, Tuberkulose, Malaria und Diarrhöen. Aus den zur Verfügung stehenden Berichten ist es schwierig, mit Sicherheit akute Erkrankungen mit Hautmanifestation (Exanthemen) zu identifizieren wie zum Beispiel Pocken, Masern, Windpocken und Scharlach. Einige andere Beschreibungen können als Darstellungen der Diphtherie interpretiert werden, wenn sie auch unter Umständen nur schwere Infektionen des Mundes und Halses darstellen.

Die Mehrheit der Population lebte in übervölkerten, dicht aneinander gedrängten Häusern mit schlechter Lüftung. Die Häuser der Reichen jedoch wurden nach Grundsätzen der Gesundheit gebaut, wenn möglich entfernt von Sümpfen, an Stellen, wo die Sonne warm und der Wind mild war. Die Städte jedoch waren meistens quadratisch angelegt mit kleinen, ärmlichen Behausungen in reihenmäßiger Anordnung. Die Straßen waren schmal und voller Kot und Schmutz. Da die meisten Menschen in Sandalen umherliefen, überrascht es nicht, wenn wir hören, daß jedermann seine Füße wusch, wenn er das Haus betrat. Gebadet wurde häufig, sei es in öffentlichen Bädern oder zu Hause, wobei man normalerweise Wannen (in der Art großer Waschbecken) oder Duschen benutzte, bei denen das Wasser durch Löcher oder Zapfen in einer hochgezogenen hölzernen Wanne herabströmte.

In Griechenland war Wasser stets wertvoll und fand sich niemals in dem Überfluß wie in Rom. Die Griechen erreichten so eine Reputation als Kenner des Wassers, das sie so oft wie möglich und mit Genuß tranken. Sie labten sich auch am Wein, der in der Antike von hoher Qualität gewesen sein soll, den sie jedoch oft mit Wasser verdünnten. Harz, den man gelagertem Wein zufügte, um den Umschlag zu Essig zu verhindern, führte zu dem typisch würzigen Geschmack des griechischen Weins, der damals – wie auch heute – geschätzt wurde. Die Trunksucht war offensichtlich kein gewichtiges Problem in einer Kultur, die Mäßigung predigte. Bei Festen aristokratischer Bürger wurden jedoch offensichtlich große Mengen von Wein konsumiert.

Somit bestand ein bemerkenswerter Kontrast zwischen der persönlichen Hygiene und dem öffentlichen Gesundheitswesen, zwischen stolzem philosophischem Moralisieren und aggressiver gesellschaftlicher Organisation, aber auch zwischen dem beschränkten Wissen der Zeit und der brillanten, rationalen Anwendung vernünftiger Prinzipien bei der Heilung der Kranken.

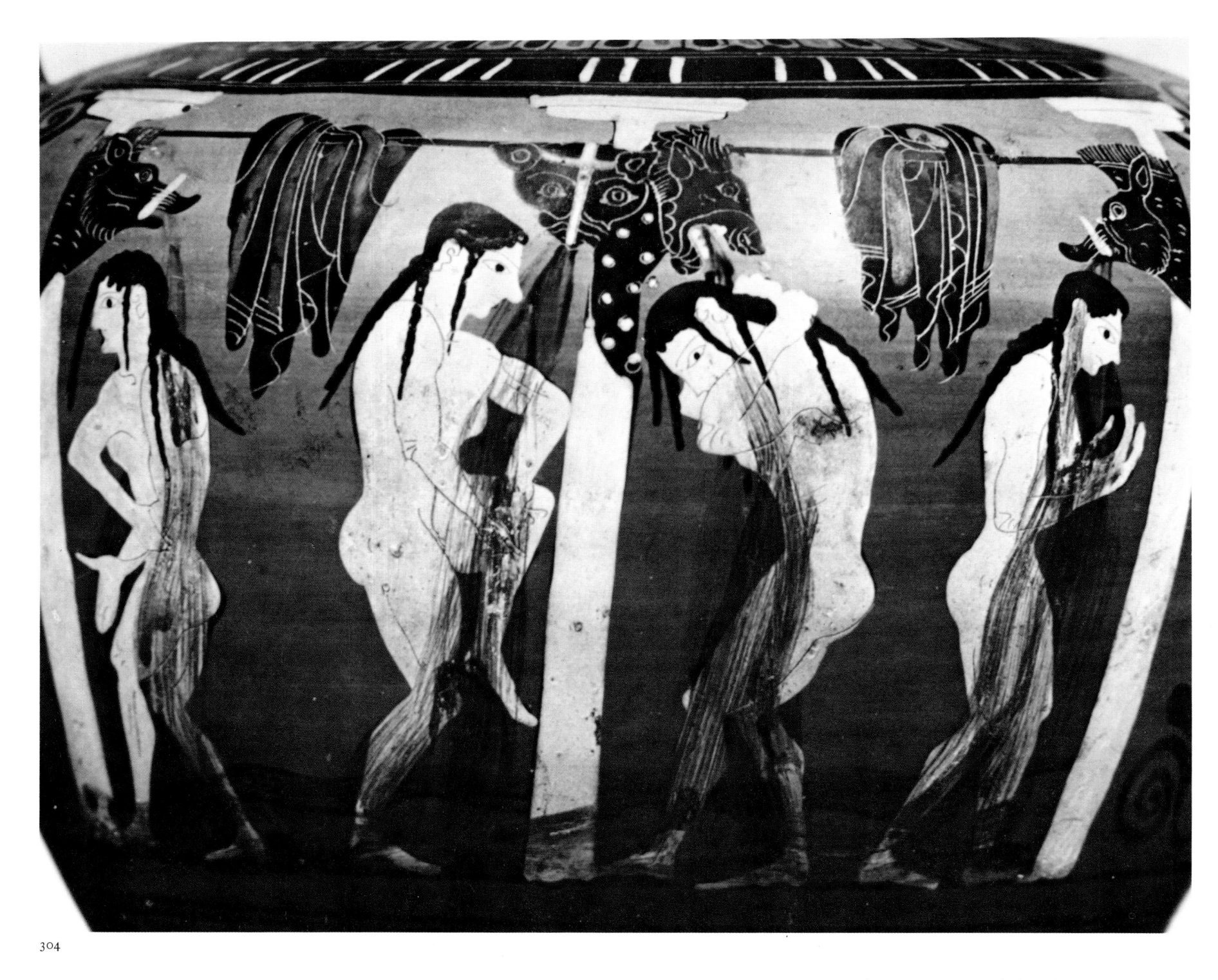

304

304 Attische Vase (etwa 6. Jahrhundert
v. Chr.), junge Frauen duschen sich unter
dekorativen Wasserspeiern. Staatliche
Museen Preußischer Kulturbesitz, Berlin

305, 306 Außendekorationen auf einer Tasse
des Antiphon-Malers (um 490–480 v. Chr.),
gefunden in Vulci. Dargestellt sind Szenen des
Trinkens und der Trunkenheit, die im antiken
Griechenland jedoch kein gesundheitliches
Problem darstellten. Sammlung Norbert
Schimmel, New York

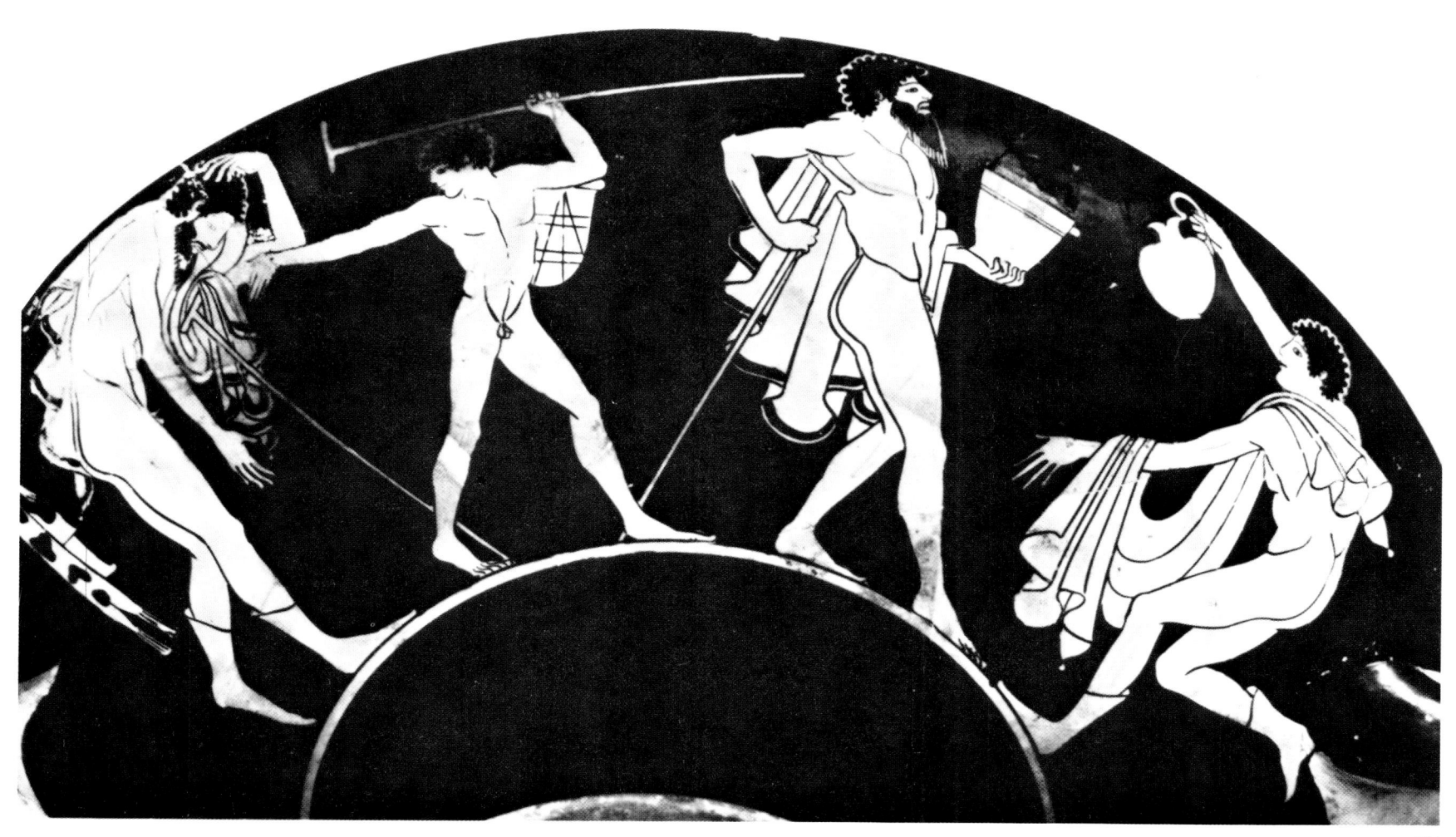

305

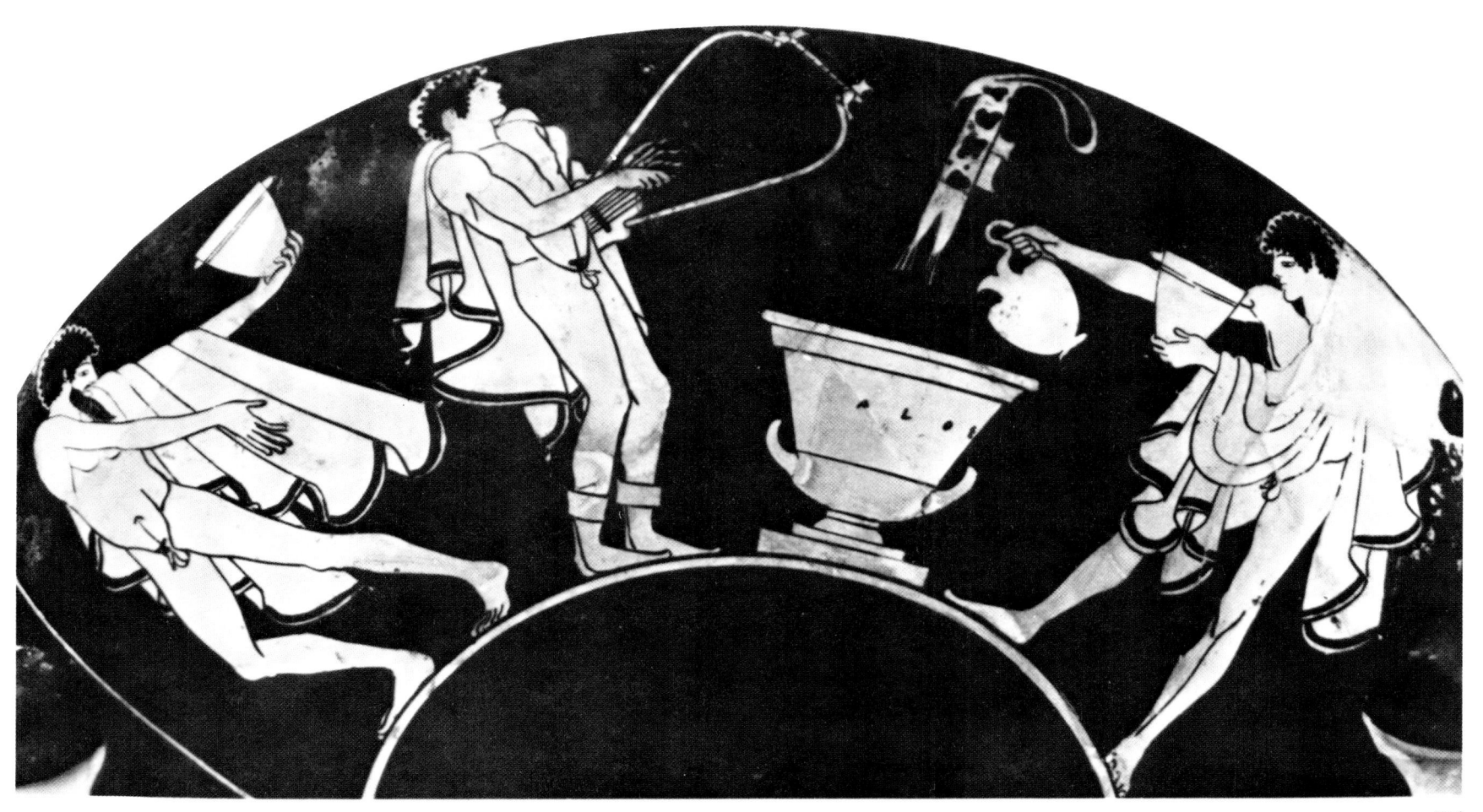

306

Hippokrates

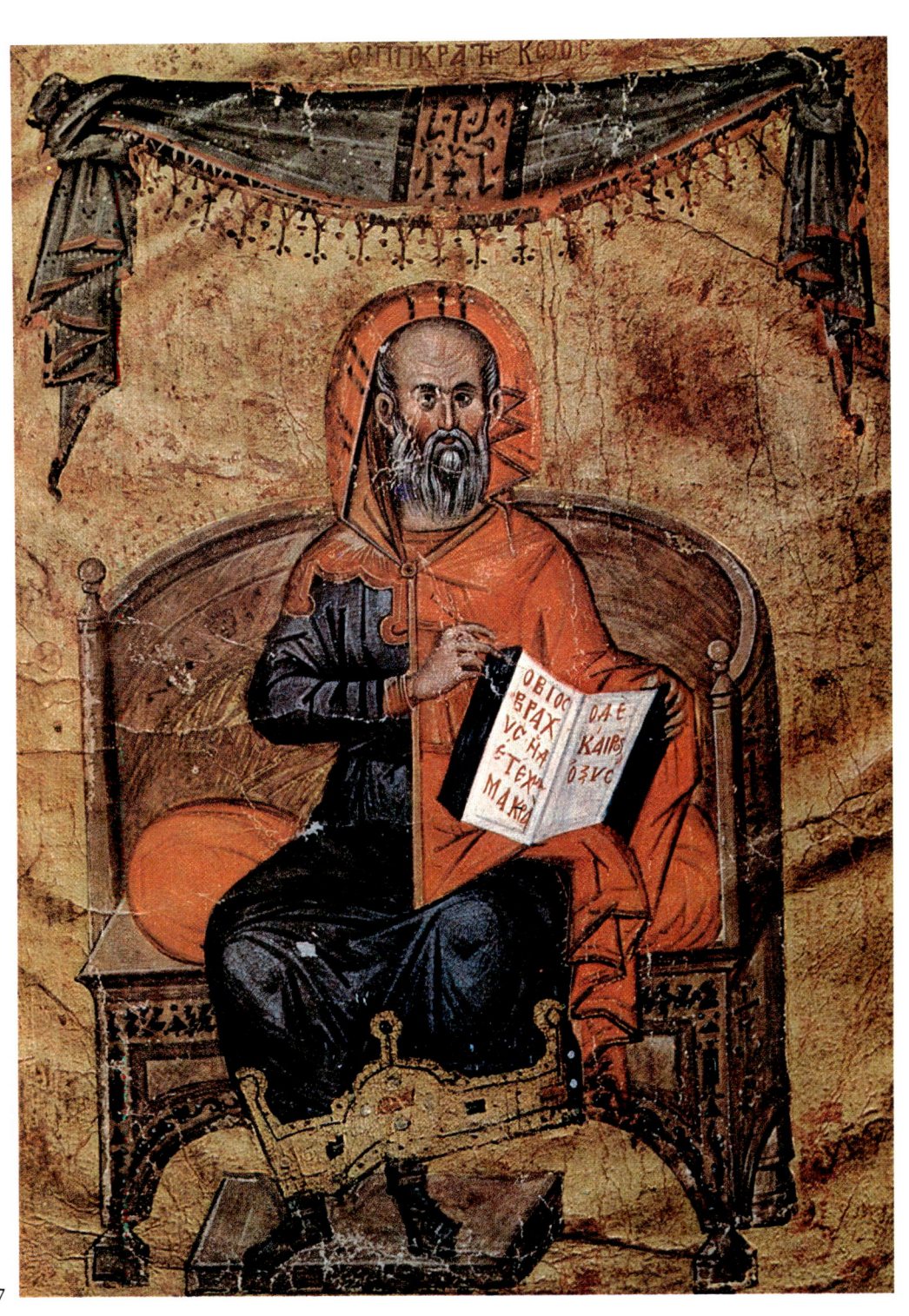

307

Viele Jahrhunderte hindurch hatten die Kriegerhelden, die Mediziner und die Lehrer des antiken Griechenland einen Fundus pragmatischen Wissens zur Gesundheitspflege angesammelt; die Naturphilosophen verfochten eine weltliche Kausalität des Kosmos und entwickelten rationale Theorien und Behandlungsmethoden. Im 5. Jahrhundert v. Chr. wurde diese lange Entwicklung der griechischen Medizin von Hippokrates zusammengefaßt und gekrönt. Bis zur modernen Zeit stand die Medizin der westlichen Welt und in Teilen des Ostens stets unter dem Einfluß der Lehren des Mannes (oder der Männer) mit dem Namen Hippokrates.

Wer war Hippokrates?

Einige Fakten haben allgemeine Anerkennung gefunden. Hippokrates hat gelebt (wenn auch einige Wissenschaftler das bestreiten) und war in der griechischen Welt wohl bekannt. Offenbar etwa 460 v. Chr. auf der Insel Kos geboren, starb er ungefähr 370 in Larissa. Er war Lehrer auf Kos, wandernder Arzt und wohl auch der Autor einer Vielzahl von Abhandlungen. Welche Teile der hippokratischen Sammlung von ihm wirklich geschrieben wurden, läßt sich nicht feststellen, aber es gibt plausible Erklärungen, die aufgrund seines Stils, seiner Inhalte und aufgrund von Gewohnheiten und Praktiken rivalisierender Lehrer gegeben werden können.

Es gab andere prominente Ärzte seiner Zeit, die wahrscheinlich genauso bekannt waren. Chrysippos (von dessen Statue man lange annahm, daß sie Hippokrates darstelle) war ein späterer Arzt-Philosoph großer Reputation. Euryphon von Knidos, ein Zeitgenosse, scheint zumindest genauso berühmt gewesen zu sein und wurde oft als wichtiger Mitverfasser der »knidischen Lehrsätze« angesehen. Ein anderer berühmter Arzt von Kos, der jedoch später als Hippokrates lebte, war Praxagoras, dessen Schüler Herophilos ein hervorragender, einflußreicher Anatom und Autor der alexandrinischen Schule des späten 4. Jahrhundets v. Chr. wurde. Hippokrates, Chrysippos und Praxagoras galten allgemein als Verfechter und Erneuerer der diätetischen Heilmethode.

Hippokrates war es jedoch, dessen Name in den folgenden Zeiten in immer hellerem Licht erschien. Tatsachen wurden aufgebauscht, Geschichten erzählt und Legenden geschaffen. Einige mögen wahr gewesen sein, andere sollen ein Fünkchen Wahrheit enthalten haben, wieder andere jedoch waren völlig frei erfunden. Einige dieser Legenden sind der Erwähnung wert, weil sie typisch für die Meinung der folgenden Jahrhunderte waren.

In Mazedonien heilte er den König von einer Krankheit, die man als Phthisis (eine Art fortschreitender Auszehrung) diagnostiziert hatte; Hippokrates aber erkannte die Krankheit als psychogen, was Euryphon, dem führenden Arzt von Knidos, nicht gelang.

In Abdera bat man Hippokrates, Demokrit vom Wahnsinn zu heilen. Mit Wahnsinn bezeichnete man seine Größe und sein Image als Philosoph, da er mit dem großen Demokrit, der das Atom in das wissenschaftliche Denken einbrachte, in Verbindung stand. Als man Hippokrates nach Kleinasien einlud, um der Pest Einhalt zu gebieten, zog er es vor, daheim zu bleiben und seinem eigenen Volk zu helfen. Sein Patriotismus dokumentiert sich auch in jener Geschichte, in der er eine Einladung des Königs Artaxerxes ausschlägt, weil die Perser Feinde Griechenlands waren (die Kriege mit Persien fanden unmittelbar vor der Lebensspanne des Hippokrates statt).

Es entstanden auch phantastische Legenden. Auf seinem Grab zum Beispiel soll ein Bienenvolk Honig produziert haben, der außerordentliche Heilkräfte besaß. Man hat den sicheren Beweis, daß es zu jener Zeit auf Kos keine Tempel des Asklepios gab; dennoch gibt es das Gerücht, daß Hippokrates einen solchen Tempel angezündet habe, um seine eigene Vorherrschaft dort zu sichern.

Hinsichtlich seiner Erscheinung gab es viele Versuche, der Welt ein edles Antlitz und einen athletischen Körperbau im Einklang mit den anderen Attributen des Arztes zu präsentieren. Es existieren jedoch nur wenige griechische Statuen dieser Zeit, so daß unsere Kenntnis der griechischen Skulptur sich vor allem auf römische Kopien stützt. Zu unterschiedlichen Zeiten gab es verschiedene würdevolle antike Büsten, die Hippokrates darstellen sollten. Die aus der Vorstellung entstandene Ähnlichkeit führte dazu, daß man ihn sich immer als eindrucksvolle Erscheinung vorstellte. Aristoteles weist darauf hin, daß Hippokrates von kleiner Gestalt gewesen sei, so daß es um so mehr Gründe gab, nach einem stattlichen, eindrucksvollen Gesicht zu suchen, um den größten Arzt aller Zeiten darzustellen. Jüngste Studien brachten Münzen aus Kos ans Licht mit der Porträtzeichnung und dem Namen des Hippokra-

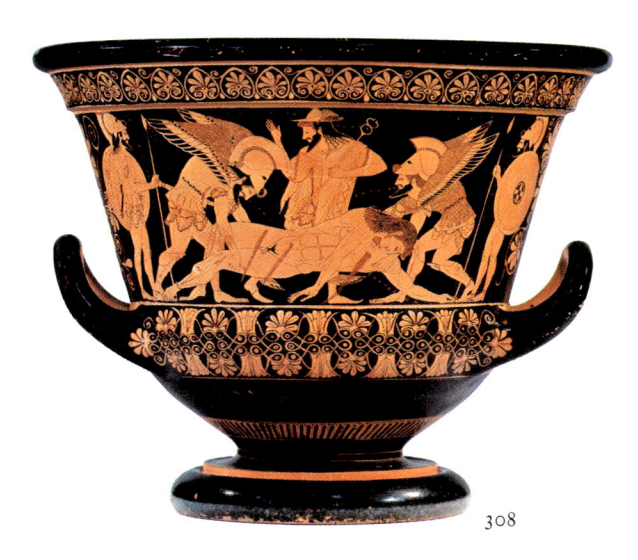

308

307 Hippokrates, aus der Sicht eines byzantinischen Künstlers des 14. Jahrhunderts, wohl der berühmteste Name in der Medizin des antiken Griechenland, der mit einer einflußreichen Schriftensammlung, dem *Corpus Hippokraticum*, in Zusammenhang gebracht wurde. Griechische Ms. (um 1342) 2144, f. 10 v., Bibliothèque Nationale, Paris

308 Rotfiguriger Calyx-Krater (um 515 v. Chr.) von Euphronios; der tote Sarpedon wird von Thanatos und Hypnos vom Schlachtfeld getragen. Die griechischen Krieger erlernten die Medizin oft anhand von Kampfverletzungen. Vermächtnis Joseph H. Durkee, Stiftung von Darius Ogden Mills und C. Ruxton Love 1972, Metropolitan Museum of Art, New York

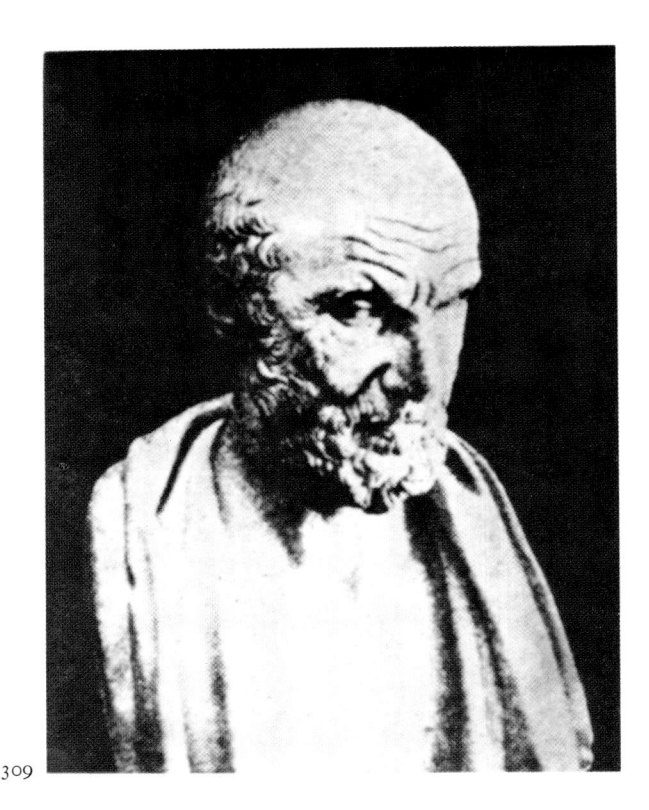

309

309 Römische Kopie einer griechischen Statue des Chrysippos, eines berühmten Arztes, der nach Hippokrates lebte. Von der Statue wurde früher angenommen, daß sie Hippokrates darstelle. British Museum, London

310 Marmorstatue, die in der Nähe des Odeons von Kos gefunden wurde. Auch hier vermutete man eine Darstellung des Hippokrates, es kann sich jedoch auch um einen unbekannten Bürger der späthellenistischen Zeit gehandelt haben. Kos-Museum, Kos

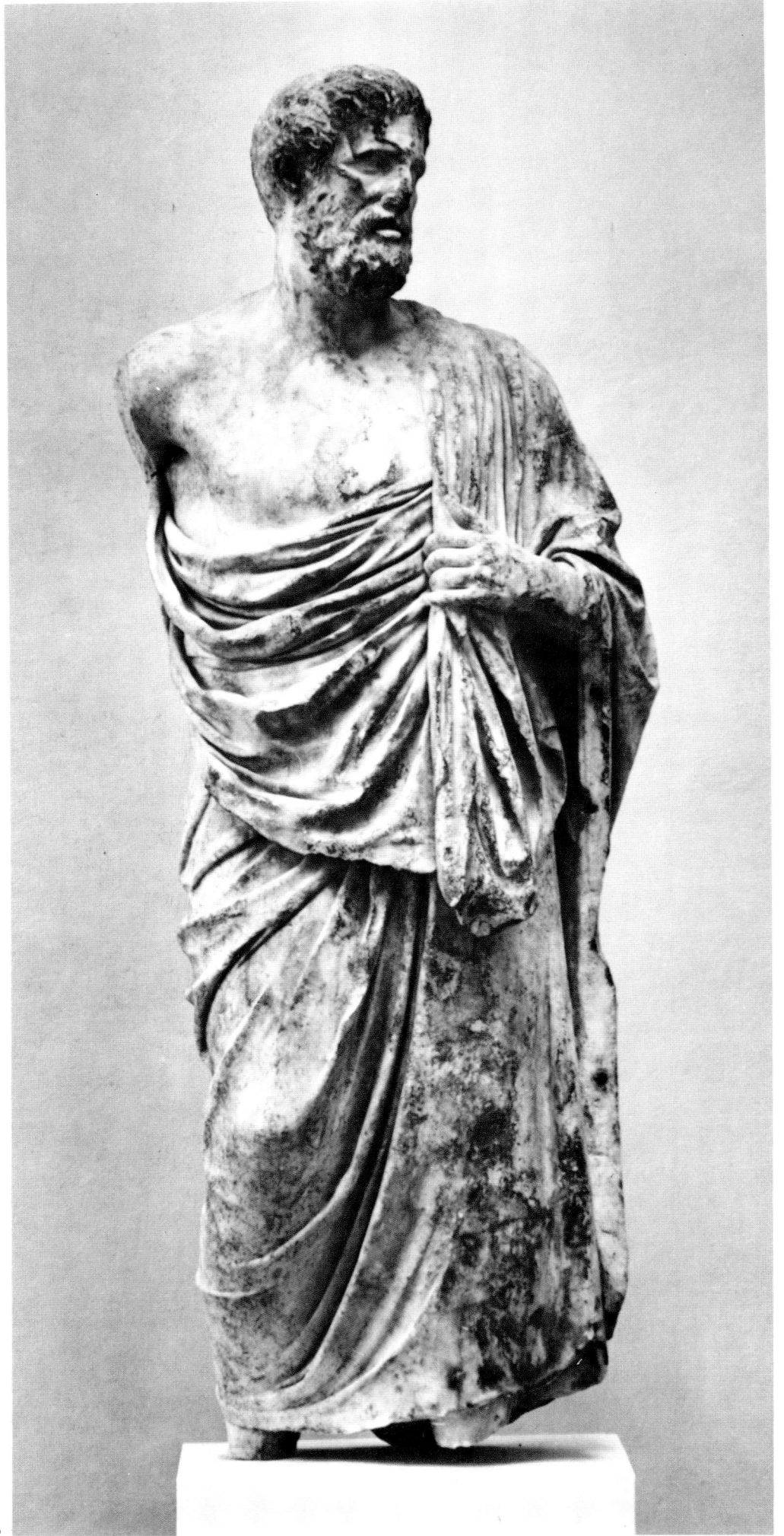

310

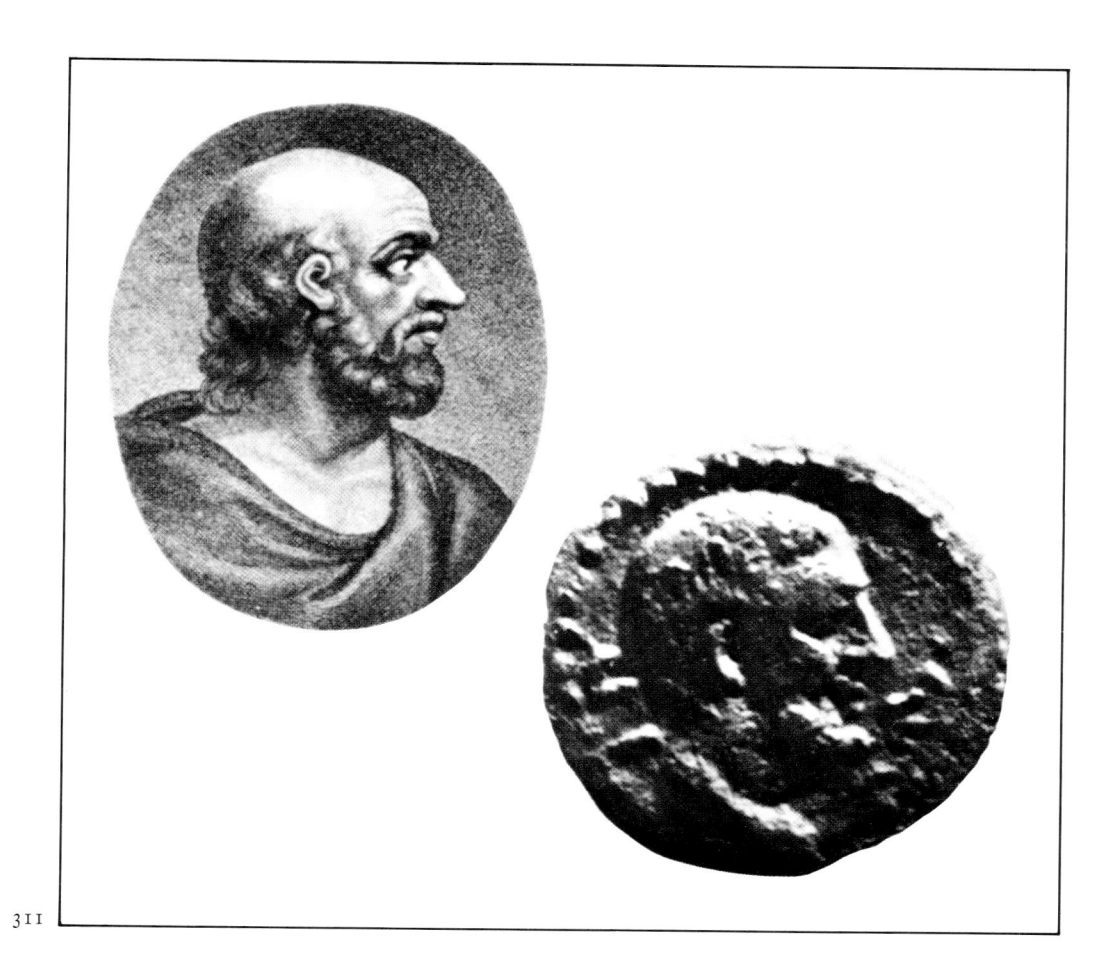

311 Römische Münze (1. Jahrhundert n. Chr.) von der Insel Kos (jetzt im British Museum, London), im Vergleich zu einer Abbildung des Hippokrates, die von einer antiken Gemme stammt und die 1809 veröffentlicht wurde. National Library of Medicine, Bethesda

312 Die Platane des Hippokrates, in deren Schatten der große Lehrer seine vielen Schüler auf der Insel Kos unterrichtet haben soll.

311

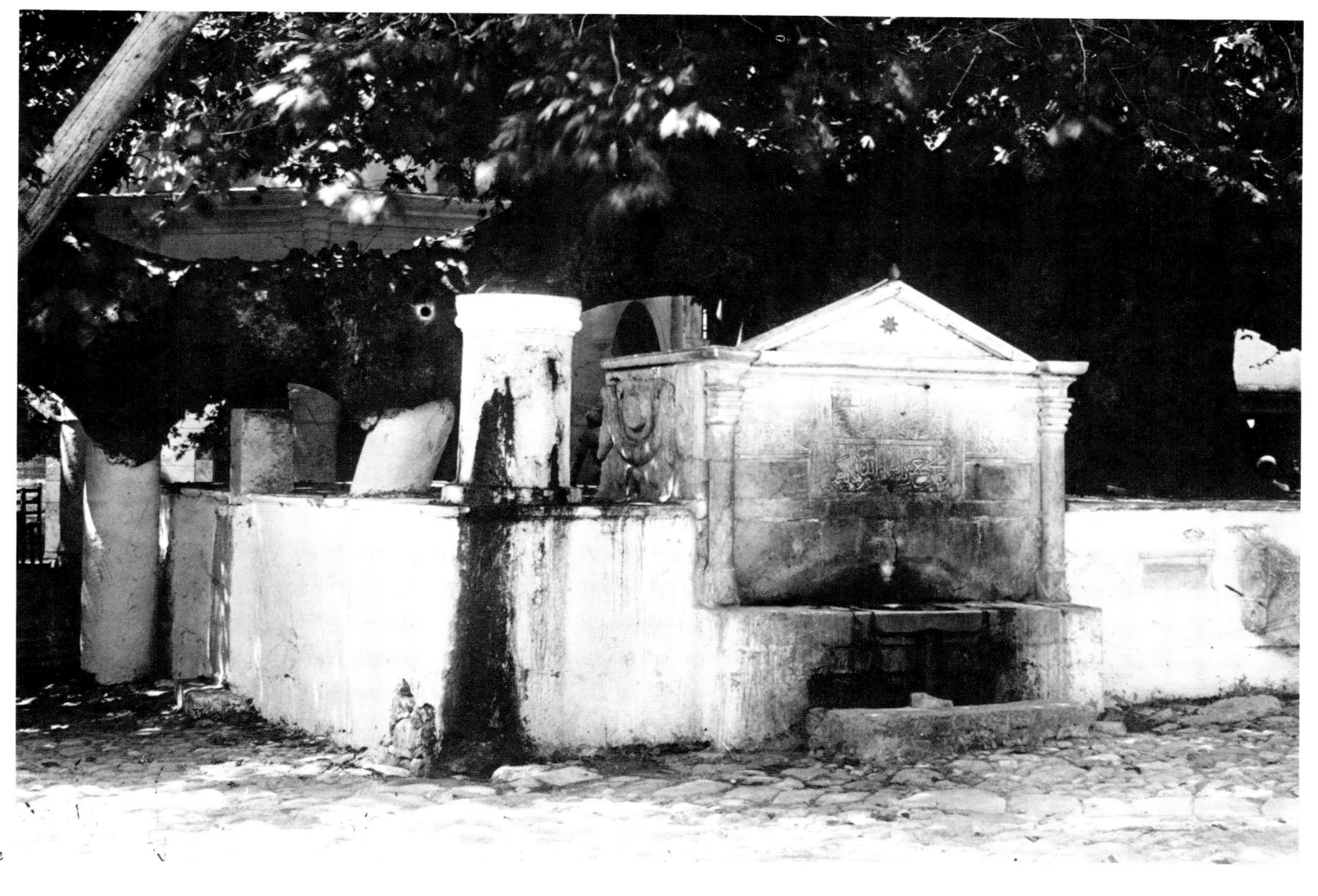

312

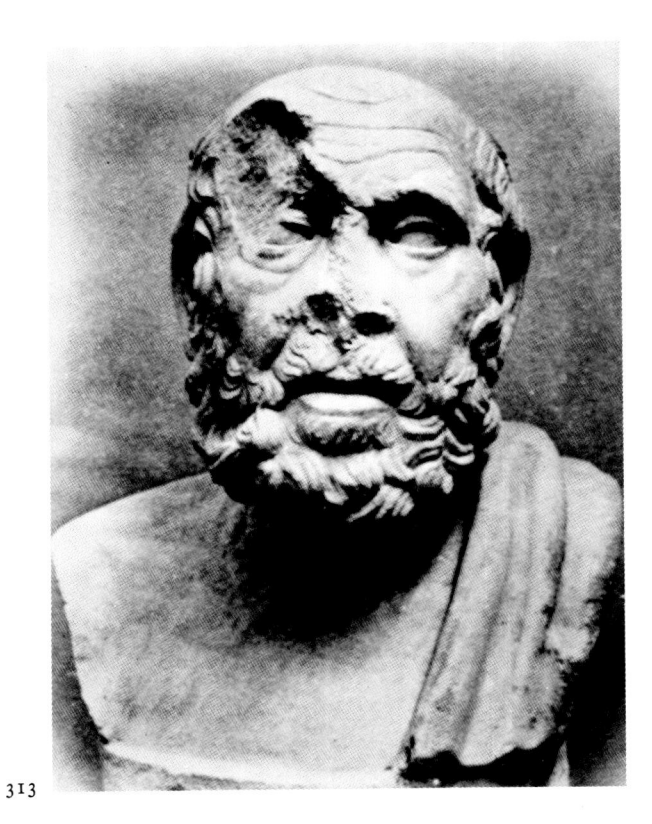

313

313 Römische Kopie einer griechischen Statue, 1940 in der Nähe von Ostia gefunden. Von dieser Büste nimmt man an, daß sie das Porträt des Hippokrates zeigt. Der Kopf erinnert an eine Münze von Kos mit dem Namen des Hippokrates. Museo Della Via Ostiense, Rom

314 Hydrotherapie auf einer Miniatur des 14. Jahrhunderts von Pietro da Eboli aus *De Balneis Puteolanis*, wobei diese Form der Behandlung von Hippokrates und seinen Nachfolgern schon 1800 Jahre vorher empfohlen wurde. Ms. 1474, Biblioteca Angelica, Rom

tes, die einem in Stein gehauenen Kopf aus einem Friedhof in Ostia ähneln. Diese Münzporträts werden nunmehr allgemein als das wahrscheinlichste Ebenbild des Hippokrates angesehen.

Welche Werke verfaßte er?

Die Arbeiten des Hippokrates, die unter dem Titel »Hippokratische Sammlung« oder *Corpus Hippocraticum* zusammengefaßt sind, enthalten mit größter Wahrscheinlichkeit Schriften vieler Autoren aus Kos, Knidos, Sizilien und anderen Regionen. Die Sammlung wurde im 4. Jahrhundert v. Chr. in der großen Bibliothek von Alexandria zusammengestellt, wo ein hervorragendes Zentrum der Gelehrsamkeit von Ptolemäus gegründet wurde. Ptolemäus war einer der Generäle des Alexander, der eine griechische Herrscherdynastie in Ägypten begründete. Diese erreichte ihr Ende, als die Römer unter Octavian Kleopatra VII. im Jahr 30 v. Chr. absetzten. Absicht der Ptolemäer war es, die Summe menschlichen Wissens in der Bibliothek vollständig zu sammeln; die Arbeiten des Hippokrates wurden zweifelsohne ausgewählt. Als sein Name zunehmende Berühmtheit erlangte, werden wohl immer mehr medizinische Beiträge ihm zugeschrieben worden sein. Da es nunmehr unmöglich ist, festzustellen, welche Abhandlungen ursprünglich von Hippokrates stammen, wurde es Brauch, die gesamte Sammlung als Schriften der Hippokratiker zu bezeichnen und so die Urheberschaft außer acht zu lassen. Wenn wir den Namen Hippokrates gebrauchen, beziehen wir uns nicht nur auf die eine Person, sondern auf viele andere, die wichtige Beiträge zum *Corpus Hippocraticum* lieferten.

Die Anzahl der Arbeiten in der Sammlung wird verschieden hoch eingeschätzt und hängt davon ab, wie man die Abhandlungen und die Bücher zählt, in die die Sammlung unterteilt ist. Die Zahl der Bücher beträgt etwa 72, die der Abhandlungen ungefähr 59; die Themen sind jedoch nicht in irgendeinem Zusammenhang geordnet. Daher muß jede Zusammenfassung der Sammlung die Einzelarbeiten entsprechend ihrer ähnlichen Themen neu ordnen. Auch wenn wir nicht alle Informationen unter bestimmte Überschriften, die wir heute gebrauchen, einordnen können, so gelingt es uns doch, einige wesentliche Ansichten, die man in der Sammlung findet, herauszukristallisieren und eine Einteilung vorzunehmen.

Anatomie: Anatomische Details sind relativ spärlich und werden nicht systematisch dargestellt. Es gibt nur wenige Informationen über die Eingeweide, das Herz wird jedoch ausführlicher abgehandelt. Das Perikard (Herzbeutel), die muskulären Ventrikel (Herzkammer), die Herzklappen, die verschiedenen Kontraktionszeiten der Vorhöfe und Kammern und die großen Gefäße werden beschrieben. Nerven werden als Hohlkörper angesehen und oft mit Ligamenten (Bänder) verwechselt. Die Unterschiede zwischen Arterien und Venen waren nicht bekannt.

Physiologie: Die innere Körpertemperatur, die zum Leben notwendig ist, kommt vom Pneuma der Luft und wird durch die Lunge aufgenommen. Luft und Blut füllen die Arterien. Das Sehen hängt von der Linse und der Glaskörperflüssigkeit ab. Die Retina wird nicht als Sehorgan verstanden. Die Vier Säfte, die den vier Elementen entsprechen, stellen die physiologische Basis der Organfunktionen dar. Harmonie aller Teile ist für die Gesundheit unabdingbar.

Allgemeine Pathologie: Die Ursachen der Krankheit sind entweder unmittelbar auf innere Schwierigkeiten oder mittelbar auf äußere Einflüsse wie Klima, Hygiene, Ernährung, Aktivität und Umwelt zurückzuführen. Die Krankheit hat drei Stadien: Störungen der Säfte, Kochen und die Krisis mit der Ausscheidung der krankmachenden Säfte. Es finden sich zusammenfassende Beschreibungen von mehr als 40 Falldarstellungen in so ausgezeichneter Weise, daß wir heute noch mühelos die dargestellte Krankheit ableiten können.

Therapie: Stets wird der Rat wiederholt, sich dem Verlauf des Leidens nicht in den Weg zu stellen, außer zur rechten Zeit, die man aus natürlichen Zeichen erkennt. Man muß die Natur in der Heilung unterstützen. »Zögern weist auf Unfähigkeit hin; Eile ist ein Zeichen mangelnden Geschicks.« Relativ wenig Medikamente finden Verwendung, sicherlich nicht so viele, wie wohl in Knidos oder in nachfolgenden Jahrhunderten in der westlichen Welt verabreicht wurden. Laxantien und Brechmittel sind die wesentlichen Mittel, wie es auch in Ägypten der Brauch war, man verschreibt jedoch

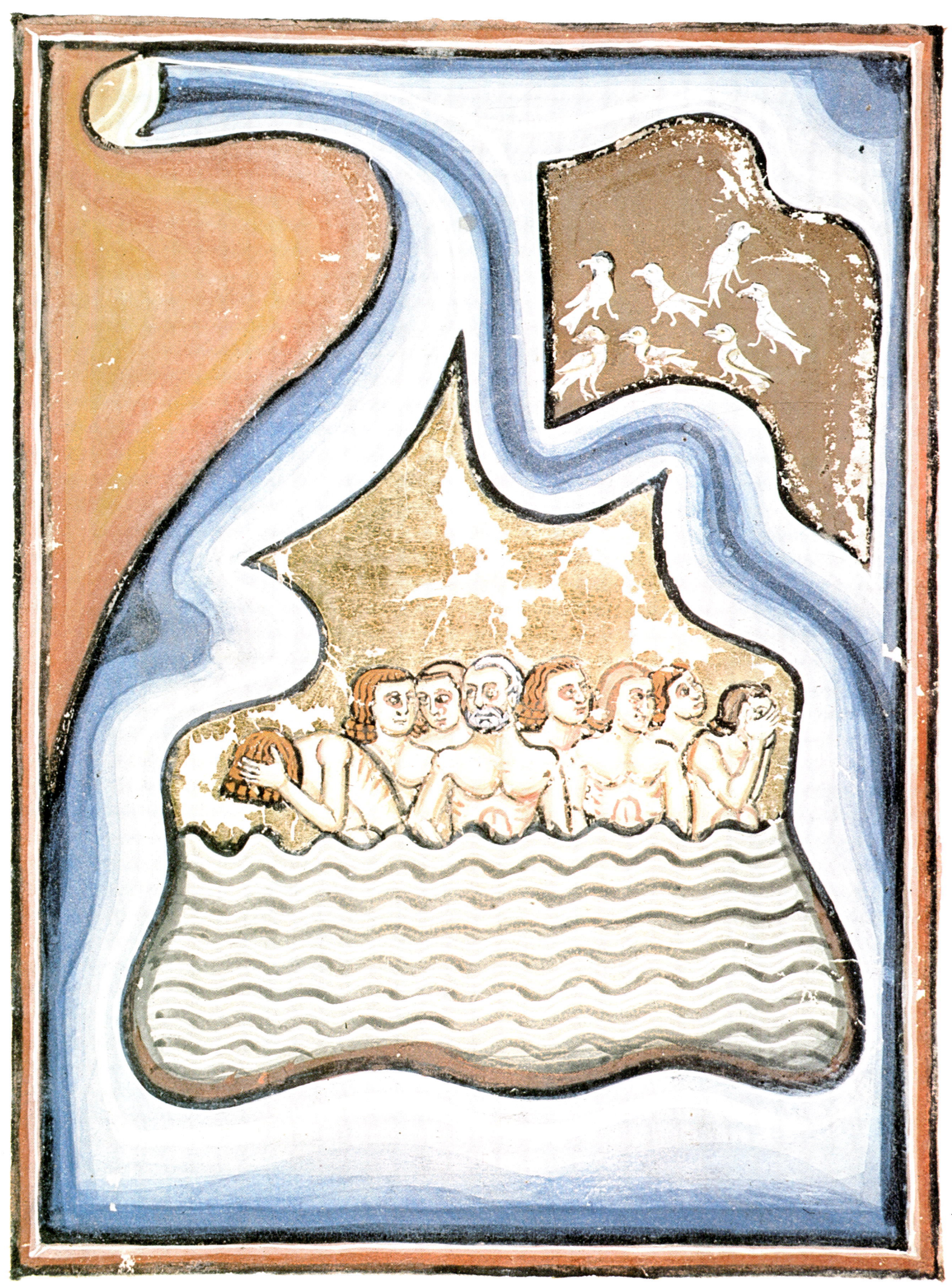

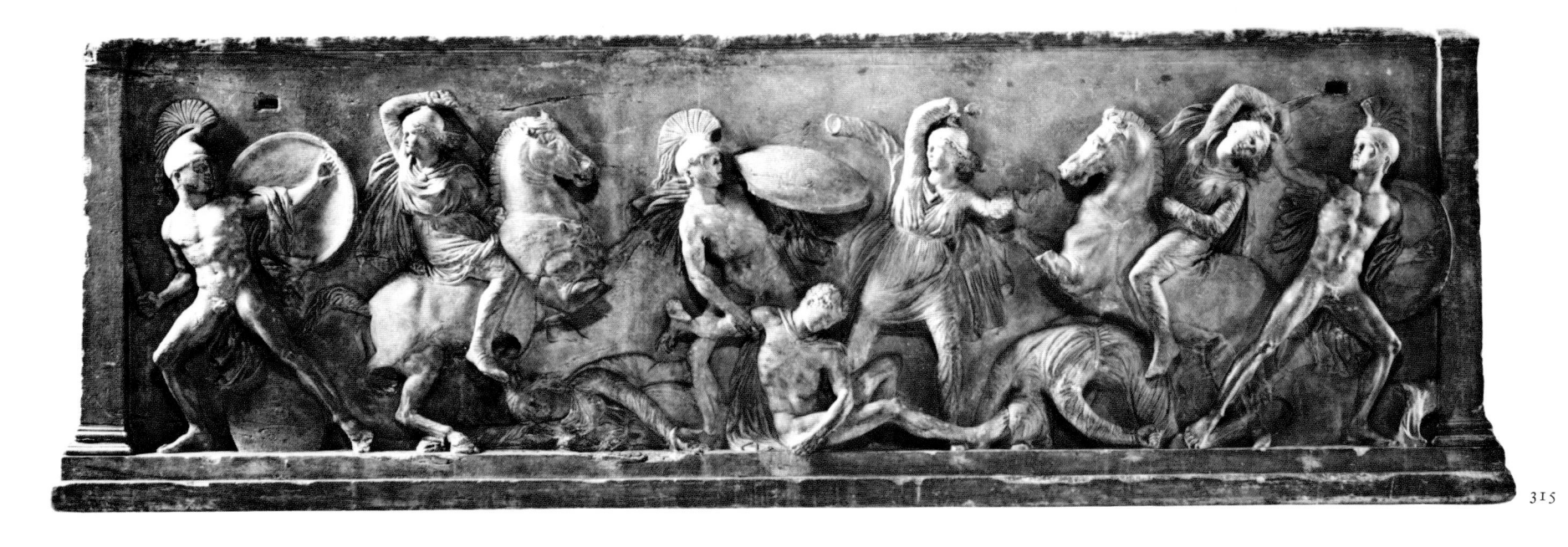

315

315 Wie man auf diesem marmornen
Amazonen-Sarkophag (um 310 v. Chr.) sieht,
waren die Griechen der Antike mit Kriegs-
verletzungen vertraut; sie entwickelten eine
Vielzahl von Wundbehandlungen.
Kunsthistorisches Museum, Wien

316 Der Einfluß der hippokratischen Lehre
hielt lange an (hier wird die Einrenkung eines
Knies gezeigt), wie man in der byzantinischen
Kopie (11. Jahrhundert) eines griechischen
Kodex aus dem 9. Jahrhundert sieht. *Kommen-
tare des Apollonius von Kition zu dem Peri
arthron des Hippokrates.* Biblioteca Medicea-
Laurenziana, Florenz

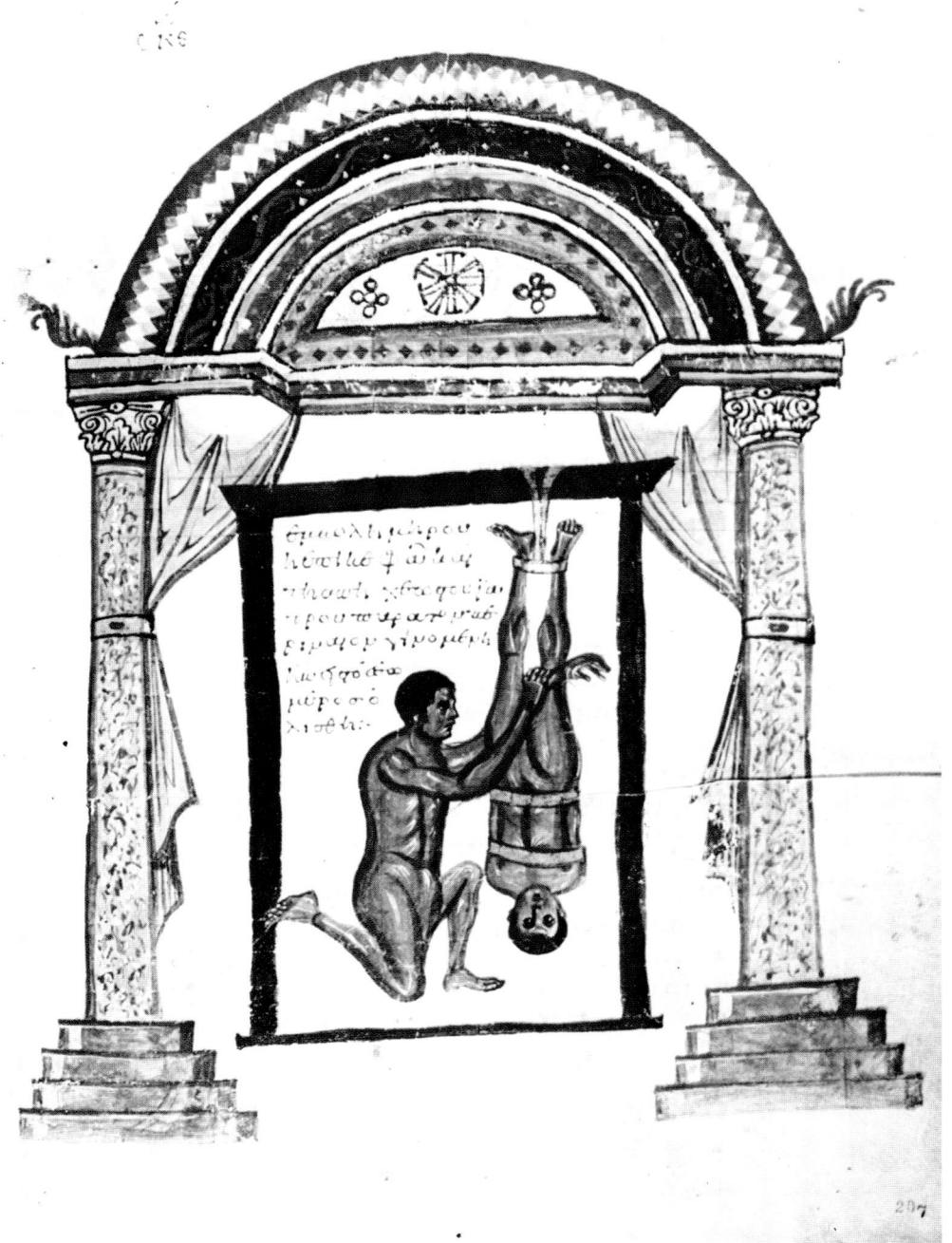

316

auch Narkotika. Bestimmten Verordnungen wird großer Wert beigemessen, wie zum Beispiel dem Bad, der Einreibung und der Diät (meist sehr einfach und beschränkt). Das Schröpfen, Skarifizieren (Anritzen der Haut) und der Aderlaß sind ebenfalls Bestandteil der Therapie, scheinen jedoch keine große Rolle gespielt zu haben.

Diagnose: Nur wenige Namen von Krankheiten werden erwähnt, und bestimmte Syndrome sind nicht dargestellt. Der Zustand des Patienten ist für den Hippokratiker wesentlich, und man forscht bis ins Detail nach seinem vergangenen und jetzigen Verhalten wie auch nach seinen Beschwerden. Das äußere Bild des Kranken wird sorgfältig beobachtet, einschließlich seiner Aufmachung und seiner Exkrete. Die vaginale Untersuchung wird praktiziert, Sonden und Spekula finden Gebrauch. Man hält das Ohr gegen die Brust, um das Atemgeräusch zu hören, die Herztöne jedoch sind nicht gut beschrieben. Die Palpation läßt die Temperatur und Beschaffenheit einzelner Körperteile erkennen, der Puls wird vermerkt, jedoch nicht verwertet, im Gegensatz zu dem hohen Stellenwert des Pulses in späterer Zeit. Der Arzt registriert auch Geruch und Geschmackssinn, um ein komplettes Bild vom Zustand des Patienten zu erhalten.

Prognose: Alle Informationen, die man von der Befragung und Untersuchung des Patienten erhält, werden in Betracht gezogen. »Um richtig vorherzusagen, wer sich erholen und wer sterben wird, für wen die Tage lang, für wen kurz sind, muß man alle Symptome kennen und sie gegeneinander abwägen.« Der reisende Arzt erwarb sich das Vertrauen des Patienten und seine Reputation, indem er den Ausgang einer Krankheit genauestens vorhersagte.

Chirurgie: Die wohl sorgfältigsten Abhandlungen in der Sammlung befassen sich mit der Chirurgie. Viele Krankheitsbilder werden durch operative Manipulationen und konservative Mittel behandelt. Frakturen und Dislokationen aller Arten erhalten große Aufmerksamkeit, wie auch Verletzungen des Schädels, auf die sich besonders detaillierte Untersuchungen und Behandlungen beziehen. Wunden aller Art werden sorgfältig beschrieben und mit einer Vielzahl von Methoden therapiert, einschließlich örtlicher Pharmaka, Applikationen, Einlagen und Bandagen. Kriegsverletzungen stellen den größten Anteil dar: »Wer die Chirurgie ausüben will, muß in den Krieg ziehen.«

Blutungen werden durch besondere Lagerung und Kompression unter Beobachtung kontrolliert; das Kauterisieren ist mehrfach erwähnt. »Was das Medikament nicht heilt, heilt das Messer; was das Messer nicht heilt, heilt das Feuer; was das Feuer jedoch nicht heilt, ist unheilbar.« Dieses Konzept ist in Wirklichkeit viel älter als Hippokrates und findet sich auch in der indischen Medizin. Später, im Mittelalter, sollte es das wesentliche Prinzip der arabischen Medizin werden. Die Ligatur der Blutgefäße wird überhaupt nicht erwähnt.

Operative Techniken sind detailliert dargestellt und umfassen die Vorbereitung des Patienten, des Tisches, des Lichtes, der Instrumente und der Assistenten. Tumoren, Fisteln, Ulcera und Hämorrhoiden erfahren operative Behandlung, über Hernien wird jedoch nur wenig ausgesagt. Nahezu alle chirurgischen Schriften sind wegen ihrer klaren und pragmatischen Abfassung Hippokrates zugeschrieben.

Gynäkologie und Geburtshilfe: Die Abhandlungen über Gynäkologie und Geburtshilfe stellen eine diffuse Mixtur richtiger Beobachtungen und falscher Schlüsse dar. Die Kopflage bei der Geburt wird als normal verstanden, von der Steißlage weiß man, daß man das Kind vor der Geburt drehen muß. Vom Fötus nimmt man jedoch an, daß er seine Geburt selbst einleitet. Einige Krankheiten des Uterus werden sorgfältig dargestellt, dabei herrscht die Vorstellung, daß er im Abdomen umherwandere.

Die Entbindung findet statt, während die Kreißende kniet oder auf einem Stuhl sitzt; das langsame Ausdrücken der Placenta wird angeraten, wenn deren Anatomie auch nicht verstanden ist. Von Neugeborenen nach einer siebenmonatigen Schwangerschaft nimmt man an, daß sie besser überleben können als die nach dem achten Monat (möglicherweise ein weiteres Beispiel der magischen Betonung der Zahl sieben). »Samen«, der ein weibliches Kind hervorruft, stammt aus dem linken Ovar, männerproduzierender »Samen« stammt aus dem rechten. Einige der Mitteilungen und Ratschläge widersprechen anderen in der Sammlung, es ist jedoch möglich, daß eine unterschiedliche Urheberschaft dafür verantwortlich ist.

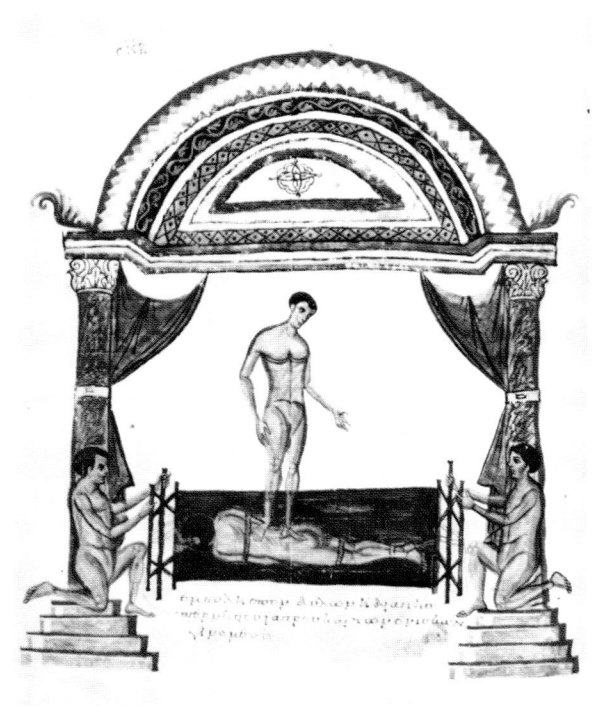

317

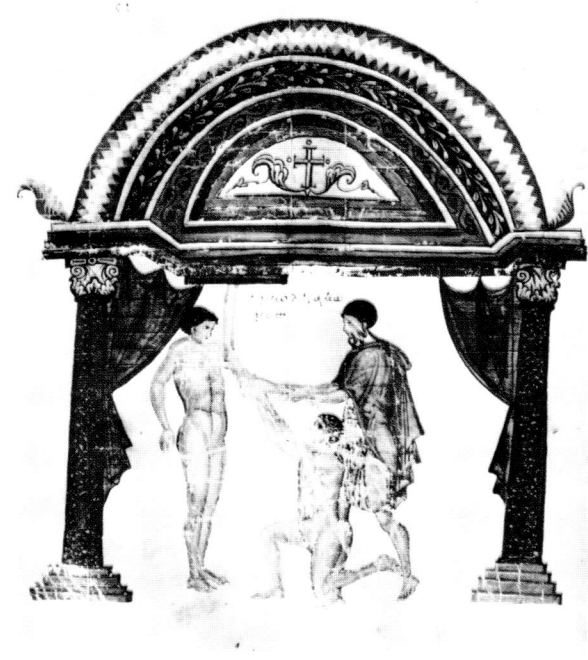

318

317, 318 Einrenkung der Wirbelsäule (oben) und des Ellenbogens (unten); Illustration der Kopie aus dem 11. Jahrhundert (siehe Abb. 316).

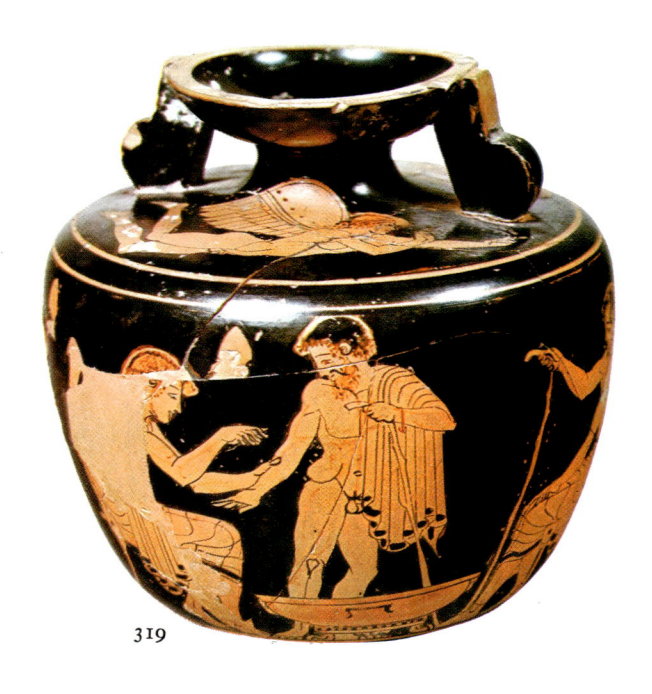

319

319 Parfümgefäß aus hippokratischer Zeit (2. Viertel des 5. Jahrhunderts v. Chr.). Der Arzt behandelt den Arm des Patienten, wahrscheinlich nach einem Aderlaß. Louvre, Paris

Geisteskrankheit: Was den emotionalen Zustand des Patienten und seelische Erkrankungen im allgemeinen betrifft, so sind die Schriften im Hinblick auf moderne Ansichten besonders scharfsinnig und akkurat. Die Benennung des Gehirns als Organ des Denkens und Fühlens zeigt einen hohen Stand der Kenntnisse. Organische Krankheiten wie Epilepsie und Delirium tremens sowie subtilere Erkrankungen wie Depressionen und Angst werden scharfsinnig diskutiert. Sogar die Möglichkeit einer medizinischen Ursache von Träumen wird in Betracht gezogen.

Ethik: Außergewöhnlich sind die Schriften zum Thema des ärztlichen Verhaltens. Sie befassen sich mit der Frage, wer den Beruf des Arztes ergreifen soll, wie der Arzt aussehen und sich verhalten muß und was man sagen und tun soll, um dem Patienten Linderung zu verschaffen. Auch muß der Arzt neben einem ausgeglichenen Innenleben nicht nur Verschwiegenheit besitzen, sondern auch eine ordentliche Lebensführung aufweisen, denn darin liegt der größte Gewinn für seinen guten Ruf.

Der Arzt muß würdig erscheinen, er soll gesund und wohlgenährt, seinem Habitus entsprechend aussehen. Die meisten Menschen sind der Meinung, daß der Arzt, der selbst unordentlich ist, sich auch nicht sorgfältig um andere bemühen kann. Darüber hinaus muß er auf seine eigene Sauberkeit achten, anständig gekleidet sein und unaufdringliche Parfüms benutzen.

Der Arzt soll ein gewisses Maß von Geselligkeit besitzen, denn eine mißmutige Stimmung ist für den Gesunden wie für den Kranken unzumutbar.

Der Eid

Ich schwöre bei dem Arzt Apollon und Asklepios und Hygieia und Panakeia und allen Göttern und Göttinnen, sie zu Zeugen anrufend, daß ich erfüllen will nach meinem Können und Urteil diesen Eid und diesen Vertrag:

Den, der mich diese Kunst gelehrt hat, meinen Eltern gleich zu achten und mein Leben in Gemeinschaft mit ihm zu leben und ihm, wenn er Geld nötig hat, an meinem Anteil zu geben und seine Nachkommenschaft meinen Brüdern in männlicher Linie gleichzustellen und sie diese Kunst zu lehren – wenn sie wünschen, sie zu erlernen – ohne Honorar und Vertrag; an Regeln und mündlichem Unterricht und allem übrigen Wissen meinen Söhnen Anteil zu geben und den Söhnen dessen, der mich unterrichtet hat, und Schülern, die den Vertrag unterzeichnet und einen Eid geleistet haben nach ärztlichem Brauch, aber sonst niemandem.

Ich will diätetische Maßnahmen zum Vorteil der Kranken anwenden nach meinem Können und Urteil; ich will sie vor Schaden und Unrecht bewahren.

Ich will weder irgend jemandem ein tödliches Medikament geben, wenn ich darum gebeten werde, noch will ich in dieser Hinsicht einen Rat erteilen. Ebenso will ich keiner Frau ein abtreibendes Mittel geben. In Reinheit und Heiligkeit will ich mein Leben und meine Kunst bewahren.

Ich will das Messer nicht gebrauchen, nicht einmal bei Steinleidenden, sondern will davon abstehen zugunsten der Männer, die sich mit dieser Arbeit befassen.

In alle Häuser, die ich besuche, will ich zum Vorteil der Kranken kommen, mich frei haltend von allem vorsätzlichen Unrecht, von aller Schädigung und insbesondere von sexuellen Beziehungen sowohl mit weiblichen wie mit männlichen Personen, seien sie frei oder Sklaven.

Was ich etwa sehe oder höre im Laufe der Behandlung oder auch außerhalb der Behandlung über das Leben von Menschen, was man auf keinen Fall verbreiten darf, will ich für mich behalten, in der Überzeugung, daß es schädlich ist, über solche Dinge zu sprechen.

Wenn ich diesen Eid erfülle und ihn nicht verletze, sei es mir vergönnt, mich des Lebens und der Kunst zu erfreuen, geehrt durch Ruhm bei allen Menschen auf künftige Zeit; wenn ich ihn übertrete und falsch schwöre, sei das Gegenteil von all diesem mein Los (Übersetzung aus dem Griechischen von Ludwig Edelstein und Klaus Bartels).

Zusammenfassend enthält dieses berühmte Vermächtnis Ratschläge wie Verbote. Es beginnt mit einem Anruf der Götter und Lehrer sowie zukünftiger Ärzte. Die Verbote richten sich auf Schaden am Patienten, tödliche Gifte, Abtreibung, operative Eingriffe, sexuelle Beziehungen zum Patienten oder zu Personen seines Haushalts und den Bruch der ärztlichen Schweigepflicht. Pflicht ist es, rein und heiligmäßig zu handeln.

Jahrhundertelang schworen graduierende Medizinstudenten auf diesen Eid (entweder in dieser oder in modifizierter Form), der das am weitesten bekannte Dokument darstellt, das man mit dem Namen Hippokrates in Verbindung bringt.

Und doch ist er wahrscheinlich nicht Teil der Hippokratischen Lehren, und aller Wahrscheinlichkeit nach legten die Ärzte auf Kos diesen Eid nicht ab, der im Widerspruch zu einigen Prinzipien und Praktiken des Hippokrates steht. Einer dieser Widersprüche im Eid ist das Verbot der Abtreibung und der empfängnisverhütenden Mittel; die Hippokratische Sammlung enthält eine Reihe von Methoden, einen Abort zu induzieren und Hinweise für den Gebrauch von Pessaren. Die Einstellung gegen chirurgische Eingriffe, die man im Eid findet, stimmt nicht mit den diversen Abhandlungen überein, die in Länge und Breite chirurgische Techniken und Vorgänge im Operationssaal beschreiben.

Es gibt jedoch andere Erklärungen. Es ist wahrscheinlich, daß der Eid nie Teil der Lehren auf Kos oder Knidos war. Man nimmt an, daß er ein Nachlaß pythagoreischen Ursprungs ist, der aus der Zeit vor Hippokrates stammt und der Sammlung in späteren Jahrhunderten zugefügt wurde. Die Hauptpunkte stehen in Übereinstimmung mit den pythagoreischen Verboten gegen jede Form des Tötens, gegen alle chirurgischen Eingriffe und gegen das Vergießen von Blut, das man als Sitz der Seele ansah.

Verschiedene Interpretationen gibt es für die Tatsache, daß die chirurgischen Abhandlungen im *Corpus Hippocraticum* keine Operation zur Beseitigung von Harnleiter- oder Blasensteinen beschreiben. So nimmt man an, daß die Ergebnisse derartig schlecht waren, daß ein ethisch hochstehender Arzt solche Eingriffe vermied oder daß Steinschneider gering geschätzt wurden; es mag jedoch auch andere Erklärungen geben. Die extensive Beteiligung der Ärzte auf Kos an vielen chirurgischen Maßnahmen hätten eine Anordnung, die Operationen verbietet, unmöglich gemacht.

Warum blieb der Eid jedoch ein so beständiges Symbol der ärztlichen Berufung, wenn er eindeutig kein hippokratisches Dokument darstellt? Zum einen gingen die Verbote gegen Abtreibung und empfängnisverhütende Mittel mit den Grundsätzen der christlichen Kirche späterer Jahrhunderte konform. Das früheste Zitat des Eides findet sich im 1. Jahrhundert n. Chr. Es ist denkbar, daß der Eid später wieder aufgegriffen wurde, um die religiösen Ideale der Zeit zu stützen. Die Namen des Asklepios und seiner Familie konnte man dann bei der Anrufung einfach durch die Namen Gott, Christus und die Heiligen ersetzen.

Sicher sind es die Hauptteile des Eides, die in der Erinnerung haftenbleiben. Gemeint sind die Teile, in denen der Arzt schwört, in Reinheit und heiligmäßig zu handeln und sich so zu verhalten, daß Generationen von Menschen vieler Länder und vieler Kulturen darin das ideale Bild des Arztes sahen.

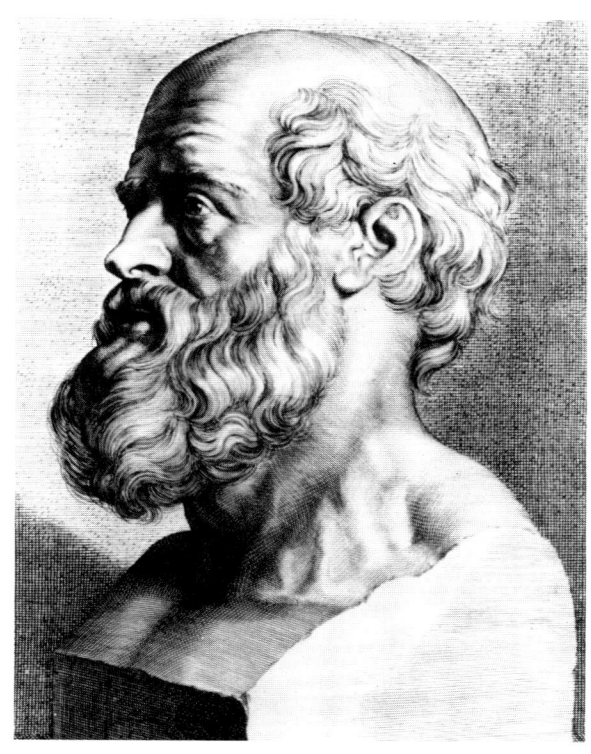

320

320 Hippokrates, wie ihn Paulus Pontius (1603–1658) sich vorstellte. Er legte eine Zeichnung von Peter Paul Rubens nach einer antiken Marmorbüste zugrunde. Jahrhundertelang wollten die Menschen in Hippokrates einen stattlichen Menschen mit edlem Antlitz sehen. Im 4. Jahrhundert v. Chr. berichtete Aristoteles, daß H. jedoch von kleiner Statur gewesen sei. National Library of Medicine, Bethesda

Die hippokratische Methode

Die rationale Einstellung, die ihren Ausdruck in den gesammelten Schriften frei von religiösen oder übernatürlichen Erklärungen findet, stellt einen großen Fortschritt im medizinischen Denken dar, entstand jedoch erst nach Jahrhunderten langsamer Entwicklung. In den Ländern, in denen – wie zum Beispiel in Ägypten – geistliches und weltliches Leben, eng verbunden waren, praktizierte man jedoch auch ein völlig säkulares, empirisches System der Medizin. Und dennoch ist die Beständigkeit der rationalen Ansichten, die sich bei den hippokratischen Autoren und den Naturphilosophen vor ihnen findet, außerordentlich.

Die Grundsätze der hippokratischen Methode sollen hier noch einmal zusammengefaßt werden:

1. Beobachte alles
»Ein großer Teil der Kunst ist die Fähigkeit, zu beobachten.« Man betonte die Wichtigkeit einer ausführlichen Anamnese. »Überlaß nichts dem Zufall, übersieh nichts: verbinde widersprüchliche Beobachtungen und laß dir genug Zeit.« Hippokrates wies darauf hin, daß auch ein Nichtmediziner eine Anamnese erheben könne, aber »vieles, was der Arzt auch ohne daß der Patient es ihm sagt, wissen sollte, würde verlorengehen.«

Eine besonders bekannte Beschreibung des Lungenödems und der Flüssigkeitsansammlung im Brustraum weist eine sorgfältige Beobachtung der Details nach und enthält die erste Beschreibung von Trommelschlegelfingern (ein Zeichen chronischer Krankheiten), wobei sich deutlich die Verwendung bildhafter, klarer Beschreibungen nachweisen läßt: »Wasser sammelt sich an; der Patient zeigt Fieber und Husten; die Atmung ist beschleunigt, die Füße schwellen, die Nägel werden gebogen, und der Patient leidet, als ob er Eiter in sich trage, nur ist er weniger schwer, aber protrahierter verschleppt erkrankt. Man kann erkennen, daß es sich nicht um Eiter, sondern um Wasser handelt ... Wenn du dein Ohr gegen die Brust hältst, hörst du es wie sauren Wein darinnen brodeln.«

Der Arzt benutzte alle Sinne: das Sehen, Hören, Riechen, Schmecken und Ertasten. Kein Befund war so unbedeutend, daß er nicht vermerkt wurde; keine Aussage des Patienten wurde ignoriert. Darüber hinaus wurden die Beobachtungen ohne Voreingenommenheit gesammelt, d. h., bevor man den Versuch unternahm, sie in das zeitgemäße physiologische System einzuordnen. Diese unbegrenzt intellektuelle Untersuchung verringerte die Tendenz, Dinge zu sehen, die es nicht gab, oder etwas zu übersehen, was man nicht erwartete – Fehler, die Beobachtern zu allen Zeiten unterlaufen.

2. Studiere den Patienten mehr als die Krankheit

Wesentlich war, wie der Patient auf seine Krankheit reagierte, nicht, zu welcher Kategorie die Krankheit gehörte. Für Hippokrates waren die äußere Erscheinung des Patienten, seine Umgebung und seine Art zu leben, wesentliche Maßstäbe, den Grad der Krankheit und die Wahrscheinlichkeit der Besserung abzuschätzen. »Beachte die Natur jedes Landes, die Nahrung, Sitten, das Alter des Patienten, die Sprache, das Benehmen, die Mode, ja, sogar sein Schweigen, seine Gedanken, ob er schläft oder an Schlaflosigkeit leidet, den Inhalt und Ursprung seiner Träume ... Man muß all diese Zeichen studieren und analysieren, was sie vorhersagen.«

Die Hippokratiker von Kos widersprachen der Praxis, Krankheiten nach den betroffenen Organen zu klassifizieren. Heute, mit unserem fortgeschrittenen Wissen in Anatomie und Physiologie, können wir derartige Klassifizierungen vornehmen und sie brauchbar, ja sogar nötig finden. Andererseits konzentrieren wir uns dadurch oft zu sehr auf die Krankheit und zu wenig auf den Patienten. Francis Adams, selbst ein Landarzt aus dem 19. Jahrhundert und ein bedeutender Übersetzer des Hippokrates, gab dazu folgende Erklärung: »Die außerordentliche Überlegenheit der antiken Gelehrten (der Hippokratiker) gegenüber den modernen bestand darin, daß die ersteren eine größere Begabung hatten, die allgemeine Wahrheit zu begreifen, als die letzteren, die ihre Aufmerksamkeit auf einzelne Fakten richten und die Beobachtung des allgemeinen Eindrucks zu sehr vernachlässigen.«

3. Werte ehrlich

Die Krankheitsverläufe von mehr als 40 Patienten sind in der Sammlung detailliert beschrieben. Mehr als die Hälfte starb, ihre Fallberichte waren jedoch exakt, objektiv und sorgfältig beurkundet. Der Verfasser zögerte nicht, den mangelnden Therapieeffekt zuzugeben, denn seine Erwartungen (und die des Patienten) übertrafen nicht die Realität, in der einige Menschen gesund werden und andere, gleichgültig, was auch immer getan wird, sterben. Der Arzt der Antike, der von Ort zu Ort reiste, befaßte sich außerdem hauptsächlich mit der Prognose. Wenn er mit großer Genauigkeit vorhersagen konnte, welcher von den Kranken, die zu ihm gebracht wurden, überleben und welcher sterben würde, beantwortete er damit etwas, was die meisten Menschen dringend wissen wollten. »Ich bin der Ansicht, daß es für einen Arzt hervorragend ist, Vorhersagen zu treffen. Denn wenn er ohne Hilfe seitens der Patienten die Vergangenheit, die Gegenwart und die Zukunft aufdeckt und darstellt und die Lücken in den Informationen füllt, die er von dem Kranken erhält, wird man ihm ein größeres Verständnis des Falles zugestehen, und die Menschen werden sich ihm so zur Behandlung rückhaltlos anvertrauen.«

4. Hilf der Natur

Der rote Faden in allen Abhandlungen ist das Vertrauen auf die Natur. Die Hauptaufgabe des Arztes besteht darin, günstige Bedingungen zu schaffen, so daß die natürlichen Kräfte im Körper zur Harmonie gelangen und ihn wieder gesunden lassen. Auch in den chirurgischen Abhandlungen liegt der Schwerpunkt stets auf der Wiederherstellung. Der Arzt muß das tun, was er kann, d. h., was sich bei seinen zurückliegenden Erfahrungen als günstig erwiesen hat. Er muß demjenigen Hilfe versagen, dem er nicht helfen kann. »Was die Krankheit angeht, gewöhne dir zwei Dinge an: Hilf oder schade wenigstens nicht.«

In vielen Methoden der Hippokratiker finden sich Schwächen. So war ihr anatomisches Wissen lückenhaft und unsystematisch. Und doch enthalten die Schriften manches erstaunliche anatomische Detail wie bei der Behandlung von Wunden, Dislokationen, Frakturen und Erkrankungen des Enddarms. Offensichtlich besaßen die Hippokratiker ausreichende Kenntnisse, um mit den ihnen bekannten Krankheiten und Verletzungen umzugehen.

Eine zweite Beschränktheit lag im Mangel an spezifischen Diagnosen und im therapeutischen Nihilismus begründet. Die große Wertschätzung des natürlichen Heilverlaufs hatte oft eine abwartende Einstellung zur Folge. Zusätzlich zu diätetischen und anderen Regeln wandte Hippokrates auch direkte Methoden an, wovon die zahlreichen chirurgischen und mechanischen Techniken in der Sammlung Zeugnis ablegen. Er erkannte jedoch auch seine Grenzen und tat nur das, was ihm nützlich erschien.

Eine weitere Schwäche lag in der Übernahme der Theorie von den Vier Säften. Diese Doktrin in Verbindung mit vielen Zweigen, die ihre Ursprünge lange vor Hippokrates hatten, wurde eine wesentliche Grundlage für die medizinischen Spekulationen in den folgenden Jahrhunderten; Hippokrates jedoch benutzte das System vor allem, um Krankheit in geläufigen Begriffen zu erklären. Seine Behandlung jedoch gründete sich nicht auf die Theorie allein, da drastische Medikamente keine Verwendung fanden. Auch beurteilte Hippokrates die Ergebnisse nicht nach der Anpassungsfähigkeit an die Theorie, sondern nur nach dem Resultat. Und dennoch brauchte Hippokrates wie viel später auch Galen eine Basis, ein System, eine Theorie, um die Kenntnisse über Physiologie und Krankheit zu untermauern.

Paracelsus, den wir in den Kapiteln der Renaissance kennenlernen werden, verbrannte die Arbeiten Avicennas und Galens als Symbol für die Notwendigkeit, sich auf eigene Beobachtungen und nicht auf Autoritäten zu verlassen. Dieses Prinzip ist hingegen selbst Teil der hippokratischen Methode. Hippokrates verließ sich auf die Eigenbeobachtung und gebrauchte dabei die Erfahrungen anderer, weil er einsah, daß das Wissen nicht mit ihm begann. Wir geben der Hoffnung Ausdruck, daß die Menschen auch unserer Zeit erkennen, wie unsinnig unser jetziges gesichertes Wissen in zukünftigen Jahrhunderten erscheinen mag.

Wendet man die hippokratische Methode heute an, so kann der Arzt objektiv beobachten, unflexiblen Positionen entgehen, Arroganz ablegen und simples Festhalten an Doktrinen vermeiden. Und wir fangen gerade an, uns die hippokratische Lehre anzueignen, nach der wir den gesamten Menschen in seiner eigenen Umgebung in Betracht ziehen.

»Das Leben ist kurz, die Kunst ist lang; die richtige Zeit ist nur ein Augenblick; die Behandlung ist unsicher, die Krise ernst. Der Arzt muß nicht nur für die notwendige Behandlung, sondern auch für den Patienten selbst, für die Menschen um ihn und für seine äußeren Probleme sorgen.« (Nach der Übersetzung von Dickinson Richards)

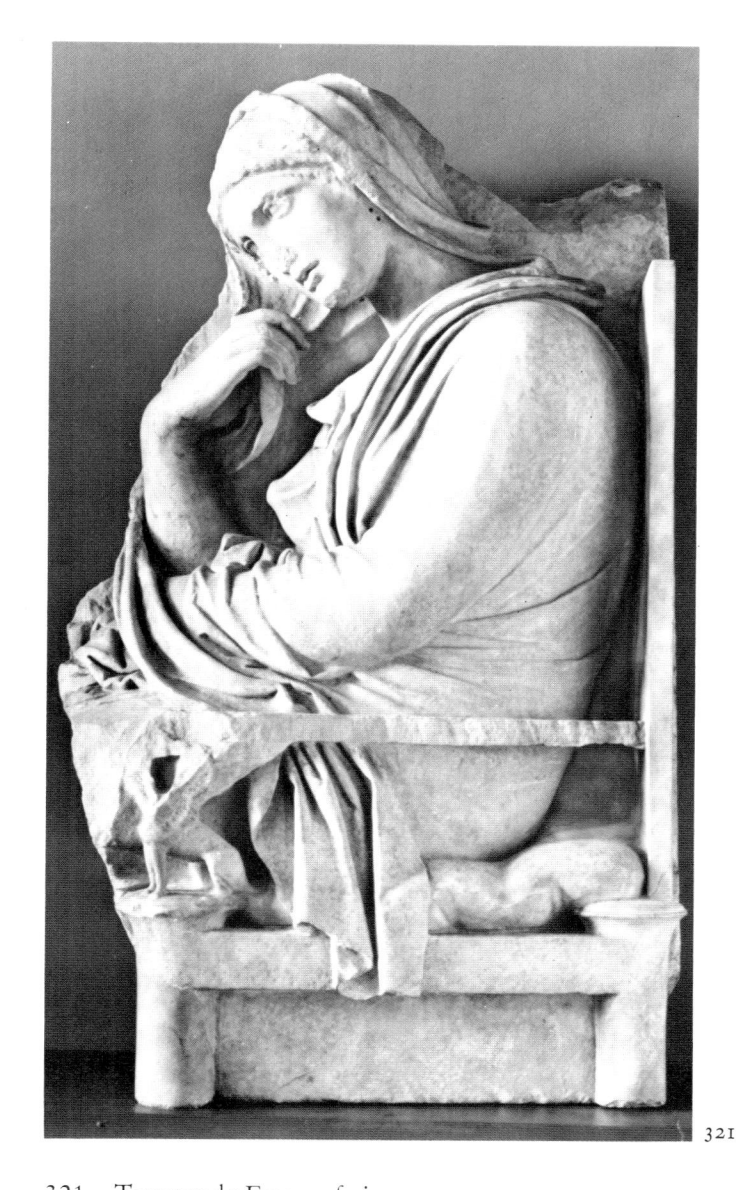

321

321 Trauernde Frau auf einem marmornen Grabstein (etwa 400 v. Chr.). Die hippokratischen Schriften verschafften Einblick in seelische Erkrankungen einschließlich Angst und Depression. Metropolitan Museum of Art, New York

Medizinische Schulen
und das Zentrum von Alexandria

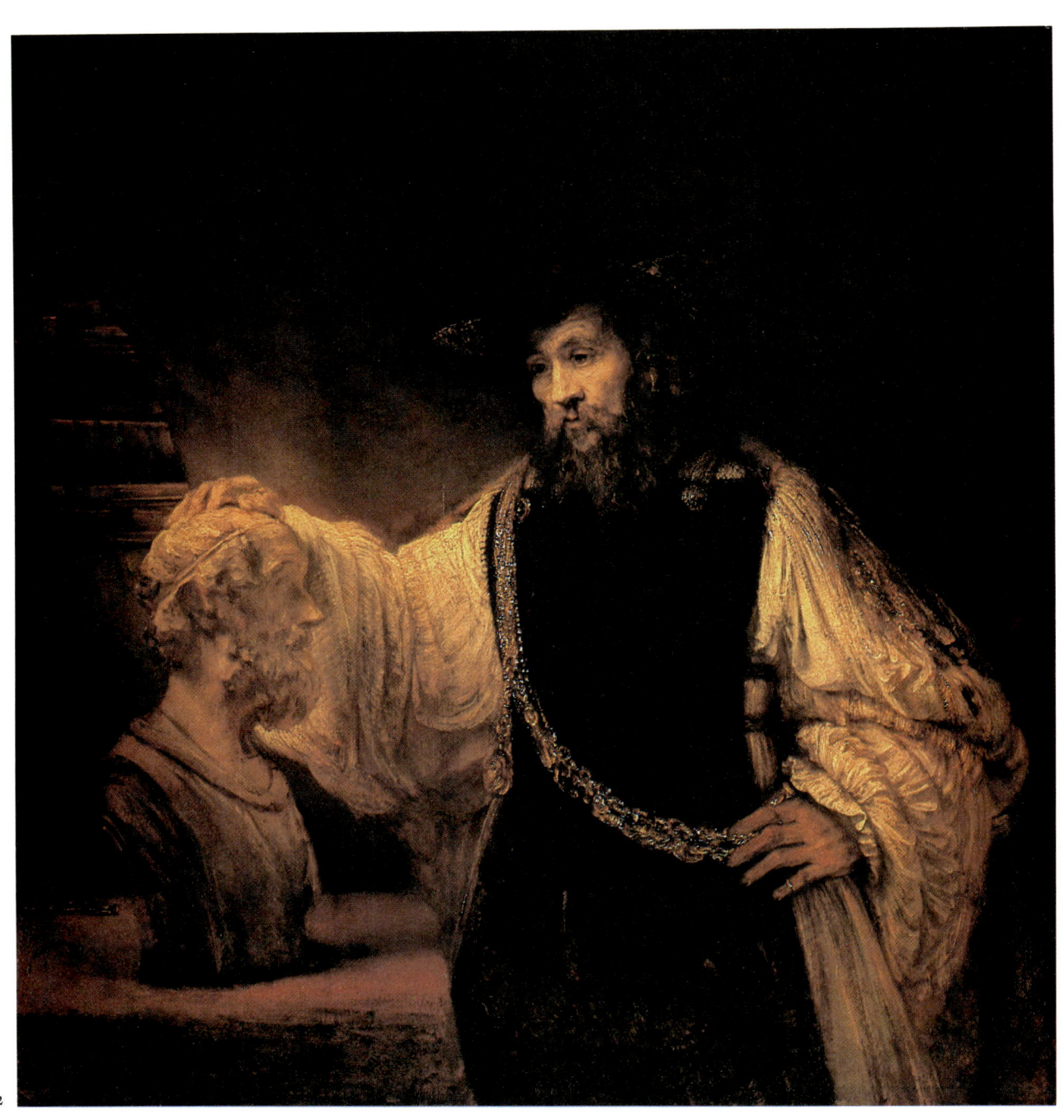

322

Nach Hippokrates spalteten sich Lehrer und Ärzte in eine Vielzahl verschiedener medizinischer Schulen auf. Die Ideen der Philosophen Platon und Aristoteles hatten darauf einen wesentlichen Einfluß, denn wie Aristoteles ausführte, konnte man mit der Philosophie beginnen und bei der Medizin aufhören oder mit der Medizin anfangen und sich schließlich bei der Philosophie wiederfinden.

Platon (428 oder 427–348/347 v. Chr.), ein Zeitgenosse des Hippokrates, Schüler des Sokrates und Lehrer des Aristoteles, wurde einer der einflußreichsten Denker in der Geschichte der westlichen Welt. Von seinem philosophischen Nachlaß kann man vieles auf die pythagoreischen Lehren zurückführen, da die Mathematik, vor allen Dingen die Geometrie, in seinem philosophischen System einen hervorragenden Platz einnimmt. Platon beschäftigte sich vor allem mit der Natur der Seele und der Materie, und seine medizinischen Schlüsse – logisch zwar, aber ohne direkte Erfahrungen – führten zu einer Vielzahl falscher Vorstellungen über den menschlichen Körper. An einer Reihe solcher Meinungen wurde zu jener Zeit eisern festgehalten, und sogar Forscher späterer Jahrhunderte konnten sie nicht erschüttern. Platons Methode, mehr aus der Distanz als im Anschluß an den Sektionstisch oder das Krankenbett Schlüsse zu ziehen, wurde im Mittelalter wieder zum Leben erweckt und fortgeführt. Einige seiner Lehren hinsichtlich der Verantwortung der Regierenden beinflussen noch heute die Medizin, denn Platon erwartete vom idealen Staat, daß er für die Gesundheit seiner Bürger sorge und Armut und Überbevölkerung verhüte.

Die Ärzte, die sich seinen Lehren vor allem im 3. Jahrhundert v. Chr. und danach anschlossen, wurden Dogmatiker genannt. Für sie hatte die Schlußfolgerung gegenüber der Beobachtung Vorrang. Die Erfahrung stellte zwar ein Mittel der Prüfung dar, diente jedoch wesentlich dazu, die Richtigkeit einer Schlußfolgerung zu beweisen. Die Dogmatiker klassifizierten alle Krankheiten nach den Körpersäften; so bezeichneten sie ein Leiden als schleimig oder gallig und verwandten ein geeignetes Mittel gegen den entsprechend überschüssigen Körpersaft. Sie sahen ihre Praktiken als auf Hippokrates basierend an, aber sie betrachteten ihn nicht als Autorität, denn sie folgten nicht seinem Geist der Objektivität und seinen Behandlungsprinzipien. Die meisten der Dogmatiker – und es gab viele – gebrauchten extreme Behandlungsmaßnahmen einschließlich drastischer Purgative und Aderlässe und behandelten Fieber mit entwässernden Diäten.

Praxagoras von Kos (um 340 v. Chr.) unterschied als erster die Funktion von Arterien und Venen, glaubte jedoch, daß sich in beiden Systemen Luft befände. Er erweiterte die Zahl der Humores auf elf und wandte den Aderlaß extensiv an, betonte jedoch besonders die Wichtigkeit des Pulses und zeigte, daß Krankheit dessen Charakteristika verändern, was einen seiner wichtigsten Beiträge zur Medizin darstellt.

Diokles von Karystos (1. Hälfte des 4. Jahrhunderts v. Chr.), ein anderer berühmter Dogmatiker, schrieb viele Werke über klinische Themen, Drogen, Diäten, über Embryologie und Anatomie. Als der Hippokrates seiner Zeit unterschied Diokles scharfsinnig zwischen Pleuritis (Entzündung der Lungenhaut) und Pneumonie (Entzündung der Lunge selbst), zwischen Darmkrämpfen und Verstopfung und sah im Fieber mehr ein Symptom als eine Krankheit.

Aristoteles (384–322 v. Chr.), der Sohn eines Arztes und Schüler von Platon, übte ebenfalls großen Einfluß auf die spätere Medizin, vor allem auf arabische Autoren, aus. Seine Schriften warfen ihr Licht auf eine außerordentliche Vielzahl von Wissensgebieten: Logik, Metaphysik, Psychologie, Politik, Zoologie, Poetik und Dramatik. Man kannte ihn auch als großen Lehrer, den Philipp von Makedonien als Erzieher für seinen Sohn Alexander einstellte.

Die Methoden des Aristoteles basierten auf sorgfältigen Forschungen bei Tier und Mensch, und seine Studien, für die er großzügig von Alexander unterstützt wurde, gelten als Meilensteine der Wissenschaft. In der Embryologie beschrieb er das *punctum saliens* (das erste Anzeichen eines Embryos), die frühe Entwicklung des Herzens und der großen Gefäße, das Pulsieren des Embryoherzens (die erste Beobachtung dieser Art), einige Unterschiede zwischen Arterien und Venen, das große arterielle Gefäß Aorta (der er ihren Namen gab) und den Verlauf der Harnleiter. Aristoteles lehrte, daß der Fötus nicht im Uterus atmet und daß sich männliche und weibliche Embryos nicht in verschiedenen Kammern entwickeln. Seine Schriften zur Anatomie der Wirbeltiere und wirbellosen Tiere waren so ausführlich, daß sie ihm die Anerkennung als Begründer der vergleichenden Anatomie einbrachte.

Und dennoch spiegeln sich in Aristoteles die intellektuellen Grenzen seiner Zeit wider. Er glaubte, daß die Lehre der Körpersäfte genügend begründet sei und sah im

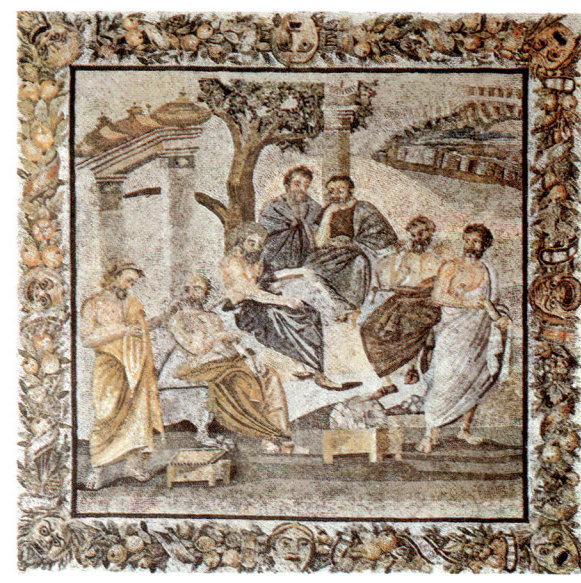

323

322   Rembrandt van Rijn, *Aristoteles* (betrachtet die Büste des Homer, 1653). Die Bedeutung, die Aristoteles für das westliche Denken sogar noch 2000 Jahre nach seinem Tod hatte, wird in diesem Gemälde offenkundig. Hier zeigt der große Naturphilosoph seine Verpflichtung gegenüber den Vorfahren. Metropolitan Museum of Art, New York

323   Mosaik aus Pompeji, dargestellt sind die großen griechischen Philosophen der Antike einschließlich Platon, der auf den Globus zeigt, im entgegengesetzten Uhrzeigersinn Zenon, Aristoteles, Pythagoras, Epikur, Sokrates und Theophrastos. Museo Archeologico Nazionale, Neapel

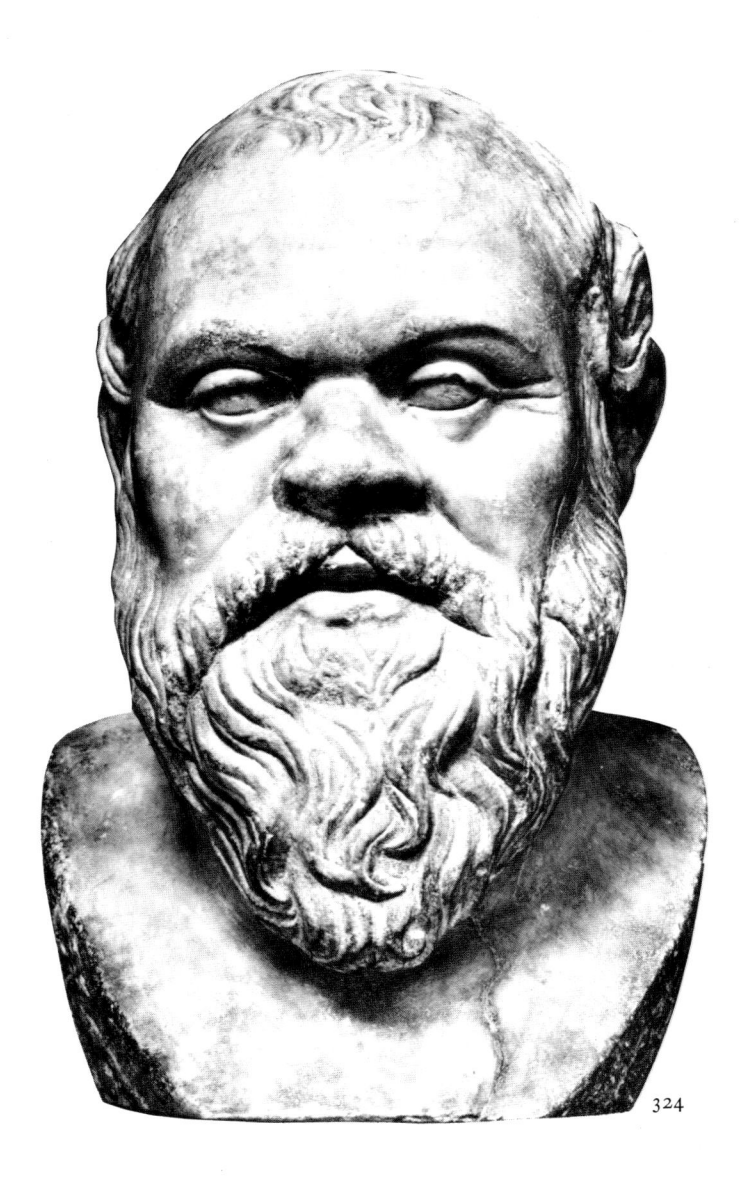

324

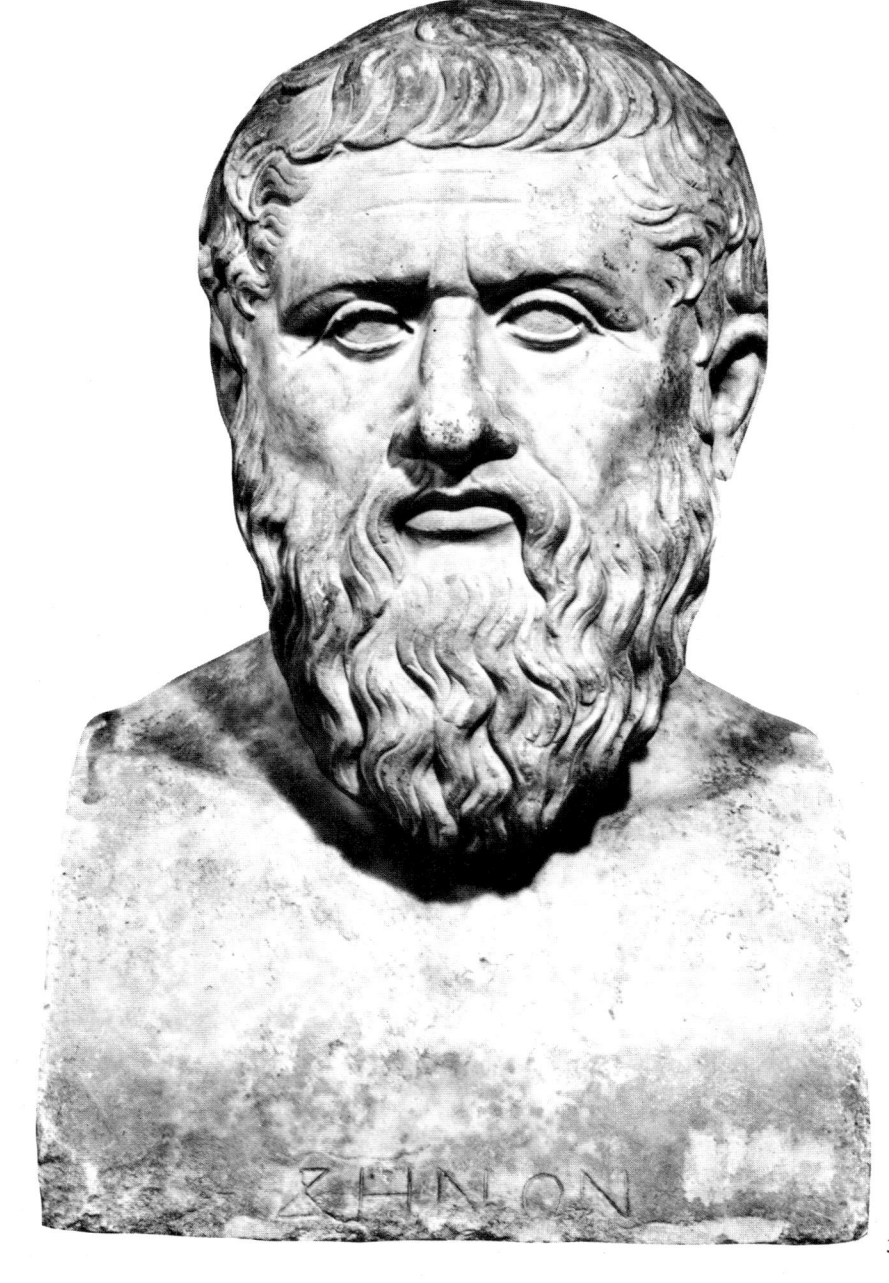

325

324 Auf dieser römischen Kopie einer
griechischen Büste (um 380–360 v. Chr.) ist
Sokrates, der große Lehrer Platons, dargestellt.
Museo Archeologico Nazionale, Neapel

325 Platon, ein Zeitgenosse des Hippokrates,
hier in einer römischen Kopie des griechischen
Originals. Die Ärzte von Alexandria, die sich als
Anhänger der Lehren des Platon und des
Hippokrates betrachteten, wurden Dogmatiker
genannt. Vatikanische Museen, Rom

326 Diese römische Kopie einer griechischen
Skulptur soll Aristoteles darstellen, der Schriften
zu fast allen Wissensgebieten verfaßte.
Als Schüler des Platon und Vater der vergleichenden Anatomie lieferte er detaillierte
und ausführliche Beschreibungen und
Beobachtungen. Palazzo Spada, Rom

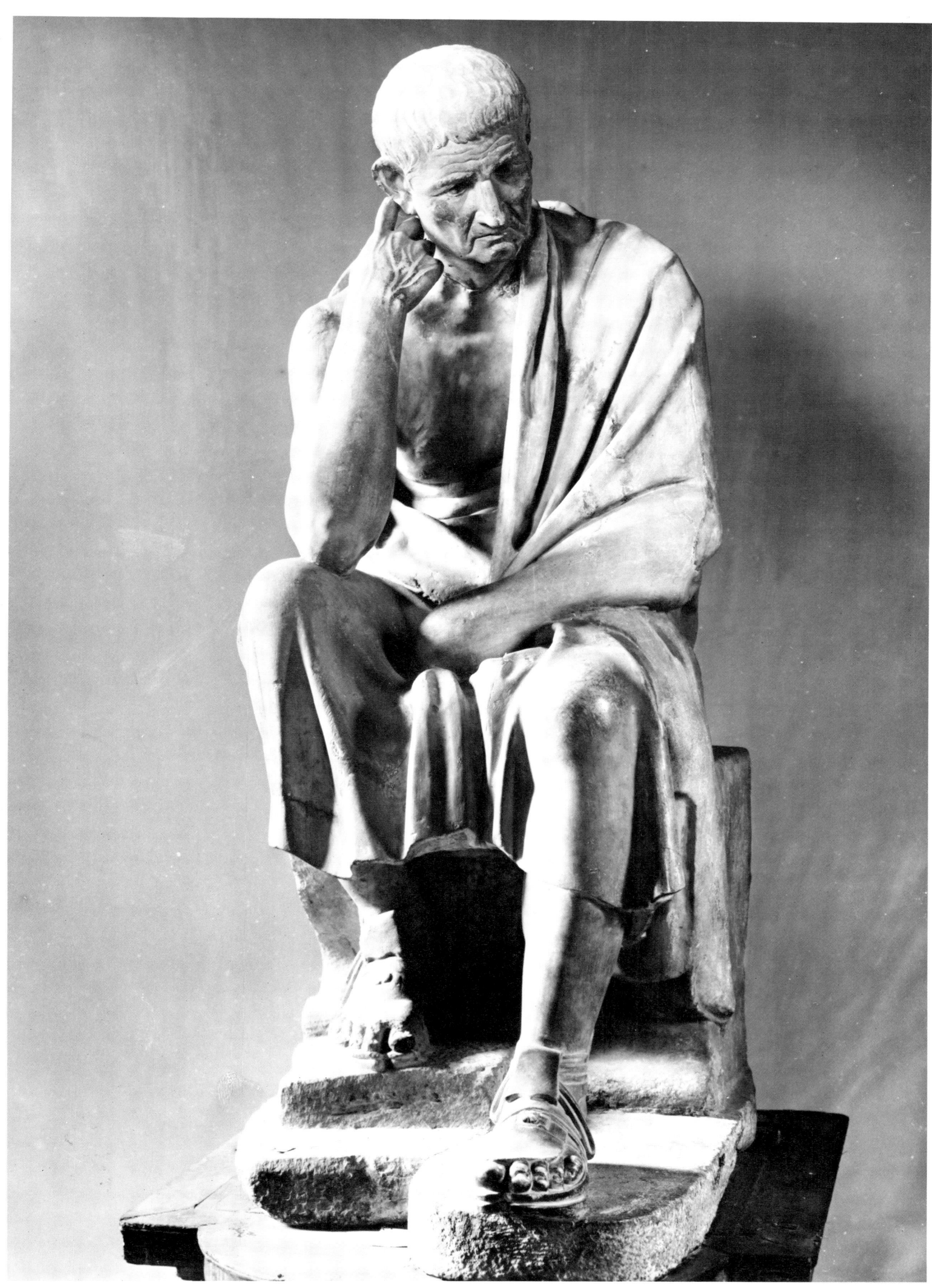

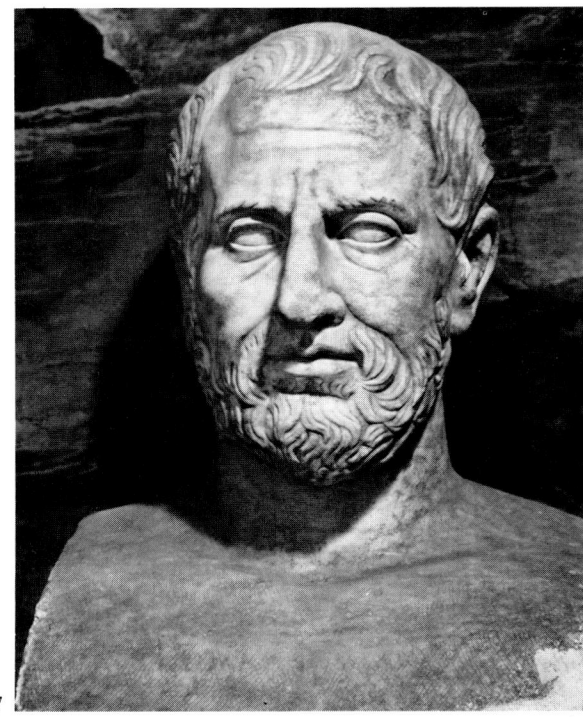

327

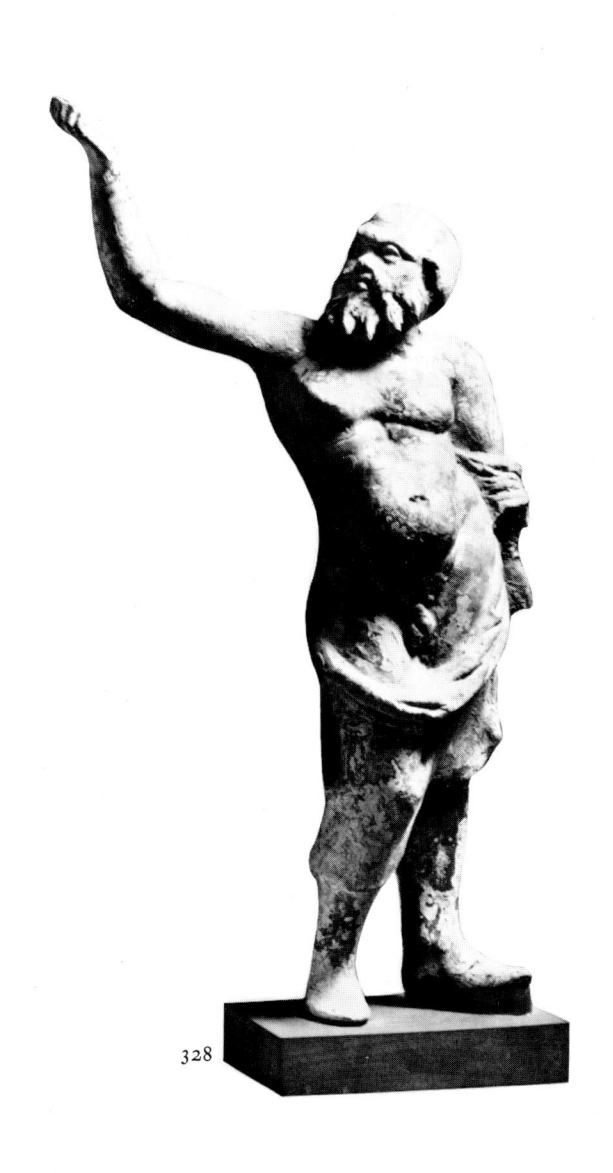

328

Herzen den Sitz der Intelligenz. Er verwechselte Nerven mit Ligamenten und Sehnen (die Griechen benutzten das gleiche Wort für alle drei Begriffe) und verband die Venen von der Leber mit dem rechten, die von der Milz mit dem linken Arm. Daher empfahl er bei der Behandlung den Aderlaß auf der Seite, die der Lokalisation des erkrankten Organes entsprach.

Auch glaubte Aristoteles an die Bedeutung des Traums als Vorhersehung (wie es typisch für seine Zeit war). Er war jedoch hauptsächlich ein Experimentator im Gegensatz zu Platon, dessen Lehren mehr mystischen Charakter besaßen. Die Lehren beider sollten einen profunden Einfluß auf die Wissenschaft und die Medizin des Mittelalters und der Renaissance ausüben. In Verbindung mit Hippokrates vor und Galen nach ihnen waren sie die Hauptautoritäten der heidnischen, christlichen und muslimischen Medizinwissenschaft.

Theophrastos (um 370–285 v. Chr.), wohl der berühmteste Schüler des Aristoteles, setzte die Methode der Forschung und des Experimentes fort und fügte eigene Ideen hinzu, um die verschiedensten Symptome wie Ohnmacht, Benommenheit und Schwitzen zu erklären. Unter seinen wichtigen Studien zur Botanik gab es Beschreibungen von über 500 Pflanzen, die sich mit der Morphologie, den biologischen Charakteristika und ihrem medizinischen Nutzen befaßten.

Außer den Dogmatikern entstanden noch andere medizinische Schulen. Im 3. Jahrhundert v. Chr. formierte sich unter dem philosophischen Einfluß der Skeptiker eine Gruppe von Ärzten, die man die Empiriker nannte. Für sie war es die Wirkung der Heilung, auf die es ankam, und nicht die möglichen Krankheitsursachen. Die eigene Erfahrung mit bestimmten Symptomen, die ein Patient schilderte, sollte den möglichen Ausgang der Krankheit und deren wirksamste Behandlung indizieren. In dieser Anschauung folgten die Empiriker dem hippokratischen Prinzip der Beobachtungen, Erfahrungen und Prognose, wenn auch einige von ihnen, die über Hippokrates schrieben, seinen Lehren sehr kritisch gegenüber standen, wahrscheinlich wegen der humoralen Theorien in der Sammlung. Da sie die zum Resultat führenden Ursachen oder Gründe nicht suchten, lehnten sie Nachforschungen der Anatomie oder der physiologischen Zusammenhänge ab. Sogar Philinos von Kos (3. Jahrhundert v. Chr.), der unter Herophilos, einem der großen alexandrinischen Anatomen, studiert hatte, sah in der menschlichen Sektion keinen praktischen Sinn. Der hervorragende Empiriker Heraklides (2. Jahrhundert v. Chr.) schrieb ausführlich über Symptomatologie und Chirurgie, lieferte jedoch auch viele Beiträge zur Pharmazie.

Im 1. Jahrhundert v. Chr. erhielt der Einfluß griechischer Medizin einen deutlichen Impuls in Rom durch die Person und die Lehren des Asklepiades (der im nächsten Kapitel behandelt wird). Etwa 50 v. Chr. gründete Themison, einer seiner Anhänger, eine andere Medizinschule, die Methodiker. Sie wandten sich von der Lehre der vier Humores ab, die das pathologische Denken der Griechen jahrhundertelang beherrscht hatte. Im System des Themison wurde Krankheit durch Verstopfung oder Erschlaffung der »Poren« hervorgerufen, was man aus den Ausscheidungen, Sekreten und dem Fieber bei Kranken ableitete. Jede weitere Kenntnis war nutzlos. Wenn die »Poren« verstopft waren, verordnete der Arzt eine kärgliche Diät, warme Bäder, Umschläge, feuchte Luft, Aderlaß und Medikamente, um die Entleerung hervorzurufen. Gegen das andere Extrem, den Zustand der Erschlaffung, verschrieb der Arzt eine vermehrte Nahrungsaufnahme, kalte Bäder und Luft sowie blutstillende Medikamente, um das Zusammenziehen der Poren zu bewirken.

Eine weitere Schule, die Pneumatiker, stand im Widerspruch zu den Dogmatikern, Empirikern und Methodikern. Ebenfalls griechischen Ursprungs, erreichte sie ihren wesentlichen Einfluß im Rom des 1. und 2. nachchristlichen Jahrhunderts. Athenaios von Attaleia, der Begründer der Pneumatiker, wandte das alles durchdringende kosmische Prinzip der antiken Stoiker auf eine allgemeine physiologische Betrachtung an, nach der die Menschen diesen Geist, das *pneuma*, einatmen. Das *pneuma* gelangt dann zum Herzen und durch die Arterien zu allen Körperteilen. Die Krankheitsvorstellung umfaßte komplizierte theoretische Verbindungen zwischen dem *pneuma*, der Wärme und der Feuchtigkeit im Körperinneren. Und dennoch, trotz der verworrenen Theorien und der medizinischen Praxis, die aus einer Vielzahl von Substanzen bestand (ein Heilmittel soll über 600 Bestandteile gehabt haben), waren die Praktiken der Pneumatiker häufig pragmatisch. So war der Aderlaß zum Beispiel selten und von geringem Ausmaß. Darüber hinaus sorgte sich Athenaios um das öffentliche Gesundheitswesen einschließlich der Erhaltung unverseuchten Wassers und der Notwendigkeit geeigneter Unterkünfte.

Die letzte Schule, die Eklektiker, entstand aus den Pneumatikern. Ihre Anhänger folgten keiner geschlossenen Lehre, sondern richteten ihre Vorstellungen nach den eigenen Bedürfnissen, um Krankheit zu erklären und zu behandeln. Galen rechnet sich selbst zu den Eklektikern.

Einer der frühen Eklektiker war Archigenes (um 100 n. Chr.), der vorwiegend in Rom wirkte. Wie Galen berichtet, lieferte er brillante Beobachtungen zur Symptomatologie, physikalischen Diagnose und Drogenbehandlung, am meisten jedoch lebten seine Beiträge zur Chirurgie in der Erinnerung weiter. So beschrieb er zum Beispiel die Amputation mit bemerkenswerten Erkenntnissen: zuerst erfolgte die Ligatur des Hauptgefäßes, dann wurde eine temporäre Abschnürung über der Amputationsstelle angewandt, um die Blutung unter Kontrolle zu halten; die Operation wurde nicht nur bei bereits eingetretener Gangrän (Wundbrand) durchgeführt, sondern auch bei ausgedehnten Verletzungen, die eine Gangrän nach sich ziehen konnten. Darüber hinaus riet er von einem operativen Eingriff ab, wenn der Patient zu schwach war, um das Trauma zu überstehen.

Unter den anderen griechischen Schriftstellern während der römischen Herrschaft über Griechenland fand sich Aretaios von Kappadokien (um 120–180 n. Chr.), dessen Schriften, übersetzt von Francis Adams, äußerst präzise sind, ja, manchmal sogar pedantisch wirken. Von ihm stammen anschauliche Beschreibungen vieler Krankheiten einschließlich einer Art Diabetes und eines Leidens, bei dem es sich um Diphtherie gehandelt haben kann, ebenso von Pneumonie und Migräne. In der Meinung, daß die Gelbsucht auf einer Verstopfung der Gallengänge beruhe, bewies er ein weit über die früheren Zeiten hinausgehendes Verständnis der Zusammenhänge.

Als Anhänger des Hippokrates beachtete er die Umgebung des Patienten ebenso wie dessen äußere Erscheinung; er war zwar Anhänger der Lehre vom *pneuma*, verwandte bei der Therapie jedoch alle zu seiner Zeit üblichen Methoden: Vorschriften verschiedener Art, Diät und Drogen (von denen manche drastisch waren). Weiterhin behandelte er jedoch die Kranken auch, wenn der Fall hoffnungslos war, eine Praxis, die sonst nicht üblich war, wie das folgende Zitat zeigt: »Wenn es ihm nicht mehr möglich ist, weitere Hilfe zu leisten, kann der Arzt allein als Mensch mit dem unheilbaren Patienten trauern. Dies ist das traurige Los des Arztes.«

Die Lehrmeinungen der verschiedenen Medizinschulen (Dogmatiker, Empiriker, Methodiker, Pneumatiker und Eklektiker) besaßen vom 4. vorchristlichen Jahrhundert bis weit in die christliche Ära ihre Anhänger. Während sich die Schulen herausbildeten, befand sich der wichtigste Brennpunkt medizinischen Denkens und Handelns in dem großen Zentrum griechischer Gelehrsamkeit, in Alexandria, das 331 v. Chr. von Alexander dem Großen gegründet und von einer Dynastie beherrscht wurde, die sich von dem ägyptischen General Ptolemäus ableitete. So hatten die meisten Gründer medizinischer Schulen einmal in Alexandria studiert. Scholaren aus der gesamten damaligen Welt scharten sich dort zusammen, und das Prestige, in Alexandria – einer der größten Städte der hellenistischen Welt – studiert zu haben, wurde hoch geschätzt. Die ptolemäischen Herrscher gewährten allen Wissenschaftsgebieten, einschließlich der Philosophie, Mathematik, Astronomie, Musik, Dichtkunst, Geschichte und den Naturwissenschaften reiche finanzielle Unterstützung. Ptolemäus I. Soter (r. 305–2 v. Chr.) und Ptolemäus II. Philadelphos (r. 285–246 v. Chr) begründeten botanische und zoologische Gärten und zwei Gebäudekomplexe, das Musion und das Serapeion, mit je einer gewaltigen Bibliothek, wo sich berühmte Forscher und Schriftsteller verschiedenster Rassen und Kulturen zu Forschung und Lehre versammeln konnten.

Ein konkurrierendes Zentrum der Wissenschaft gab es zur gleichen Zeit in Pergamon, wenn auch nur zur Herrschaftszeit des Eumenes I. seit dem Jahre 250 v. Chr. Der ptolemäische Pharao jedoch wachte eifersüchtig über die Vorherrschaft Alexandrias, indem er den Export der Papyros-Staude oder ihrer Produkte unterband. Aus diesem Grunde soll Pergamon einen Stoff aus Tierhaut entwickelt haben, den man entsprechend Pargamos (Pergament) nannte.

Unter den Gelehrten des Zentrums von Alexandria befanden sich Euklid (um 300 v. Chr.), der ältere Werke zur Geometrie systematisierte, wahrscheinlich auch Archimedes von Syrakus (um 287–212 v. Chr.), der große Physiker und Experte auf dem Gebiet der Hydrostatik, Heron (um 62 v. Chr.), der eine einfache Dampfmaschine und andere mechanische Apparate erfand; Kallimachos (um 305–240 v. Chr.), der berühmte Poet und Bibliothekar, der die gewaltige Sammlung von Schriftrollen katalogisierte, und Dionysos Thrax (um 170–90 v. Chr.), der die Grammatik als Disziplin begründete. Die medizinische Forschung im Museum von Alexandria wurde berühmt; ihre Reputation hielt sich noch lange nach dem Tod Kleopatras VII. im Jahre 30 v. Chr., dem Ende der ptolemäischen Dynastie.

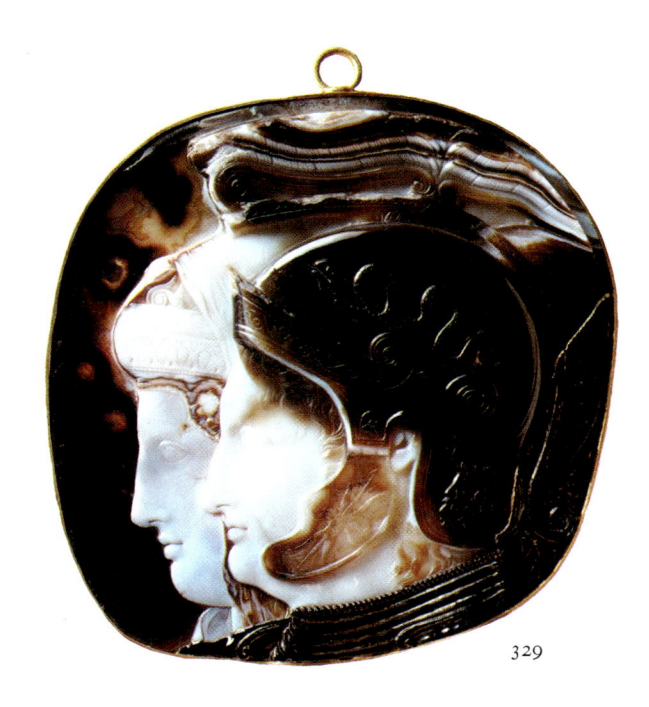

329

327 Diese griechische Büste des Theophrastos, eines Schülers des Aristoteles, wurde in der Villa des Cassius bei Tivoli gefunden. Die Schriften von Theophrastos zur Botanik und zu den Heilkräutern legten die Grundlage für viele folgende Arbeiten über die Pharmazie. Villa Albani, Rom

328 Der lehrende Papposilenos auf einer Tonfigur, die aus Centuripe, Sizilien, stammen soll. Hervorragende medizinische Lehrer fanden sich in Zentren in der gesamten hellenistischen Welt. Sammlung Norbert Schimmel, New York

329 Hellenistische Kamee mit Alexander dem Großen und seiner ausländischen Frau, der baktrischen Prinzessin Roxana. Nach der Eroberung Persiens übernahm Alexander die dortige Landesmode für offizielle Gelegenheiten. Kunsthistorisches Museum, Wien

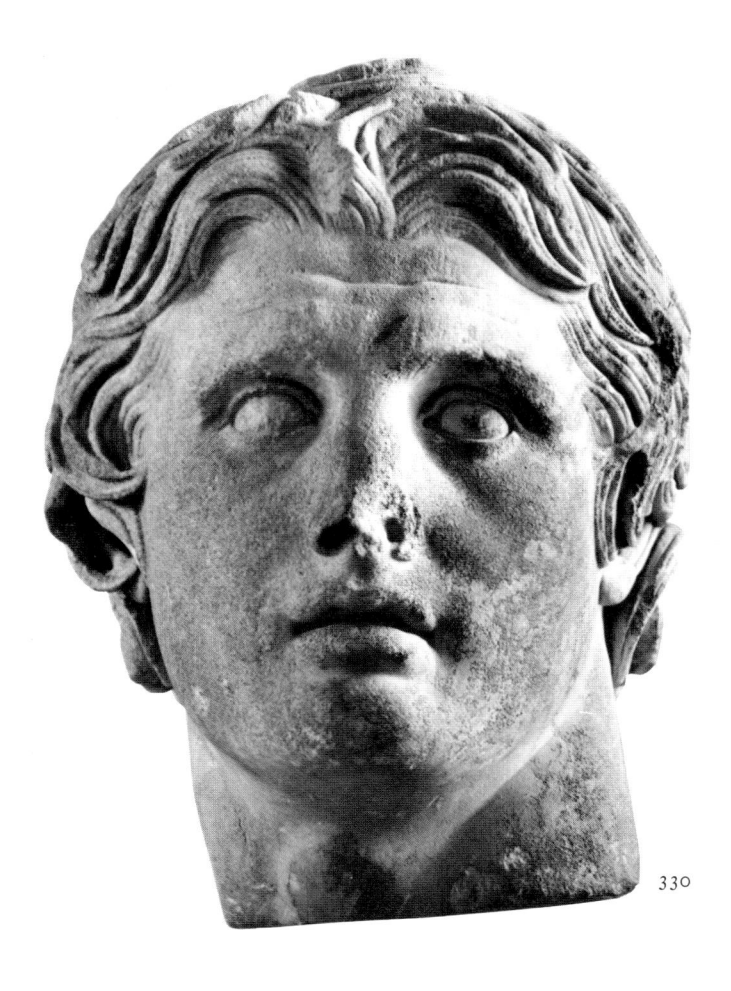

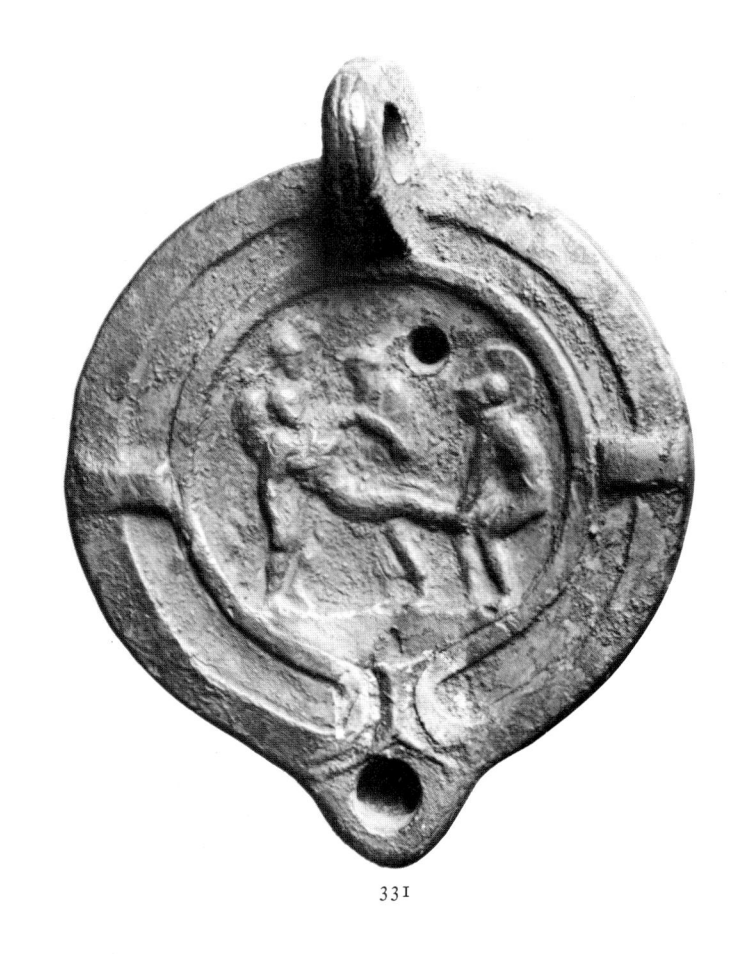

330

331

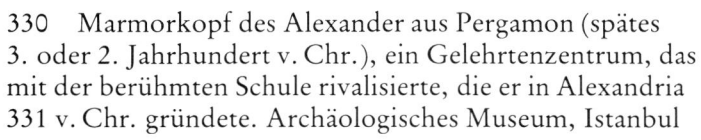

330 Marmorkopf des Alexander aus Pergamon (spätes 3. oder 2. Jahrhundert v. Chr.), ein Gelehrtenzentrum, das mit der berühmten Schule rivalisierte, die er in Alexandria 331 v. Chr. gründete. Archäologisches Museum, Istanbul

331 Griechische Öllampe aus Terrakotta mit Soldaten, die einen Verwundeten tragen. In den Feldzügen des Alexander mußten die Soldaten sich meist gegenseitig versorgen. Münzkabinett, Louvre, Paris

332 Büste des Markus Modius Asiaticus. Er war Lehrer der Methodiker, die eine medizinische Hauptschule in Alexandria und Rom unterhielten. Andere Schulen bildeten die Dogmatiker, Empiriker, Pneumatiker und Eklektiker. Münzkabinett, Louvre, Paris

333 Tod des Alexander in der Darstellung einer persischen Miniatur aus dem 16. Jahrhundert, mit einer Kopie des Schah–nama (Buch der Könige) von Firdausi im 10. Jahrhundert. Alexander wurde bei den von ihm eroberten Völkern zum Halbgott. Stiftung von Alexander Smith Cochran, 1913, Metropolitan Museum of Art, New York

334 (umseitig) In einem islamischen Text zur Hygiene, der mehr als 1500 Jahre nach Aristoteles verfaßt ist, wird der Philosoph dargestellt, wie er seinen Schüler Alexander (Iskandar in Persien) mißbilligend anblickt, weil dieser eine Tasse Wein hält. Bibliothèque Nationale, Paris

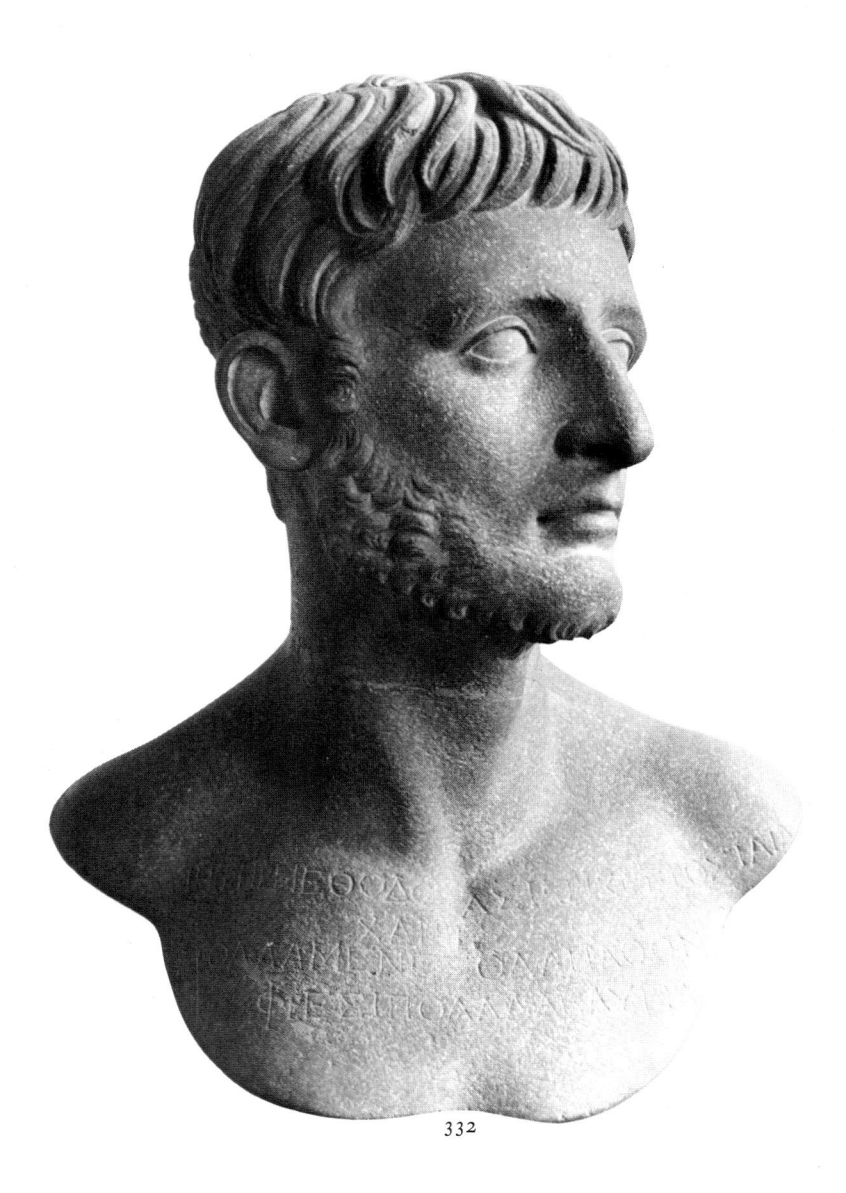

332

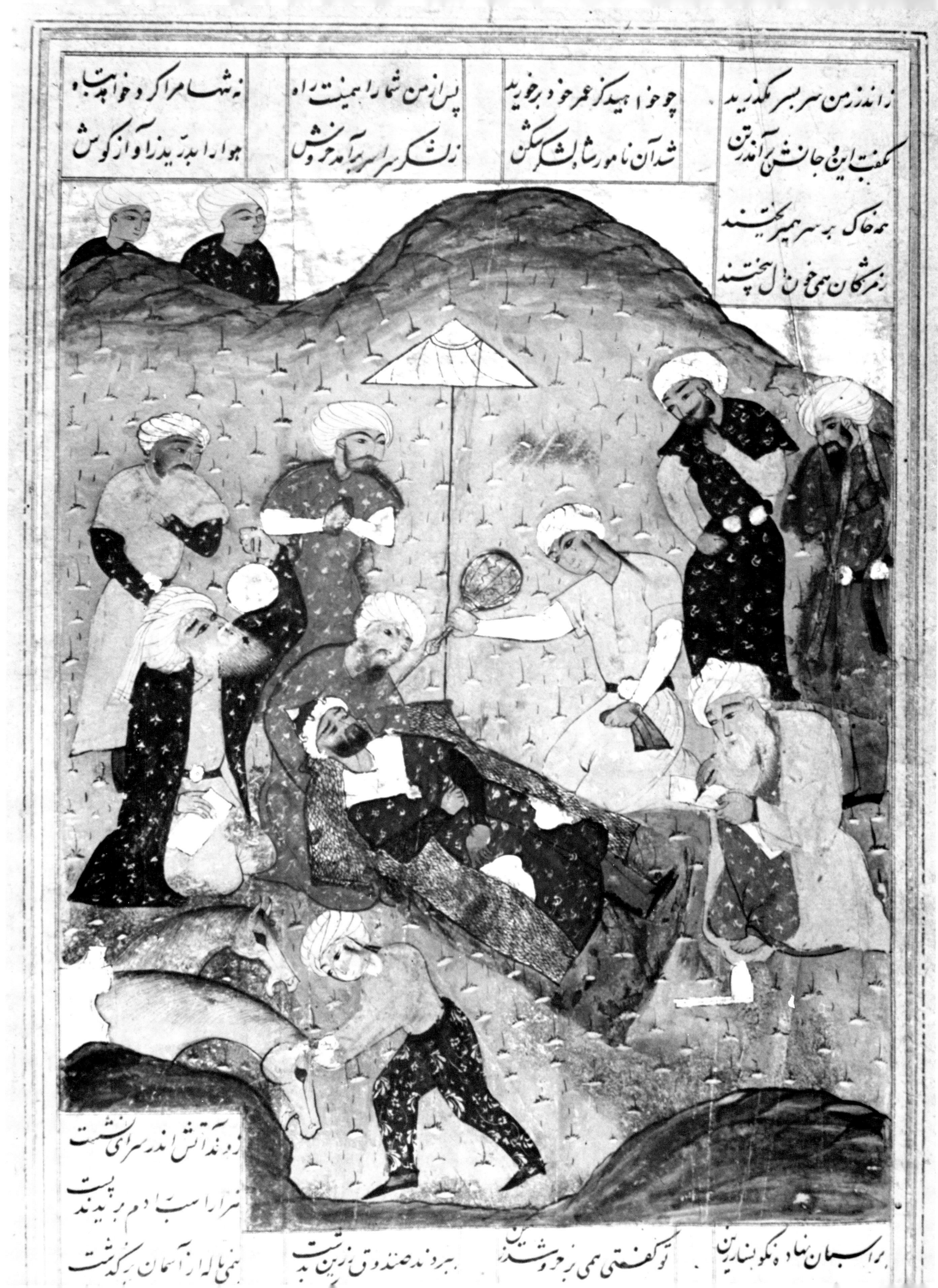

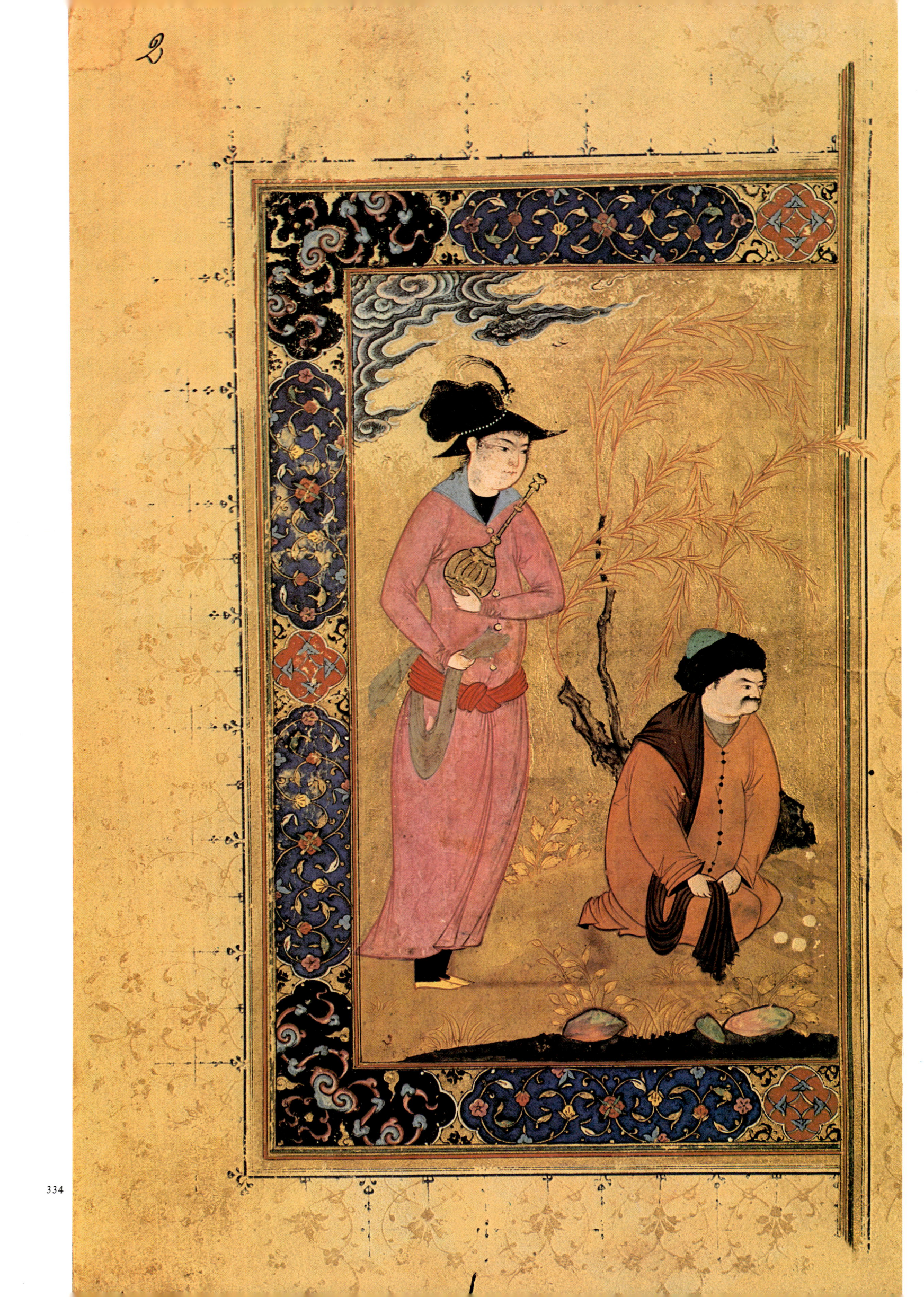

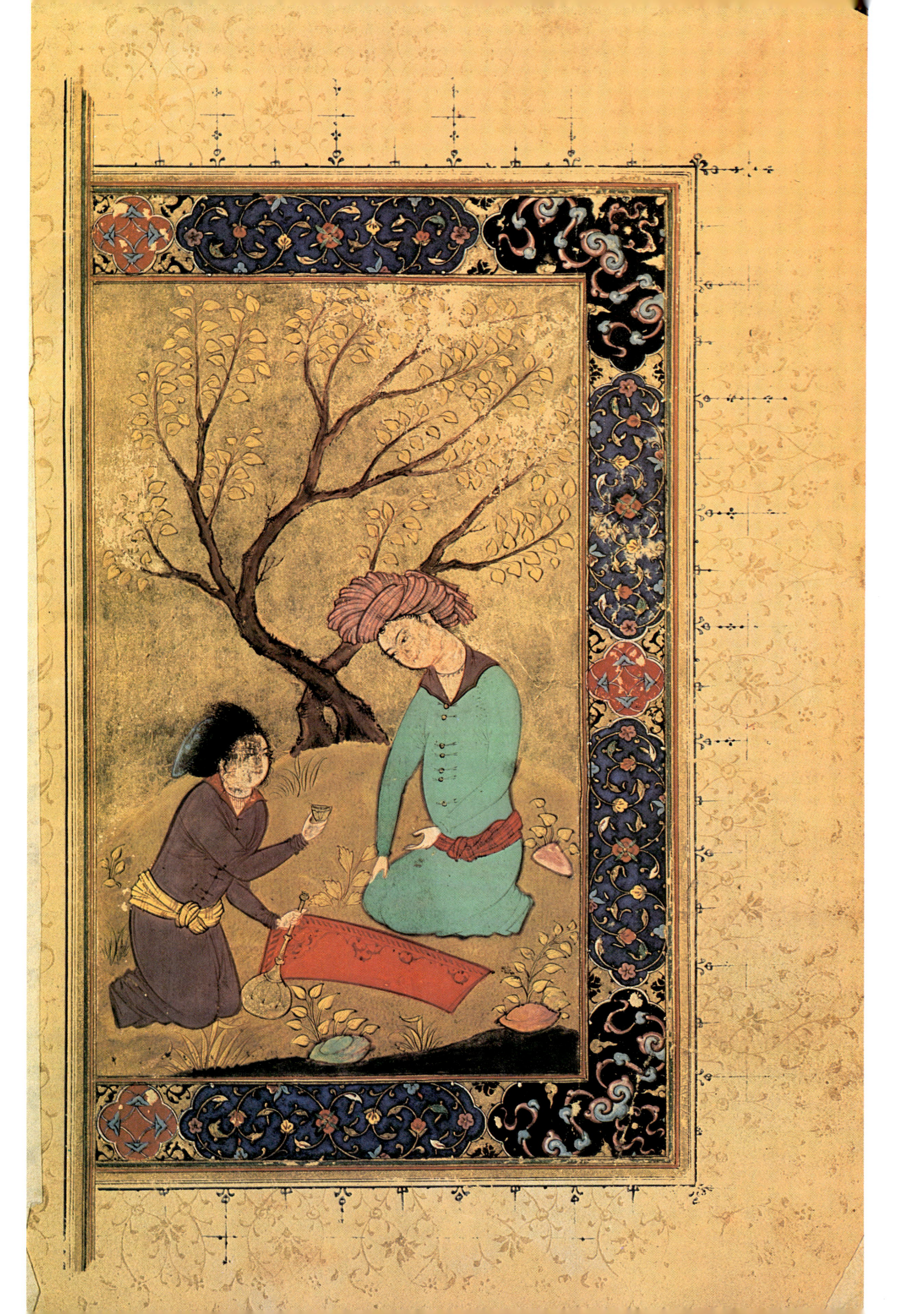

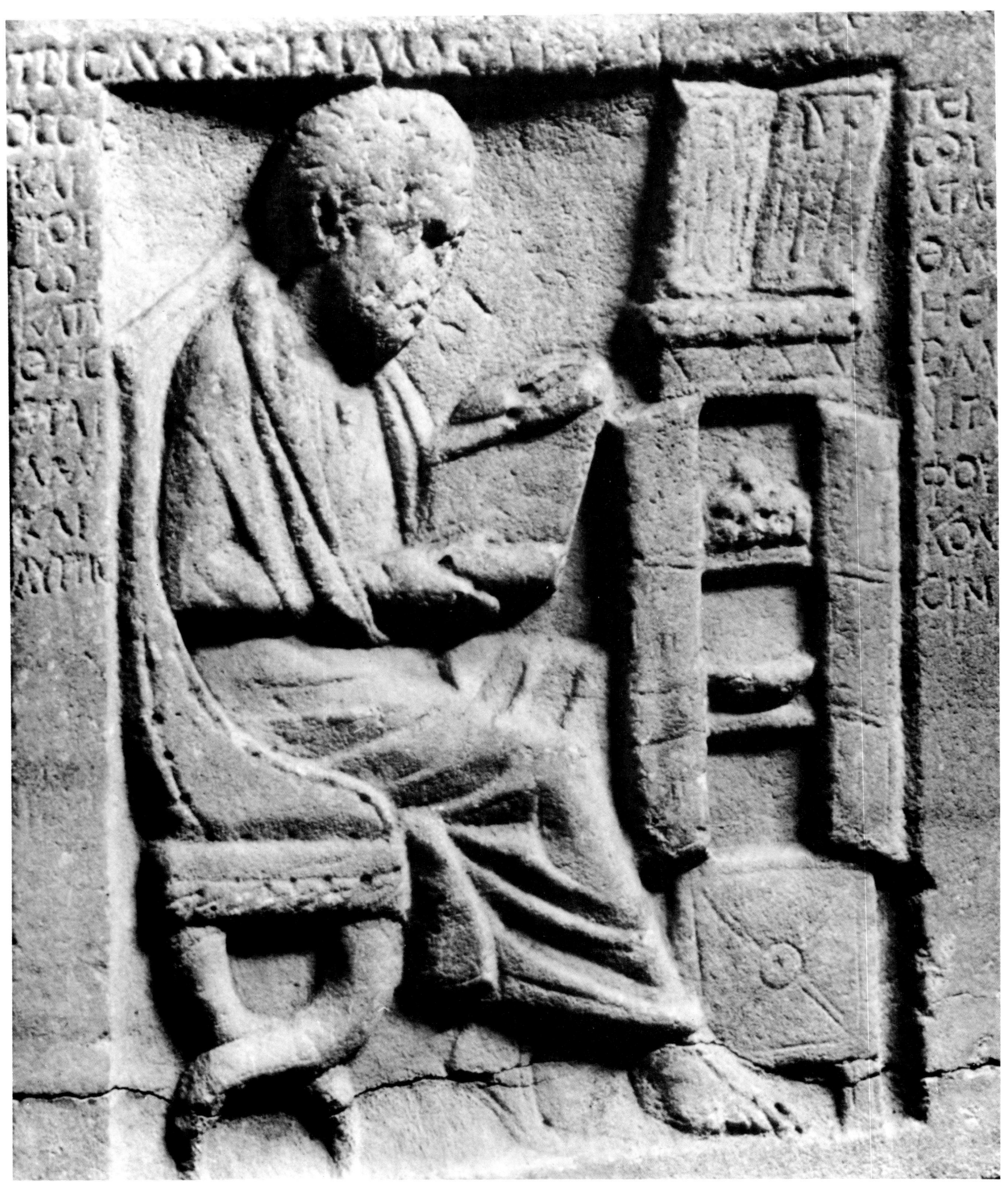

335

Die zwei hervorragendsten medizinischen Forscher dort waren Herophilos (um 280 v. Chr.) und Erasistratos (um 250 v. Chr.). Unsere Kenntnisse über diese zwei Gelehrten besitzen wir aus späteren Kommentaren, vor allem von Celsus und Galen.

Herophilos war Schüler des Praxagoras von Kos, eines Dogmatikers, und man erinnert sich seiner vor allem wegen der Beiträge zur menschlichen Anatomie. In Übereinstimmung mit der alexandrinischen Gewohnheit, jedes Mittel zum Erlangen von Wissen anzuwenden, wurde die Sektion von Leichen regelmäßig durchgeführt, sehr wahrscheinlich zum ersten Mal in der menschlichen Geschichte überhaupt. Celsus überliefert das Gerücht, daß die Anatomen auch Lebende, z. B. Kriminelle, zur Vivisektion benutzten, Galen erwähnt nichts davon.

Herophilos zeichnet verantwortlich für eine Vielzahl von Entdeckungen auf dem Gebiet menschlicher Anatomie. Er beschrieb verschiedene Teile des Gehirns, des Verdauungstraktes, der Lymphbahnen, der Leber, der Genitalorgane, des Auges und des Gefäßsystems. Er wies darauf hin, daß das Herz die Pulsationen den Arterien mitteilt, und beschreibt viele Variationen des Pulses. Er führt darüber hinaus an, daß die Arterien sechsmal dicker als die Venen seien und eine andere Struktur hätten. In Verbindung mit den brillanten, akkuraten und objektiven Beobachtungen wandte Herophilos die alte Lehre von den Vier Körpersäften bei der Behandlung an. Er gebrauchte den Aderlaß und drastisch wirkende Drogen, um humoralen Überschuß zu entleeren. Im Bereich der Chirurgie und Geburtshilfe jedoch zeigte er ein weitgehendes Verständnis der Zusammenhänge und folgte im allgemeinen pragmatischen Methoden.

Erasistratos wird von den Historikern besonders wegen seiner physiologischen Experimente gelobt, er war jedoch ebenso ein anatomischer Forscher mit neuen Gedanken. Er unterschied zwischen sensorischen und motorischen Nerven, wenn er auch, wie andere vor ihm, Nerven mit Ligamenten verwechselte. Seine genauen Beobachtungen erstreckten sich auf die Struktur des Gehirns, der Trachea (Luftröhre), des Herzens und des Gefäßsystems einschließlich des Zusammenhangs von Aszites (Flüssigkeit im Leib) mit einer verhärteten Leber (wahrscheinlich Zirrhose). Des weiteren beschrieb er die Epiglottis und erklärte ihre Funktion beim Verschließen der Luftwege während des Schluckens.

Erasistratos wandte sich von der Humoralpathologie ab, die von Herophilos geschätzt wurde, und vertrat die Anschauung, daß Atome die Grundlage der Körperstruktur darstellen. Die späteren Theorien der Methodiker Asklepiades und Themison hatten somit ihren Ursprung in Alexandria. Erasistratos glaubte, daß es Atome sind, die aus der eingeatmeten Luft das *pneuma* zur Aktivierung des Körpers entnehmen und daß sie in Arterien zirkulieren, die kein Blut enthalten. Aber welcher Art auch immer seine Theorien gewesen sein mögen, in der Praxis verwandte er maßvolle Methoden: Diät, milde Medikamente und Bäder, ohne auf den Aderlaß zurückzugreifen.

Anhänger des Herophilos und Erasistratos lieferten sich jahrhundertelang scharfe Kontroversen. Galen z. B. betrachtete sich im 2. Jahrhundert n. Chr. als Teil der Tradition des Herophilos, weil er den Schwerpunkt auf die Anatomie und Humoralpathologie legte, und wohl auch, weil Herophilos sich auf Hippokrates bezog. Andererseits schmähte er Erasistratos wegen dessen Theorien und dessen Kritik an Hippokrates im Hinblick auf die humorale Lehre.

Retrospektiv können wir feststellen, daß viele dieser scharfen Kontroversen sich im wesentlichen auf theoretische Konzepte gründeten, deren Grundlagen die Zeit verwischt hat. Die Lehrer legten eine Theorie vor, die Anhänger disputierten, die Ärzte stritten sich, und die Kranken hofften.

Immer dann, wenn die ärztliche Behandlung sich auf unvoreingenommene Beobachtung des Patienten, sorgfältiges Abwägen zurückliegender Ergebnisse und echte Sorge um das Wohlergehen des Kranken stützte, wurde dem Patienten geholfen, unabhängig davon, welcher Theorie, Schule oder Doktrin man den Vorzug gab.

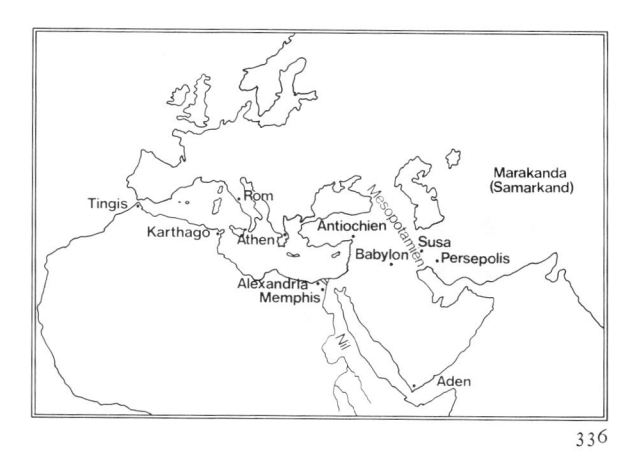

336

335 Griechisch–römisches Basrelief aus dem 1. Jahrhundert n. Chr. mit der Darstellung eines Arztes, der an seinem Pult vor einem schrankartigen Kasten mit chirurgischen Instrumenten sitzt. Metropolitan Museum of Art, New York

336 Karte vom Weltreich Alexanders des Großen im Jahre 323 v. Chr.

Medizin
zur Zeit der Römer

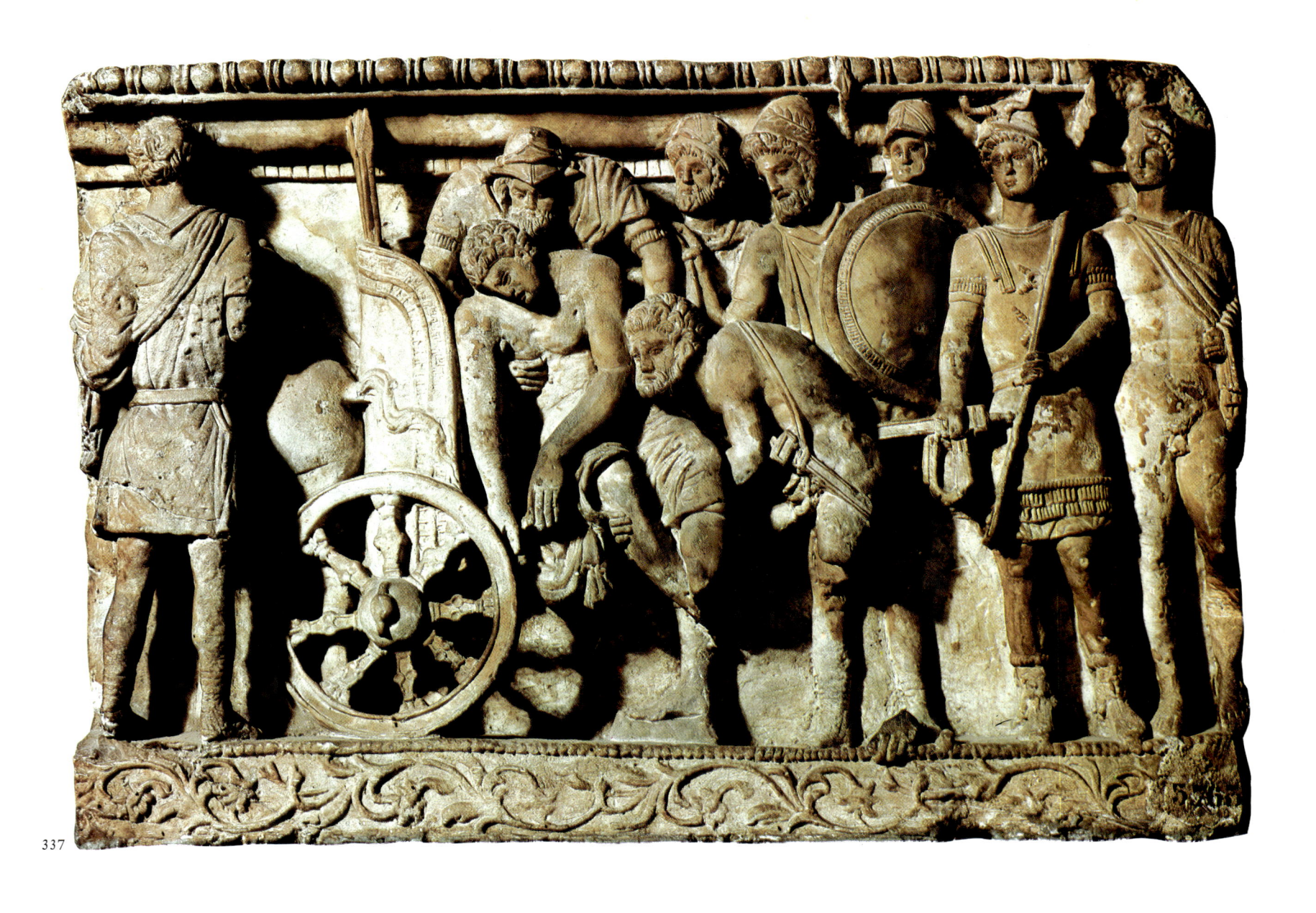

337

Die griechische Medizin nach Hippokrates erreichte ihren Höhepunkt in Alexandria und setzte sich wenig später auch in Rom durch, das seit 146 v. Chr. die hellenistische Welt hegemonial beherrschte. Die verschiedenen Medizinschulen, die der Entwicklung in Alexandria erwuchsen, wurden durch griechische Ärzte nach Rom gebracht und unterwanderten die dort heimische Entwicklung.

Die Medizin der Römer besaß eine weit zurückreichende eigene Geschichte, die ihr Erbe sowohl in weltlichen wie in religiösen Aspekten auf die Etrusker zurückführte; das religiöse Erbe der etruskischen Heilkunst konnte·seinen nachhaltigen Einfluß jedoch länger bewahren. Das etruskische Erbe zeigt sich darin, daß die Römer aus den Innereien von Tieren Gottesurteile ableiteten, zur Prognose etruskische Karten heranzogen und die Götter versöhnten, um Epidemien zu beenden (religiöse Prozessionen zur Abwendung der Pest hielten sich bis in das Mittelalter). Schon im 7. Jahrhundert v. Chr. gab es ein Kollegium der Auguren, und für nahezu jede Krankheit oder jedes Symptom hatte man eine spezielle Gottheit. Der Legende nach kam der griechische Heilgott Asklepios (römisch: Äskulap) 295 v. Chr. in Gestalt einer Schlange, die der Tempel von Epidauros gesandt hatte, nach Rom.

Mit den Jahren verschwanden Theurgie und Aberglaube allmählich zugunsten rationalerer Einstellung. In den Äskulap-Tempeln Roms erwarteten die Bittsteller mehr als nur Behandlung durch die Götter und ihre Schlangen; oft verlangten sie Verschreibungen, die sie mitnehmen wollten. Als Rom Griechenland mehr und mehr politisch beherrschte, wurde die griechische Kultur ironischerweise die führende Kraft im intellektuellen Leben der Römer. Griechisch war die Sprache der Reichen und Gebildeten, die ihre Kinder von griechischen Lehrern unterrichten ließen und die ihre Literatur nach griechischen Vorbildern gestalteten. Vor allem in der Medizin waren die Ansichten, Methoden und Praktiken fast ausschließlich griechischen Ursprungs.

Heilkundige und ihre Methoden

Im 1. Jahrhundert n. Chr. schrieb Plinius: »Mehr als 600 Jahre lang besaßen die Römer zwar die Kunst der Medizin, jedoch keine Ärzte.«

Das aquilische Gesetz aus dem 3. Jahrhundert v. Chr. zog jedoch einen Arzt zur Verantwortung, wenn er einen Sklaven operierte und schlecht behandelte, so daß es Ausübende der Heilkunst gegeben haben muß. Meistens wurde die Familie vom Haushaltsvorstand selbst betreut, keinem Bürger jedoch kam der Gedanke, außerhalb seines Hauses zu praktizieren. Die römische Oberschicht hatte dieselbe Aversion gegen manuelle Arbeit wie die frühen Griechen und sah in der Heilkunde eine Tätigkeit, die einem kultivierten Menschen nicht ziemte. Mit dem anhaltenden Zustrom griechischer Ärzte änderte sich die Mißachtung der Römer gegenüber Griechen im allgemeinen und gegenüber Ärzten; es änderte sich auch die Vorstellung vom Berufsbild des Arztes, und man erkannte die Notwendigkeit einer allgemeinen medizinischen Versorgung.

Cato, der Zensor (234–149 v. Chr.), zeigte sich besonders empört darüber, daß nahezu das gesamte intellektuelle Leben der Römer von griechischen Gedanken beherrscht wurde, die er als degeneriert und verlogen ansah. Wie uns Plinius berichtet, schimpfte er im besonderen auf die Ärzte und versuchte, Praktiken wiedereinzuführen, die er für bewährte römische Methoden hielt. Cato riet zu dem Gebrauch von Kohl und Wein, um gesund zu bleiben und Krankheiten zu behandeln, aber er begleitete seine Therapie mit magischen Formeln und Gesängen.

Eine stetig zunehmende Zahl von Griechen und anderen Ausländern strömte in das reiche, aufregende und mächtige Rom. Um einer Hungersnot zu begegnen, verwies Julius Cäsar 46 v. Chr. zeitweilig alle Ausländer der Stadt mit Ausnahme der Ärzte, denen er das Bürgerrecht gewährte. Viele frühen Heilkundigen waren wahrscheinlich inkompetent und gewissenlos; sie nahmen einen niedrigen sozialen Status ein (die meisten waren Sklaven). Jedoch begannen immer mehr Freie und sogar Bürger zu praktizieren. So kam es allmählich zu einer Vermischung griechischer und römischer Meinungen und Methoden.

Der erste bekannte griechische Arzt, der nach Rom kam, war Archagathos aus Sparta (etwa 219 v. Chr.), und seine Karriere illustriert die wechselhafte Einstellung der Römer gegenüber den Ärzten. Anfänglich ließen der Senat und die Bevölkerung ihn hochleben, verliehen ihm das Bürgerrecht und aufgrund seiner brillanten Operationen den Titel *vulnerarius* (Heiler der Wunden). Sei es aufgrund seiner übermäßigen

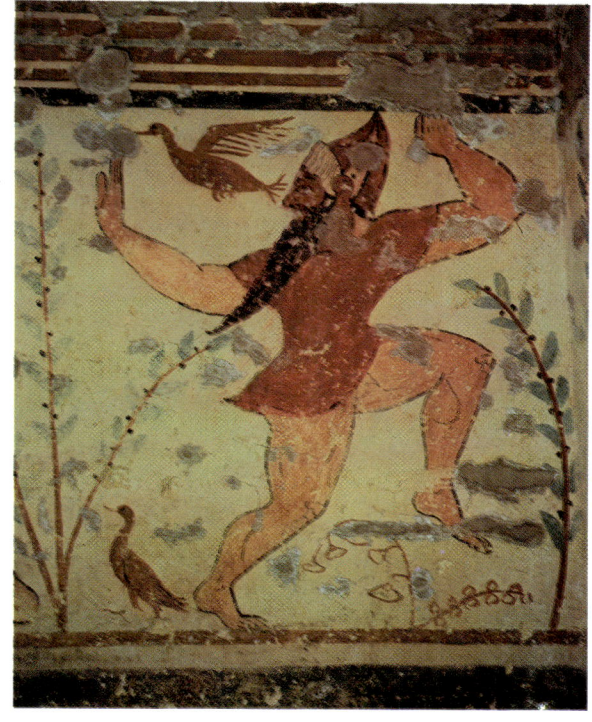

338

337 Ein Verwundeter wird zum Abtransport vom Schlachtfeld auf einen Streitwagen gehoben. Detail einer etruskischen Urne, auf der sich auch das Bild des heilkundigen Achilles findet, wie er den Patroklos versorgt. Museo Archeologico, Florenz

338 Szene aus dem Grab der Auguren (540–530 v. Chr.) auf dem Friedhof von Monterozzi, Tarquinia. Der Glaube an die Auguren war ein etruskisches Erbe, das sich bis weit in die römische Zeit hinein hielt.

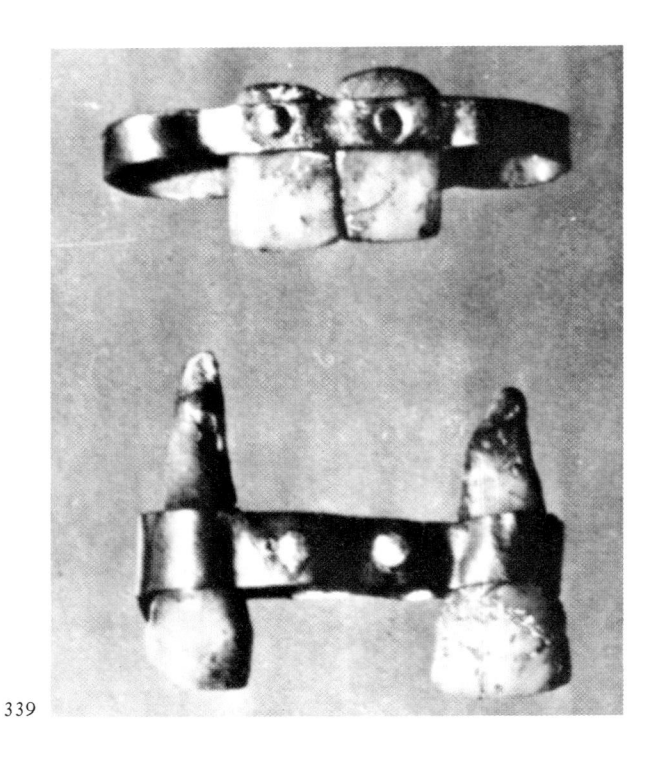

339

339 Beispiele etruskischer Zahnheilkunde, die zeigen, wie extrahierte Zähne – von den Wurzeln befreit – auf Goldbrücken zwischen gesunde Zähne eingepaßt wurden.
Merseyside County Museums, Liverpool

340 Bronzemodell einer Schafsleber (3. Jahrhundert v. Chr.), das von den Etruskern bei der Weissagung verwandt wurde und Ähnlichkeit mit Tonmodellen aus dem antiken Mesopotamien besitzt, mit deren Hilfe man ebenfalls Krankheitsprognosen stellte.
Museo Civico, Piacenza

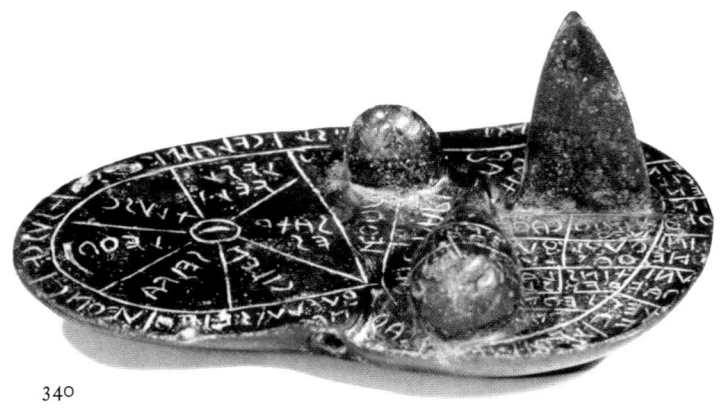

340

Leidenschaft zum Operieren oder sei es aufgrund von Mißerfolgen – jedenfalls wurde er später verstoßen und *carnifex* (Metzger) genannt. Es mag auch sein, daß die unvernünftigen Erwartungen der Leute (vielleicht durch die eigene Selbstüberschätzung des Arztes verstärkt) von der Effektivität der zeitgenössischen Medizin nicht erfüllt wurden.

Asklepiades von Bithynien (um 120–um 70 v. Chr.), der durch die Lehren des Erasistratos im 3. Jahrhundert v. Chr. beeinflußt war, gab der Anerkennung griechischer Ärzte im 1. vorchristlichen Jahrhundert einen entscheidenden Impuls. Offensichtlich war er ein dynamischer Mann von großem persönlichem Charme und mit einem brillierenden Verstand. Einige seiner Zeitgenossen und auch spätere Autoren, vor allem Galen, nannten ihn einen Scharlatan, aber die Mehrzahl der Menschen – hoch und niedrig – betrachtete ihn als »Boten des Himmels«. Der Wissenschaftler und Poet Lukrez und der Politiker und Redner Cicero befanden sich unter seinen engen Freunden und Bewunderern. Die breite Masse beeindruckte er durch seine Persönlichkeit, seine Methoden und Ergebnisse, die er rasch ausnutzte, denn Asklepiades heilte *tuto celeriter ac jucunde* (sicher, schnell und angenehm). Seine Reputation stieg noch durch das Gerücht, daß er einen Toten zum Leben erweckt habe.

Die Lehren des Asklepiades stellten eine klare Absage an Hippokrates dar, denn er glaubte, daß der Arzt und nicht die Natur die Krankheit heile. Er wandte sich völlig von der Doktrin der Vier Körpersäfte ab und erstellte statt dessen ein zuverlässiges System (eine Erweiterung der frühen Theorien des Demokrit und Heraklit), indem er den Körper aus einer nahezu unbegrenzten Zahl verschiedener, stets in Bewegung befindlicher und unterschiedlich großer Atome zusammengesetzt glaubte, zwischen denen die Körperflüssigkeiten strömten. Gesundheit hing von der reibungslosen Bewegung der Atome ab; Krankheit trat auf, wenn diese in Unordnung geriet. Themison, ein Schüler des Asklepiades, entwickelte diese Ideen weiter, indem er (wie bereits erwähnt) die Schule der Methodiker begründete, die Jahrhunderte danach noch den größten Einfluß ausübte.

Bei der Behandlung verwandte Asklepiades milde Methoden wie Diät, Übung, Massage, besänftigende Medikamente, Klistiere, Musik und Gesang. Einer seiner erfolgreichsten Eingriffe war die Tracheotomie (Eröffnung der Luftröhre) bei Verlegung der Atemwege. Gegen die »Phrenitis«, mit diesem Terminus bezeichnete er Geisteskrankheiten, verwandte er Opium, Wein und hygienische Maßnahmen. Grundsätzlich vermied er möglichst drastische und schwächende Eingriffe. Dennoch führte er den Aderlaß durch und setzte bei Fieber die schwächende und entwässernde Sitte der eingeschränkten Nahrungs- und Flüssigkeitsaufnahme fort.

Die Abwendung von den Autoritäten, von der Lehre der Vier Humores, die Vermeidung teleologischer Erklärungen und die Propagierung einer materialistischen Anschauung in bezug auf die körperlichen Vorgänge waren wesentliche Schritte zum Rationalismus. Dennoch wurden mehr als 200 Jahre später Asklepiades und der noch ältere Erasistratos von Galen geschmäht, weil sie sich von Hippokrates und den Vier Humores abgewandt hatten. Galen erzürnte vor allem deswegen über Asklepiades, weil dieser das Prinzip verlassen hatte, die Natur in der Heilung zu unterstützen, und die Wichtigkeit der Anatomie herabspielte. Galens Schriften waren derartig ablehnend, daß der Name des Asklepiades während des Mittelalters bis zur Renaissance nahezu in Vergessenheit geriet. Durch seine Praktiken, Prinzipien und seinen Ruf jedoch wertete Asklepiades in Rom das Ansehen der Heilkundigen, vor allem der griechischen Ärzte, wesentlich auf.

Wenn auch freie Bürger gelegentlich die Heilkunst ausübten, so waren doch die meisten römischen Ärzte Freigelassene und Sklaven, die normalerweise aus Griechenland stammten; daneben praktizierten auch eingewanderte Ägypter und Juden. Die Römer der Oberschicht besaßen meist einen privaten Arzt-Sklaven für ihre Familie, den man jedoch auch auslieh. Es gab darüber hinaus Arzt-Sklaven, die der Gemeinde oder der Regierung gehörten und die kranke Sklaven behandelten, sowie andere Arzt-Sklaven, die als Assistenten bei Freien oder freigelassenen Heilkundigen arbeiteten. Diese Sklaven konnten sich ihre Freiheit erkaufen, sie stellten jedoch für ihren Herrn einen solchen Wert dar, daß man ein Gesetz erließ, das den Preis des Freikaufs in Höhe eines Assistenten und nicht eines praktizierenden Arztes festsetzte.

Es gab auch Heilkundige, die man nicht als Ärzte bezeichnete und die an besonderen Orten, wie in Bädern, Barbierläden und Theatern, ihrem Geschäft nachgingen. Und auch hier ist es sehr schwer zu bestimmen, wo die Quacksalberei aufhört und die empirische Medizin beginnt. Thessalos von Tralles war ein ungelernter Heiler, der große Popularität erlangte. Er wies alle Lehren der Vergangenheit von sich, schmähte Wissenschaft jeder Art und benutzte schauspielerisches Talent, um seinen Ruf zu

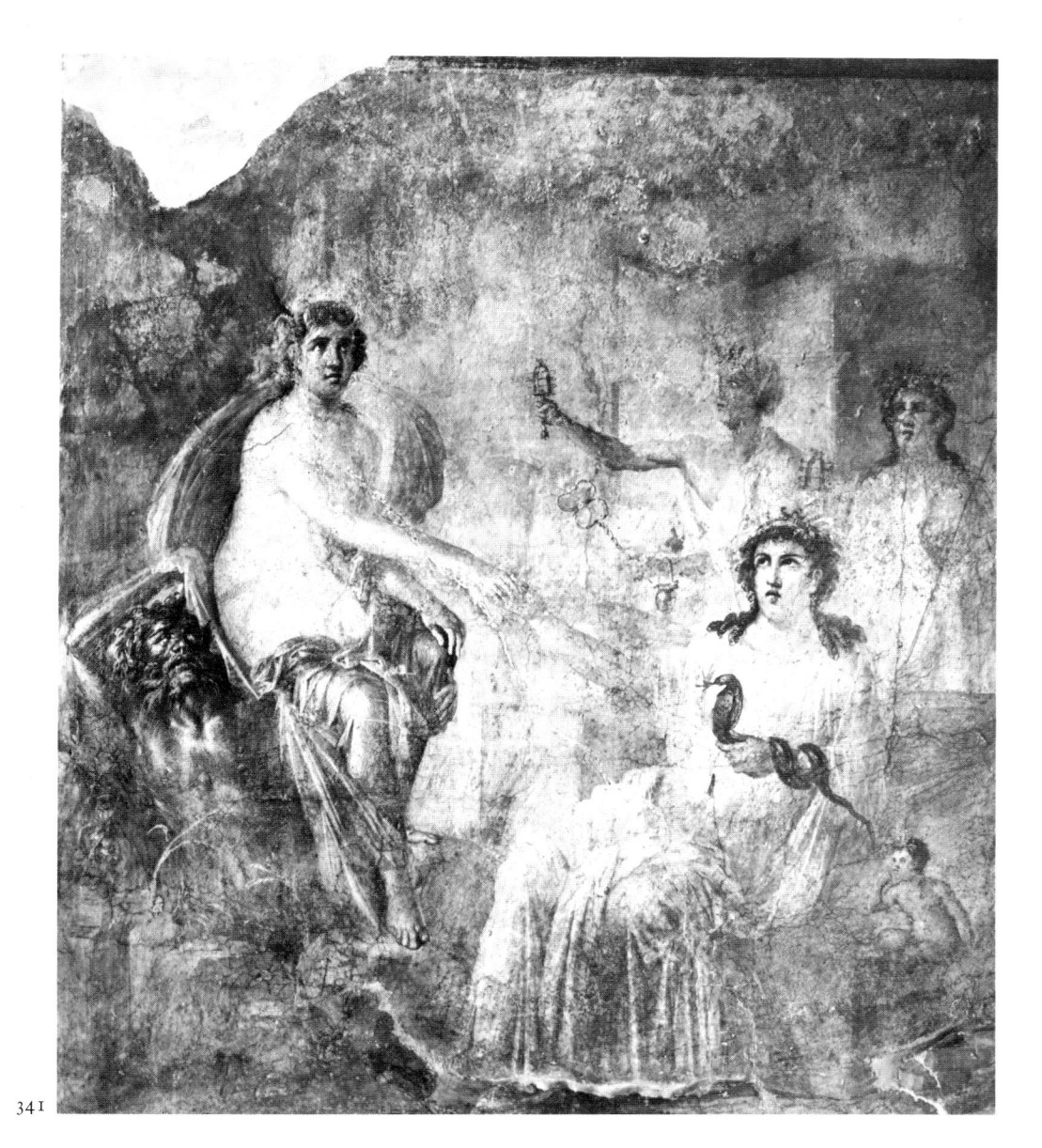

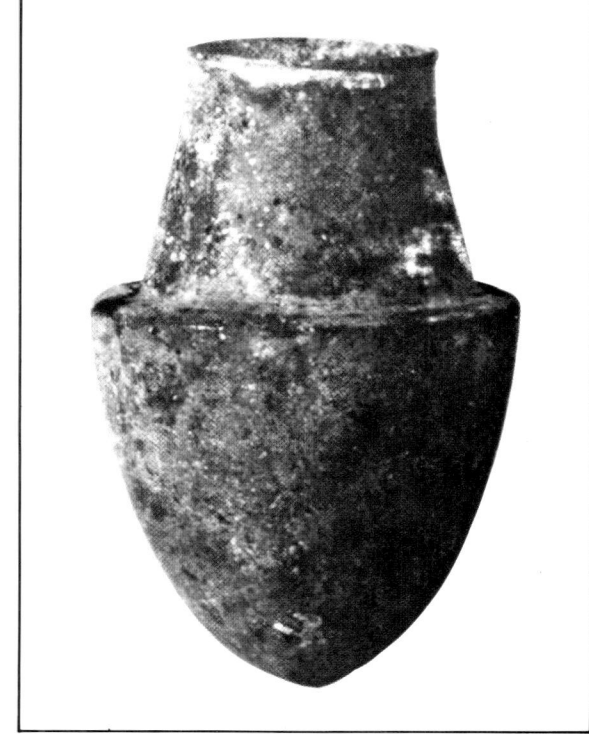

341 *Io kommt nach Ägypten*, Darstellung aus dem Tempel der Isis in Pompeji. Die Nymphe wird von der Göttin Isis–Hygieia, die von den Römern gegen den bösen Blick angerufen wurde, willkommen geheißen. Römische und ägyptische Gottheiten wurden oft miteinander verschmolzen. Museo Archeologico Nazionale, Neapel

342 Bronzene und eiserne Chirurgie- und Gynäkologie-Instrumente aus dem ›Haus des Chirurgen‹ (um 62–79 n. Chr.), Pompeji. Museo Archeologico Nazionale, Neapel

343 Bronzenes Schröpfgefäß aus Korfu, wie man es auch zu Zeiten der Römer gebrauchte. British Museum, London

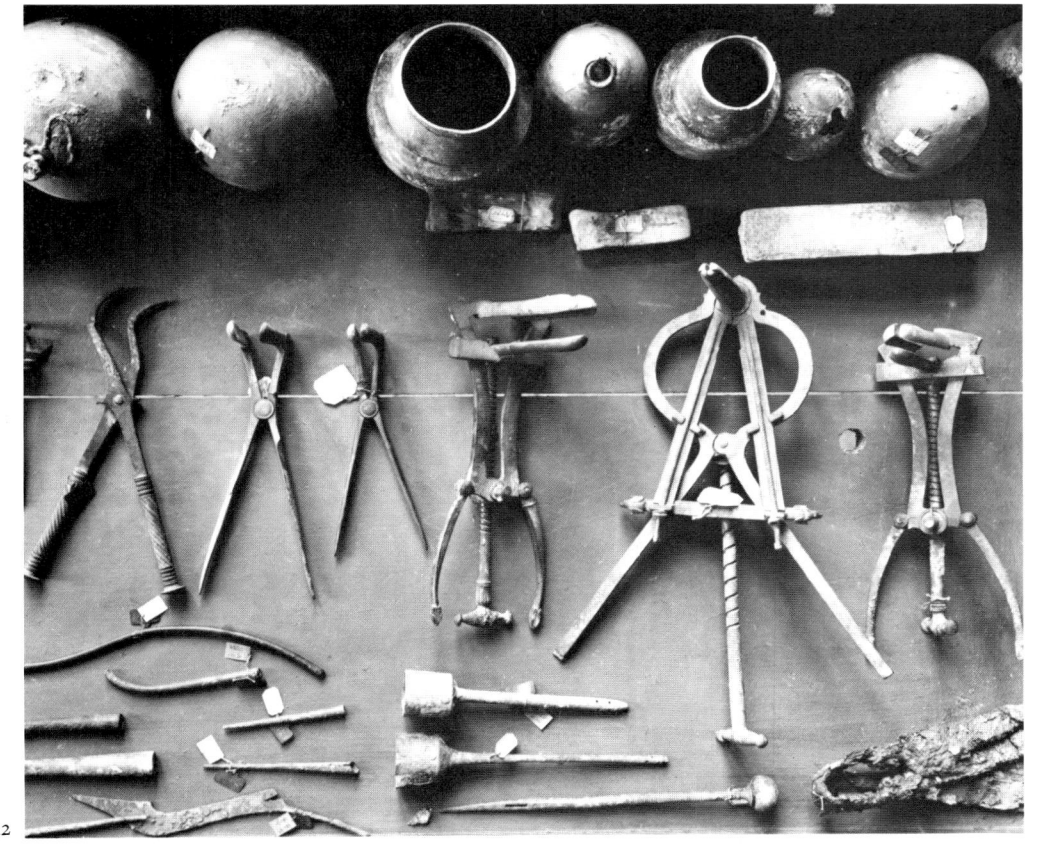

344 Privates Bad im ›Hause des Menander‹ (2. Jahrhundert v. Chr.–79 n. Chr.) mit den Badeeinrichtungen, die den Reichen meist zur Verfügung standen. Pompeji

345 Gläserne Balsamarien, möglicherweise für Salben, hergestellt im Rheinland, 3. Jahrhundert, und Bronzeinstrumente, die von römischen Chirurgen verwandt wurden. Daneben Münzen mit der Darstellung von Behandlungen. Semmelweis, Medizingeschichtliches Museum, Budapest

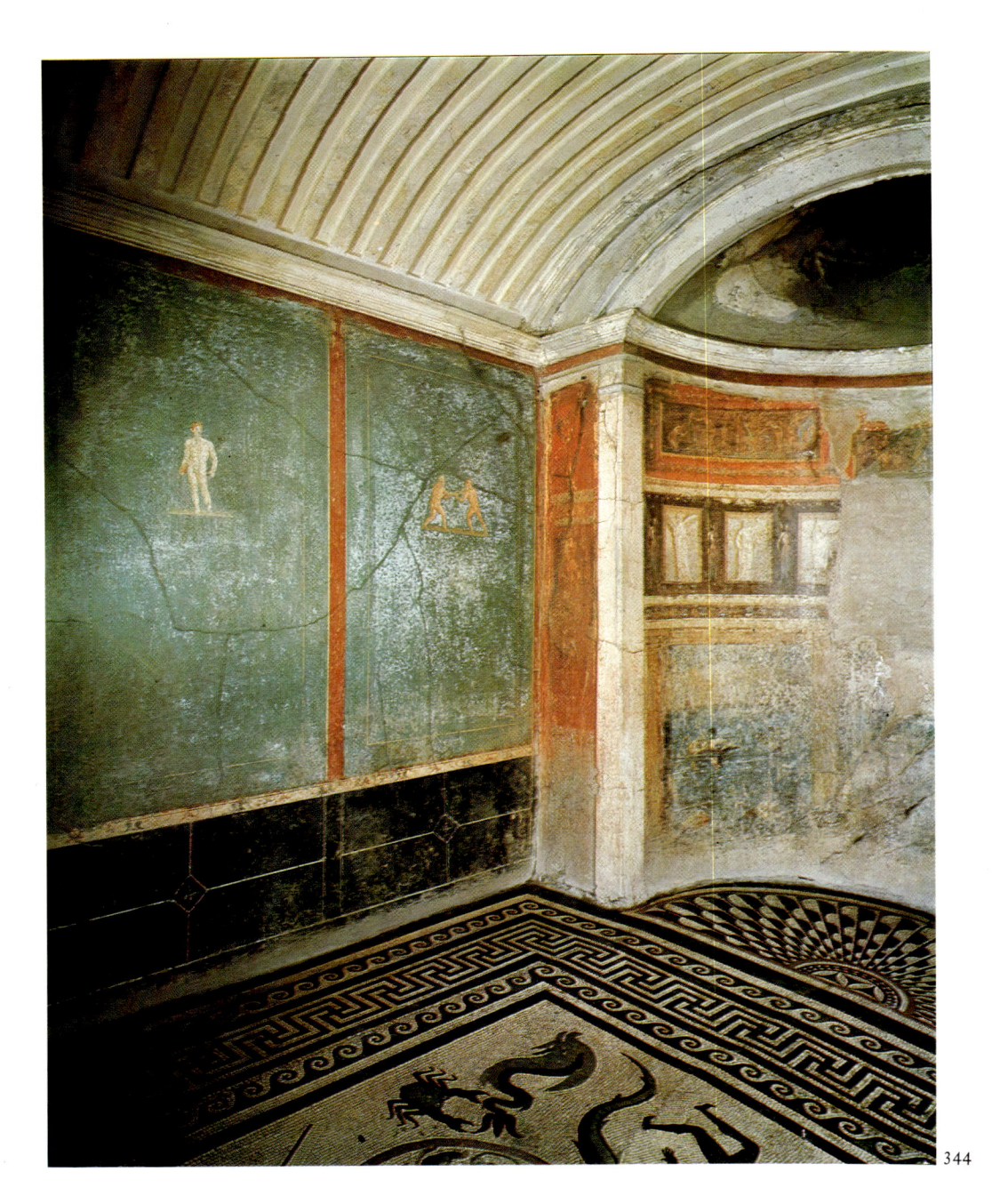

344

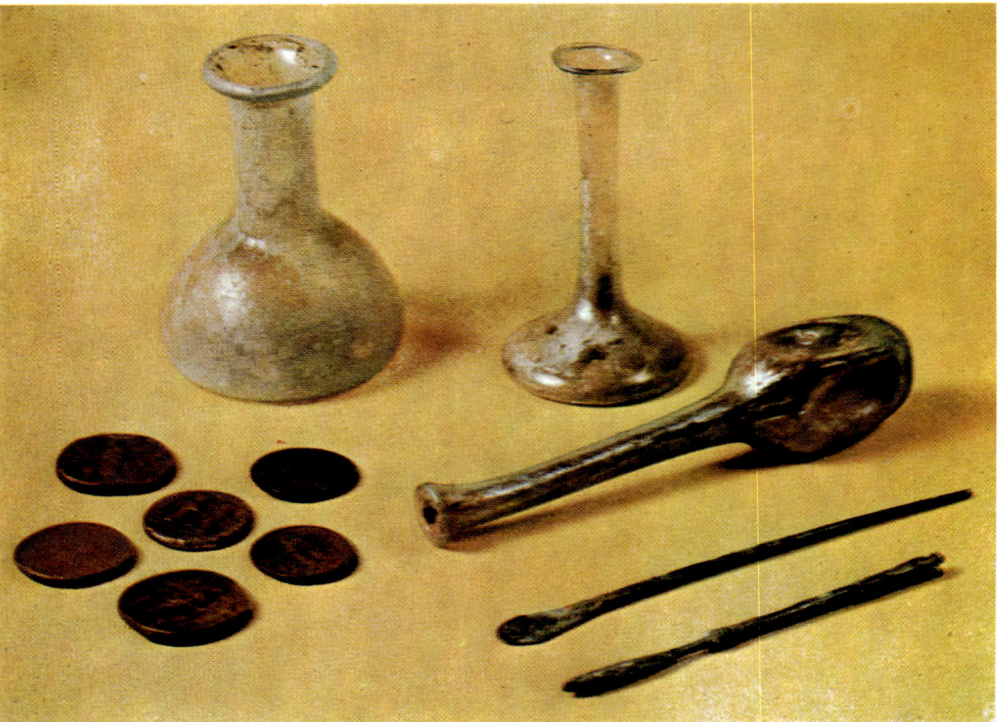

345

verbessern. Er nannte sich selbst den »Bezwinger der Ärzte« und verkündete, daß er das Wissen der gesamten Medizin in einem halben Jahr vermitteln könne. Man fragt sich, wie gut er gewesen sein mag.

Bei jeder militärischen Abteilung gab es eine bestimmte Anzahl von Ärzten, die der Stärke der Einheit angepaßt war. Es mag sich um Soldaten mit spezieller Erfahrung im medizinischen Brauchtum gehandelt haben, jedoch sogar hier bevorzugte man Ausländer (vor allem Griechen) gegenüber römischen Freigelassenen.

Wie schon früher in Griechenland übten Hebammen die Geburtshilfe aus. In Rom scheinen sie ein höheres Ansehen genossen zu haben, und einige Frauen sah man sogar als weibliche Ärzte an. In vielerlei Hinsicht jedoch befanden sich die Frauen in derselben Situation wie in Griechenland, denn der Herr des Hauses besaß die absolute Macht über Leben und Tod seiner Tochter, und nur selten bezog man die Frau in die Diskussionen und Aktivitäten der Männer ein. Andererseits ging es der Frau in der römischen Gesellschaft besser als in der griechischen, denn in zunehmendem Maße konnte sie unabhängig heiraten und sich scheiden lassen.

Ein Reglement für die Ausübung der Heilkunst gab es zunächst überhaupt nicht. Jedermann konnte sich Arzt nennen. Sogar unter Augustus, der im Jahre 10 n. Chr. den Ärzten in dankbarer Anerkennung der Tatsache, daß Antoninus Musa ihn vom Rheuma geheilt hatte, Steuerfreiheit gewährte, existierte weder eine Lizenz noch eine Definition des Berufsbildes. Die Privilegien wurden von Vespasian (69–79 n. Chr.) und Hadrian (117–138 n. Chr.) noch erweitert, indem man die Ärzte vom Militärdienst und anderen öffentlichen Pflichten befreite. Die selbsternannte Stellung des Arztes war so begehrenswert geworden, daß Antoninus Pius (138–161 n. Chr.) die Privilegien auf eine bestimmte Zahl und für jene beschränkte, die in ihren Heimatdörfern blieben. Der Kaiser Severus Alexander (222–235 n. Chr.) verabschiedete schließlich umfassende Gesetze zur Regulierung der Ausbildung, der Zeugnisvergabe und der Kontrolle.

Das Ausbildungswesen, das vorher durch nicht institutionalisierte individuelle Instruktion gegen eine Gebühr erfolgte, stand nun unter Aufsicht des *Archiatrischen Kollegiums* (eine Art Gilde) und von bezahlten Lehrern einer Schule, die auch andere Gebiete als Medizin unterrichteten. Das Lernen am Krankenbett wurde verlangt, war bei den Patienten jedoch nicht immer beliebt, wie man aus den folgenden Zeilen von Martial ersieht:

Ich wurde krank, und du kamst sofort
mit hundert Schülern, o Symmachus;
hundert kalte Finger untersuchten mich –
ich hatte kein Fieber, o Symmachus, jetzt habe ich es.

Öffentliches Gesundheitswesen und Hygiene

In manchen Aspekten ähnelten die römischen Anschauungen über Gesundheit und Krankheit denen der Griechen. Um die hoffnungslos Kranken und Verkrüppelten kümmerte man sich wenig. Dieselbe Abneigung erstreckte sich auf unerwünschte Neugeborene, deren man sich einfach entledigte. Die Armen beider Länder lebten in primitiven, übervölkerten Behausungen, von denen die römischen zwar auch Slums, aber besser konstruiert und mit Abwasserleitungen, Frischwasserzufuhr und gepflasterten Straßen ausgestattet waren. Die Häuser der reichen Römer waren wesentlich opulenter als die der gleichgestellten Griechen, und die römische Vorliebe zur Landwirtschaft zog eine größere und variationsreichere Nahrungsversorgung nach sich. Hungersnot war zwar nicht unbekannt, im allgemeinen jedoch bildeten die oft schwelgerischen römischen Mahlzeiten einen starken Gegensatz zu der frugalen Kost der Griechen.

Zur größten Ehre gereichten der römischen Hygiene die Wasserversorgung und die sanitären Anlagen. Zu Ende des 1. Jahrhunderts n. Chr. lieferten neun Aquädukte Wasser nach Rom, und später wurden es noch mehr. (Der Reinlichkeit wurde dadurch Genüge getan, daß man entlang den Wegen Klärbecken und Zwischenbehälter anlegte, von denen das Trinkwasser getrennt gehalten wurde.) Eigentlich für die öffentlichen Bäder und Brunnen bestimmt, konnte Wasser auch von privaten Haushalten gegen eine Gebühr bezogen werden, was den Reichen ermöglichte, so viel davon zu erhalten, wie sie wollten. Auch die weniger Vermögenden konnten sich ausreichend Wasser leisten, viele der Armen jedoch waren auf Ziehbrunnen und Wasserträger angewiesen. In einigen entlegenen römischen Städten war reines Wasser für alle Schichten leichter erhältlich als in Rom.

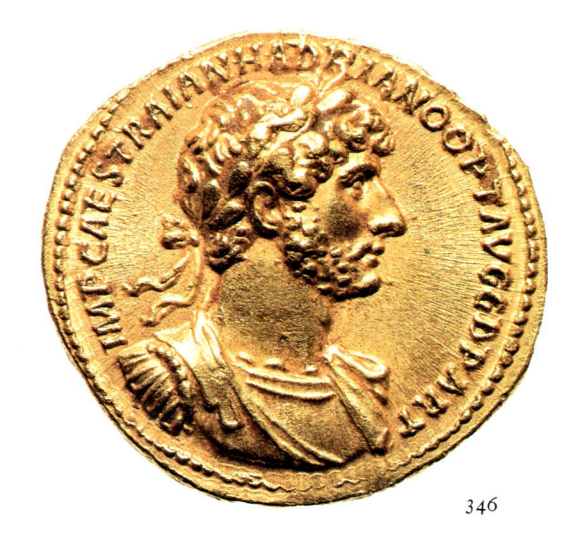

346

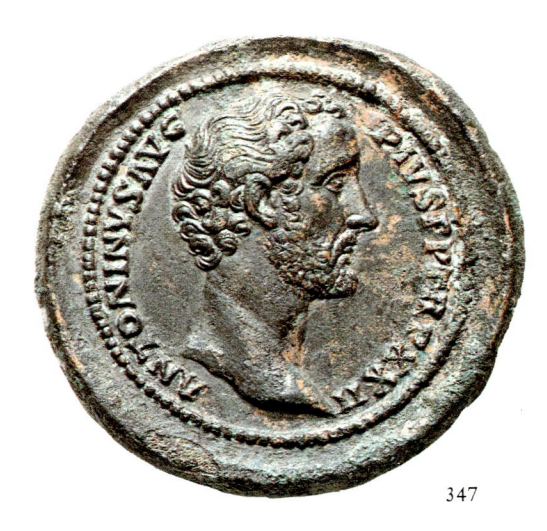

347

346 Römische Münze (117/118 n. Chr.) mit Kaiser Hadrian, der die Ärzte vom Militärdienst und anderen öffentlichen Pflichten befreite. Privatsammlung

347 Bronzenes Medaillon (159 n. Chr.) mit der Darstellung des römischen Imperators Antonius Pius. Er reduzierte die Zahl derer, die sich als Ärzte qualifizieren und ihre entsprechenden Privilegien ausüben konnten, wozu auch die Befreiung von der Steuer gehörte. Staatliches Münzkabinett, Berlin

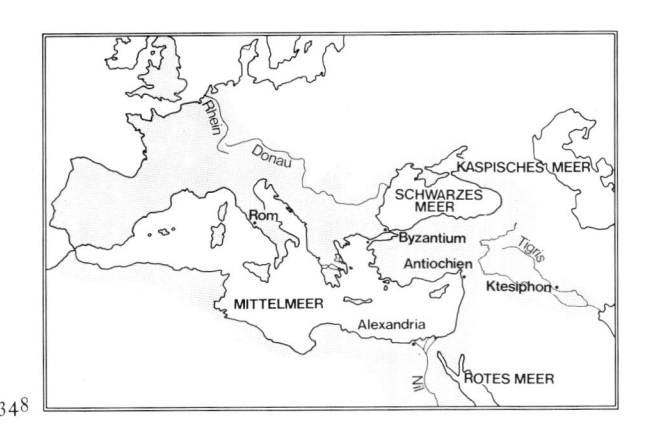

348

348 Karte des Imperium Romanum im Jahr 117 n. Chr.

349 Der Arzt Iapyx entfernt hier auf einem pompejanischen Fresko einen Pfeil aus dem Oberschenkel des Äneas, des Helden von Troja. Vergil berichtet, wie Äneas' Wunde danach mit dem Rautengewächs behandelt wurde, das Venus auf dem Berge Ida sammelte. Museo Archeologico Nazionale, Neapel

350 Ruinen eines römischen Mietshauses (2. Jahrhundert n. Chr.) in Ostia, ein für die ärmere Bevölkerung typischer Bau.

351 Basrelief mit einer Apothekerin, wahrscheinlich der Göttin Meditrina. In Rom beschäftigten sich die Frauen mit Handel und wohl auch mit Medizin und Pharmazie. Musée des Antiquités Nationales, St-Germain-en-Laye

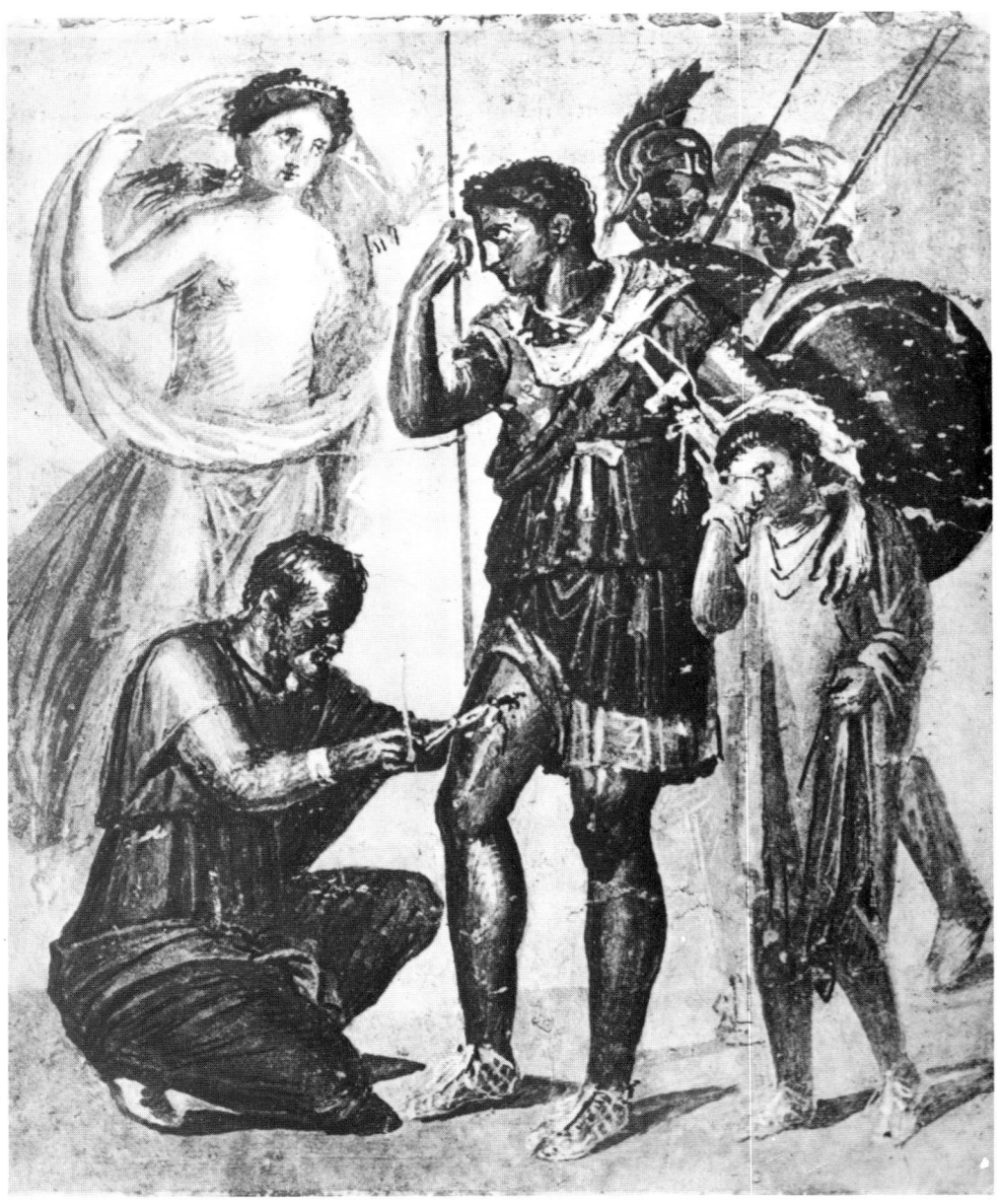

349

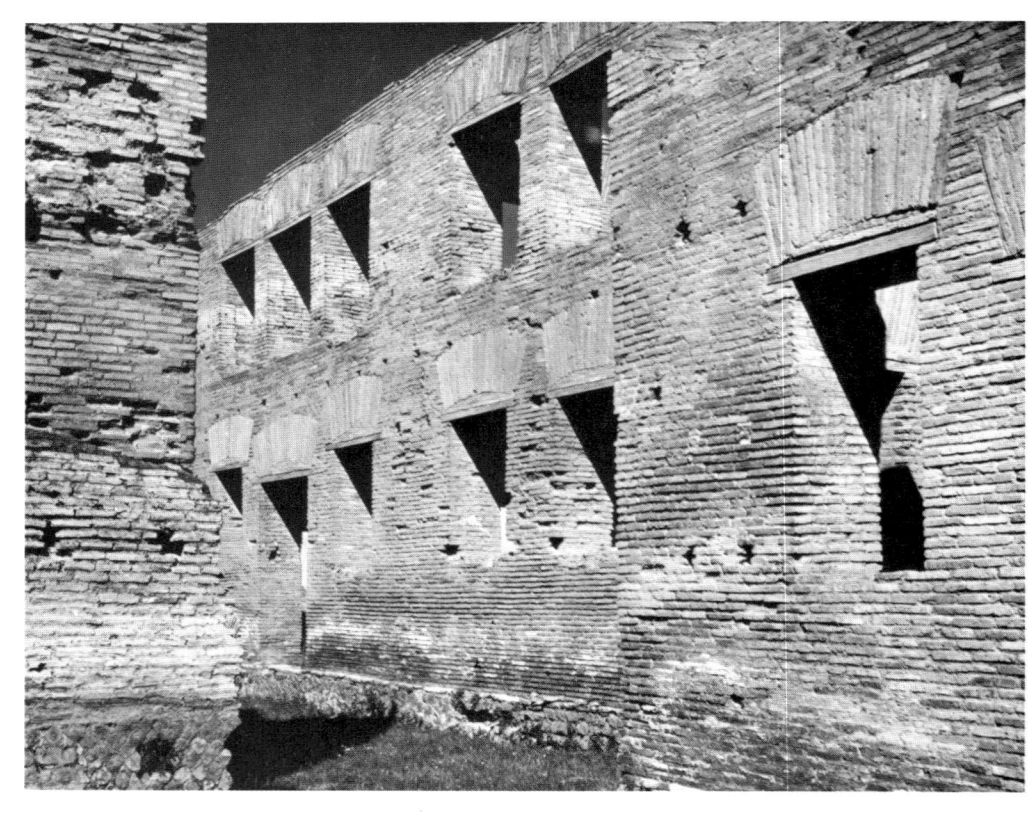

350

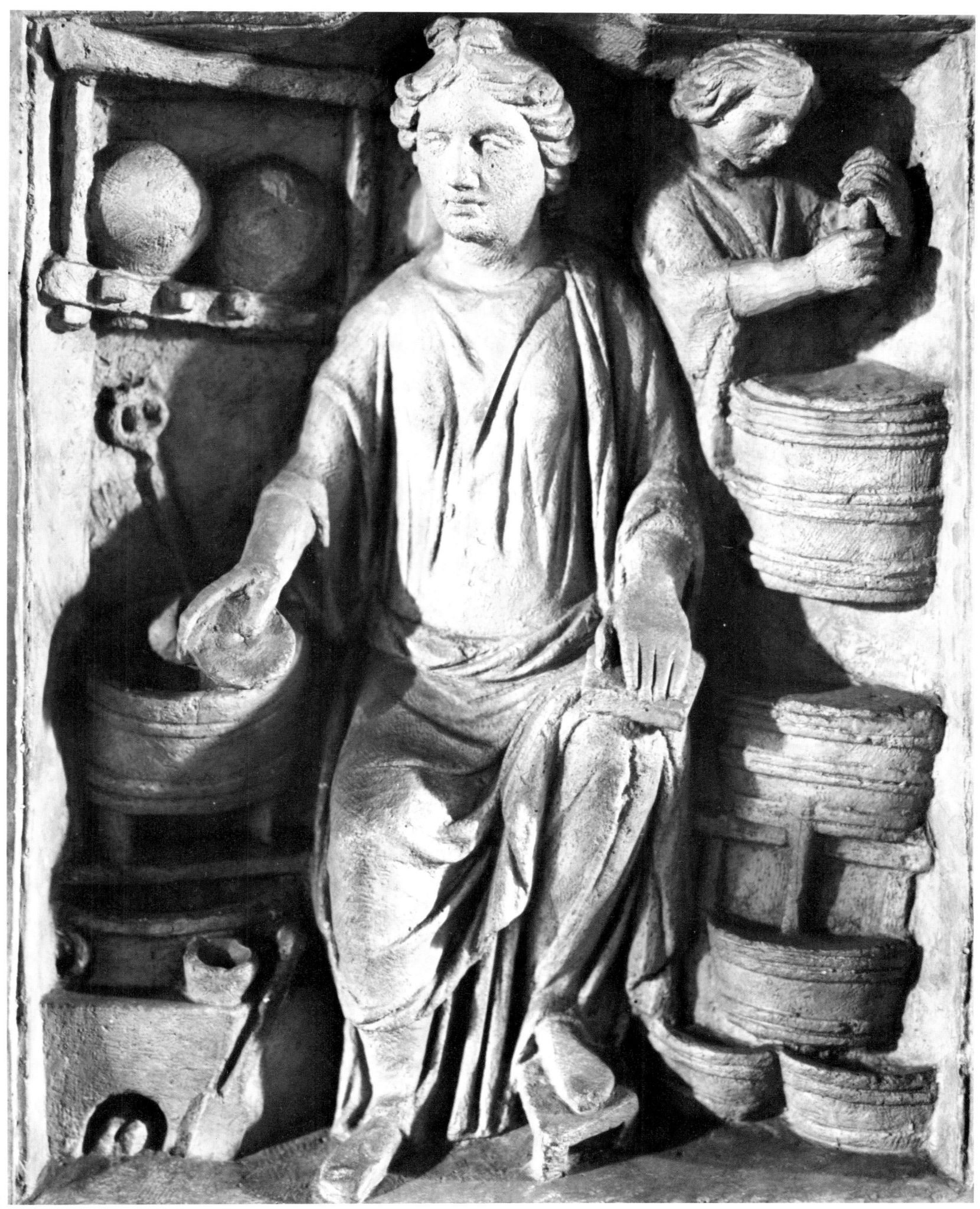

351

237

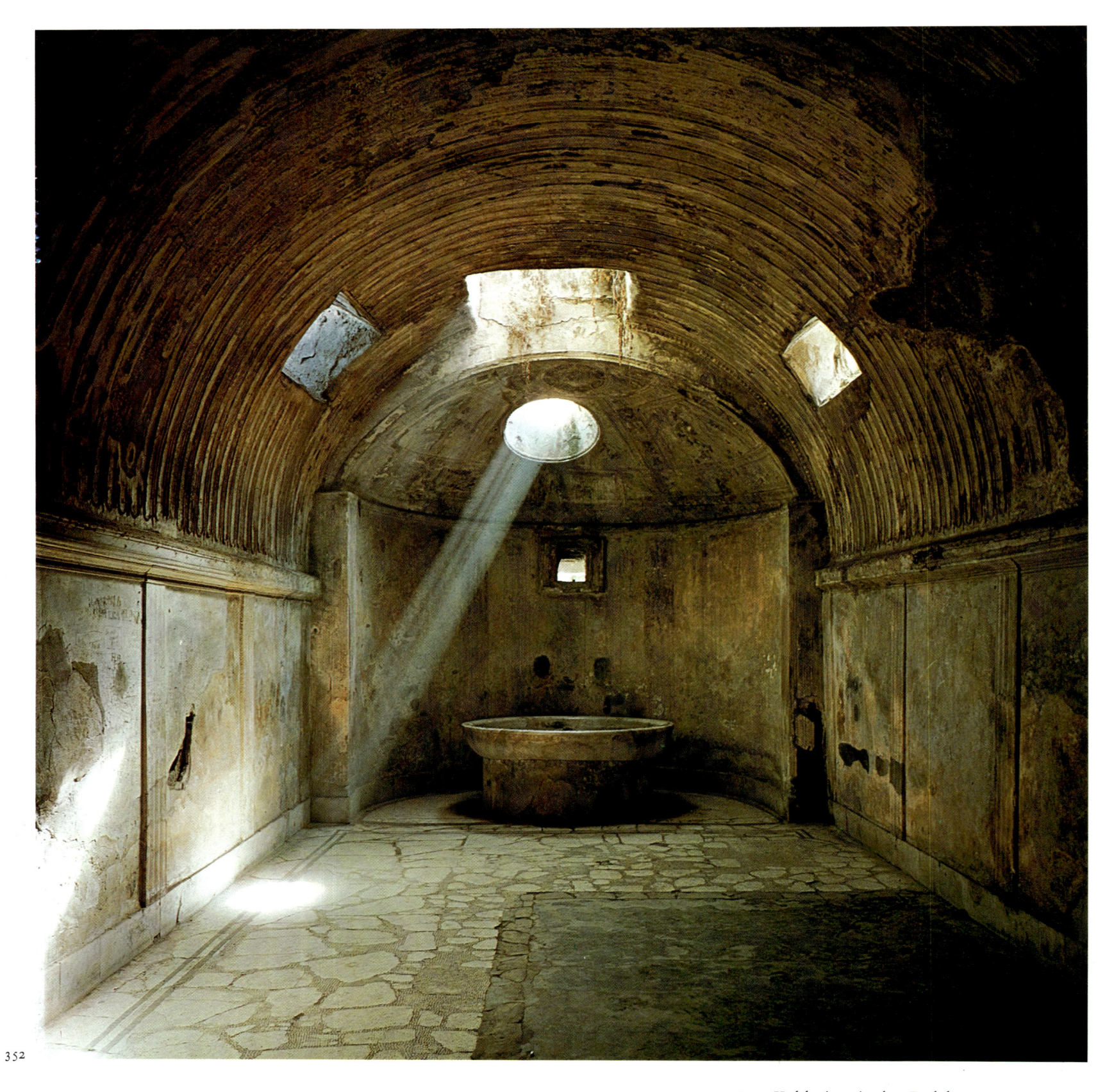

352

352 Kaldarium in den Badehäusern von
Pompeji (frühes 1. Jahrhundert v. Chr.). In
einem solchen Forum Thermae erhielt man die
nötige Wärme mit Hilfe von Heißluft, die
durch Röhren in der Wand und im Boden
zirkulierte.

Außer der Frischwasserversorgung zur Stadt existierte noch ein Dränage-System, das Abwässer und Abfälle in den Tiber abführte. Die berühmte *Cloaca Maxima* war Teil eines großen Komplexes von Kanälen und Röhren, die unter den Straßen und Häusern verliefen. Manchmal wurden die Abfalleimer und Nachttöpfe direkt auf die Straße entleert, meistens jedoch hielt man die Straßen und Alleen sauber, war reines Wasser verfügbar, wurden Sümpfe und stehende Gewässer regelmäßig dräniert. Die Zusammenhänge zwischen Sumpfland und Krankheit hatte man längst erkannt, und im 1. Jahrhundert v. Chr. riet Markus Varro vom Bauen in der Nähe der Sümpfe ab, »denn dort brüten gewisse winzige Geschöpfe, die man mit dem Auge nicht sehen kann, die in der Luft schweben und in den Körper durch Mund und Nase eindringen, um dort schwere Krankheiten hervorzurufen«.

Offensichtlich richtete sich das römische Organisationstalent nur langsam auf eine institutionelle Versorgung der Kranken und Verletzten. Dennoch gab es Hospitäler für kranke Sklaven, und Seneca berichtet, daß sogar freie Römer manchmal von ihnen Gebrauch machten. In der Tat gab es außer den Praxen und Häusern der Ärzte keine Orte, wo die Kranken und Verletzten untergebracht und versorgt werden konnten.

Ein System zur stationären Behandlung existierte nur bei den militärischen Einheiten. Zunächst wurden kranke Soldaten in den Häusern der Reichen einquartiert, insbesondere während des Kampfes. Danach errichtete man Zelte außerhalb der Garnison, später gründete man Krankenreviere *(valetudinaria)* in allen Garnisonen entlang den Grenzen. Diese Gebäude aus Stein und Holz wurden sorgfältig geplant und mit Instrumenten, Vorräten und Medikamenten versorgt. Es dauerte jedoch noch bis zum 4. Jahrhundert n. Chr., bis Hospitäler für Zivilisten in den Städten gebaut wurden. Das erste Krankenhaus wurde um das Jahr 394 von der christlichen Wohltäterin Fabiola in Rom gegründet.

Pedanios Dioskurides (um 41–68) war wohl ein Militärarzt, der auf seinen Reisen mit der Armee in viele Länder die Gelegenheit wahrnahm, den medizinischen Nutzen Hunderter von Pflanzen zu studieren, aufzuzeichnen und die erste gründliche, systematische Materia Medica zu verfassen. Die Kenntnisse des Diokles von Karystos aus dem 4. Jahrhundert v. Chr. stellten eine frühere Informationsquelle über Heilkräuter dar, und der Aristoteles-Schüler Theophrastos lieferte ebenfalls einen ausführlichen Beitrag zur Botanik und zur Kenntnis der Heilpflanzen. Krateuas schrieb im 1. Jahrhundert v. Chr. das erste illustrierte Herbar mit kolorierten Abbildungen; aufgrund nachfolgender Beschreibungen muß man jedoch bezweifeln, daß die Behandlung gründlich oder systematisch war. Erst das Werk des Dioskurides wurde die Grundlage aller folgenden Studien und Veröffentlichungen über Pharmakologie und Materia Medica.

Celsus und Plinius

Die meisten Kenntnisse über die alexandrinische und römische Medizin basieren auf den Schriften zweier Enzyklopädisten: Cornelius Celsus und Caius Plinius d. Ä., die beide im 1. Jahrhundert n. Chr. lebten. Celsus (14–37 n. Chr.) war ein Laie aus dem Stande der Patrizier, der versuchte, das Wissen seiner Zeit zu sammeln, einschließlich der Landwirtschaft, der Gesetze, der militärischen Wissenschaften, der Philosophie, der Rhetorik und der Medizin. Nur die acht Bücher, aus denen sich sein *De Medicina* zusammensetzt, und einige zusätzliche Fragmente zu anderen Themen sind erhalten geblieben. Diese ausführlichen Werke übten zu seiner Zeit großen Einfluß aus, gingen jedoch bis zur Renaissance verloren, als wiedererwachendes Interesse an der Antike zu ihrer Entdeckung durch Papst Nikolaus führte. Celsus war der erste medizinische Autor, dessen Werke in bewegten Lettern (1478) nach Gutenbergs Erfindung gedruckt wurden. Daß man nicht früher an Celsus gedacht hatte, mag teilweise darauf zurückzuführen sein, daß er die lateinische Sprache gebrauchte. Da wissenschaftliche und medizinische Abhandlungen seiner Zeit in Griechisch geschrieben waren, erwartete wohl niemand, einen gelehrten Beitrag in Latein zu finden.

Nach Ansicht der meisten Wissenschaftler war Celsus kein Arzt; seine detaillierten Beschreibungen und Beurteilungen sind jedoch so scharfsinnig, daß besonders Chirurgen seine Schriften über Hernien, Wunden und Amputation schätzen. »Nun führe man kühn den eröffnenden Schnitt durch, bis die Tunica externa des Scrotums selbst durchschnitten und die Tunica media erreicht ist. Nach der Inzision führt die Öffnung tiefer. Hier hinein lege man den Zeigefinger der linken Hand, damit der Bruchsack durch Trennung von den dazwischenliegenden feinen Membranen freigelegt werden kann. «

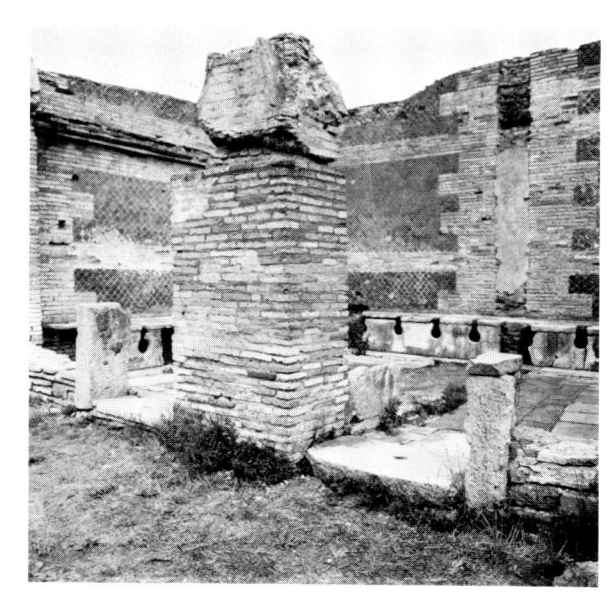

353

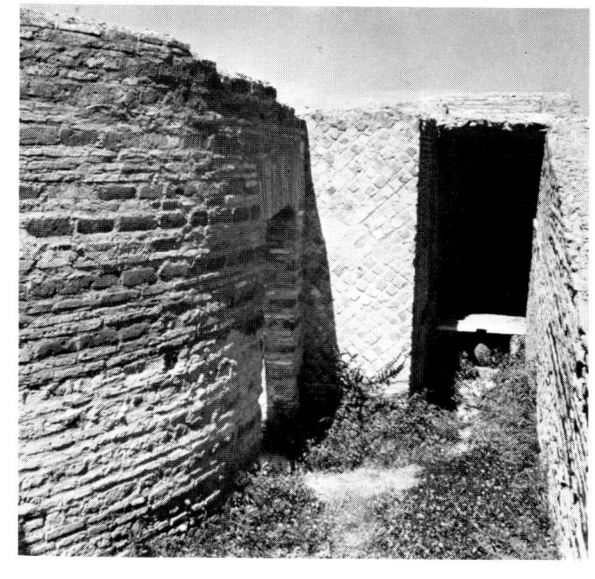

354

353 Öffentliche Toilettenanlage an der Via della Forica, Ostia, eine Einrichtung, wie man sie in den meisten größeren römischen Städten vorfand, wo fließendes Wasser die Exkremente fortspülte.

354 Toilette im Hause der Fortuna Annonaria (spätes 2. Jahrhundert n. Chr.) in Ostia, als Beispiel für die Einrichtung in reichen Privathäusern.

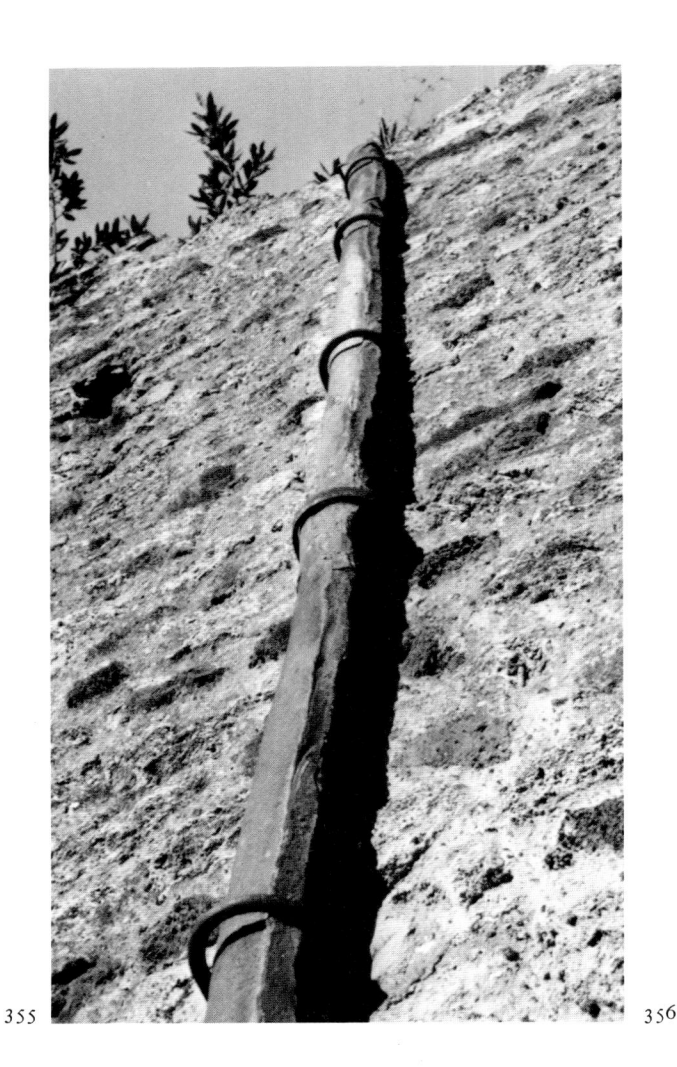

355

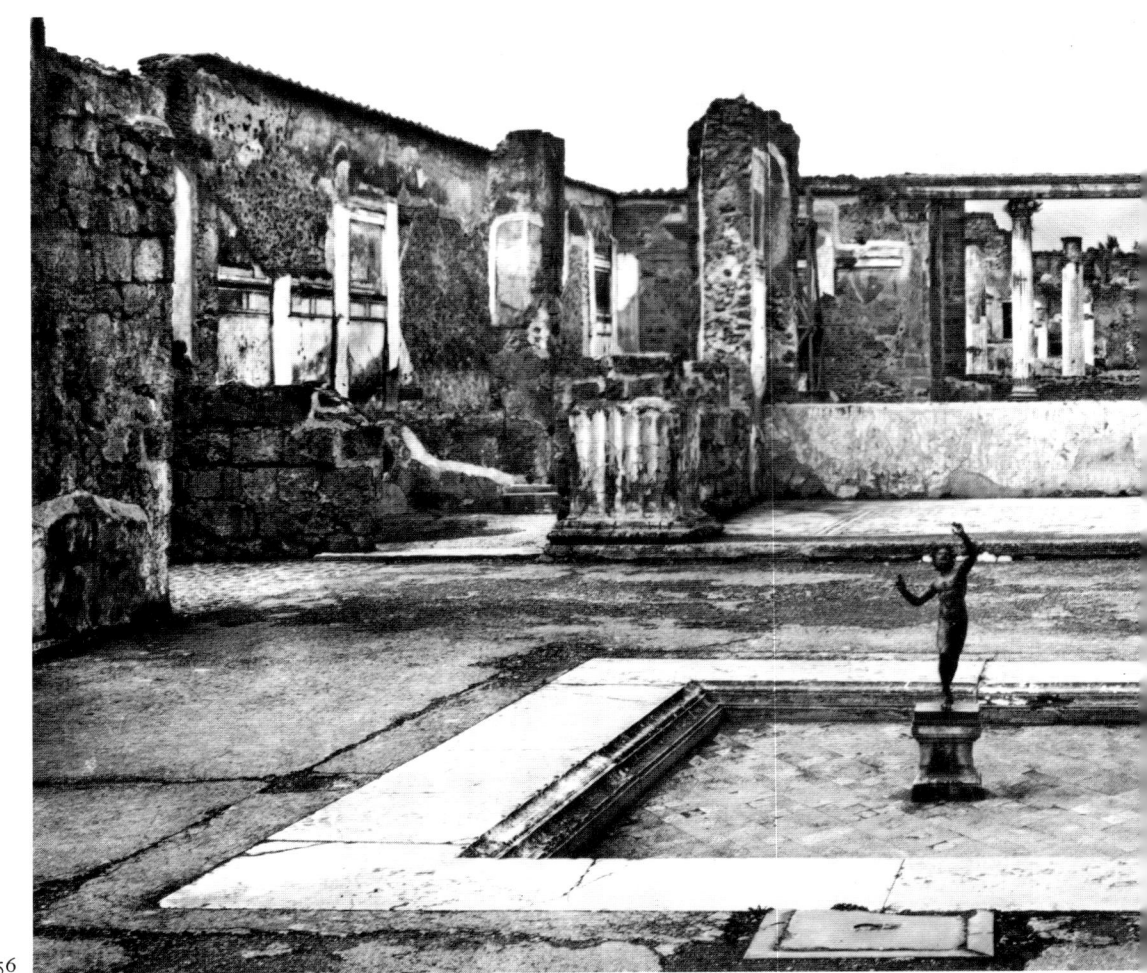

356

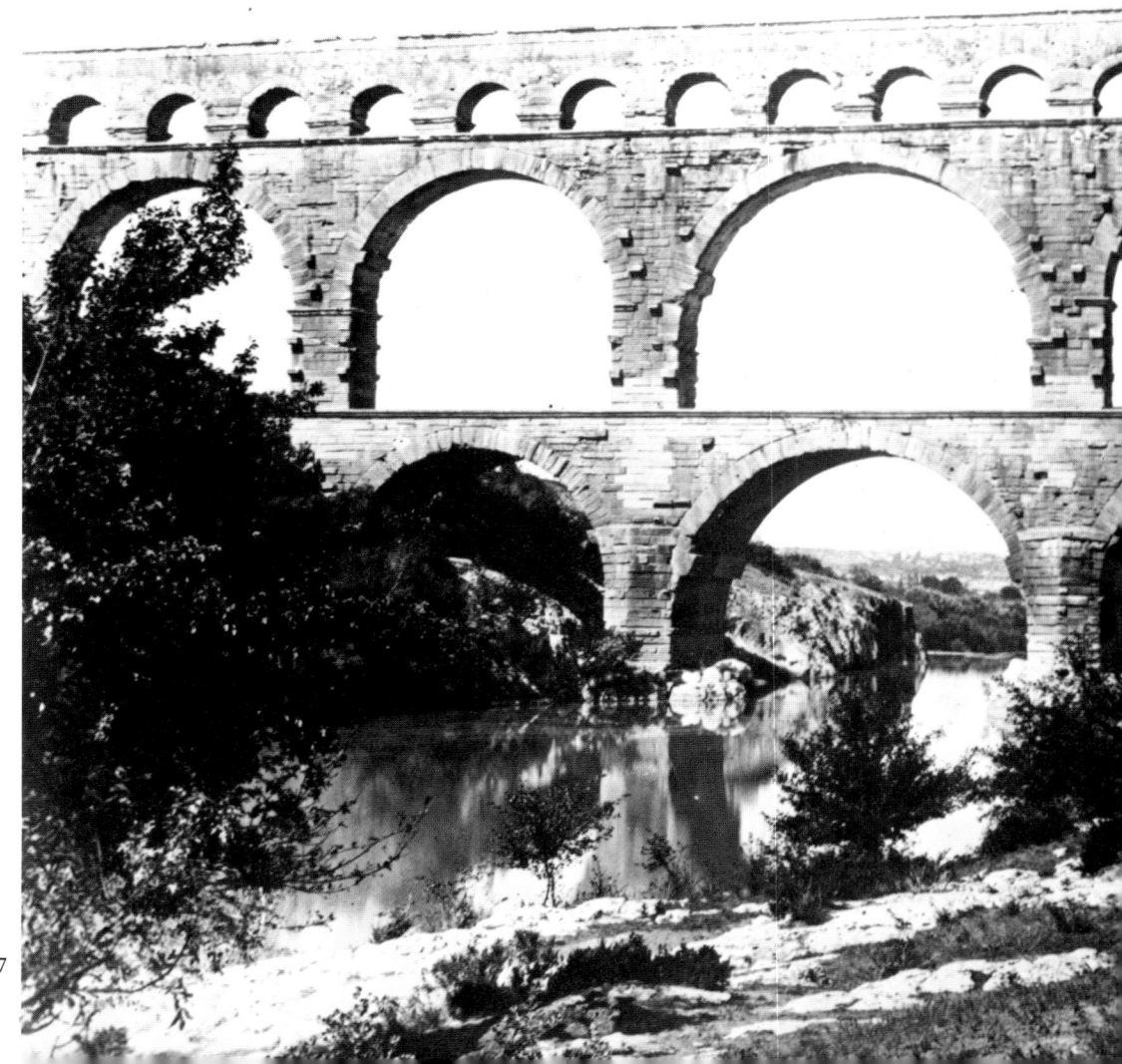

357

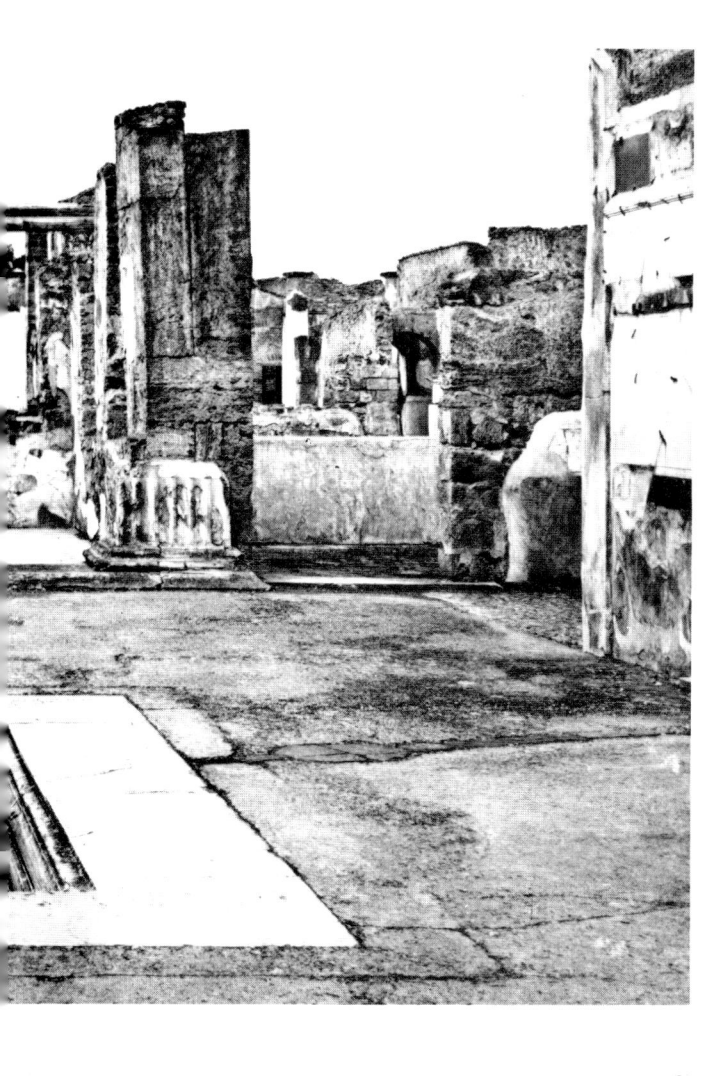

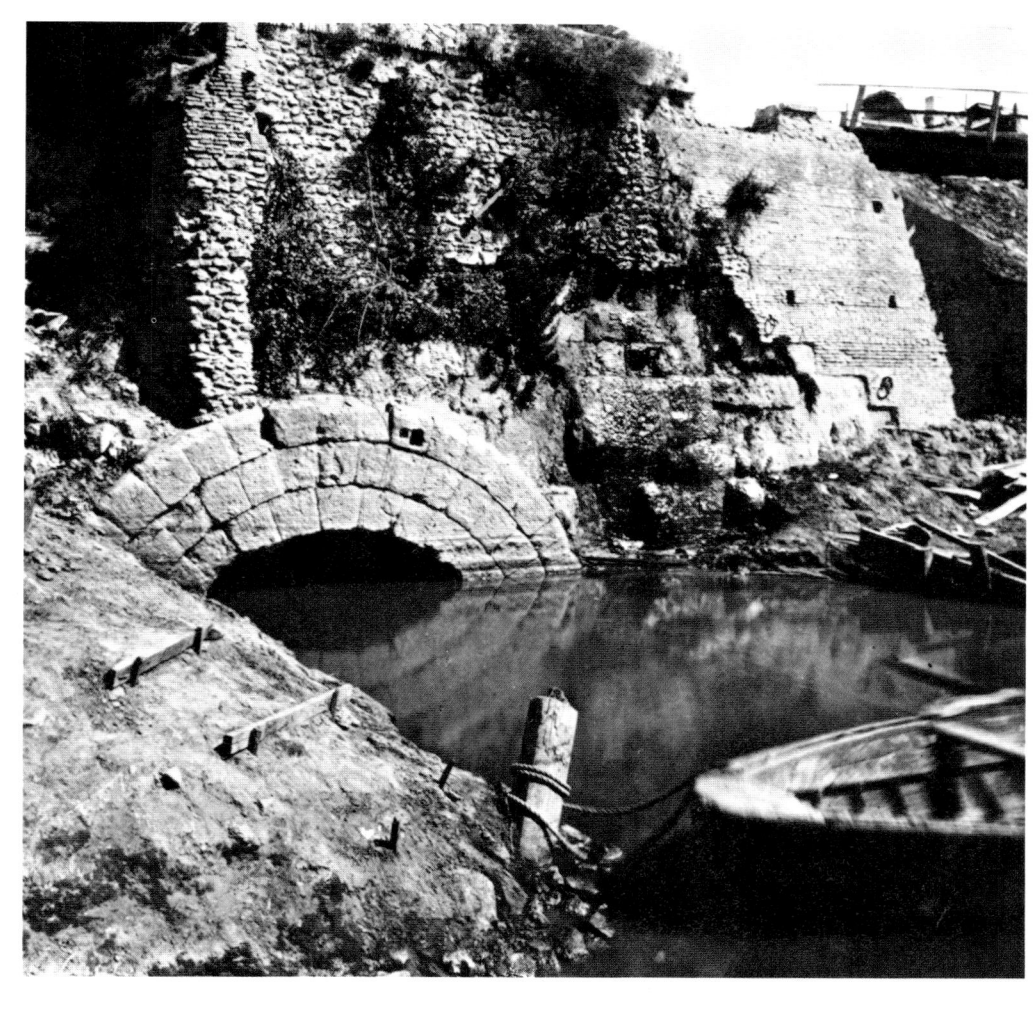

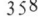

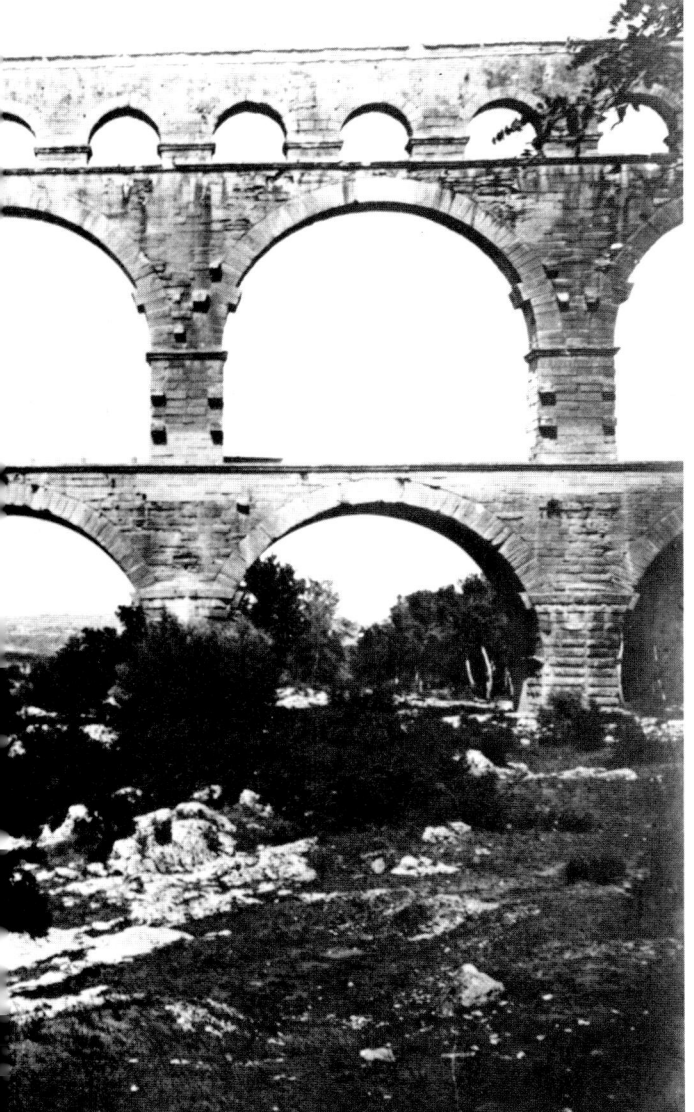

355 Bleierne Leitung an der Wand eines Privathauses in Pompeji, durch die Frischwasser in das Haus gelangte – die Folgen einer Bleivergiftung wurden erst später erkannt.

356 Innenhof aus dem *Hause des Faun* (2. Jahrhundert v. Chr.), einem der am reichsten ausgeschmückten Häuser in Pompeji.

357 Pont du Gard, Nîmes, ein Aquädukt, der im 1. Jahrhundert n. Chr. von den Römern gebaut wurde. Sie benutzten dieses System im gesamten Imperium, um Wasser in die Städte zu transportieren.

358 In den Tiber ergießt sich hier die Cloaca Maxima, das sorgfältig und ausgedehnt angelegte Abwassersystem unter den Straßen von Rom; sein Ursprung mag noch auf die Etrusker zurückzuführen sein.

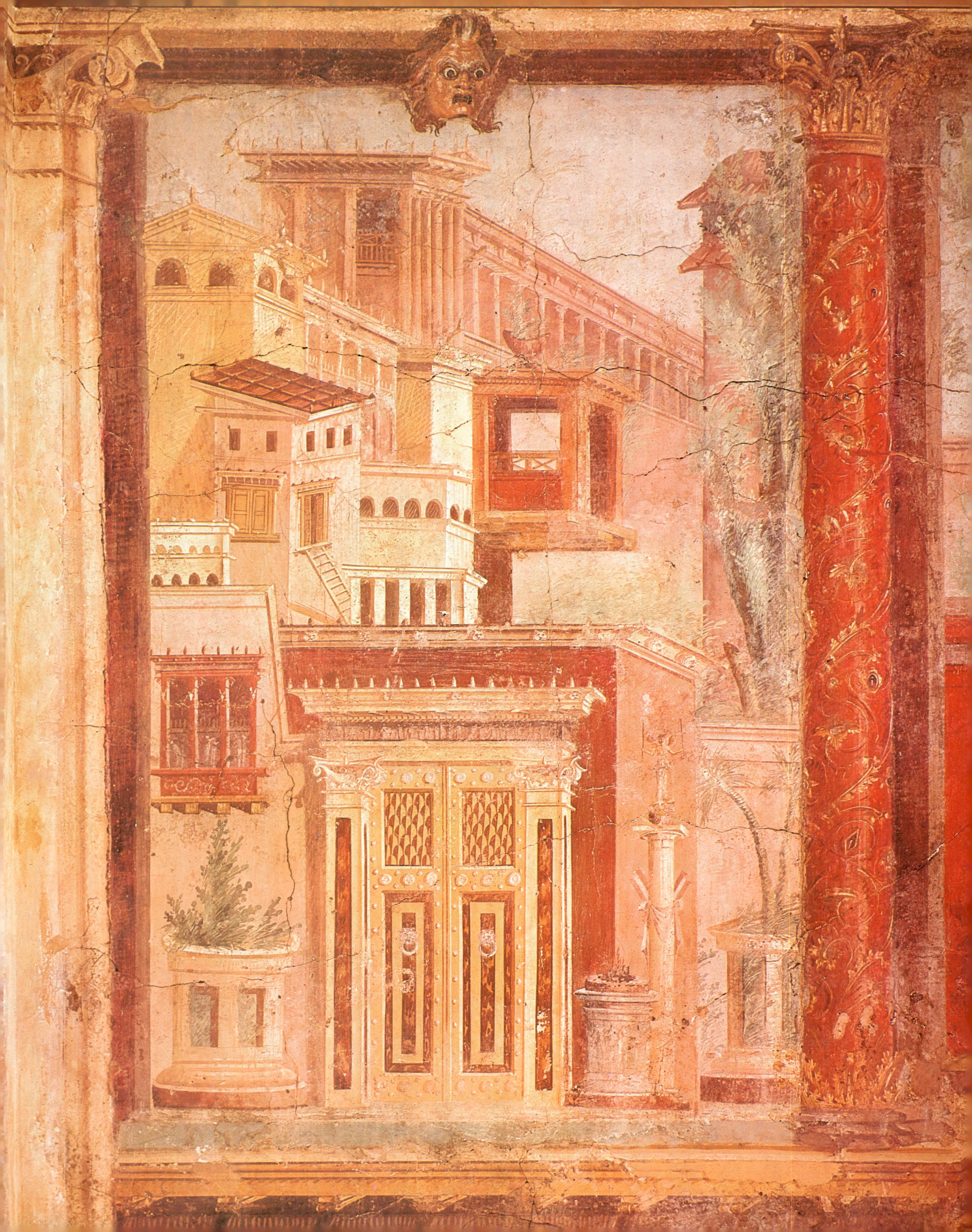

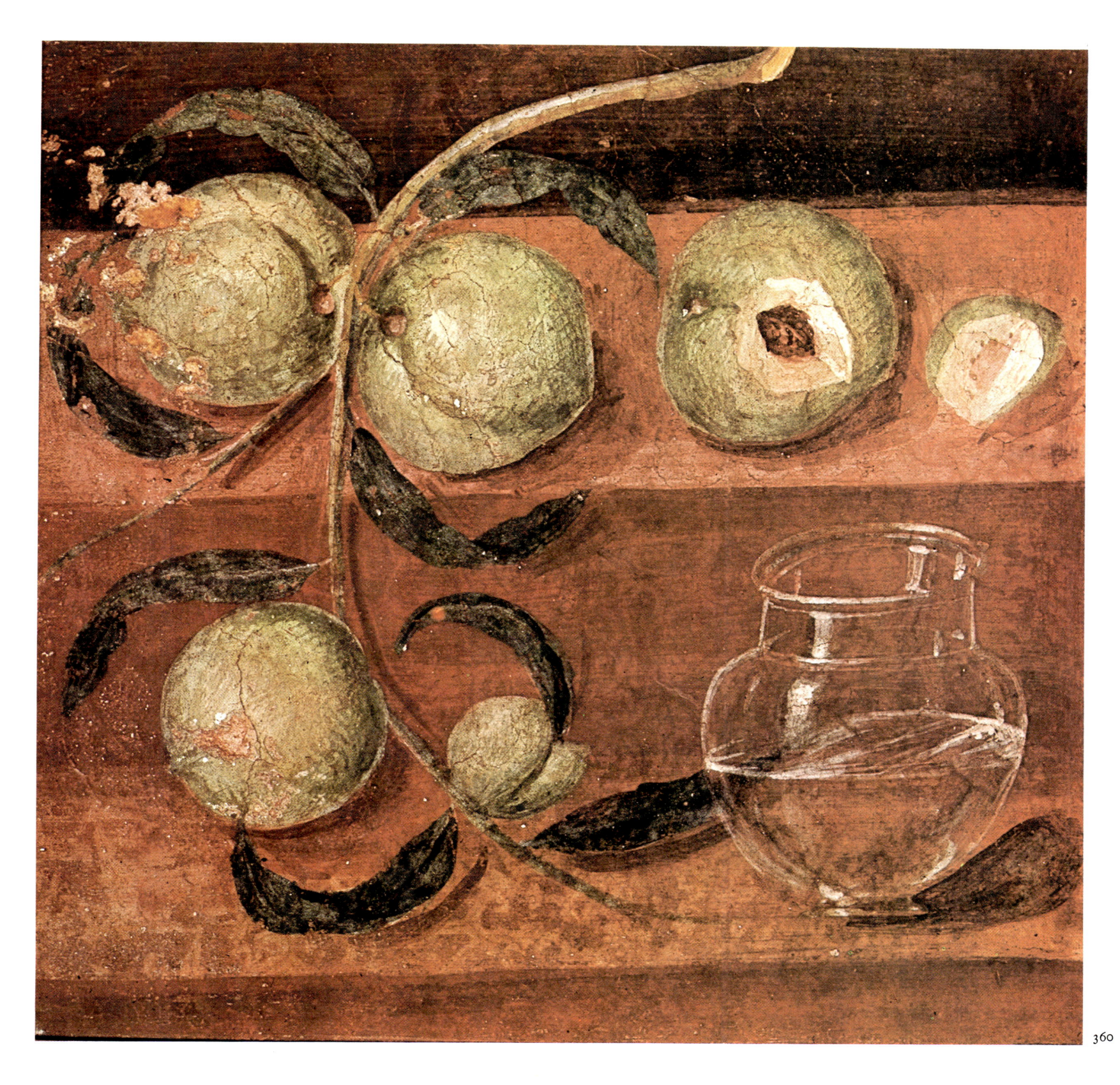

360

359 Wandgemälde einer Villa aus dem 1. Jahrhundert v. Chr. (Boscoreale nahe Pompeji), das
einen guten Eindruck einer römischen Stadt
dieser Periode vermittelt. Rogers Fund, 1903,
Metropolitan Museum of Art, New York

360 Fresko aus Herculaneum (um 15 n. Chr.),
das zusammen mit Pompeji durch einen Vesuv-
ausbruch zerstört wurde. Plinius d. Ä., der
große Enzyklopädist, verlor dabei sein Leben.
Museo Archeologico Nazionale, Neapel

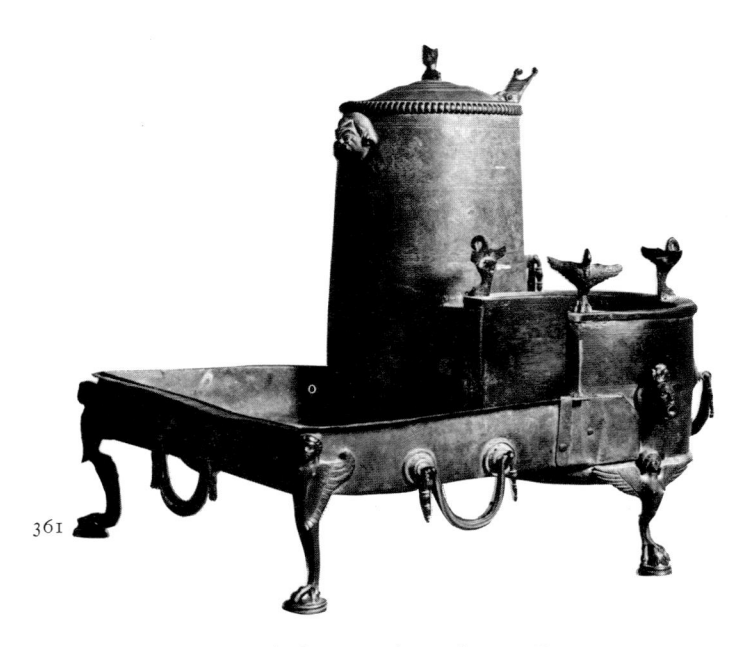

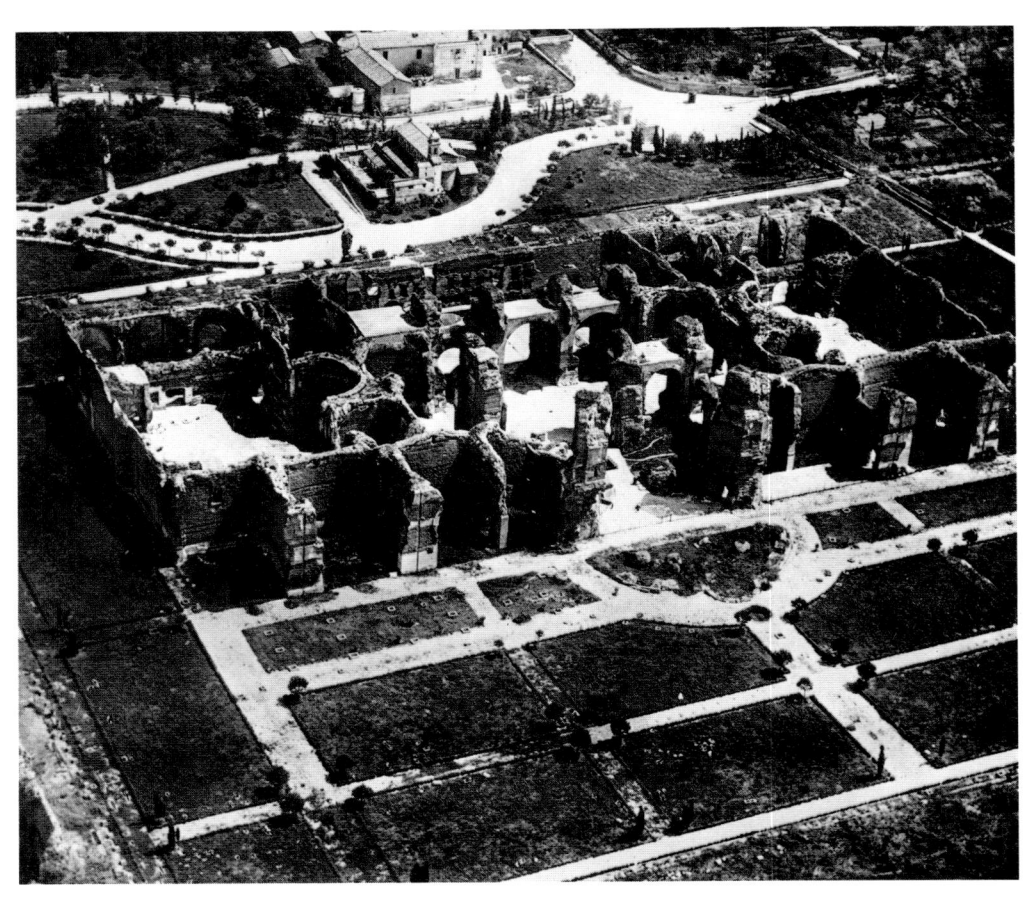

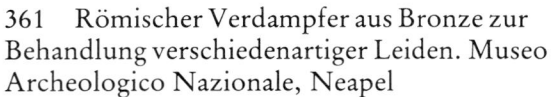

361 Römischer Verdampfer aus Bronze zur Behandlung verschiedenartiger Leiden. Museo Archeologico Nazionale, Neapel

362 Ruinen der Caracalla-Thermen (211–217 n. Chr.) in Rom. In einem über 230 m langen Gebäude waren die Bäder mit heißem und kaltem Wasser, temperierten Tauchbädern und zwei großen Gymnastikräumen ausgestattet.

363 Rekonstruktion des Tepidariums (Warmluftraum) der Caracalla-Thermen von G. Abel Blonet. Mit seiner Länge von etwa 70 m bildete das Tepidarium eine elegante Umgebung für Kontaktpflege und Gedankenaustausch.

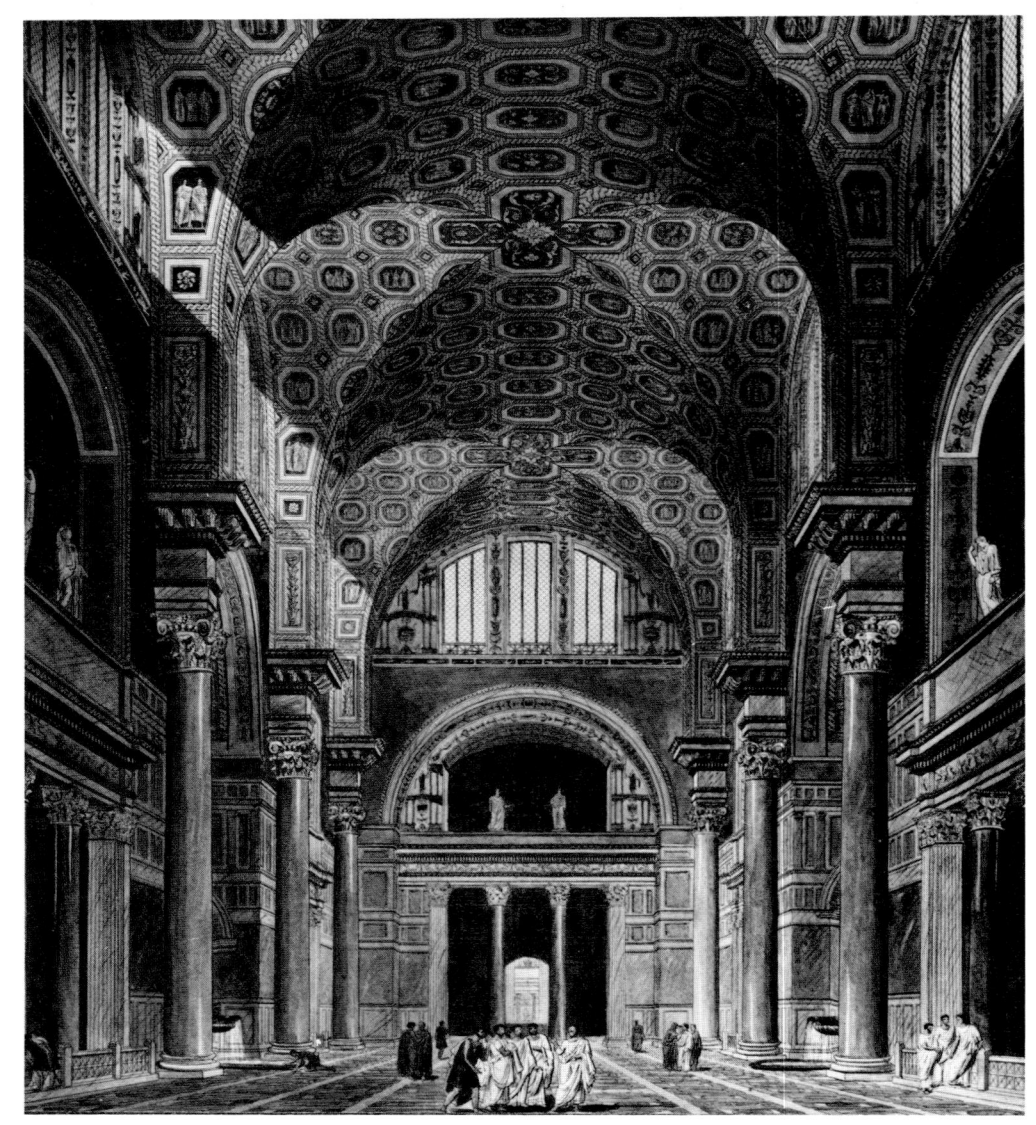

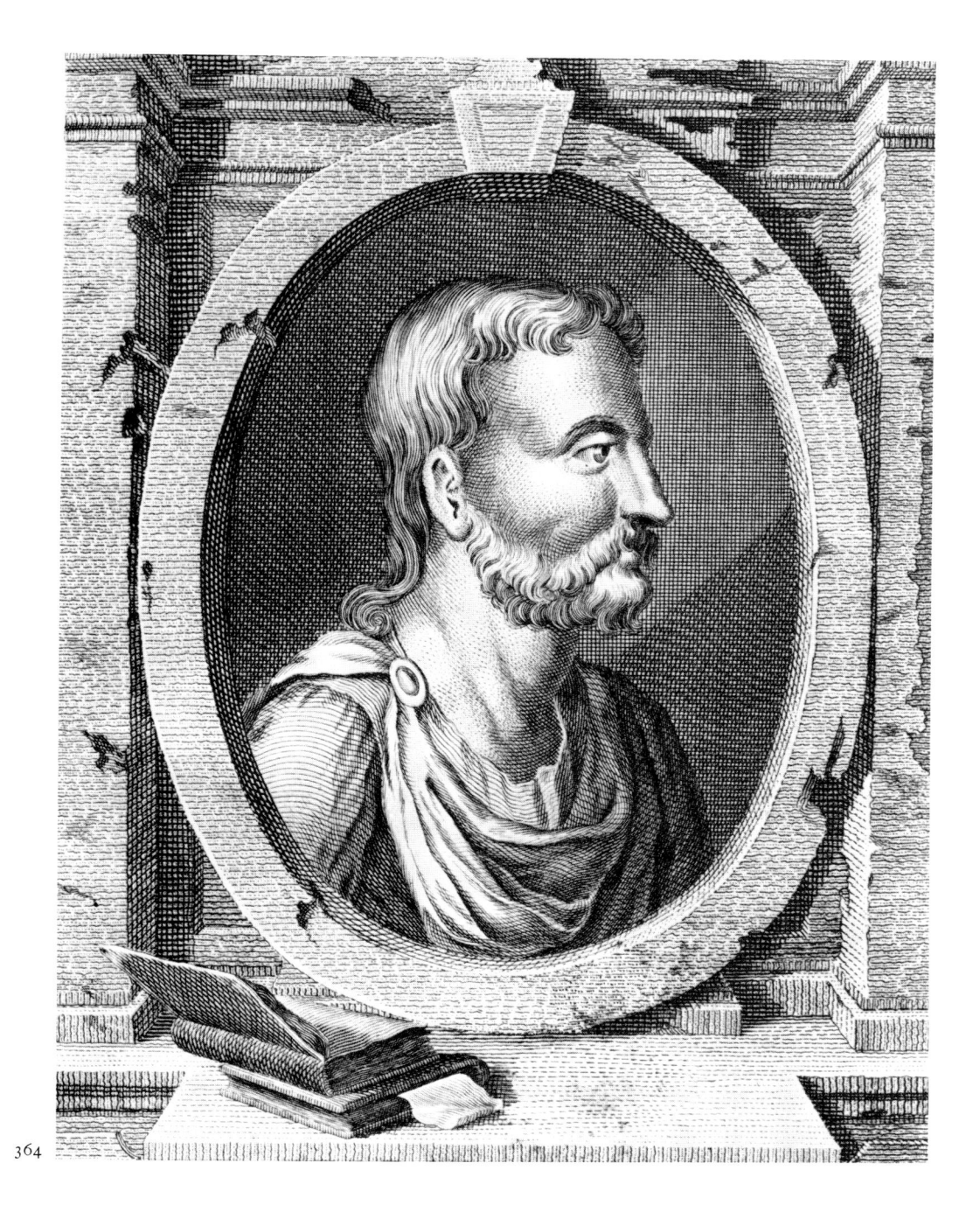

364

364 Detail eines Druckes, datiert 1765, mit dem Porträt des Enzyklopädisten Cornelius Celsus (53 v. Chr.– 7 n. Chr.). Celsus war wahrscheinlich kein Arzt, seine detaillierten Beschreibungen lassen jedoch auf unmittelbare Vertrautheit mit Operationen schließen. National Library of Medicine, Bethesda, Maryland

365 Modell eines römischen Valetudinariums (Krankenhaus) von R. Schultze. Hier handelt es sich um das Legionärshospital von Vetera, einem Teil des Krankenhauswesens, das die militärischen Einheiten entwickelten. Rheinisches Landesmuseum, Bonn

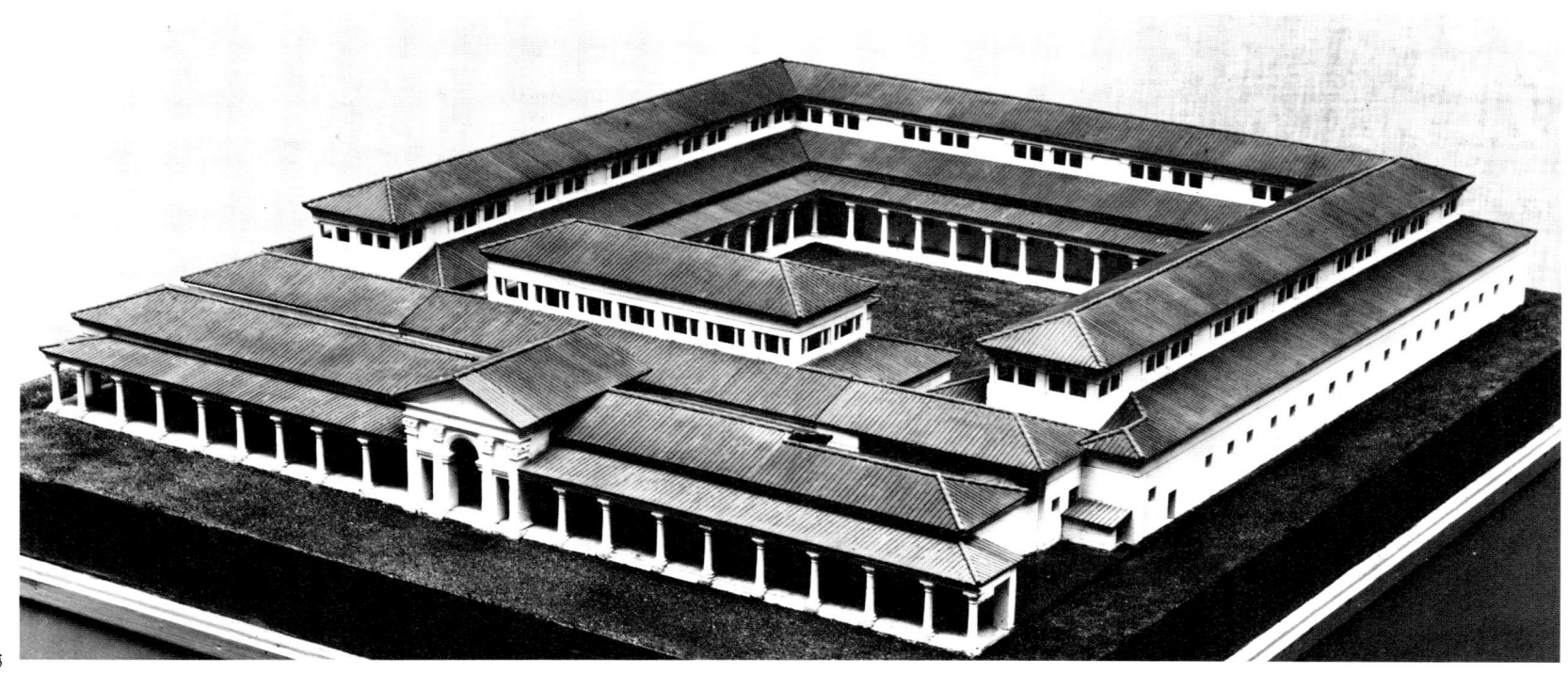

365

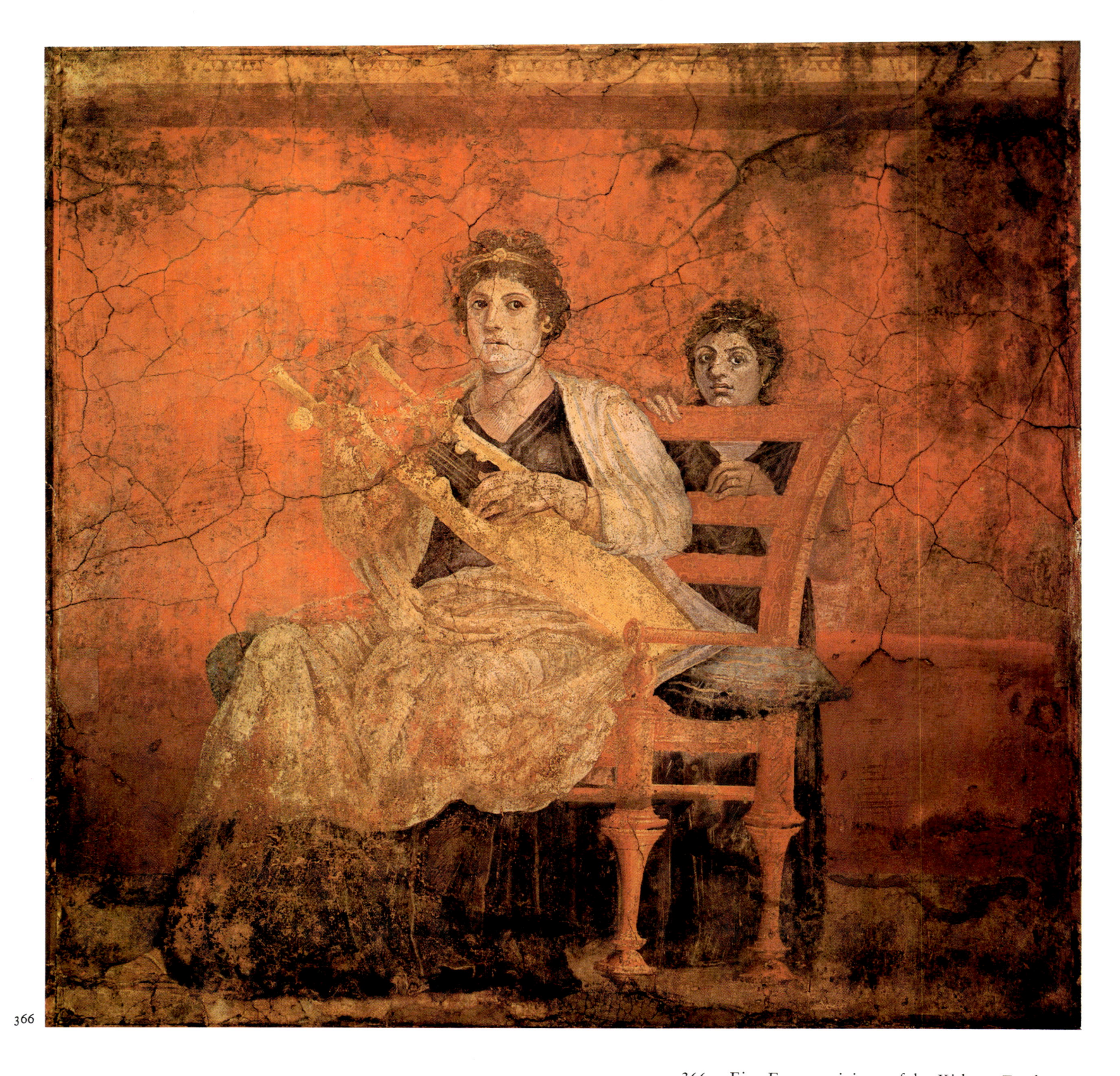

366

366 Eine Frau musiziert auf der Kithara, Fresko aus einer Villa bei Boscoreale nahe Pompeji (um 50 v. Chr.). Die griechischen Vorstellungen über den therapeutischen Nutzen der Musik stammten noch von den Pythagoreern, hielten sich jedoch auch in römischer Zeit. Metropolitan Museum of Art, New York

367 Wilde Brombeere, beschrieben und illustriert in einer Edition der *De Materia Medica* von Dioskurides, hergestellt für Juliana Anicia, die Tochter des Kaisers Anicius Olybrios, 512 n. Chr. Österreichische Nationalbibliothek, Wien

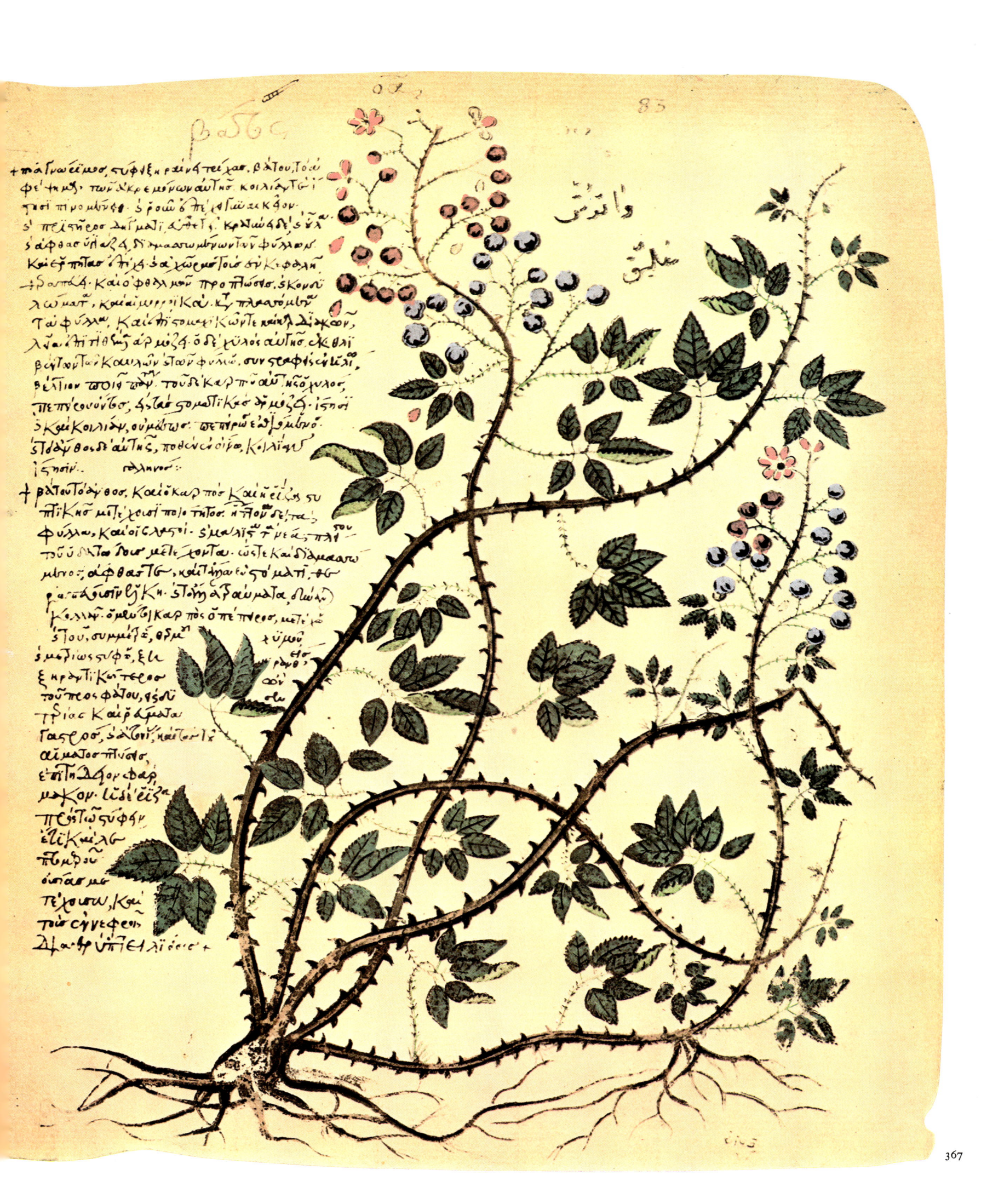

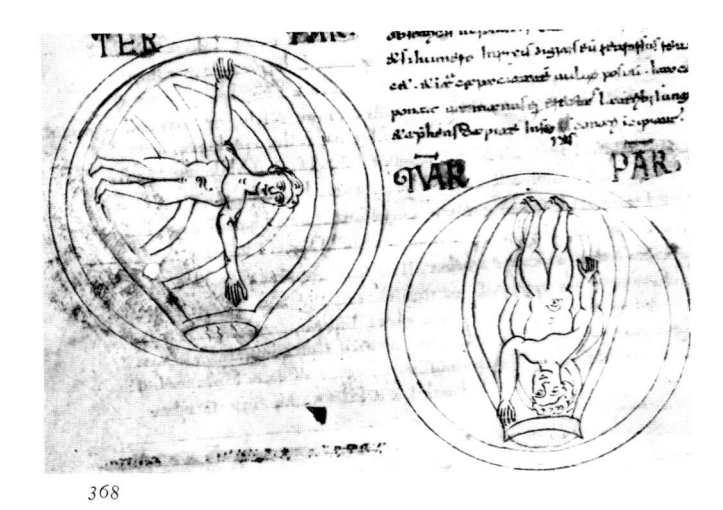

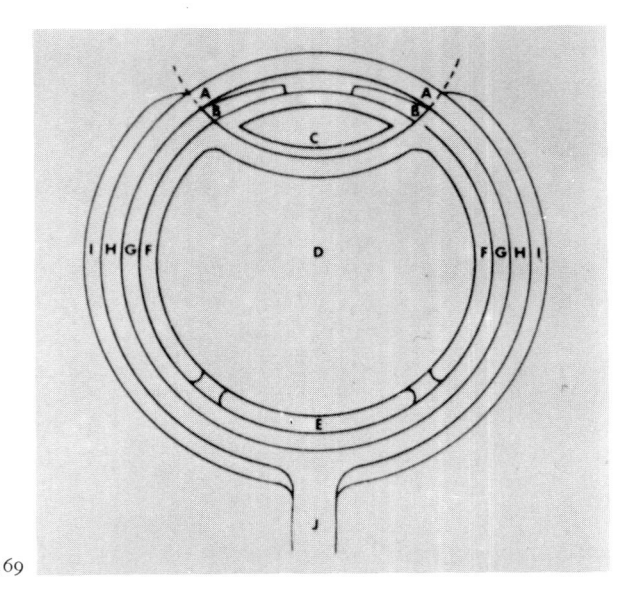

368 Darstellung eines Fötus im Uterus aus
einem Manuskript des 12. Jahrhunderts, das
sich auf die Schriften des Soranus von Ephesus
stützt. Er war ein römischer Arzt des
1. Jahrhunderts, der in seinen Schriften über
Gynäkologie und Frauenkrankheiten
jahrhundertelang als Autorität angesehen
wurde. Kodex 1653, Königliche Bibliothek,
Kopenhagen

369 Querschnitt des Auges nach Beschreibungen des Rufus von Ephesus im 2. Jahrhundert,
der den genauen Verlauf der Sehnerven und die
Zusammenhänge der Einzelteile des Auges
beschrieb. John Scarborough, University of
Kentucky, Lexington

Von Celsus stammt auch eine besonders hervorragende, vielleicht die erste Beschreibung der Ligatur blutender Gefäße (Heliodoros mag ein Vorgänger gewesen sein). »Die Blutgefäße, aus denen es blutet, müssen ergriffen werden; oberhalb der Verletzungsstelle bindet man sie zweimal ab und schneidet sie dazwischen durch, so daß sich jedes Ende retrahieren kann und sein Lumen dennoch verschlossen bleibt.« Mit seinem Scharfsinn vermag er auch die Internisten zu beeindrucken: »Die Mißerfolge derer, die Medizin praktizieren, dürfen nicht der Heilkunst selbst zugeschrieben werden... Den erfahrenen Arzt erkennt man daran, daß er nicht sofort den Arm des Patienten ergreift, wenn er an seine Seite tritt, sondern daran, daß er ihn zunächst prüfend mit ernstem Blick betrachtet, um festzustellen, in welchem Zustand er sich befindet. Wenn der Kranke Angst zeigt, beruhigt er ihn mit passenden Worten, bevor er mit der Untersuchung beginnt.«

Die *De Medicina* von Celsus umfaßte ein weites Spektrum von Gebieten: Medizingeschichte, Erhaltung der Gesundheit und Störungen fast aller Organsysteme im Körper. Celsus legte jeder therapeutischen Maßnahme die Einsicht zugrunde. Seine Beschreibung der kosmetischen Chirurgie umfaßte auch die Wiederherstellung der Vorhaut, denn offensichtlich gab es Juden in Rom, die hohe Positionen und soziale Anerkennung dadurch erreichen wollten, daß sie ihre Herkunft zu verheimlichen suchten.

Celsus riet zu milden Methoden und empfahl häufig Übungen und Ruhe, wobei er sich an Asklepiades orientierte. Er lebt weiter in unserer Erinnerung aufgrund seiner Beschreibung der Charakteristika einer Entzündung: Rötung und Schwellung mit Hitze und Schmerz *(rubor et tumor cum calore et dolore)*. Diese Kriterien gelten auch heute noch als die vier Kardinalsymptome der Entzündung.

Während Celsus sehr wählerisch bei dem war, was er berichtete und billigte, hatte Caius Plinius (23–79 n. Chr.) einen ungeheuerlichen und allesfressenden intellektuellen Geltungshunger. Seine monumentale *Historia Naturalis* enthielt auch das kleinste Stückchen Wissen, das er aus der Vergangenheit oder seiner Gegenwart zusammentragen konnte. Zwei Jahre lang widmete er nahezu jede wache Stunde der Sammlung und Aufzeichnung. Man sagt sogar, daß Plinius starb, als er seinen Wissensdurst über Vulkane stillte. Genau zu diesem Zeitpunkt brach der Vesuv aus, der Pompeji und Herculaneum begrub.

Aufgrund seiner ausführlichen Werke über Geschichte, Physik, Geologie, Chemie, Geographie, Ernährung, Philosophie, Magie, Folklore, Pflanzen und Medizin war es den folgenden Generationen möglich, sich umfassend über die Vergangenheit zu informieren – wobei es jedoch auch zu phantasiereicher Ausschmückung kam. Plinius führte aus, daß das Licht schneller sei als der Schall und daß die Welt sich drehe, er irrte sich aber in der Annahme, daß jede Flüssigkeit beim Gefrieren ihr Volumen verringere. Wenn er auch erkannte, daß einige Zusätze zum Wein schädlich sind, so wußte er wohl nicht, daß Blei in Wasserkesseln und Rohren eine weitaus größere Gefahrenquelle darstellt. Viele seiner Beschreibungen von Pflanzen und Drogen waren richtig, andere jedoch zeichneten sich durch Aberglauben und Fehler aus. Die Menstruation war ihm ein Greuel, und er berichtet, daß Hunde wie toll werden, wenn sie die Flüssigkeit auflecken, und daß sogar Ameisen ihre Nahrung fallen lassen, wenn eine menstruierende Frau sich ihnen nähert.

Plinius glaubte nicht an ein Leben nach dem Tod. »Ich halte es für das Werk menschlicher Schwäche, wenn man versucht, Gestalt und Wesen Gottes zu entdecken. Wer auch Gott sein mag – vorausgesetzt, es gibt einen Gott – und wo auch immer er sich befindet, so besteht er ausschließlich aus Sinn, Sehen und Hören, gänzlich aus Seele, gänzlich aus Geist, gänzlich aus sich selbst.« Dennoch erkannte er viele phantastische Wunder als Wahrheit an, so etwa die einfüßigen Menschen, die ihren Riesenfuß gebrauchten, um sich vor dem Regen zu schützen. Auch glaubte Plinius an »Regen von Milch, Blut, Fleisch, Eisen, Schwämmen, Wolle und gebackenen Ziegeln«.

Den größten Teil seines Zorns reservierte er für die Griechen, vor allem für die Ärzte. »Und es gibt keinen Zweifel, daß sie alle sich mit unserem Leben beschäftigen, um irgend etwas Neues zu entdecken und sich so einen guten Ruf zu verschaffen.« »Und es gibt kein Gesetz gegen Unfähigkeit; kein Exempel wird statuiert. Sie lernen, indem sie unser Leben aufs Spiel setzen und experimentieren bis zum Tod des Patienten – der Doktor ist die einzige Person, die beim Mord unbestraft davonkommt.«

Trotz ihrer eigenartigen Sammlung von Fakten und Meinungen wurden die Werke des Plinius während des Mittelalters als autoritativ betrachtet, und sie stellen noch heute eine wertvolle Informationsquelle über die Vorstellungen und Gebräuche der Antike dar.

Im Rom des 2. nachchristlichen Jahrhunderts gab es noch eine Reihe anderer hervorragender Gelehrter, die Beiträge zur Medizin leisteten. Soranus (98–138), der aus Ephesus in Kleinasien stammte, schrieb zwar auch über Verletzungen und Krankheiten, sein Hauptgebiet stellte jedoch die Geburtshilfe und die Frauenheilkunde dar. Als Arzt war er populär, und seine Arbeiten dienten im Mittelalter als Handbuch. Soranus kannte die Funktion der Menstruation und den Geburtsvorgang mit seinen möglichen Komplikationen wie auch die Interferenz von Entzündungen des Genitaltraktes mit Menstruation und Empfängnis. Er beschrieb Komplikationen bei der Entbindung aufgrund abnormen Beckenbaus und falscher Geburtslagen. Seine Methoden zur Korrektur ungünstiger Kindslagen waren vernünftig wie auch seine Maßnahmen, die Beckenweichteile während der Wehen vor dem Zerreißen zu schützen.

Seine Instruktionen erstreckten sich auf die Betreuung von Kindern und die Behandlung von Jugendkrankheiten. Eindeutig unterschied er den Uterus von der Vagina, zeigte, daß die Entfernung der Gebärmutter mit dem Leben vereinbar war, warnte davor, daß die manuelle Lösung der Placenta (Nachgeburt) eine Einstülpung des Uterus hervorrufen könnte, riet zur Entleerung der Blase vor der Entbindung mittels Katheter, schlug psychologische Methoden bei Menstruationsschwierigkeiten vor und bevorzugte die Sprengung der Fruchtblase, um bei verzögerten Wehen die Entbindung zu beschleunigen. Darüber hinaus empfahl er, die Vagina auf jungfräuliche Ausmaße zu reduzieren, indem man einen Tampon mit einem Adstringens einführen sollte.

Rufus von Ephesus (110–180) lieferte wichtige anatomische Beobachtungen während seines Aufenthaltes in Rom. Er beschrieb den genauen Verlauf der Sehnerven und der Strukturen des Auges einschließlich der Linsenkapsel. Auch bestätigte er einige frühere Beobachtungen, die bis dato nicht allgemein anerkannt waren; so z. B. die Tatsache, daß Nerven dem Gehirn entstammen, daß einige davon Bewegung und andere das Gefühl leiten. Auch erkannte er im Herzschlag die Ursache des Pulses und diskutierte dessen verschiedene Eigenschaften. Rufus war zwar Anhänger der Theorie vom *pneuma* (der stoischen Idee einer luftgeborenen Lebenskraft) wie die meisten seiner Zeitgenossen, aber offensichtlich gehörte er zu keiner bestimmten medizinischen Schule. Nicht nur als Forscher, sondern auch als Arzt wurde Rufus außerordentlich geachtet; in seiner Erkenntnis der psychologischen Bedeutung von Träumen zeigt sich seine scharfsinnige Beobachtungsgabe.

Alle Ärzte, Wissenschaftler, Schriftsteller und Lehrer aus römischer Zeit werden jedoch von einer großen Persönlichkeit nicht nur zu ihrer Lebenszeit, sondern auch in vielen folgenden Jahrhunderten überragt; der Name dieses großen Mannes ist Galen.

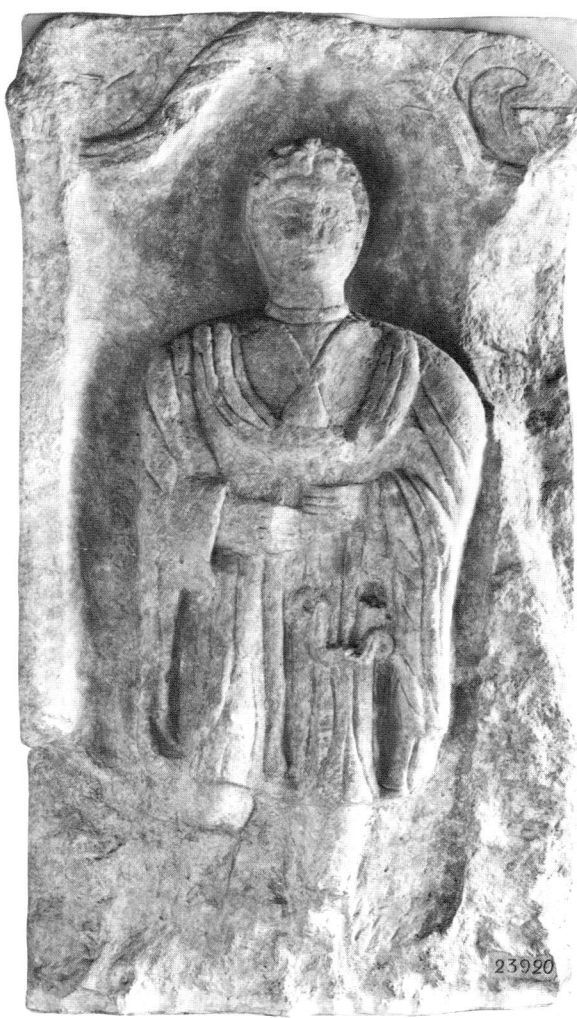

370

370 Kalksteinrelief eines Veterinärs mit dem Messer eines Hufschmieds in der linken und einem altertümlichen Hufeisen – einen Lederüberzug mit Metallsohle – in der rechten Hand. Musée Historique Lorrain, Nancy

371 Griff vom Messer eines Hufschmiedes mit einem Knecht, der ein Pferd namens Stratilates am Zügel führt. Musée Dauphinois, Grenoble

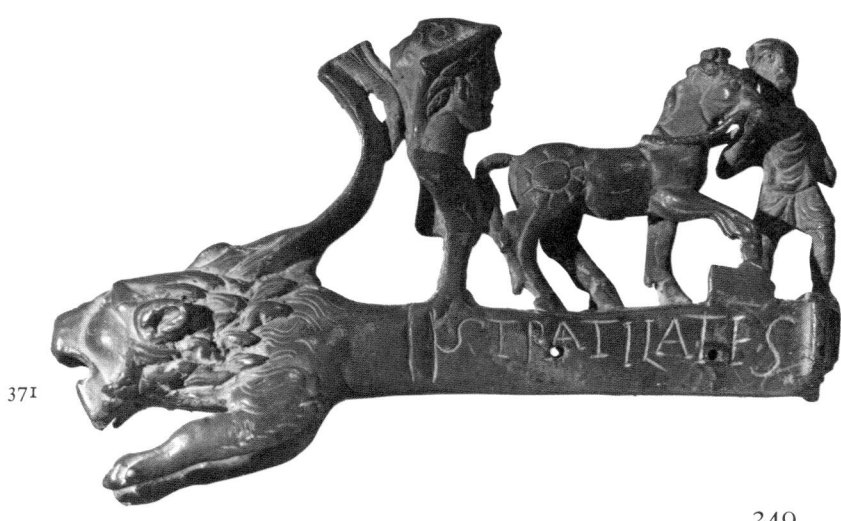

371

Galen

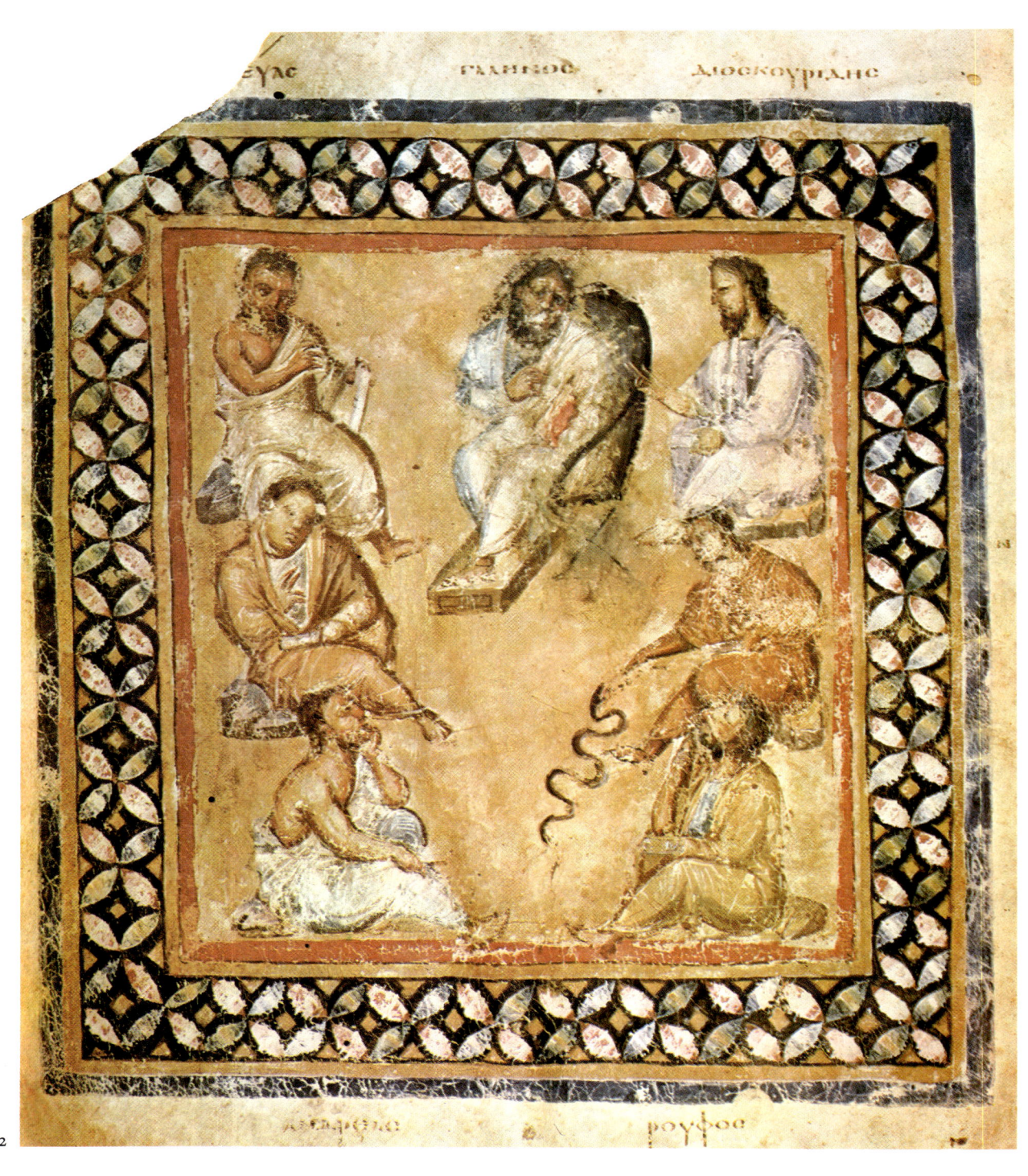

Der griechische Arzt Galen (um 129–um 200) übte wohl von allen Autoren, die medizinische Themen behandelten, den größten Einfluß aus. Nahezu 1500 Jahre stellten seine Arbeiten die unangefochtene Autorität der Medizin in den verschiedensten Ländern dar. Scharf, aber weltoffen polemisierend, war Galen ein ebenso sorgfältiger, genauer Beobachter wie auch ein unkritisch Gläubiger, eine dogmatische Autorität und ein origineller Denker.

Geboren in Pergamon als Sohn eines reichen Vaters von hoher Position und Bildung, erhielt Galen eine milde, aber intensive Erziehung durch den Mann, dem er die Attribute »Gerechtigkeit, Bescheidenheit und Güte« bescheinigte. Im Alter von 14 Jahren erhielt er seine Weiterbildung in der Philosophie, der Mathematik und in der Naturwissenschaft durch Philosophen, die ihn mit der Wichtigkeit der Anatomie, der Empirik und den Lehren des Hippokrates konfrontierten. Galen berichtet, daß sein Vater ihm aufgrund eines im Traum erhaltenen Rates von Asklepios den Weg zur Medizin wies.

Zu jener Zeit bildete die Stadt Pergamon ein großes Kulturzentrum im römischen Kleinasien, wo Galens Medizinstudien mit großem Gewinn hätten fortgesetzt werden können; nach dem Tode seines Vaters jedoch führte er weite Reisen durch. Überall sah er, welchen Wert man auf die Anatomie legte; in Smyrna, Korinth und Alexandria geriet er unter den Einfluß einiger berühmter Anatomielehrer. Auch konnte er sich überall pharmakologische Kenntnisse über Pflanzen und Mineralien aneignen. Darüber hinaus beschäftigte sich Galen mit vielen Krankheitsarten, Behandlungsmethoden und medizinischen Theorien, besonders in Alexandria, wo sich Ärzte aus der gesamten römischen Welt trafen, um zu studieren, zu lehren und zu praktizieren. Durch die Teilnahme an der Behandlung von Patienten hatte er dort auch die Gelegenheit, unmittelbare klinische Erfahrungen zu sammeln.

Als er nach Jahren des Reisens nach Pergamon zurückkehrte, hatte er bereits seinen klinischen Weitblick bewiesen und sich durch einige Veröffentlichungen zur Anatomie und Physiologie einen Namen geschaffen. Wohl durch seine Reputation und durch den Status seiner Familie ernannte der Leiter der Kampfspiele Galen zum Arzt der Gladiatoren. Durch die Notwendigkeit, diese Kämpfer bei Gesundheit zu halten, lernte er die Bedeutung hygienischer Regeln und präventiver Maßnahmen. Indem er die schweren Verletzungen behandelte, die einen Teil des Gladiatorenlebens darstellten, konnte er die menschliche Anatomie, vor allen Dingen die der Knochen, der Gelenke und Muskeln, am Lebenden studieren und seine Fertigkeit bei der Behandlung von Frakturen sowie schweren Brust- und Bauchwunden hoch entwickeln.

Als er Pergamon wieder verließ, um zum ersten Mal nach Rom zu gehen, war er ein erfahrener, geschickter Arzt geworden. Obwohl er in Rom dann nicht mehr operierte (die öffentliche Meinung gegen Operationen mag zu stark gewesen sein), bildete doch die frühere Beschäftigung mit der Chirurgie die Basis für seine ausgedehnten, detaillierten und brillanten Diskussionen operativer Maßnahmen.

Er verließ Rom, hatte jedoch das Glück, vom Imperator Marc Aurel selbst zurückbeordert zu werden. Offensichtlich war er der bekannteste und erfolgreichste Arzt in Rom, wobei die kaiserliche Gunst seinen Stern in noch hellerem Licht erstrahlen ließ. Dennoch gab er sich nicht damit zufrieden, sich auf dem Höhepunkt seines Erfolges auszuruhen; er mokierte sich über Meinungen und Methoden, die den seinen widersprachen – waren sie nun zeitgenössisch oder überliefert.

Während des Reisens, Studierens, Praktizierens, Experimentierens, Debattierens und Demonstrierens – wobei er das gesamte medizinische Wissen seiner Zeit in sich aufnahm – schrieb Galen bedeutende Abhandlungen in Griechisch, seiner Muttersprache, und der Sprache der Wissenschaft. Die Themen seines ruhelosen Geistes und seiner unermüdlichen Feder waren Anatomie, Physiologie, Pharmakologie, Pathologie, Therapie, Hygiene, Diät und Philosophie.

Teleologische Erklärungen über alle Beobachtungen durchziehen sein gesamtes Werk. Die Ansicht, daß der Sinn eines jeden Geschehens vorherbestimmt sei, führte ihn manchmal zur Verdrehung seiner Beobachtungen oder zu falschen Vermutungen über eine Organfunktion, da die Natur seiner Meinung nach einen eindeutigen Zweck impliziere. Diese Voreingenommenheit (die ihn nach heutiger fortgeschrittener Erkenntnis auf einen Irrweg führte) war eigentlich das Charakteristikum seiner Lehre, das dem mittelalterlichen christlichen Geist zusagte. Aristoteles hatte gelehrt, daß »Natur nichts ohne einen Zweck tue«, Galen behauptete, daß er diesen Zweck erkenne.

Ein zweites Charakteristikum war seine Anwendung der Humorallehre, die er aus früher griechischer Zeit übernommen hatte. Danach waren die Körpersäfte (Schleim, Blut, gelbe Galle und schwarze Galle) ursächlich verantwortlich für Gesundheit und

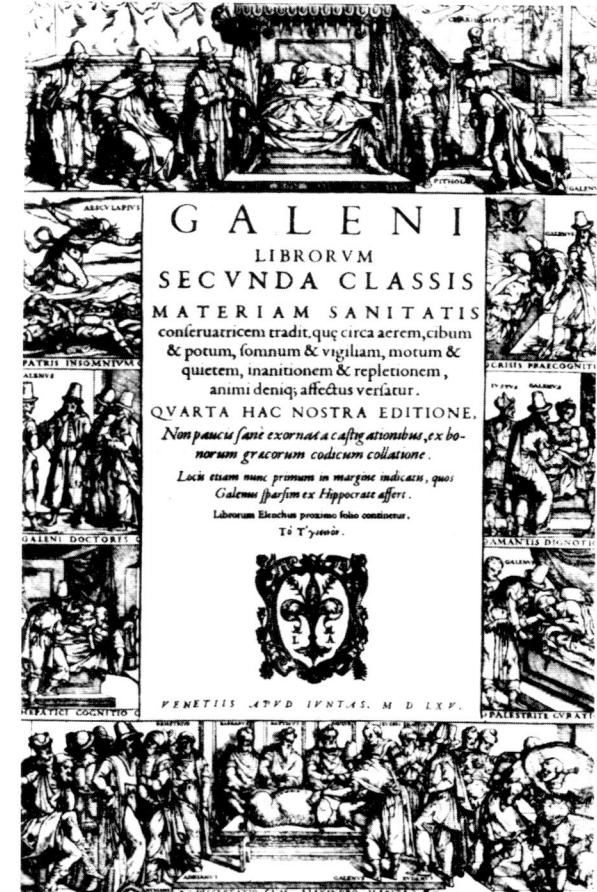

373

372 Ausgabe des Dioskurides (5. Jahrhundert), Illustration einer Unterhaltung Galens (oben Mitte) mit dem Botaniker Krateuas, mit Apollonius, Andreas von Karystos, Dioskurides, Nikander von Kolophon und Rufus von Ephesus. Österreichische Nationalbibliothek, Wien

373 Titelseite einer Ausgabe der Werke Galens, gedruckt in Venedig 1565. Die umfangreichen Schriften Galens wurden 1500 Jahre lang als absolute medizinische Autorität angesehen. Sammlung Bertarelli, Mailand

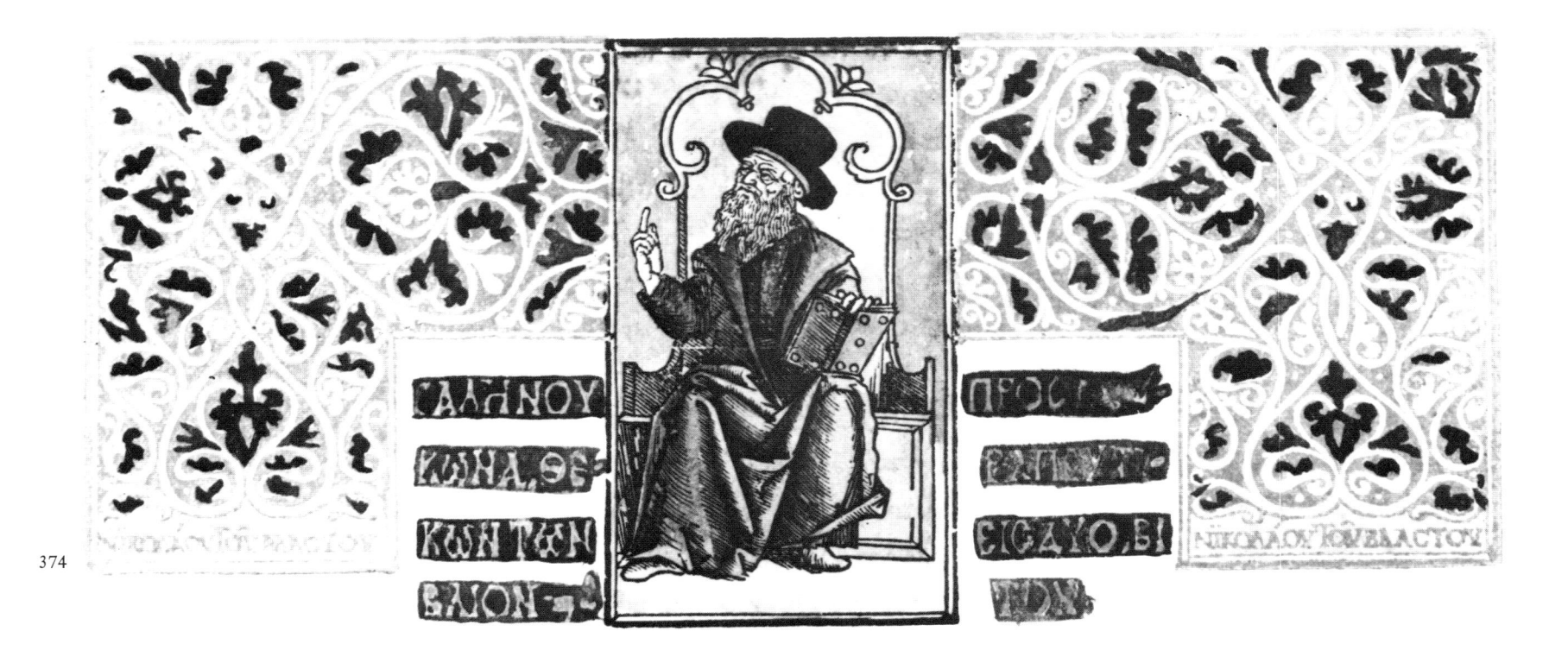

374

374 Miniatur aus einem mittelalterlichen Manuskript (ca. 1500), die Galen bei der Lehre zeigt. Nahezu alle wissenschaftlichen Werke waren während der römischen Zeit, ja sogar bis ins Mittelalter, in griechischer Sprache verfaßt. Wellcome Institute for the History of Medicine, London

375 Sterbender Gallier (1. Jahrhundert v. Chr.), bekannte römische Marmorkopie einer Bronzeskulptur (230–220 v. Chr.) aus Pergamon, wo Galen Arzt der Gladiatoren war. Museo Capitolino, Rom

376 Bronzene Reiterstatue (176 n. Chr.) des Kaisers Marc Aurel, der Galen seine königliche Gunst schenkte und seine Stellung als führender Arzt Roms festigte. Piazza del Campidoglio, Rom

375

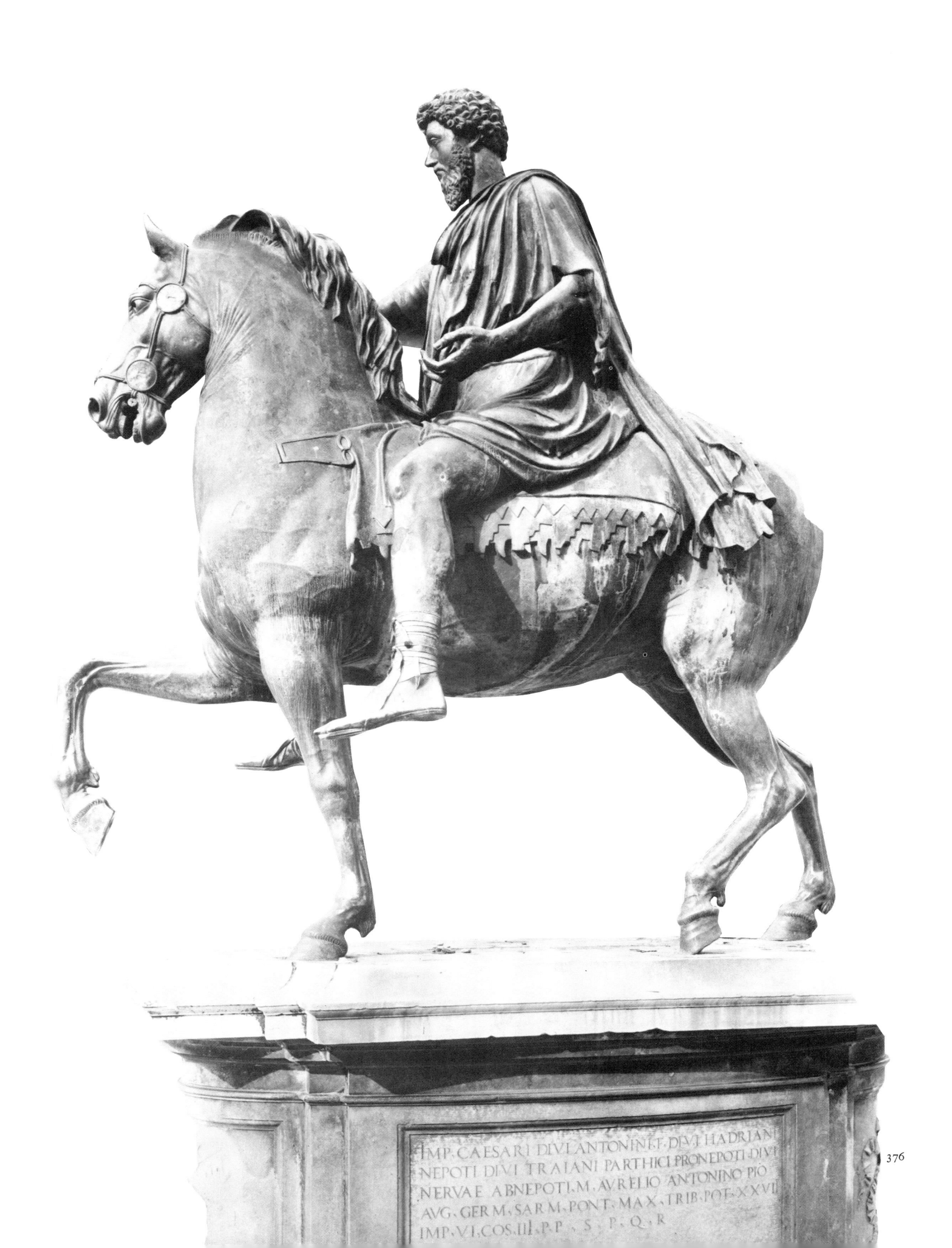

IMP.CAESARI DIVI ANTONINI.F.DIVI HADRIANI
NEPOTI DIVI TRAIANI PARTHICI PRONEPOTI DIVI
NERVAE ABNEPOTI M.AVRELIO ANTONINO PIO
AVG.GERM.SARM.PONT.MAX.TRIB.POT.XXVII
IMP.VI.COS.III.P.P. S.P.Q.R

376

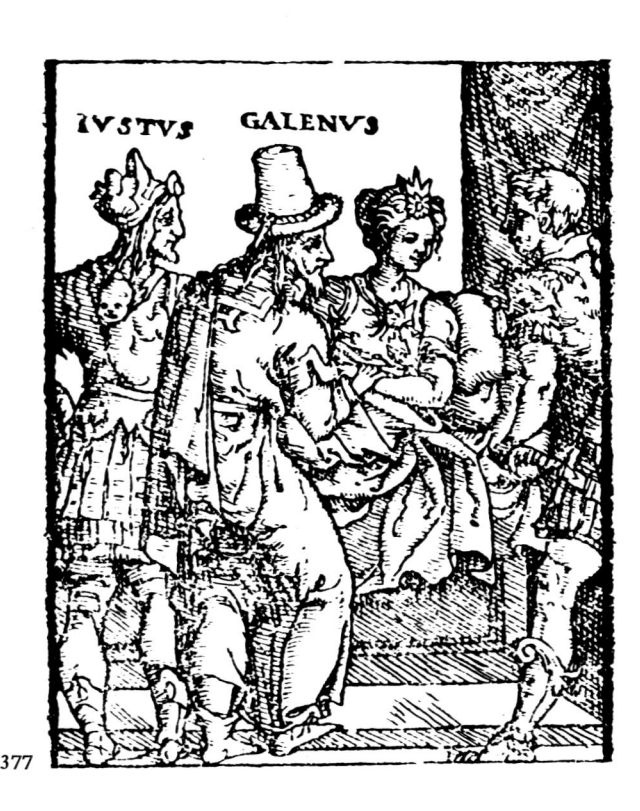

377

377 Illustration aus einer Ausgabe der Werke Galens aus dem Jahre 1586. Auf dieser Darstellung erkennt der diagnostische Weitblick des großen Arztes, daß die Krankheit der Dame auf unerwiderte Liebe und nicht auf körperliche Ursachen zurückzuführen ist. National Library of Medicine, Bethesda

378–381 Galens Beitrag zur alten Lehre der Vier Körpersäfte, hier illustriert in einem mittelalterlichen Manuskript, bestand in ihrer Verbindung mit vier Grundtemperamenten: Sanguiniker, Phlegmatiker, Choleriker und Melancholiker. Ms. C. 54, Zentralbibliothek, Zürich

Krankheit, und Galen erweiterte dieses Konzept, indem er alle Menschen in vier Typen einteilte: Phlegmatiker, Sanguiniker, Choleriker und Melancholiker, Termini, die man heute noch benutzt, um bestimmte Veranlagungen zu beschreiben.

Ein weiteres Kennzeichen der Werke Galens kann man in der Konzentration auf anatomische Details sehen. Einige seiner Studien stellten eine Pionierleistung dar. So bewies er zum Beispiel, daß die Venen mit dem Herzen in Verbindung stehen, daß die Nerven aber dem Zentralnervensystem entspringen. Er beschrieb die Nerven des Stimmapparates, die Anatomie des Rückenmarks, der Harnleiter, der Knochen und ihrer Muskelansätze. Da die direkte Sektion von Leichen, die in Alexandria früher Grundlage der Forschung gewesen war, nicht mehr ausgeübt wurde, mußten sich Galen und die Anatomen seiner Zeit auf andere Weise informieren: etwa bei der Freilegung von Organen durch eine Verletzung, bei der zufälligen Entdeckung eines verlassenen Leichnams, bei der Sektion von Tieren, wobei man Organähnlichkeit mit dem menschlichen Körper vermutete.

Da Galen seine Kenntnisse zum größten Teil aus Tiersektionen (vor allem des Berberaffen) ableitete, machte er viele Fehler, insbesondere in Hinsicht auf die inneren Organe. So zum Beispiel nahm er fälschlich an, das *rete mirabile*, ein Geflecht von Blutgefäßen an der Hirnbasis von Huftieren, existiere auch beim Menschen. Außerdem postulierte er manchmal nicht existierende Strukturen, um seine Theorien zu untermauern. Normalerweise gibt es keine direkten Verbindungen zwischen der linken und rechten Herzkammer, Galen jedoch ›fand‹ Öffnungen im Septum (Zwischenwand), um seine Theorie zu stützen, nach der das Blut von einer Seite zur anderen strömen sollte.

Trotz der Fehler und Trugschlüsse Galens ist man über den Reichtum der Detailgenauigkeit in seinen Schriften erstaunt. Gelehrte späterer Jahrhunderte schluckten seine Beschreibungen – falsch wie richtig – zur Gänze und unterwarfen sie nicht der Nachprüfung, die Galens Prinzip der Entdeckung durch das Experiment forderte. Im Tierversuch differenzierte er die sensiblen und motorischen Nerven, beleuchtete die Auswirkungen der Rückenmarksdurchtrennung, untersuchte die physiologischen Vorgänge in der Brusthöhle und bewies, daß ein Herz auch ohne Nerven weiter schlägt. Die Funktion eines bestimmten Halsnervs demonstrierte er, indem er mit dessen Durchtrennung ein quiekendes Schwein verstummen ließ. Er war es, der zum ersten Mal zeigte, daß die Arterien Blut und nicht Luft enthielten. Seine Beiträge mögen natürlich Vorläufer gehabt haben, die man heute nicht mehr kennt; auf ihn berief man sich jedoch als den ersten Experimentator.

Zu Galens Zeit gab es wahrscheinlich niemand, der ihm in der klinischen Beobachtung gleichkam. Man muß das Wort ›wahrscheinlich‹ betonen, denn die meisten Kenntnisse über die zeitgenössische Medizin sind uns durch Galens eigene Schriften überliefert. Anders als Hippokrates, der gute und schlechte Ergebnisse unvoreingenommen und ohne Stolz berichtete, zählte Galen hauptsächlich Erfolge auf, die er mit großer Selbstzufriedenheit beschreibt. Faszinierend ist jedoch sein medizinischer Scharfsinn, wie das folgende Beispiel zeigt: Als die Leibärzte des Marc Aurel schlossen, daß die Symptome des Kaisers den Anfang einer schweren fieberhaften Erkrankung anzeigten, diagnostizierte Galen ein harmloseres Leiden (einen »gestörten Magen«), von dem sich der Patient rasch erholte. Die Behandlung, die darin bestand, mit Medikamenten getränkte Wolle auf das Abdomen zu legen, hatte wohl nur wenig Einfluß auf den Verlauf der Krankheit – eine Beobachtung, die man in der Medizin zu allen Zeiten machen kann. Auf den Puls verwandte Galen besondere Beachtung und entwickelte ein kompliziertes Lexikon beschreibender Termini. Auch bewies er Verständnis für die Unsicherheiten und Ängste des Kranken, und er erkannte die Verbindungen zwischen Emotion und körperlichen Symptomen. Trotz der Anwendung des Aderlasses, gestützt auf die Theorie der Vier Säfte, empfahl er Vorsicht bei der Blutmenge, die man dem Patienten entzog. Trotz seines Rückgriffs auf Purgation und Schröpfen lag der größte Teil seiner Behandlung auf der traditionellen Linie des Hippokrates – d. h., er verwandte schonende Methoden wie Diät, Ruhe und Übung. Die Krankheitsverhütung durch hygienische Maßnahmen war ihm ebenfalls ein besonderes Anliegen.

Eine bestimmte Eigenheit, die sich mit dem Namen Galens verbindet, war die reiche Anwendung von Medikamenten. Er sammelte Medizinpflanzen und bereitete seine eigenen Rezepturen, denn er mißtraute den Wurzelsammlern und Heilmittelverkäufern. Die vielen Ingredienzien, die er zu einer Rezeptur verwandte, wurden manchmal »Galenica« genannt, die Bezeichnung hatte jedoch keine bestimmte Bedeutung. Die Polypharmazie trieb er ad extremum, indem er Stoffe mischte und veredelte, deren Eigenschaften er nach den Körpersäften und ihren Qualitäten in heiß, kalt, trocken und

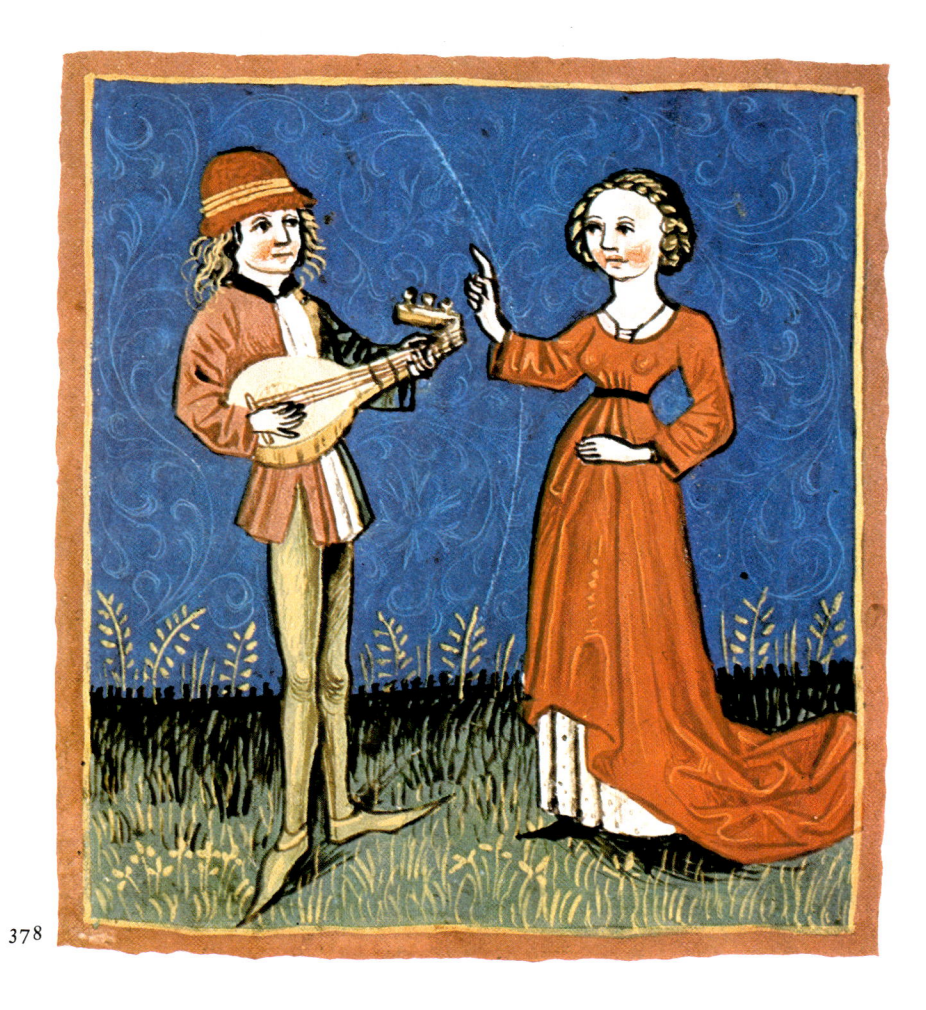

378

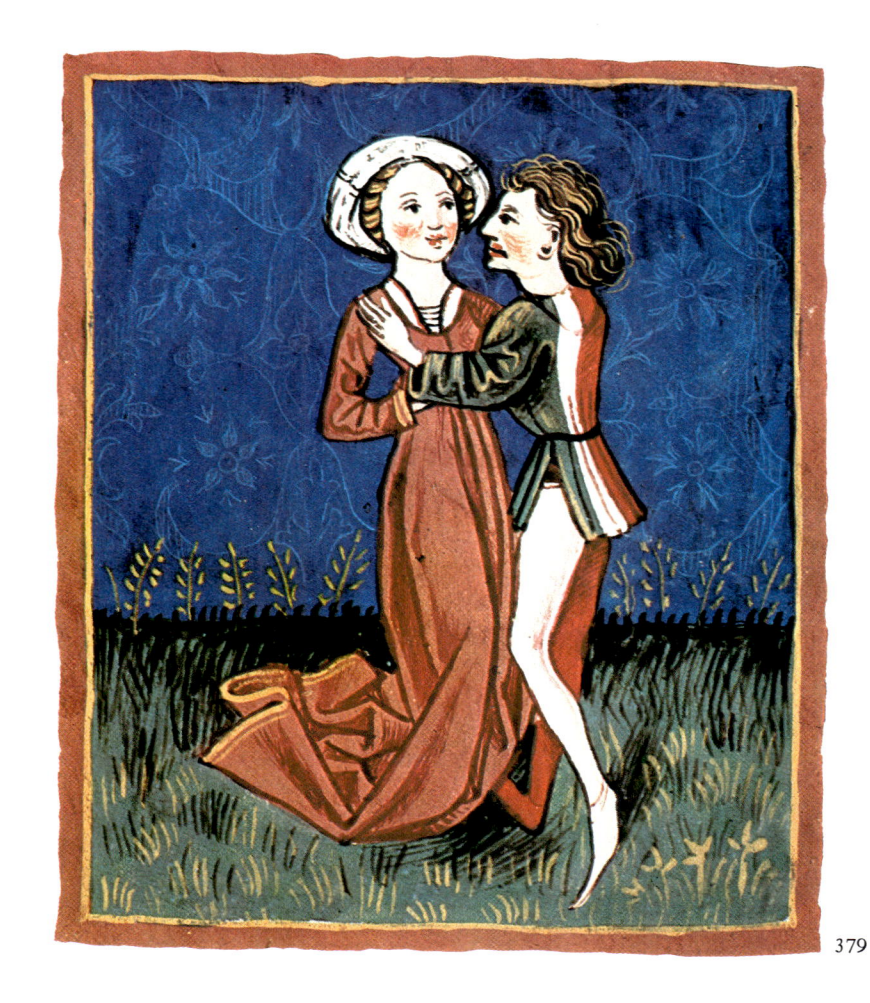

379

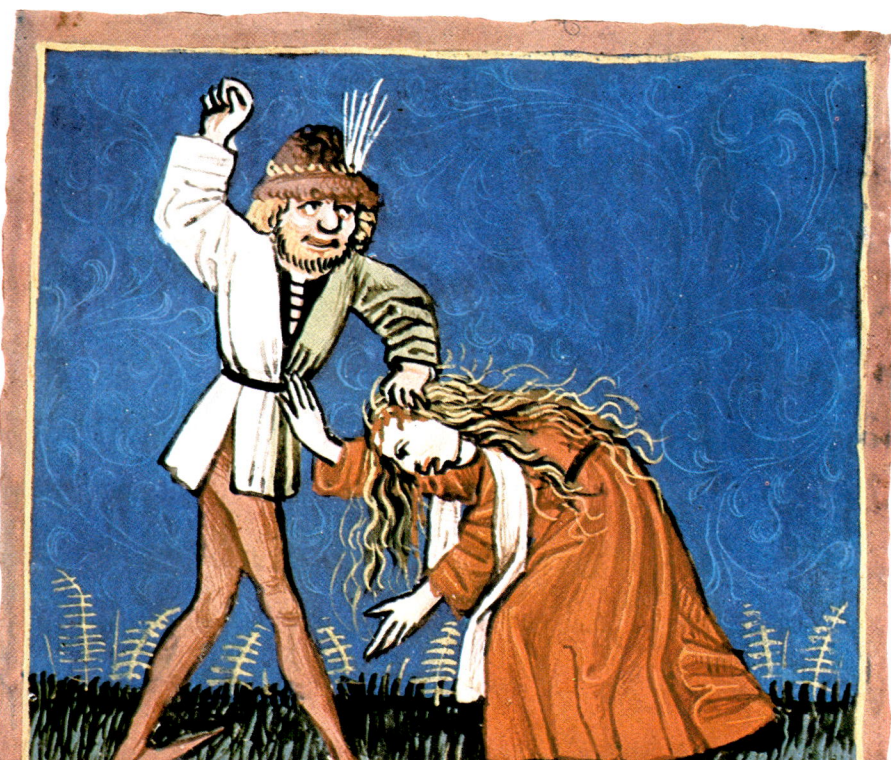

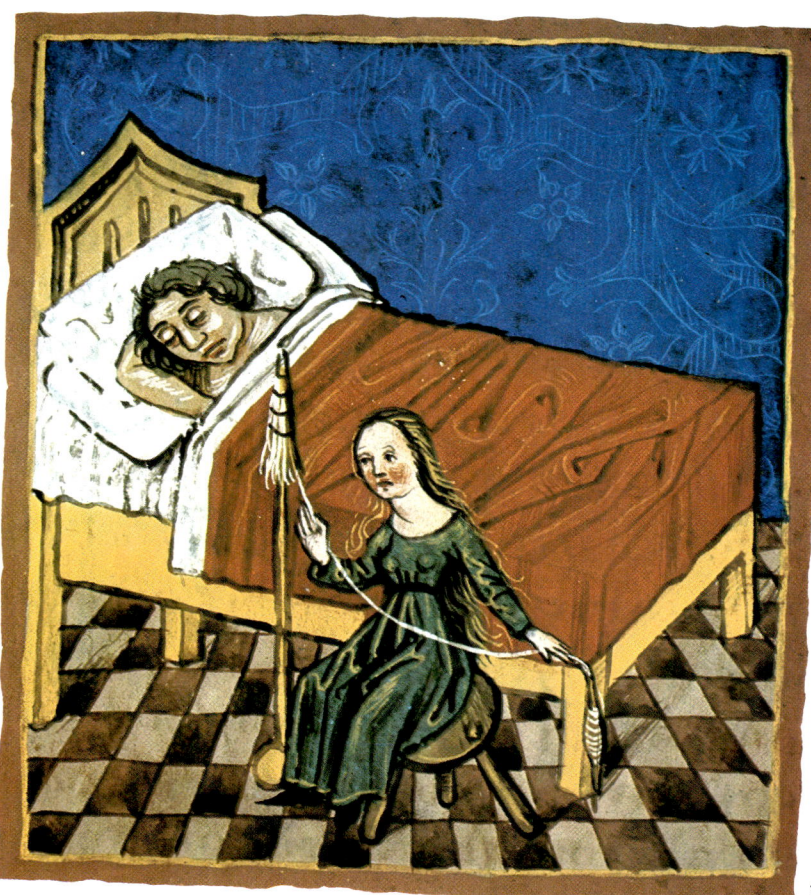

381

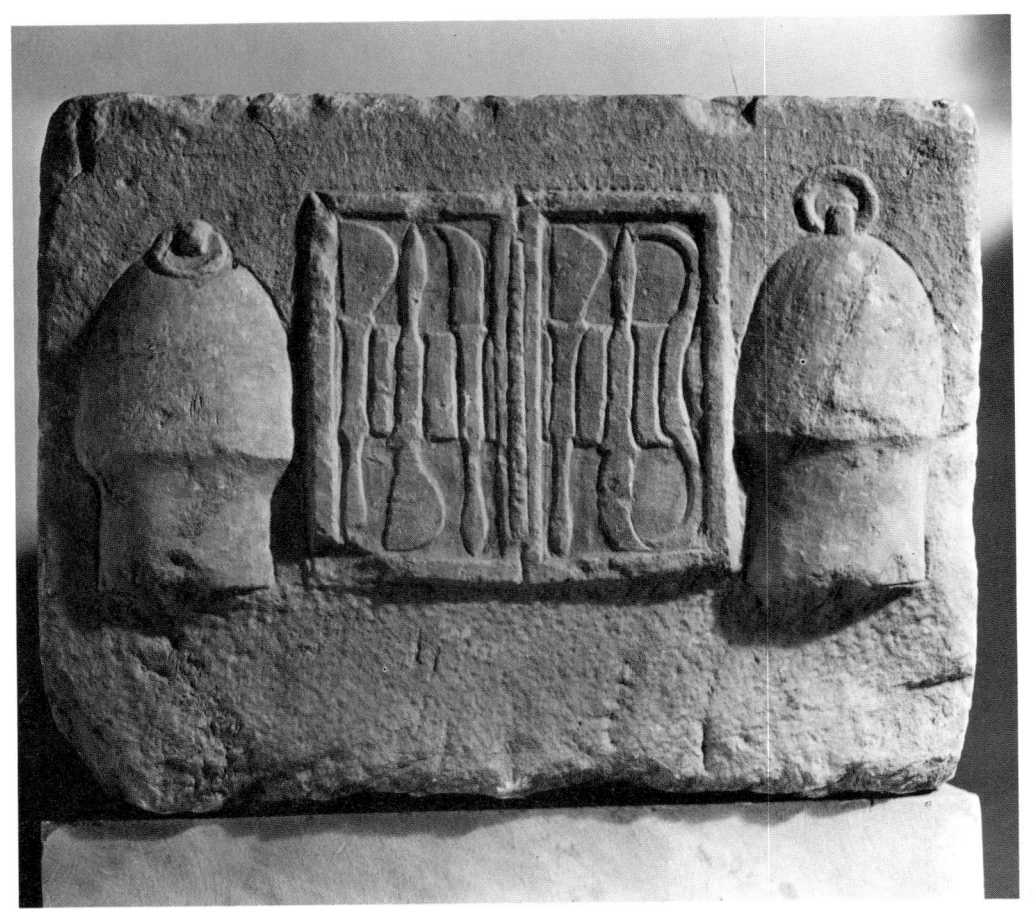

382

382 Basrelief aus dem Tempel des Asklepios in Athen mit griechischem Operationsbesteck und Schröpfgläsern. Die Römer erweiterten die Vielzahl der Operationsinstrumente, und Galen beschrieb ihren Gebrauch im Detail. Archäologisches Nationalmuseum, Athen

383 Galen bei der Sektion eines Schweines, Detail des Titelblattes einer Sammlung der Werke Galens, die 1565 in Venedig veröffentlicht wurde. Der größte Teil seiner anatomischen Kenntnisse stammte aus der Tiersektion, worauf sich mancher Irrtum zurückführen läßt. National Library of Medicine, Bethesda

384 Klinische Szene (Medicatrina) aus einer Galen-Ausgabe, die 1550 in Venedig publiziert wurde. Dargestellt sind chirurgische Maßnahmen, wie Galen sie beschrieb – an Kopf, Auge, Bein, Mund, Blase oder Genitalien –, die man auf diese Weise noch im 16. Jahrhundert durchführte. Sammlung Bertarelli, Mailand

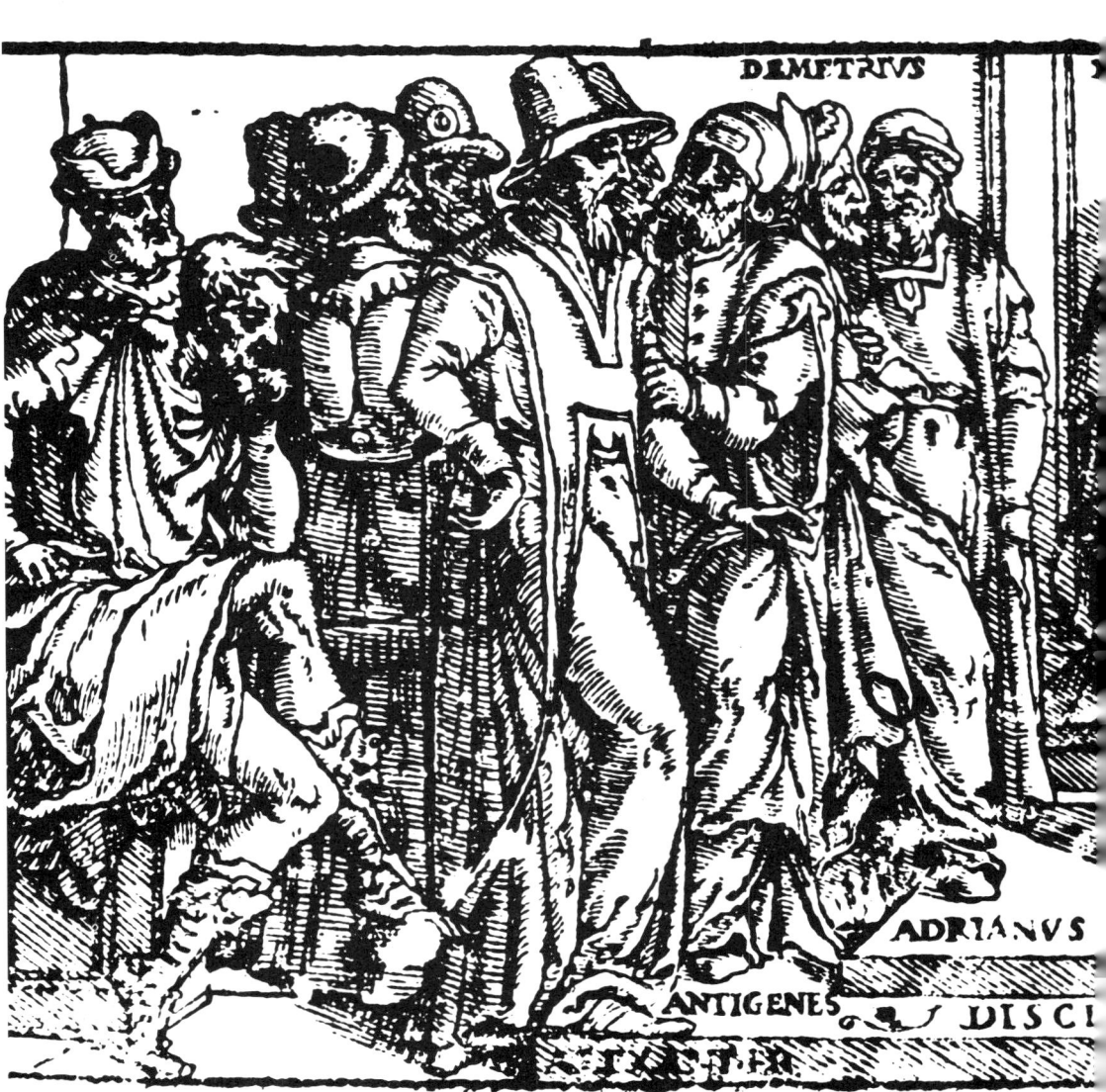

383

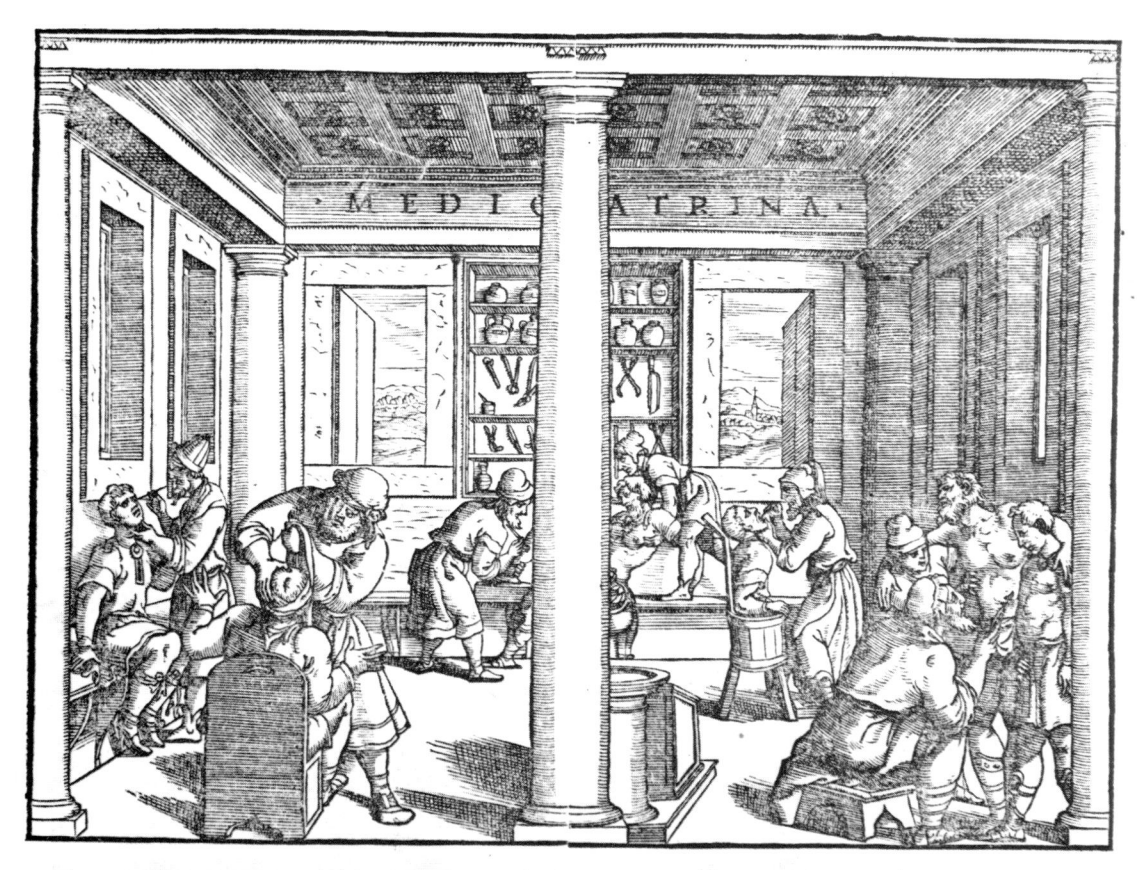

GALENI IN LIBRVM HIPPOCRATIS

384

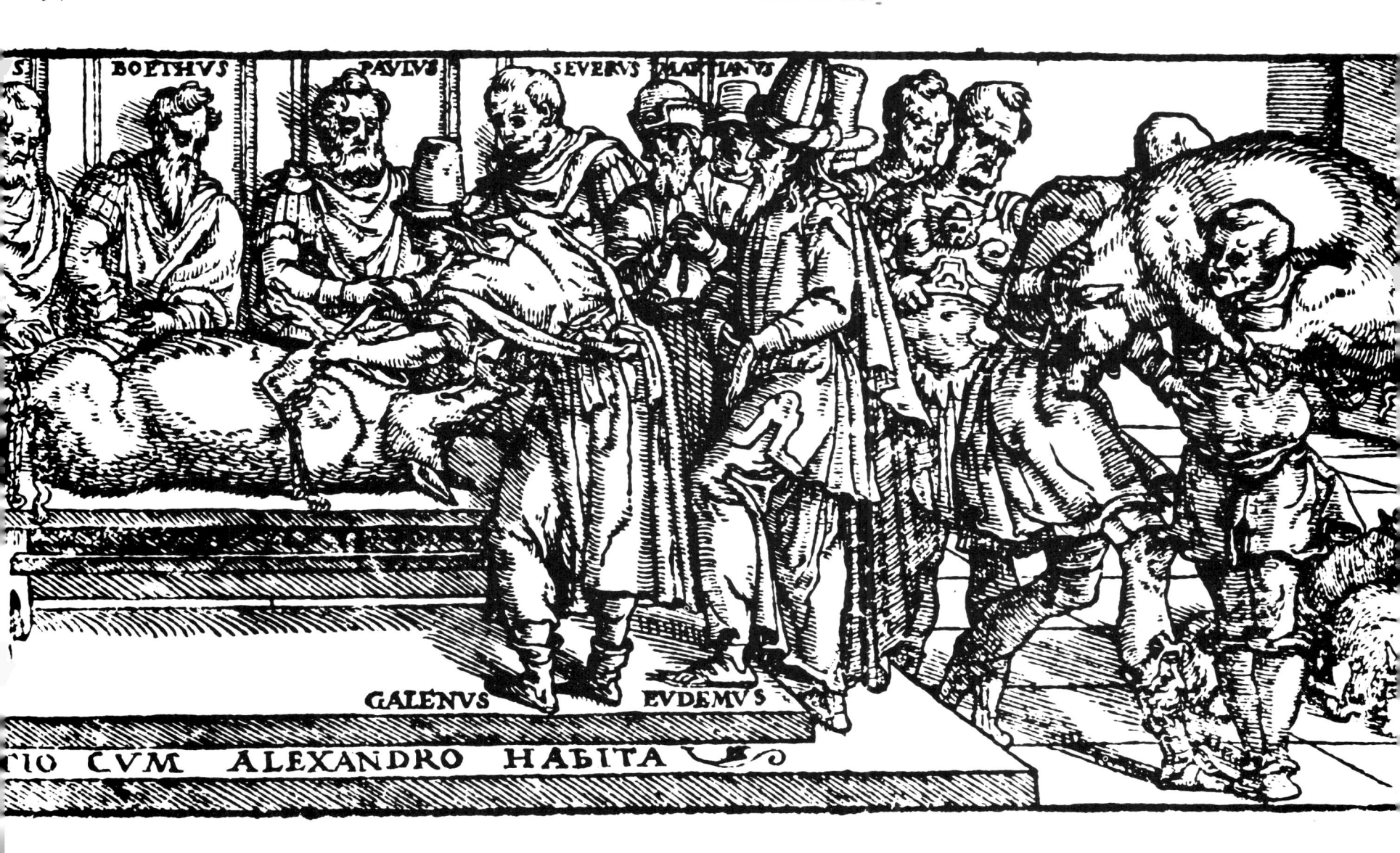

BOETHVS · PAVLVS · SEVERVS · MARTIANVS

GALENVS · EVDEMVS

...TIO CVM ALEXANDRO HABITA

257

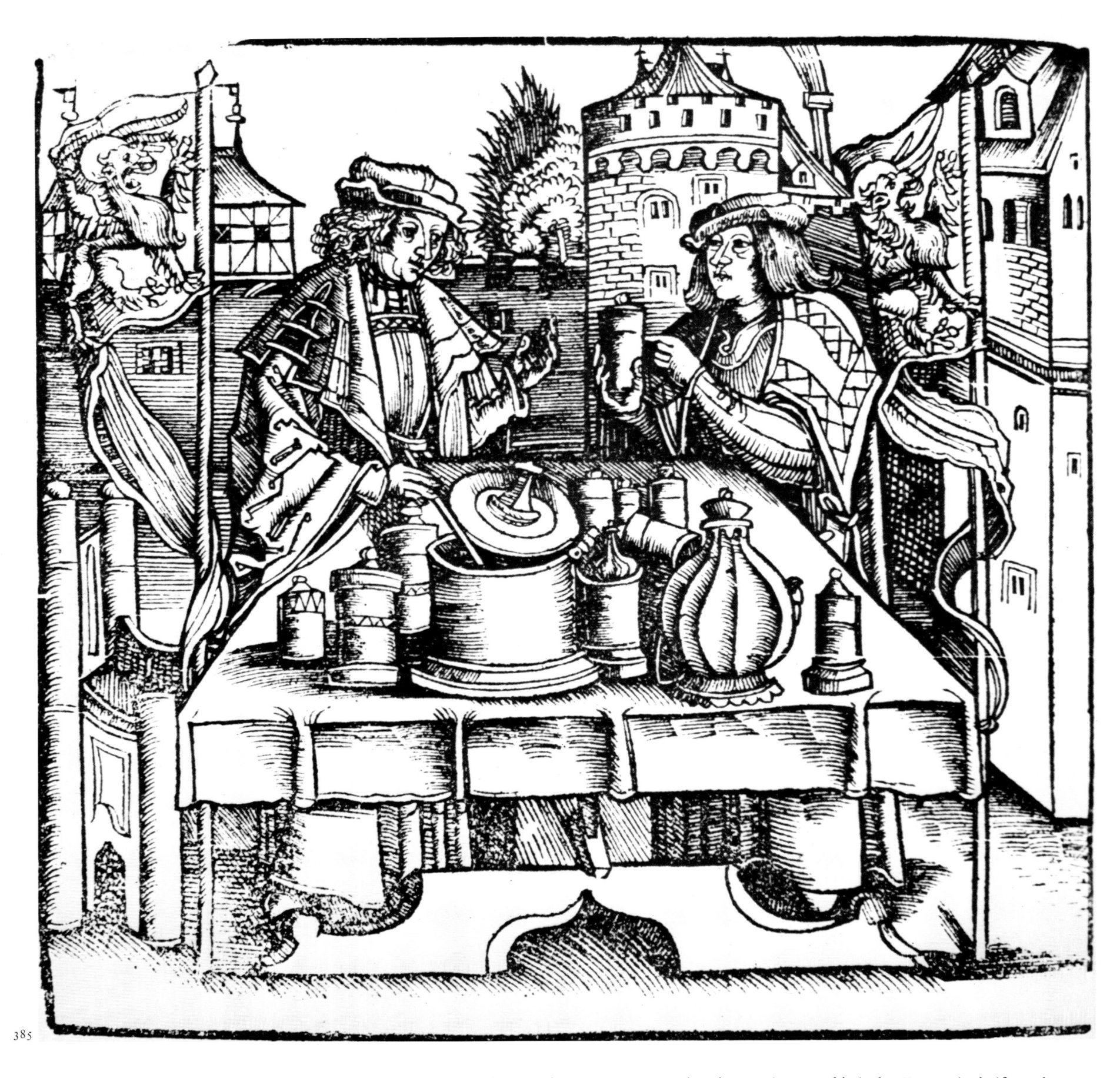

385

feucht einteilte. So zum Beispiel verlangte eine Krankheit der Kategorie ›heiß‹ nach einem Mittel, das in die Skala ›kalt‹ gehörte – ein Klassifizierungssystem, das sich auf spekulative Lehren gründete.

Eine außerordentliche pharmazeutische Kombination, die Galen noch weiter ausarbeitete, war das Gegenmittel (Theriak). Diese antike, aus vielen Stoffen zusammengesetzte Rezeptur war ursprünglich ein Antidot (Gegengift) gegen Schlangenbisse und wurde schließlich gebraucht, um die Wirkung jeglicher Gifte und sogar die Pest zu bekämpfen. Der Legende nach soll Mithridates VI., der König von Pontus (132–63

v. Chr.), Experimente an Sklaven durchgeführt haben, um Gegenmittel gegen Gift zu finden, vor dem er eine ausgesprochene Angst hatte. Die Kombination, die er schließlich fand, wurde *Mithridaticum* genannt. Im 1. Jahrhundert n. Chr. fügte Andromacus, der Leibarzt Neros, dem Rezept noch Vipernfleisch zu und gab dem Medikament den Namen Theriak, was im Griechischen soviel wie »wilde Bestie« bedeutet.

Nach und nach setzte sich das Theriak aus immer mehr Stoffen zusammen. Galen mischte mehr als 70 Zutaten, im Mittelalter wurde die Zahl 100 überschritten. Dieses universelle Antidot, dessen Herstellungsprozeß Monate in Anspruch nahm, mußte jahrelang reifen wie alter Wein, es scheint jedoch mehr von fester als von flüssiger Konsistenz gewesen zu sein. Die wichtigste und erfolgreichste Kritik daran leistete William Heberden im 18. Jahrhundert, es dauerte jedoch noch Jahrzehnte, bevor man in England darauf verzichtete. Pharmakopöen in Frankreich, Spanien und Deutschland führten Theriak jedoch noch bis zum letzten Viertel des 19. Jahrhunderts.

Gebildete wie Unwissende, Weise wie Narren, alle vertrauten auf Theriak, um Krankheit zu verhüten, Entzündungen zu behandeln, den Schwarzen Tod abzuwehren und giftige Bisse jeder Art zu heilen – einschließlich der Menschenbisse, deren außerordentliche Gefahr von Celsus, Plinius, Galen und anderen erkannt wurde. Ein Teil der Popularität wird wohl auf das darin meist enthaltene Opium zurückzuführen sein. Galen schätzte, wie viele andere Gelehrte seiner Zeit, dieses Mittel so hoch ein, daß er es für die verschiedenen Herrscher, denen er diente, selbst mischte.

Die ausgiebige Beschäftigung Galens mit der Forschung, der Klinik und der Pharmakologie überschatteten gelegentlich seine Talente und scharfen Beobachtungen bei chirurgischen Maßnahmen. »Alle Operationen fallen unter zwei Kategorien: Trennung und Näherung. Die Annäherung befaßt sich mit dem Verbinden und mit der Behandlung von Frakturen, von Dislokationen der Gelenke, der Rückverlagerung vorgefallener Därme, des Uterus oder Rektums, der Naht des Bauches und der Wiederherstellung von Gewebedefekten bei Nase, Lippen und Ohren. Die Teilung umfaßt einfache Inzisionen, die Beschneidung, das Heben der Haut, das Abtrennen der Kopfschwarte, die Exzision von Venen, die Amputation, das Kauterisieren, das Ausschaben, das Glätten und das Aussägen.«

Galen lieferte vernünftige Vorschläge zum Gebrauch der Instrumente, die den Römern in vielen Variationen zur Verfügung standen, u. a. Messer verschiedener Größen, Scheren, Zangen, Schienen und Wundhaken, um Operationswunden aufzuhalten. Außerordentlich scharfsinnig waren seine Ratschläge zur Plazierung von Inzisionen und deren Verschluß, zur Behandlung der offenen Bauchhöhle und zur Dränage von Abszessen. Er entfernte kühn Tumore und infizierte Knochen, ließ es dabei jedoch nicht an Sorgfalt mangeln. Trotz seiner Neigung, sich zu rühmen, legen Galens Beschreibungen Zeugnis ab von seinem großen chirurgischen Geschick und Pragmatismus.

Betrachtet man die Schriften Galens in ihrer ganzen Komplexität, so fragt man sich, warum seine Werke sich so lange hielten und einen grundlegenden, unbestrittenen Einfluß 1500 Jahre lang ausüben konnten. Man muß dabei berücksichtigen, daß die unsicheren Lebensumstände des Mittelalters die Sehnsucht nach Sicherheit und Autorität hervorbrachten, eine Einstellung, die sich im muslimischen Osten wie im christlichen Westen beobachten läßt. Galens dogmatischer, didaktischer und sogar pedantischer Stil entsprach dem Wunsch nach absoluten Normen, wobei er zudem keine Fragen offenließ. Des weiteren machten die immer wieder eingestreuten teleologischen Argumente es der christlichen Kirche leicht, sich mit seinen Ideen anzufreunden. Auch konnten seine enzyklopädischen Aufschlüsselungen, die das gesamte frühere Wissen integrierten, als leicht erreichbare Quellen medizinischer Information dienen. Einen weiteren wesentlichen Grund für ihren Einfluß kann man in der Tatsache sehen, daß von seinen 500 bekannt gewordenen Werken 83 medizinische Abhandlungen überlebten. Und letztlich umgaben die frühen Kompilatoren und Kommentatoren, die ihm folgten, seinen Namen mit einer Gloriole. Oribasius, Aetius, Alexander von Tralles, Paul von Aegina, alle selbst namhafte Autoritäten, bezeichneten Galen als die Quelle ihres gesamten medizinischen Wissens.

Niemand kam ihm gleich oder forderte ihn erfolgreich heraus, bis Vesalius, der Anatom der Renaissance, die Fundamente der Autorität Galens erschüttern sollte.

385 Holzschnitt aus dem 16. Jahrhundert, dargestellt ist die Zubereitung des Theriaks, des alten Universalgegengiftes, das Galen noch verfeinerte, indem er die Zahl der Ingredienzien auf über 70 steigerte. Aus H. Brunswick, *Das neu Distillir-Buch*, Straßburg, 1537. National Library of Medicine, Bethesda

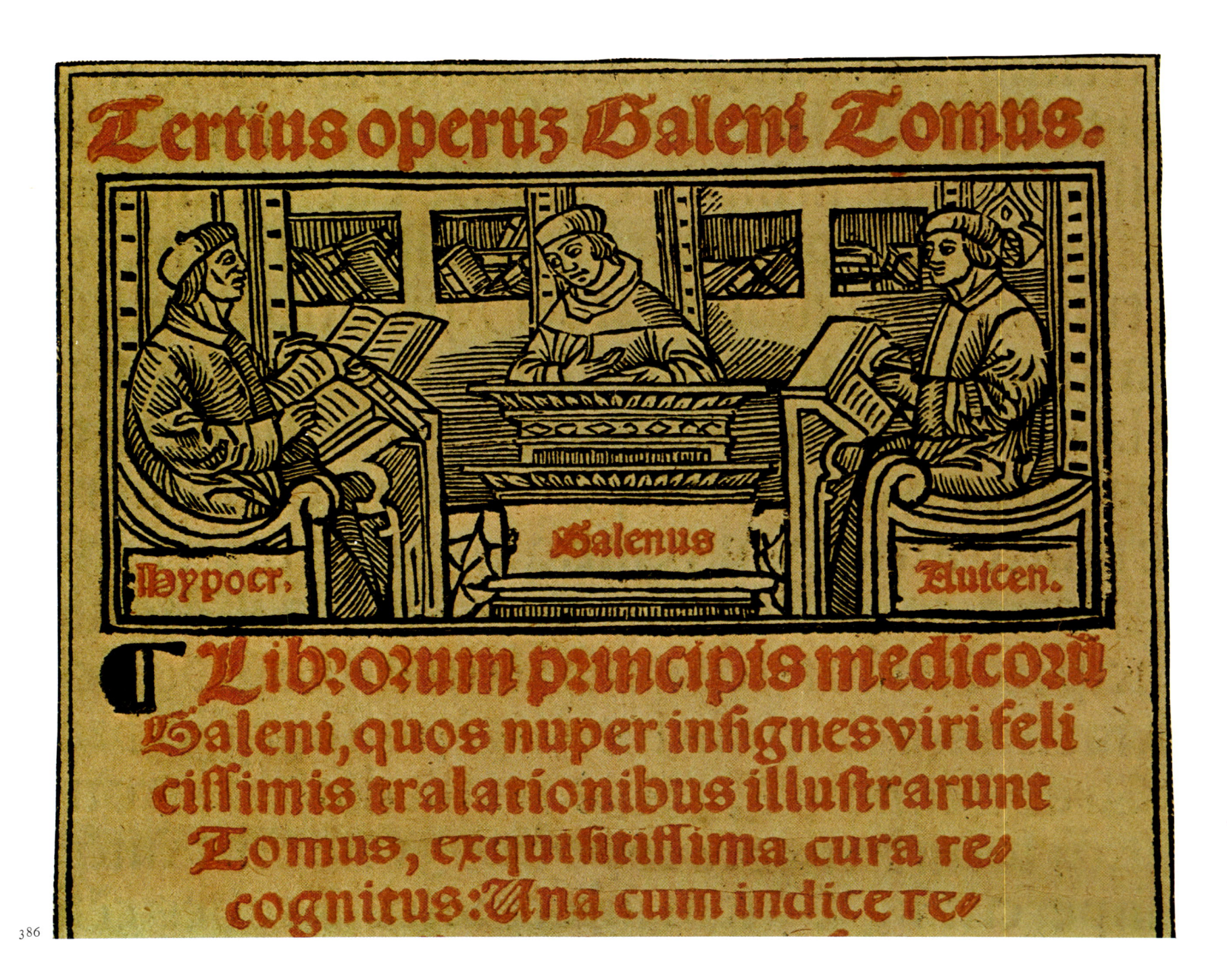

386

387

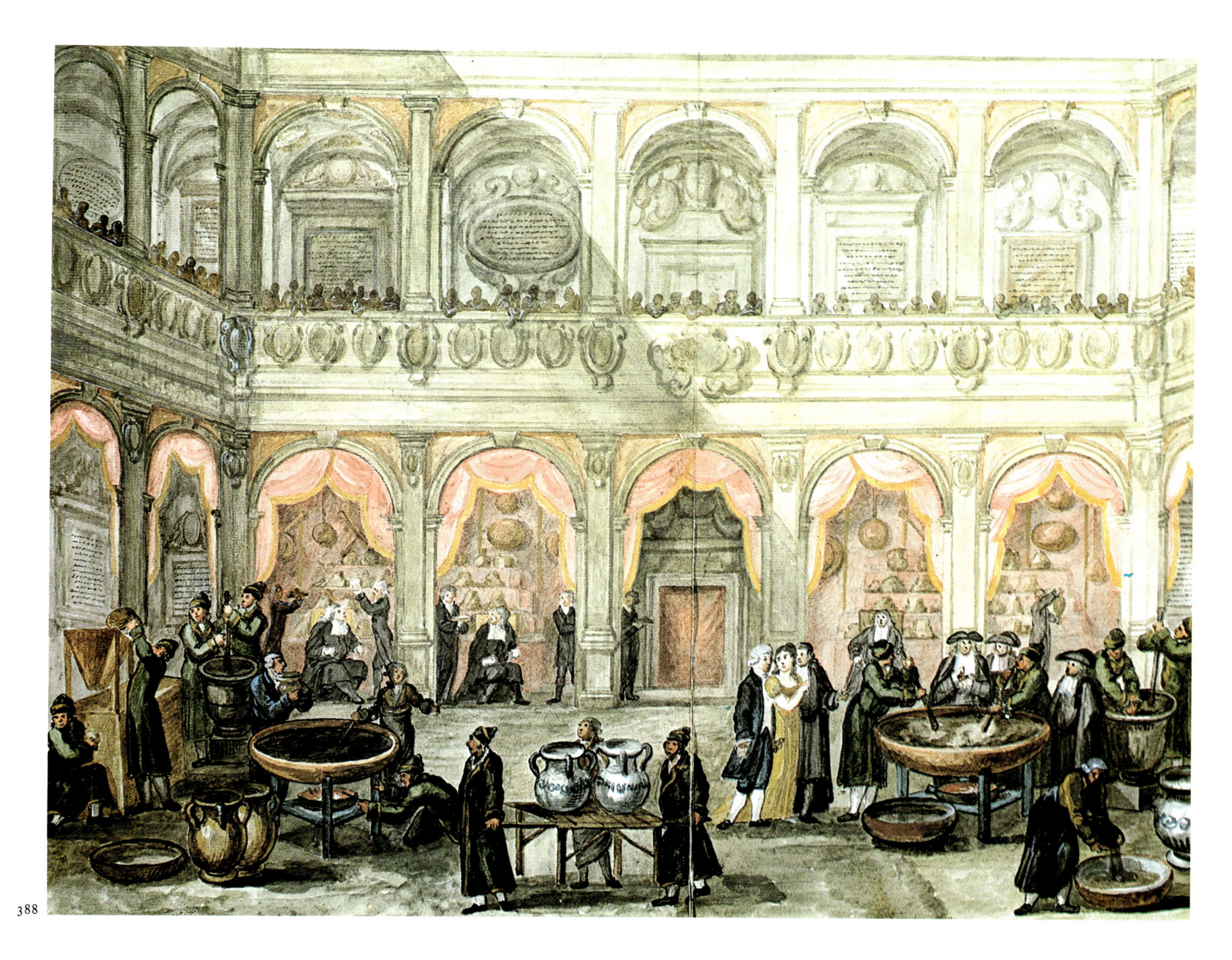

388

386   Illustration eines Manuskriptes in einer
Galen-Edition aus Lyon, 1528. Hier wird
Galen flankiert von Hippokrates und
Avicenna. Galen blickt auf Hippokrates als
Autorität, in der gleichen Weise schaut
Avicenna auf Galen. National Library of
Medicine, Bethesda, Maryland

387   Der noch anhaltende Einfluß der Schriften
dieses großen Arztes zeigt sich in der
Darstellung Galens auf einer Briefmarke aus
der Volksrepublik Jemen. Im Besitz des Autors

388   Von der Gemeinde im späten 18. Jahrhun-
dert durchgeführte Zubereitung ausreichender
Mengen von Theriak für den Bedarf einer ganzen
Stadt. Illustration aus *Vestiari, Usi, Costumi di
Bologna*, 1818, von Giuseppe Guidicini.
Biblioteca Communale dell'Archiginnasio,
Bologna

Medizin im Mittelalter

Der Aufstieg des Christentums

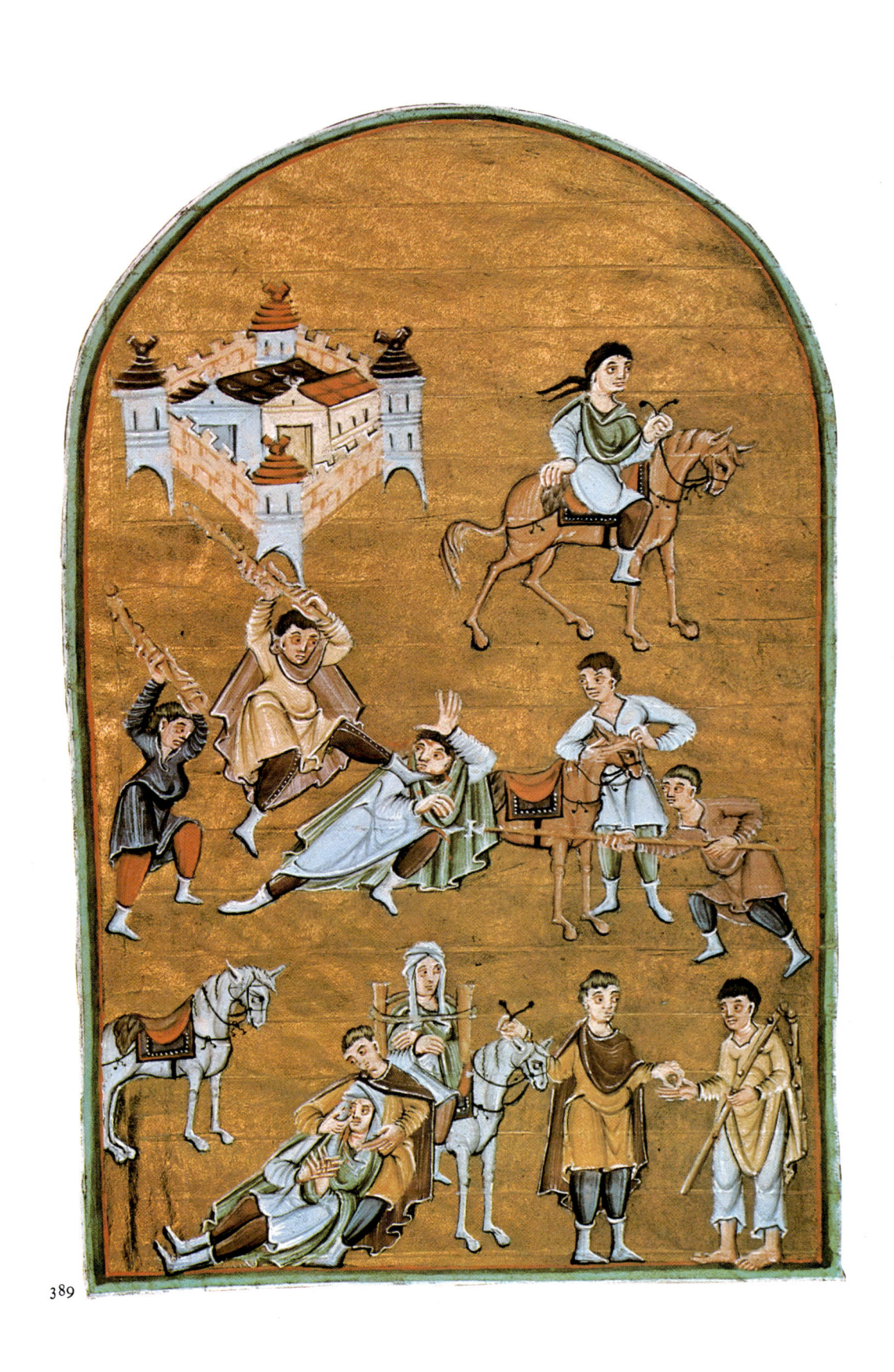

Die frühen Anhänger des gekreuzigten Jesus Christus von Nazareth waren von seiner bevorstehenden Rückkehr, dem Tag des Jüngsten Gerichts und dem Ende des ›Hier und Jetzt‹ überzeugt. Es überrascht daher nicht, daß eine solche Einstellung gegenüber der Gegenwart die Sorge um physische, weltliche Leiden nicht förderte – eine Sorge, die am Anfang jedes medizinischen Denkens steht.

Der Ursprung der Krankheit und ihre Behandlung

Im judäischen Gedankengut war Krankheit traditionell mit der Strafe für Sünden oder mit göttlicher Ungnade gleichgesetzt. Die frühe christliche Kirche tat wenig, diese allgemeine Ansicht zu erschüttern. So wurde das Kranksein mehr und mehr mit einer Art Sünde gleichgesetzt, die man geduldig erleiden mußte (wie Hiob es tat) und von der man nur durch die Gnade, jenen unverdienten und unvorhersehbaren Eingriff Gottes, geheilt werden konnte. Diese Interpretation der Ursache und der Heilung von Krankheit wurde von Gregorius von Tours im 6. Jahrhundert entwickelt, übte jedoch auch schon vorher beträchtlichen Einfluß aus. Als der Weltuntergang weniger nahe und dadurch auch weniger sicher schien, wandte man sich wieder mehr den Problemen des täglichen Lebens zu. Dabei werden Betrachtungen über Gesundheit und deren Störungen dann sicherlich wieder vorrangig gewesen sein.

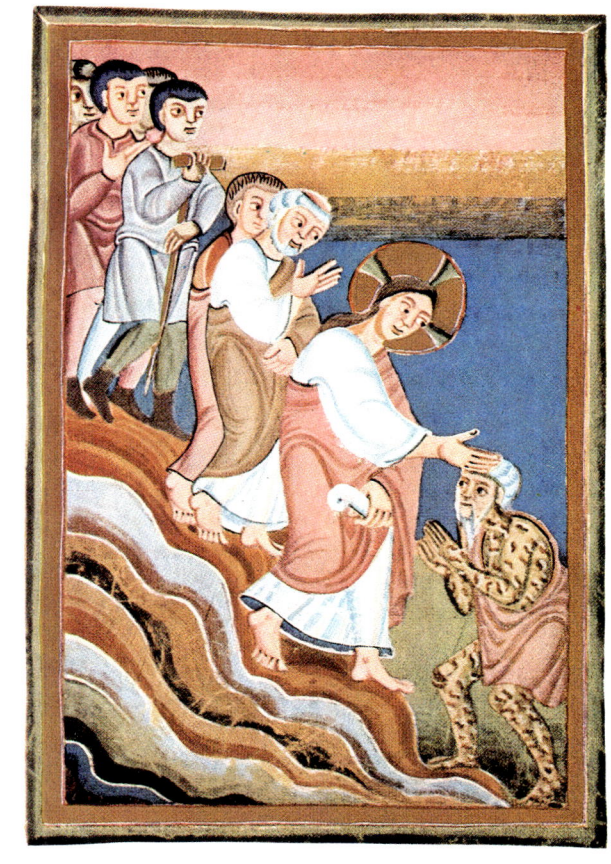

390

Bei den frühesten Christen finden sich stark variierende, letztlich jedoch verwandte Interpretationen der Göttlichkeit und des körperlichen Leidens, wie sie in den Evangelien entwickelt wurden. Es handelt sich zentral um die »Heilende Sendung Christi«. In allen vier Evangelien von Matthäus, Markus, Johannes und Lukas (der selbst Arzt war) finden sich Berichte über das Wirken Christi als Heiler der Gelähmten und Krüppel, der Tauben und Blinden, der Aussätzigen und Fiebernden.

Markus bezieht sich auf die Heilkunst Christi (I, 23–27) in seinem Bericht von der Austreibung eines unreinen Geistes. Bald darauf folgen in der Wirkungsgeschichte Christi ähnliche Heilungen körperlicher Leiden. Johannes und Lukas, der Arzt, berichten über zahlreiche Beispiele für die Heilungen offensichtlich körperlicher Leiden durch Christus, die der Teufels- und Dämonenaustreibung sehr ähneln. Der moderne Leser der Evangelien ist häufig enttäuscht, daß die Verfasser es versäumt haben, zwischen Heilung durch Glauben, Exorzismus und Wunder zu differenzieren; die ›Therapie‹ war jedoch stets dieselbe, sei es bei physischen Leiden, psychischer Labilität oder offensichtlichem Tod. Stets waren die Heilmethoden übernatürlicher Art, und spätere Philosophen des Mittelalters nannten sie *praeter naturam*, was bedeutet, daß die auf das Hier und Jetzt anwendbaren Gesetze aufgehoben waren.

Wenn auch meistens die bloße Anwesenheit Christi ausreichte, um eine Heilung zu bewirken, war gelegentlich doch mehr notwendig. Die Berührung war von außerordentlicher Wichtigkeit, sei es, daß Christus seine Hand ausstreckte oder der Kranke den Saum des Gewandes berührte. Diese wunderwirkende Seite der Natur Christi hob man zumindest zu der Zeit, als die Evangelien geschrieben wurden, bei der Verkündigung der neuen Lehre besonders hervor. Jahrhunderte später benutzte man die wunderbaren Attribute der Anwärter zur Heiligkeit in doppelter Weise – man ›bewies‹ damit die Heiligkeit und begründete mit ihnen die Pflicht, den entsprechenden Heiligen zu verehren.

Die Evangelien berichten im Gleichnis vom barmherzigen Samariter von einem anderen Beispiel christlicher Tugend in Zusammenhang mit Heilung, das die Frage beantwortet: »Und wer ist mein Nächster?« Dieses Vorbild des gütigen Menschen, der aus Mitleid seinem Mitmenschen eine Wohltat erweist, übte einen starken Einfluß auf die Entwicklung des Konzepts der ›Christlichen Nächstenliebe‹ aus. Deren Verbindung mit der Behandlung von Krankheiten half, einen Zusammenhang zwischen der sich entwickelnden Kirche und dem Bemühen um die Kranken herzustellen.

Die Entwicklung der Kirche

Die frühe christliche Kirche blühte trotz aller Schwierigkeiten und änderte ihr Wesen und ihre Organisation schon kurz nach dem Tod Christi. Ursprünglich eine judäische Minderheitssekte in der römischen Provinz Palästina, bekam das Christentum bald durch Paulus eine eindeutig griechische und hellenistische Form. Mit fortschreitender Zeit rückte der Tag des Jüngsten Gerichtes in immer weitere Ferne, und die junge Kirche konnte sich nicht mehr so sehr auf eine Theologie verlassen, die von diesem Ereignis abhing. Dem Einfluß des Christentums war in der römischen Welt die

389 Das Gleichnis vom Barmherzigen Samariter aus dem Evangeliar Kaiser Ottos III. (spätes 10. Jahrhundert). Die Lehre der Nächstenliebe beeinflußte das Konzept der christlichen Wohltätigkeit außerordentlich. Ms. 4453, fol. 167 v., Bayerische Staatsbibliothek, München

390 Christus heilt einen Aussätzigen; Echternacher Evangeliar (Mitte 11. Jahrhundert). Ms. 9428, fol. 23, Bibliothèque Royal Albert I., Brüssel

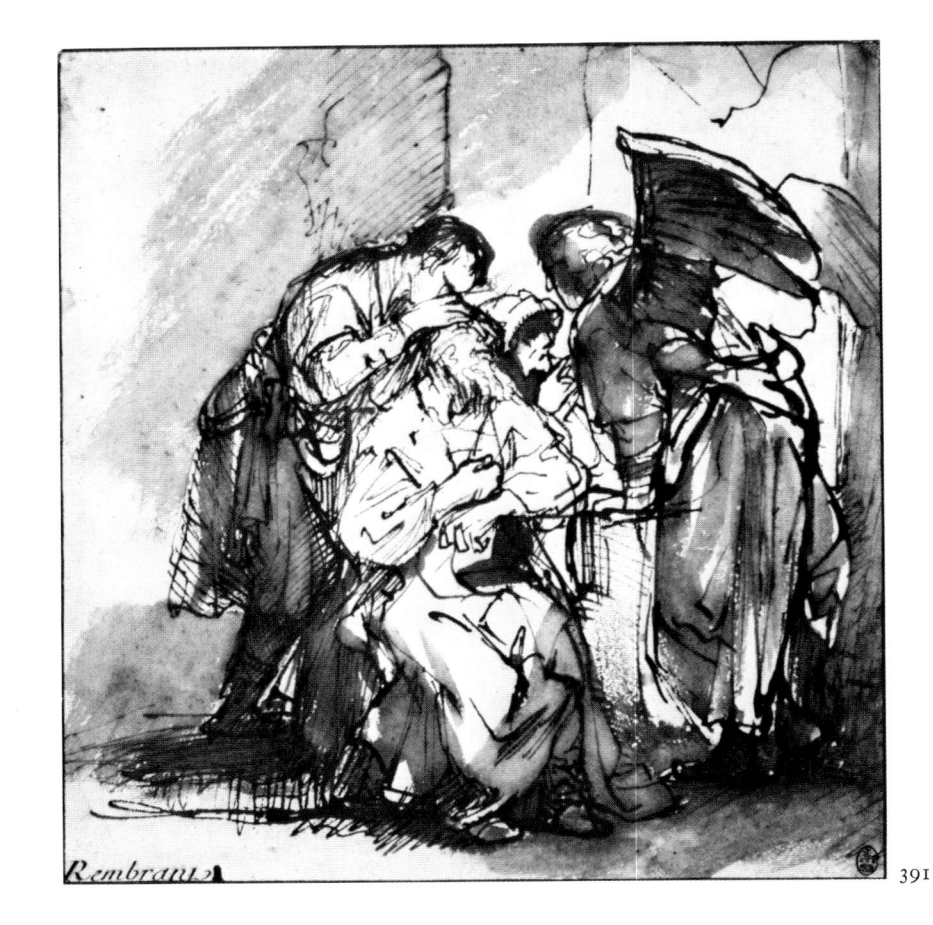

391 Rembrandt van Rijn, *Die Heilung des Tobias* (um 1649–1650). Hier bringt Rembrandt ein Beispiel aus dem Alten Testament, wie die Glaubenskraft Krankheit heilt. Wie in der Geschichte von Hiob glaubt man, daß Krankheit aus göttlicher Ungnade resultiere. Staatliche Museen Preußischer Kulturbesitz, Berlin

392 Rembrandt van Rijn, *Hundertguldenblatt* (1645). Christus heilt die Kranken. Rijksmuseum, Amsterdam

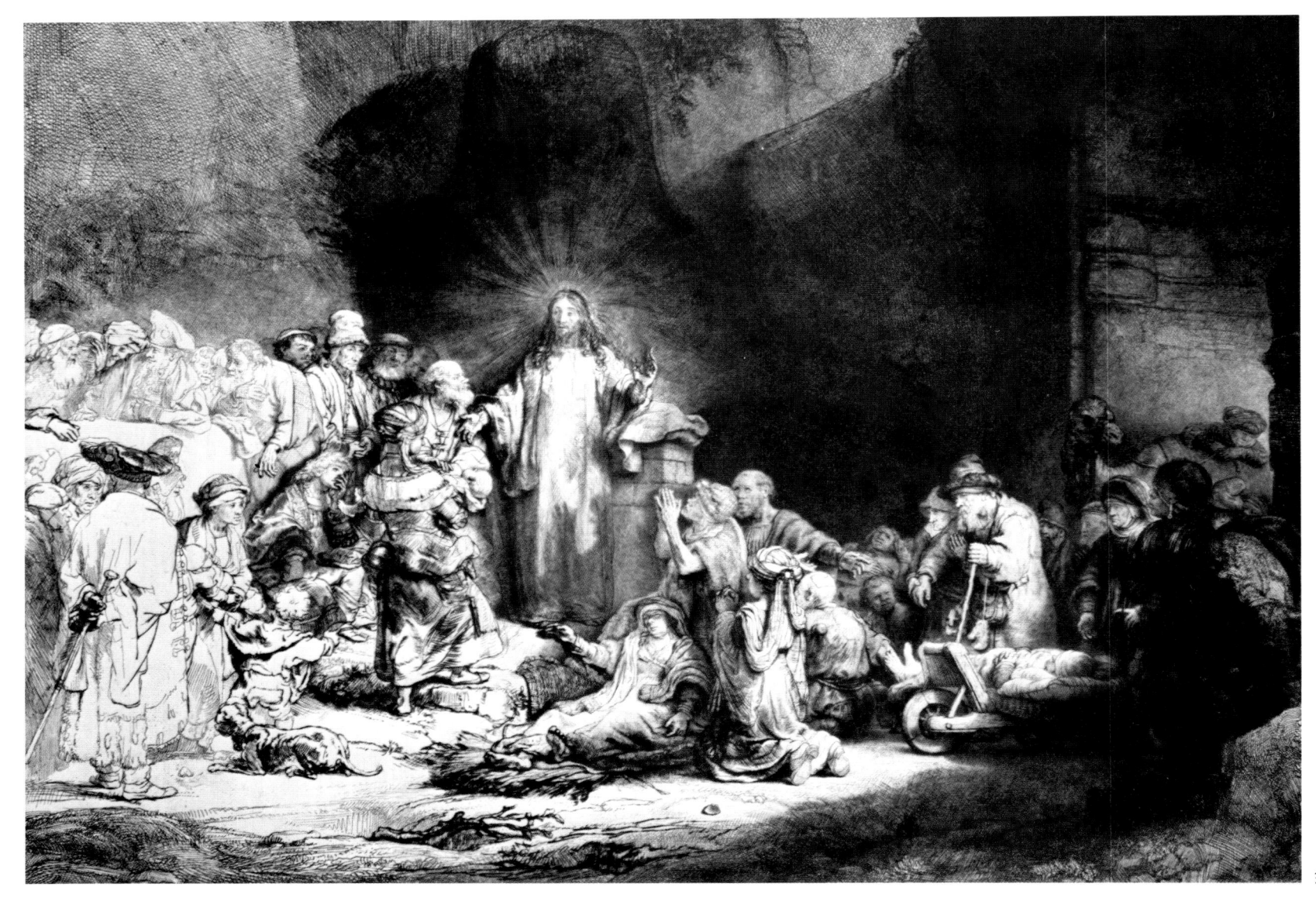

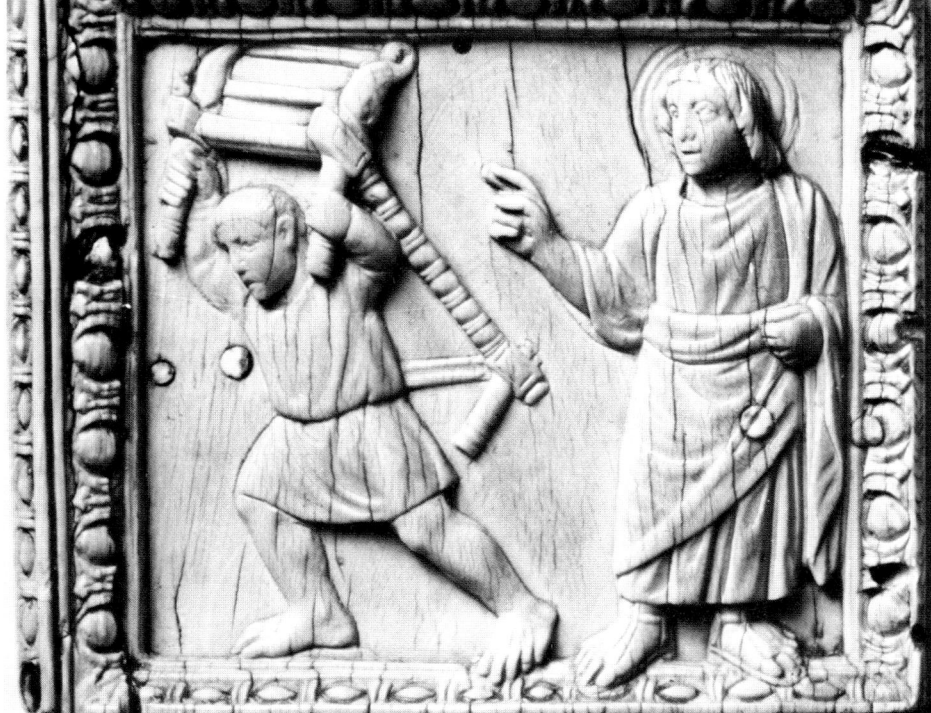

393

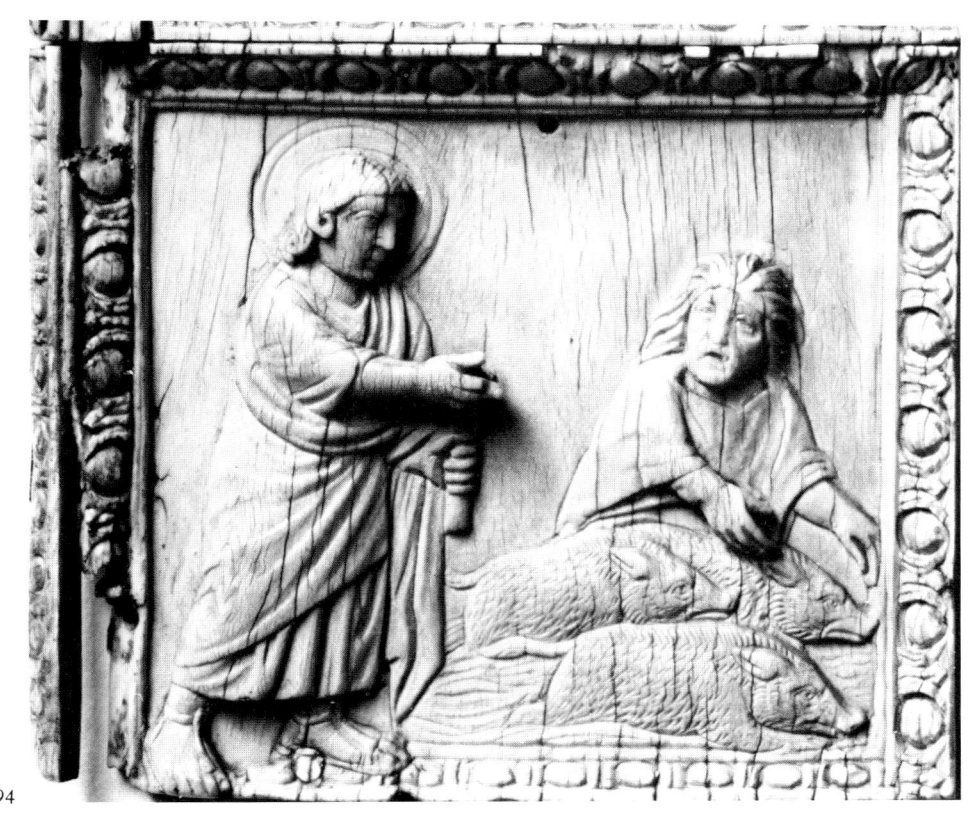

394

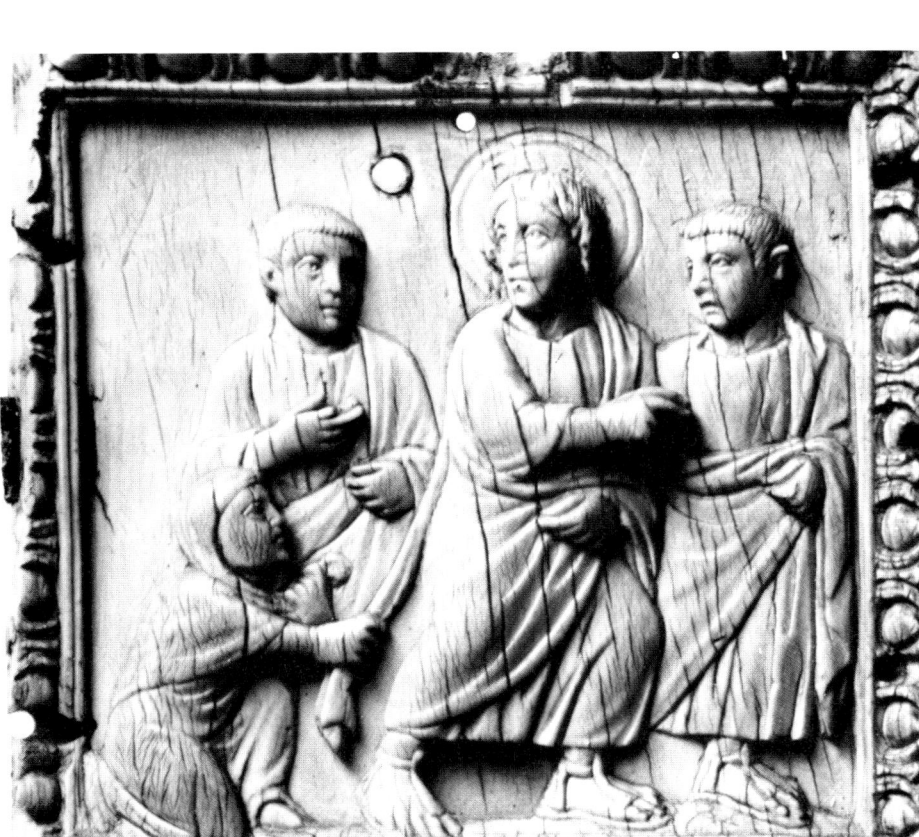

395

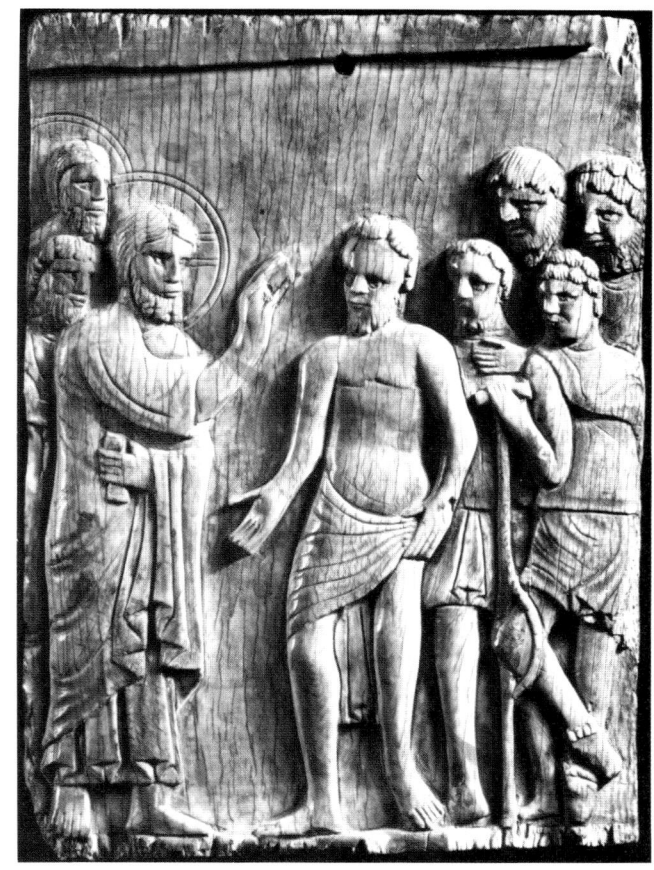

396

393, 394, 395   Elfenbeinplatten aus Italien (spätes 5. Jahrhundert) mit Wunderheilungen Christi. Oben: »Nimm dein Bett und wandle«. Mitte: Christus heilt einen Besessenen. Unten: Eine blutende Frau wird durch ihre Glaubenskraft geheilt, indem sie das Gewand Christi berührt. Louvre, Paris

396   Elfenbeinplakette des 11. Jahrhunderts aus Süditalien: Kranke werden zu Christus gebracht, dessen bloße Anwesenheit die Krankheit heilen sollte. Museum of Fine Arts, Boston

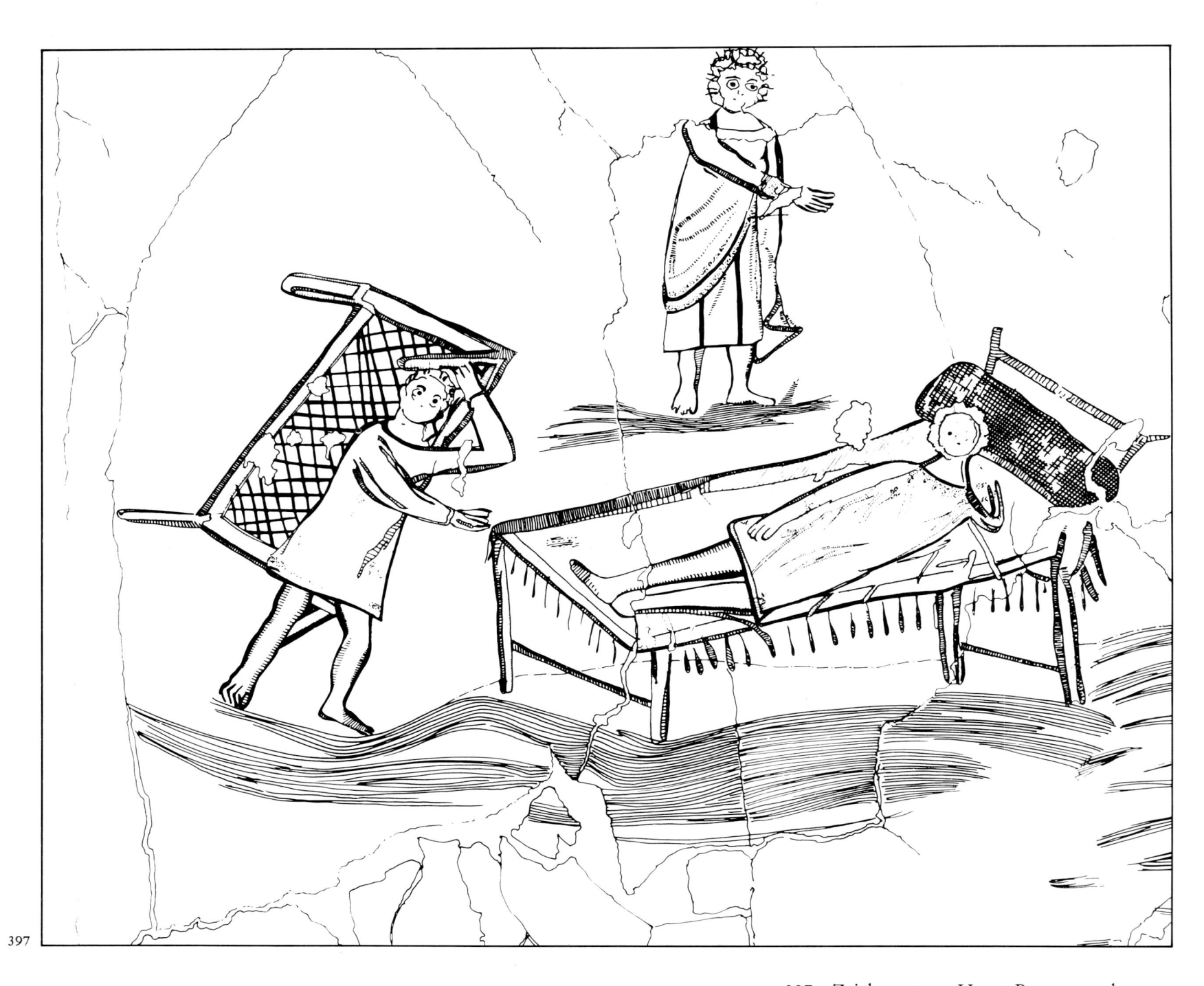

397 Zeichnung von Henry Pearson zu dem
Fresko *Christus heilt den Lahmen* (frühes
3. Jahrhundert) aus der christlichen Hauskirche
in Dura-Europos, Syrien. Es handelt sich um
die früheste bekannte Darstellung der Wunderheilungen Christi. Yale University Art Gallery,
New Haven

398 Die heilende Kraft Christi reicht über
das Grab hinaus, wie Rembrandt in *Die
Auferstehung des Lazarus* (um 1630) zeigt.
Collection Howard Ahmanson, Los Angeles
County Museum of Art

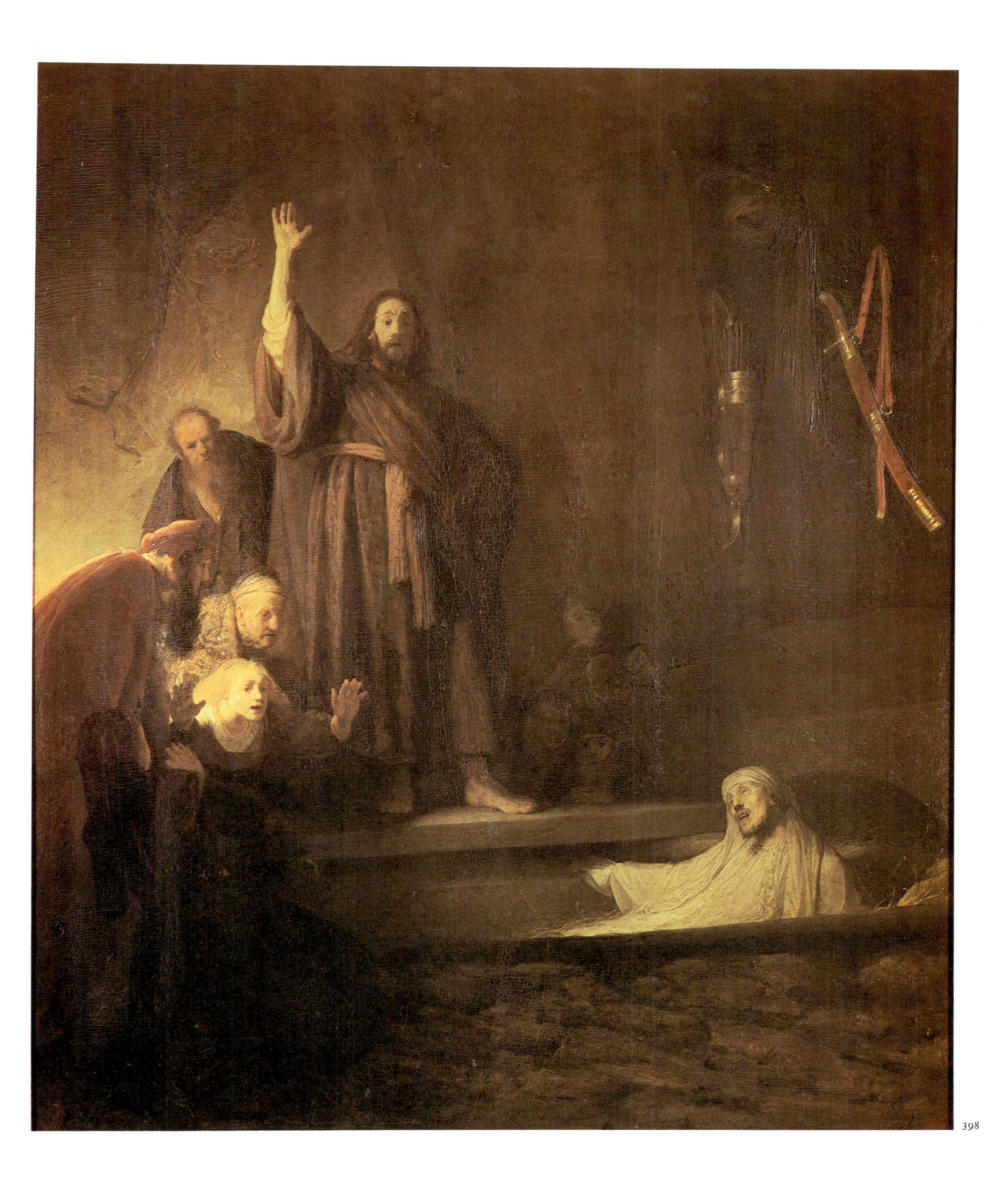

398

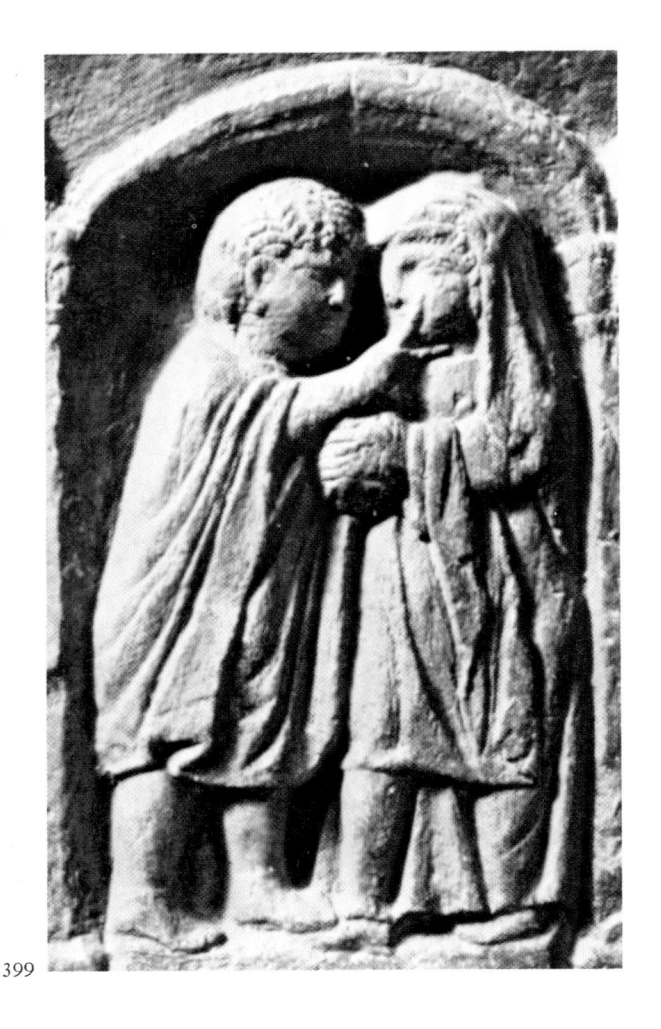

399

399 Grabstele (um 300–400) mit einem Arzt, der das Auge einer Frau untersucht, um fest-zustellen, welche Therapie anzuwenden ist. Musée Barrois, Bar-le-Duc

400 Detail einer Elfenbeinschnitzerei (6. Jahr-hundert) mit der wunderbaren Heilung eines Blinden. Vatikanische Museen, Rom

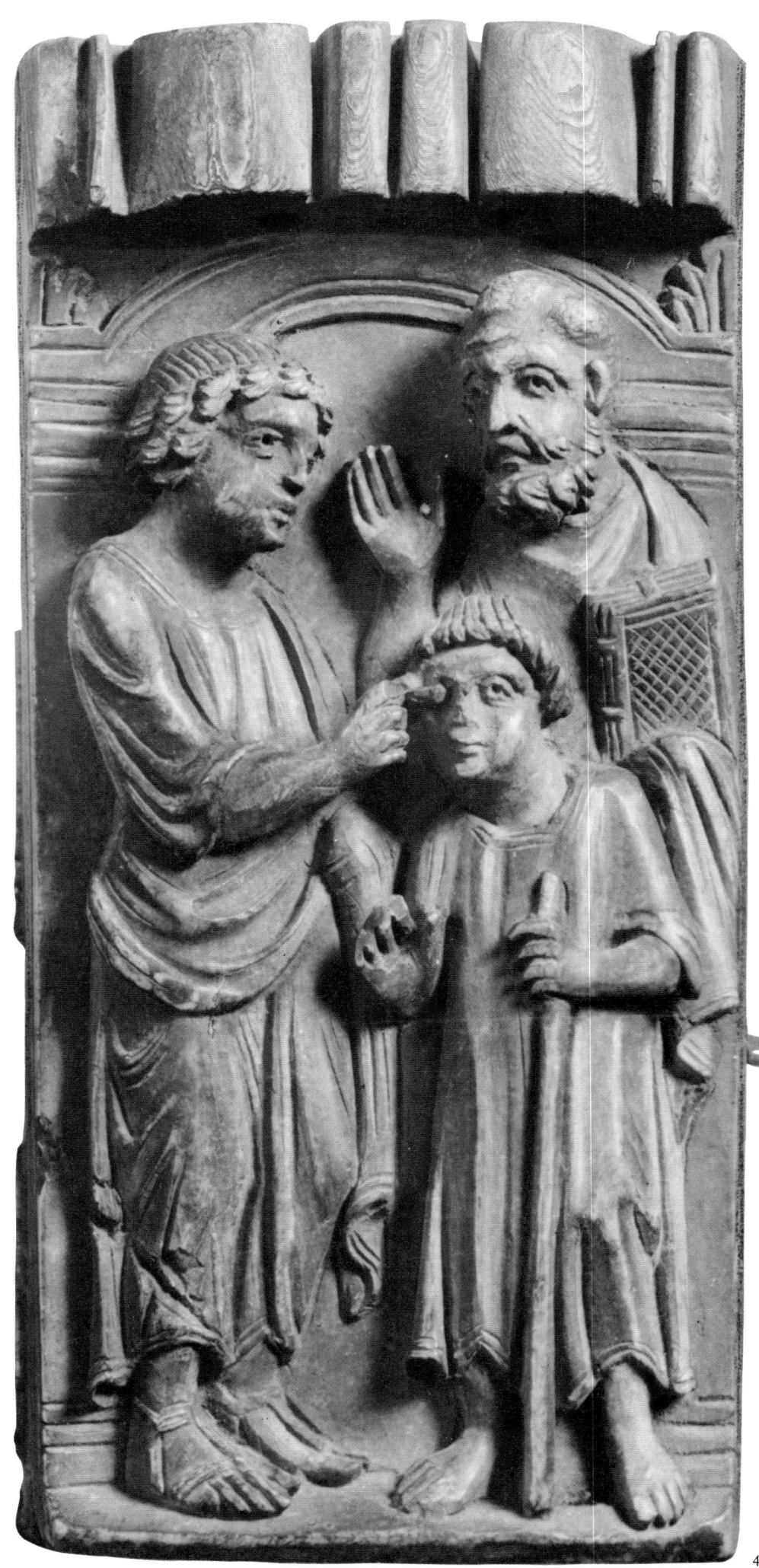

400

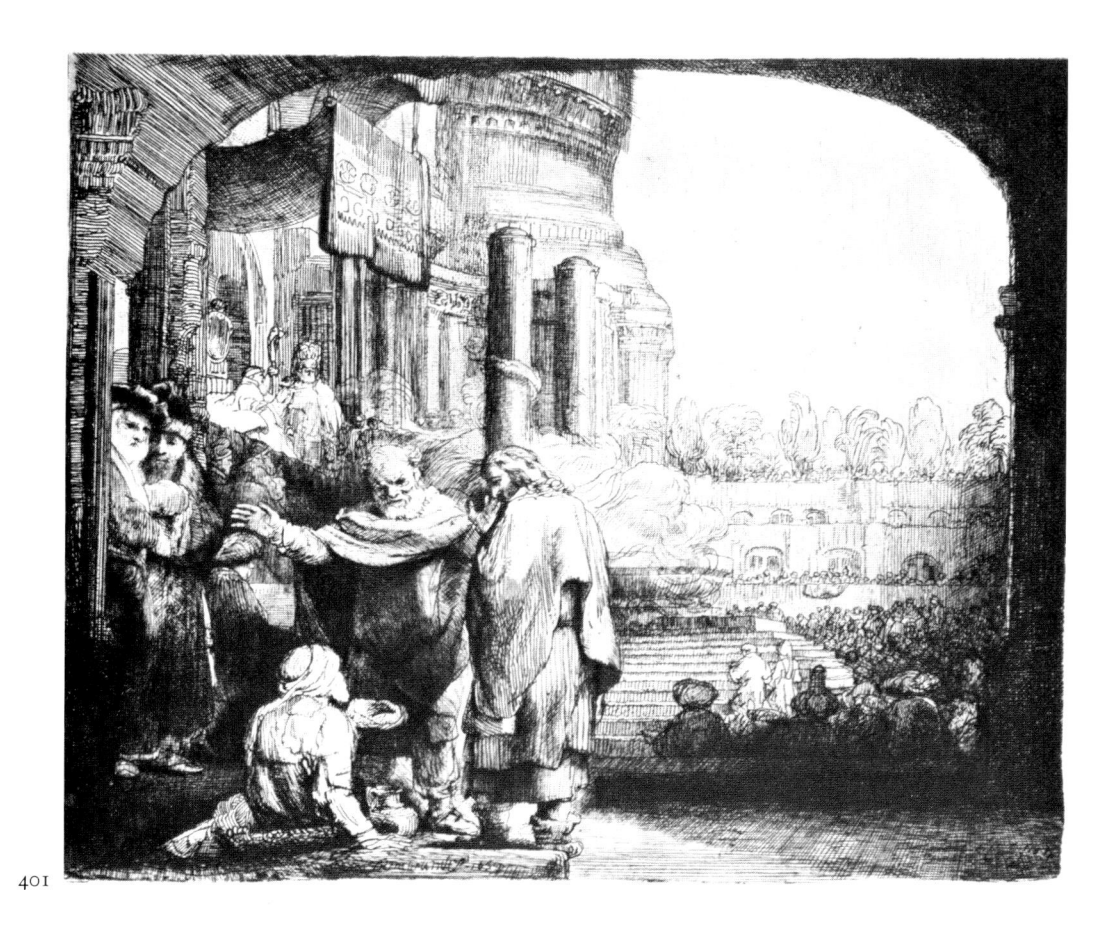

401 Radierung von Rembrandt *Petrus und Johannes heilen den Krüppel am Tor des Tempels* (1659). Die heilenden Kräfte Christi übertrugen sich auch auf seine Schüler, von denen nur Lukas Arzt war. British Museum, London

402 Detail einer Predella (um 1316?) von Pietro Lorenzetti, auf der St. Humilitas an einer Nonne eine Wunderheilung vornimmt, während der Arzt sich in dem Glauben verabschiedet, daß er alles, was in seiner Macht steht, getan hat. Gemäldegalerie, Berlin

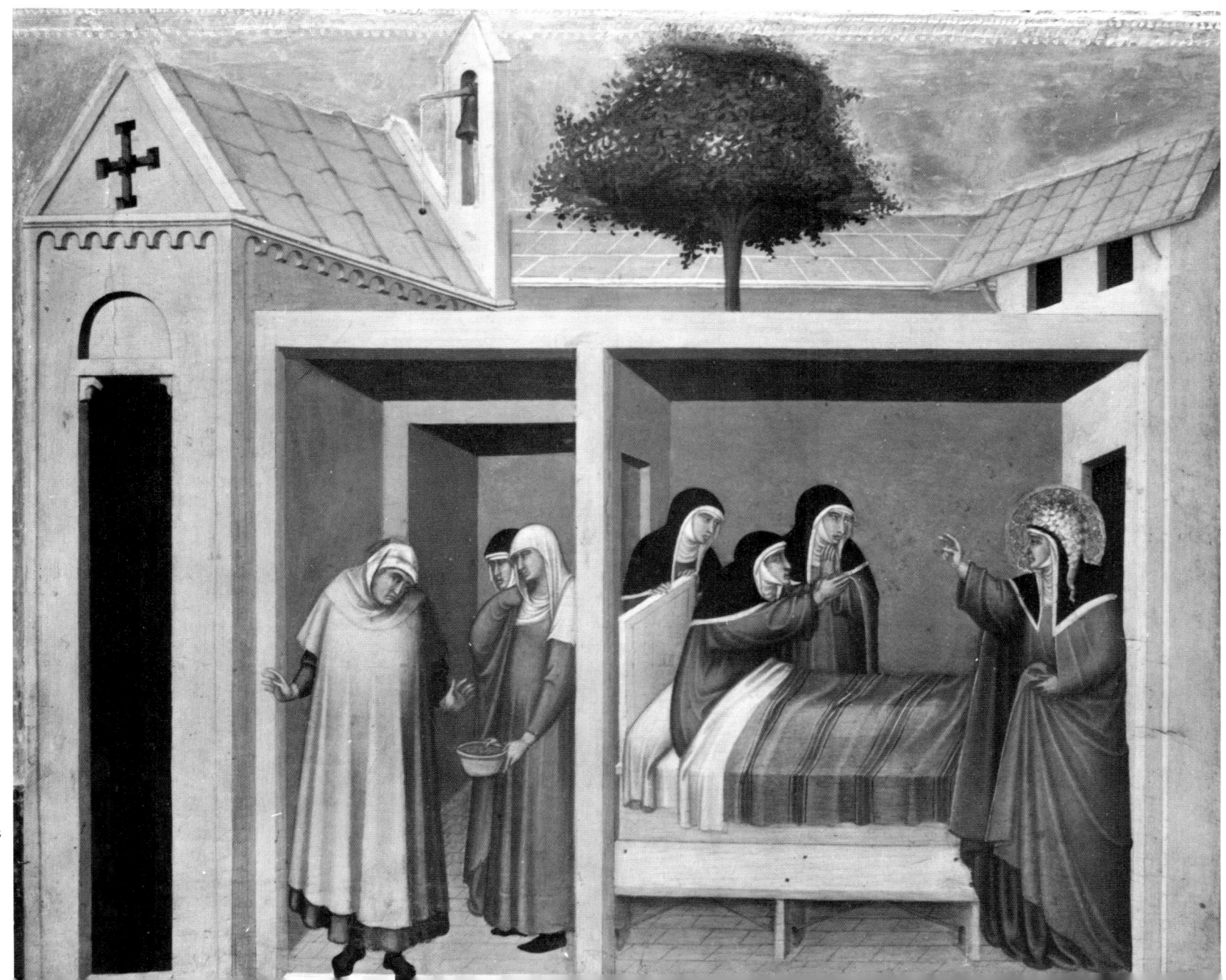

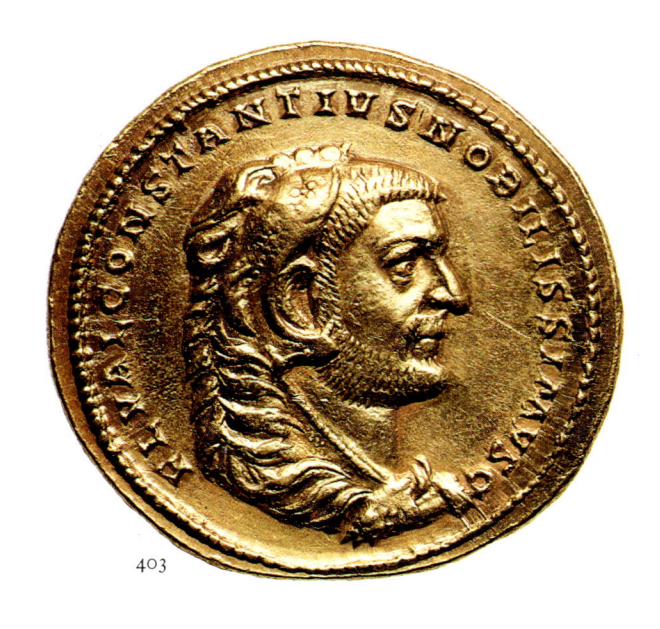

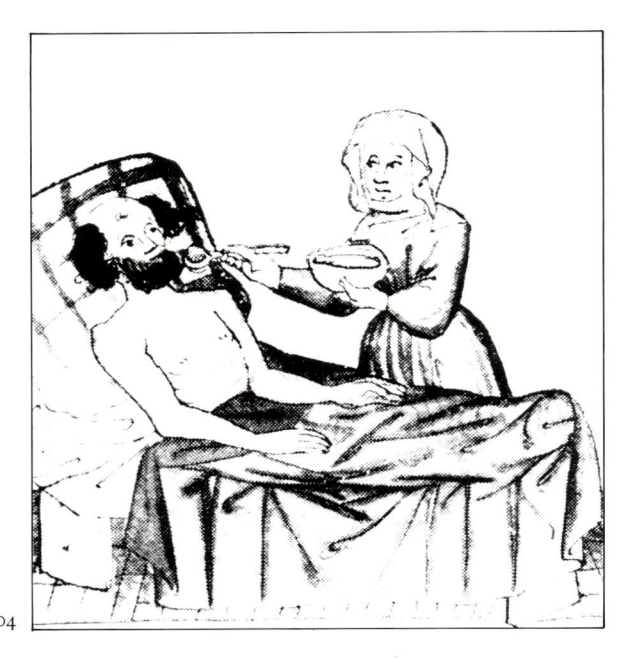

403 Goldenes Medaillon (296–299) mit dem Porträt des römischen Kaisers Konstantin I., der durch die Gewährung der Religionsfreiheit dem Christentum den gleichen Stand wie anderen Religionen im Imperium Romanum einräumte. British Museum, London

404 Eine Schwester füttert einen Kranken, aus dem sächsischen *Werk der Nächstenliebe* (um 1450). Die christliche Nächstenliebe, die Frauen zu »guten Taten« motivierte, war für die Entwicklung des Krankenhauswesens von großer Bedeutung. New York Academy of Medicine

Entwicklung eines antirationalen, wenn auch praktischen Medizinsystems mit starker Überlagerung durch religiösen Mystizismus vorangegangen. Zunehmende mystische und magische Glaubenshaltung des späten Römischen Reiches schaffte einen fruchtbaren Boden für eine außerweltliche Religion, die das Gefühl des Verlustes von Kontrolle, Sicherheit und Herrschaft bewältigte, als die Römer politisch ihre frühere Macht unwiederbringlich entschwinden sahen und Pest und Hunger das Leben zusätzlich erschwerten.

Die Kirche selbst mußte sich beträchtlichem Wechsel unterziehen, als ihre Verwaltung sich mehr und mehr ordnete; die Rechtgläubigkeit wurde wichtiger als die Vorbereitung auf die baldige Erlösung, vor allem in den Kirchen des östlichen Imperium Romanum, woraus sich im Jahre 395 eine permanente Teilung nach dem Tod von Theodosius, dem letzten Herrscher des vereinten Reiches, entwickelte. Anders als die heidnischen Religionen, die ein bei den Göttern in Ungnade gefallenes Individuum ausschlossen, erwartete die in Entwicklung begriffene christliche Kirche das ständig neue Inkrafttreten der heiltätigen Mission Christi, auch wenn dieser Wunsch mehr dem Heil des Glaubensverwalters als dem des Patienten galt. So gab es wenig Widerspruch zu der allgemeinen Ansicht, daß die Krankheit die Sünde widerspiegele. Nur die Gnade Gottes konnte für eine Heilung sorgen, und die Menschen, die sich um die Kranken bemühten, waren von der Verantwortung befreit.

Diese Einstellung führte zur Gründung verschiedener Einrichtungen für die Sorge um die Kranken und Unterdrückten: *ptochotropkeion* für die Armen, *gerokomeion* für die Alten, *xenodocheion* für Fremde, *brephotropheion* für Neugeborene und Findlinge, *orphanotropheion* für Waisen und *nosokomeion* für Kranke und Gebrechliche. Die hl. Helena, die Mutter des Kaisers Konstantin (der durch die Gewährung religiöser Toleranz dem Christentum dieselben Möglichkeiten wie anderen Staatsreligionen einräumte), gründete ein Hospital im Jahre 330, dem Jahr, als Konstantin die Hauptstadt des Imperium Romanum in das antike Byzanz verlegte und sie Konstantinopel nannte. Im Jahre 369 begründete St. Basilius ein Krankenhaus für die kranken Armen in Cäsarea, der Hauptstadt von Kappadokien. Ein Pesthaus wurde von St. Ephraim (um 306–373) in Edessa gebaut, und noch vor dem Jahr 394 gründete Fabiola, eine reiche römische Matrone und spätere Schülerin des hl. Hieronymus (um 343–420), in Bethlehem das erste öffentliche christliche Krankenhaus.

Wenn auch diese Hospitäler dem Vorbild der Militärkrankenhäuser aus dem Imperium Romanum nachgeahmt worden sein mögen, so stellten sie doch signifikante Neuerungen innerhalb der christlichen Institutionen dar. Erste Hilfe und Zeit zur Rekonvaleszenz gab es auch in den römischen Militärhospitälern, deren wesentliche, wenn nicht alleinige Aufgabe es war, den Soldaten wieder zur Rückkehr in die Armee und somit zum Kampf zu befähigen. Ausgedehnte Behandlung oder reine Pflege gab es daher nicht. Die christlichen Hospize waren im Gegensatz dazu jedoch die ersten, die sich der Langzeitbehandlung der Kranken, Armen und Schwachen widmeten. Begeisterung, Hilfsbereitschaft und ihr guter Mut halfen den Verantwortlichen, oft Frauen ›vornehmer Abstammung‹, bei ihrer einfachen Behandlungsart, die den Stand der Krankenpflege kaum überstieg. Kaiser Julian Apostata (331?–363) warf diesen Frauen und ihren Hospitälern dennoch vor, daß die Kirche die Massen zu fest in der Hand habe, und ließ heidnische Hospize als Gegengewicht errichten, als er versuchte, das Imperium zur Religion der Väter zurückzuführen.

In den drei Jahrhunderten, die der Bekehrung Konstantins zum Christentum folgten, spielte sich ein heftiger Kampf um die Entwicklung einer orthodoxen Glaubensrichtung ab, die im nachfolgenden Jahrtausend die Mittlerschaft zwischen Mensch und Gott durch Kirche und Staat begründete. Die absolut differenten Ansichten der östlichen und der westlichen Kirche schufen ein Klima der Opposition, das für die Unterschiede sowohl in der christlichen Ikonographie wie auch in der medizinischen Praxis direkt verantwortlich zu machen ist. Vor der kaiserlichen Annahme des Christentums im 4. Jahrhundert lagen die Gebiete des stärksten christlichen Einflusses in den östlichen Provinzen, Syrien, Palästina und Ägypten, den Ländern der Bibel. Örtliche und sogar von außen kommende Einflüsse spielten dabei eine entscheidende Rolle.

Nicht ohne Schwierigkeiten wurde das Gesetz der Zehn Gebote (Exodus, 20,4), kein Gottesbild zu schaffen, beiseite gelegt, und es entwickelten sich zwei ikonographische Stilrichtungen in der Darstellung Christi: einmal der bärtige Jesus mit schulterlangem Haar, der von Porträts der Partherkönige abstammte, zum anderen die Darstellung als bartloser junger Mann, die sich vom ägyptischen Gott Horus ableitete. Plotin (205–270), der Gründer des Neoplatonismus, entwickelte eine Theorie, nach

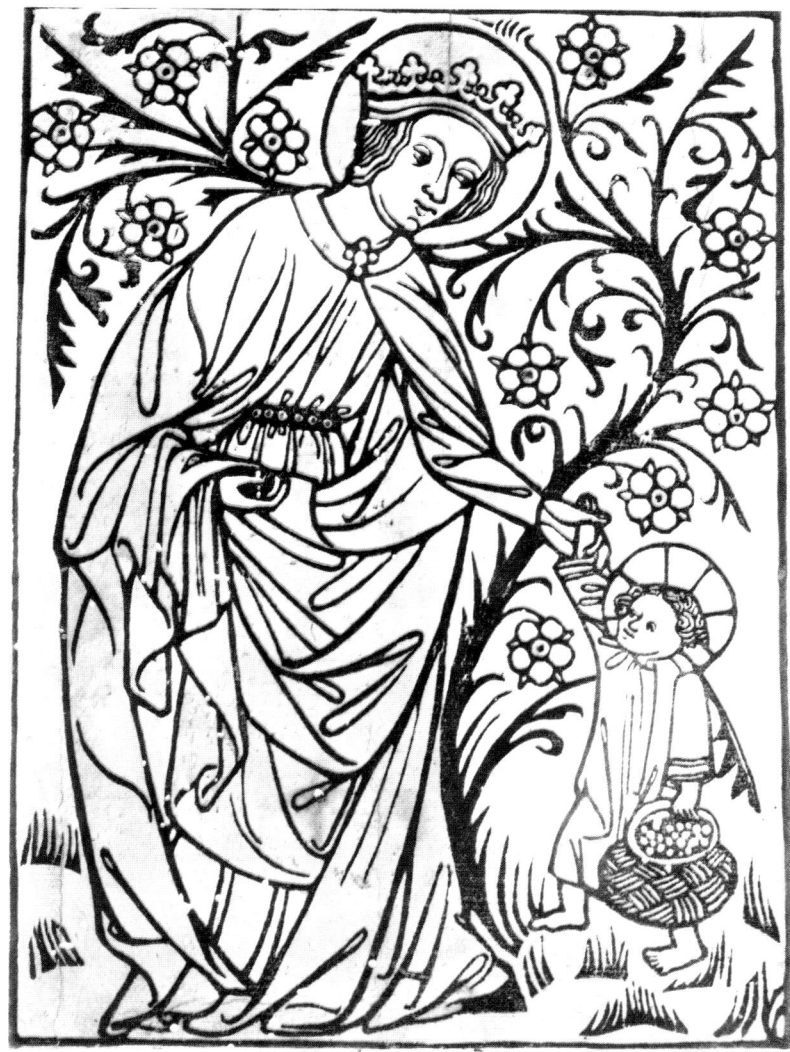

405 Holzschnitt des frühen 15. Jahrhunderts mit der Märtyrerin St. Dorothea, die im 4. Jahrhundert lebte. Ein solches heiliges Abbild sollte die Heilkräfte oder die vermittelnde Macht des dargestellten Heiligen besitzen. Staatliche Graphische Sammlung, München

406 Kaiser Konstantin, an Aussatz erkrankt, weist den heidnischen Rat zurück, sich durch das Bad im Blut von 3000 Kindern zu heilen. Auf diesem Fresko des 13. Jahrhunderts wenden sich die Mütter flehend an ihn. Er wird mit einer Vision belohnt, die ihn veranlaßt, St. Sylvester anzurufen. Nach seiner Heilung läßt er sich zum Christentum bekehren. Quattro Santi Coronati, Rom

405

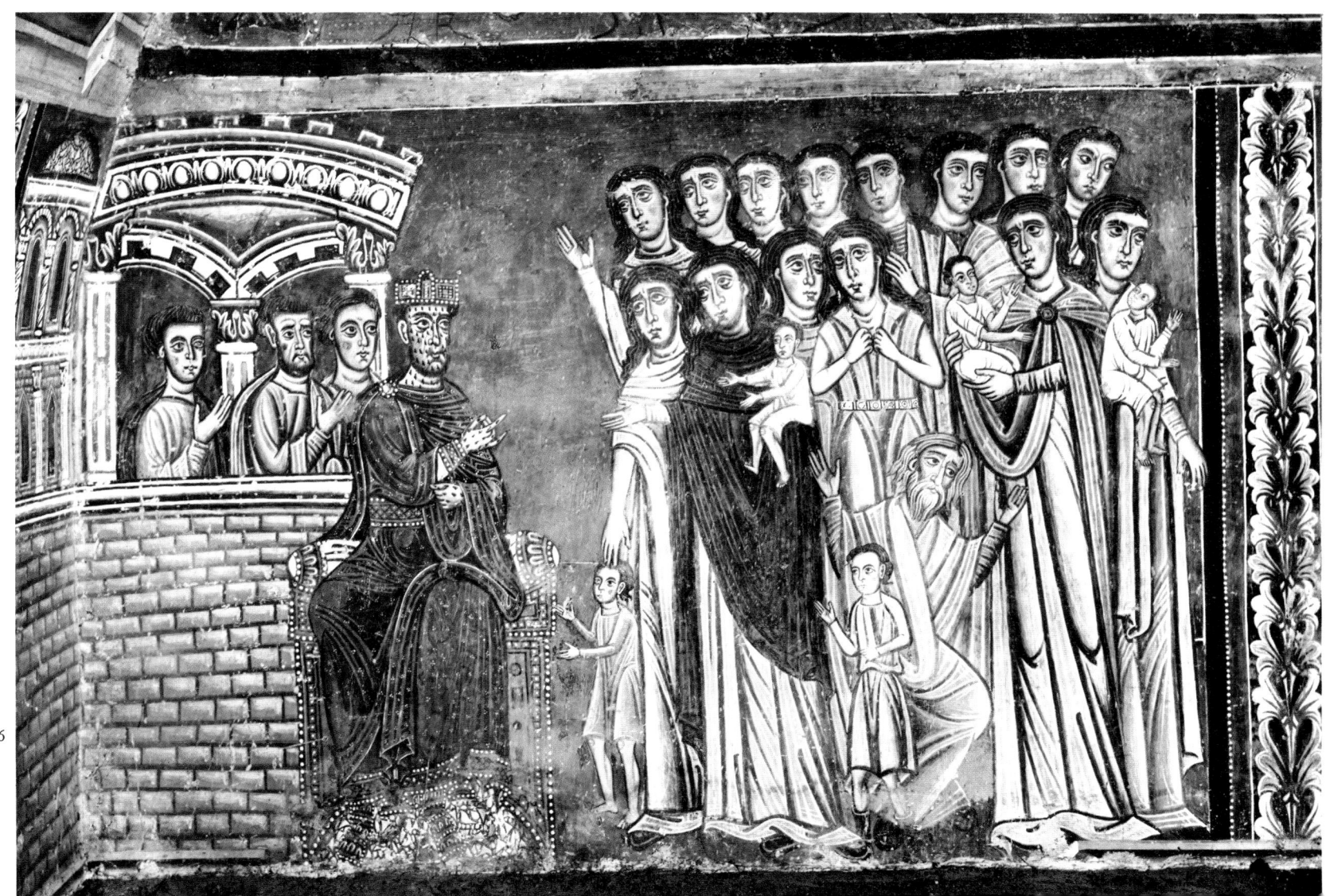

406

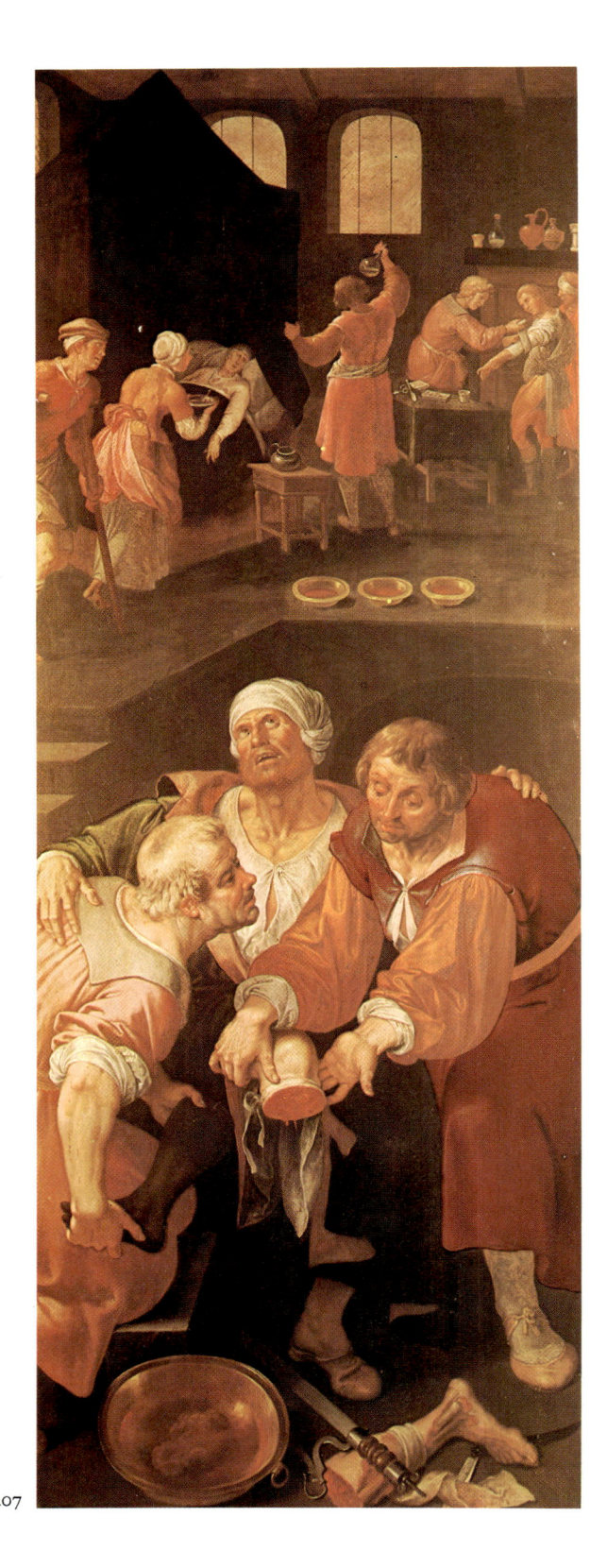

407

der eine Darstellung Gottes etwas vom göttlichen Wesen in sich trage. Nach dem Prinzip der Ausstrahlung floß göttliche Substanz in das Bild und verlieh ihm Teilhabe an der überirdischen Kraft der dargestellten Figur – sei es Christus, Maria oder ein Heiliger. In der frühen Kirchengeschichte war daher die Methode, ein göttliches Wesen in geheiligte Darstellungen zum unmittelbaren persönlichen Gebrauch zu inkorporieren, gerechtfertigt, und die Verehrung von Ikonen nahm vor allem in der Kirche des Ostens bis zum heutigen Tag eine wesentliche Stellung ein. Die frühe Glaubenstradition der Heilsendung Christi und die Anwendung kurativer Wunder bei der Bekehrung brachten die rasche Entwicklung zahlreicher Ikonen mit sich, die zunächst Christus, später die Heiligen bei der Ausübung der Heilkunst darstellen. Die Lehre der Emanation gab diesen Bildern einen gesteigerten Wert in ihrer Rolle als selbständige Heilkräfte. Wenn sie auch nicht so wie die Ostkirche zur Verehrung von Ikonen neigte, so entwickelte die westliche Kirche dennoch einen Reliquienkult, der sich letztlich aus der griechischen Tradition der Heldenehrung ableitete. Diese war ihrerseits von Emigranten aus Kleinasien nach Gallien und Italien gebracht worden.

Andere Aspekte alter orientalischer Religionen im östlichen Christentum wurden von den Christen des Westens übernommen; und einige gaben den Ausschlag bei dem endgültigen Schisma im Jahre 1054. Der Marienkult entwickelte sich in Ägypten aus der Verbindung zwischen Isis und Horus (Mutter und Sohn) und in Syrien, wo eine Jungfrau dem Sonnengott das Leben geschenkt haben sollte. Diese Götter sollten beide am 25. Dezember das Licht der Welt erblickt haben, ein Datum, das schon früh von der christlichen Kirche als der Geburtstag ihres Gründers angesehen wurde. Christus übernahm jedoch nicht nur das Geburtsdatum früherer Götter, sondern auch viele ihrer Attribute, die sich ikonographisch in dem weitverbreiteten Brauch der Heiligenscheindarstellung zeigen. Nachdem die Aureole auch bald den Heiligen verliehen war, übernahmen die byzantinischen Kaiser selbst sehr rasch diese Tradition.

Als das römische Imperium im Westen sich aufzulösen begann, gewann das Christentum für die Selbstdarstellung des östlichen Imperiums kritische Bedeutung – die Verbindung zwischen Religion und Kultur und der Anspruch der Universalität waren essentiell geworden. Orthodoxe Rechtgläubigkeit bildete das Fundament aller Kultur, und man ließ von der bislang geübten traditionellen römischen Toleranz ab. Der vorhersehbare Konflikt zwischen dem östlichen Imperator und dem römischen Papst mußte daher unausweichlich zu einer Teilung führen. Sogar im Osten konnte sich eine monolithische Staatskirche nicht lange halten, und Konzilien wurden zusammengerufen, um die Regeln der Rechtgläubigkeit zu definieren und durchzusetzen. Irreversible Teilungen waren häufig, eine davon übte auf die Geschichte der Medizin einen besonderen Einfluß aus.

In Ägypten und Kleinasien, wo Artemis, die Erdenmutter Kybele und die Muttergöttin Atargatis immer noch verehrt wurden, meinte man, Maria solle als Mutter Gottes angebetet werden. Nestorius († 451?), der Patriarch von Konstantinopel, widersprach und verkündete, daß Maria nur die Mutter der menschlichen Person Christi, des Sohnes Gottes, gewesen sei. Im Konzil von Ephesus im Jahre 431 gewannen jedoch seine Widersacher die Oberhand, indem sie behaupteten, daß Nestorius die wahre Göttlichkeit Christi verleugne, denn er teile den einen Christus in zwei Personen. Nestorius wurde als Patriarch abgesetzt und gezwungen, mit seinen Anhängern nach Antiochia, Arabien und schließlich Ägypten auszuwandern. Er fand auch in Assyrien und Mesopotamien Unterstützung, wo man in Edessa eine Medizinschule gründete, die bald für das berühmte Zentrum in Alexandria ein Konkurrent wurde. Im Jahre 489 brachte jedoch der Bischof Cyrill den byzantinischen Kaiser Zenon dazu, die Schule zu verurteilen und ihre häretischen Gründer aus dem Imperium zu verjagen. Die Nestorianer gingen nach Persien und begründeten die Medizinschule von Gondischapur, deren Blüte viele Jahrhunderte andauerte.

407 Die Heiligen Cosmas und Damian versorgen einen Amputierten auf diesem Gemälde von Ambrosius Francken aus dem 16. Jahrhundert. Den beiden Heiligen schrieb man zahlreiche Wunderheilungen zu; später wurden sie die Schutzheiligen der medizinischen Berufe. Koninklijk Museum voor Schone Kunsten, Antwerpen

408 Die hl. Lucia, wie Francesco del Cossa sie im 15. Jahrhundert sah, wurde im allgemeinen zum Schutz vor Augenkrankheiten angerufen. National Gallery of Art, Washington, D.C.

Klöster

Die Institution der frühen christlichen Kirche, die einen signifikanten Einfluß auf die Kultur des Ostreiches und des Westreiches im ganzen und auf die Medizin im besonderen ausübte, war das Klosterwesen. Zunächst wurde die eremitische Tradition des Sichzurückziehens von der weltlichen Gemeinschaft, um sich auf das Jenseits vorzubereiten, von den frühchristlichen Mönchen fortgeführt, indem sie ein isoliertes Dasein im Geist des asketischen Mystizismus in der Wüste führten. Allmählich jedoch

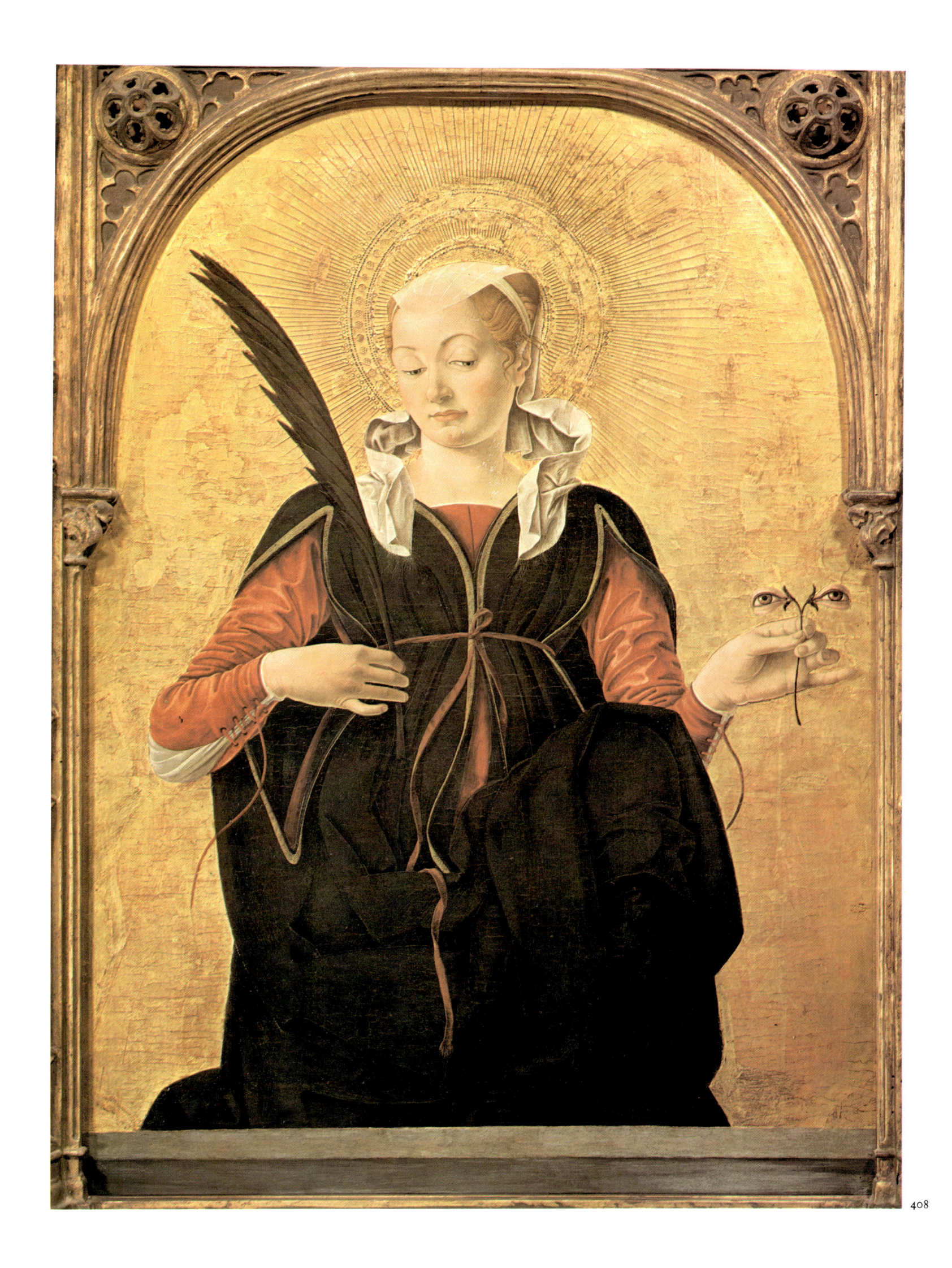

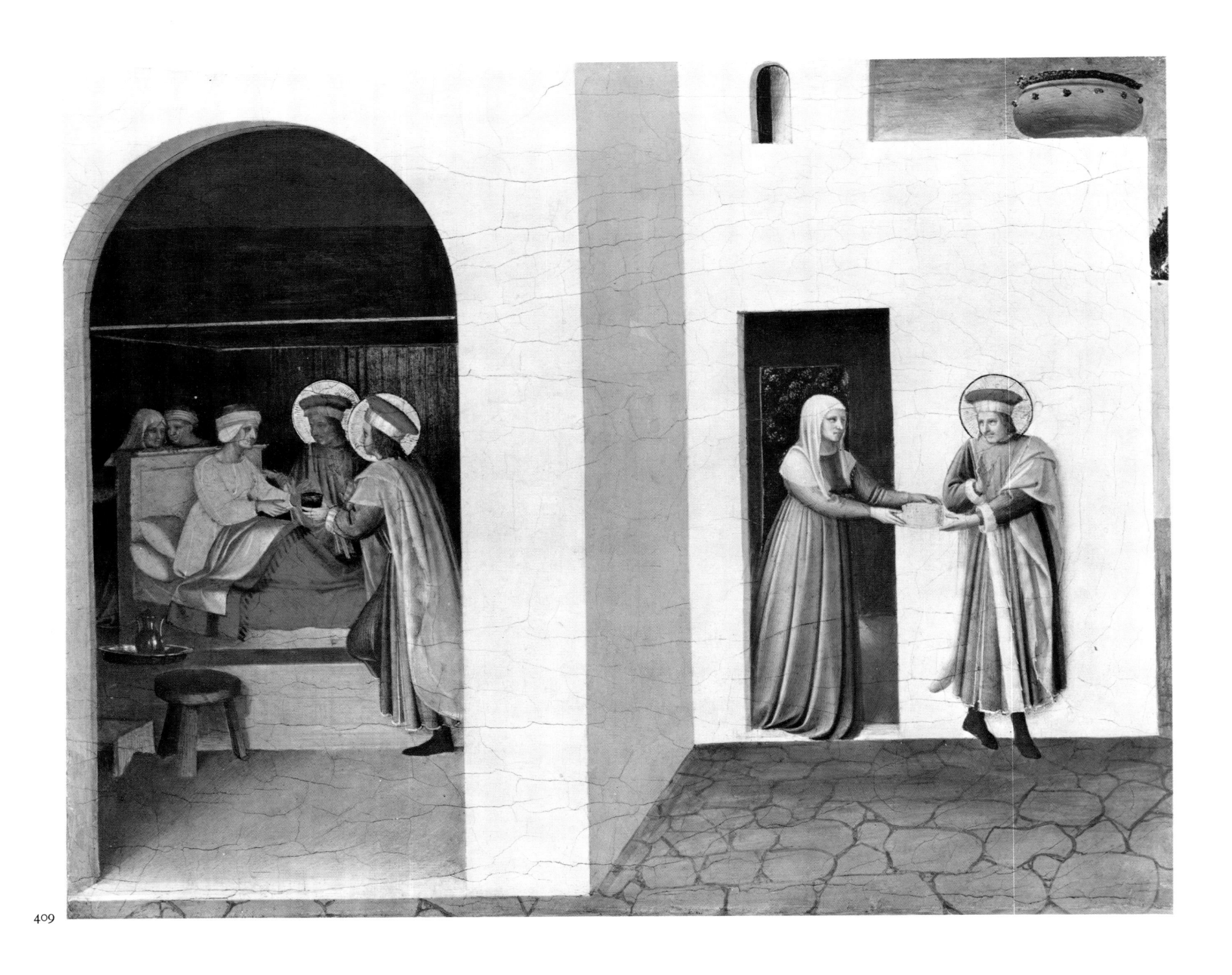

409

begannen sie sich zusammenzuschließen, zunächst unter der Führung des Eremiten Pachomius († 348), der später die ersten Mönchsregeln aufstellte.

Im Westen fand eine andere Entwicklung statt. Der hl. Benedikt von Nursia (480–554) kannte die Regeln des Pachomius; als er sein eigenes Kloster in Monte Cassino gründete, schuf er, anders als seine östlichen Glaubensbrüder, mehr eine religiöse Gemeinde als eine einsiedlerhafte Gesellschaft von Eremiten. Intellektuell hatten die ersten Benediktiner jedoch dieselben Neigungen wie die Byzantiner; sie bewahrten und kopierten alte Manuskripte. Nur die zufällige Verbindung der frühchristlichen Hospitäler der Barmherzigkeit mit den sich formierenden Mönchsorden führte dazu, daß die Klöster die organisierte Versorgung im Westen über mehr als 500 Jahre übernahmen.

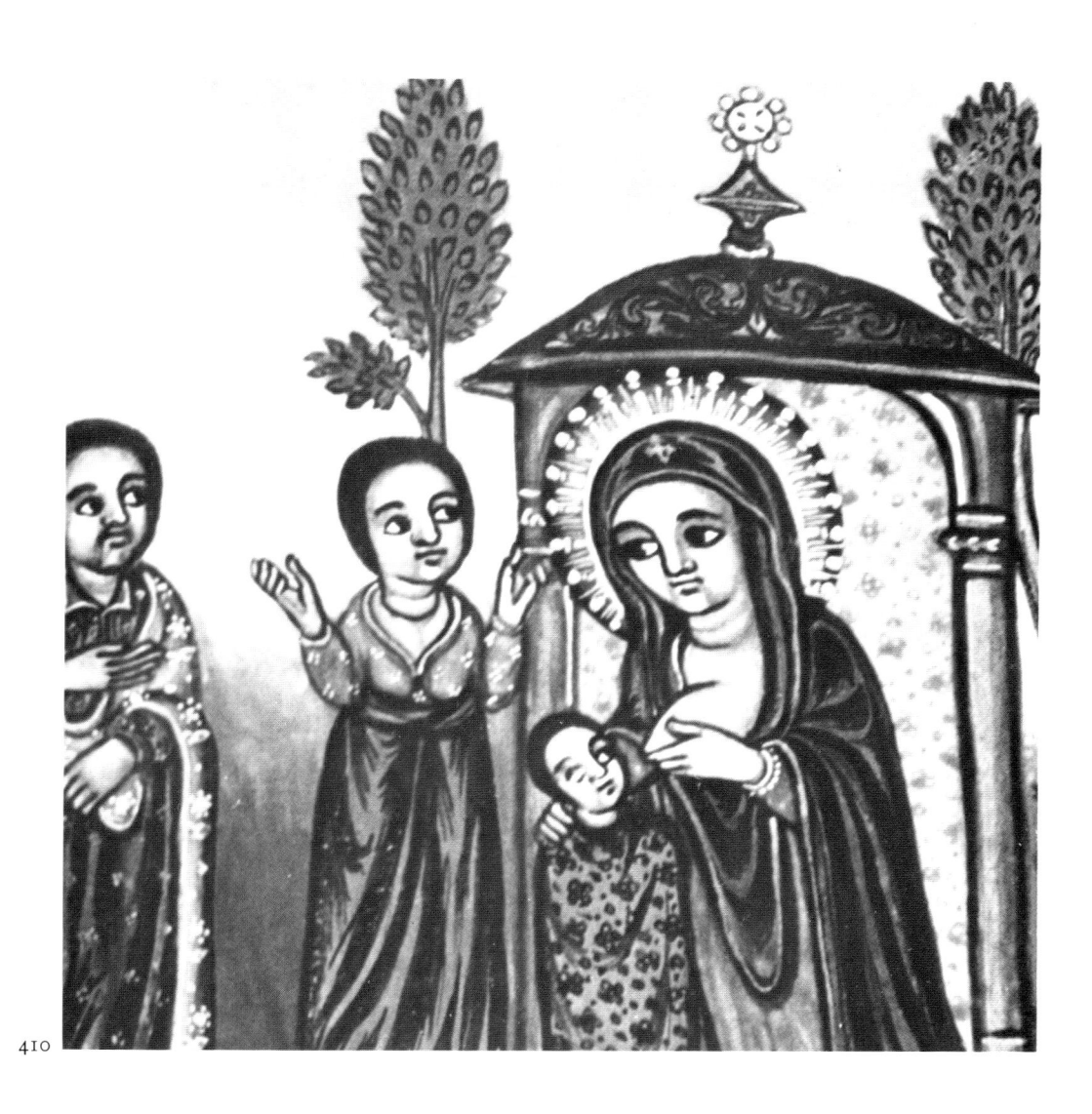

409 Fra Angelico zeigt eine andere Wunderheilung durch die zwei Märtyrer-Ärzte in der
*Heilung der Palladia durch die Heiligen Cosmas
und Damian,* Predellenteil des früheren Hoch-
altars von S. Marco, Florenz, um 1438–40.
National Gallery of Art, Washington, D.C.

410 Illustriertes Gebetbuch der äthiopisch-
koptischen Kirche mit Maria, wie sie die Augen
eines Mädchens mit der Milch des Heils und der
Gnade besprenkelt, um das Kind von Blindheit
zu heilen. Weltgesundheitsorganisation, Genf

411 Miniatur aus dem Äthiopien des 14. Jahrhunderts, auf der Christus einen Blinden durch
Auflegen der Hand heilt. Weltgesundheitsorganisation, Genf

410

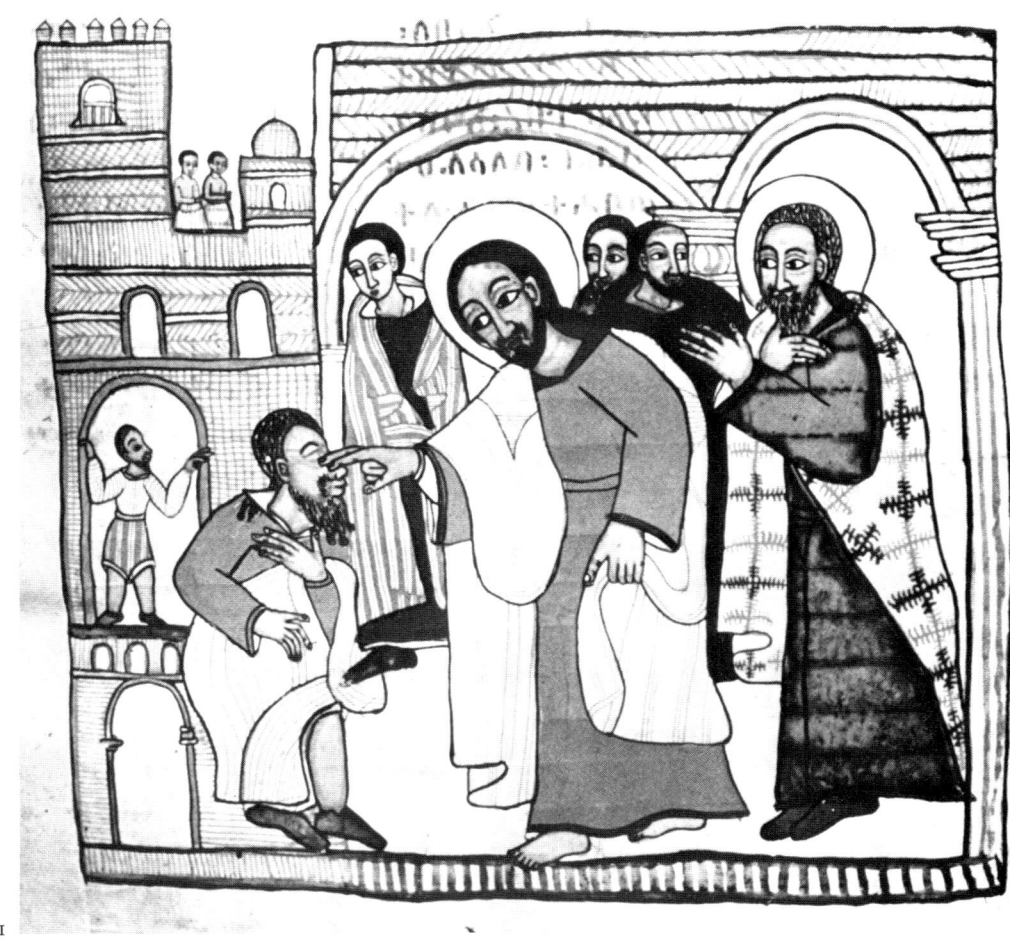

411

Das dunkle Zeitalter

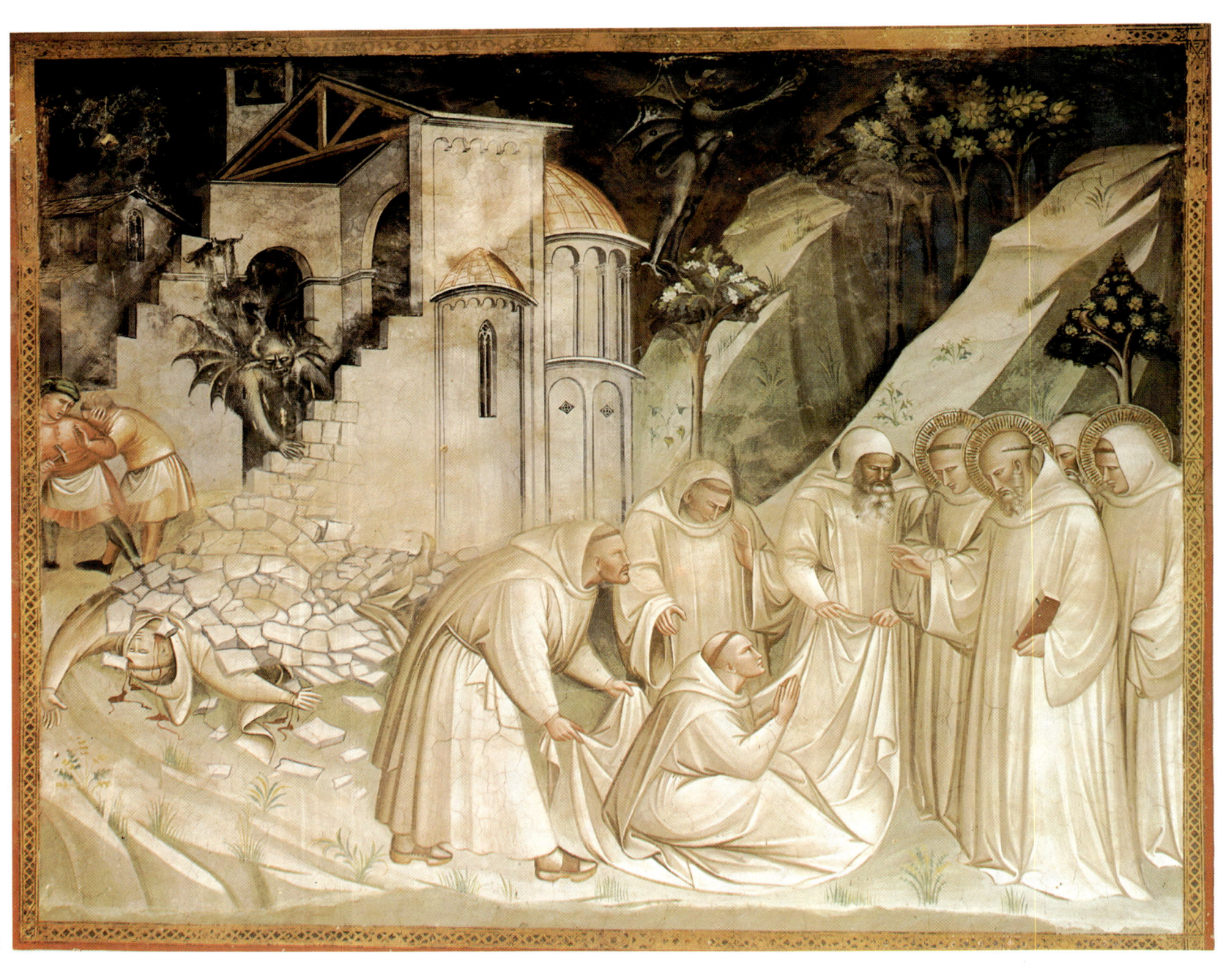

Der Niedergang Roms durch die Goten 476 und die Eroberung Konstantinopels durch die Türken 1453 markieren allgemein Beginn und Ende des Mittelalters. Die gebräuchliche Charakterisierung dieser Epoche als »Zeitalter des Glaubens« spiegelt zwar den dramatischen Vertrauensverlust in das Individuum wider, trägt letztlich jedoch nicht zu dem Verständnis bei, warum der Mensch sich nicht mehr fähig sah, aus den eigenen Beobachtungen zu lernen, sondern sein Leben nach dem Glauben gestaltete.

In jeder Wissenschaft weiß man um die Beständigkeit von Ursache und Wirkung, die nicht Spielzeug übernatürlicher Kräfte ist. Gerade dieses Wissen fehlte in der Periode des Mittelalters, und sein Verlust war von fundamentaler Bedeutung für den Stillstand, ja sogar Rückschritt der Naturwissenschaften und für ein gesteigertes Interesse an Magie und anderen eindeutig unnatürlichen Phänomenen. Weniger wichtig, wenn auch häufig angeführt, war der beunruhigende Einfluß marodierender Eroberer in dieser Zeit: im Osten die muslimischen Abkömmlinge der Beduinenstämme und die germanischen Invasoren im Westen. Zwar fand der intellektuelle Aufprall der arabischen Wissenschaft auf das westliche Europa im wesentlichen nicht vor dem 10. oder 11. Jahrhundert statt, eine verbreitete Eigenschaft vieler germanischer Stämme, vor allen Dingen in Italien, Spanien und Gallien, war jedoch ihre willige Bereitschaft, das kulturelle Gut und die Lebensweisen der von ihnen eroberten Völker anzunehmen. Die lateinische Kultur bestand somit weiter, wenn sie sich auch gelegentlich in den Untergrund begeben mußte.

Die Invasionen der Barbaren

Die starke Grenzlinie nördlich von Konstantinopel nötigte den Völkern Germaniens eine mehr nach Westen orientierte Wanderung auf, als sie von den Slawen im Osten aus ihren Ländern verdrängt wurden. Als die Goten und Langobarden in das nördliche Italien strömten, vervollständigten die Slawen die Teilung von Ost und West, indem sie Dakien okkupierten, die Region, die den Landkontakt zwischen Rom und Konstantinopel aufrechterhielt.

Trotz der Auflösung des westlichen Imperiums, die dem Fall Roms an die Goten sofort folgte, fand sich eine vorübergehende Periode relativer Stabilität in Norditalien und Gallien durch die Gründung der fränkischen, langobardischen und gotischen Königreiche. Viele Einrichtungen Roms konnten sich offensichtlich halten, wenn auch nicht mehr unter römischer Autorität. Während der Zeitspanne vom 5. bis zum 7. Jahrhundert übernahmen die germanischen Völker – Ostgoten, Langobarden, Franken und Westgoten –, die den nördlichen Umkreis des Westreiches erobert hatten, das geschliffene System der römischen Jurisprudenz und entwickelten praktische Kodizes zur Regulierung zwischenmenschlicher Beziehungen in ihren Gemeinschaften. Erlässe zum öffentlichen Gesundheitswesen und das Arztwesen nahmen in all diesen Kodizes eine vorrangige Stellung ein. Ärzte gehörten wohl noch nicht dem Klerus an. Das Honorar wurde fast stets durch den vorgeschriebenen Brauch bestimmt und war oft hoch, die Strafe für falsche Behandlung oder Kunstfehler fiel streng aus. Die Rechte und Strafen des Arztes wurden häufig durch den Rang des Patienten bestimmt; die Heilkundigen selbst besaßen einen niedrigen Stand. Hospitäler unter weltlicher Verwaltung gab es im 6. Jahrhundert in Lyon und Merida. Andere germanische Völker, die das Land nördlich des früheren Imperiums eroberten, wo Reste lateinischer Kultur sich rasch verloren, hatten weder mit römischer Medizin noch römischem Gesetz Kontakt. Hier herrschte der Glaube vor, daß Krankheit übernatürlichen Kräften entspringe. Die Kranken wurden durch verbalen Exorzismus und durch innere oder äußere Anwendung von Heilpflanzen kuriert. Bei den Teutonen waren die Frauen als Heilkundige besonders für das Aussaugen von Blut zuständig, das war vor allem in der Schlacht wichtig. Die keltischen Völker im Norden und Westen der Franken wurden im allgemeinen von Druiden geführt, die als Priester und Heiler agierten. Auch unter den Stämmen der russischen Steppen lebten Menschen, die die Volksheilkunst beherrschten, die *Volkshava* oder *Wolfsmänner*, die magische Kräfte anwandten.

Eine große Ausnahme gegenüber dieser Rückkehr zur Volksmedizin mit ihrer Vermischung religiöser und medizinischer Funktionen fand sich in Nordeuropa auf den Britischen Inseln, die Julius Cäsar zum Teil dem Imperium eingegliedert hatte und wo nur wenige Jahrhunderte später das Christentum Fuß faßte. Als das Imperium Romanum zerfiel, brachte St. Patrick (um 385–461), ein geborener Brite, den Kelten Irlands das Christentum und legte dort tiefe Wurzeln für den Geist des Mönchtums. Mit dem Schwinden des römischen Einflusses auf den Britischen Inseln entwickelten

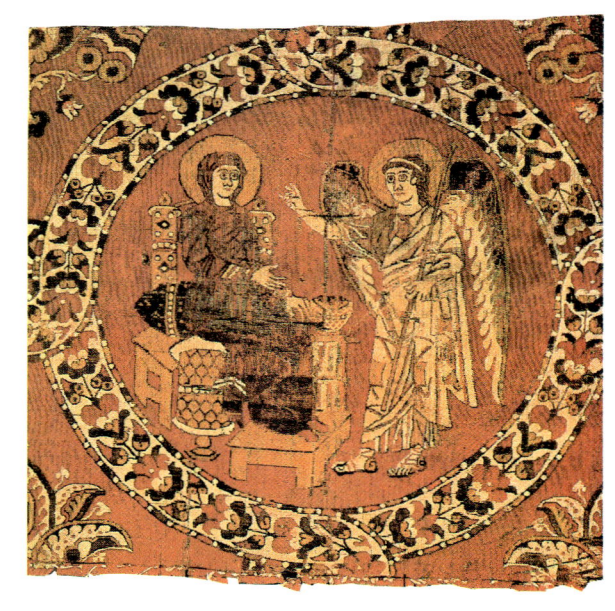

413

412 Der hl. Benedikt, Gründer des Benediktinerordens (um 529) erweckt auf einem Fresko (um 1387) von Spinnello Aretino einen Mönch zum Leben. Der hl. Benedikt ermutigte seine Mönche, sich um die Kranken zu kümmern, verbot jedoch das Studium der Medizin, da er glaubte, die Heilung könne nur durch göttliche Intervention erreicht werden. San Miniato al Monte, Florenz

413 Medaillon aus Seidenköper (7.–8. Jahrhundert) mit Darstellung der Verkündigung in Purpur, Braun und Grün auf rotem Grund, das in seiner syrischen Ikonographie und dem byzantinischen Stil den Einfluß des östlichen Christentums auf den Westen zeigt. Sancta Sanctorum, Vatican, Rom

414 Skythische Goldfigur (um 6. Jahrhundert v. Chr.), ein typisches Kunstwerk der Barbaren, deren Kultur sich im wesentlichen auf tragbare Güter konzentrierte. Sie hatten die Vorstellung, daß die Krankheit von übernatürlichen Kräften verursacht würde und daß man sie durch Exorzismus und Kräutermedizin vertreiben könnte. Eremitage, Leningrad

415 Rest des Hadrian-Walls (122–130), der die Grenze zwischen England und Schottland und die nördlichste Ausdehnung des Imperium Romanum markiert. Nördlich und westlich lagen die Länder der Kelten, deren Führer, die Druiden, die Funktionen des Priesters und Arztes in sich vereinten.

416 Detail eines reichgeschnitzten Bugpfostens (um 825) von einem Wikingerschiff in Oseberg, Norwegen. In dem drohenden Blick spiegelt sich der Ruf der Grausamkeit wider, der den Völkern des hohen Nordens anhaftete. Universitetets Samling av Nordiske Oldsaker, Oslo

417 Relief eines Säulenkapitells (um 1160) mit einer Frau, die vom Teufel besessen ist. Schon zur frühesten Zeit wurde Krankheit der Besessenheit zugeschrieben und Exorzismus als Heilmethode praktiziert. Verkündigungskirche, Nazareth

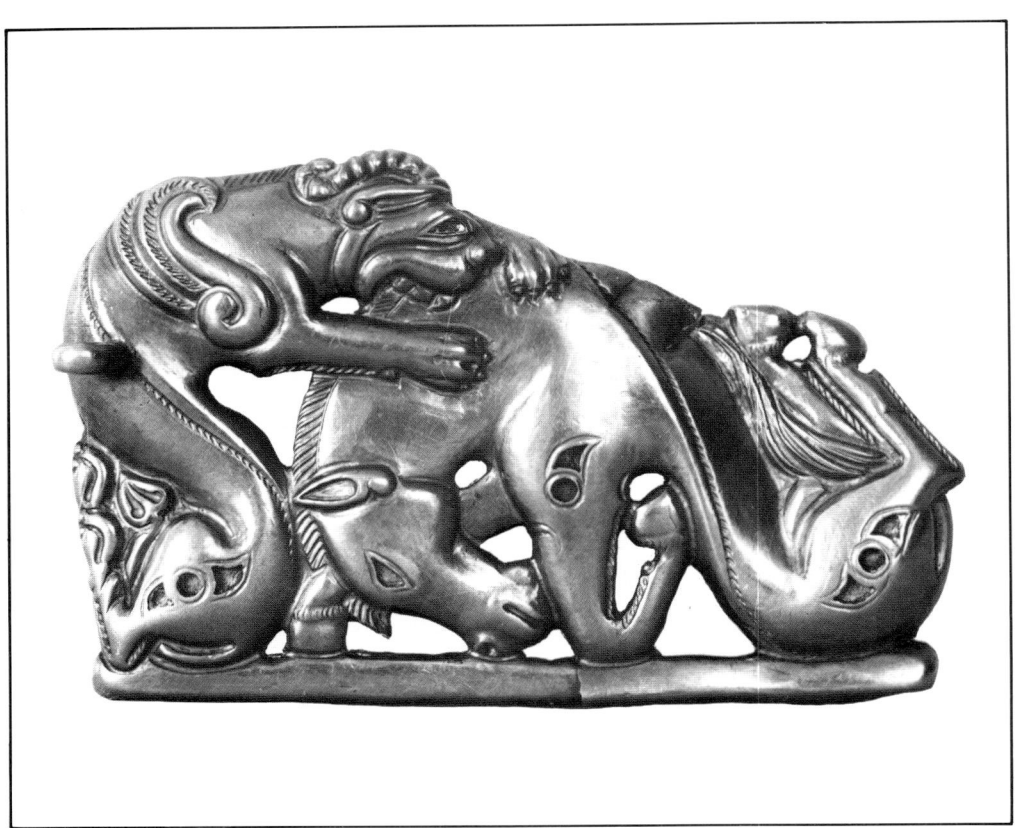

414

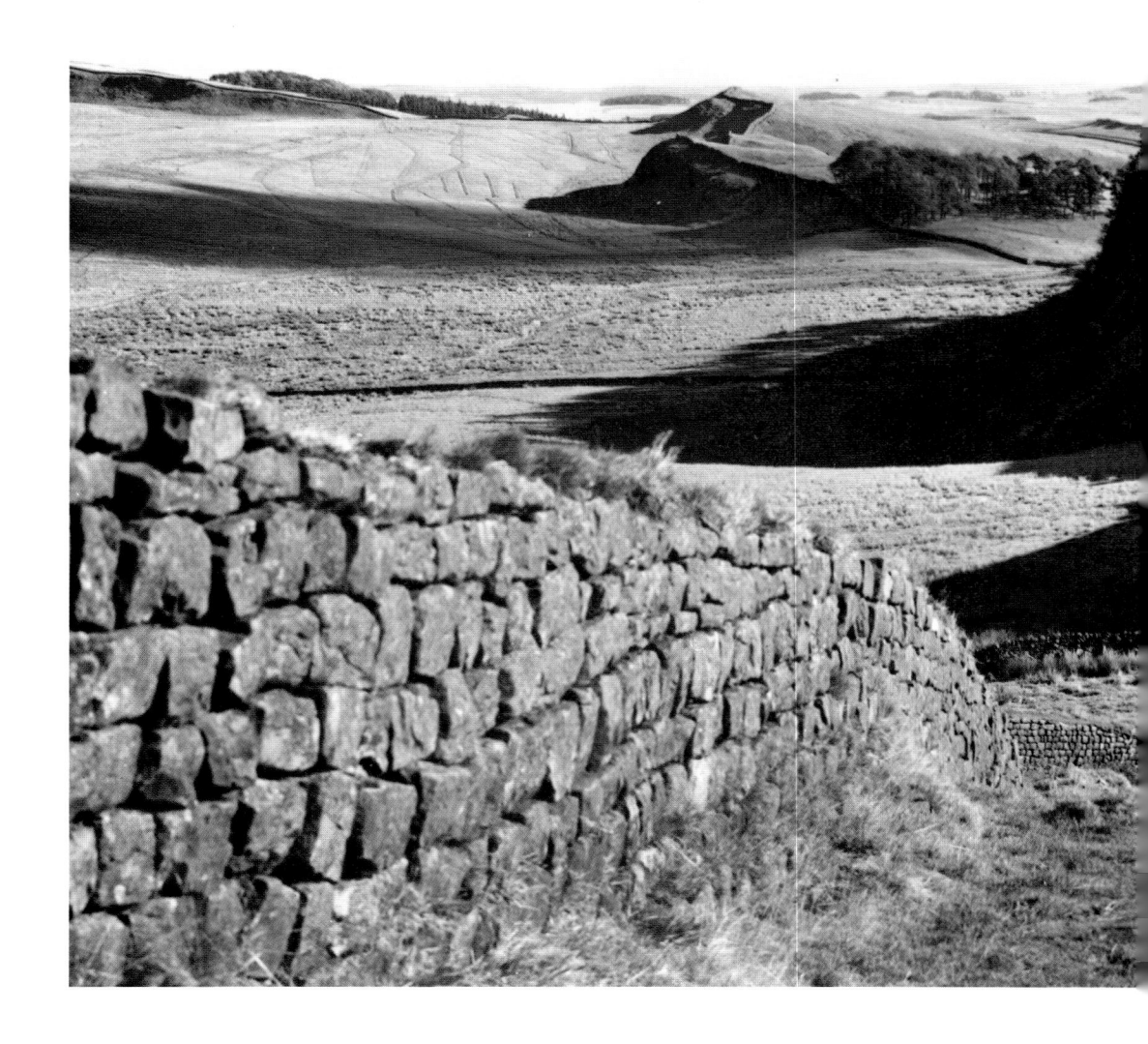

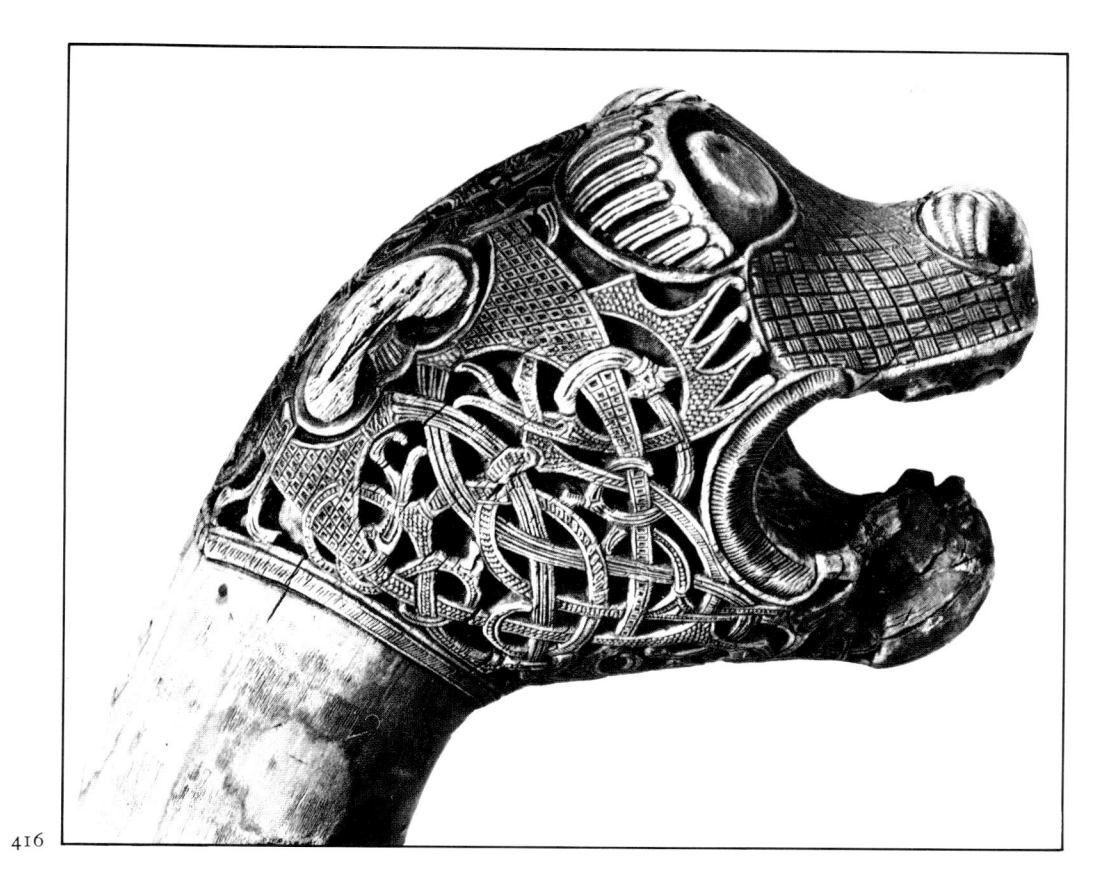

416

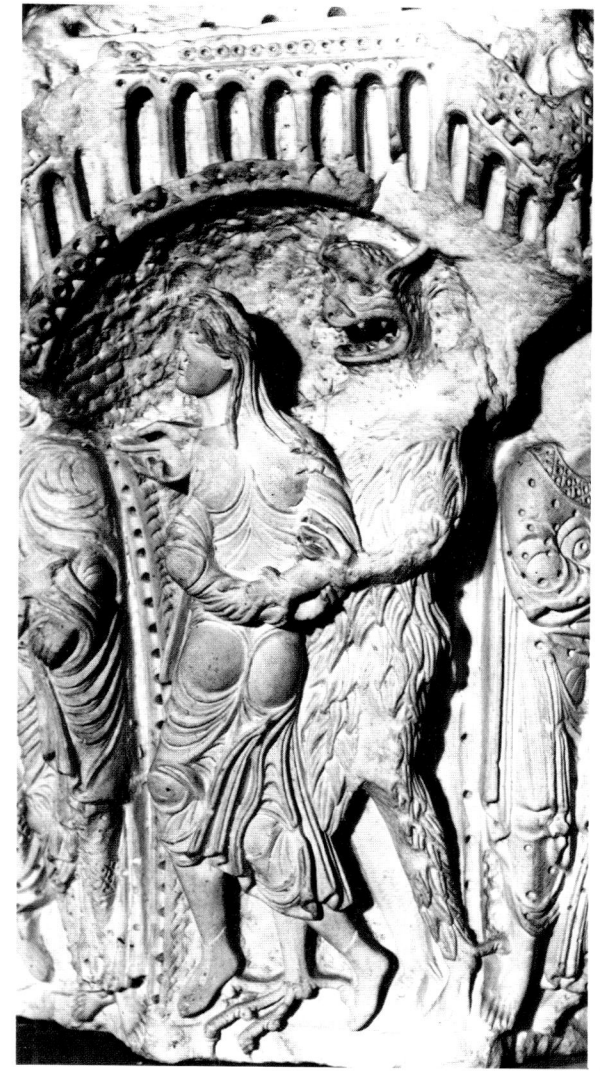

417

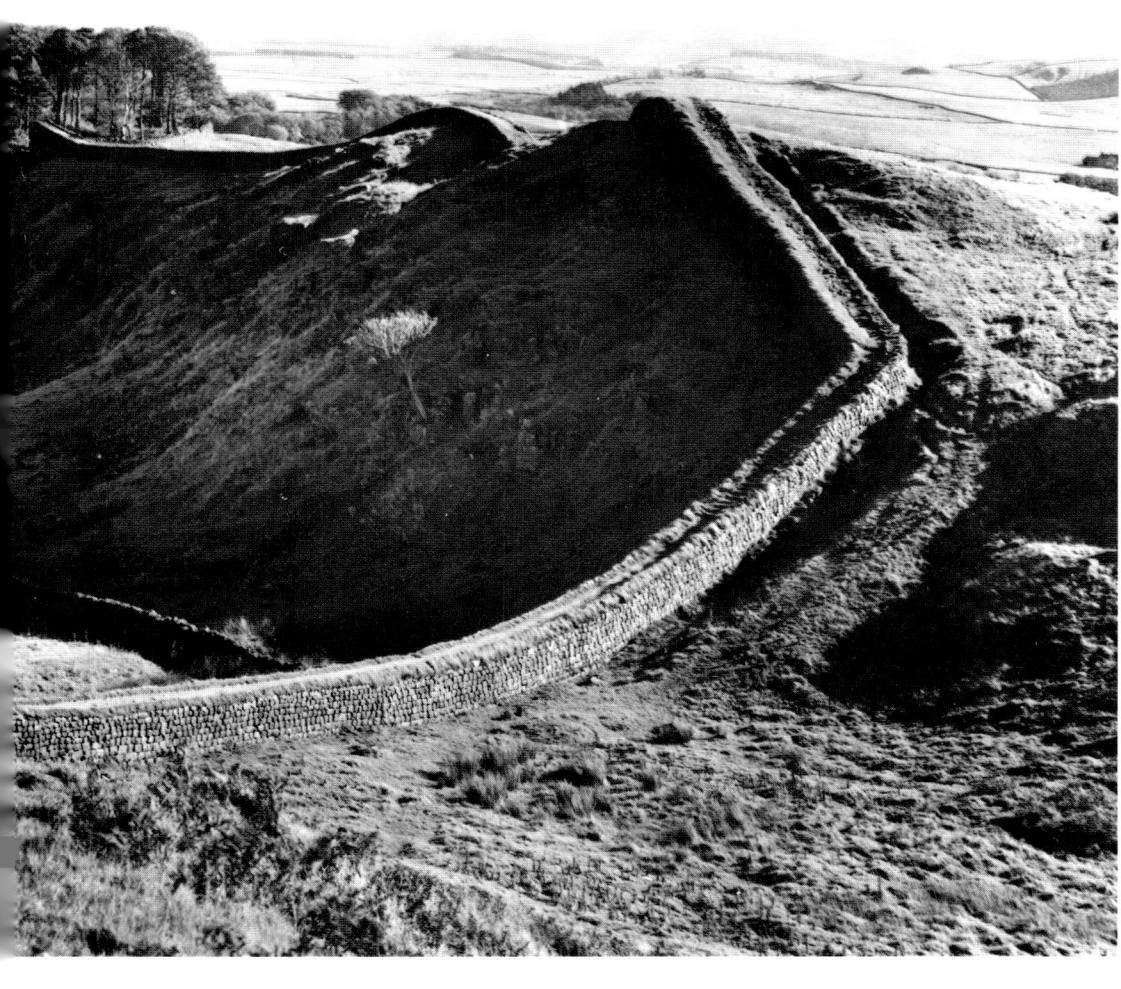

415

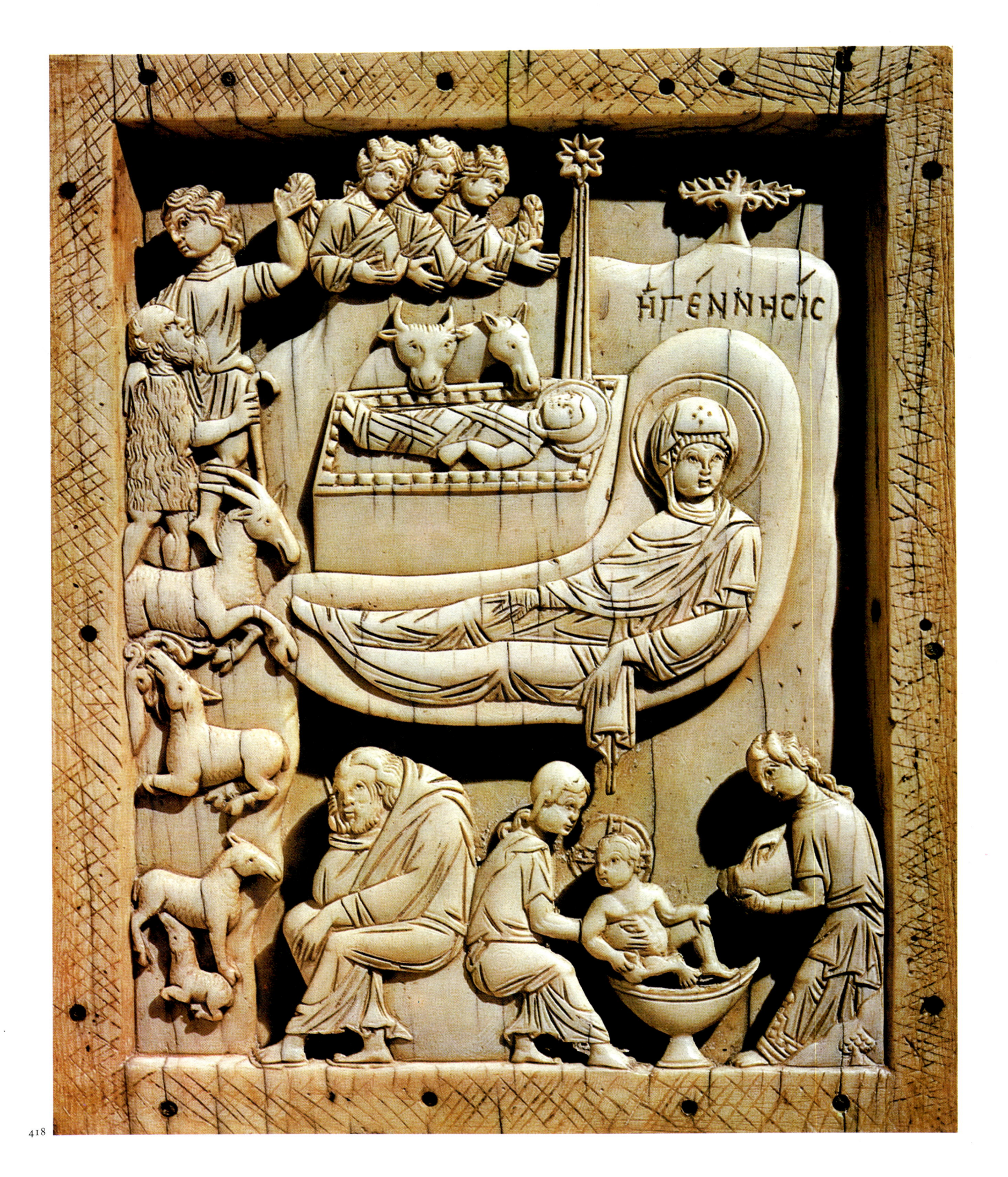

418

die irischen Mönche rasch eine Tradition starker Unabhängigkeit, während sie intensiven Kontakt mit den Mönchsgemeinschaften in Italien und dem Osten aufrecht erhielten. Diesen Mönchen oblagen dann später der missionarische Bekehrungsdienst und die Einführung lateinischer Zivilisation bei den fränkischen und teutonischen Eroberern in Europa, die mit den Völkern des Mittelmeerraumes keinen direkten Kontakt hatten.

Die Stabilität Norditaliens während der Herrschaft Theoderichs im frühen 6. Jahrhundert war nur von kurzer Dauer. Die gotischen und langobardischen Eroberer konnten ihre Führung nur so lange behaupten, wie sie Distanz zu einander hielten; im Gegensatz zu anderen Eroberern vertrieben sie aber die Bevölkerung Italiens nicht, so daß die Besiegten im Laufe eines Jahrhunderts die Sieger kulturell beherrschten. Die Annahme römischer Institutionen diente anfänglich dem Allgemeinwohl, nach kurzer Zeit jedoch zerbrachen oft Blutbande und jäh gegründete Bindungen zwischen den verschiedenen erobernden Stämmen. Rivalitäten entstanden, und isolationistische Anarchie fand ihren Nährboden in der Unterdrückung des Handels und in der Stadtflucht.

Die ersten römischen Institutionen, die man aufgab, betrafen Gesetz und Medizin. Macht setzte zunehmend Recht, und Ärzte und Patienten mußten für sich selbst sorgen. Aus bislang nicht geklärten Gründen gab es plötzlich keine weltlichen Heilkundigen mehr. Wesentlicher Druck für diese Entwicklung mag von der aufsteigenden Kirche in Rom – vor allem vom Papsttum – ausgegangen sein, der das Vakuum füllte, das die Verlegung der Hauptstadt des westlichen Römischen Reiches nach Ravenna mit sich brachte. Die Kirche stellte das stärkste Verbindungsglied zur Vergangenheit dar und zog ihre Kraft aus dem fortgesetzten Kontakt mit der Kirche des Ostens. Vor allem im nördlichen Italien und Gallien wurde die Nachgiebigkeit der Eroberer gegenüber den Traditionen der kulturell höherstehenden besiegten Völker mehr und mehr eine Nachgiebigkeit gegenüber der Kirche Roms, als die gesetzlichen, sozialen und intellektuellen Überreste der imperialen Zeit nach und nach verlorengingen oder von den anarchistischen Zuständen unterdrückt wurden, die die Streitigkeiten und die Versuche der Goten, gesellschaftliche Strukturen wiederherzustellen, mit sich brachten.

Mönchtum, Medizin, Mirakel

Der hl. Benedikt von Nursia schrieb die Sorge um die Kranken in die Statuten ein, mit denen er seinen Orden im Kloster Monte Cassino auf dem Boden eines alten Tempels des Apollon gründete. Da jedoch die Heilung von Krankheiten nur durch Gebet und göttliche Intervention möglich war, verbot Benedikt das Studium der Medizin. Hierdurch wurde die Heilssendung Christi in einer Weise institutionalisiert, daß sie in den nachfolgenden 500 Jahren die medizinische Versorgung fast vollständig reglementieren konnte.

Aurelius Cassiodorus (480–573), ein ehemaliger Privatsekretär Theoderichs des Großen, trat in den Benediktinerorden ein und empfahl das Studium der Übersetzungen des Hippokrates, Galens und des Dioskurides und ebenso der Arbeiten des Caelius Aurelianus. Schon nach kurzer Zeit wurde die Ausübung der Heilkunst die Hauptaufgabe des Benediktinerordens. Zu einer Zeit, als fast niemand lesen konnte, bemühten sich die Benediktiner bewußt, die literarische Tradition der lateinischen Welt zu bewahren. Da man sich nicht auf medizinische Traktate beschränkte, wurden auf diese Weise viele Schriften erhalten, auch wenn die Abhandlungen wenig oder keinen Einfluß auf die medizinische Behandlungsweise hatten, die man in den Klöstern praktizierte.

Viele weitentwickelte medizinische Prozeduren, vor allen Dingen chirurgischer Art, gingen verloren; das Kauterisieren ersetzte die meisten operativen Techniken. Die Pharmakologie gab ihre experimentellen Grundlagen auf und beschränkte sich auf eine vereinfachte Kräuterheilkunde, wie sie der Volksmedizin eigen ist. Als die Benediktiner und andere Orden expandierten und sich über Westeuropa erstreckten, stellten ein Kräutergarten, eine Bibliothek mit kopierenden Schreibern und ein Infirmarium die wesentlichen Elemente eines Klosters dar.

Die keltischen Stämme Britanniens und Irlands sollten schon früh die mönchische Lebensweise adoptieren und einen besseren und längeren Kontakt als die italienischen Klöster mit den östlichen Orden aufrechterhalten. Von einer ihrer druidischen Vergangenheit völlig fremden Religion und Kultur inspiriert, übernahmen sie von den Benediktinern nicht nur die Pflege lateinischer Kultur, sondern begannen im 7. Jahr-

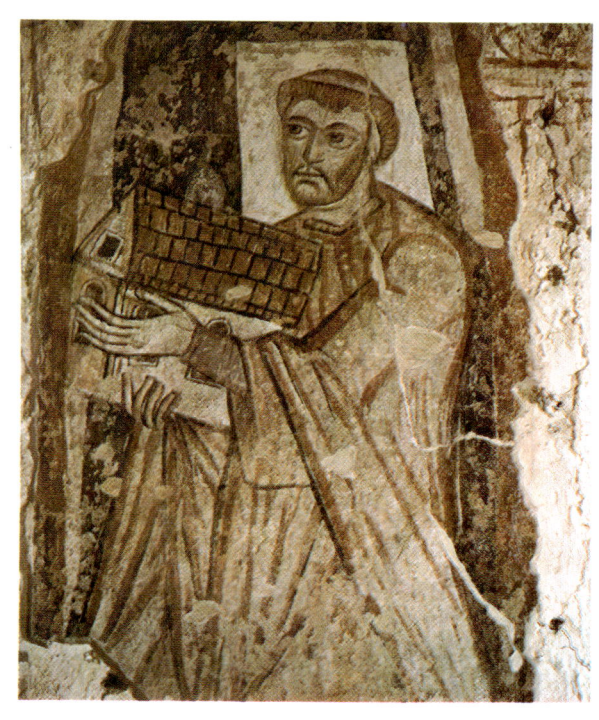

419

418 Elfenbeinerner Buchdeckel (10.–11. Jahrhundert) mit der Krippenszene, in der das Jesuskind in Windeln gewickelt ist. Diese alte Praxis, die man als ›Paschen‹ bezeichnet, hat sich in einigen östlichen Ländern bis zum heutigen Tage gehalten. Vatikanische Museen, Rom

419 Porträt des hl. Benedikt von Nursia auf einem Fresko des 9. Jahrhunderts. Sein Orden übernahm nicht nur 500 Jahre lang die Krankenpflege, sondern kopierte und bewahrte auch lateinische Texte einschließlich medizinischer Traktate. Chiesa di San Benedetto, Malles, Venosta

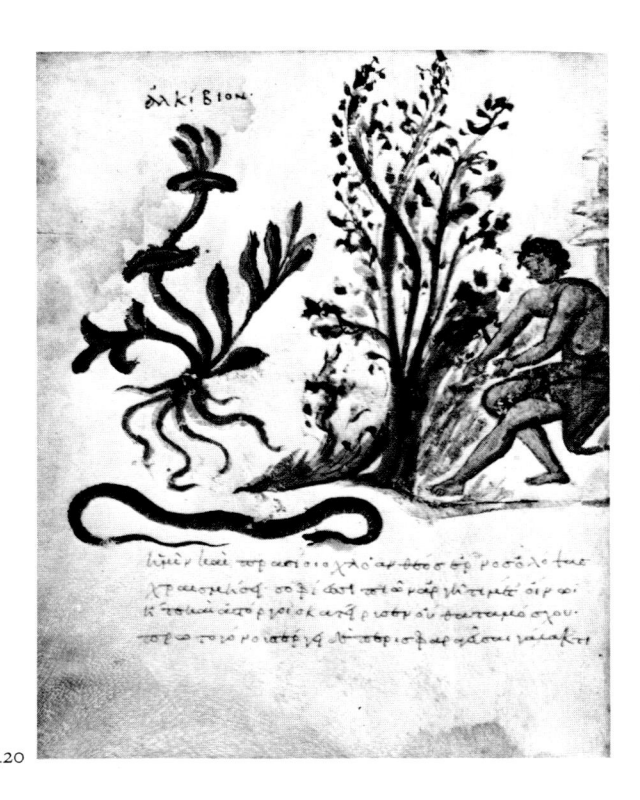

420

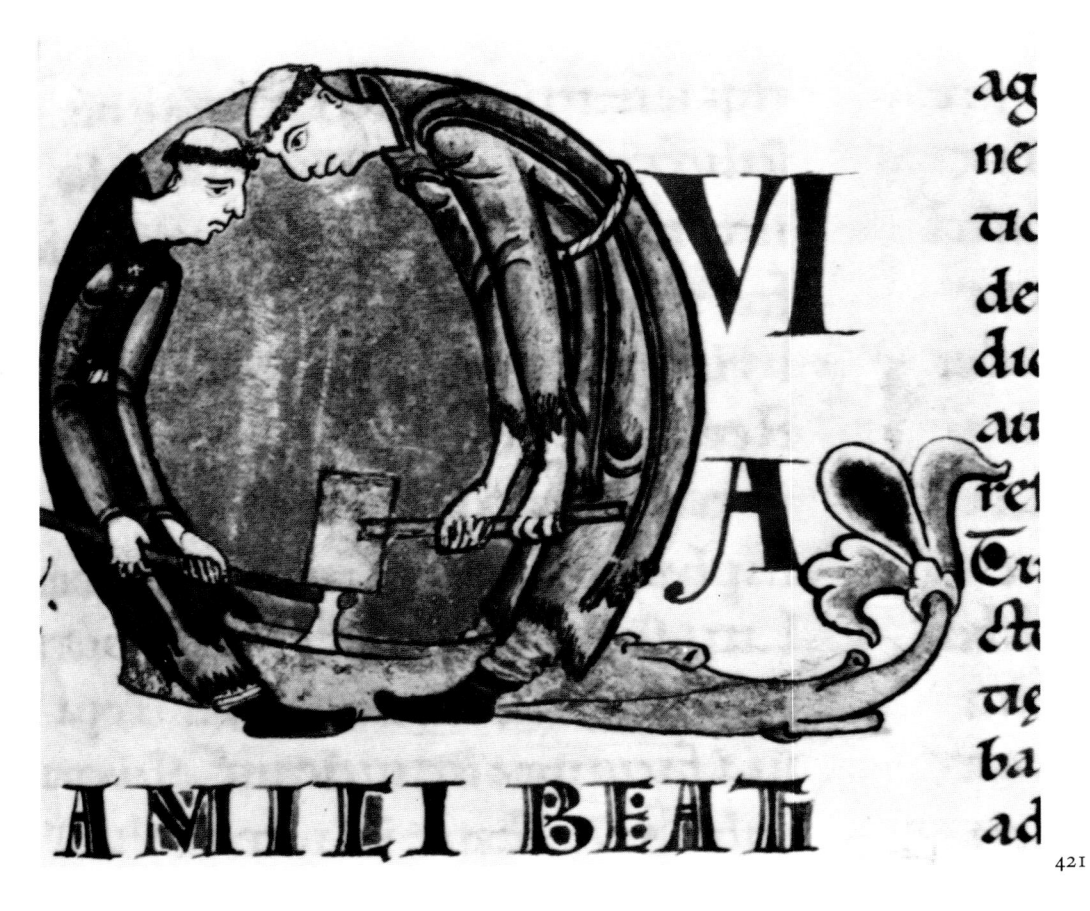

421

420 Manuskriptseite des *Theriaca* von Nikander nach Dioskurides aus dem 11. Jahrhundert. Ein Bauer schneidet Alkibios (Echium Rubrum), das bei der Heilung von Schlangenbissen Verwendung fand. Ms. suppl. gr. 247, fol. 16 v., Bibliothèque Nationale, Paris

421 Mönche, wie sie Feuerholz spalten, auf einem Initial-Q aus dem *Moralia in Hiob* von St. Gregorius (um 1111). Außer der Krankenpflege oblagen den Mönchen die notwendigen Verrichtungen, um ein Kloster zu unterhalten. Ms. 170, fol. 75 v., Bibliothèque Municipale, Dijon

422 Widmungsseite einer Kopie von *De Materia Medica* des Dioskurides aus dem 6. Jahrhundert, die von Juliana Ancia in Auftrag gegeben wurde. Die Tochter eines römischen Kaisers, die den medizinischen Wert dieses Herbariums erkannte, ist hier zwischen den allegorischen Gestalten Großmut und Klugheit dargestellt. Österreichische Nationalbibliothek, Wien

423 Die Vier Humores – Schleim, Blut, schwarze Galle und gelbe Galle – der klassischen Medizin stellen in diesem Manuskript aus dem 8. Jahrhundert mit ihren Charakteristika ein viergeteiltes Schema dar. Ms. lat. Monac. 14300. Bayerische Staatsbibliothek, München

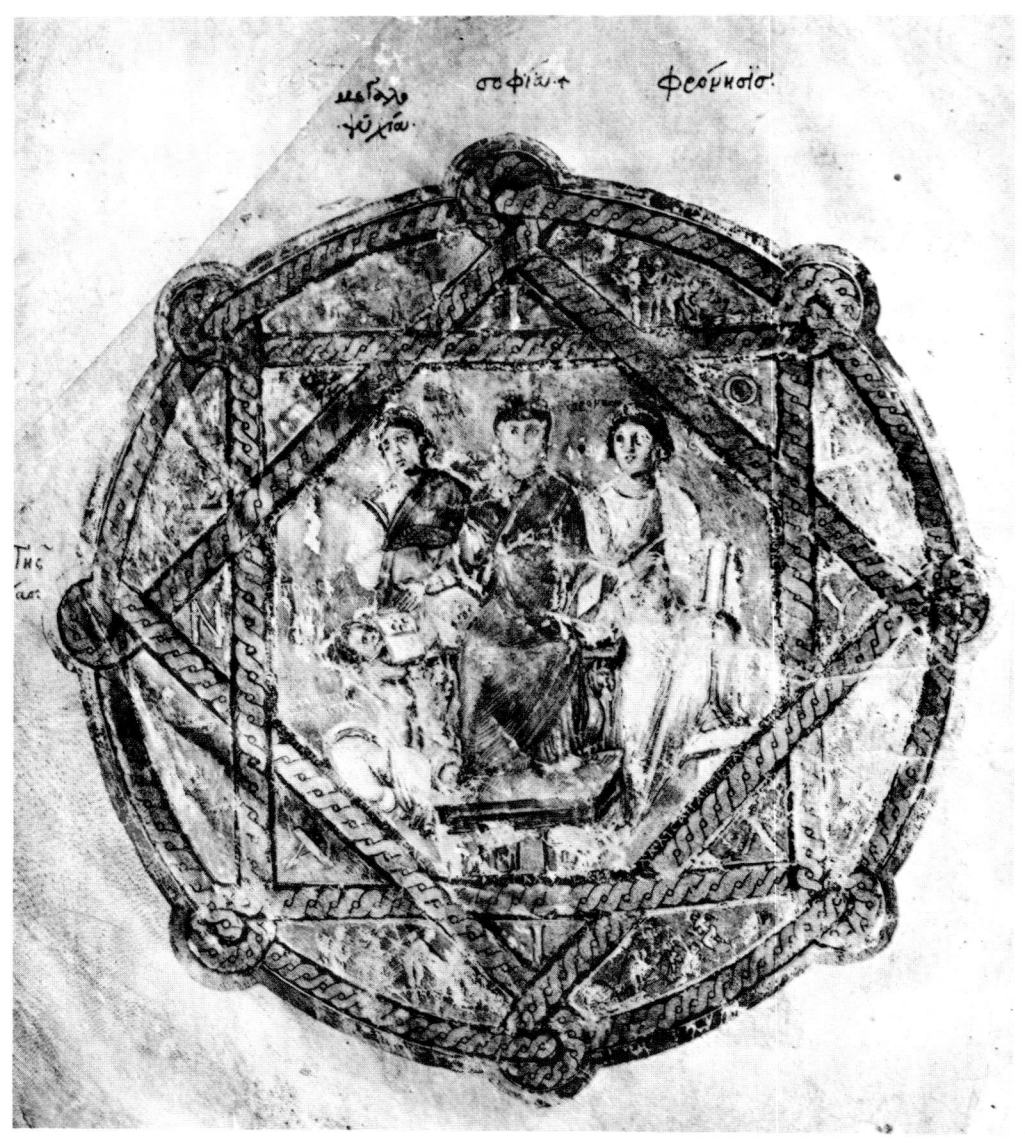

422

fri, ide pul nterri erom humido ipfequoque aer meri
ur inter duo conpugnantia pnaturant oce inter aquam
& ignem trů queilluddimentů ribi conciliat quia aqur
humore & igni calore coniungitur igitrquoqz cům re cali
dur& riccur calore aeri adnectitur ficcitateautintcon
munionem terrae rociatur adqz ptaribi phunc circu
ucquari pouendácorů concordia cietate coniugitur
unde & grece oena dicuntur quae latine elementa
uocantur eogdribi conueriunt & concnam quorů dicunc
tr comunem subiecti circuli figura declarat·

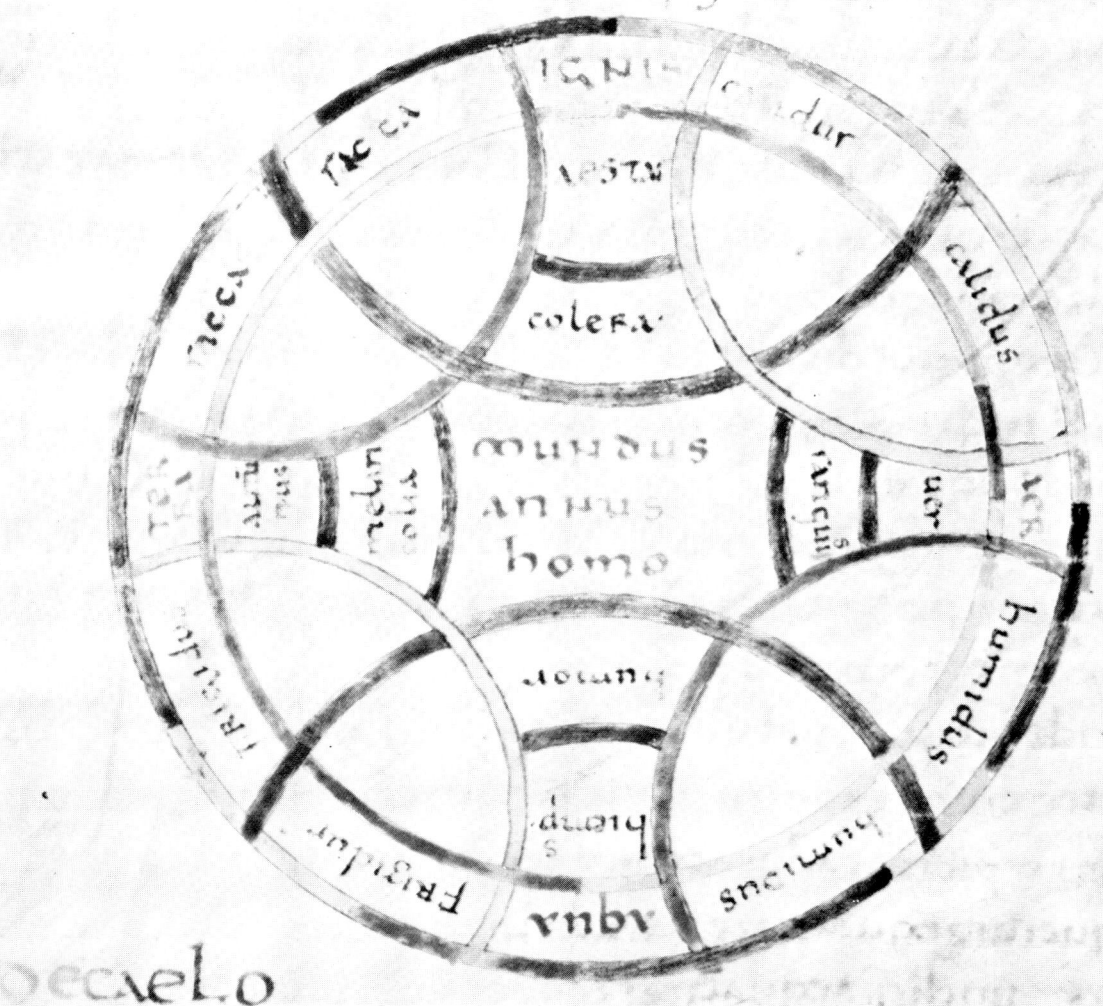

De caelo

Caelum spiritaliter ęcclesiae quae inhuiur uitaenoc
te corů uirtutib: quari claritate riderů fulzit plura
liter autem caelinomine rei omner uel anzeli intelle
guntur· fiquidé caelor ociar pphetar & apostolor·
accipere debemur dequib: scriptů ę· Caeli enarrant
gloriá dei utiq: quia ipsi aduentů & mortem ipsiquoqz resur

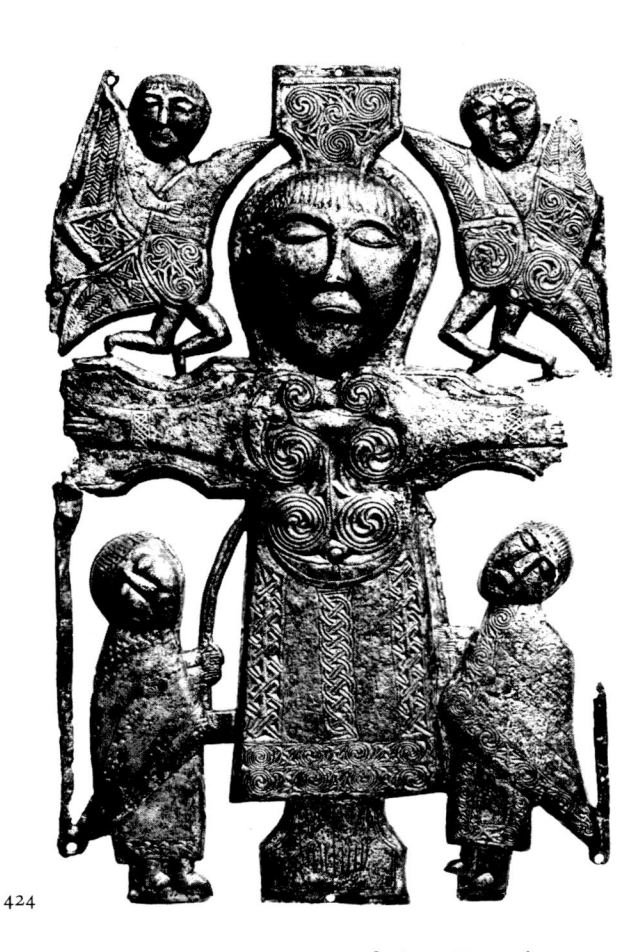

424

424 Keltischer Bronzeguß einer Kreuzigung (etwa 8. Jahrhundert), möglicherweise von einem Bucheinband. Von St. Patrick zum Christentum bekehrt, sandten die Kelten Irlands ihrerseits Missionare aus, um die Franken und Teutonen zu bekehren. National Museum of Ireland, Dublin

425 Goldenes, juwelenbesetztes Reliquiar des hl. Foy (um 980), eins der vielen Kunstwerke, die Reliquien von Heiligen zur Verehrung und zum Anrufen bei Krankheit beherbergen. Kathedralschatz, Conques

hundert, diese auf den europäischen Kontinent zurückzutragen, wo die Benediktiner als Missionare unter dem hl. Kolumba († 615) in Gallien, unter dem hl. Gallus († 646) in der Schweiz und dem hl. Willibrord († 739) in Franken viele fränkische und germanische Stämme bekehrten und Klöster gründeten, von denen die bekanntesten St. Gallen und Fulda sind. Sie alle wurden mehr oder weniger nach dem Modell der benediktinischen Klöster Italiens errichtet, wodurch der Aufstieg der klerikalen Medizin sichergestellt war.

Manchen Zentren medizinischer Gelehrsamkeit aus dem alten Imperium, die in naher Umgebung der neugegründeten Klöster lagen, gelang es, eine Verbindung mit jenen Resten herzustellen, die den Zerfall des Imperiums überlebt hatten, so z. B. Ravenna in Italien, Lyon in Gallien und Merida in Spanien.

Als Karl der Große unter seiner Herrschaft viele der fränkischen und germanischen Stämme zum Ende des 8. Jahrhunderts vereint hatte, lag es ihm nicht nur am Herzen, seine Legitimation in der Krönung zum Kaiser des Heiligen Römischen Reiches Deutscher Nation durch den Papst zu erhalten, er bemühte sich auch, die lateinische Zivilisation durch Schulen zu verbreiten, die Kirche und Krone verbunden waren. Nicht nur in der ›Palastschule‹, wo berühmte Engländer den Söhnen Karls des Großen und anderer Edler das Wissen vermittelten, sondern auch durch das System der Kathedralschulen sollte die Medizin in Ergänzung klassischer Studien und der Politologie gelehrt werden, die sich auf das kirchliche System des Imperium Romanum und das Papsttum stützte.

Viele Priesterfunktionen, die es im Imperium Romanum gab, wurden von den christlichen Geistlichen übernommen, nachdem die Kirche zur etablierten religiösen Einrichtung geworden war. Hierdurch beschleunigte sich die priesterliche Funktion als Mittler zu Gott. (Das Adjektiv ›pontifical‹ stammt von *Pontifex Maximus*, dem Oberpriester des heidnischen Roms.) Im Osten wie im Westen wurde die Distanz zwischen dem Individuum und Gott immer größer. In der östlichen Kirche stellte man (die Praxis gilt noch heute) während des heiligsten Teils der Messe sogar einen Wandschirm zwischen die Gläubigen und die zelebrierenden Priester.

Als in der mittelalterlichen Kirche mehr und mehr Gewicht auf die Fürbitte der Heiligen gelegt wurde, gewannen diese zunehmend an Bedeutung und Berücksichtigung in kirchlichen Schriften, in der Liturgie und der Ikonographie. Wenn auch der Evangelist Lukas selbst Arzt gewesen war, suchte man fast ausschließlich zunächst Hilfe in Krankheitsfällen bei den hl. Zwillingen Kosmas und Damian. Geboren in Kilikien im 3. Jahrhundert, waren sie Ärzte, die kostenfrei ihre Dienste anboten, um so Konvertiten zum Christentum zu gewinnen. Während der Herrschaft des Diokletian starben sie als Märtyrer im Jahre 278, gewannen jedoch rasch zunächst im Osten und dann im Westen aufgrund vieler wunderhafter Heilungen im Leben und nach dem Tode eine große Anhängerschaft. Unter dem Patronat des Kaisers Justinian (483–565) war darüber hinaus ihre Namenskirche in Konstantinopel, dem Beispiel der Tempel des Asklepios folgend, Tag und Nacht für die *Incubatio*, die Heilung der Kranken, geöffnet. Ihr berühmtestes Wunder geschah in einer nach ihnen benannten Kirche an der Stelle eines früheren heidnischen Tempels auf dem Forum Romanum, wo sie nach dem Tod erschienen, um das gangränöse (brandige), Bein des Küsters durch das Bein eines Negers zu ersetzen, der an Altersschwäche gestorben war. Ihre Popularität im Westen griff rasch um sich und wurde bald ikonographisch nicht nur für Ärzte und Chirurgen, sondern auch für Apotheker und Barbiere bedeutsam.

Ein weiterer Heiliger des Ostens, der auch im Westen als Schutzheiliger der Medizin allgemein bekannt wurde, war Pantaleon von Nikomedeia († um 305). Wie die Heiligen Lukas, Kosmas und Damian übte auch Pantaleon die Heilkunst bei den Armen ohne Honorar aus, wodurch er ebenso wie durch seinen christlichen Glauben die Mißgunst seiner heidnischen Kollegen hervorrief und getötet wurde. Seine Verehrung begründete sich früh im Osten und fand später Verbreitung nach Rom und Westeuropa. (Die Ironie wollte, daß Pantaleon später in der venezianischen Commedia dell' Arte mit der Darstellung des Clowns gleichgesetzt wurde, der zumindest im Westen allmählich die Darstellung des krankheitsaustreibenden Heiligen ersetzte; von seinem Namen leitet sich sogar die im Englischen gebräuchliche Bezeichnung ›Pantaloon‹ für Männerhosen ab.)

Der Brauch, sich Heilige als Mittler zur Gottheit zunutze zu machen, entwickelte sich während der Zeitspanne zwischen 500 und 1000, »spezialisierte« sich jedoch danach immer mehr. Der wachsende Glaube an die Jungfrau als Fürsprecherin, besonders genährt durch den Ritterkult der französischen Troubadoure, stützte auch das Vertrauen in die Kraft der Heiligen. Wie wir sehen werden, sollten Medizin und die Verehrung verschiedener Heiliger sich mehr und mehr verweben, als wundersame

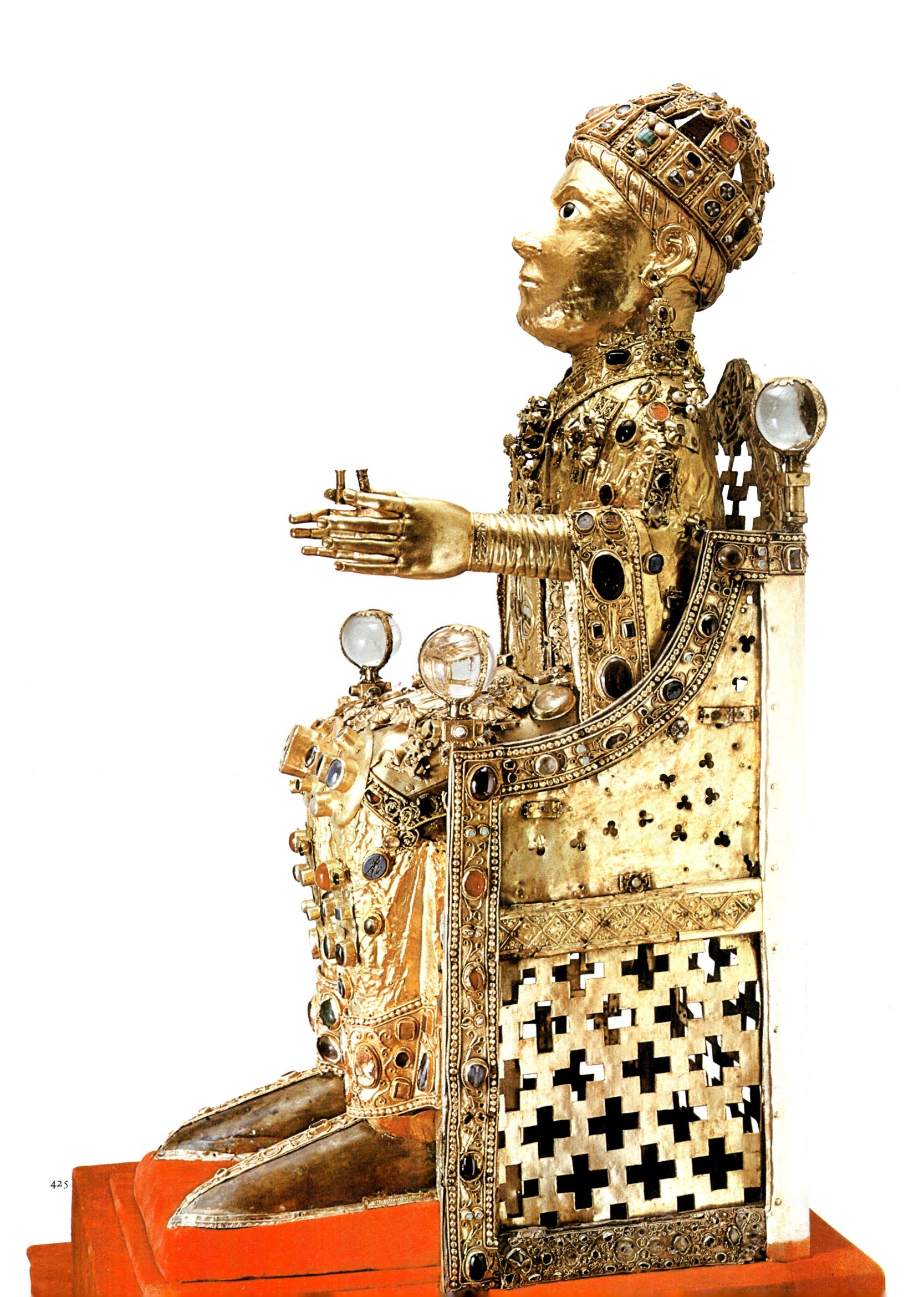

425

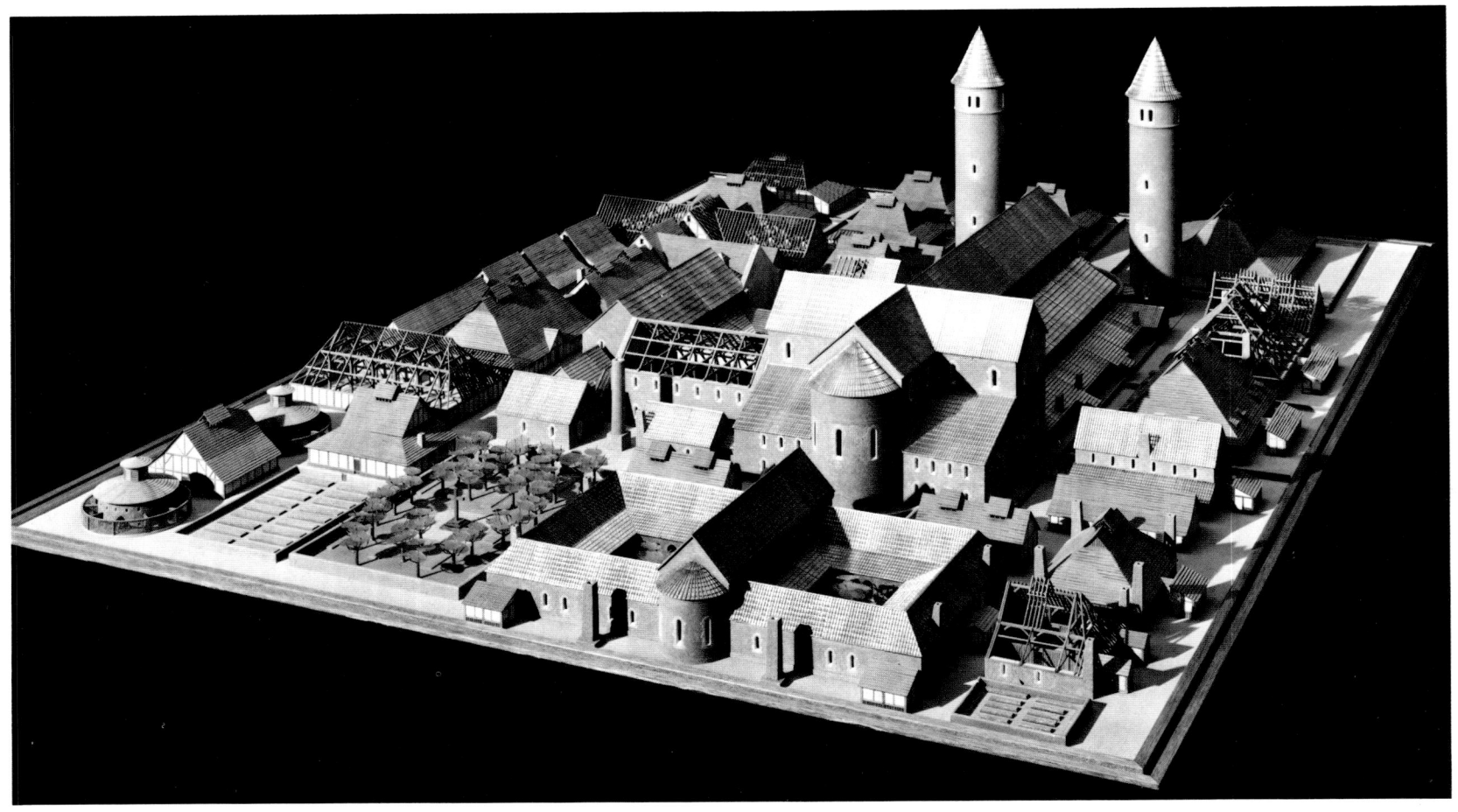

426

426 Modell von Walter Horn und Ernest Born des St. Gallener Plans (vor 830) für ein ideales Kloster. Obwohl er nie zur Ausführung kam, demonstriert der Plan mit seinen ausgedehnten medizinischen Einrichtungen die Bedeutung, die in den Klöstern der Krankenpflege eingeräumt wurde.

427 Manuskript des 13. Jahrhunderts mit der Darstellung der Krankenaufnahme und Behandlung in einem Klosterhospital, wo Unterkunft, Verpflegung und Fürbitte kostenfrei erhältlich waren. Ms. lat. 8846, fol. 106, Bibliothèque Nationale, Paris

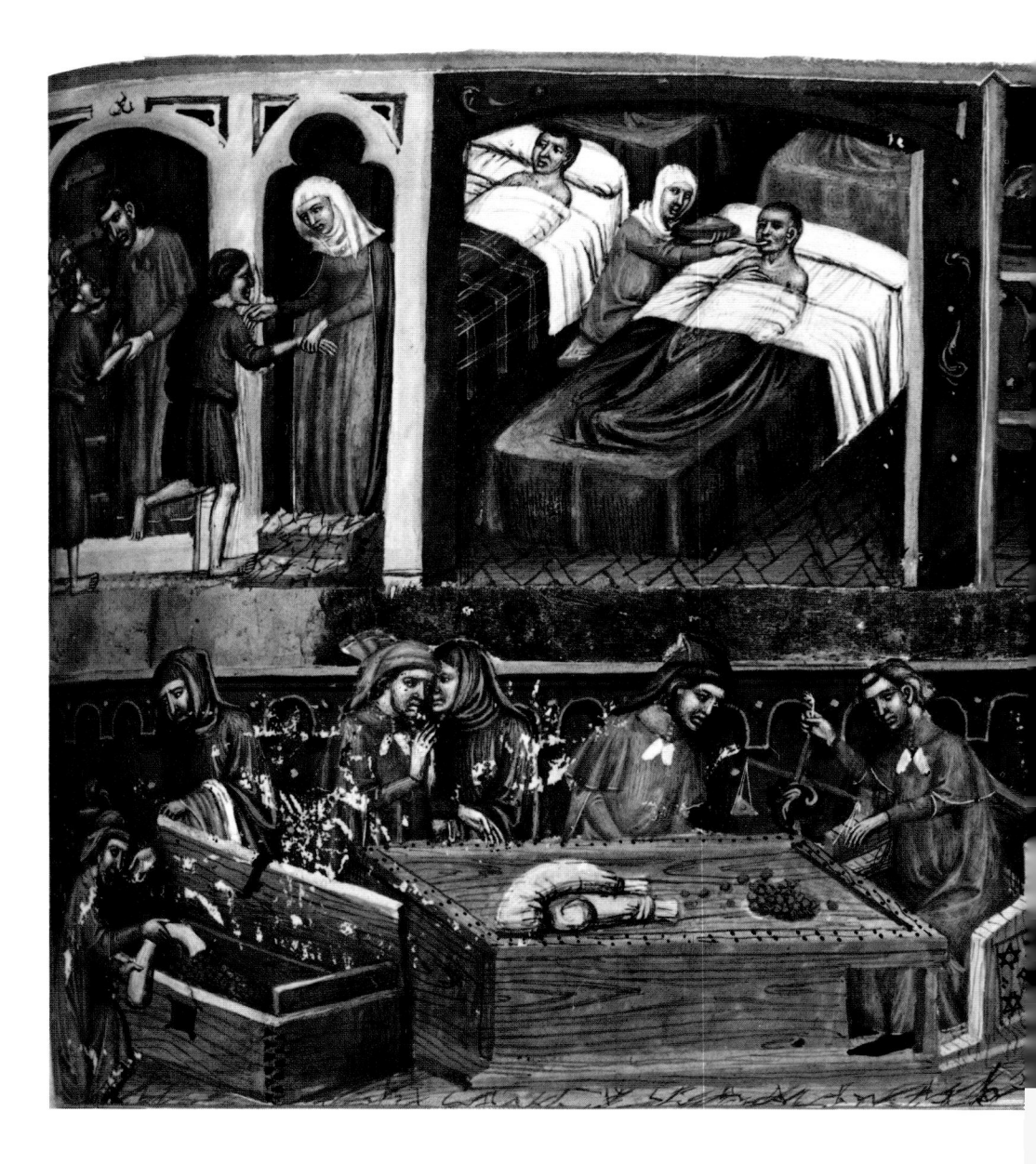

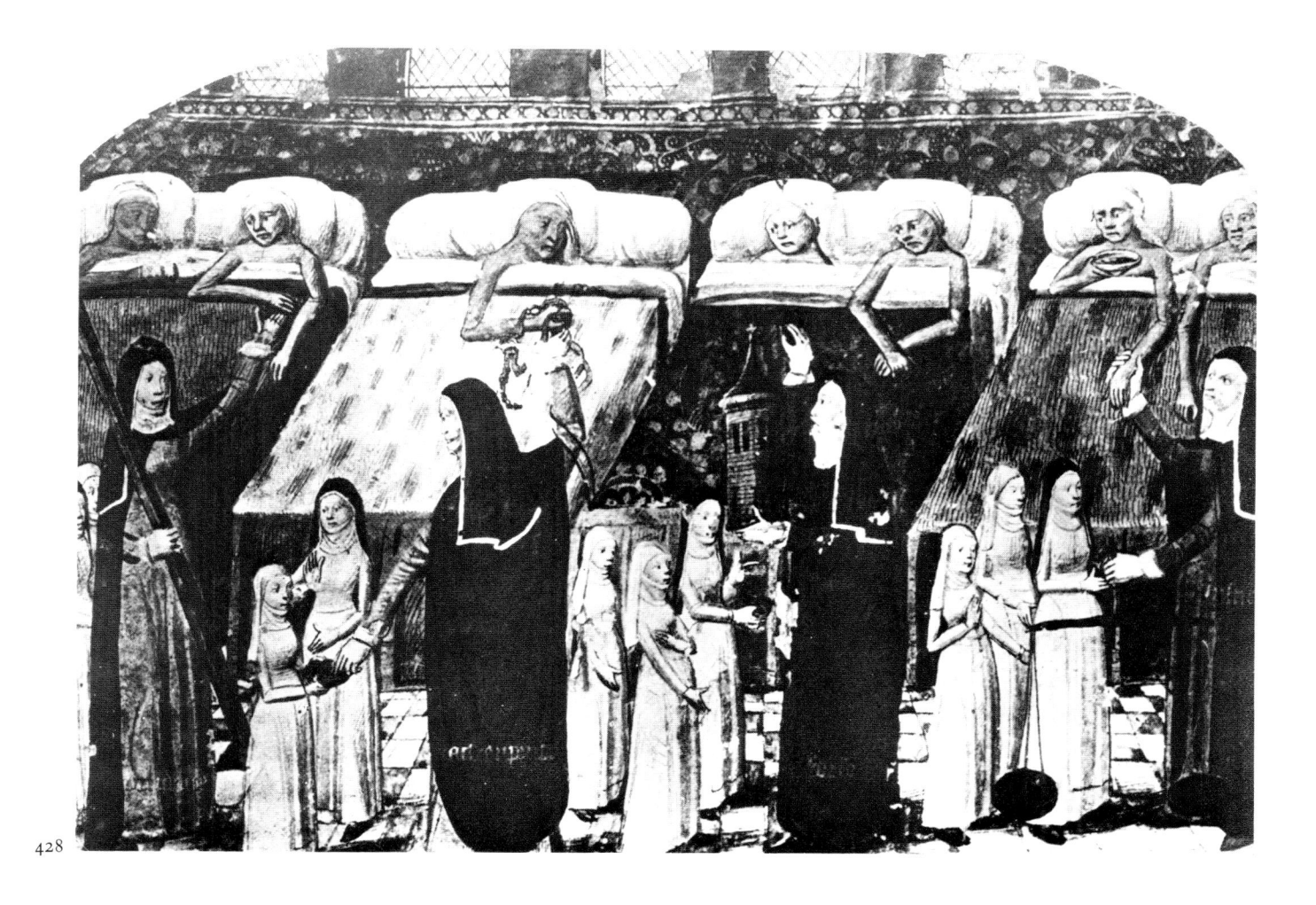

428

428 Mittelalterliche Buchillustration mit Mönchen und Nonnen, die Patienten (jeweils 2 in einem Bett) in einem Klosterhospital pflegen. Weltgesundheitsorganisation, Genf

427

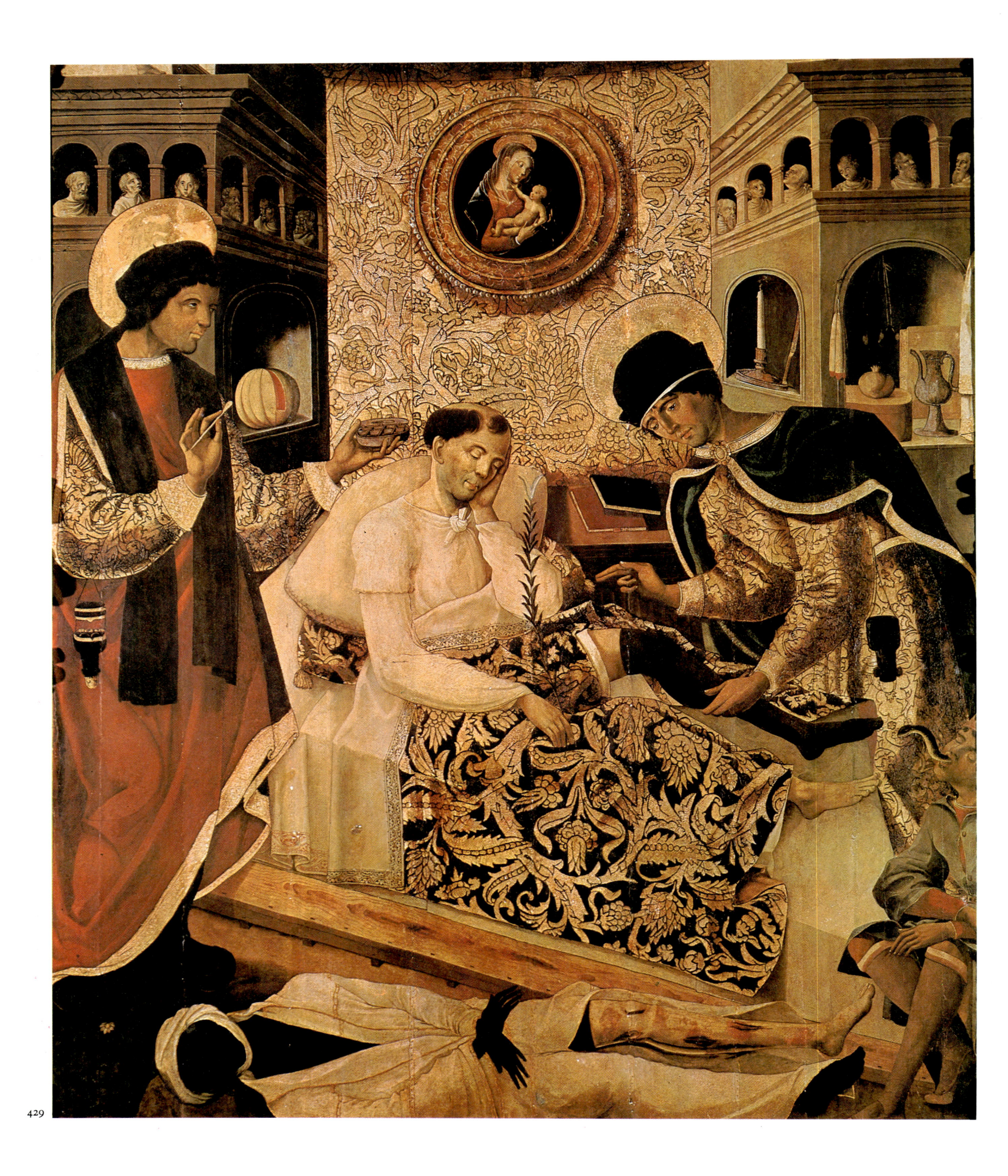

429

Heilungen nicht nur bei als Märtyrer gestorbenen christlichen Ärzten, sondern auch bei Heiligen gesucht wurden, die man mit bestimmten Krankheiten oder sogar Körperteilen in Verbindung brachte.

Die wachsende Bedeutung des Aberglaubens und der Magie im mittelalterlichen Europa wird oft der Anarchie zugeschrieben, die dem Sturz des westlichen Imperiums folgte. Diese Anschauung macht es sich jedoch zu einfach, da sich der Antirationalismus im späten Mittelalter – nach dem Jahr 1300 – am stärksten ausgeprägt erwies. Darüber hinaus kann man parallele Entwicklungen des Aberglaubens in Konstantinopel und im Osten beobachten. Alexander von Tralles (525–605) zeigte als Arzt großes Geschick und besaß als unabhängiger Wissenschaftler eine hervorragende Beobachtungsgabe. Er verpflichtete sich weder den Lehren des Hippokrates noch Galens (auch keiner der Schulen zwischen beiden) und unternahm ausgedehnte Reisen durch Spanien, Gallien, Italien und Griechenland, bevor er sich in Rom niederließ. Wenn auch von ihm viele unabhängige Beobachtungen und erstaunlich genaue Schlüsse über viele Krankheiten stammen – das Hirn als Ursprungsort der Epilepsie (eine Annahme, die Hippokrates im 5. Jahrhundert v. Chr. äußerte), der Gebrauch des Fingerdrucks bei Ödemen (Flüssigkeit im Hautgewebe) und Ascites (Flüssigkeit in der Bauchhöhle) sowie die Erkennung einer Milzvergrößerung durch Palpation –, verordnete er doch offensichtlich magische Kuren. Bei intermittierendem Fieber empfahl er das Tragen einer Olive, auf die man vorher die mystischen, aber bedeutungslosen Silben »ka, ra, a« schreiben sollte. Noch manch anderer im byzantinischen Imperium ausgebildeter Arzt verband das Konzept einer ursprünglich rationalen hellenistischen Medizin mit Heilgesängen, Zaubertränken und dunggefüllten Amuletten.

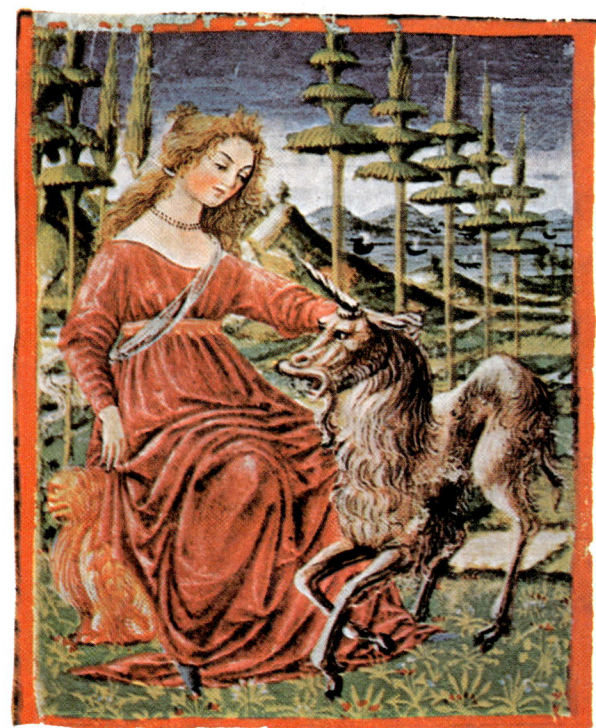

430

429   Die Heiligen Cosmas und Damian, die Zwillingsärzte und Märtyrer, hier auf einem Gemälde des 16. Jahrhunderts, das man Fernando del Rincón zuschreibt. Hier üben die beiden ihr berühmtestes postumes Wunder aus: den Ersatz des gangränösen Beines eines Küsters durch das eines toten Negers. Prado, Madrid

430   Detail einer ›Allegorie der Keuschheit‹ aus dem Kommentar zu *Aristoteles' ›De Animalibus‹* vom hl. Albertus Magnus (1463) mit einem Einhorn. Das pulverisierte Horn dieses Fabeltieres wurde gegen Epilepsie, Impotenz, Unfruchtbarkeit, Pest, Pocken und viele andere Krankheiten verschrieben. Museo Aurelia Castelli, Siena

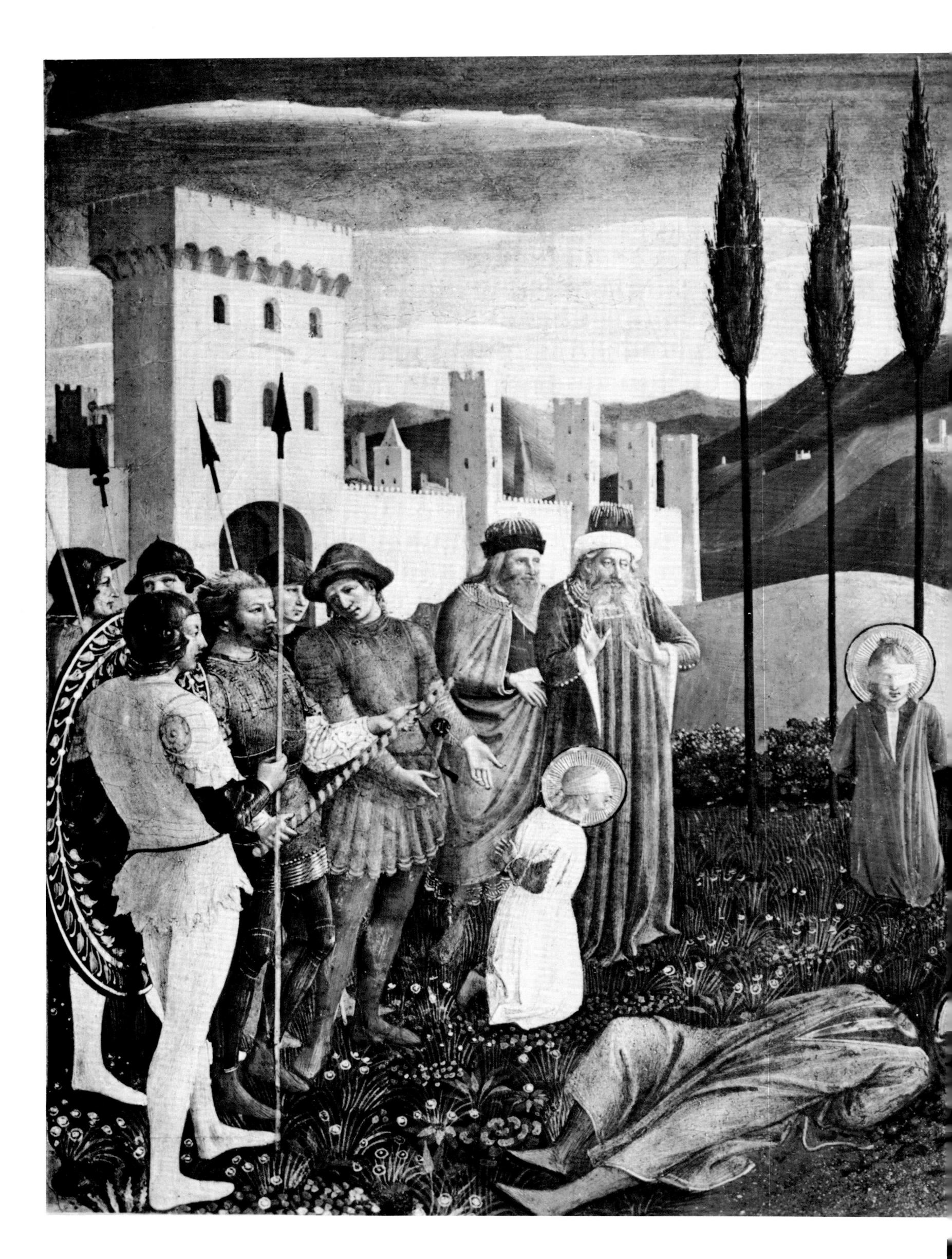

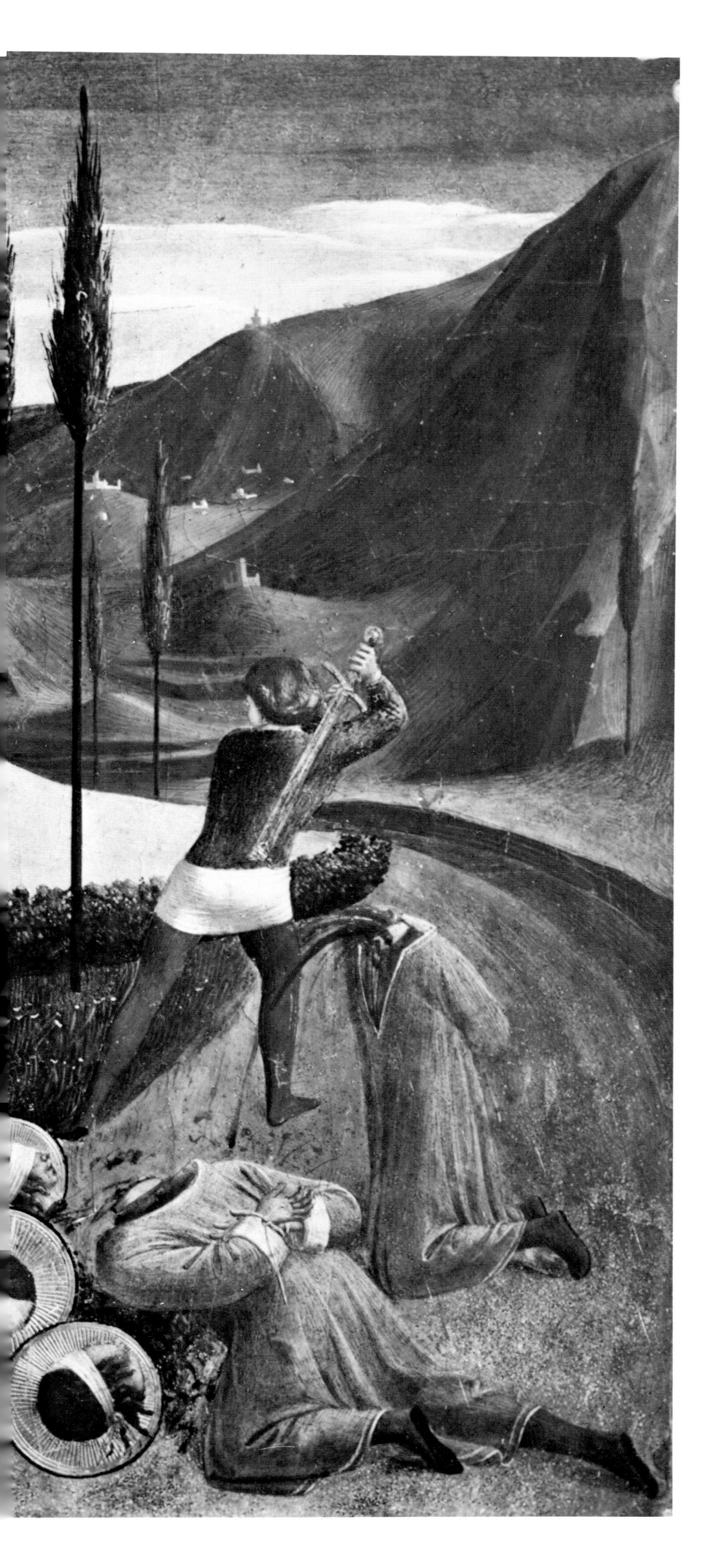

431 Das Martyrium der heiliggesprochenen Ärzte Cosmas und Damian aus der Sicht des Fra Angelico. Predellenteil des Altars von S. Marco, Florenz (um 1438–40). Louvre, Paris

Medizin im Islam
Arabische Medizin

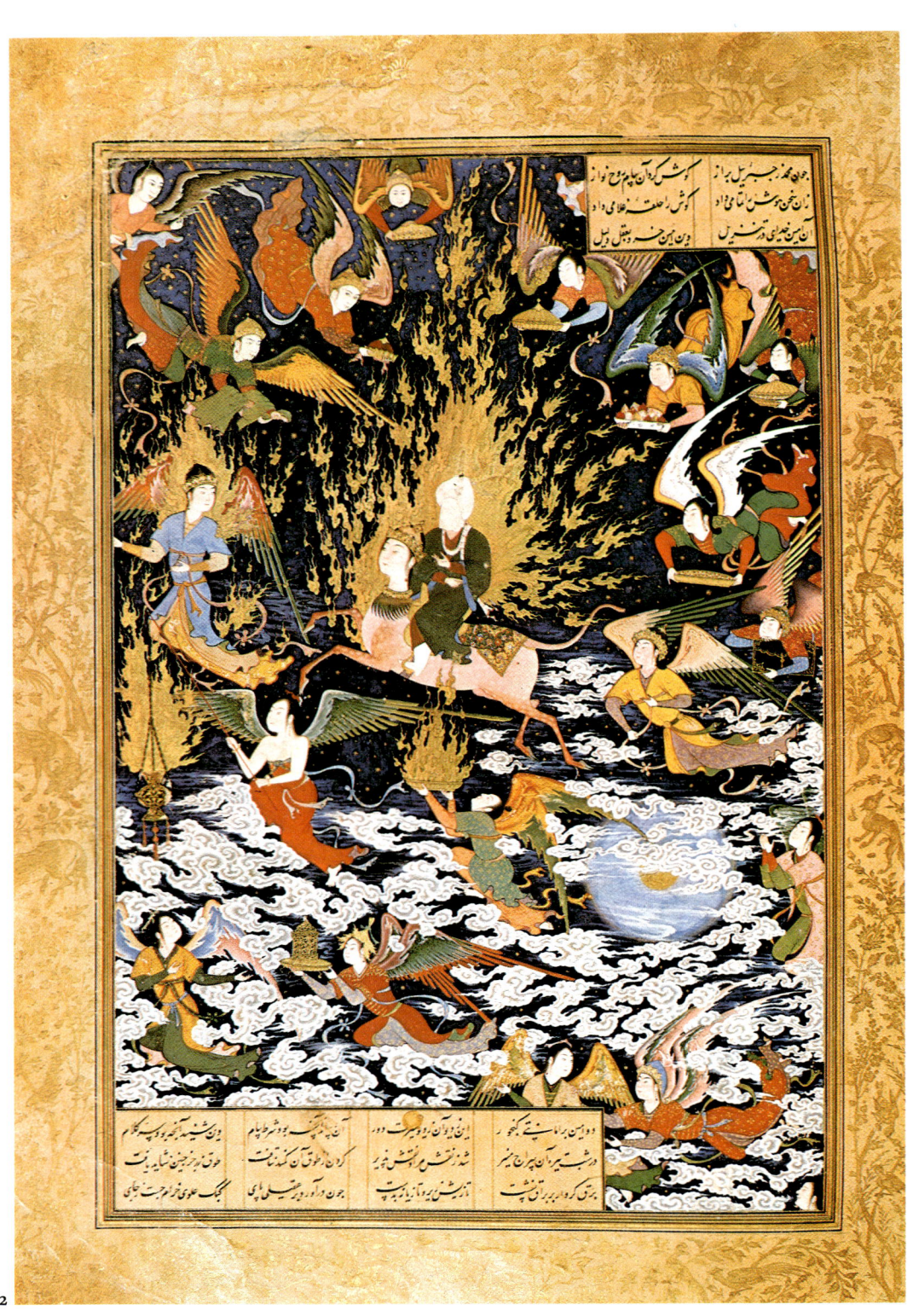

Während der ersten fünf Jahrhunderte der christlichen Zeitrechnung führten die Invasionen der westlichen Barbaren, dazu immer wieder auftretende Katastrophen und Epidemien ebenso wie der eifernde Antihellenismus der christlichen Kirche zum Verlust großer Teile der griechischen und römischen Schriften, die die Basis der westlichen Kultur darstellten. Im 7. Jahrhundert jedoch war es der neuverkündete Islam, der sich bemühte, die klassischen Lehren zu bewahren und sie später der europäischen Welt weiter zu vermachen.

Viele Autoren haben die arabischen Beiträge zur Medizin – basierend auf der islamischen Religion – im wesentlichen als Bewahrung und Zusammenstellung traditioneller Lehren charakterisiert. Ein Historiker kommentiert: »Sicherlich haben sie keine neuen Ideen eingebracht, die den hippokratischen Gedanken weiterentwickelten, aber in einer Periode der Unruhe waren sie die Bewahrer der Tradition; sie verbreiteten die brachliegende medizinische Bildung, sie räumten medizinischen Studien einen Ehrenplatz in ihrer Kultur ein, und sie waren die Vermittler, von denen die westliche Welt ein wertvolles Erbe zurückerhielt.« Diese globale Aussage hingegen erkennt nicht die dauerhaften neuartigen Beiträge der islamischen Denker wie auch der Christen, Perser, Juden und anderer an, die in islamischen Ländern lebten. Diese Denker werden häufig zusammenfassend als ›Arabisten‹ bezeichnet, da sie meist in arabischer Sprache schrieben.

Ihre Ehrfurcht vor der Gelehrsamkeit war es, die die arabischen Eroberer zur Quelle griechisch-römischen Wissens während jener Jahrhunderte werden ließ, in denen das lateinische Europa wenig Kontakt mit den antiken Schriften pflegte. Durch Übersetzungen, Ausarbeitungen und Bereicherungen griechischer und römischer Werke sammelte sich in der arabischen Welt ein Schatz an Informationen über alle Gebiete an, vor allen Dingen über Philosophie, Mathematik und Naturwissenschaften, worauf sich dann später die intellektuelle Entwicklung des Westens gründen konnte.

Schon früh, lange bevor Mohammed den Islam begründete, hatte die arabische Welt Kontakt mit der griechischen Kultur, auch mit der Medizin. Im Jahr 489 wurden die nestorianischen Christen (Anhänger des Patriarchen Nestorius, der als Häretiker 431 aus der Kirche von Konstantinopel ausgeschlossen wurde) ihrerseits aus Edessa in Mesopotamien vertrieben (wo St. Ephraim ein Hospital gegründet hatte). Sie gründeten daraufhin ein anderes Krankenhaus in Gondischapur in Persien. Dort trafen sie auf griechische Ärzte, deren Vorläufer seit der Zeit Alexanders des Großen im 4. Jahrhundert v. Chr. im Osten ansässig waren. Auch griechische Philosophen waren nach Gondischapur gekommen, als Justinian die Akademie in Athen im 5. Jahrhundert v. Chr. schloß. Aber schon früher, als Jerusalem von den Römern im Jahre 76 zerstört wurde, waren Juden nach Arabien geflohen und hatten dort eine Menge griechisch-römisches Wissen eingebracht. Zur Zeit Mohammeds (570–632) war das griechische Gedankengut daher bei den Arabern nicht unbekannt.

Die Ausbreitung des Islam

Im Verlauf der nächsten hundert Jahre verbreitete sich der Islam durch den Nahen und Mittleren Osten bis nach Afrika, Spanien und Teile Frankreichs. Der Umfang dieser Expansion führte zur Gründung von drei Kalifatdynastien: in Persien Bagdad mit den Abbasiden (750–1258); im spanischen Westen, vor allem Córdoba, die Omaijaden (756–1031) und in Ägypten Kairo mit den Fatimiden (909–1171). Das früheste Regierungszentrum des Islams war Bagdad, wo die beiden berühmtesten muslimischen Führer regierten, al-Mansur (712?–775) und Harun al-Raschid (764?–809), der Kalif aus Tausendundeiner Nacht. Gefördert von den Kalifen, entfaltete sich der kulturelle Reichtum in großartigen Gebäuden und allgemeinem Luxus. Aus alten syrischen Übersetzungen der Nestorianer und hebräischen der Juden wurden griechische und römische Texte ins Arabische übertragen; in späteren Jahrhunderten wurden diese Werke rückübersetzt, diesmal von westlichen Schriftgelehrten ins Lateinische. In der Medizin und Naturwissenschaft waren es die Werke von Aristoteles, Hippokrates und Galen, die man am häufigsten übersetzte. Einige Abhandlungen, darunter auch Werke von Galen, waren in der griechischen Originalfassung völlig verlorengegangen und wurden den folgenden Generationen nur durch arabische Textfassungen überliefert. Unter den frühen, weit bekannten Übersetzern befanden sich Hunain Ibn Ishak († 767?) und Al-Kindi (796–874). Philosophische Kommentatoren von größtem Einfluß waren Al-Farabi (870?–950) und Al-Biruni (973–1048). Rhazes (850–932) und Avicenna (980–1037) waren die berühmtesten islamischen Schriftsteller persischen Ursprungs.

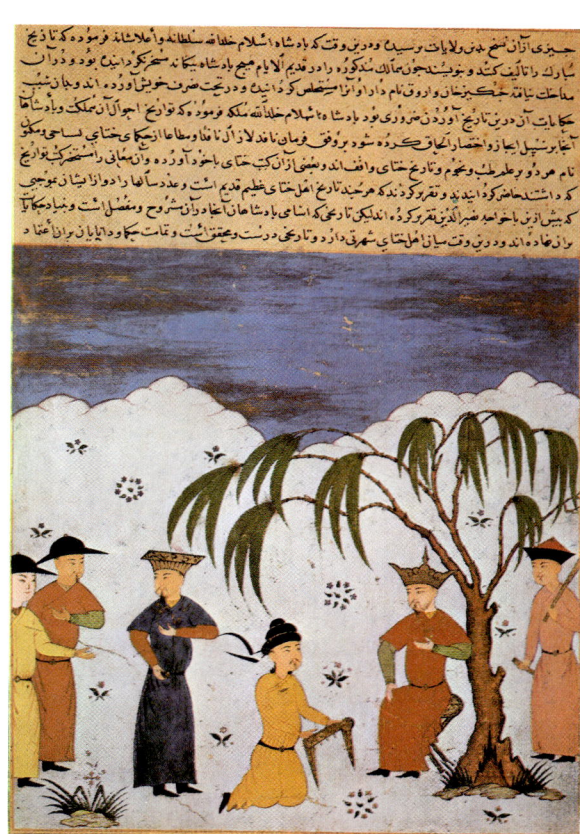

433

432 Die Himmelfahrt Mohammeds, dargestellt in einem persischen Manuskript des 16. Jahrhunderts. British Library, London

433 Ghazan Khan, mongolischer Herrscher des Irans, der Buchgeschenke chinesischer Weiser annimmt, ein Symbol für den kulturellen Austausch, der zu der Verbreitung medizinischen Wissens beitrug. Aus Rashid al-Din, Universalgeschichte (um 1425). British Museum, London

ددئ ودخی مجیره أیتدی یا محمد سنك شربتك شرابك ندر

ددی حضرت رسول ایندی بنوم شربتم سود در شرابم صودور

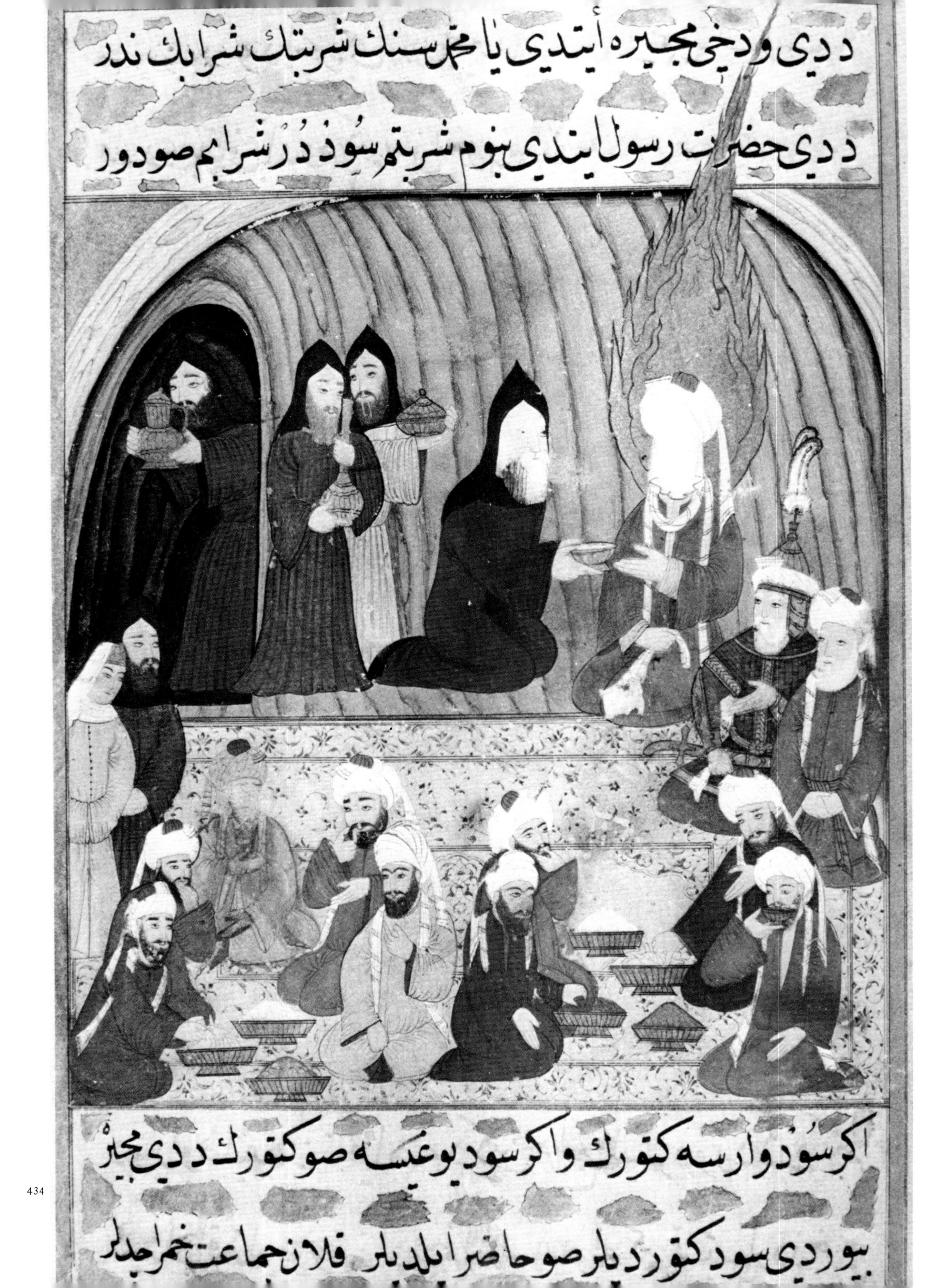

اکر سود واریسه کتورك و اکر سود یو عیسه صو کتورك ددی مجیر

بیوردی سود کتوردیلر صو حاضر ایلدیلر فلان جماعت خمردور

434

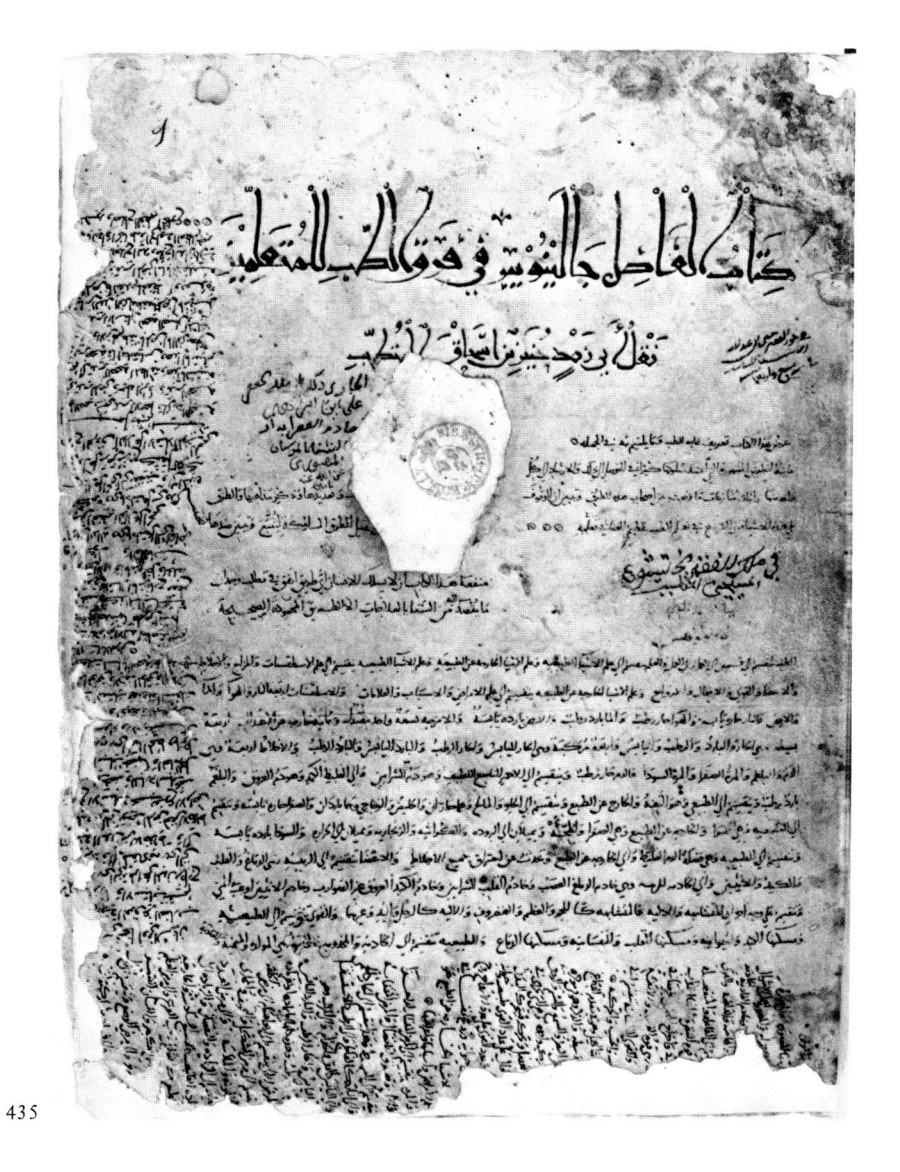

435

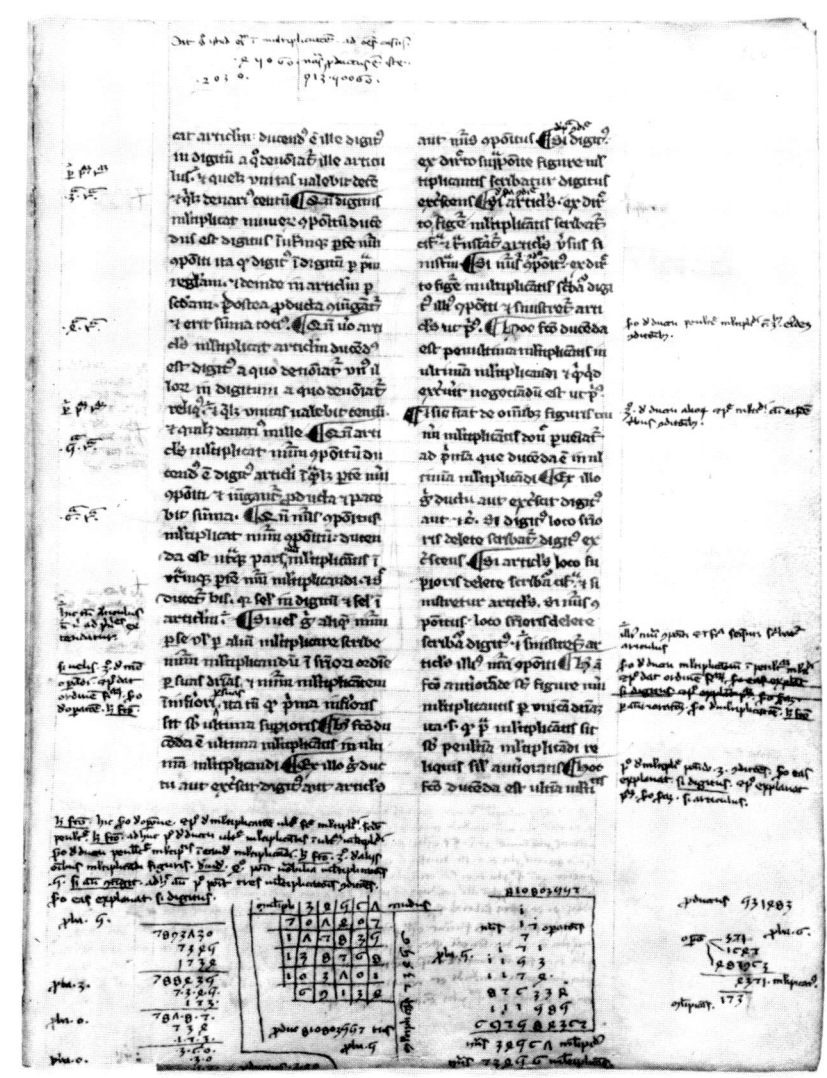

437

434 Mohammed, verschleiert und durch eine Flamme versteckt, bei der Diskussion mit christlichen Mönchen. Dargestellt wird seine Regel, das Wissen überall zu suchen. Aus Siyar e Nabi von Mustafa Tarik (um 1594 bis 1595), Topkapi Serail-Museum, Istanbul

435 Blatt einer arabischen Übersetzung des Galen aus dem 11. Jahrhundert mit der Unterschrift des Avicenna. Galen war eine bevorzugte Autorität für die arabischen Verfasser medizinischer Schriften. Ms. Arab. 2859, fol. 1, Bibliothèque Nationale, Paris

436 Der griechische Arzt Erasistratos, der mit einem Assistenten dargestellt wird, war ein wichtiger Lehrer im 4. Jahrhundert v. Chr. in Alexandria. Die arabischen Ärzte bezogen sich auf griechische Autoritäten als Grundlage ihrer eigenen Medizin. Ms. Arab., Bagdad-Schule (1224), Feer Gallery of Art, Washington, D.C.

437 Manuskriptseiten mit Rechnungserstellungen in arabischen Ziffern, die wahrscheinlich aus Indien stammen und eine große Verbesserung gegenüber den umständlichen römischen Ziffern darstellten und damit einen wesentlichen Beitrag zu Mathematik und Wissenschaft leisteten. Garret Ms. 99, fol. 120, Princeton University Library

438 Blick in die große Omaijaden-Moschee von Córdoba, begonnen 785 unter Abd Ar Rahman. Mit Bagdad und Kairo stellte Córdoba eines der Hauptzentren des Islam dar; hervorragende Ärzte und Philosophen wie Averroës, Avenzoar und Maimonides konnten ihre Talente in dem dort herrschenden intellektuellen Geist entfalten.

Im Westen wuchs die Bedeutung Córdobas, als das Kalifat in Bagdad seinen Einfluß verlor. Derselbe intellektuelle Geist, der sich im Osten gezeigt hatte, wurde auch kennzeichnend für das westliche Kalifat, wo Averroës (1126–1198), Avenzoar (1091?–1162) und Maimonides (1135–1204) als Ärzte und Philosophen hervorragende Stellungen einnahmen.

Im Sultanat von Ägypten, wo die Wissenschaft eine große Rolle spielte, stellte das Krankenhaus ein Kronjuwel im islamischen Gesundheitswesen dar; das Hospital war wohl weit besser entwickelt, wesentlich effizienter und weitaus fortschrittlicher als jede gleichartige Institution irgendwo sonst in der christlichen oder islamischen Welt. Der gebildete Herrscher Saladin (1138–1193) hielt hof zu Kairo und beeindruckte die westliche Welt mit seinem Wissen und die Kreuzfahrer mit seinem militärischen Geschick.

Die Arabisten

Die Arabisten (ein Begriff der nestorianischen Christen, der Perser und Juden umfaßt, die genetisch den Arabern nicht zugerechnet werden) leisteten wesentlich mehr als nur die Erhaltung der Traditionen. Ihnen verdanken wir die Begründung der Pharmazie und Chemie als Wissenschaften. Viele Heilmittel, die bis dahin unbekannt oder wenig geschätzt waren, wurden Teil der Materia Medica. Methoden des Extrahierens und der Bereitung von Medizin gelangten zu hoher Blüte, und die arabistischen Techniken der Destillation, Kristallisation, Lösung, Sublimation, Reduktion und die Kalzination (Zersetzen) sollten die wesentlichen Arbeitsprozesse der Pharmazie und Chemie werden. Obwohl häufig die Ärzte ihre eigene Medikation herstellten, wurde die Pharmazie als selbständiger Beruf unter arabischen Herrschern etabliert. Die wichtige Rolle der Arabisten in der Entwicklung der modernen Chemie klingt heute noch in der großen Zahl gebräuchlicher chemischer Termini nach, die sich aus dem Arabischen ableiten: Alkali, Alkohol, Alaun, Elixier und viele andere mehr, darunter auch Sirup und Julep (Rosenwasser).

Auf die klinische Ausbildung legte man großen Wert, und einigen arabischen Ärzten verdanken wir brillante Beobachtungen, die den Lauf der Zeiten überdauerten. Diese Ärzte beschrieben Krankheiten, die als solche kaum von den Griechen erkannt wurden, darunter Skabies (Krätze) und Mediastinalabszeß (eitrige Entzündung der mittleren Brusthöhle). Ihre Kenntnisse der Tuberkulose und der Perikarditis (Entzündung des Herzbeutels) waren weitaus tiefgehender als die ihrer Vorläufer. Avicenna diskutierte sogar den infektiösen Charakter der Tuberkulose.

Die Entwicklung leistungsfähiger Hospitäler war ein hervorragender Beitrag der Araber zur Medizin. Die römischen Militärhospitäler, *valetudinaria*, und die wenigen christlichen Krankenhäuser wie das von der Wohltäterin Fabiola gegründete waren nach Zahl, Organisation und Qualität nur schwache Abbilder eines Krankenhauses im Vergleich zu den arabischen Hospitälern aus der Zeit nach Mohammed. Das medizinische Zentrum von Gondischapur im sassanidischen Persien, das von den nestorianischen Christen im 5. Jahrhundert n. Chr. gegründet wurde, mag als Modell gedient haben, aber auch dieser Hospitalkomplex erreichte seinen Höhepunkt erst unter islamischer Herrschaft.

Krankheiten

In vielerlei Hinsicht war die Einstellung des Islams zum Krankheitsursprung ähnlich dem der judäo-christlichen Vorstellung, nach der Allah die Krankheit als Strafe für die Sünden sandte oder aus Gründen, die sich der Erkenntnis des Menschen entzogen. Die Krankheit wurde jedoch ohne moralisches Stigma ertragen. Wenn man auch auf die heilende Wunderwirkung der Gebete hoffte, konnte man doch die göttliche Hilfe durch die Vermittlung des Arztes suchen. Die Gewährung von Hilfe und Beistand gegenüber Kranken war eine gute Tat, die wie in der christlichen Welt zur eigenen Erlösung beitrug, die Moslems werteten jedoch das Mitleid als eigenständige Tugend.

Nach islamischem Glauben gibt es ein Leben nach dem Tode: der Lebensfunke, der im Körper auch nach dem Tode verbleibt, wird wieder erweckt und im Paradies angemessen entlohnt. Um dieses Weiterleben nicht zu stören, waren daher Sektionen verboten. Spekulationen über die Natur innerer Organe und des Kreislaufs führten zu Fehlschlüssen. So vermutete al-Quff eine Verbindung zwischen den kleinen Arterien

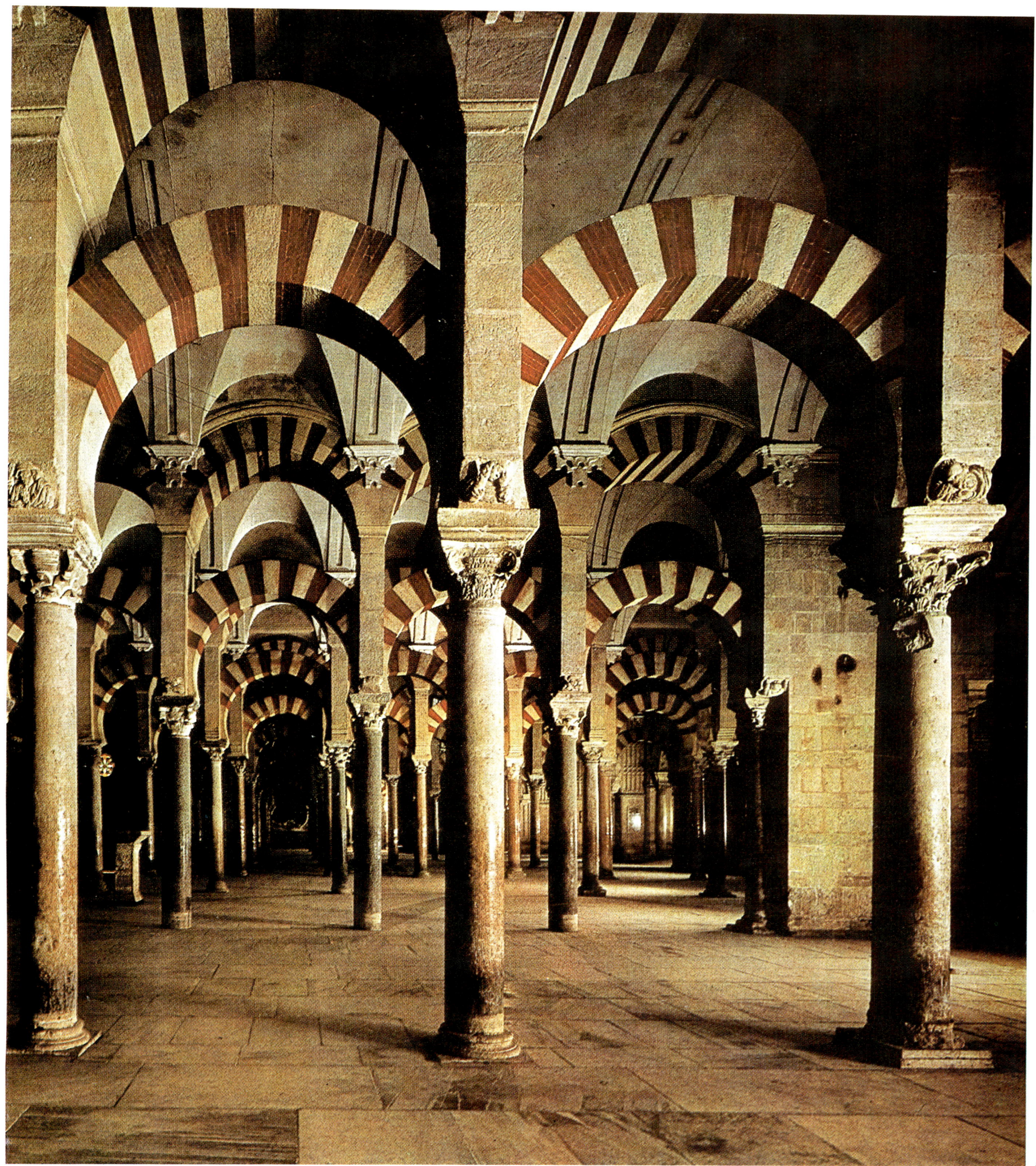

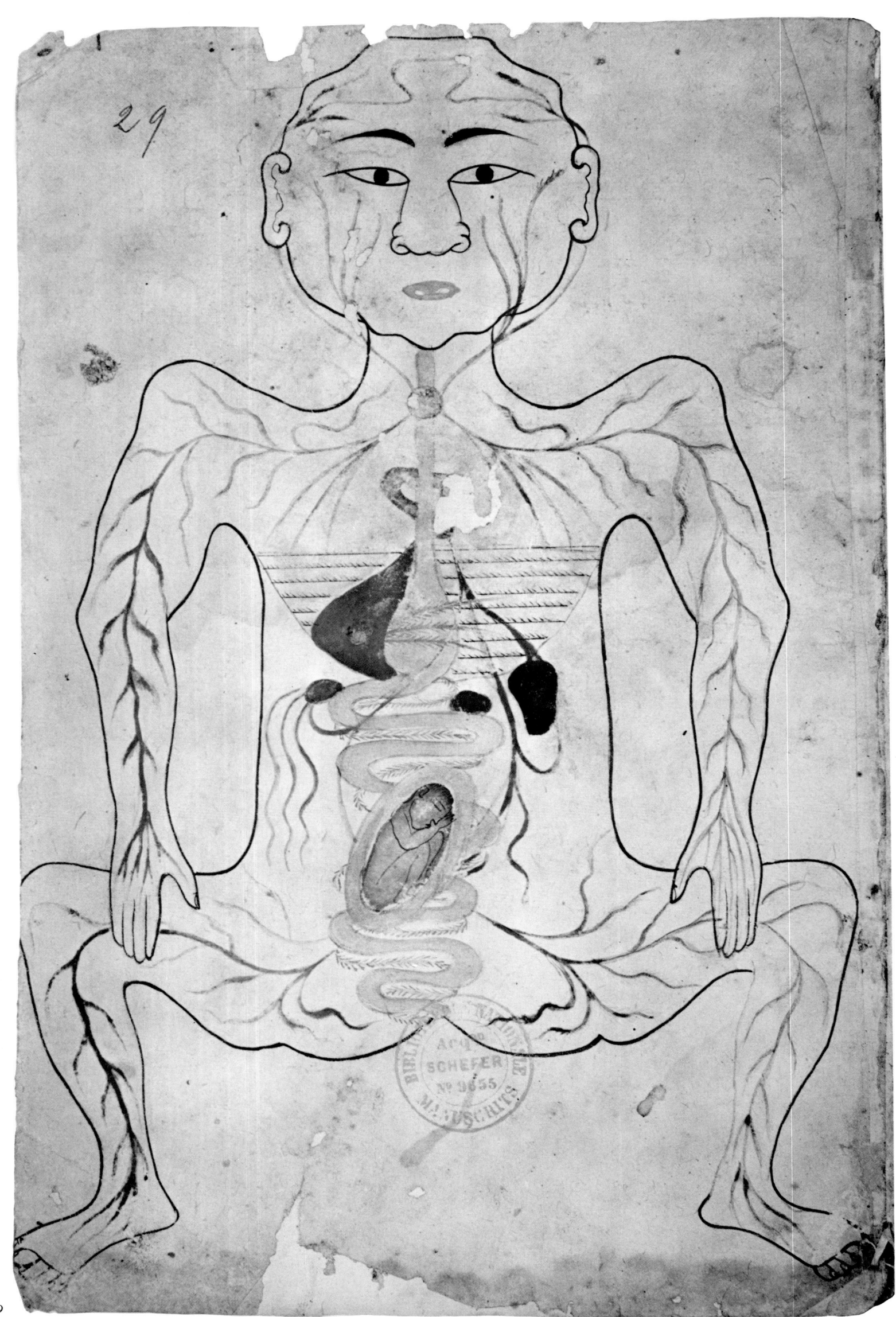

29

439

und den Venen durch winzige Poren, und Ibn An Nafis (um 1210–1288) stellte eine gleichartige Hypothese für die Lunge auf. Aber da man nicht versuchte, diese Theorien mittels der Sektion nachzuweisen, mußten sich die arabischen Ärzte bei ihren anatomischen Kenntnissen auf Galen berufen.

Behandlungsmethoden

Arabische Ärzte gebrauchten im wesentlichen die gleichen Methoden wie die Griechen und Römer. Die Diagnose basierte auf sechs Kriterien: dem Verhalten des Patienten, den Exkreten, den übrigen Körperausscheidungen, den Schwellungen, dem Charakter der Schmerzen und deren Lokalisation. Die Eigenschaften des Pulses wurden ebenfalls sorgfältig beobachtet. Sogar die Astrologie spielte eine Rolle, denn der Einfluß der Sterne auf Gesundheit und Leiden wurde als Teil der Naturwissenschaft angesehen. Wegen der hohen Bedeutung, die man der Untersuchung des Urins beimaß (Uroskopie), stellte die halbgefüllte Urinflasche ein Symbol des Arztes dar. Die Farbe des Urins, seine Konsistenz, Sedimente, Geruch und Geschmack halfen bei Diagnosestellung, bei Behandlungsverlauf und bei Prognose.

Die Chirurgie nahm keine so geachtete Stellung ein; ein guter Teil des Schneidens, Kauterisierens, Bandagierens, Aderlassens und Schröpfens wurde von ungebildeten Heilern aus dem Volke, Laien und Scharlatanen durchgeführt. Dennoch vollzogen einige hervorragende Ärzte chirurgische Eingriffe und publizierten diese. Die Lithotomie (Entfernung von Blasensteinen) wurde, wie schon zur Zeit der griechisch-römischen Medizin, verdammt, wahrscheinlich wegen der negativen Ergebnisse.

Die am weitesten verbreitete chirurgische Technik des arabischen Arztes war das Kauterisieren, das sowohl für interne wie für externe Erkrankungen angewandt wurde. Mit Hilfe eines Schwammes, der, mit einem Narkotikum getränkt, über Nase und Mund gehalten wurde, konnte man eine Anästhesie durchführen; diese Methode war so weit verbreitet, daß sie bis zu Theoderich (um 453–526) in den lateinischen Westen gelangt war. Galens Werke wurden dahingehend interpretiert, daß die Bildung von Eiter in Wunden gefördert werden sollte, um die Heilung zu induzieren; Salben wurden deshalb gemeinhin angewandt. Diese unglückselige Doktrin des ›pus laudabile‹ beeinflußte das chirurgische Denken durch alle christlichen und islamischen Epochen.

Besonders kennzeichnend für die Therapie der arabistischen Ärzte war die weitverbreitete Anwendung von Medikamenten aller Art. Das Pflanzenbuch de Materia Medica von Dioskurides (1. Jahrhundert n. Chr.) wurde intensiv studiert. Neue Medikationen, darunter mineralische wie pflanzliche und tierische Substanzen, wurden hinzugefügt und bildeten zusammen die voluminöse Materia Medica der Arabisten. Ambra, Kampfer, Gewürznelken, Myrrhe und Sennes sowie Präparationen von Sirup, Julep, Elixieren und viele andere Abkochungen der Apotheker wurden neu eingeführt. Einige dieser Substanzen hatten wahrscheinlich ihren Ursprung in China oder Indien.

Die Ärzte

In den frühen Jahren des Islams wurde die Ausübung der Medizin von christlichen und jüdischen Ärzten getragen. Es gab wenig Voreingenommenheit gegen Angehörige anderer Religionen, und Mohammed selbst ließ sich von einem Ungläubigen behandeln. Islamische Ärzte traten auf, als Alexandria, Gondischapur und andere Städte Zentren islamischen Intellektualismus wurden.

Ein Arzt erhielt seine Ausbildung in einem Lehrzentrum oder in einem angeschlossenen Krankenhaus; nach der Ausbildung stellten ihm seine Lehrer ein Zertifikat aus. Dennoch praktizierten ungeübte und selbsternannte Heilkundige noch im frühen 10. Jahrhundert ungehindert, bis der Kalif von Bagdad anordnete, daß jeder, der die Heilkunst ausüben wollte, sich einer Prüfung zu unterziehen habe mit Ausnahme derer, die sich bereits einen hervorragenden Ruf erworben hätten. Diesem Beispiel folgte später auch das westliche Kalifat.

Wenn auch in der islamischen Gesellschaft die Frauen einen niedrigeren Rang einnahmen, durften Hebammen praktizieren. Da die arabischen Ärzte zögerten, soziale Tabus zu brechen und die Genitalien fremder Frauen zu berühren, ging viel

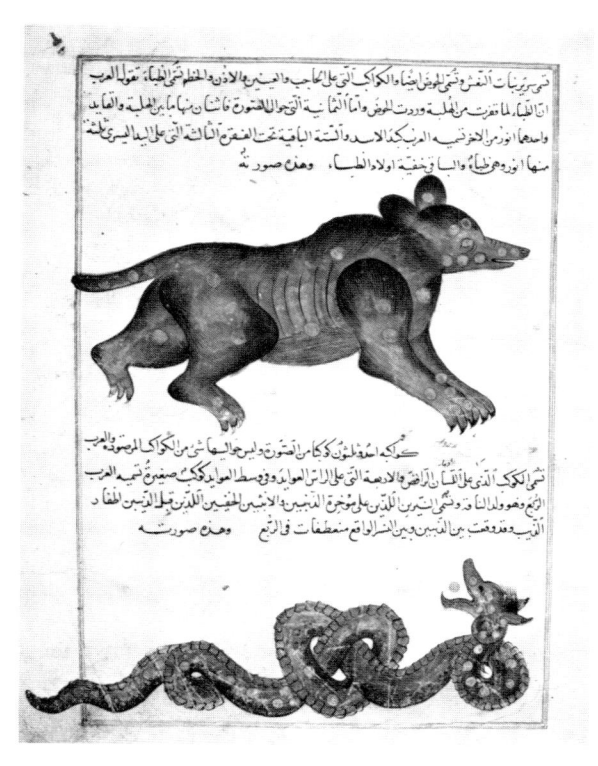

440

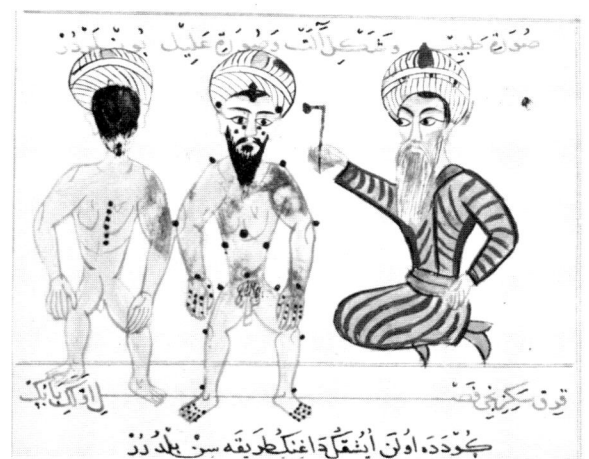

441

439 Darstellung einer schwangeren Frau aus den *Abhandlungen der Anatomie* von Mansur Ibn-Ahmed für den Timuridenprinzen Ziga el-Hakk wa' I Sultaneh. Ms. Pers. 1555, fol. 29, Bibliothèque Nationale, Paris

440 Konstellation vom Großen Bären und Drachen in einem astrologischen Manuskript mit Hinweisen auf die Anwendung der Sterne für die medizinische Behandlung von Krankheiten. Aus Ajaib al-Makblukat von al-Kazwini Irak (spätes 14. Jahrhundert). Freer Gallery of Art, Washington, D.C.

441 Miniatur aus dem 15. Jahrhundert in einer türkischen Übersetzung der *Kaiserlichen Chirurgie*, einem Manuskript aus dem Persien des 12. Jahrhunderts. Dargestellt ist das Kauterisieren lepröser Hautveränderungen. Ms. Turc. 693, fol. 46 v. Bibliothèque Nationale, Paris

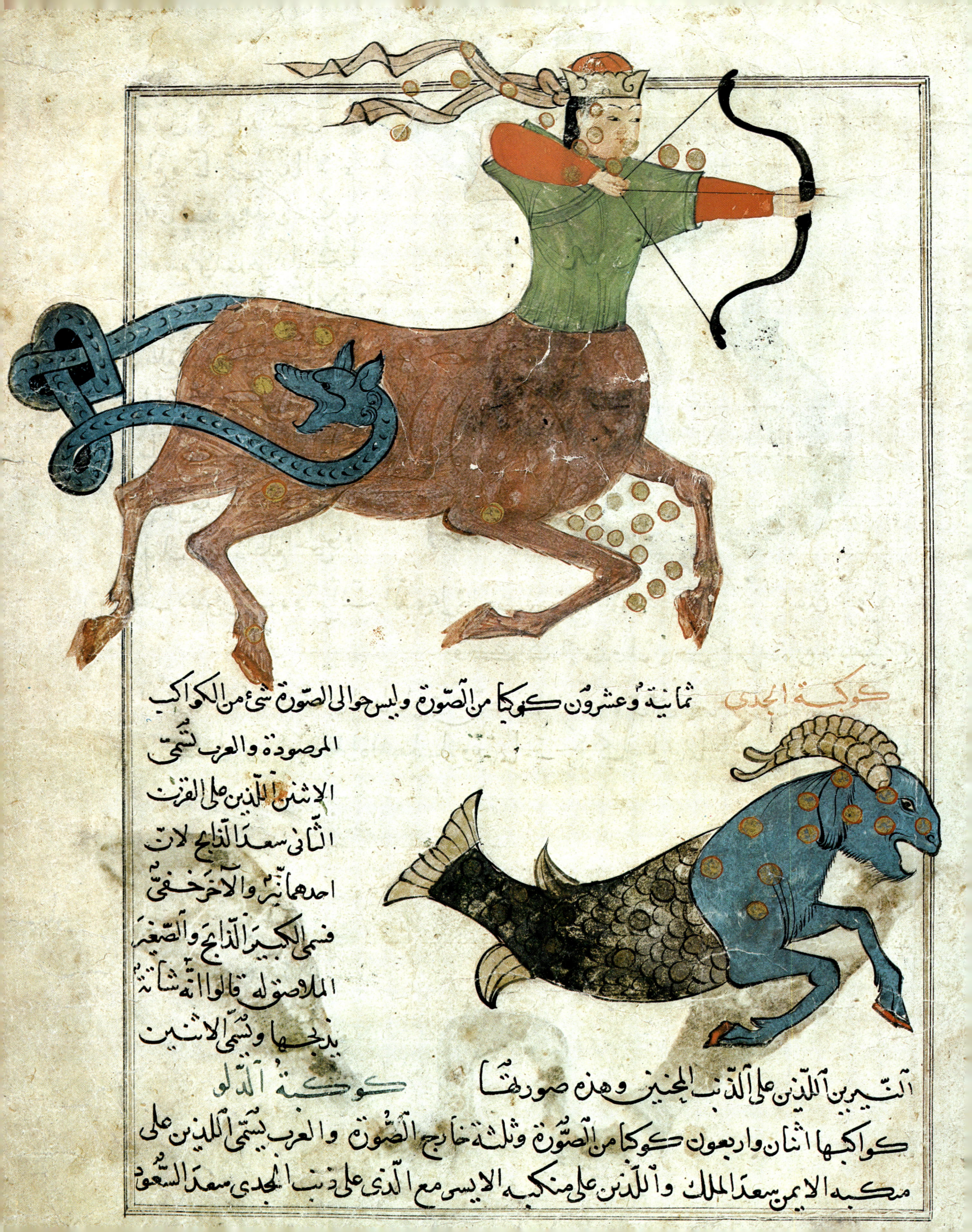

كوكبة الجدي

ثمانية وعشرون كوكبا من الصورة وليس حوالى الصورة شئ من الكواكب
المرصودة والعرب تسمى
الاثنين اللذين على القرن
الثانى سعد الذابح لات
احدهما بذبح والآخر خفى
فسمى الكبير الذابح والصغير
الملاصق له قالوا انه شاة
يذبحها ويسمى الاثنين

كوكبة الدلو

التبيرين اللذين على الذنب المحنيين وهن صورتها
كواكبها اثنان واربعون كوكبا من الصورة وثلثة خارج الصورة والعرب يسمى اللذين على
منكبه الايمن سعد الملك واللذين على منكبه الايسر مع الذى على الجدى نب سعد السعود

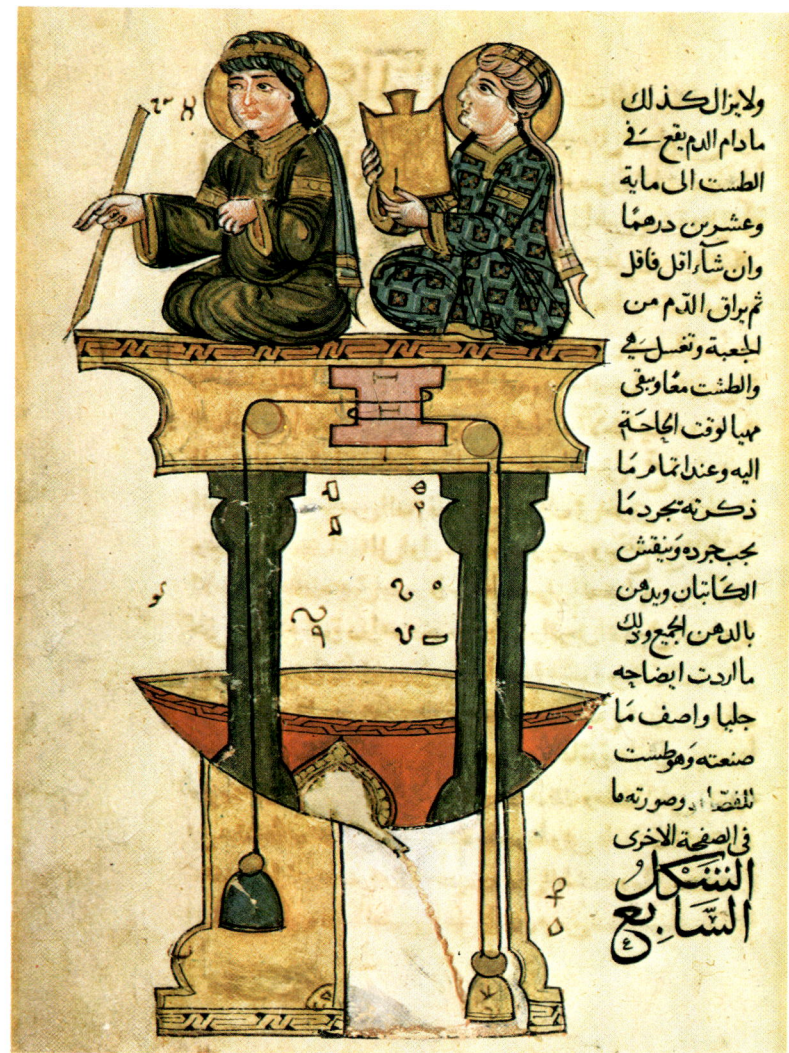

443

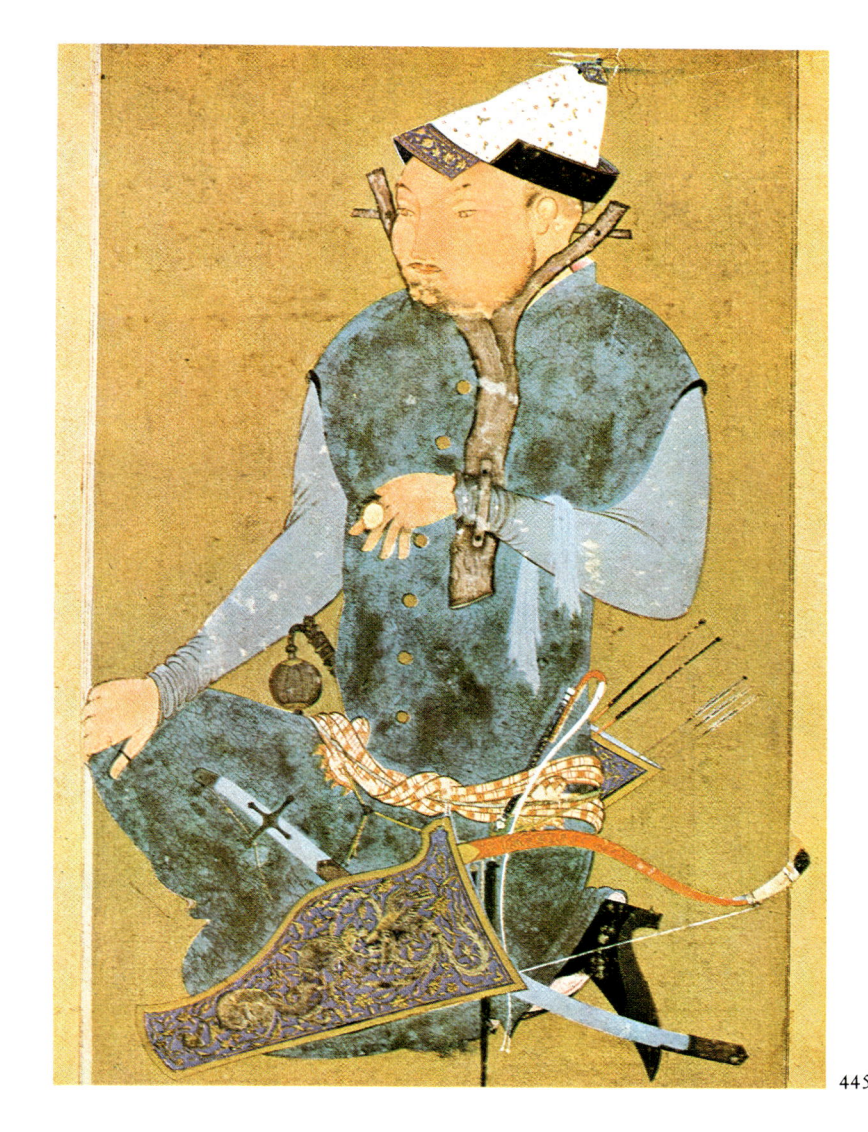

445

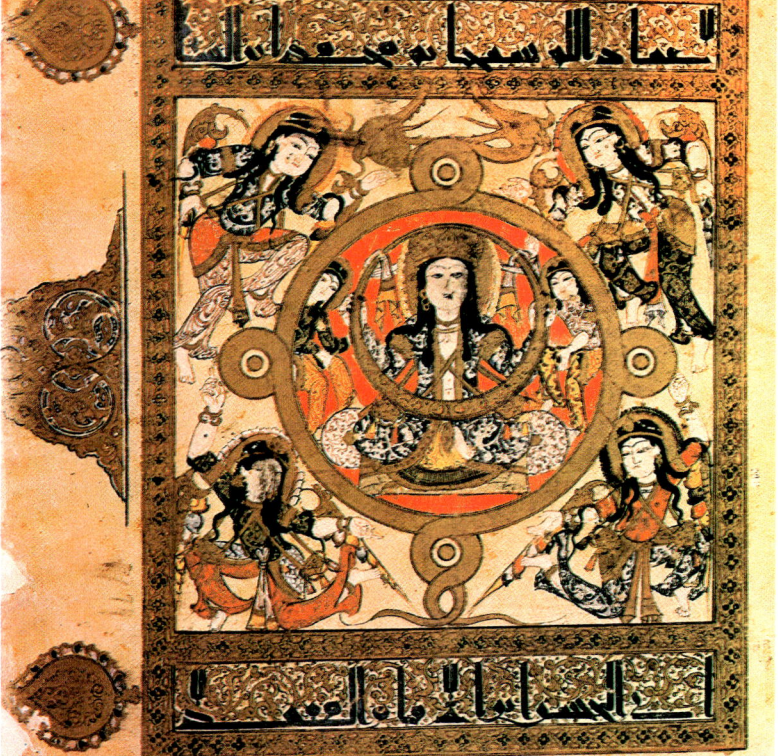

444

442 Konstellation von Schütze und Steinbock in einem astrologischen Manuskript, das den Einfluß der Sterne auf Diagnose und Behandlung von Krankheiten darlegt. Aus Ajaib al-Makblukat von al-Kazwini Irak (spätes 14. Jahrhundert). Freer Gallery of Art, Washington, D.C.

443 Zwei Schreiber auf einer imaginären Apparatur zum Auffangen und Messen des Aderlasses, einer gebräuchlichen medizinischen Praxis der Araber. Aus der Automata al-Jazari, kopiert von Farruk Ibn al-Latif (1315). Freer Gallery of Art, Washington, D.C.

444 Titelbild des *Buchs der Antidote oder Gegengifte* (Kitab Al Diryaq) um 1200, ein frühes Beispiel islamischer Ornamentmalerei in wissenschaftlichen Büchern. Ms. Arab. 2964, fol. 37, Bibliothèque Nationale, Paris

445 Offizier des 15. Jahrhunderts, dargestellt mit einer Armverletzung in hölzerner ›Schlinge‹. Sammlung Marquis de Ganay, Paris

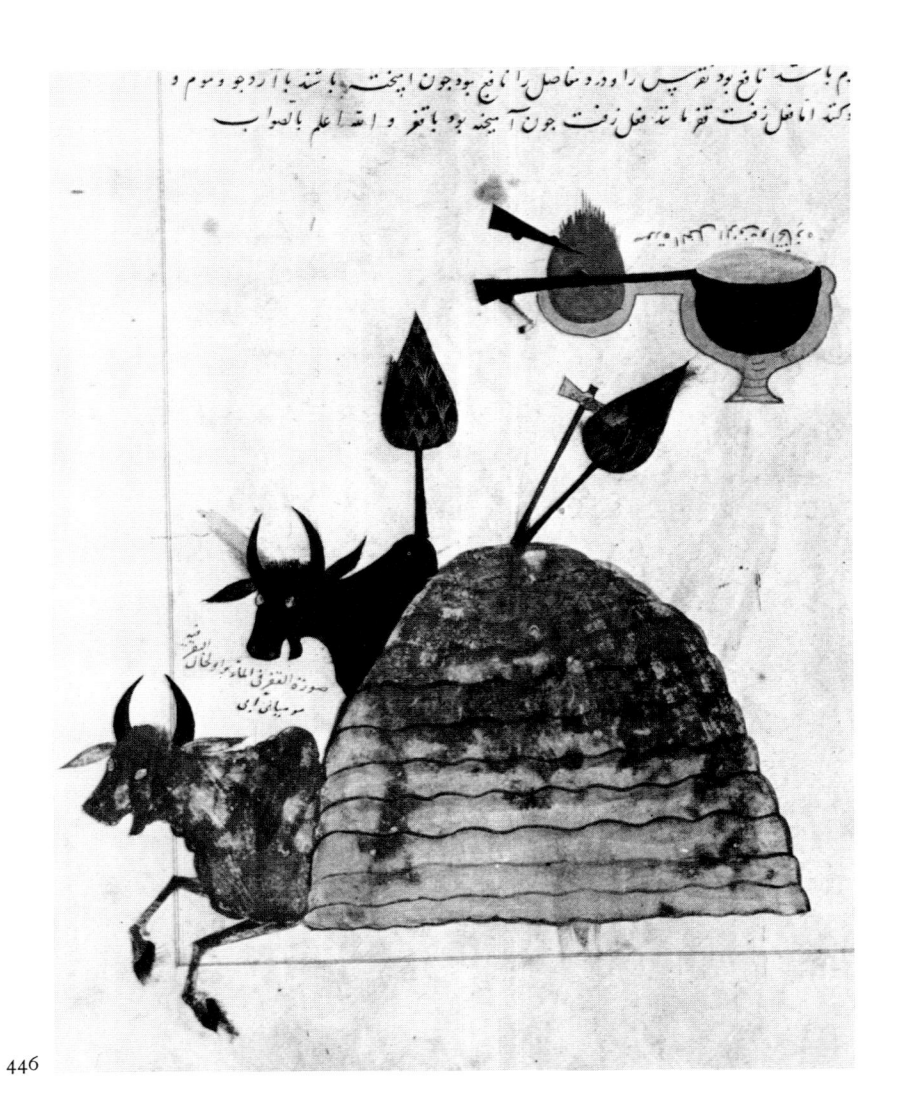

446

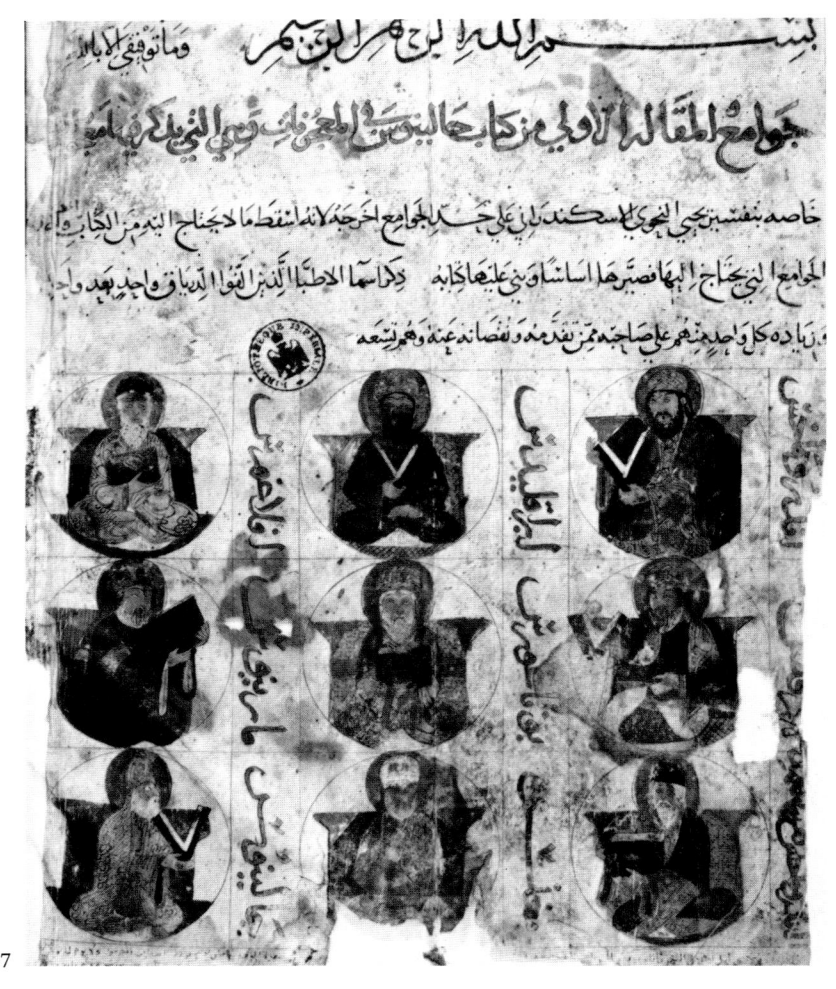

447

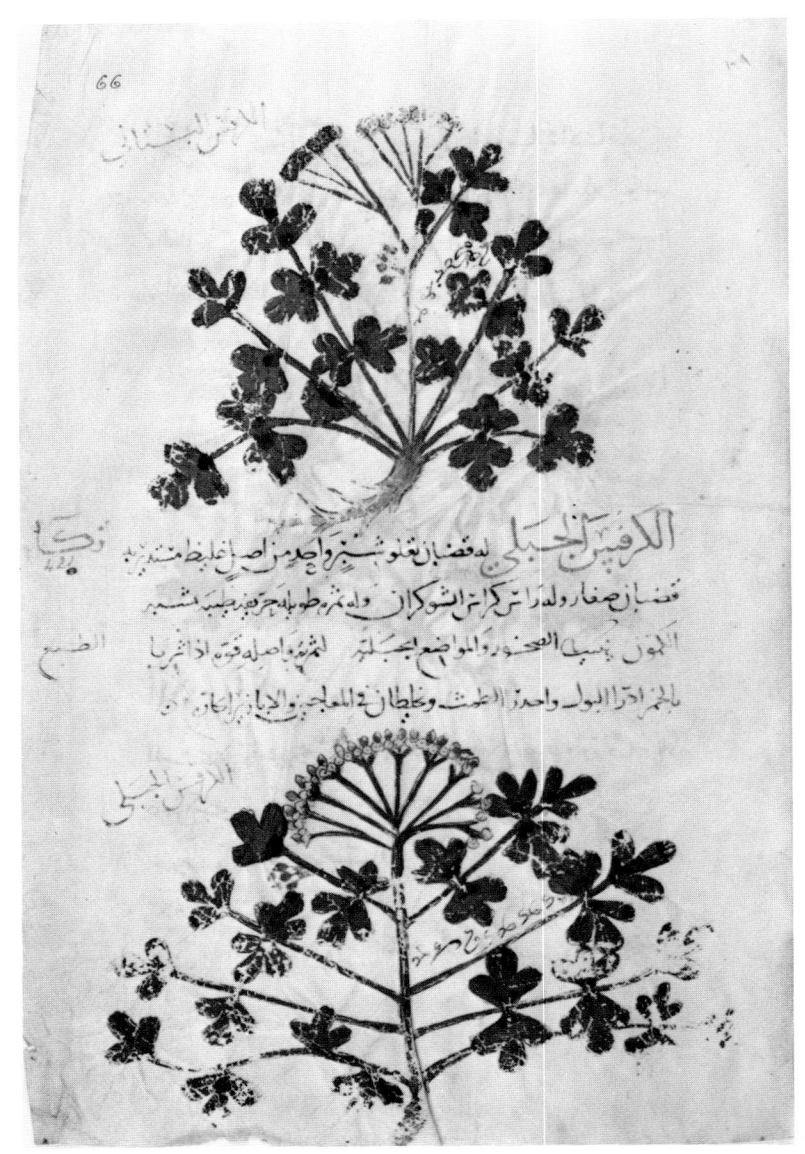

448

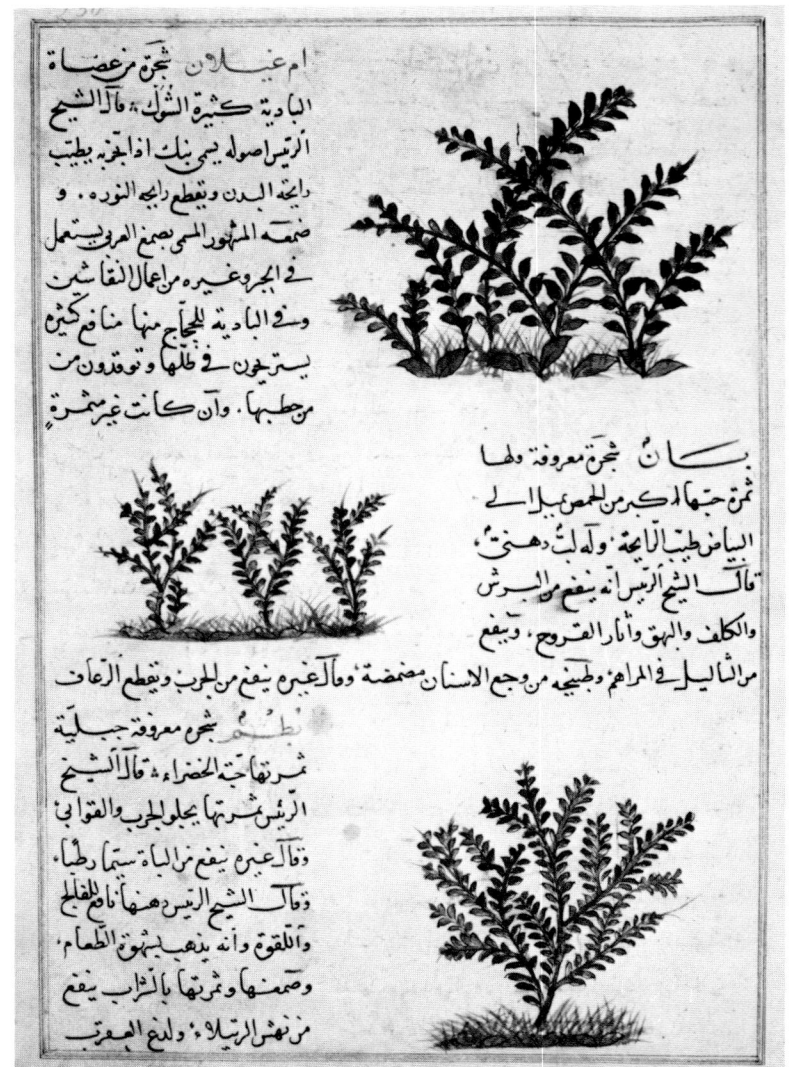

449

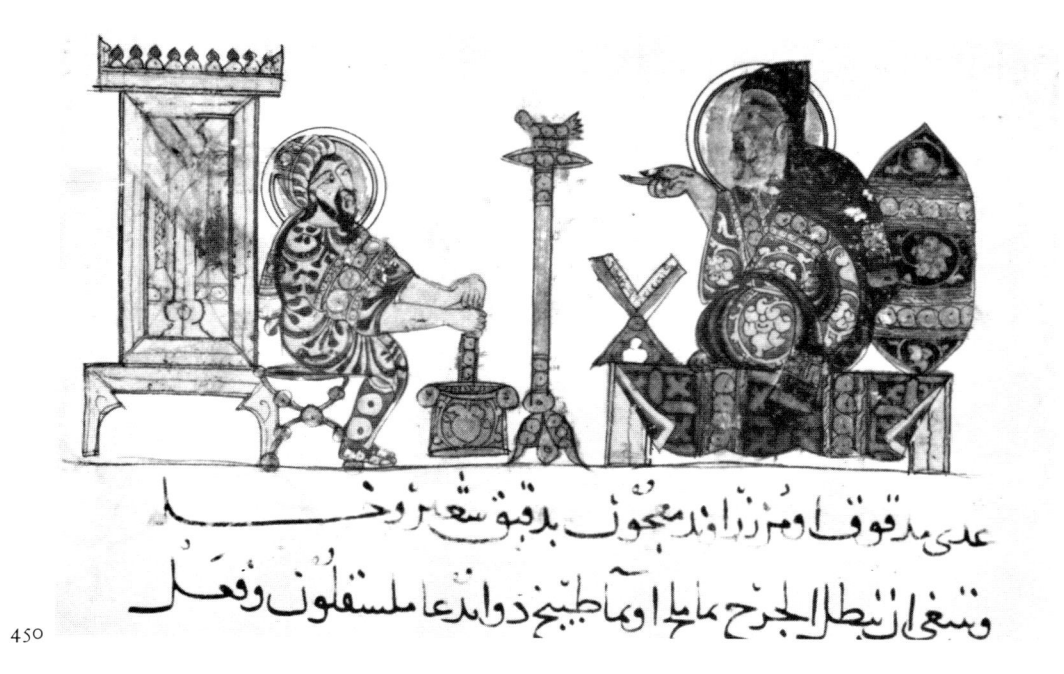

عدى مدقوق أو من زراند مجون بدقوق شعر روخ
وتنفى أن يبطل الجرح ماء أو ما طبخ دواند عا لسفلون وفعل

450

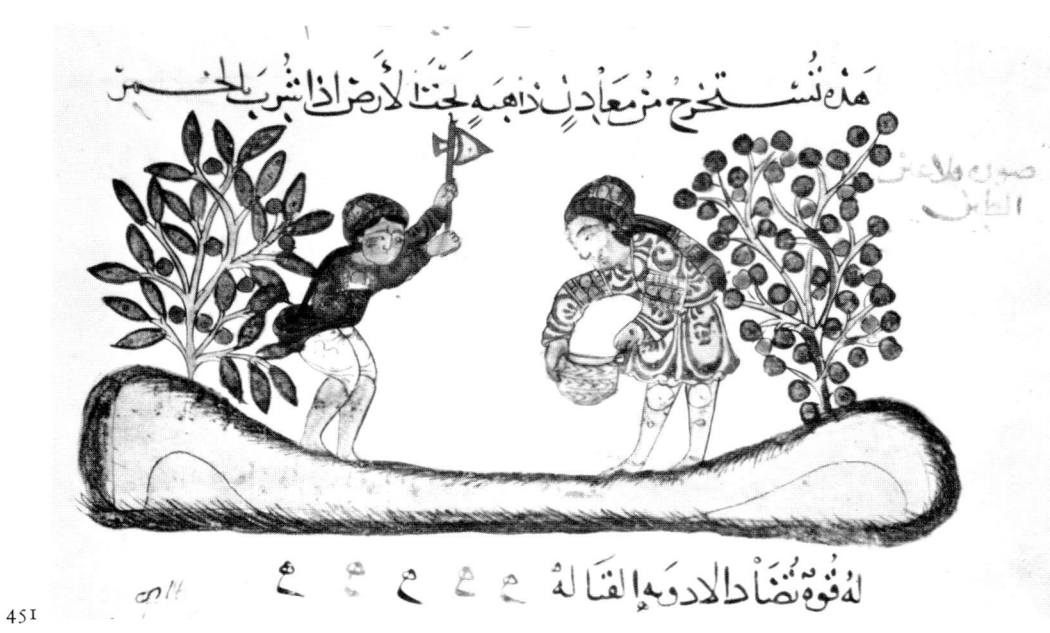

من نشستخرج من معادن ذاهبه حتا لأرض إذا شرب بالخمن

451

لفوة تضا دالدوم القاله

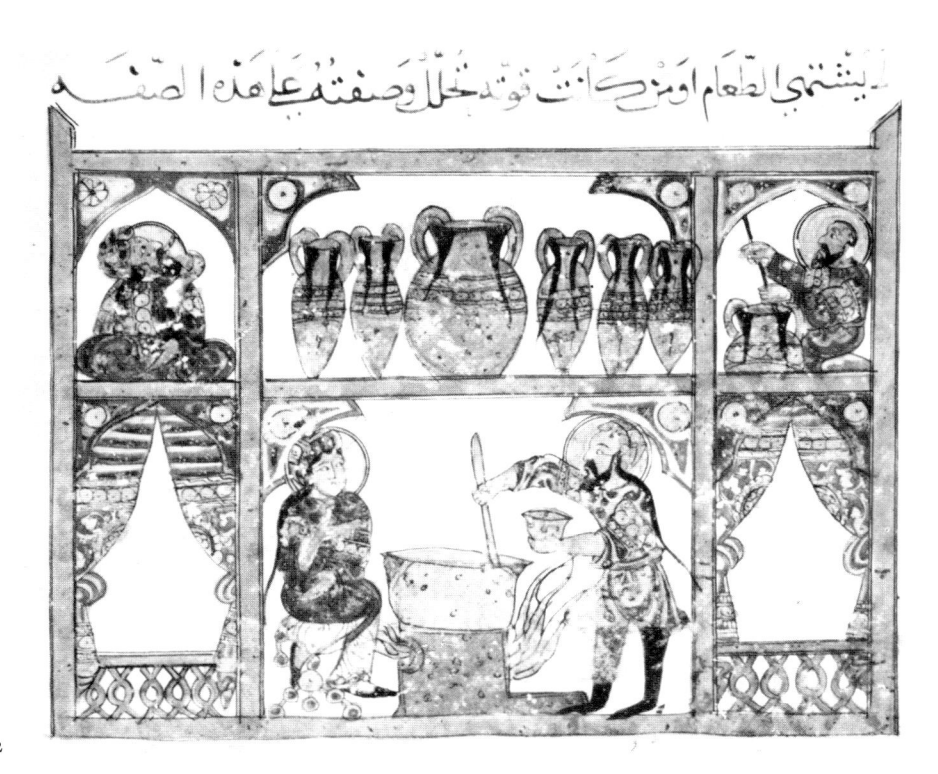

لبنشتهى الطعام أو مزد كانت توت دخل وصفته عا هذا الصنه

452

446   Kühe werden durch das Abbrennen von Weihrauch desinfiziert. Persische Übersetzung des Dioskurides aus dem 15. Jahrhundert. In der arabischen Medizin wurden Tiere mit der gleichen Methode wie Menschen behandelt. Topkapi Serail-Museum, Istanbul

447   Andromachus, der Erfinder des berühmten universellen Gegengiftes, wird mit acht griechischen Ärzten dargestellt, die die Formel seines Elixiers erweiterten und ausschmückten. Dieses Elixier wurde von den Arabisten und anderen 17 Jahrhunderte lang gebraucht. Aus einer Ausgabe des Dioskurides aus dem 13. Jahrhundert, Kodex A. F. 10. Österreichische Nationalbibliothek, Wien

448   Seite eines Kräuterbuches von Dioskurides, das Ende des 10. Jahrhunderts von Bahnam Ibn-Mousa Ibn-Jusuf, einem christlichen Arzt, ins Arabische übersetzt wurde. Ms. Arab. 4947, fol. 66, Bibliothèque Nationale, Paris

449   Seite eines Manuskripts mit ägyptischen Pflanzen, die für viele Medikationen gebraucht wurden. Aus dem Ajaib al-Makblukat von al-Kazwini Irak (spätes 14. Jahrhundert). Freer Gallery of Art, Washington, D.C.

450   Ein arabischer Arzt instruiert einen Assistenten bei der Zubereitung von Breiumschlägen nach dem Rezept von Dioskurides in *De Materia Medica*. Abschrift von Abdallah Ibn al-Fadl Irak (1224). Freer Gallery of Art, Washington, D.C.

451   Zwei Männer graben nach Ton, der nach Meinung der Griechen große Heilkräfte für Wunden und Ulcera (Abszesse) besaß. Freer Gallery of Art, Washington, D.C.

452   Arabischer Pharmazeut, der in einer von den Griechen erlernten Technik Medizin auf Honigbasis präpariert. Kopie aus *De Materia Medica* von Dioskurides (1224). Vermächtnis Cora Timken Burnett, 1957, Metropolitan Museum of Art, New York

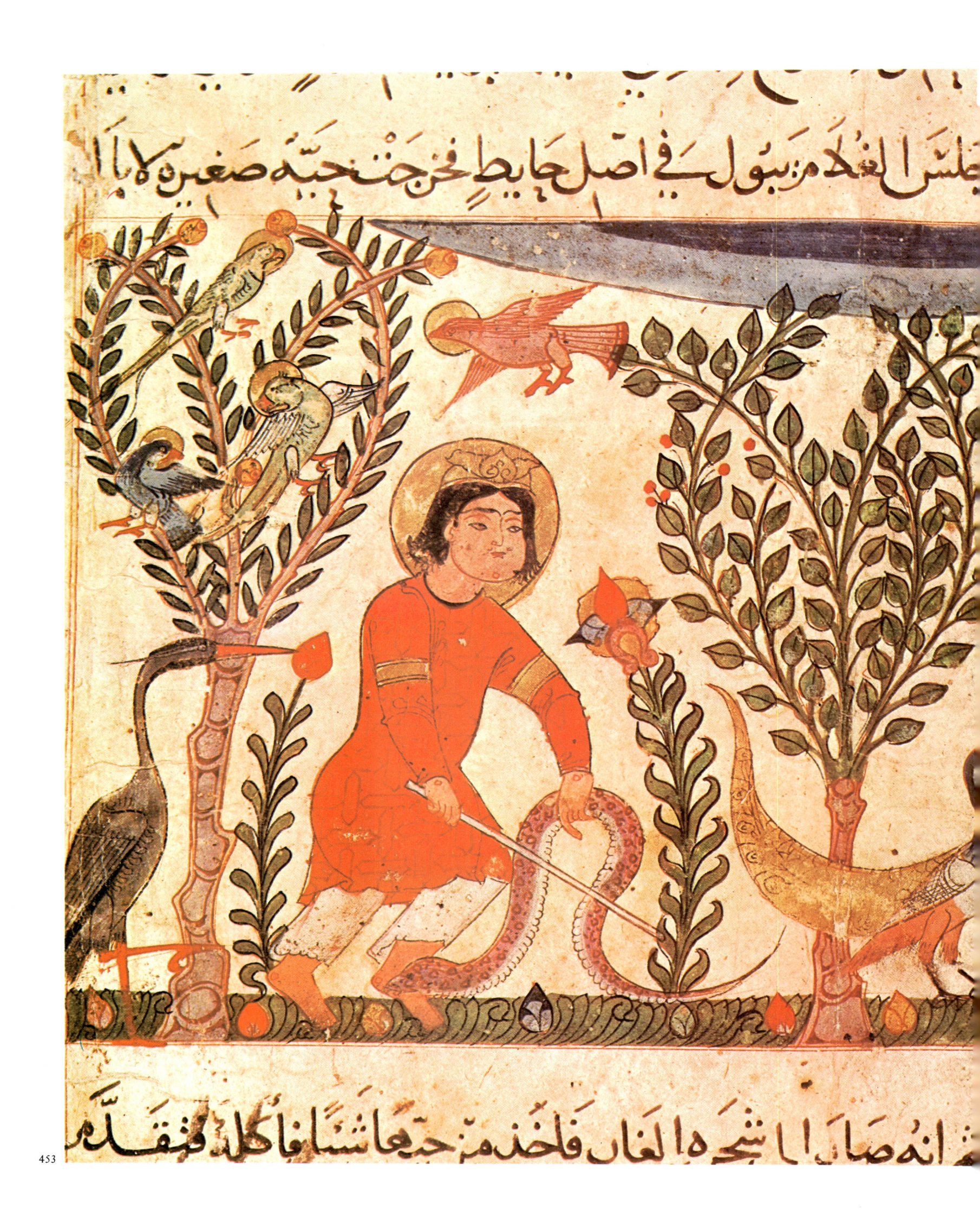

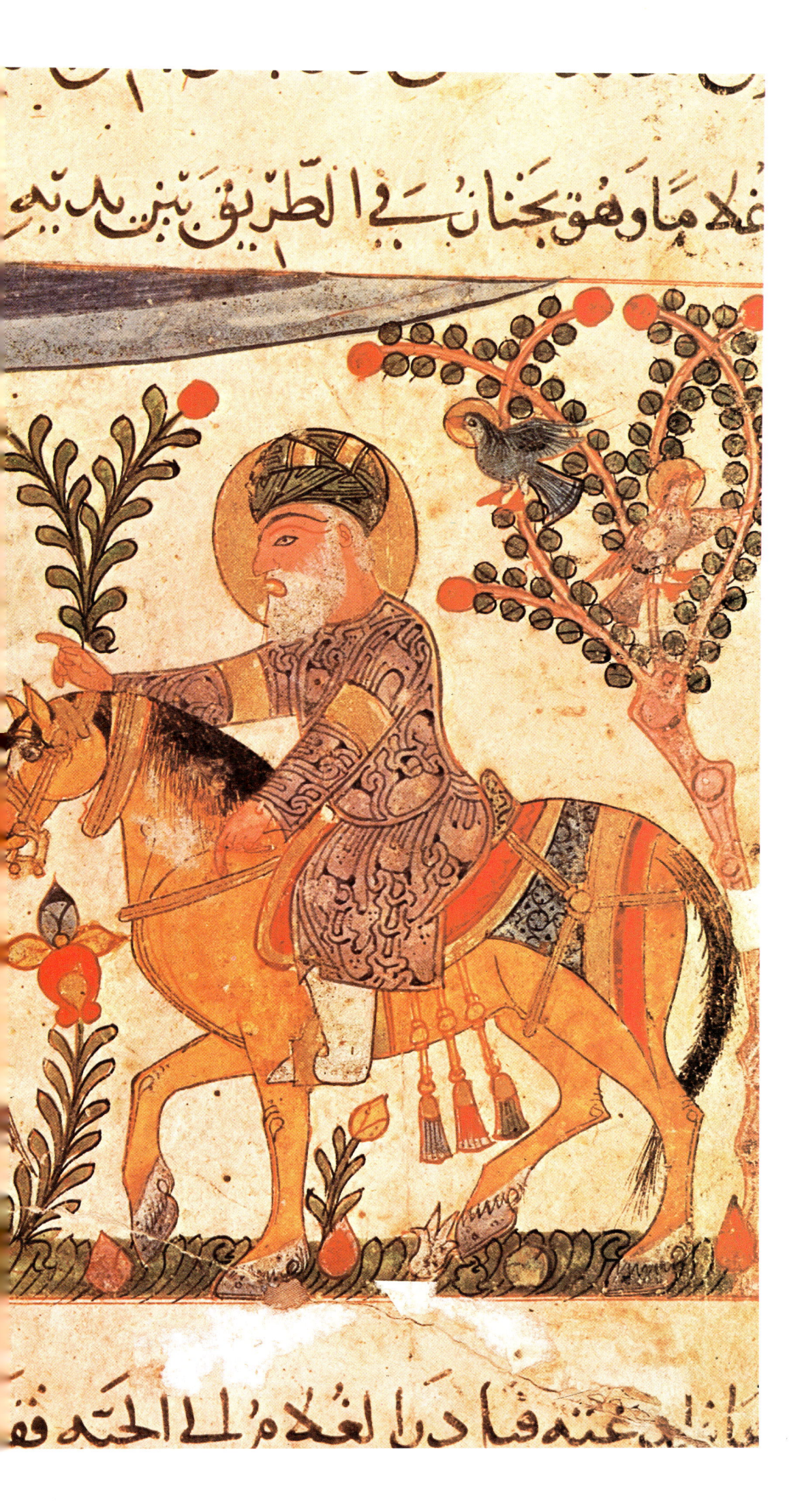

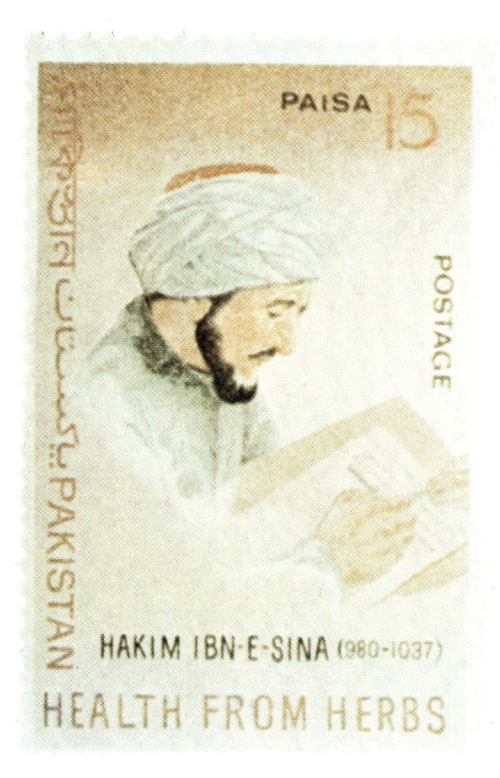

454

453 Berittener Arzt mit einem pflanzlichen Antidot für Schlangenbisse, wahrscheinlich für den Mann, der die tote Schlange hält. Ms. Kodex A. F. 10 (13. Jahrhundert), Österreichische Nationalbibliothek, Wien

454 Avicenna (Abu Ali al-Husayn Ibn-Sina) auf einer pakistanischen Briefmarke als Hakim Ibn-e-Sina. Sein *Kanon der Medizin* wurde eines der einflußreichsten medizinischen (Al-Qanun) Bücher im Osten wie im Westen.

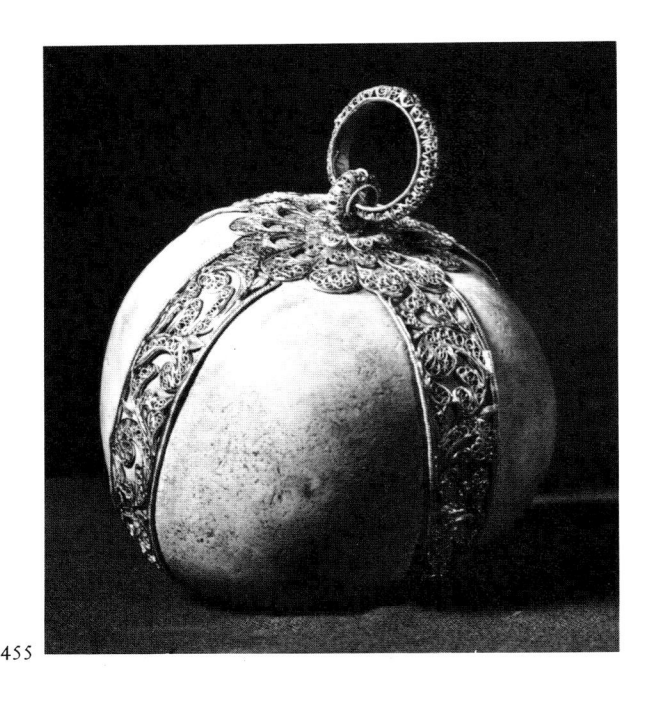

455

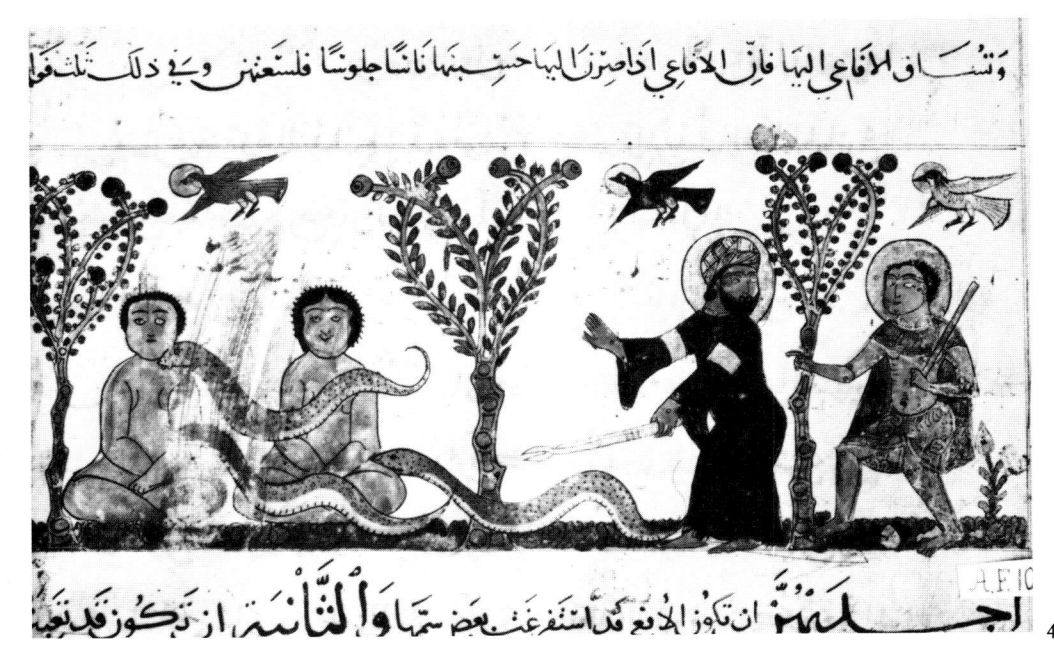

456

455 Ein Bezoarstein, steinartige Konkretion im Magen von Wiederkäuern, vor allem Ziegen, von der man annahm, daß sie wunderbare Kräfte gegen Gifte trage. Sammlung Erzherzog Ferdinand II., Schloß Ambras, Kunsthistorisches Museum, Wien

456 Illustration eines Manuskripts. Ein Arzt hilft einem Mann, der von einer Schlange gebissen wurde. Ms. Kodex A. F. 10 (13. Jahrhundert), Österreichische Nationalbibliothek, Wien

457 Karte des arabischen Reiches im Jahre 750.

458 Arabischer Arzt bei der Durchführung des Starstichs, d. h., die trübe Linse wird aus der Sehlinie entfernt. Weltgesundheitsorganisation, Genf

459 Illustration eines Manuskripts aus dem *Makomad* des Hairiri Neshki. Dargestellt ist eine Frau, die ihr Kind in der althergebrachten sitzenden Position gebärt, während darüber der werdende Vater ebenfalls betreut wird. Ms. Arab. 5847, fol. 122 v., Bibliothèque Nationale, Paris

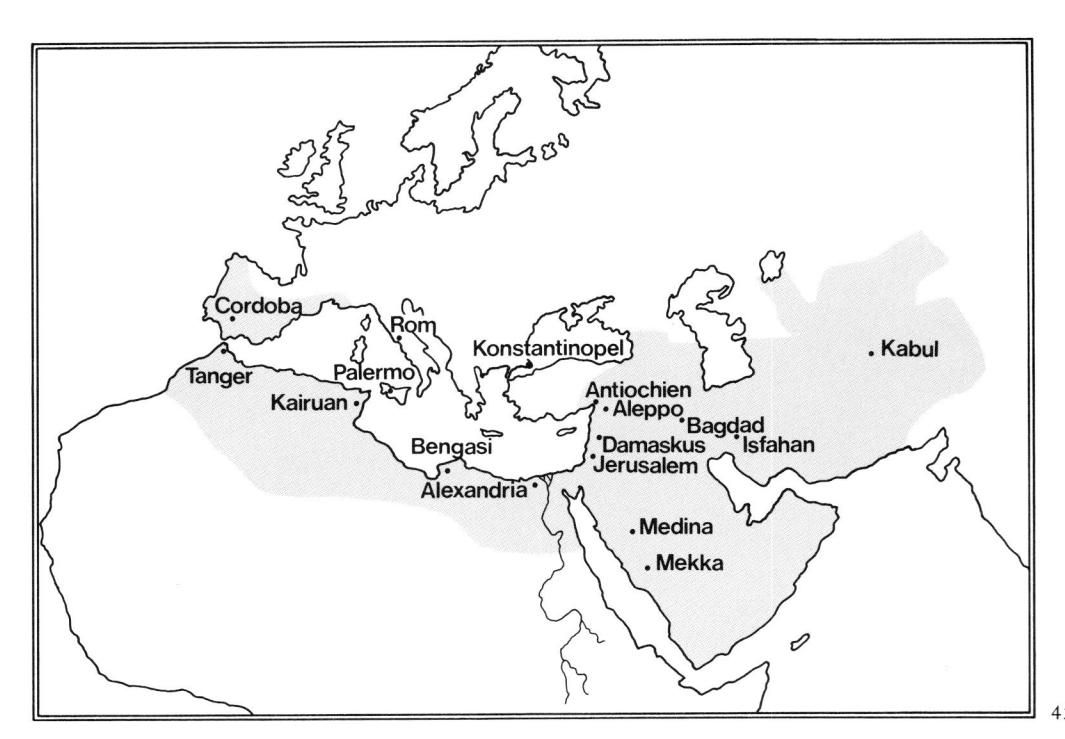

457

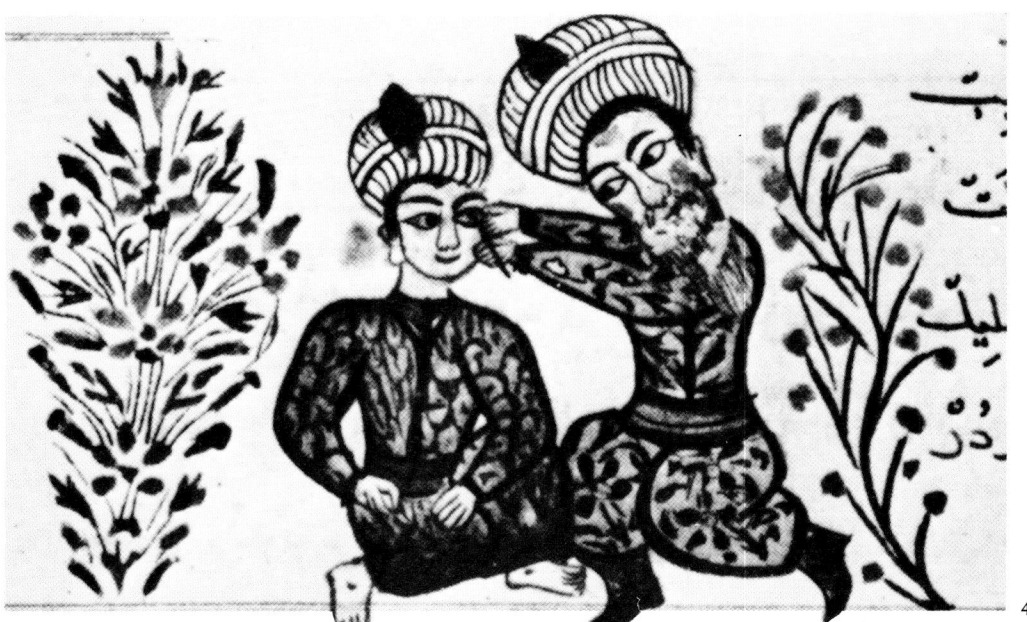

458

وَنَسْتَرِي الإمَامُ إلى عُمَانَ فَأَكْفِي أبُو زَيْدٍ بِالنُّحْلَةِ وَاهَبَ لِلرِّحْلَةِ فَلَمْ يَسْمَحِ الوَالِي

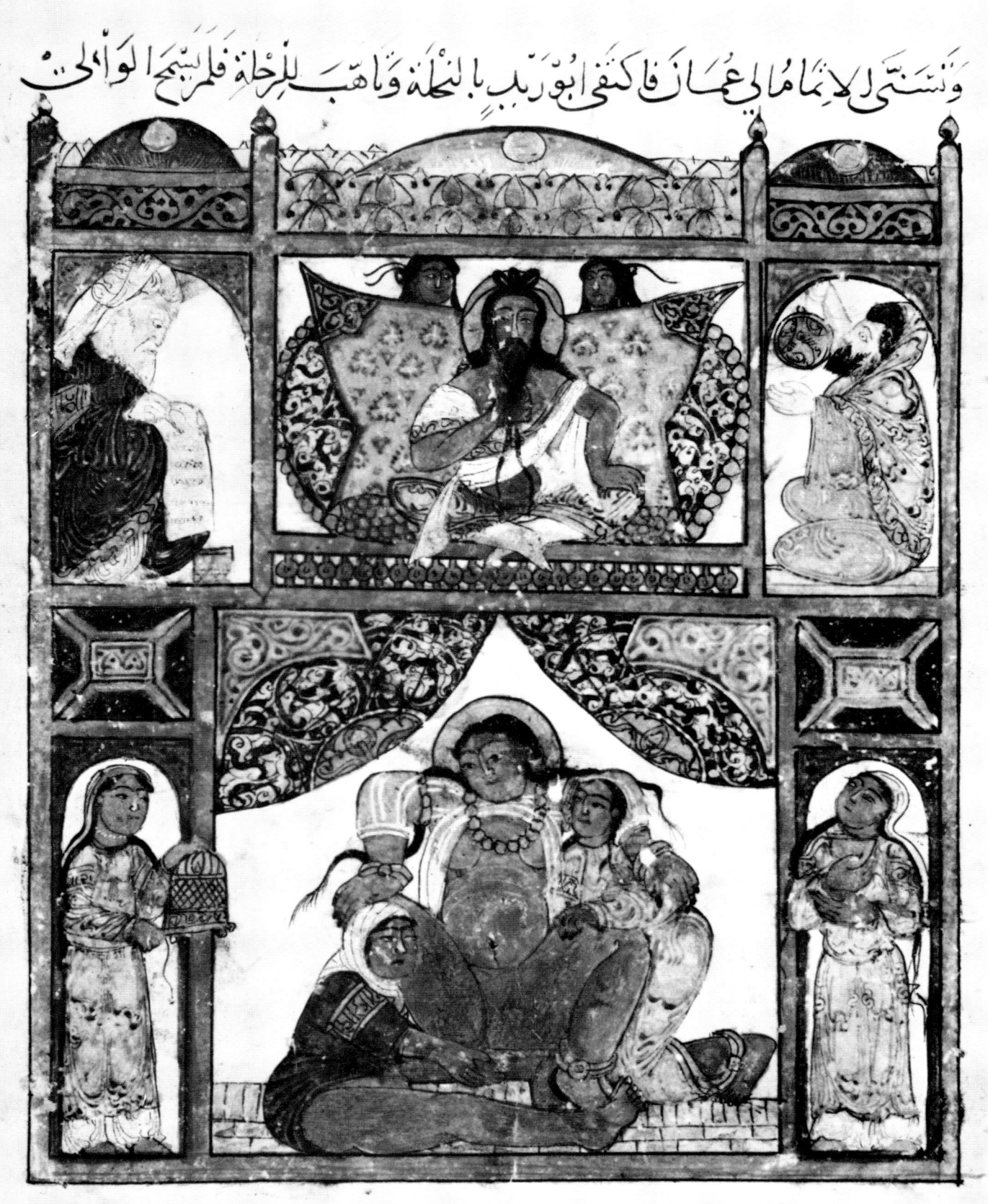

بحَرَكَتِهِ بَعْدَ تَخَرُّبِهِ بَرَكَتِهِ بَلْ أَوْعَزَ بِصَمَّةٍ إلى جَرَّاشِهِ وَأَنْ يُطْلِقَ يَدَهُ فِي خِزَانَتِهِ

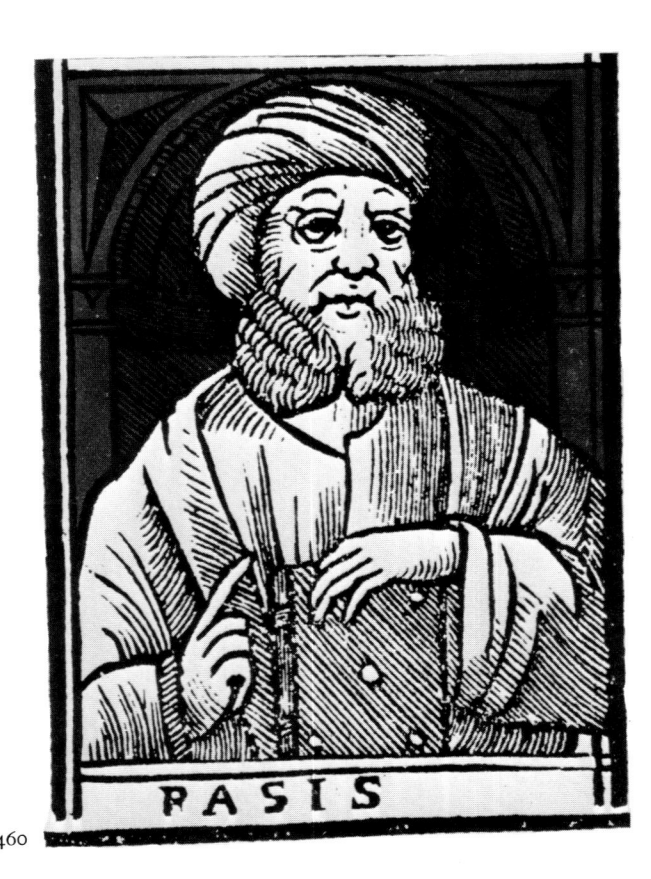

460

460 Holzschnitt mit dem Porträt des persischen Arztes Razi, der im Westen als Rhazes bekannt war, außerdem berühmter Autor von mehr als 200 Büchern und Abhandlungen über eine Vielzahl von Themen, der auch deshalb sehr bekannt wurde, weil er großzügig die Armen behandelte. New York Academy of Medicine

461 Ein Arzt prüft den Puls eines Patienten in einem persischen Garten, während die Assistenten Medikamente zubereiten. Aus dem Kanon des Avicenna (1632). Wellcome Institute for the History of Medicine, London

462 Briefmarke aus Ruanda mit der Sennes-Pflanze, aus der man ein weitverbreitetes Abführmittel herstellte. Die arabische Medizin wandte vielzählige Variationen von Medikamenten an, die in nahezu jeder Weise verabreicht werden konnten.

463 Arabische anatomische Zeichnung aus dem 17. Jahrhundert, die sich mehr auf Avicennas *Kanon der Medizin* und die älteren Beschreibungen Galens als auf Erkenntnisse der Sektion stützt, die von den Muslim abgelehnt wurde. Ms. WMS Or. 155, Wellcome Trustees

gynäkologische und geburtshilfliche Praxis an die Hebammen über. Wie in griechischen und römischen Zeiten wurden jedoch die Schwerkranken von Ärzten behandelt.

Überall in der Welt des Islams fanden sich Akademien, Schulen und Bibliotheken als selbständige Institutionen oder als Ergänzungen zu Moscheen und Hospitälern. Die Medizin stellte üblicherweise nur eine der vielen Disziplinen dar, die man lehrte; Philosophie und Naturwissenschaften waren vereint.

Gondischapur war ein Schmelztiegel arabischer, nestorianischer, byzantinischer, indischer und jüdischer Medizin. Im 8. Jahrhundert n. Chr. brachte die nestorianische Familie der Bachtishua berühmte Ärzte hervor. Andere einflußreiche Nestorianer arbeiteten als Übersetzer und Lehrer, darunter Ben Mesuë d. Ä. (Janus Damascenus) und Johannitus (Hunain Ibn Ishak).

Berühmte Heilkundige

Unter den vielen hervorragenden Ärzten können wir nur eine geringe Auswahl erwähnen. Im östlichen Kalifat waren es Rhazes, Avicenna, Haly Abbas und Isaak Judaeus (850–950); zum westlichen, spanischen Islam gehörten Abul Qasim (Albucasis), Avenzoar und Maimonides. Aus unserer modernen Sicht findet die meiste Anerkennung der Perser Razi, der im Westen Rhazes genannt wurde (Abu-Bakr Mohammed ibn-Zakariya al-Razi, 850–923). Man rühmte seine Großzügigkeit und seine stete Bereitschaft, den Armen zu helfen und sie zu behandeln. Studenten und Ärzte drängten sich zu seinen Vorlesungen, und offensichtlich war er auch ein hervorragender Lehrer am Krankenbett. Wie es seiner Zeit entsprach, verehrte er die Gelehrsamkeit und begründete sein Wissen auf den Büchern von Autoritäten. Darüber hinaus war er jedoch auch ein unabhängiger Denker, der sich nicht scheute, seinen eigenen Beobachtungen zu vertrauen, auch wenn diese den übernommenen Lehrmeinungen widersprachen. Sein Rat war, daß »alles, was in Büchern geschrieben steht, weniger wert sei als die Erfahrung eines weisen Arztes«.

In seinen letzten Lebensjahren wurde Rhazes blind (man sagt, dies sei die Folge von Schlägen gewesen, die der Kalif als Strafe für seine Offenheit befohlen habe). Trotz der großen Summen und Ehren, die er erhielt, starb er aufgrund seiner Großzügigkeit in Armut. Von seinen 237 Büchern über zahlreiche Themen – darunter Alchemie, Anatomie, Physiologie und Ethik – sind viele verlorengegangen. Einen großen Teil seines Werkes bildete eine Zusammenfassung der Theorien von Hippokrates, Galen und anderen. Dank der Klarheit seines Schreibens und seines Einflusses auf Studenten und zeitgenössische Ärzte brachte er viel aus der griechischen Medizin in die arabische Welt ein. Das am meisten gefeierte seiner Werke, Al-kitab al-hawi (liber continens), stellte die Summe des medizinischen und chirurgischen Wissens seiner Zeit dar.

Rhazes' Ruhm begründete sich auf klar umrissenen klinischen Krankheitsbeschreibungen von Krankheit, auf eigenen Beobachtungen und einer pragmatischen Behandlungsweise. Dennoch war er ein Anhänger der galenischen Humoralpathologie, praktizierte den Aderlaß, hielt Edelsteine für therapeutisch wertvoll und glaubte, daß die Falten einer schwangeren Frau die Zahl ihrer Kinder vorhersagten. Andererseits gab er die erste exakte Beschreibung von Pocken und Masern, bevorzugte bei der Behandlung adäquate Nahrung anstelle von Medikamenten, wandte sich gegen die abstruse Anwendung mathematischer Formeln des al-Kindi bei der Therapie und verordnete lieber einfache als komplexe Heilmittel.

Den größten arabischen Einfluß auf die Medizin hatte Avicenna (Abu-Ali al-Husayn Ibn-Sina, 980–1037), dessen Position im Islam und im Christentum der von Galen gleichkam. Geboren bei Buchara in Persien, war er ein Wunderkind, das den Koran mit zehn Jahren beherrschte. Aristoteles' Gedanken faszinierten ihn, und er studierte auch die Kommentatoren wie zum Beispiel al-Farabi. Nestorianer in Bagdad waren die Hauptlehrer Avicennas, und er überblickte die gesamte damalige Skala menschlichen Wissens: Grammatik, Dichtung, Geometrie, Astronomie, Anatomie, Physiologie, Materia Medica und Chirurgie. Mit nur 21 Jahren schrieb er eine wissenschaftliche Enzyklopädie.

Obwohl er zu bestimmten Zeiten Medizin praktiziert haben wird, lag sein wesentlicher Beitrag jedoch im Sammeln und Kommentieren von Wissen. Das berühmteste seiner etwa 100 Bücher war der Kanon (Al-Qanun), auf den ungezählte Übersetzer, Lehrer, Studenten und Ärzte ihre medizinischen Gedanken und Behandlungsweisen jahrhundertelang stützten. Ja sogar der Lehrplan der christlichen Univer-

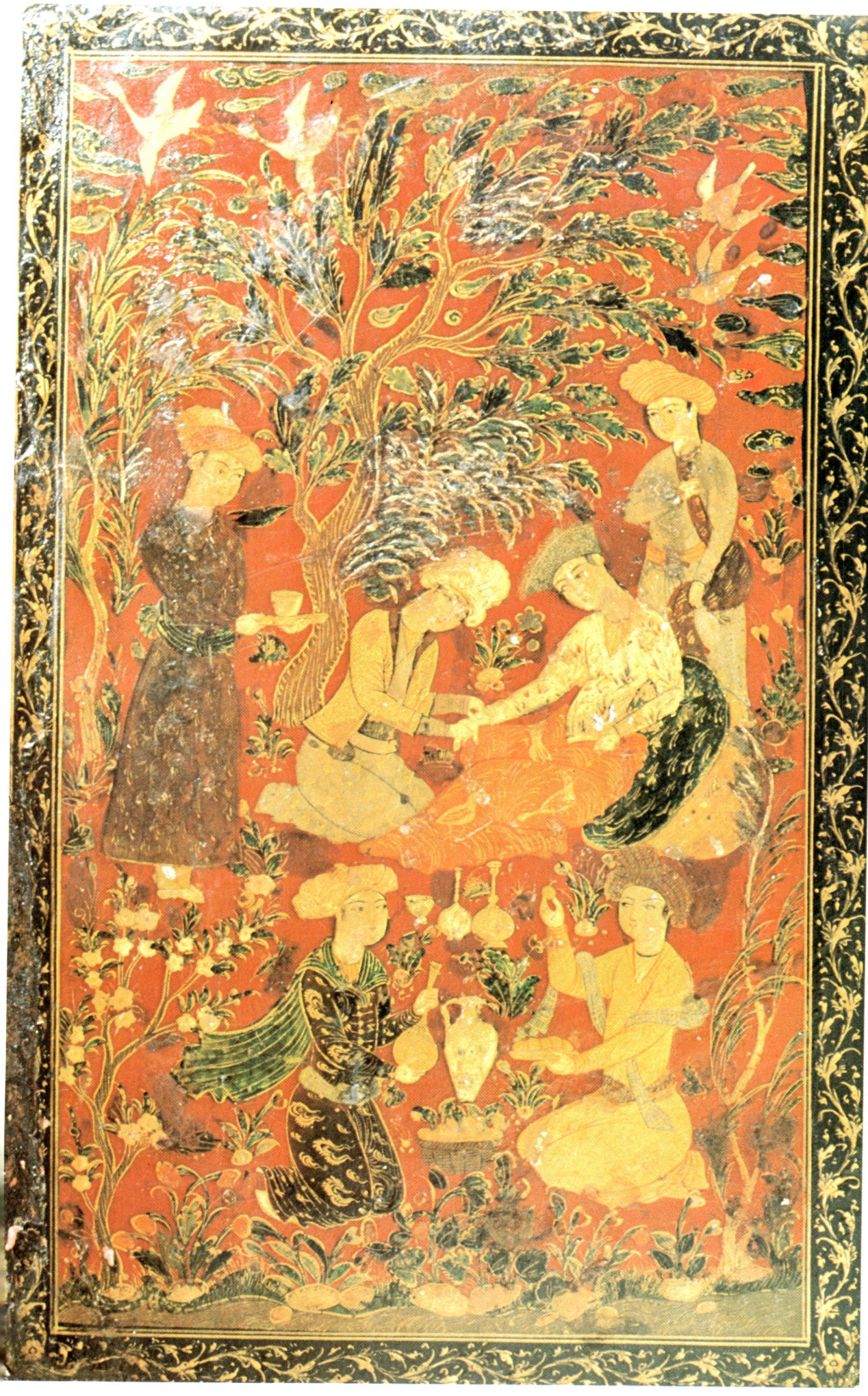

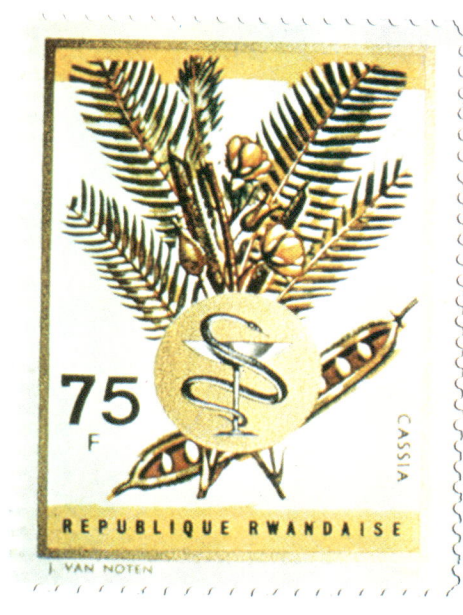

462

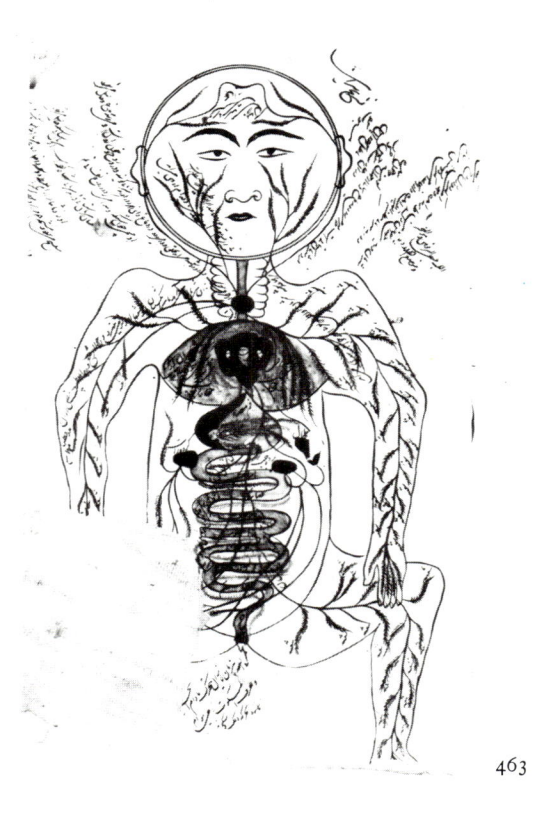

463

461

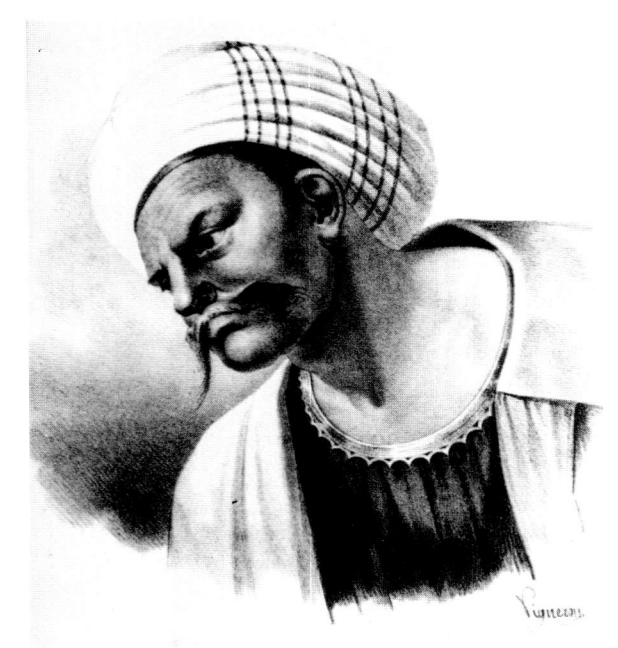

464

464 Der maurische Philosoph Averroës aus dem 12. Jahrhundert, Gelehrter auf dem Gebiet der Philosophie, der Medizin und der Gesetze, der sich gegen die politischen und religiösen Autoritäten wandte und sich unter den Juden verstecken mußte. Lithographie von Vigneron. Wellcome Trustees

465 Chirurgische Sägen der Araber, dargestellt in einer marokkanischen Kopie der Texte von Albucases aus dem 16. Jahrhundert. Ms. Arab. 2953, fol. 79 v., Bibliothèque Nationale, Paris

466 Imaginäres Treffen zwischen den Philosophen Averroës und Porphyrius in einem Pflanzenbuch des 14. Jahrhunderts *De Herbis et Plantis* von Manfredus. Arabische Wissenschaftler und Philosophen räumten den Lehren des Aristoteles einen hohen Stellenwert ein. Ms. nat. 6823, fol. 2 v., Bibliothèque Nationale, Paris

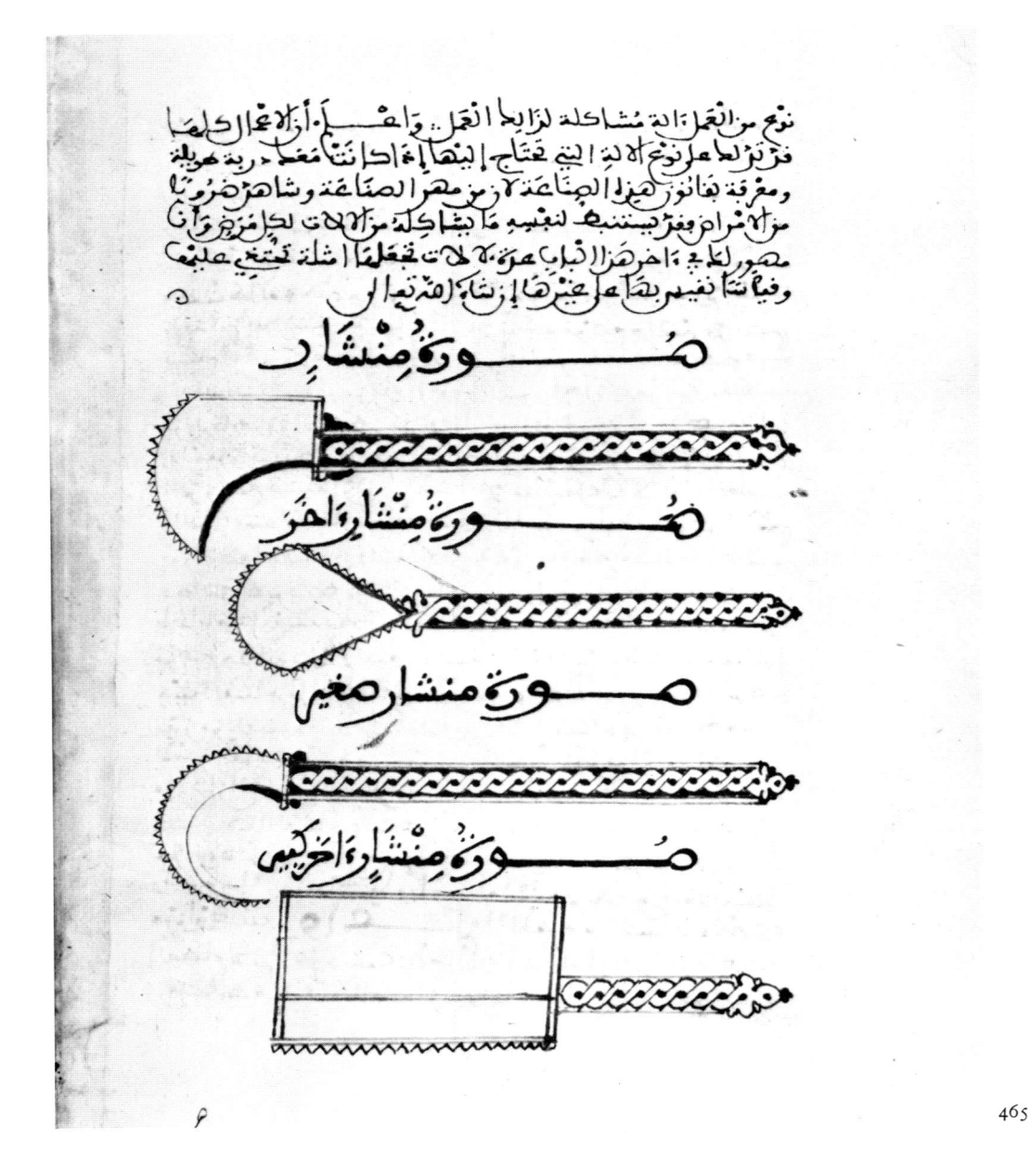

465

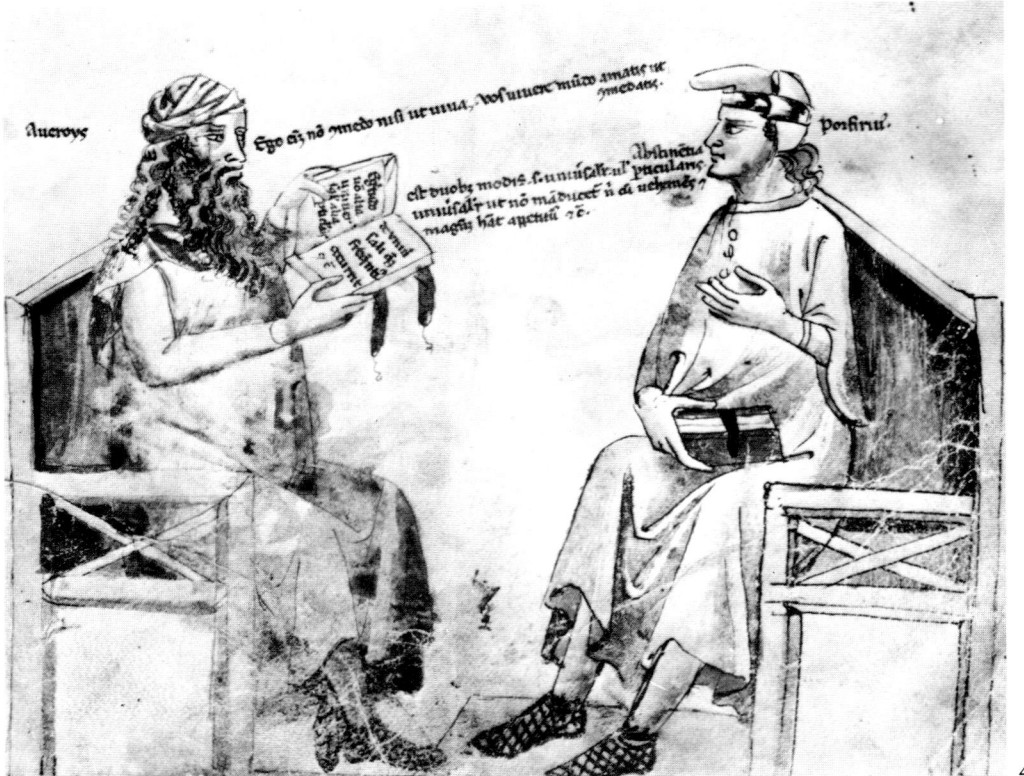

466

sitäten einschließlich der auf den Britischen Inseln basierte bis zur Mitte des 17. Jahrhunderts auf den Schriften Avicennas.

Haly Abbas (Ali Ibn Al Abbas, † 994) aus dem östlichen Kalifat verfaßte höchst populäre und erkenntnisreiche Kommentare zu Hippokrates, Galen, Oribasius, Paul von Ägina und Rhazes, die arabische Standardwerke darstellten, bevor Avicennas Kanon veröffentlicht wurde. Frühe christliche Übersetzer führten das Werk des Haly Abbas in den Westen ein, vor allem seine chirurgischen Schriften.

Der Name Isaac Judaeus (Abu Jakub Ishak Ibn Sulaiman Al Israili) muß im Zusammenhang mit Haly Abbas gesehen werden, weil der Übersetzer Constantinus Africanus irrtümlicherweise Isaac Judaeus einige Texte zuschrieb, die möglicherweise von Haly Abbas verfaßt wurden. Unter den eigentlichen Beiträgen des Judaeus, eines Arztes hoher Reputation in Ägypten, fand sich eine Sammlung von hebräischen Aphorismen, von denen einige wohl von Rhazes inspiriert waren. Folgende Beispiele sind erwähnenswert:

Die meisten Krankheiten werden auch ohne Hilfe des Arztes durch die Natur geheilt. Kann man den Patienten durch Diät heilen, sollte man Medikamente nicht anwenden. Verlaß dich nicht auf Allheilmittel, denn diese beruhen meist auf Ignoranz und Aberglauben. Laß den Patienten stets in dem Bewußtsein, daß er geheilt wird, auch wenn du davon nicht überzeugt bist, denn das unterstützt den Heileffekt der Natur.

Abulkasis (Abul-Kasim Chalaf Ibn Abbas As Sahrawi, 936–1013), der wesentliche islamische Verfasser chirurgischer Texte, hatte großen Einfluß. Sein *Al-Tasrif* enthielt ein chirurgisches Kapitel, das den ersten illustrierten systematischen Text seiner Art darstellte. Der größte Teil des Inhaltes war eine Wiederholung mit Modifikationen früherer Beiträge von Paulos von Ägina und anderen. Die Sorgfalt in den Beschreibungen und der Pragmatik bewies eine vorsichtige, ethische und reflektierende Methodik. Das bei den Arabern vorherrschende Vertrauen in Kauterisieren, Schröpfen und Aderlaß war auch Teil seiner Medizin, aber seine Ansicht der Chirurgie als wertvolle Kunst und seine Wertschätzung der Anatomie (auch wenn sie sich auf Galen stützte) standen im Widerspruch zu der Tendenz der arabischen Medizin, der Chirurgie und Anatomie nur eine niedrige Stellung zuzuerkennen.

Avenzoar (Abu Marwan Ibn Suhr, 1091?–1162) war ein arabistischer Arzt, der aus Sevilla stammte. Als Sohn eines jüdischen Arztes negierte er viele der Theorien des Aristoteles und Avicenna, schloß Astrologie und Mystizismus in der Medizin aus und widersprach leidenschaftlich einigen Lehren Galens. Sein klinischer Scharfsinn erbrachte genaue Beschreibungen von Skabies und Perikarditis (Herzbeutelentzündung), einer Krankheit, an der er selbst litt. Er schrieb über die Zubereitung von Medikamenten, über praktische Diätanwendung und über die Alchemie. Seine Berichte über die Tracheotomie (Eröffnung der Luftröhre) lassen annehmen, daß er selbst als Chirurg praktizierte. Avenzoar empfahl, sich mehr auf die eigene Erfahrung als auf die traditionellen Doktrinen zu verlassen. Durch Übersetzungen seiner Werke in das Hebräische und Lateinische übte er einen großen Einfluß auf die medizinische und alchimistische Lehre des mittelalterlichen Europa aus.

Averroës (Ibn Ruschd Abul Walid Muhammad Ibn Ahmad Ibn Muhammad, 1126–1198) ein Schüler Avenzoars, war hauptsächlich Philosoph, studierte jedoch auch das Recht und die Medizin. Er schrieb ein medizinisches Kompendium, das sich auf Aristoteles stützte, aber bekannter sind seine kritischen Veröffentlichungen über die etablierte Religion und die Autorität. Avicenna wie auch Averroës waren Bewunderer und Anhänger des Aristoteles. Aber während Avicenna den Aristotelismus mit den anerkannten religiösen Weltanschauungen in Übereinstimmung brachte, war Averroës der Ansicht, daß die Religion kein Wissenszweig sein dürfe und daß es keine Unsterblichkeit, sondern ein Aufgehen der Seele in der Natur und dem Universum gebe. Diese Interpretation des Aristoteles wurde sowohl vom Islam als auch von der christlichen Kirche verurteilt.

Viele Jahre bekleidete Averroës hohe politische Positionen in Córdoba und Marokko, bis seine pantheistische, die Autoritäten nicht anerkennende Weltanschauung ihn zwang, sich aus der Öffentlichkeit zurückzuziehen. Unterstützt von seinem Schüler Maimonides, versteckte er sich bei den Juden. Nach ihrer Vertreibung aus Spanien verbreiteten jüdische Intellektuelle seine Philosophie über ganz Europa.

Der berühmteste jüdische Arzt arabischer Medizin war Maimonides (Moses Ben Maimon, 1135–1204). Geboren in Córdoba, floh er 1160 mit anderen Juden nach Fez in Marokko, als die streng orthodoxe Dynastie der Almohaden Ungläubigen das Leben schwermachte. Später wanderte er nach Palästina und danach nach Kairo aus, wo finanzielle Schwierigkeiten ihn dazu zwangen, eine medizinische Karriere zu

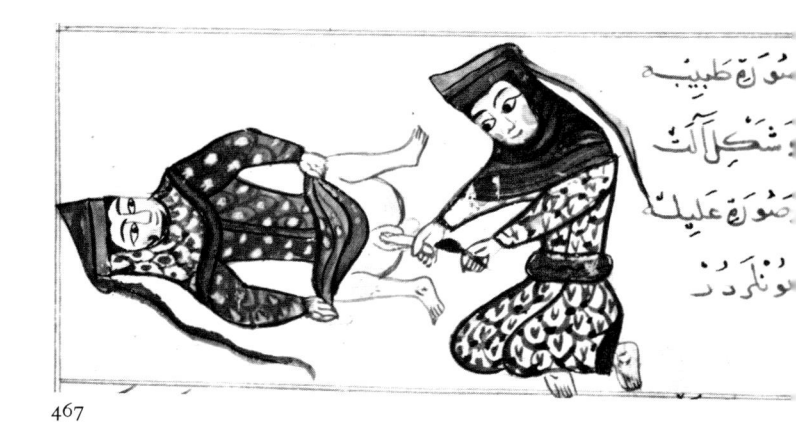

467

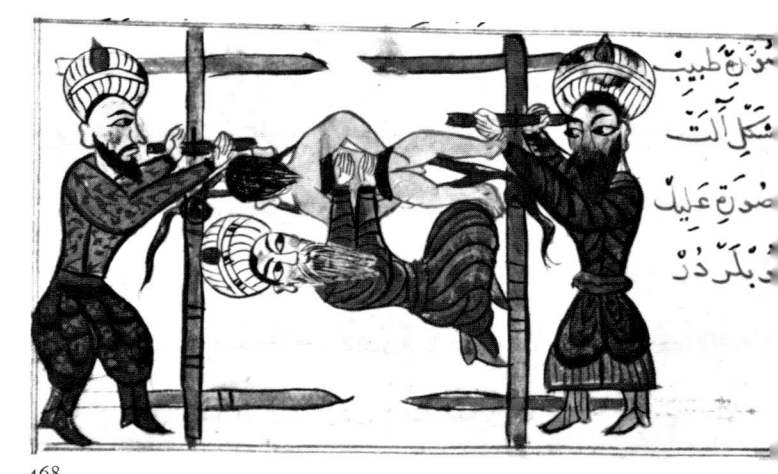

468

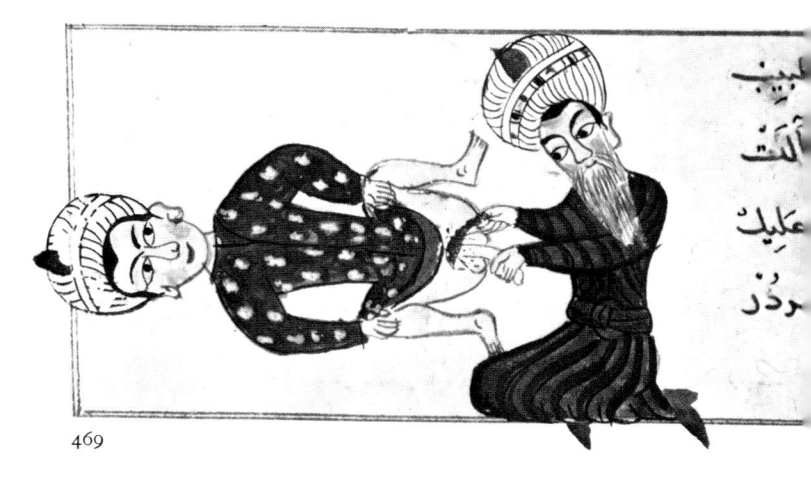

469

467, 468, 469 Illustrationen aus dem 15. Jahrhundert in einer türkischen Übersetzung der *Kaiserlichen Chirurgie*, eines persischen Manuskriptes aus dem 12. Jahrhundert:
oben: eine Frau, die einen Hermaphroditen operiert;
Mitte: Behandlung einer Fraktur;
unten: Ausführung einer Kastration.
Ms. turc. 693, fols. 110 V., 197 R. 110 R.,
Bibliothèque Nationale, Paris

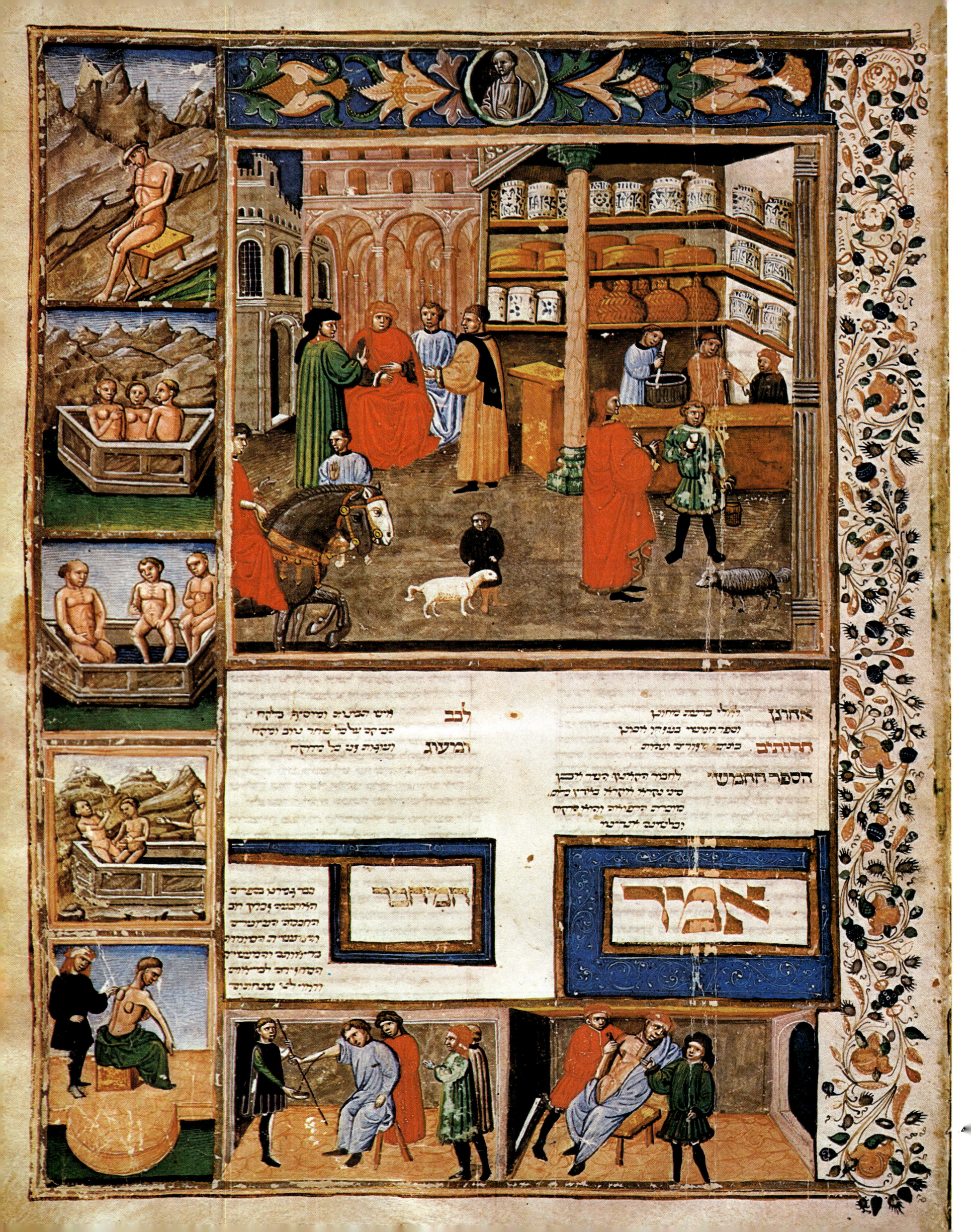

beginnen. Er erlebte einen schnellen Erfolg und wurde schließlich Leibarzt des Sultans Saladin.

Die Schriften des Maimonides enthielten weise Ratschläge hinsichtlich Diät, Hygiene, Erster Hilfe und Vergiftung sowie allgemeiner medizinischer Probleme, aber der Schwerpunkt lag wesentlich auf der Philosophie. Maimonides versuchte, wissenschaftliches Denken und religiösen Glauben zu vereinbaren, wobei er sich den Häresien des Averroës näherte. Orthodoxe Juden seiner Zeit standen seinen Ansichten feindselig gegenüber; seine volle Anerkennung durch jüdische Intellektuelle als großer medizinischer und philosophischer Gelehrter erfolgte erst nach seinem Tod.

Wenn er auch als Verfechter der antiken galenischen Doktrin der Vier Säfte den allgemeinen Methoden arabischer Medizin folgte, bemühte sich Maimonides doch um praktische therapeutische Anwendungen. Er übersetzte den umfangreichen Kanon des Avicenna in das Hebräische; seine Sammlung der Aphorismen von Hippokrates und Galen war jedoch in Arabisch geschrieben, wie auch sein populäres *Buch der Verordnungen,* das als eine Sammlung von Briefen an Saladin konzipiert war. Hebräische und lateinische Übersetzungen der Maimonides-Schriften wurden im gesamten christlichen Europa studiert. Auch wenn das ›Morgengebet des Arztes‹ ihm von einigen Autoren zugeschrieben wird, war er wahrscheinlich doch nicht der Verfasser. Die Grundsätze, die in diesem Gebet ausgedrückt werden, entsprachen jedoch seiner Philosophie und seinem Verhalten. Ein Teil der vielen Versionen ist oft zitiert:

»O Gott, laß meinen Geist immer klar und erleuchtet sein. Laß keinen fremden Gedanken am Krankenbett mich ablenken. Was Ausbildung und Erfahrung gelehrt haben, soll stets im Denken präsent sein und nicht bei der gelassenen Arbeit stören. Denn groß und edel sind die wissenschaftlichen Erwägungen, die der Erhaltung der Gesundheit und des Lebens Deiner Geschöpfe dienen.

Halte den Gedanken fern, daß ich derjenige bin, der all dieses vollbringt. Gib mir die Kraft, den Willen und die Gelegenheit, mein Wissen immer mehr zu erweitern. Heute entdecke ich Dinge, von denen ich gestern noch nicht geträumt hatte, denn die Kunst ist groß, aber der menschliche Geist strebt unermüdlich weiter.

Laß mich im Patienten stets nur den Menschen sehen. In Deiner Großmütigkeit hast Du mich erwählt, über Leben und Tod Deiner Geschöpfe zu wachen. Ich bereite mich auf diese Berufung vor. Steh Du mir bei in dieser großen Aufgabe, so daß sie gelingen möge. Denn ohne Deine Hilfe gelingt dem Menschen auch nicht das kleinste Ding.«

Öffentliche Gesundheit und Hospitäler

Generell waren im Mittelalter die Gesundheit und die hygienischen Bedingungen im lateinischen Europa und in der islamischen Welt gleich. Medizinische Abhandlungen dieser Zeit befassen sich mit denselben akuten und chronischen Krankheiten. Ein besonderes Interesse an der Behandlung der Augen läßt annehmen, daß solche Erkrankungen besonders verbreitet waren. Die ausgezeichneten arabischen Beschreibungen von Epidemien, die sich durch Hautmanifestationen zeigten, legen den Gedanken nahe, daß solche Seuchen in der Welt des Islams wie im Bereich des Christentums vorherrschten. Die orthodoxen Moslems akzeptierten Epidemien offensichtlich als den Menschen eigen.

Zweifellos waren Straßen und Häuser im frühen Islam ebenso schmutzig wie im Christentum. In einigen Städten gab es offensichtlich eine Kanalisation, diese jedoch entleerte sich oft in die Flüsse, aus denen die Menschen ihr Trinkwasser bezogen. Häufig zogen es die Reichen vor, stromaufwärts und außerhalb der Stadt zu residieren; in Kairo zum Beispiel gab es relativ sauberes Wasser oberhalb des Punktes, wo der Nil in die Stadt eintrat und von da ab mit Abwässern und Abfall verschmutzt wurde.

Medizinische Versorgung durch Ärzte von Reputation kam im wesentlichen nur den Reichen zugute. Die häufigen Loblieder des gütigen Rhazes, der die Armen gebührenfrei behandelte, lassen vermuten, daß derartige Großzügigkeit nicht der allgemeinen Praxis entsprach. Scharen von Laienheilern, Scharlatanen und Magiern gingen ihrem Gewerbe nach. Aber selbst wenn eine medizinische Versorgung möglich war, wiesen die Gläubigen oft die Kunst des Arztes als Einmischung in die Vorsehung Allahs ab.

Das allgemeine Gesundheitswesen stellte unter dem Islam die christliche Gesellschaft zumindest in einem Punkte in den Schatten – im Krankenhauswesen. Obwohl

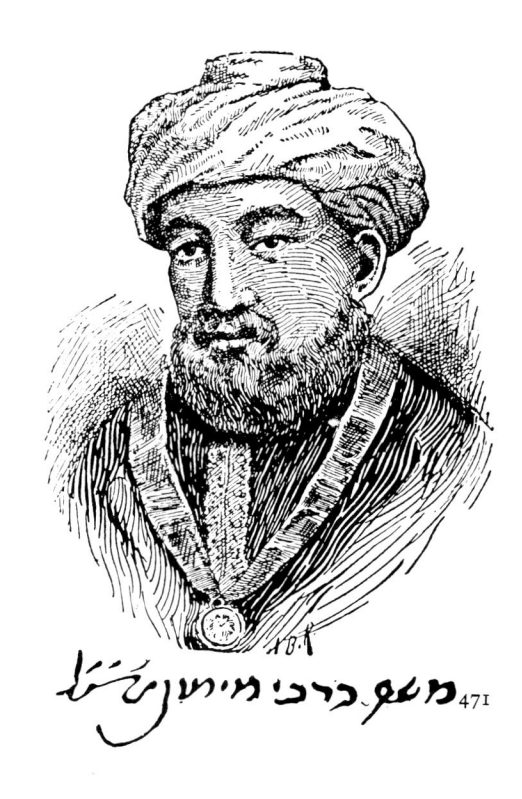

470 Seite einer handschriftlichen Kopie des *Kanon* von Avicenna in Hebräisch aus dem 15. Jahrhundert, ein Zeichen für die Rolle, die die Juden als Übersetzer bei der Erhaltung und der Verbreitung des medizinischen Wissens zwischen Ost und West spielten. Kodex 2197 fol. 492 a bis 38 b, Biblioteca Universitaria, Bologna

471 Porträt des Maimonides mit seiner Unterschrift als Faksimile. Die Werke und Praktiken des jüdischen Arzt-Philosophen wurden im islamischen Spanien und Ägypten weithin bekannt. New York Academy of Medicine

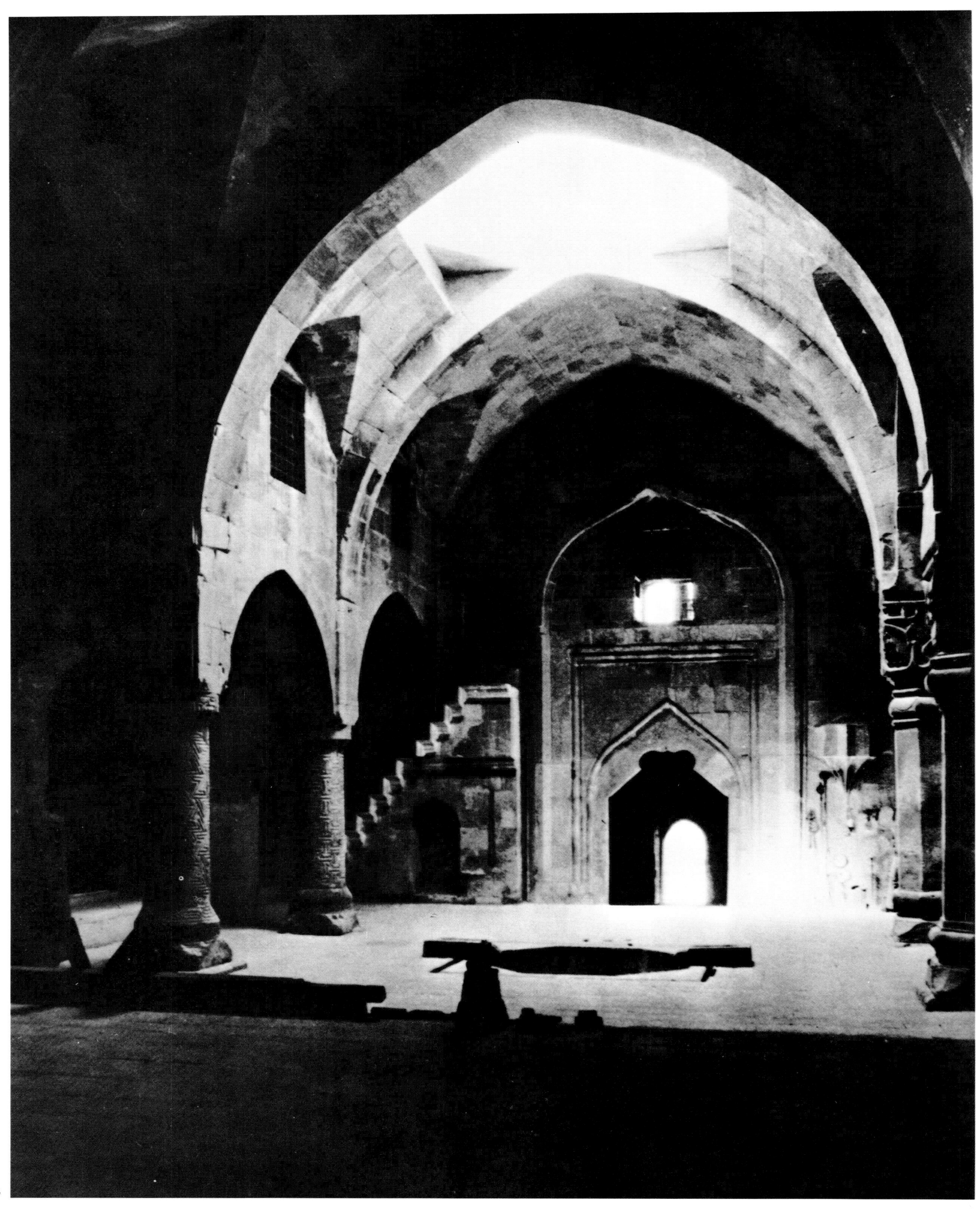

christliche Hospitäler im Westen existierten, gab es nur wenige, die in Hinsicht auf Sanitätswesen, Krankenversorgung, Ausstattung und Medikation den Zentren in moslemischen Städten gleichkamen. Denn die Christen legten mehr Wert auf die Rettung der Seele als auf die Wiederherstellung des Körpers. Obwohl die berühmte Schule und das Krankenhaus in Gondischapur von nestorianischen Christen gegründet worden waren, entsprachen sie – später von moslemischen Herrschern unterstützt – einem Krankenhaus der arabischen Medizin.

Die bekanntesten Hospitäler im Mittelalter befanden sich in Bagdad, Damaskus und Kairo. Obwohl es in Bagdad schon Krankenhäuser im 9. Jahrhundert gegeben hatte, wurde das großartigste im 10. Jahrhundert gegründet. In Übereinstimmung mit den Grundsätzen des Rhazes, der dort lehrte und praktizierte, wurden klinische Fallberichte gesammelt und für die Lehre bewahrt. Das Krankenhaus mit der angeschlossenen Medizinschule in Damaskus hatte elegant ausgestattete Zimmer und eine reichhaltige Bibliothek. Es wird berichtet, daß Gesunde sich krank stellten, um die gute Küche des Krankenhauses zu genießen. Das wohl größte und hervorragendste Krankenhaus war das Mansur-Hospital in Kairo, das im 13. Jahrhundert gegründet und von Arbeitern und Künstlern errichtet wurde, die auf Geheiß des Sultans ihre ganze Kunstfertigkeit bei seiner Errichtung walten ließen. Sogar der Sultan selbst arbeitete an dem Projekt mit. Separate Stationen wurden für verschiedene Krankheiten wie Fieber, Augenerkrankungen, Diarrhö, Wunden und Frauenkrankheiten eingerichtet. In diesen Stationen belegten die Rekonvaleszenten eigene Abteilungen. Bei der Entlassung erhielt jeder Patient fünf Goldstücke, um seinen Lebensunterhalt bis zum Wiedereintritt der Arbeitsfähigkeit zu bestreiten.

Juden als Übersetzer

Der Brückenschlag zwischen der arabischen und der lateinischen Lehre wurde im wesentlichen durch jüdische Übersetzer vollzogen. Der von den islamischen Herrschern (mit einigen Ausnahmen) allgemein praktizierte Geist der Toleranz erlaubte Studenten aller Rassen und Religionen, ihren Studien nachzugehen, und bestärkte sie sogar darin. Die Beiträge von Andersgläubigen wurden begierig aufgenommen und in das reiche kulturelle Erbe des Islams eingefügt.

Zwischen der islamischen und christlichen Welt gab es stets Austausch – sowohl während der Vorherrschaft der islamischen Kultur als auch während ihres Abstiegs. Die Vertrautheit der Juden mit dem Syrischen, dem Hebräischen und dem Arabischen gab ihnen Gelegenheit, griechische Schriften (von denen viele in das Syrische von nestorianischen Christen übersetzt worden waren) in die arabische Geisteswelt einzubringen. Später waren es jüdische Mittler, die die griechischen Arbeiten der christlichen Welt dank ihrer Übersetzungen weitergaben. Vor allen Dingen in Spanien herrschten enge Kontakte zwischen dem Islam und der christlichen Kultur. Als die Juden zur Zeit von Maimonides vor der Verfolgung durch die Dynastie der Almohaden in Córdoba flohen, verteilten sie sich über die europäischen Zentren der Wissenschaft, darunter Salerno und Montpellier, die sie mit arabischem Wissen und arabischer Medizin bekannt machten.

472 Das Innere des Hospitals für die Geisteskranken (1228–1229), gegründet von Malikaturan Malik, der Frau von Ahmet Schah, der großen Moschee in Divrigi, Türkei, angeschlossen. Unter dem Islam waren viele Krankenhäuser hoch entwickelt und stellten die des christlichen Westens weit in den Schatten.

Der Aufstieg der Universitäten

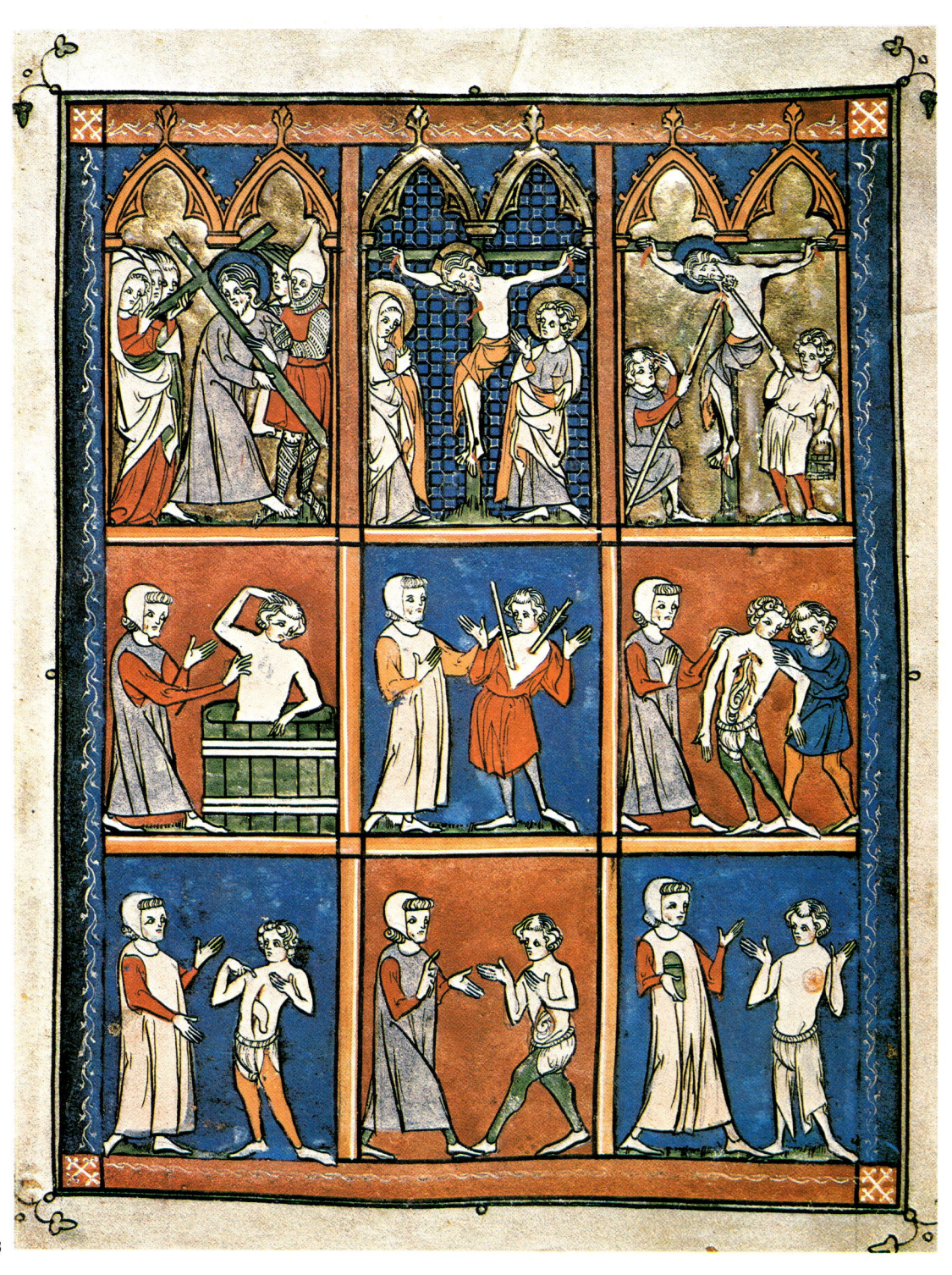

473

Ihren eigentlichen Beginn erfuhr die medizinische Ausbildung weder in den klösterlichen Gemeinschaften wie etwa den Benediktinern noch in den Kirchenschulen des Heiligen Römischen Reiches, sondern in den neugegründeten Universitäten, von denen Salerno im südlichen Italien die größte Berühmtheit erlangte.

Die Legende, daß diese Schule im 9. Jahrhundert von vier Ärzten, einem Griechen, einem Römer, einem Juden und einem Araber, gegründet wurde, hält kritischer Prüfung nicht stand, ist jedoch Ausdruck der offenen Geisteshaltung in der neuen Schule.

Schon im 2. vorchristlichen Jahrhundert hatte Salerno am Golf von Paestum, nicht weit von Neapel, als populäres Bad einen Ruf, den es während des gesamten Römischen Imperiums aufrechterhielt. Nachdem die Goten 476 Rom erobert hatten, waren Süditalien und Sizilien Teile des Ostreiches geworden, Sizilien wurde zeitweilig sogar von den Arabern beherrscht. Als der Islam sich im 8. Jahrhundert nach Westen ausbreitete, wurden viele christliche Nachkommen der hellenistischen Kultur Syriens und Ägyptens – besonders Intellektuelle und Mönche – zu Bürgern zweiter Klasse, worauf viele es vorzogen, in den griechischsprechenden Westen Süditaliens und Siziliens auszuwandern.

Salerno

Die Medizinschule von Salerno entsprang aus den hier vorhandenen Wurzeln griechischer, lateinischer und islamischer Kultur. Wenn auch das Benediktinerkloster Monte Cassino in der Nähe lag, wurden die salernitanischen Ärzte doch bemerkenswert wenig vom Klerus beeinflußt. Die Schule von Salerno öffnete sich auch weiblichen Ärzten, von denen die legendäre Trotula, die eine Abhandlung über Geburtshilfe verfaßt haben soll, die größte Berühmtheit erlangte. Während des frühen Mittelalters war in Europa die Geburtshilfe im wesentlichen Aufgabe der Frauen, während andere medizinische Belange außer der Pflege der Wöchnerinnen ihnen meist verschlossen blieben.

Im Jahre 904 hatte die Schule ein so hohes Ansehen gewonnen, daß ein salernitanischer Arzt einen Ruf an den königlichen Hof Frankreichs erhielt und 984 Alberone, der Bischof von Verdun, medizinische Hilfe in Salerno suchte. Manuskripte aus dem 12. und 13. Jahrhundert, Kopien viel früherer Texte, die in der Schule gebraucht wurden (mit den Titeln *Antrorarium* und *Antidotarium*) zeigen das Bemühen um die Praxis und die Ablehnung der philosophischen Grundlagen, was ein Charakteristikum für den Empirismus Salernos werden sollte.

Im 11. Jahrhundert stellte Gariopontus von Salerno sein *Passionarius* zusammen, das sich sehr auf die Alten, vor allen Dingen auf Galen, berief. Durch Generationen späterer Verfasser modifiziert, behielt diese Arbeit während des gesamten Mittelalters ihre außerordentliche Popularität. Eine andere Sammlung alter Texte, die *Practica* des Petroncellus, brachte das Studium der Medizin ebenfalls mehr auf eine praxisbezogene Basis.

Constantinus Africanus (um 1010–1087) stand dem Geist des Hippokrates und Galens in Salerno kritisch gegenüber, hielt jedoch, wie Cassiodorus und St. Isidor von Sevilla vor ihm, die Kontinuität mit der Antike aufrecht. Geboren in Karthago um das Jahr 1010, reiste Constantinus vier Jahrzehnte lang durch Syrien, Indien, Ägypten und Äthiopien, wobei er medizinische Texte sammelte. Durch seine Kenntnisse des Griechischen, Arabischen und Lateinischen war er außerordentlich qualifiziert, die Medizin der islamischen Welt zu studieren und zu übersetzen. Nachdem er bei seiner Rückkehr nach Karthago der Magie angeklagt worden war, floh er nach Salerno und später, 1076, nach Monte Cassino, wo er 1087 starb. Constantinus' größte Bedeutung liegt in seinen Übersetzungen antiker griechischer Medizintexte (häufig aus dem Arabischen) wie auch von arabischen Werken, zum Beispiel des *Liber Regalis* des Haly Abbas, in die lateinische Sprache.

Ein wunderbares Manuskript, das man in Breslau fand, enthält 35 Abhandlungen aus Salerno, die im 11. und 12. Jahrhundert verfaßt wurden. Die berühmteste, *De aegritudinum curatione*, besteht aus zwei Teilen: der erste, wohl die Arbeit eines einzelnen Autors, befaßt sich mit dem Fieber, der zweite mit allen Krankheiten *a capite ad calcem*. Im Gegensatz zu der mystischen Medizin, die zu jener Zeit überall in Europa gelehrt wurde, fanden sich hier für die Epilepsie und die Psychosen organische Ursachen und Behandlungen. Die salernitanische Anatomie jedoch stammte fast ausschließlich von Galen, und die Ärzte sezierten Tiere, vor allem Schweine, deren innere Struktur der des Menschen am meisten ähneln sollte.

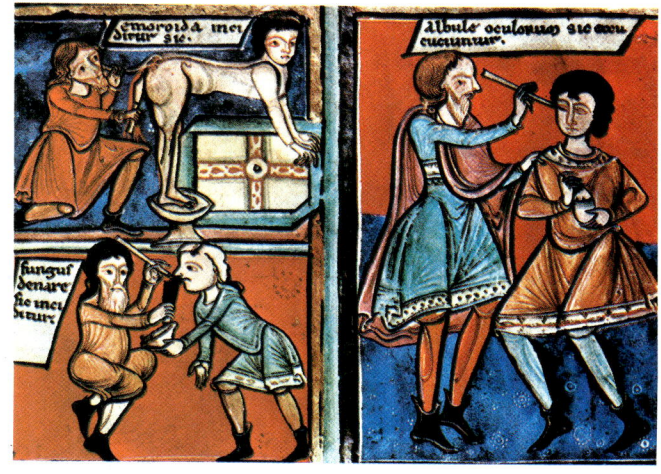

474

473 Manuskriptseite einer französischen Übersetzung der *Chirurgia* des Roger von Salerno aus dem 13. Jahrhundert mit der Darstellung verschiedener Wundbehandlungsmethoden. Die Schule von Salerno übte großen Einfluß in ganz Europa aus. Sloane 1977, British Library, London

474 Manuskript aus dem 11. Jahrhundert der Schule von Salerno mit Darstellungen einer Hämorrhoidenoperation, einer Entfernung von Nasenpolypen und einer Katarakt-Operation. Ms. Sloane 1975, fol. 93, British Library, London

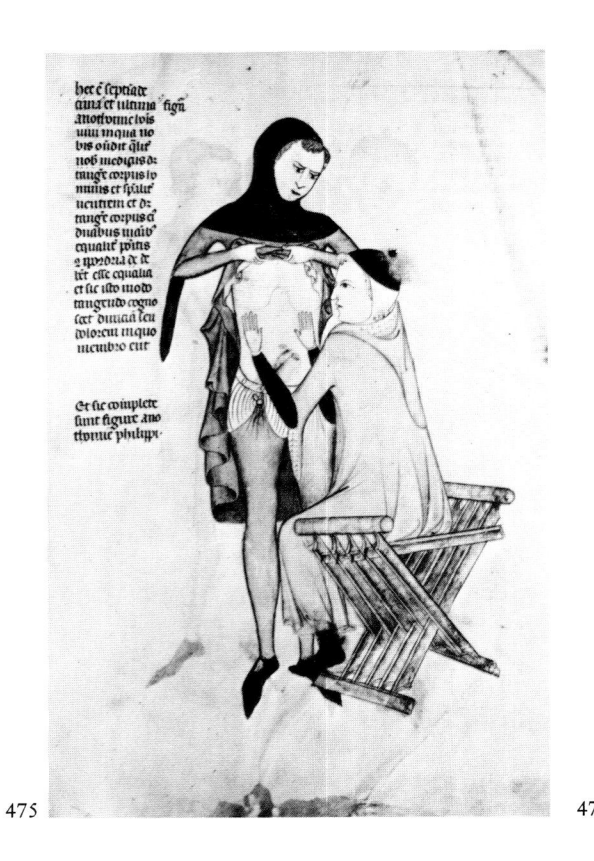

475

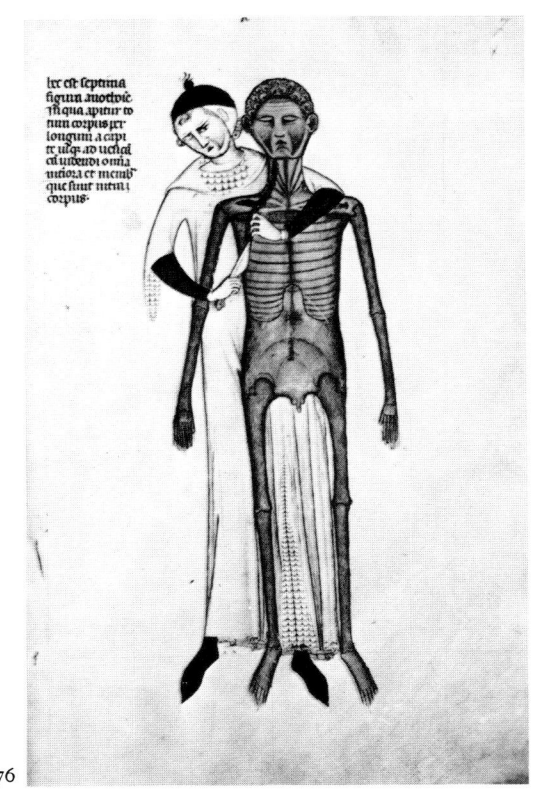

476

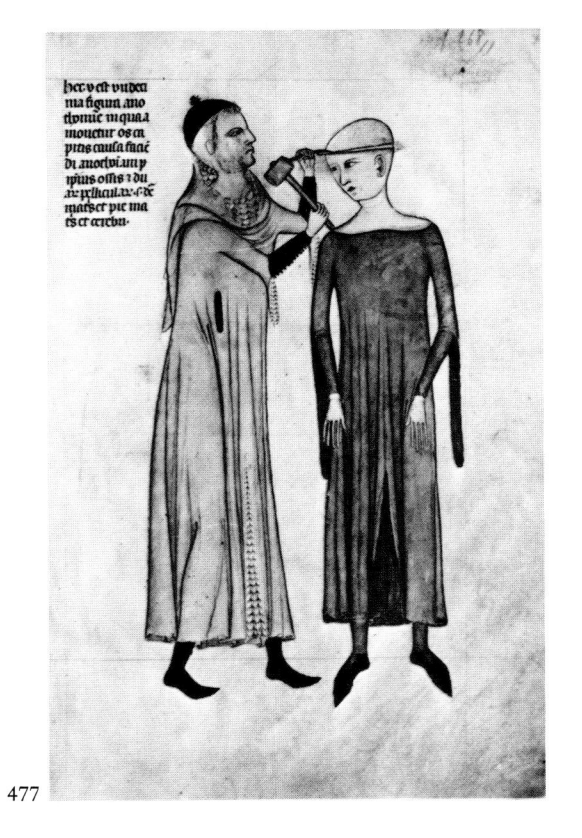

477

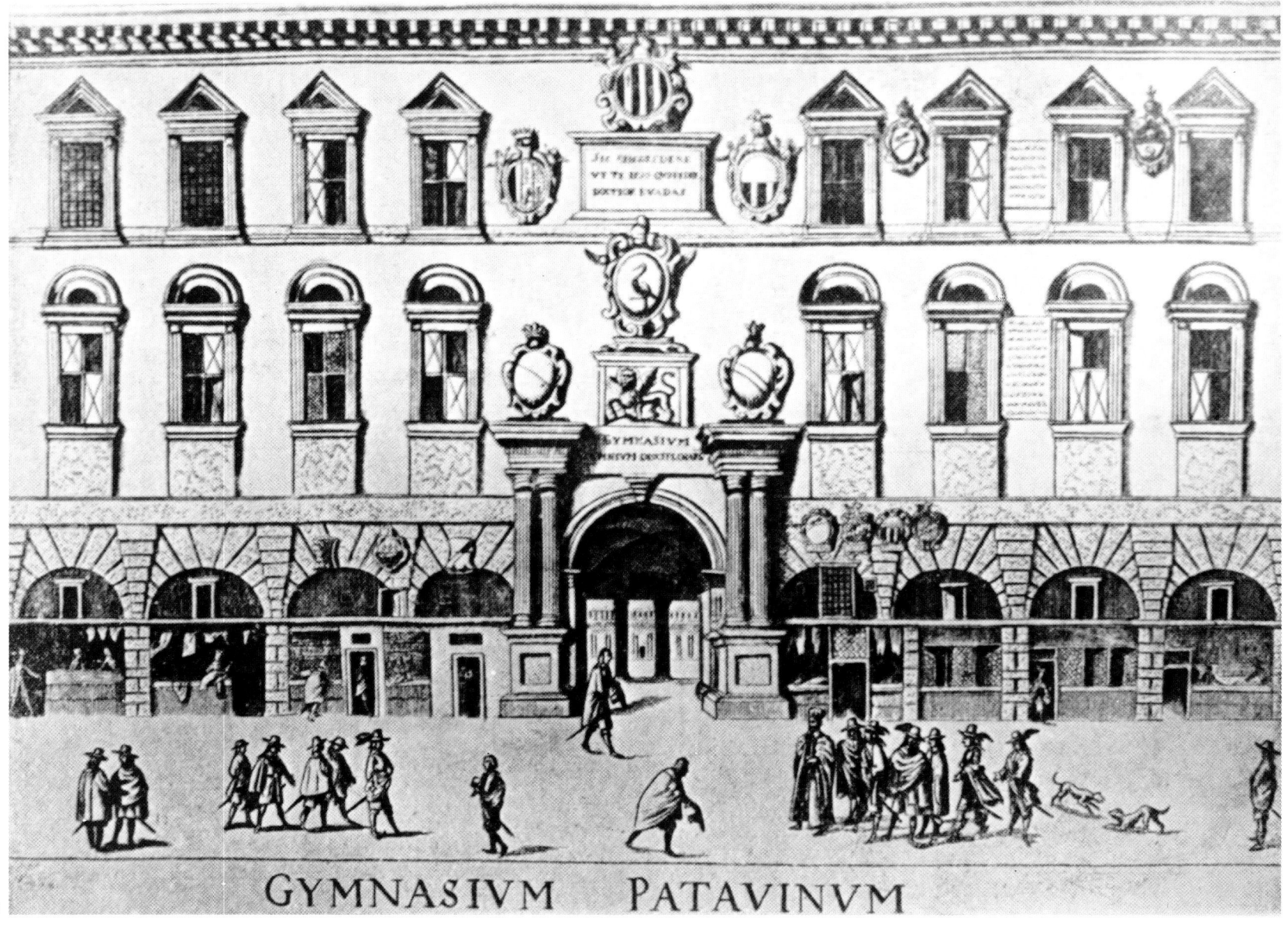

478

GYMNASIVM PATAVINVM

Die berühmteste Arbeit der Schule Salernos, ein lateinisches Gedicht rationaler diätetischer und hygienischer Vorschriften mit dem Namen *Regimen Sanitatis Salernitanum* (manchmal auch *Flos Medicinae*), stammt aus der letzten Hälfte des 13. Jahrhunderts. Seine vielen Versionen, die früheste mit 362 und andere mit 3520 Versen, zeigen die Arbeit vieler Autoren. In Europa wurden mehr als 300 Ausgaben nach dem Erstdruck im Jahre 1480 aufgelegt, und das Werk hatte während des 16. und 17. Jahrhunderts die Funktion eines Handbuches für den praktizierenden Arzt.

Roger II. von Sizilien verbot 1140 jede Ausübung der Medizin ohne vorherige Prüfung. 1224 gab sein Enkel, der Hohenstaufenkaiser Friedrich II., einen Erlaß heraus, infolge dessen alle Kandidaten der Medizin öffentlich von den Meistern in Salerno examiniert werden mußten, nachdem sie drei Jahre lang Logik, fünf Jahre Medizin und Chirurgie studiert und unter der Leitung eines erfahrenen Arztes ein Jahr praktiziert hatten. Die salernitanische Schule beeinflußte nicht nur die medizinische Praxis im Königreich beider Sizilien, sondern auch die Entwicklung der Universitäten von Bologna, Padua und Neapel in Italien und Montpellier in Südfrankreich.

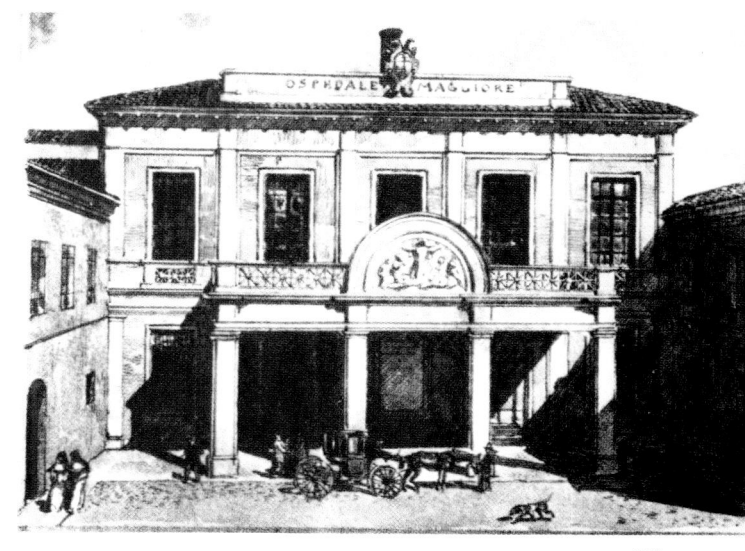

479

Montpellier

Nicht nur bei der Wiederbesinnung auf das griechische Konzept für die übrige Medizin, sondern auch in ihrem Beitrag zur Entwicklung der medizinischen Ausbildung wetteiferte die Universität von Montpellier mit der von Salerno. Wie Salerno lebte Montpellier an der Grenze zwischen islamischer und lateinischer Welt. Gegründet im 8. oder 9. Jahrhundert, besaß Montpellier bald eine Rabbinerschule spanischen Ursprungs, die Grammatik und später Medizin lehrte. 1137 wurde die Schule in offiziellen Dokumenten als *studium generale* mit einer *universitas scholarum et magistrorum* bezeichnet, und die Erlaubnis des Jahres 1180, Juden und Araber zuzulassen, bewies eine größere Freiheit von bischöflicher Kontrolle, als man allgemein bei anderen französischen Schulen beobachten konnte. Wenn auch im Mittelalter 15 Universitäten in Frankreich gegründet werden sollten, war das Studium der Medizin auf die *Douze médecins* von Montpellier beschränkt und später auch auf die Universität von Paris. 1220 erstellte Kardinal Conrad, der päpstliche Legat, in Gemeinschaft mit den Bischöfen Frankreichs präzise Statuten für die Universität, wobei er die bemerkenswerte Zulassung nichtchristlicher Lehrer und Studenten beibehielt.

Der Katalane Arnold von Villanova (um 1235–1316), Doktor der Medizin, der Theologie, der Gesetze und der Philosophie von Montpellier, übersetzte Avicennas Werk über das Herz und das des Avenzoar über die Diät; darüber hinaus schrieb er eines der besten mittelalterlichen Handbücher zur praktischen Medizin.

475, 476, 477   Illustrationen der *Anathomia* des Guido da Vigevano (1345). Auf der ersten Abbildung untersucht der Arzt einen Patienten, indem er dessen Brust abhört. Des weiteren zwei Sektionsbeispiele, an denen sich die zunehmende Bedeutung des anatomischen Wissens dokumentiert. Musée Condé, Chantilly

478   Stich der Universität von Padua (1623), einem wichtigen medizinischen Zentrum, das Wert auf die Lehren früherer Autoritäten legte.

479   Hospital der Universität von Bologna, wo im Mittelalter Hugo von Lucca und Guglielmo da Saliceto sich unter den hervorragenden Lehrern befanden, wie auch der Pionier der Anatomie, Mondino de Luzzi. New York Academy of Medicine

Die Universität von Paris und andere

Die Universität von Paris wurde, wie zu erwarten, direkt von den französischen Königen und der Kirche verwaltet. Das nachgeordnete Collège de St. Côme (Cosmas), das sich auf die Chirurgie beschränkte, behielt jedoch eine größere Unabhängigkeit von Kirche und Staat, wohl dank seiner weniger akademischen Aufgaben. In der Periode von 1100–1400 entwickelten sich viele Universitäten in Frankreich, England und Deutschland. In diesen Medizinschulen konnte man zwei Einflüsse nahezu durchgängig beobachten: die höhere Rolle der praktischen Medizin gegenüber der Chirurgie und den Primat der christlichen Theologie und Philosophie über die Naturwissenschaft.

Chirurgie

Während des sogenannten dunklen Zeitalters waren viele Fortschritte der griechisch-römischen Chirurgie verlorengegangen, da sie durch mangelnden Gebrauch in Vergessenheit gerieten. Der christliche Glaube an die Mittlerschaft des Heiligen Geistes als einzige Möglichkeit zur Heilung führte dazu, daß man alle chirurgischen Eingriffe bis auf die einfachsten wie den Aderlaß, die Amputation und das Zähneziehen aufgab. Auch die muslimischen Schulen (mit wenigen bemerkenswerten Ausnahmen – die Schüler des Albucasis zum Beispiel) wandten sich von chirurgischen Eingriffen außer dem Einrichten von Knochenbrüchen und dem beliebten Kauterisie-

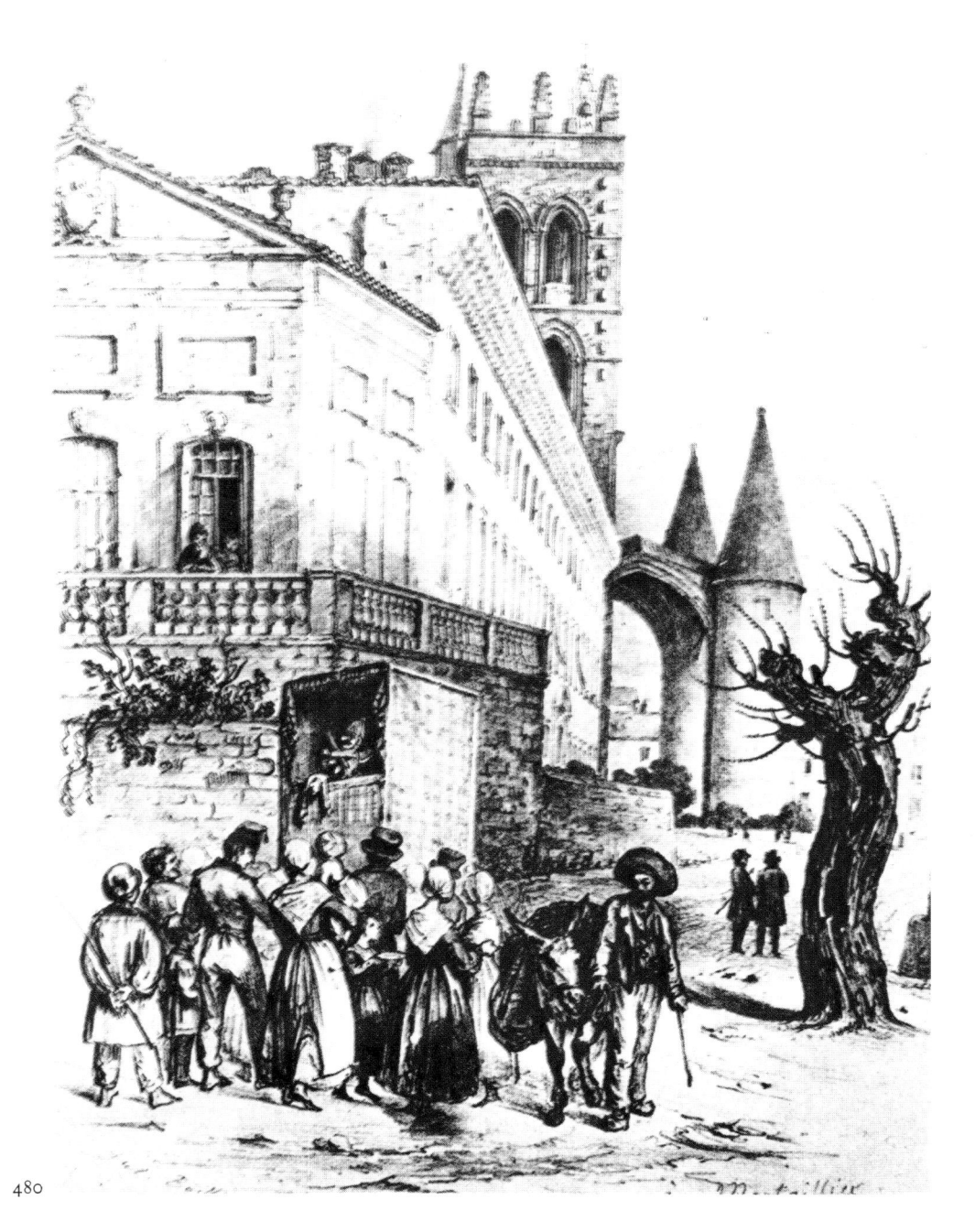
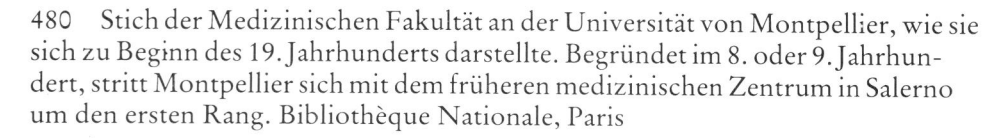

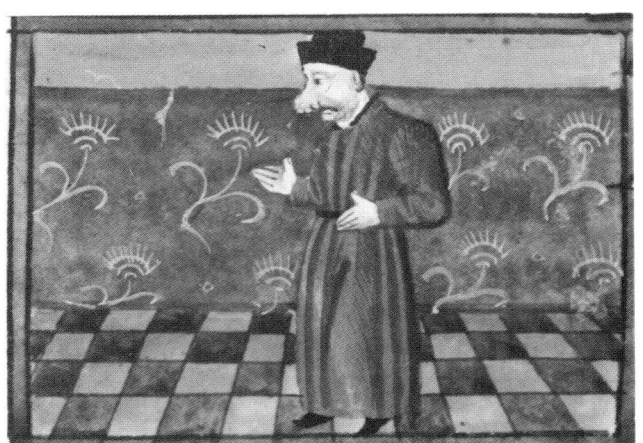

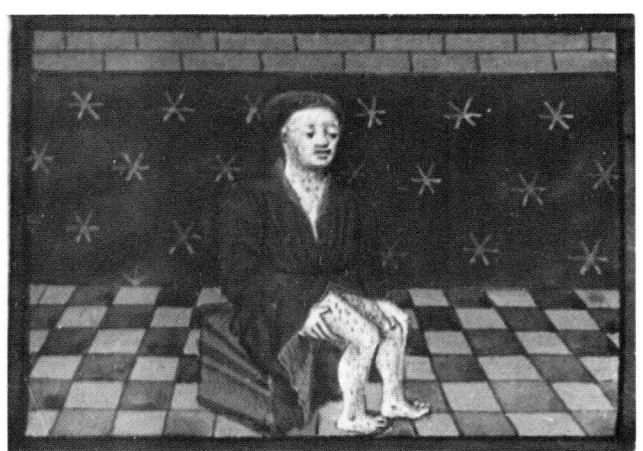

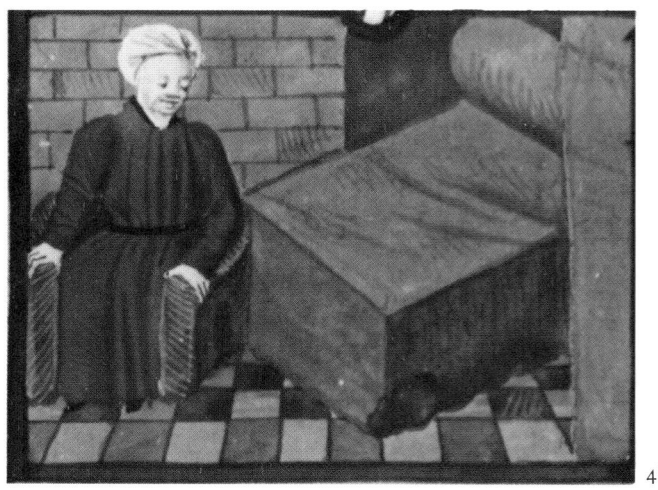

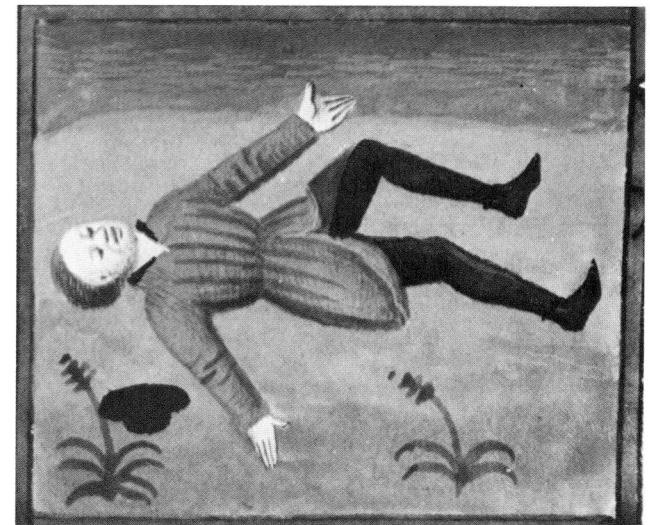

480   Stich der Medizinischen Fakultät an der Universität von Montpellier, wie sie sich zu Beginn des 19. Jahrhunderts darstellte. Begründet im 8. oder 9. Jahrhundert, stritt Montpellier sich mit dem früheren medizinischen Zentrum in Salerno um den ersten Rang. Bibliothèque Nationale, Paris

481, 482, 483, 484   Miniaturen eines Manuskriptes des *De Proprietatibus Rerum*, in dem die Beschreibung von Gesundheits- und Krankheitszustand sorgfältig entwickelt wurde. Von oben nach unten finden sich die Krankheiten Polypen, Ausschlag, Dysenterie und Epilepsie. Ms. fr. 22532, Bibliothèque Nationale, Paris

485   Bernard de Gordon, von 1282–1318 Professor in Montpellier, zitiert die Geister des Hippokrates, Galen und Avicenna vor seinem Auditorium. Ms. lat. 6966, fol. 4v., Bibliothèque Nationale, Paris

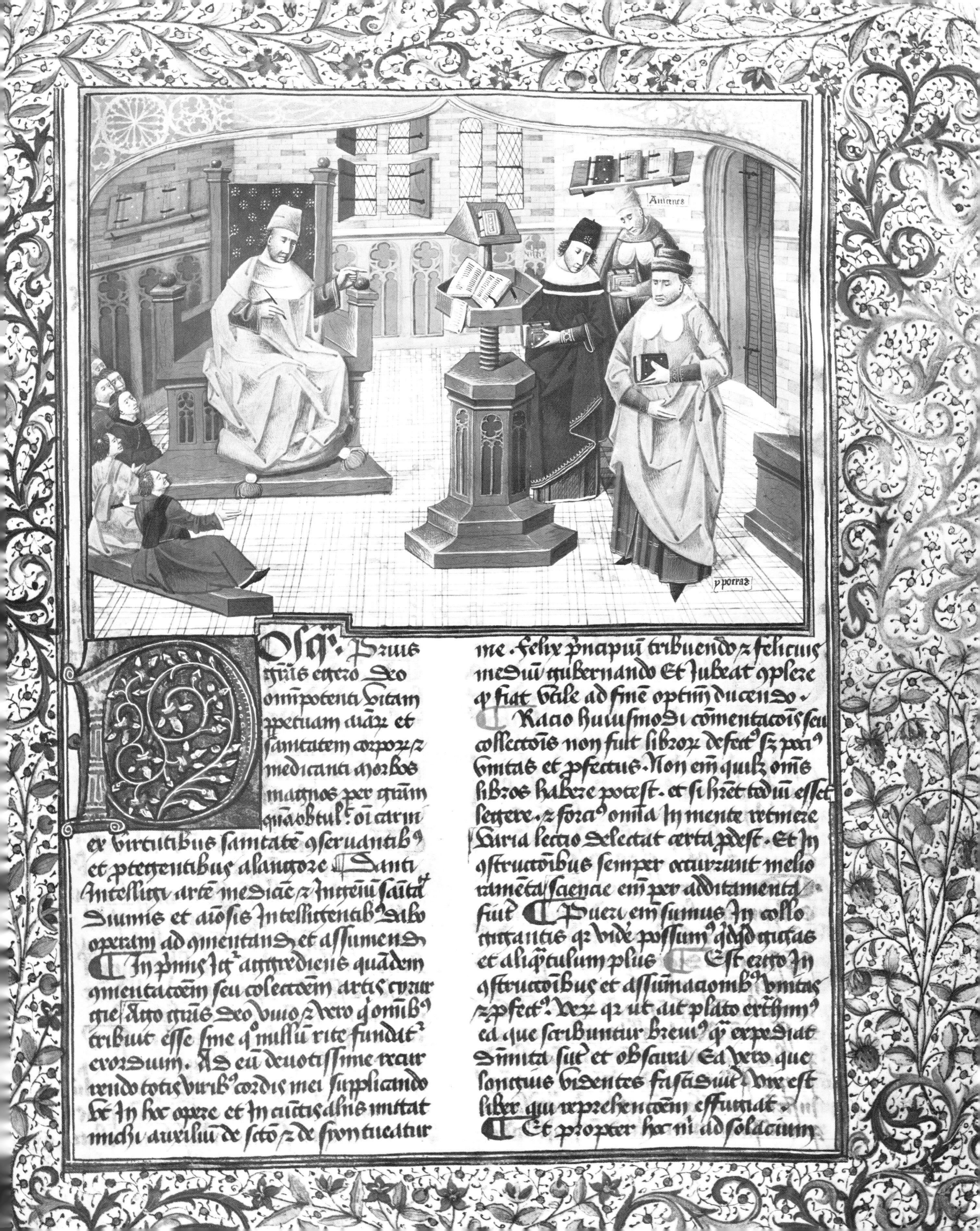

Prius
igitur egero Deo
omnipotenti vitam
perpetuam animæ et
sanitatem corporis
medicanti morbos
magnos per gratiam
quam obtulit omni carni

et virtutibus sanitatem conservantibus
et preservantibus a languore. Santi
Antecessori arte mediæ et ingenio sanitati
summis et aliis intelligentibus. Labore
operam ad commentans et assumens

In primis igitur aggrediens quandam
commentationem seu colectionem artis cyrur-
giæ. Auctor igitur Deo uno et vero quod omnibus
tribuit esse sine quo nullum rite fundatur
exordium. Ad eam devotissime recur-
rendo totis viribus cordis mei supplicando
ut in hoc opere et in cunctis aliis imitat
michi auxilium de sancto et de Syon tueatur

me. Felix principium tribuendo et feliciter
medium gubernando Et iubeat opere
quod fiat vale ad finem optimum ducendo.

Ratio huiusmodi commentationis seu
colectionis non fuit librorum defectus sed pau-
citas et perfectus. Non enim quilibet omnes
libros habere potest. et si haberet tædium esset
legere. et fortasse omnia in mente retinere
Curia lectio delectat certa potest. Et in
instructoribus semper occurrunt melio-
ra inventa scientiæ enim per additamenta
fiunt Quare enim sumus in collo-
cutantis quia videre possumus quidquid antiquitas
et aliquantulum plus Est ergo in
instructoribus et assumationibus unitas
et perfectus. Vere quod ut ait plato certissim
ea quæ scribuntur breviter quod expediat
dimitti sunt et obscura ea vero quæ
longius videntes fusius dicit. Vere est
liber qui reprehensionem effugiat.

Et propter hoc non ad solacium

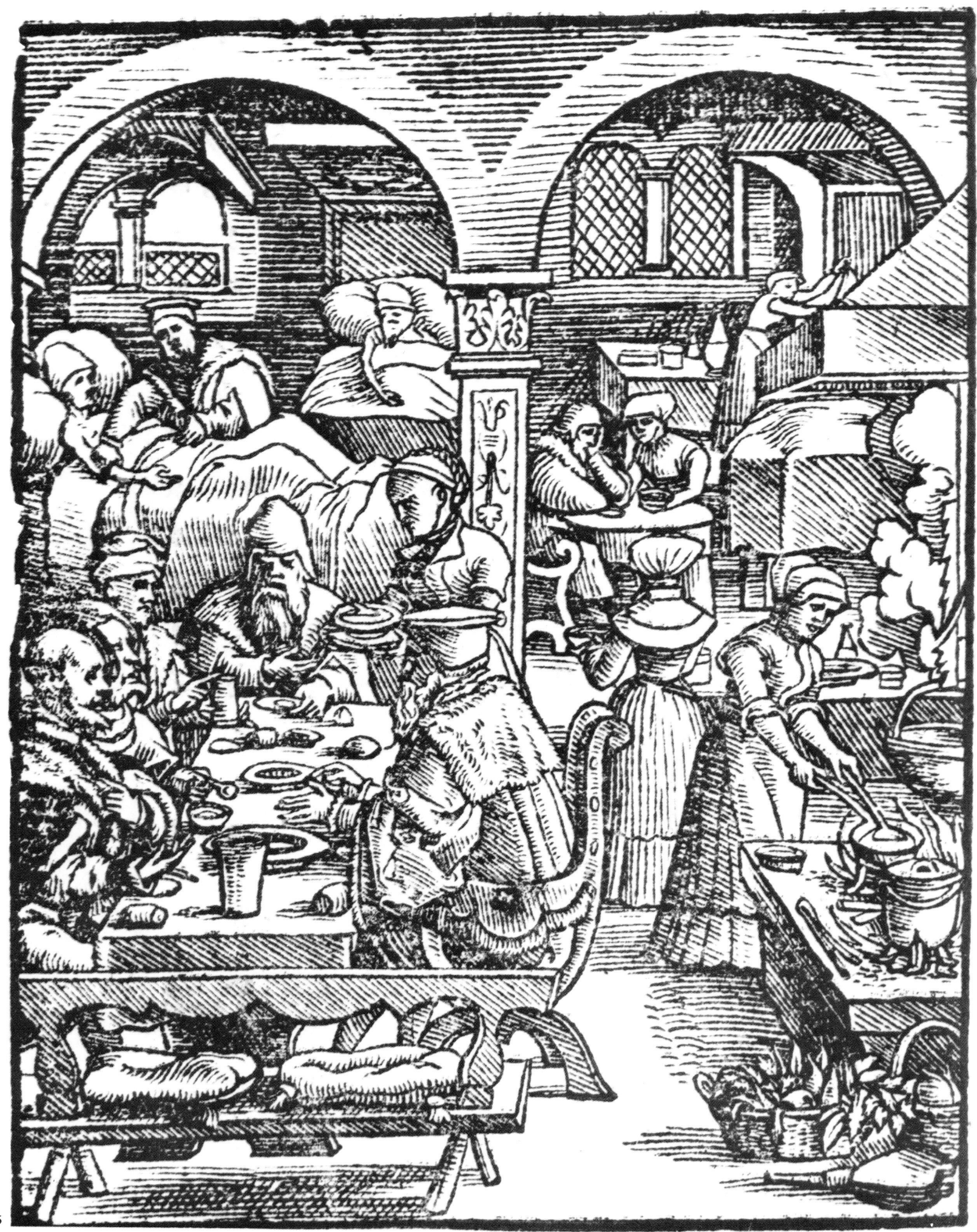

486

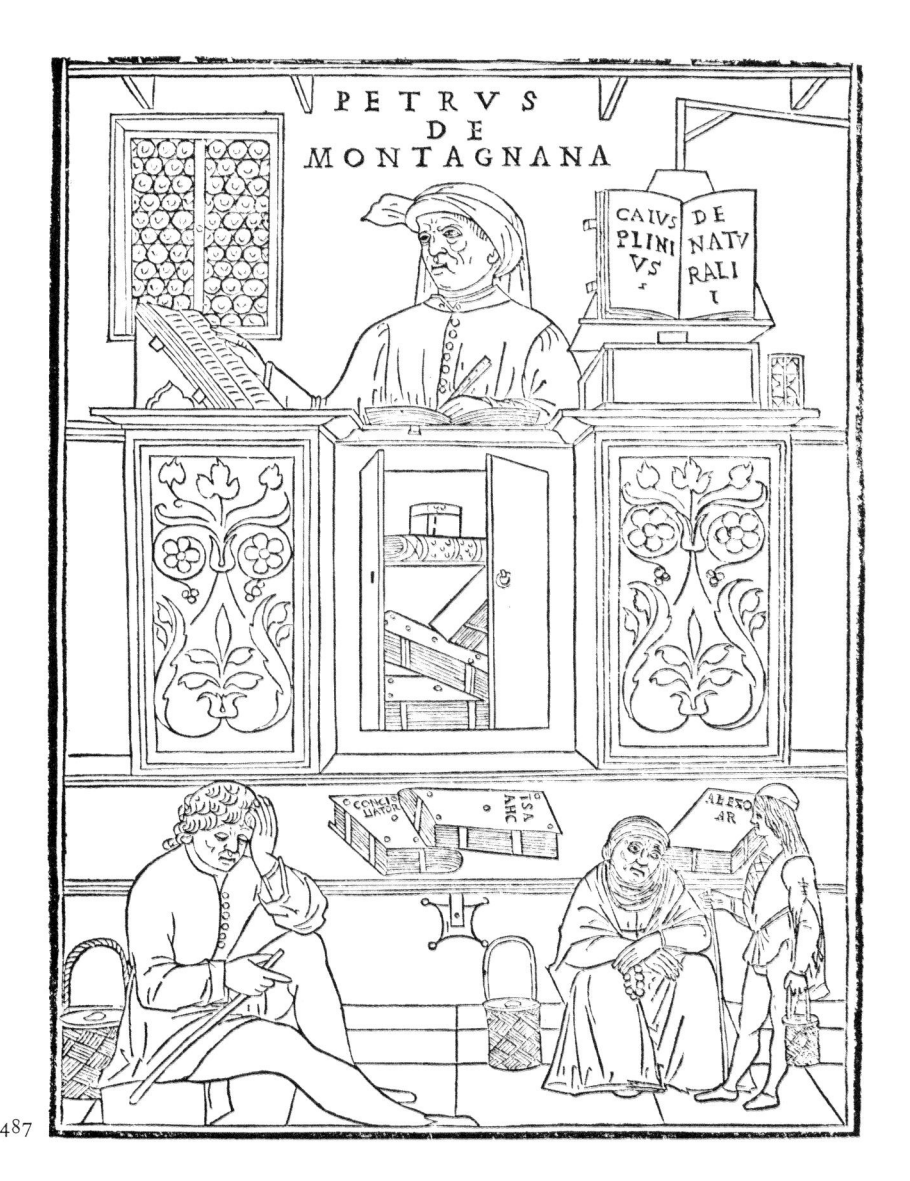

487

486 Holzschnitt aus einer deutschen Ausgabe des *Regimen Sanitatis Salernitanum* in der Frankfurter Edition von 1553. Die Ärzte von Salerno werden beim Mahl dargestellt, im Hintergrund sieht man die Patienten. National Library of Medicine, Bethesda, Maryland

487 Petrus de Montagnana, ein Lehrer arabischer Medizin, wurde von Gentile Bellini in seinem Vorlesungsstuhl gezeichnet, umgeben von den Werken des Avenzoar, Plinius, Peter von Abano und Isaak Judaeus. National Library of Medicine, Bethesda, Maryland

488 Bücherei der Göttinger Universität auf einem Stich des 18. Jahrhunderts von Georg-Daniel Heumann, kurz nachdem die Universität 1737 gegründet worden war. Germanisches Nationalmuseum, Nürnberg

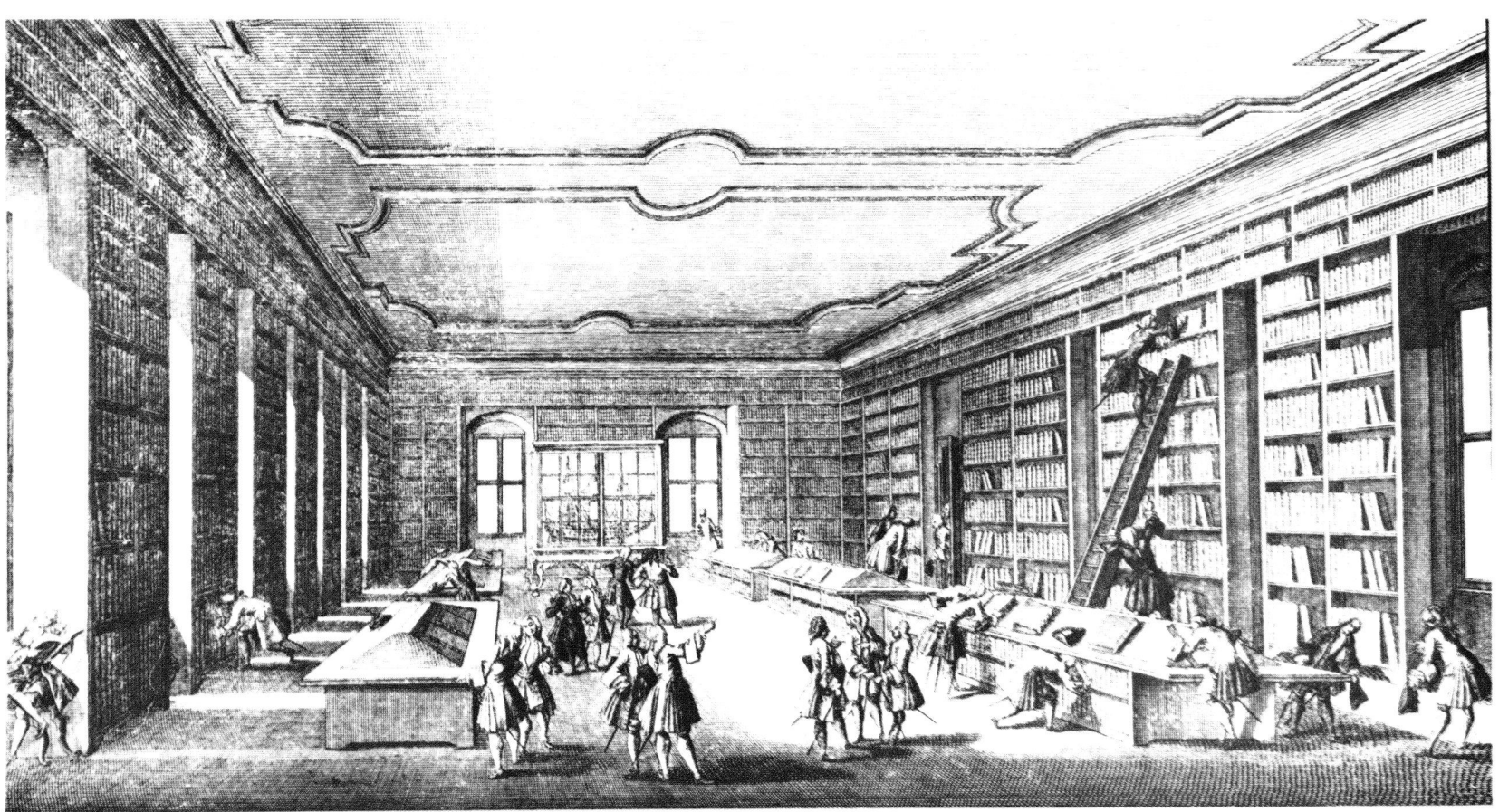

488

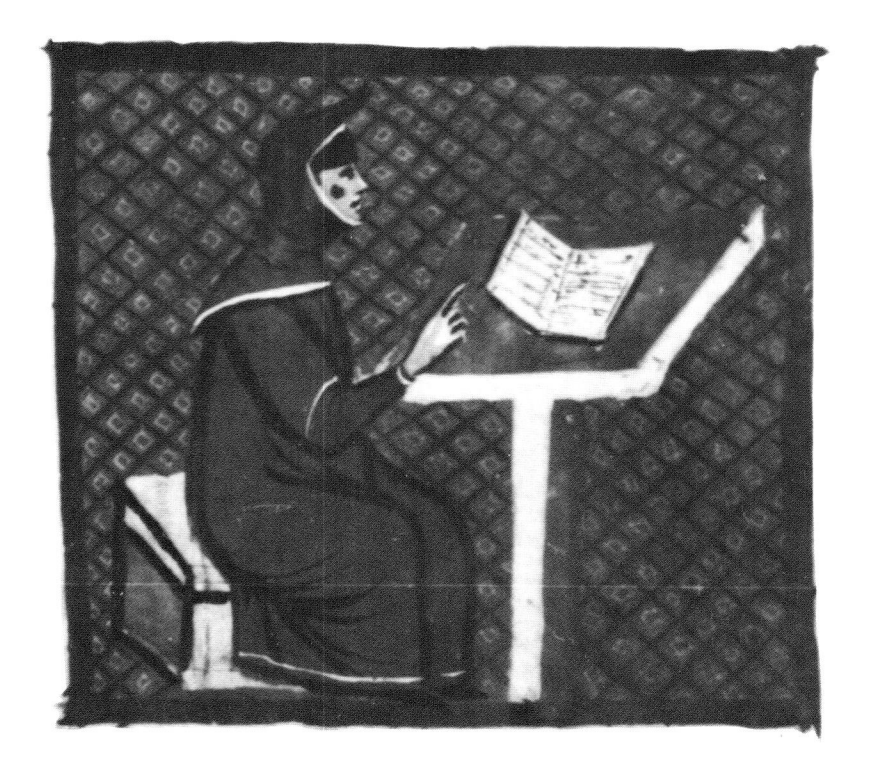
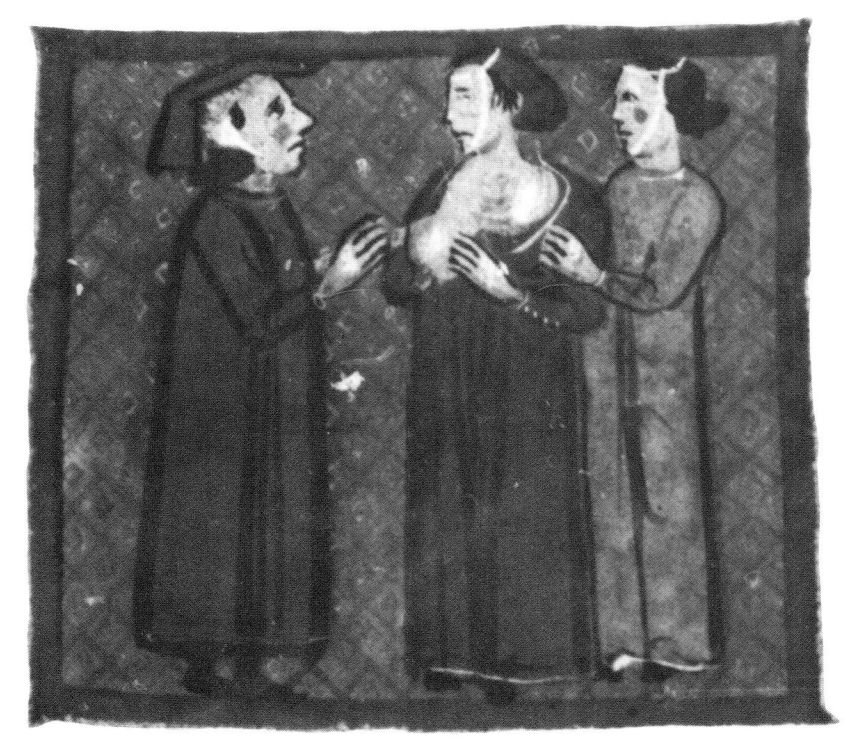
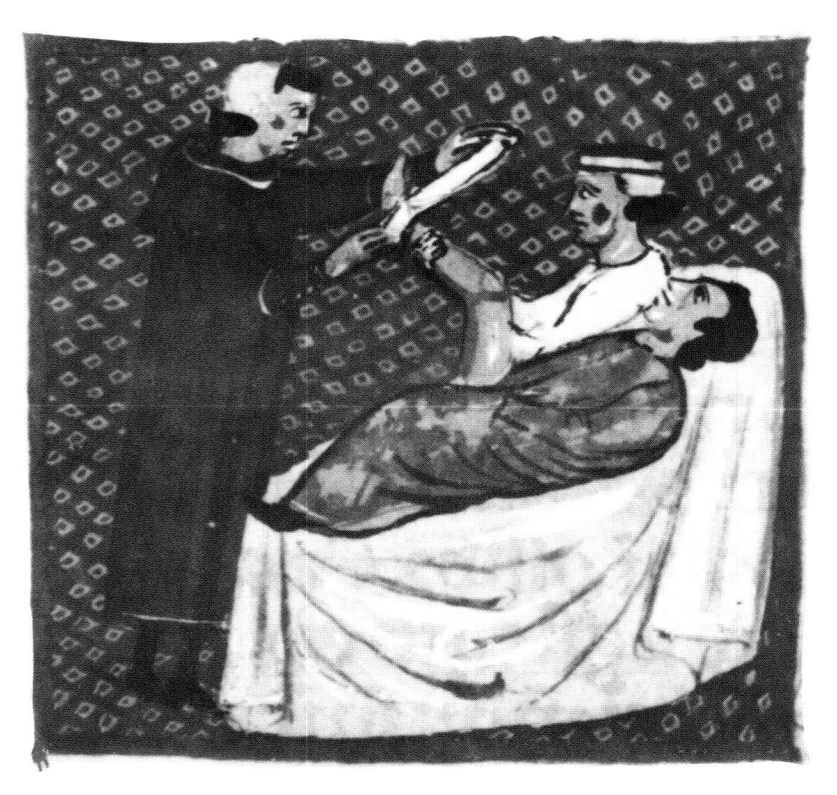
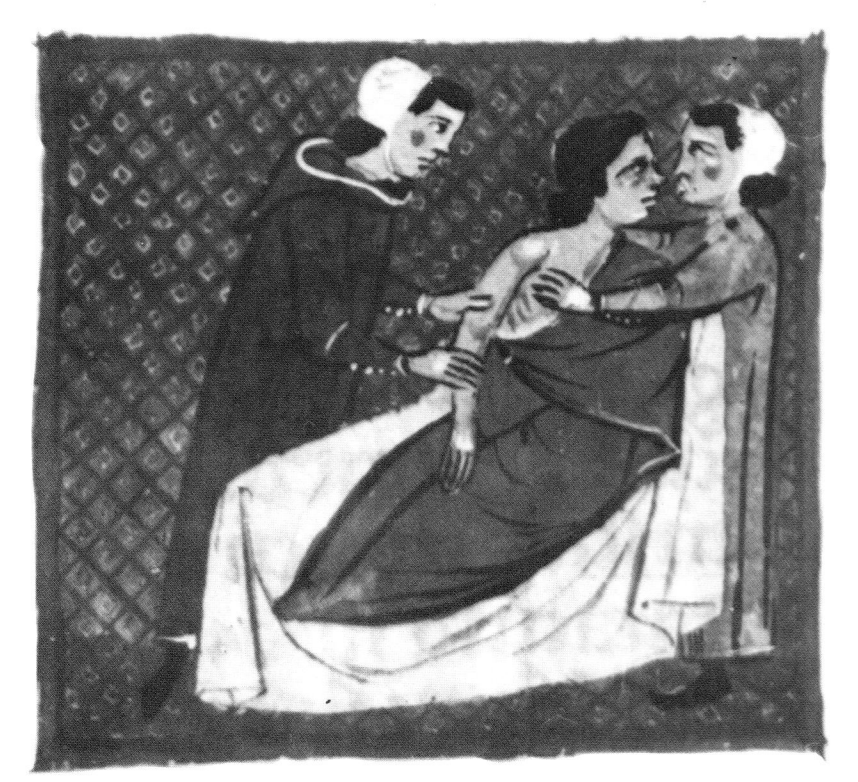

489, 490, 491, 492, 493 Illustration des 13. Jahrhunderts aus der *Cyrurgia* von Theodoric Borgognone mit detaillierten Darstellungen seiner und seines Vaters Erfahrung in der Chirurgie. Von links nach rechts und von oben nach unten: Lehre, Untersuchung eines Brustdrüsenabszesses, Bandagierung des Knöchels, Untersuchung des Armes, Behandlung einer Armwunde. Bibliotheek der Rijksuniversiteit, Leiden

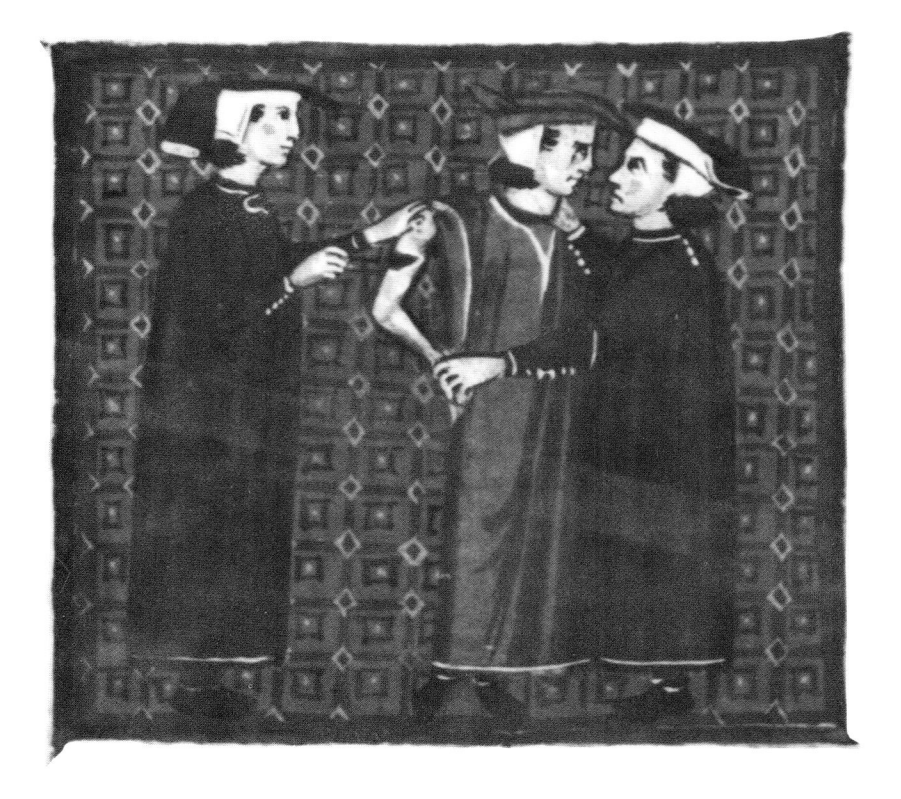

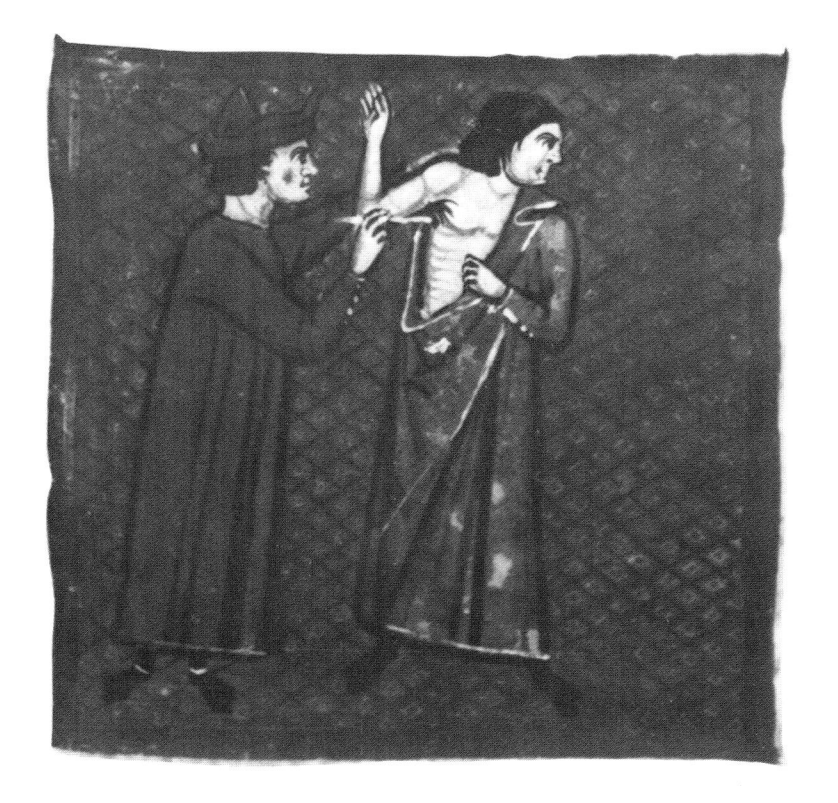

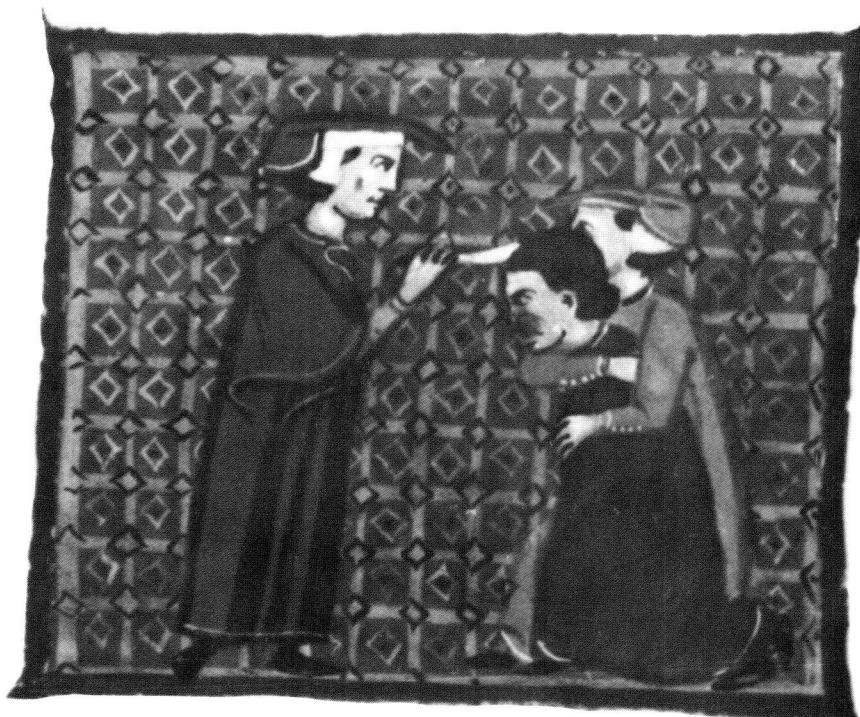

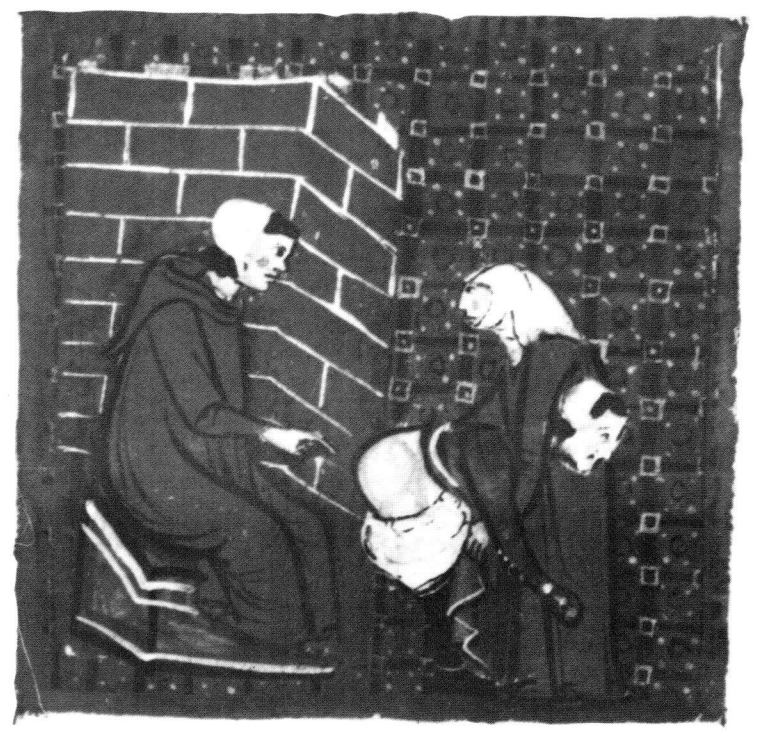

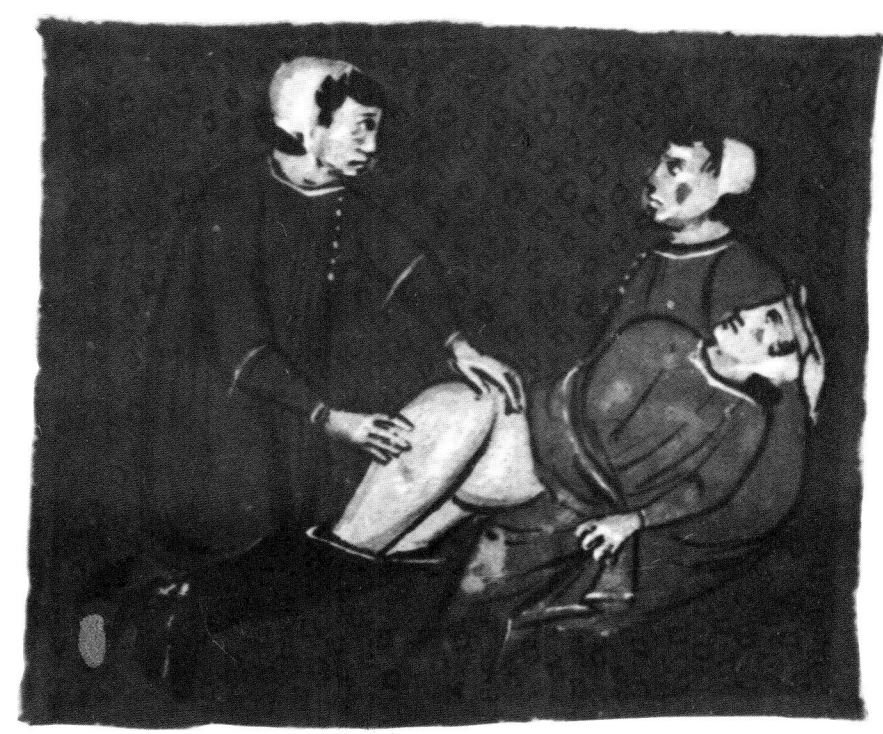

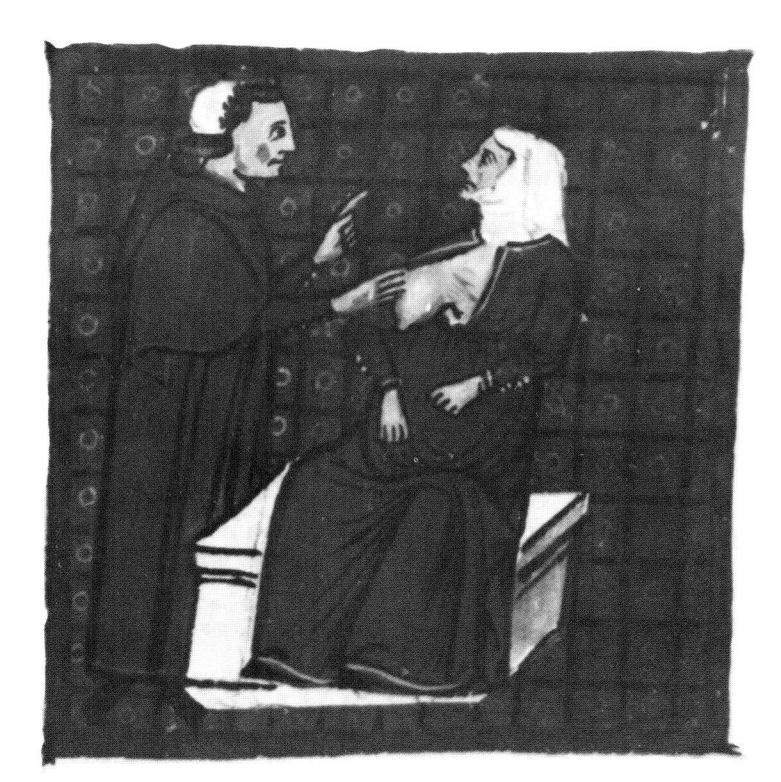

494, 495, 496, 497, 498 Weitere Illustrationen der *Cyrurgia* des Theodoric Borgognone. Von links nach rechts und von oben nach unten: Sondieren mit einem Instrument, Operation der Kopfschwarte, rektale Austastung, Untersuchung eines Brustdrüsenabszesses. Bibliotheek der Rijksuniversiteit, Leiden

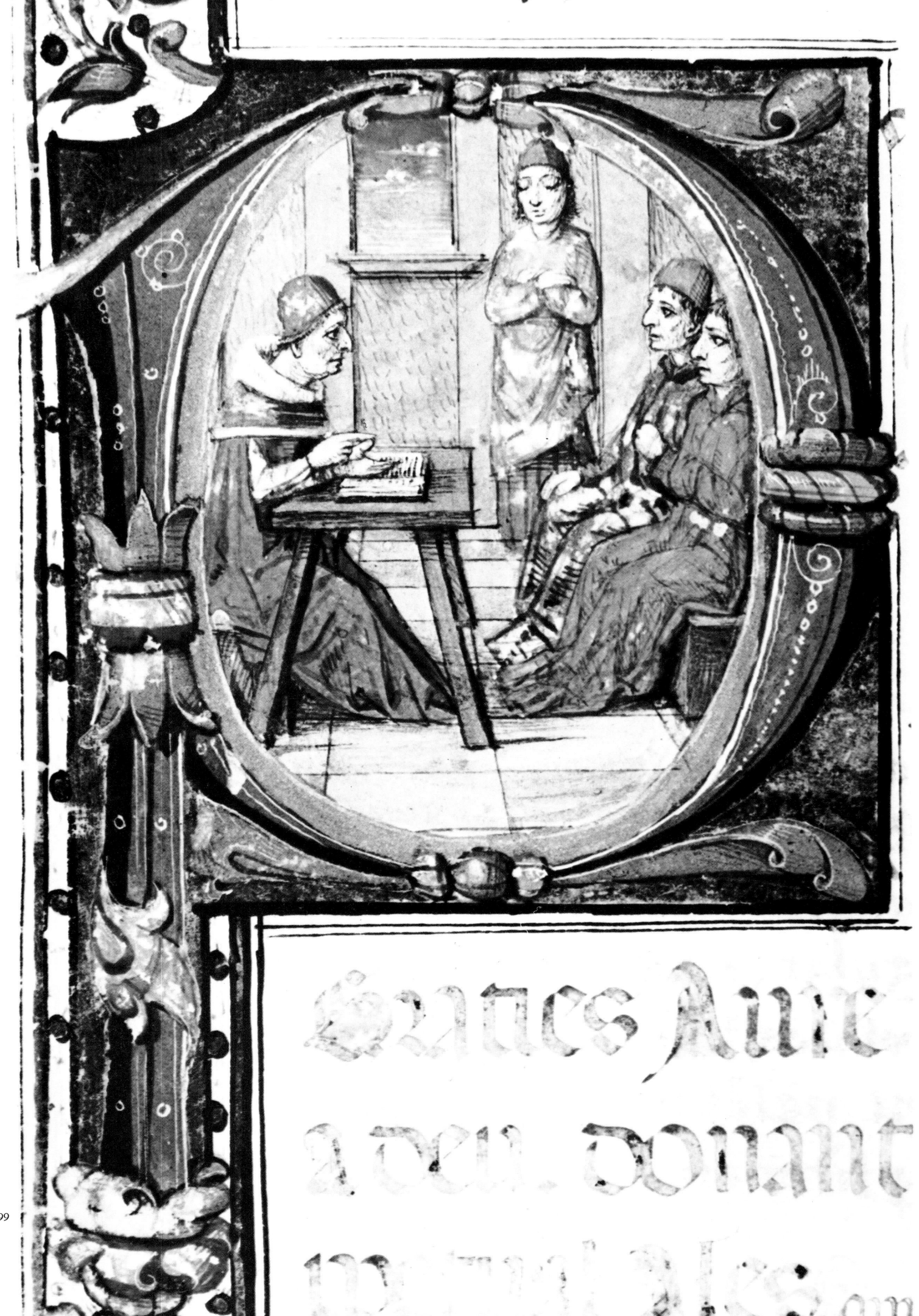

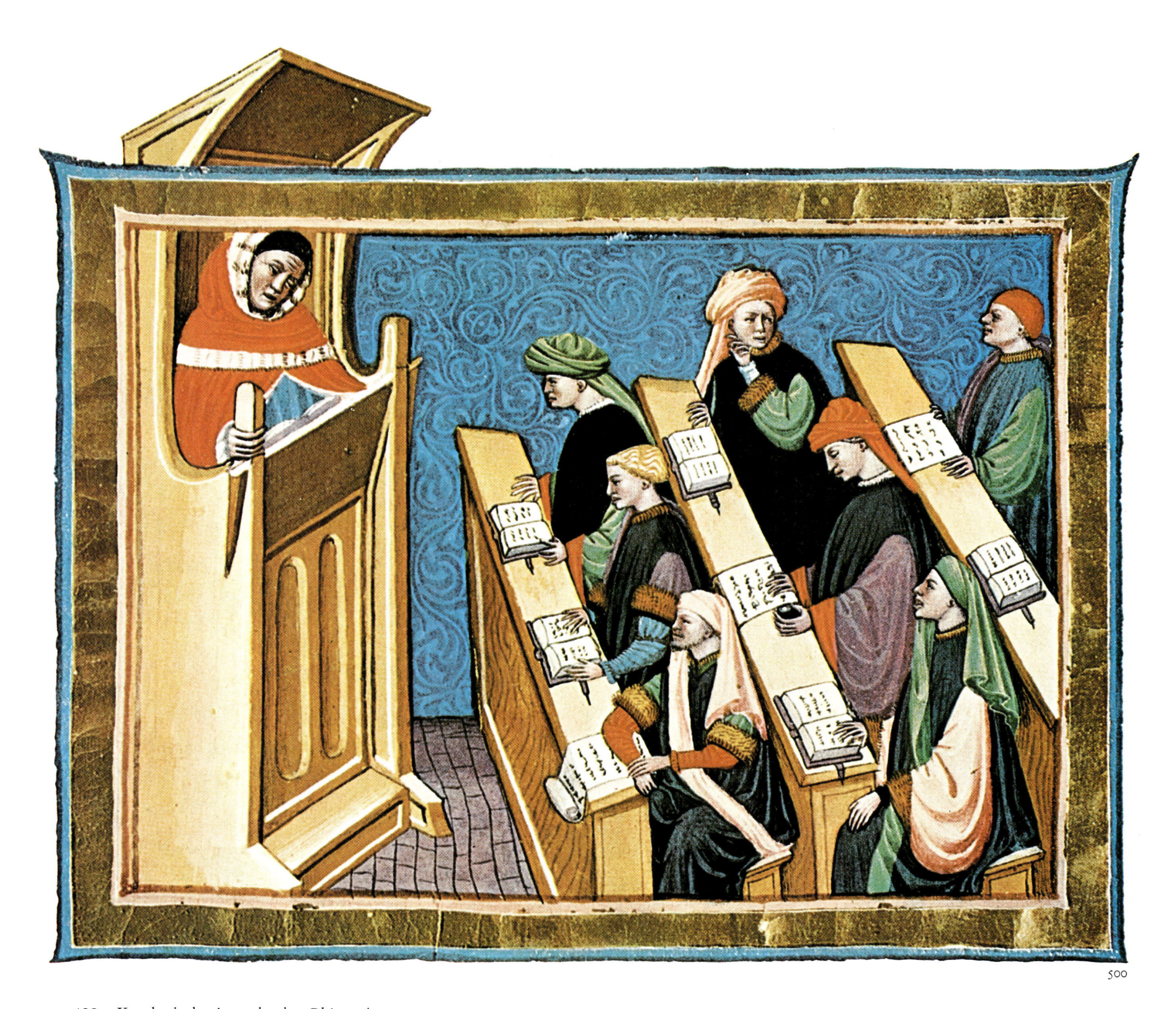

499 Katalanische Ausgabe der *Chirurgia* von Guy de Chauliac, dem gebildetsten Chirurgen des 14. Jahrhunderts und einflußreichsten Lehrer. Ms. lat. 4804, fol. 1, Biblioteca Apostolica Vaticana, Rom

500 Antonio da Budrio, Lehrer aus Bologna im frühen 15. Jahrhundert, ist hier mit Schülern bei seinem *Kommentar zu den Dekretalien*, Buch 2, dargestellt. Die salernitanische Lehre wurde in Italien rasch von Bologna übernommen, das dann wie ein Magnet die besten Ärzte und Medizinstudenten aus ganz Europa anzog. Ms. 596, fol. 1, Biblioteca Angelica, Rom

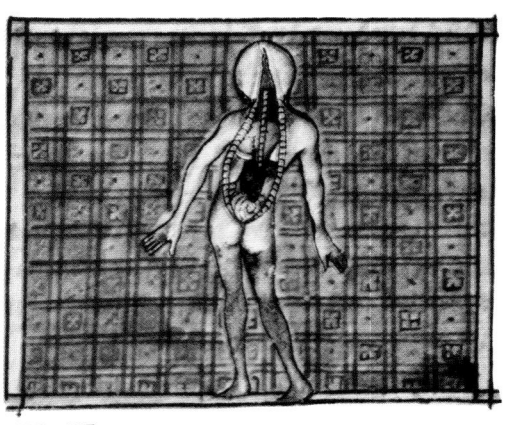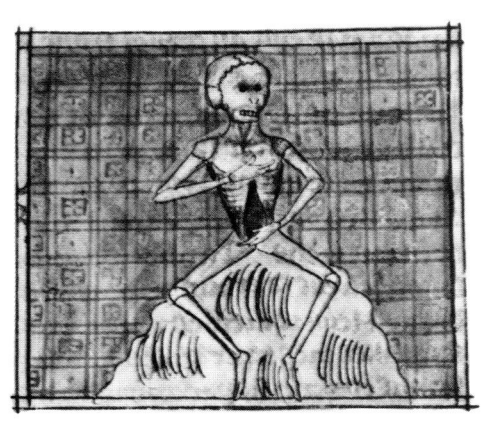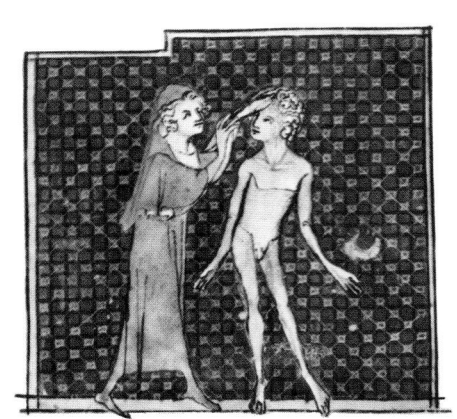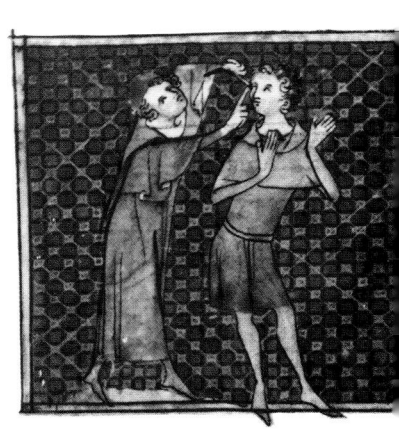

501—507

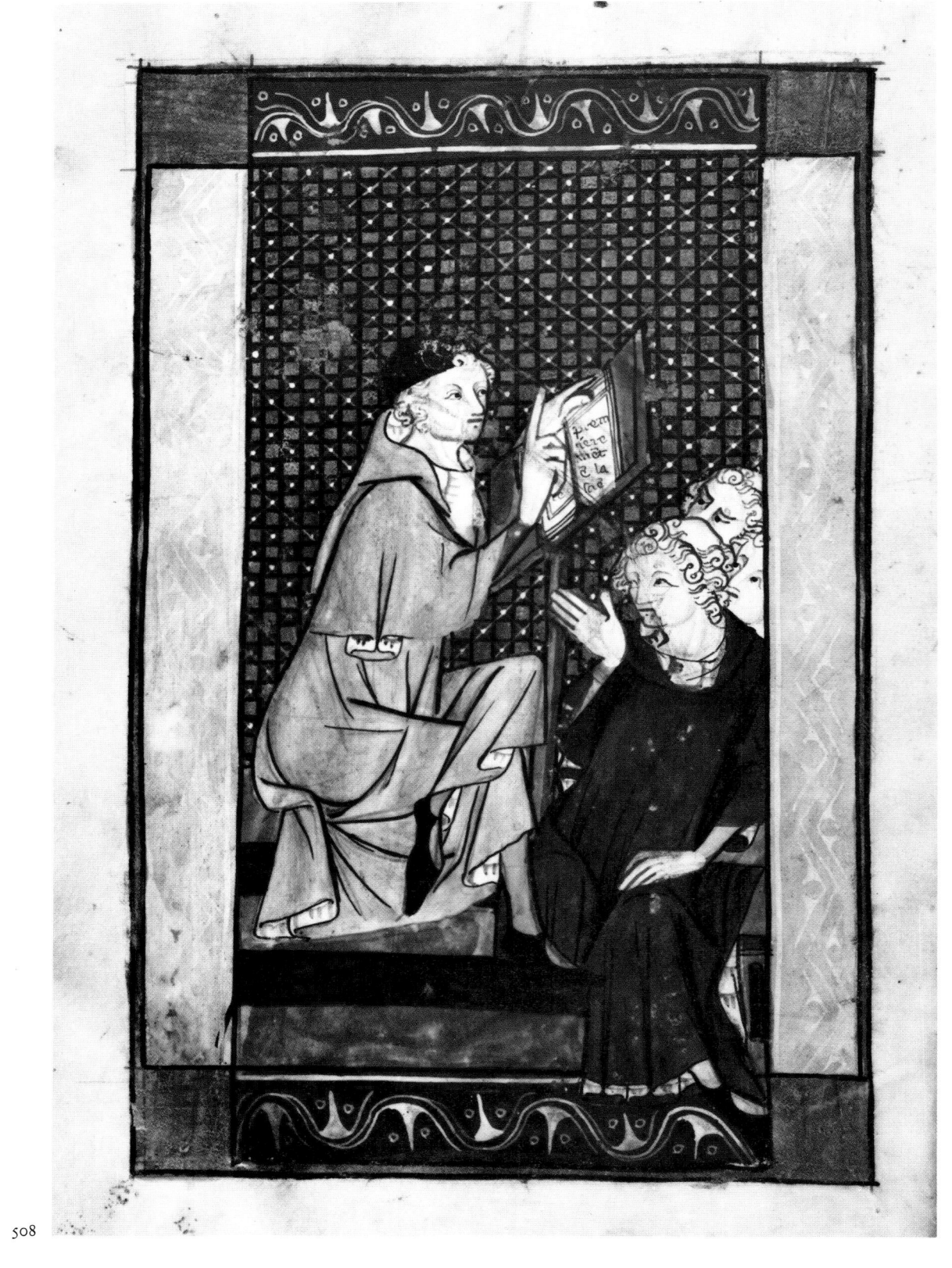

508

330

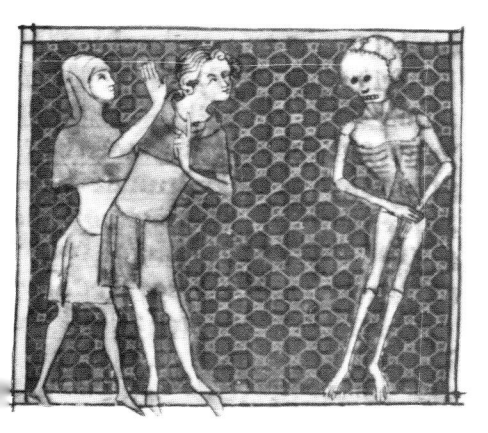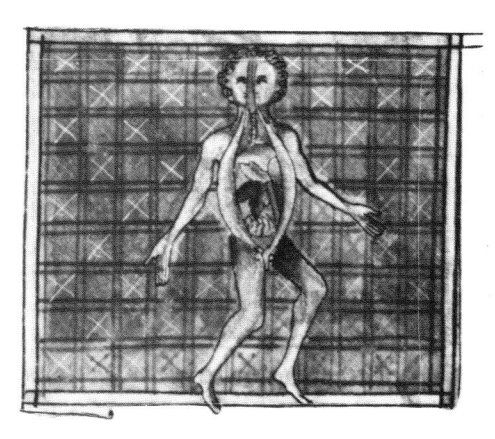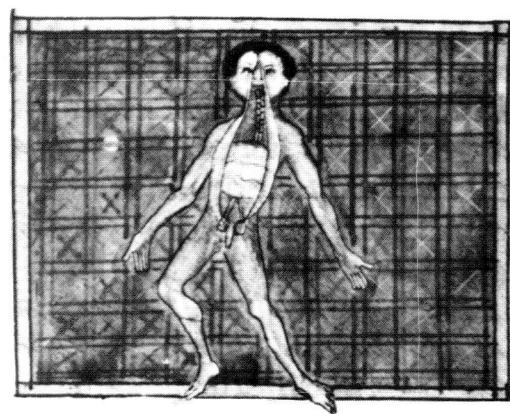

ren ab. Daraus ergab sich, daß man nur noch ein begrenztes Wissen über die Anatomie benötigte und daß sogar eine verzerrte Übersetzungsversion der Galenischen Schweineanatomie als ausreichender Leitfaden empfunden wurde.

Europa mußte sich wieder nach einer Führung bei den Schulen des Mittelmeerraumes umsehen, denn die Chirurgie wurde schon seit langem von den Ärzten in Salerno als wertvolle Disziplin geschätzt. Sie zeigten auch ein größeres Interesse für praktische Belange bis hin zum Empirismus als für philosophische Erklärungen oder eine aus der Religion schöpfende Teleologie.

Ein typischer Vertreter der besten Chirurgen des 13. Jahrhunderts war Guglielmo da Saliceto (um 1210–1277), Professor in Bologna, Stadtarzt in Verona und Verfasser von Büchern über Innere Medizin und Chirurgie. Da Saliceto zog bei den meisten Behandlungen das Skalpell dem Kauterisieren vor. Weiterhin schrieb er die früheste bekannte Abhandlung über regionale chirurgische Anatomie, die operative Maßnahmen für zahlreiche traumatische und spontane Leiden anschaulich darstellte. Sein Mailänder Schüler Guido Lanfranchi wurde aus politischen Gründen seiner Heimatstadt verwiesen und reiste nach Frankreich, zunächst nach Lyon und später, 1295, nach Paris, wo er dazu beitrug, die chirurgische Praxis auf französischem Boden zu begründen. In seiner 1296 fertiggestellten *Cyrurgia magna* versuchte er, Innere Medizin und Chirurgie wieder zu vereinen.

Henri de Mondeville (1260–1320) diente Philipp dem Schönen als Chirurg und war später Professor der Anatomie in Montpellier. In Übereinstimmung mit den Lehren des Hippokrates riet er zu schlichter Sauberkeit bei der Behandlung von Wunden und zur Vermeidung von Eiterbildung. Guy de Chauliac (1300–1368) studierte in Frankreich an den Universitäten von Toulouse, Montpellier und Paris sowie in Italien an der Universität von Bologna. Zweifellos war er der gebildetste Chirurg seiner Zeit, der als wesentliche Grundlage die Anatomie hervorhob.

Anatomie und Sektion

Mit der Chirurgie wurde auch der Anatomie im Mittelalter zunehmend Aufmerksamkeit gewidmet.

Während die Salernitaner sich noch ausschließlich dem Studium der Tiersektion widmeten und die Araber sich auf anatomische Vorlesungen aus antiken Werken, vor allen Dingen von Galen, stützten, lebte die Sektion menschlicher Leichen im 14. Jahrhundert wieder auf. Wenn sich hierin auch der Wunsch nach größerer Kenntnis der Anatomie zeigte, führten doch sehr verschiedenartige Kräfte zur sozialen Sanktion, da die frühesten Sektionen im Mittelalter wohl einen ausschließlich rechtsmedizinischen Zweck verfolgten, wie z.B. die Bestimmung der Todesursache in Verdachtsfällen oder den Versuch, mehr über die Natur der Krankheiten, vor allem der infektiösen, aus pathologischen Befunden zu lernen. Der beste der mittelalterlichen Prosektoren war Mondino de Luzzi an der Universität von Bologna, dessen *Anathomia* 1316 fertiggestellt wurde. Diese Abhandlung bildete jedoch mehr ein instruktives Buch zur Sektionstechnik als zum Studium der allgemeinen Anatomie. Nach der ersten Veröffentlichung in Padua 1487 erlebte es nahezu 40 Auflagen und blieb trotz zahlreicher Galenischer Irrtümer bis zur Zeit des Vesalius ein Standardwerk.

501, 502, 503, 504, 505, 506, 507, 508 Miniaturen der *Cyrurgia* aus dem 14. Jahrhundert von Henri de Mondeville mit der Darstellung verschiedener chirurgischer Eingriffe und Krankheitsbilder. Darüber hinaus behandelten die Werke von Mondeville Methoden einer kosmetischen Brustchirurgie, Behandlungen des Gesichts und der Haare sowie Techniken der plastischen Chirurgie. Ms. fr. 2030, fols. 170, 23 v., 8, 17, 15, 11 v., Bibliothèque Nationale, Paris

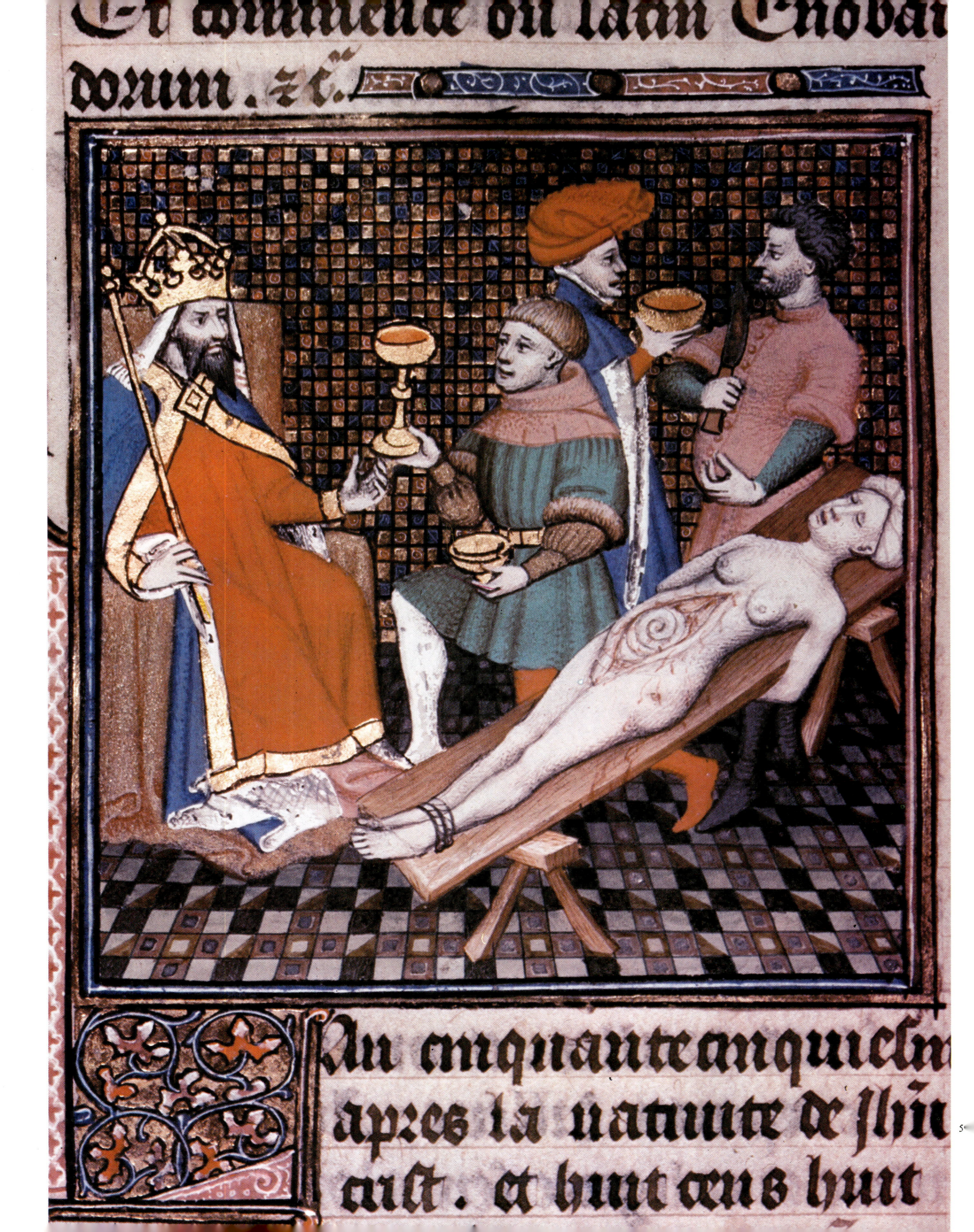

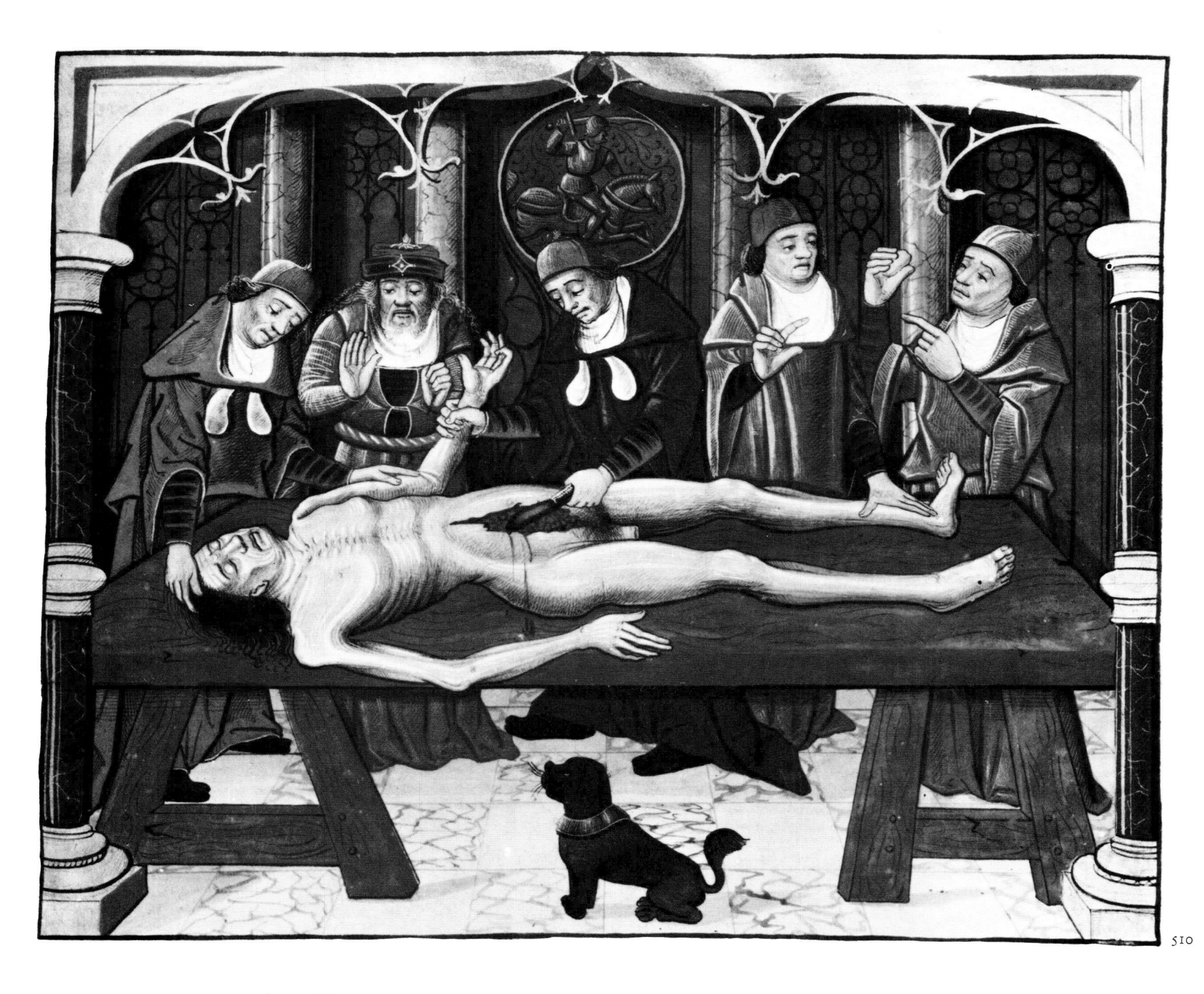

510

509 Miniatur aus *Le Cas des Nobles et Femmes* (um 1410) von Boccaccio mit der Darstellung Neros bei der Autopsie seiner Mutter Agrippina, die er im Jahre 59 töten ließ. Im Mittelalter wurde die Autopsie bei unklaren Todesfällen durchgeführt. Bibliothèque de l'Arsenal, Paris

510 Die Lehre am Sektionstisch, wie sie in diesem Manuskript des 15. Jahrhunderts zu sehen ist, wurde während des 14. Jahrhunderts häufiger durchgeführt; man übernahm jedoch die Beschreibungen Galens, auch wenn die eigene Beobachtung diesen zu widersprechen schien. Ms. fr. 218, fol. 56, Bibliothèque Nationale, Paris

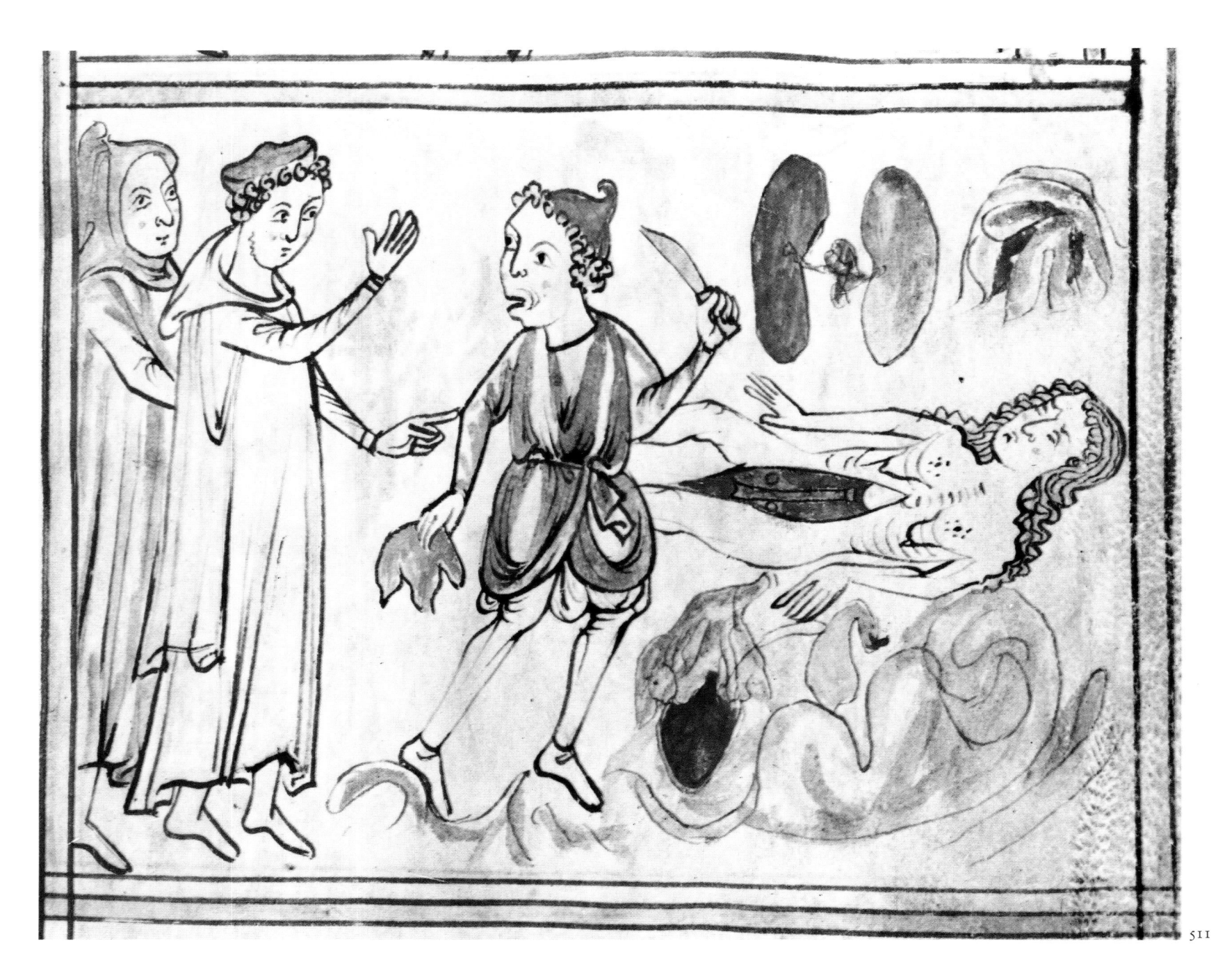

511   Illustrationen eines Manuskriptes, die
wahrscheinlich darstellen, wie ein Student bei
einer illegalen Sektion entdeckt wird, nachdem
er die Nieren, den Darm, die Leber, die Gallenblase, das Herz und die Lungen entfernt hat.
Ms. Ashmole 399, fol. 34, Bodleian Library,
Oxford

512   Der große Anatom Mondino de Luzzi
wird in diesem Stich aus dem *Fasciculus Medicinae* (1493) von Johannes de Ketham dargestellt,
wie er seine Vorlesung hält, während ein
Assistent unter den beobachtenden Augen der
Studenten eine Leiche seziert. Sammlung Putti,
Istituto Rizzoli, Bologna

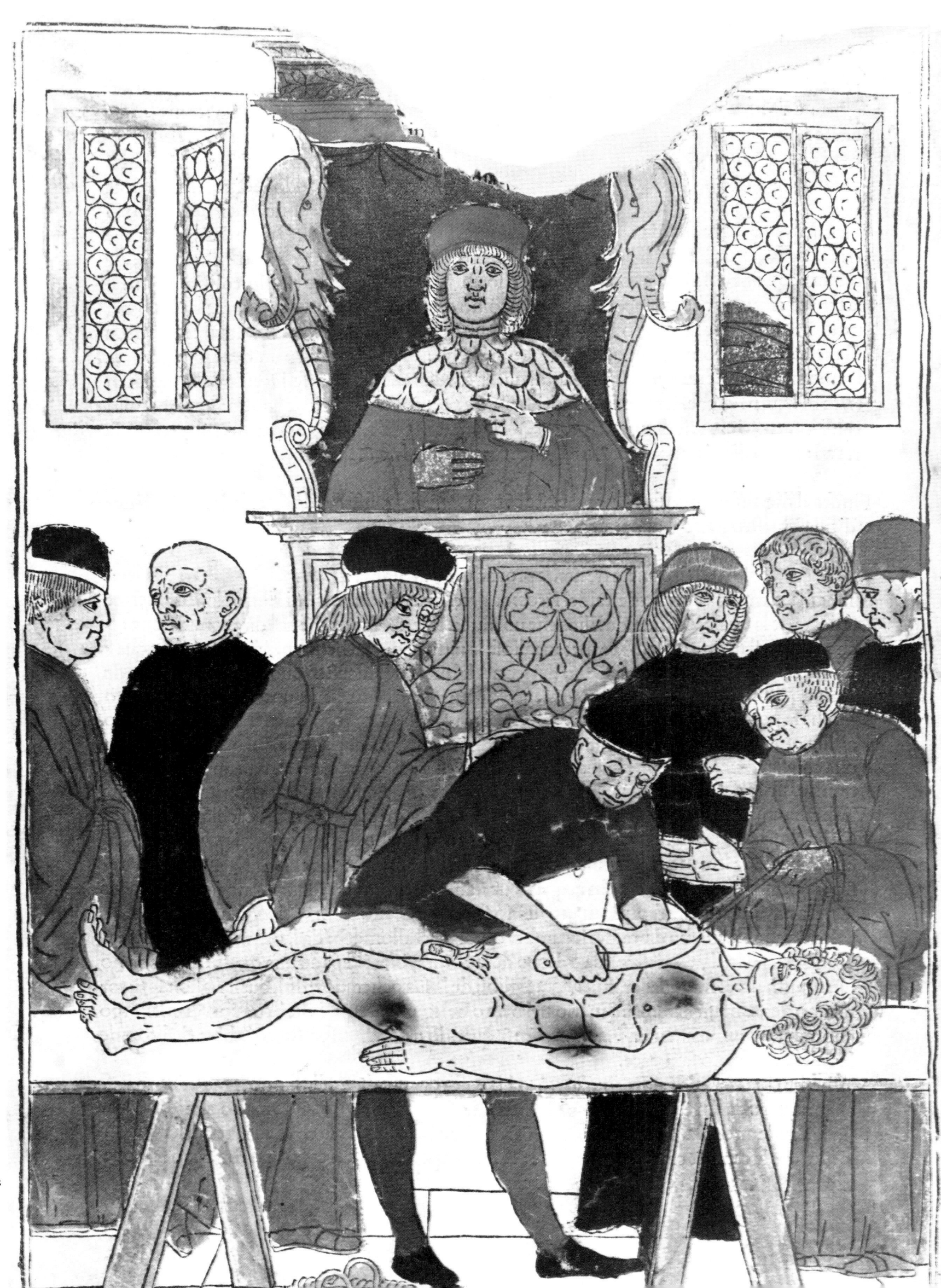

Das Mittelalter

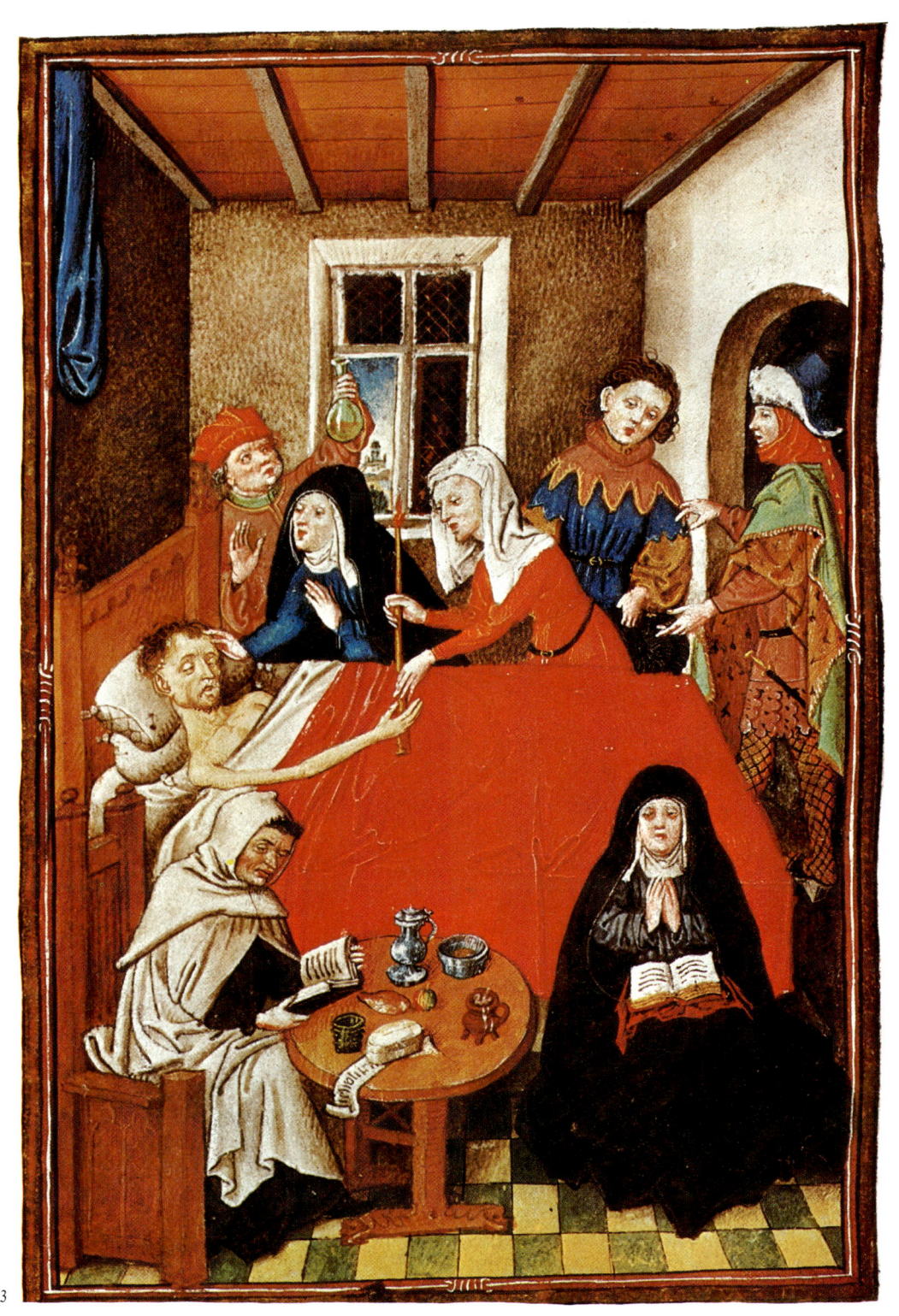

513

Westeuropa trat um das Jahr 1000 aus seinem dunklen Zeitalter heraus, kulturell geeint und durchweht von einem Geist der Inbrunst und Hoffnung, der uns Heutigen, die wir von den Schrecken und Plagen, den Hungersnöten, Kriegen und Wirren wissen, in denen das Mittelalter annähernd fünf Jahrhunderte später enden sollte, nur schwer begreiflich ist. Im Jahre 1000 erschien die Zukunft strahlend. Wohl herrschte im Mittelmeerraum vorübergehend Verwirrung, doch die französische Kultur in ihrer Verbindung von Glaube, Feudalismus und Ritterideal gab ein Modell ab, an dem die abendländische Zivilisation sich zunehmend orientierte.

Die Denker des Mittelalters, die eine Zeitlang zwischen dem platonischen Konzept der transzendentalen Allgemeinbegriffe (etwa dem ›Guten‹ oder dem ›Schönen‹) und der aristotelischen Verneinung von deren Existenz geschwankt hatten, schlugen sich schließlich auf die Seite des Aristoteles und insbesondere seiner Interpretation durch die arabischen Gelehrten. Ihnen galt als einzige Wirklichkeit die individuelle, die Welt als eine pluralistische Anhäufung von Einzelnem und Besonderem. Zurückgreifend auf Boethius (den römischen Denker und Übersetzer des Aristoteles, durch dessen Werke die griechische Philosophie dem frühen Mittelalter überliefert wurde), forderten sie die Menschen auf:»Sei du selbst – deine Persönlichkeit ist allein dein eigen!« Es war teils dieser starken Tendenz zur Individualität zuzuschreiben, daß die feudale Gesellschaft mit ihrer starren sozialen Schichtung Zustimmung fand: jedermann hatte in ihr seine ihm zukommende Stellung und Funktion.

Die Rolle der Kirche

Als das Jahr 1200 herannahte, hatten im geistigen Leben der Stadt Paris die Bettelorden der Dominikaner und Franziskaner die Führung übernommen, und nach wie vor bot die Kirche einen Weg zu persönlichem Aufstieg, auch in der Feudalgesellschaft. Der erste bedeutende Denker, der den *regulares* angehörte (Mitgliedern eines frommen Ordens, die im Gegensatz zu den *seculares* nach einer Regel lebten), war der heilige Albertus Magnus (um 1200–1280). Er übernahm vieles von der aristotelischen Philosophie, die über die angrenzenden Länder Spanien, Sizilien und Byzanz in die westliche Christenheit eingeflossen war. Währenddessen überlebten die Reste des Neuplatonismus, die sich unter den byzantischen und islamischen Nachfahren der hellenistischen Kultur erhalten hatten, mehr schlecht als recht in einem Westeuropa, in dem nichtsdestominder so gut wie alle philosophische Tätigkeit deduktiv blieb.

Gegen Ende des 13. Jahrhunderts war das aristotelische Denken durch Thomas von Aquin (1225–1274), einem Schüler des Albertus Magnus, so vollendet formuliert worden, daß es das restliche Mittelalter hindurch unangefochten blieb. Die Absage des heiligen Thomas an die Vorstellung, die Natur beherberge unendlich viel Überflüssiges, nahm die Forderung des Wilhelm von Occam (1300?–1349) vorweg, den beobachteten natürlichen Erscheinungen müsse die einfachste Erklärung zugrunde gelegt werden. Da er sein stärkstes Vertrauen in die Ewigkeit des Seienden (*essentia*) gesetzt hatte, mußte Thomas zu einem ausgeklügelten System greifen, um die in der Natur häufig zu beobachtenden Veränderungen zu erklären: in derselben Weise, in der es die Natur der Eichel ist, ein Eichbaum zu werden, wohnt vielen Substanzen die Möglichkeit inne, ein anderes zu werden; so verändert sich nicht eigentlich ihr Wesen, sondern erfüllt sich erst; und weil kein Seiendes sich willentlich in etwas umwandeln kann, wofür es nicht die Anlage besitzt, müssen alle anderen Veränderungen von äußeren Einflüssen herrühren. An diesem Punkt nahm Thomas Rekurs auf die Theologie: Gott war der erste Verursacher und damit der letzte Veranlasser jedweden Wandels in der natürlichen Welt – von der eingeborenen Fähigkeit zum So-Werden abgesehen. Diese Doktrin von Ursache und Akt, die Fundament der als Thomismus oder Scholastik bekannten Lehre des Thomas von Aquin wurde, verlieh dem Übernatürlichen Vorrang vor dem Natürlichen, was *implicite* die natürliche Welt von der übernatürlichen trennte, wenn nicht gar unabhängig machte. Obschon die brillante Synthese der Scholastik Versuche eigenständigen Denkens während des Mittelalters vereitelte, waren zur Zeit der Renaissance, als Denker zumindest eine alltägliche Einmischung des Übernatürlichen in den natürlichen Ablauf der Dinge zu verneinen begannen, die Grundlagen des Baus der modernen Wissenschaft bereits gelegt.

Daß die Philosophie bis dahin zwischen einer Welt des Pluralismus und einer der transzendenten Allgemeinbegriffe schwankte, hatte für den Menschen des Mittelalters insofern Bedeutung, als die Idee einzelner Nationalstaaten in seinen Augen in deutlichem Gegensatz zu der Universalität des Christentums stand. Dieser Wider-

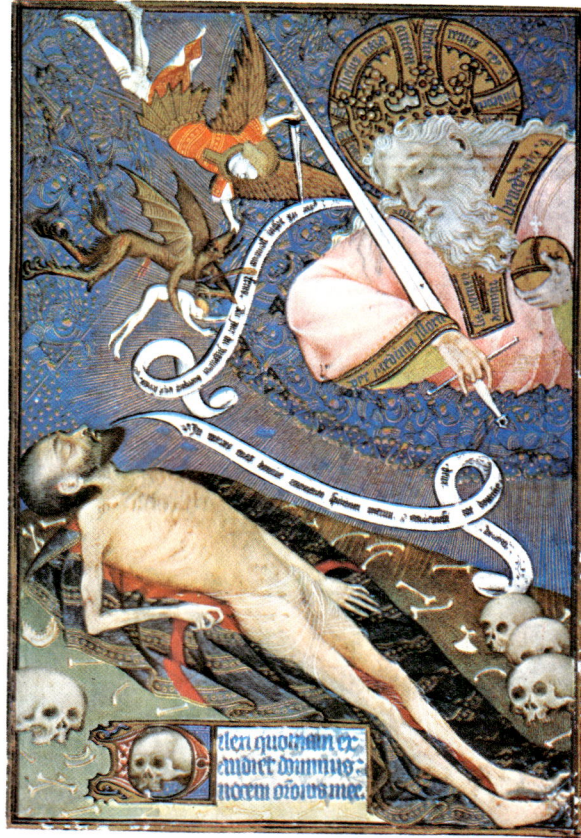

514

513 Sterbebettszene aus dem *Stundenbuch der Katharina von Kleve* (15. Jahrhundert). Der Arzt begutachtet eine Harnprobe des Patienten, während bereits Anstalten zur letzten Ölung getroffen werden. Pierpont Morgan Library, New York

514 Verstorbener im Angesicht seines Richters, aus *Heures de Rohan* (um 1418–1425). Der Mensch des Mittelalters, stets plötzlichem und unerklärlichem Tod ausgesetzt, wurde von der Kirche dazu angehalten, sich auf den Tag des Jüngsten Gerichts vorzubereiten. Ms. lat. S 471, fol. 159, Bibliothèque Nationale, Paris

spruch machte sich am schärfsten in Deutschland bemerkbar, wo der Zusammenstoß zwischen Kaiser und Papst am Ende beiden Schaden brachte. Nur am Rand des Kontinents, vor allem in Frankreich, England und Spanien, war der König (oder der Staat) imstande, seine Machtbefugnis über die Kirche zu behaupten, wenn auch erst nach langen und erbitterten Auseinandersetzungen. Treue schuldete der einzelne sowohl übergeordneten als auch gleichgestellten Instanzen; angesichts einer expandierenden islamischen Welt war Europa zu einer gemeinsamen Identität der westlichen Christenheit gezwungen. Trotz des wachsenden Nationalismus und der Ausformung von Nationalsprachen redeten Könige einander auf lateinisch mit ›Bruder‹ an, während die Regeln des Rittertums unter den Adligen verschiedener Länder ein Band der Zusammengehörigkeit schufen. Freilich war die römische Kirche noch besser in der Lage, Staatsgrenzen zu überbrücken, da sie alleinige Autorität über alle behielt, die fromme Gelübde abgelegt hatten. So führte die zunehmende Macht der Mönchsorden auf direkterem Wege nach Rom als die legendären Straßen des alten Imperiums.

Die Ärzte und die Gilden

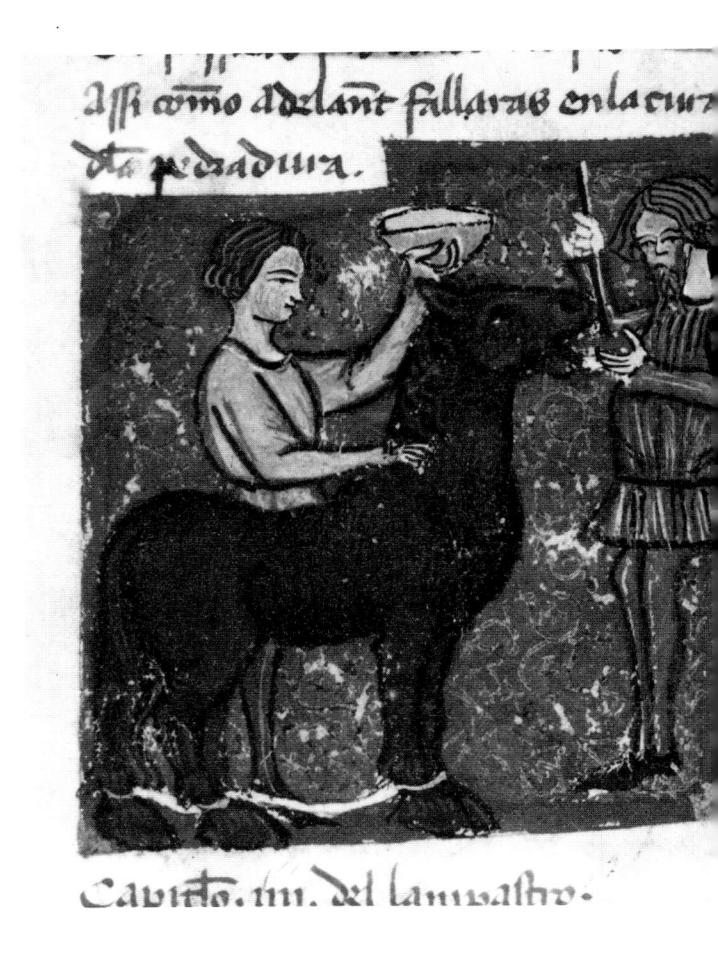

Obwohl während des größten Teils der Epoche ein geordnetes Handelsnetz bestand, blieb die Bevölkerung Europas ländlich, isoliert und weitgehend von lokaler Landwirtschaft abhängig. Beweglich waren allein die königlichen und adligen Höfe – notwendigerweise, da sie die Herrschaft über ihre Vasallen behalten wollten. Ärzte mit Universitätsausbildung standen nur den oberen Schichten der Gesellschaft zu Gebote. Für sie waren im allgemeinen der Eintritt in einen frommen Orden und das Zölibat Zwang, obschon sich interessanterweise unter Staatsoberhäuptern, sogar Päpsten, jüdische Ärzte (die freien Zugang zur arabischen Medizin hatten) wachsender Beliebtheit erfreuten. Die Massen indes mußten sich weiterhin mit Heilkundigen, Zahnreißern und Bader-Chirurgen bescheiden. Die Entbindung, bis in die jüngste Zeit für alle Frauen ein gefahrvolles Unterfangen, blieb in den Händen der Hebammen, und selbst wenn ernste Komplikationen auftraten und Ärzte zu Rate gezogen wurden, waren Frauen als Vermittler anwesend.

Anders als ausgebildete Ärzte mit ihren komplizierten Verordnungen hielten Heilkundige sich an einfache Tränke und rudimentäre Magie. Mit dem Wachstum der Städte im 12. und 13. Jahrhundert wuchs auch die Anzahl der Apotheker, die in eigener Verantwortung oder unter Anleitung von Ärzten Medikamente bereiteten. Ihre Läden dienten bisweilen als Treffpunkt für Arzt und Patient, wurden jedoch womöglich ebensooft zu astrologischen Konsultationen und alchimistischen Zwecken benutzt.

Während des Mittelalters schlossen sich in ganz Europa Männer aus dem gleichen Handwerk oder Gewerbe zur gegenseitigen Unterstützung und zur Förderung eines hohen Berufsstandards zusammen. Die hergebrachte Trennung der Chirurgen von den übrigen Heilberufen wurde verschärft und durch die Bildung von Zünften, denen man nicht gleichzeitig angehören durfte, erweitert. Dieser Brauch war nicht bloß Folge der Geringschätzung, die Akademiker für die Chirurgie hegten, sondern leitete sich von der im Mittelalter verbreiteten Tendenz her, wonach Gewerbetreibende sich durch die Werkzeuge und Stoffe, die sie verwendeten, stärker miteinander verbunden fühlten als durch die Zwecke, zu denen sie diese benutzten. So nahmen die Chirurgengilden Bader und Barbiere auf, während Ärzte sich mit Apothekern und – erstaunlich genug – Künstlern zusammentaten: alle drei verwendeten Pulver, die letzteren in Form von Pigment für Farben auf Wasser- oder Eibasis, später auch für Ölfarben. Zur Zeit der Frührenaissance dürfte die gemeinsame Zunft der Maler und Ärzte bei den bedeutenden Fortschritten in der Kenntnis der menschlichen Anatomie, eines Gebietes von großem beiderseitigem Interesse, eine wichtige Rolle gespielt haben.

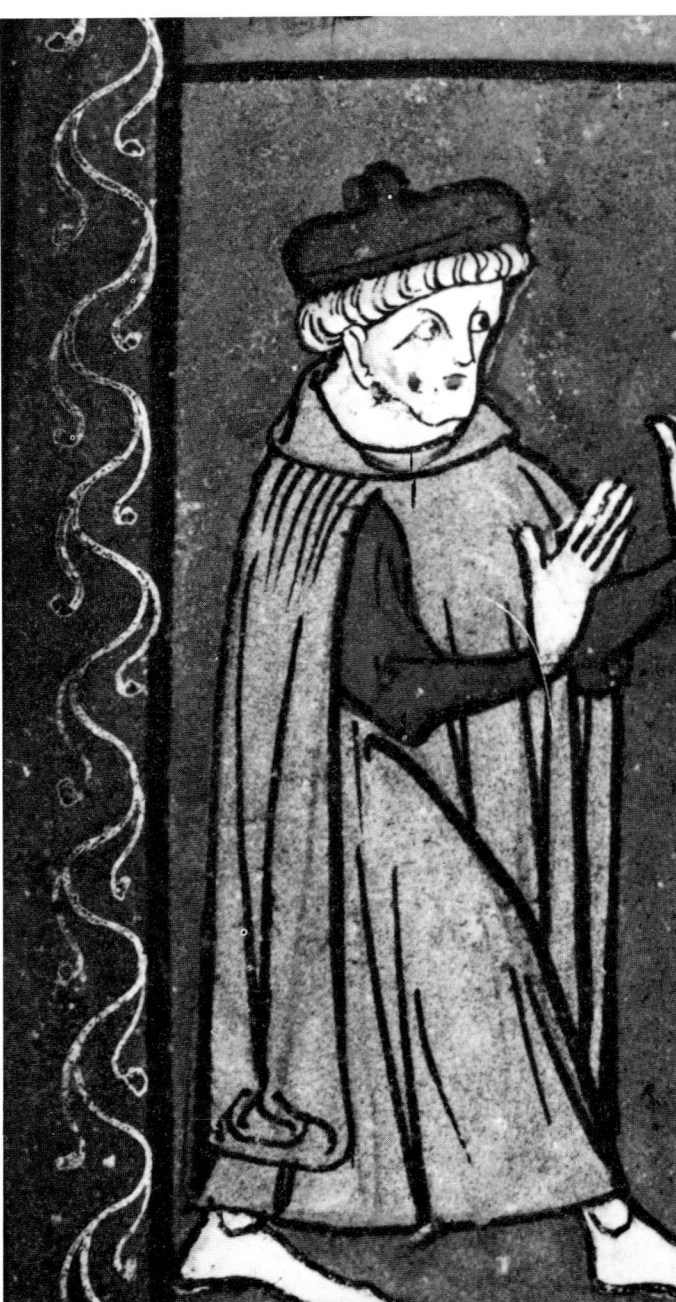

Die Kirche behielt zwar durch das ganze Mittelalter hindurch die Kontrolle über die Universitäten, doch die klösterliche Medizin verfiel rapide, wenngleich nur zum Teil deswegen, weil die Menschen zunehmend auf irdischen statt auf himmlischen Lohn bedacht waren. Im 12. und 13. Jahrhundert traten neben den klösterlichen Spitälern und Pflegehäusern Bürgerspitäler in Erscheinung. Aus dieser Zeit datiert die Entstehung einiger der großen Hospitäler Europas: des Hôtel-Dieu in Paris, Santo Spirito in Rom und St. Thomas' und St. Bartholomew's in England.

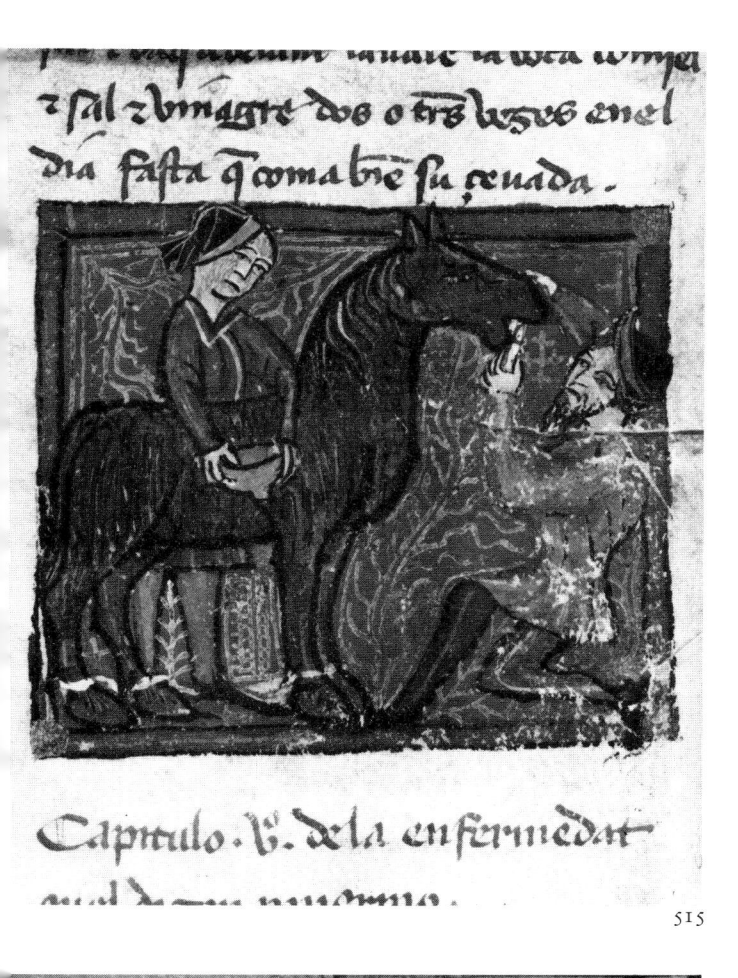

515

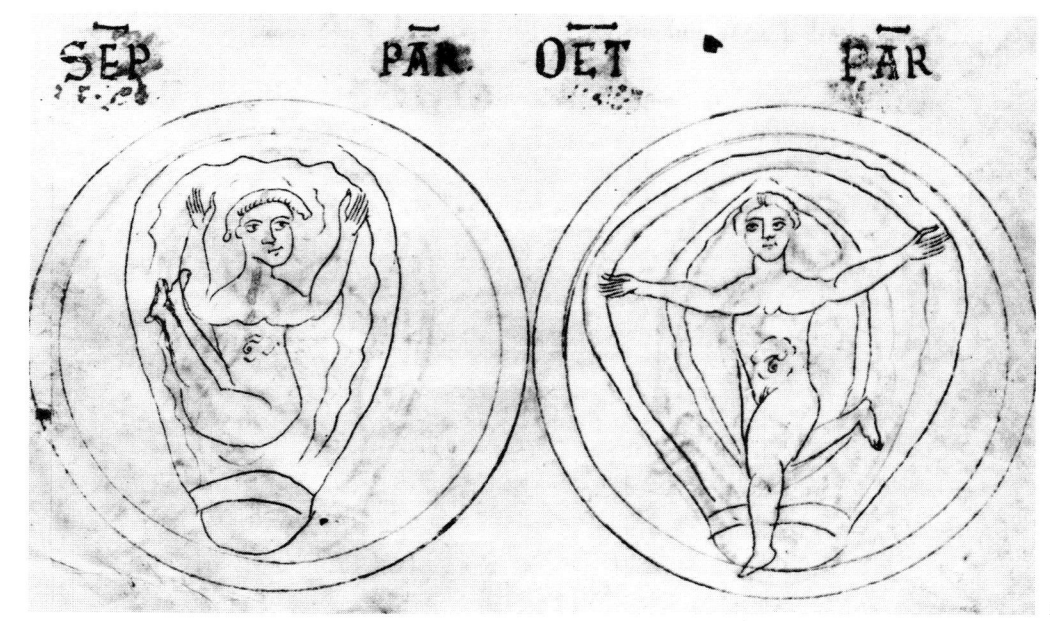

517

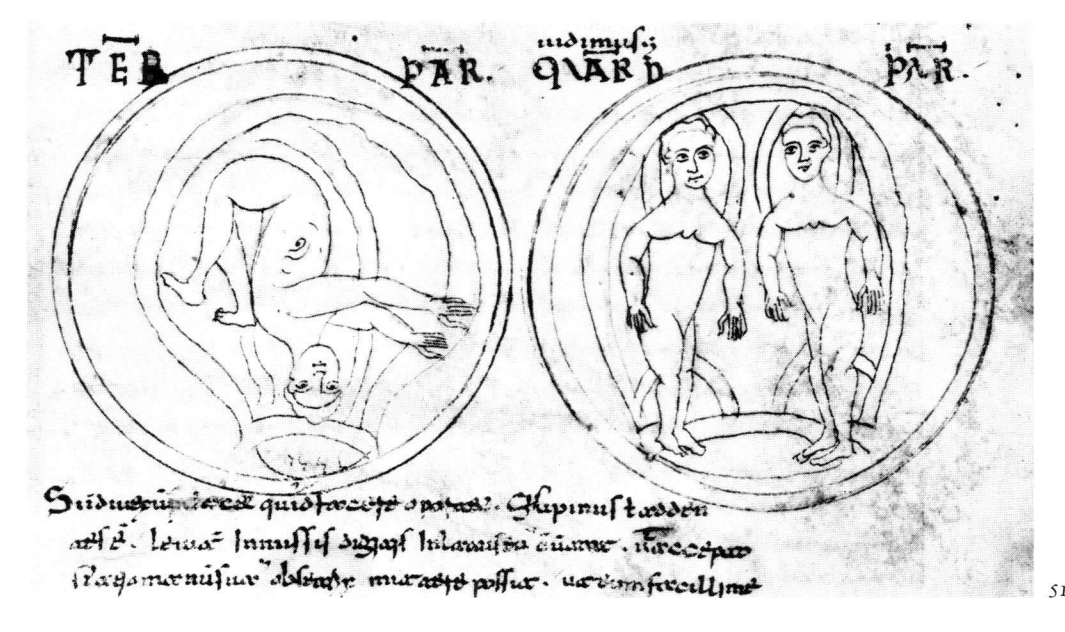

518

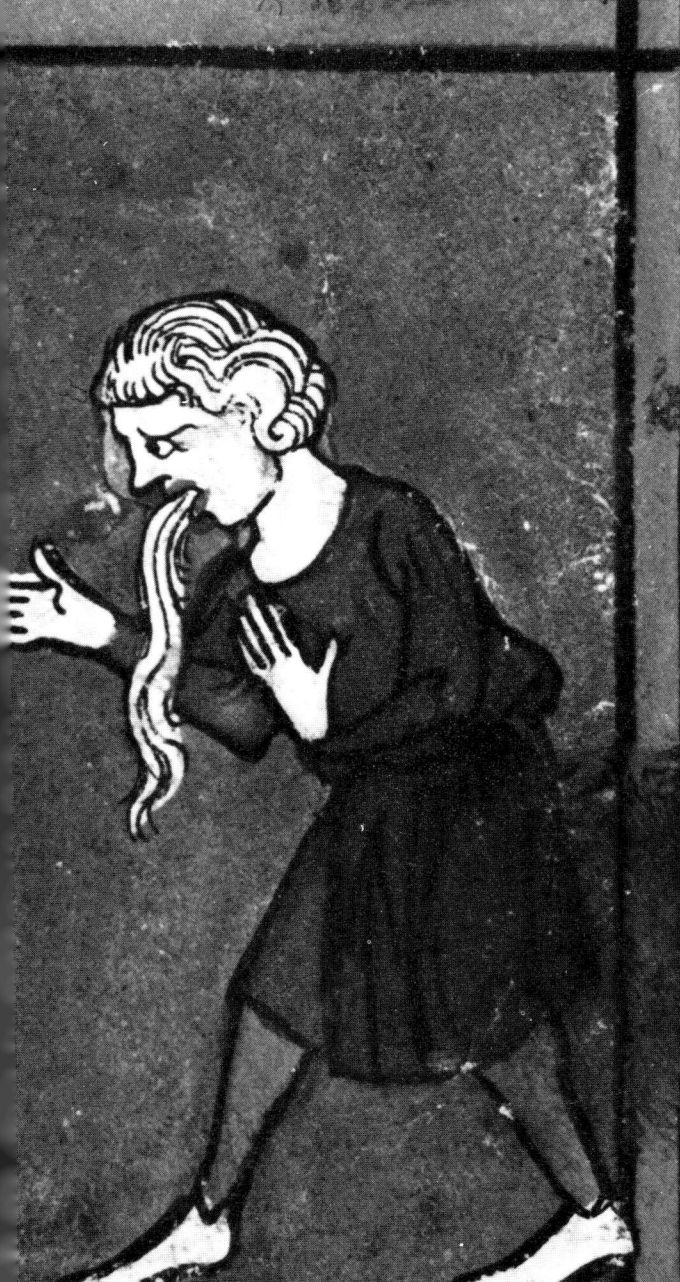

516

515   Illustrationen aus einer spanischen Handschrift des Juan Alvarez von Salamanka, eines
frühen Werkes der Veterinärmedizin, über die
rechte Pflege von Tieren. Ms. Sp. 214, Bibliothèque Nationale, Paris

516   Die dargestellte Person übergibt sich
vermutlich nach Einnahme eines Brechmittels.
Man verordnete es bei Krankheiten, die man
einem Übermaß an einem der Vier Körpersäfte
zuschrieb. Ms. Sloane 1977, fol. 50 v., British
Library, London

517, 518   Auf dem Werk des Soranus, der im
1. Jahrhundert die Geburtshilfe begründete,
beruht diese Handschrift aus dem 12. Jahrhundert mit
verschiedenen Fötusdarstellungen – darunter
von Zwillingen – nebst Warnungen vor Komplikationen. Codex 1653, Det Kongelige Biblio-
tek, Kopenhagen

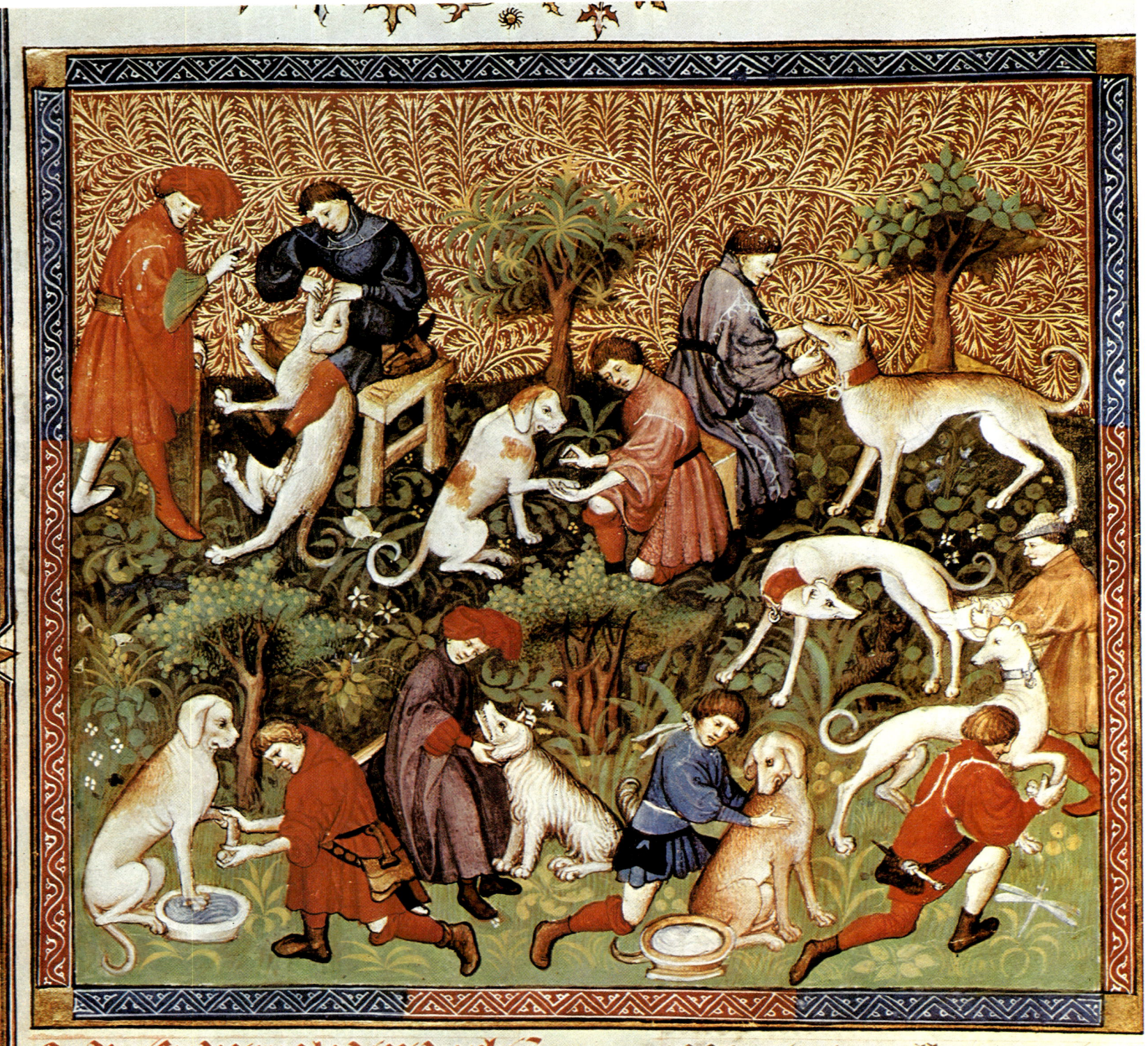

Cy dcule des maladies des chies
et de leurs curacions.

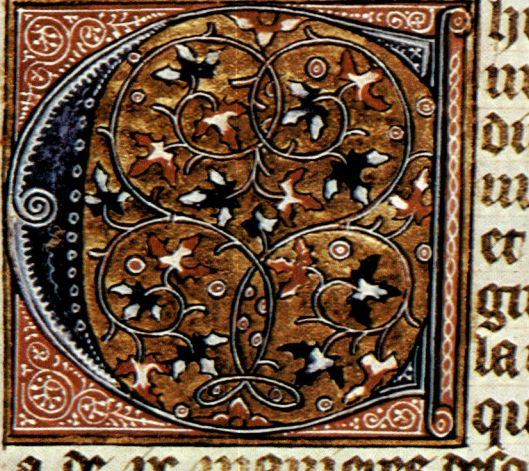hiens ont
moult de
duerses
maladies
et la plus
grant est
la rage. de
quoy il y
a de .ix. manieres deiqueles ie
diray une partie. la premier

rage, curent et villent a voix cel
le. et non pas telement come
ilz souloient crier quant ilz
estoient sains. Quant ilz peu
eschaper. ilz vont tout ptout
mordant hommes et bestes. et
quant quilz treuuent deuant
culx. et est moult perilleuse le
morsure. car ce que ilz mordu
de quoy ilz trauent sang. a
grant poine sera quil ne soit
enrage. les signes de tout

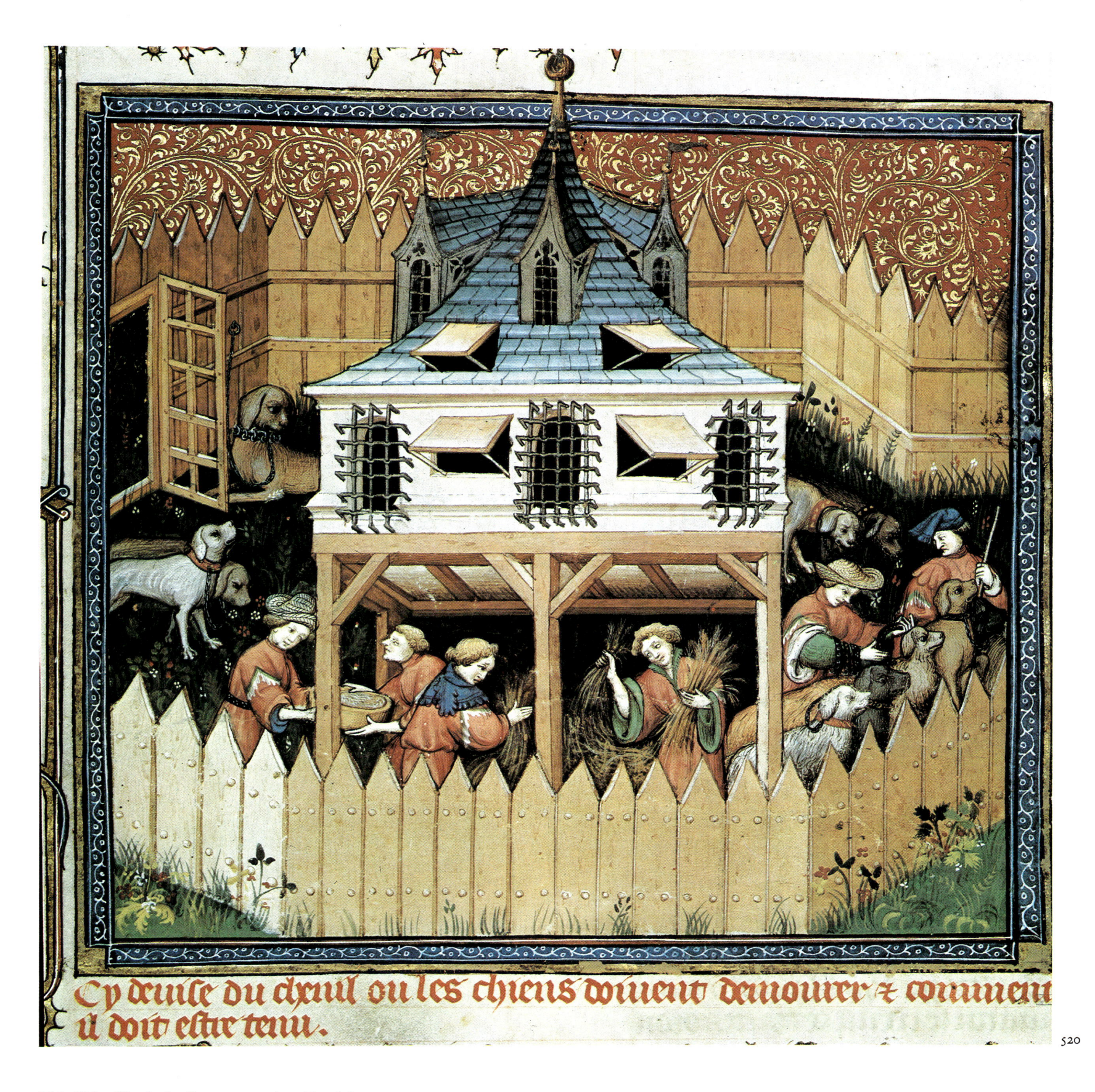

Cy deuise du chenil ou les chiens doiuent demourer z comment il doit estre tenu.

519, 520   Typische Szenen aus dem Feudal-
herrenleben in Frankreich, das sich als Muster-
beispiel europäischer Kultur präsentierte. Hunde spielten
bei der Jagd eine wichtige Rolle und verlangten
sorgsame Pflege. *Links*: ›Die Krankheiten der
Hunde und ihre Behandlung‹; *oben*: ›Hunde-
zwinger‹; beides aus Gaston Phoebus, *Livre de
la Chasse*, Ms. fr. 616, fols. 40 v., 52 v., Bibliothèque Nationale, Paris

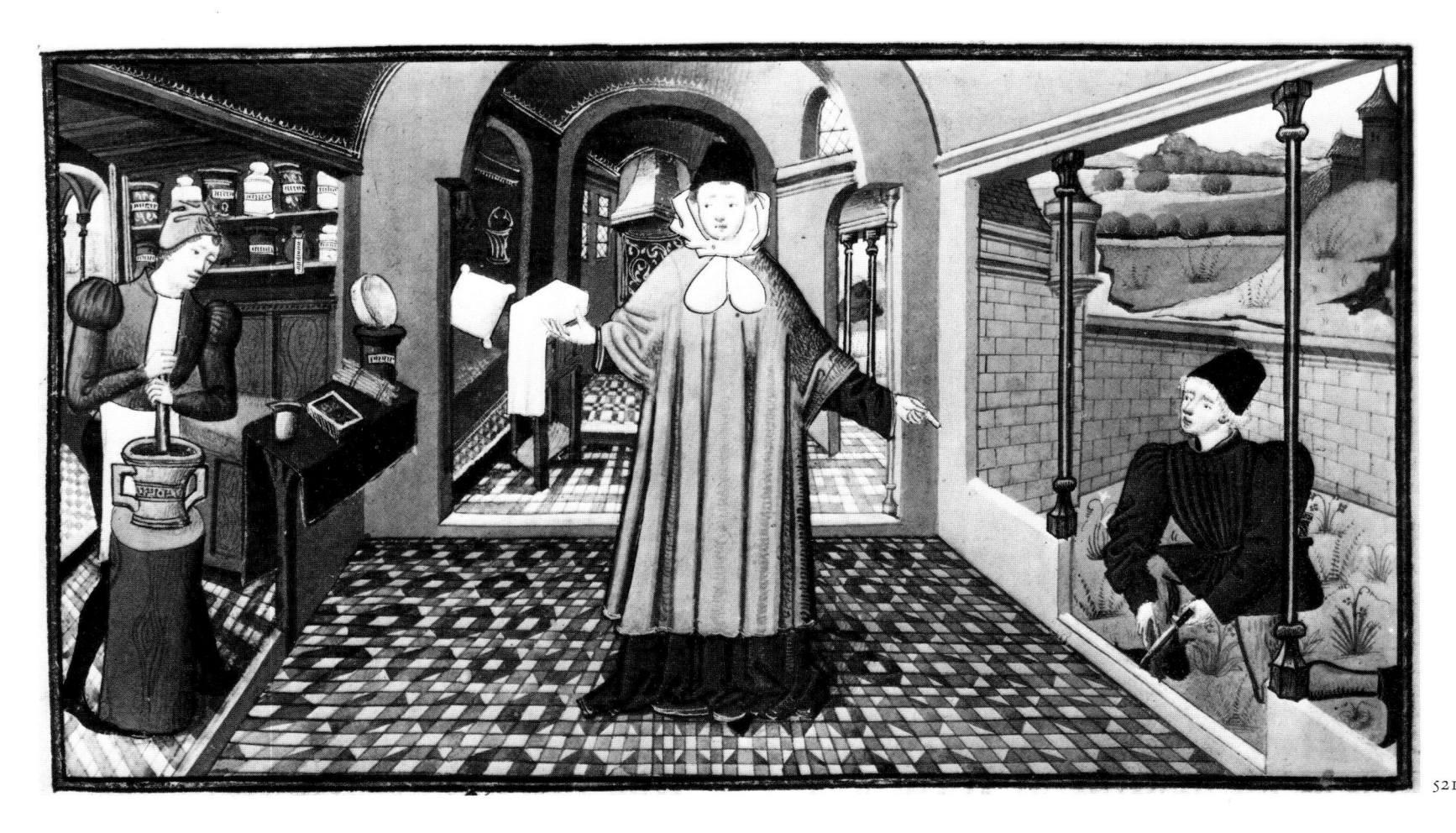

521

521 Illustration aus der *Chirurgia* des Guy de Chauliac. Sie zeigt die Offizin im Haus eines Chirurgen aus dem 14. Jahrhundert; ein Gehilfe schneidet Kräuter aus dem Garten, ein anderer zerstößt sie unter Anleitung des Arztes in einem Mörser. Ms. 6966, fol. 154 v., Bibliothèque Nationale, Paris

522 Mittelalterliche Uroskopie-Tafel mit Harnproben verschiedener Farbe und Beschaffenheit nebst Hinweisen für den behandelnden Arzt auf die dazugehörigen Krankheiten. Ms. anon. Ashmole 391v., fol. 10, Bodleian Library, Oxford

523 Geburtsszene vom Uttenheimer Altar (1480). Die Hebammen, die das Christuskind wickeln und Decken anwärmen, verweisen auf die Rolle von Frauen bei der Geburtshilfe und auf die Sorgfalt, die man in einer Zeit hoher Säuglingssterblichkeit aufwandte. Germanisches Nationalmuseum, Nürnberg

524 Inneres des Hôtel-Dieu in Paris. Der Stich (um 1500) verrät die drangvolle Enge des Hauses, aber auch die Vertrautheit mit dem Tod: Leichen werden wie selbstverständlich vor den Augen der Patienten in Tücher eingenäht. Ms. Ea 17 rés., Bibliothèque Nationale, Paris

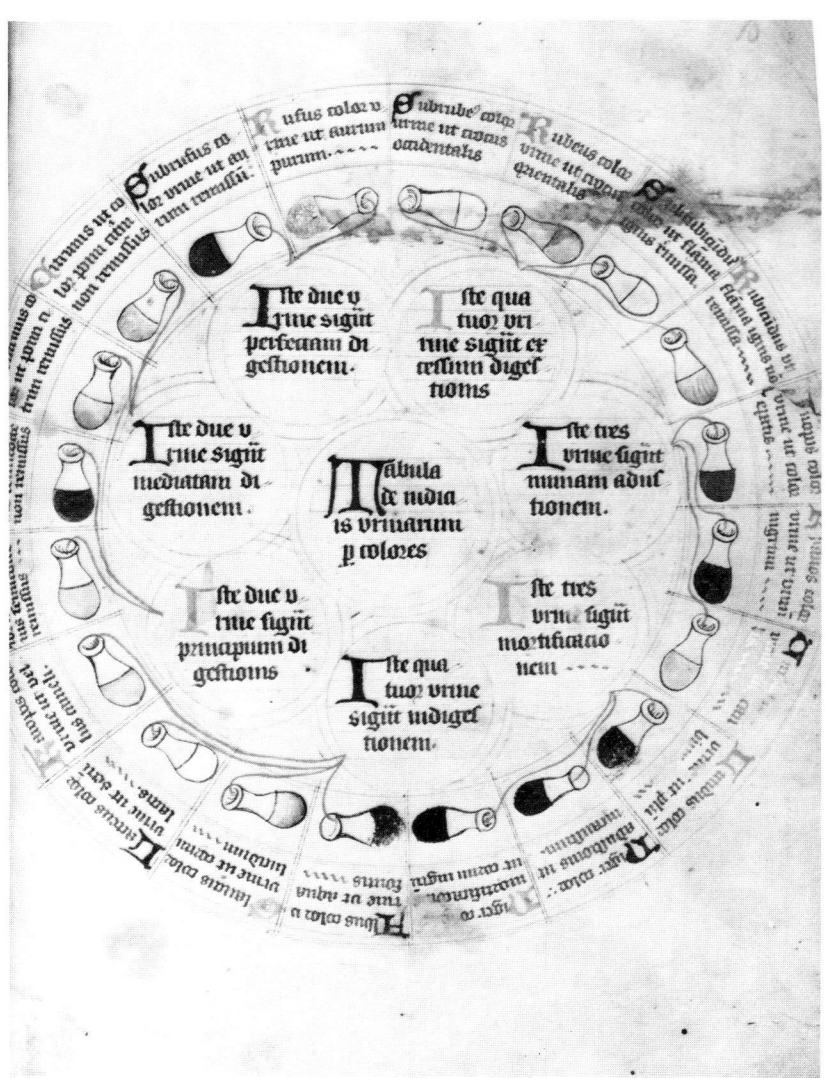

522

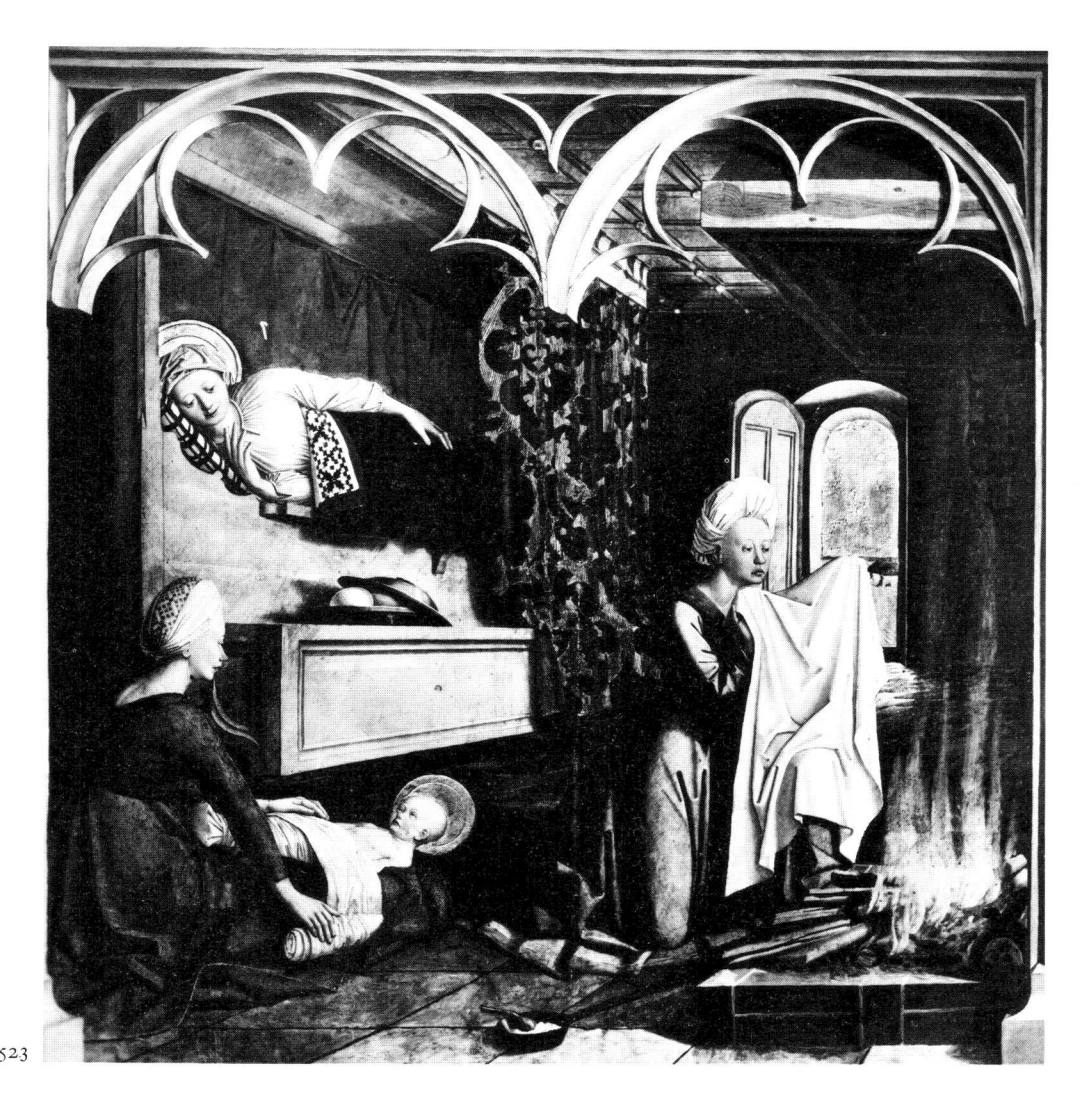

523

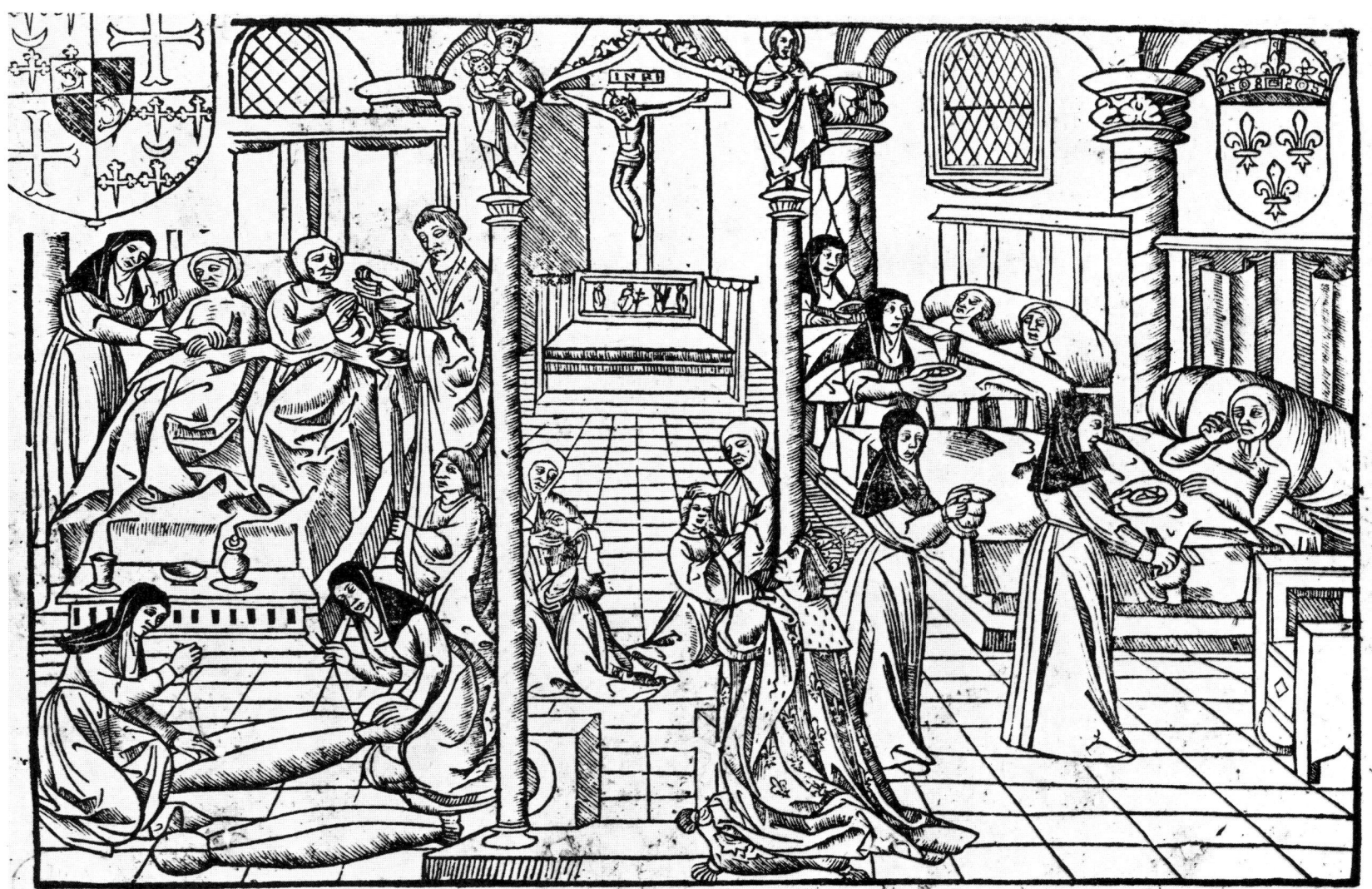

524

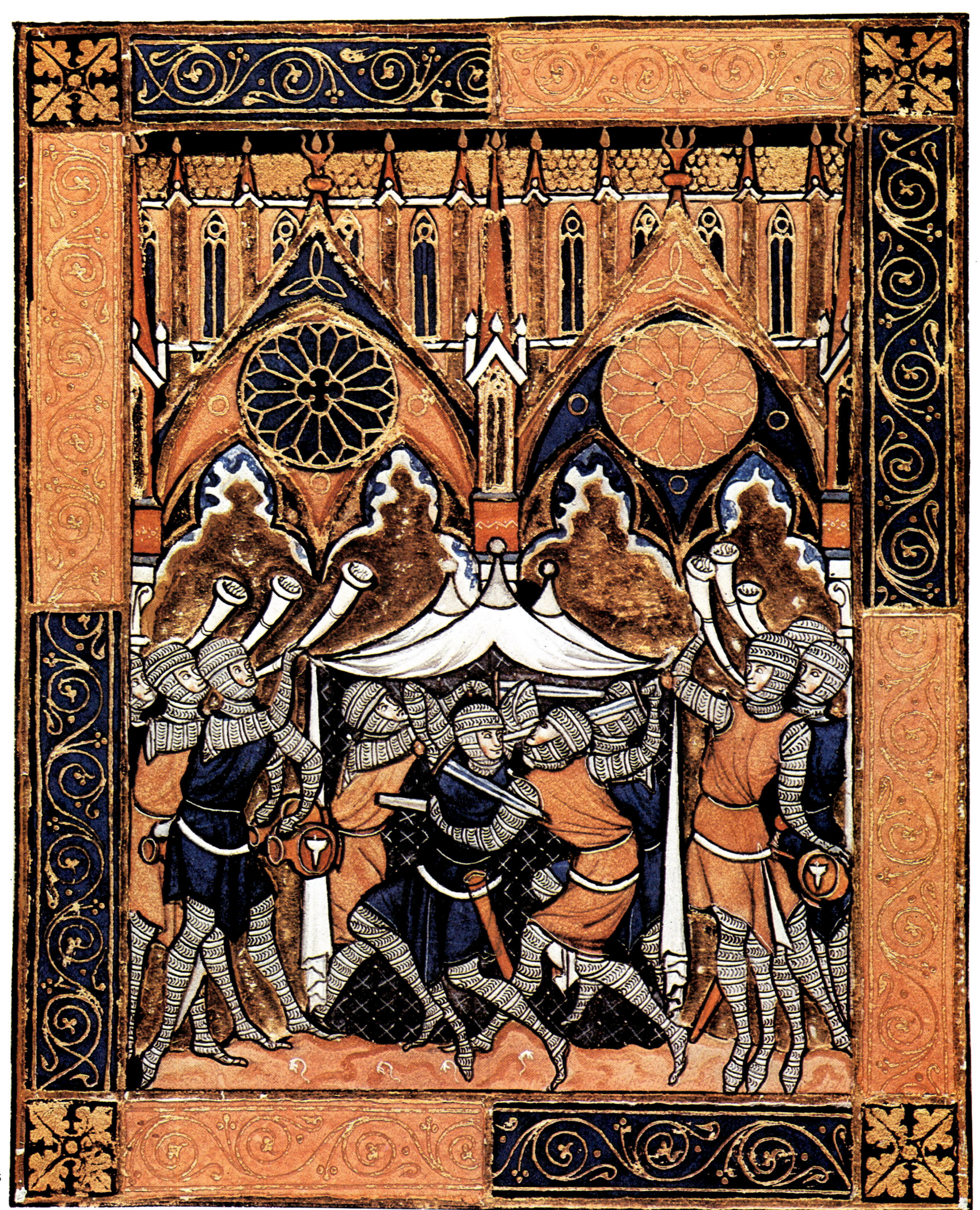

525

Die Kreuzzüge

Seltsamerweise sprossen eben zu der Zeit, da den Mönchsorden, einst die Hauptstützen Europas, durch verschiedene päpstliche Bullen die Praktizierung der Chirurgie verboten wurde, neue Krankenpflege- und Spitalorden aus dem Boden. Den Anstoß zur Stiftung dieser Orden gaben nicht etwa die Bedürfnisse der einheimischen Bevölkerung nach medizinischer Betreuung, sondern die Kreuzzüge, deren vorgebliches Ziel die Rückführung des Heiligen Landes unter christliche Oberhoheit war. 1099 wurde der Orden der Ritter vom Spital des Heiligen Johannes zu Jerusalem (der Hospitaliterorden) gegründet. Am Beginn des 12. Jahrhunderts folgten der Orden der Ritter vom Tempel Salomos (die Templer) und der Lazarus-Orden (der sich auf die Pflege von Leprakranken verlegte), wenig später der Deutschritterorden und der Orden der Hospitaliter vom Heiligen Geist. Das sind nur die berühmtesten aus der Vielzahl der Orden, die ihre Entstehung den Kreuzzügen verdanken. Ihre spätere Entwicklung verzweigte sich weit. Die Hospitaliter bemühten sich um die Opfer der vielen Epidemien, die – wie wir noch sehen werden – nicht zuletzt Folge der von heimkehrenden Kreuzfahrern mitgebrachten Krankheiten waren. Die Tempelherren, deren Orden zunehmend militärischen Charakter annahm, mußten sich schließlich dem französischen Staat unterwerfen. Der Deutschritterorden, der seinen Ursprung in einem Feldhospital bei der Belagerung von Akko im dritten Kreuzzug hatte und 1191 von Papst Clemens III. anerkannt wurde, war maßgeblich an der Einführung fester Formen medizinischer Betreuung in den deutschen Landen beteiligt. Der päpstlichen Genehmigung des Ordens vom Heiligen Geist (Santo Spirito) folgte die Gründung von Hospitälern in Rom und fast allen Städten Europas. Ebenfalls auf europäischem Boden entstanden zahlreiche andere Spitäler, die freilich – anders als ihre klösterlichen Vorgänger – nahezu überall von den Gemeinden abhängig waren, denen sie dienen sollten.

Außer Hospitalorden brachten die Kreuzfahrer noch manches andere mit nach Hause. Die Berührung besonders des gemeinen Fußvolks mit dem verfeinerten und sinnenfrohen Orient weckte materielle Bedürfnisse, die durch einfache Frömmigkeit nicht zu unterdrücken waren, und rasch entwickelte sich ein blühender Handel mit dem Osten, größtenteils auf dem Weg über Venedig und Genua. Auch die höher entwickelte Pharmakologie des islamischen Orients blieb nicht unbemerkt: bislang unbekannte medizinische Dekokte und Zuckersäfte tauchten erstmals in Europa auf.

Lepra und Pest

Der bedeutendste Einfuhrartikel, mit dem die Kreuzzüge Europa versorgten, waren indes Krankheiten. Über die gesamte Epoche des ausgehenden Römischen Reiches und frühen Mittelalters hinweg war die Lepra nur in begrenzten Gebieten und nicht allzu häufig vorgekommen; als jedoch die Kreuzfahrer zurückzufluten begannen, vermehrte sich die Zahl der Leprakranken gewaltig. Während des Mittelalters lag das Stigma der Lepra nicht bloß auf diesem Gebrechen, so wie wir es heute kennen, sondern auf einer Vielzahl von Hautkrankheiten, von denen nur wenige wirklich ansteckend wirkten. Dennoch waren alle als Aussätzige Bezeichneten zu totaler Verbannung aus der Gesellschaft verdammt; ihre Ächtung wurde wie zu biblischen Zeiten von den weltlichen und kirchlichen Behörden aufs schärfste durchgesetzt. Besondere Kleidung war Vorschrift, desgleichen Trennung von Gesunden auf öffentlichen Versammlungsplätzen, ja sogar beim Gottesdienst. Nur der Lazarus-Orden ließ sich die Pflege der Aussätzigen derart angelegen sein, daß ›Lazarett‹ rasch die Bedeutung von *leprosorium* annahm und solche Häuser bald zu Tausenden in ganz Europa gebaut wurden.

Die heimkehrenden Kreuzfahrer brachten auch andere ansteckende Krankheiten nach Europa. Trotz eines wohlausgebauten Netzes von Herbergen war das Reisen in mittelalterlicher Zeit mühsam und gefahrvoll; zu den körperlichen Strapazen kamen Schiffbrüche, marodierende Straßenräuber und dürftiges Essen. Typhus-, Pocken- und andere Epidemien lassen sich unmittelbar auf Heimkehrer aus den Kreuzzügen zurückführen. Bei weitem die schlimmste der aus dem Orient eingeschleppten Seuchen war jedoch der ›Schwarze Tod‹: die Pest.

Die Pest war seit alters in Westeuropa wiederholt aufgetreten, doch ihr erneuter Ausbruch in der Mitte des 14. Jahrhunderts nahm dramatische und zerstörerische Formen an. Im Jahre 1347 zog die Seuche rasch westwärts durch Indien und den Südwesten Rußlands. Dort, auf der südwestlichen Krim, wurde die Stadt Kaffa (das

525 Im Psalter Ludwigs des Heiligen aus der Mitte des 13. Jahrhunderts treten die Krieger Gideons und die Midianiter als Kreuzfahrer auf. B 50/278, Bibliothèque Nationale, Paris

526 Während der Kreuzzüge waren Nonnen als Krankenpflegerinnen am Hospital des Heiligen Johannes von Jerusalem tätig. New York Academy of Medicine

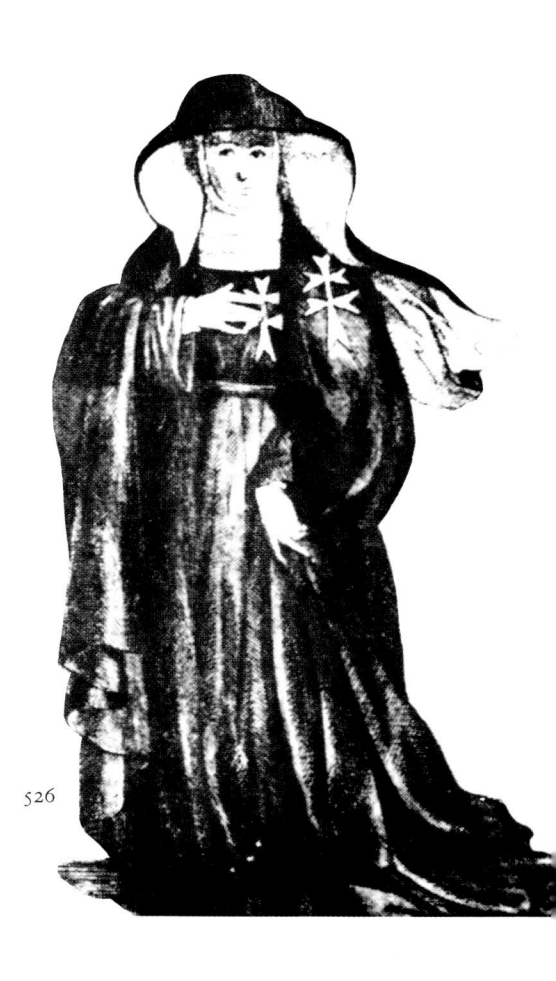

526

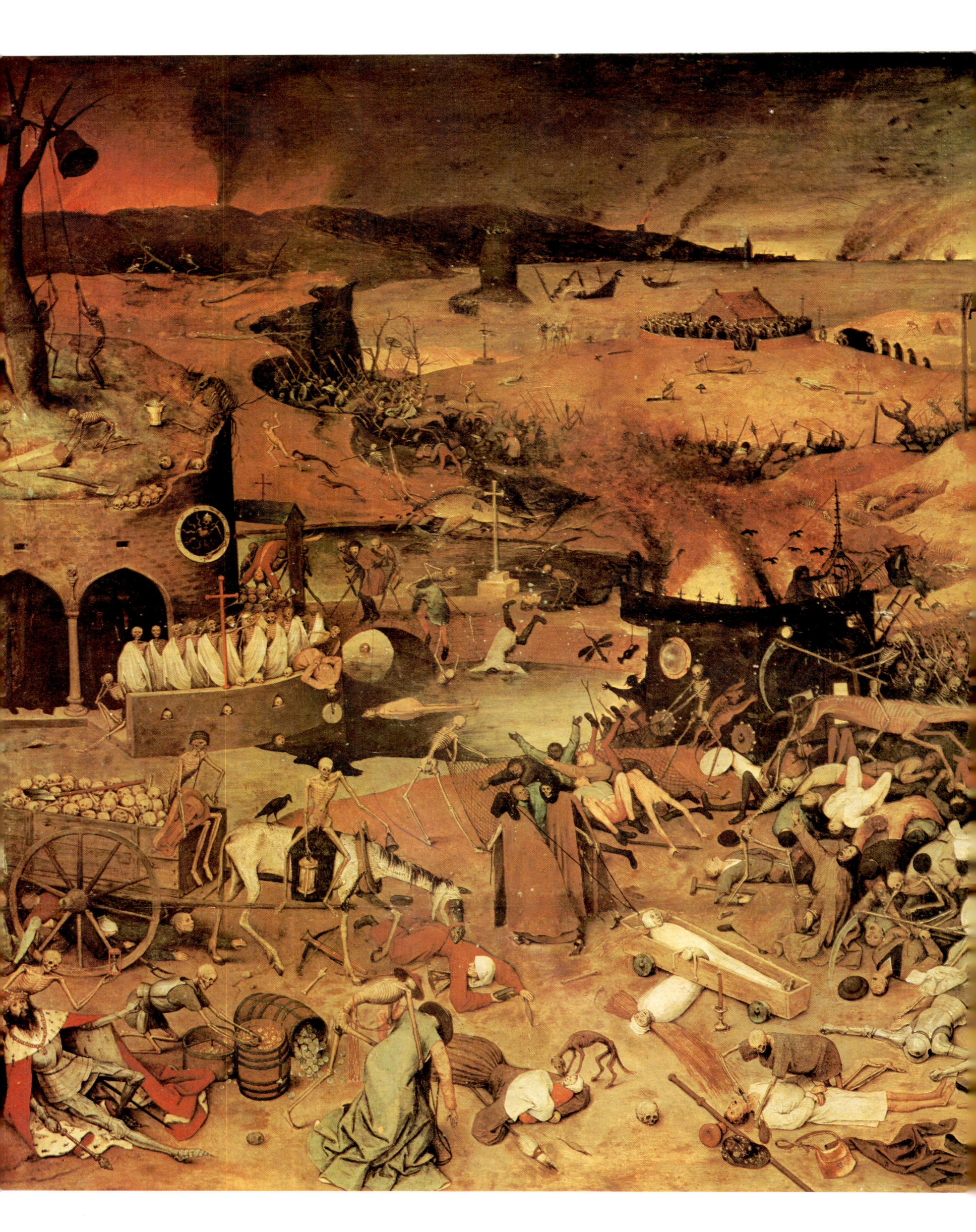

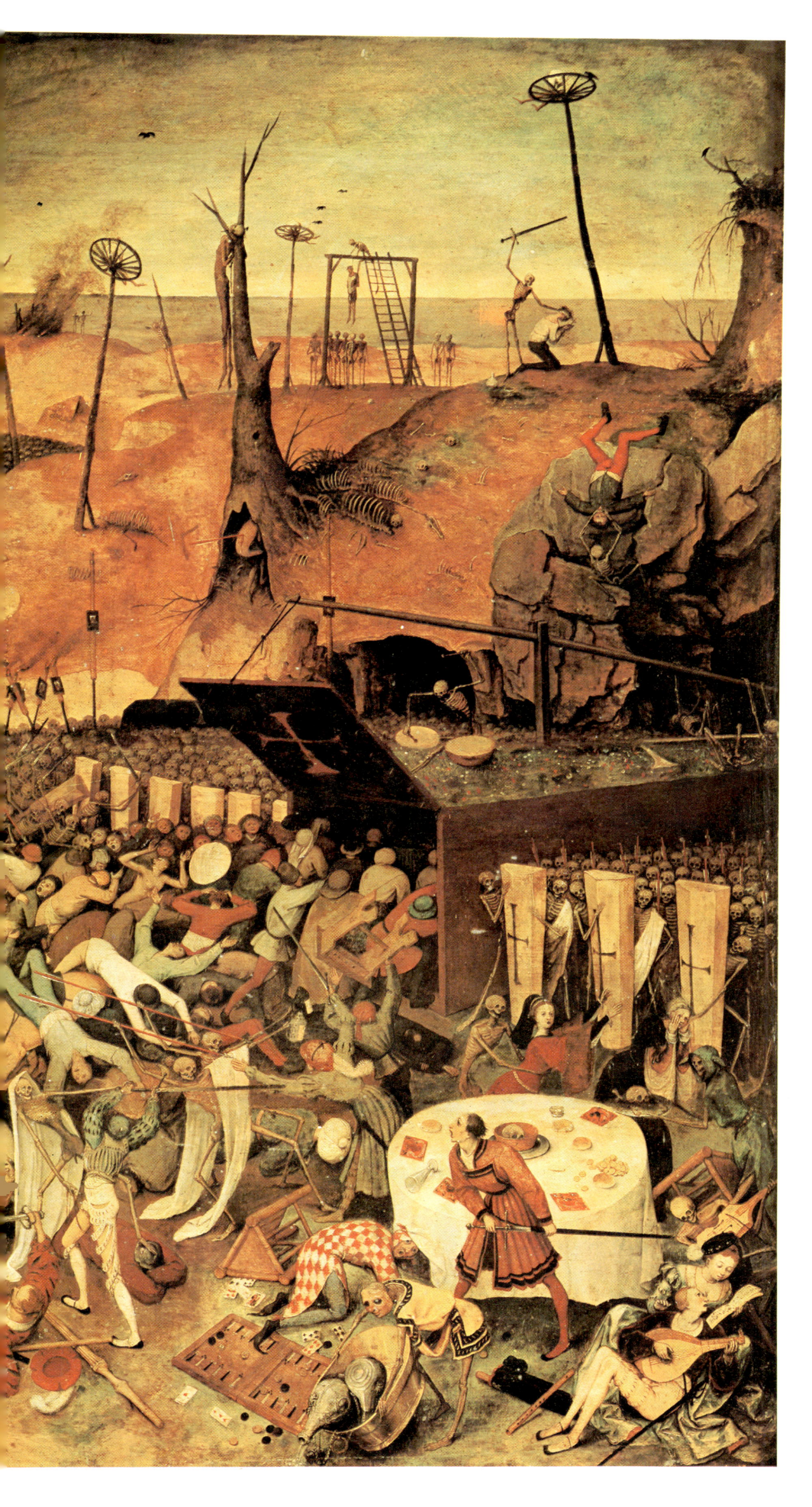

527   Die Pest von 1347, die vermutlich ein Viertel der Bevölkerung Europas dahinraffte, sah Bruegel in *Der Triumph des Todes* (1556) als grauenvollen Ansturm der Mächte der Finsternis auf die Menschheit. Prado, Madrid

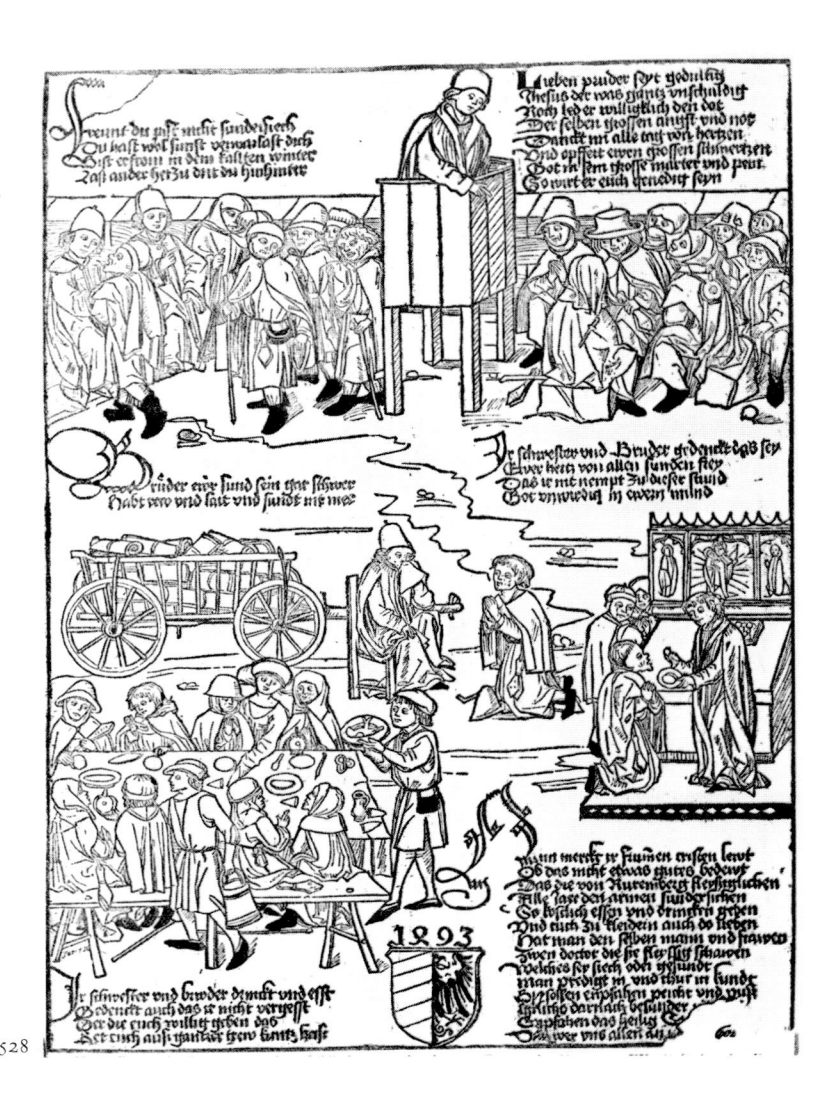

528

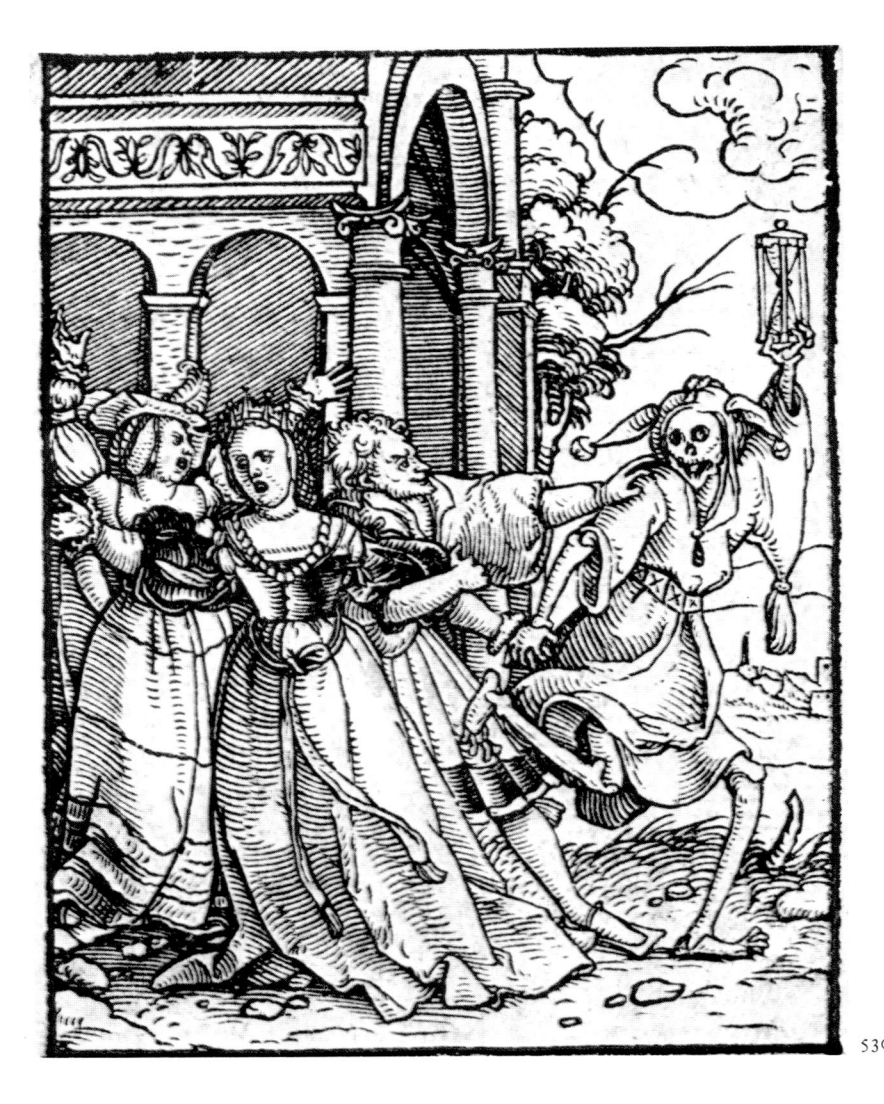

530

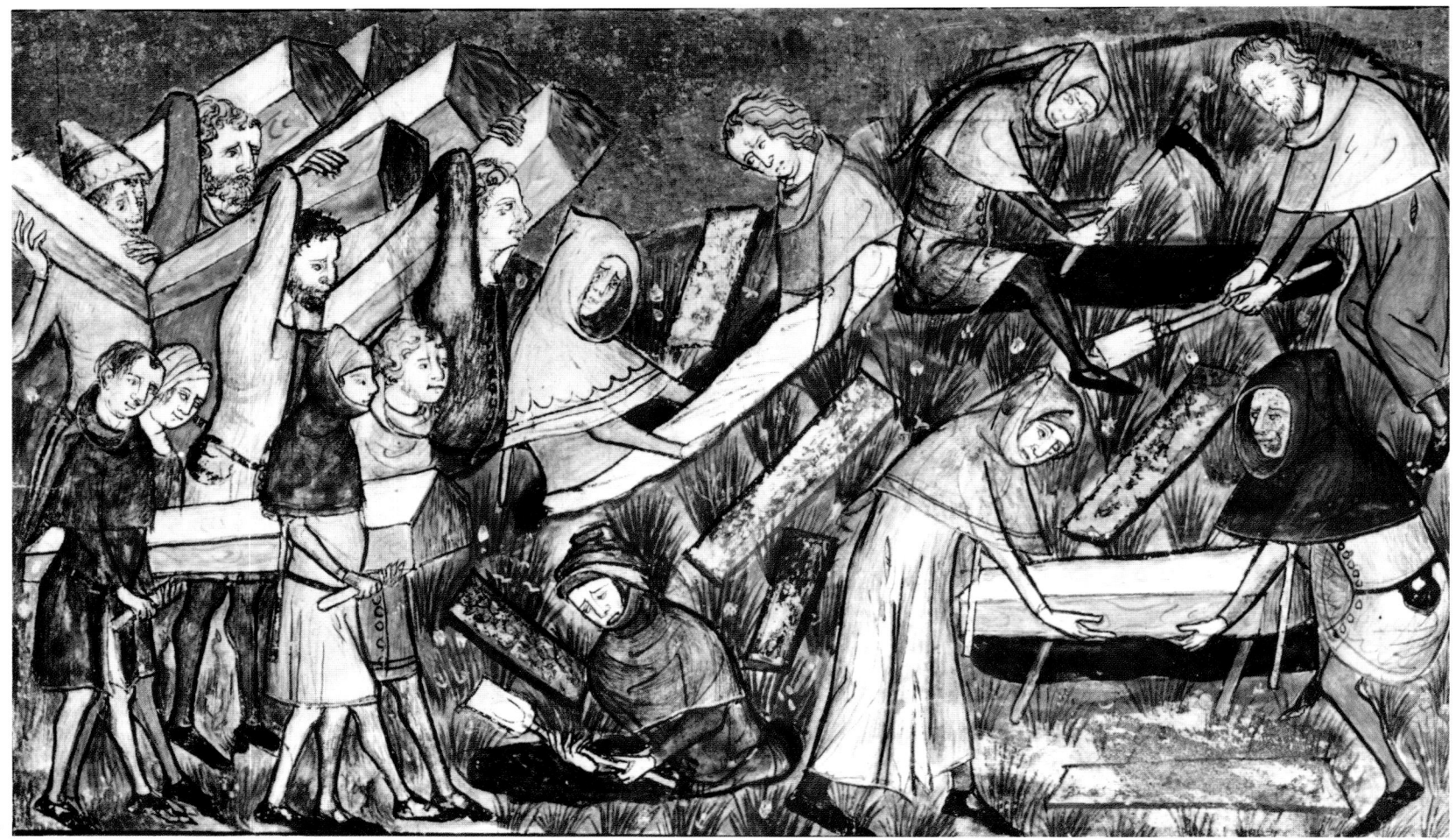

529

heutige Feodosija) von wilden Tataren belagert und schien bereits gerettet, als die Eindringlinge von der Pest dahingerafft wurden. Die abziehenden Tataren, die offenbar ebenfalls wußten, was Ansteckung bedeutete, schleuderten jedoch die Leichen der an der Seuche gestorbenen Soldaten über die Stadtmauern. Das hatte verheerende Folgen: die christlichen Verteidiger hatten sich zwar in der Schlacht behauptet, kamen jedoch fast alle bei der Heimreise auf See um. Die wenigen, die Italien erreichten, lösten eine Epidemie aus, die sich schnell über ganz Europa ausbreitete; innerhalb eines Jahres fiel ihr ein Viertel der gesamten europäischen Bevölkerung zum Opfer. In Marseille erlagen ihr innerhalb weniger Monate vier Fünftel der Einwohner. Zehn Jahre, nachdem die Pest Florenz befallen hatte, gab Giovanni Boccaccio, der Verfasser des *Dekameron*, eine beeindruckende Schilderung:

> »Die Jahre seit der segensreichen Menschwerdung des Sohnes Gottes hatten bereits die Zahl 1348 erreicht, da brach in der herrlichen Stadt Florenz, die jede andere in Italien an Schönheit übertrifft, eine tödliche Pest aus. Sie hatte, *durch den Einfluß der Himmelskörper oder durch den gerechten Zorn Gottes zu unserer Besserung über die Sterblichen verhängt,* einige Jahre zuvor im Orient angefangen und diesen Gegenden zahllose lebende Wesen geraubt. Unaufhaltsam drang sie weiter von Ort zu Ort und verbreitete sich auf jammervolle Weise auch über den Okzident. Weder Verstand noch irgendeine menschliche Veranstaltung konnten gegen sie etwas ausrichten. Durch eigens dazu aufgestellte Personen *ließ man die Stadt von allem Schmutze reinigen; man verbot jedem Kranken den Zutritt... Nicht in derselben Gestalt, in welcher sie im Orient aufgetreten war, wo dies für das deutliche Zeichen eines unvermeidlichen Todes gegolten hatte, wenn einem Blut aus der Nase floß;* sondern hier entstanden im Beginne der Krankheit, beim männlichen wie beim weiblichen Geschlechte, entweder an den Schamteilen oder unter der Achselhöhle Geschwülste, von denen einige die Größe eines mittleren Apfels, andere die eines Eies erreichten... Hierauf begann der Charakter der Krankheit sich in schwarze oder schwarzgelbe Flecken zu verändern... und wie zuerst die Pestbeule das sicherste Anzeichen des Todes gewesen und noch war, so waren es auch diese Flecken. Gegen diese Krankheit konnte *weder die Einsicht des Arztes noch die Kraft irgendeines Heilmittels etwas ausrichten;* vielmehr, sei es, daß das Übel gar nicht geheilt werden konnte, sei es, daß diese Unwissenheit der Ärzte (deren Anzahl, außer den wissenschaftlich gebildeten, durch Männer und Weiber, die niemals einen Begriff von Medizin erhalten hatten, zu einer ungeheuren Menge angewachsen war) nicht erkannte, woher die Krankheit rühre, und somit auch nicht den richtigen Heilplan entwerfen konnte; es kamen nicht bloß nur sehr wenige davon, sondern beinahe alle starben innerhalb dreier Tage nach der Erscheinung der erwähnten Zeichen, die meisten ohne ein Fieber. (...) Und diese Pest hatte eine furchtbare Ansteckungskraft; *denn von den Kranken kam sie durch den Umgang an die Gesunden.* (...) Nicht bloß durch die Sprache und den Umgang mit den Kranken wurde Gesunden die Krankheit und der Same des gemeinschaftlichen Todes mitgeteilt, sondern *sogar die Berührung der Kleider oder jedes anderen Gegenstandes, der von den Kranken berührt oder benützt worden war, teilte den Berührenden die Krankheit mit.* (...) Solche Vorfälle und noch viele andere ähnliche oder bedeutendere verbreiteten bei denen, welche am Leben blieben, gräßliche Vorstellungen, und bald kamen beinahe alle auf den grausamen Entschluß, die Kranken und ihre Gegenstände zu meiden und zu fliehen. (...) Viele waren der Meinung, eine mäßige Lebensweise müsse ein gutes Mittel gegen dieses Unglück sein. (...) Andere waren der entgegengesetzten Ansicht und behaupteten, ... auf alle Arten dem Gaumen Genüge zu tun und über alles, was vorfalle, zu lachen und sich lustig zu machen sei das sicherste Heilmittel gegen dieses Übel. (...) In diesem jammervollen Zustande der Stadt war das ehrwürdige Ansehen der göttlichen und menschlichen Gesetze beinahe ganz in Verfall geraten...« (Hervorhebungen durch den Autor).

Obwohl Boccaccio sich in typisch mittelalterlicher Weise nicht entscheiden mochte, ob die Wurzel des Übels in astrologischen Erscheinungen oder göttlicher Ungunst zu suchen sei, erkannte er und die Gesellschaft seiner Zeit den ansteckenden Charakter der Seuche. Offenbar wußte er auch, daß die Pest im Osten in erster Linie die Lungen befiel (Lungenpest), im Westen die Lymphdrüsen (Beulenpest).

Es liegt auf der Hand, daß die vollkommene Frustration und Hilflosigkeit angesichts unkontrollierbarer Kräfte in allgemeine Auflösung der gesellschaftlichen Zucht mündete. In ganz Europa schützten Ärzte, so es sie gab, sich durch raffinierte Gewänder und Masken mit spitzen Schnäbeln, in denen sie Essig oder süßduftende

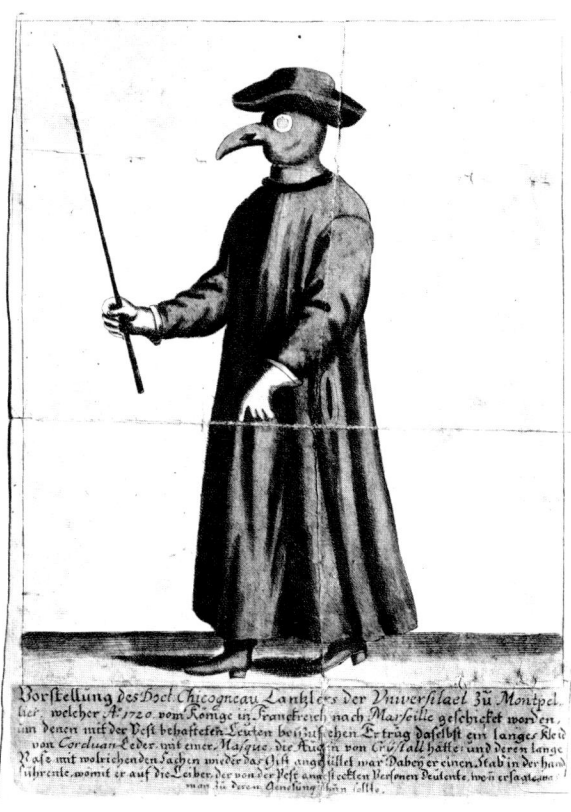

Vorstellung des Doct Chicogneau Lanklers der Vniversitael zu Montpellier, welcher A° 1720 vom König in Franckreich nach Marseille geschicket worden, in denen mit der Pest behafteten Leuten besichtigen Ertrag daselbst ein langes Kleid von Corduan-Leder mit einer Masque vor dem Augen und von Cristall hatte, und deren lange Nase mit wohlriechenden Sachen wieder das Gift angefüllet war: Dabey er einen Stab in der hand führete, womit er auf die Leiber der von der Pest angesteckten Personen Deutete, weil er solche man zu deren Genesung rühren sollte.

531

528   In *Die Speisung der Leprakranken zu Nürnberg,* einem volkstümlichen Druck aus Deutschland (1493), spiegelt sich das Schicksal der Leprakranken, die nur an bestimmten Feiertagen zu Messe, Beichte, Kommunion und anschließender Speisung in die Städte gelassen wurden und danach zurück in ihre alltägliche Isolierung mußten. National Library of Medicine, Bethesda, Maryland

529   Pesttote bestattete man 1349 in Tournai noch in Särgen, bevor Massengräber die einzige Möglichkeit darstellten, die vielen Todesfälle zu bewältigen. Aus Gilles de Muisit, *Die Pest in Tournai* . Ms. 13076, fol. 24 v., Bibliothèque Royale Albert I., Brüssel

530   Der Totentanz, im Mittelalter häufig Gegenstand der Kunst, hier dargestellt von Hans Holbein dem Jüngeren in *Totentanz – Die Königin,* um 1540. Metropolitan Museum of Art, New York

531   Farbiger Stich von 1725 mit Arzt in der typischen Gewandung – nebst »Schnabel«, der parfümierte, gestankabweisende Essenzen enthielt –, die im Mittelalter zum Schutz gegen die Pest getragen wurde. HB 13157, Germanisches Nationalmuseum, Nürnberg

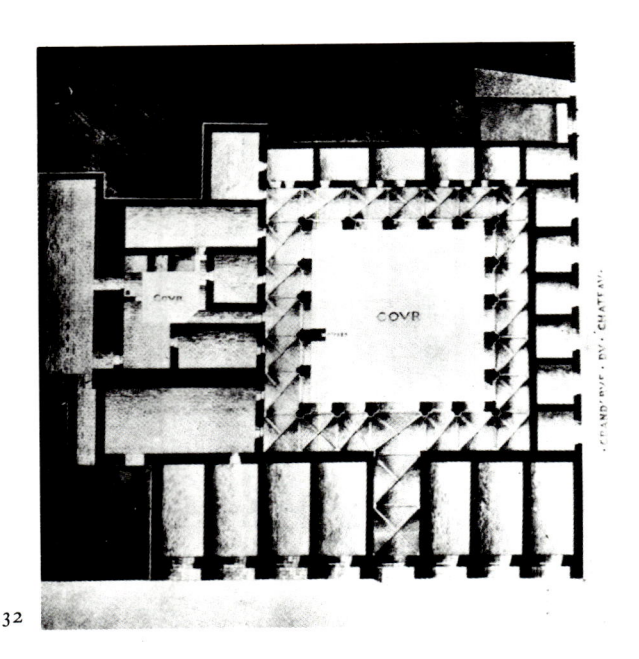

532

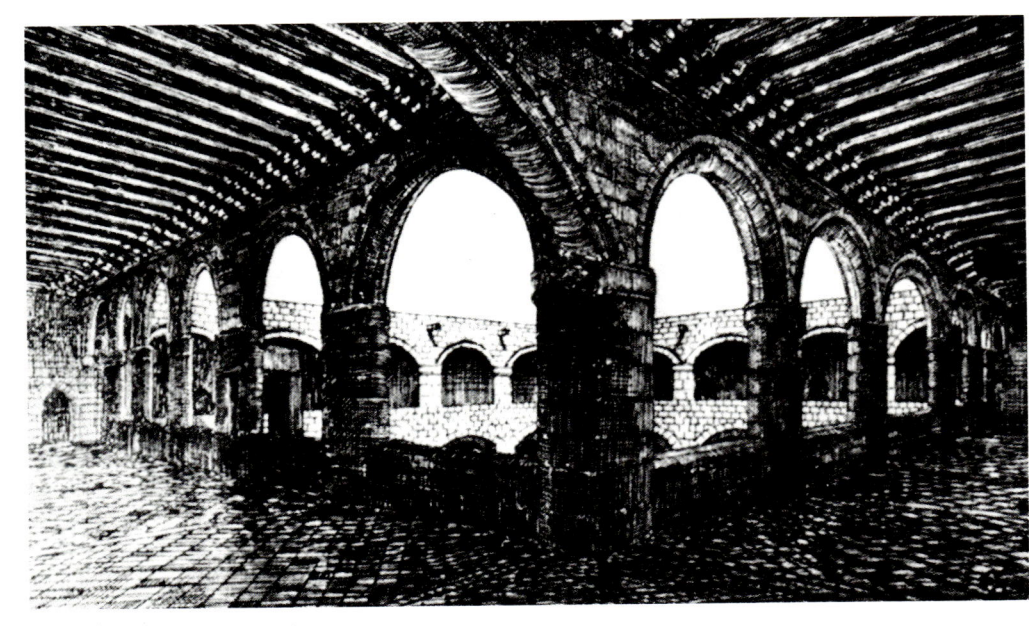

533

532, 533 Grundriß, die Einteilung in getrennte Isolierräume zeigend, und Wiedergabe der oberen Galerie und des Hofs im Hospital des Johanniterordens auf Rhodos. Aus Albert Gabriels *La Cité de Rhodes*, 1310–1522 (1923). New York Academy of Medicine

534 Hospitaliter in einer Illumination aus einer Handschrift des 14. Jahrhunderts. Der Orden wurde 1099 zur Pflege von Seuchenopfern während der Kreuzzüge gegründet. San Spirito 1, fol. 58 v., Archivio Centrale dello Stato, Rom

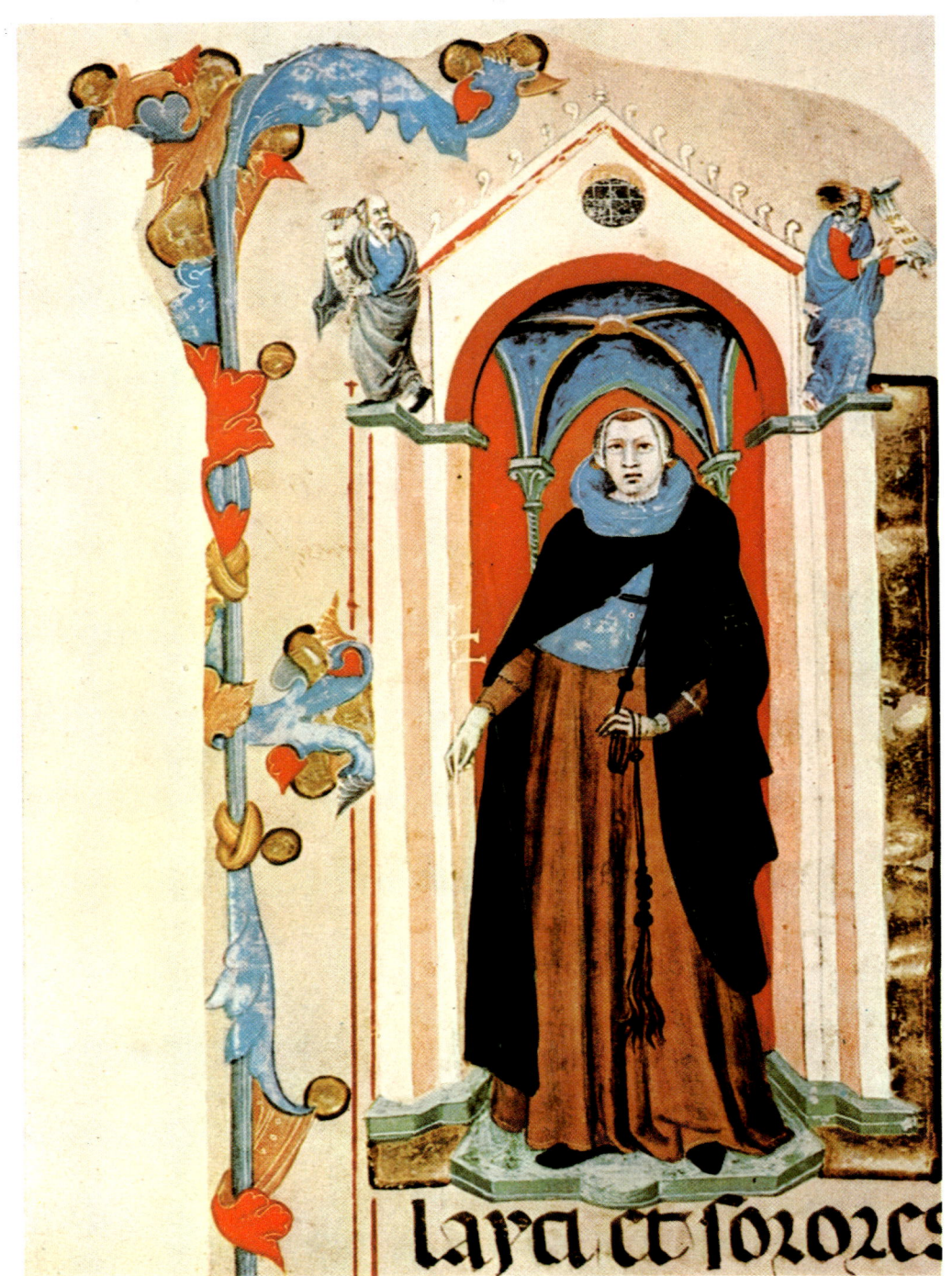

534

Arzneien aufbewahrten, gegen den Gestank auslaufender Beulen und zerfallender Leichen. In Ragusa (dem heutigen Dubrovnik) an der Venedig gegenüberliegenden Adriaküste wurden alle Einwanderer 30 bis 40 Tage lang isoliert gehalten, eine Maßnahme, die man als ›Quarantäne‹ (von italienisch *quaranta*: vierzig) bezeichnete.

Der Schwarze Tod war in jeder Hinsicht die schlimmste, doch keineswegs die einzige Seuchenwelle, die Europa im 14. und 15. Jahrhundert durchquerte. In England trat 1485 eine neuartige Krankheit auf, die sich in starken Schweißausbrüchen äußerte und als *sudor anglicus* bekannt wurde. Sie führte innerhalb weniger Tage zum Tode; ironischerweise fällte sie gerade kräftige Männer, während alte Frauen und Kinder im allgemeinen verschont blieben. Kurze Zeit später kam es zu Ausbrüchen der Schweißkrankheit (Englischer Schweiß) in Nordeuropa, wodurch viele umkamen. Dann verschwand sie plötzlich für immer.

Wären Seuchen das einzige Übel gewesen, das Europa am Ende des Mittelalters heimsuchte, so wäre das schon schlimm genug gewesen; aber als der Schwarze Tod zuschlug, waren als Folge der Kreuzzüge, des wachsenden Nationalismus und der Zuwanderung in die Städte die sozialen Herrschaftsformen bereits in der Auflösung begriffen. Boccaccios Beschreibung des totalen Zusammenbruchs der Gesellschaft auf dem Höhepunkt der Pest spricht eine beredte Sprache. Als danach eine spürbar dezimierte Bevölkerung sich um ihren Wiederaufbau bemühte, konnten Verzweiflung und Haltlosigkeit kaum über Nacht zum Verschwinden gebracht werden.

Häufiger als gewohnt traten Hungersnöte auf, und die schlecht ernährten Volksmassen waren infolge verminderter Widerstandskraft anfällig nicht nur für Krankheiten, sondern auch für soziale Unruhen. Wir können uns nur schwer einen Begriff davon machen, welch gewaltigen Belastungen nahezu sämtliche Völker Europas zum Ausgang des Mittelalters ausgesetzt waren. Viele Menschen, denen der Glaube an die staatlichen wie die kirchlichen Institutionen abhanden gekommen war und denen die Tradition einer persönlichen Nähe zu ihrem Gott ohnehin fehlte, gaben in ihrer Verzweiflung häufig vollends auf oder legten ihre Zukunft in die Hände nun auftretender Fürsprecher. Es wimmelte von Quacksalbern. Astrologie und Schwarze Magie, seit jeh populär, wurden für die verwirrten und geängstigten Massen noch notwendiger. Pilger zogen kreuz und quer durch Europa, immer in der Hoffnung, alleiniger Vermittler des Heils könnten Reliquien bestimmter Heiliger oder der besondere Segen gewisser Wasser sein. Und doch, wer konnte schon des Heils gewiß sein?

Die Heiligen

Gott, dessen Zorn nur zu offenkundig in Gestalt von Krankheiten, Pestilenz, Hungersnot und Bürgerkrieg über die Menschheit kam, nahm wieder die gestrengen Züge des alttestamentarischen Jahwe an. Der Totentanz wurde zum Gegenstand künstlerischer Darstellungen, insbesondere in den Ländern nördlich der Alpen, und selbst Christus bildete man öfter als Weltenrichter ab denn als guten Hirten, der seine Herde hütet. Die Marienverehrung, an die sich die Hoffnung um Fürbitte der Jungfrau vor ihrem Sohn knüpfte, griff um sich. Hatte man im dunklen Zeitalter Fürsprecher unter den Ärzte-Märtyrern der Frühkirche gesucht, so schossen im Hochmittelalter Heiligenkulte aus dem Boden, von denen man sich Heilung bei Krankheit versprach. Einige Heilige, etwa die hl. Elisabeth oder der hl. Rochus, waren dafür bekannt, daß sie zu ihren Lebzeiten Heilstätten errichtet oder für ärztliche Betreuung gesorgt hatten. Zur Volkstümlichkeit dieser beiden hochgeborenen Heiligen trug bei, daß ihnen nicht nur viele Wunderheilungen zugeschrieben wurden, sondern auch, daß sie hohen Stellungen entsagten und sich statt dessen einem asketischen Leben im Dienste der Armen und Beladenen widmeten: Elisabeth wagte es, Aussätzige zu pflegen, und Rochus (in Italien Rocco genannt) kümmerte sich um die noch gefürchteteren Opfer der Pest. Es gibt noch zahlreiche andere Beispiele.

Die meisten Heiligen gewannen Popularität am Ausgang der mittelalterlichen Epoche. Anders als Ärzte-Märtyrer wie Kosmas und Damian brachte man die neueren Heiligen mit einer einzelnen Krankheit oder Plage in Verbindung. Der Lokalstolz war freilich stark ausgeprägt, und zuweilen scheint die Assoziierung eines Heiligen mit einem bestimmten Leiden oder Körperteil weit hergeholt: die hl. Theresa von Avila wurde Schutzpatronin der Herzkranken, weil ein Engel ihr mit einem Pfeil das Herz durchbohrt hatte.

Zuzeiten erwies sich sogar der von der Kirche gebotene Trost für den einzelnen als unzureichend, und der Verlust des seelischen Gleichgewichts führte bei den Menschen

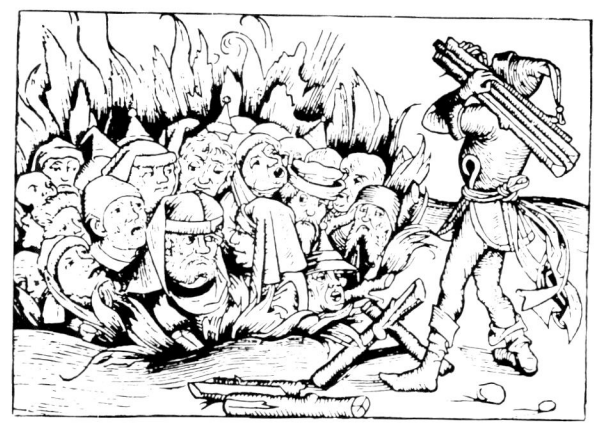

535

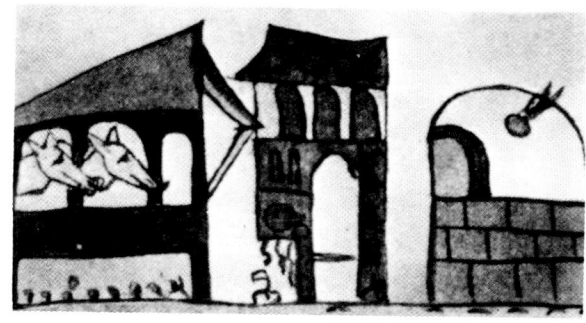

536

535 Holzschnitt aus der *Schedelschen Weltchronik* (15. Jahrhundert). Die Szene zeigt die Verbrennung von Juden als Sündenböcke für die Pest. (Blatt 230 v.)

536 Die Illustration sanitärer Regeln aus dem *Sachsenspiegel* (13. Jahrhundert, Heidelberger Handschrift) läßt Vertrautheit mit Ansteckungsgefahr erkennen: »Der Viehstall, der Backofen und der Abort sollen drei Fuß vom Zaun des Nachbarn entfernt sein.« New York Academy of Medicine

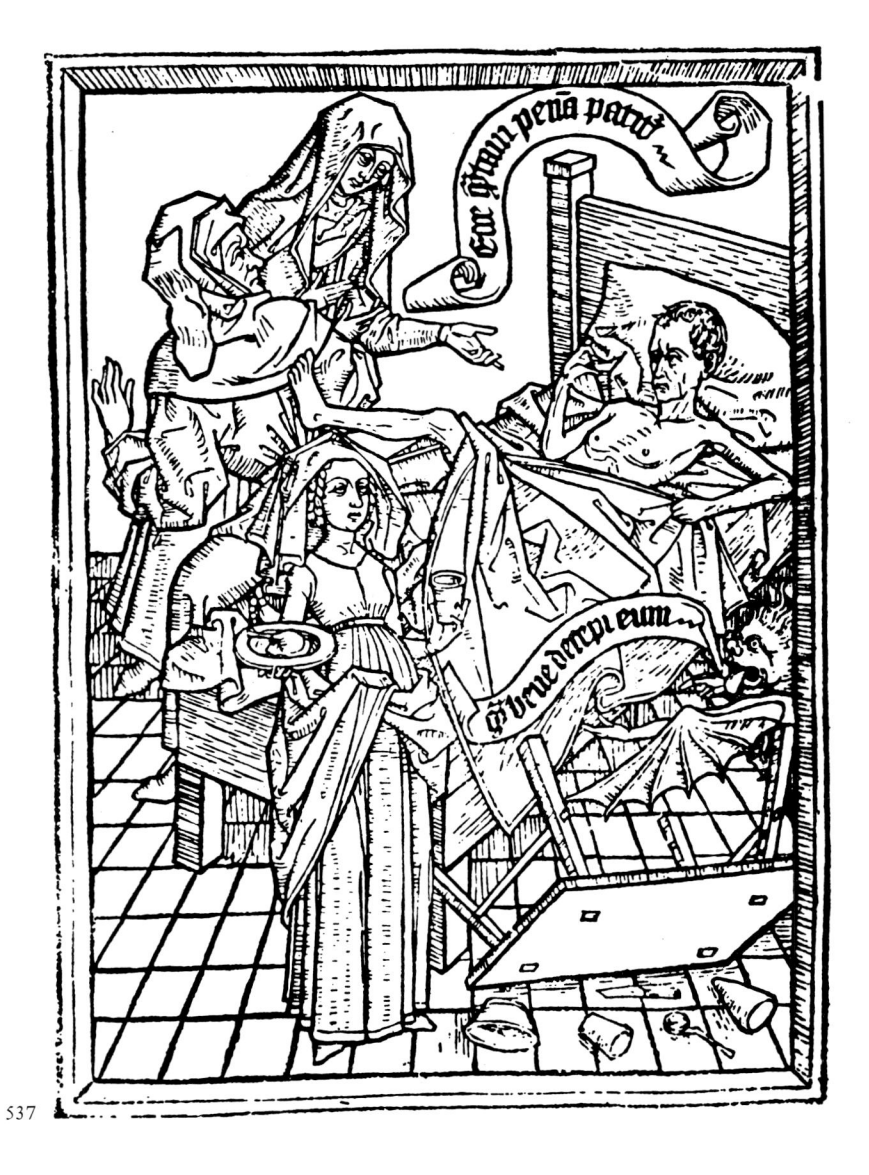

537

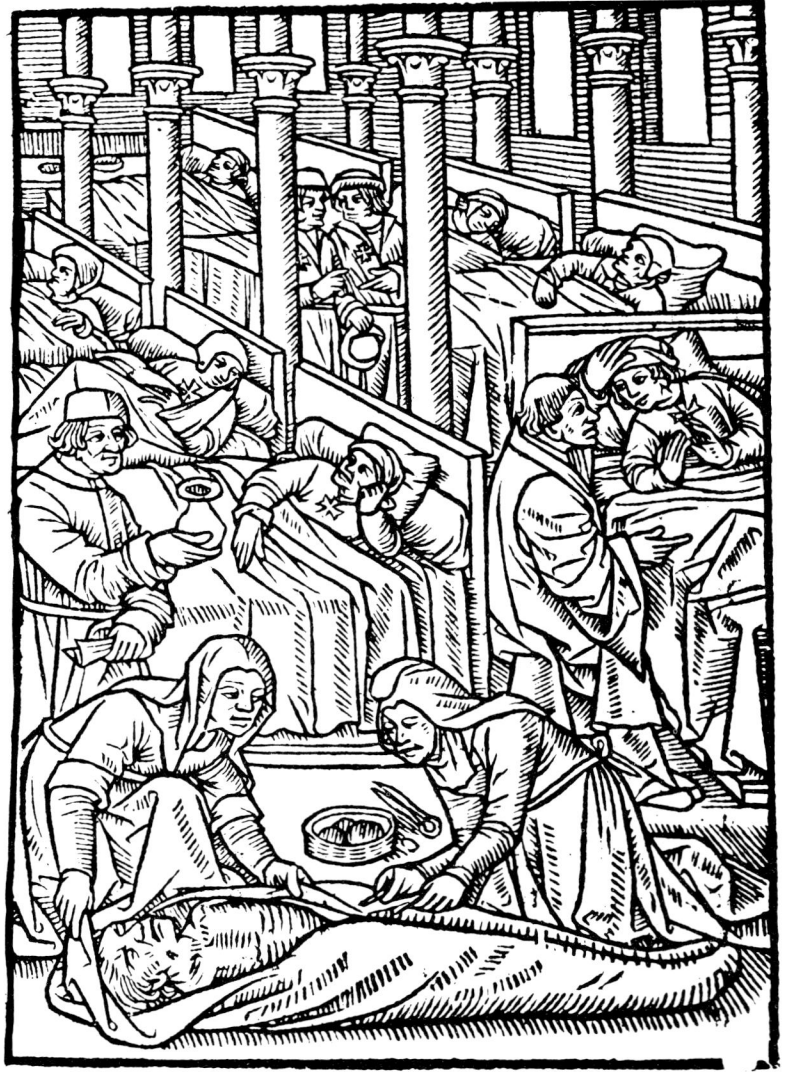

538

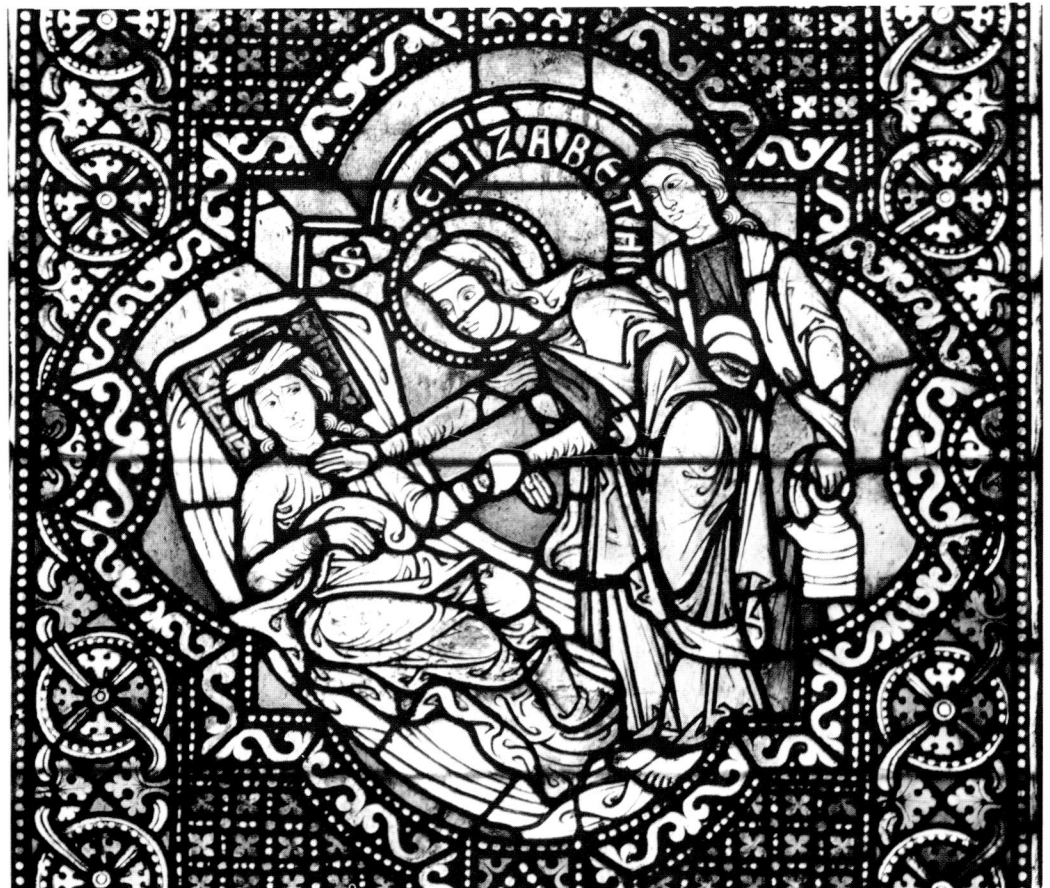

539

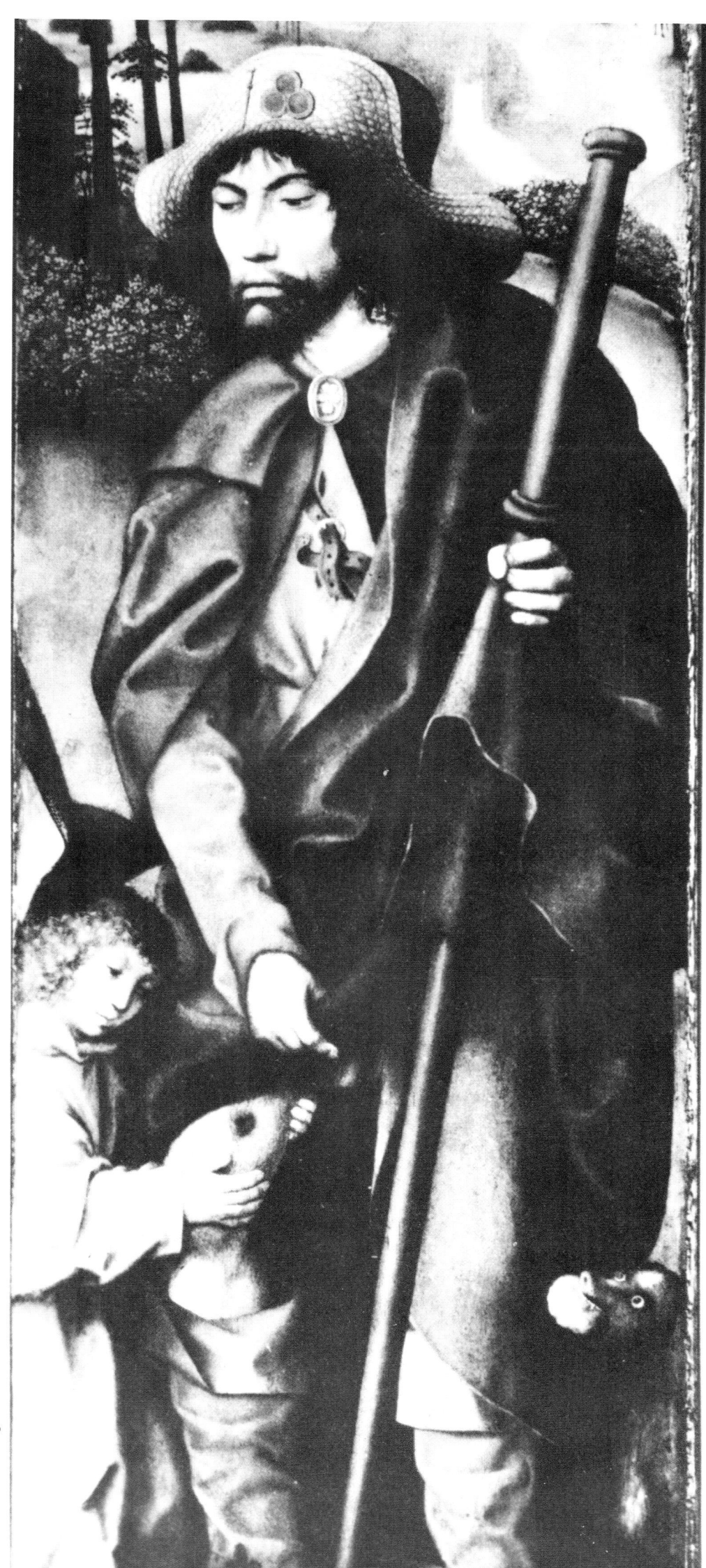

540

537 ›Ungeduld‹ betitelter Holzschnitt aus einer niederländischen *ars moriendi* (›Kunst des Sterbens‹) um 1450, auf dem ein vom Teufel verleiteter Sterbender den Arzt vom Bett wegstößt; ein für die Handbücher des Mittelalters typisches Blatt. British Museum, London

538 Holzschnitt aus Jehan Petits *Saint-Gelais, le Vergier d'Honneur*, um 1500, alltägliche Verrichtungen in einem mittelalterlichen Spital: ein Arzt beschaut Harn, ein Kranker wird getröstet, Verstorbene werden in Leichentücher eingenäht. Smith, Kline, and French Collection, Philadelphia Museum of Art

539 Die hl. Elisabeth von Ungarn pflegt ein Opfer des Aussatzes. Glasfenster (13. Jahrhundert) im Chor von St. Elisabeth in Marburg

540 Der hl. Rochus auf einem Bild des Meisters von Frankfurt, 1460. Der Engel wachte über seine Gesundheit, der Hund brachte ihm Nahrung. Wallraf-Richartz-Museum, Köln

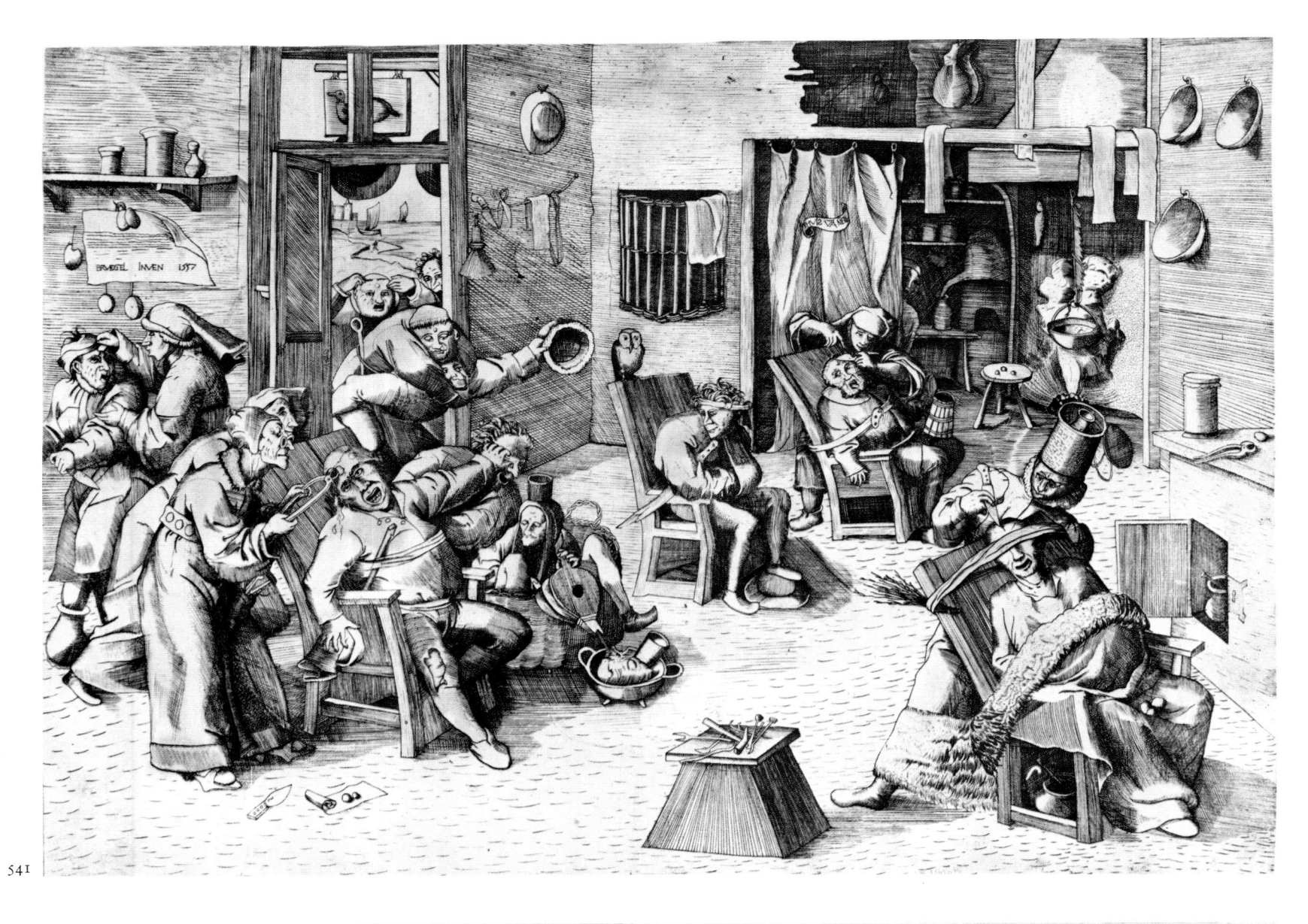

541

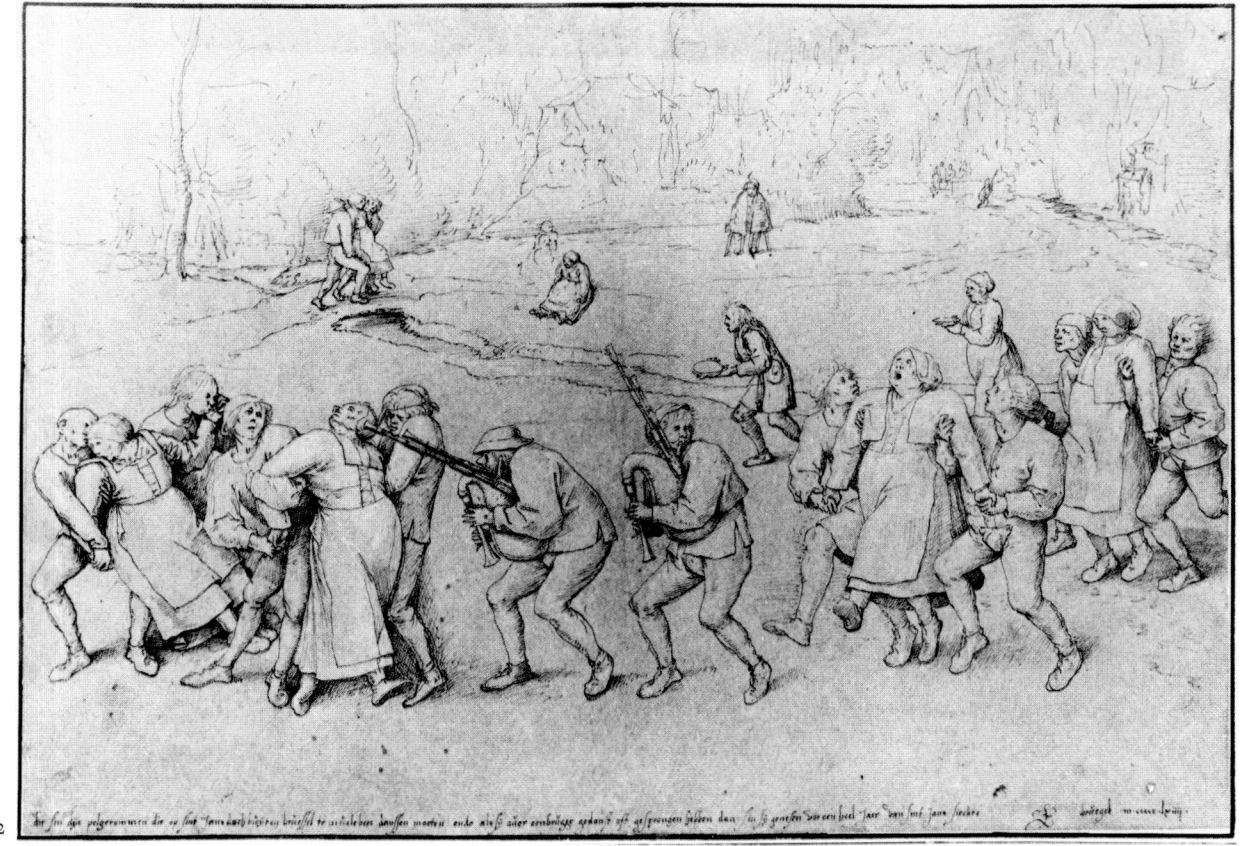

542

des Mittelalters zu Massenpanik, Raserei und Hysterie. Züge von Flagellanten durchquerten Europa in der sicheren Gewißheit, ihre Selbstkasteiungen seien von Gott verhängte Strafen. Sie wiesen nicht nur den Zusammenbruch der Gesellschaft voraus, sondern sahen gar das Ende der Welt mit dem gefürchteten Tag des Jüngsten Gerichts in Kürze eintreten. Eine andere Form der Massenhysterie war die Veitstanz genannte Tanzwut, die besonders in den deutschen Ländern verbreitet war: Männer und Frauen, zumeist Bauern, bildeten einen Kreis und tanzten so lange wie die Besessenen rundum, bis sie außer Sinnen und mit Schaum vor dem Mund zu Boden fielen.

Doktoren und Behandlungsmethoden

Zu den wichtigsten Entwicklungen in der Medizin des Mittelalters gehörte, daß Ausbildung und Organisation der Ärzteschaft geordnet, der Begriff der Ansteckung definiert, Maßnahmen zur Volksgesundheit ergriffen und ständige Einrichtungen geschaffen wurden, die sich die Pflege, wenn nicht gar Heilung der hoffnungslos Erkrankten, der Alten und der Unerwünschten angelegen sein ließen.

Das gemeine Volk kam mit Ärzten wenig in Berührung. Im Paris des 13. Jahrhunderts stand lediglich ein halbes Dutzend Ärzte in öffentlichen Diensten, und für den einzelnen Patienten hatten sie wenig Zeit. Sogar in Oberitalien und den südlichen Teilen Deutschlands, wo Ärzte zahlreicher waren, konnte sich ein Kranker nur selten einer dauernden Behandlung durch einen Doktor versichern.

Die Bezeichung ›Doktor‹ war im Mittelalter denjenigen vorbehalten, die hohen Rang und akademische Verbindungen hatten und mehr Zeit mit philosophischer Reflexion über Krankheiten verbrachten als mit deren Behandlung. War er erst einmal über die Einzelheiten einer Krankheitssituation unterrichtet, pflegte der Doktor ein *consilium* zu geben, gewöhnlich gegen hohes Entgelt; nur in wenigen Fällen erwartete man von ihm, daß er seine Ratschläge auch in die Tat umsetzte. Diese Praxis stammt zum Teil aus der Spätantike, als die Arbeit mit der Hand entschieden geringer geschätzt wurde denn die des Kopfes.

Krankenkost galt als äußerst wichtig bei der Behandlung von Krankheiten, und Verschreibungen enthielten häufig noch die allerkleinsten Einzelheiten für alle möglichen Fälle. Höchstes Vertrauen setzte man anscheinend auf Brühen, Milch und Eier; Milch schrieb man besondere Bedeutung in der Behandlung der Schwindsucht zu. Drogen wurden das ganze Mittelalter hindurch reichlich benutzt, und früher oder später zog man so gut wie jedes Ausgangsprodukt heran. Pflanzliche Stoffe fanden die meiste Verwendung in der Herstellung von Verdauungs-, Abführ- und Brechmitteln, ferner von harn- und schweißtreibenden sowie blutstillenden oder ähnlichen Arzneien. Das am häufigsten verschriebene Medikament war Theriak, das schon in der Antike bekannt gewesen war und aus verschiedenen Ingredienzien bestand (darunter Vipernfleisch, das man für besonders wirksam gegen Gift hielt); auch kamen zahlreiche Imitationen zur Anwendung.

Obwohl zur Bildung von Begriffen und Behandlungsmethoden für verschiedene Krankheitsstadien die Naturwissenschaften stärker herangezogen wurden, breitete die Mystik sich während des Mittelalters immer weiter aus. Symbolische Verfahren wurden ernst genommen, nicht bloß, wo man sie für sich anwendete (wie etwa beim Hersagen eines passenden Spruchs in Gegenwart eines Erkrankten), sondern sogar bei der Zubereitung von Arzneien und bei Operationen. Auf Astrologie wurde großes Gewicht gelegt. Überdies glaubte man im späten Mittelalter immer stärker daran, daß Besessenheit vom Teufel ursächlich mit bestimmten Krankheiten zusammenhing und im allgemeinen, wenn auch nicht immer, psychische Ausdrucksformen annahm. Dafür gab es nur eine mögliche Heilung: Austreibung durch einen Priester. Unterdessen griff die Mystik auch auf andere Bereiche der Heilkunde über. Zur Abwehr von Dämonen benutzte man gemeinhin Amulette, und auch Körperteilen von Tieren, namentlich Genitalien, schrieb man große Macht zu. Selbst von der Person des Königs sollte heilende Wirkung ausgehen, insbesondere vom »königlichen Handauflegen« (des französischen oder englischen Königs) erwartete man eine Heilung der Skrofulose (Tuberkulose der Halsdrüsen).

Die Chirurgie kam ursprünglich aus der griechischen und byzantinischen Tradition, die von den arabischen Gelehrten und den Schulen von Salerno und Montpellier überliefert wurde. Im allgemeinen beschränkte sie sich auf die Behandlung von Wunden, Knochenbrüchen und Verrenkungen sowie auf Amputationen und das Öffnen von Abszessen und Fisteln – alles Gebrechen, die sich nicht ignorieren ließen,

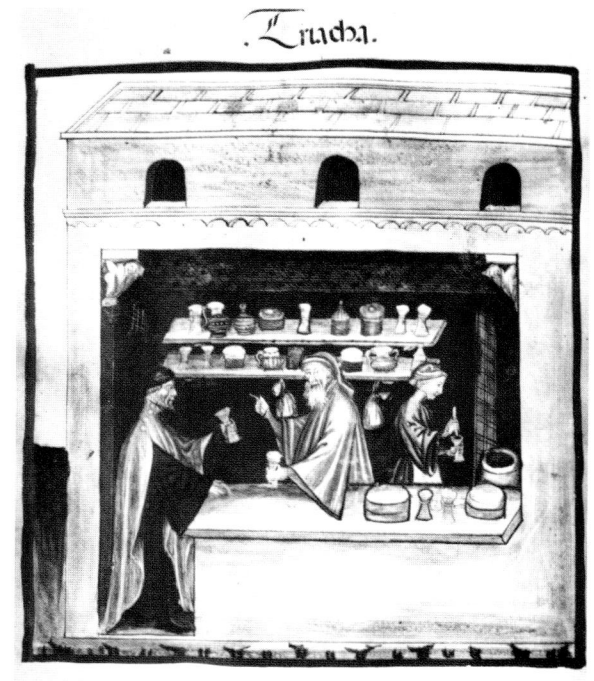

— 543

541   Pieter Bruegels Stich *Das Herausschneiden des Steins der Tollheit*, 1556–1557, eine satirische Illustration mittelalterlicher Quacksalberei. Bibliothèque Royale Albert I., Brüssel

542   Bruegels Zeichnung *Der Zug der Fallsüchtigen zur Kirche St. Johann zu Molenbeek*, 1569. Epileptiker sollten ein Jahr lang von Anfällen verschont bleiben, wenn es ihnen gelang, eine bestimmte Brücke zu überschreiten. Graphische Sammlung Albertina, Wien

543   Inneres einer Apotheke des 13. Jahrhunderts, in der *triacha* (Theriak) verabreicht wird. Aus *Tacuinum Sanitatis*. Serie Nov. 2644, Österreichische Nationalbibliothek, Wien

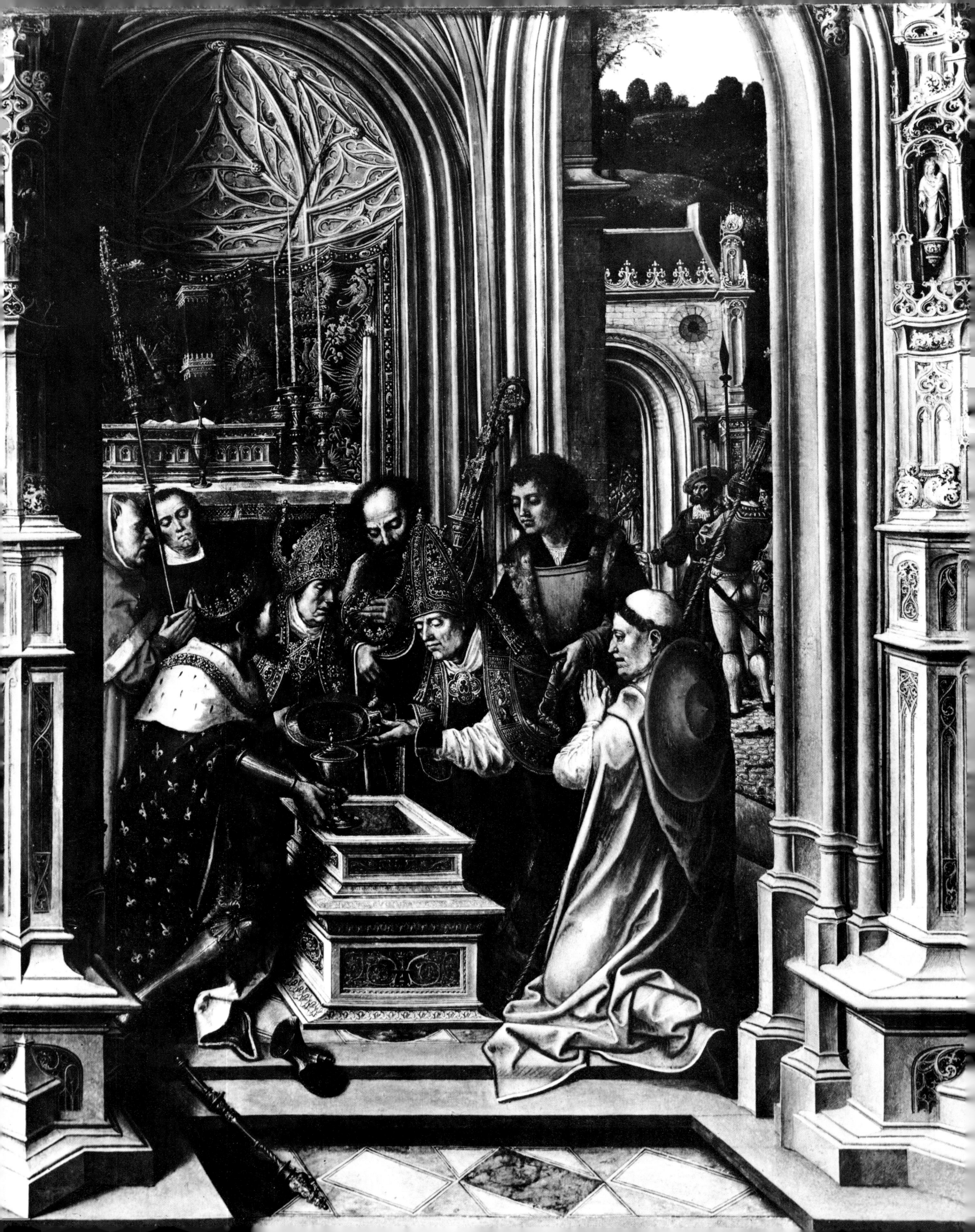

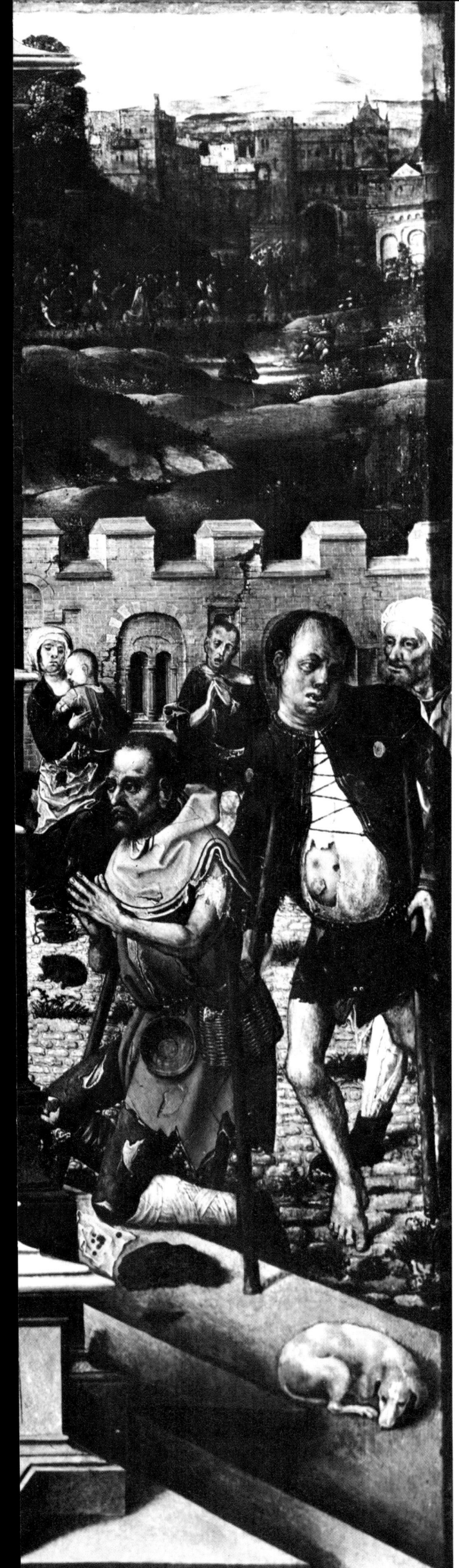

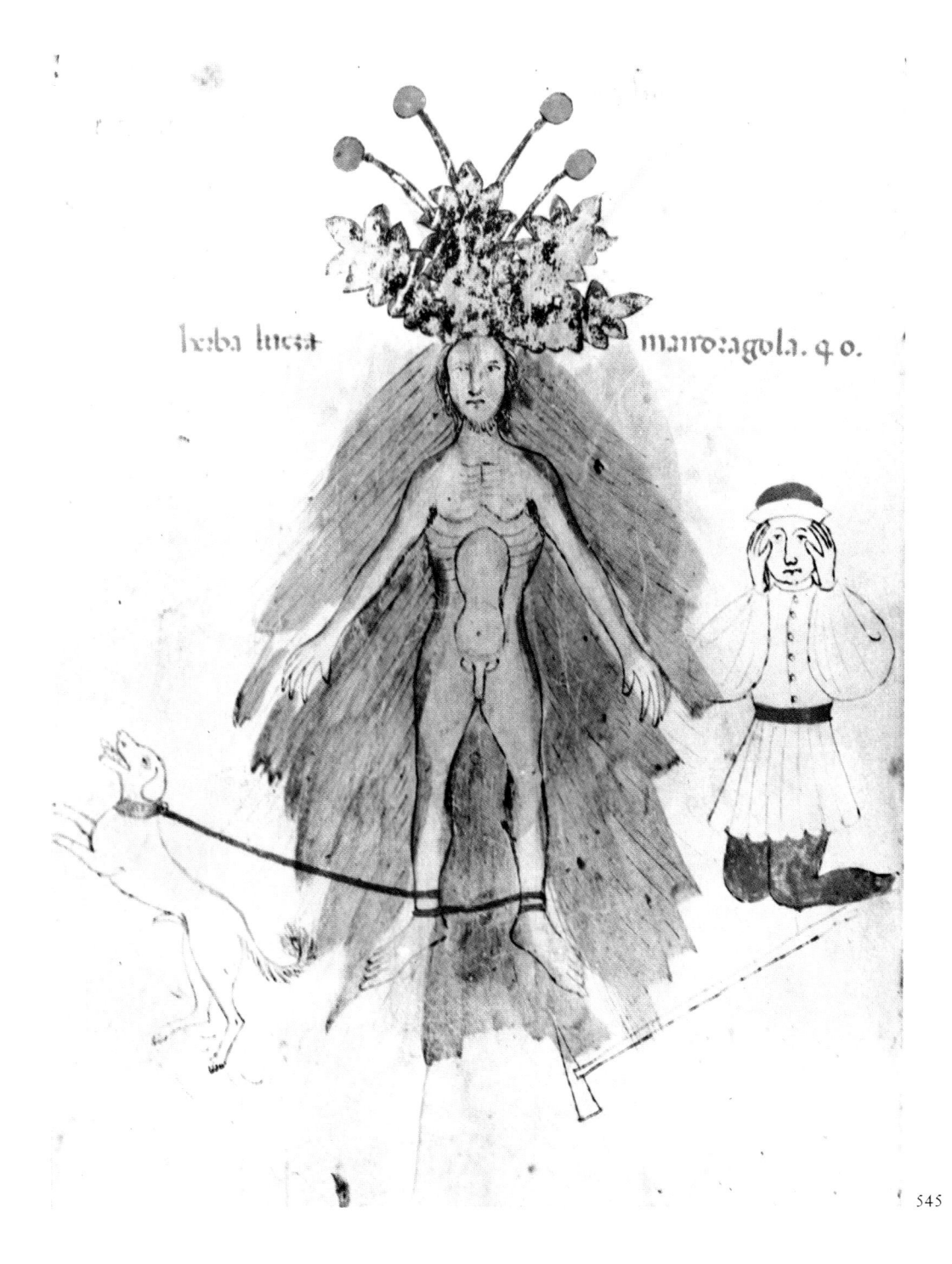

herba huesa · mairoagola. q o.

545

544 Gemälde von Bernard von Orley aus dem frühen 16. Jahrhundert. Es stellt eine religiöse Zeremonie dar, an welcher der König teilnimmt, bevor er wartende Bittsteller durch Handauflegen von der Skrofulose heilt. Museo Civico di Torino

545 Darstellung (aus dem 15. Jahrhundert) der Alraune, die von griechischen, römischen und arabischen Ärzten zuweilen als Betäubungsmittel benutzt wurde. Weil die Alraune angeblich (durch ihre Schreie) jeden tötete, der sie aus dem Boden riß, ließ man sie von Hunden ausreißen. Ms. 130 E, 31, 211, fol. 20, Biblioteca Universitaria, Pavia

544

357

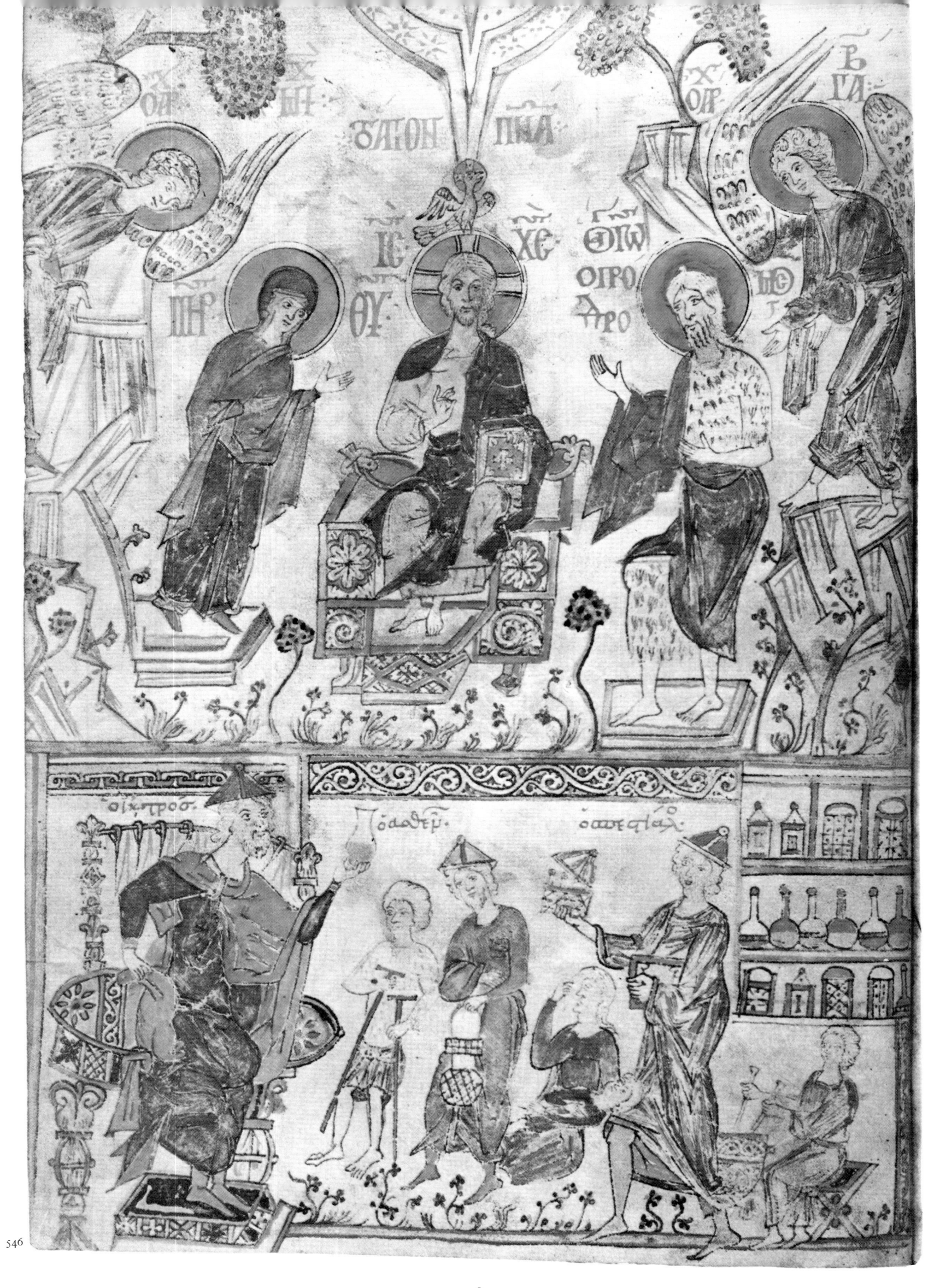

546

358

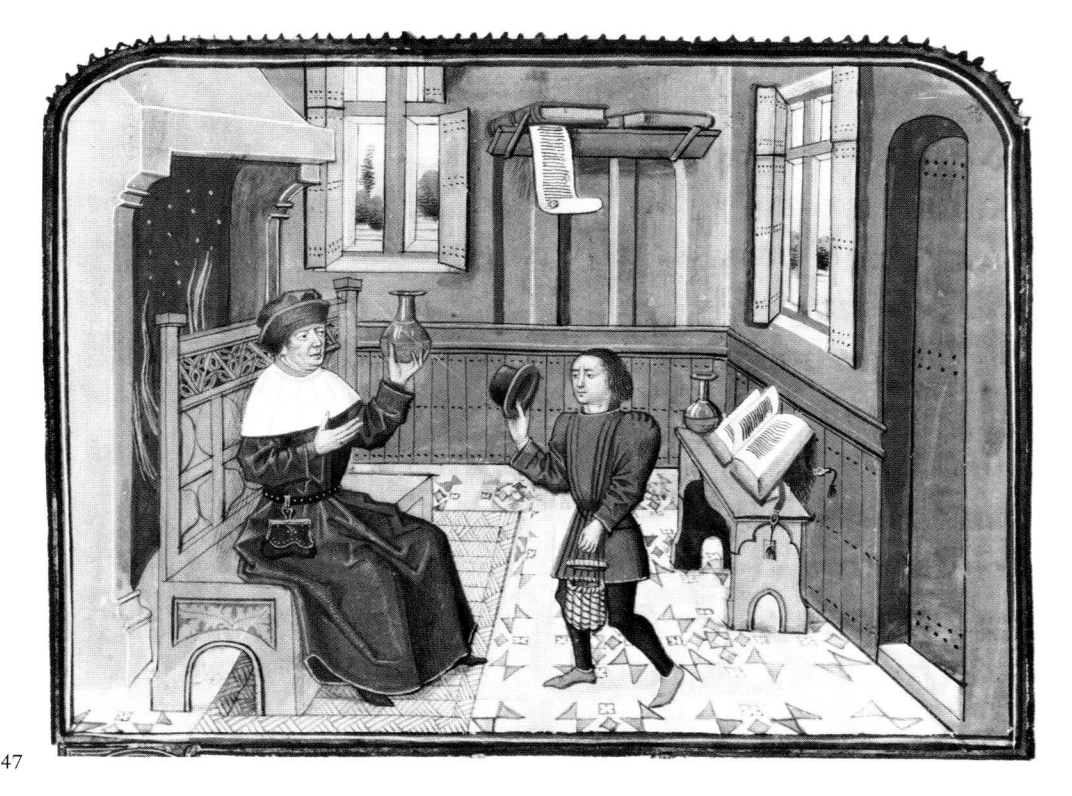

547

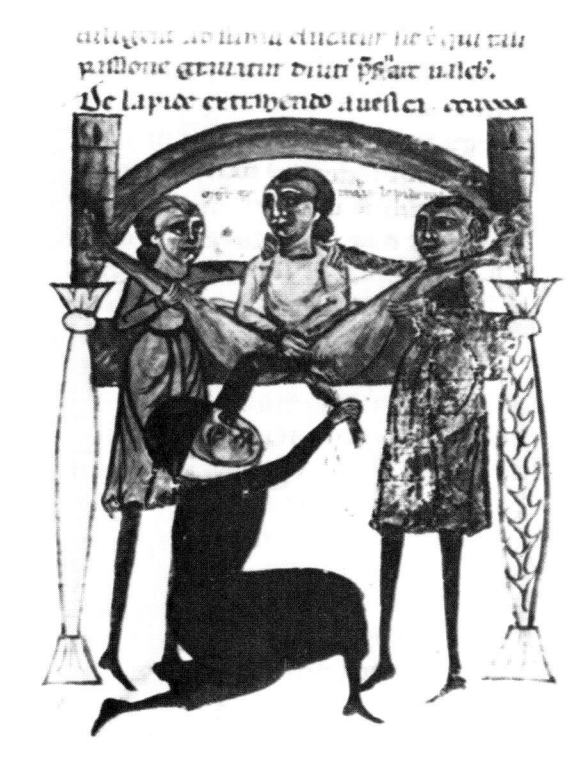

549

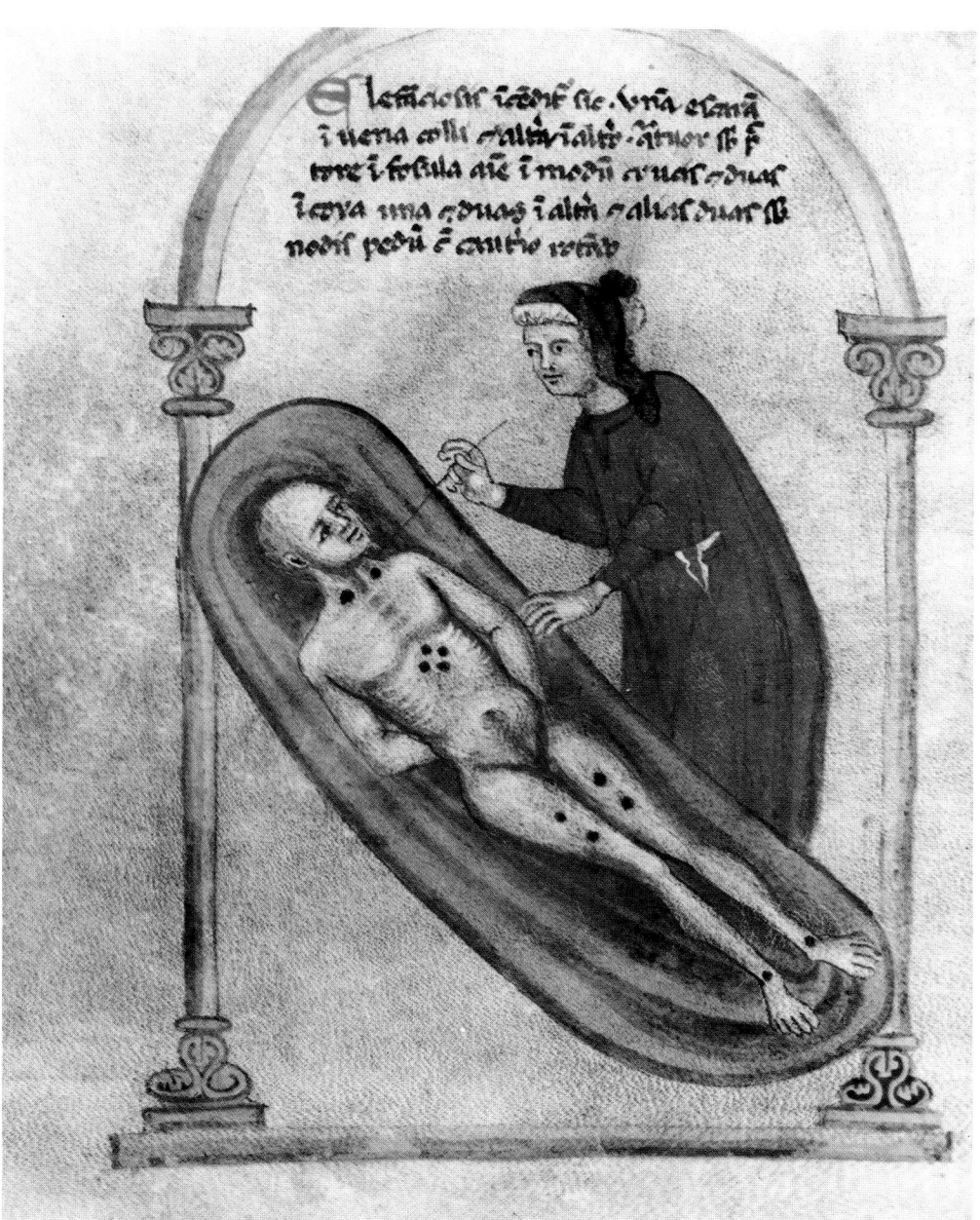

548

546 Miniatur aus der griechischen Handschrift *Antidotarium* des Nikolas Myrepsos (14. Jahrhundert). Man sieht einen Arzt in einer Apotheke Harn beschauen, während ein Lahmer und eine Frau mit krankem Kind warten, bis sie an der Reihe sind. Ms. grec 2243, fol. 10 v., Bibliothèque Nationale, Paris

547 Illustration aus *L'épitre d'Othéa* der Christine de Pisan (15. Jahrhundert). Ein Arzt begutachtet Harn, den ein Bote in einem besonderen Tragebehältnis bringt. Bei der Diagnose verließ man sich weitgehend auf Uroskopie. Ms. 9392, fol. 42 v., Bibliothèque Royale Albert I., Brüssel

548 Die Illustration aus einer Handschrift des 14. Jahrhunderts weist auf die Stellen hin, an denen Elephantiasis (auffallende Schwellung) durch Ätzen behandelt werden sollte. Ms. anon. Rawl. c 328, fol. 9 v., Bodleian Library, Oxford

549 Illustration aus der Handschrift *Rolandus Parmensis Chirurgia* (14. Jahrhundert). Sie zeigt eine Operation zur Entfernung von Blasensteinen, damals ein Verfahren mit geringer Erfolgsquote. Ms. 1382, Biblioteca Casanatense, Rom

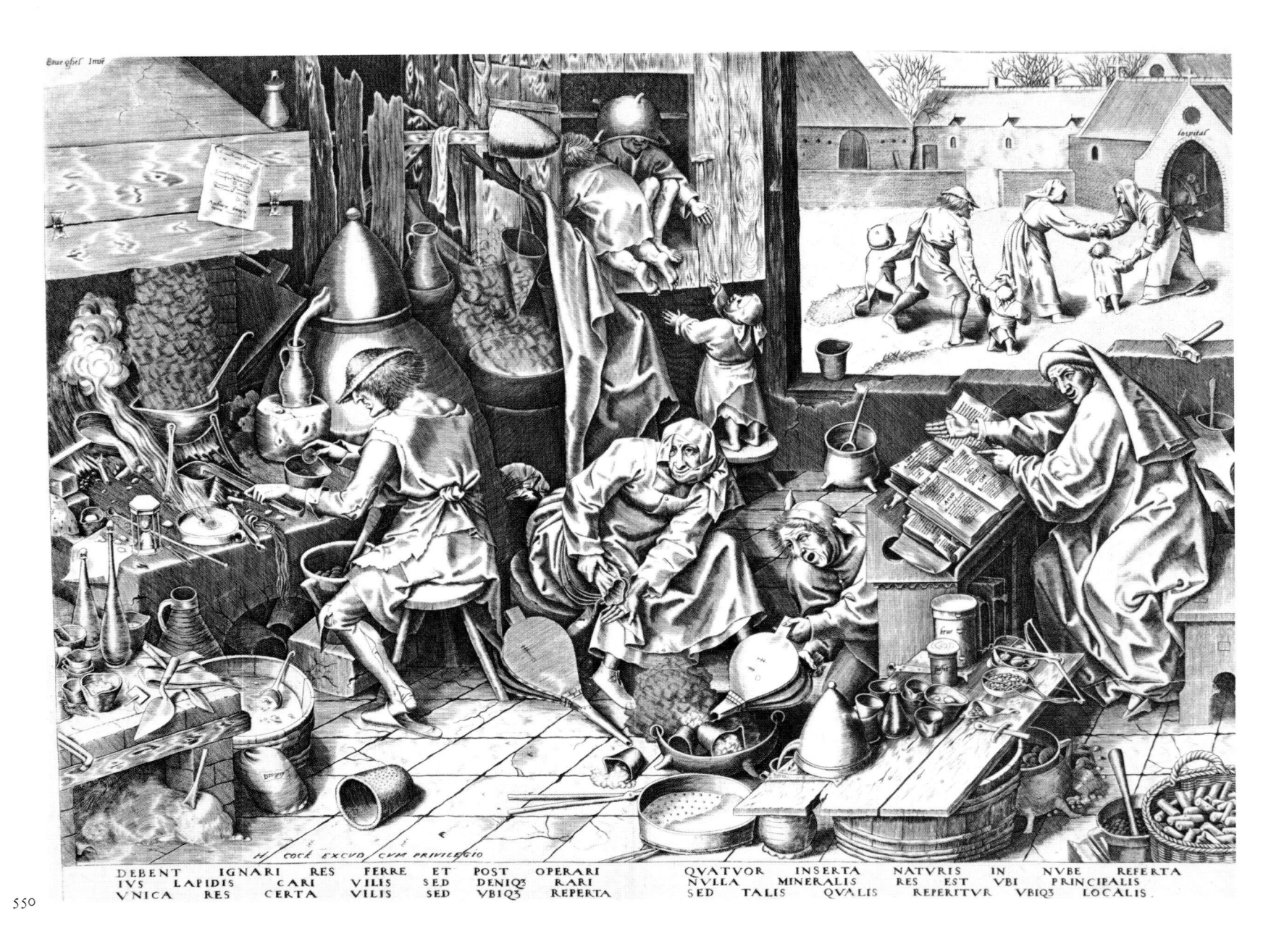

DEBENT IGNARI RES FERRE ET POST OPERARI QVATVOR INSERTA NATVRIS IN NVBE REFERTA
IVS LAPIDIS CARI VILIS SED DENIQ3 RARI NVLLA MINERALIS RES EST VBI PRINCIPALIS
VNICA RES CERTA VILIS SED VBIQ3 REPERTA SED TALIS QVALIS REPERITVR VBIQ3 LOCALIS.

550

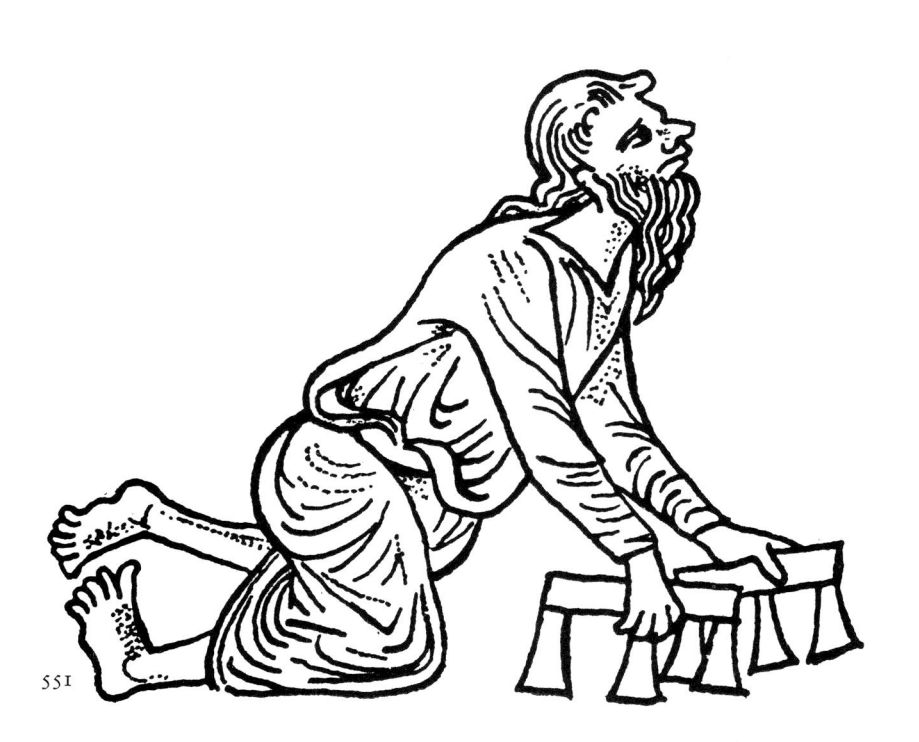

551

550 Alchimistenwerkstatt auf einem Stich
von Pieter Bruegel dem Älteren (1558). Die
Verquickung von Alchimie, Arzneikunst und
Astrologie im Abendland ähnelte dem Brauch in
den arabischen Ländern. Bibliothèque Royale
Albert I., Brüssel

551 Da im Mittelalter die wenigsten Zugang
zu regelrechter ärztlicher Versorgung hatten,
vertraute die Mehrzahl auf Volksmedizin,
notfalls auf Hilfsmittel wie diese primitiven
Krücken. Aus der *Topographia Hibernica* des
Gerald von Wales. Ms. Roy. 13. B. VIII,
fol. 30 v., British Museum, London

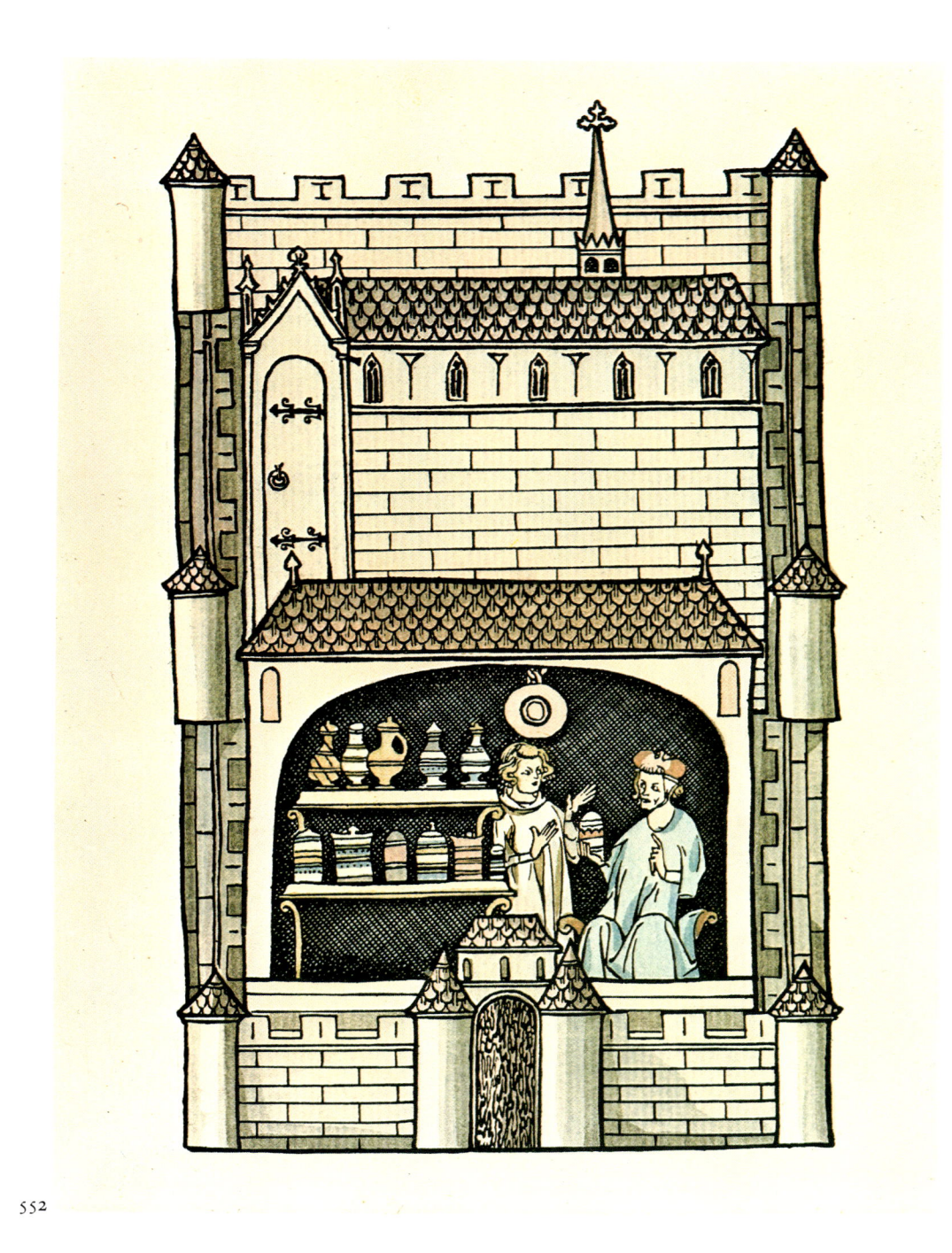

552

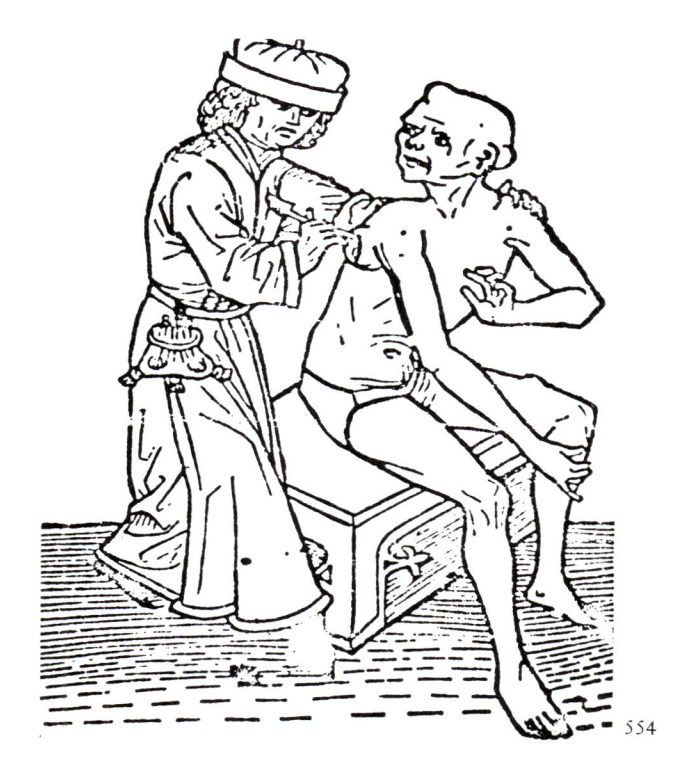

554

552 Holzschnitt (um 1490) mit Arzt und Apotheker bei der Beratung über eine Medikation in der Offizin. National Library of Medicine, Bethesda, Maryland

553 Die deutsche Handschrift *Henach sagt …*, 1464, stellt einen Astrologen dar, der für die Diagnose und Prognose die Stellung der Sterne studiert. Ms. CR. 4.6, fol. 37, mit Genehmigung des Astronomer Royal of Scotland, Crawford Collection, Royal Observatory, Edinburgh

554 Auf dem Holzschnitt aus dem 15. Jahrhundert sticht ein Chirurg eine Pestbeule auf – was die Wahrscheinlichkeit der Weiterverbreitung der Seuche vermutlich nur vergrößerte. Weltgesundheitsorganisation, Genf

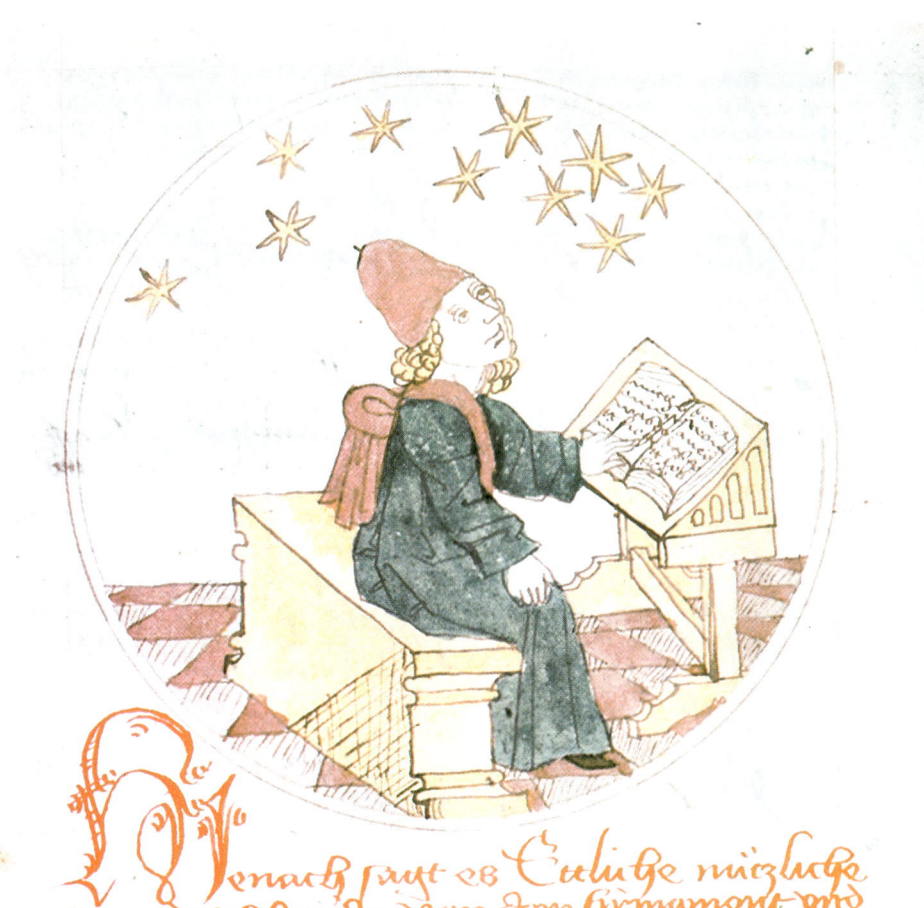

553

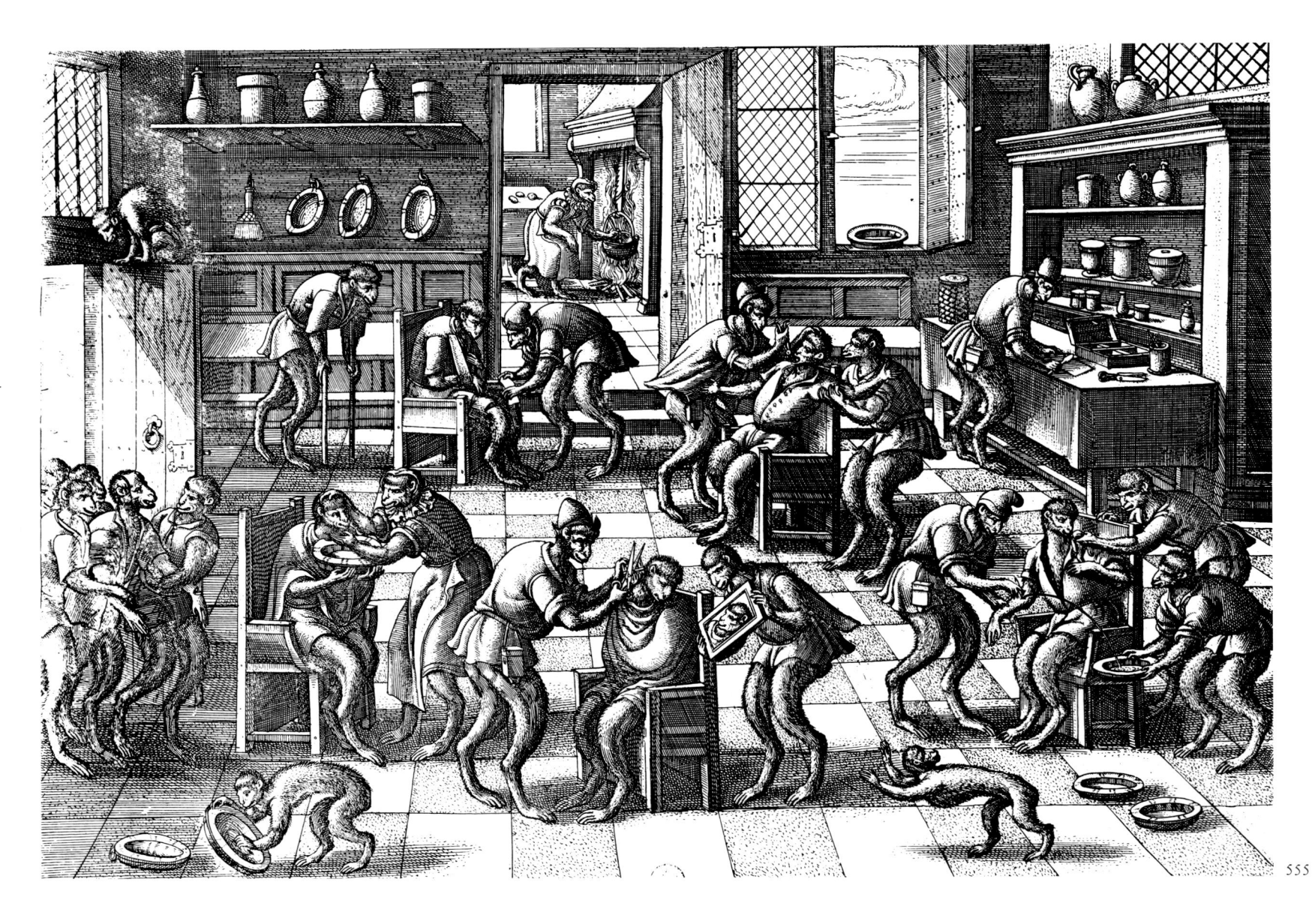

555 Satirischer Stich auf die Heilkunst aus dem 16. Jahrhundert. Er illustriert die Vielfalt der Aufgaben, die sich die Bader angelegen sein ließen: Aderlaß, Zahnziehen, Wundbehandlung u. a. Ms. RF 1 rés., fol. 66, Bibliothèque Nationale, Paris

wenigstens nicht für lange. Meist griff man zu den denkbar einfachsten und direktesten Methoden: Abschneiden oder Ausschneiden. Der arabische Brauch des Ausbrennens an Stelle des Abbindens hielt sich. Komplizierte Verfahren vermied man soweit wie möglich; das Beheben von Hernien und Entfernen von Blasensteinen war ungebräuchlich. Wundnähen (oft mit Menschenhaar als Faden) war bekannt, jedoch selten. Erhebliche Fortschritte machte man indes in der Behandlung von Augenkrankheiten; Staroperationen und der Gebrauch von Brillen verbreiteten sich weiter.

Für uns bleibt medizinische Behandlung im Mittelalter zwar eine bizarre Mischung aus Wissenschaft und Mystik, doch in den Augen zeitgenössischer Beobachter war diese Kombination nicht unbedingt problematisch. Letzten Endes leitete sie sich von einer Neudefinition der klassischen Vorstellung von den Körpersäften her. Es spielte keine große Rolle, wieso ein Körperteil eine gewisse Eigenschaft – oder Substanz – im Übermaß besaß; wichtiger war, das Gleichgewicht wiederherzustellen. Wenn dies eine Beschwörungsformel oder ein Purgativ bewirkte: um so besser, daß es keines durchgreifenderen Mittels bedurfte. Bisweilen allerdings genügte das nicht, und drastischere Methoden waren angebracht. Das volkstümlichste dieser Verfahren stellte die Blutentziehung dar. Wie zu erwarten, verordneten Ärzte zwar den Aderlaß, dachten jedoch selten daran, ihn selber vorzunehmen. Tat dies ein Chirurg, hielt man ihn für ungeeignet zu weiterer Ausbildung über die elementaren Kenntnisse hinaus. Die Chirurgen begannen im Spätmittelalter, sich in zwei Gruppen zu spalten: diejenigen, welche eine bessere Ausbildung hatten, und diejenigen, welche man immer mehr mit den Badern in einen Topf warf. (Wie vielen Geschäften die Bader damals nachgingen, ist für uns nur schwer vorstellbar: nicht bloß Haar- und Bartpflege, auch Zähneziehen, kleinere Operationen, das Einrenken von Gelenken und ähnliches lag in ihren Händen.) In Frankreich war die Unterscheidung zwischen den beiden Arten von Chirurgen nicht nur an der Funktion erkennbar, sondern auch gesetzlich verankert.

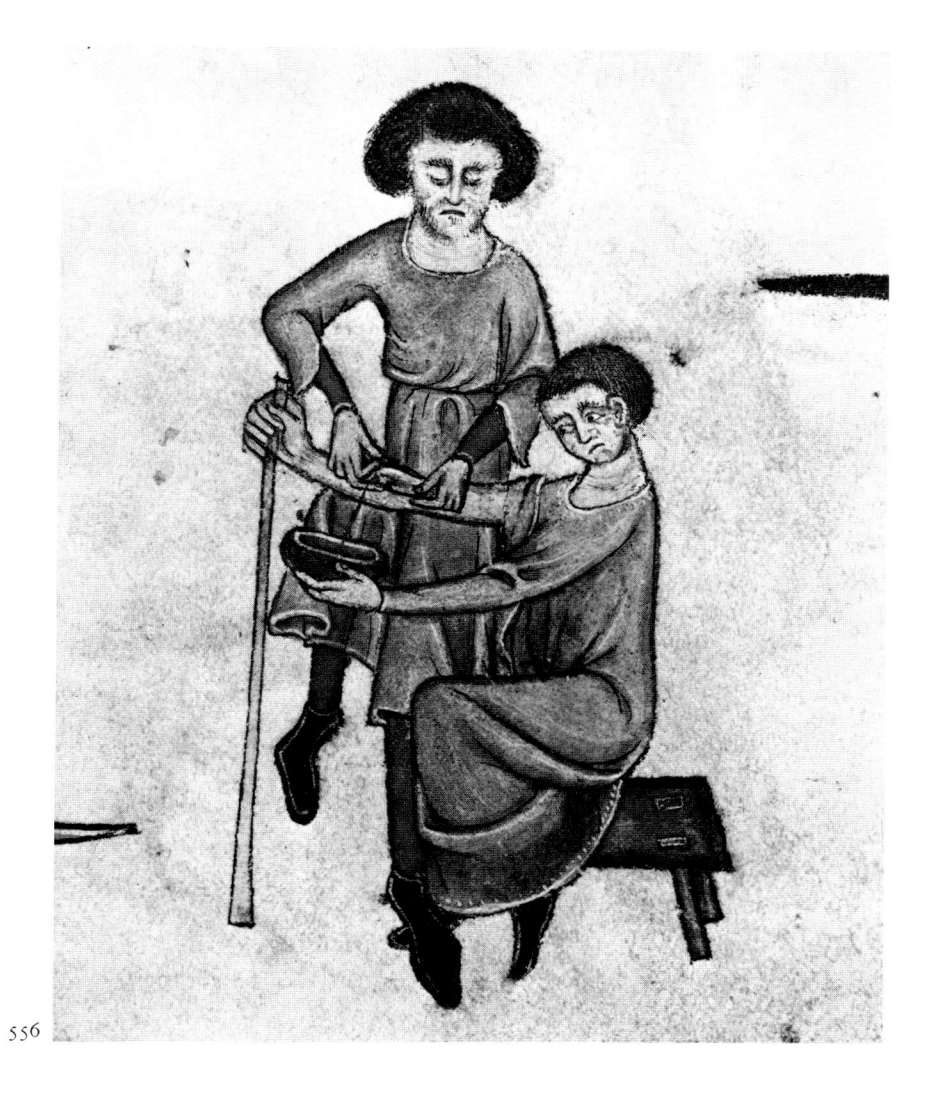

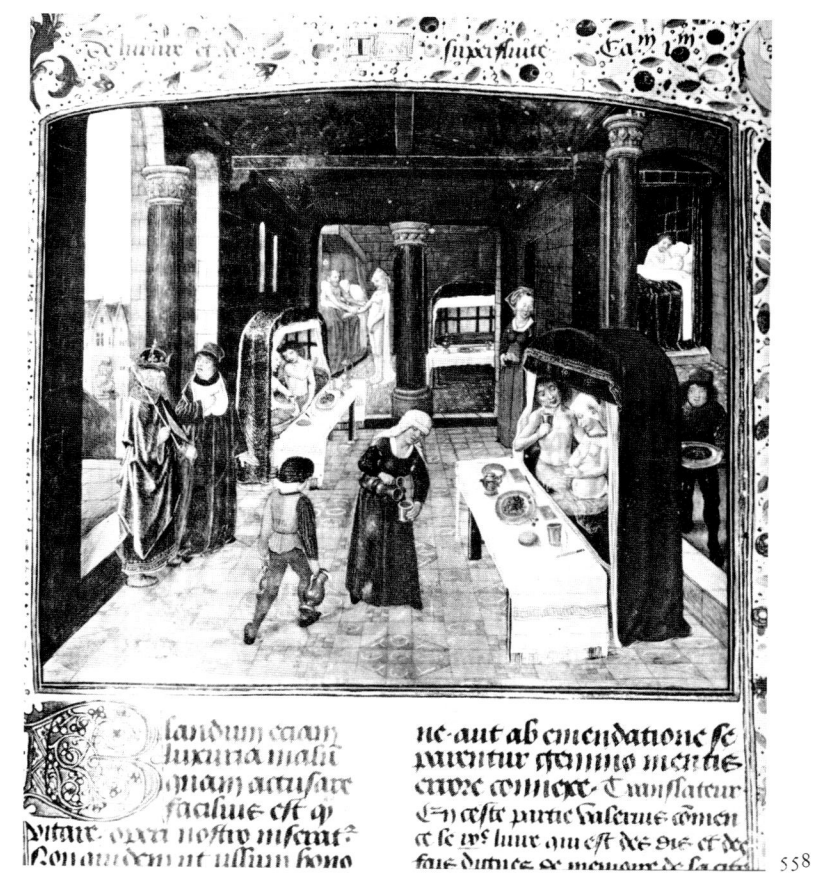

556

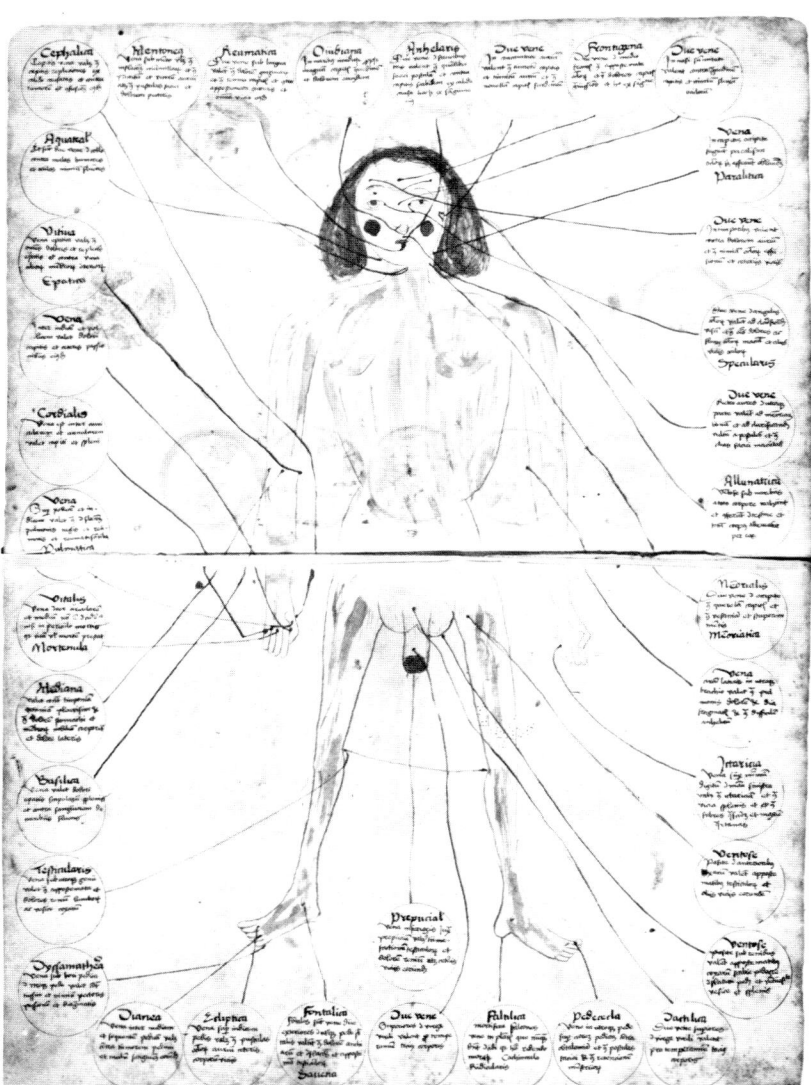

557

556 Illustration aus dem Luttrell-Psalter (1340). Ein Bader-Chirurg läßt einen Kranken zur Ader, der seinen Arm auf die ›Baderstange‹ stützt. Add. Ms. 42130, fol. 61, British Library, London

557 Anatomisch realistische Tafel aus einer Handschrift des 15. Jahrhunderts, auf der die zur Blutentziehung geeigneten Stellen angezeigt sind. Ms. pal. lat. 1709, fols. 44 v. und 45 r., Biblioteca Apostolica Vaticana, Rom

558 Illustration aus *Valerii Maximi factorum dictorumque memorabilium* (15. Jahrhundert). Gemeinsames Baden der Geschlechter in öffentlichen Badstuben war ein Brauch, der zu Exzessen und am Ende zur Schließung solcher Einrichtungen führte. Stadt- und Bezirksbibliothek, Leipzig

558

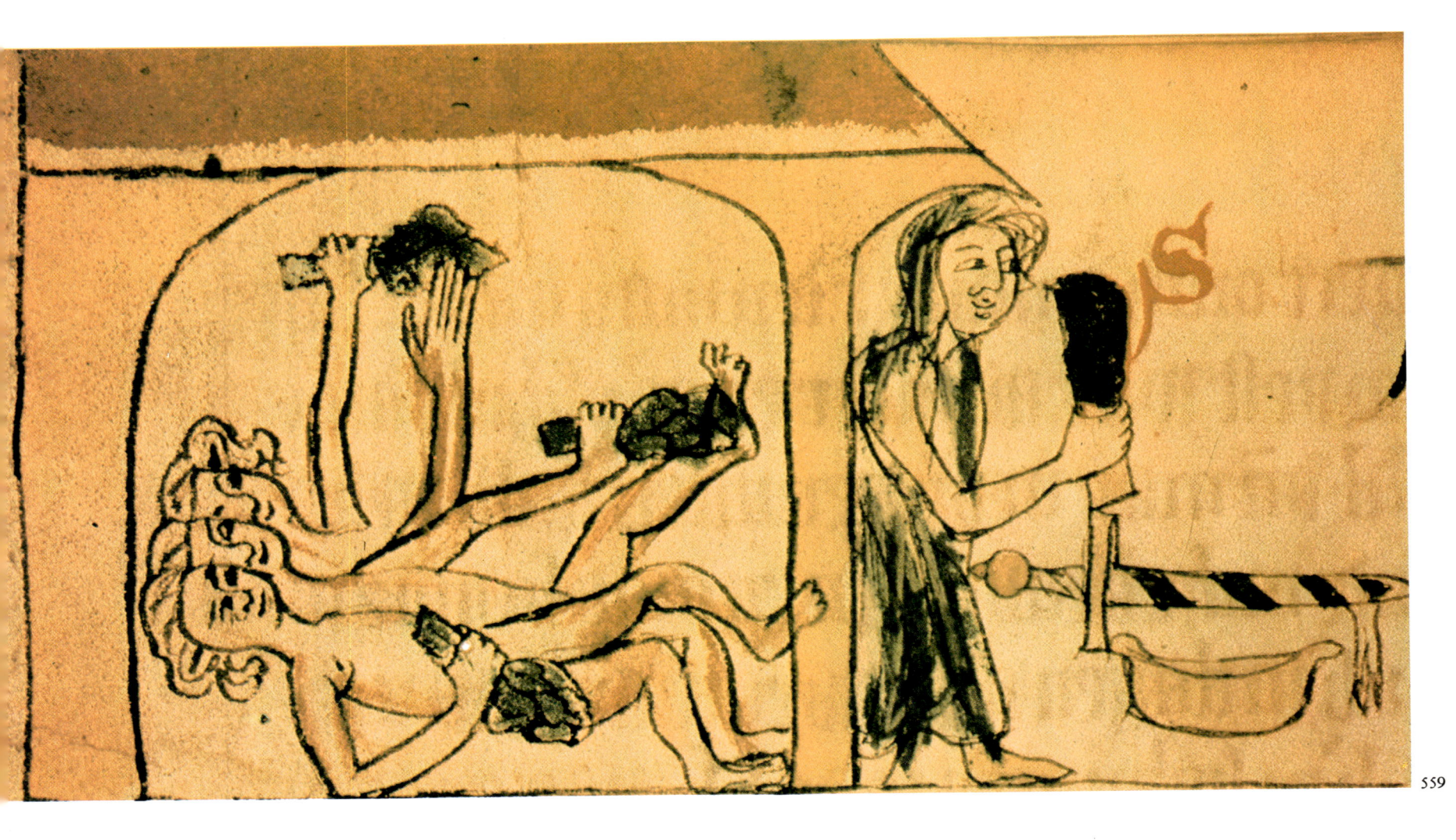

559

559 Miniatur aus dem *Sachsenspiegel* (13. Jahrhundert). Die Badenden massieren sich mit Ruten; der Bader, an seiner Stange erkenntlich, bereitet den Aderlaß vor, der häufig zusammen mit dem Bad vorgenommen wurde. Universitätsbibliothek, Heidelberg

560 Dame, im erwärmten Bad speisend. Holzschnitt aus Hieronymus Brunschwig, *Buch zu Distillieren* (1500). Öffentliche Bibliothek der Universität Basel

561 Die Miniatur aus *De Virtutis Balneorum Puteolanus* von Pietro da Eboli (14. Jahrhundert) zeigt Tafelnde und Badende und preist die Vorzüge der Anlagen zu Pozzuoli. Ms. 1474, fol. 7, Biblioteca Angelica, Rom

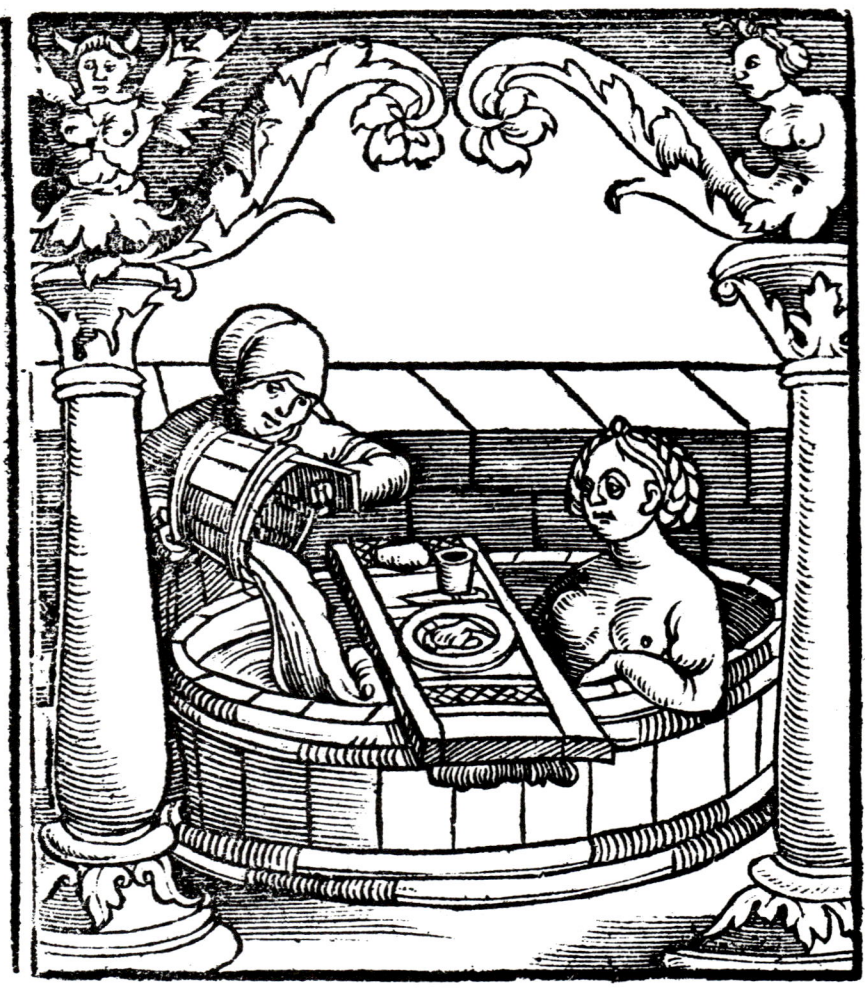

560

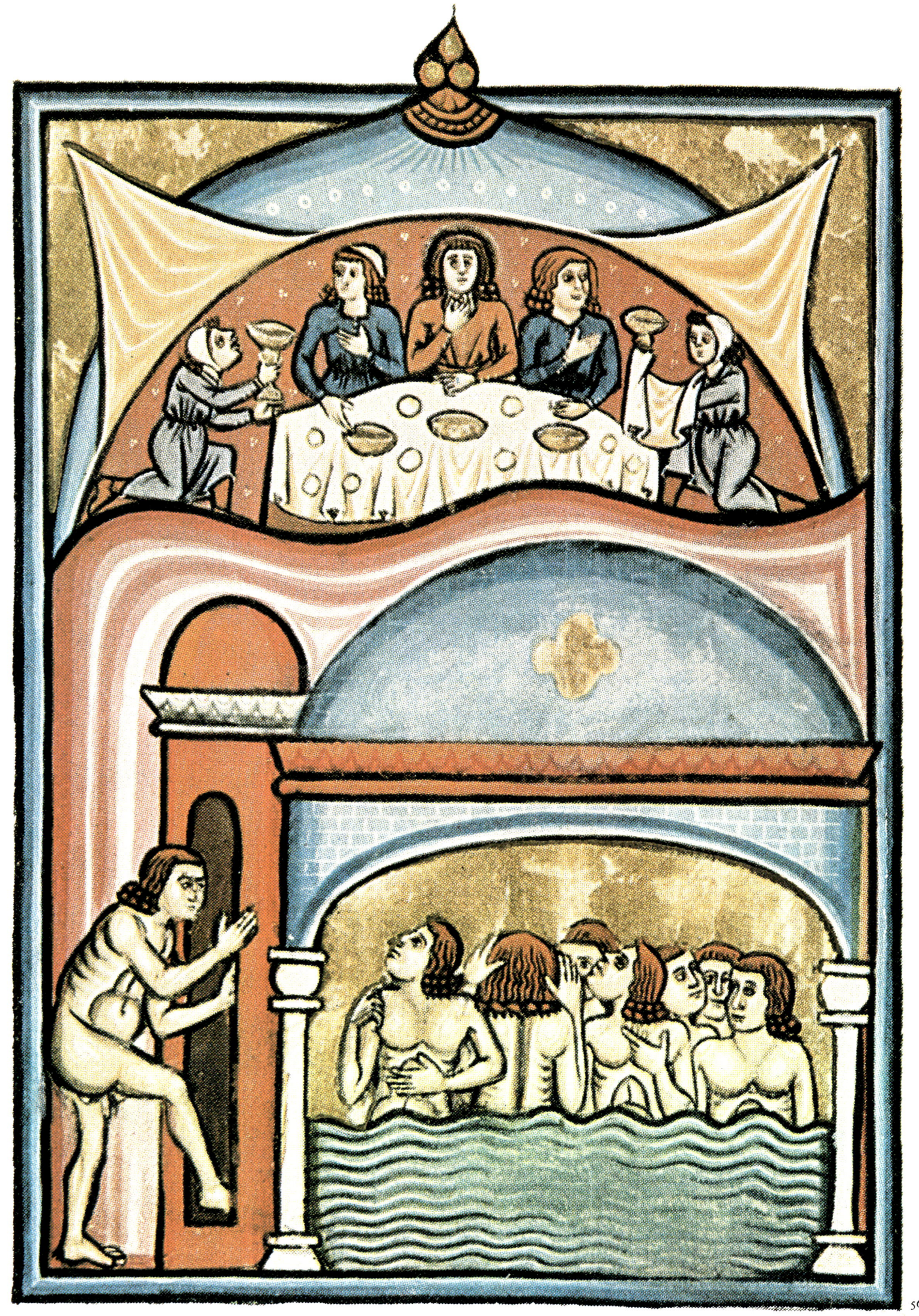

Das 15. und 16. Jahrhundert

Die Renaissance

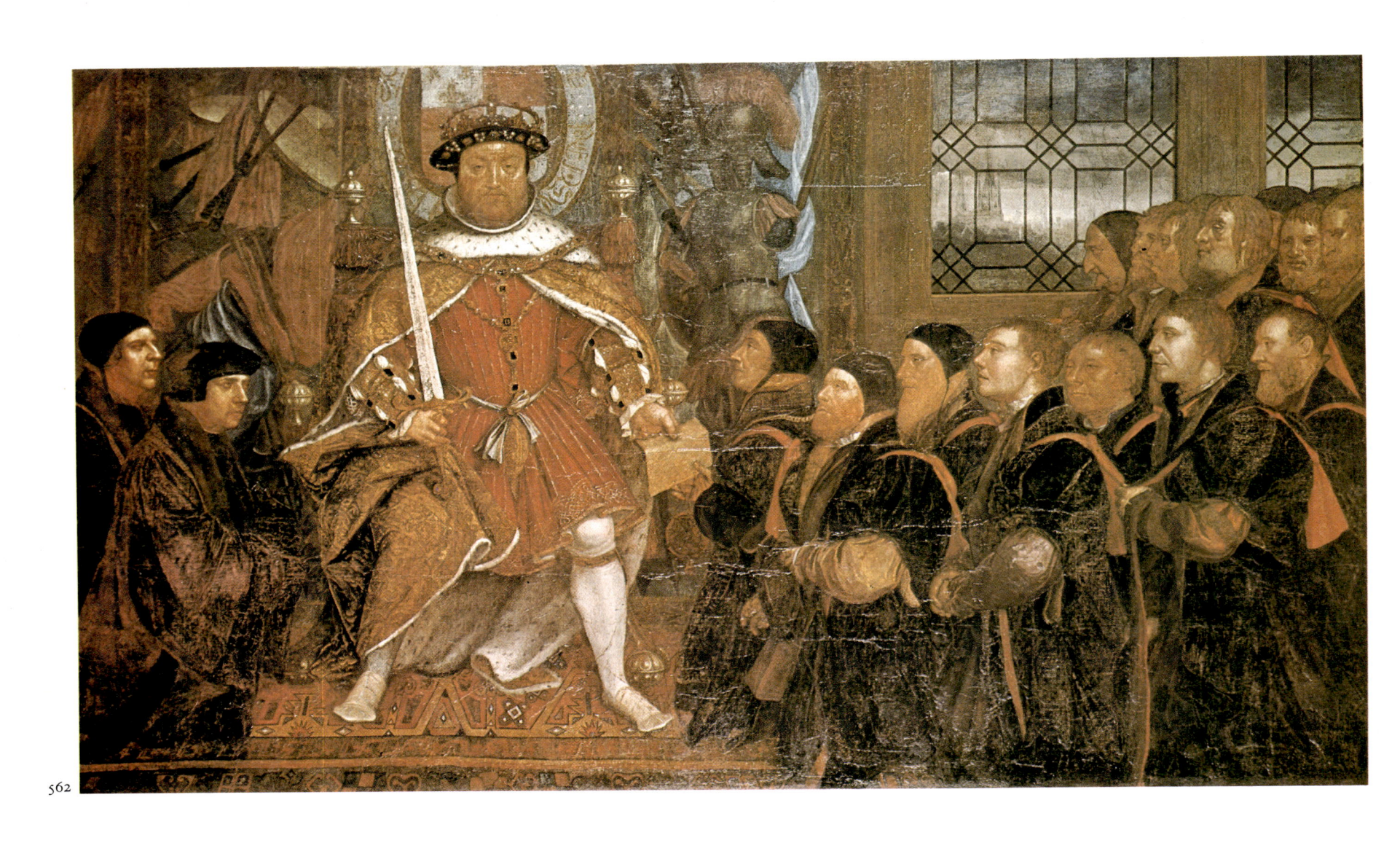

562

Noch während der hoffnungslos finsteren Zeiten des Mittelalters bereiteten sich soziale, wirtschaftliche und kulturelle Entwicklungen vor, die um die Mitte des 15. Jahrhunderts in jene einzigartige Erscheinung münden sollten, die wir als die Renaissance kennzeichnen.

Der Florentiner Maler, Baumeister und Kunstschriftsteller Giorgio Vasari (1511–1574) nannte die Epoche eine *rinàscita* oder Wiedergeburt, weil man weiterhin zu verspüren meinte, daß sie die Haupttriebkraft ihrer Entwicklung aus einer Rückkehr zu den Kulturwerten Roms und Griechenlands bezog. Dieser Rückgriff war deswegen von so großer Bedeutung, weil man die Kultur der Antike durch unmittelbare Anschauung der alten Schriften, der Architektur und der antiken Kunstwerke kennenlernte. Es waren jedoch auch andere Umstände von Bedeutung. Die Erfindung des Buchdrucks mit beweglichen Bleilettern erlaubte die allgemeine Verbreitung von Wissen zu erheblich geringeren Kosten. Die Ausbreitung des Handels im Gefolge der Kreuzzüge und die Entstehung örtlicher Industrien führten zur Schaffung einer Geldwirtschaft, durch die auch kompliziertere privatwirtschaftliche Spekulationen möglich wurden. Die Entdeckung der Schiffahrtswege nach Indien und dem amerikanischen Kontinent eröffnete unverhofft den Zugang in eine zu gewaltiger Größe gewachsene Welt mit immensen Möglichkeiten der Erforschung und Ausbeutung.

Während diese Vorgänge in einem Großteil Europas die sozialen und politischen Spannungen anfangs verstärkten, waren die Voraussetzungen für eine positive Entwicklung in Oberitalien ideal. Das politische Patt zwischen dem Papsttum und den Kaisern des Heiligen Römischen Reiches hatte mehrere, relativ selbständige Stadtstaaten entstehen lassen, deren zunehmend industrielle und merkantile Wirtschaft Handels- und Bankenimperien gebar, die den ganzen Erdteil umfaßten. Dem Fall Konstantinopels an die Türken im Jahre 1453 folgte ein Strom griechischer Flüchtlinge, von denen mehr nach Italien kamen als in jedes andere Land. Die oberitalienischen Universitäten, namentlich Bologna, Padua, Ferrara und Pavia, zogen Studenten und Gelehrte aus ganz Europa an. Der Druck mit beweglichen Lettern war zwar jenseits der Alpen erfunden worden, fand indes in Italien rasch Eingang, und binnen kurzem gehörten die Verlagshäuser von Venedig und Florenz zu den besten des ganzen Kontinents. Diese Konstellation gesellschaftlicher, politischer und wirtschaftlicher Umstände förderte in der zweiten Hälfte des 15. Jahrhunderts in Italien einen wahren Ausbruch geistiger und schöpferischer Tätigkeit, der durch das Auftreten einzelner Männer von hervorstechender, ja überragender Begabung noch an Kraft gewann.

Die humanistischen Mediziner

Die frühesten humanistischen Mediziner lebten zumeist an den oberitalienischen Universitäten oder waren zumindest deren Absolventen. Von daher bezieht der Begriff ›Renaissancemensch‹ seine historische Rechtfertigung: in vielen Fällen waren die ersten ›modernen‹ Ärzte, etwa Kopernikus (1473–1543), ebenso bewandert in Physik wie in Astronomie – zum Teil aufgrund des andauernden Interesses an Magie und Sterndeutung. Besonders nach der Ankunft der griechischen Gelehrten aus Konstantinopel nahm die italienische Philosophie andere, nämlich neuplatonische Züge an, und das aristotelische Denken verfiel. Das übertrug sich unmittelbar auf die Medizin und bedeutete, daß das Studium des Hippokrates und eine unvoreingenommene Betrachtung natürlicher Erscheinungen die Oberhand gewannen, während Galenismus und Scholastik zunehmend in Mißkredit gerieten. Bevor der durch Reformation und Gegenreformation erzeugte Streit dem unbefangenen intellektuellen Diskurs ein Ende bereitete, war die akademische Welt Oberitaliens nicht nur tolerant gegenüber neuen Ideen, sondern auch höchst kosmopolitisch. Nahezu alle bedeutenden Fürstenhöfe und Städte Europas schickten ihre besten Männer zur Aus- und Weiterbildung nach Italien. Dieser Umstand dürfte für den Sieg des Empirismus und (später) des wissenschaftlichen Experimentalismus über die Scholastik ebenso bedeutsam gewesen sein wie der Buchdruck.

Einer der frühen humanistischen Mediziner war Niccolò Leoniceno (1428–1524), der an den Universitäten Padua, Bologna und Ferrara lehrte. Er galt als ›eleganter Lateiner‹, übersetzte die *Aphorismen* des Hippokrates und bearbeitete Galens Schriften. Als er in der *Naturgeschichte* des Plinius rund 500 botanische Irrtümer entdeckte, prangerte er sie, der zeitgenössischen Tradition der humanistischen Philosophie die Treue kündigend, öffentlich an. Daß die frühen Humanisten sich durch seine Behauptung, der große alte Mann der Antike könne sich geirrt haben, bedroht fühlten,

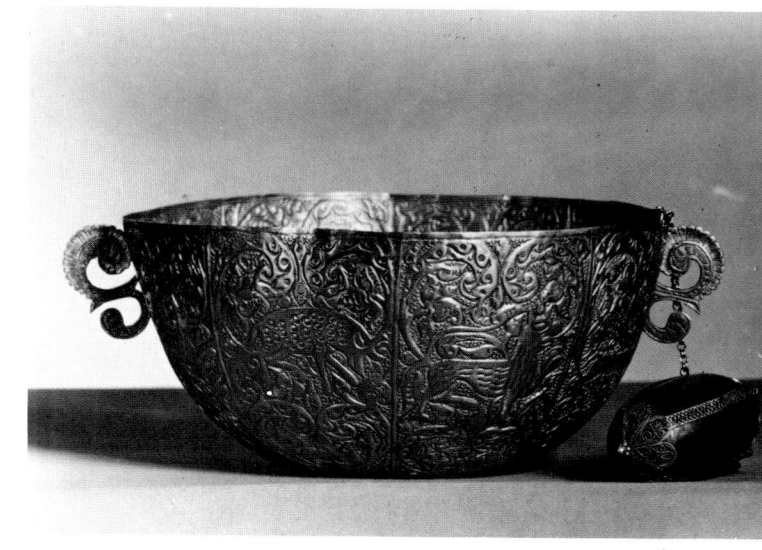

563

562 *Henry VIII. verleiht 1540 der Barbier- und Chirurgengilde in London einen Freibrief,* von Hans Holbein dem Jüngeren. Die Körperschaft, deren Vertreter hier als die ›Meister und Vorsteher der Zunft und Gemeinschaft der Bader und Chirurgen zu London‹ zusammengerufen wurden, bildete später das Königliche Chirurgische Kolleg von England. Royal College of Surgeons of England, London

563 Goldenes Becken mit eingefaßtem Bezoar (Portugal, 16. Jahrhundert), ursprünglich im Habsburgerschatz. Der ›Ziegenstein‹ wurde wegen seiner magischen Eigenschaften und Heilkräfte hoch geschätzt. Kunsthistorisches Museum, Wien

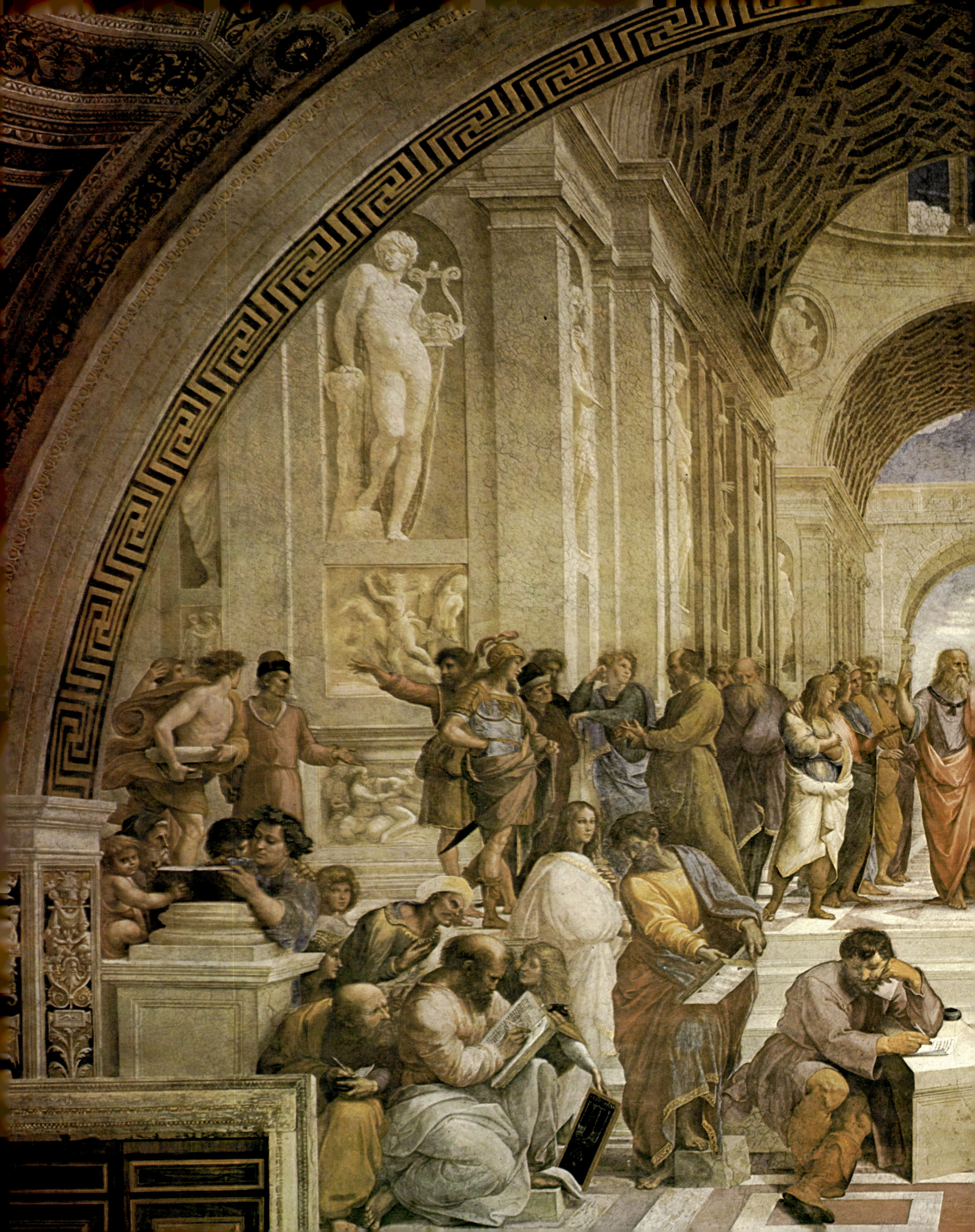

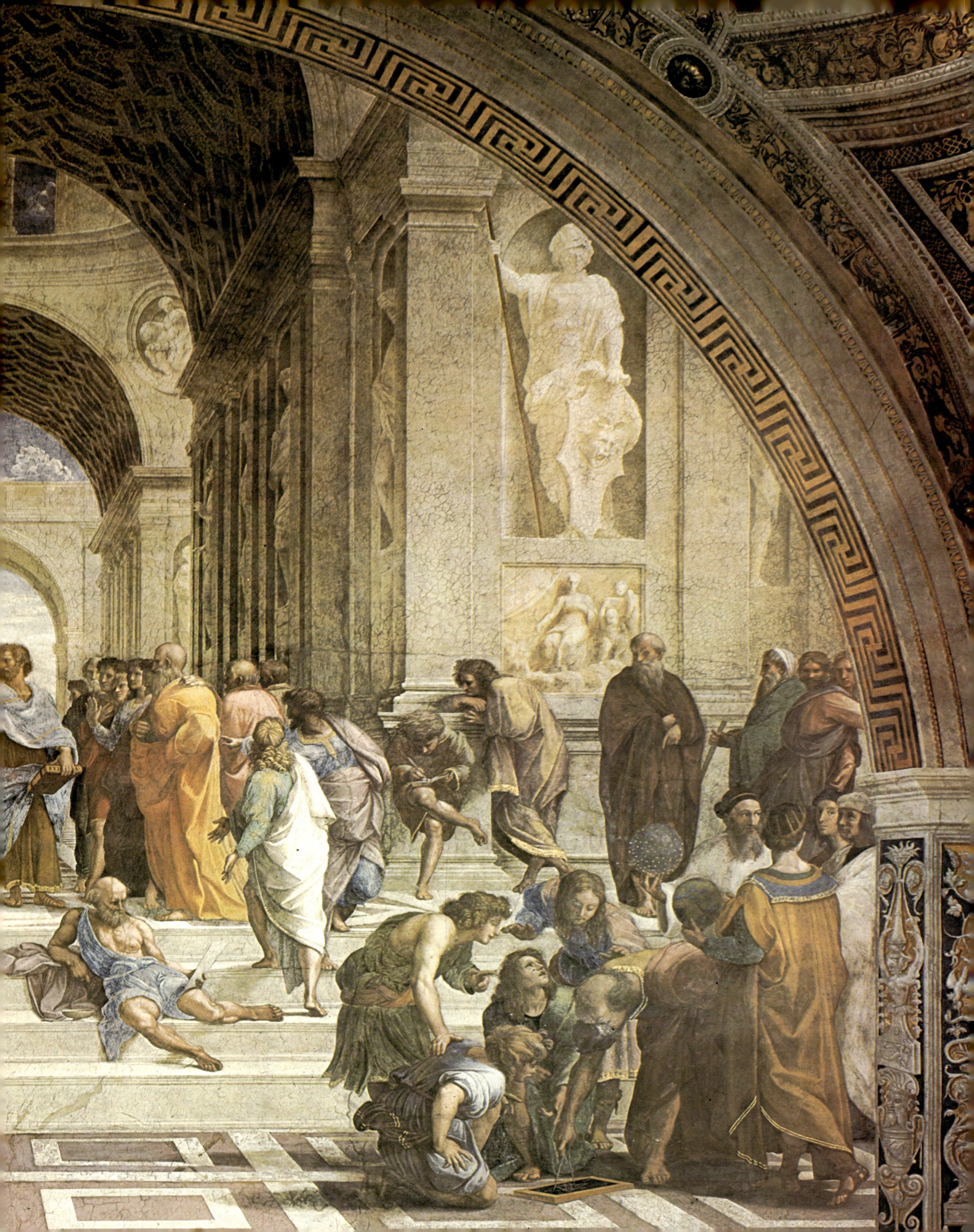

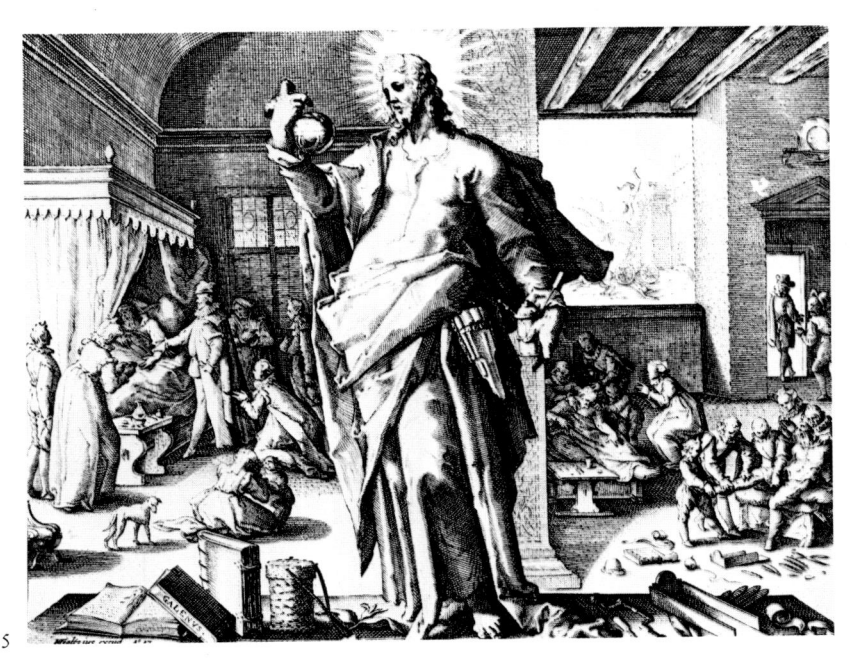

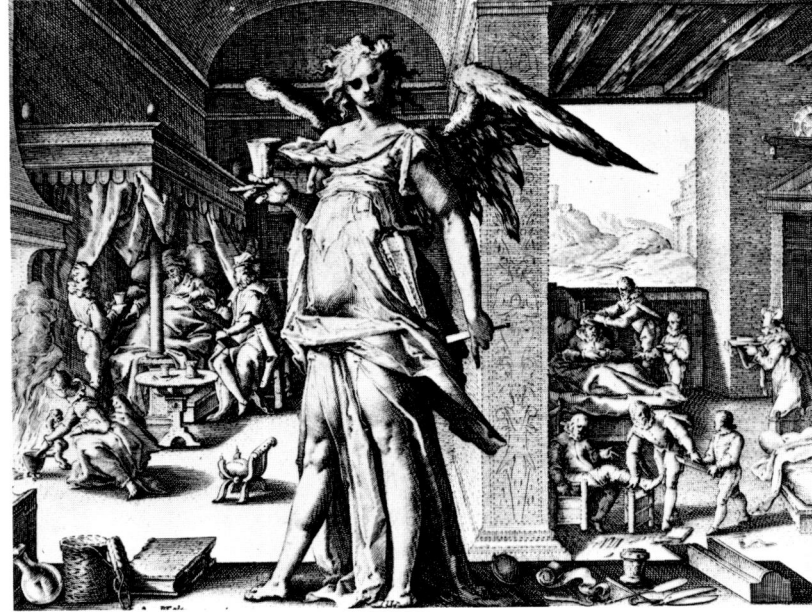

565

566

564 *Vorangehende Doppelseite:* Raffaels Fresko *Die Schule von Athen* (1510–11) war Ausdruck der bemerkenswerten geistigen und künstlerischen Bewegung der Renaissance in Italien. In der idealisierten Philosophengruppe erblickt man Sokrates, Platon, Aristoteles, Zarathustra, Ptolemäus, Euklid, Anaxagoras, Heraklit und Epikur. Vatikan, Rom

565–568 Stichfolge *Allegorie des medizinischen Berufes* aus der Schule des Hendrik Goltzius. Der Arzt erschien dem Kranken, solange er Heilung suchte, als Gott, dem Genesenen hingegen als Teufel, der Lohn für seine Arbeit begehrt. Smith, Kline, and French Collection, Philadelphia Museum of Art

569 Wie diese Sternbilderdarstellung aus *Fasciculus Medicinae* (1522) des Johannes de Ketham zeigt, war die Astrologie in der Renaissance noch immer eng mit Heilkunst und Behandlungserfolg verbunden. Biblioteca Casanatense, Rom

570 Mitgefühl und Hilfsbereitschaft wurde vom Arzt seit biblischen Zeiten erwartet, wie in dem Stich *Beistand den Kranken* von Crispin de Passe dem Älteren zu sehen ist. Smith, Kline, and French Collection, Philadelphia Museum of Art

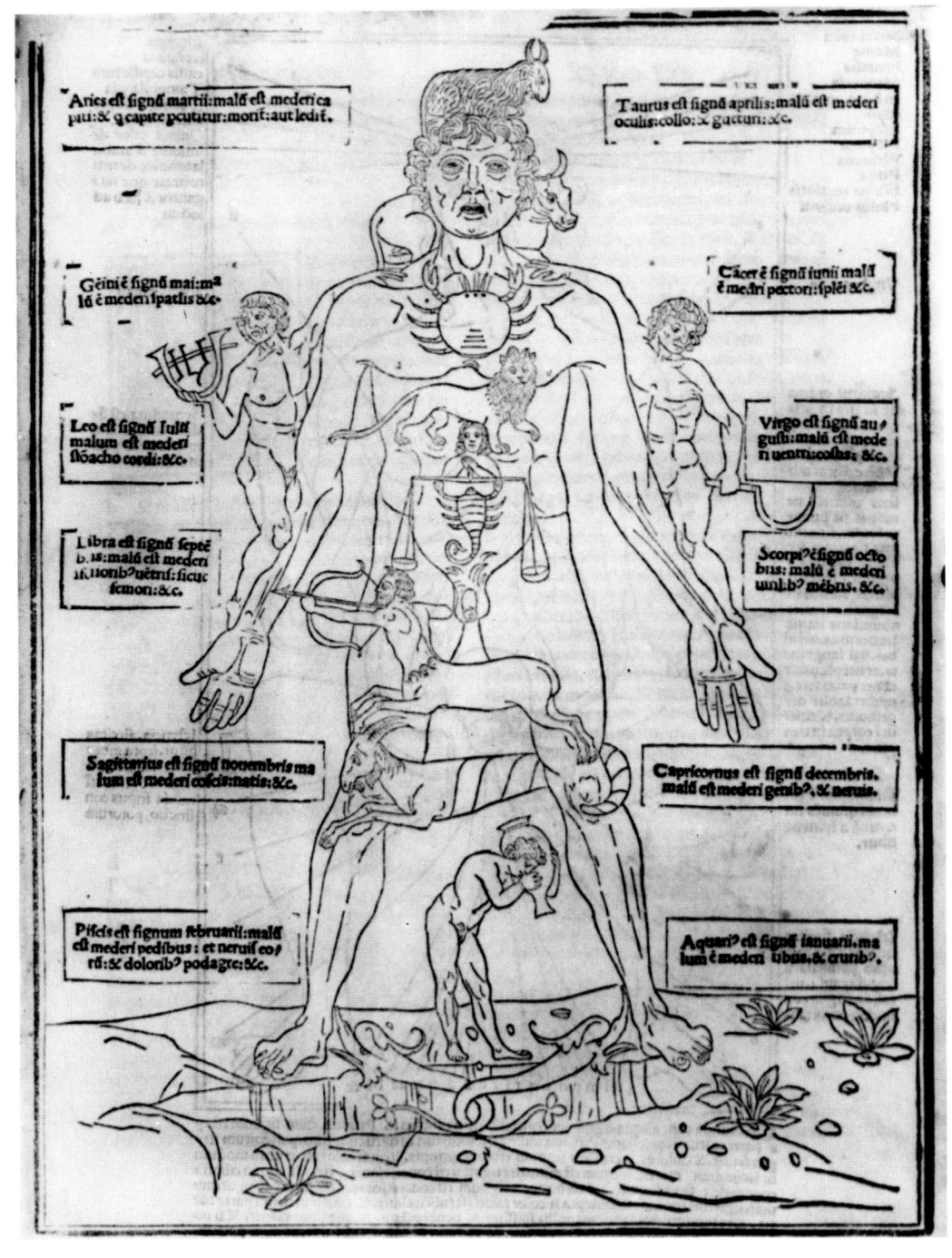

569

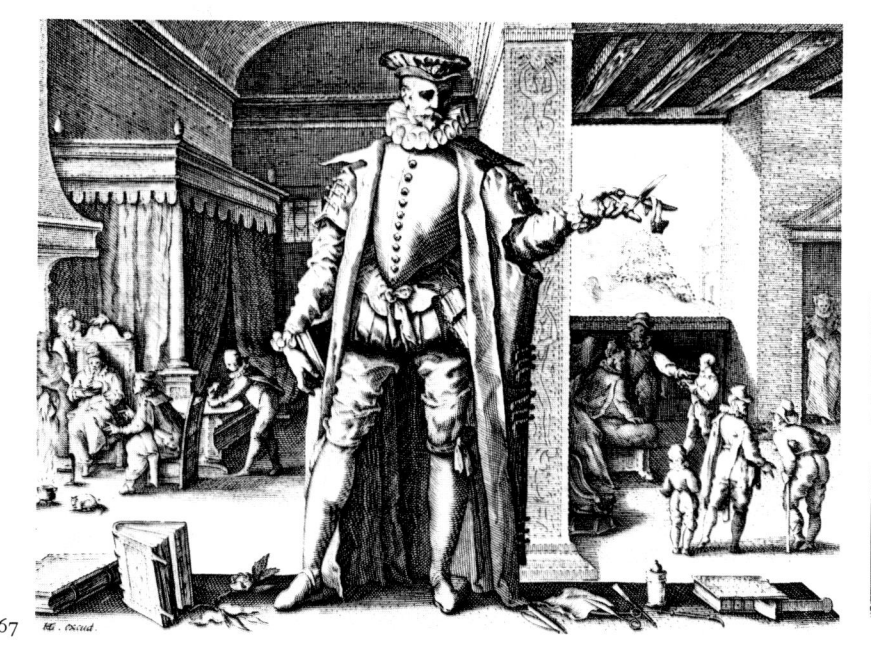

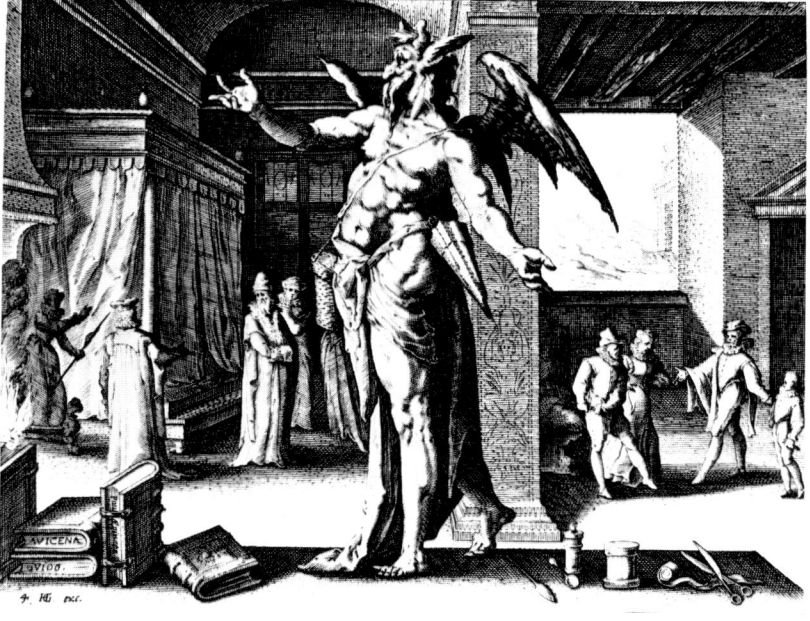

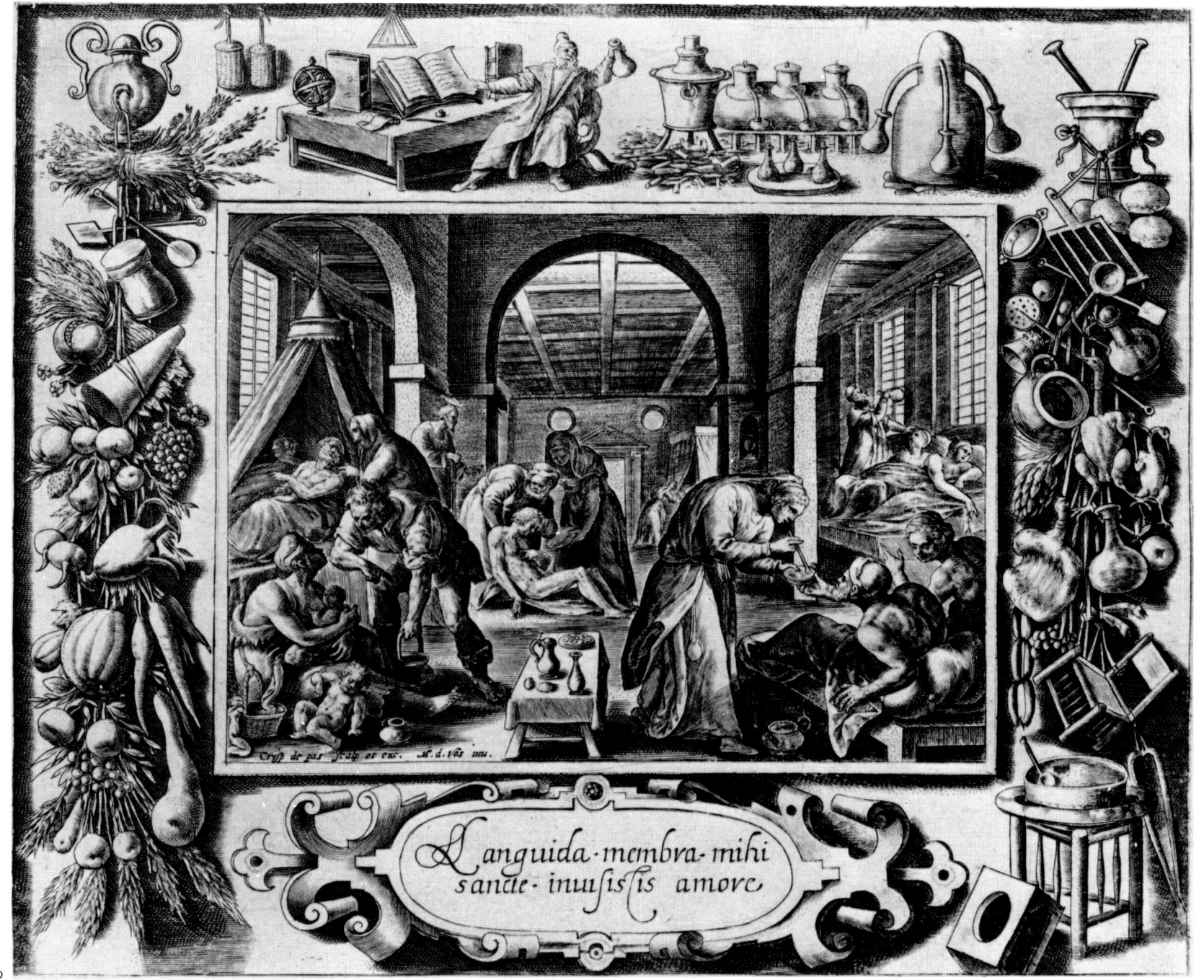

Languida membra mihi
sancte inuisistis amore

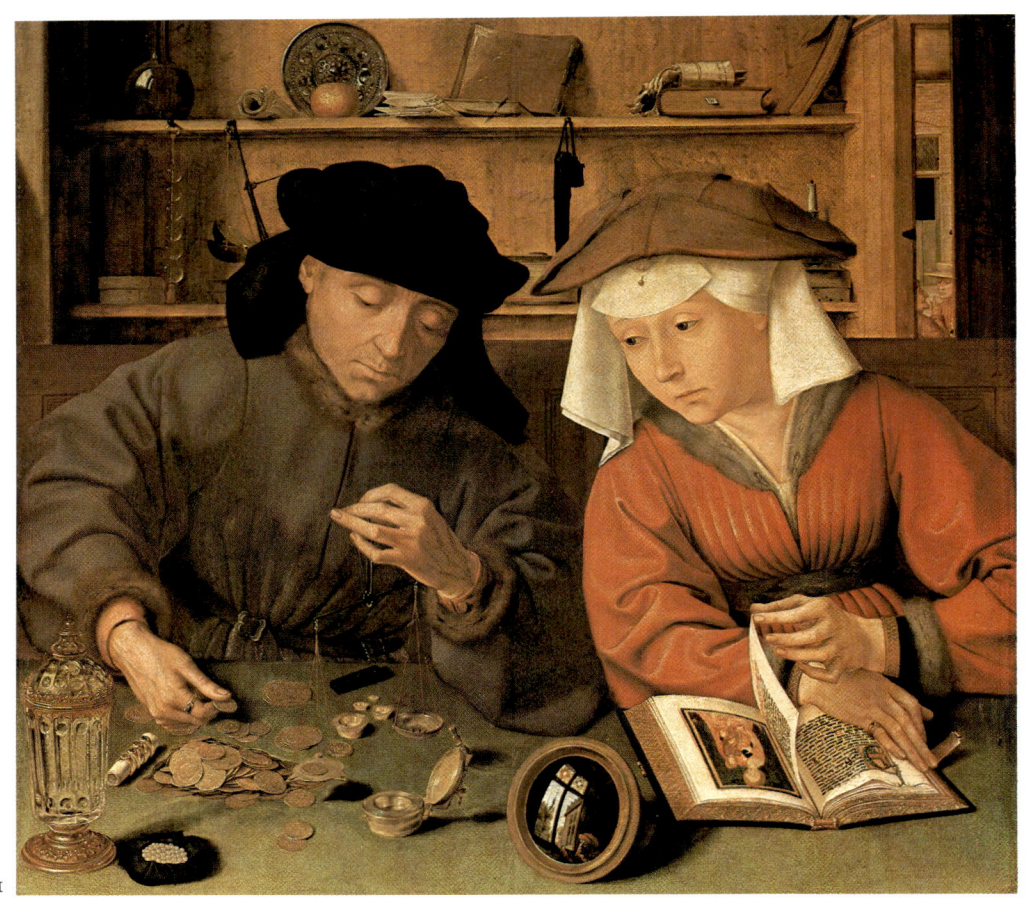

571

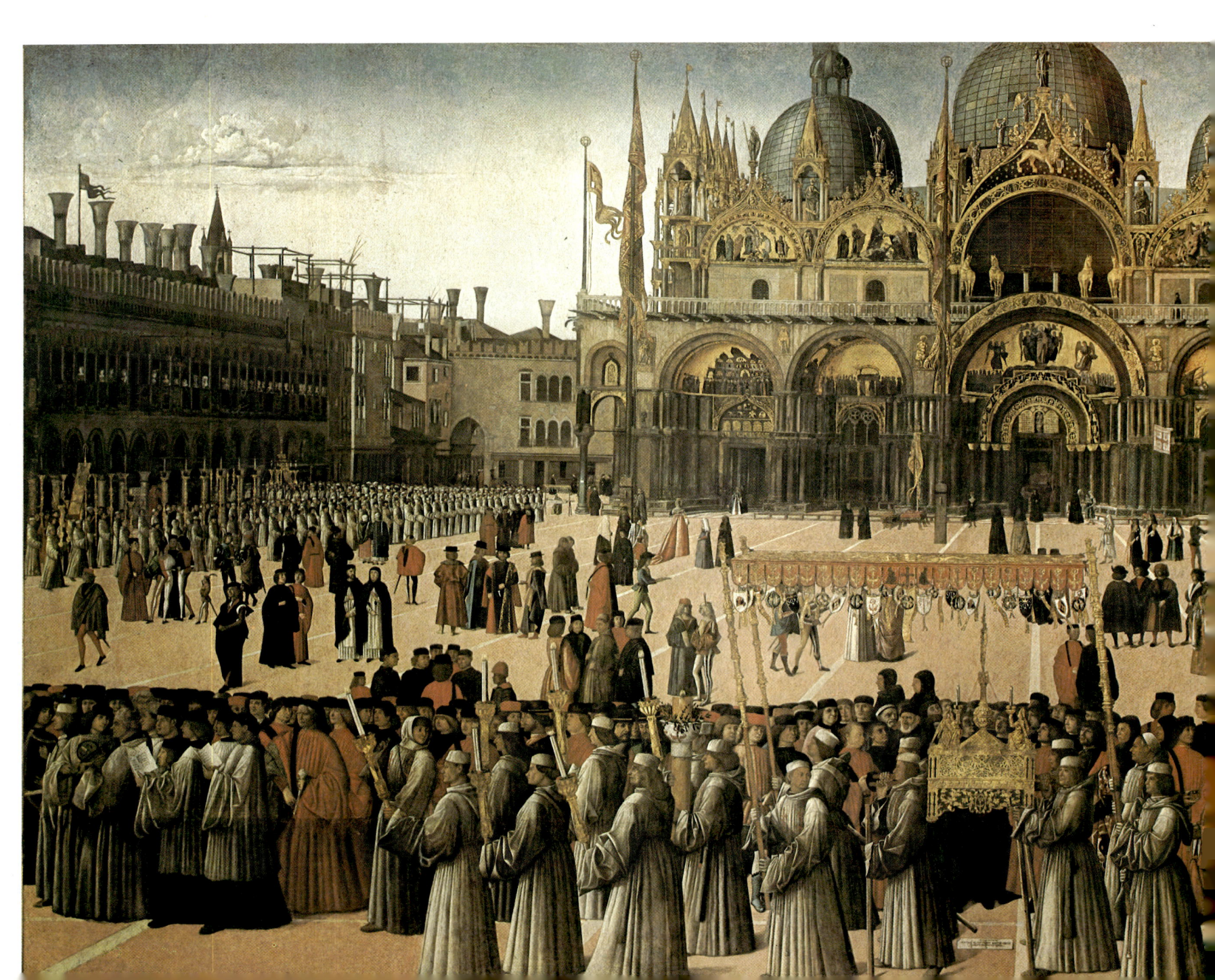

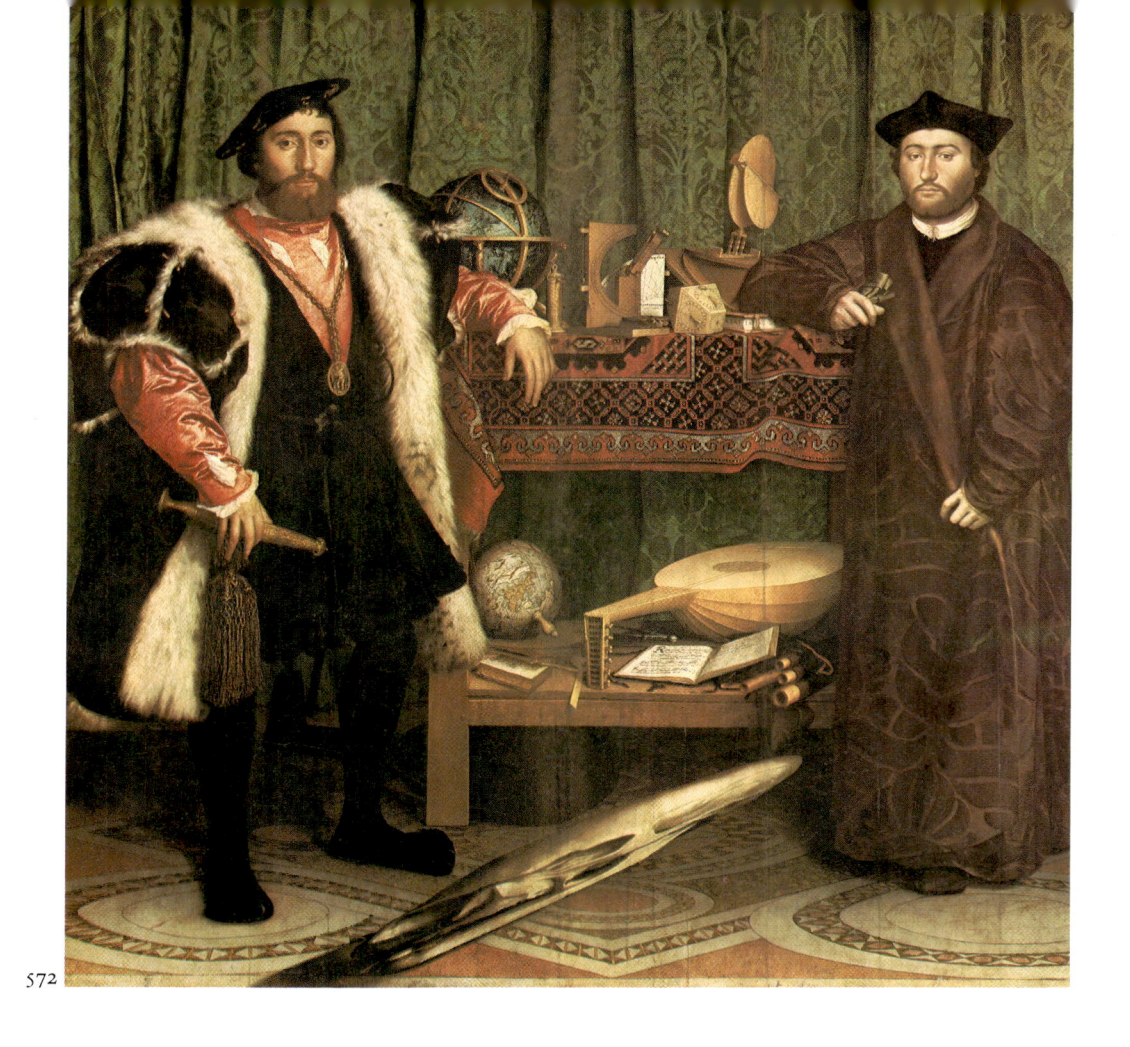

572

571 Das Aufblühen des Handels durch die Erschließung neuer Verkehrswege und die Entdeckung Amerikas ließen eine Geldwirtschaft entstehen – von Quentin Metsys in *Der Geldwechsler und sein Weib* (1514) ins Bild gesetzt – und förderten den Austausch von Wissen. Louvre, Paris

572 Pracht, Reichtum und geistigen Glanz Venedigs im späten 15. Jahrhundert stellt Gentile Bellinis Gemälde einer Prozession auf dem Markusplatz dar. Gallerie dell' Accademia, Venedig

573 Den Umstand, daß die Verbreitung wissenschaftlicher Kenntnisse sich durch die Erfindung des Buchdrucks mit beweglichen Lettern beschleunigte und Austausch zwischen den Kulturen häufiger wurde, exemplifiziert das Bild *Die beiden Gesandten* (1533) von Hans Holbein dem Jüngeren. National Gallery, London

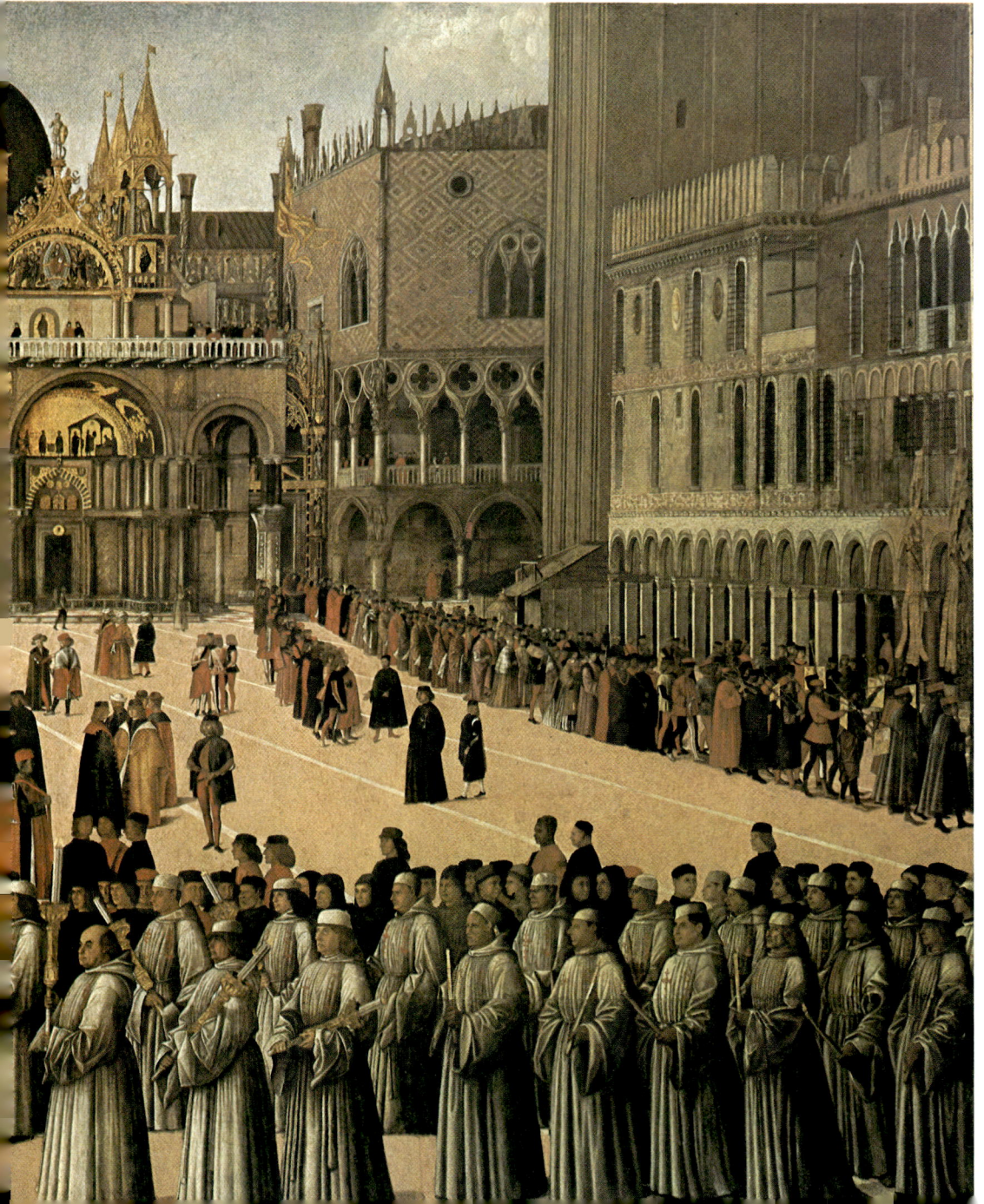

573

beweist nur, wie viele Eigenheiten des mittelalterlichen Denkens das Mittelalter überlebten.

Auch Thomas Linacre (1460?–1524) gehörte zu dem Kreis der Philologen der Frührenaissance. Er war in Padua und Oxford ausgebildet worden und wurde später Arzt der englischen Könige Heinrich VII. und Heinrich VIII. Seinen lateinischen Übersetzungen von Galens Abhandlungen über natürliche Anlagen, Temperamente, Hygiene, Therapeutik, Symptomenlehre und den Puls ist es zu verdanken, daß sich in England abermals ein Bewußtsein von der Bedeutung kritischen und *genauen* Lesens der alten Quellen ausbildete. In seinem Heimatland trug ihm dies den Titel »Wiederhersteller der Gelehrsamkeit« ein.

Theophrastus Bombastus von Hohenheim (1493–1541), auch Paracelsus genannt, scheute weder vor der Herausforderung der Alten noch der Einführung chemischer Therapeutik zurück. Er stammte aus der Nähe von Zürich, erwarb den Doktorgrad bei Leoniceno in Ferrara und entwickelte eine starke Neigung zu Alchimie, Astrologie und Okkultismus. Paracelsus war ein Verehrer des Hippokrates und ein ruheloser Geist. Abgesehen von kurzen Aufenthalten in Freiburg, Straßburg und Basel, wo ihm mehrere aufsehenerregende Heilerfolge beträchtlichen Ruhm eintrugen, zog er kreuz und quer durch Deutschland, ständig im Streit mit den Koryphäen, denen er blinden und totalen Glauben an die Klassiker vorwarf. Er brach radikal mit der Überlieferung, indem er statt auf lateinisch in der Landessprache lehrte. Noch revolutionärer war sein wachsender Hang, die antiken Gelehrten (samt ihren Anhängern) unnachgiebig feindseliger Kritik auszusetzen. Im gleichen Maße, in dem er die Autoritäten gegen sich aufbrachte, scharte er die Jungen und die Studenten um sich. Sein Interesse an der Alchimie nahm er ernst; indem er es in die Krankenbehandlung einbrachte, erwarb er sich – trotz seines begrenzten pharmazeutischen Arsenals und einer höchst mittelalterlichen Pathophysiologie, derzufolge Krankheiten durch Einflüsse der Sterne und Planeten auf den »Astralleib« des Menschen hervorgerufen würden – den Namen eines »Vaters der Pharmakologie«.

Jean Fernel (1497–1588), in Paris ausgebildet, ist ein Beispiel dafür, daß nicht der gesamte medizinische Fortschritt in der Renaissance allein Oberitalien zu verdanken war. Fernel verbrachte einen großen Teil seiner Zeit – ein wenig unwillig – mit der Behandlung der königlichen Familie, verfaßte aber gleichzeitig ein meisterhaftes Werk mit dem Titel *Eine universale Medizin*, worin er erstmals das Studium der Heilkunst in die heute gebräuchlichen Disziplinen Physiologie (die Normalfunktionen des Körpers), Pathologie (die anomalen Funktionen) und Therapeutik (Maßnahmen zur Heilung derselben) einteilte. Er beteiligte sich auch an der Debatte darüber, ob Syphilis und Gonorrhö verschiedene Erkrankungen seien oder zwei Formen derselben Krankheit. Die Syphilis war höchstwahrscheinlich schon seit Vorzeiten in Europa zuweilen vorgekommen, als Seuche jedoch in größerem Umfang zuerst unter den Seeleuten aufgetreten, die mit Kolumbus von seiner ersten Reise in die Neue Welt heimgekehrt waren. Von da übertrug die Krankheit sich auf die spanischen Soldaten, die für den König von Neapel kämpften, und ergriff schließlich die französischen Truppen Karls VIII., die Neapel nach dreiwöchiger Belagerung zur Kapitulation zwangen. Als Karls Armee sich nach Norden zurückzog, überflutete die Seuche die italienische Halbinsel und war bald als *morbo gallico*, die Französische Krankheit, bekannt. Girolamo Fracastoro aus Verona (1493–1553), der außer Arzt auch Dichter, Altertumswissenschaftler, Physiker, Geologe, Astronom und Pathologe war, erlangte Berühmtheit durch sein lateinisches, stark an Ovid angelehntes Gedicht *Syphilis sive Morbus Gallicus* (1530), das nicht nur der ›Französischen Krankheit‹ ihren volkstümlichen Namen gab, sondern auch suggerierte, sie breite sich als Geschlechtskrankheit aus. Mit bemerkenswerter Deutlichkeit legte Fracastoros spätere Abhandlung *De Contagione* (1546) die moderne Theorie der Infektion durch unsichtbare Keime dar, die er *seminaria* nannte, jedoch nicht als lebende Organismen ansah. Während die beiden venerischen Krankheiten Syphilis und Gonorrhö in Europa weiter um sich griffen, wandte man ihrer Natur und Ursache, aber auch ihrer Behandlung starke Aufmerksamkeit zu. Daß die Alten diese beiden Übel unbeachtet gelassen hatten, machte stutzig; es bedeutete, daß es gewichtige Dinge gab, die den maßgebenden Gelehrten der Antike entgangen waren und die daher selbständiges Denken erforderten. Fernel verkündete als erster, Tripper und Lues seien zwei ganz verschiedene Krankheiten, denen allein die Übertragungsweise gemeinsam sei.

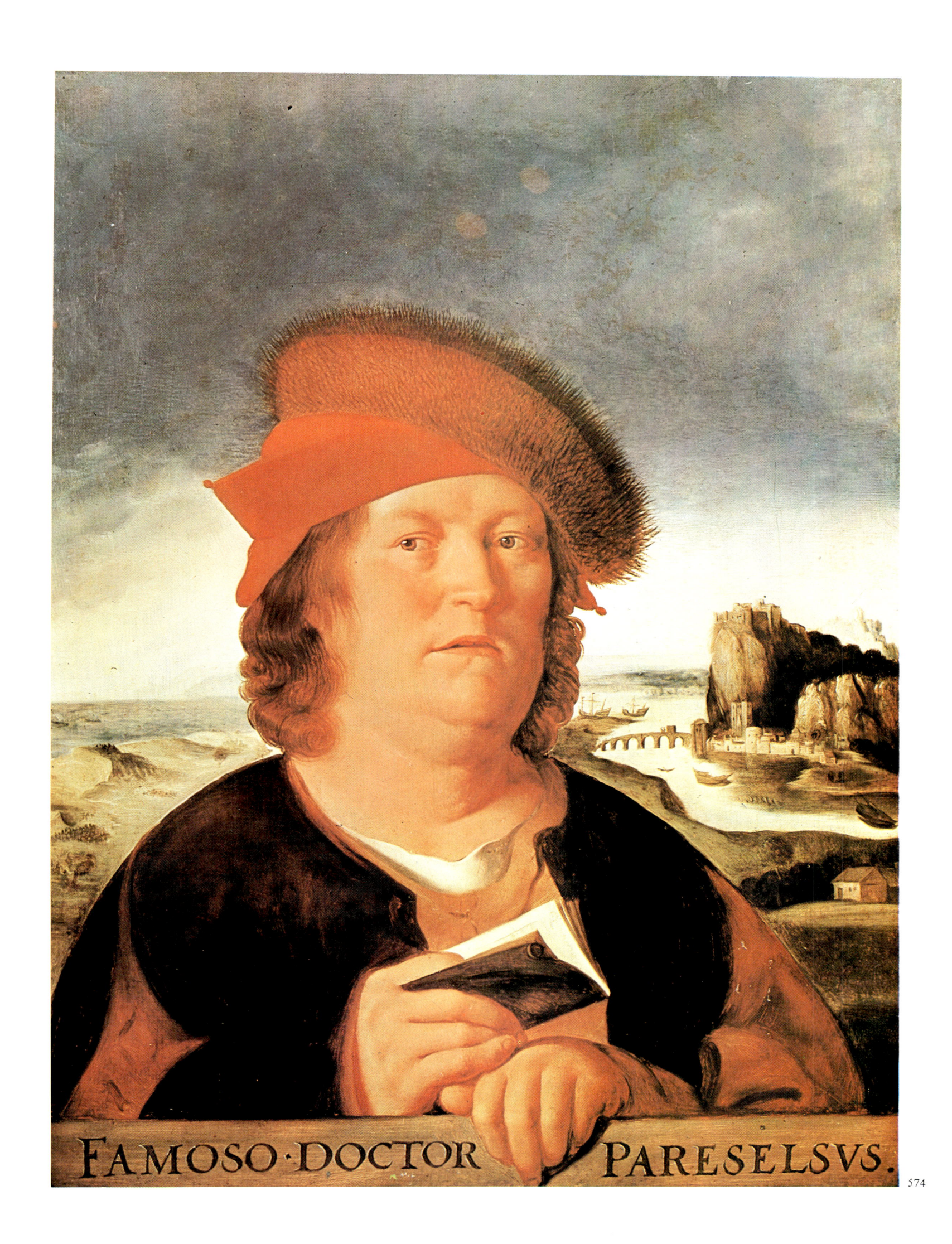

FAMOSO·DOCTOR PARESELSVS.

574

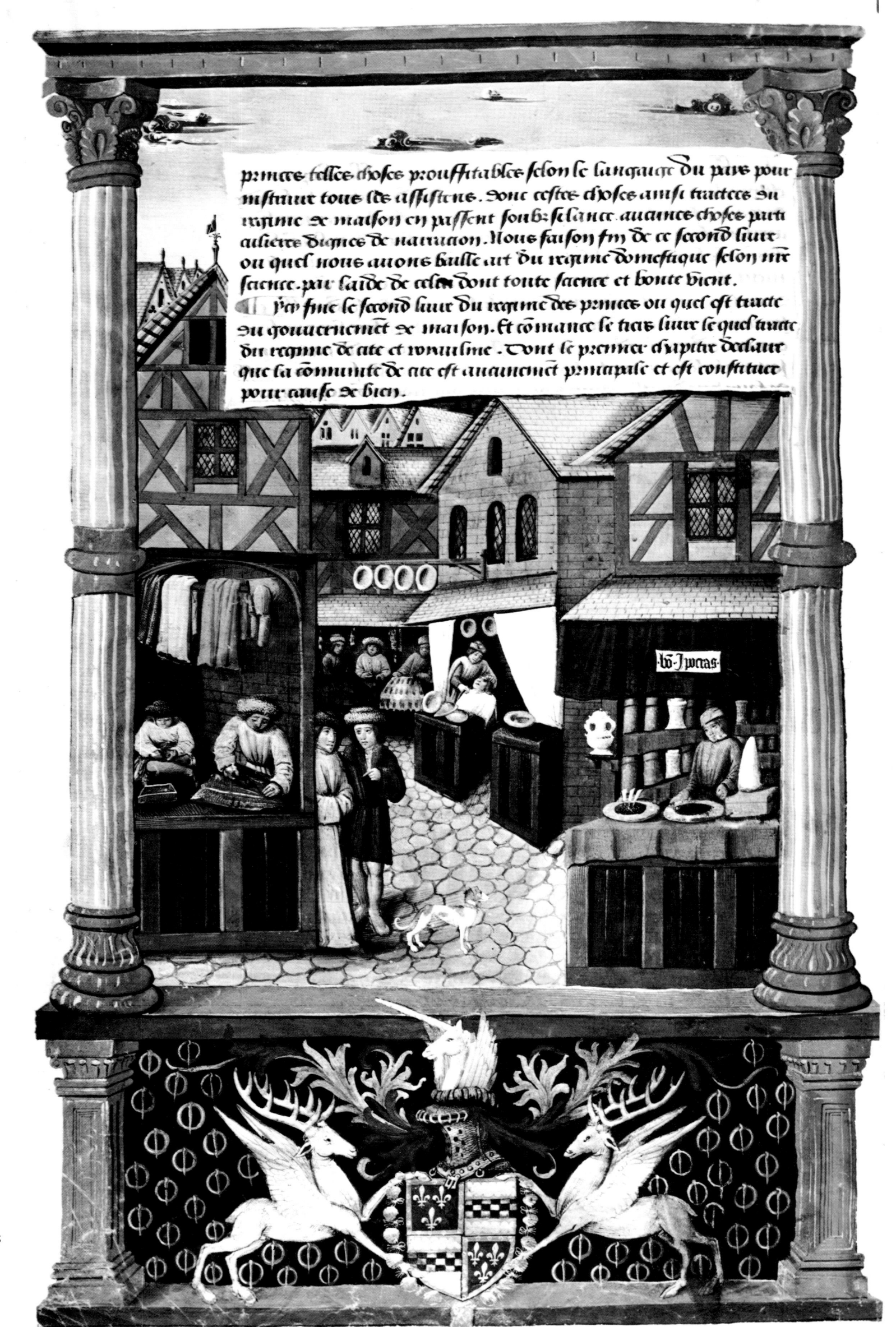

primee telles choses proufitables selon le langaige du pais pour
instruire toute les assistens. Donc cestes choses ainsi tractees en
regime de maison en passent soubz silence. auluines choses parti
culieres dignes de narration. Nous faison fin de ce second liure
ou quel nous auons baille art du regime domestique selon nre
saence. par laide de celluy dont toute saence et bonte vient.

Icy fine le second liure du regime des princes ou quel est tracte
du gouuernement de maison. Et comence le tiers liure le quel tracte
du regime de cite et comulisme. Dont le premier chapitre declaire
que la comunite de cite est auluinement principale et est constituee
pour cause de bien.

575

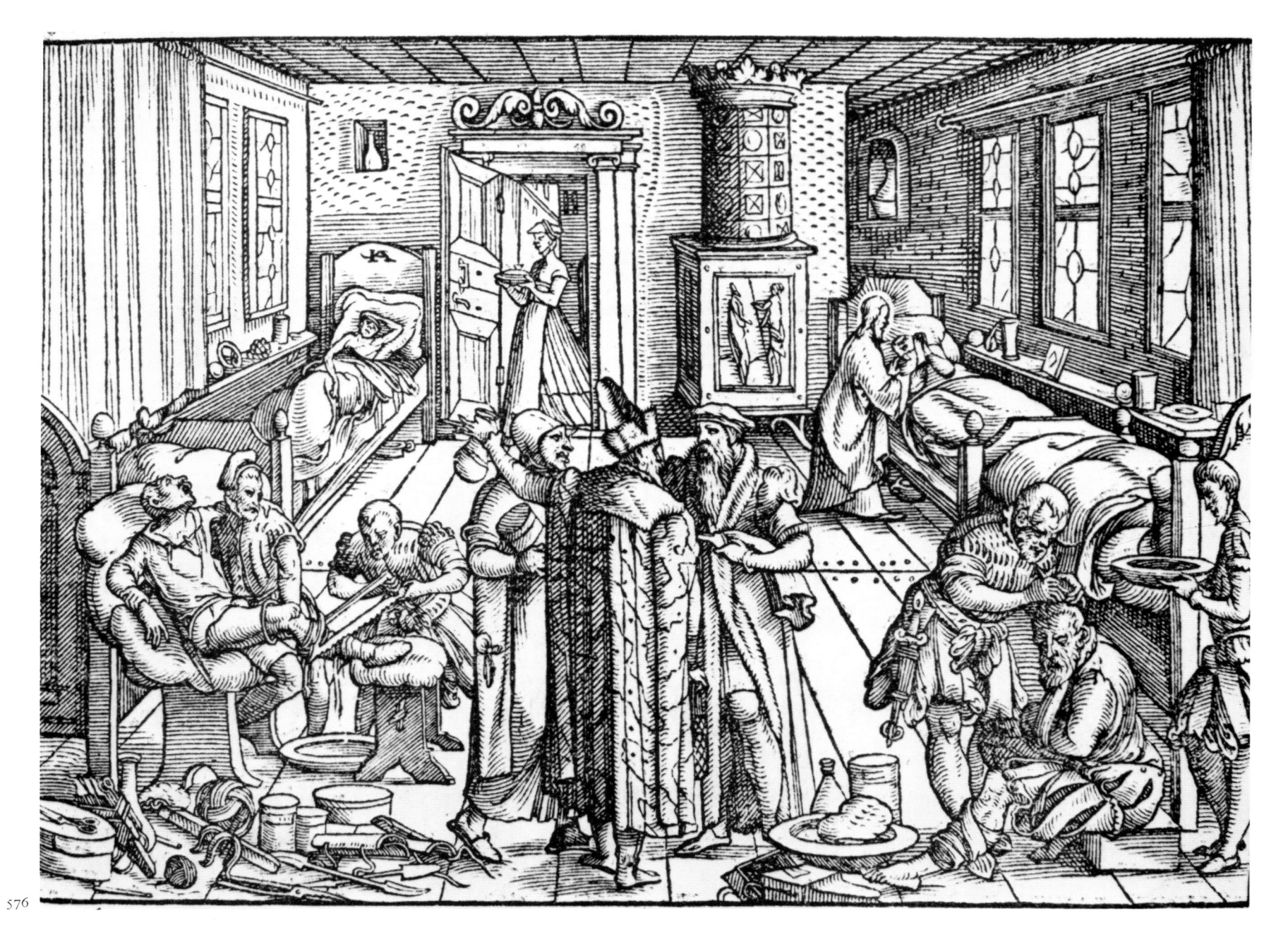

576

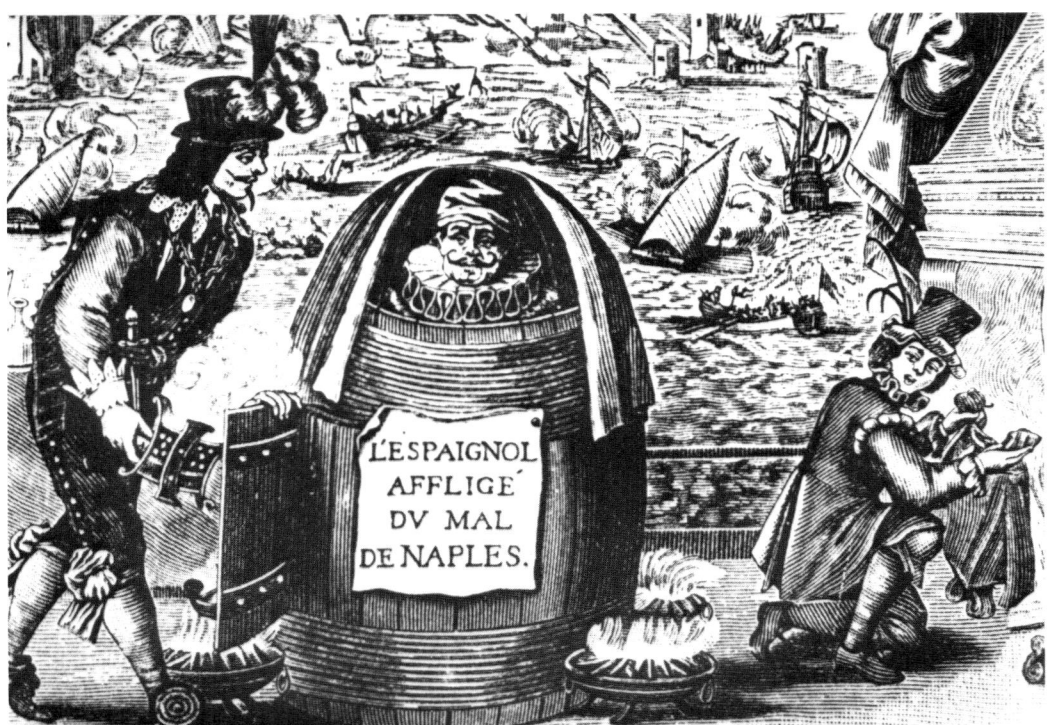

L'ESPAIGNOL AFFLIGE DV MAL DE NAPLES.

577

575 Straßenszene aus der Handschrift *Le Livre du Gouvernement des Princes* mit einem Apothekerladen unter der Inschrift *Bon Ipocras* (›Guter Hippokrates‹). Ms. 5062, 149 v., Bibliothèque Nationale, Paris

576 Holzschnitt von der Titelseite des *Opus Chirurgicum* (1565) von Paracelsus; dargestellt ist das Innere eines Spitals zur Zeit der Renaissance. An die Stelle des reinen Universitätsstudiums trat nun zunehmend die Ausbildung der Ärzte in Hospitälern. National Library of Medicine, Bethesda, Maryland

577 Ein spanischer Soldat wird gegen Syphilis behandelt (hier Neapolitanische Krankheit, später Französische Krankheit genannt). Sie nahm erstmals seuchenartige Ausmaße an, als die Matrosen des Kolumbus von ihrer ersten Reise in die Neue Welt zurückkehrten. Weltgesundheitsorganisation, Genf

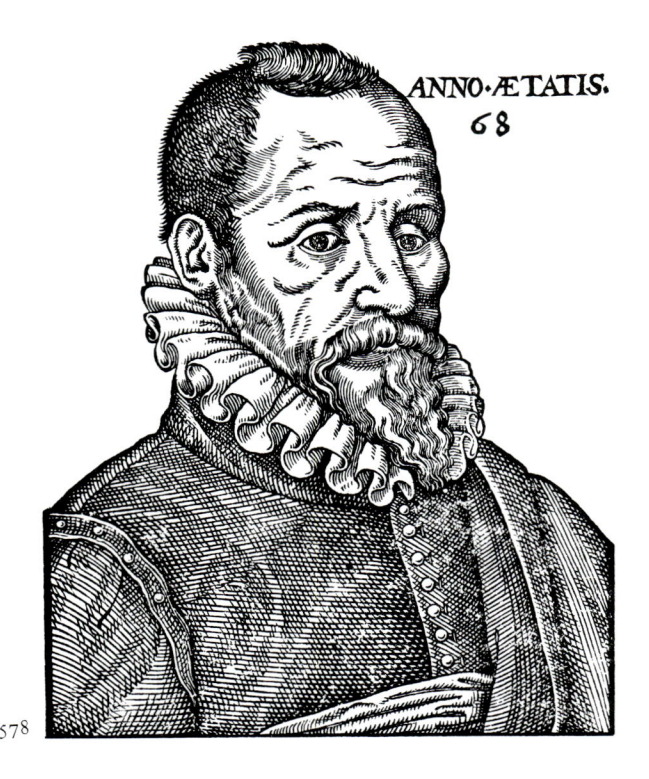

578

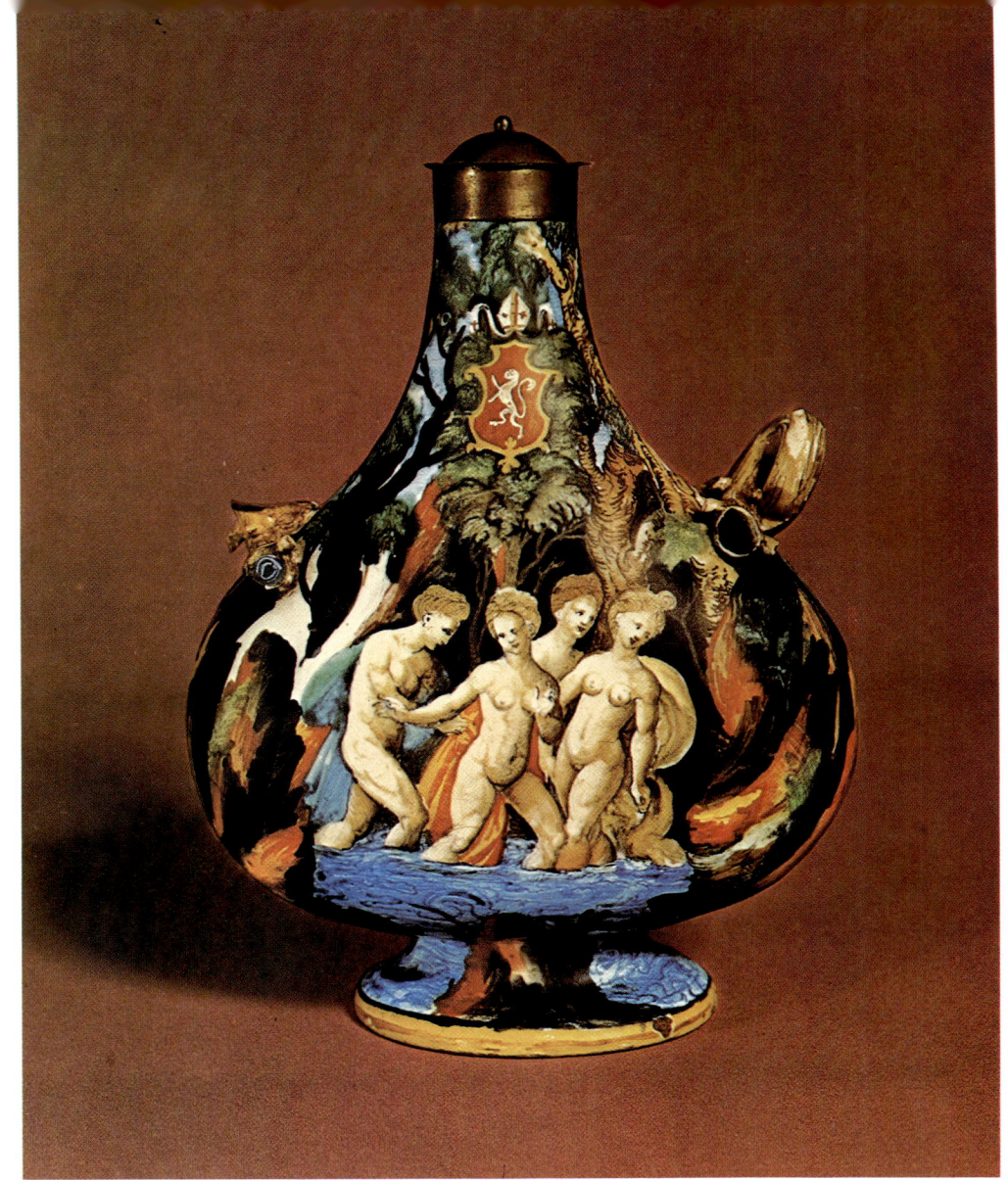

579

578 Holzschnittporträt von Ambroise Paré im Alter von 68 Jahren. Ohne akademische Ausbildung genossen zu haben, revolutionierte Paré die Behandlung von Kriegsverwundungen und verfaßte die bahnbrechende Abhandlung *Anatomie Universelle* (1561). New York Academy of Medicine

579 Mit mythologischer Szene geschmückte Apothekerflasche aus Urbino, datiert 1535. Museo Civico, Forli

580 Salzgefäße aus Faenza, typische Beispiele der hübsch dekorierten Behältnisse für medizinische Ingredienzien, wie sie auf Apothekenregalen zu stehen pflegten. Museo Internazionale delle Ceramiche, Faenza

581 Der Holzschnitt (um 1560) zeigt Andreas Vesal und Ambroise Paré am Totenbett Heinrichs II., der Paré trotz mangelnder akademischer Würden aufgrund seiner Verdienste zum Hofchirurgicus ernannt hatte. National Library of Medicine, Bethesda, Maryland

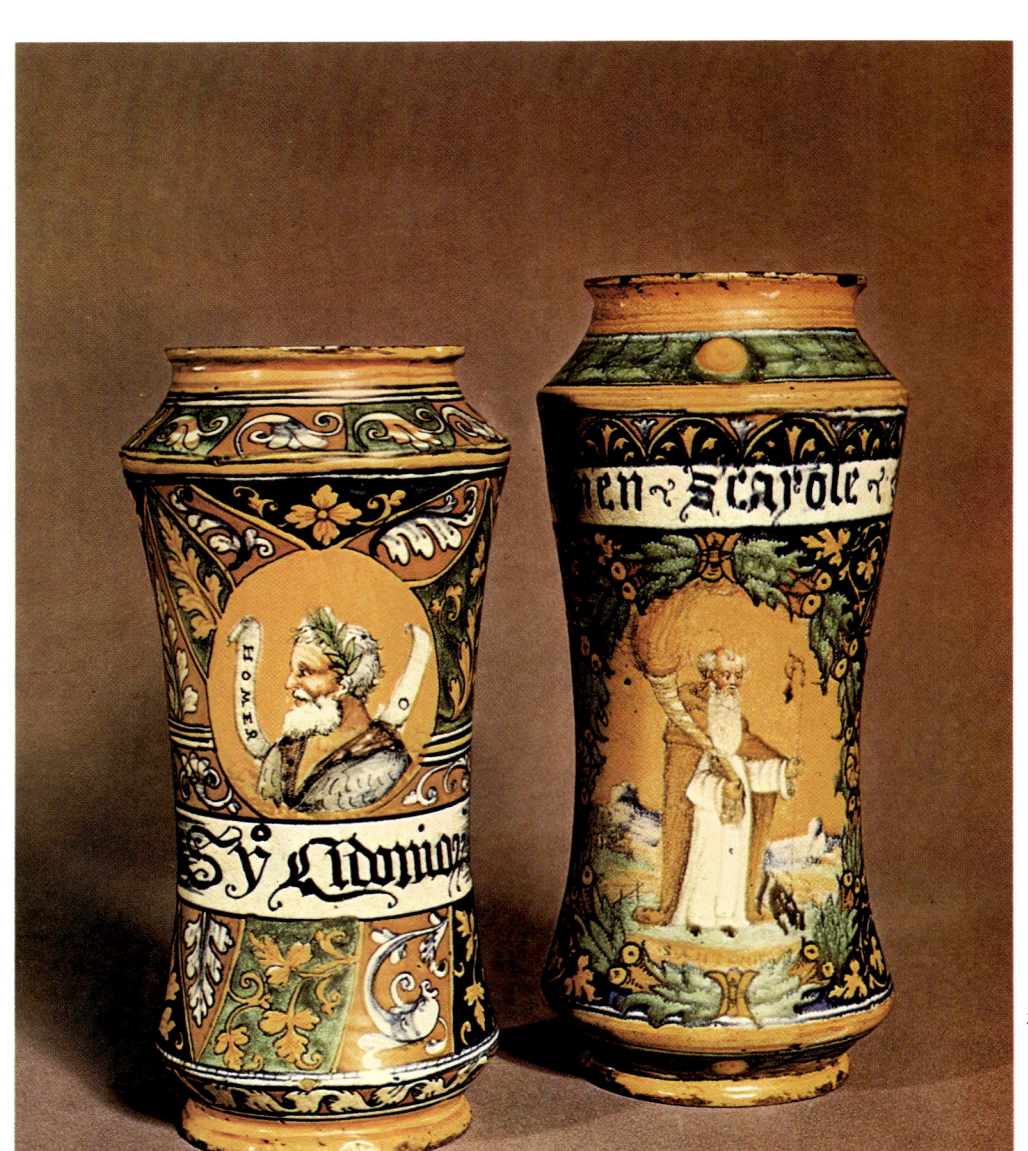

580

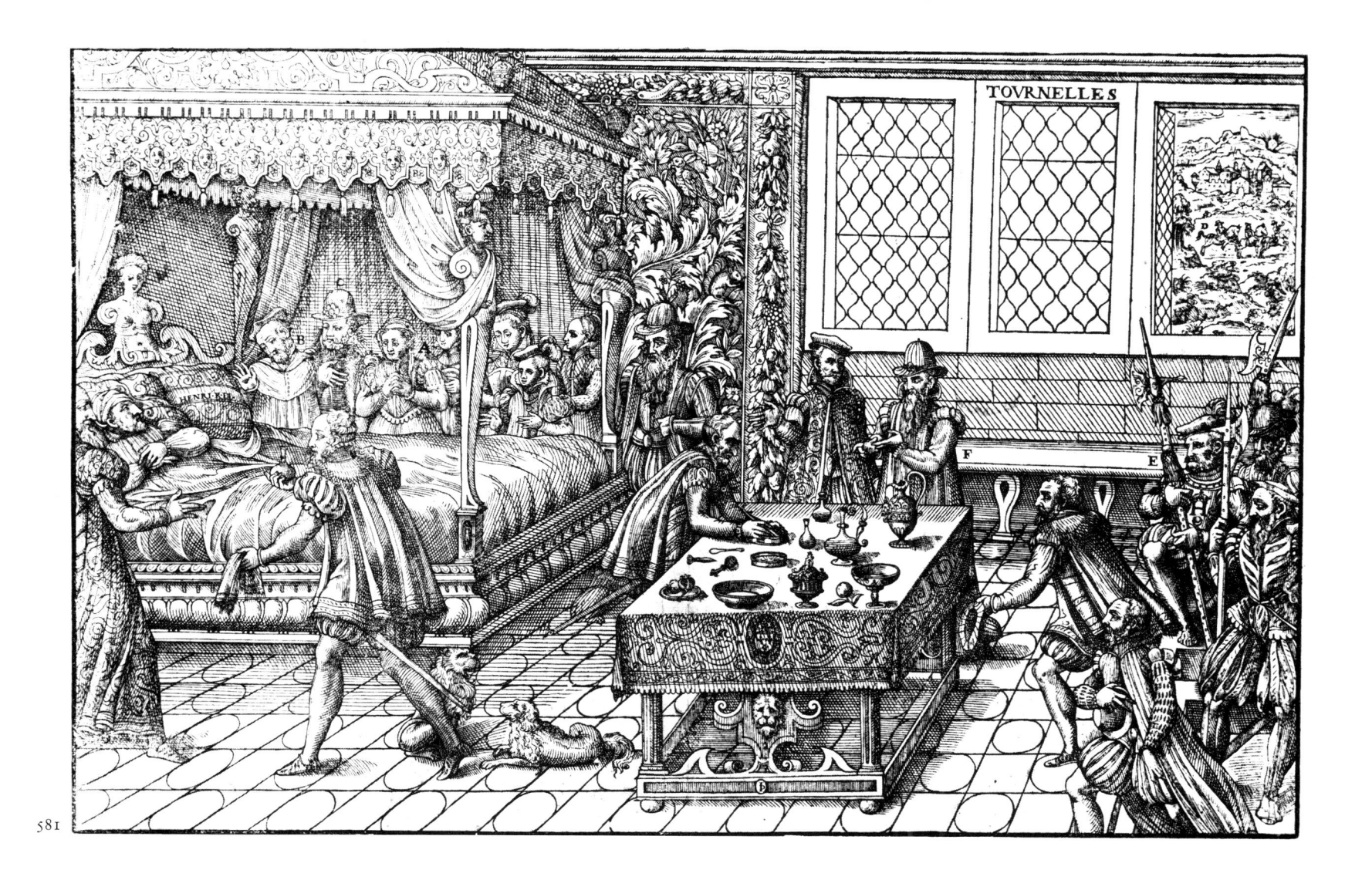

581

Chirurgie

Vieles verdankt auch die Chirurgie der Renaissance den Franzosen, wenngleich fast ausschließlich einem einzelnen Manne. Ambroise Paré (1510–1590) stammte für einen Mann, der die Geschichte der Medizin stark beeinflussen sollte, aus ungewöhnlichen Verhältnissen: er kam vom Land und war erst bei einem Bader, danach bei einem Wundarzt im Pariser Hôtel-Dieu in die Lehre gegangen. Vom Collège de St. Côme abgewiesen, trat er 1537 in die Armee ein, die ihm zu seinem Ruhm verhalf. Giovanni da Vigo (1460–1525) hatte in *Practica copiosa in arte chirurgica* (1514) geschrieben, Schußwunden seien giftig; aus dem pseudo-hippokratischen Lehrsatz »Wunden, die nicht durch Eisen heilbar sind, sind durch Feuer heilbar« hatten er und andere den Schluß gezogen, Schußwunden müßten mit siedendem Öl behandelt werden. Paré berichtete später (auf französisch, da er kein Latein konnte) in *Die Behandlungsweise von Wunden aus Feuerwaffen*, daß ihm eines Nachts, nachdem er zahlreiche Schußwunden mit siedendem Öl ausgebrannt hatte, das Öl ausging, während noch viele Verwundete unversorgt waren. Bangend beschränkte es sich darauf, die Wunden zu reinigen und zu verbinden. Am nächsten Morgen stand er vor Tagesanbruch auf und eilte zu denen, für die kein Öl mehr dagewesen war, um nach ihrem Zustand zu sehen. Zu seiner Überraschung schliefen sie alle ruhig, und ihre Wunden heilten gut; in scharfem Gegensatz dazu hatten die mit siedendem Öl behandelten Soldaten Fieber und starke Schmerzen, und ihre Wunden waren entzündet. Als Parés Berühmtheit wuchs und diese Erzählung weit und breit bekannt wurde, hörte die Verwendung von siedendem Öl auf dem Schlachtfeld auf.

Auf späteren Feldzügen führte Paré die antike Methode des Blutstillens durch Abbinden wieder ein und schaffte die Brenneisen ab. Trotz seiner mangelhaften Ausbildung wurde er 1554 von Heinrich II. zum Leibchirurgen ernannt und veröffentlichte 1561 seine bedeutende Abhandlung *Eine universale Chirurgie*, in der er zahlreiche neue Verfahren und Instrumente vorstellte.

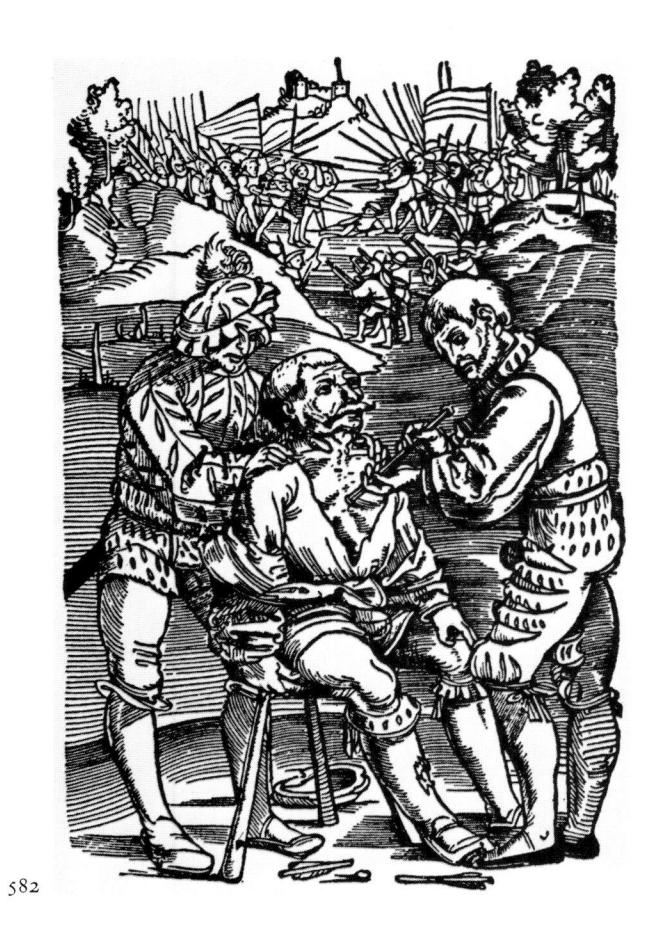

582

582 Holzschnitt, eine Wundbehandlung auf dem Schlachtfeld darstellend. Ambroise Paré, dessen Forschungen bewirkten, daß siedendes Öl in der Behandlung von Schußwunden abgeschafft und Brenneisen weniger häufig verwendet wurden, sammelte seine praktischen Erfahrungen im Felde. Weltgesundheitsorganisation, Genf

583 Der Stich aus dem 16. Jahrhundert zeigt eine Staroperation mit Instrumenten, die Ambroise Paré verfeinert, wenn nicht gar selbst entwickelt hatte. Weltgesundheitsorganisation, Genf

584 Instrumente zum Starstechen aus *Zehn Bücher der Chirurgie* (1564) von Ambroise Paré. New York Academy of Medicine

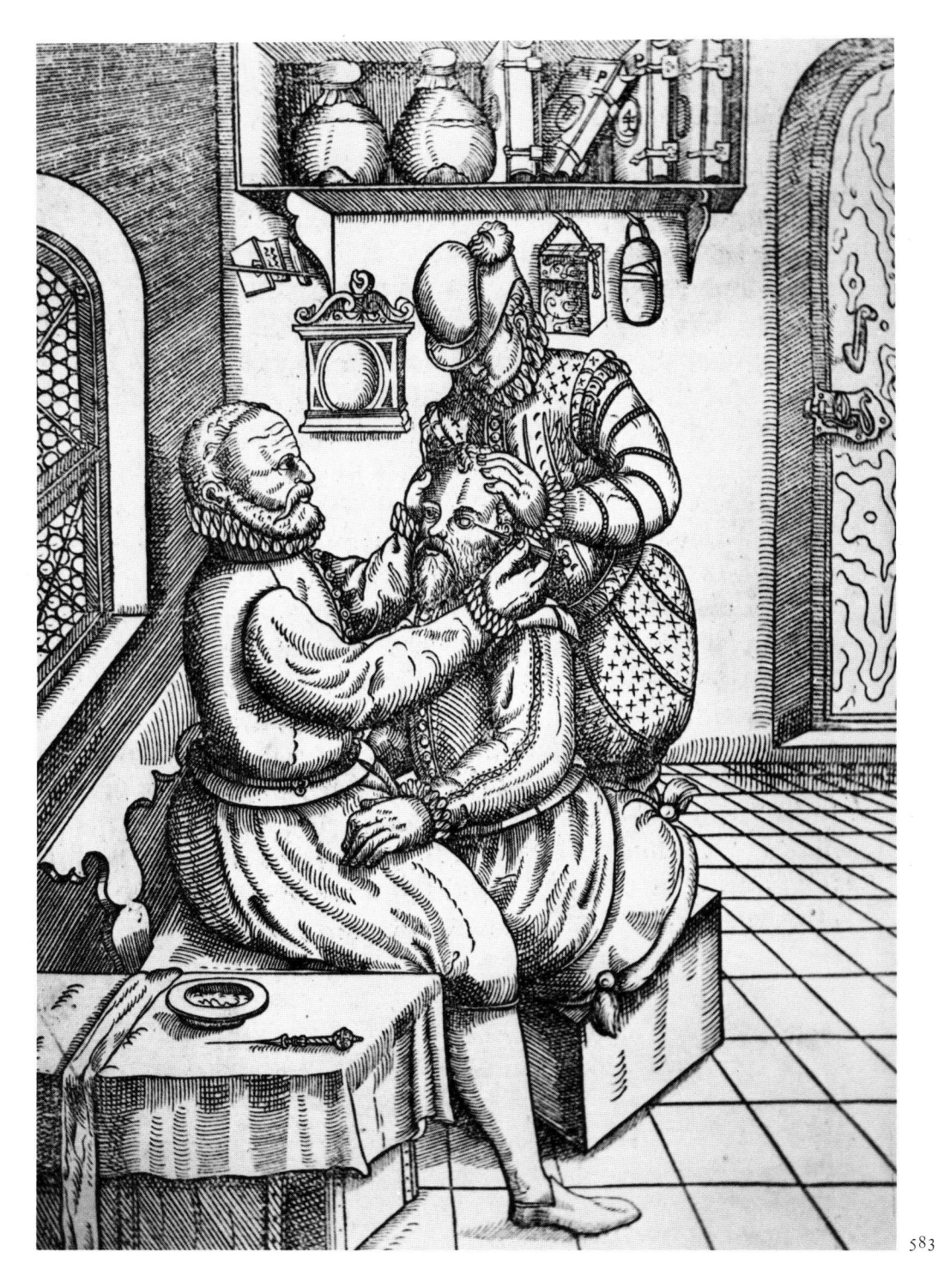

583

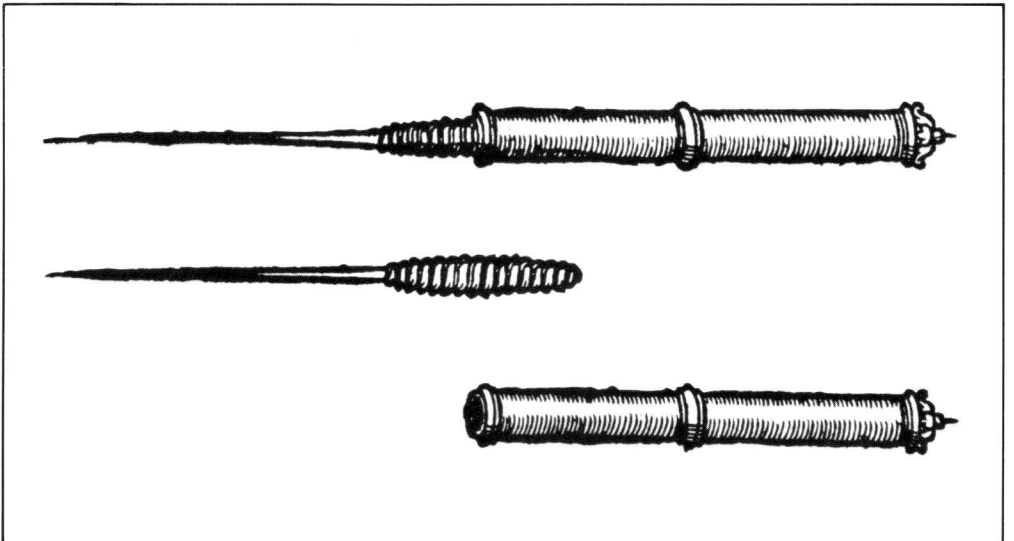

584

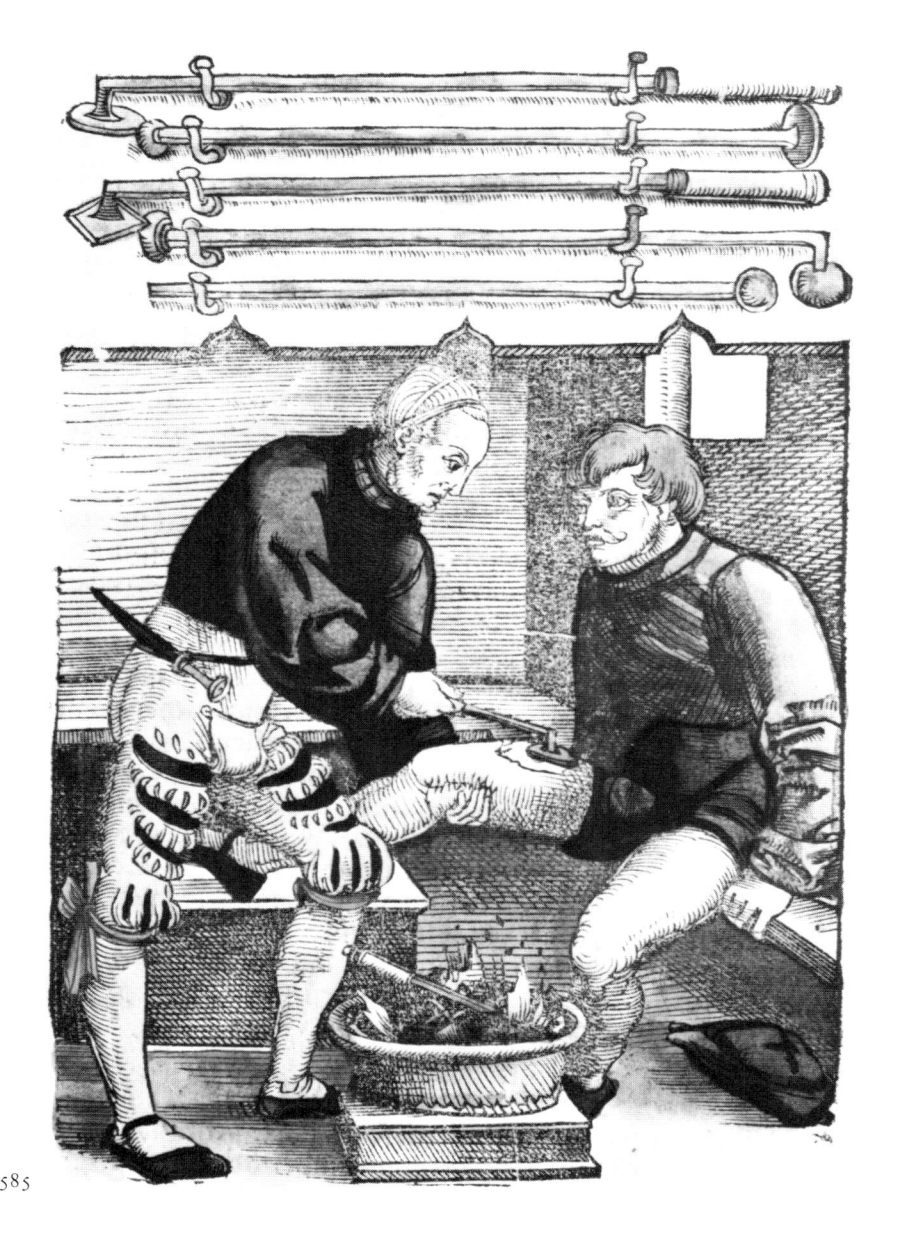

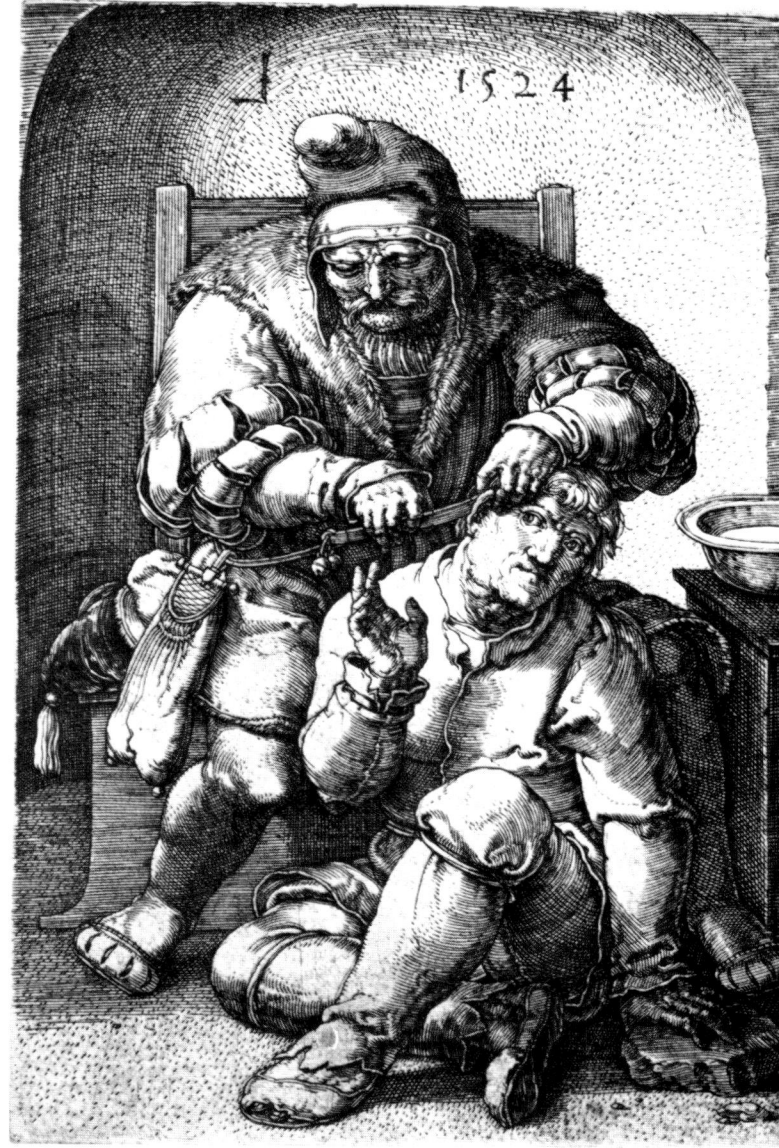

585

586

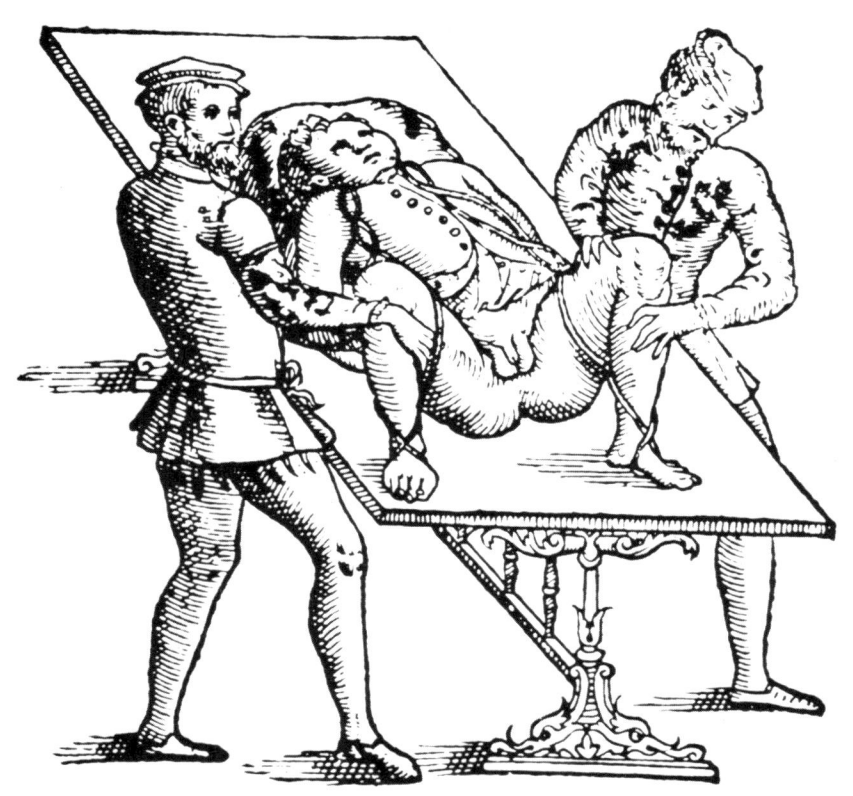

587

585 Holzschnitt von Johannes Wechtlin aus Hans von Gersdorffs *Feldtbuch der Wundtartzney* (1540) mit einer Kollektion von Brenneisen und einem Patienten, dessen Oberschenkel nach einer Verletzung ausgebrannt wird. Smith, Kline, and French Collection, Philadelphia Museum of Art

586 Lucas van Leyden zeigt in seinem Stich *Bader und Bauer* (um 1524) einen typischen Bader-Chirurgen am Werk. Rijksmuseum, Amsterdam

587 Ein Patient wird zum Entfernen eines Blasensteins in die richtige Stellung gebracht. Aus *Zehn Bücher der Chirurgie* (1564) von Ambroise Paré. New York Academy of Medicine

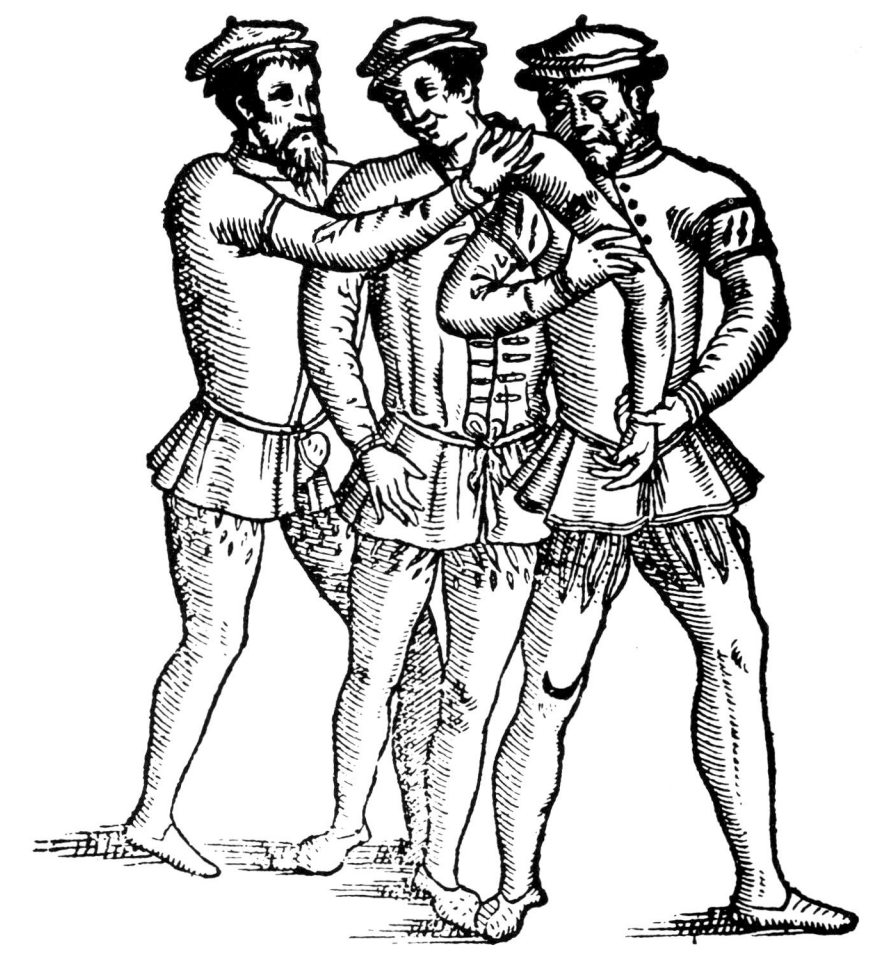

588   Eine Illustration aus Parés *Zehn Bücher der Chirurgie* zeigt die Technik des Einrenkens bei einem ausgekugelten Arm. New York Academy of Medicine

589   Streckapparat für einen gebrochenen Arm. Holzschnitt von Johannes Wechtlin aus Hans von Gersdorffs *Feldtbuch der Wundtartzney* (1540). Smith, Kline, and French Collection, Philadelphia Museum of Art

588

Ich heiß der Narr hoflich mitt sitt
Der nun bedarff der lacht min nit.

589

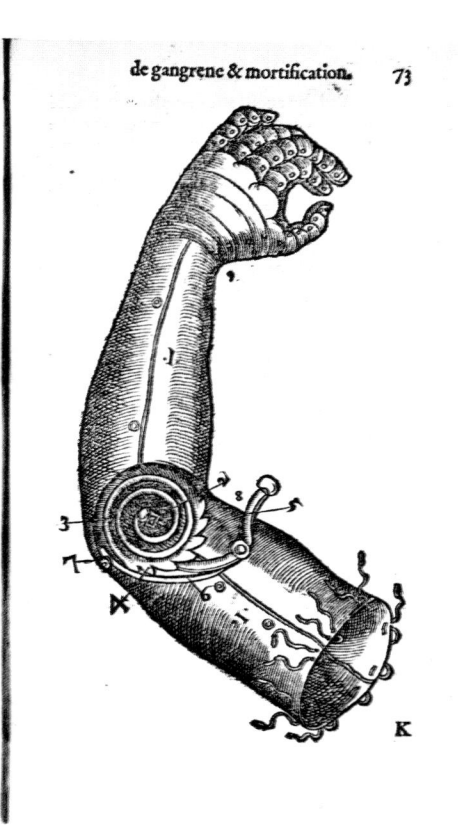

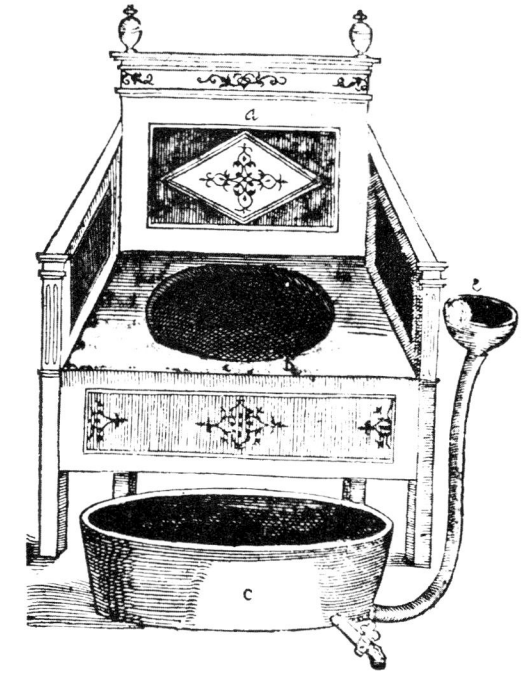

Traicté

Description du bras de fer
cy apres mis.

1 Le bracelet de fer pour la forme du bras.
2 L'arbre mis au dedans du grand refort
pour le tendre.
3 Le grãd refort qui eft au coulde, lequel
doit eftre d'acier trempé, & de trois piedz
de longueur ou plus.
4 Le rocquet.
5 La gafchette.
6 Le refort qui poife fur la gafchette, &
arrefte les dentz du rocquet.
7 Le clouz à vis pour fermer ce refort.
8 Le tornant de la haulfe de l'auant bras
qui eft au deffus du coulde.
9 La trompe du gantelet faict à tornant
auec le canõ de l'auãt bras qui eft à la main:
lefquelz feruent à faire la main prone & fu-
pine:c'eft à fçauoir prone vers la terre,& fu
pine vers le ciel.

de gangrene & mortification. 73

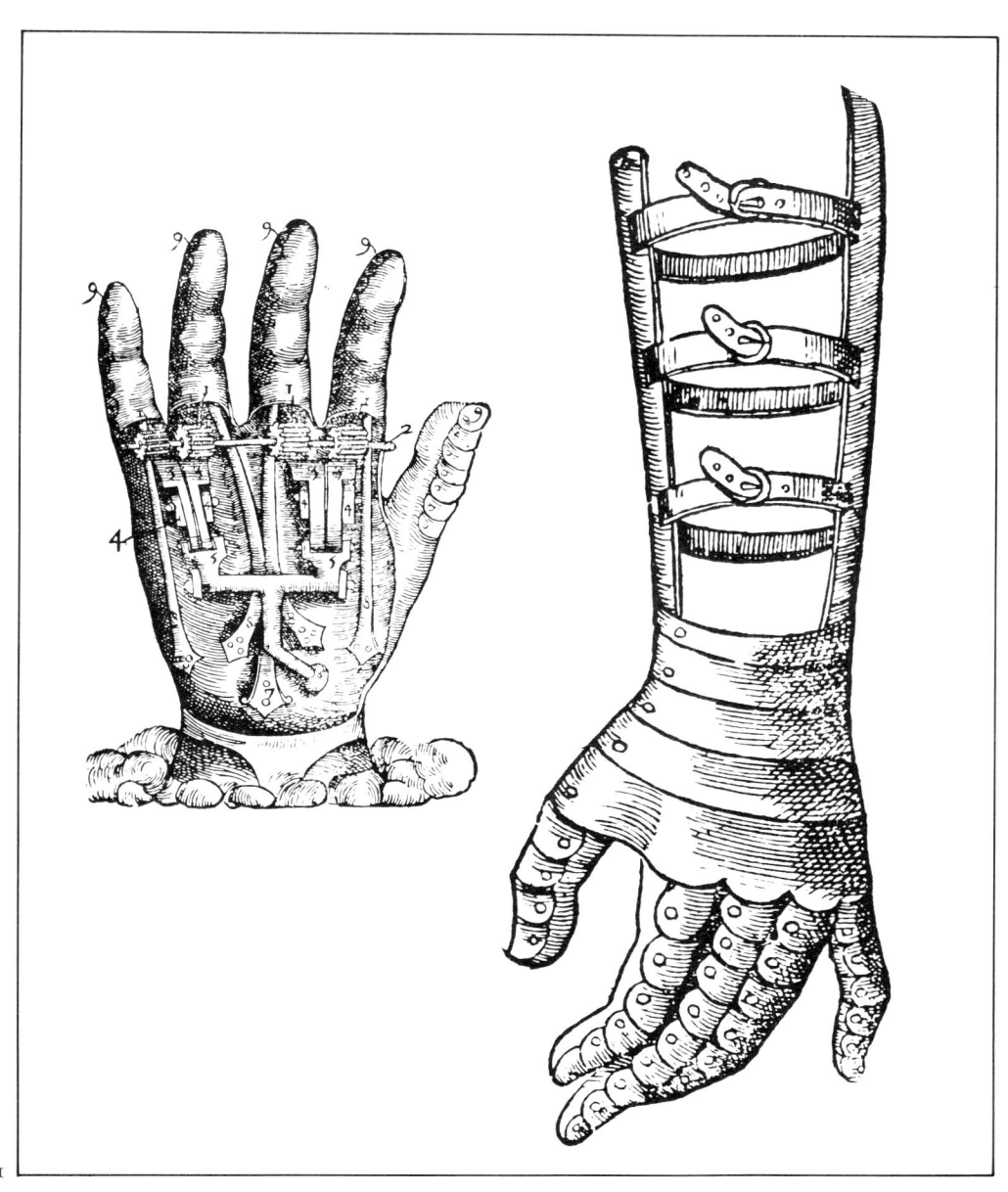

590   Mit Gelenk und Hand versehener künst-
licher Arm nach Ambroise Paré. Es ist fraglich,
ob solche Kunstgliedmaßen oft verwendet
wurden. Bibliothèque Nationale, Paris

591   Kunstreich ersonnene Handprothesen aus
Parés *Zehn Bücher der Chirurgie*, die durch
Wundbrand oder Kriegsverletzungen verlorene
Gliedmaßen ersetzen sollten. New York
Academy of Medicine

592   Von Paré entwickelter Stuhl für Sitzbäder.
Die aufsteigenden Dämpfe sollten Blasenstein-
schmerzen des Patienten lindern; aus *Zehn
Bücher der Chirurgie*. New York Academy of
Medicine

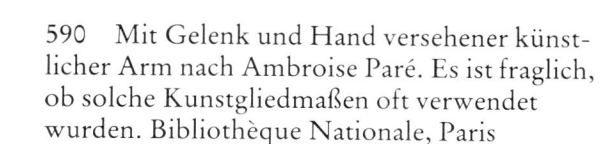

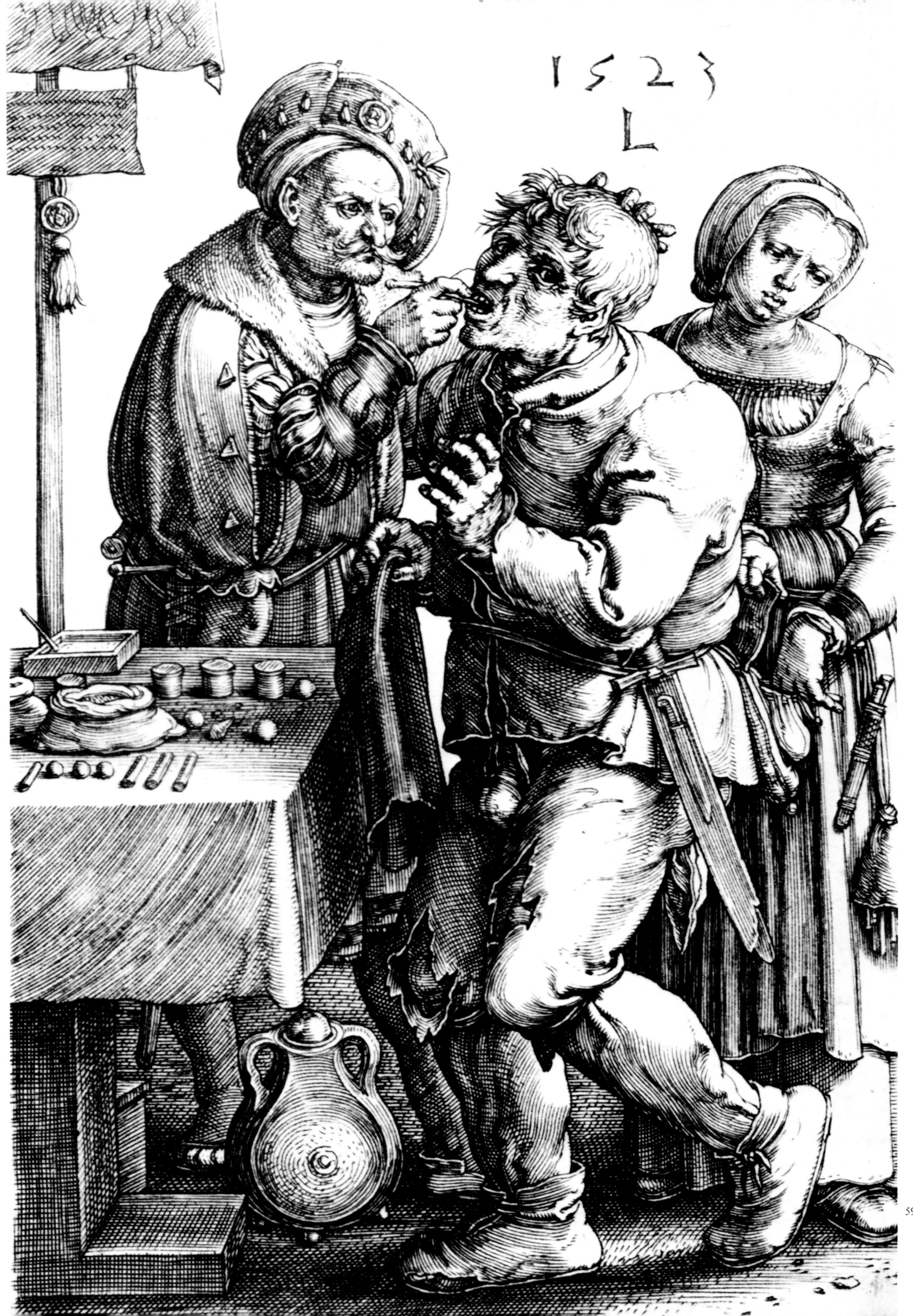

1523
L

593

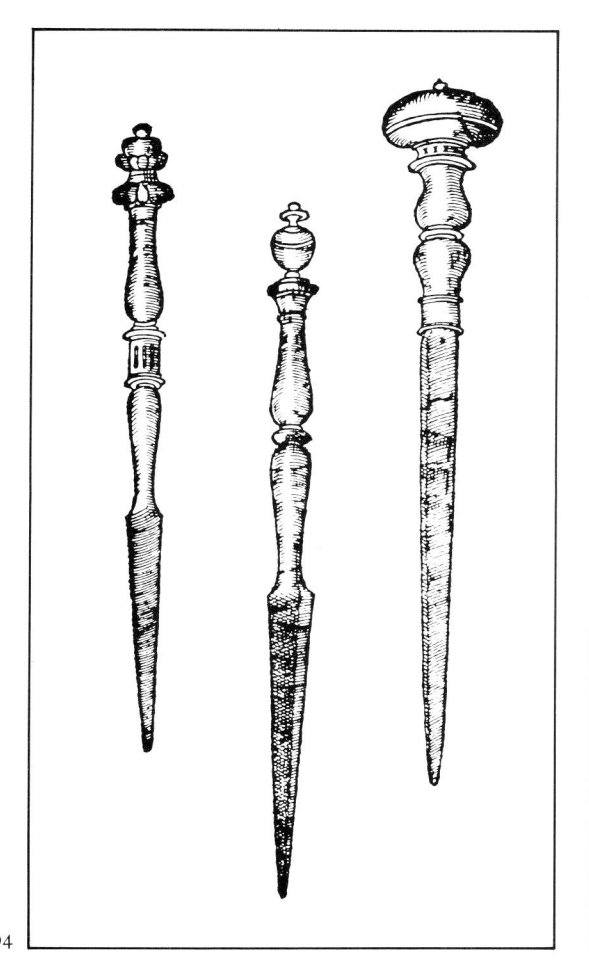

594

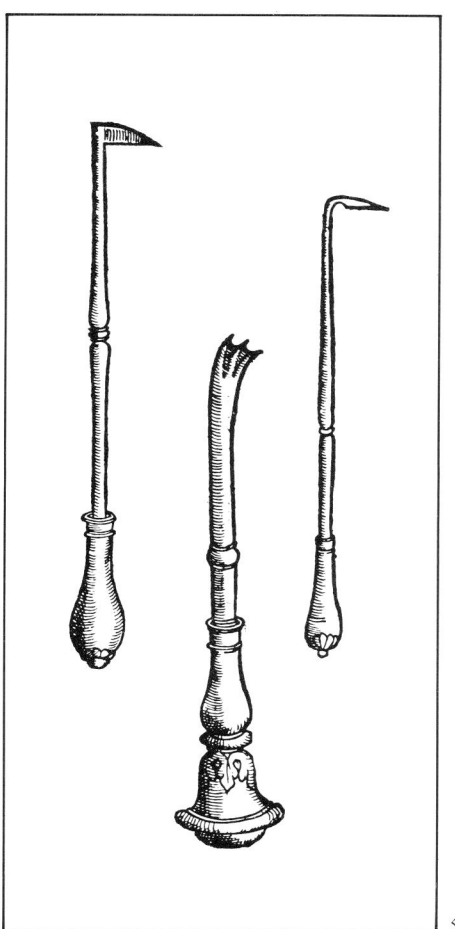

595

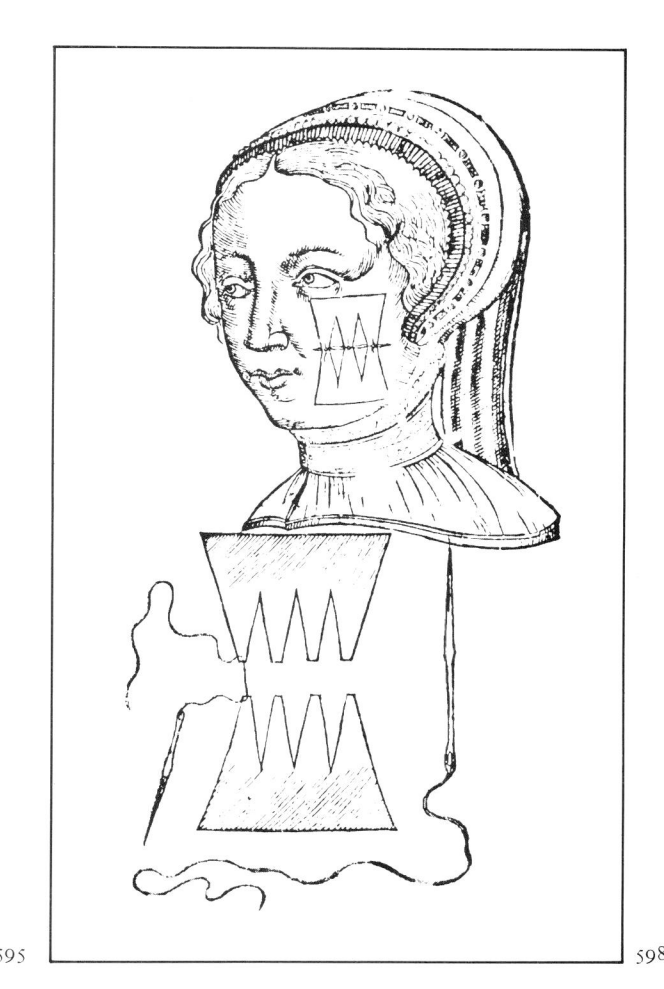

598

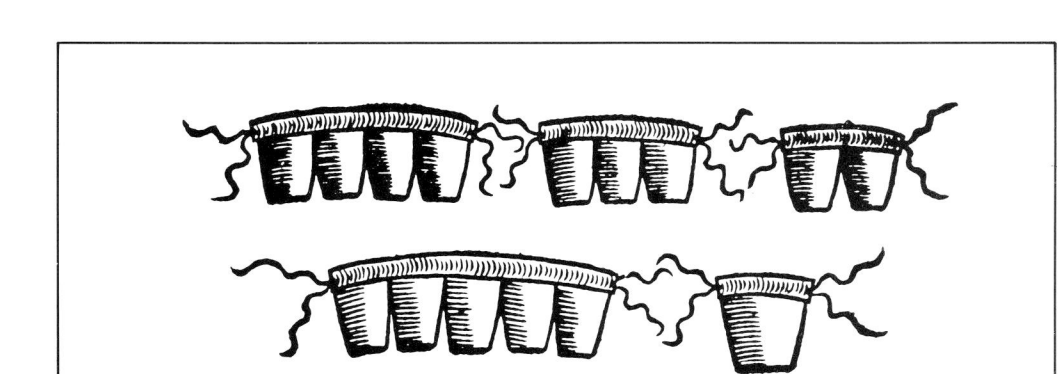

596

593 Der Stich von Lucas van Leyden aus dem Jahre 1523 zeigt einen Zahnarzt bei der Behandlung seines Patienten. Rijksmuseum, Amsterdam

594–598 Abbildungen aus *Zehn Bücher der Chirurgie* von Ambroise Paré. Dargestellt sind Zahnfeilen, Lanzetten und Hebel, ferner künstliche Zähne, Ersatznasen und eine Anleitung für fachgerechtes Vernähen von Gesichtswunden. New York Academy of Medicine

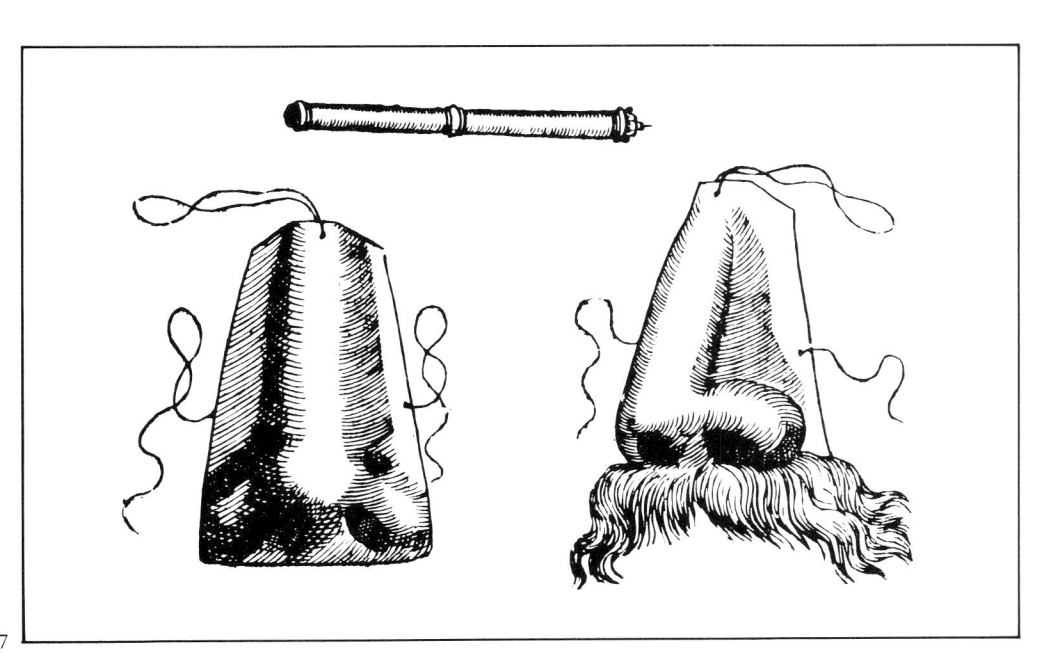

597

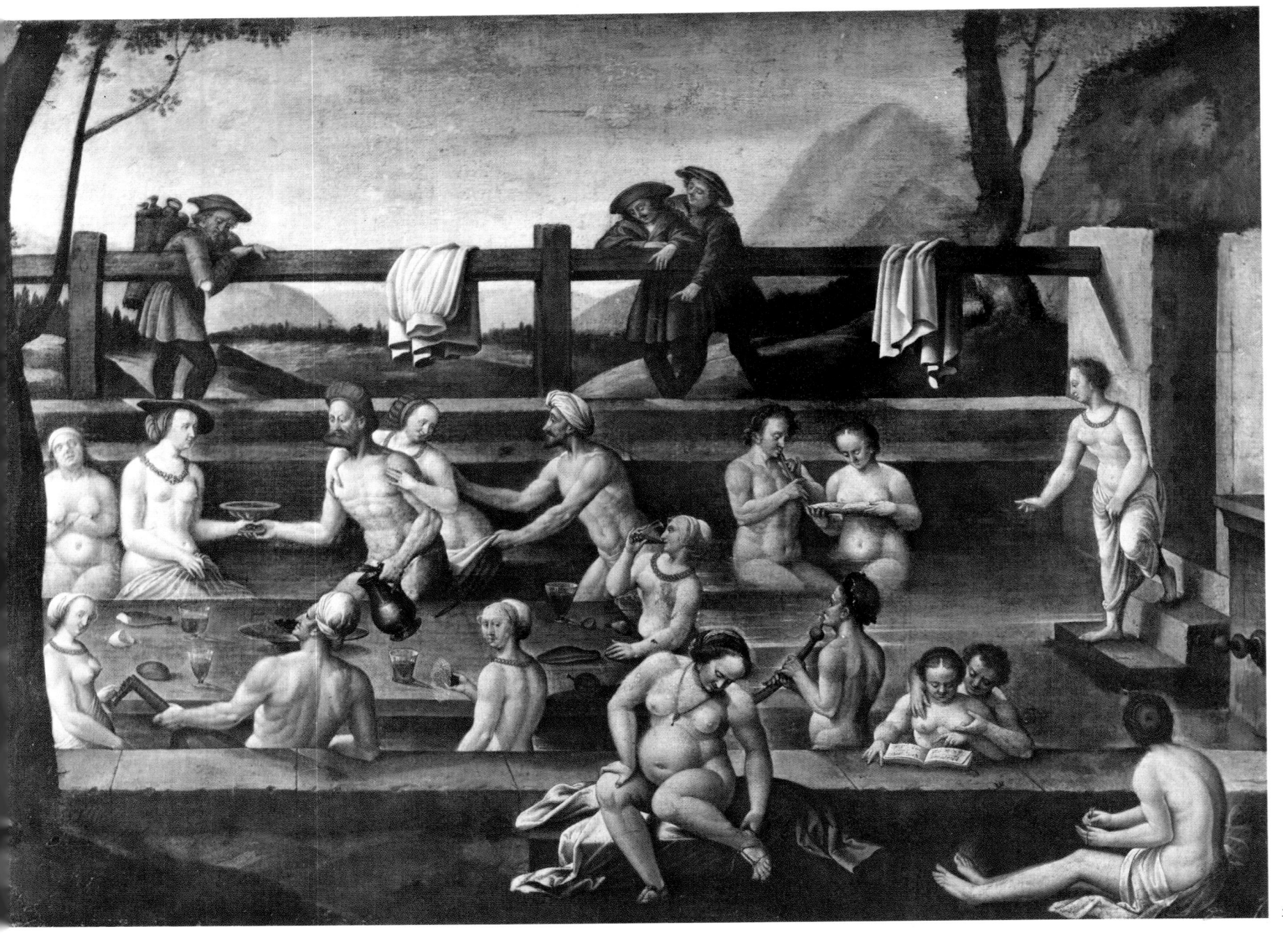

Krankheiten

Epidemische Krankheiten waren im 16. Jahrhundert von ganz anderer Art als im Jahrhundert davor. Lepra und Veitstanz hatten nahezu aufgehört zu existieren; allmählich schwand auch das epidemische Auftreten des sog. ›Englischen Schweißes‹. Syphilis war weiterhin verbreitet, wenngleich weniger virulent, und wurde vorzugsweise mit Quecksilber und Guajak behandelt. Die Gonorrhö griff noch stärker um sich. Beide Geschlechtskrankheiten waren unmittelbare Veranlassung zur Schließung öffentlicher Badestuben, die in den deutschen Landen (für beide Geschlechter, obschon gewöhnlich getrennt) besonders populär gewesen waren. In vielen Gebieten bedeutete dies den Verlust der einzigen Möglichkeit einer persönlichen Hygiene, da der größte Teil der Bevölkerung nach wie vor unzureichend mit Wasser versorgt war, wenigstens in Mengen, die für ein tägliches Bad und die Beseitigung des Unrats ausreichten.

Unerklärlicherweise breiteten sich im 16. Jahrhundert andere Seuchen aus, darunter Fleckfieber, Diphtherie, Blattern und Masern. In Nordeuropa und unter Matrosen nahmen Skorbuterkrankungen an Häufigkeit zu, wofür weder Ursache noch Therapie erkennbar waren.

Hospitäler wurden nun auch von Gemeinden eingerichtet und unterhalten. Unterdessen schlossen die meisten der zahlreichen Leprastationen, da die Lepra immer seltener wurde. An ihrer Statt wurden jedoch mehr und mehr Häuser für die ›Tollen‹

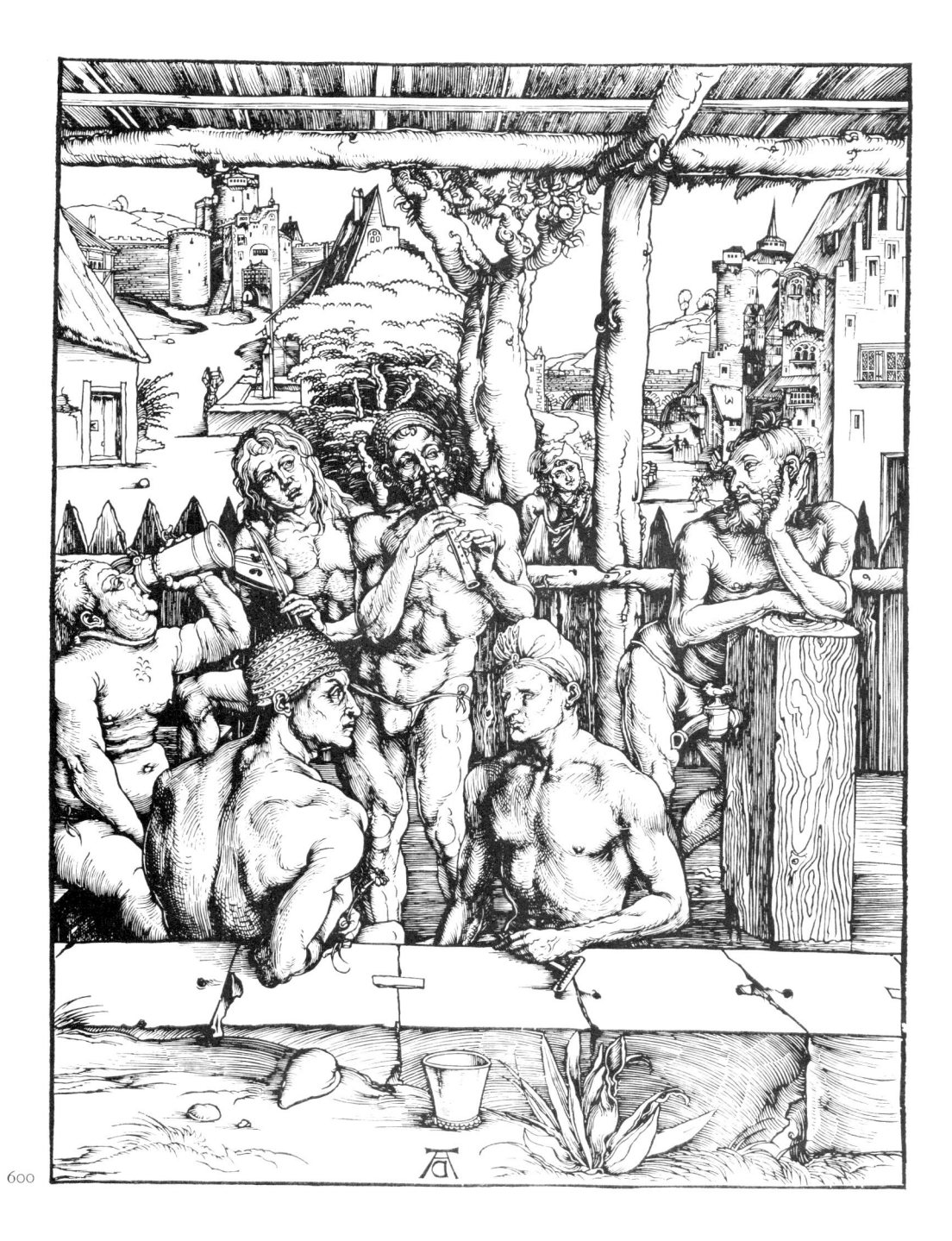

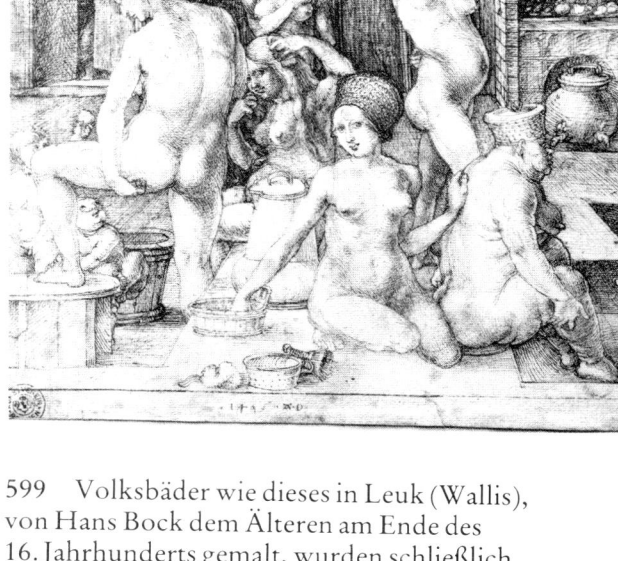

599 Volksbäder wie dieses in Leuk (Wallis), von Hans Bock dem Älteren am Ende des 16. Jahrhunderts gemalt, wurden schließlich zum einen wegen Sittenlosigkeit und zum anderen wegen der Ausbreitung von Syphilis und Gonorrhö geschlossen. Öffentliche Kunstsammlung, Basel

600 Der Holzschnitt (1496) von Albrecht Dürer zeigt Männer, die sich in einem öffentlichen Bad entspannen. Zu einer Zeit, da es in den Wohnungen nicht genügend Wasser zum Baden gab, boten Badhäuser bequeme Gelegenheit zur individuellen Hygiene. Germanisches Nationalmuseum, Nürnberg

601 Das *Frauenbad*, 1496 von Albrecht Dürer gezeichnet, spiegelt die gesellschaftlichen wie die hygienischen Annehmlichkeiten eines öffentlichen Badhauses zur Zeit der Renaissance. Vormals Kunsthalle Bremen

gebaut, ebenso für die Armen, die aus ihrer Stellung in der Feudalgesellschaft vertrieben worden waren, ohne Teil der verstädterten Umwelt zu werden, der sie jetzt zugehörten; ebenso stieg die ›Hexenjagd‹ sprunghaft an. Mit dem Wachsen der durch Reformation und Gegenreformation aufgewühlten Leidenschaften schien es nicht länger nötig, die Juden für alles Unglück verantwortlich zu machen; dazu bot sich nun im katholischen Süden der protestantische ›Ketzer‹ ebenso an wie im evangelischen Norden der Papist.

Bis diese Einstellungen sich an den Hochschulen bemerkbar machten, sollte freilich noch einige Zeit vergehen. Im 16. Jahrhundert wurden zahlreiche neue Universitäten gegründet, insbesondere in Deutschland und in Mittel- und Südeuropa. An den Ärzteschulen galten nach wie vor Avicennas *Canon*, Galens *Ars parva*, die *Aphorismen* des Hippokrates und die Schriften des Dioskurides als Autorität. Giambattista da Monte (1498–1552), auch Montanus genannt, führte 1543 die hippokratische Übung des Lehrens am Krankenbett wieder ein, und obwohl sie nach 1551 abklang, wurde sie von seinen Schülern Albertino Bottoni und Marco degli Oddo später neu belebt. Dieser Wandel war indes geringfügig im Vergleich zu den Umwälzungen, die im Studium der Botanik und Anatomie vor sich gingen. Sie bewirkten Veränderungen, die in der Geschichte der Medizin derartige Bedeutung gewinnen sollten, daß wir ihnen das folgende Kapitel widmen wollen.

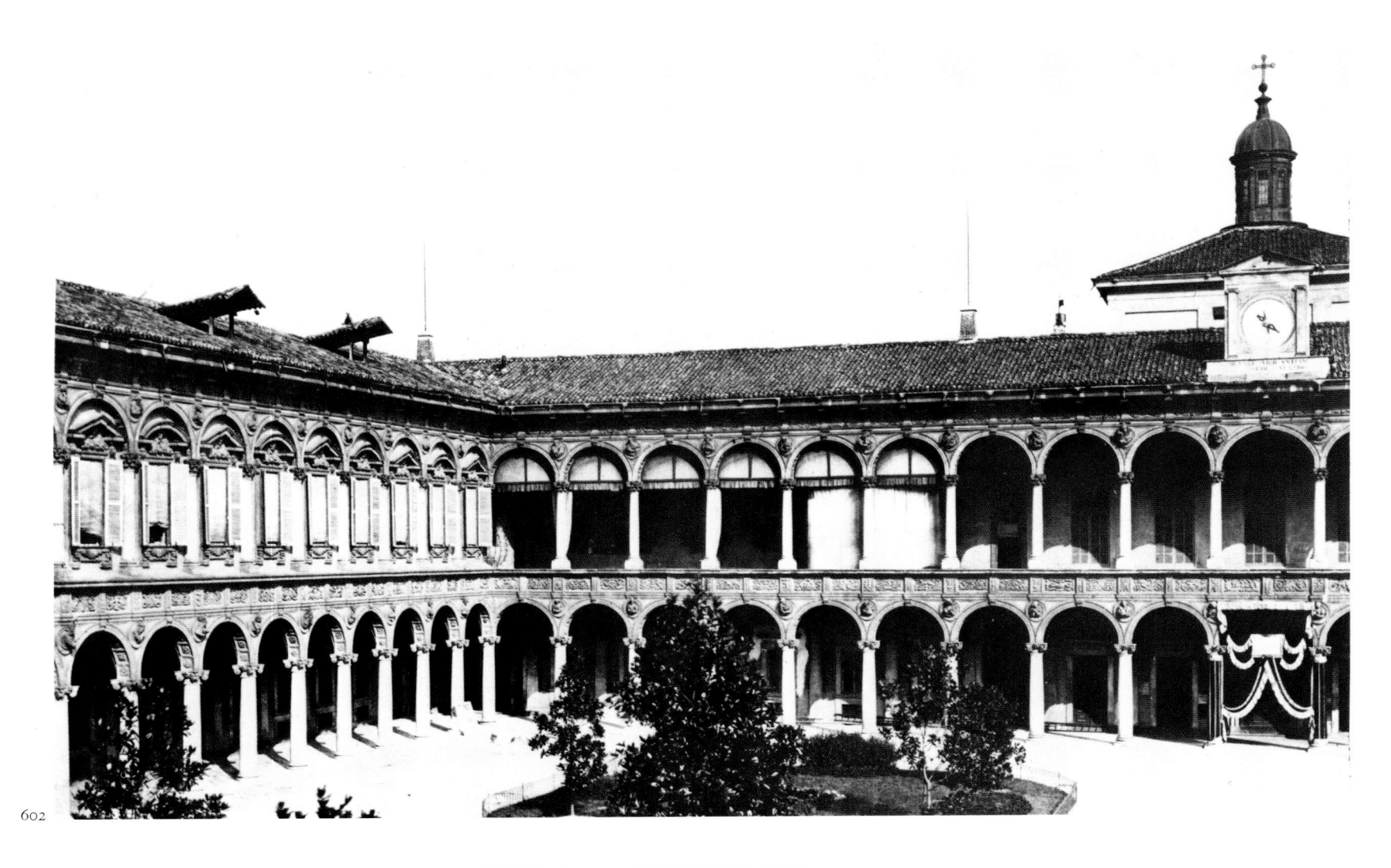

602

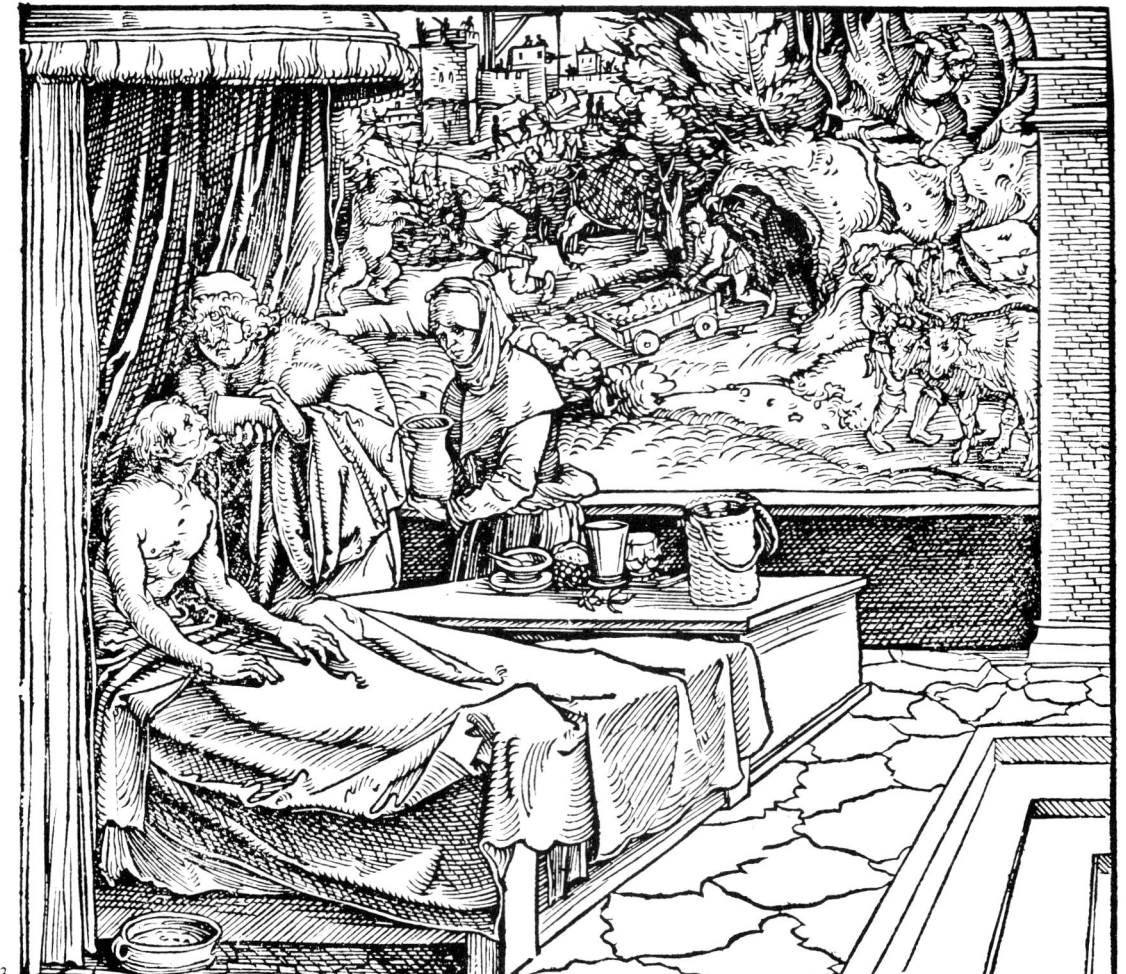

603

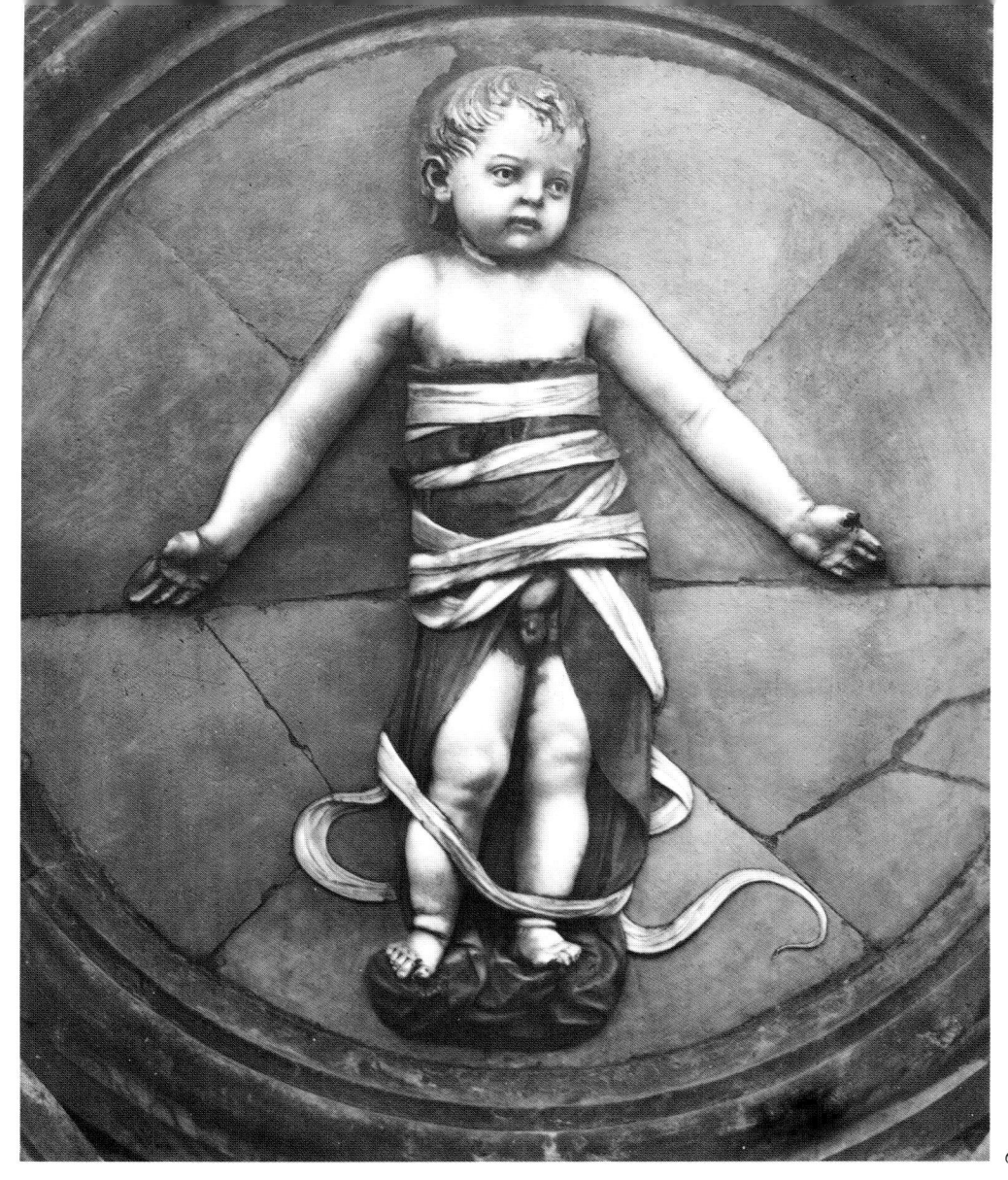

602 Innenhof des Ospedale Maggiore in Mailand, eines im 16. Jahrhundert gegründeten Hospitals. New York Academy of Medicine

603 Hausbehandlung eines Patienten durch einen Arzt auf einem Holzschnitt von Hans Weiditz aus dem frühen 16. Jahrhundert. In Krankenhäusern wurden nur Arme und Menschen mit ansteckenden Krankheiten versorgt. New York Academy of Medicine

604, 605 Glasierte Terrakotten mit Wickelkindern. Die Rundreliefs von Andrea della Robbia befinden sich an der Fassade des Ospedale degli Innocenti in Florenz, eines frühen, 1419 gegründeten Findelhauses.

604

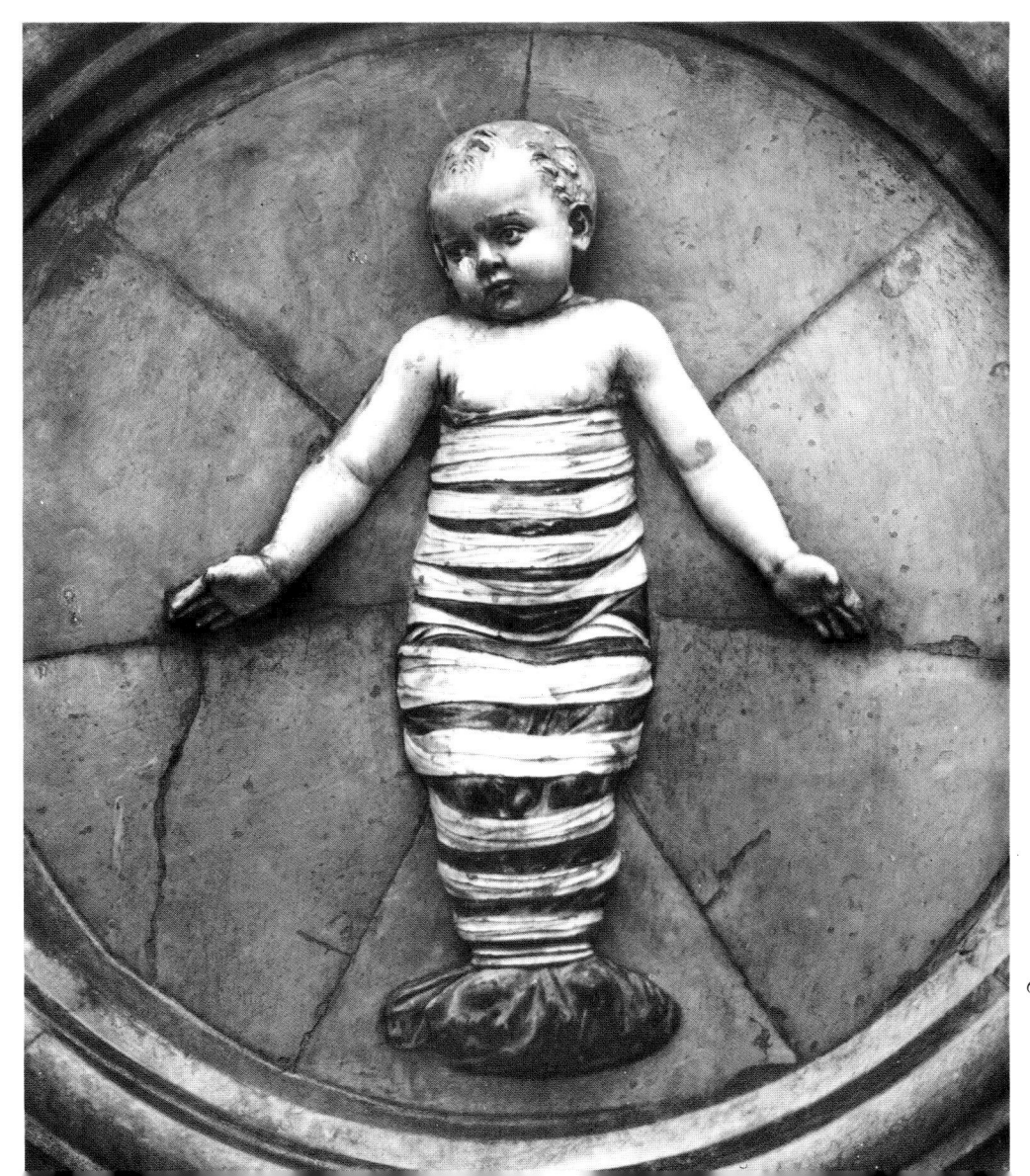

605

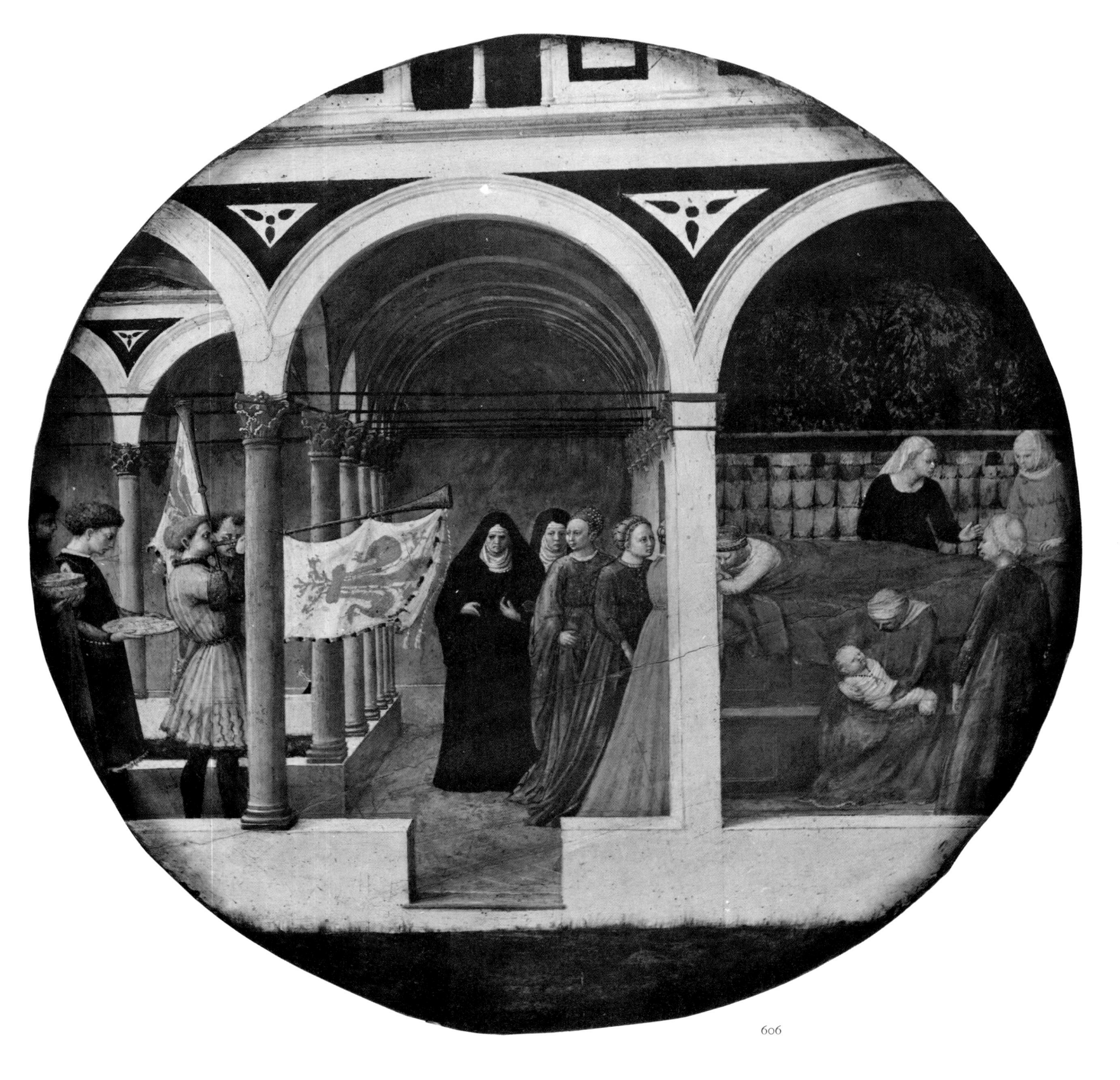

606

606 Gemälde von Masaccio (um 1426), auf dem Besucher ein Neugeborenes und seine Mutter begrüßen. Staatliche Museen, Preußischer Kulturbesitz, Berlin

607 Abbildung in Ambroise Parés *Œuvres* (1575) mit der Unterschrift »Bewunderungswürdige Weise, auf welche eine Frau mit zwanzig Kindern schwanger gehen kann«. National Library of Medicine, Bethesda, Maryland

608 Geburtsszene in einem Holzschnitt von Jost Amman aus Jakob Rueffs *De Conceptu et Generatione Hominis* (1554), einem berühmten und weitverbreiteten Handbuch für Hebammen. Im Hintergrund stellt ein Astrologe dem Kind das Horoskop. Smith, Kline, and French Collection, Philadelphia Museum of Art

609 Abbildung eines Kreißstuhls aus Rueffs *De Conceptu et Generatione Hominis* (1554). New York Academy of Medicine

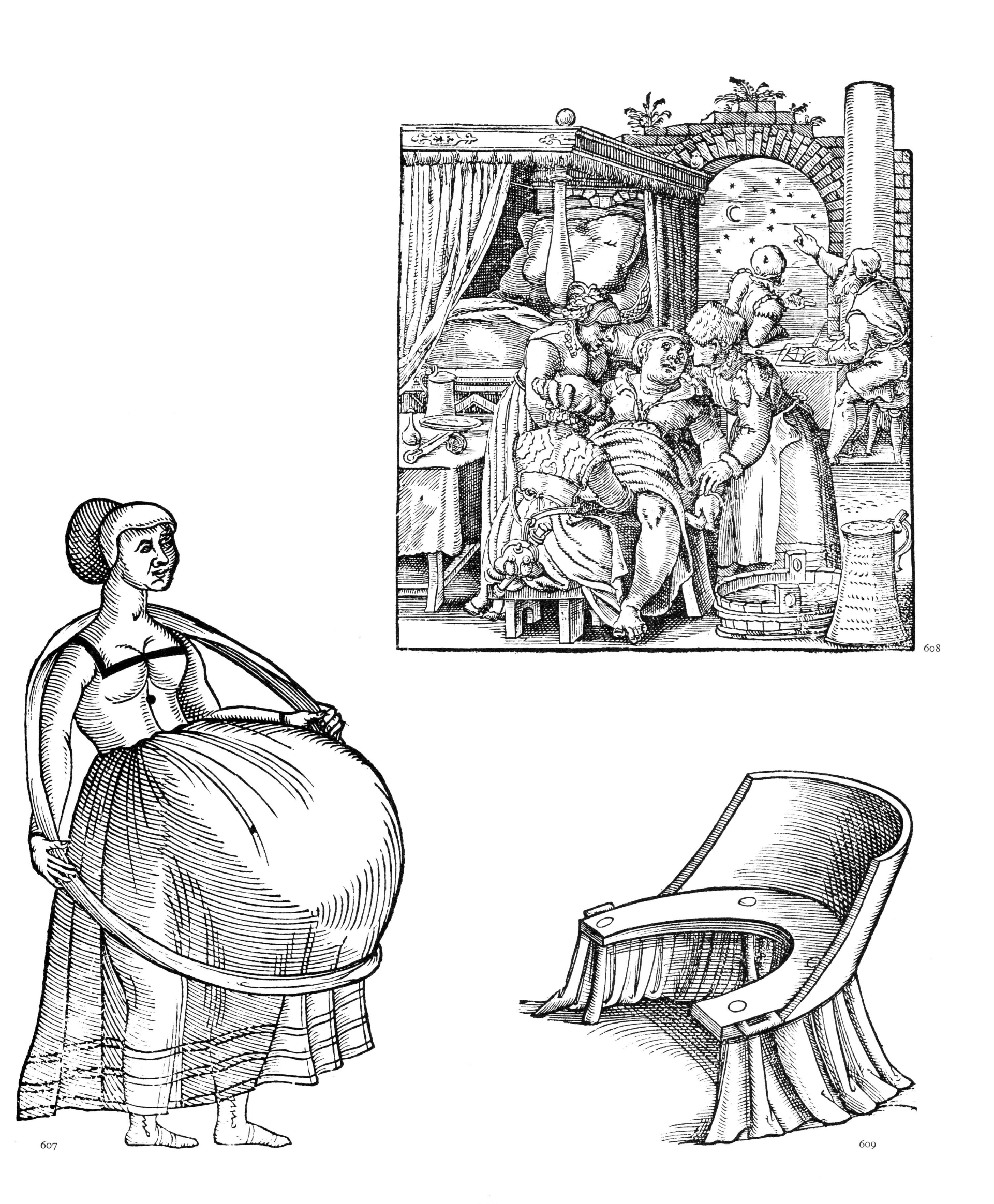

608

607

609

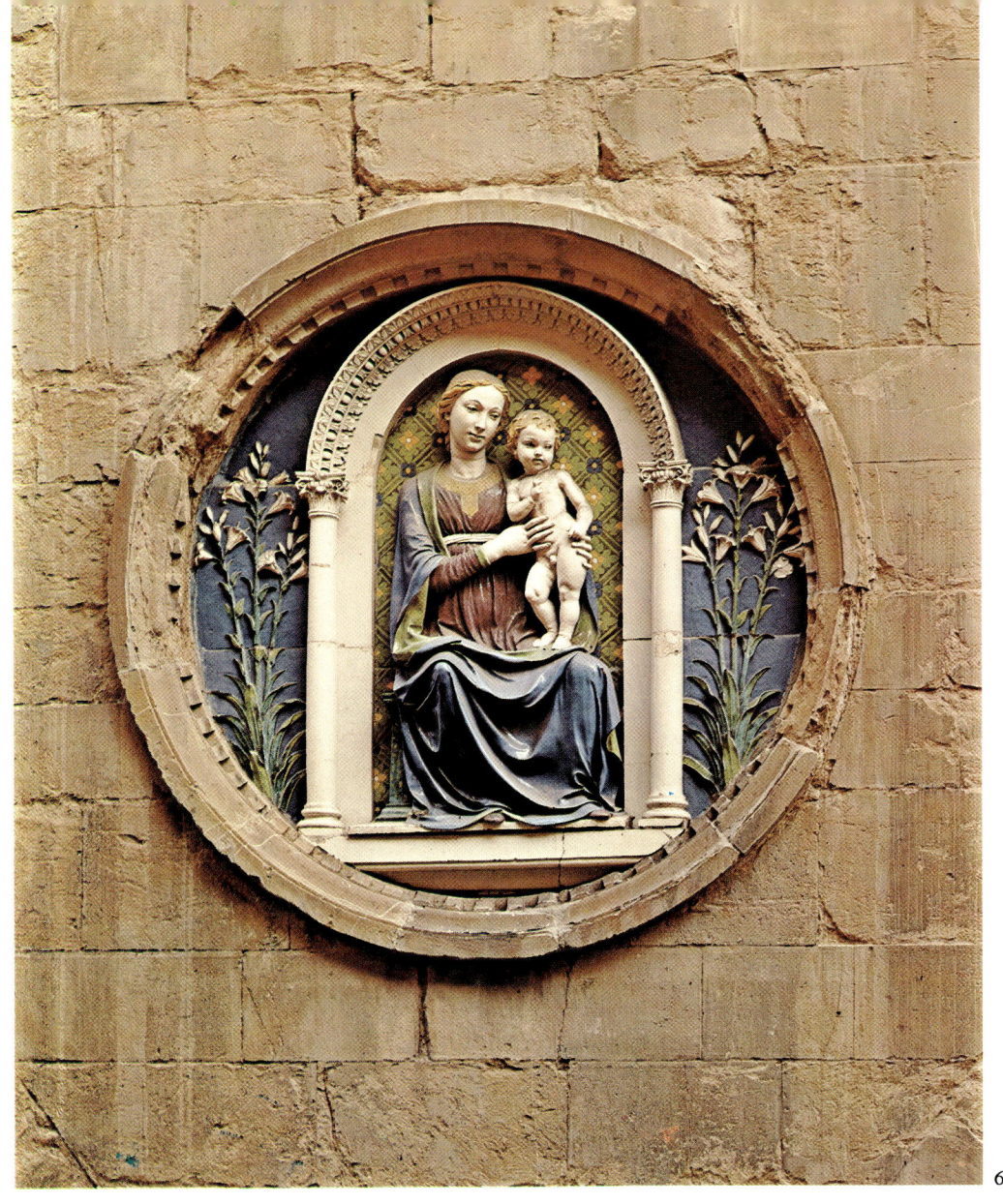

610

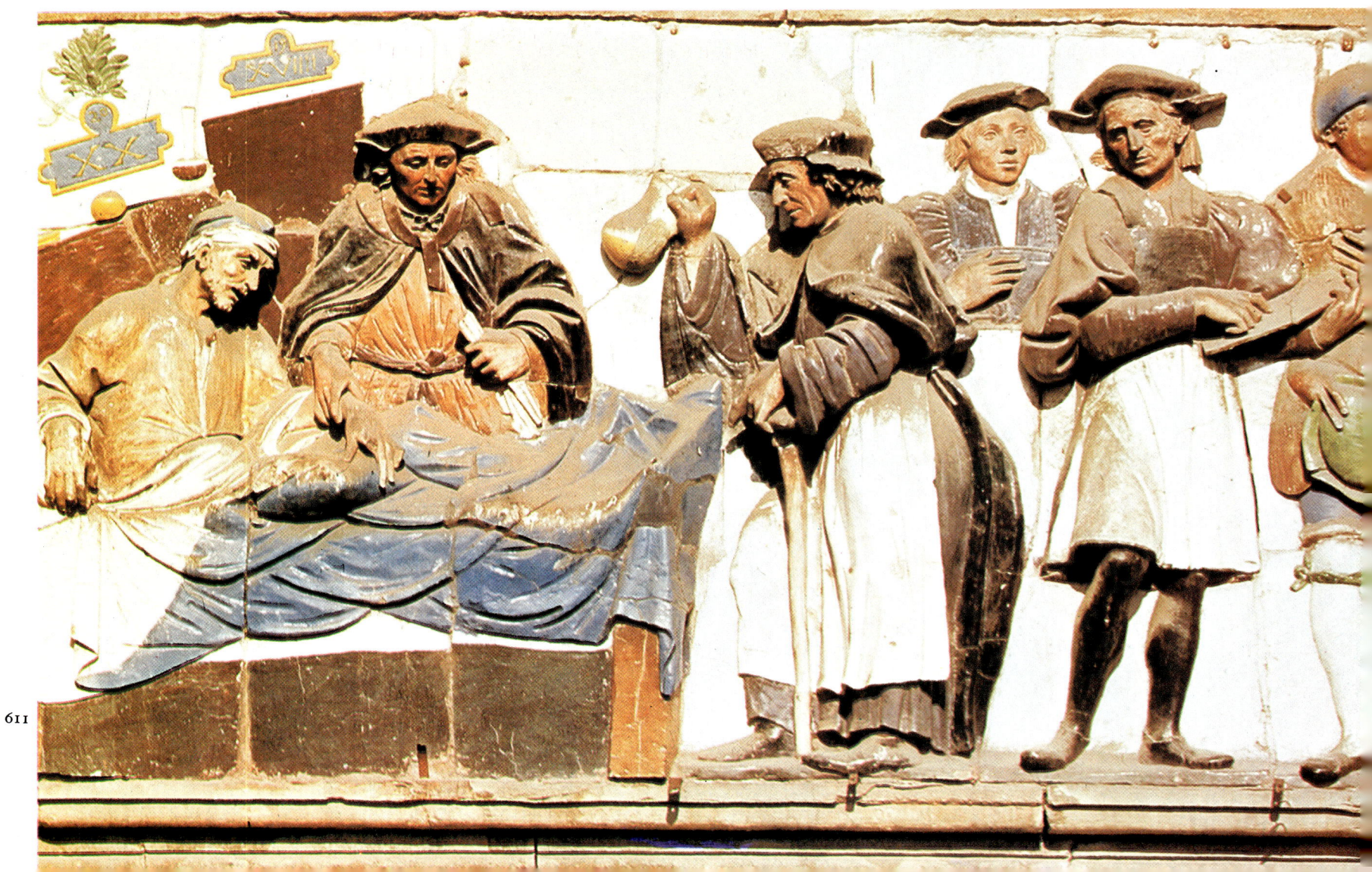

611

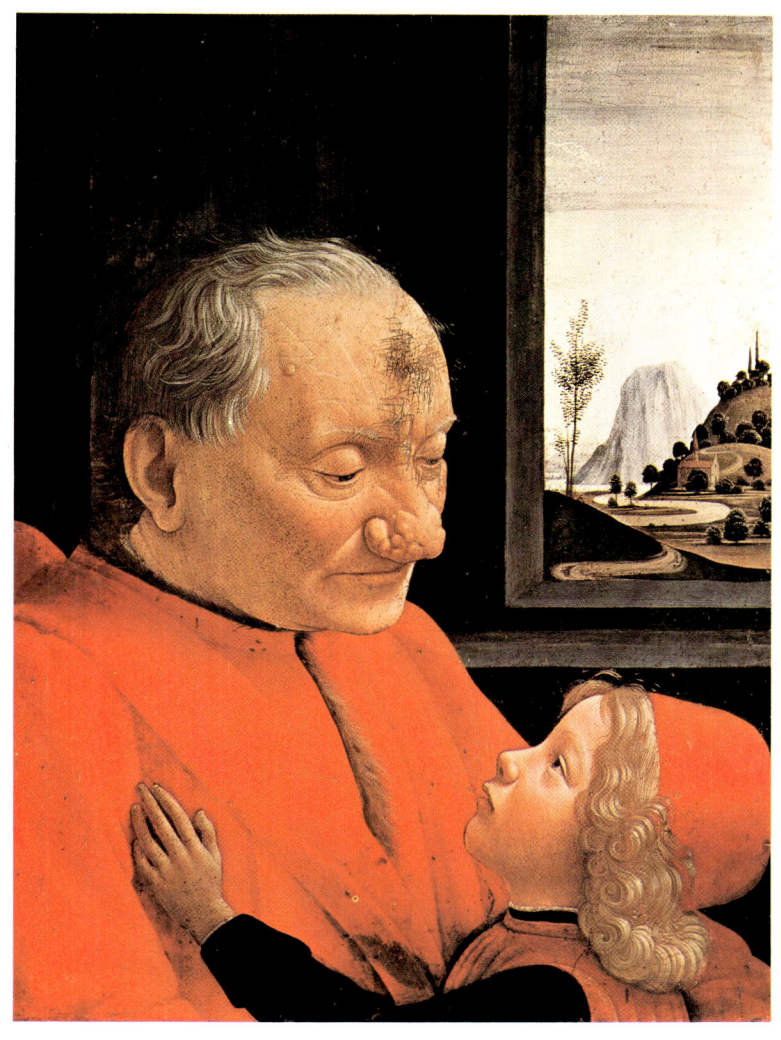

610 Bildnis der Madonna, Schutzherrin der Ärztegilde. Glasiertes Terrakottamedaillon (1440–50) von Luca della Robbia. Or San Michele, Florenz

611 *Krankenvisite*, glasierter Terrakottafries von Giovanni della Robbia an der Fassade des Ospedale del Ceppo in Pistoia. Hospitäler wurden zunehmend von Gemeinden gegründet und unterhalten; sie vereinten die Funktionen von Herberge und Krankenpflegestätte.

612 Domenico Ghirlandaios Porträt eines alten Mannes mit seinem Enkel (spätes 15. Jahrhundert) gibt ein realistisches Bild des Rhinophymas (einer zuweilen bei alten Menschen auftretenden Nasenwucherung) und betont den Kontrast zwischen Alter und Jugend. Louvre, Paris

612

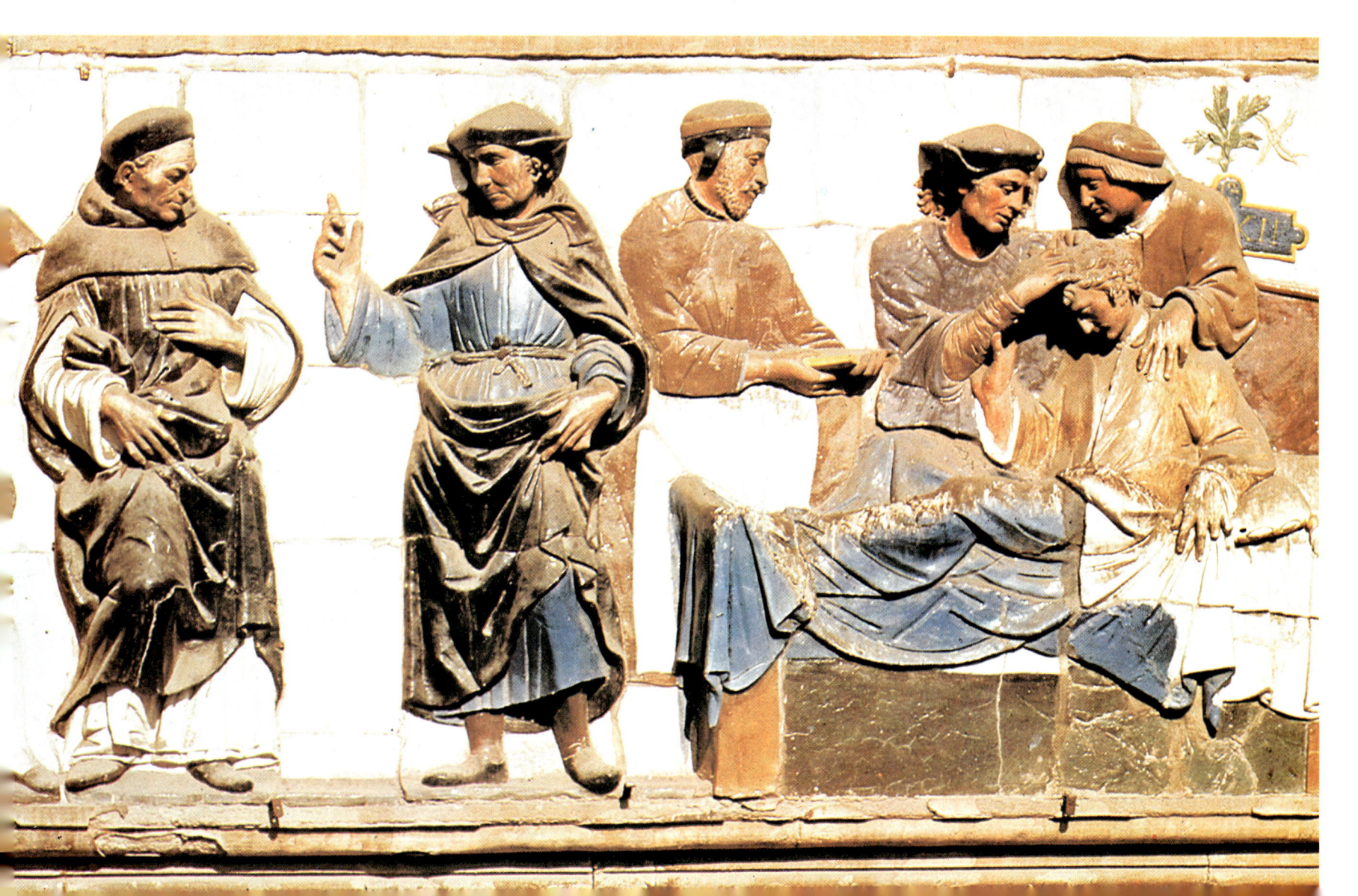

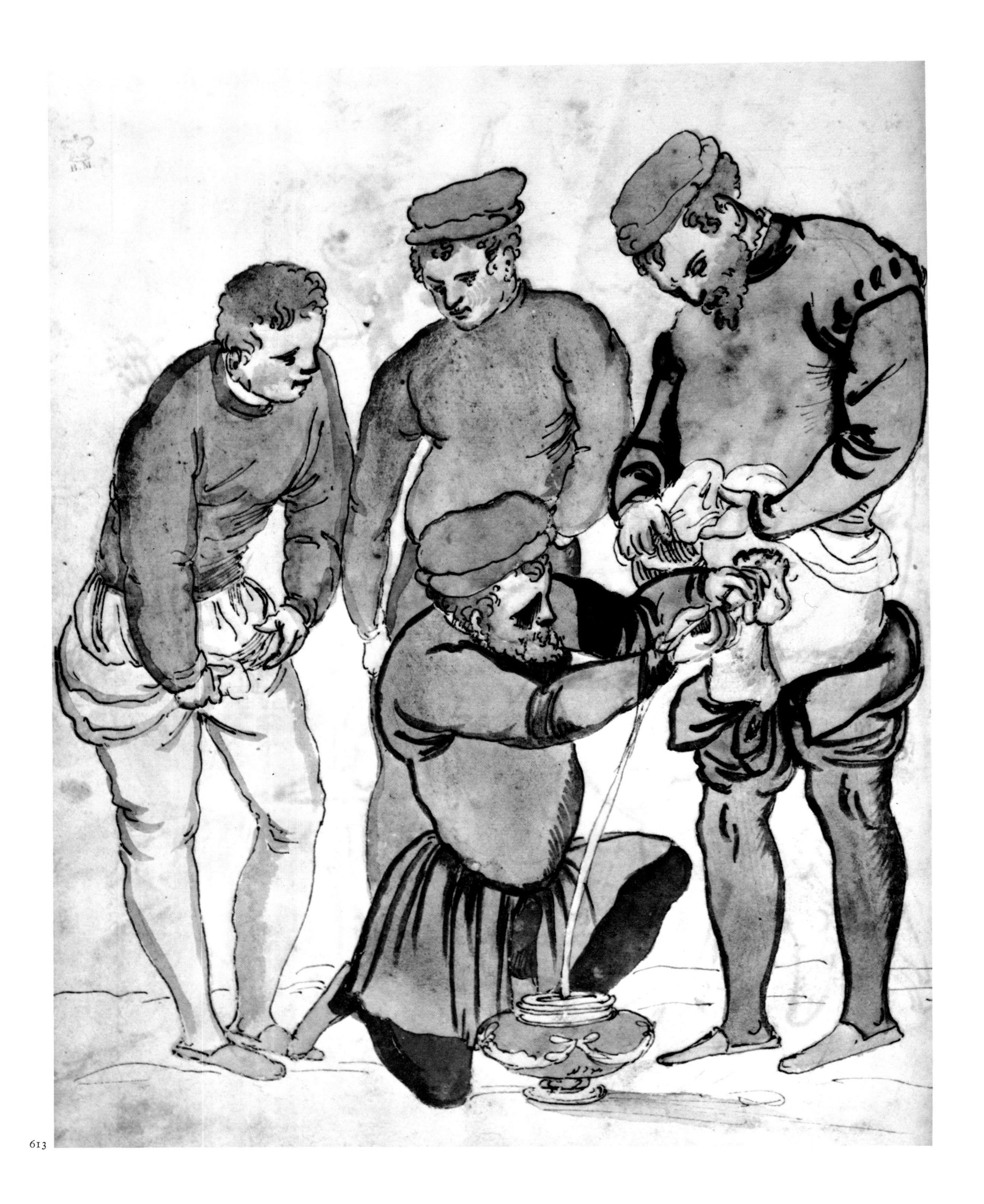

613

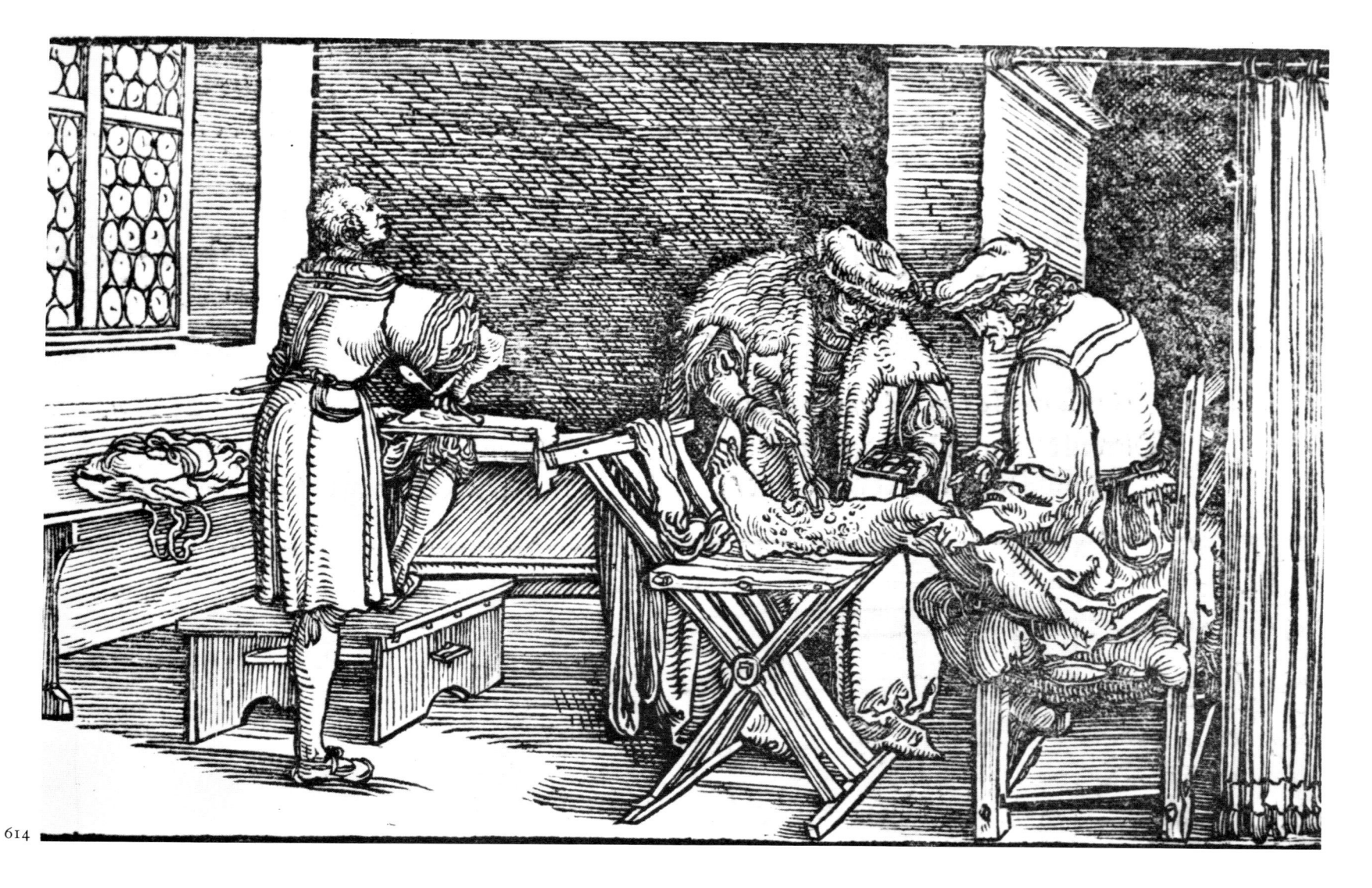

614

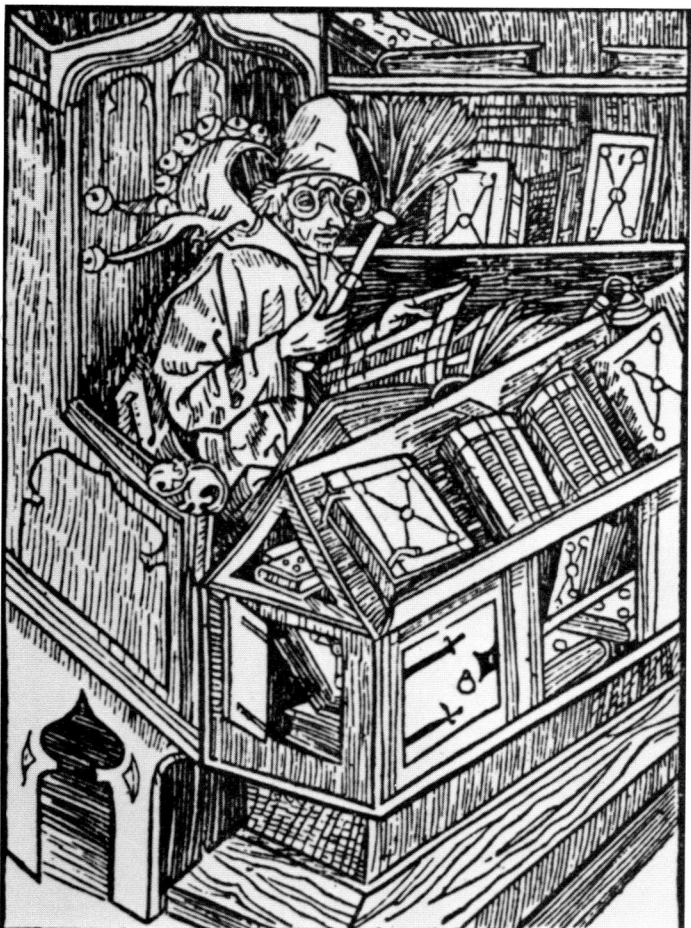

615

613   Handschriftenillustration einer frühen Katheterisierung bei Blasensteinen. Ms. 197.d.2., fol. 19v., British Museum, London

614   Behandlung von Beingeschwüren, dargestellt in *Trost Spiegel in Glück und Unglück* (1572). National Library of Medicine, Bethesda, Maryland

615   Bebrillter Scholar auf einem Holzschnitt aus Sebastian Brants *Narrenschiff* (1494). Augengläser konnten Gelehrte vor Behinderung durch Sehschwäche bewahren. New York Academy of Medicine

Kunst und Wissenschaft

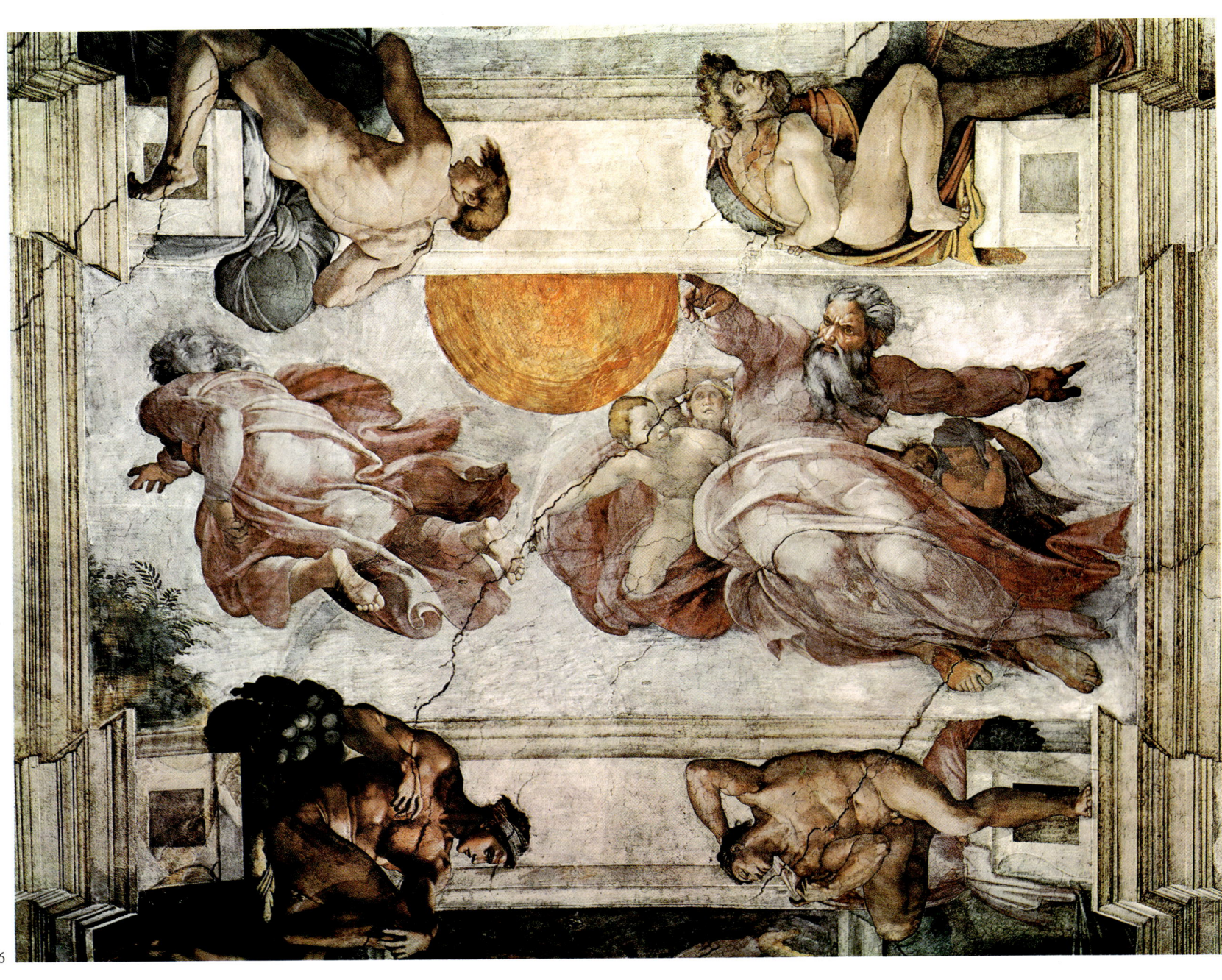

616

Kunst und Wissenschaft waren in der Renaissance enger miteinander verknüpft als in jeder anderen Epoche der Menschheitsgeschichte. Das ist allgemein anerkannt, was das Studium der menschlichen Anatomie angeht, trifft jedoch nicht weniger auf andere Gebiete zu wie Botanik, Zoologie, Ingenieurwesen und angewandte Wissenschaften, ja sogar Architektur.

Im früheren Mittelalter hatte das höchste Interesse einem fernen, zuweilen rächenden Gott gegolten, dessen Wille und Wege man oft für jenseits der menschlichen Erkenntnismöglichkeit hielt. Daher nahm die Theologie innerhalb eines hierarchisch streng geordneten Lehrgebäudes den ersten Rang ein; Glaube und Vernunft galten als einander ausschließend. Das geistige, gesellschaftliche und künstlerische Leben wurde in allen Bereichen menschlichen Strebens – von der Moral bis zur Ökonomie – von absoluten Werten beherrscht. Die Scholastik war die natürliche Folge dieses anti-experimentellen Denkens, in dem beobachtete Erscheinungen mit vorausgesetzten Wahrheiten in Einklang gebracht werden mußten.

Im Gegensatz zu dieser statischen Wirklichkeitsanschauung des Mittelalters war das charakteristischste Merkmal der Renaissance ihre geistige Dynamik. Vor den neuen Attraktionen der Naturwelt verblaßte die Aussicht auf ein überirdisches Paradies jenseits des Grabes, die ohnehin bestenfalls ungewiß war. Als das Absolute in Ungnade fiel, zog das Einzelne den Menschen fort von Gott in seinem fernen Himmel und hin zu sich selbst und der unmittelbaren Umwelt.

Während der Renaissance wurde die Natur selbst zur höchsten Autorität, und sogar die antiken Quellen unterwarf man der Verifizierung durch den unabhängigen Geist: die experimentelle Methode begann Fuß zu fassen. Die ersten Naturbeobachter und Experimentatoren entdeckten bei dem Versuch, ihre Befunde anderen mitzuteilen, daß die überlieferten Ausdrucksformen unzureichend waren. Statt mittels Beobachtung beweisen zu wollen, daß eine vorausgesetzte Wahrheit gültig war, bemühten sie sich, durch genaue Untersuchung vieler, voneinander unabhängiger Vorgänge allgemein anwendbare Prinzipien zu bestimmen. Wir nennen die Methode Empirismus. Mußten die Experimentierenden bekennen, daß es ihnen an Verständnis ihrer Beobachtungen fehlte, dann war die Beschreibung durch das Wort oft schwierig, und als zweckdienlichste Form der Mitteilung erwies sich die bildliche Darstellung.

Die anatomische Abbildung

Die Wissenschaft von der Anatomie entstand in Süditalien 500 Jahre v. Chr., als Alkmaion von Kroton Tiere sezierte. Ein wenig später entstandener, praxisbezogener Text aus der hippokratischen Schule beschreibt den Bau einer Schulter so, als sei das Wissen durch Obduktion erworben. Auf die anatomische Illustration spielt Aristoteles an, wenn er von *paradigmata* spricht, die höchstwahrscheinlich Abbildungen nach Tiersektionen waren. Im 3. Jahrhundert v. Chr. wurde das anatomische Wissen in Alexandria erheblich erweitert, vor allem durch Herophilos und Erasistratos, denen zahlreiche Entdeckungen zugeschrieben werden und die als erste systematische Sektionen am Menschen vornahmen. Diese wurden nach 150 v. Chr. aus religiösen und ethischen Gründen wieder untersagt, ein Verbot, das Rom scharf durchsetzte. Dennoch überdauerte die Wissenschaft von der menschlichen Anatomie auch in der hellenistischen Welt, obwohl nur Tierobduktionen erlaubt waren. Im 2. nachchristlichen Jahrhundert erzielte Galen größte Erfolge mit der Sektion von Tieren (meist Berberaffen und Schweinen). Seine Übertragung der Ergebnisse auf den Menschen war im allgemeinen zutreffend, wenn auch einige Irrtümer unvermeidlich blieben, da er seine Befunde nicht an menschlichen Leichen nachprüfen durfte. Galen entwickelte auch die Doktrin der ›letzten Ursache‹, eine teleologische Lehre, welche die Übereinstimmung aller Untersuchungsergebnisse mit der Physiologie – wie er sie begriff – verlangte.

Aus der klassischen Zeit ist uns kein Beispiel anatomischer Abbildungen erhalten, aber die mittelalterlichen ›Fünf-Figuren-Folgen‹ von Knochen, Venen, Arterien, Nerven und inneren Organen dürften wohl Kopien älterer Zeichnungen sein. Zur Demonstration der verschiedenen Systeme wurden die Gestalten stets in froschartiger Hockstellung wiedergegeben, und zuweilen war eine sechste Figur dazugefügt: eine schwangere Frau oder die männlichen beziehungsweise weiblichen Fortpflanzungsorgane. Auf antiken Flachreliefs, Gemmen und Bronzen sieht man nicht selten figürliche Darstellungen von Skeletten und eingeschrumpften, mit Haut bedeckten Körpern (Lemuren genannt), die indes eher emblematischen als schematischen Charakter hatten und an denen sich wenig lernen ließ.

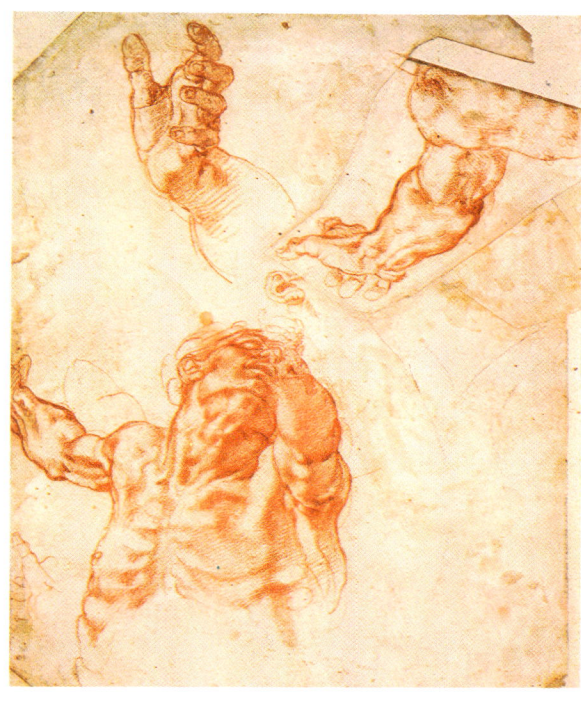

617

616 Im 16. Jahrhundert stellte Michelangelo die Erschaffung von Sonne, Mond und Planeten als das Werk einer übernatürlichen Kraft dar. Viele Denker der Renaissance hatten jedoch bereits das Interesse an solchen Mächten verloren und sich Entdeckungen im Reich der natürlichen Welt zugewandt. Sixtinische Kapelle, Vatikan, Rom

617 In der Studie für den Haman (1511) an der Decke der Sixtinischen Kapelle wird Michelangelos starke Neigung zur Anatomie erkennbar. Er beschäftigte sich über Jahre hinweg mit sorgfältigem Sezieren menschlicher Körper. Ref. A 16 r., Teylers Museum, Haarlem

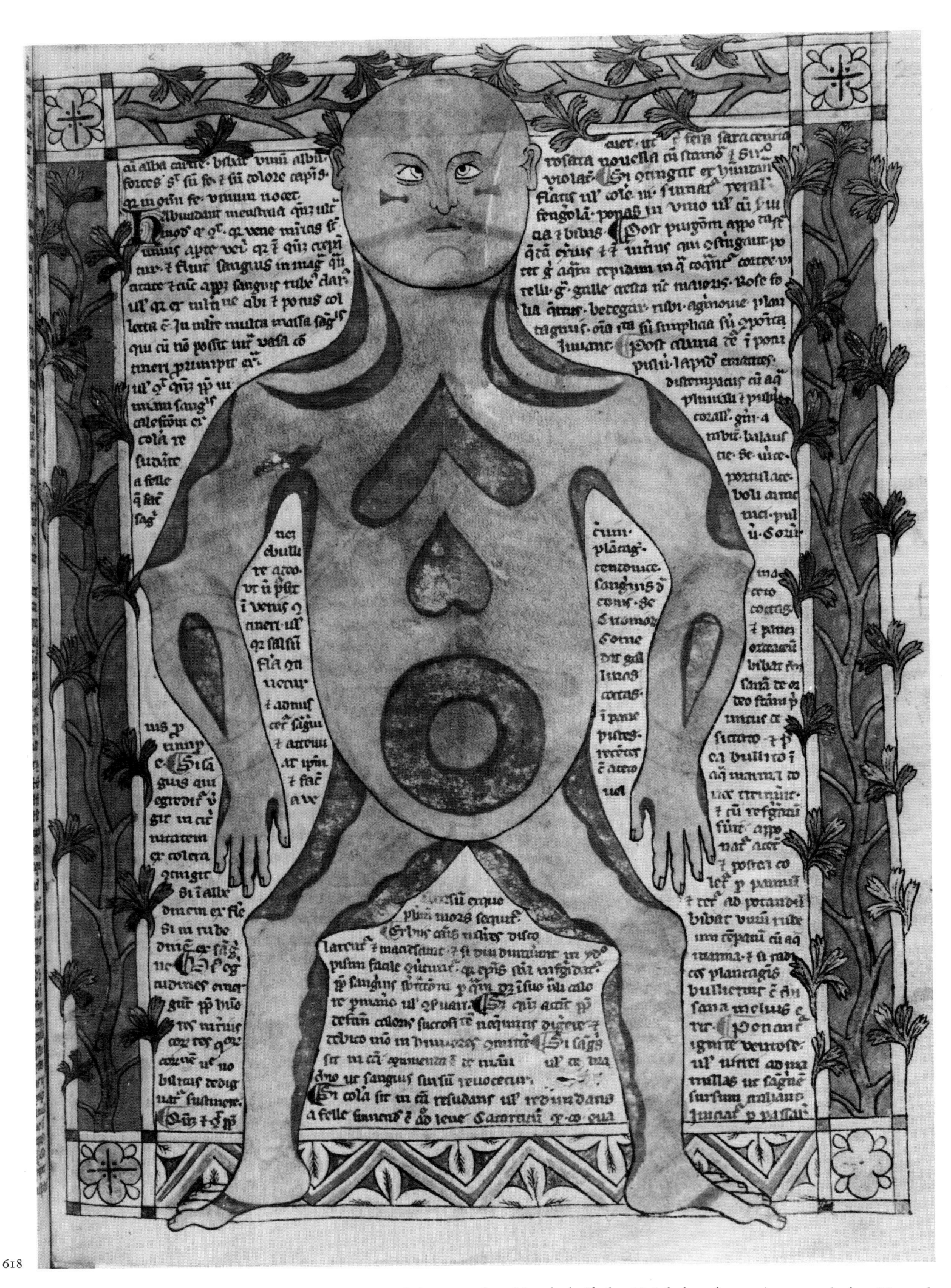

618

618, 619 Seiten aus einer Handschrift des 13. Jahrhunderts mit anatomischen Darstellungen in typisch mittelalterlichen Haltungen. Sie verraten das begrenzte Wissen über

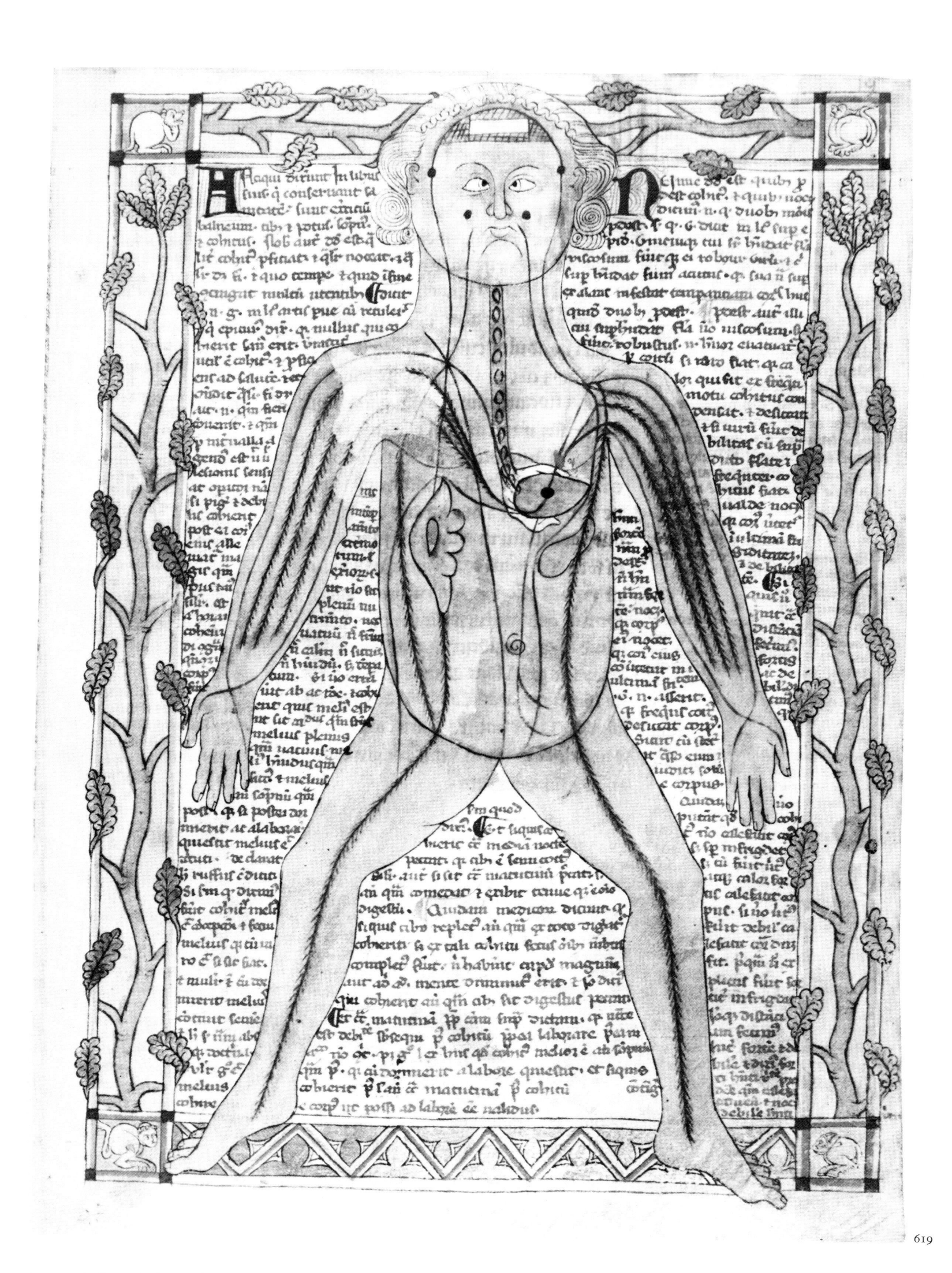

den Muskelbau *(links)* und den Kreislauf *(rechts)*. Ms. Ashmole 399, fols. 22, 19,
Bodleian Library, Oxford

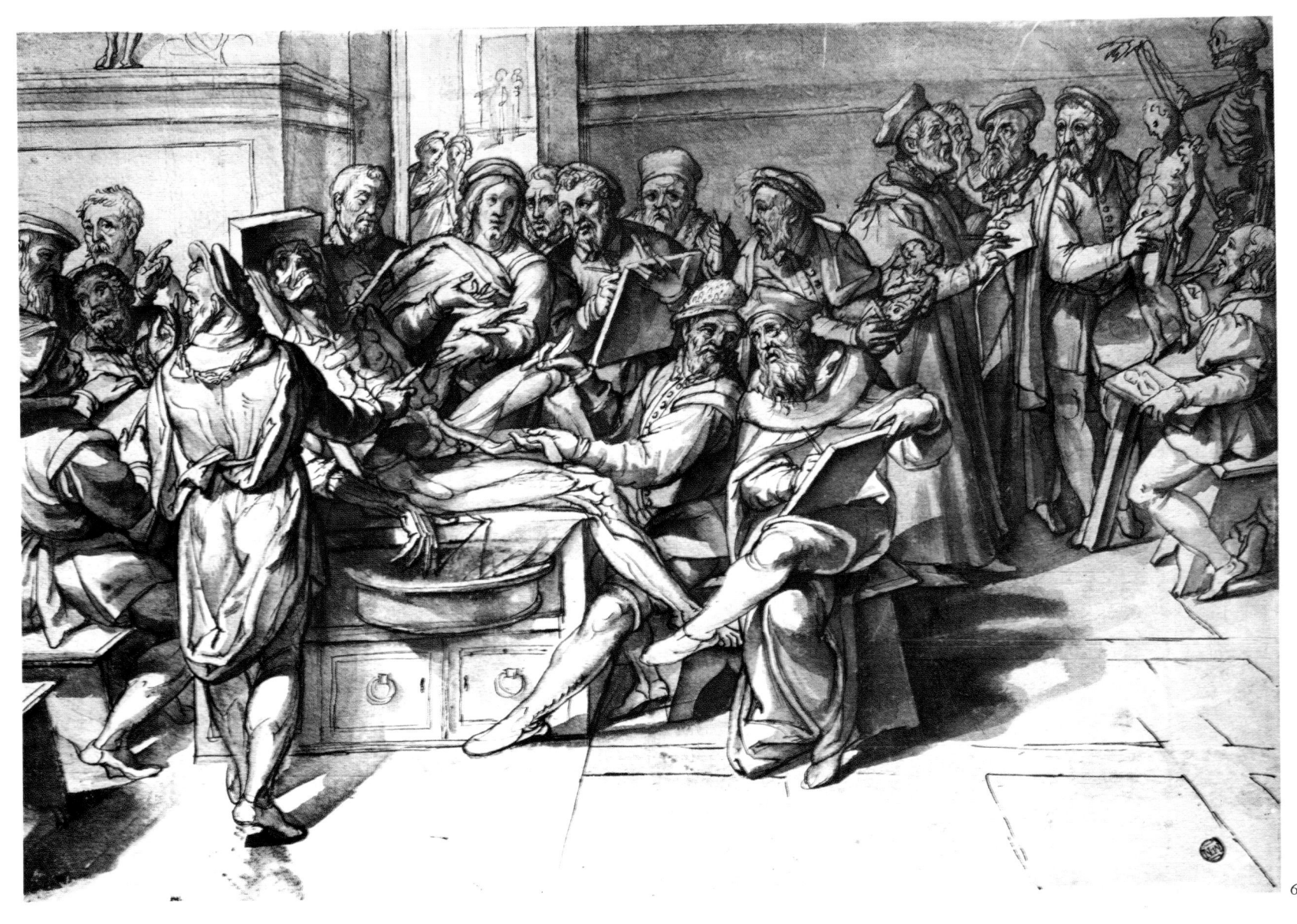

620

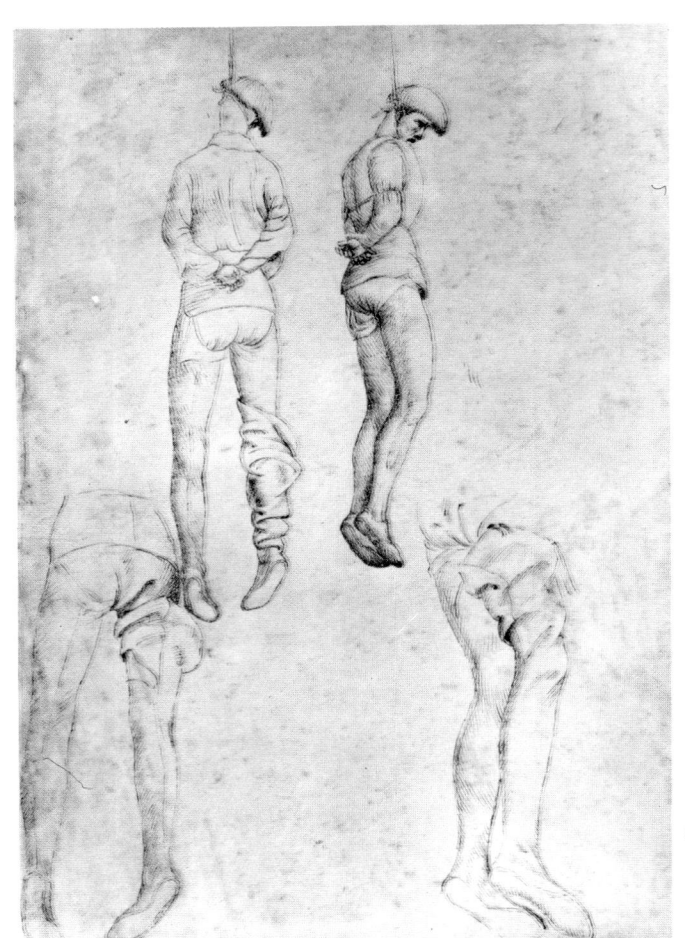

621

620 Die Aquatinta von Bartolomeo Passarotti aus dem 16. Jahrhundert spiegelt das intensive Interesse am Studium des menschlichen Körpers wider, das sich nicht nur unter Medizinern, sondern auch unter Künstlern und Gelehrten der Renaissance entwickelte. Louvre, Paris

621 Künstler pflegten jedwede Gelegenheit zur Abbildung menschlicher Körper zu nutzen, wie sich an Antonio Pisanellos Studie von Gehenkten (1433) zeigt. British Museum, London

622 Seltene Darstellung (aus dem frühen 15. Jahrhundert) der Bereiche von Frauenleiden. Ms. lat. 7138, fol. 239, Bibliothèque Nationale, Paris

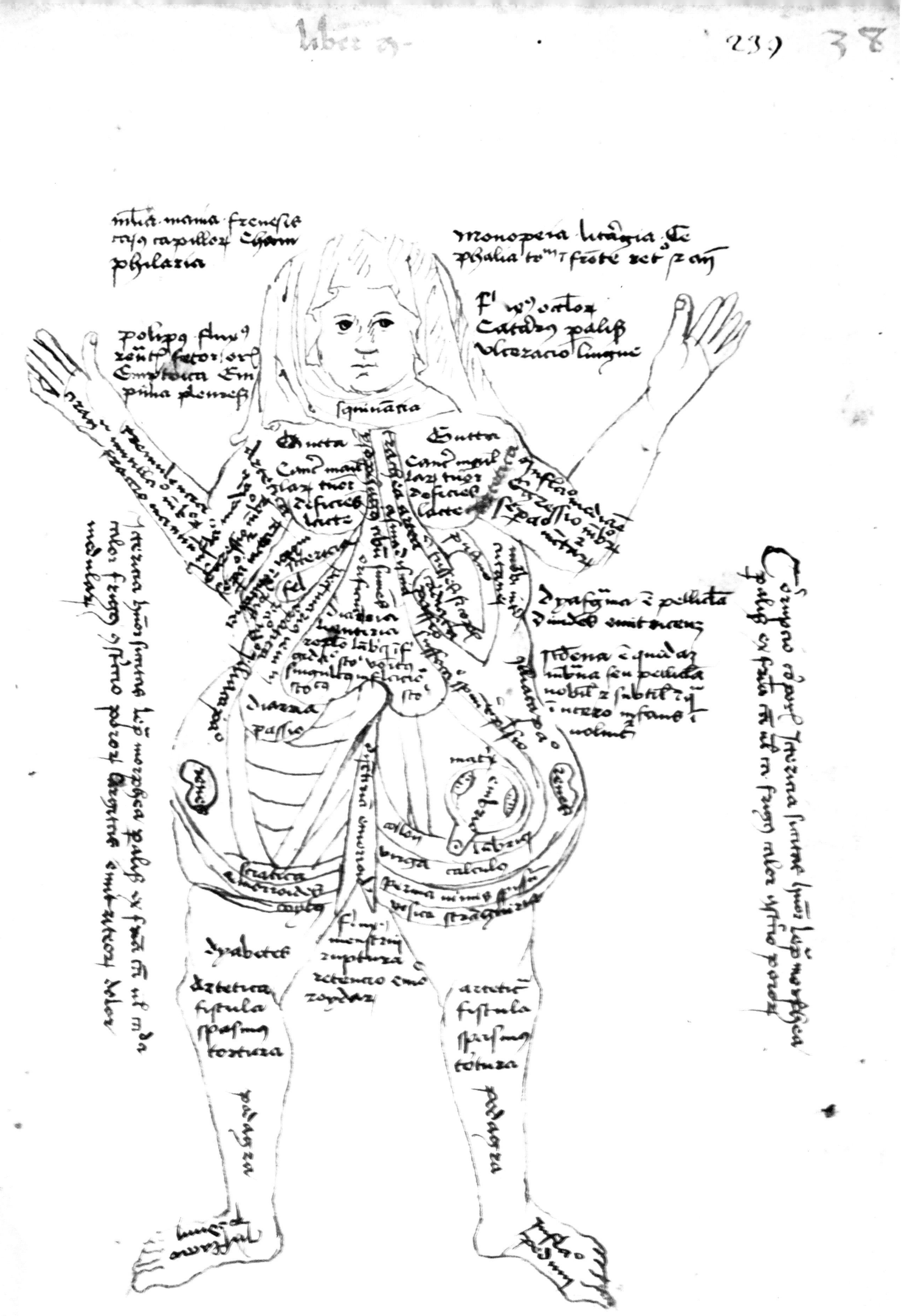
squinantia
Gutta
Gutta
fel
diarria
passio
fistula
fistula
podagra
podagra

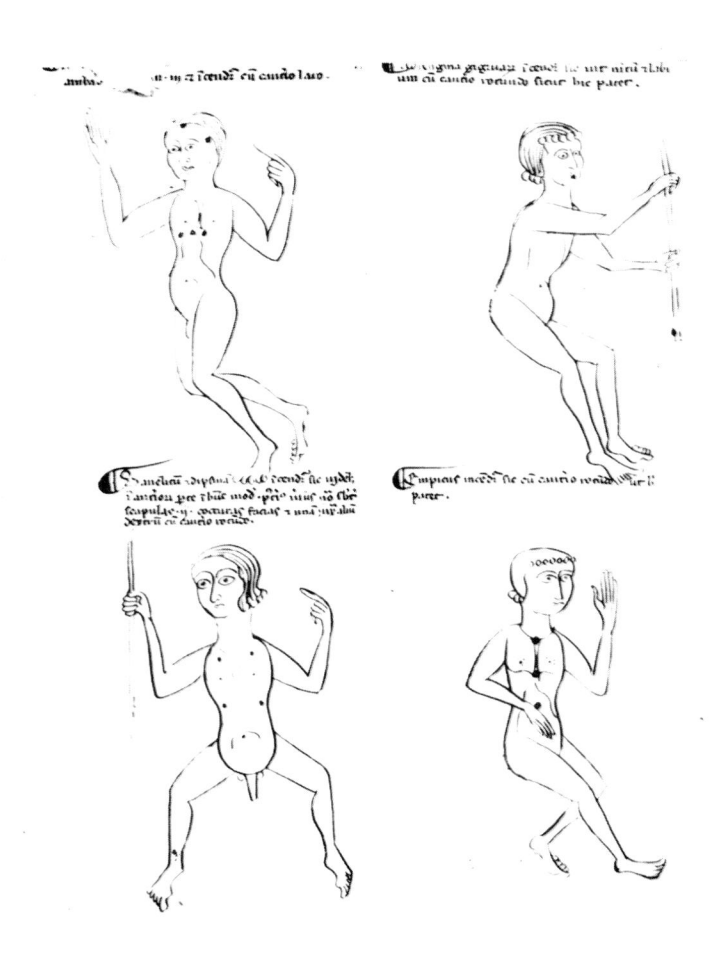

623

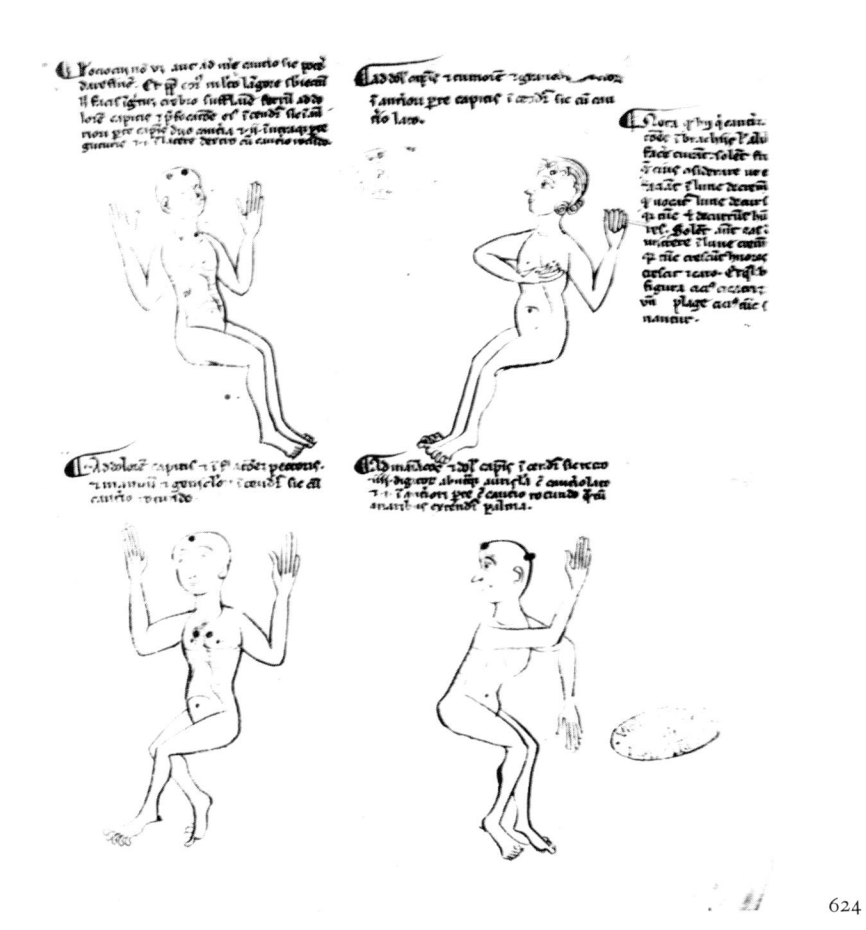

624

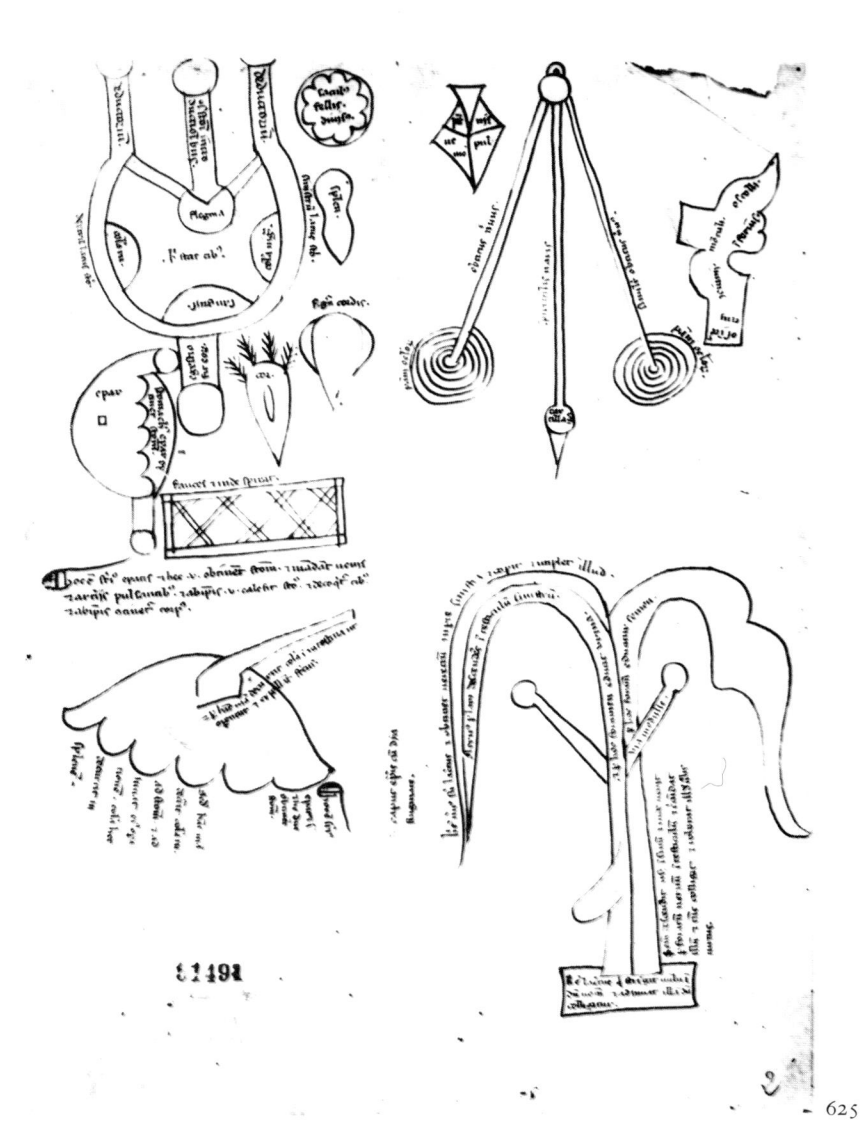

625

Es scheinen mehr praktische als geistige Zwecke gewesen zu sein, zu denen das Studium des menschlichen Körperbaus wiederaufgenommen wurde. Kriege waren nicht mehr bloß lokale Angelegenheiten, und man brauchte Mittel und Wege, die Leichen der Getöteten in ihre Heimat zu überführen. Für kurze Strecken genügte die Einbalsamierung; die größeren Entfernungen, die in den Kreuzzügen üblich wurden, verlangten einen anderen Brauch: den des ›Knochenkochens‹. Dieser Gewohnheit ein Ende zu bereiten war der einzige Zweck der Bulle *De sepulturis*, die Papst Bonifatius VIII. (1300) erließ und von der oft irrtümlich angenommen wurde, daß sie die Zergliederung von Menschenkörpern verbiete. Den stärksten Anstoß zur Öffnung menschlicher Leichen gab der Wunsch, aus vorwiegend gerichtsmedizinischen Gründen Todesursachen festzustellen, indem man sich vergewisserte, woran etwa eine bedeutende Person gestorben war oder ob die Pest oder eine andere Seuche ausgebrochen waren. Übrigens verwandte man das Tätigkeitswort ›anatomieren‹ auch für den zunehmend häufiger vorgenommenen Kaiserschnitt.

Die Handschriftentradition des Mittelalters bediente sich zur Veranschaulichung nicht der Welt der Natur, sondern übernahm und kopierte ältere Wiedergaben. Im allgemeinen bewiesen die Kopisten begrenzte Fertigkeiten, und da sie den Gegenstand nicht in der Natur beobachtet hatten, begingen sie oft Fehler im Verständnis wie auch in der Ausführung. Meist ›sahen‹ sie die Dinge so, wie sie den Alten erschienen waren, und realistische Abbildungen hätten sie als ungehörige Abkürzung des rechten Studienweges betrachtet. Überdies galt die Anatomie keineswegs als eigene Disziplin, sondern vielmehr als Anhängsel der Chirurgie, die zu jener Zeit auf einer relativ primitiven Stufe stand und sich im wesentlichen auf die Kenntnis der Stellen für die Blutentnahme beschränkte. Solange die Anatomie derart praxisferne Züge trug, waren unrealistische, schematische Darstellungen ausreichend.

Das erste aus Lettern gesetzte Buch, das mit gedruckten statt gemalten Abbildungen versehen wurde, war vermutlich Ulrich Boners *Der Edelstein*, nach 1460 bei Albrecht Pfister in Bamberg gedruckt. Die Illustrationen waren freilich kaum mehr als grobes Beiwerk. Konrad Megenberg gab 1475 sein *Buch der Natur* heraus, das mehrere Holzschnitte mit Bildern von Fischen, Vögeln und anderen Tieren sowie verschiedenen Pflanzen enthielt. Die figürlichen Darstellungen standen – wie zahlreiche andere auch, die in Naturbüchern und Enzyklopädien der Zeit erschienen – ganz in der Überlieferung der Handschriften und waren kaum erkennbar.

Zur Entwicklung der sachlich genauen Illustration am Anfang des 16. Jahrhunderts trugen mehrere Faktoren bei, von denen anscheinend zwei bestimmend waren. Der eine war, daß die handschriftliche Tradition des Kopierens älterer Zeichnungen unterging und man die Natur als primäres Modell nahm. Allmählich setzte sich die Überzeugung durch, die legitime Beschäftigung für den Menschen sei die mit der Welt des Seienden, nicht mit dem Jenseits. Den Boden für diese Entwicklung hatte, ohne es zu wollen, die Scholastik des heiligen Thomas von Aquin bereitet, indem sie die natürliche von der übernatürlichen Welt geschieden hatte, wiewohl die Theologie Herrin über die Naturwissenschaften geblieben war.

Das zweite Hauptmoment in der Entwicklung der wissenschaftlichen Illustration als Lehrmittel war, daß man langsam auf die dem Medium innewohnenden Vorteile aufmerksam wurde. Anfangs hatten Verleger allein in Mengenbegriffen gedacht, das hieß: wie dank der Druckpresse Reproduktionen in großer Zahl leicht und billig herzustellen waren. Erst später erkannten sie die Tragweite des Umstands, daß jede Abbildung dem Original aufs Haar glich. Als nun die verschiedenen wissenschaftlichen Disziplinen sich nicht länger auf die Tradition verließen und sich der deskriptiven, später der experimentellen Methodik verschrieben, gab ihnen die Fähigkeit zur Produktion exakt gleicher bildlicher Wiedergaben von beobachteten Gegenständen das Gepräge. Die Verifizierung empirischer Beobachtungen wurde damit leichter.

Die frühesten gedruckten anatomischen Abbildungen standen noch immer in der Überlieferung der mittelalterlichen Handschrift. Erstmals für eine anatomische Tafel verwendet wurde der Holzschnitt in der Erstausgabe von *Fasciculus medicinae* (1491), einer Sammlung zeitgenössischer Schriften für den praktizierenden Arzt, die zahlreiche Auflagen erfuhr. Die Illustrationen zeigen große Menschenfiguren (sog. Aderlaßmännchen) mit den für den Aderlaß geeigneten Stellen, von denen Linien zu den gedruckten Erläuterungen am Seitenrand führen. Sektionen sind primitiv und unrealistisch dargestellt. In der zweiten Auflage (1493) ist die Haltung der Figuren natürlicher. Eine Szene zeigt einen Kranken mit seinem Arzt und mehreren Frauen, eine andere eine Zergliederung, bei der ein junger, bartloser Professor auf dem Vorlesungsstuhl sitzt, während ein Bader-Chirurg seziert. Erzählende Bilder werden auch in den verschiedenen Schriften von Hieronymus Brunschwig (um 1450–1512) benutzt. Das

623, 624, 625   Anatomische Zeichnungen aus einer 1220 datierten Handschrift. *Oben*: menschliche Gestalten in der typisch mittelalterlichen Froschstellung; *unten*: innere Organe, vermutlich Kopien sehr viel älterer Zeichnungen. Ms. 735, Biblioteca Universitaria, Pisa

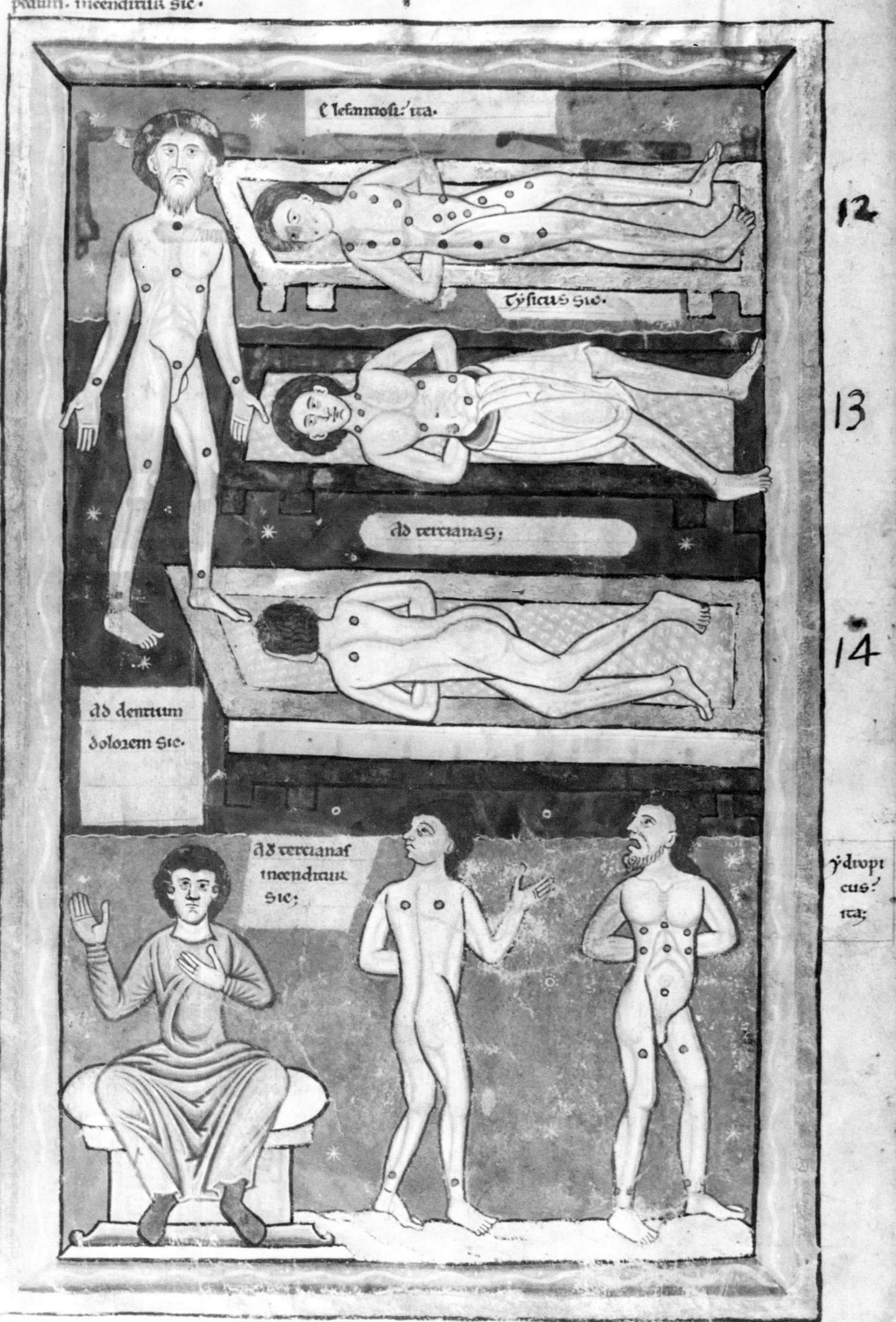

Ad dolorem capitis ꝛ inflationem pectoris.
ꝰ manuum. geniculoꝗꝫ torcionem ꝫ
pedum. incenditur sic.

C lefaniosi. ita.

Tysicus sic.

Ad tercianas;

Ad dentium
dolorem sic.

Ad tercianas
incenditur
sic;

y̅dropi
cus.
ita;

11

12

13

14

15   16   17

626

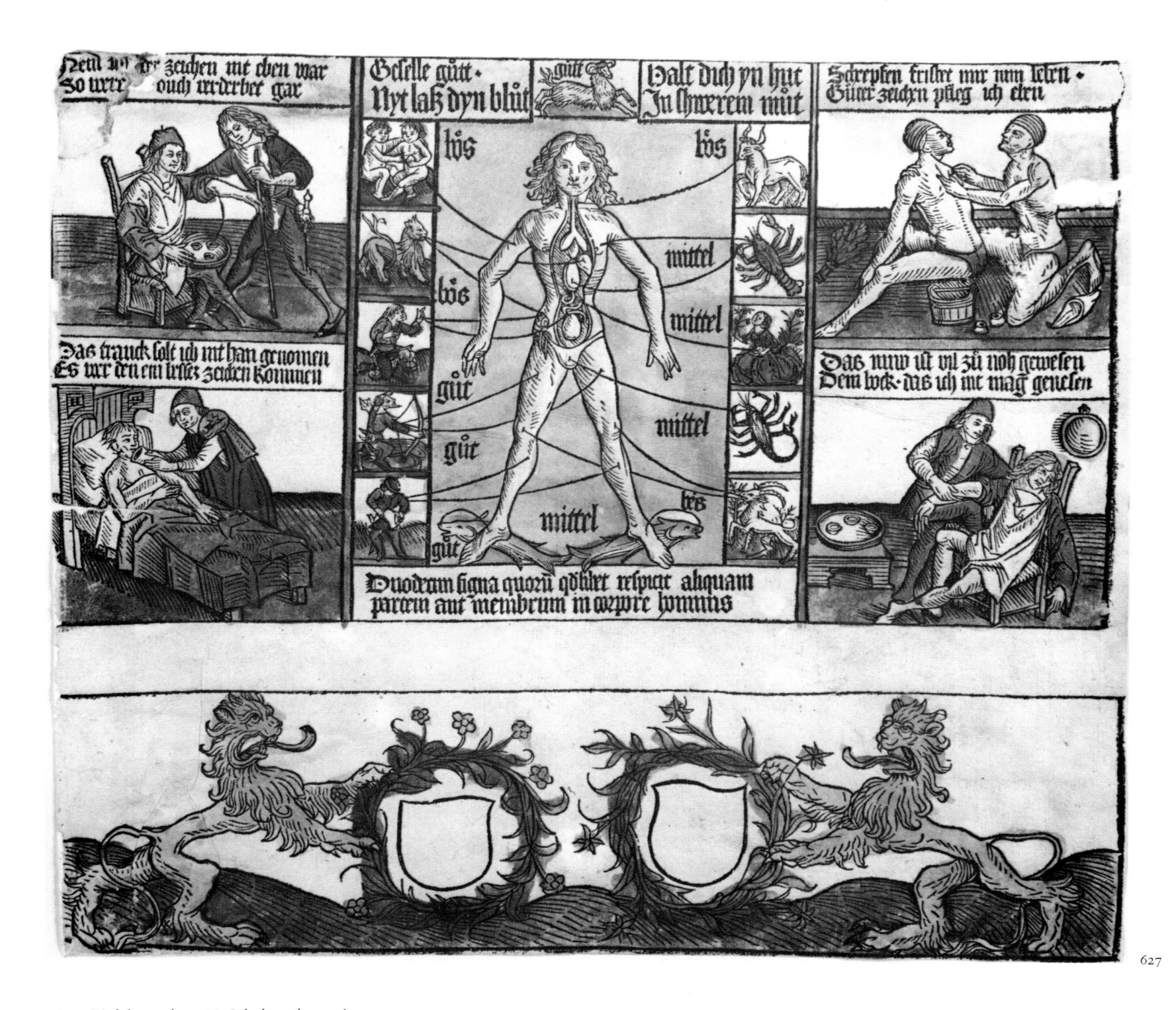

627

626   Tafel aus dem 13. Jahrhundert mit
Punkten, an denen zur Heilung bestimmter
Krankheiten Brenneisen angesetzt werden
konnten. Ms. Ashmole 1462, fol. 9 v.,
Bodleian Library, Oxford

627   Der Holzschnitt aus dem 15. Jahrhundert
zeigt für den Aderlaß geeignete Stellen nebst
ihrem Bezug auf die Tierkreiszeichen, dazu
Szenen aus der Krankenpflege. Staatliche
Graphische Sammlung, München

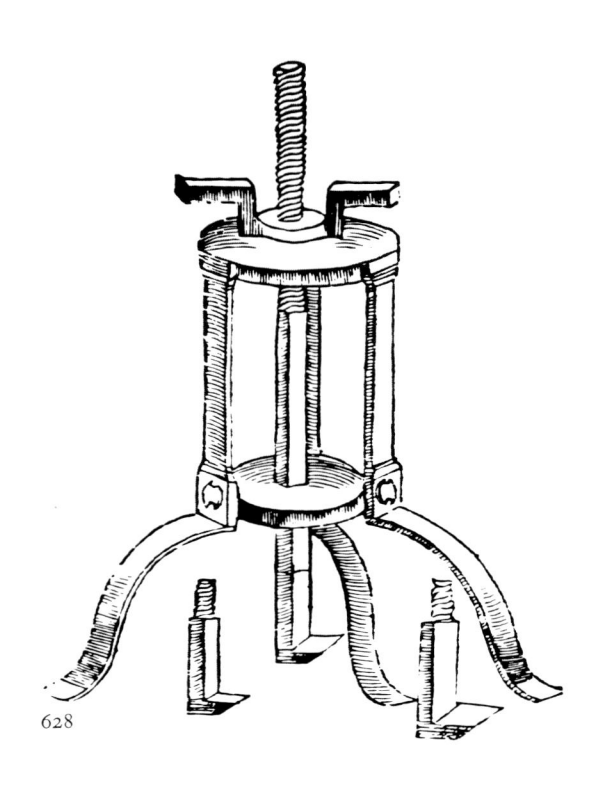

628

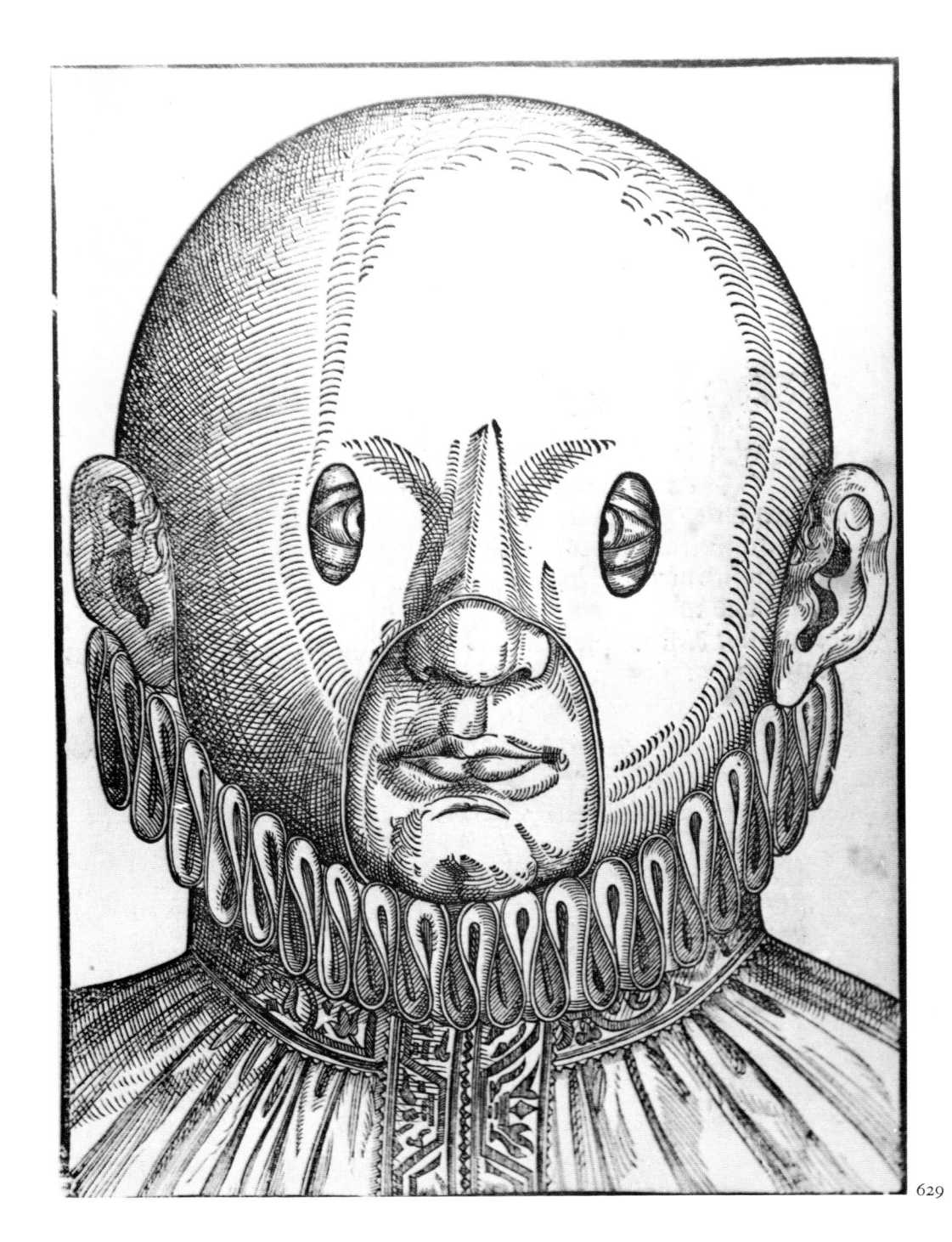

628 Ambroise Paré benutzte diesen in *Zehn Bücher der Chirurgie* (1564) abgebildeten Apparat, um durch Schlageinwirkung eingedrückte Schädelknochen zu richten. New York Academy of Medicine

629 Vorrichtung zur Korrektur des Schielens, abgebildet auf einem Holzschnitt des 16. Jahrhunderts. Weltgesundheitsorganisation, Genf

630 Streckapparat für Verrenkungen, dargestellt von Guido Guidi in *Chirurgia e Graeco in Latinum conversa* (1544). New York Academy of Medicine

629

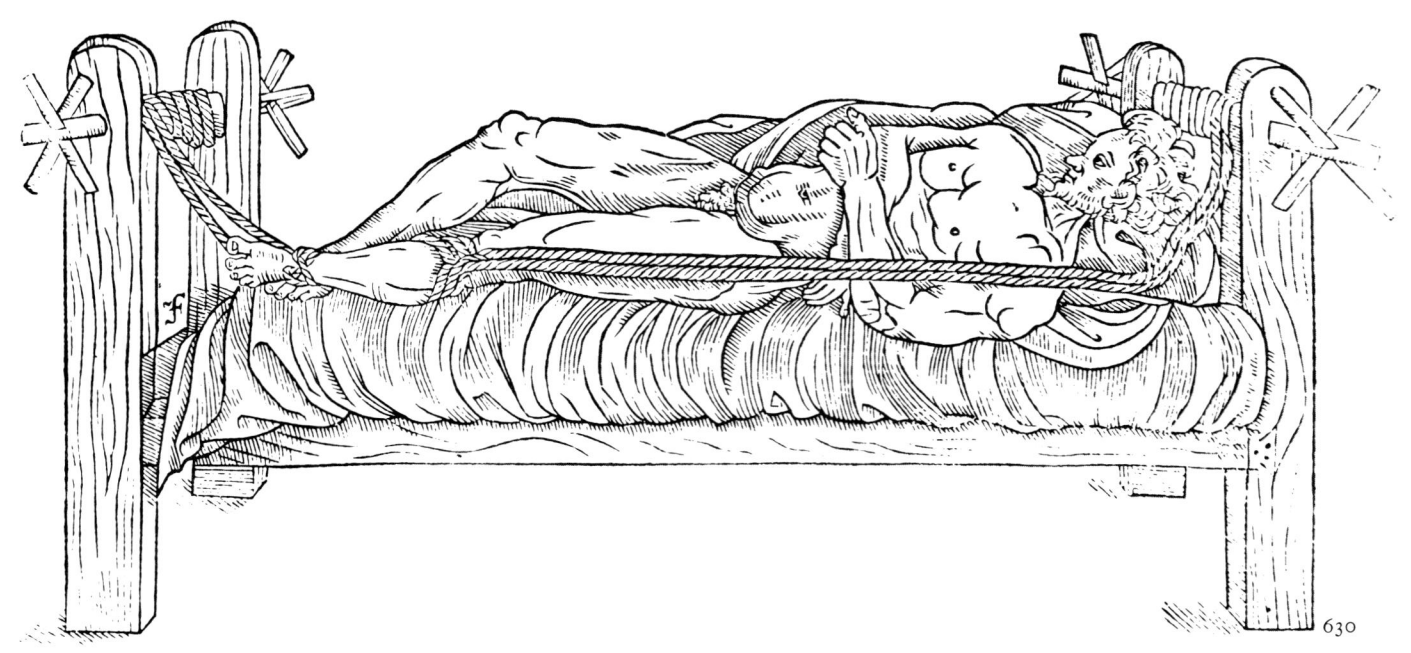

630

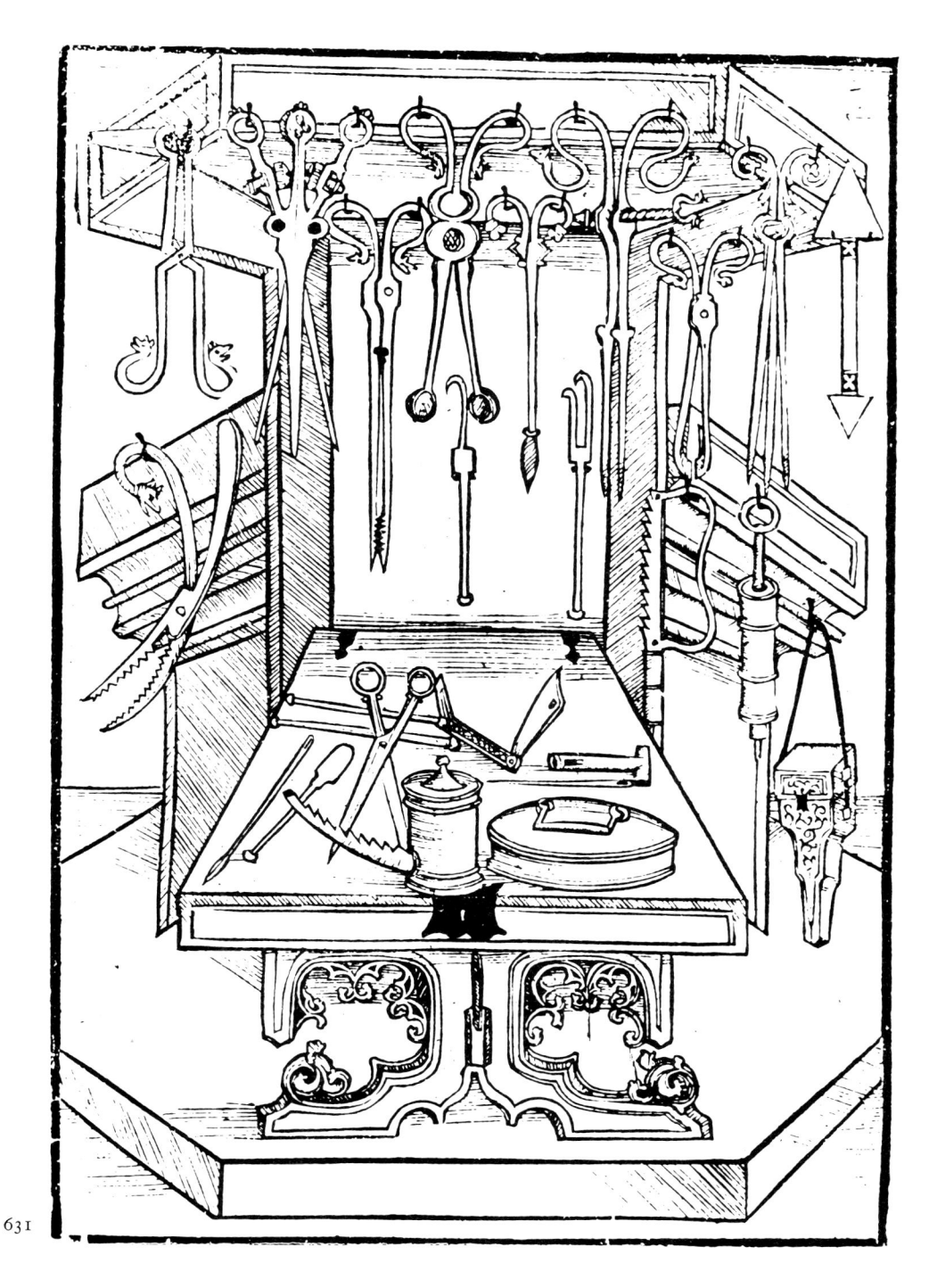

631

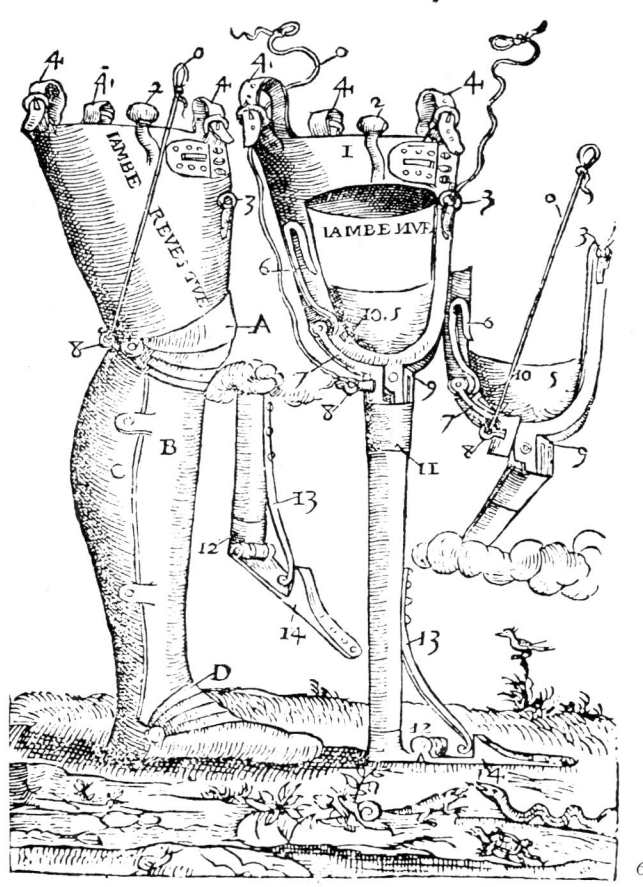

Pourtraict des iambes artificielles.

632

631 Ein Schrank mit chirurgischen Instrumenten in Hieronymus Brunschwigs *Chirurgia* (1497) läßt die Vielfalt der damals gebräuchlichen Geräte erkennen. New York Academy of Medicine

632 Ambroise Paré legte von seinen medizinischen Apparaten genaue Zeichnungen vor – wie von diesem künstlichen Bein in *Œuvres* (1575) –, damit andere sie nachbauen konnten. National Library of Medicine, Bethesda, Maryland

633 Wie man Gliedmaßen mit Schienen und Bandagen ruhigstellt, zeigte Guido Guidi in *Chirurgia e Graeco in Latinum conversa* (1544). In der Renaissance lernte man den Nutzen sorgfältig ausgeführter, naturgetreuer Abbildungen schätzen. National Library of Medicine, Bethesda, Maryland

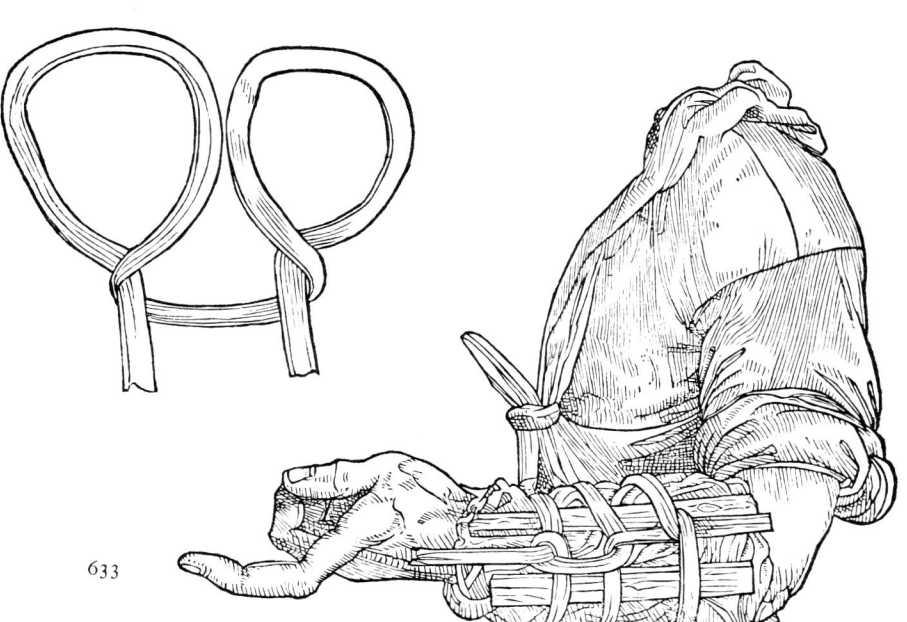

633

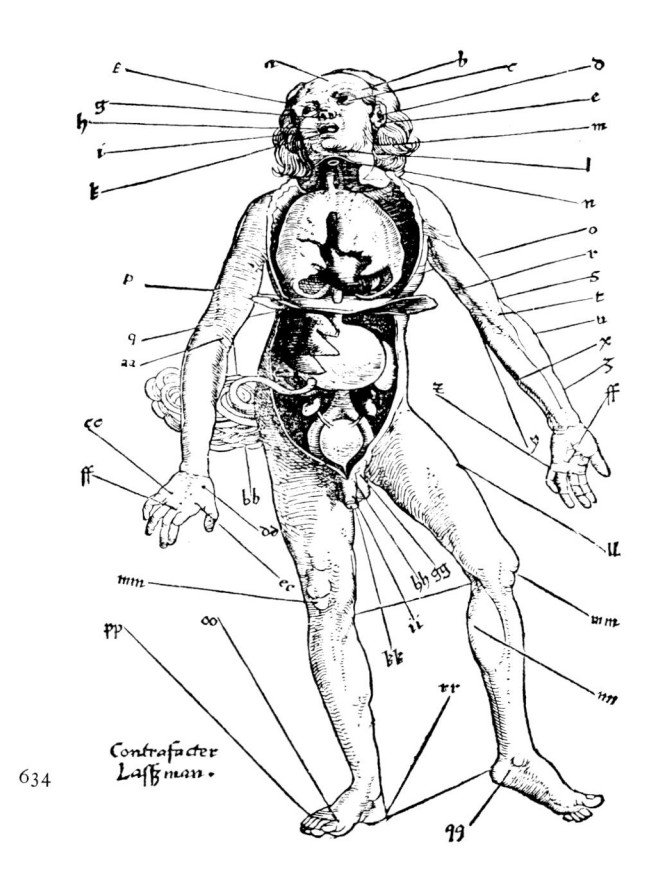

634

634 Farbholzschnitt mit den Stellen für den Aderlaß von Johannes Wechtlin aus *Abhandlung über Chirurgie* (1540). In der Renaissance verließen die Künstler sich zunehmend auf eigene Beobachtung, und in anatomischen Zeichnungen wurden Sitz und Größe der Organe präziser wiedergegeben. New York Academy of Medicine

635 In Michelangelos Zeichnung *Die Auferstehung* (1513–16) geht eine genaue, durch jahrelange Erfahrung im Sezieren gewonnene Kenntnis der menschlichen Gestalt in die Kunst ein. W. 35, British Museum, London

Schlußkapitel eines Werkes von Johannes Peyligk (1474–1522) bringt eine knappe Anatomie des ganzen Körpers, doch die elf beigegebenen Holzschnitte sind wenig mehr als schematische Darstellungen in der Art der arabischen Gelehrten: auf einem sind die Eingeweide als verschlungener Liebesknoten zu sehen, ein gescheiter Einfall, aber unrealistisch. Gregor Reisch (1467–1525) versieht in *Margarita philosophica*, einer Enzyklopädie aller Wissenschaften, die ansonsten traditionellen Holzschnitte mit einigen Neuerungen: die Bauchorgane sind diesmal realistisch dargestellt.

Neben den speziell für Ärzte und Studenten gedachten anatomischen Texten gab es viele Einzelblätter mit anatomischen Tafeln, deren Unterschriften nicht (wie alle ärztlichen Schriften) lateinisch, sondern in der Landessprache ausgeführt waren. Starkes Interesse brachte man der Empfängnis und der Bildung des menschlichen Fötus entgegen. Die philosophische, im Grunde nichtmedizinische Orientierung verriet sich im häufigen Gebrauch des Mottos ›Kenne dich selbst‹. Das Nürnberger Helain-Skelett von 1493 war die erste Abbildung ihrer Art, der bald weitere folgten; verglichen mit Darstellungen anderer Künstler aus und selbst vor dieser Zeit ist sie indes sowohl in anatomischer wie in künstlerischer Hinsicht von minderem Rang. Inzwischen war der ›Totentanz‹ ein außerordentlich beliebtes Sujet geworden, besonders nach der großen Pest in den deutschsprachigen Ländern. Erstaunlicherweise waren die Wiedergaben der Skelette und des menschlichen Körperbaus durch die Künstler besser als die der Anatomen.

Die Renaissance-Maler des 15. Jahrhunderts interessierten sich mehr und mehr für die menschliche Gestalt, und dementsprechend wurde das Studium des menschlichen Körperbaus unerläßlicher Teil der Ausbildung der jungen Künstler, insbesondere in Oberitalien. Es gab jedoch einen, der in der Anatomie mehr sah als ein geeignetes Mittel zur Darstellung der menschlichen Formen: Leonardo da Vinci (1452–1519). Leonardo stellte selbst anatomische Präparate her, die ihm als Vorlage für Zeichnungen des Knochen- und Muskelbaus und der Nerven- und Gefäßsysteme dienten. Häufig versah er die Anschauungsbilder, von denen mehr als 750 erhalten sind, mit Anmerkungen physiologischer Natur. An wissenschaftlicher Genauigkeit übertraf er Andreas Vesal, und die künstlerische Schönheit seiner Blätter ist unumstritten. Erst mehr als 100 Jahre nach ihm entdeckte man, daß er die Krümmung des Rückgrats richtig erfaßt hatte. Er bildete exakt die Lage des *fetus in utero* ab und bemerkte gewisse anatomische Strukturen als erster. Seine Skizzen bekamen nur wenige seiner Zeitgenossen zu Gesicht, denn sie wurden erst am Ende des vorigen Jahrhunderts veröffentlicht.

Michelangelo Buonarroti (1475–1564) brachte mindestens ein Dutzend Jahre damit zu, sich seriöse anatomische Kenntnisse zu verschaffen, indem er selbst sezierte, meist im Kloster Santo Spirito in Florenz. Später beschrieb er, wie bei ihm das Bewußtsein vom Nutzen der Anatomie für den Künstler in ein Interesse an der Sache selbst überging, obwohl dieses Interesse der Kunst stets untergeordnet blieb.

Albrecht Dürer (1471–1528) verfaßte Abhandlungen über Mathematik, Chemie, Hydraulik und Anatomie. Eine Studie der menschlichen Proportionen von seiner Hand wurde postum veröffentlicht, aber auch bei ihm war die Beschäftigung mit der Anatomie ganz und gar ästhetischer Natur und entsprang letztlich der Neigung zu den klassischen Regeln, durch die Schönheit sich definieren ließ.

So waren die Renaissance-Künstler – mit der bedeutenden Ausnahme Leonardos, zu dessen Zeichnungen die Anatomen des 16. Jahrhunderts indes mit ziemlicher Gewißheit keinen Zugang hatten – erst in zweiter Linie Anatomen. Zur realistischen Abbildung der menschlichen Gestalt trugen sie manches Wichtige bei – etwa durch Verwenden der Perspektive und durch Schattieren zur Andeutung von Tiefe und Dreidimensionalität –, aber der wirkliche wissenschaftliche Fortschritt harrte noch der Zusammenarbeit des Künstlers mit dem professionellen Anatomen.

Als dann die Anatomen der realistischen Wiedergabe präziser anatomischer Sachverhalte gewahr wurden, setzte in ganz Europa, wiederum besonders in Oberitalien und Süddeutschland, eine Periode eifrigen Experimentierens ein. Am deutlichsten zeigt sich dies bei Jacopo Berengario da Carpi (gest. 1530), dem Verfasser der *Commentaria super Anatomia Mundini* (1521), der die ersten konsequent nach der Natur gebildeten anatomischen Illustrationen schuf. In Basel verlegte Cratander 1536 eine Ausgabe der Werke Galens, die vornehmlich osteologische (die Knochen betreffende) Darstellungen in bemerkenswert realistischer Manier enthielt. Charles Estienne bereitete in Paris bereits 1532 und in den folgenden Jahren einen Band vor, dessen Vorzug eine vollständige Bildwiedergabe des menschlichen Körpers war.

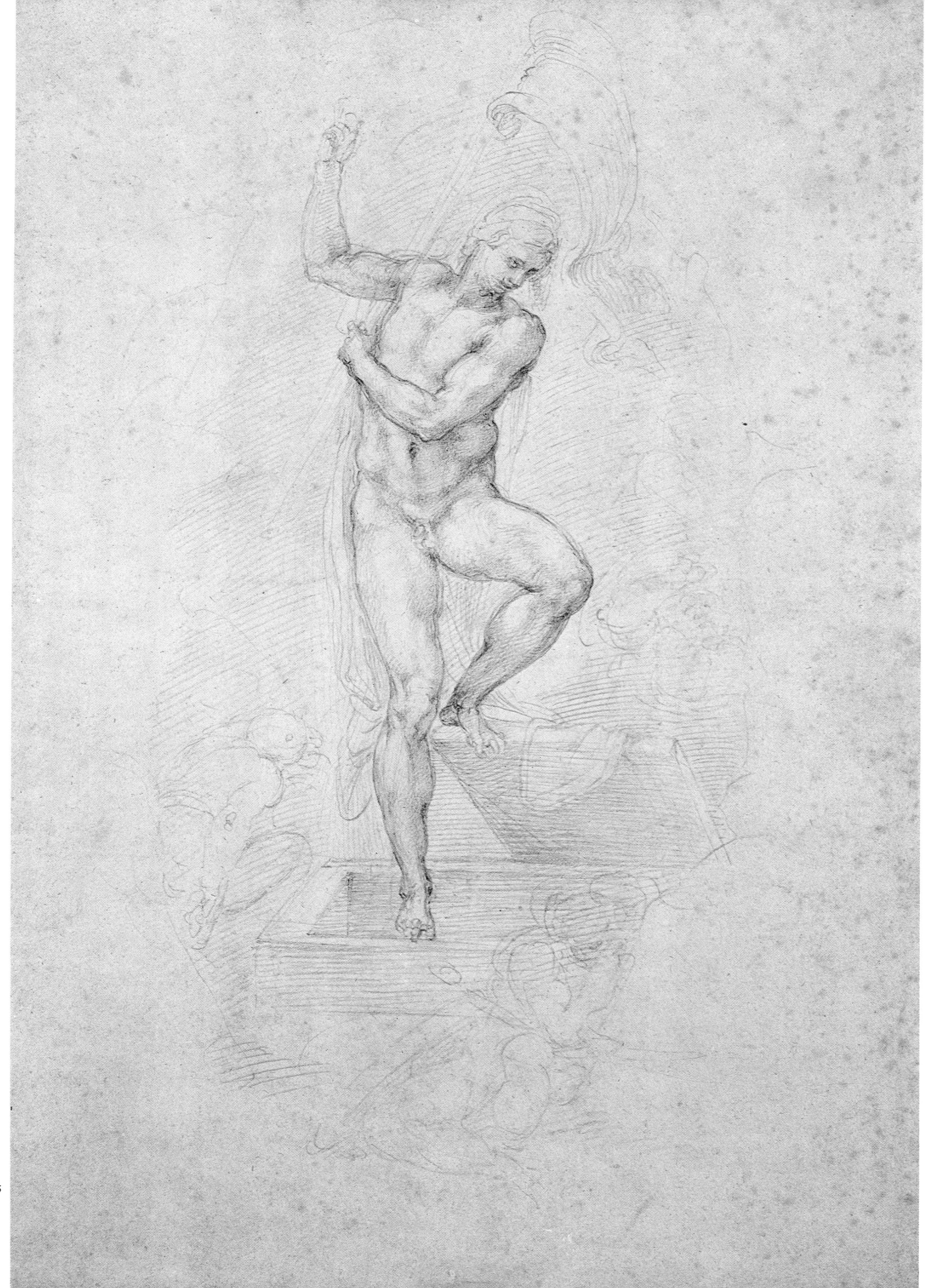

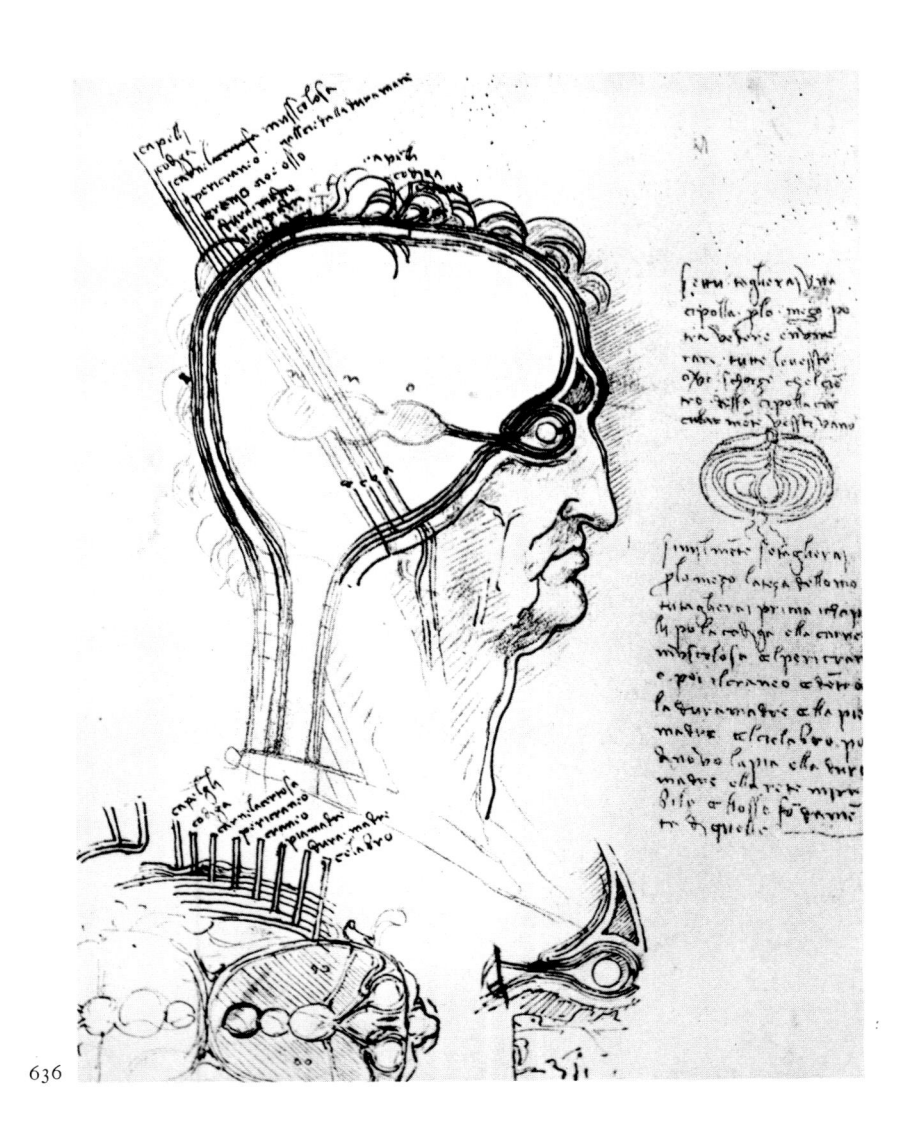

636

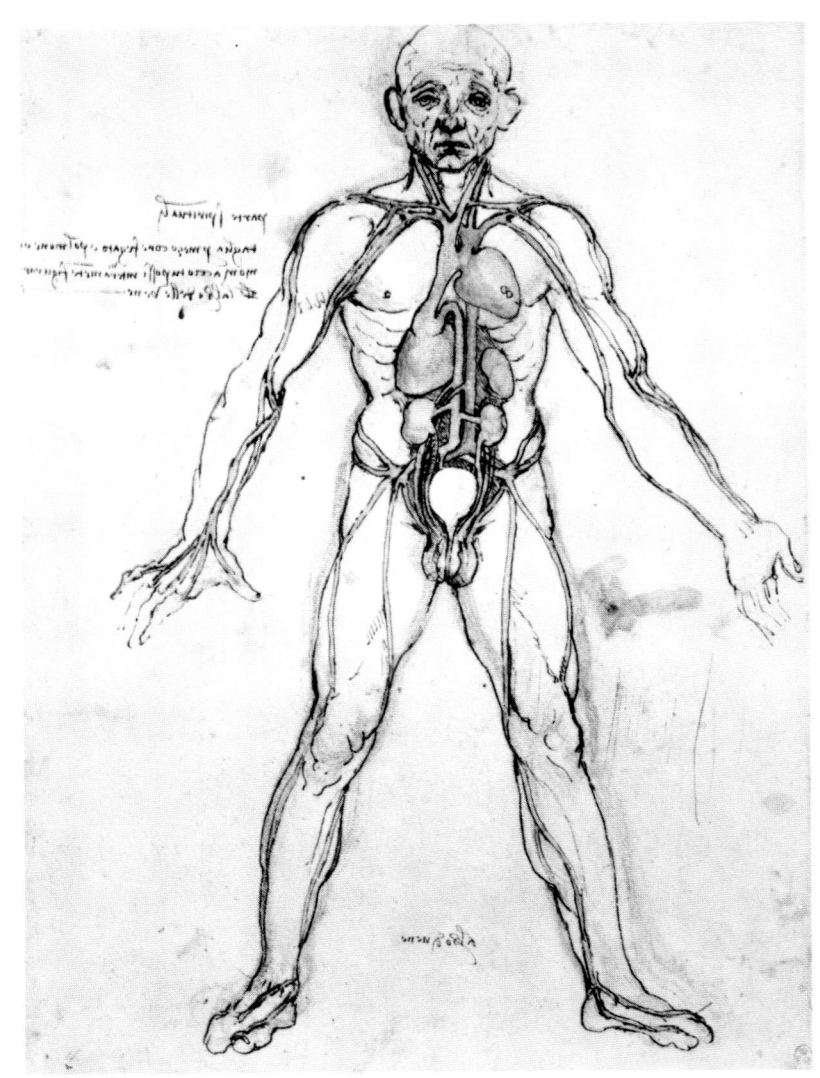

637

636–641 Anatomische Studien, eine Auswahl aus mehr als
750 erhaltenen Zeichnungen Leonardo da Vincis. *Oben*:
Weltgesundheitsorganisation, Genf; *alle anderen*: mit Genehmigung I.M. Königin Elizabeth II., Royal Art Collection,
Windsor Castle

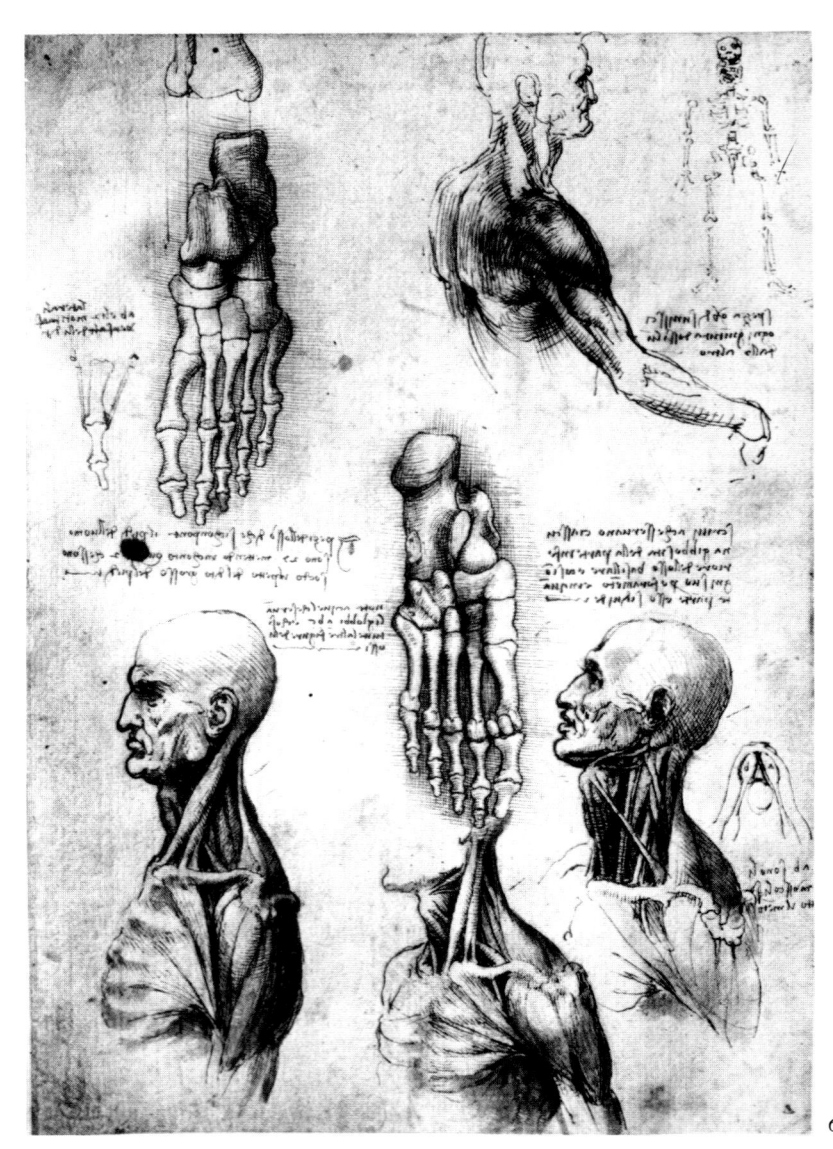

638

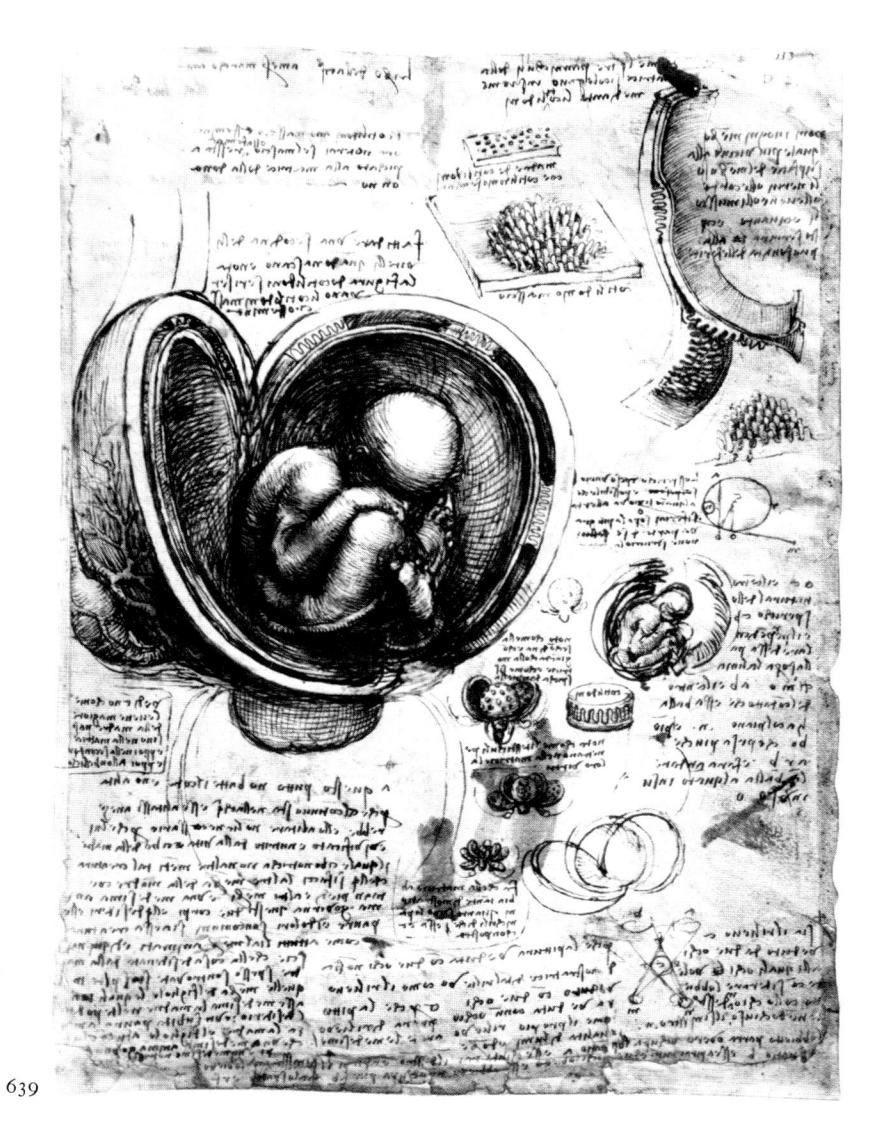

639

640

641

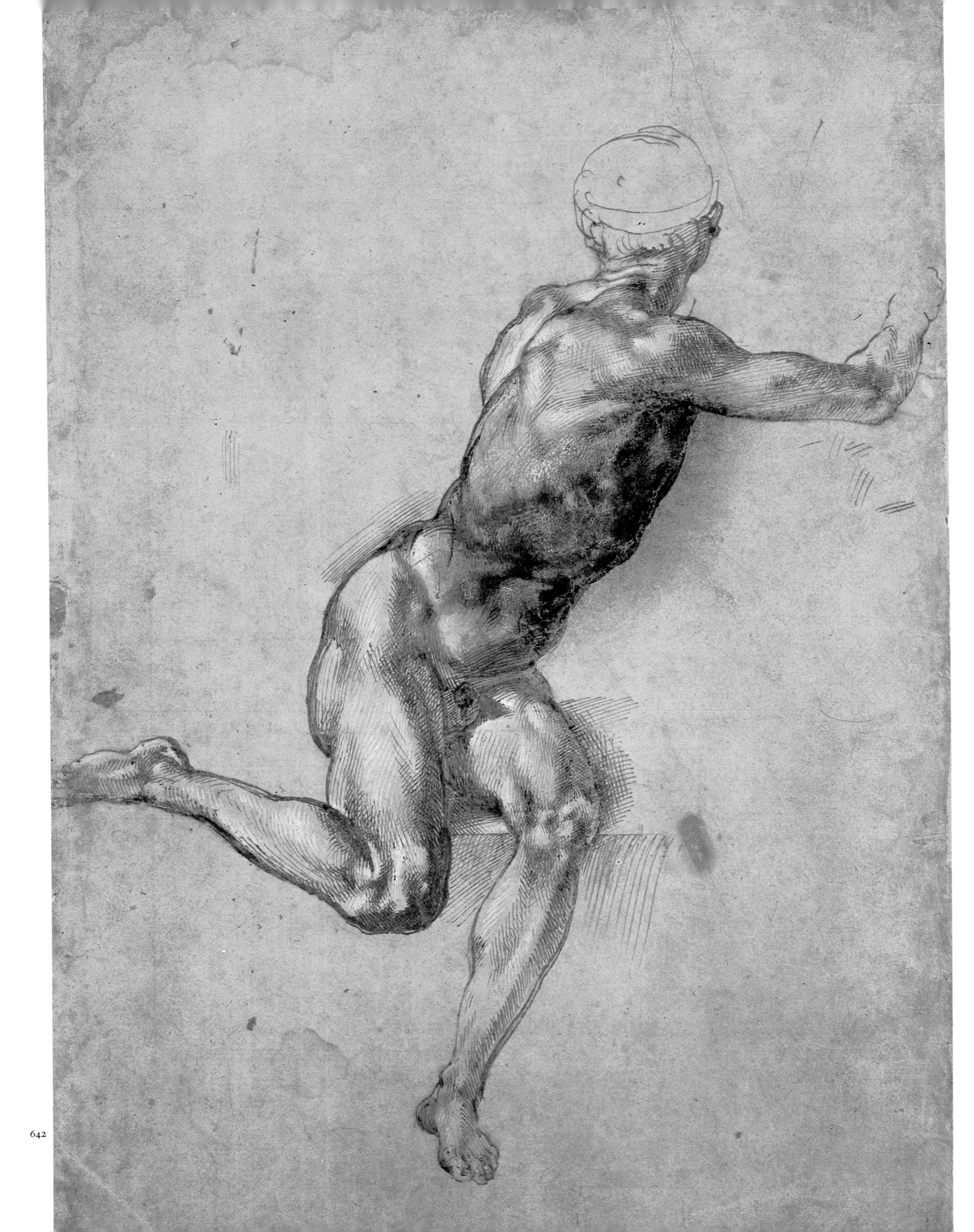

642

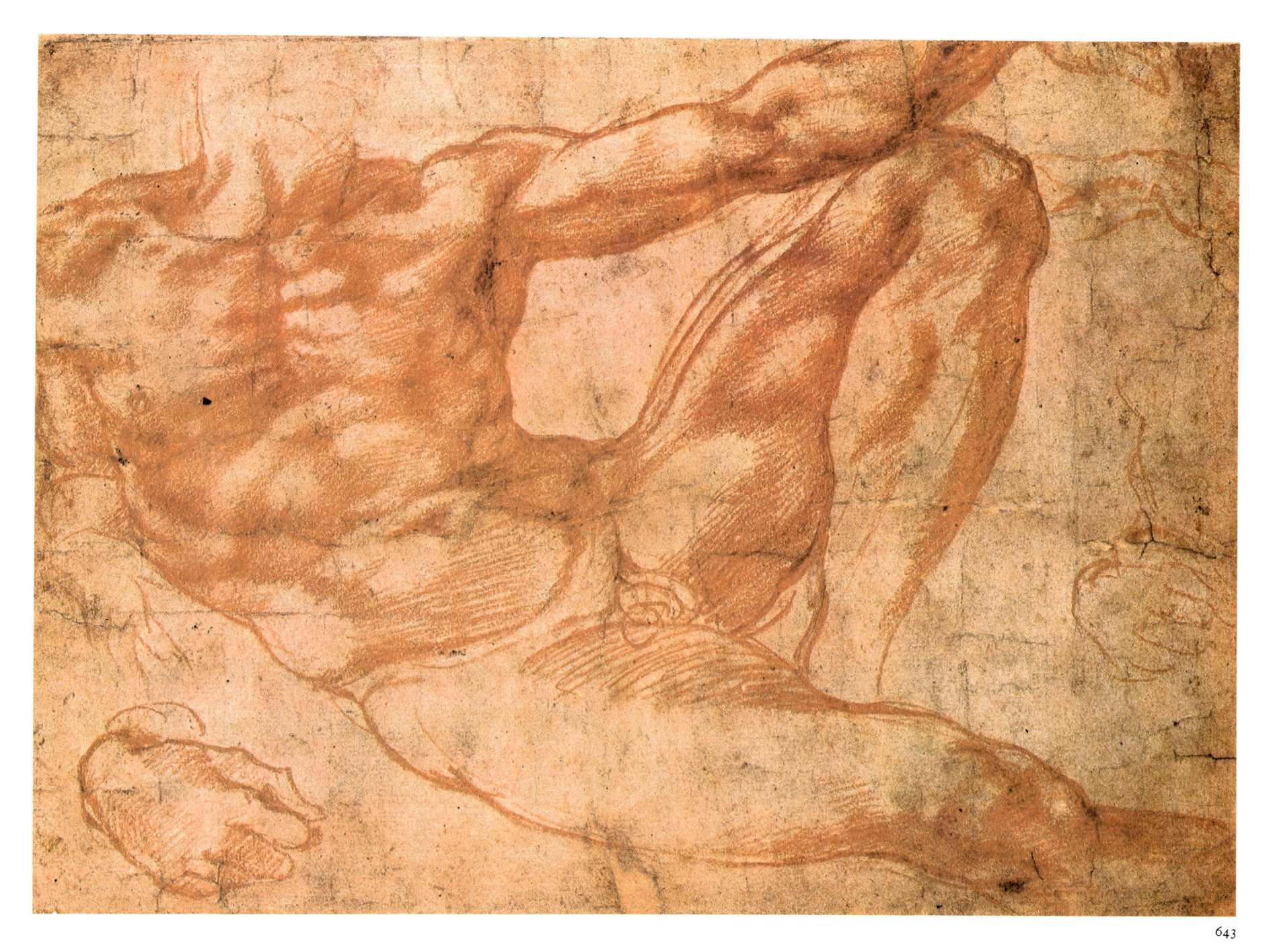

643

642 Aktstudie eines Sitzenden von Michelangelo für *Die Schlacht von Cascina* (1504). W.
6 r., British Museum, London

643 Studie von Michelangelo für den Adam in
Gott erschafft Adam (1511) an der Decke der
Sixtinischen Kapelle. W. 11 r., British Museum,
London

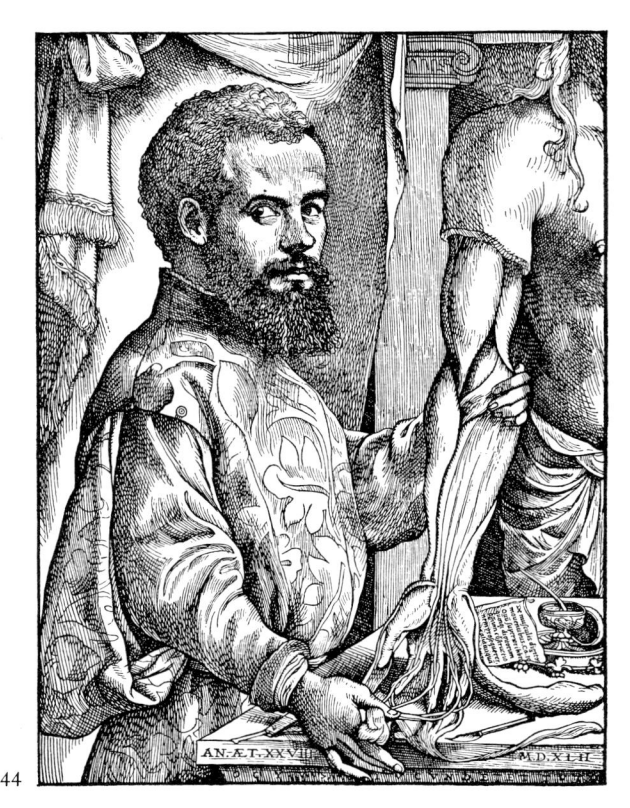

644

Vesal

Eine der frühesten und zugleich gelungensten Lösungen des Problems, wie man exakt dem Vorbild gleichende bildliche Darstellungen verfertigt, stellte die Abfolge von Illustrationen dar, die in den anatomischen Abhandlungen Andreas Vesals (1514 bis 1564) erschienen und die 1543 in *De humani corporis fabrica* gipfelten – einem der bedeutendsten Bücher der Menschheitsgeschichte. Vesal entstammte einer Brüsseler Familie mit althergebrachten Verbindungen zum Haus Burgund und dem kaiserlichen Hof. Der Krieg zwischen Frankreich und dem Heiligen Römischen Reich unterbrach seine frühe medizinische Ausbildung in Paris, wo Jacques Dubois und Günther von Andernach zu seinen Lehrern gehörten. An der berühmten medizinischen Hochschule von Padua schloß er sein Studium ab und nahm unverzüglich die Lehre der Chirurgie und Anatomie auf. Nach mehreren Nebenwerken veröffentlichte er 1543, 28 Jahre alt, sein Hauptwerk. Die *Fabrica* revolutionierte nicht nur die Anatomie, sondern die gesamte wissenschaftliche Lehre. Ihre Abbildungen sollten Funktionen erfüllen, die der Text nur schwer, wenn überhaupt, zu leisten vermochte; das gelang ihnen gerade deswegen, weil sie unmittelbar in den Text integriert sind. Das von Mondino verwendete Ordnungsschema, unter dem diejenigen Körperteile, die sich am schnellsten zersetzten, zuerst behandelt wurden, war aufgegeben, und jedes Hauptsystem (Knochenbau, Muskeln, Blutgefäße, Nerven und innere Organe) wurde getrennt beschrieben und abgebildet. Vesal erörterte die einzelnen Teile der verschiedenen Organsysteme sowohl für sich als auch im Zusammenhang, ebenso das Verhältnis dieser Bauelemente zueinander. Er erkannte übrigens, daß nicht alle Strukturen in allen Individuen gleich sind.

Vesal machte aus seiner Verwunderung über zahlreiche Irrtümer, die er in Galens Werken entdeckte, keinen Hehl. Freilich ist seine Weigerung, etwas auf Treu und Glauben zu akzeptieren, bloß weil es bei Galen so stand, ernster genommen worden, als sie gemeint war: obgleich er die Existenz der Galenschen Löcher zwischen den Herzkammern nicht zu bestätigen vermochte, blieb er ein treuer Anhänger von Galens Physiologie. Die Unterschiede, die beide in ihrem anatomischen Verständnis voneinander trennten, sind übertrieben worden – nicht zuletzt von Vesal selbst. Vielleicht merkte er, daß ein kleiner Streit große Aufmerksamkeit erregen konnte; jedenfalls fand er sich in eine erbitterte Kontroverse mit seinem ehemaligen Lehrer Jacques Dubois verwickelt. Dieser war überzeugter Galenist, und als er erfuhr, daß Vesal bestimmte Strukturen anders sehe, als Galen sie beschrieben hatte, war seine einzige Erwiderung: dann müsse die Menschheit sich wohl in den dazwischenliegenden zwölfhundert Jahren verändert haben.

Bei drei früheren Tafeln hatte Vesal einen flämischen Landsmann als Hersteller angegeben, aber in der *Fabrica* nannte er keine Namen, und so bestehen über die Identität des oder der Künstler erhebliche Meinungsverschiedenheiten. Der Streit hat sich teils durch die Frage verschärft, wer der bedeutendere war, der Zeichner oder der Anatom. Unsere knappe Beschreibung sollte freilich schon deutlich gemacht haben, daß die Bedeutung der Illustrationen gerade darin liegt, daß sie Ergebnis der Zusammenarbeit von Anatom und Künstler sind und die Verbindung von Kunst und Wissenschaft herstellen. Daß Vesal an der Vorbereitung der Zeichnungen nicht beteiligt gewesen sein könnte, darf man wohl ausschließen; dazu enthalten sie zu viele anatomische Details, von denen einige absolut neu für ihre Zeit waren. Andererseits liegt ebenso auf der Hand, daß das Maß der künstlerischen Vollendung und die Kenntnis von Zeichentechniken, die selbst Künstlern der Renaissance neu sein mußten, zu groß waren, als daß Vesal der allein Verantwortliche sein konnte. Ob der Künstler Jan Stephan von Kalkar (1499–1546/50) war – derselbe, der die früheren Tafeln verfertigt und in Tizians Atelier in Venedig gewirkt hatte –, bleibt strittig und eine Spekulation. Gleichviel: auf der Suche nach Mitteln zu adäquater bildlicher Darstellung natürlicher Erscheinungen war eine Lösung gefunden worden.

Die botanische Abbildung

Ähnlich vollzog sich der Übergang von der schematischen Handschriftenillustration des Mittelalters zur realistischen und leicht zu vervielfältigenden Abbildung in anderen Disziplinen der Natur- und angewandten Wissenschaften. Unter ihnen dürfte für die Medizin der Renaissance allein die Botanik von Bedeutung gewesen sein, denn die Pharmakologie beruhte weitgehend auf Kräutern und aus Pflanzen gewonnenen Arzneien. Die mittelalterlichen Darstellungen von Pflanzen in Handschriften hatten

644 Porträt des großen Anatomen Andreas Vesal im Alter von 28 Jahren; aus seinem Meisterwerk *De humani corporis fabrica* (1543). Weltgesundheitsorganisation, Genf

645, 646 Tafeln aus Vesals *De humani corporis fabrica* mit Darstellungen der Muskeln und der gesamten Vena cava (Hauptvene des Körpers). Wer die Platten gestochen hat, ist unbekannt, doch werden sie – wie einige frühere Abbildungen – Jan Stephan van Kalkar zugeschrieben. New York Academy of Medicine

647 Studie für den Adam (um 1506) von Albrecht Dürer. Dürer war nicht nur Künstler, er verfaßte auch Abhandlungen über Mathematik, Chemie, Hydraulik und Anatomie. Graphische Sammlung Albertina, Wien

648 In seinem Holzschnitt *Der Hausierer* (1538), ausgeführt in der Manier des Totentanzes, bewies Hans Holbein der Jüngere ein schärferes Auge als viele zeitgenössische Anatomen. British Museum, London

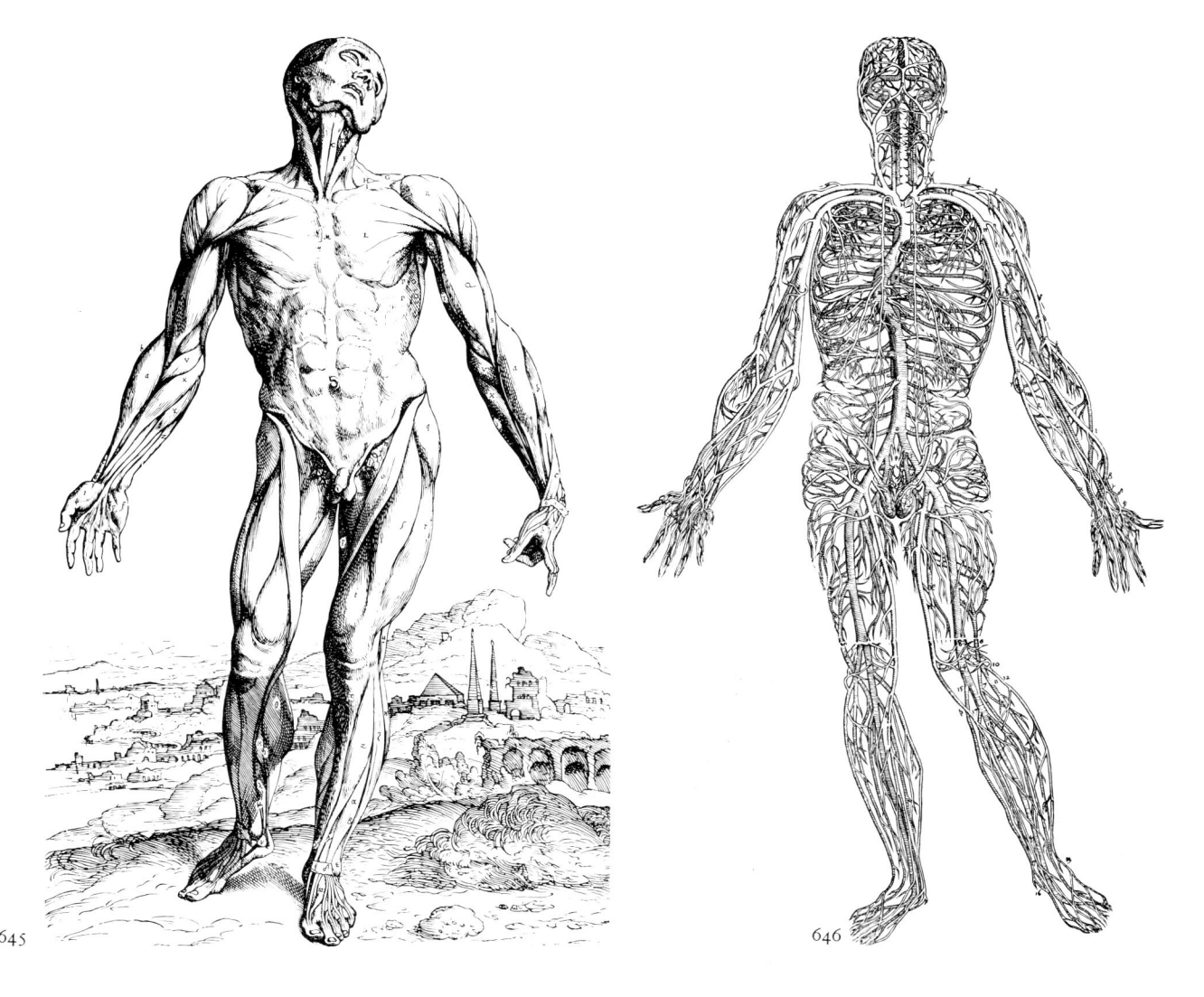

645

646

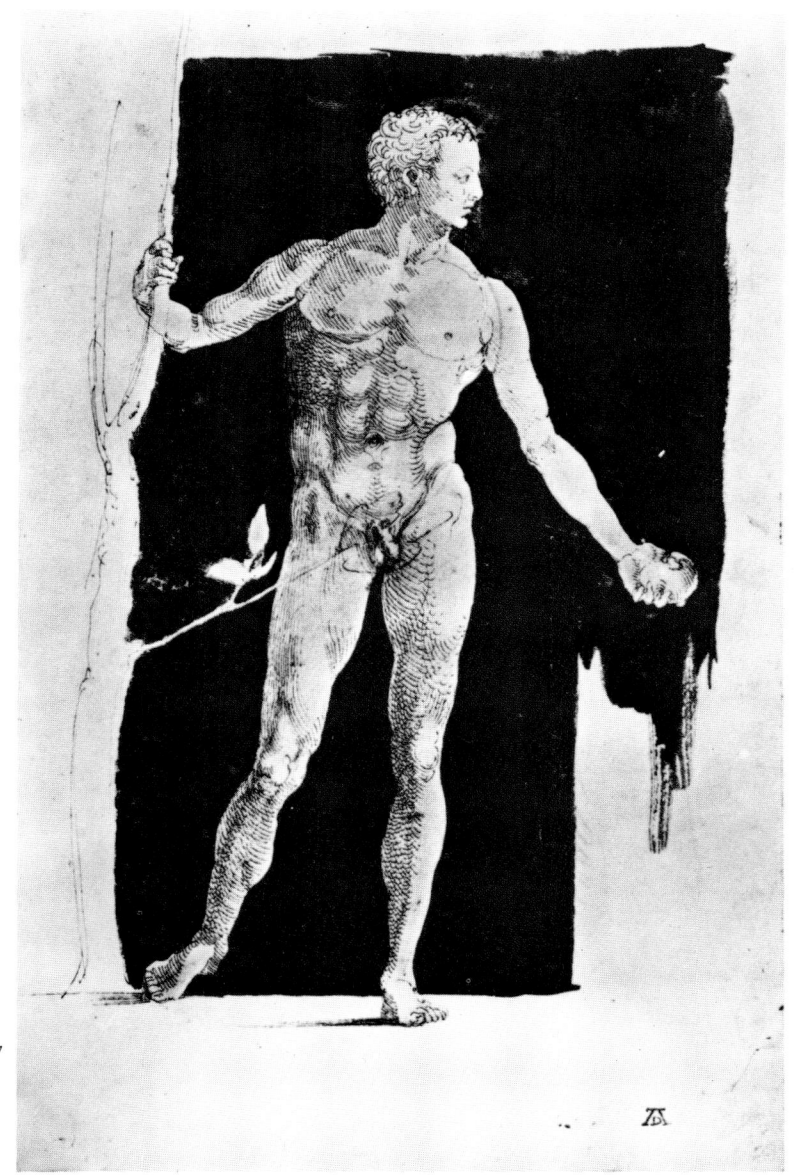

647

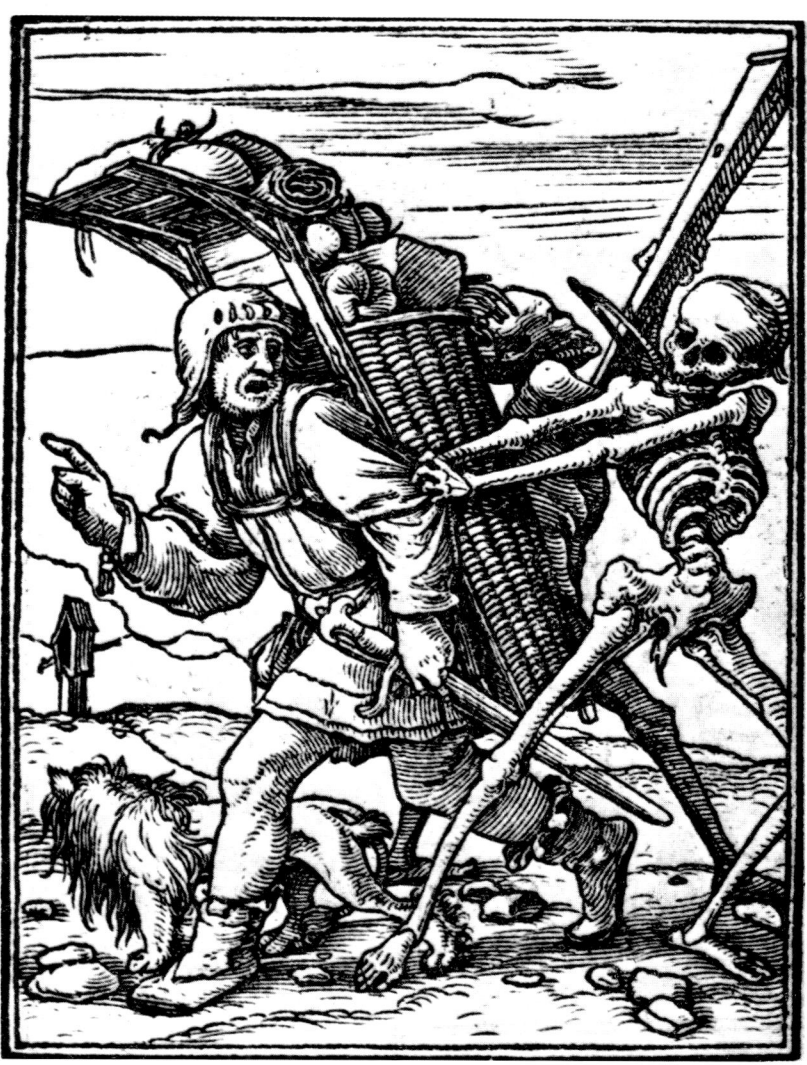

648

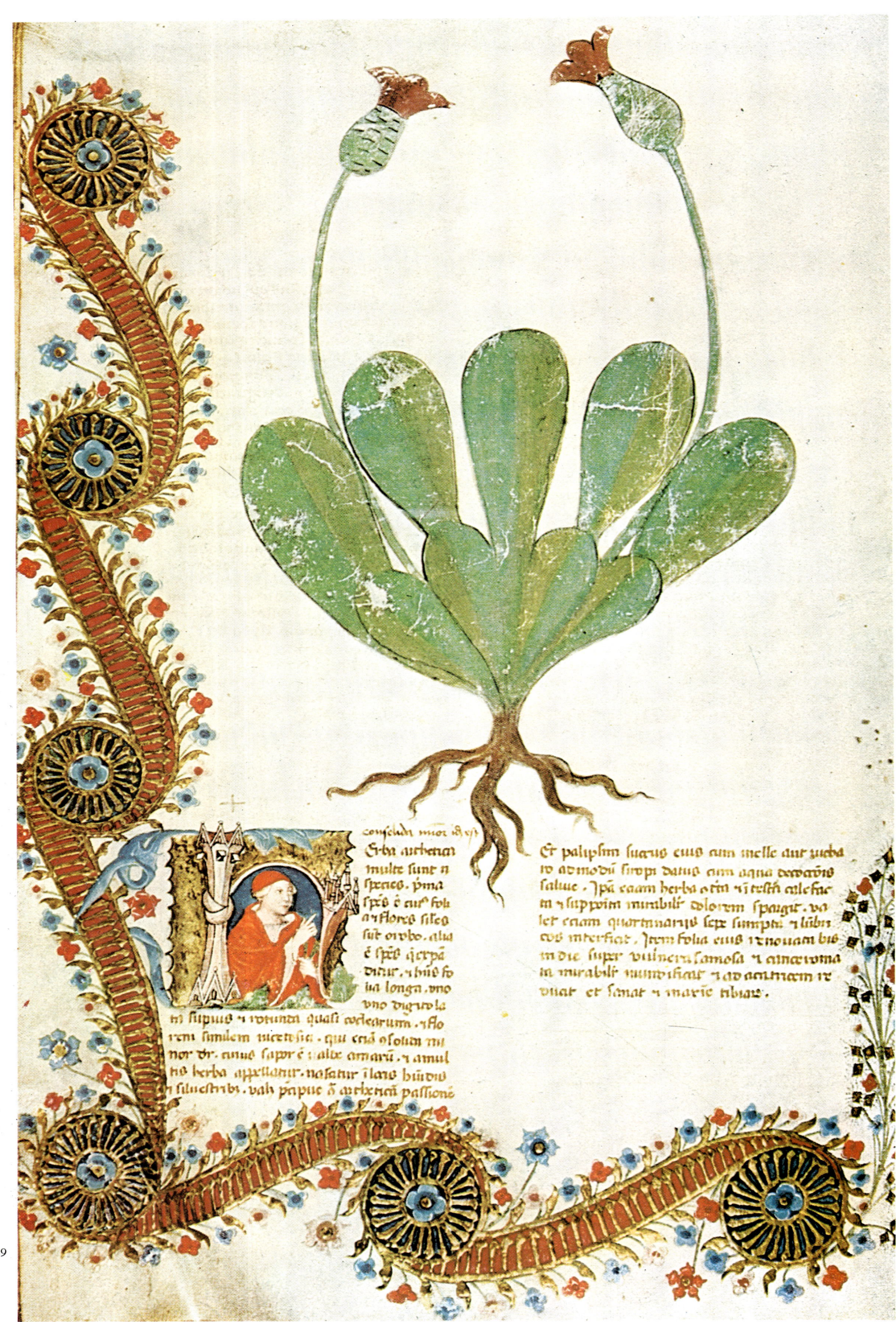

consolida maior id est

Erba arthenar
multe sunt in
spaies. prima
spes e cui folia
ar flores sitos
sut orubo. alia
e spes qerpa
ditur. huic fo
lia longa. uno
uno digitola
in supius. rotunda quali coclearum. flo
rem similem micensia. qui eni osolum mi
nor dr. eius sapre ualce amaru. amul
to herba appellatur. nofatur ilare hurom
in siluestribi. ualt pripue o arthenca passione

et palipsim suaue eius cum melle aut uerba
ro admodu siropi datus cum aqua ceuaros
salue. ipa eaam herba otin ni testn cilefac
m supprim mirabili odorum spargit. va
let eam quortinarius sepi simpta lubri
cos interficat. item folia eius renouam bis
in die super uulnera sanosa cancerioma
in mirabili munificat ad aunioem re
uiat et sanat marie tibiat.

wie die anatomischen nahezu immer statt der Pflanze selbst frühere Illustrationen zum Vorbild. Infolge wiederholten Kopierens neigte die Zeichnung zunehmend zur Vereinfachung, so daß sich eine Art Abstraktion ausbildete, wie sie sich auch in der älteren Tradition des Gebrauchs von Blumen- und Tiermotiven als Handschriftenschmuck niederschlug. Überdies erschwerte die Vorliebe des Mittelalters für das Exotische jede Überprüfung, ob ein abgebildetes Objekt auch richtig getroffen war; in der Zoologie beispielsweise ließen die zahlreichen Legenden um das Einhorn dessen Existenz weit wahrscheinlicher erscheinen als die der Giraffe oder des Rhinozerosses. Die ersten veröffentlichten Naturbücher und Enzyklopädien enthielten denn auch Illustrationen, die sich von anderen Zeichnungen aus derselben Zeit wenig unterschieden: vereinfachend, abstrahierend und von geringer Ähnlichkeit mit dem natürlichen Objekt. Zwar brachte der *Hortus Sanitatis* (1491) viele Farbholzschnitte von Pflanzen und Tieren echter und phantastischer Art, aber erst bei Otto Brunfels (1488?–1534) aus Mainz sehen wir den Beginn einer Überleitung vom Mittelalter zur Moderne. Sein *Herbarum vivae eicones* (Straßburg 1530–1532) enthielt zahlreiche, von Hans Weiditz ausgeführte Pflanzenabbildungen, wobei allerdings die Textbeschreibung keinerlei über Plinius und Dioskurides hinausgehenden Versuch zur Originalität machte. Ihren eigentlichen Anfang nahm die Pflanzenbeschreibung (nach Theophrast) mit Hieronymus Bock, auch Tragus genannt (1498?–1554), der in seinem *Kräutterbuch* (1539) zahlreiche Pflanzen auf deutsch beschrieb. Es muß kaum betont werden, daß eine Jahrzehnte vorher angefertigte Zeichnung Leonardo da Vincis oder auch eines anderen Künstlers größere ästhetische Schönheit und wissenschaftliche Genauigkeit besaß als irgendeine dieser primitiven Abbildungen. Erst mit der 1542 erfolgten Veröffentlichung des großen Werkes *Historia stirpium* (1543 deutsch unter dem Titel *New Kreuterbuch*) des Bayern Leonart Fuchs (1501–1566), das mehrfach nachgedruckt wurde, fand in der Botanik eine Qualität der Wiedergabe Eingang, die der in der *Fabrica* gebotenen gleichkommt.

Nachdem die Werke von Vesal und Fuchs erst einmal abgeschlossen waren, verlor sich großenteils der Antrieb, der die Entwicklung auf den Gebieten Anatomie und Botanik in Gang gesetzt hatte: solange beide Disziplinen deskriptiv oder empirisch blieben, war wenig zu tun als Details hinzuzufügen. Davon leben die Bücher des Bartolomeo Eustachi (1520–1574), Matteo Realdo Colombo (1516–1559), Giovanni Battista Canano (1515–1579), Gabriello Falloppio (1523–1562) und Hieronymus Fabricius ab Aquapendente (1537–1619) in der Anatomie und des Conrad Gesner (1516–1565), Gaspard Bauhin (1560–1624) und Pierre Belon (1517–1564) in der Botanik. Erst als William Harvey (1578–1657) aufgrund der Entdeckung der Venenklappen durch seinen Lehrer Fabricius ab Aquapendente den Blutkreislauf erkannte, kam es zu einer innovativen Anwendung der empirischen Methode, bei der lange Zeit des Klassifizierens erforderlich war, bevor das Experiment auf solider Grundlage voranschreiten konnte.

649 Typisch mittelalterliche Pflanzendarstellung aus *Historia Plantarum* (14. Jahrhundert), die mehr auf überlieferter Beschreibung als auf Naturbeobachtung beruht. Ms. 459, fol. 125 v., Biblioteca Casanatense, Rom

650 In vielen Pflanzenabbildungen des Mittelalters spiegelte sich eher Mythologie als Botanik, wie dieser phantasievolle Holzschnitt einer Alraune aus einer französischen Ausgabe von *Hortus Sanitatis* (um 1500) zeigt. New York Academy of Medicine

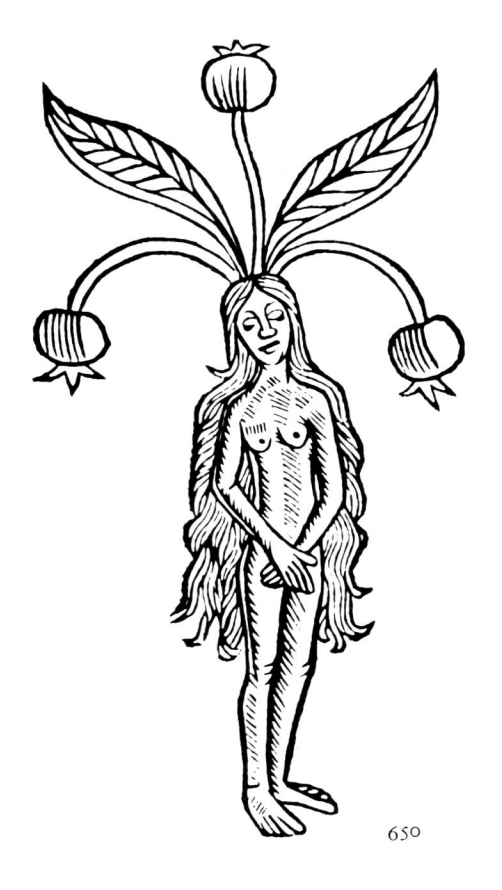

650

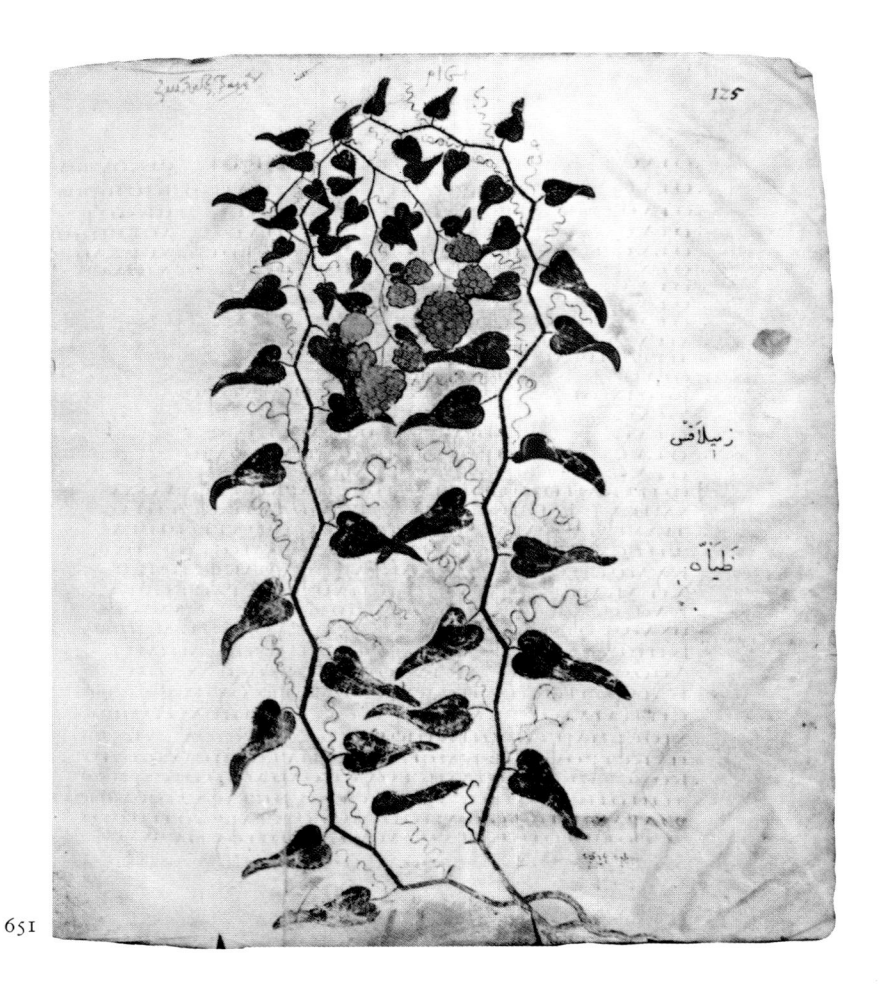

651

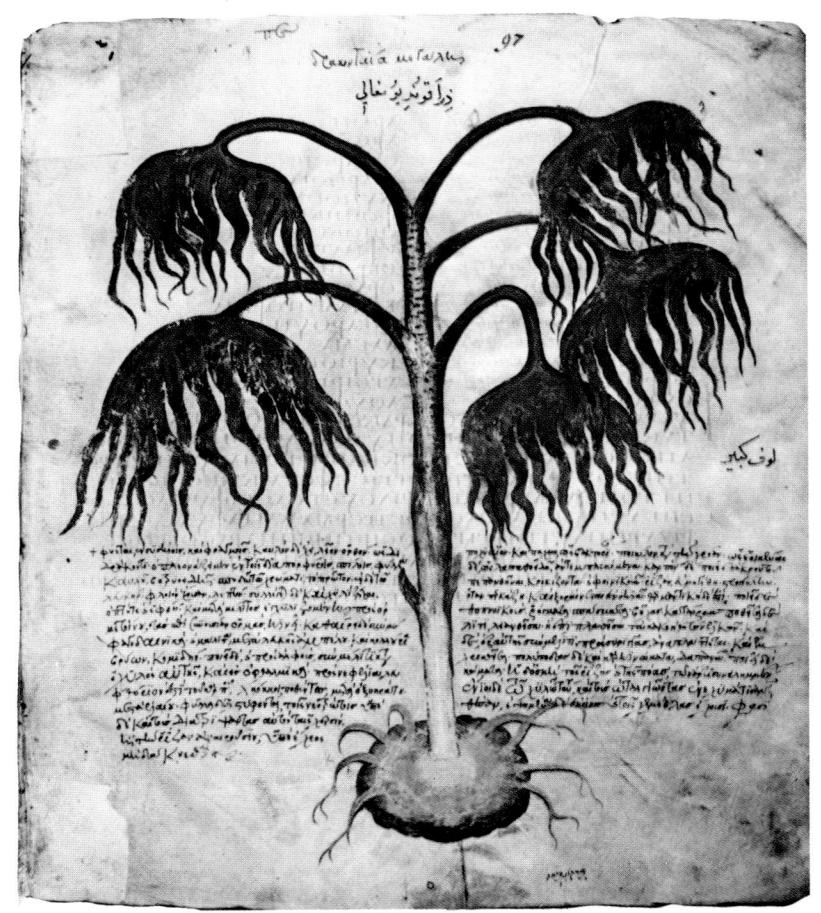

652

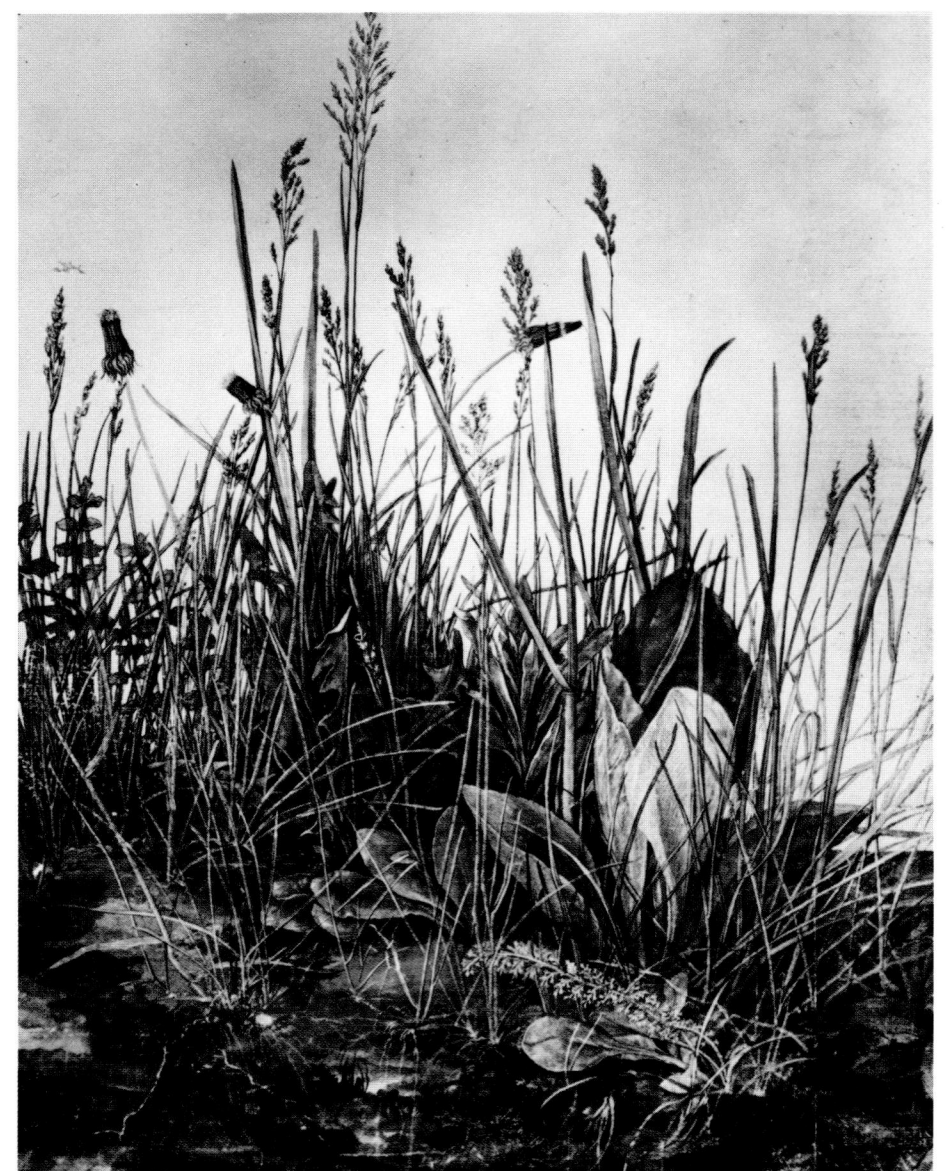

653

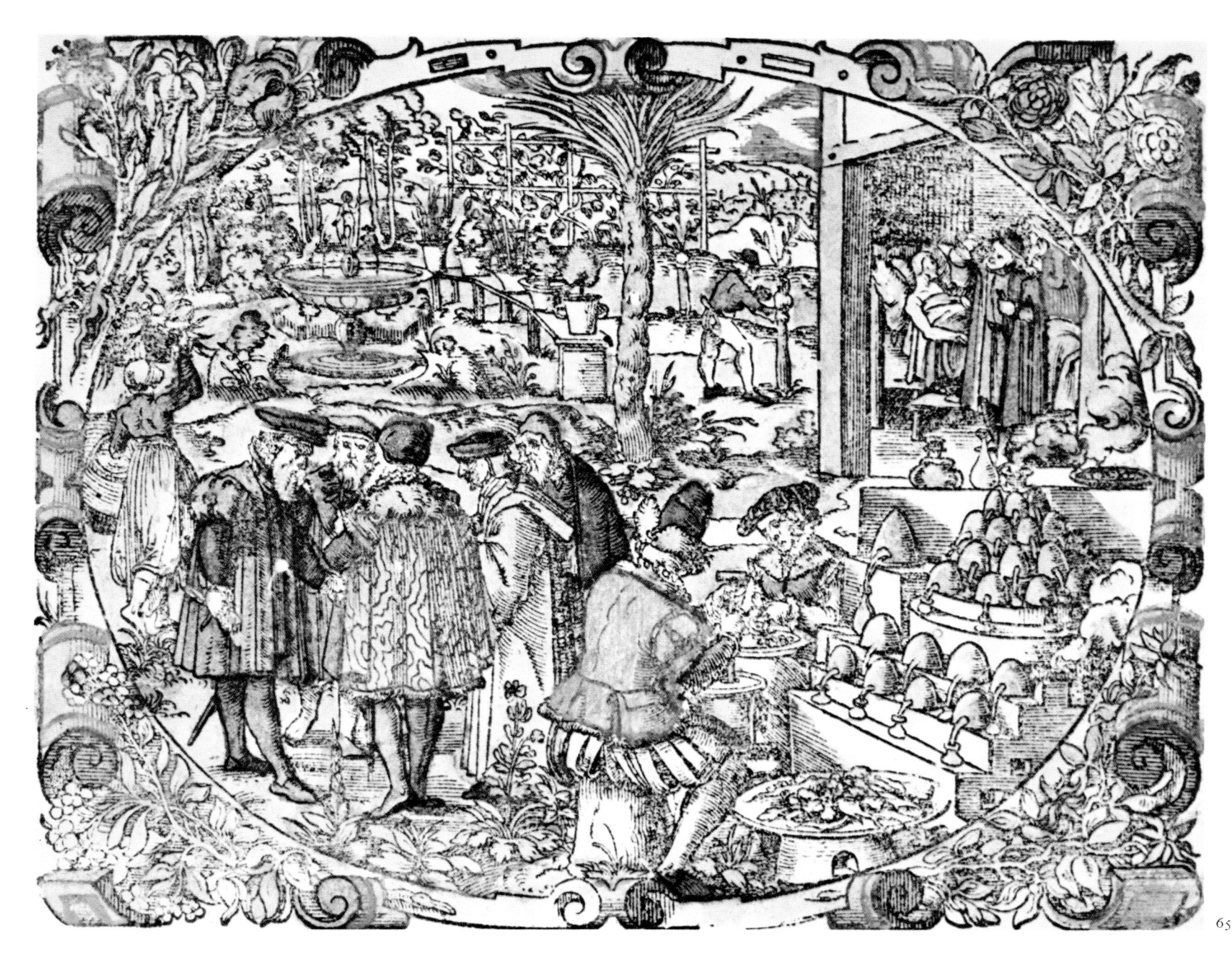

654

651, 652 Botanische Illustrationen des Früh-
mittelalters waren oftmals eher schmückend als
informativ, wie man an diesen beiden Blättern
aus Ausgaben des im 1. Jahrhundert entstandenen Werkes *De Materia Medica* von Dioskurides sieht. *Links*: Codex Med. Graec. 1 (6. Jahrhundert); *rechts*: Codex Constantinopolitanus
(485). Österreichische Nationalbibliothek,
Wien

653 In der Renaissance begannen die Künstler,
mehr eigener Anschauung als überkommenen
botanischen Vorstellungen zu vertrauen, und
erreichten dadurch größere Wirklichkeitsnähe.
Davon gibt Albrecht Dürers *Großes Rasen-
stück* (1503) ein Beispiel. Graphische Sammlung
Albertina, Wien

654 Vignette der Titelseite aus Adam
Lonitziers *Kreuterbuch* (1593). Die gelehrten
Doktoren konferieren, während im Hinter-
grund Kräuter gesammelt und zu Extrakten
destilliert werden, möglicherweise für den
Mann auf der Bettstatt. National Library of
Medicine, Bethesda, Maryland

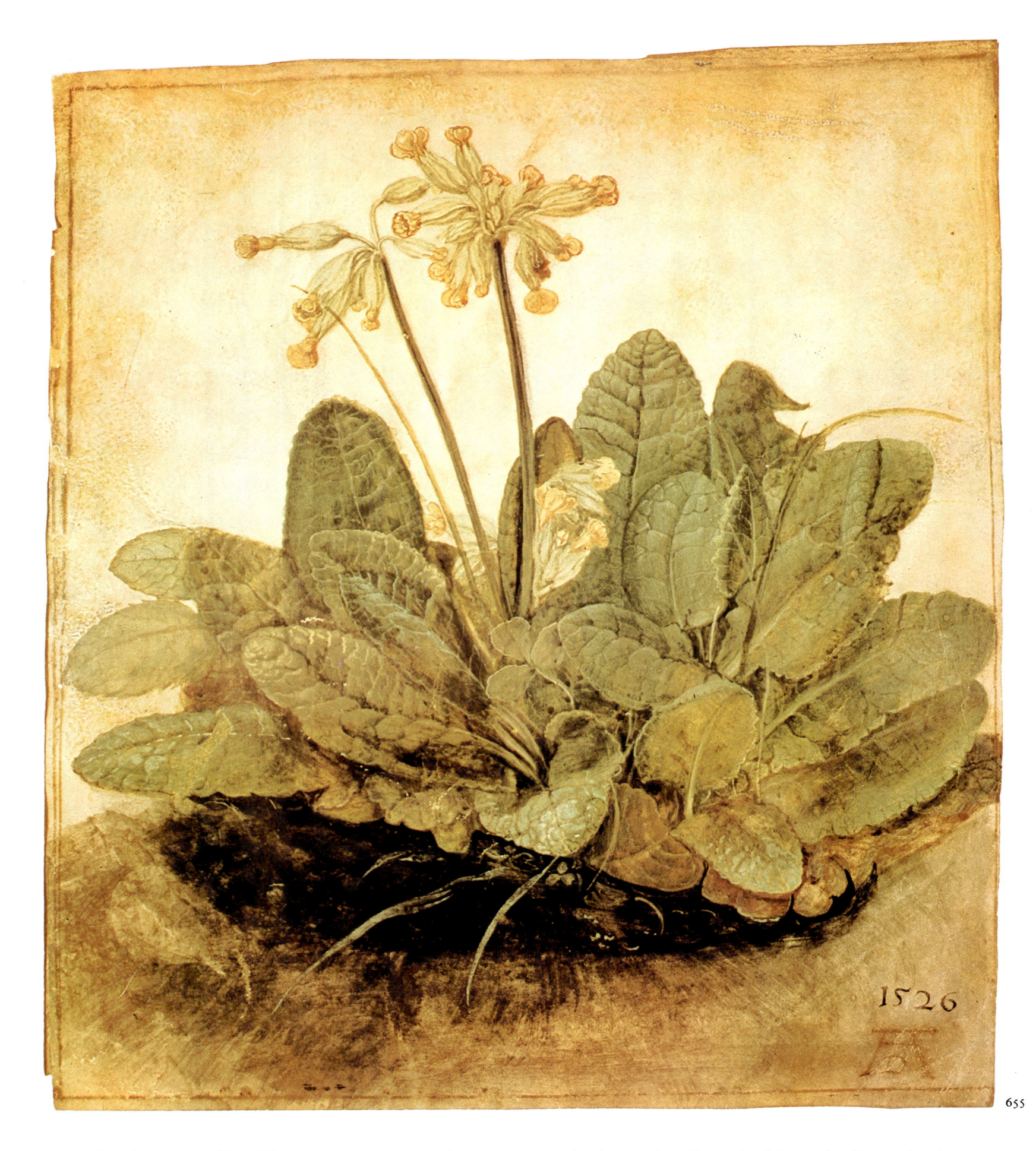

655

655 Albrecht Dürers *Schlüsselblumen* (1526), eine Gouache auf Pergament, ist ein prachtvolles Beispiel für maßstabgerechte und detailgetreue Abbildung nach der Natur. Sammlung Armand Hammer Foundation, Los Angeles

656 Ein Blatt aus dem *Skizzenbuch* (1398) des Giovannino de' Grassi läßt erkennen, daß Vögel und andere Tiere viel früher genau beobachtet und wirklichkeitsnah dargestellt wurden als Pflanzen. Biblioteca Civica, Bergamo

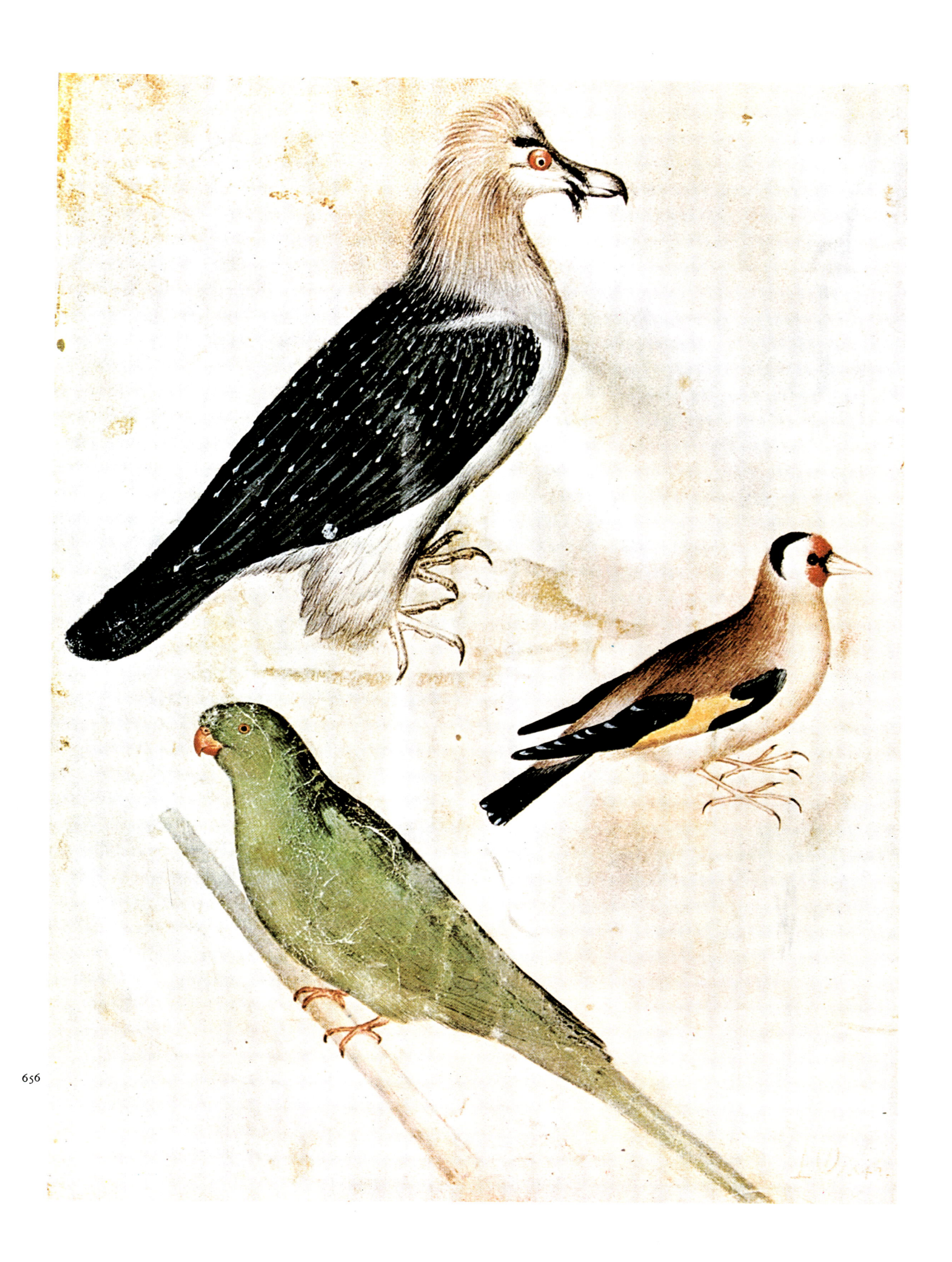

656

Das 17. Jahrhundert

Das 17. Jahrhundert

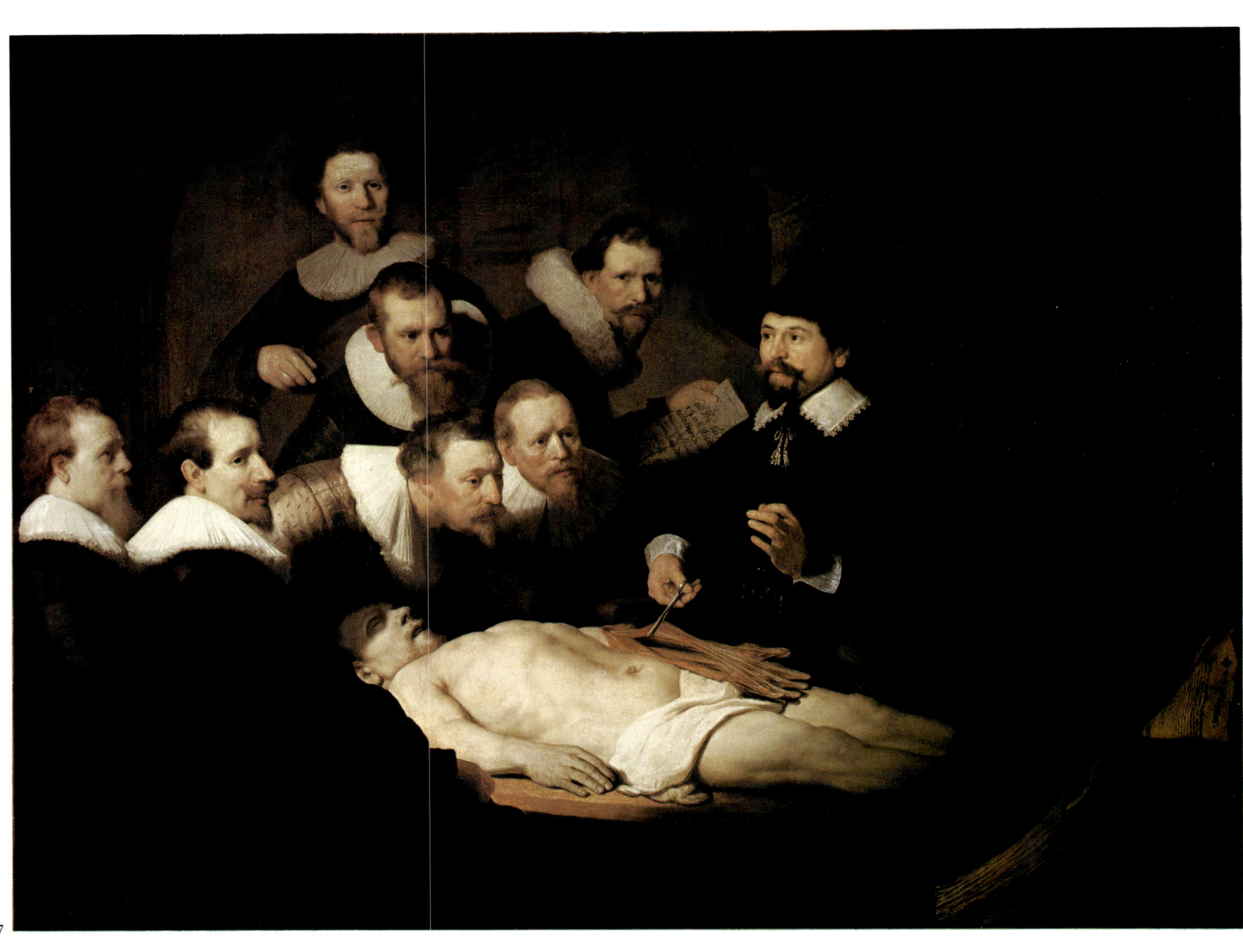

657

Das 17. Jahrhundert, auch das »Zeitalter der wissenschaftlichen Revolution« genannt, stellt in der Geschichte der Wissenschaft einen Wendepunkt dar. Statt weiter zu fragen, *warum* etwas geschieht, wandten sich die Gelehrten der Frage nach dem *Wie* zu. Damit verschob sich das Gewicht von der Spekulation zum Experiment: die Interpretation nahm mechanistische, die Sprache der Wissenschaft mathematische Züge an.

Einflüsse der Vergangenheit

Aus früheren Jahrhunderten blieben drei Hauptkräfte wirksam: Aristotelismus, Galenismus und Paracelsismus.

Der Aristotelismus wurde im 17. Jahrhundert zu einer allgemeinen Naturauffassung, die besonders auf Physik und Biologie einwirkte. In den 2000 Jahren seit dem Tod des Aristoteles hatte die ursprüngliche Lehre zahlreiche Wandlungen in verschiedenen Kulturkreisen durchgemacht, und die der aristotelischen Philosophie entspringende experimentelle Methode bestand zuletzt häufig in nichts weiter als einer einzigen Beobachtung, die oft zufälliger Natur war und meist weder quantifiziert noch in mathematischen Begriffen ausgedrückt wurde.

Einfluß auf das 17. Jahrhundert übte – durch den Aristotelismus verstärkt – die enge Verbindung von Astrologie und Medizin aus. Die Idee des Aristoteles von einer sphärischen Erde, die sich in einem ebenso geformten All von endlicher Größe nach einem mechanischen Plan bewegte, kam den späteren astrologischen Vorstellungen weit entgegen. Der Zufall spielte im aristotelischen Universum gewöhnlich keine Rolle. Dennoch war der Zweck eines Geschehens nicht gleich offenkundig, sondern eher Teil des Plans, den es zu durchschauen galt. Regelmaß und Einheitlichkeit waren in der Astronomie besonders deutlich erkennbar. Diese Teleologie, die in Galens Lehren sichtbar wurde, bildete bis zum 17. Jahrhundert, als der Aristotelismus heftig kritisiert wurde, ein wichtiges Element der Medizin.

Ein zweiter Einfluß ging vom Galenismus aus, der – ebenso wie der Aristotelismus – mehr umfaßte als die von Galen im 2. nachchristlichen Jahrhundert entwickelten Konzepte. Galens Werke verrieten ernsthafte Suche nach Tatsachen (wenngleich gefärbt durch vorgefaßte Meinungen), energische Respektlosigkeit gegenüber Autoritäten (wiewohl er Hippokrates verehrte) und ein ausgeprägtes Bedürfnis nach eigener Anschauung. Allerdings neigten seine zahlreichen Schüler dazu, zu akzeptieren, was er ihnen als Erkanntes mitteilte, statt seine Methoden nachzuvollziehen.

Ein weiterer wichtiger Faktor war das aus der Renaissance überkommene paracelsische Denken. Paracelsus war revolutionär, weil er gegen das vom Mittelalter übernommene Vertrauen auf die Schriften Galens und Avicennas opponierte und Gewicht auf Beobachtung und Erfahrung legte. Obwohl er die Lehren des Hippokrates wiederbelebte – als die des einzigen Arztes der Vergangenheit, der die Erinnerung lohnte –, war seine eigene Lehre ›unhippokratisch‹. Für ihn war der Arzt ein Magus, der die Astralkräfte zum Heilen befehlen konnte. Wie die Sternbilder, so wandelten sich auch Krankheiten und Behandlungsmethoden: Sterndeutung wurde zum wichtigen Aspekt seines Lehrgebäudes.

Paracelsus' spürbarster Einfluß betraf die Rolle der Chemie in der Medizin. Er folgerte, daß der menschliche Körper eine chemische Maschine sei, und während die Galenanhänger unter den Ärzten sich in erster Linie auf pflanzliche Arzneien verließen, machte er die Verwendung von Mineralen populär. Seine chemische Medizin sollte die folgenden 200 Jahre über mit der Galenschen Schule konkurrieren und schließlich ihren Platz in den amtlichen Arzneimittelbüchern finden.

Philosophien des Jahrhunderts

Die Gedanken, die René Descartes (1596–1650) vertrat, stellten in mancherlei Hinsicht den Übergang von älteren philosophischen Systemen zu den Richtungen dar, die das Denken nach dem 17. Jahrhundert einschlagen sollte. Mit seinem *Discours de la méthode* (Abhandlung über die Methode) (1637) förderte Descartes eine Generalisierung des mathematischen Verfahrens und die Ausbildung eines mechanistischen Weltbildes. Er ging von allgemeinen Ideen aus, die intuitiv aus selbstverständlichen Wahrheiten gefolgert werden konnten, und leitete davon die Erscheinungen der Natur ab. Im Experiment sah er vorwiegend den illustrativen Sinn, freilich auch einen Nutzen, wenn die deduktive Vernunft zu keinen Schlüssen gelangte; insofern führte er

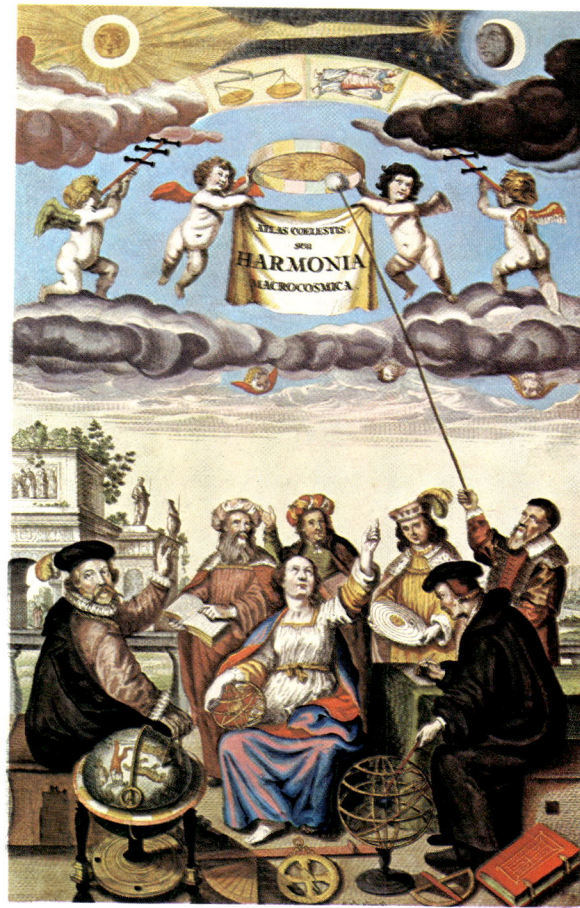

658

657 Rembrandts *Die anatomische Vorlesung des Dr. Nicolaes Tulp* (1632), weist auf die Bedeutung der Anatomie in der ärztlichen Ausbildung des 17. Jahrhunderts hin – ein Erbe der Renaissance. Mauritshuis, Den Haag

658 Auf dem Frontispiz der *Harmonia Macrocosmica* (1661) von Andreas Cellarius sind die Größen des Zeitalters der wissenschaftlichen Revolution dargestellt. *Von links nach rechts*: Tycho Brahe, Ptolemäus, der heilige Augustinus (?), Kopernikus, Galilei (mit Zeigestock) und (rechts sitzend) der Autor selbst. Library of Congress, Washington, D. C.

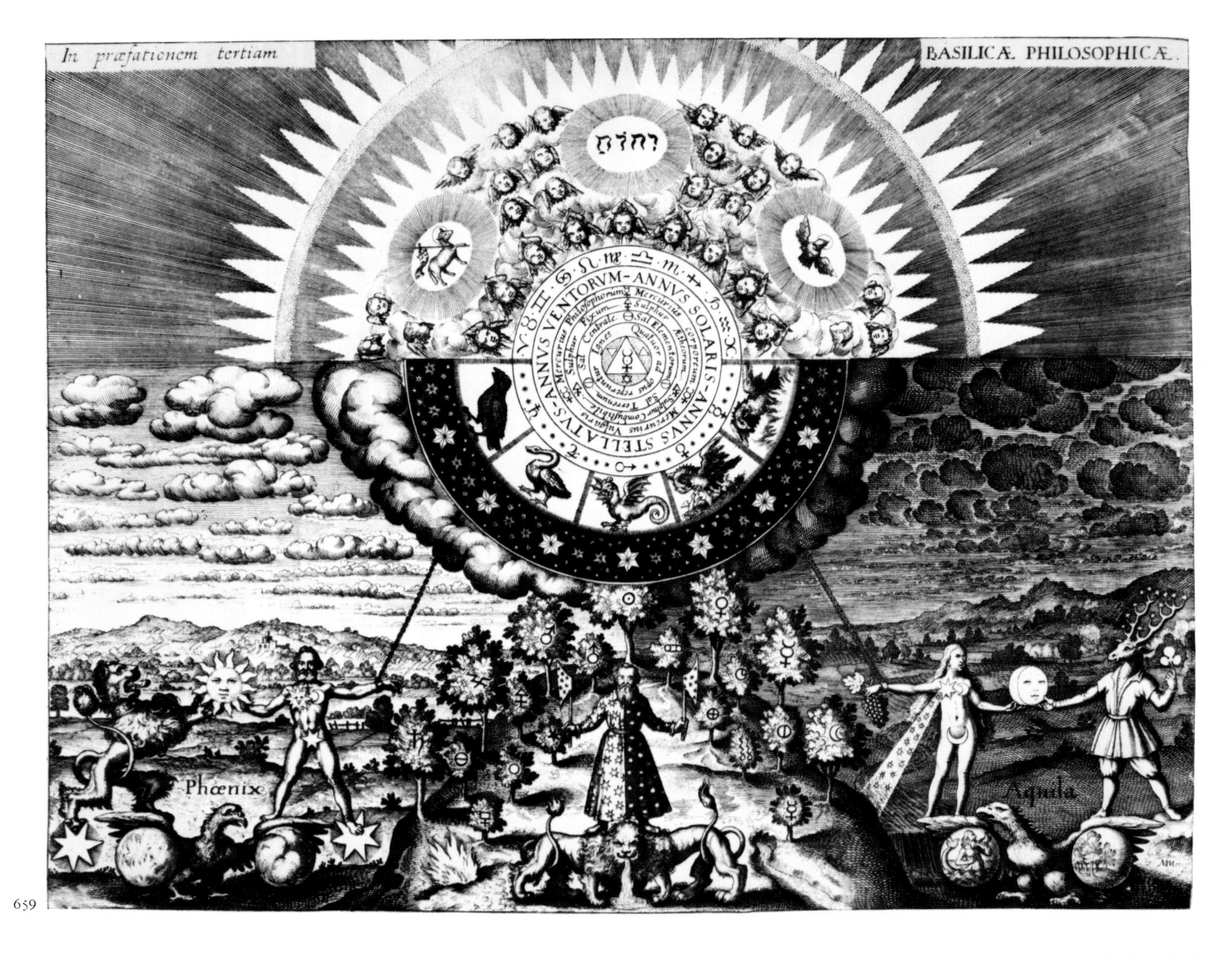

659

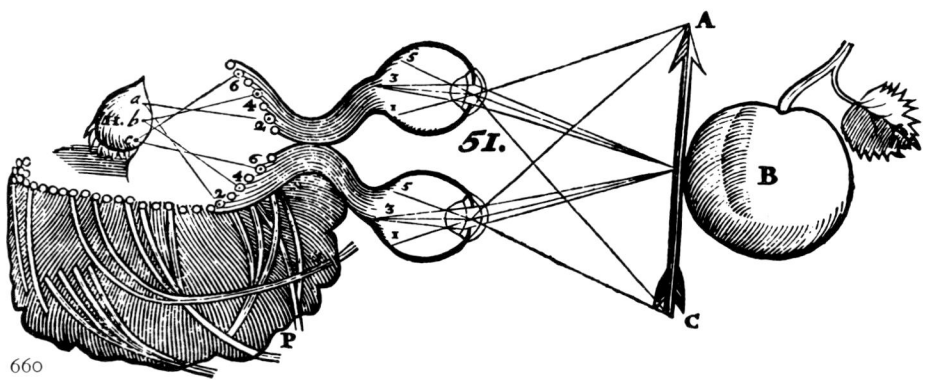

660

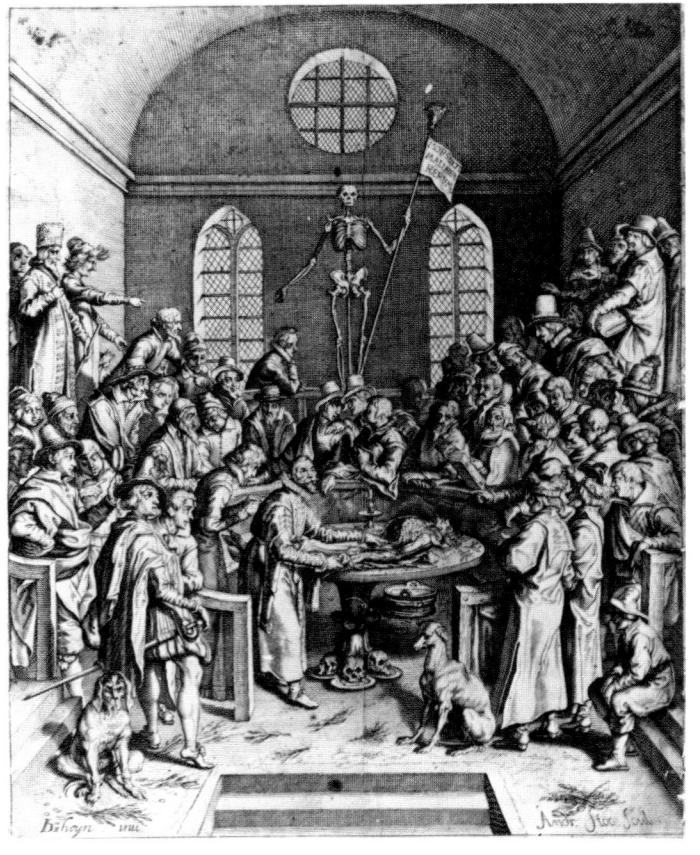

661

die Scholastik und die spekulativen Tendenzen der alten Tradition fort. Andererseits war er ein Gegner der aristotelischen Teleologie, denn für ihn waren natürliche Objekte von mechanistischen Prinzipien geleitete Maschinen.

Ein anderer Wissenschaftsphilosoph war Francis Bacon (1561–1626). Seine induktive Methode blieb anscheinend ohne nennenswerten Einfluß auf zeitgenössische Wissenschaftler, und er nahm auch nicht Partei für Kopernikus (1473–1543), der das heliozentrische Universum verkündet hatte. Bacon war dennoch ein beredter Fürsprecher des Experiments und der Induktion, die ohne vorgedachte Hypothese lediglich partikuläre Fakten sammelte und daraus eine allgemeine Theorie zu gewinnen suchte.

Ebenso wie Descartes sah Bacon die Wissenschaft utilitaristisch. Obgleich der Fortschrittsgedanke dem 17. Jahrhundert neu war, schritt die Menschheit in seinen Augen stetig voran, und die Gewinne aus wissenschaftlichem Bemühen sammelten sich an. Die Griechen hatten Wissenschaft in erster Linie als spekulativ und philosophisch begriffen, nicht als ein Mittel der Machtausübung über die Natur, und die meisten Völker der Antike hatten die Bewegung von Zeit und Raum als zyklisch empfunden, nicht als fortschreitend: Kulturen stiegen auf und fielen wieder, und meist glaubten die Menschen, die Gegenwart sei im Vergleich zu einem vergangenen Goldenen Zeitalter eine Verfallserscheinung. Wie Bacon pflichtete auch Descartes dem Gedanken des Fortschritts bei, meinte jedoch, seine eigenen spekulativen Ideen könnten den Weg dazu weisen. Bacon hingegen sah in seiner Methode des Folgerns aus Tatsachen lediglich einen ersten Versuch, auf dem andere würden aufbauen können.

Neue Richtungen des medizinischen Denkens

Die Verbindung aus Alchimie, Chemie und Medizin, welche die Anhänger des Paracelsus im 16. und 17. Jahrhundert praktizierten, wurde Iatrochemie oder ärztliche Chemie genannt. Sie war eine Alternative zu der neuen mechanistischen Denkweise, die am Ende die moderne Wissenschaft beherrschen sollte.

Der führende Paracelsiner und Iatrochemiker des 17. Jahrhunderts war Johan Baptista van Helmont (1579–1644). Van Helmont hatte 1599 seinen Doktor gemacht, fühlte sich jedoch von der an den Hochschulen praktizierten und von trockener Gelehrsamkeit geprägten Medizin Galenscher Richtung immer mehr abgestoßen und wandte sich schließlich privaten Forschungen zu. Seine Opposition zu den offiziellen Doktrinen der Heilkunst und den medizinischen Lehren der Kirchenmänner brachte ihn in Konflikt mit den Inquisitionsbehörden, die ihn zeit seines Lebens nicht mehr in Ruhe ließen. Er war ein Freund des Experiments und quantitativer Methoden, und er maß als erster das spezifische Gewicht des Harns, indem er dessen Schwere mit der des Wassers verglich. Er entdeckte auch, daß Luft sich aus verschiedenen Gasen zusammensetzt; das Wort ›Gas‹ (abgeleitet vom griechischen und lateinischen ›chaos‹) ist seine Prägung.

Van Helmont glaubte, daß die Grundsubstanzen des Lebens weder die vier Elemente des Aristoteles noch die drei Prinzipien des Paracelsus seien. Vielmehr war für ihn alle Materie auf Wasser zurückführbar, was seiner Ansicht nach durch die Heilige Schrift bestätigt wurde: am zweiten Tag schuf Gott das Firmament und trennte damit die Wasser über der Feste von denen unter der Feste, doch nirgendwo in der Bibel wird gesagt, daß Gott das Wasser erschuf.

Mit Paracelsus begründete van Helmont die Lehre von der Krankheit als einer parasitär im Körper existierenden, von ihm unterscheidbaren Wesenheit. Das stand im Widerspruch zur Galenschen Vorstellung, wonach Krankheit ein Teil der Person war und eine Störung der Körpersäfte darstellte. Anders als Paracelsus freilich akzeptierte van Helmont weder den Einfluß astrologischer Prinzipien auf die Krankheit noch die Gültigkeit der paracelsischen Analogie zwischen Mikrokosmos und Makrokosmos.

Aus Experimenten folgerte er, daß Fermente (Enzyme) ein fundamentaler Bestandteil aller physiologischen Mechanismen seien; das ist nicht fern von der Auffassung unserer Zeit. Da er Galens Krankheitsbegriff ablehnte, verwarf er auch dessen Therapeutik. Fieber galt ihm nicht als eine Vereiterung der Körpersäfte, sondern als Reaktion auf ein eindringendes, störendes Agens. Er ließ daher von Aderlaß und Purgierung ab und verneinte ihren angeblichen Nutzen für die Wiederherstellung des Säfteausgleichs. Statt dessen verwandte er chemische Medizinen und verbesserte die Anwendung von Quecksilber, für die Paracelsus so nachdrücklich eingetreten war.

Ein anderer bedeutender Iatrochemiker war François de le Boë, auch Franciscus Sylvius genannt (1614–1672). Sylvius näherte sich der Medizin empirisch und machte sich die jüngsten Entdeckungen der Chemie zunutze. Seine Theorie bot keinen Raum

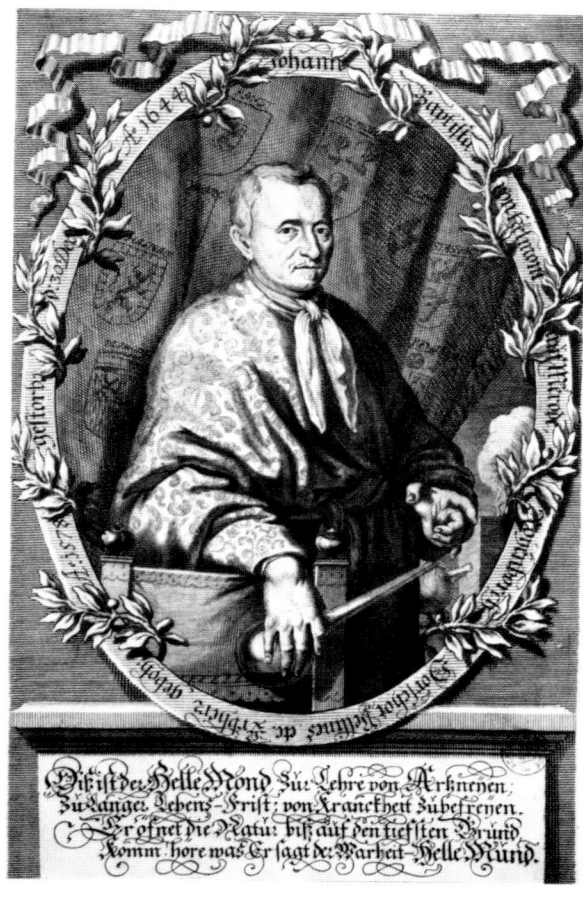

662

659 Im 17. Jahrhundert hielt man den menschlichen Körper noch für eine mikrokosmische Entsprechung des Universums, wie Matthäus Merian der Ältere in seinem Stich *Allegorie des Mikrokosmos und Makrokosmos* aus *Opus Medico-Chymii Pars Altera* (1618–20) von Johann Daniel Mylius sichtbar macht. National Library of Medicine, Bethesda, Maryland

660 René Descartes, Philosoph und Naturwissenschaftler, übte auf das mechanistische wissenschaftliche Denken seiner Zeit großen Einfluß aus. Diese Zeichnung freilich läßt erkennen, daß ihm die Querung der Sehnerven auf die jeweils gegenüberliegende Gehirnseite unbekannt geblieben war. Weltgesundheitsorganisation, Genf

661 Sektion vor einer buntgewürfelten Gruppe von Zuschauern, ein Stich von Andries Jacobsz Stock aus *Succenturiatus Anatomicus* (1616) von Pieter Paaw. National Library of Medicine, Bethesda, Maryland

662 Den hervorragenden Iatrochemiker Jan Baptista van Helmont in seinem Todesjahr 1644 zeigt dieser Stich von Johann Alexander Böner. Van Helmont war ein Experimentator, der den Glaubenssätzen Galens, der Astrologie Paracelsus' und manch anderer etablierten Doktrin entgegentrat. Académie Nationale de Médecine, Paris

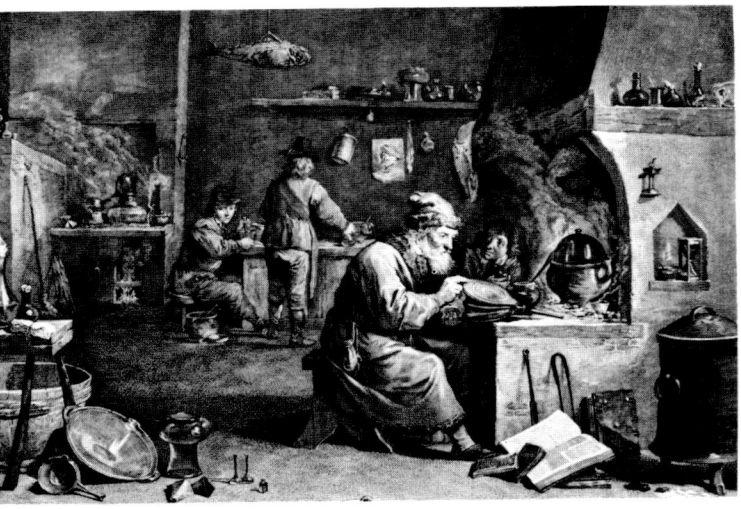

für Galens Humores, sondern gründete auf die Existenz körpereigener Säuren und Basen, die einander neutralisierten. Sein Vertrauen auf unmittelbare Beobachtung und das Experiment machten ihn zum typischen Vertreter der Iatrochemie in der zweiten Hälfte des 17. Jahrhunderts. Obwohl seine Versuche, aus denen er stark verallgemeinernde Schlüsse zog, in Wahrheit wenig mehr waren als Beobachtungen, lieferte er die Grundlage zu einem medizinischen System, das auf den neuen iatrochemischen Begriffen beruhte.

Sylvius machte das Laboratorium zu einem wesentlichen Bestandteil der Praxis und Lehre der Heilkunst. Überdies trugen seine Auffassungen dazu bei, daß die Lehre am Krankenbett wieder in ihre alten Rechte eingesetzt wurde; jahrhundertelang hatte es keine systematische klinische Unterweisung mehr gegeben, weil die Universitäten den Doktorgrad nach mündlichen Disputationen verliehen. Eine der ersten Städte, welche die klinische Lehre wieder einrichteten (1636), war Leiden, wo Sylvius lehrte. Dorthin strömten nun, da in Holland religiöse Toleranz herrschte, die Studenten zu Unterricht und Forschung.

Atomistik

Für den Fortgang der Naturwissenschaft – und folglich der Medizin – war der Aufstieg der Atomistik von entscheidender Bedeutung. Der Begriff entstammte der Antike und wurde zuerst von Leukippos von Milet und Demokrit von Abdera (etwa 5. Jahrhundert v. Chr.) voll entwickelt. Danach gingen die Unterschiede zwischen physikalischen Objekten auf die Form, Anordnung und Bewegung der Atome zurück, deren Anzahl unendlich war und die in einer ebenfalls unendlichen Leere verteilt waren. Im 3. vorchristlichen Jahrhundert hatte Epikur, dessen Hauptinteresse keineswegs der Naturwissenschaft, sondern der Ethik galt, den Atomismus wiederbelebt. Daß er fortwirkte, war indes in nicht geringem Maße dem römischen Dichter Lukrez zu verdanken, der Epikurs Lehrsätze in die Form eines eleganten Gedichts kleidete: *De rerum natura*. Wegen seiner atheistischen Tönung war dieses Werk im Mittelalter nicht sehr angesehen; es wurde jedoch während der Renaissance wiederentdeckt und im 17. Jahrhundert durch die Bemühungen von Pierre Gassend (1592–1655) weiter verbreitet.

Gassend war ein katholischer Priester von orthodoxen religiösen Überzeugungen und hohem Ruf als Wissenschaftler. Um die Atomistik dem christlichen Denken akzeptabel zu machen, mußte er die Materie ihrer ewigen Natur entkleiden. Da Gott die Atome erschaffen hatte, konnte er sie auch zerstören; zudem war ihre Bewegung nicht von Zufall oder Notwendigkeit bestimmt, sondern durch Gottes unentwegte Einmischung.

Ein weiterer Verfechter der Atomistik war Robert Boyle (1627–1691). Anders als die meisten Wissenschaftler des 17. Jahrhunderts war Boyle nicht in erster Linie an Mathematik interessiert. Er erfand die Luftpumpe, an der er die Lebensnotwendigkeit der Luft bewies, und formulierte das sogenannte Boylesche Gesetz, welches besagt, daß das Volumen eines Gases sich bei konstanter Temperatur umgekehrt zum Druck verhält. In seinen Schriften wandte er sich einer Vielzahl von Themen zu, darunter Atmung, Magnetismus, der chemischen Zusammensetzung des Blutes, sogar dem Wein.

Obwohl er kein Arzt war, befaßte Boyle sich ausgiebig mit Heilmitteln, wodurch er in Kontakt mit Kranken kam. Sein empirischer Gebrauch der *specifick medicine* war eine wissenschaftlichere Methode als die Anwendung von Drogen nach Galens Klassifikation, und die Erkenntnis, daß etwas wirkte, auch wenn die Erklärung dafür fehlte, stellte einen Schritt nach vorn dar. Andererseits verriet Boyle bei der Wahl eines Medikaments seine Treue gegenüber der hergebrachten Vorstellung des »gleich heilt gleich«, die im 17. Jahrhundert noch immer herrschte: Jaspis etwa half seiner roten Farbe wegen krankhafte Blutungen verhüten. Dieser Grundsatz der ›Sympathie‹, der für Paracelsus von Bedeutung gewesen war, sollte sich bis ins 19. Jahrhundert hinein erhalten und von Samuel Hahnemann (1755–1843) in seiner Homöopathie bestätigt werden.

Ein Vorkämpfer der modernen Naturwissenschaft war auch Galileo Galilei (1564–1642). Manche Forscher glauben, er habe mit experimentellen Beobachtungen gearbeitet, während andere meinen, er habe rein theoretische Erwägungen zugrunde gelegt und Versuche lediglich benutzt, um seine Folgerungen *post facto* auszuschmücken. Wie dem auch sei: sein Beitrag zur Wissenschaft ist enorm. Galilei formulierte die

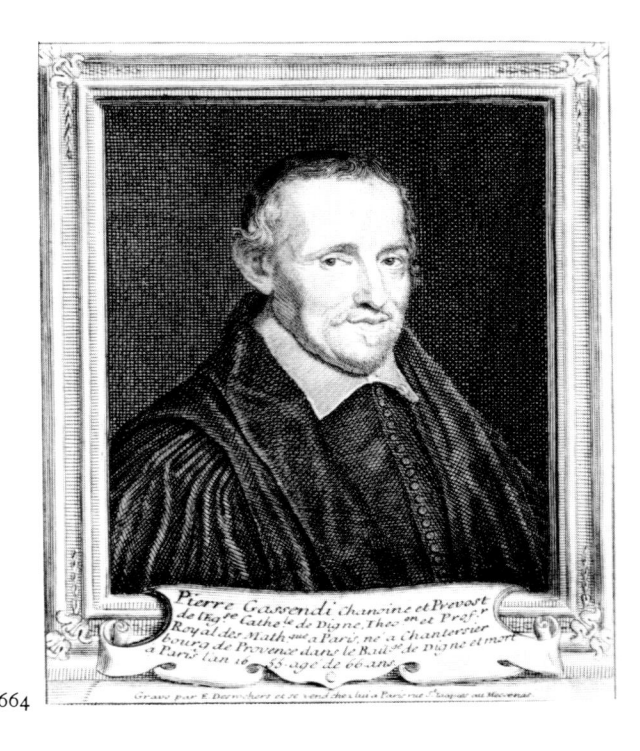

663 Chemiker, Alchimist und Arzt waren oft in ein und derselben Person vereint, wie der Stich *Der Chemiker* von David Teniers dem Jüngeren andeutet. Bibliothèque Nationale, Paris

664 Pierre Gassend – Kleriker, Philosoph, Naturwissenschaftler und Feinschmecker – vertrat die Theorie des Atomismus und lehrte, daß die Unterschiedlichkeit physikalischer Körper durch die Anordnung und Bewegung ihrer Atome bestimmt sei. New York Academy of Medicine

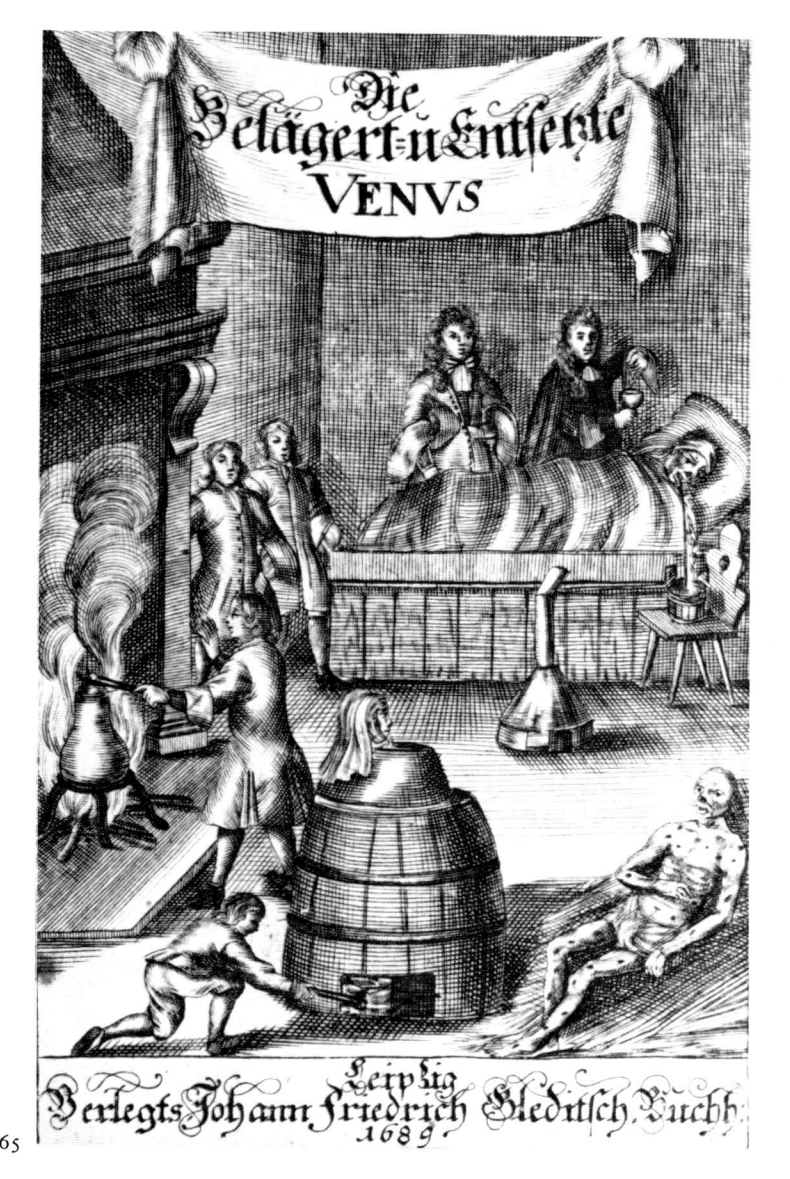

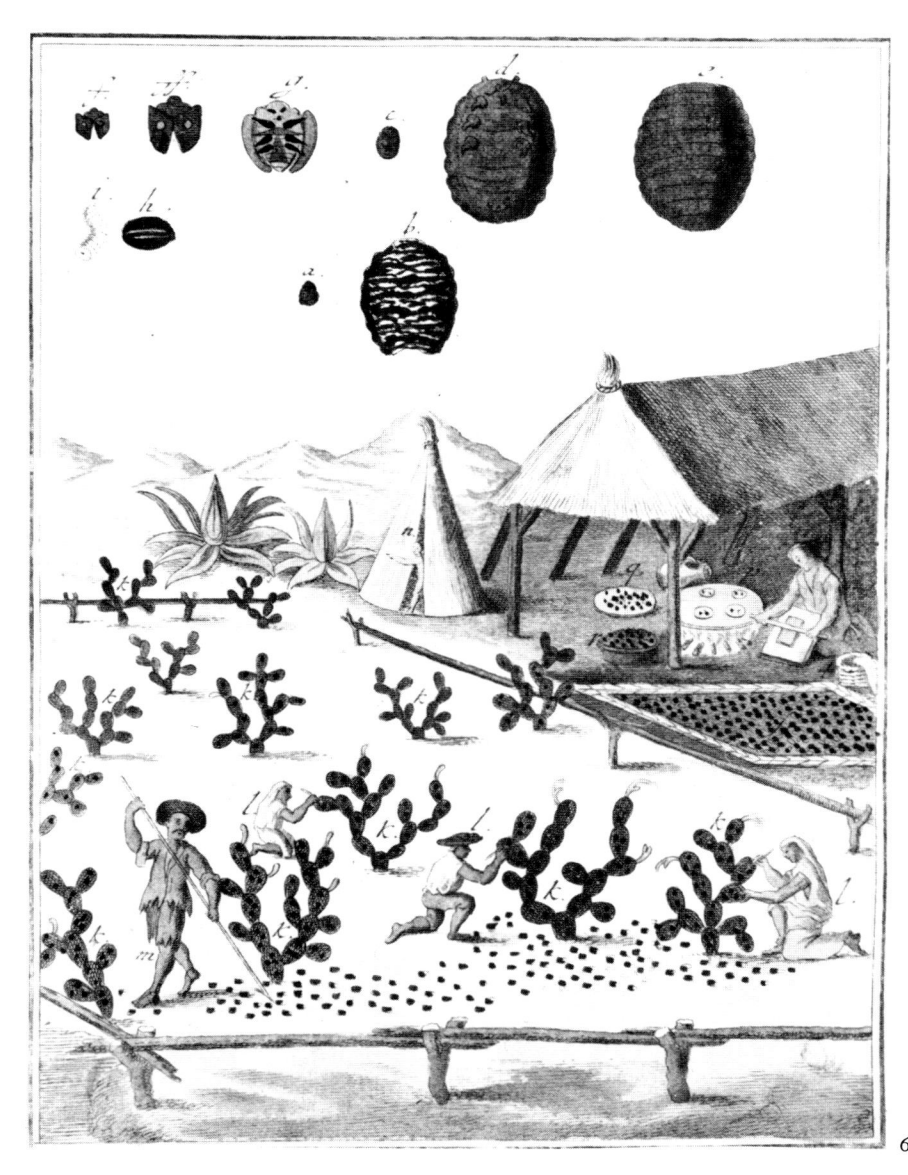

665

666

Gesetze der Bewegung, soweit sie die Erde betrafen, in mathematischer Form. Dem Genie Isaac Newton (1642–1727) blieb es vorbehalten, diese Gesetze auf das Universum zu übertragen und die Bewegung von Objekten in unserem Sonnensystem unter dem Einfluß der universalen Schwerkraft zutreffend zu beschreiben.

Iatrophysik

Die auf die Medizin angewandte Erklärung von Erscheinungen als sich bewegende, Maschinen ähnelnde Objekte hieß Iatromechanik oder Iatrophysik. Giovanni Alfonso Borelli (1608–1679) war der führende Iatromechaniker des 17. Jahrhunderts. Beeinflußt von Galilei, suchte er seine mechanischen Prinzipien für die Medizin fruchtbar zu machen. Er begann seine Untersuchung bei der kleinen Einheit des Muskels, dehnte sie auf komplexere Körpersysteme aus und endete schließlich beim Studium des Gesamtorganismus.

Das Extrem der Iatromechanik vertrat Giorgio Baglivi (1669–1707): er verglich jedes einzelne Organ mit einer bestimmten Maschine. Ein anderer Iatromechaniker, Santorio Santorio (1561–1636), konstruierte Thermometer. An ihn erinnert man sich vor allem wegen seiner Erforschung der Physiologie des Stoffwechsels: mittels einer Wiegevorrichtung maß er die Gewichtsveränderungen, die durch Essen, Darmentleerung und Schwitzen eintreten.

665 Zur Behandlung syphilitischer Patienten, deren unterschiedliche Krankheitsstadien auf diesem Stich aus Steven Blankaarts *Die Belägert und Entsetzte Venus* (1689) anschaulich dargestellt sind, wandte man Quecksilberdämpfe an. National Library of Medicine, Bethesda, Maryland

666 Der Stich von Georg Peter Nusbiegel zeigt, wie Koschenilleschildläuse gesammelt und zu Arznei und Farbstoff verarbeitet werden. Die auf Kakteen siedelnden Parasiten lernten die Spanier von den Azteken kennen. Senckenbergsche Bibliothek, Frankfurt am Main

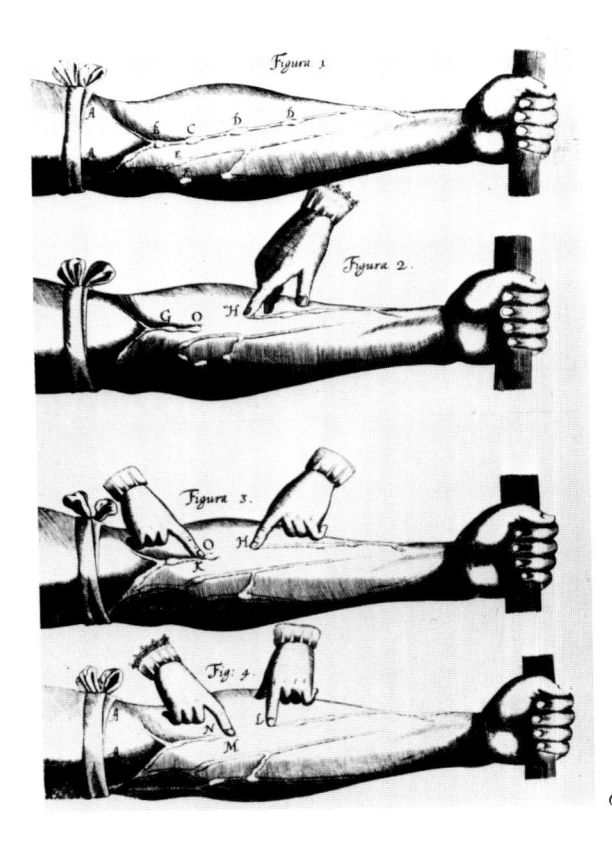

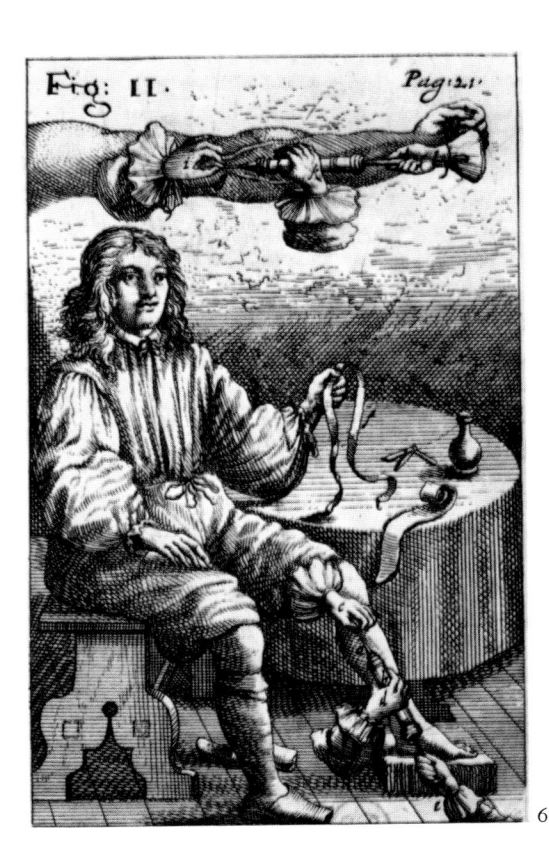

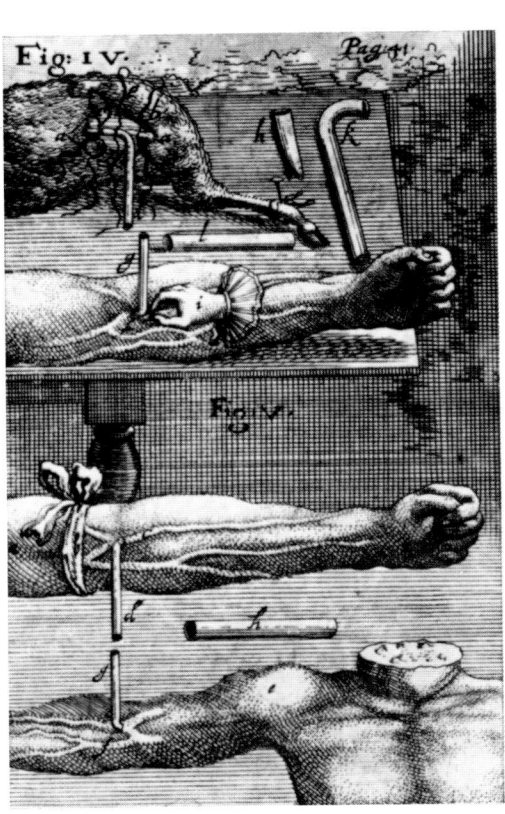

667 Holzschnitte aus *De Motu Cordis*...
(1628), einem der wichtigsten Werke der
Medizin und Biologie, mit deren Hilfe William
Harvey den Blutkreislauf demonstrierte. Weltgesundheitsorganisation, Genf

668, 669 Stiche aus *Clysmatica Nova* (1667)
von Johann Elsholtz, auf denen ein Mann Infu-
sionen in Arm und Bein erhält und Verfahren
der Blutübertragung von Tier auf Mensch und
von Mensch auf Mensch dargestellt sind. Col.
Brand., Bibliothèque Nationale, Paris

Embryologie

Antoni van Leeuwenhoek (1632–1723), ein Delfter Leinenhändler, entdeckte 1677 mit Hilfe eines Mikroskops die männlichen Spermatozoen. Bald danach veröffentlichte ein anderer Niederländer, Nicolaas Hartsoeker (1656–1725), Bilder von winzigen, vorgeformten Menschlein (›homunculi‹), die er in den unter dem Mikroskop unter-suchten Spermen zu sehen vorgab. Am Ende des 17. Jahrhunderts standen einander zwei Ansichten über den Ursprung des Embryos gegenüber. Die dominante Theorie, die Präformation, sah im Sperma oder im Ei ein Miniaturlebewesen, zu dem die organische Entwicklung lediglich Materie hinzufügt, bis der wachsende Fötus die Größe des Neugeborenen erreicht. Nach der anderen Theorie, der Epigenese, beginnt der Organismus als primitiver Stoff und verwandelt sich durch eine Reihe von Stadien hindurch, allmählich unterschiedliche Strukturen ausbildend oder andere erweiternd, bis er die Form des reifen Embryos angenommen hat. Zu der mechanistischen Einstellung der Wissenschaft im 17. Jahrhundert paßte die Präformation besser: durch sie ließen sich Auftreten und Reifung des neuen Organismus in profanen, vernunftge-mäßen und materialistischen Begriffen erklären. Die Epigenese hingegen schien einer spirituellen, vitalistischen Lehre zu bedürfen, um die scheinbar geheimnisvolle Verwandlung formloser Materie in ein ausgebildetes Geschöpf glaubhaft zu machen.

Ein Anhänger der Epigenese war William Harvey (1578–1657), der einen bedeuten-den Beitrag zur Embryologie leistete, obschon manche seiner Forschungsberichte faktische Irrtümer enthielten. Was ihm indes einen ersten Platz in der Geschichte der Medizin eintrug, war seine bahnbrechende Arbeit auf dem Gebiet des Blutkreislaufs.

Der Blutkreislauf

William Harveys brillanter Nachweis, daß das Blut innerhalb eines geschlossenen Gefäßsystems einen Kreislauf beschreibt, wurde zur bedeutendsten Leistung des 17. Jahrhunderts in der Physiologie und Medizin.

Natürlich hatte Harvey Vorgänger gehabt. In der Galenschen Physiologie dachte man sich das Blut als in der Leber erzeugt, von der es seinen »natürlichen Geist« erhielt und vermöge einer Zugkraft zur Peripherie des Körpers floß. Außerdem gewann es »Lebensgeist« aus dem Herzen und »animalischen Geist« vom Gehirn her. Als Galen im 2. Jahrhundert n. Chr. das lebende Herz besah, stellte er fest, daß es keineswegs auf einfache Weise schlug: zuerst zog sich die eine Seite zusammen, dann die andere. Das schien ihm anders als die einfache Tätigkeit einer Pumpe. Die Bewegung war für ihn

Beleg dafür, daß das Blut sich von der rechten Herzkammer durch winzige Poren in der trennenden Membrane in die linke verlagert.

Innerhalb der europäischen Überlieferung war der erste, der einen getrennten Umlauf des Blutes durch die Lungen zur Diskussion stellte, Michael Servet (1511–1553). Eine ähnliche Theorie brachte Matteo Realdo Colombo (1516–1559) aufgrund rein physiologischer Schlußfolgerungen vor. Da im Gegensatz zu Galens Lehre das Herzseptum undurchlässig war, mußte das Blut einen anderen Weg von der rechten in die linke Herzkammer nehmen. Für den simplen Zweck, die Lungen mit Blut zu versorgen, schien die aus der rechten Herzkammer austretende Lungenschlagader zu groß. Aber das von den Lungen in die linke Kammer fließende Blut in der Lungenschlagader war hellrot, das zu den Lungen laufende hingegen dunkelrot. Colombo schloß, daß es beide Male dieselbe Flüssigkeit sein und die Farbveränderung durch irgendeinen Vorgang in den Lungen zustande gekommen sein mußte.

Vielleicht der bedeutendste unter Harveys Vorläufern war Andrea Cesalpino (1519–1603). Er prägte nicht nur den Begriff ›Zirkulation‹, er hatte auch ganz bestimmte Vorstellungen vom großen und kleinen (dem Lungen-) Kreislauf. Zudem bewies er Scharfsinn mit der Erwägung, daß feine Gefäße (Kapillaren) die arteriellen und venösen Systeme miteinander verbinden könnten, so daß es keinen freien, offenen Erguß des Blutes in die Zellgewebe gäbe, wie man dies viele Jahrhunderte lang angenommen hatte. Er meinte allerdings auch, außer den Kapillaren bestünden noch größere, direkte Verbindungen zwischen den Hauptarterien und -venen. Überdies glaubte er, das Blut entstehe im Herzen. Die Zirkulation stellte Cesalpino sich so vor, daß heißes Blut in den Arterien aufsteige, kaltes dagegen in den Venen abfalle; davon, daß die Venen ein ausschließlich zentripetales System sind, das Blut zum Herzen zurückführt, hatte er keine klare Vorstellung.

Ein sehr viel früherer Vorläufer war der Araber Ibn Nafis (um 1210–1288), der ebenfalls die Existenz des Lungenkreislaufs postuliert hatte. Daß Servet von ihm wußte, ist indes nicht belegt; zwar übersetzte Alpago in der Renaissance sein Werk, aber anscheinend gab er sich mit den die Lungenzirkulation betreffenden Schriften nicht ab.

Es war William Harvey, der die meisten der offenen Fragen beantwortete und dem das heutige Verständnis des Blutkreislaufs zu verdanken ist. Harvey war in Cambridge ausgebildet worden und dann nach Padua gegangen, damals der Hort der medizinischen Lehre, wo er den Geist Vesals vorfand: Gabriello Falloppio (1523–1562), nach dem die Falloppioschen Röhren (Eileiter) benannt sind, war der Lehrer von Fabricius ab Aquapendente (1537–1619), einer der großen Paduaner Gelehrten, dessen Schüler Harvey wurde. Die von Fabricius gelieferte Beschreibung der Venenklappen war ein bedeutsamer Befund, den Harvey zur Stützung seiner Kreislauftheorie heranzog.

Harvey kehrte 1602 nach England zurück und nahm in London die ärztliche Praxis auf. Seine Laufbahn ging rasch nach oben: er wurde ins Londoner Ärztekolleg (Royal College of Physicians) gewählt, erlangte weithin Berühmtheit und wurde schließlich sogar Arzt am Hof, erst bei König Jakob I., dann Karl I. In seinen vielen Jahren als klinischer Praktiker gelang es ihm obendrein, sich der Forschung zu widmen. Seine Vorlesungsaufzeichnungen belegen, daß er bereits 1615 an den Blutkreislauf glaubte, aber erst 13 Jahre später veröffentlichte er seine Erkenntnisse in *Exercitatio Anatomica de Motu Cordis et Sanguinis in Animalibus* (Anatomische Untersuchung über die Bewegung des Herzens und des Blutes bei den Tieren), einem der bedeutendsten Werke der Medizin und Biologie.

Wie kam Harvey zu seinen Schlußfolgerungen? Zum einen befaßte er sich allein mit dem mechanischen Fluß des Blutes, nicht mit den Vorgängen in Herz, Leber und Gehirn. Er stellte auch keine Versuche über die Rolle der natürlichen, vitalen und animalischen Kräfte an, die zu der Galenschen Physiologie gehörten. (Trotzdem glaubte er weiterhin, das Herz bringe ›Lebensgeist‹ hervor, der im Blut wohne und der Menschenseele gleichkomme.) Seine Argumente beruhten auf morphologischen Beispielen, die er aus Sektionen und physiologischen Tierexperimenten gewann. So zeigte er beispielsweise, daß Blut wegen der Klappen im Herzen und den Venen nur in einer Richtung strömen konnte. Aus der Beobachtung, daß beide Herzkammern sich zugleich zusammenzogen und ausdehnten, folgerte er, daß es zwischen ihnen keinen Druckunterschied gab, der Blut durch die dicke Scheidewand treiben könnte. Zudem besaß das Septum sein eigenes Arterien- und Venensystem, das überflüssig wäre, wenn Blut durch die Wand sickerte. Ferner stellte er fest, daß das Herz eines Tieres nach der Entfernung sich weiter dehnte und zusammenzog wie ein Muskel. Anhand von Versuchen an einer lebenden Schlange demonstrierte Harvey die Richtung der Strömung zum Herzen hin in der großen Vene (*vena cava*) und vom Herzen weg in der Hauptschlagader (*aorta*).

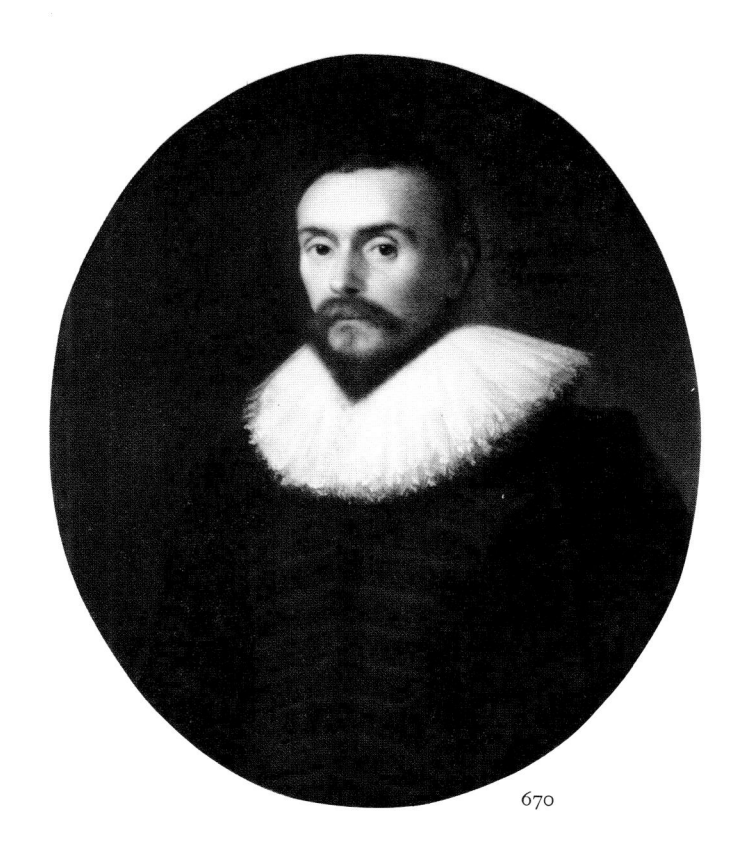

670

670 William Harvey, der in seinen Versuchen zum ersten Mal nachwies, daß das Blut in einem geschlossenen Kreislauf durch den Körper gepumpt wird. Porträt von Rolls Parks aus dem Jahre 1627. National Portrait Gallery, London

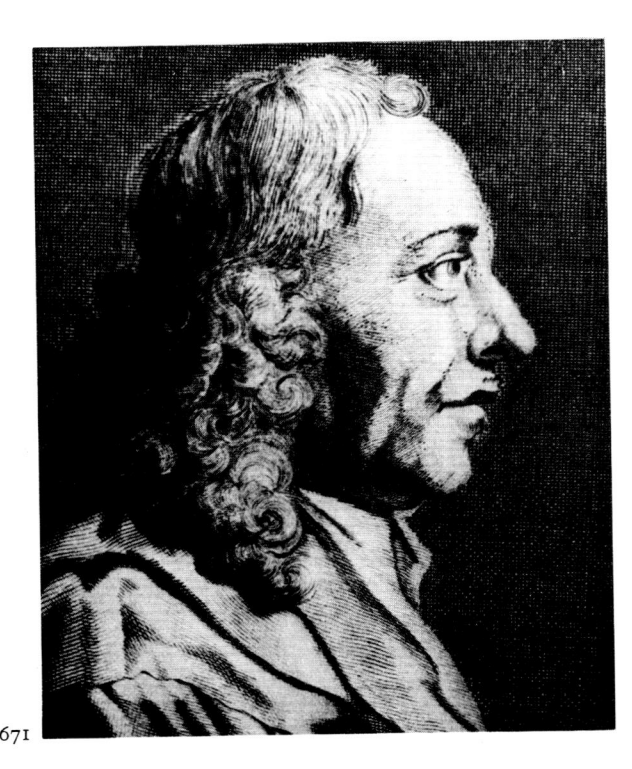

671

671 Marcello Malpighi entdeckte die von Harvey vermuteten Kapillargefäße und beschrieb die Feinstruktur vieler Gewebe und Organe. Weltgesundheitsorganisation, Genf

672 Auf dem Gemälde von Robert Hannah führt William Harvey König Karl I. und dem Thronfolger seine Experimente an Wild vor. Royal College of Physicians, London

Neben anatomischen Sektionen, physiologischen Beobachtungen am Menschen und direkten Versuchen mit Tieren zog Harvey auch quantitative Daten zu Rate. Wenn das menschliche Herz 57 Gramm Blut enthielt (was sich an Leichen feststellen ließ) und ungefähr 65 Schläge in der Minute tat, dann pumpte es in dieser Minute rund siebeneinviertel Pfund Blut. Multipliziert mit den Minuten, die ein Tag hat, ergab das eine gewaltige Menge Blut – viel zu viel für den Körper, als daß er sie so schnell aus aufgenommener Nahrung hätte bilden können. Diese Überlegung stützte Harvey durch Experimente an lebenden Schafen: er zertrennte die Hauptschlagader eines Schafs und maß das in einer bestimmten Zeiteinheit ausgestoßene und aufgefangene Blut. Es wurde ihm klar, daß das Blut in einem geschlossenen Gefäßsystem zirkulierte. Damit der Kreislauf durch eine Verbindung zwischen Arterien und Venen vollendet werde, unterstellte Harvey die Existenz von Kapillaren, obwohl er diese nicht sehen konnte. Die Entdeckung dieser mikroskopisch kleinen Strukturen gelang erst Marcello Malpighi (1628–1694) nach Harveys Tod.

Harveys Arbeiten hatten enorme Bedeutung für die Anatomie und die Physiologie, aber ihre Auswirkungen auf die ärztliche Praxis blieben begrenzt, denn seine Vorführungen förderten Krankheitsverständnis und -begriffe nur wenig. Allerdings wurde nach seinem Nachweis des ständigen Blutumlaufs im menschlichen Körper die Frage, ob man einen Patienten auf der erkrankten Seite zur Ader lassen sollte oder der entgegengesetzten, irrelevant. Die Heilkunst paßte sich an die Entdeckung des Blutkreislaufs an, aber sie ging gleichwohl weiter von den Körpersäften aus und gebrauchte Therapien, die sich auf das Blutentziehen, Purgieren und Erbrechen stützten.

Harveys Befunde bedeuteten eine wesentliche Bestätigung der neuen mechanistischen Wissenschaft und der Grundsätze experimenteller und quantitativer Analyse. Mit den Erkenntnissen von Galilei, Kepler, Newton, Boyle, Borelli, Malpighi und anderen bildeten sie eine gemeinsame Linie. Daß Harvey in seinen Vorlesungsnotizen das Herz mit einem Wasserbalg oder einer Pumpe verglich, trug das Seine zu dem wachsenden Erfolg des mechanistischen Denkens bei.

Wie nahmen Harveys Zeitgenossen seine Arbeiten auf? Nach der Veröffentlichung von *Über die Bewegung des Herzens und des Blutes* tobte der Streit über Harveys Folgerungen 20 Jahre lang. Zahlreiche Mediziner nahmen ihn anfangs gar nicht zur Kenntnis, darunter auch diejenigen, die seinen Demonstrationen beigewohnt hatten. Einige dieser Männer – Chirurgen, die den respektierlichen Status zu erlangen trachteten, den die Gilde der Ärzte ihnen vorenthielt – dachten, Anhänglichkeit an die Galensche Schule würde sie akzeptabler machen. Harveys erster Fürsprecher war der mit ihm befreundete Robert Fludd (1574–1637), der als Arzt und Mystiker der alten Vorstellung vom Menschen als einer mikrokosmischen Entsprechung des Makrokosmos anhing. Fludd vertrat die Ansicht, daß das Herz der Mittelpunkt des Körpers sei so wie die Sonne der des Universums. Ein wichtiger Gefolgsmann Harveys war auch Jan de Waal (Waläus) (1604–1649), der weitere Versuche unternahm, die Harveys Befunde stützten.

Der erste, der Harveys Gedanken ergriff, war James Primerose, ein extremer Anhänger Galenscher Doktrinen, der die Abwesenheit von Poren in der Scheidewand des Herzens mit *post mortem* eingetretenen Veränderungen erklärt wissen wollte. Caspar Hoffmann (1572–1648) war ein weiterer Kritiker.

Hoffmann war zwar Anhänger von Cesalpino und erkannte die Entdeckung des Lungenkreislaufs an (die er Realdo Colombo zuschrieb), leugnete jedoch, daß das Herz ein Muskel sei. Er glaubte, Harvey habe die Anatomie an die mathematische Logik der Berechnung und Quantifizierung verraten. Gegen Harvey war er auch deswegen, weil dessen Theorien zu zeigen schienen, daß die Natur, indem sie das Blut ständig zirkulieren läßt, eine überflüssige Tätigkeit ausübt. Harveys Antwort darauf war einfach: selbst wenn er die Ursache des Kreislaufs nicht kannte, so sah er doch, daß es ihn gab.

Ein anderer Kritiker, Jean Riolan der Jüngere (1580–1657), ein scharfsinniger Anatom, versuchte Harveys Lehre mit der Galens zu versöhnen. Er benutzte dieselbe quantitative Beweisführung, kam indes zu ganz anderen Schlüssen. Er nahm an, daß das Herz bei jeder Kontraktion nicht mehr als einen oder zwei Tropfen Blut pumpe, und schätzte dann, wie viele Tropfen in der Stunde umliefen; auf dieser Basis, argumentierte er, kämen pro Tag nicht mehr als zwei Umläufe zustande. Zur Erklärung der Beobachtungen Harveys zog Riolan den Vorgang des Herztods bei der Vivisektion heran, während dessen das Herz Blut sammele, so daß es mehr davon zu pumpen schien. In seinen Augen waren Harveys Resultate daher durch die Versuche selbst entstanden.

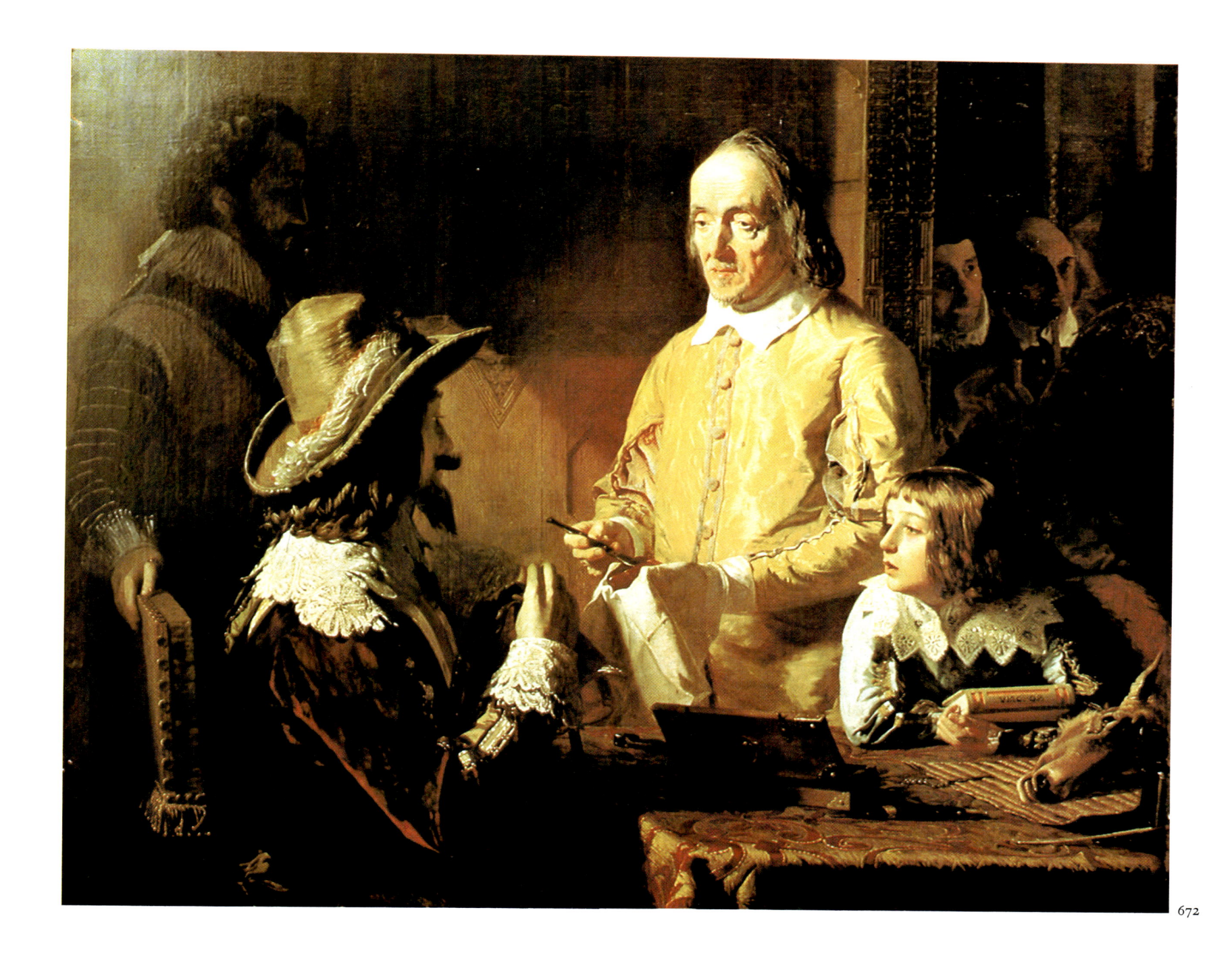

Auch Descartes differierte mit Harvey. Zuvor schon hatte er eine Theorie des Blutkreislaufs vorgelegt und sich dabei auf Vorstellungen von Aristoteles und Galen berufen. Er akzeptierte den Gedanken einer beständigen Zirkulation in einem geschlossenen System, aber seine Hypothese war, daß die Verdampfung von Blut im Herzen dieses zur Ausdehnung zwänge.

Es war eine logische Folge der durch Harvey gewonnenen Kenntnisse, daß im gleichen Jahrhundert die intravenöse Verabreichung von Medikamenten erprobt wurde. Außerdem versuchte man – mit mäßigem Erfolg und einigen schlagenden Mißerfolgen – erstmals die Übertragung von Blut auf Tiere, danach von Tieren auf Menschen.

Die exakte Manier und die sorgfältigen Experimente Harveys haben einige Historiker veranlaßt, ihn als einen Modernen zu betrachten und die hergebrachten Vorurteile zu übersehen, die er gehegt haben dürfte. Andere halten ihn für einen Vertreter einer stark aristotelisch betonten Richtung und schätzten seine Quantitätsmessungen als zweitrangig ein; in ihren Augen entsprang seine Idee vom Blutkreislauf nicht Versuchen, sondern seinem Glauben an die aristotelischen Prinzipien, wonach die Kreisbewegung die vollkommenste Art der Bewegung und das Herz der Mittelpunkt des Lebens sei. Wie immer auch Harvey beurteilt wird: sein Beitrag bleibt einer der bedeutendsten in der Geschichte der Medizin.

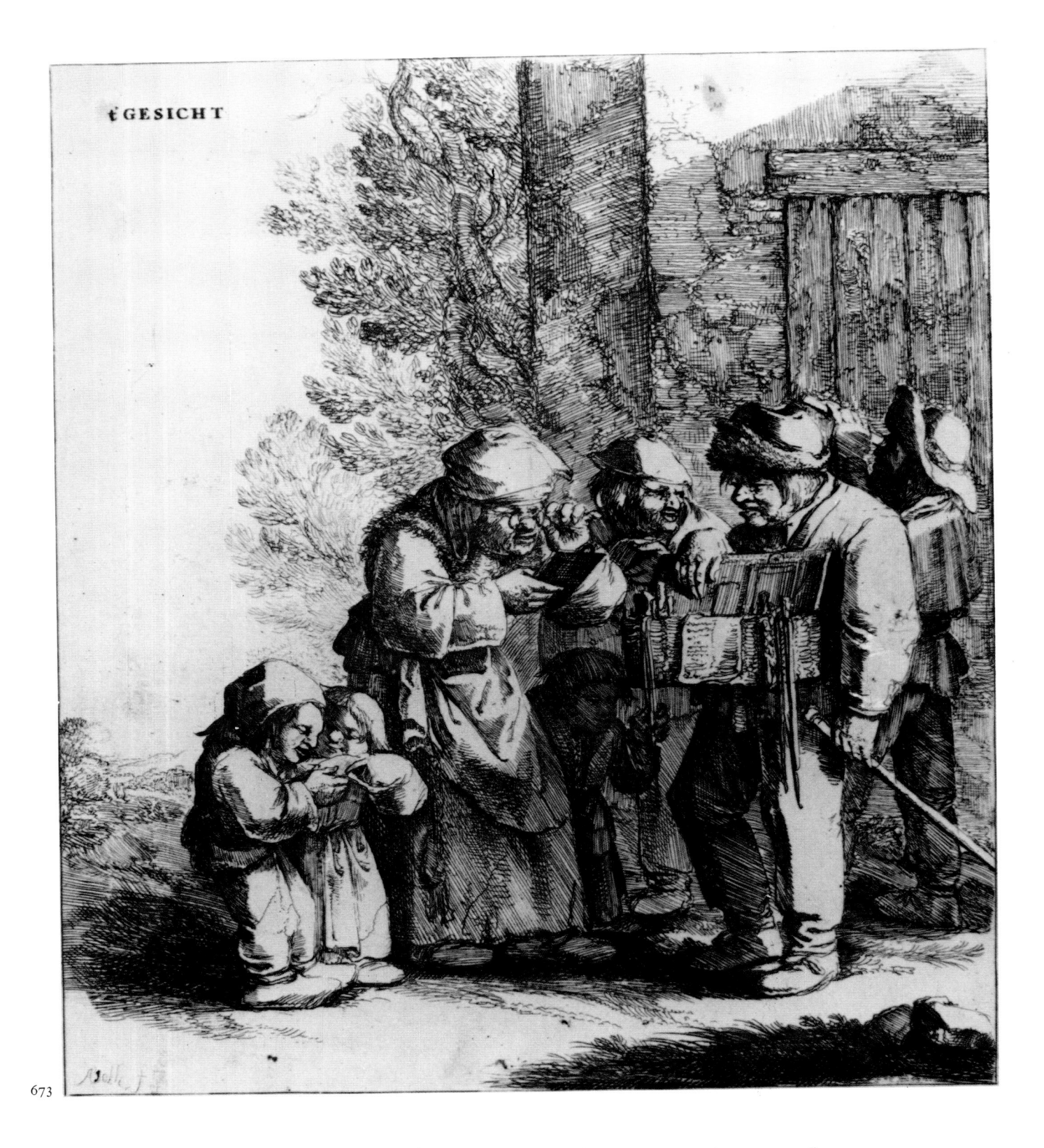

GESICHT

673

Fortschritte in Anatomie und Physiologie

Ein Beispiel dafür, wie klinische Beobachtung, physiologisches Verständnis und technische Entwicklung zusammenwirken und zum Erreichen eines bemerkenswerten Fortschritts in der Heilkunst führen können, bietet die Geschichte des Thermometers.

Das Thermometer

Zu Zeiten des Hippokrates war die Bedeutung der Körpertemperatur wohl anerkannt, aber der Arzt vermochte lediglich mit der Hand zu beurteilen, wie die Haut eines

Erkrankten sich anfühlte. In Alexandria widmete man dem Puls des Patienten derart viel Aufmerksamkeit, daß die Körpertemperatur vermutlich vernachlässigt wurde. Das Fieber galt im Mittelalter (wegen der Vier Humores und ihrer Eigenschaften heiß, kalt, trocken und feucht) als wichtiges Okjekt klinischer Beobachtung, obschon niemand wissenschaftliche Messung der Körperwärme vornahm.

Galilei konstruierte 1592 ein Thermometer (wahrscheinlich das erste), das jedoch Temperaturveränderungen nur grob anzeigte, keine Meßskala besaß und überdies durch atmosphärischen Druck beeinflußt wurde. Anscheinend sahen weder er noch seine Zeitgenossen für das Gerät eine medizinische Verwendung. Santorio hingegen zeigte großes Interesse an der Messung der Körperwärme und erfand einfallsreiche, wiewohl plumpe thermometrische Instrumente.

Ein wesentlicher Schritt voran war der Vorschlag von Christian Huygens (1629–1695), eine feste Skala anzunehmen, bei der die Begrenzungslinien am Gefrierpunkt (als 0 Grad bestimmt) und am Siedepunkt des Wassers (100 Grad) liegen sollten. Das war der Ursprung der hundertgradigen Skala. Gabriel Daniel Fahrenheit (1686–1736) erfand 1717 eine Maßeinteilung, bei welcher der untere Fixpunkt die Temperatur eines Gemischs aus Eis und Ammoniumchlorid war und deren Gradsteigerungen geringer waren als die der hundertstufigen. Quecksilber fand Fahrenheit geeigneter als Wasser für seinen Apparat, da es sich schneller ausdehnte und zusammenzog.

Die Temperaturmessung fand in der klinischen Praxis zuerst durch Herman Boerhaave (1668–1738) in Holland sowie seine beiden Schüler van Swieten und de Haen in Wien breite Verwendung. In einer umfangreichen Studie berichtete de Haen über die täglichen zyklischen Veränderungen der Temperatur von Gesunden, ihre Erhöhung infolge von Schaudern und die Beziehung zwischen Pulsschlag und Temperatur. Er hob den Nutzen von Temperaturmessungen als Warnzeichen für den Verlauf einer Krankheit hervor; aber die Mehrzahl der zeitgenössischen Ärzte war davon nicht überzeugt, und erst ein Jahrhundert später wurde das Thermometer fester Bestandteil des medizinischen Instrumentariums.

Der schwedische Astronom Anders Celsius (1701–1744) führte 1742 die hundertgradige Skala wieder ein. Darauf folgten bald eine Reihe von Verbesserungen am Gerät und eine wachsende Zahl von Beobachtungen zur physiologischen und pathologischen Bedeutung der Temperatur. Karl August Wunderlich (1815–1877) konnte anhand intensiver Untersuchung Tausender von Fällen die Erkenntnis verstärken, daß Fieber ein Symptom sei, nicht eine Krankheit, und die Körperwärme eines Patienten mindestens so wichtig wie sein Puls ist. Dennoch unterließen viele Ärzte die Messung, und einige spotteten sogar darüber.

Der Widerstand mancher Praktiker erklärte sich aus den Schwierigkeiten des Temperaturmessens. Die frühen Thermometer waren lang und unhandlich und mußten in manchen Fällen dem Patienten ganze 25 Minuten lang angesetzt werden. Aitkin gestaltete 1852 das Gerät praktischer, indem er die Glasröhre über der Kugel verengte, so daß die Quecksilbersäule nicht mehr zusammenfiel, sobald das Thermometer vom Patienten entfernt wurde. Schließlich fand Thomas Clifford Allbutt 1870 die heutige Größe und Gestalt.

Das Mikroskop

Eine der wichtigsten Erfindungen in der Entwicklung der Medizin und der Wissenschaft überhaupt war das Mikroskop. Die Verwendung einer geschliffenen Linse als Vergrößerungsglas war bereits der Antike bekannt, und Augengläser wurden schon im Mittelalter hergestellt. Ein holländischer Brillenmacher Zacharias Janssen und sein Sohn führten die Kombination mehrerer Linsen zwecks Verstärkung der Vergrößerungskraft ein, doch diese Mikroskope waren roh gebaut und erreichten nur eine zehnfache Vergrößerung. Die erste wissenschaftliche Abhandlung, bei der das Mikroskop Verwendung fand, wurde von Francisco Stelluti vorgelegt (über den Körperbau der Biene) und 1625 in Rom veröffentlicht. Zur medizinischen Forschung gebrauchte es vermutlich erstmals Pierre Borel: 1655 schrieb er über wurmartige Lebewesen, die er im Blut fiebernder Patienten sah. Ob dies bloß eine phantasievolle Ausschmückung überlieferter Auffassungen war, ist unbekannt. Ihre wesentlichen Anstöße erhielt die Mikroskopie im 17. Jahrhundert durch Marcello Malpighi (1628–1694) und Antoni van Leuwenhoek (1632–1723).

Leeuwenhoek war Tuchhändler in Delft, benutzte aber seine Mußestunden zur Anfertigung von Linsen für Mikroskope, die derart wirksam waren, daß sie bis ins 19.

673 Stich von Andries Both aus einer um 1630 entstandenen Folge über die fünf Sinne, betitelt *t'Gesicht*. Die Wahl von Brillen durch einfaches Aufprobieren war bis ins späte 19. Jahrhundert gebräuchlich. National Library of Medicine, Bethesda, Maryland

674 Erste Abbildung eines Mundthermometers, einer von mehreren Entwürfen Santorio Santorios, veröffentlicht in seinem Werk *Commentaria in Primam Fen Primin Libri Canonis Avicennae* (1625). New York Academy of Medicine

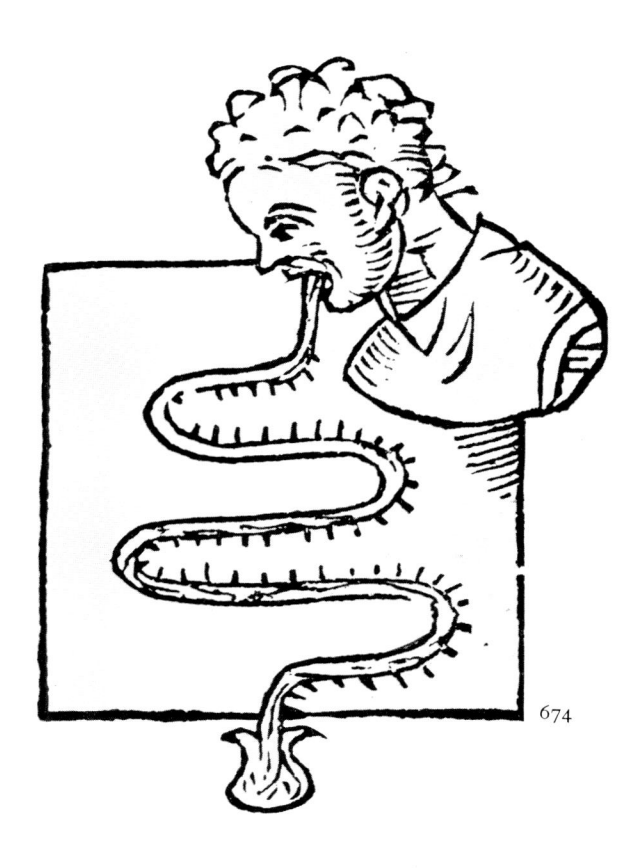

674

437

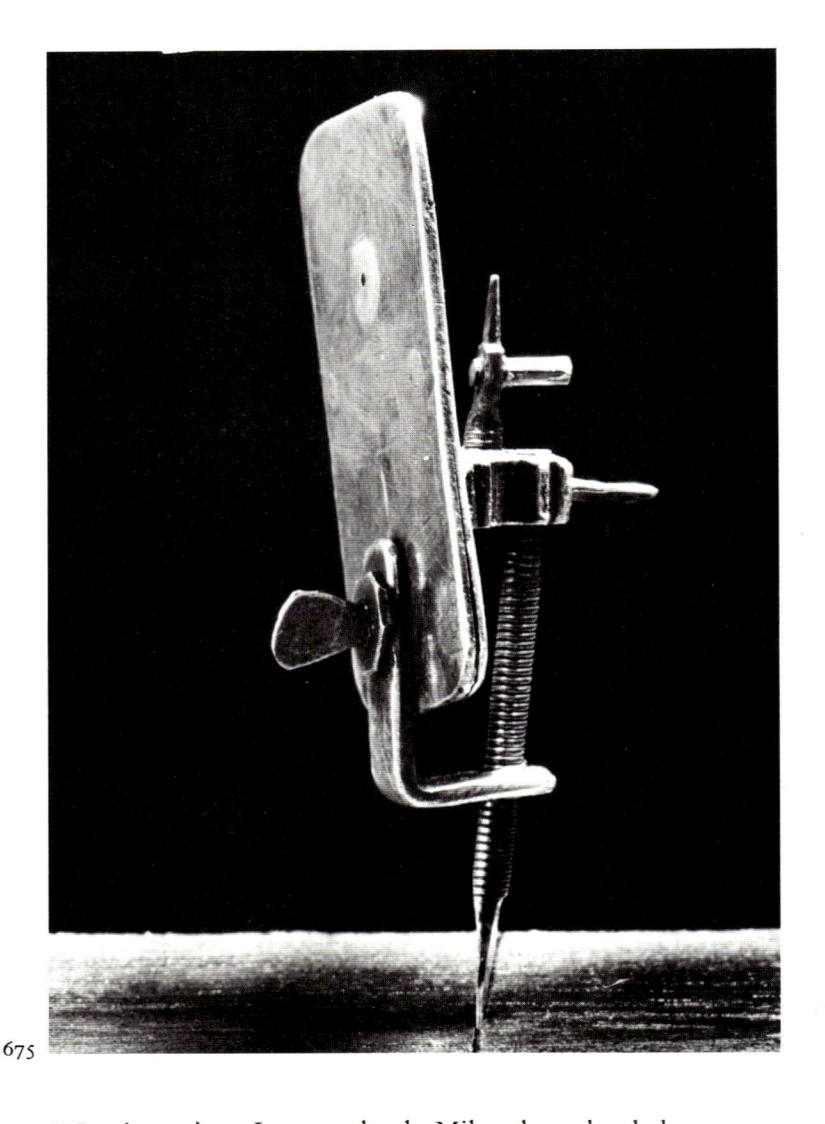

675

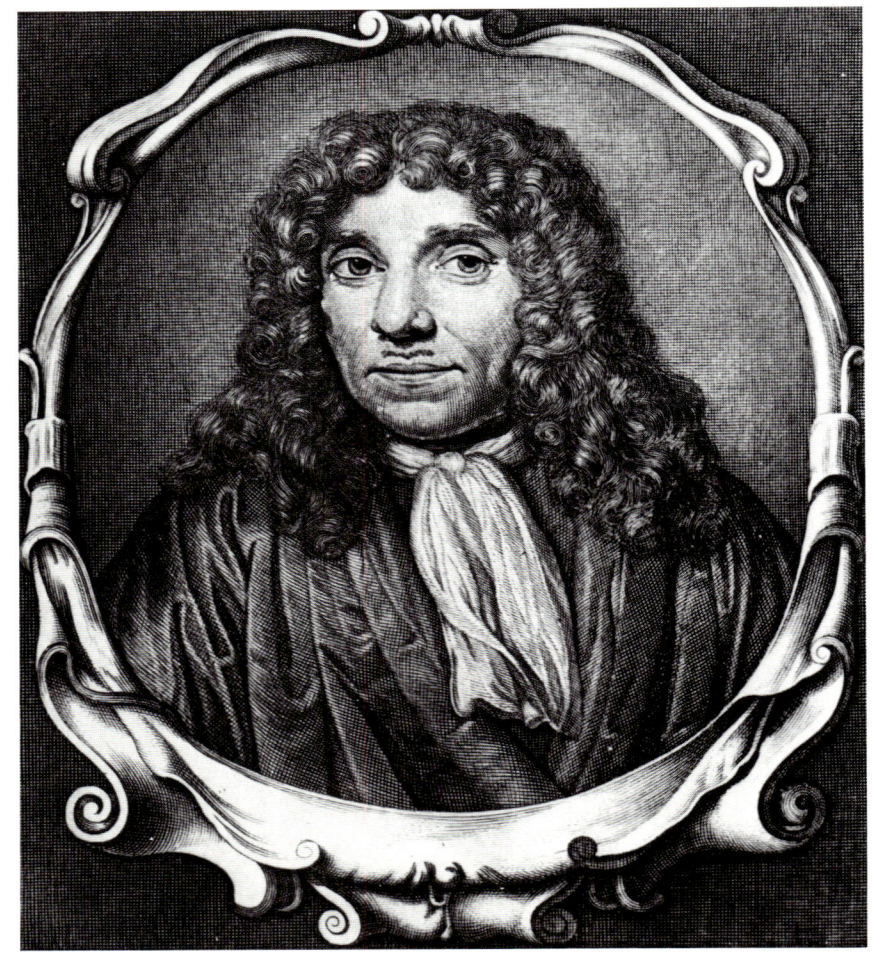

676

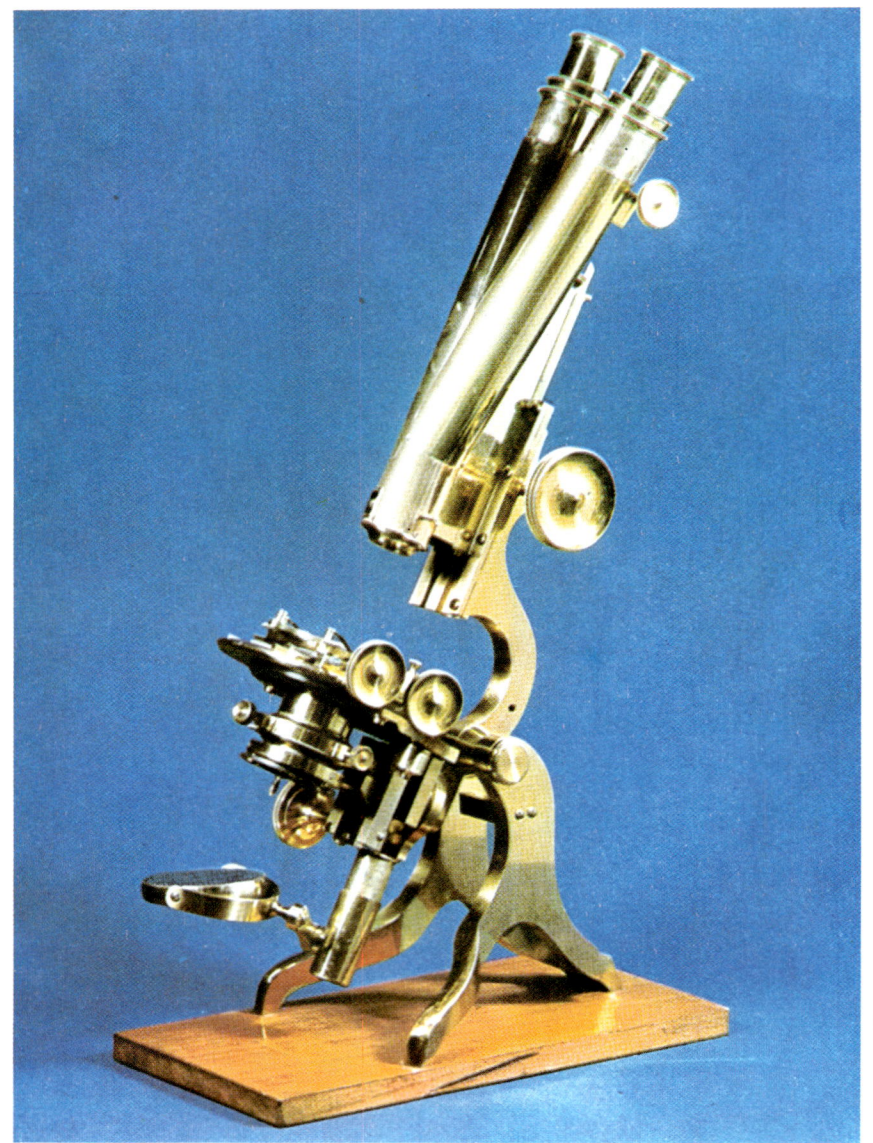

677

675 Antoni van Leeuwenhoeks Mikroskop, durch das er als erster Blutkörperchen sah, Samenfäden beobachtete und die streifenartige Beschaffenheit der Skelettmuskeln wahrnahm. Rijksmuseum for de Geschiedenis von de Naturwetenschappen, Leiden

676 Porträt Leeuwenhoeks, Frontispiz seiner *Epistolae ad Societatem Regiam Anglicam* (1719). In seinen Mußestunden baute der Leinenkaufmann Leeuwenhoek Mikroskope von solcher Genauigkeit, daß sie bis ins 19. Jahrhundert unübertroffen blieben. Rijksmuseum van Oudheden, Leiden

677 Dieses Mikroskop aus Messing, im späten 19. Jahrhundert von Negretti und Zambia in London angefertigt, erreichte durch die Kombination mehrerer Linsen höhere Vergrößerungswerte und kommt modernen Geräten nahe. Semmelweis-Museum für Medizingeschichte, Budapest

Jahrhundert unübertroffen blieben. Er war Autodidakt, konnte kein Latein und vermochte sich nur mühsam über medizinische Entwicklungen zu informieren. Dennoch gelang es ihm schließlich, Mikroskope mit 270facher Vergrößerung zu verfertigen. Kurz bevor er starb, hatte er 400 Geräte gesammelt, von denen er einige der Royal Society in London vermachte, der er seine Beobachtungsberichte geschickt hatte. Durch sein Mikroskop sah Leeuwenhoek sich alles mögliche an, und seine Aufzeichnungen bahnten den Weg für außerordentliche Fortschritte. Er entdeckte als erster die Blutkörperchen (die Malpighi als ›Fettkügelchen‹ identifiziert hatte), studierte aufs gründlichste die Spermatozoen und bemerkte die streifige Gestalt der Skelettmuskeln.

Auch Malpighi, der als Begründer der biologischen Mikroskopie gilt, berichtete von seinen Funden in kurzen Briefen an die Royal Society in London. Seine Beiträge zur Botanik und Biologie wirkten sich auf die gesamte Wissenschaft von der Mikroskopie aus. Durch die Entwicklung verschiedener Techniken der Präparierung von Zellgeweben, die unter dem Mikroskop betrachtet werden konnten, verstanden er und seine Nachfolger Beobachtungen zu machen, die sonst unmöglich gewesen wären. Malpighi bestätigte als erster durch mikroskopische Untersuchung der Lungen, daß es Kapillaren gab, wie Harvey postuliert hatte. Er korrigierte auch die frühere Auffassung, wonach die Lungen die Konsistenz von Muskeln hätten, indem er nachwies, daß sie aus extrem dünnwandigen Zellen aufgebaut sind, die mit den kleinsten Abzweigungen der Luftröhre in Verbindung stehen. Kaum ein Organ entging seinem scharfen Auge.

Die Drüsen

Manch anderer Fortschritt wurde im Verständnis der Anatomie und Physiologie des Körpers erzielt. Francis Glisson (1597–1677) lieferte detaillierte Beschreibungen von Leber, Magen und Gedärmen. Seine biologische Auffassung war im wesentlichen aristotelisch, aber er hatte auch moderne Ideen, etwa die, daß Nervenimpulse die Entleerung der Gallenblase bewirken.

Mit einer vergleichenden Untersuchung der Drüsen tat Thomas Wharton (1614–1673) einen bedeutsamen Schritt: er räumte mit der veralteten, aber hartnäckigen Vorstellung auf, das Gehirn sei eine schleimabsondernde Drüse. (Allerdings glaubte er nach wie vor, ihm entsprängen die Tränen.) Wharton beschrieb die charakteristischen Merkmale der Verdauungs-, der Lymph- und der Geschlechtsdrüsen und den Ausführgang der Unterkieferspeicheldrüse, die heute als *Ductus Whartonianus* bekannt ist. Von großer Bedeutung war auch seine Erkenntnis, daß es Drüsen ohne Ausgangskanäle gibt (jetzt endokrine Drüsen genannt), deren Sekrete ins Blut übergehen und die sich von den Drüsen mit Ausführgängen (den exokrinen Drüsen) unterscheiden, deren Sekrete in Hohlräume abfließen. Die Unterscheidungsmerkmale zwischen diesen Drüsen und den Lymphknoten (die manchmal ebenfalls Drüsen genannt werden, obwohl sie nicht zum Drüsensystem gehören) stellte Niels Stensen 1661 heraus. Er lieferte auch den Gegenbeweis zu der These, daß Tränen aus dem Gehirn kämen.

Das vermehrte Wissen über die Transportsysteme des Körpers, das sich durch die Arbeit einer Reihe von Forschern anhäufte, tat das Seine, die falschen Vorstellungen der Galenschen Physiologie auszuräumen. So entdeckte Gasparo Aselli (1581–1626), daß das Bauchfell (Auskleidung der Bauchhöhle) und die Därme eines Hundes sich nach einer kräftigen Mahlzeit mit weißen Fäden bedeckten, aus denen nach einem Querschnitt weiße Flüssigkeit troff: es waren die Lymphgefäße (die Lymphkanäle des Darms). Weitere Einzelheiten klärten Johann Vesling, Jean Pecquet, Thomas Bartholin und Olof Rudbeck, die sich untereinander um die Anerkennung als Wegbereiter stritten.

Die Atmung

Bis zur Zeit Harveys glaubte man, die Atmung sei dazu da, das Herz für die Erzeugung von Lebensgeistern in der rechten Kammer zu kühlen. Harvey zeigte zwar, daß Blut in den Lungen von venösem in arterielles umgewandelt wurde, aber die Grundlage dieser Umwandlung war unbekannt. Es dauerte lange, bis die Funktion der Atmung geklärt war; doch im 17. Jahrhundert lernte man beträchtlich hinzu. Boyles Versuche bewiesen, daß Luft sowohl die Verbrennung einer Kerze als auch das Leben eines Tieres in Gang hielt. Robert Hooke (1635–1703) demonstrierte, daß ein Tier auch

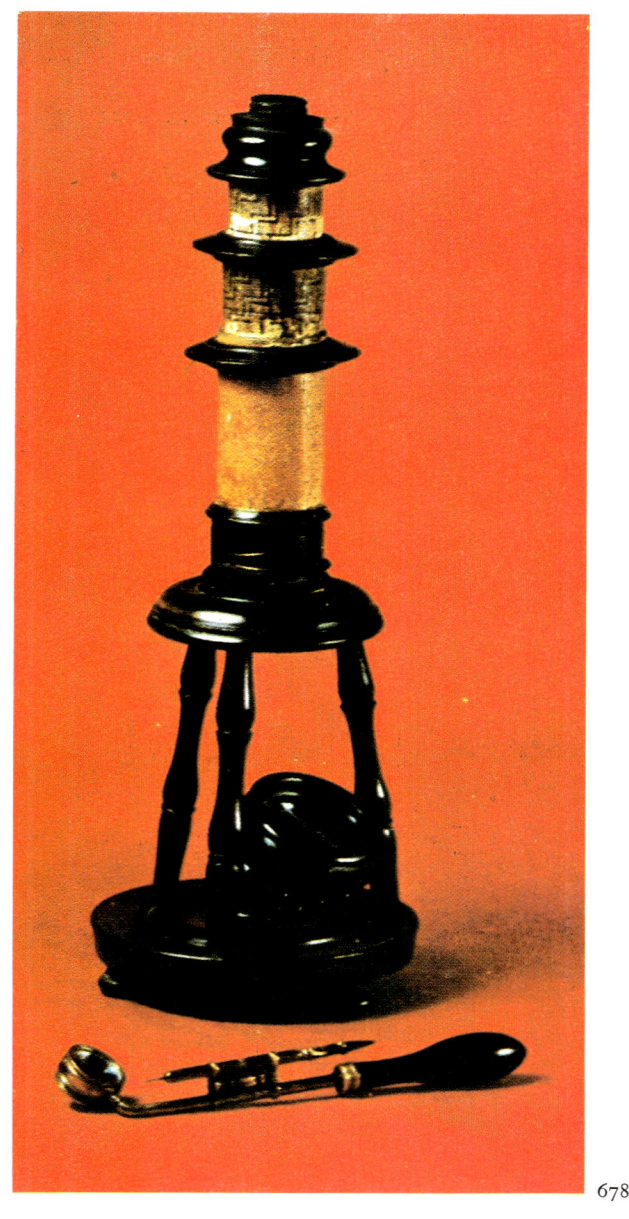

678

678 Ausziehbares Mikroskop mit hölzernem Lauf aus Nürnberg (1750) und Vergrößerungsglas mit Messinggriff. Beide Geräte sind schon erheblich leichter zu handhaben als das Leeuwenhoeksche Mikroskop. Semmelweis-Museum für Medizingeschichte, Budapest

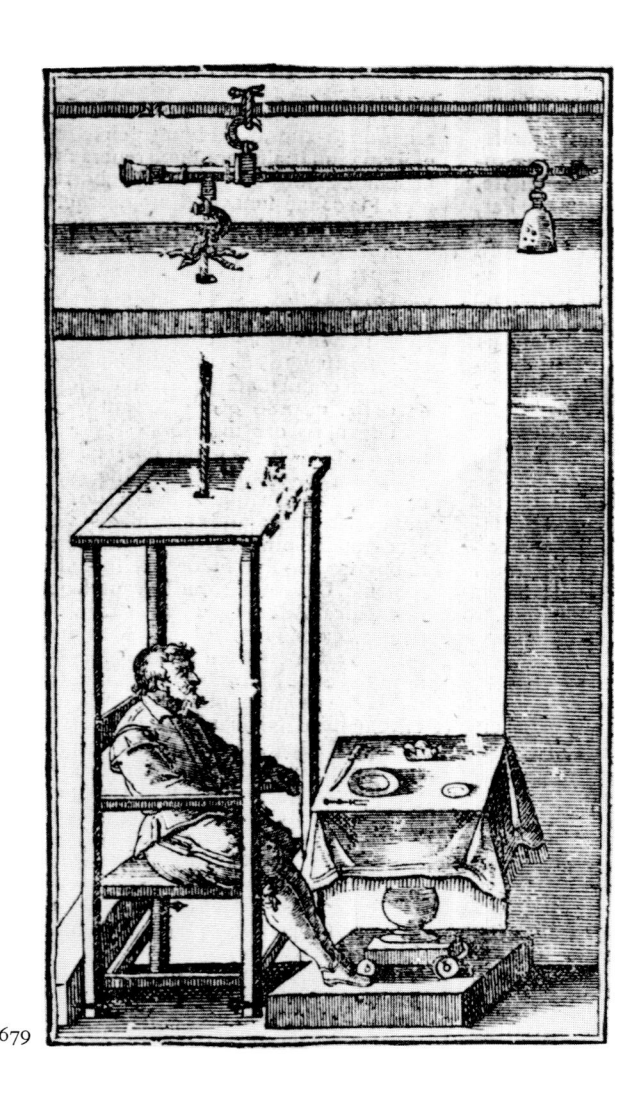

679

679   Der Holzschnitt zeigt Santorio Santorio in seinem Wiegestuhl. Santorio, einer der ersten Gelehrten, die eine mechanistische und quantitativ erfaßbare Funktion des Körpers annahmen, wog und verglich die gesamte Nahrungszufuhr und Ausscheidung des Menschen. National Library of Medicine, Bethesda, Maryland

ohne Brustbewegungen weiterleben konnte, sobald man Luft in die Lungen pumpte. Richard Lower (1631–1691), der als erster direkte Blutübertragungen vornahm, zeigte, daß der Farbunterschied zwischen arteriellem und venösem Blut auf Berührung des Blutes mit Luft in den Lungen zurückging. John Mayow (1640–1679) wies darauf hin, daß die Rötung des venösen Blutes deshalb eintrat, weil der Luft etwas entnommen wurde. Zudem kam er der Erkenntnis nahe, daß die Respiration ein Austausch von Gasen zwischen Luft und Blut war: seiner Ansicht nach gab dabei die Luft ihre »salpetrisch-ätherischen Geister« ab und nahm vom Blut ausgestoßene Dämpfe auf.

Das Nervensystem

Thomas Willis (1621–1675) veröffentlichte 1664 in *Cerebri Anatome* (von Christopher Wren und Richard Lower illustriert) den damals vermutlich gründlichsten Abriß des Nervensystems. Dank seiner anatomischen und physiologischen Studien bleibt Willis' Name verbunden mit dem Gefäßsystem der Hirnbasis und dem elften Gehirnnerv, daneben auch mit einer bestimmten Art von Taubheit. In seinem Eifer, geistige Prozesse anatomisch zu lokalisieren, zog er jedoch ungerechtfertigte Schlüsse – beispielsweise die, daß das Gehirn die Bewegungen von Herz, Lungen, Magen und Därmen lenke und daß das *corpus callosum* (ein die Gehirnhälften verbindender Strang) der Sitz der Einbildungskraft sei.

Ärztliche Praxis

Nutzen für die klinische Praxis sah man nur in wenigen der anatomischen und physiologischen Entdeckungen der Periode. Sogar der große Thomas Sydenham (1624–1689), womöglich der berühmteste unter den führenden Klinikern des Jahrhunderts, legte geringen Wert auf die jüngsten Fortschritte in Medizin und Wissenschaft. Wohl mag er Harveys Hypothese des Blutkreislaufs gekannt haben, aber er dürfte sie als medizinisch nutzlos abgetan haben, da nach seiner Meinung Beobachtungsgabe und Erfahrung weit wertvoller waren als wissenschaftliche Theorien. Auch sah er keinen Sinn in der mikroskopischen Anatomie und beschränkte sein Interesse auf den sichtbaren Körperbau, wo Befunde leichter auf den Gesundheitszustand des Patienten bezogen werden konnten.

Die Kliniker

Sydenham hat man den »englischen Hippokrates« genannt, und in der Tat waren seine detaillierten Beschreibungen von Gicht, Grippe, Masern, Scharlach und anderen Krankheiten meisterhaft, stand er mit seiner Hinwendung zur Heilkunst am Krankenbett statt zu aus Büchern erlerntem Wissen ganz in der hippokratischen Tradition. Er lehrte, daß jeder Patient eine einzigartige, dynamische Wesenheit sei und daß Krankheit von Person zu Person verschieden sein könne. Anders als Hippokrates befaßte er sich auch mit der Klassifikation von Krankheiten, die indes weit stärker zum Charakteristikum des nachfolgenden Jahrhunderts wurde, als Linné und andere die ins einzelne gehende Kategorisierung von Pflanzen und Tieren vornahmen.

Als Anhänger Francis Bacons sammelte Sydenham auch wissenschaftliche Zufallsbeobachtungen, so lange, bis er sie verallgemeinern konnte. Er förderte zwar den Gedanken des Experiments, eruierte jedoch lieber Krankheitsursachen mit dem Verstand, wobei er sich zur Sammlung von Hinweisen auf die Sinne verließ. Letzten Endes hingen für ihn Gesundheit oder Krankheit ab von der Zuträglichkeit oder Verdorbenheit der Luft, der Beschaffenheit der Güte der Nahrung, dem Ausmaß von körperlicher Bewegung, Ruhe, Schlaf und Wachheit, dem Behalten oder Ablassen der Körperflüssigkeiten und der Ruhe oder Unruhe des Gemüts. Sydenhams Ansehen war so überragend wie sein Einfluß auf die klinische Praxis.

Stärker im Einklang mit den neuen Wissenschaftsmethoden stand Thomas Willis, auch er ein großer Kliniker, dessen Auffassungen größtenteils von Versuchen hergeleitet waren. Willis band beispielsweise den Vagus (den zehnten Gehirnnerv) eines lebenden Hundes ab, um die Funktion der Nerven zu studieren, und beobachtete die Wirkung auf Herz und Lunge. Um klinische Symptome mit anatomischen

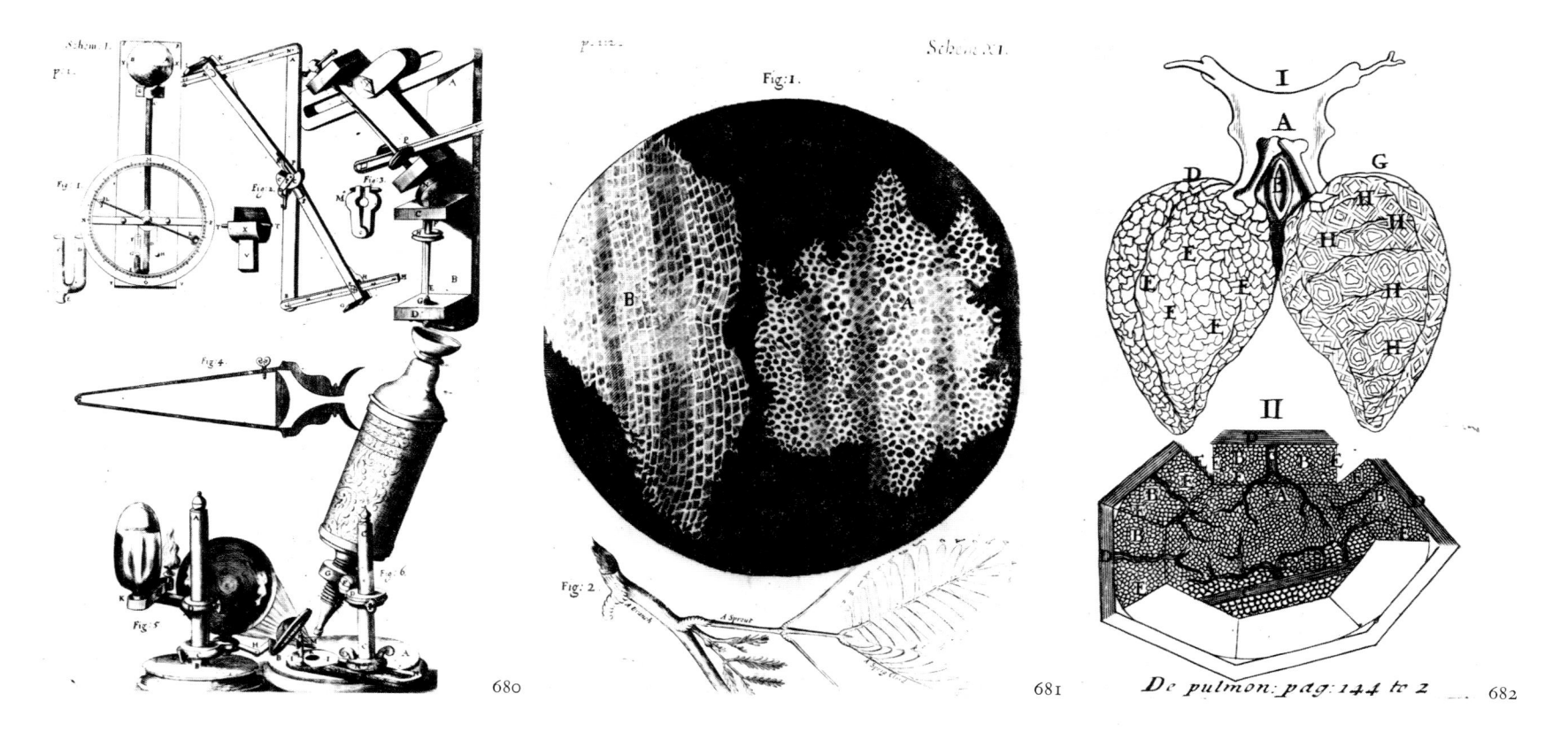

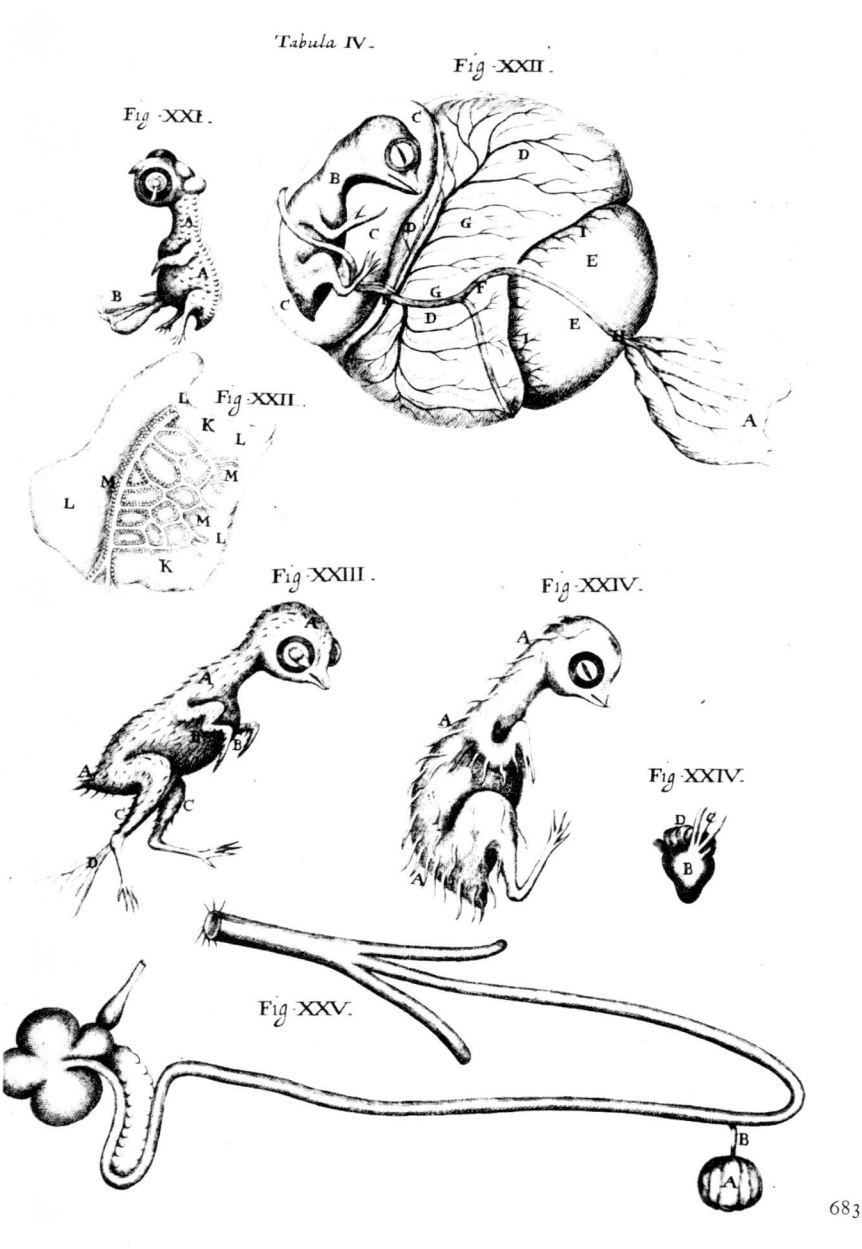

680

681

682

De pulmon: pag: 144 tr 2

680 Stich aus Robert Hookes *Micrographia* (1667). Hookes hier abgebildetes Mikroskop, nicht viel später verfertigt als das Leeuwenhoeks, stellt allem Anschein nach eine erhebliche Weiterentwicklung des Urbilds dar. National Library of Medicine, Bethesda, Maryland

681 Kork in mikroskopischer Darstellung, ein Stich aus *Micrographia* (1667) von Robert Hooke. Auf Hookes Beobachtung, daß Kork aus Gewebekammern besteht, die er *Zellen* nannte, griff die im 19. Jahrhundert ausgebildete Theorie zurück, nach der die Zelle die Grundeinheit aller lebenden Organismen ist. National Library of Medicine, Bethesda, Maryland

682 Herzgefäßsystem eines Froschs auf einem Stich aus Marcello Malpighis *Opera Omnia* (1687). *Unten*: Mikroskopische Ansicht der Lungen mit Kapillaren. Harvey postulierte, daß diese winzigen Gefäßkörper die kleinsten Arterien mit den kleinsten Venen verbinden; Malpighi wies sie unter dem Mikroskop nach. National Library of Medicine, Bethesda, Maryland

683 Die Abbildung aus Malpighis *Dissertatio Epistolica de Formatione Pulli in Ovo* läßt erkennen, daß Malpighi die Theorie der Epigenese vertrat, nach der Lebewesen sich aus urzuständlichem Stoff in mehreren Stadien zu reifen Embryos entwickeln. New York Academy of Medicine

683

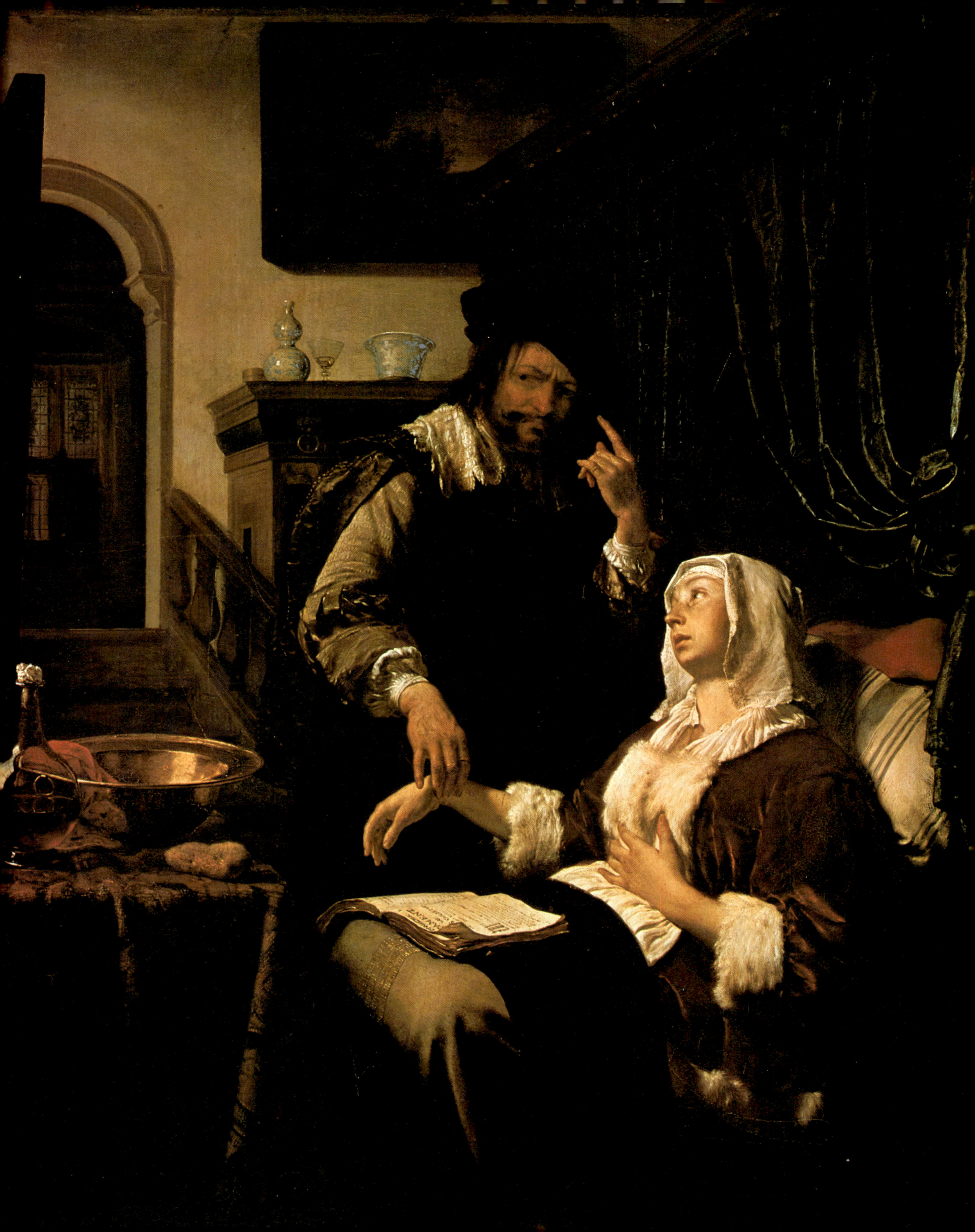

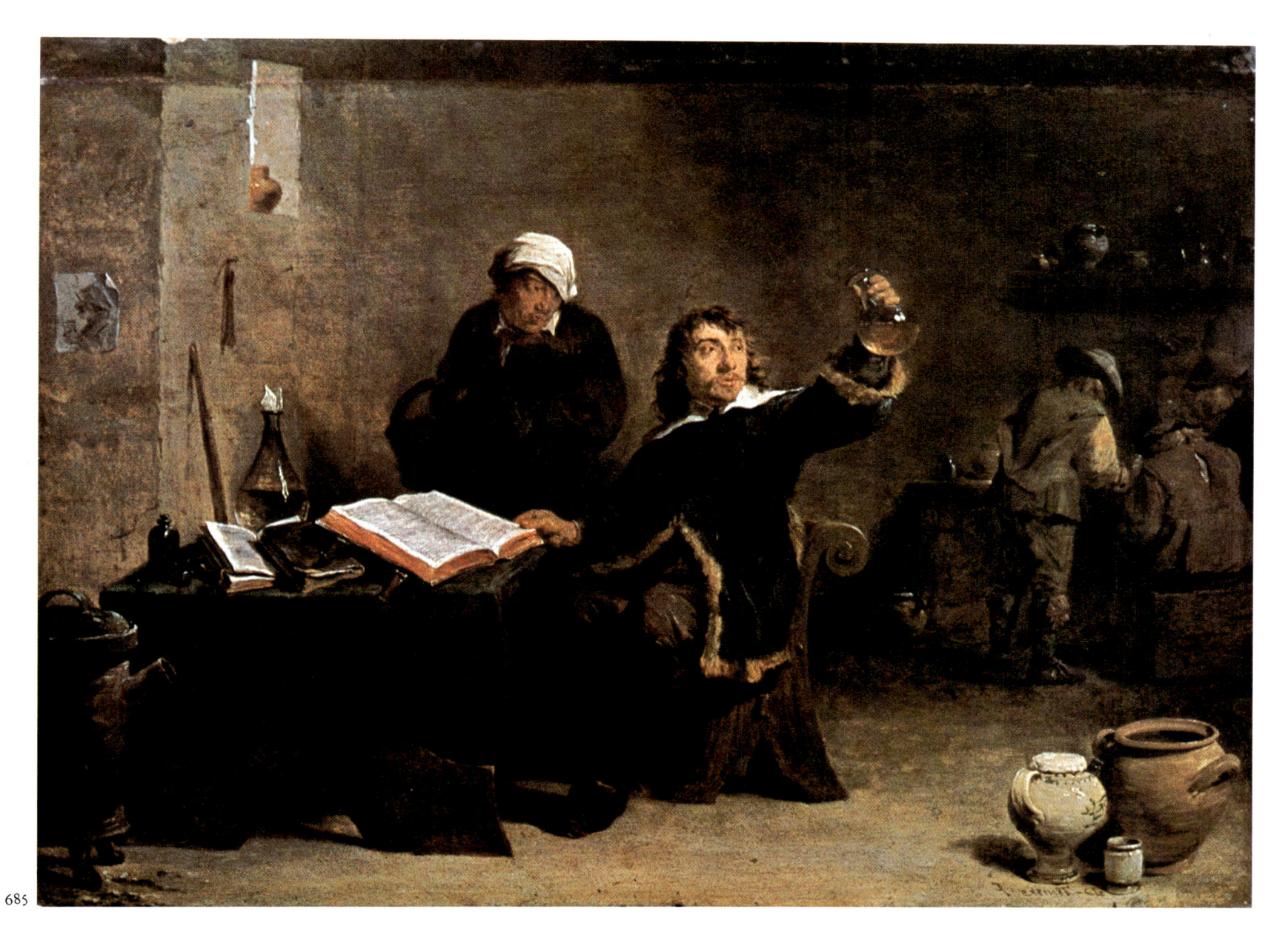

685

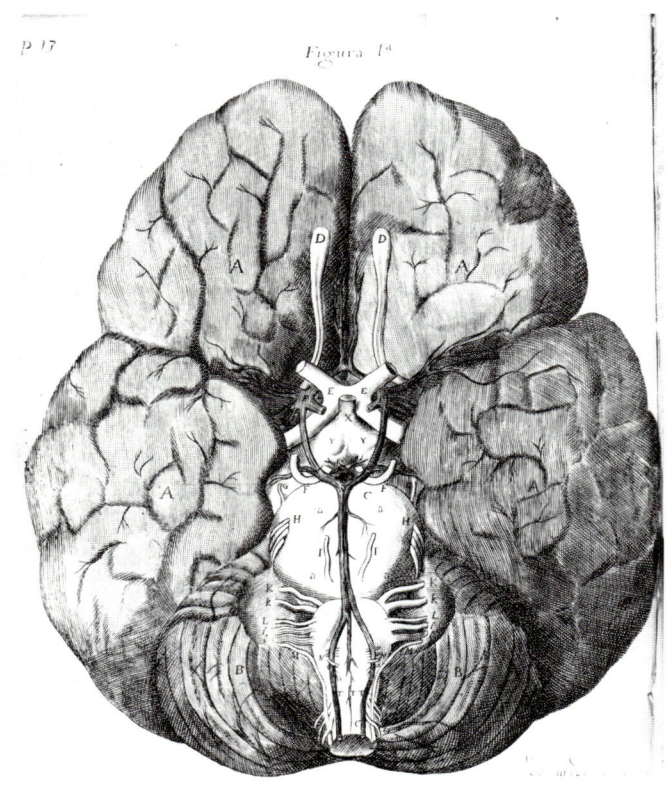

686

684 Auf dem Gemälde *Der Besuch des Arztes* von Frans van Mieris d. Ä. fühlt der Arzt der Patientin den Puls. Obwohl seit Galen bekannt, konnte der Puls erst nach der um das Jahr 1700 gemachten Erfindung von Uhren mit Sekundenzeigern genau gemessen werden. Kunsthistorisches Museum, Wien

685 Die alte Kunst der Uroskopie wurde noch im 17. Jahrhundert von Ärzten praktiziert, wie *Der Dorfarzt* von David Teniers d. J. zeigt. Musées Royaux des Beaux-Arts de Belgique, Brüssel

686 Diese Zeichnung des nach Thomas Willis benannten Arterienkranzes an der Hirnbasis führte Christopher Wren aus, der Architekt der St. Paul's Cathedral in London. Ms. Lister B. 66 Alt. BTW. 12–13, Bodleian Library, Oxford

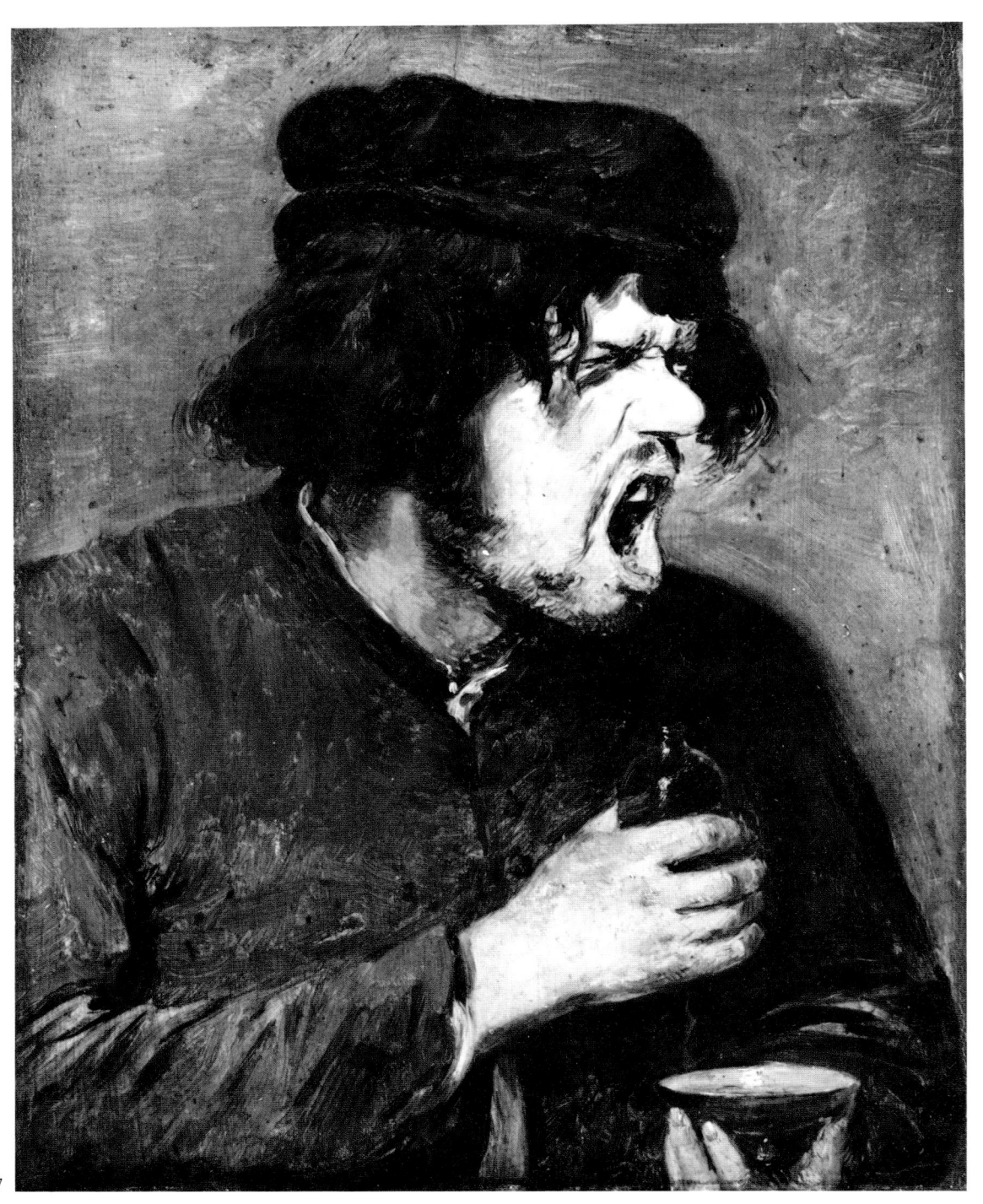

687

Abweichungen (der Pathologie) auf einen Nenner zu bringen, nahm er zahlreiche Autopsien vor. Als einer der ersten machte er auf die Süße des Harns bei Diabetes aufmerksam und unterschied dadurch die Zuckerkrankheit von einer damit nicht verwandten Erkrankung, der Wasserharnruhr (Diabetes insipidus).

Der Ärztestand

Das 17. Jahrhundert fußte in der Anatomielehre auf Vesal, der die Werke der Antike und die Schriften islamischer Autoren wie Avicenna verdrängte. Trotz der großen anatomischen Entdeckungen des 16. Jahrhunderts blieb die medizinische Ausbildung im 17. Jahrhundert traditionell. Die Anforderungen an Medizinstudenten variierten von Land zu Land, ja sogar innerhalb eines Landes. Akademische Grade konnten in Leiden nach einer kurzen Visite von wenigen Wochen gekauft werden und wurden nichtsdestoweniger in Cambridge anerkannt. Die Studenten waren häufig respektlos und händelsüchtig, und im Laufe des Jahrhunderts verloren sie allmählich einen Gutteil ihres Einflusses auf die Gestaltung der Lehrpläne und die Leitung der Universitäten.

In Frankreich wurden drei akademische Grade vergeben: das Bakkalaureat, das Lizentiat und der Doktor. Jeder Grad brachte andere Privilegien mit sich. Ähnlich lagen die Verhältnisse in England und anderen europäischen Ländern. Mancherorts war der Baccalaureus artium oder ein gleichrangiger Grad für die Aufnahme des Medizinstudiums erforderlich, was bedeutete, daß bis zur Erlangung des Doktortitels 13 Jahre vergehen konnten. Die Mehrzahl der Medizinstudenten entstammte dem Mittelstand; Arztsöhnen wurde der Zugang zum Studium verhältnismäßig leicht gemacht, die Verbote für ungetaufte Juden, Uneheliche und Henkerskinder hingegen verschärfte man. Aus den oberen Klassen schlugen gewöhnlich seltener Mitglieder des Hochadels als vielmehr des Kleinadels die Arztlaufbahn ein. Sie wurden gut bezahlt und als der geistigen Elite zugehörig anerkannt; medizinische Prüfungen bestehen hieß freilich wenig mehr als Lateinkenntnisse nachweisen.

Unter den 24 medizinischen Hochschulen Frankreichs dominierten vier: Montpellier, Paris, Toulouse und Straßburg. Montpellier, die älteste, vermittelte die klassischste Bildung, war aber dennoch intellektuell freier und von der Kirche unabhängiger als die Pariser Fakultät. Einige Länder besaßen viele Ärztehochschulen, andere wenige (so die Niederlande, wo zwischen 1580 und 1625 im Durchschnitt drei Studenten in Jahr graduiert wurden). Für Rußland galt jahrhundertelang, daß die einzigen verfügbaren Ärzte im Ausland ausgebildet waren und allein beim Adel und am Hof praktizierten. Die Mehrheit der Bevölkerung wurde entweder von Mönchen behandelt oder von Frauen, die mit dem medizinischen Nutzen von Pflanzen vertraut waren, oder von Laienchirurgen, die Wunden versorgten. Zu Beginn des 17. Jahrhunderts gab es in ganz Rußland etwa 20 in mitteleuropäischen Methoden ausgebildete Mediziner. Erst als der russisch-polnische Krieg Bedarf nach mehr Ärzten zur Behandlung der Verwundeten und Kranken weckte, schuf Zar Alexej Michailowitsch (1645–1676) schließlich eine medizinische Fakultät. Auf den Britischen Inseln und in Italien, Deutschland und Spanien hatten Universitäten seit dem Mittelalter bestanden.

Wissenschaftlicher Fortschritt ging im 17. Jahrhundert weniger aus den Universitäten hervor als aus öffentlichen oder privaten Gelehrtengesellschaften. Wo die Hochschulen in ihren Anschauungen aristotelisch waren, also deduktiv und rückwärtsblickend, arbeiteten die neuen wissenschaftlichen Gesellschaften experimentell, induktiv und empirisch. In Rom bildete sich in den ersten Jahren des Jahrhunderts die *Accademia dei Lincei* (Akademie der Luchse), ein Diskussionskreis, dem auch Galilei angehörte. Die erste wirklich empirisch tätige Gesellschaft war die *Accademia del Cimento* (Akademie des Experiments) in Florenz, deren Mitglieder gemeinsam an Fragen experimenteller Natur arbeiteten und deren erste Schrift 1667 erschien. Inoffizielle Gelehrtenzirkel konstituierten sich allmählich auch in anderen Teilen Europas. Anfangs propagierte man wissenschaftliche Entdeckungen per Korrespondenz, bis schließlich eine Reihe von Zeitschriften zur Verbreitung von Informationen gegründet wurde, darunter die bedeutenden *Philosophical Transactions* der englischen Royal Society.

Die wissenschaftlichen Gesellschaften Englands und Frankreichs waren im Ansatz verschieden. Die französische *Académie des Sciences*, deren Mitgliederkreis klein war, sollte die führenden Wissenschaftler Frankreichs und der Welt zusammenführen. Ernannt wurden die Mitglieder von der französischen Regierung, die auch ihr Gehalt zahlte. Von allen Wissenschaftlern Europas waren sie am besten ausgestattet, aber das Arrangement hatte seinen Preis: die Obrigkeit übte beherrschenden Einfluß aus. Dagegen war die britische Royal Society, die von Karl II. wenig Unterstützung, aber moralischen Rückhalt erhielt, als offener Zirkel organisiert, zu dem jeder, der Interesse an wissenschaftlicher Bemühung bewies, Zutritt hatte. In den siebziger Jahren des Jahrhunderts führte der Dilettantismus vieler Mitglieder zwar beinahe zum Zusammenbruch der Gesellschaft, aber sie überlebte und dürfte heute die älteste wissenschaftliche Gesellschaft der Welt sein.

Neben der Royal Society, in der Ärzte die stärkste Gruppe bildeten, gab es ein davon vollkommen getrenntes College of Physicians, zu dessen Funktionen es gehörte, den Berufsstand zu beaufsichtigen, Quacksalberei einen Riegel vorzuschieben, Konkurrenz durch Apotheker und andere medizinische Berufe einzudämmen, Honorare zu überwachen und persönliche Fehden zwischen Standeskollegen im Zaum zu halten. Während dieses Ärztekolleg rein britisch war, hatte die Königliche Gesellschaft zahlreiche ausländische Mitglieder, darunter Leeuwenhoek und Malpighi. Was Forschung und fachliche Information anging, so herrschte große Offenheit, und die *Philosophical Transactions* zirkulierten bereits zu einer Zeit, da spezielle Heilmittel und medizinische Verfahren oft geheimgehalten wurden.

687 *Der bittere Trank*, 1635, von Adriaen Brouwer veranschaulicht die universelle Regel, daß Medizin bitter schmecken muß, wenn sie guttun soll. Städelsches Kunstinstitut, Frankfurt am Main

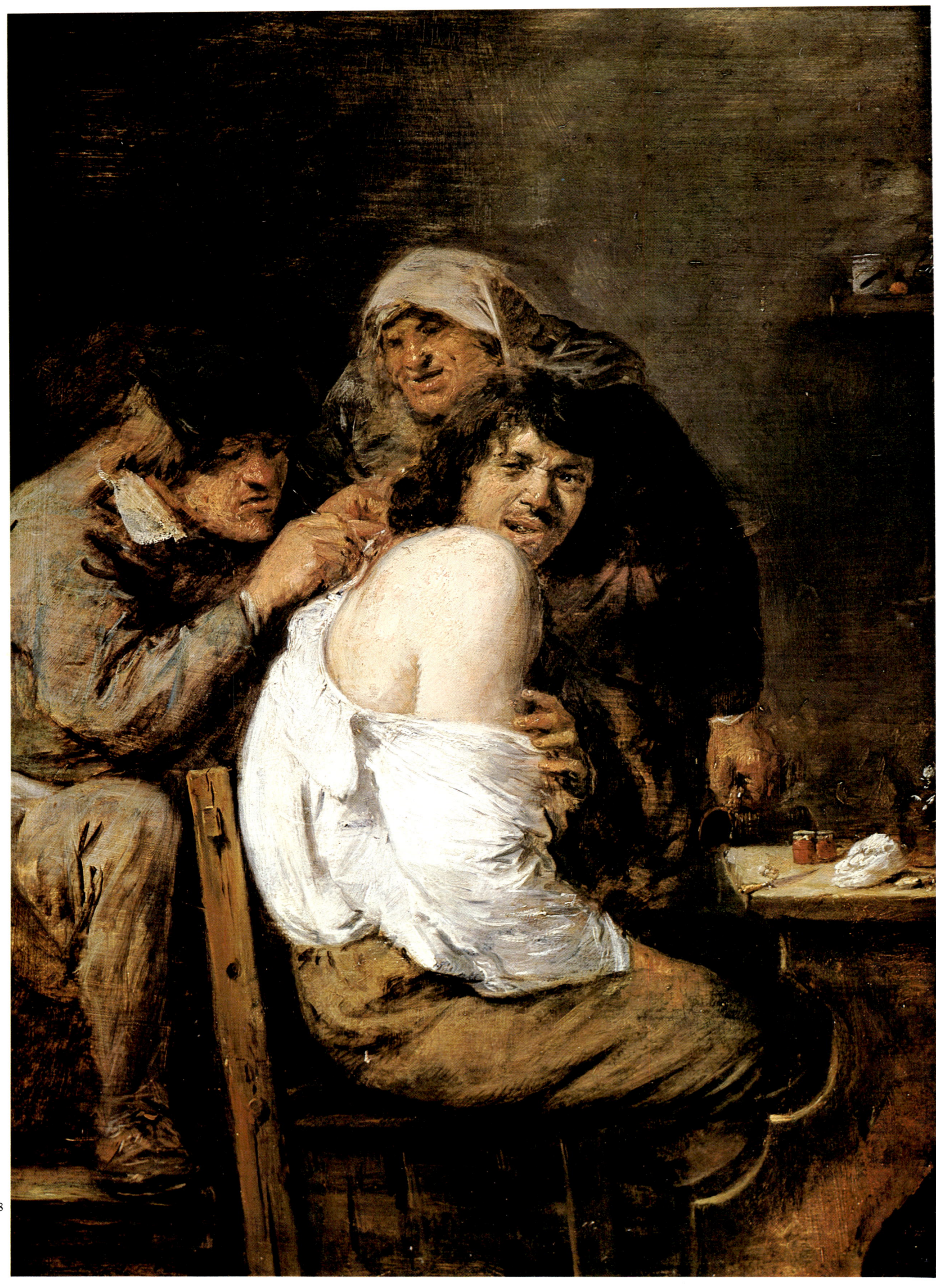

Einen interessanten Überblick über den Berufsstand der Mediziner gewinnt man, wenn man die Konflikte zwischen Apothekern und Ärzten in London verfolgt. Die Apotheker hatten sich vor 1617 von den Spezereihändlern getrennt und ihre eigene Gesellschaft gegründet. Ursprünglich durften sie lediglich Arzneien nach genauer Vorschrift des Arztes herstellen, aber auch zur Ader lassen. Die Ärzte wollten den Status quo erhalten, die Apotheker suchten die Beschränkungen zu liberalisieren. Noch vor der Jahrhundertwende hatten die Apotheker den Widerstand überwunden und wurden – auch ohne Arztlizenz – zur medizinischen Praxis zugelassen.

Der Kampf war freilich erbittert und stürmisch. Wegen des verhältnismäßig großen Mangels an ausgebildeten und approbierten Ärzten füllten die Apotheker eine Lücke; häufig ließen sie einem Patienten genau die Behandlung angedeihen, zu der ein Arzt nach der Untersuchung geraten hatte. Damit der Patient sich nicht allzusehr auf den Apotheker allein verließ, schrieb der Arzt zuweilen ein Rezept ohne Gebrauchsanweisung aus; diese gab er nur dem Kranken. Die Apotheker vergalten dies damit, daß sie Kranke vorwiegend zu Ärzten schickten, die soviel Medikamente wie möglich verschrieben, denn für direkte Ratschläge durften sie kein Entgelt verlangen. Die Feindschaft erreichte ihren Höhepunkt, als 1704 ein Apotheker, der einen Fleischer wegen Nichtbezahlung für medizinische Leistungen verklagt hatte, den turbulenten Rechtsstreit mit anschließendem Berufungsverfahren vor Gericht gewann. Von da an war die praktische medizinische Tätigkeit der Apotheker sanktioniert.

Zahnheilkunde durfte jeder betreiben, der sich die nötigen Fertigkeiten aneignete. Obwohl es zugelassene Ärzte, Bader-Chirurgen und Apotheker gab, die Zähne zu behandeln verstanden, traten viele Kurpfuscher auch als Zahnzieher auf und zeigten oftmals ihre Künste auf der Straße vor einem Publikum von Passanten. Den beruflichen Status der Zahnärzte in Frankreich regelte 1699 ein Edikt Ludwigs XIV. Ihm zufolge war ein zweijähriges Studium erforderlich, dem eine theoretische und praktische Prüfung vor dem Kolleg der Chirurgen folgte. Außerdem wurde eine besondere Kategorie von Chirurgen geschaffen, die gleichzeitig auf Zahnmedizin spezialisiert waren.

Wenn Doktoren auch allgemein in hohem Ansehen standen, so entgingen doch die Grenzen der Heilkunst und die Arroganz mancher ihrer Vertreter nicht der bissigen Satire der Karikaturisten und Schriftsteller. Molière beispielsweise stellte in seinen Theaterstücken die kleinen Schwächen der Ärzte bloß. Ironischerweise beklatschte das Publikum in der letzten Vorstellung, die er als Schauspieler gab – in *Der eingebildete Kranke* –, seinen ununterdrückbaren Husten, offenbar Anzeichen von Schwindsucht, als brillante Darstellungskunst. Kurz darauf war der große Schauspieler und Dramatiker tot. Zu seiner geringschätzigen Haltung mag die Hilflosigkeit der Mediziner bei der Behandlung seiner Krankheit das Ihre beigetragen haben.

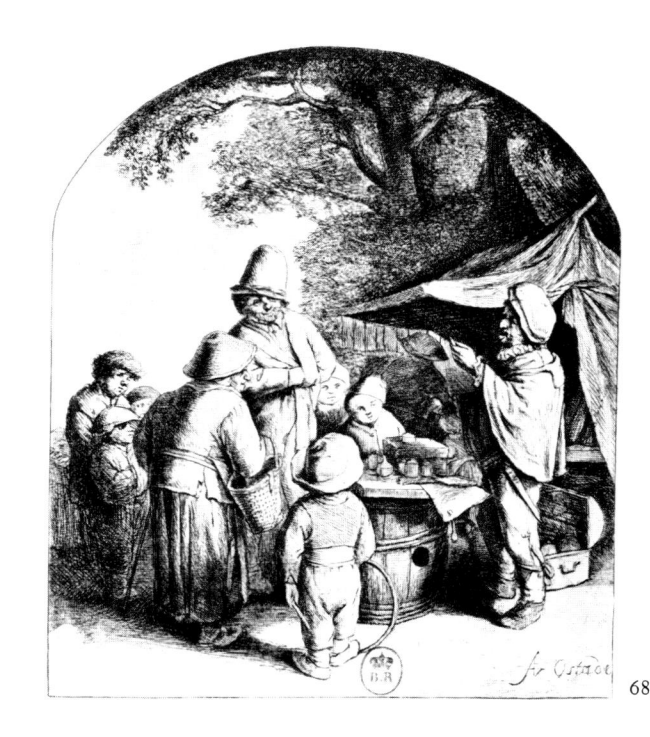

688 *Die Operation am Rücken*, 1636/37, von Adriaen Brouwer. Oft war der unausgebildete Bader-Chirurg der einzig erreichbare Heilkundige. Sicherlich war mancher ein Quacksalber, doch gab es auch tüchtige Therapeuten unter ihnen. Städelsches Kunstinstitut, Frankfurt am Main

689 Hausierer mit Wundermitteln waren, wie der Stich *Ein Wunderdoktor* von Adriaen van Ostade zeigt, im 17. Jahrhundert ein alltäglicher Anblick. Cb 22, Bibliothèque Nationale, Paris

Behandlungsweisen

Die Therapien des 17. Jahrhunderts waren in der Hauptsache eine Fortführung der ehrwürdigen Verfahren: Blutentzug, Darmentleerung, Krankenkost, körperliche Bewegung und der Gebrauch von nichtspezifischen Drogen aus pflanzlichen, mineralischen und tierischen Stoffen. Ein neues Medikament wich jedoch, was Wirksamkeit und Einfluß auf die therapeutischen Grundsätze anlangte, auffallend davon ab: das Chinin als Mittel gegen die Malaria.

Malaria

Malaria war in allen Jahrhunderten weit verbreitet gewesen und hatte auch Europa stark in Mitleidenschaft gezogen. Im 17. Jahrhundert hieß die Krankheit noch »Wechselfieber«, und erst im 18. Jahrhundert nahm sie wegen ihrer Beziehung zu Sümpfen ihren heutigen Namen an (von *mal aria* = ›schlechte Luft‹). Das erste wirksame Heilmittel für Malaria war ein Pflanzenderivat aus Peru, das von den Europäern Cinchona genannt wurde – auf Grund einer phantasievollen Geschichte, derzufolge die spanische Gräfin von Cinchón die Pflanze aus Lima, wo ihr vizeköniglicher Gatte angeblich durch die »Fieberrinde« geheilt worden war, nach Spanien mitgebracht hatte. Nachdem Antonio de la Calancha Cinchona als einen Stoff gepriesen hatte, der »in Lima wundersame Wirkung tat«, wurde die Chinarinde

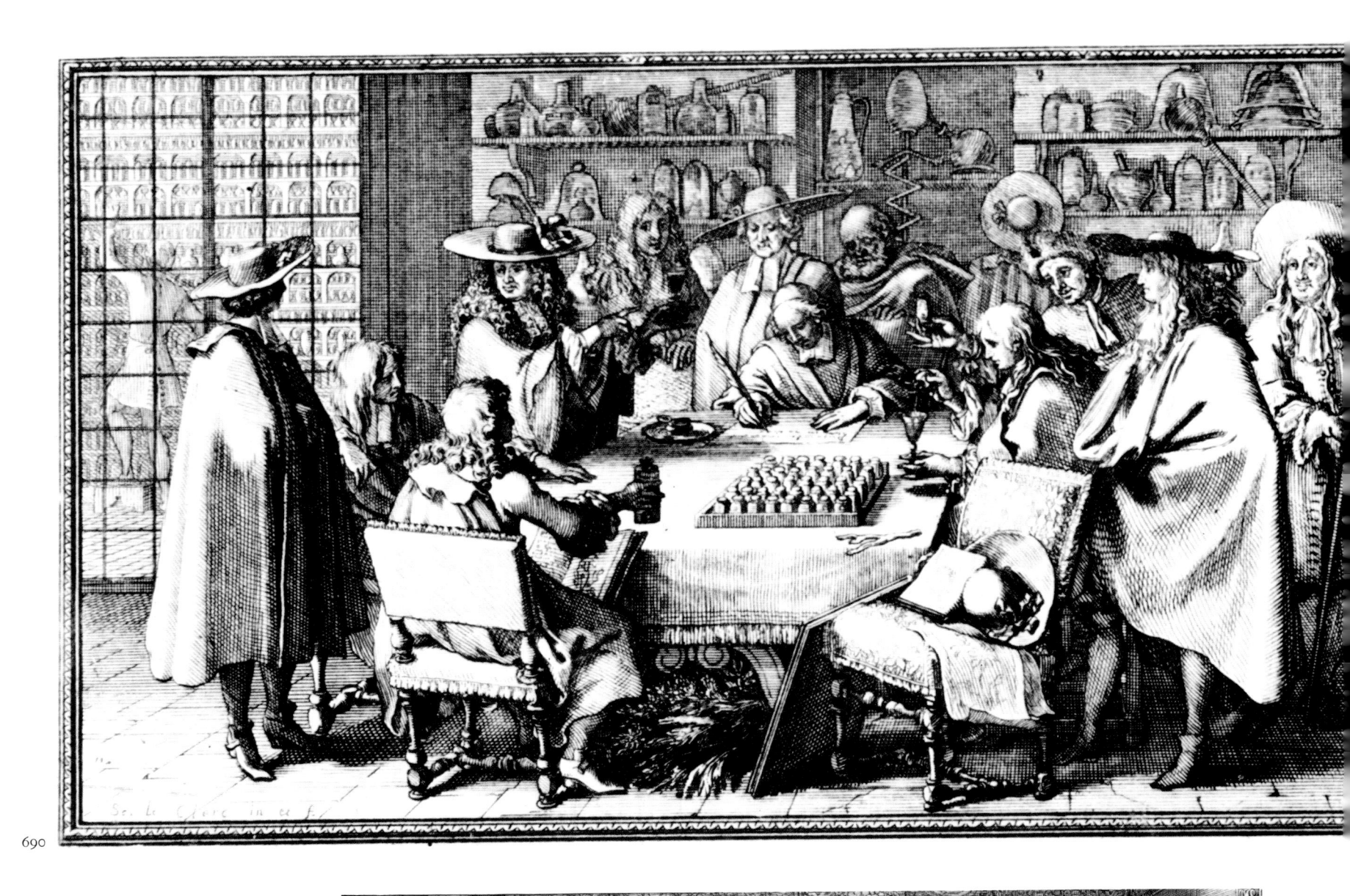

690

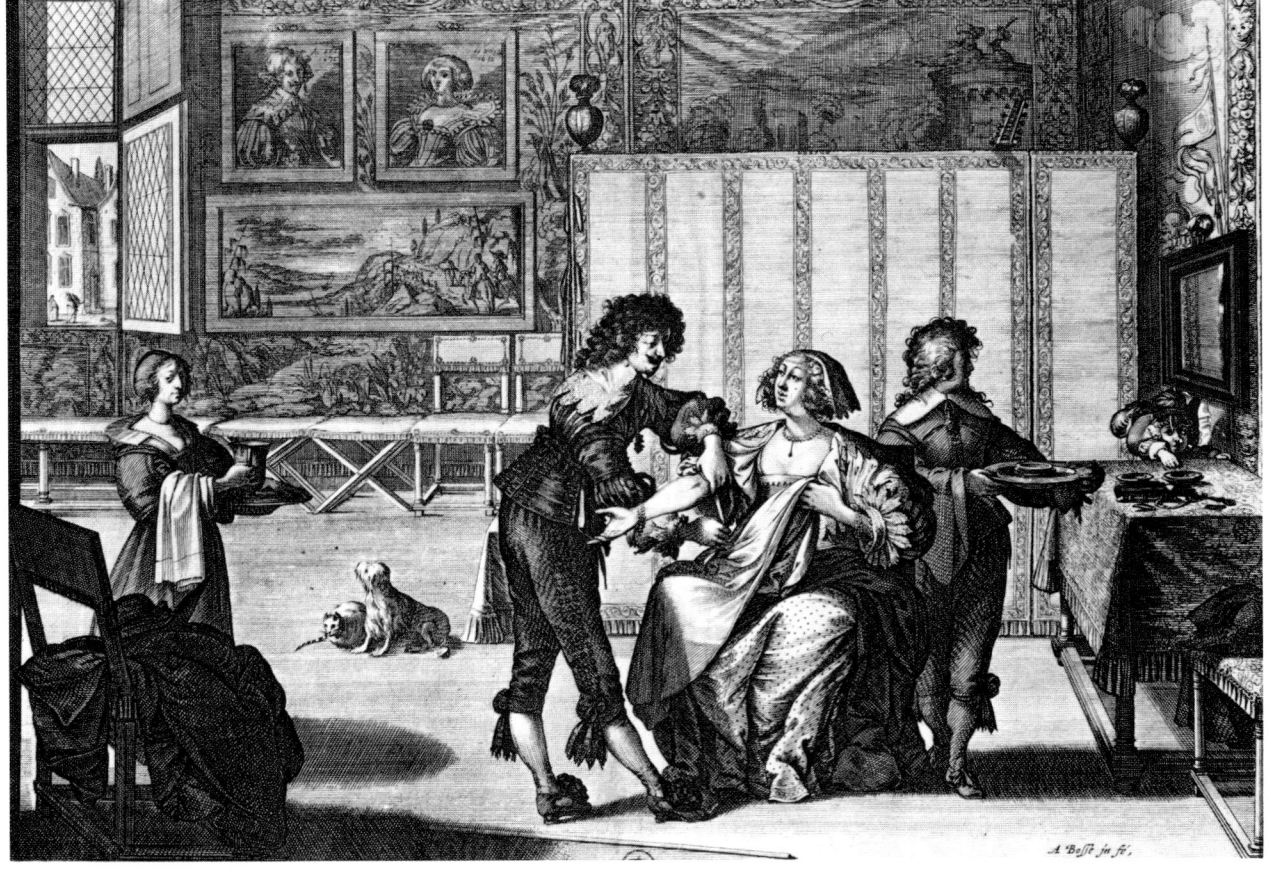

691

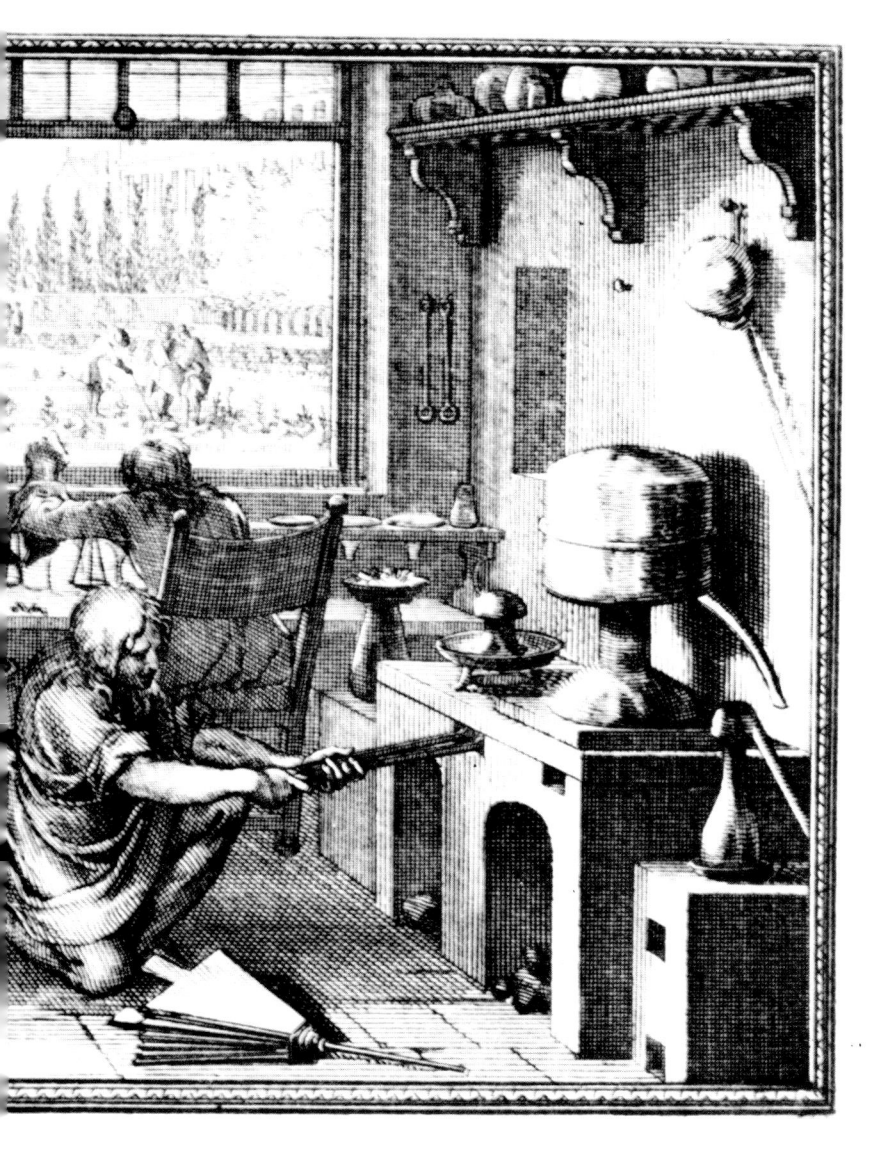

690 Der Holzschnitt von Sebastian Leclerc stellt ein Ärztekonsilium im Laboratorium eines Apothekers dar. Ärzte wurden häufig zur Prüfung und Beaufsichtigung der Arbeit von Apothekern bestellt. Kunstsammlungen, Veste Coburg

691 Aderlaß in luxuriöser Umgebung, eine Radierung von Abraham Bossé aus dem Jahre 1635. Ed 30 rés. fol., Bibliothèque Nationale, Paris

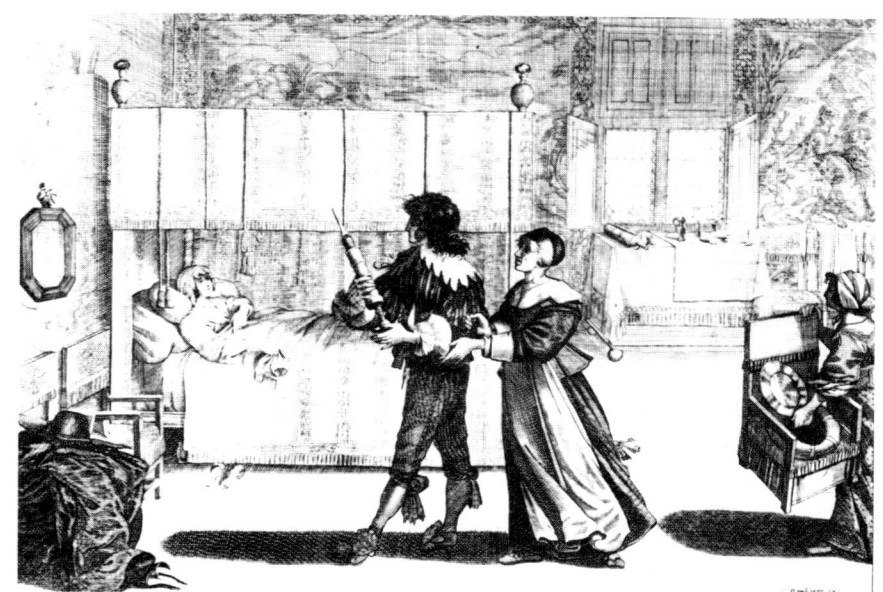

692

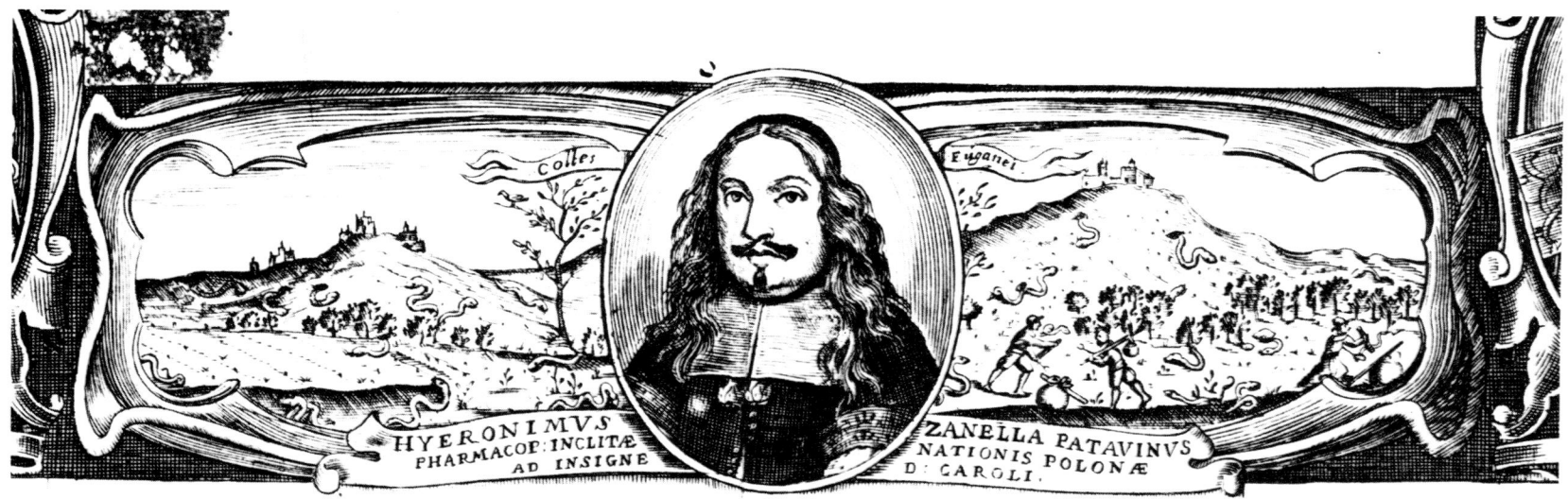

693

692 In Cornelius Danckerts Stich nach Abraham Bossé schickt sich ein Apotheker an, seinem Patienten ein Klistier zu verabreichen. Einläufe waren von alters her eine verbreitete Heilmethode. National Library of Medicine, Bethesda, Maryland

693 Kartusche für Echtheitsbescheinigungen von Viperpastillen, datiert 25. Mai 1676. Das alte Allheilmittel Theriak, in dem Schlangenfleisch ein wichtiger Bestandteil war, wurde noch im 17. Jahrhundert hergestellt. Germanisches Nationalmuseum, Nürnberg

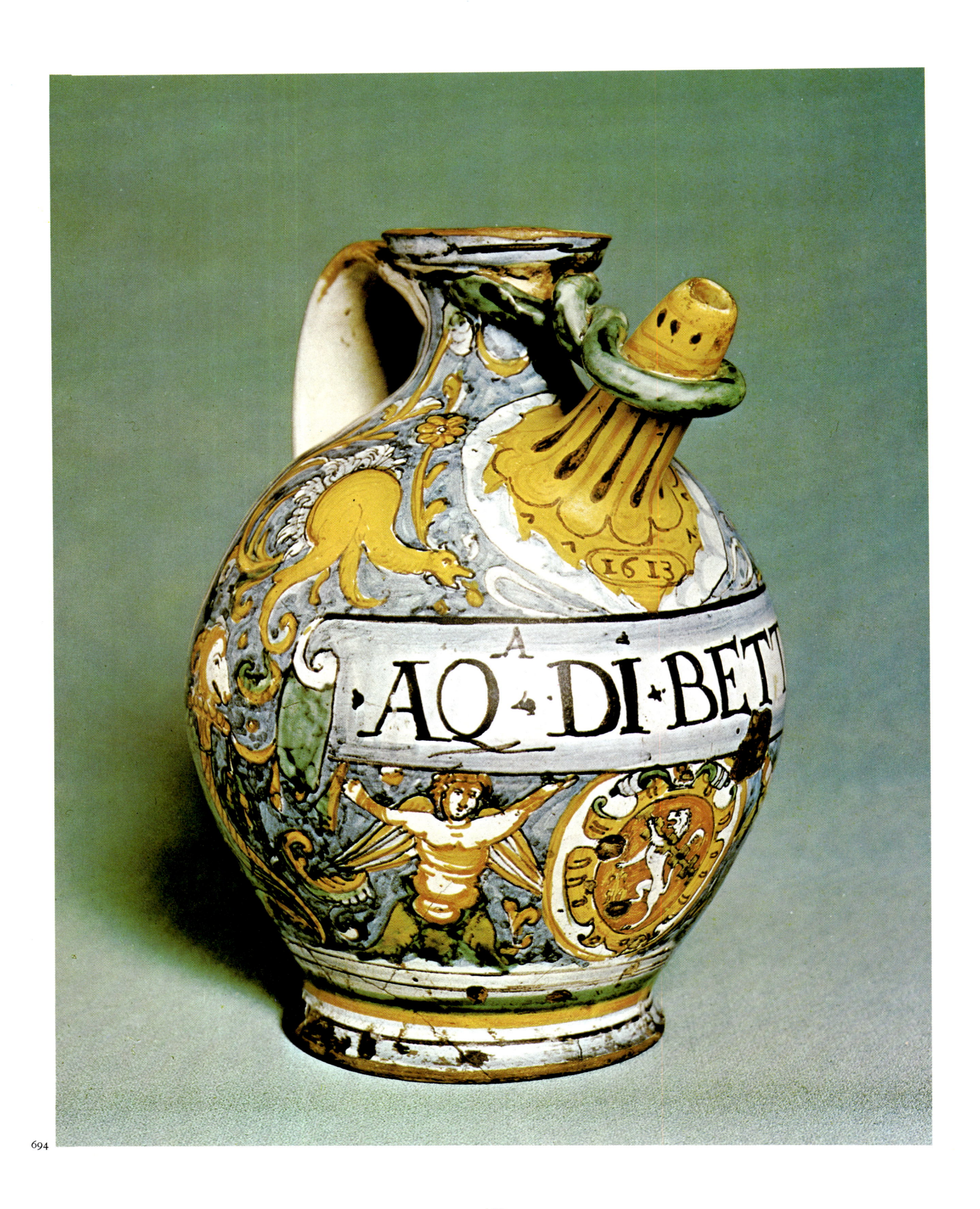

694

450

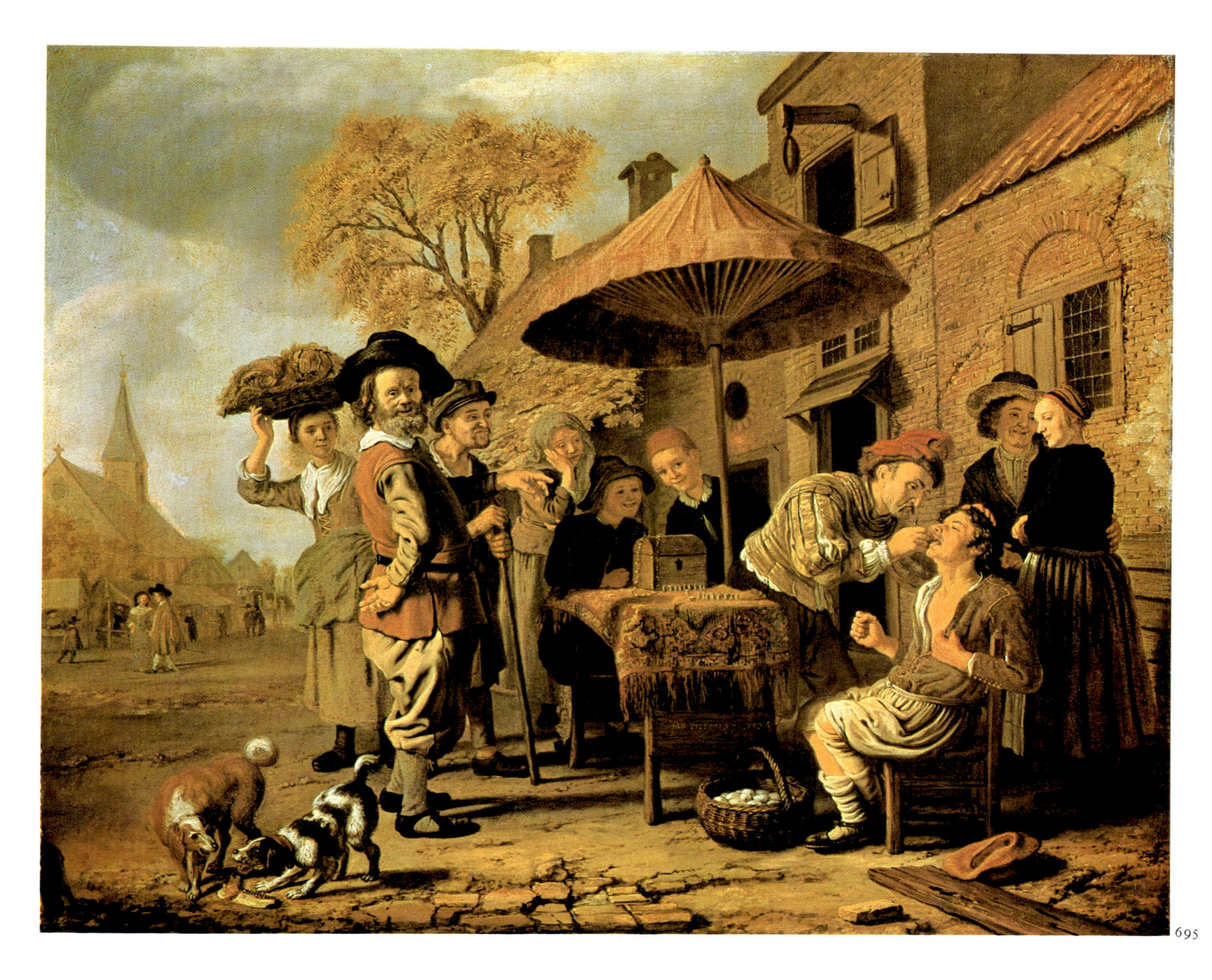

695

694 Arzneikrug aus Faenza von 1613, verziert
mit Wappen, Putten und Drachen. Civica
Raccolta dell'Arte Applicata, Mailand

695 *Der Landzahnarzt*, 1654, von Jan
Victors. Zahnheilkunde betrieb jeder, der
wollte: ausgebildete Ärzte, Bader-Chirurgen,
Apotheker und selbsternannte Zahnzieher.
Rijksmuseum, Amsterdam

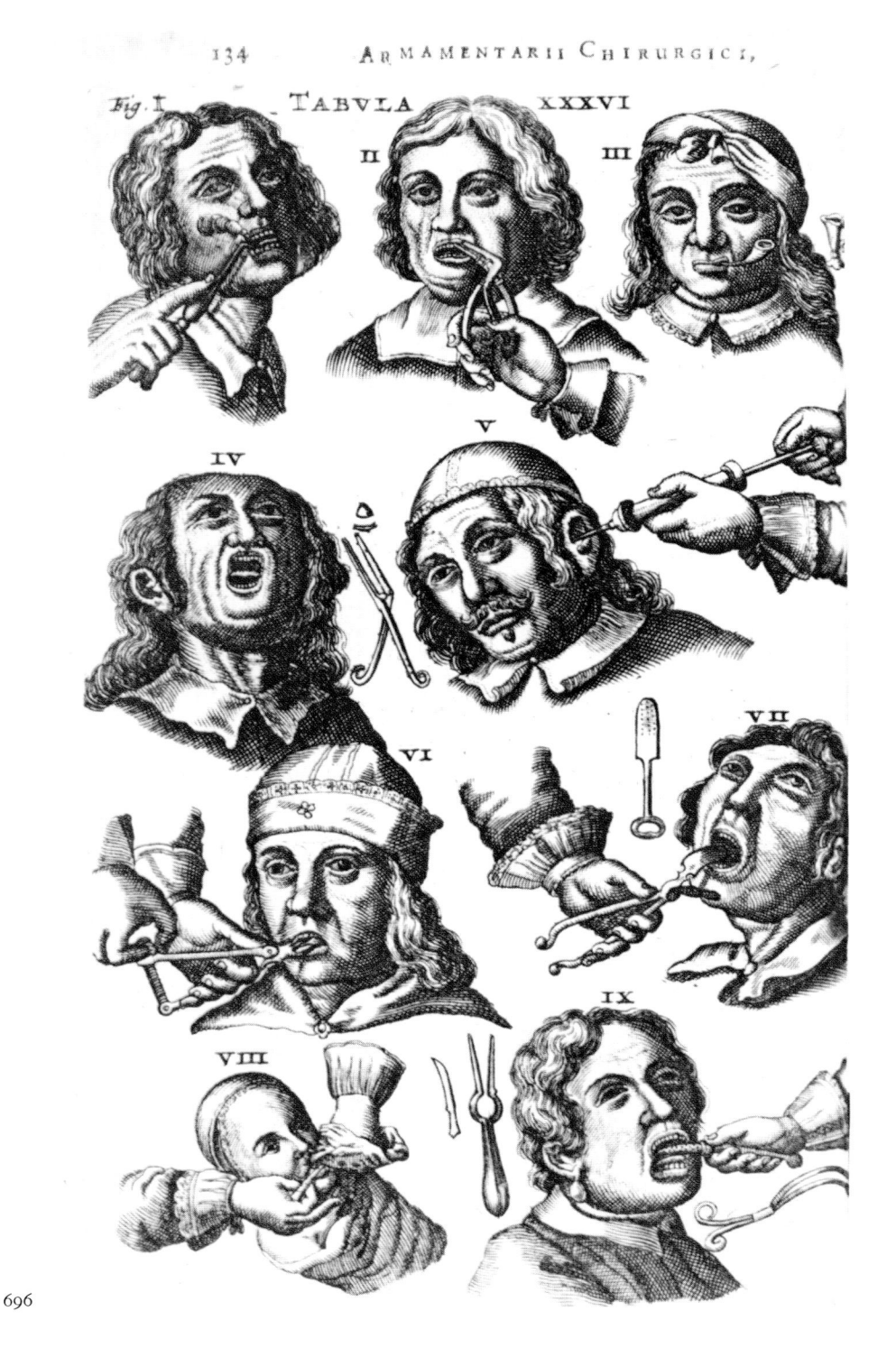

696

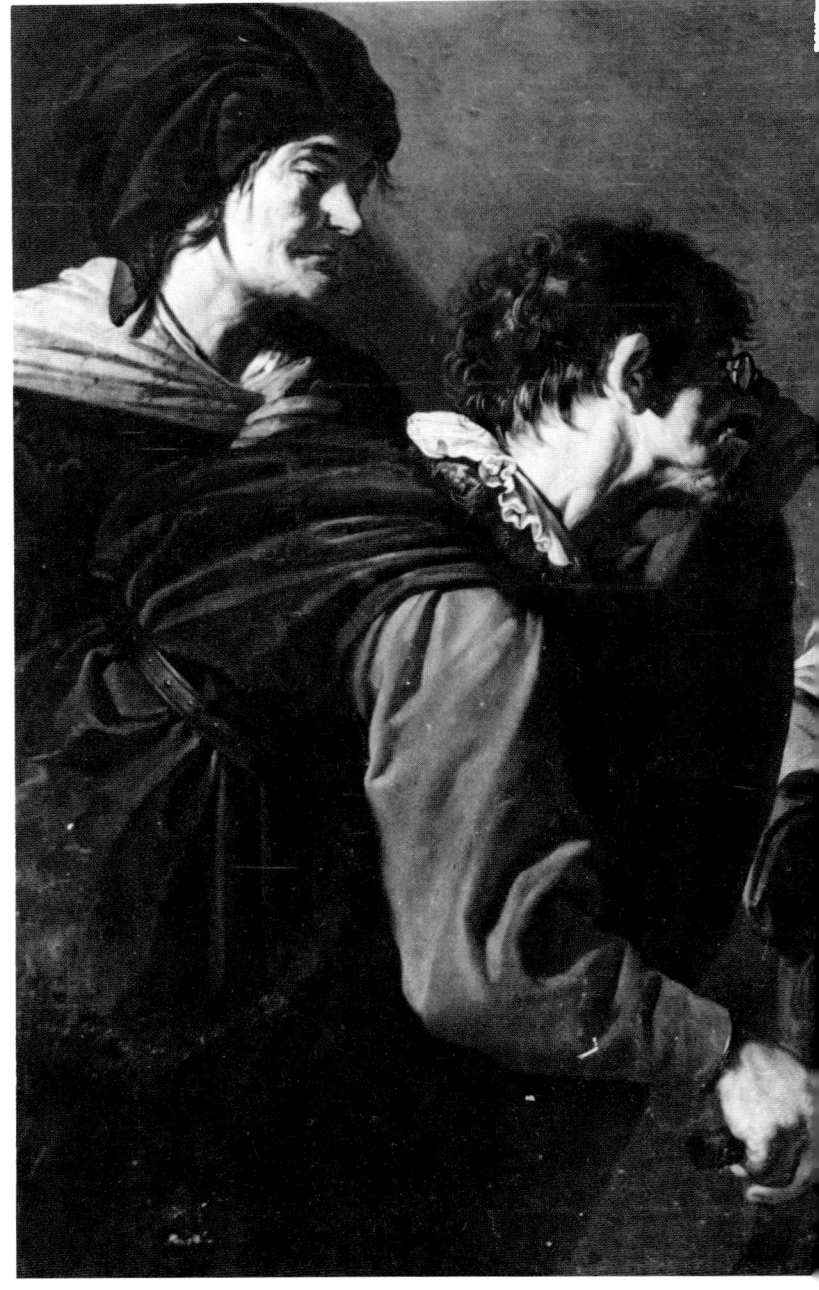

696 Stich mit Darstellungen verschiedener Zahnoperationen aus *Armamentarium Chirurgicum*, 1665, von Johannes Scultetus, einer Kapazität der Chirurgie im 17. Jahrhundert. Obwohl Betäubungsmittel noch nicht erfunden waren, wandte man sicher Alkohol und andere Drogen zur Schmerzlinderung an. National Library of Medicine, Bethesda, Maryland

697 Bevor Zahnarzt ein Beruf wurde, gab es zahlreiche wandernde Zahnzieher wie dieser auf dem Gemälde von Theodor Rombouts. Daß man ihre Dienste willig in Anspruch nahm, beweist das Häufchen Zähne auf dem Tisch. Prado, Madrid

698 In Schriften des 17. Jahrhunderts wurden mannigfache Behandlungsweisen bei Augenkrankheiten empfohlen, beispielsweise Essig, in Honig geweichter Docht, durch die Augenlider gezogener Grünspan und das Durchstechen des Nackens. Weltgesundheitsrganisation, Genf

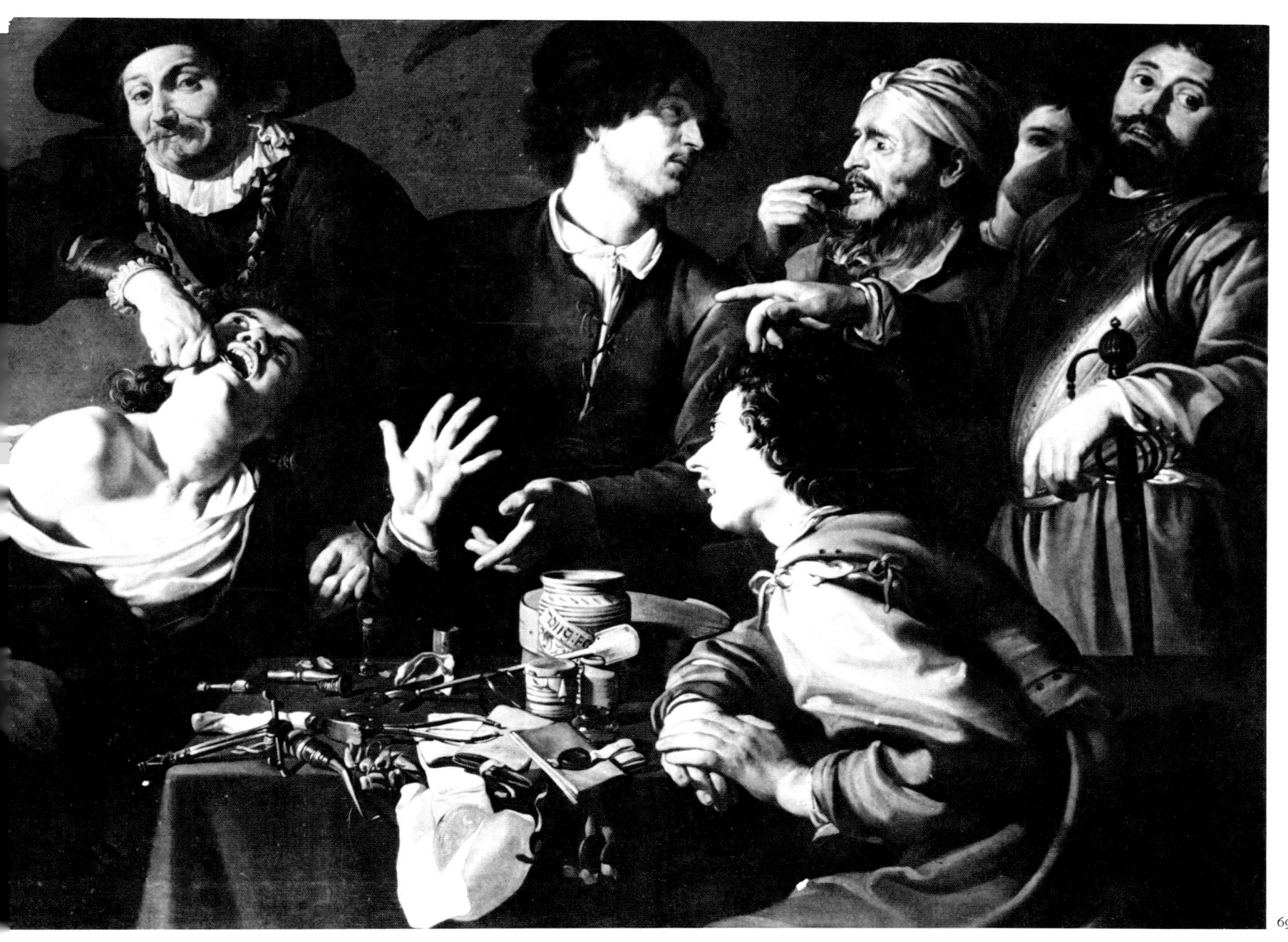

697

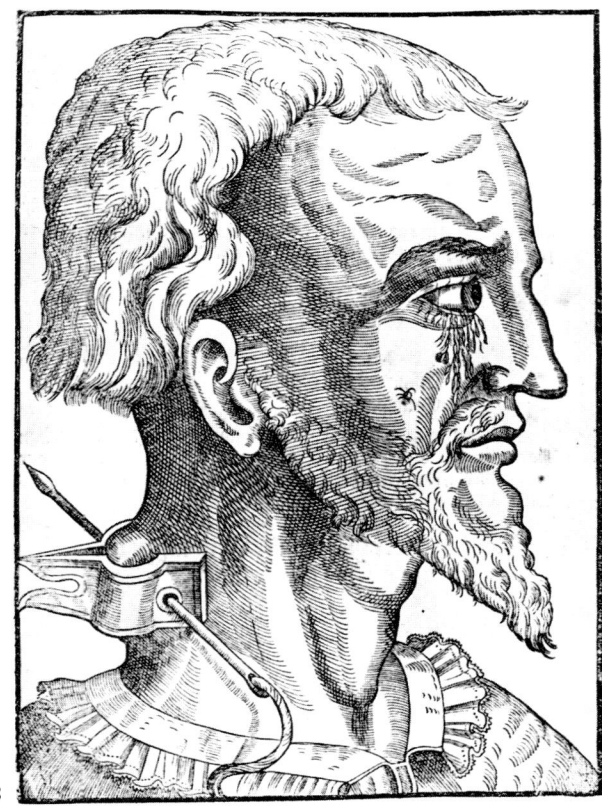

698

453

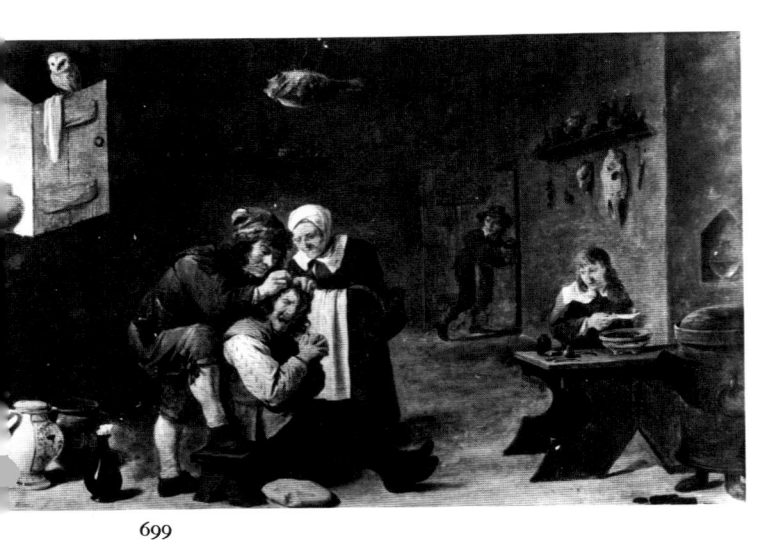

699

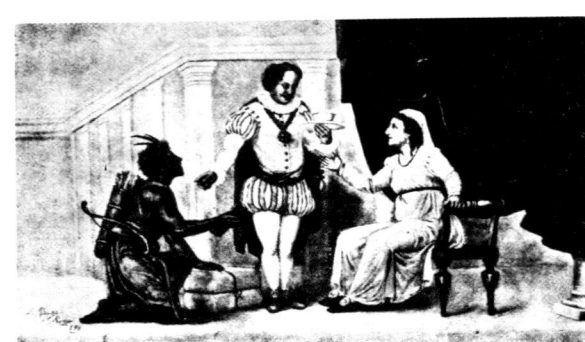

700

699 Chirurgische Eingriffe – wie der hier von
David Teniers dem Jüngeren dargestellte – nahm
man zumeist nur an äußeren Körperteilen vor.
Amputationen wurden bisweilen auch im Hause
des Patienten ausgeführt. Prado, Madrid

700 Freskodarstellung der phantasievollen
Legende, nach der die Gräfin von Cinchón,
Gemahlin des Vizekönigs von Peru, das Chinin
als Heilmittel gegen Malaria nach Europa
brachte. Ospedale di Santo Spirito, Rom

anscheinend um 1633 in Europa eingeführt. Die Kunde von der heilenden Rinde
verbreitete sich rasch, ebenso die Nachfrage nach ihr. Da jesuitische Priester praktisch
das Monopol für ihre Einfuhr nach Spanien und Italien hatten, nannte man sie auch
»Jesuitenrinde«.

Die Einführung von Cinchona hatte gewaltige Auswirkungen auf die althergebrachten Krankheitsbegriffe. Bis dahin war Malaria eine chronische Krankheit gewesen,
deren Linderung viele Monate beanspruchte. Da aber Cinchona schnell heilte und nur
bei einer bestimmten Art Fieber spezifisch wirkte, wurde der Glaube, Fieber sei
allgemeiner Ausdruck einer Ungleichgewichtigkeit der Körpersäfte, schwer erschüt-
tert. Man meinte nun, daß jedes Fieber eine andere Krankheit sein konnte. Heute sind
wir wieder zu der Auffassung zurückgekehrt, daß Fieber eine allgemeine Manifesta-
tion verschiedener spezifischer Erkrankungen ist.

Chinin wurde im ersten Viertel des 15. Jahrhunderts in Cinchona isoliert und erhielt
seine gegenwärtige Bezeichnung von der ›quina-quina‹-Pflanze, die man mit Cinchona
verwechselte, obschon sie keinerlei malariabekämpfende Eigenschaften besaß. Es ist
bis fast in die neuere Zeit das einzige wirksame Malaria-Heilmittel geblieben.
Trotzdem verwendeten viele kenntnisreiche Ärzte weiterhin die alten Arsenpräparate;
man glaubte, sie erzielten eine andauerndere Wirkung, und zudem war Cinchona
teuer. Jahrhundertelang bildeten Arsensalze die Hauptstütze der Therapeutik, und
selbst wer sich seiner Gefahren bewußt war, benutzte Arsen voll Vertrauen, wenngleich mit Vorsicht, für eine Vielzahl äußerer und innerer Erkrankungen. Noch mitten
im 19. Jahrhundert wurde ein als Fowlersche Lösung bekanntes Arsenpräparat derart
populär, daß Karikaturisten es aufs Korn nahmen.

Chirurgie

Die Chirurgie hielt im 17. Jahrhundert mit der Fortentwicklung der Anatomie und
Physiologie nicht Schritt. Noch existierten nicht die Mittel, um die Chirurgie – durch
Anästhesie und die Beherrschung der Infektion – sicher zu machen, und die Chirurgen
erreichten nicht das akademische und gesellschaftliche Niveau der Ärzte. Eine
Ausnahme war Charles-François Félix, der Ludwig XIV. mit Erfolg an einer
Analfistel operierte und der Chirurgie die Unterstützung der Krone eroberte.
Trotzdem konkurrierten französische Chirurgen mal mit den Barbieren, mal paktier-
ten sie mit ihnen gegen die Ärzte, wie es die englischen Chirurgen im vorangegangenen
Jahrhundert getan hatten.

Man kannte zwei Arten von Chirurgen, dazu mehrere Klassen innerhalb der
Untergruppen. »Wahre« Chirurgen befaßten sich mit den größeren Operationen: dem
Vernähen von verletzten Eingeweiden, dem Entfernen von Geschwülsten und rekta-
len Fisteln sowie plastischen Operationen an Lippen und Nase. Die Bader-Chirurgen
waren Wundärzte, die nebenher zur Ader ließen, schröpften, Zähne zogen und
Knochenbrüche, Verrenkungen und äußerliche Geschwüre behandelten. Außerdem
gab es unausgebildete, wandernde Wundärzte, die bei grauem Star, Blasensteinen und
Brüchen operierten – anscheinend mit derart üblen Folgen, daß achtbare Chirurgen
mit ihnen nichts zu tun haben wollten.

Einige Chirurgen sind namentlicher Erwähnung wert. In Italien folgte Cesare
Magati (1579–1647) Parés Lehre, wonach Schußwunden mit reinem Wasser und
milden Auflagen statt Ätzung oder mit siedendem Öl zu behandeln waren. Pietro de
Marchette berichtete über zahlreiche komplizierte Einzelfälle, und Giuseppe Zambec-
cari war in der experimentellen Chirurgie wegbereitend. Peter Uffenbach stellte eine
bemerkenswerte chirurgische Anthologie zusammen, die sich ausschließlich auf
Praktiken von Chirurgen des 16. Jahrhunderts bezog. Ein großer Illustrator chirurgischer Abhandlungen war Johann Schultes (1595–1645). Die anatomische Grundlage
der Chirurgie hob Gottfried Purmann (1649–1711) hervor.

Wilhelm Fabry von Hilden (1560–1634), der als »Vater der deutschen Chirurgie«
gilt, war ein großer Neuerer und einer der ersten, die besonderes Gewicht auf
Amputation am gesunden Gewebe statt am brandigen Teil legten. Trotzdem verwendete er weiterhin das Brenneisen und setzte Vertrauen in die »Waffensalbe«, die damals
übliche Applizierung des Medikaments auf das Kriegsgerät statt auf den verletzten
Körperteil. So kurios die Methode auch war, sie dürfte dem Patienten tatsächlich
geholfen haben, da so die Wunde wenigstens nicht der häufigen Anwendung von
Salben und schädlichen Stoffen ausgesetzt war.

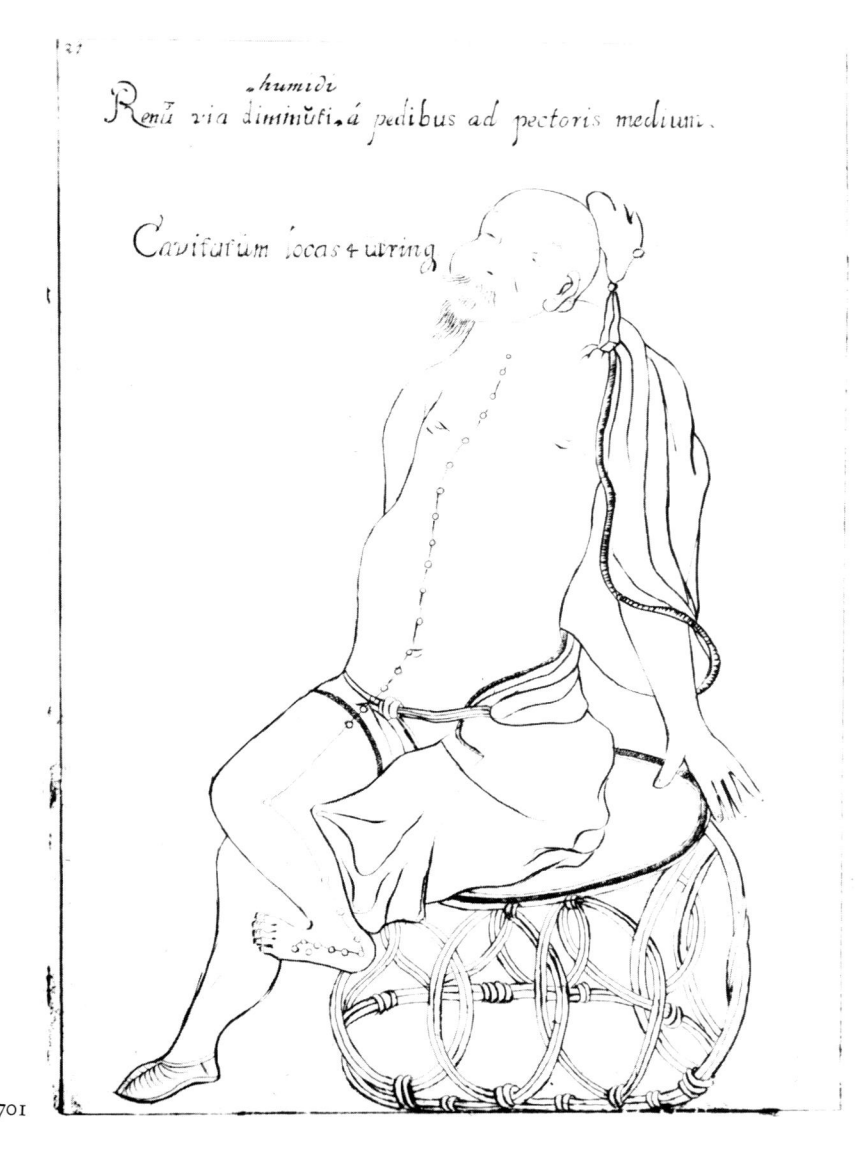

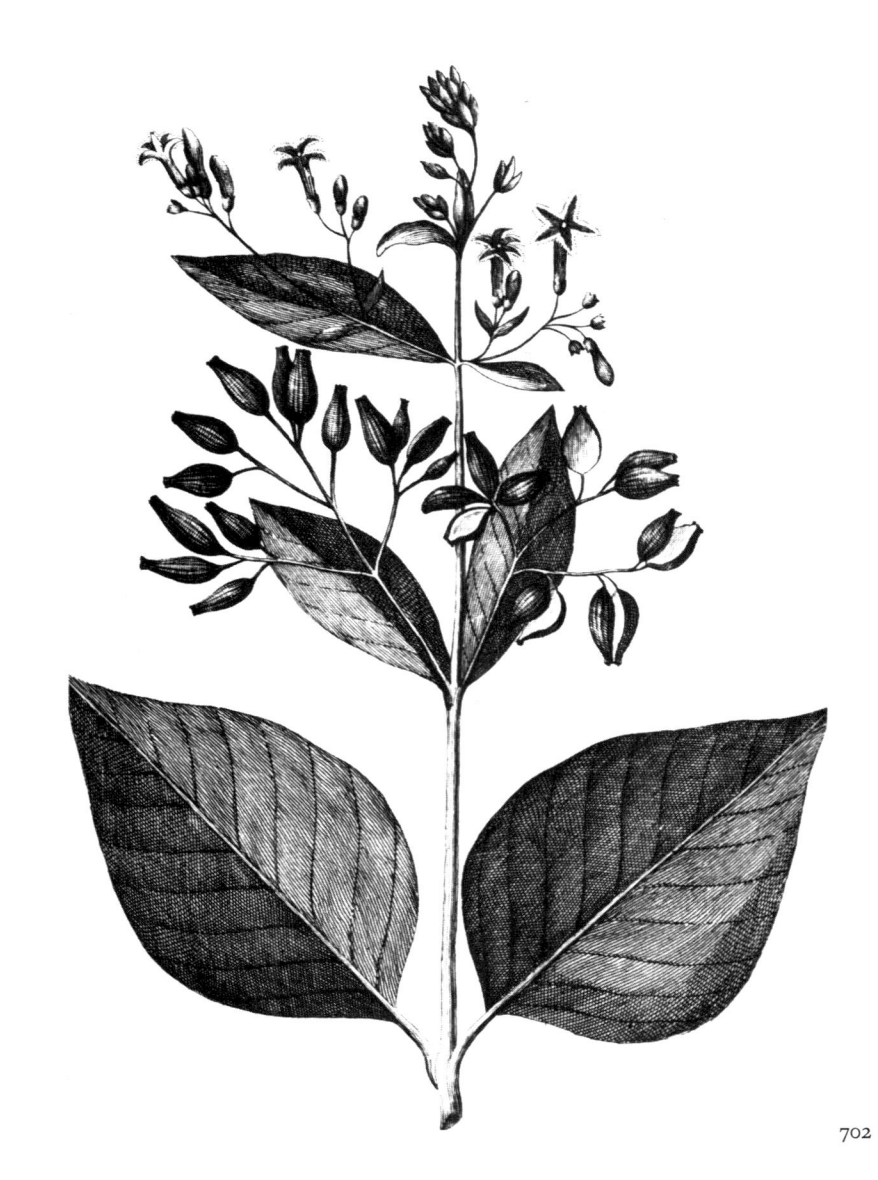

701

702

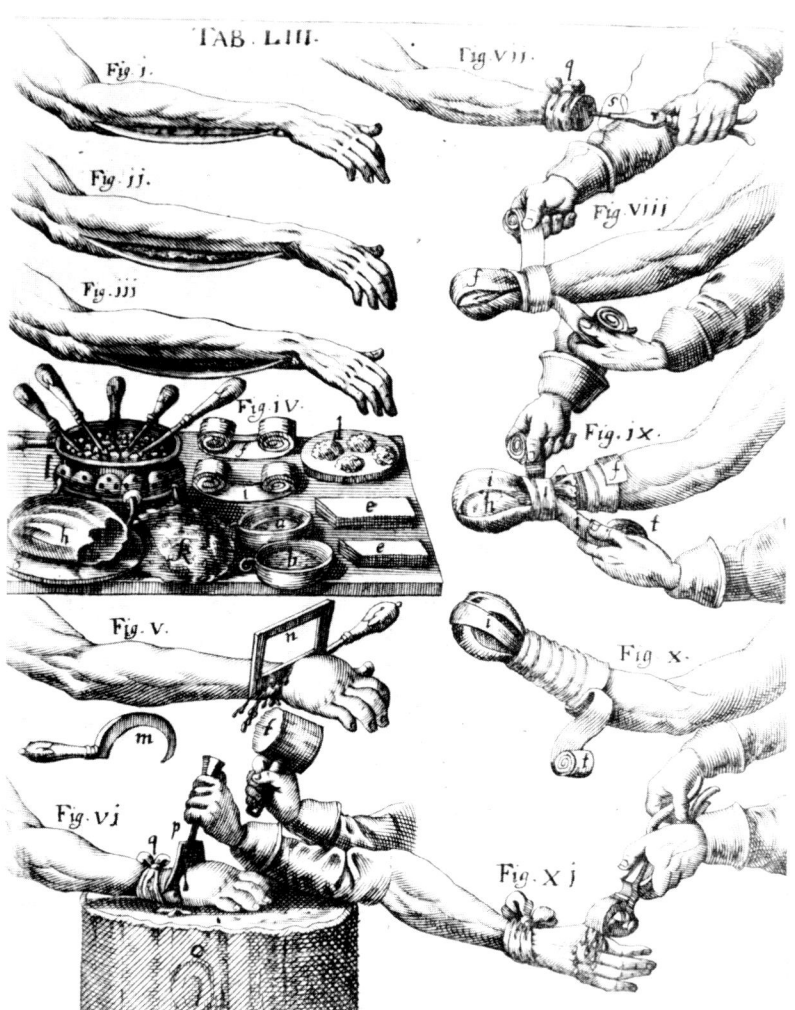

703

701 Der Stich aus *Specimen Medicinae Sinicae* (1682) von Andreas Cleyer bezeugt, daß das Abendland im 17. Jahrhundert die Akupunktur kannte. Die markierten Punkte beziehen sich auf die Behandlung der Nieren. National Library of Medicine, Bethesda, Maryland

702 Stich aus dem 17. Jahrhundert mit Zweig einer Pflanze der Gattung *Cinchona*, mit deren Rinde Malaria behandelt wurde. Daß sie Chinin enthielt, stellte man später fest. Weltgesundheitsorganisation, Genf

703 Verfahren, Instrumente und Bandagetechnik für Amputation; Stich aus *Armamentarium Chirurgicum* von J. Scultetus. National Library of Medicine, Bethesda, Maryland

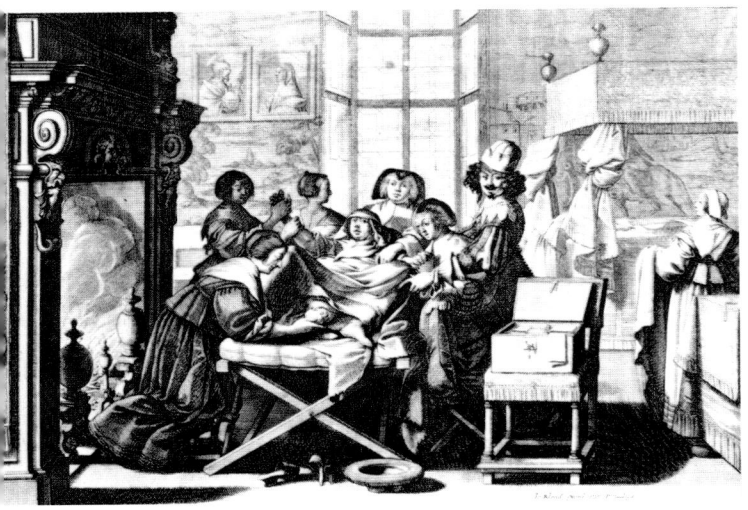

704

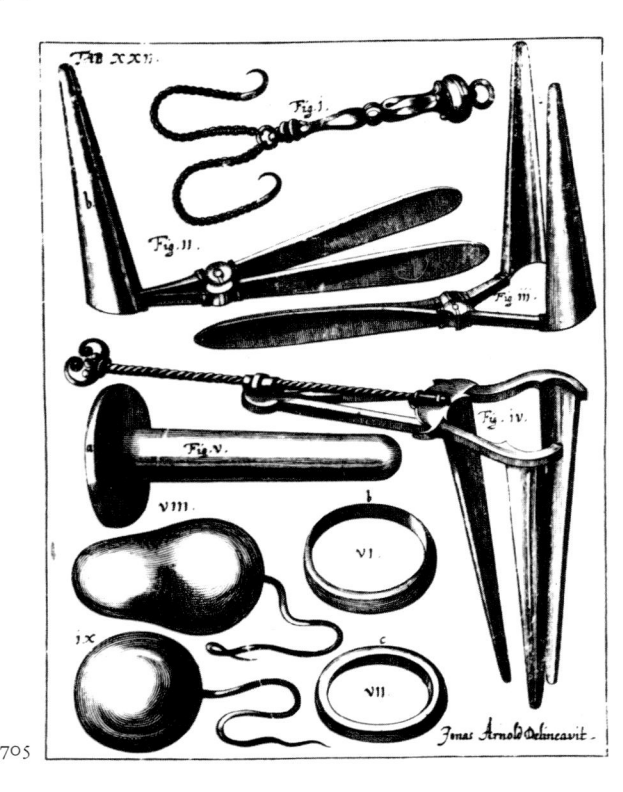

705

704 *Die Niederkunft*, 1633, Radierung von Abraham Bossé. Der einzige männliche Anwesende auf dieser Darstellung einer Niederkunft ist der Ehemann. Smith, Kline, and French Collection, Philadelphia Museum of Art

705 Instrumente der Frauenheilkunde und Geburtshilfe aus *Armamentarium Chirurgicum* (1665) von J. Scultetus. Am Ausgang des 17. Jahrhunderts waren in vielen Städten männliche Geburtshelfer in Mode. National Library of Medicine, Bethesda, Maryland

706 *Zigeunerlager*, 1621, Radierung von Jacques Callot. Nichts spricht dafür, daß Geburten unter derartigen Verhältnissen gefährlicher waren als in den Hospitälern jener Zeit. Philadelphia Museum of Art

707 *Das Irrenhaus*, um 1812–19, von Francisco Goya. Mit dem 17. Jahrhundert war der Glaube an übernatürliche Kräfte als Ursache von Geisteskrankheiten untergegangen; Irre verwahrte man dennoch oft unter den schrecklichsten Lebensbedingungen. Real Academia de Bellas Artes de San Fernando, Madrid

Geburtshilfe

Bei Entbindungen waren männliche Personen selten zugegen gewesen, aber noch vor Ende des 17. Jahrhunderts kamen Geburtshelfer in Mode. Peter Chamberlen stand 1628 Königin Henrietta Maria bei einer Fehlgeburt bei, und 1692 entband ein anderer Chamberlen die künftige Königin Anna eines Kindes. Die Familie Chamberlen besaß eine geheime Gebärzange, die sorgsam gehütet wurde und als der eigentliche Grund ihrer geburtshelferischen Erfolge galt. Immer öfter leisteten nun Männer bei der Niederkunft Hilfe und übernahmen bei der medizinischen Untersuchung und Überwachung von Frauen eine aktive Rolle.

Geisteskrankheit

Die zeitgenössische Einstellung zur Geisteskrankheit war weiterhin ambivalent. Felix Platter (1536–1614) untergliederte Wahnsinn folgendermaßen: imbecillitas, consternatio (fieberhaftes Delirium und katatonische Zustände), alienatio (Verblödung, Trunksucht, Liebe und Eifersucht, Melancholie und Hypochondrie, Teufelsbesessenheit, Tobsucht, Veitstanz und »Phrenitis«), defatigatio (von Gott oder dem Teufel auf übernatürlichem Wege verursachte Schlaflosigkeit).

Der Hexenglaube ging weiter zurück, obwohl die Todesstrafe für Hexerei in Frankreich erst 1680 abgeschafft wurde. Allmählich zerfiel auch der Glaube an übernatürliche Ursachen, und die Geisteskranken galten zunehmend als bloß ›asozial‹. Das hatte freilich die schlimme Folge, daß sie zusammen mit Verbrechern eingekerkert wurden.

Die neue Methode der Blutübertragung dehnte Jean-Baptiste Denis (1620–1704) auf die Behandlung Geistesgestörter aus: spritzte man den Patienten Arterienblut von Lämmern in die Venen, schienen sie sich zu erholen. Als jedoch ein Kranker starb, ließ man von dem Verfahren ab.

Das zeitgenössische Kurpfuschertum schien sich weiter zu verbreiten als je zuvor. Zum einen Teil war dies den erbitterten Fehden zwischen den Paracelsianern und den Galenisten zuzuschreiben, die einander als »Quacksalber« beschimpften, zum anderen aber auch dem offenkundigen Unvermögen selbst wohlbeleumdeter Ärzte, den häufig wiederkehrenden Seuchen Einhalt zu gebieten.

Öffentliche Gesundheitsfürsorge

Der Stand der Bemühungen um die Volksgesundheit im England des 17. Jahrhunderts läßt sich am besten an der Kinderfürsorge verdeutlichen. Viele unerwünschte Söhne und Töchter wurden einfach ausgesetzt und trieben sich in Banden auf den Straßen herum. Kinder von vier oder fünf Jahren steckte man häufig ins Arbeitshaus, ältere Waisenkinder wurden womöglich nach Amerika verschifft. Kinder von Armen hatten anscheinend wenig oder keinen Zugang zu medizinischer Betreuung. Unter den vielen verfügbaren Schriften über die Behandlung und Aufzucht von Kindern stammte eine der volkstümlichsten noch aus der römischen Antike: das Werk des Soranus.

Bei epidemischen Ausbrüchen von Pest, Blattern, Masern, Scharlach (von Sennert sorgfältig beschrieben und dennoch mit den Masern verwechselt), Windpocken (in den Sterblichkeitsregistern »Schweinepocken« genannt), Diphtherie (unter verschiedenen Namen auftretend) und anderen akuten fiebrigen Erkrankungen zahlte die Jugend einen besonders hohen Zoll. In dieser Zeit trat erstmals angeborene Syphilis in einem kinderheilkundlichen Text in Erscheinung; sie gesellte sich zu Gonorrhö, Skorbut, Hexenschuß und Rachitis als Krankheiten, von denen man meinte, daß sie sich durch Vererbung übertrügen. Syphilitische Kleinkinder wurden häufig (sogar von ihren Müttern) ausgesetzt, weil man Übertragung fürchtete – besonders auf Ammen, die oftmals von einem Kind zum anderen gingen. Die Wohlhabenden wählten ihre Ammen sorgsam aus, da man glaubte, Brustmilch könne Gesundheit und Verhalten der Jungen beeinflussen.

Angeborene Verkürzung des Zungenbändchens wurde von Hebammen behandelt, die den rechten Daumennagel lang wachsen ließen, um das Zungenbändchen damit zu durchtrennen. Ohrentzündung (Otitis) kam derart häufig vor, daß sie geradezu als normaler Zustand galt; desgleichen Nasen- und Ohrenausfluß, der nach allgemeiner Ansicht aus dem Gehirn kam. Zahnerkrankungen führten manchmal zum Tode, und wenn keine andere Diagnose ersichtlich war, machte man ›Würmer‹ verantwortlich –

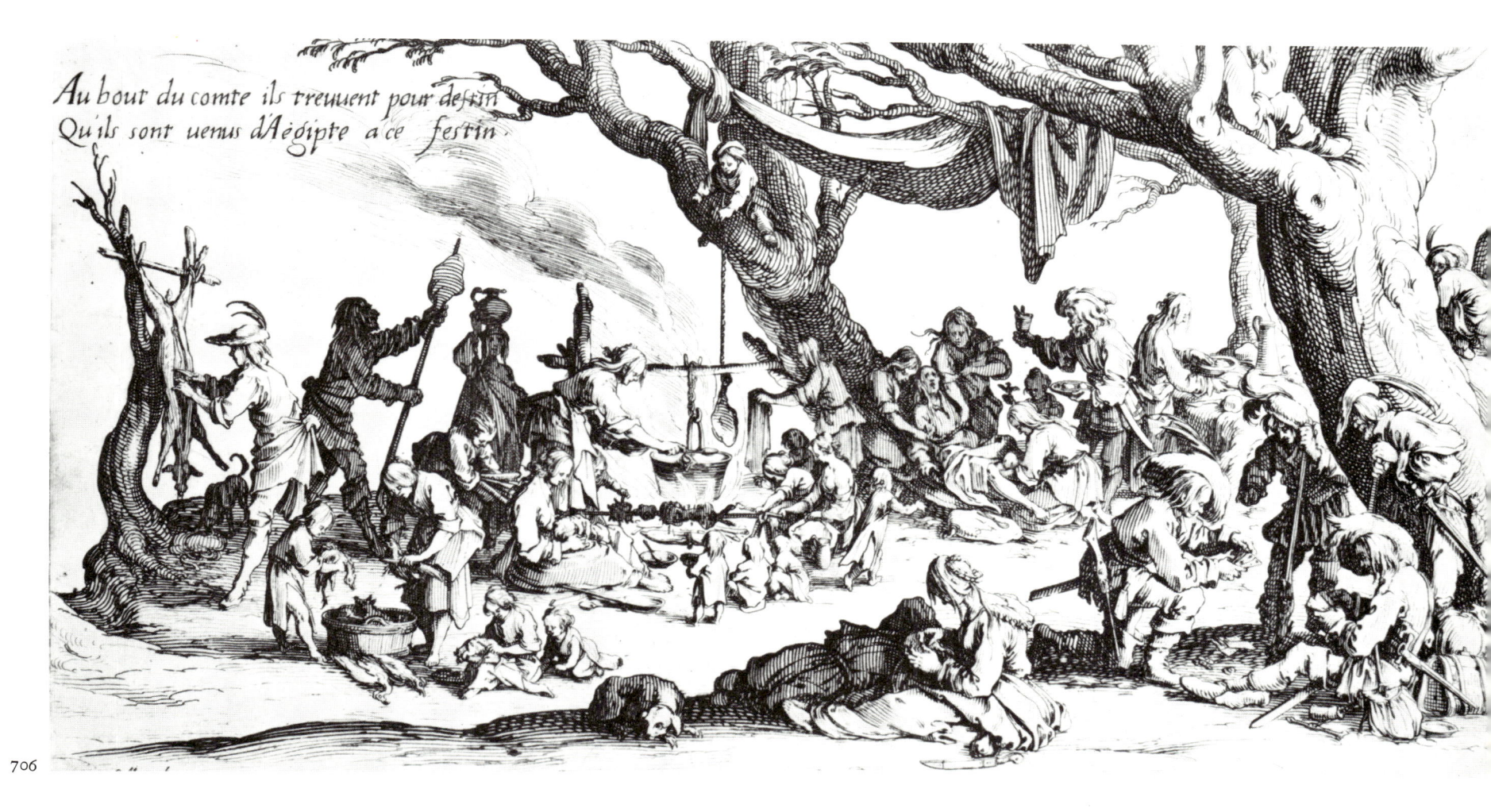

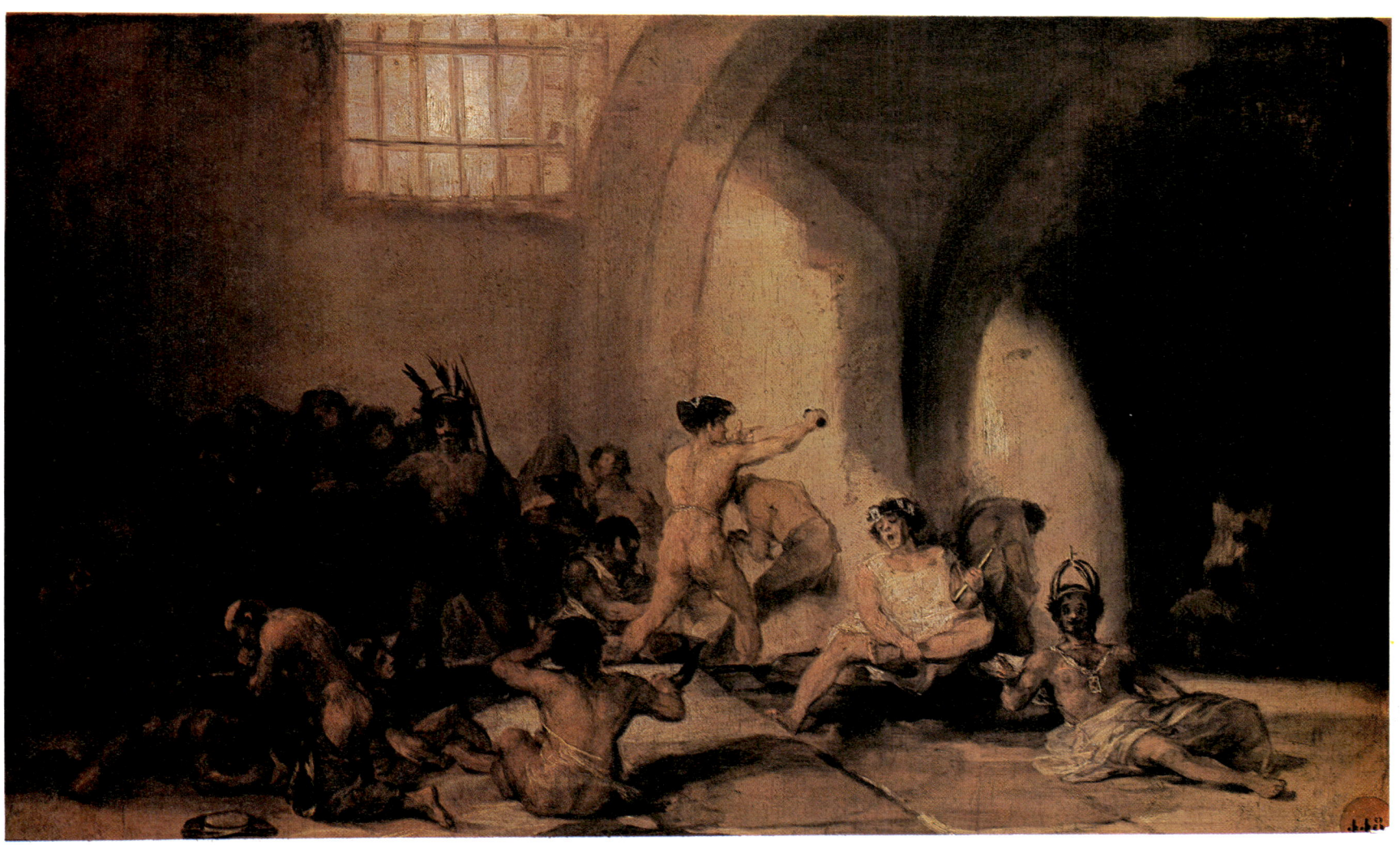

707

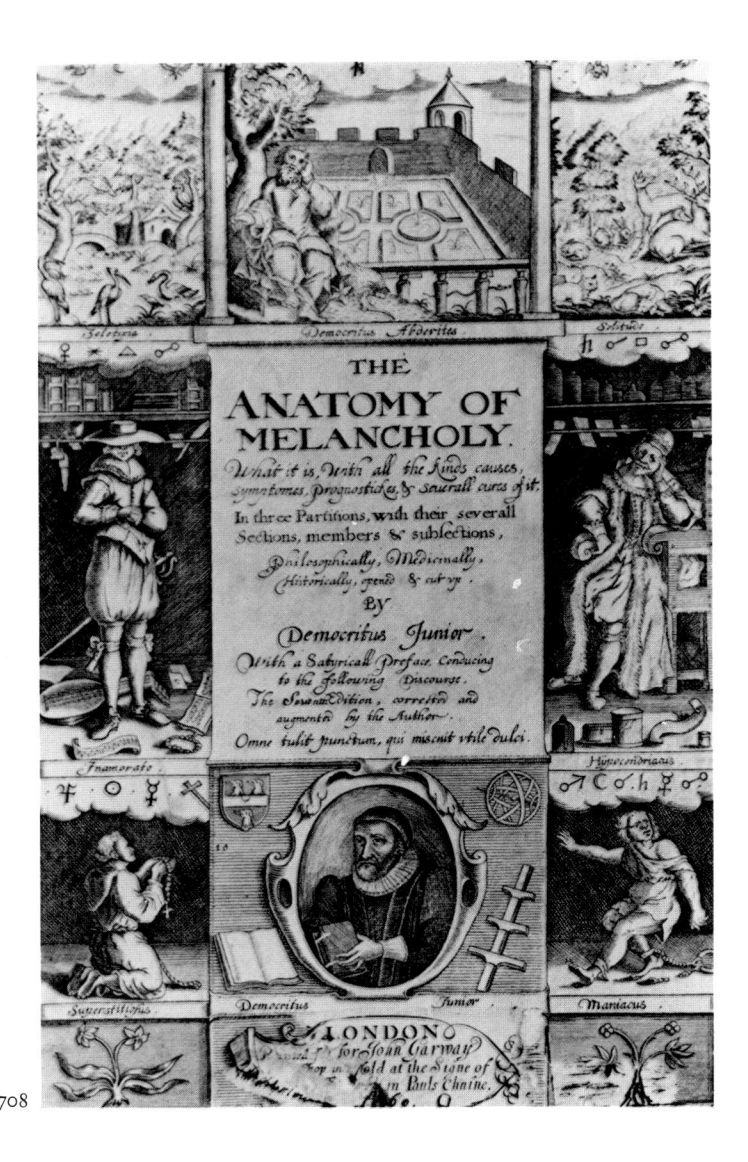

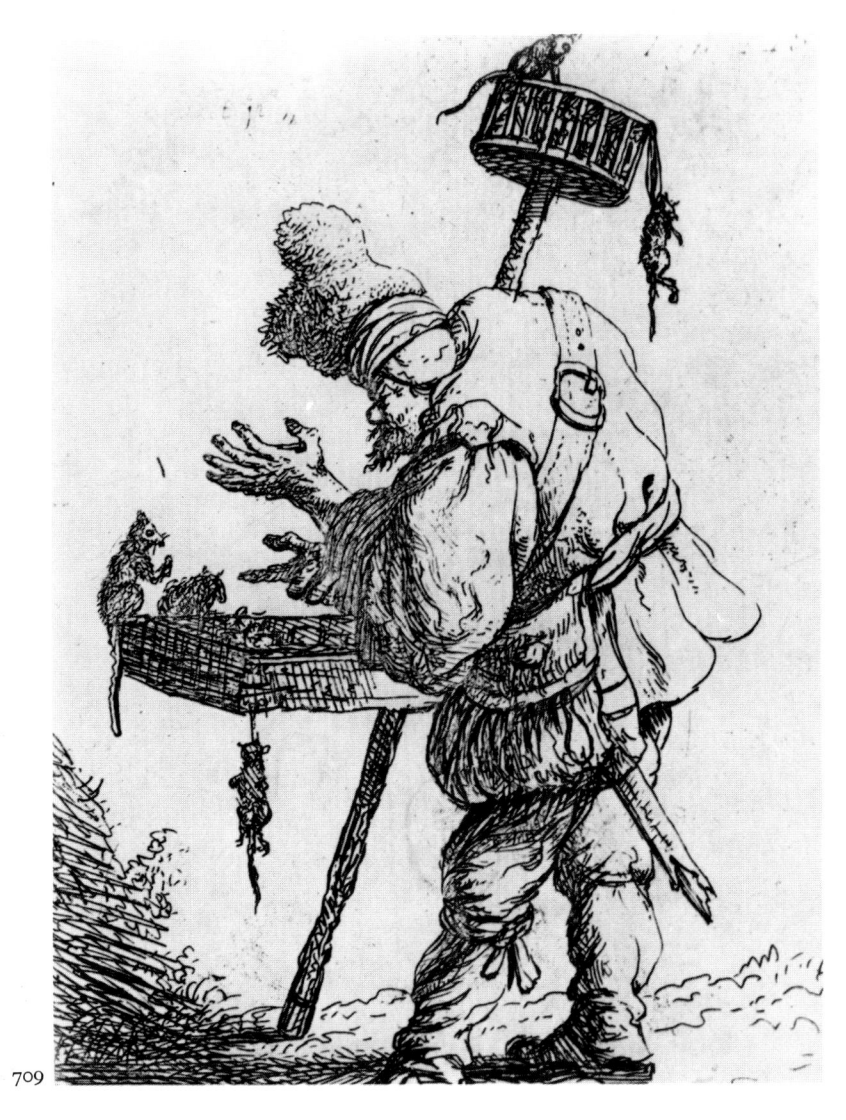

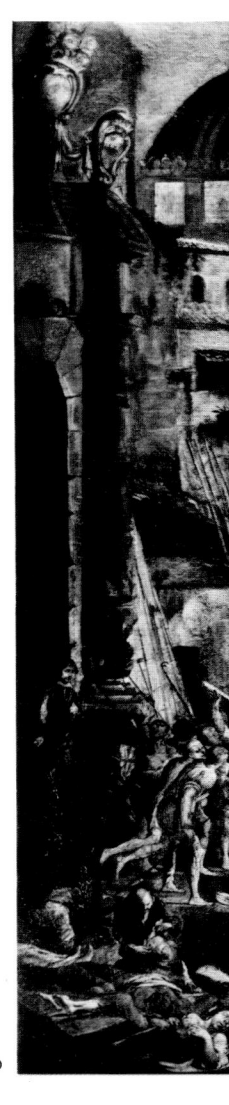

708

709

710

708 Titelseite von *The Anatomy of Melancholy* (1660) von Robert Burton, einer vortrefflichen Abhandlung über Depression. Außer den alten Mythen enthielt sie einige scharfsinnige Erkenntnisse, etwa über die Wohltat, die es bereitet, einem Freund seinen Kummer anzuvertrauen. National Library of Medicine, Bethesda, Maryland

709 *Der Rattenfänger*, Radierung von Jan Georg van Vliet. Da Ratten seit biblischen Zeiten mit der Beulenpest in Verbindung gebracht wurden, diente dieses Gewerbe der öffentlichen Gesundheit. Geschenk der Associated American Artists (1969) an die National Library of Medicine, Bethesda, Maryland

eine Vorstellung, die auf eine uralte Geschichte zurückblickt. Darüber hinaus waren angeborene und erworbene Blindheit weit verbreitet.

Auch für die Erwachsenen waren die Gesundheitsverhältnisse nicht viel besser. Mancherorts kam durch Epidemien die halbe Bevölkerung um: 80000 in Mailand, 500000 in Venedig. Der Dreißigjährige Krieg hatte verheerende Auswirkungen auf Leben und hygienische Verhältnisse, zumal in Deutschland. Organisation und Verwaltung der öffentlichen Gesundheitsfürsorge waren kaum anders als im Mittelalter. Was es an geordneten Bemühungen gab, konzentrierte sich in den Städten, denn den Machthabern wurde allmählich klar, daß eine gesunde Bevölkerung dem Staat Nutzen brachte.

Statistik

Im 16. Jahrhundert hatte man einen Anlauf zur Sammlung einiger Zahlenangaben über Bevölkerung und Gesundheit genommen, doch größere Aufmerksamkeit verwandte man auf die statistische Untersuchung von medizinisch relevanten Erscheinungen erst in der zweiten Hälfte des 17. Jahrhunderts. An dessen Beginn wurden in England Taufen, Eheschließungen und Begräbnisse von örtlichen Pfarrämtern registriert, und diese Eintragungen wurden wöchentlich oder jährlich an den König weitergegeben. Diese »Sterberegister« dehnte man 1629 auf andere tödliche Krankheiten außer der Pest aus.

Im allgemeinen zeigte der ärztliche Berufsstand wenig Interesse an Statistik; das Sammeln und Analysieren alltäglicher Zahlen schien anfangs den Medizinern wertlos für die Behandlung von Patienten. So war denn auch der erste, der medizinische Statistik betrieb, ein Handelsmann und Lokalpolitiker, John Graunt (1620–1674). Allmählich fand jedoch die Lust am Quantifizieren Eingang in das wissenschaftliche

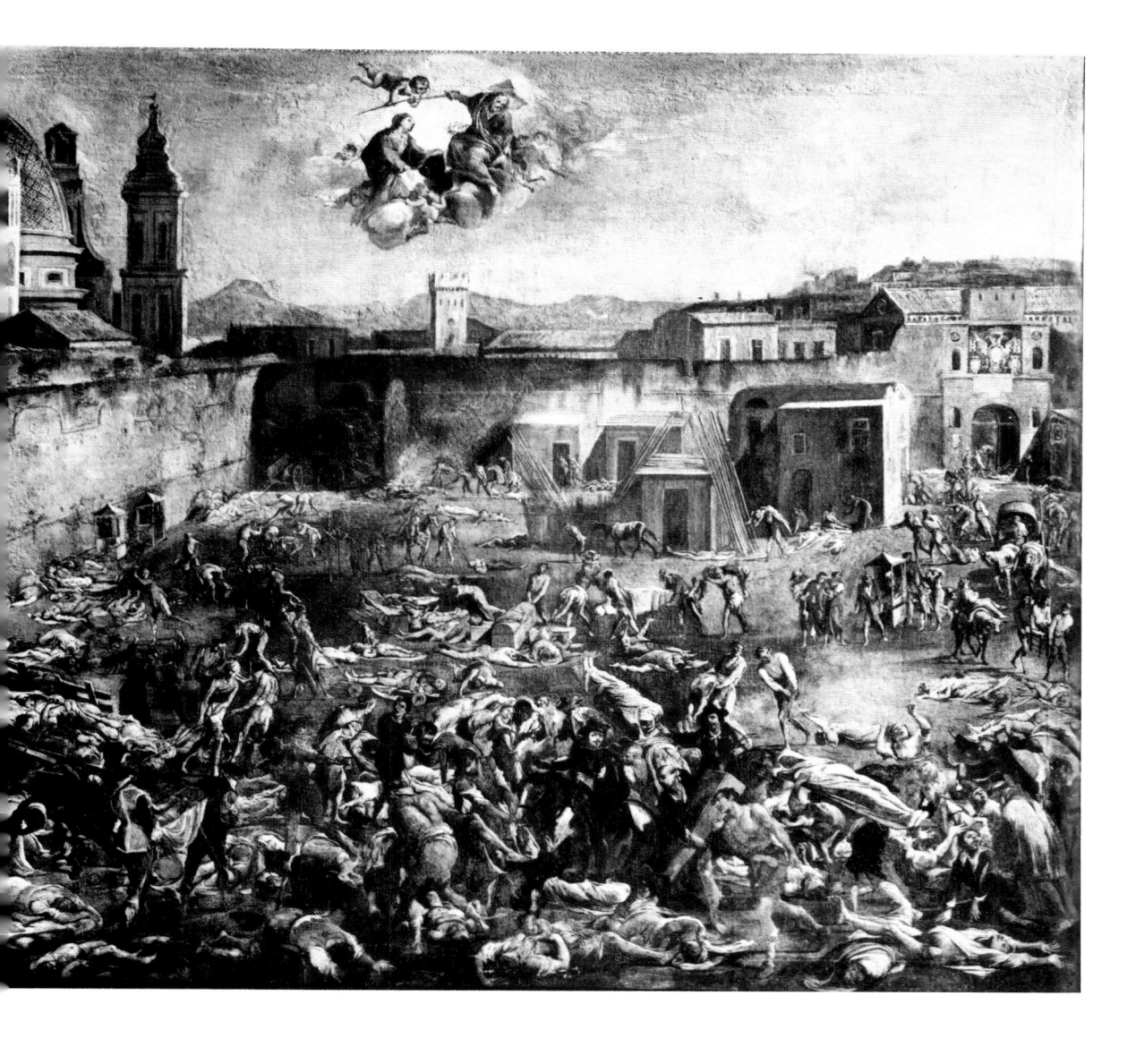

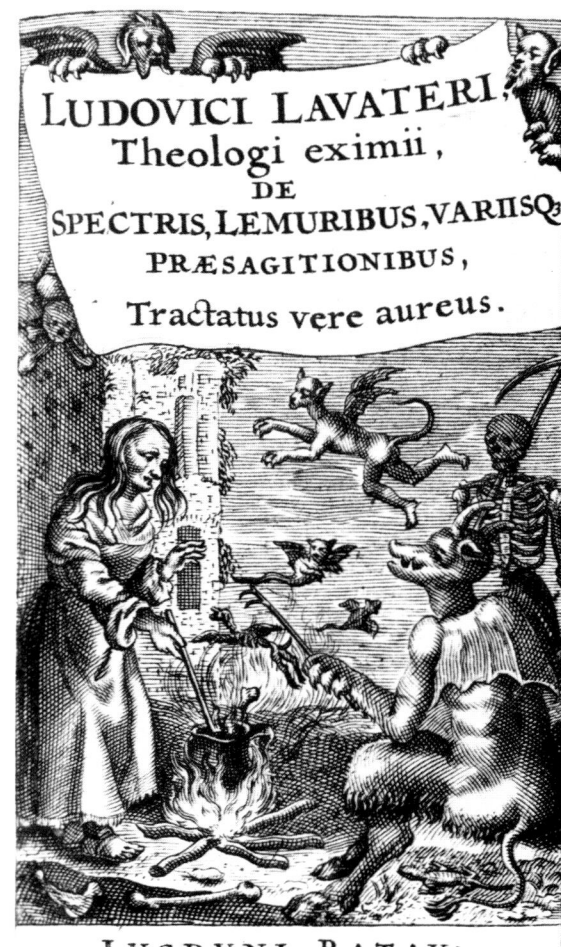

Denken und brachte schließlich viele führende Mediziner zur Einsicht in die Bedeutung der Zahlen. Von Graunts Buch *Natural and Political Observations ...made upon the Bills of Mortality* (1661), das die Register von 60 Jahren untersuchte und auswertete, war die Zunft derart beeindruckt, daß sie den Verfasser als Mitglied in die erlauchte Royal Society aufnahm – für einen Laien eine außergewöhnliche Ehrung.

Sir William Petty (1623–1687) war einer von Graunts Fürsprechern und hatte ihm bei seinem Buch geholfen. Petty glaubte, daß eine hohe Bevölkerungszahl für ein Land von Vorteil sei, und förderte alle die Gesundheit erhaltenden und wiederherstellenden Maßnahmen. Seiner Ansicht nach sollte in Hospitälern nicht nur die Krankenbehandlung im Mittelpunkt stehen, sondern auch die Ausbildung von Ärzten und die Forschung. Von ihm stammten manche brillanten, weitreichenden Vorschläge: getrennte Krankenhäuser für Seuchenopfer, spezialisierte Mutterhäuser und ein zentraler Gesundheitsrat zur Organisierung der öffentlichen Gesundheitsfürsorge. Auch sollte die Regierung sich der Gesundheitsprobleme verschiedener Berufsgruppen annehmen. Solche Maßnahmen waren indes der Zeit weit voraus, und nur wenige von Pettys Anregungen wurden verwirklicht.

Dennoch übten die Ideen Graunts einen bedeutsamen Einfluß aus. Im Jahre 1669 setzte Christiaan Huygens seine mathematischen Talente ein – Edmund Halley (1656–1742) tat es ihm 1693 nach –, um Tabellen zur Lebenserwartung zu erstellen, die sich später bei Lebensversicherungen als nützlich erweisen sollten. Nicht nur durch Graunt schuf die Statistik sich im medizinischen Denken Platz, sondern auch durch andere Zeiterscheinungen: wie Beliebtheit der Mathematik, Interesse an Präzisionsinstrumenten, Sammlung meteorologischer Befunde und eine beginnende Erfassung experimenteller Daten über physiologische Phänomene.

Besonders in den deutschen Fürstentümern zeigte sich die zunehmende Sorge des Staates für seine Einwohner: von hier stammt der Gedanke, daß die Obrigkeit durch ihre Vertreter zur Fürsorge und Überwachung ihrer Bürger im Hinblick auf Krankheiten verpflichtet sei.

710 Seuchen forderten weiterhin ihre Opfer, wie *Die Pest von Neapel*, 1656, von Domenico Gargiulio zeigt. Museo Nazionale di San Martino, Neapel

711 Gestochene Titelseite von Ludwig Lavaters *De Spectris, Lemuribus, Variisque ...* mit einer kesselrührenden Hexe. In Frankreich wurde die Todesstrafe für Hexerei bereits 1680 abgeschafft, aber der Hexenglaube hielt sich bis ins 18. Jahrhundert. National Library of Medicine, Bethesda, Maryland

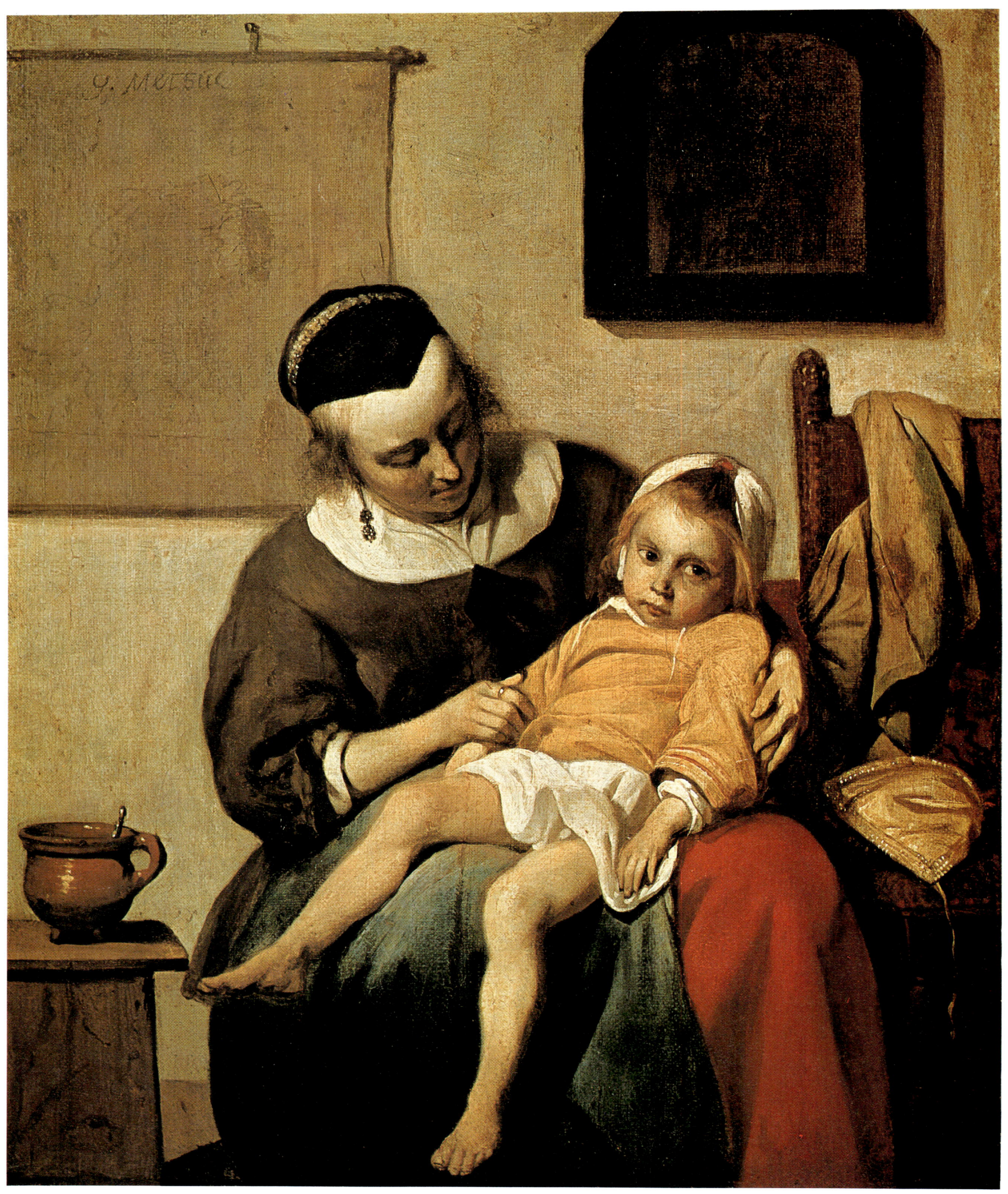

712

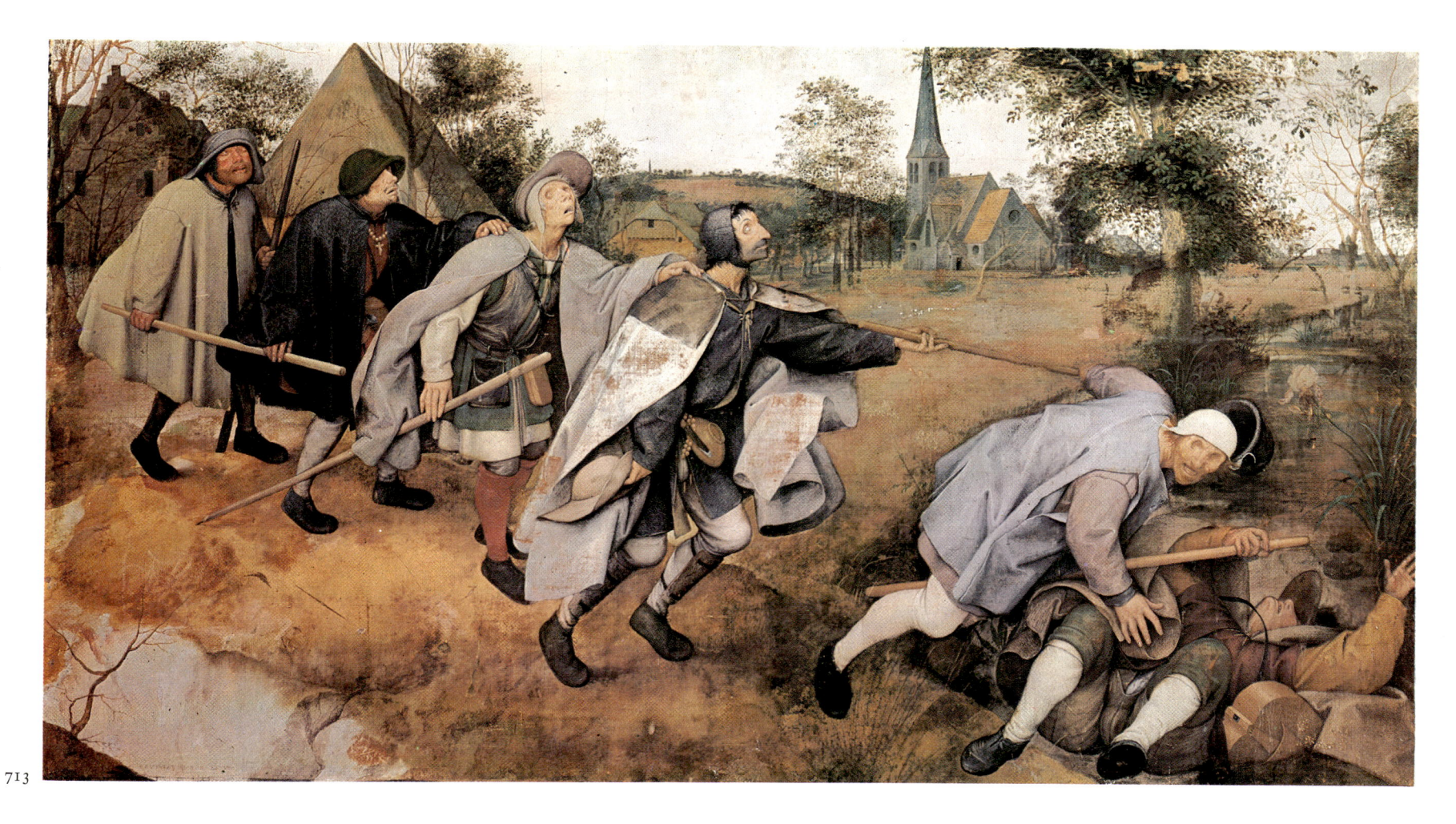

713

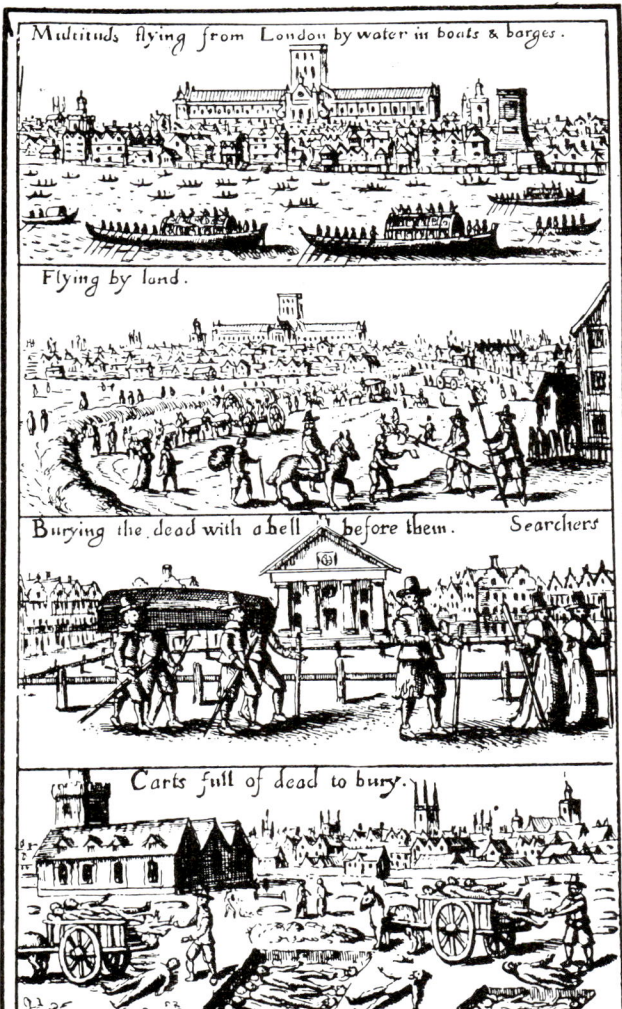

714

712   *Das kranke Kind*, um 1660, von Gabriel Metsu. Dieses Kind wird liebevoll versorgt, Kinder armer Leute hingegen hatten im 17. Jahrhundert wenig Aussicht auf ärztliche Behandlung. Rijksmuseum, Amsterdam

713   *Die Blinden*, 1568, von Pieter Bruegel dem Älteren erinnert daran, daß ererbte und erworbene Blindheit in Europa ein häufiges Gebrechen war. Museo e Galleria Nazionali di Capodimonte, Neapel

714   Druck mit Szenen von der großen Pestepidemie in London im Jahre 1664. Pepysian Collection, Clarendon Press, Oxford

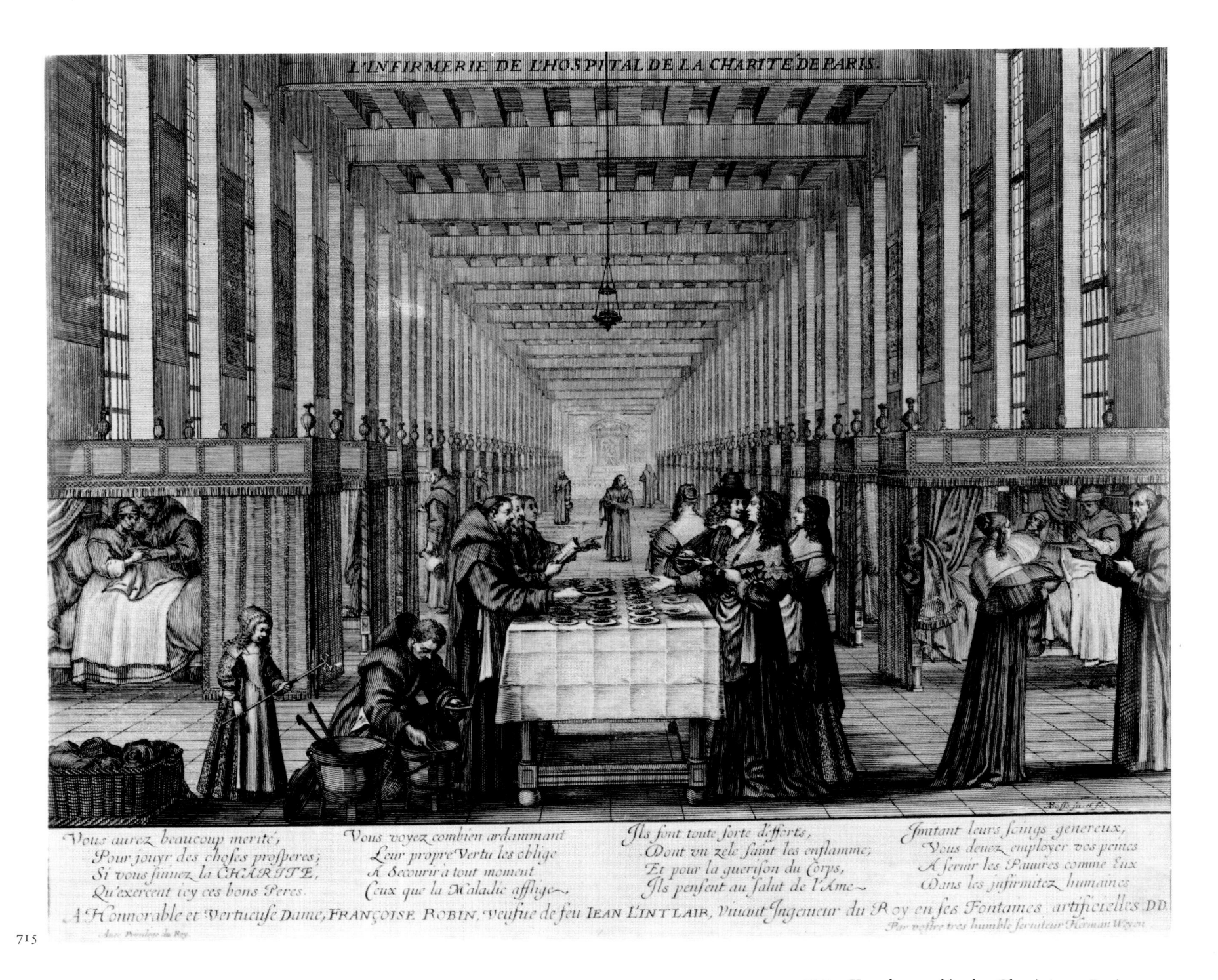

L'INFIRMERIE DE L'HOSPITAL DE LA CHARITÉ DE PARIS.

Vous aurez beaucoup merité,
Pour jouyr des choses prosperes;
Si vous suiuez la CHARITÉ,
Qu'exercent icy ces bons Peres.

Vous voyez combien ardamment
Leur propre Vertu les oblige
A secourir à tout moment
Ceux que la Maladie afflige

Ils font toute sorte d'efforts,
Dont vn zele saint les enflamme;
Et pour la guerison du Corps,
Ils pensent au salut de l'Ame

Imitant leurs soings genereux,
Vous deuez employer vos peines
A seruir les Pauures comme Eux
Dans les infirmitez humaines

A Honnorable et Vertueuse Dame, FRANÇOISE ROBIN, veufue de feu IEAN L'INTLAIR, Viuant Ingenieur du Roy en ses Fontaines artificielles. DD
Par vostre tres humble seruiteur Herman Weyen

Auec Priuilege du Roy

715

715   Krankensaal in der Charité von Paris,
Radierung (um 1635) von Abraham Bossé. Bis
ins 18. und 19. Jahrhundert nahmen Krankenhäuser in erster Linie nicht Menschen mit
akuten Erkrankungen, sondern Arme, Krüppel
und von chronischen Leiden Befallene auf.
Smith, Kline, and French Collection,
Philadelphia Museum of Art

716   Porträtradierung von Bernardino Ramazzini, Autor der ersten umfassenden Abhandlung
über Berufskrankheiten. New York Academy
of Medicine

In verschiedenen Gegenden Europas blieb die öffentliche Gesundheit zwar in erster Linie Sache der Bevölkerung (beispielsweise Straßenreinigung und Kanalisation), doch jetzt wurden Gesetze erlassen und Inspektoren zu ihrer Durchsetzung ernannt. Zum Einsammeln von Unrat bestellte man »Gassenkehrer«, und zum Abladen des Mülls wurden Plätze außerhalb der Städte vorgesehen.

Mit Wasser versorgten die Städte sich anfangs aus Quellen, später aus Flüssen. Als Pumpen und andere technische Neuerungen allmählich in den Dienst der Öffentlichkeit gestellt wurden, leitete man gewöhnlich das Wasser in eine Hauptzisterne und von da in Nebenzisternen, wobei es freilich zumeist schon verdorben war, ehe es den Verbraucher erreichte.

Hospitäler für die Krüppel waren Angelegenheit der Ortsgemeinden, und meist dienten sie auch der Aufnahme der Armen, Alten und Kranken. Die getrennte Aufgabe, von akuten Krankheiten Befallene zu behandeln, übernahmen Krankenhäuser erst im 18. und 19. Jahrhundert, doch bereits im 17. Jahrhundert begann man, sie für die medizinische Forschung und Lehre zu benutzen.

Bedeutende Beiträge zur Volksgesundheitspflege leisteten damals Lancisi, Kircher und Ramazzini. Giovanni Maria Lancisi (1654–1720) kam der Erkenntnis sehr nahe, daß Malaria von einem Insekt übertragen würde: er glaubte, Sümpfen entstiegen sowohl Lebewesen (die man später als Stechmücken erkannte) als auch tote Partikel, die Krankheiten erregen könnten.

Athanasius Kircher (1602–1680) wies als erster ausdrücklich auf Mikroorganismen als Erreger ansteckender Krankheiten hin. Allerdings dürften die »Würmer«, die er unter seinem schwachen Mikroskop im Blut entdeckte, in Wahrheit rote Blutkörperchen gewesen sein und nicht Bakterien. Seine Arbeiten erregten Aufmerksamkeit in ganz Europa, aber infolge der technischen und theoretischen Schwierigkeiten gaben einige seiner Nachfolger vor, mehr gesehen zu haben, als tatsächlich existierte. Die daraufhin einsetzende Reaktion führte zur allgemeinen Ablehnung des Anspruchs, Krankheit sei auf mikroskopisch kleine Geschöpfe zurückzuführen.

Bernardino Ramazzini (1633–1714) verfaßte die erste umfassende Abhandlung über Berufskrankheiten, in der er mögliche Krankheitsursachen bei mehr als 42 verschiedenen Berufen untersuchte, darunter den des Bergmanns, Vergolders, Apothekers, Sängers, Malers, Soldaten, Bäckers und der Hebamme. Sein Werk stellte eine Synthese aller damaligen Kenntnisse über Berufskrankheiten dar und diente bis zum 19. Jahrhundert der weiteren Forschung über Volksgesundheit als wichtige Quelle.

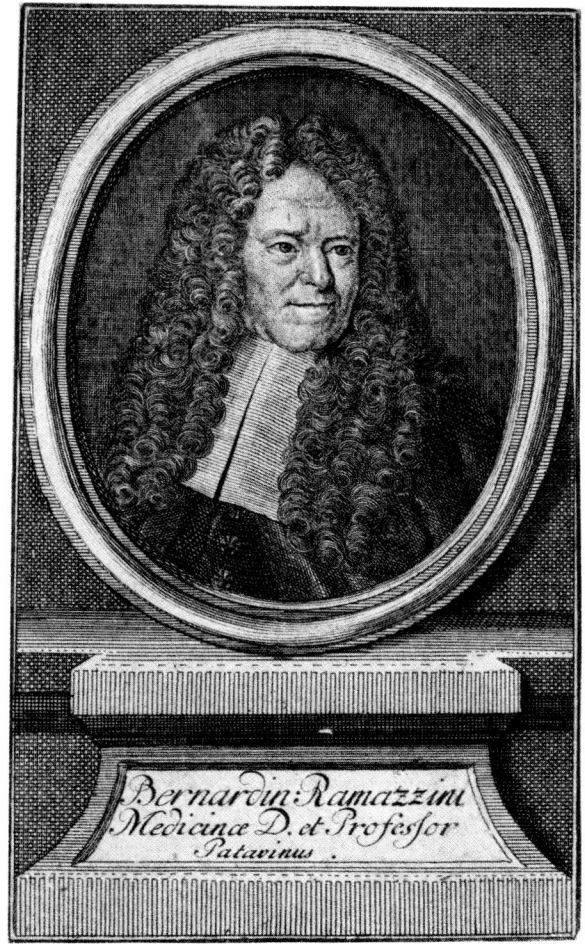

716

463

Das 18. Jahrhundert

Das 18. Jahrhundert

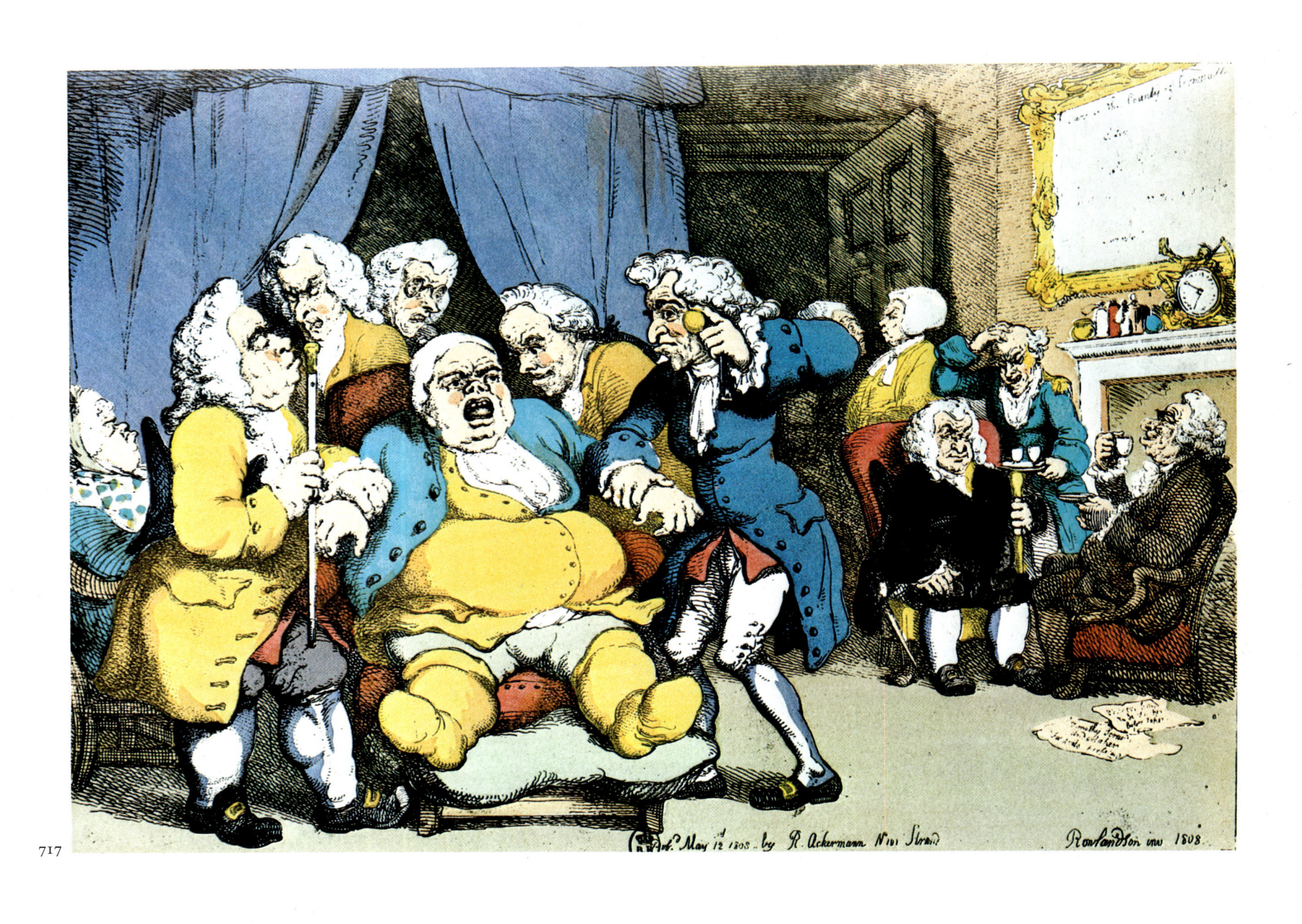

717

Das 18. Jahrhundert wird wegen seines Beharrens auf einem rational-wissenschaftlichen Ansatz zur Lösung aller historischen Menschheitsfragen häufig als diejenige Zeit angesehen, in der es gelang, die Tyrannei mittelalterlicher Dogmen endgültig hinwegzufegen. Unzweifelhaft haben ja auch die Ausblicke, die sich dank der Genies Newton, Descartes, Boyle und Bacon im Jahrhundert davor aufgetan hatten, die Menschen fort von blinder Autoritätsgläubigkeit und hin zu einem ungekannten Vertrauen in Fortschritt und den unausbleiblichen Triumph des menschlichen Geistes geführt. Dennoch ist der Arzt, stets für konservative Haltung bekannt, selten imstande gewesen, mit den wissenschaftlichen Entdeckungen seiner Zeit, zumal solchen auf anderen Gebieten als seinen eigenen, Schritt zu halten oder gar sie unmittelbar praktischer Anwendung zuzuführen. Die Mediziner konnten die staunenswerten, einander rasch ablösenden Fortschritte in der Physik und der Chemie kaum übersehen; aber die daraus resultierende Wiederbelebung des Interesses an den Schemata der Iatrophysiker und Iatrochemiker trug wenig zur Förderung der medizinischen Praxis bei, ja sie mag sogar eine Periode des Stillstands oder des Niedergangs eingeleitet haben.

Besondere Aufmerksamkeit wandten die medizinischen Theoretiker des 18. Jahrhunderts dem gefeierten Philosophen Gottfried Wilhelm Leibniz (1646–1716) zu. Leibniz' grundlegende Lehrsätze von der Logik, den Naturgesetzen und der den Körper regierenden Lebenskraft fanden den Weg in viele der medizinischen Theorien, die während der ersten Jahre des Jahrhunderts in Schwang kamen und unter denen eine der einflußreichsten die vitalistische Lehre Georg Ernst Stahls (1660–1734) war. Stahl lehnte die Auffassung von Descartes, wonach der Körper nichts als eine Maschine sei, ab und nahm statt dessen die Existenz einer »anima« oder empfindenden Seele an, welche die körperliche Gesundheit auf eine der »physis« des Hippokrates und der ›psyche‹ des Aristoteles nicht unähnliche Weise reguliere. Voll Verachtung für die Anatomie wie die Physiologie, war Stahl ein energischer Befürworter des Aderlasses und anderer Verfahren der Reduktion von »plethora« (Überfülle). Seine Unterstützung der Phlogiston-Theorie der Verbrennung dürfte die Entdeckung des Sauerstoffs um mehrere Jahrzehnte aufgehalten haben.

Ein Kollege Stahls an der Universität Halle (und dazu bestimmt, sein erbitterter Rivale zu werden) war Friedrich Hoffmann (1660–1742). Im Gegensatz zu Stahl war Hoffmann ein leidenschaftlicher, begeisternder Lehrer, dessen Vorlesungen Studenten in Massen anzogen. Sein mechanistisches Ordnungsschema ohne Umschweife baute darauf auf, daß die Fasern, aus denen sich für ihn der ganze Körper zusammensetzte, sich als Reaktion auf einen »Tonus« genannten Zustand dehnten oder zusammenzögen und daß dieser Vorgang von einem dem Gehirn entströmenden »Nervenäther« gesteuert würde. Gesundheit hing daher von der richtigen Regelung des Tonus ab, und Hoffmanns relativ einfache Therapie bestand in der Verabreichung von entspannenden Sedativen und anregenden Stimulantia – eine Methode, welche an die von Asklepios in römischer Zeit vertretene Theorie von den ›Poren‹ erinnert. In Frankreich gewann Hoffmanns mechanistische Anschauung durch die Schriften des Arztes und Philosophen Julien de Lamettrie (1709–1751), dessen *L'Homme machine* (1748) viel bewundert wurde, ein breites Publikum.

Großen Einfluß hatte Hoffmanns Lehre auch in der englischsprachigen Welt, wo sie mit einigen Abwandlungen durch William Cullen (1710–1790) eingeführt wurde. Cullen, dessen *First Lines of Physic* (1776) ein Vademecum für Generationen von Studenten und Praktikern werden sollte, vertrat die These von der »Nervenenergie« als der Bestimmungsgröße des normalen Körperzustands. Weiter vereinfacht (oder verfälscht) wurde diese These von Cullens ehemaligem Schüler, dem drogen- und alkoholsüchtigen John Brown (1735–1788), der die Grundlage körperlichen Wohlbefindens in »Erregbarkeit« sah und daher die Verwendung von Anregungs- bzw. Beruhigungsmitteln empfahl, damit das wünschenswerte harmonische Gleichgewicht der »stimuli« (Reize) herbeigeführt werde. Browns Einteilung der Krankheiten in »sthenische« und »asthenische« übte auf die hart arbeitenden Ärzte in den Grenzgebieten der Neuen Welt starke Anziehungskraft aus und erhielt den Segen keines Geringeren als des berühmten amerikanischen Mediziners Benjamin Rush (1745–1813).

Eine weitere Theorie, auch sie in hohem Maße spekulativ, hatte beträchtliche Auswirkungen in Frankreich. Théophile de Bordeu (1722–1776) übernahm Stahls Lehrsatz von der »Vitalkraft« und legte seine eigene Version des Vitalismus vor, derzufolge die drei Hauptorgane des Körpers – Magen Herz und Hirn – ein Sekret ausscheiden, das bei richtiger Konzentration im Blutstrom die Gesundheit erhalten hilft. Bordeu ist dadurch als Wegbereiter der Endokrinologie bekannt geworden. Seine Behauptung, jede Krankheit ende in einer Krise, erweckte erneut Interesse an

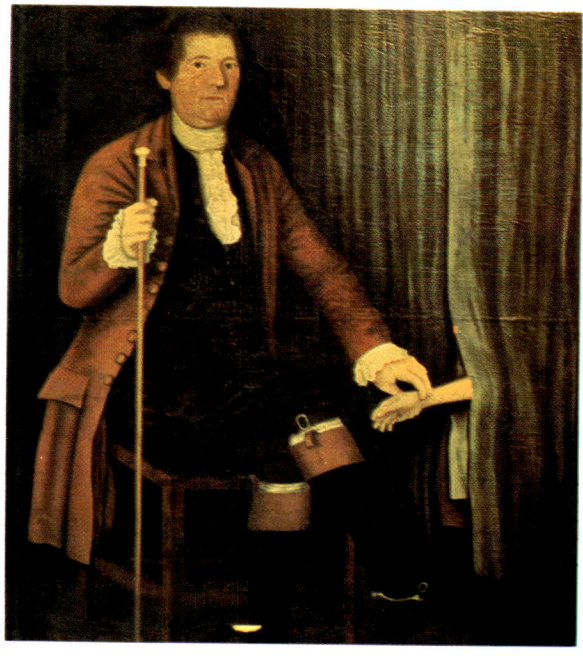

718

717 Die Hilflosigkeit der Ärzte angesichts schwerer Krankheiten karikierte Thomas Rowlandson in *Die Konsultation*, 1808: »Die letzte Zuversicht, wenn die Herren die Köpfe schütteln und ihrem Patienten raten, er möge an den Himmel denken – alles vorbei, gute Nacht.« National Library of Medicine, Bethesda, Maryland

718 Dr. William Clysson fühlt einer Patientin diskret den Puls – auch eine Art, die Diagnose zu stellen. Gemälde (um 1780) von Winthrop Chandler. Leihgabe der Ohio Historical Society, Campus Martius Museum, Marietta, Ohio, an das Art Institute of Chicago

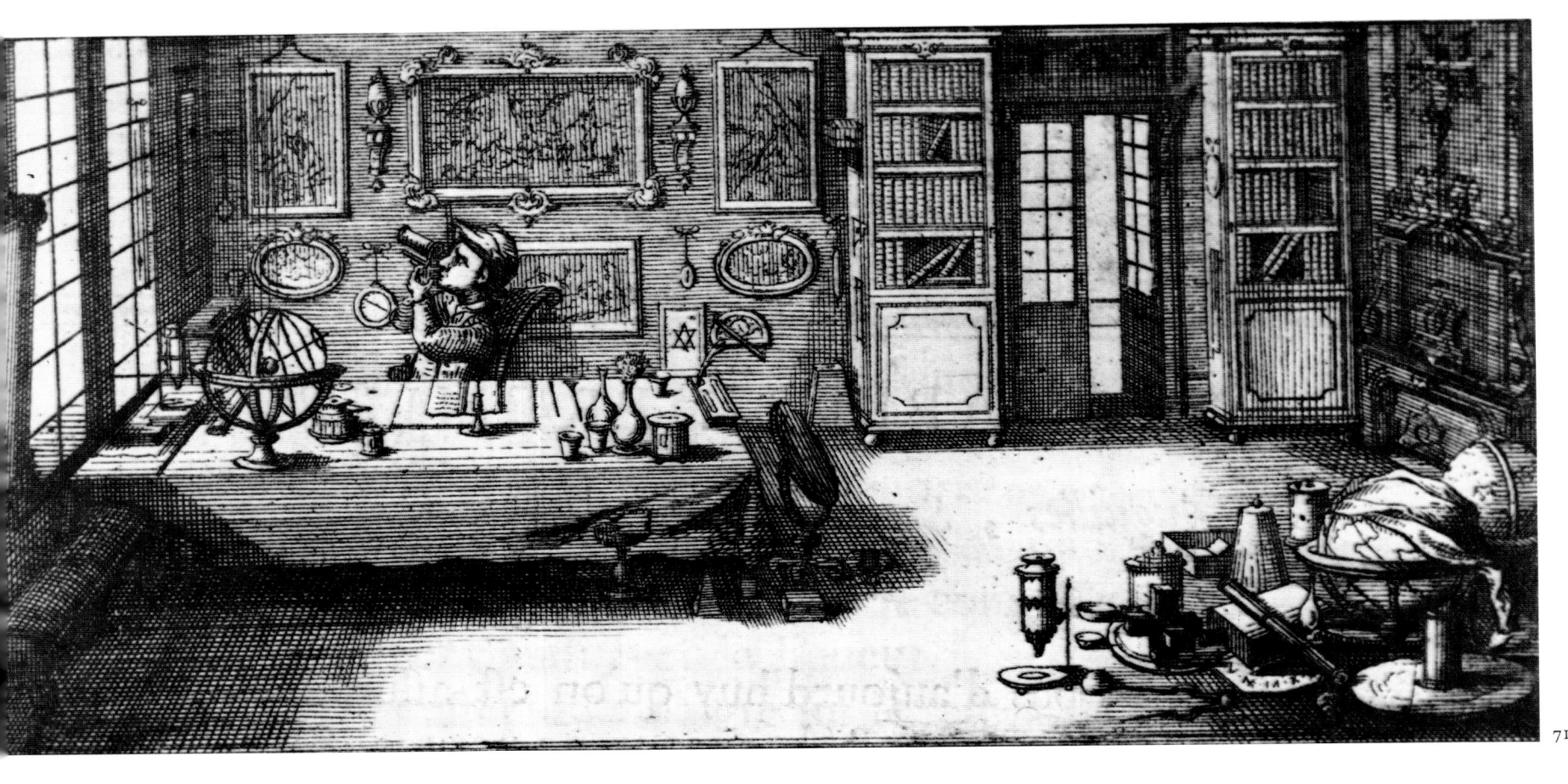

719

719 Stich aus *Descriptions et Usages de Plusieurs Nouveaux Microscopes*, 1718, von Louis Joblot. Erstaunliche Fortschritte in der Physik und Chemie erneuerten das Interesse an den Arbeiten der Iatrophysiker und Iatrochemiker. National Library of Medicine, Bethesda, Maryland

720 Porträt von Dr. Georg Ernst Stahl. Nach seiner Lehre gebot eine Lebenskraft, *anima* genannt, über die Gesundheit und rief im Kampf gegen Krankheiten Fieber hervor. Blutentziehung und Darmentleerung hielt er für heilsam. New York Academy of Medicine

721 Ein Bildnis von Benjamin Rush, dem bedeutendsten amerikanischen Arzt seiner Zeit. Stich (1800) von Edward Savage. Mabel Brady Garvan Collection, Yale University Art Gallery

722 Benjamin Rushs Arzneikasten. Mutter Museum, College of Physicians of Philadelphia

723 Stich des *Jardin des Plantes* von Jean-Baptiste Hilaire. Unter dem Patronat der Regierung wurden dort wissenschaftliche Studien betrieben, um Botanikern und Zoologen detaillierte Sachkenntnisse zu vermitteln. No. 737, Ve 53f, rés. fol. 103, Bibliothèque Nationale, Paris

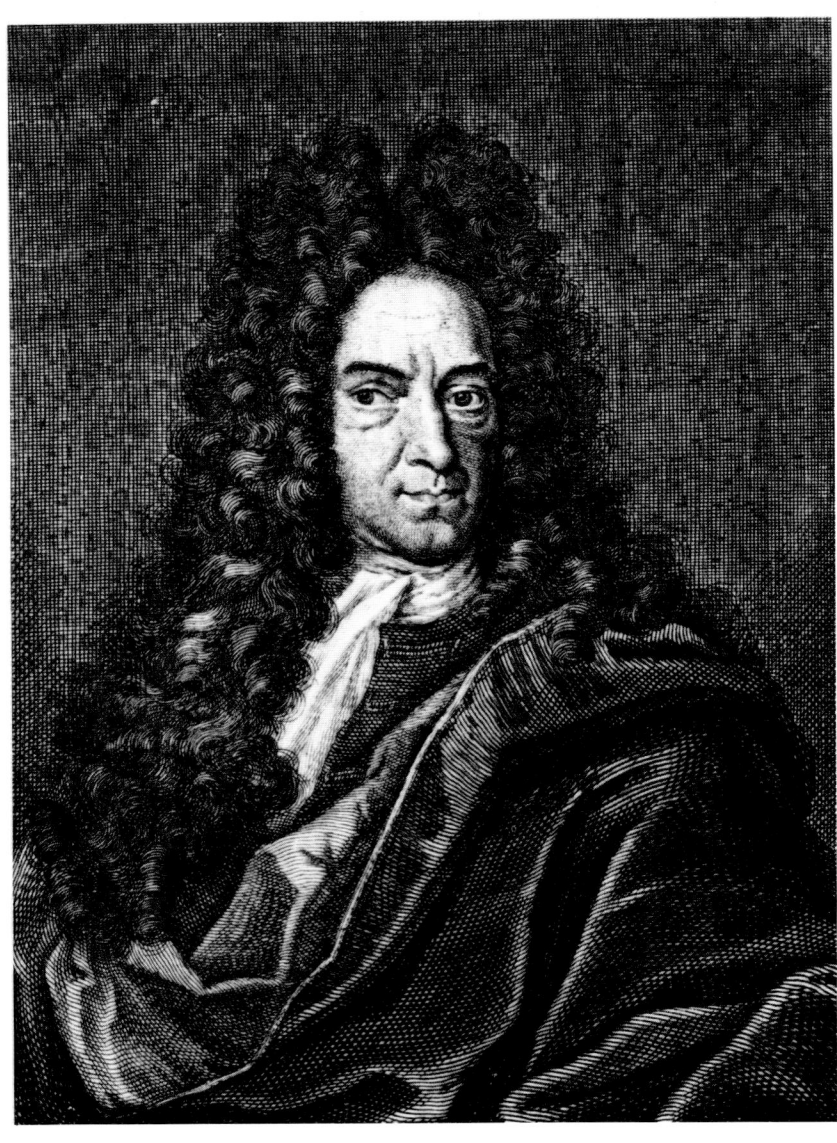

720

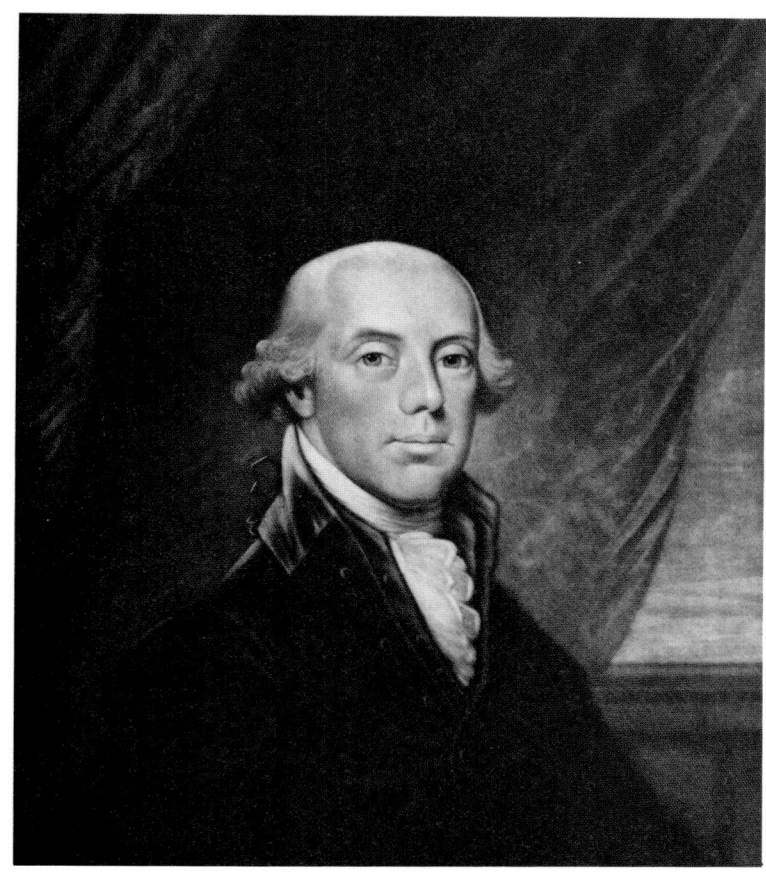

721

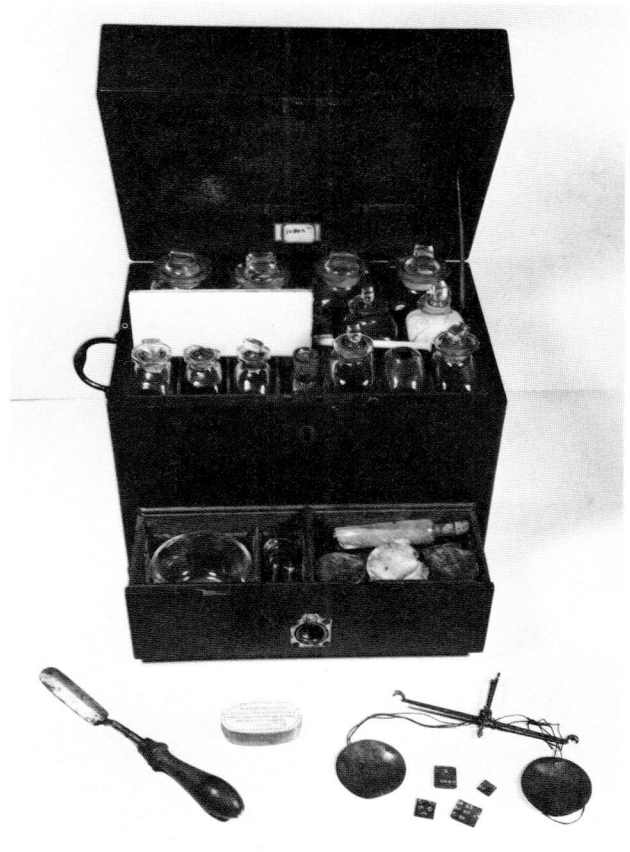

722

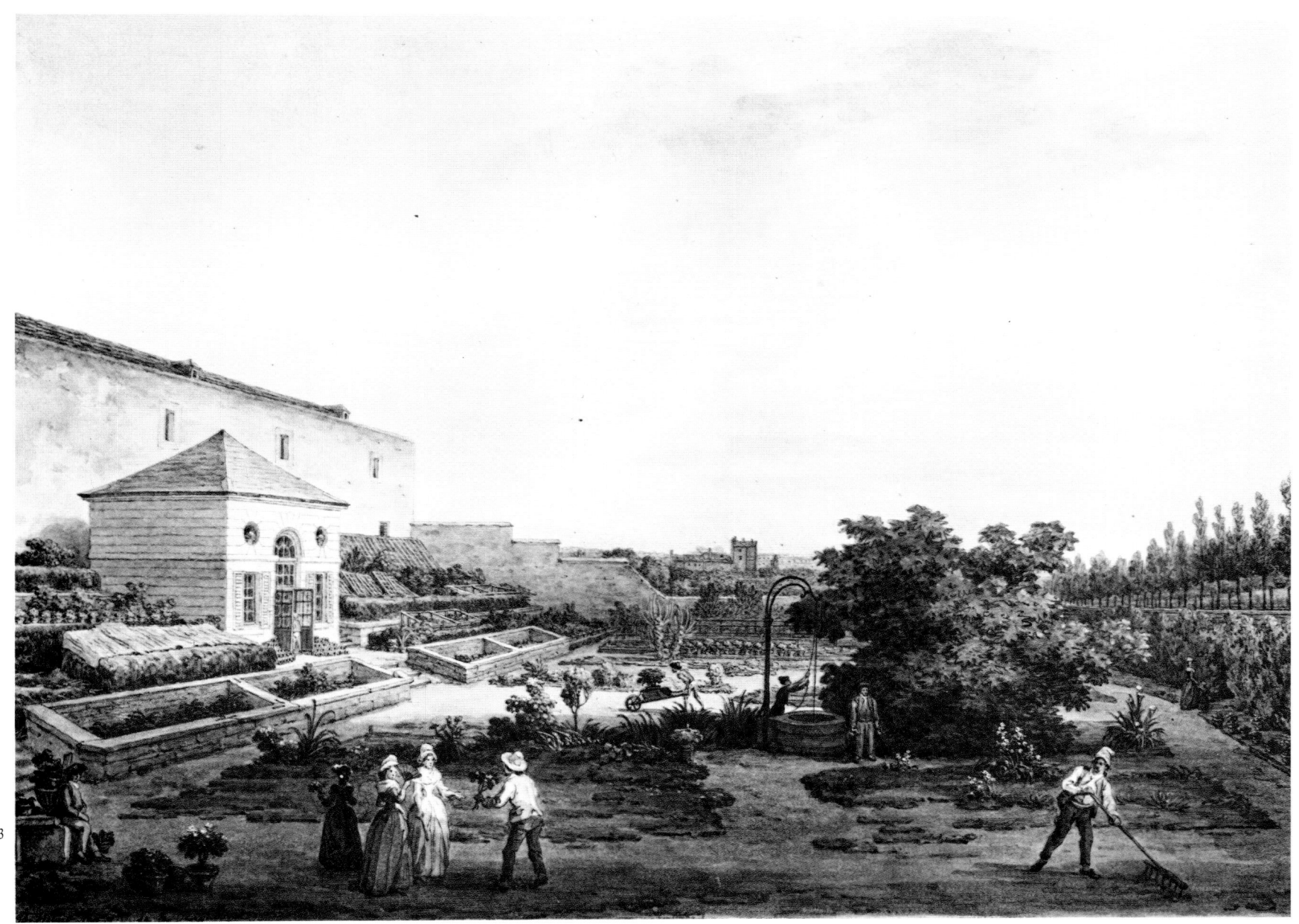

723

724 Lebensgroßes anatomisches Wachsmodell aus dem 18. Jahrhundert. Modelle dieser Art wurden häufig als Lehrmittel an den Universitäten benutzt. Semmelweis-Museum für Medizingeschichte, Budapest

725 Aderlaßmesser mit drei Klingen und Einstichnadel (um 1790). Neben Schröpfen und Purgieren war der Aderlaß noch im 18. Jahrhundert eine geachtete Behandlungsmethode. Privatsammlung

726 Trinkflasche in Taubenform zum Ernähren bettlägeriger Kranker. Semmelweis-Museum für Medizingeschichte, Budapest

727 Eine von Thomas Rowlandsons zahlreichen Karikaturen über den Arztberuf. National Library of Medicine, Bethesda, Maryland

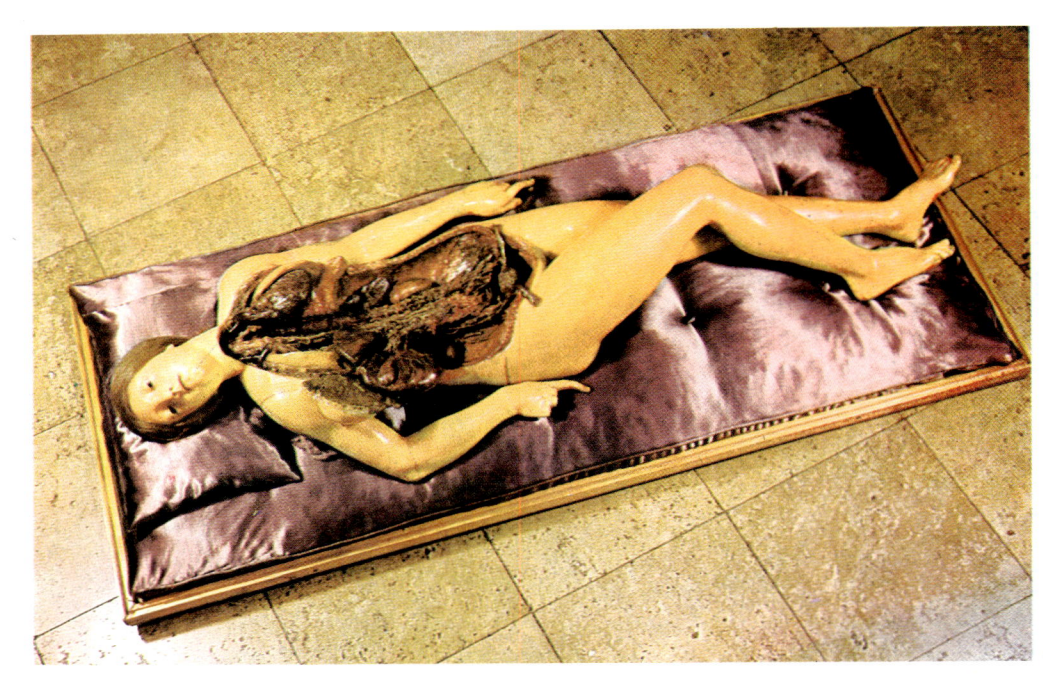

724

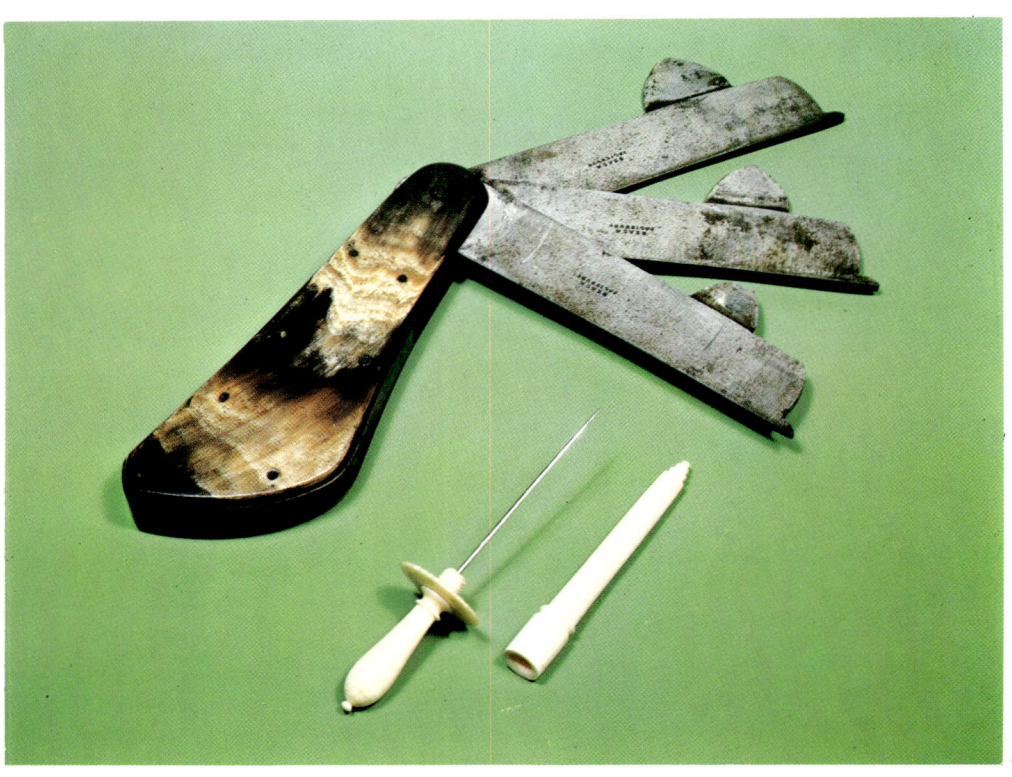

725

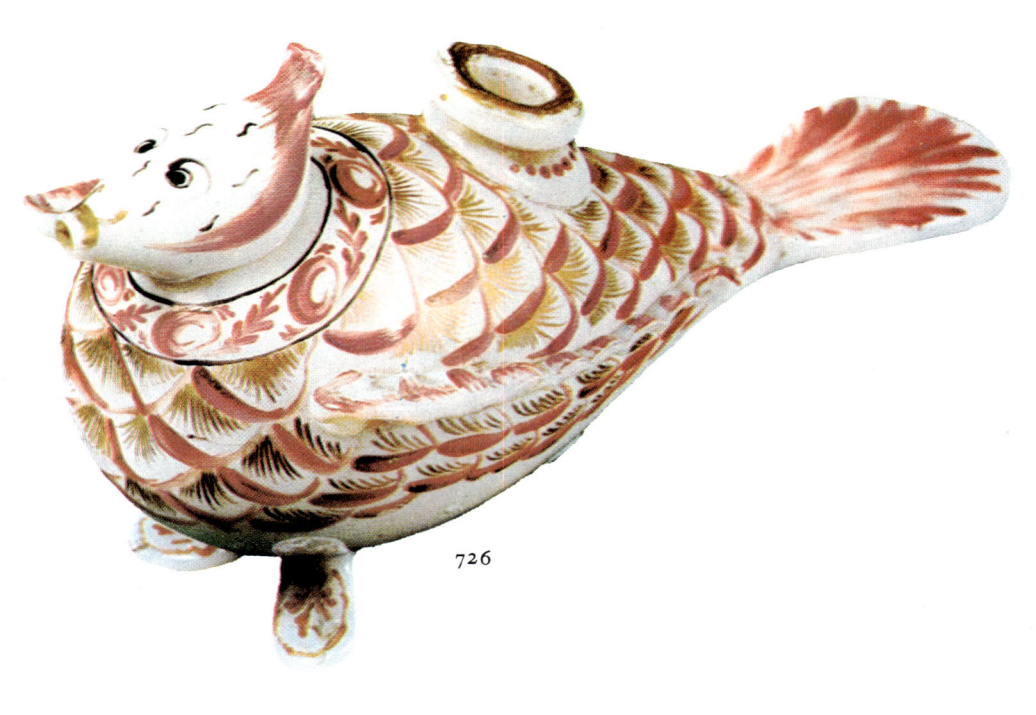

726

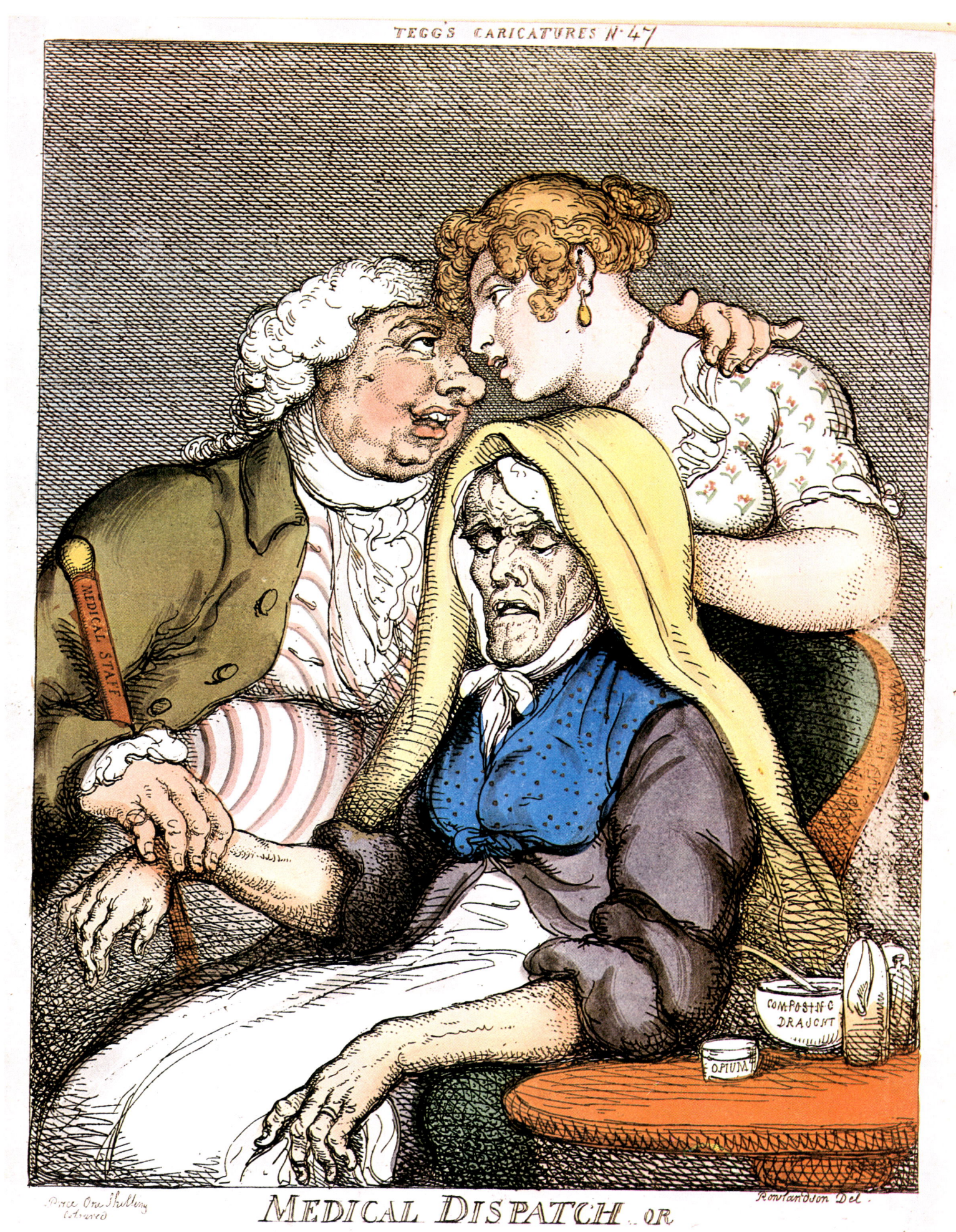

MEDICAL DISPATCH ..OR

DOCTOR DOUBLEDOSE KILLING TWO BIRDS WITH ONE STONE.

727

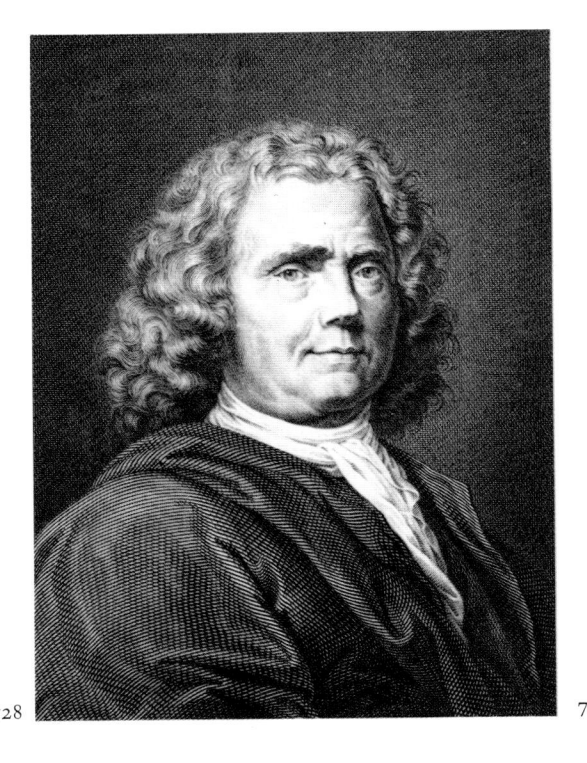

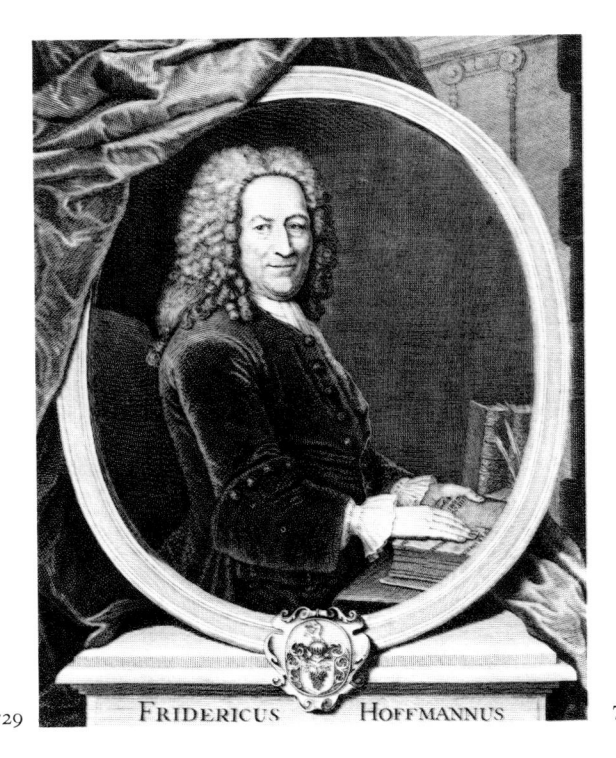

FRIDERICUS HOFFMANNUS

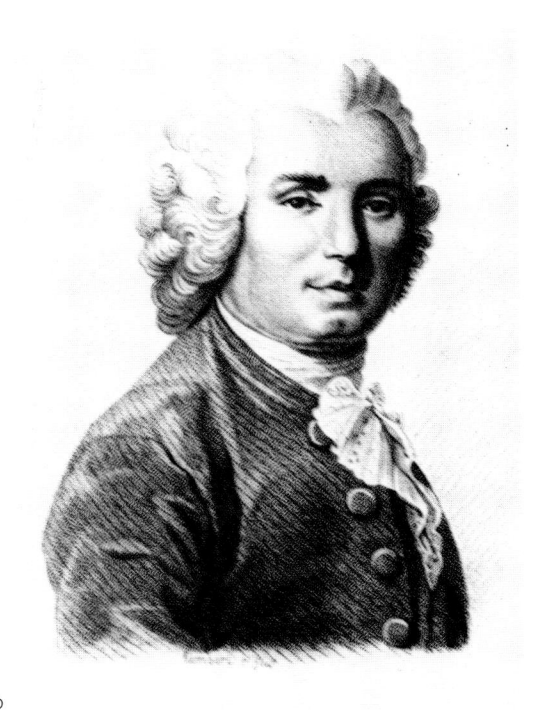

728   729   730

728   Der große Lehrer und Kliniker Herman Boerhaave war in Leiden die Hauptfigur, um die sich die Medizinstudenten scharten. New York Academy of Medicine

729   Der einflußreiche Medizinphilosoph Friedrich Hoffmann war der Überzeugung, daß Wissenschaftler bei der Erforschung der Natur zu Mechanik, Chemie und Anatomie greifen sollten. New York Academy of Medicine

730   Porträtstich von Théophile de Bordeu, einem Wegbereiter der Endokrinologie. New York Academy of Medicine

731   Anatomische Zeichnung des amerikanischen Malers John Singleton Copley aus dem Jahre 1756. British Museum, London

732   Stich von Claude Perrault zur Erinnerung an den Besuch Ludwigs XIV. bei einer Mathematikklasse der Akademie der Wissenschaften im ›Jardin des Plantes‹. Staatliche Schirmherrschaft gab den Wissenschaften Auftrieb zu stetiger Fortentwicklung. Va 257 fol., Bibliothèque Nationale, Paris

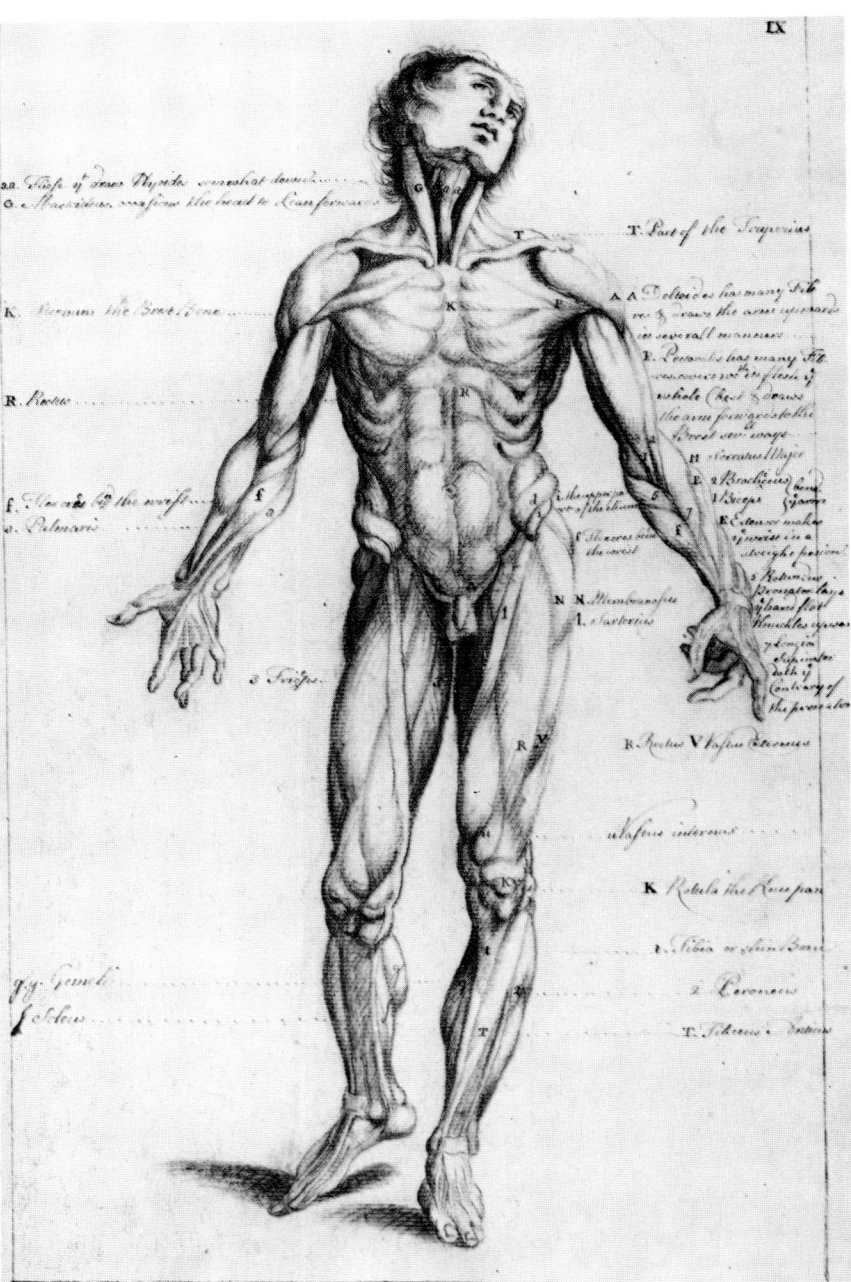

731

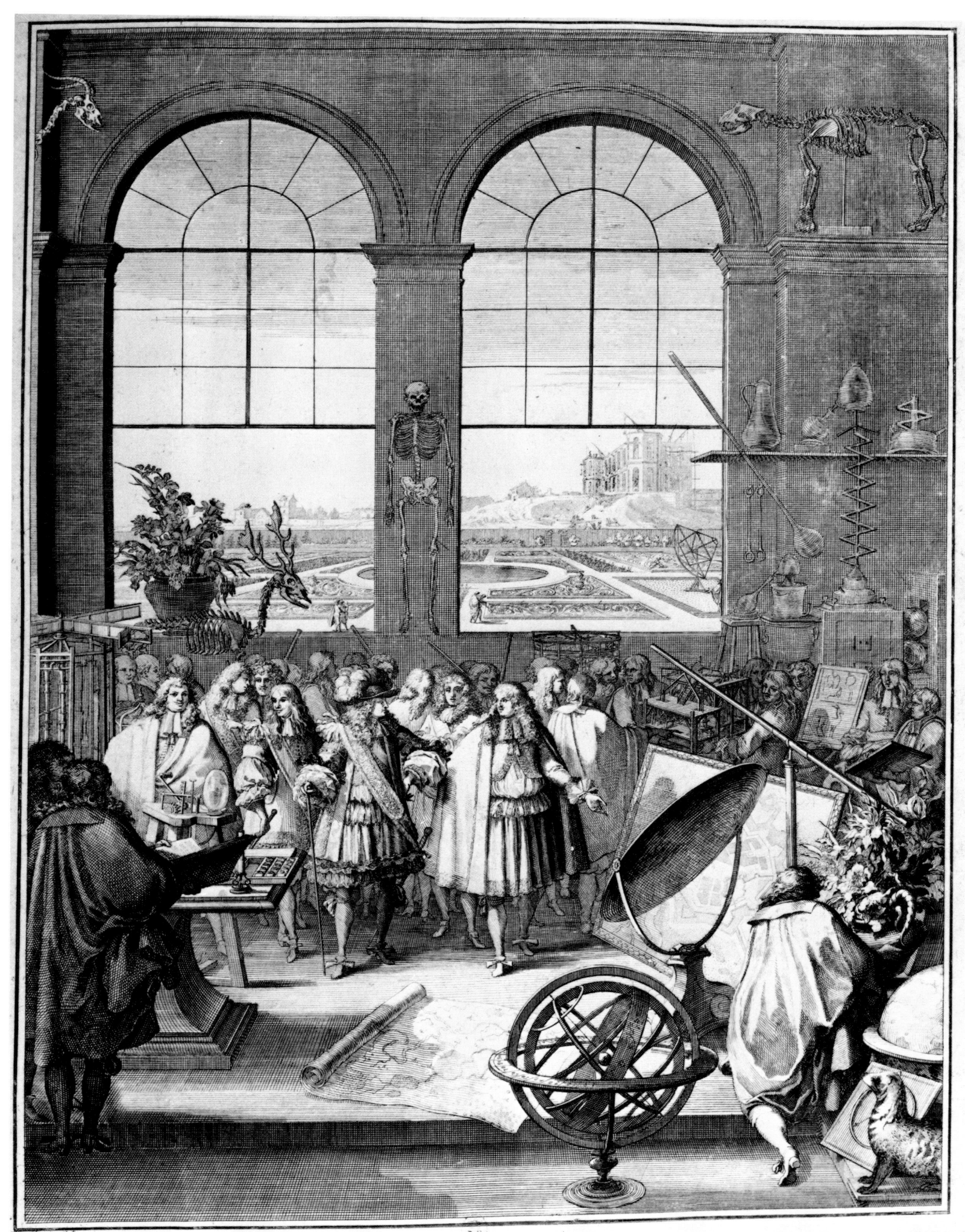

732

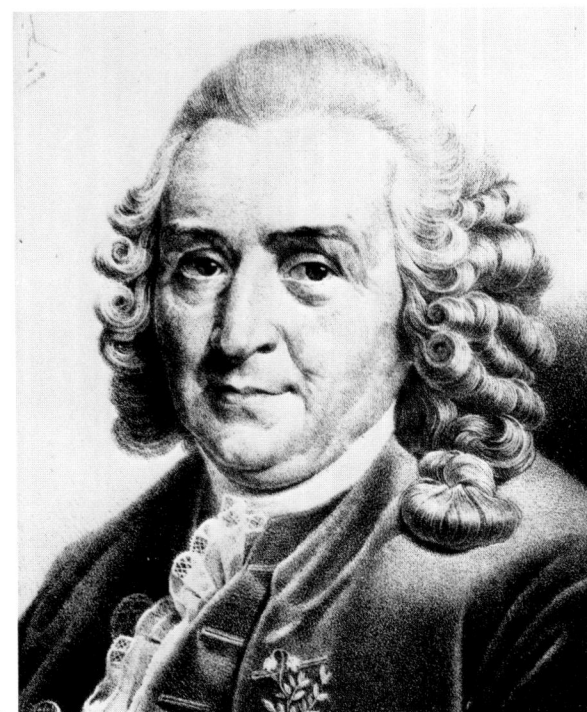

733

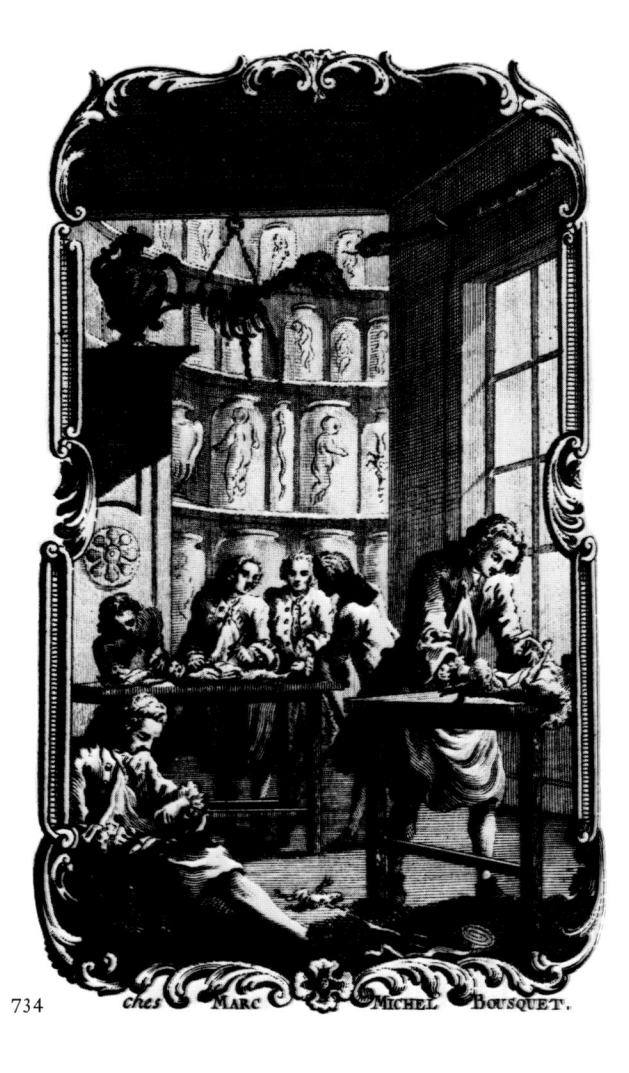

734 *chez Marc Michel Bousquet.*

dieser alten hippokratischen Doktrin. Der Vitalismus übte das ganze Jahrhundert hindurch großen Einfluß aus und erreichte dank der Bemühungen eines Professors in Montpellier, Paul Joseph Barthez (1734–1806), neue Gipfel der Popularität.

Versuche der Klassifizierung aller Krankheiten regte der Erfolg des schwedischen Botanikers und Arztes Carl von Linné (1707–1778) an, des Schöpfers der zweinamigen Nomenklatur, die noch heute in der botanischen und zoologischen Gliederung gebräuchlich ist. Die medizinischen Klassifizierungen Linnés allerdings erwiesen sich – ebenso wie die späteren Philippe Pinels (1745–1826) – als wertlos, und nur die systematischen Listen von François Boissier Sauvages de Lacroix (1706–1767) besaßen genügend Gültigkeit, um ihrem Bearbeiter bleibenden Ruhm als Begründer der medizinischen Klassifikation einzutragen.

Die Lehre und die Lehrer

Zu Beginn des 18. Jahrhunderts hatten die älteren Zentren der Medizin in Oberitalien ihren Vorrang verloren, und viele nördlich der Alpen neu gegründete Schulen wetteiferten nun um Studenten. Nicht selten profitiert eine ärztliche Ausbildungsstätte ja kräftig von der Anziehungskraft eines einzelnen großen Lehrers; so wurde der bereits erwähnte Erfolg Hoffmanns in Halle noch von dem Zulauf übertroffen, den der große Hermannus Boerhaave (1668–1738) in Leiden hatte. Diesem charismatischen Manne gelang es, Leiden zeitweise zum medizinischen Mittelpunkt ganz Europas zu machen. Boerhaave war ein echter Humanist von renaissancehafter Prägung; seine Interessen reichten weit über die Medizin hinaus und umfaßten alle Künste, auch die Musik und die Literatur. Eklektiker aus freier Wahl, war er keineswegs ein ungewöhnlicher, origineller Denker, noch trug er viel zur Therapeutik bei; als Beobachter und Lehrer indes war er unübertroffen. Ebenso wie der von ihm glühend bewunderte Sydenham legte Boerhaave das größte Gewicht auf die Lehre am Krankenbett und belebte so diesen wichtigen Zug der hippokratischen Methode aufs neue. Auch bestand er darauf, daß der Studierende die Leiche eines Patienten bis zum Sektionstisch begleite, um sich die Zusammenhänge zwischen Läsionen (krankhaften Veränderungen) und Symptomen einzuprägen. Zu ihrem Glück genossen die Studenten in Leiden den Vorteil, von einem der berufensten Anatomen der Zeit, Bernhard Siegfried Albinus (1697–1770), in seinem Fach unterrichtet zu werden.

Unter den zahlreichen Schülern Boerhaaves, die des Meisters Lehre in ganz Europa verbreiteten, war der Niederländer Gerard van Swieten (1700–1772), Verfasser eines renommierten Kommentars zu den *Aphorismen* (1709) seines Lehrers. Van Swieten wurde von der Kaiserin Maria Theresia als ihr Leibarzt nach Wien berufen und erhielt freie Hand, die medizinische Lehre an der ehrwürdigen Universität nach dem Vorbild Leidens zu reorganisieren. Zur Unterstützung bei diesem Vorhaben holte van Swieten sich einen anderen ehemaligen Leidener, Anton de Haen (1704–1776). Als hervorragender Kliniker und Hygieniker trug de Haen viel dazu bei, den Gebrauch des Thermometers in der Medizin und die Ausbildung einer Methode zur Aufklärung rätselhafter Fälle zu fördern.

Die sogenannte alte Wiener Schule erreichte unmittelbar nach der Jahrhundertmitte den Höhepunkt ihrer Beliebtheit und zog scharenweise Studenten aus allen Teilen Europas an. Ihr vielleicht berühmtester Absolvent war Johann Leopold Auenbrugger (1722–1809), der in *Inventum Novum* (1761) das Verfahren der Brustperkussion (Abklopfen mit den Fingern) zur Diagnose von Erkrankungen des Thorax sorgfältig beschrieb. Auenbruggers Zeitgenossen verlachten zwar diese Technik, aber 50 Jahre später wurde sein Buch wiederentdeckt und von Jean-Nicolas Corvisart (1755–1821) ins Französische übersetzt, wodurch eines der bleibenden diagnostischen Mittel des Arztes aufs neue eingeführt war. Mit dem Bau des allgemeinen Krankenhauses (1784) schuf Wien auch das für Europa vorbildliche Modell eines Hospitals, das sich nicht nur der Lehre, sondern auch der Pflege von Minderbemittelten annahm.

Als Boerhaave noch lehrte, war bereits ein anderer seiner Schüler, Alexander Monro (1697–1767), in sein Geburtsland Schottland zurückgegangen und hatte die alte Universität Edinburgh mit neuem Leben erfüllt. Auf den meisterlichen Anatomen Alexander Monro folgten ein Sohn und ein Enkel gleichen Namens; zusammen bildeten sie eine Dynastie, die mehr als ein Jahrhundert umspannen sollte. Edinburgh stieg rasch zum Hauptzentrum der medizinischen Lehre in der englischsprachigen Welt auf.

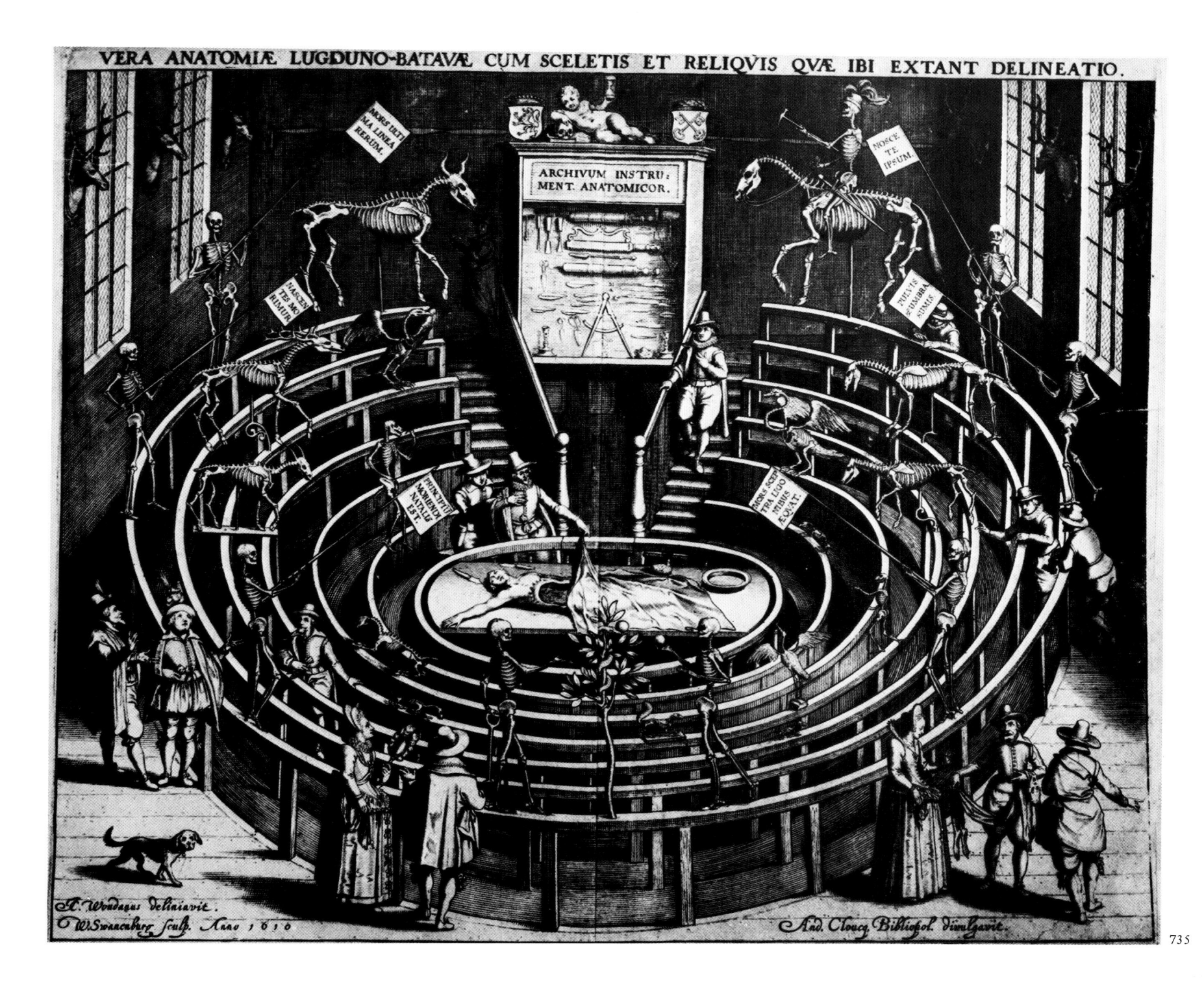

VERA ANATOMIÆ LUGDUNO-BATAVÆ CUM SCELETIS ET RELIQVIS QVÆ IBI EXTANT DELINEATIO.

735

733 Porträt des schwedischen Botanikers und Arztes Linné, dessen gelungene Klassifikation der Tiere und Pflanzen zu ähnlichen Unternehmungen auf dem Gebiet der Krankheiten anregte. New York Academy of Medicine

734 Illustration aus *De partibus corporis humani sensibilibus et irritabilibus* (1756) von Albrecht von Haller. Haller, ein überragender Gelehrter, erhellte die Physiologie des Nervensystems, indem er die Funktion der Nervenfasern und deren Beziehung zum Gehirn darlegte. National Library of Medicine, Bethesda, Maryland

735 Bernhard Siegfried Albinus lehrte Anatomie in Leiden und war so berühmt, daß modebewußte Zeitgenossen öfter in seine Vorlesungen hineinschneiten, wie die auf diesem Stich wiedergegebene Szene zeigt. Rijksuniversiteit, Leiden

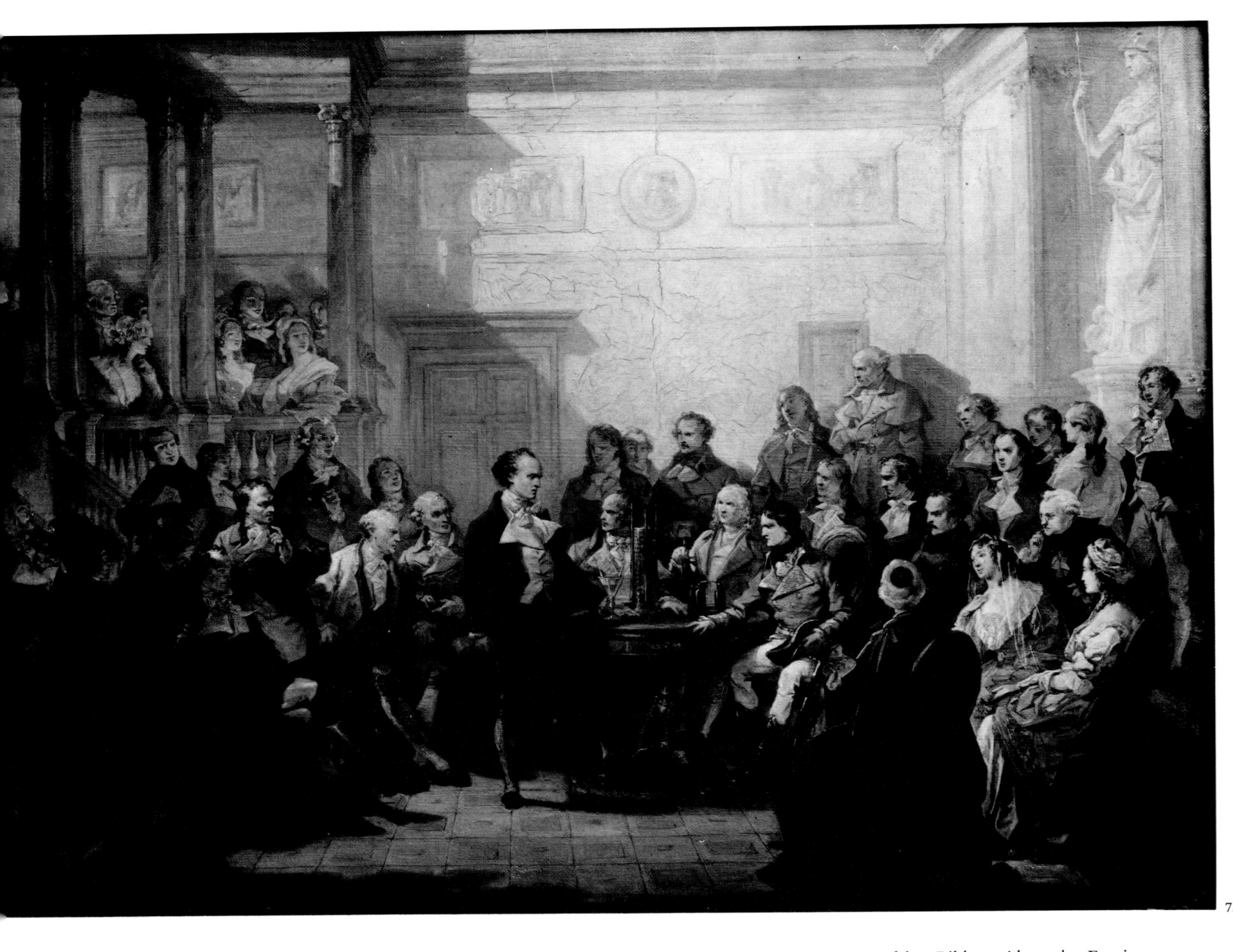

736

736 Auf dem Bild von Alexandre-Evariste
Fragonard erklärt der italienische Physiker
Alessandro Volta Napoleon die Funktions-
weise seiner bahnbrechenden Erfindung, der
Batterie. Sammlung Wildenstein, Paris

737 Antoine-Laurant Lavoisier und seine Frau
führten in gemeinsamer Arbeit eine Revolution
in der Wissenschaft der Chemie herbei und
wiesen die Bedeutung des Sauerstoffs, dem sie
die Bezeichnung Oxygen gaben, für die lebenden Zellen nach. Gemälde von Jacques-Louis
David aus dem Jahre 1788. Metropolitan
Museum of Art, New York

Der angesehenste aller Boerhaave-Schüler war indes der Schweizer Albrecht von Haller (1708–1777), ein Mann von schier grenzenloser Energie und Vorstellungskraft. In bezug auf humanistische Interessen tat es Haller seinem Lehrer gleich und übertraf ihn sogar mit Leichtigkeit: er war Dichter, verfaßte Romane, schrieb Tausende von Briefen, erstellte mustergültige Bibliographien und wurde von seinen Bewunderern oft als Universalgenie bezeichnet. An der Universität Göttingen hielt er Vorlesungen über eine Vielzahl von Themen; sein botanischer Garten zog Gelehrte aus aller Welt an, und selbst auf diesem Spezialgebiet konnte er sich mit dem großen Linné messen.

In seinen physiologischen Experimenten beschränkte Haller sich fast ausschließlich auf das Nervensystem. Die jahrhundertealte Vorstellung, nach der als Ursache der Nerventätigkeit eine die Nerven durchflutende Flüssigkeit galt, lehnte er ab. Seine Beobachtungen konzentrierte er auf die Nervenfasern und wies eindeutig nach, daß »Irritabilität« wohl als Eigenschaft der Muskelfasern gelten könnte, das Charakteristikum der Nervenfasern jedoch ein anderer Faktor sei, nämlich »Sensibilität«. Er nahm die heutige Theorie von der Beziehung zwischen Großhirnrinde und peripheren Nerven vorweg, und obwohl er den zentralen Bereich des Gehirns weiterhin als Sitz des Lebensprinzips oder der Seele ansah, verurteilte er alle mystischen Lehren. Haller darf als einer der Begründer des modernen physiologischen Denkens gelten.

In der Physiologie experimentierten noch andere, deren Arbeiten für die Heilkunst fruchtbar waren: René de Réaumur (1683–1757) erfand ein Thermometer sowie eine Skala, die nach ihm benannt sind, und betrieb bahnbrechende Studien über die Verdauung; Lazzaro Spallanzani (1729–1799) trug dazu bei, daß die überständige Auffassung von der Urzeugung begraben wurde, und bereitete den Weg für die experimentelle Befruchtung; Stephen Hales (1677–1761) demonstrierte die Dynamik des Blutumlaufs, arbeitete die Bedeutung des Kapillarsystems heraus und maß Blutdruck mittels eines Manometers, eines Vorläufers des heutigen Geräts.

Gegen Ende des Jahrhunderts begründete Luigi Galvani (1737–1798) mit seiner Entdeckung, daß eine elektrische Ladung Nerventätigkeit in Muskeln auszulösen vermochte, die neue Wissenschaft der Elektrophysiologie. Die daraus resultierenden Quacksalbermethoden und Irrlehren von der »animalen Elektrizität« wurden durch die Studien des Alessandro Volta (1745–1827) widerlegt, der nachwies, daß zum galvanischen Effekt kein Kontakt mit einem Tier erforderlich sei, und der überdies als erster eine Batterie baute.

Verstärkten Auftrieb erhielt in diesem Zeitraum die Physiologie der Atmung, vornehmlich durch die fortschreitende Kenntnis der Zusammensetzung der Luft. Die Phlogiston-Theorie, derzufolge entzündliche Materie bei der Verbrennung eine besondere Substanz an die Luft abgeben soll, verschwand nach der Isolierung des Sauerstoffs durch Karl Wilhelm Scheele (1742–1786) und Joseph Priestley (1733–1804). Antoine-Laurent Lavoisier (1743–1794) vollzog mehrere von Priestleys Versuchen nach, begriff aber die Bedeutung ihrer Ergebnisse besser. Während Priestley an der Phlogiston-Hypothese noch immer standhaft festhielt, bewies Lavoisier ihre Irrigkeit und gab dem für die Verbrennung verantwortlichen Bestandteil der Luft den Namen »Oxygen«. Er erkannte auch, daß für den Prozeß, den wir beim lebendigen Gewebe Oxydation nennen, Atmung notwendig sei. Es entbehrt nicht der Ironie, daß der Mann, der für ausreichend Wohnraum eintrat, damit die Menschen genügend Sauerstoff erhielten, im Gefolge der Französischen Revolution ausgerechnet von denen, deren Nutzen er im Auge hatte, guillotiniert wurde. Sein Nachweis der Rolle des Oxygens in der Verbrennung revolutionierte schließlich die gesamte chemische Wissenschaft.

Die Anatomielehre machte während dieser Zeit weiter regelmäßige Fortschritte, doch das Interesse wandte sich stärker den neueren Unterbereichen Pathologische und Vergleichende Anatomie sowie Embryologie zu. Einer der größten Namen des Jahrhunderts war Giovanni Battista Morgagni (1682–1771), dessen fünf Jahrzehnte während Laufbahn als Professor in Padua von der Veröffentlichung eines der anerkannten Meisterwerke der medizinischen Literatur gekrönt wurde: *De Sedibus et Causis Morborum* (Über Sitz und Ursachen der Krankheiten), 1761. Im Unterschied zu dem früheren, schlecht gegliederten *Sepulchretum* des Théophile Bonet (1629–1689), dem Morgagni gleichwohl den nötigen Respekt nicht versagte, enthielt das Buch überzeugend angeordnete Beschreibungen der 500 Fälle, die Morgagni anhand von Autopsien untersucht hatte, und schloß bei jedem Beispiel eine strenge Zuordnung der klinischen Symptome zu den Obduktionsbefunden ein. Morgagnis Werk bereitete der uralten Humorallehre, die bei allen Krankheiten eine einzige pathologische Ursache sah, ein Ende und führte Untersuchungsbegriffe und -methoden ein, die bis auf den heutigen Tag die Grundlagen medizinischer Forschung und

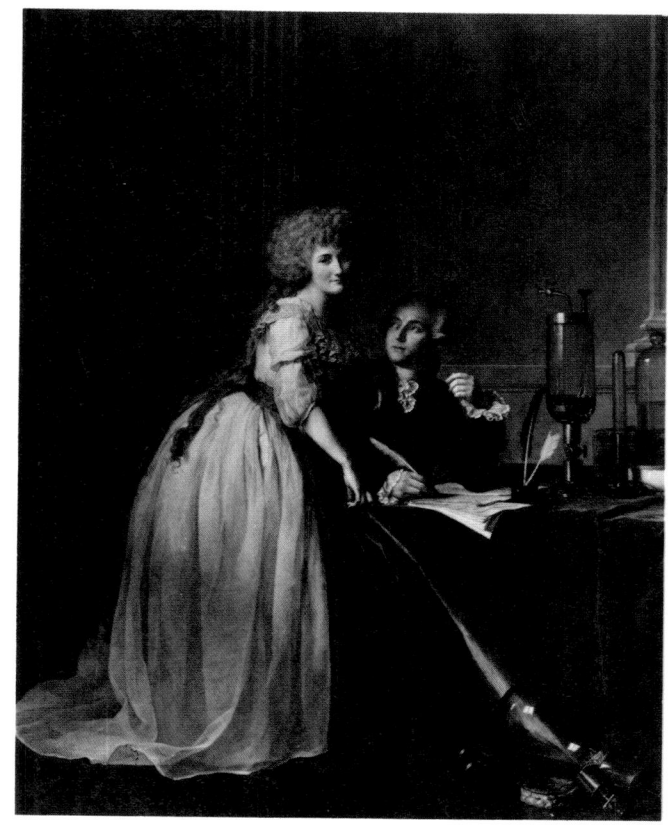

737

738, 739 Zwei Ansichten eines anatomischen Wachsmodells (um 1800), das als Lehrmittel bei Studium von Schädel und Gehirn diente. Semmelweis-Museum für Medizingeschichte, Budapest

740 Eine weitere Karikatur des Arztberufs von Thomas Rowlandson. National Library of Medicine, Bethesda, Maryland

741 Der Ramsdensche elektrostatische Scheibengenerator (um 1790), den man unter anderem zum Betrieb eines Defibrillators verwendete, war eines der Instrumente, die aus Luigi Galvanis Experimenten mit Elektrizität und ihrer Wirkung auf Muskeln hervorgingen. Museum of Electricity in Life at Medtronic, Minneapolis

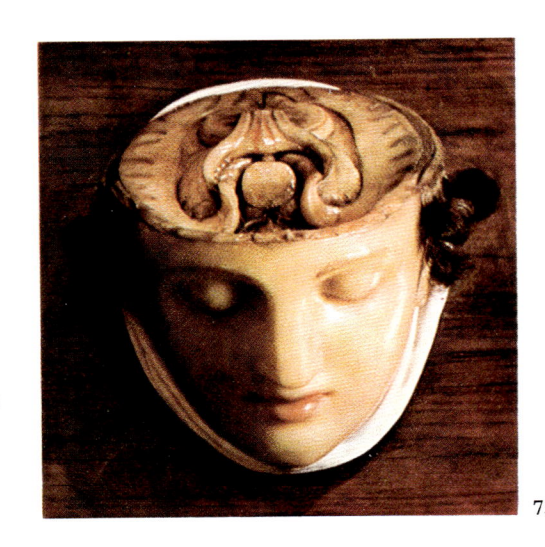

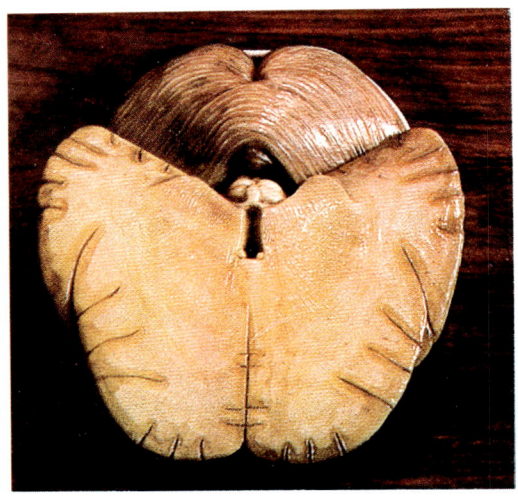

738

739

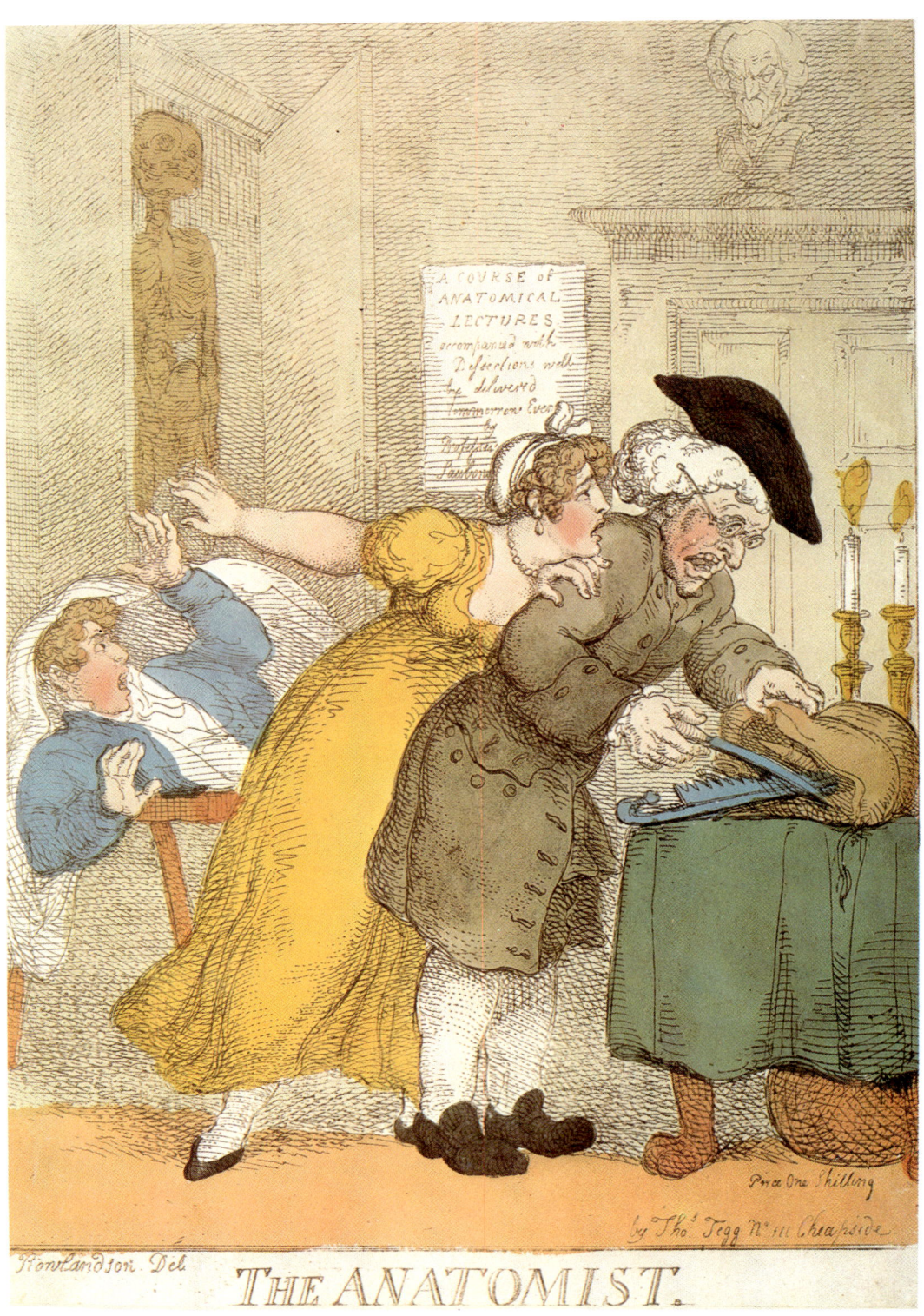

THE ANATOMIST.

740

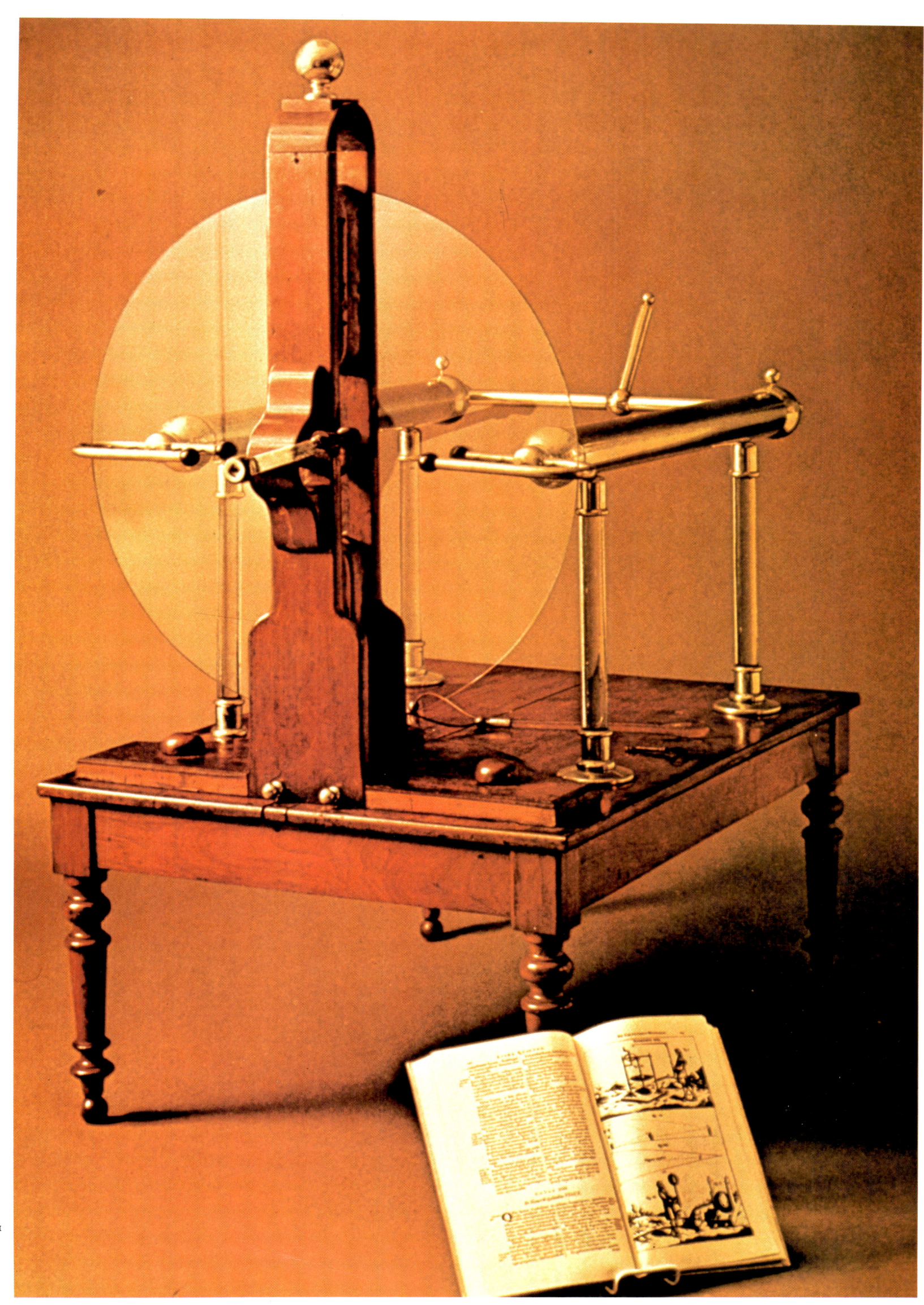

742 Giovanni Battista Morgagni, einer der größten Mediziner des 18. Jahrhunderts, widerlegte in seinem Werk *De sedibus et causis morborum per anatomen indagatis* (1761) die überlieferte Humoralpathologie und bewies, daß Krankheitssymptome Ausdruck pathologischer Veränderungen innerer Organe sind. New York Academy of Medicine

743, 744 Zwei Stiche von Martin Engelbrecht, betitelt *Chirurg oder Bader* und *Des Baders Frau*, zeigen einige der Ausrüstungsgegenstände des Chirurgen, zu denen sowohl Schere und Kamm als auch Säge und Schädelbohrer gehörten. Bibliothèque des Arts Décoratifs, Louvre, Paris

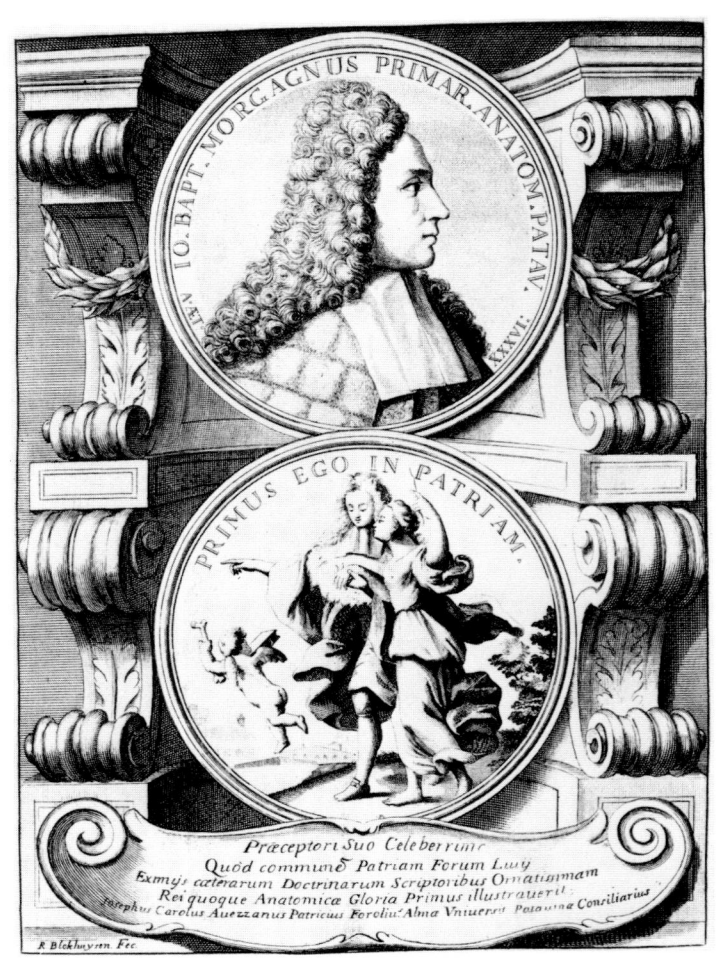

742

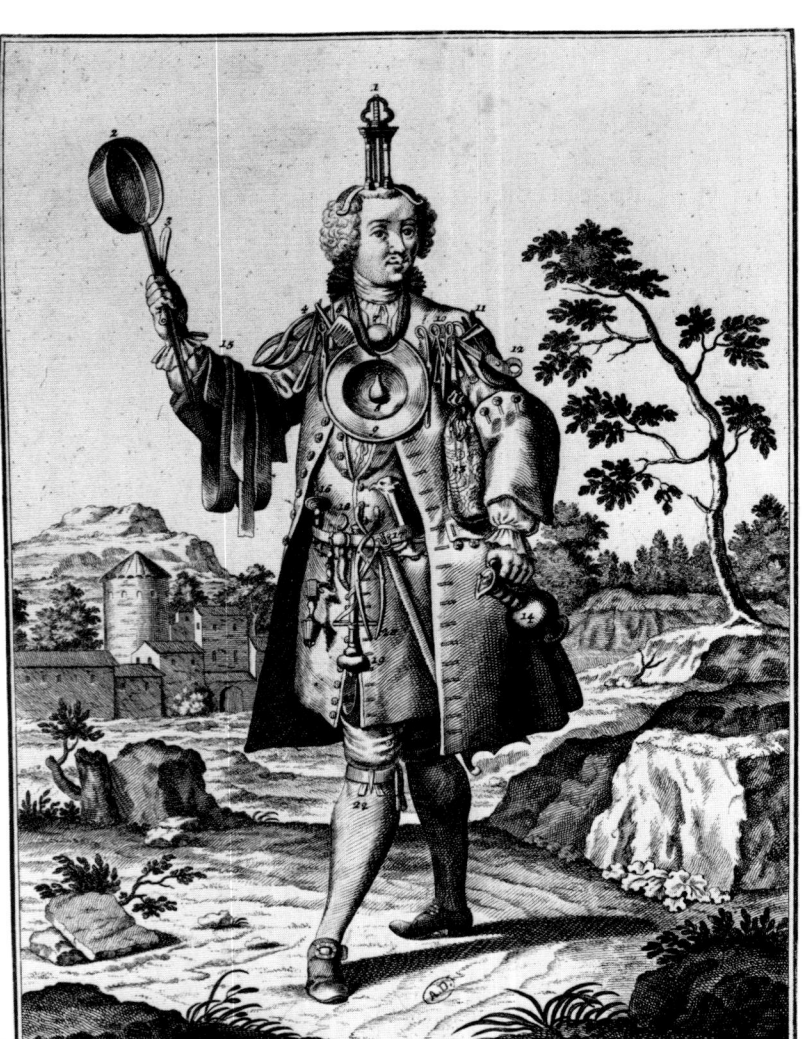

743

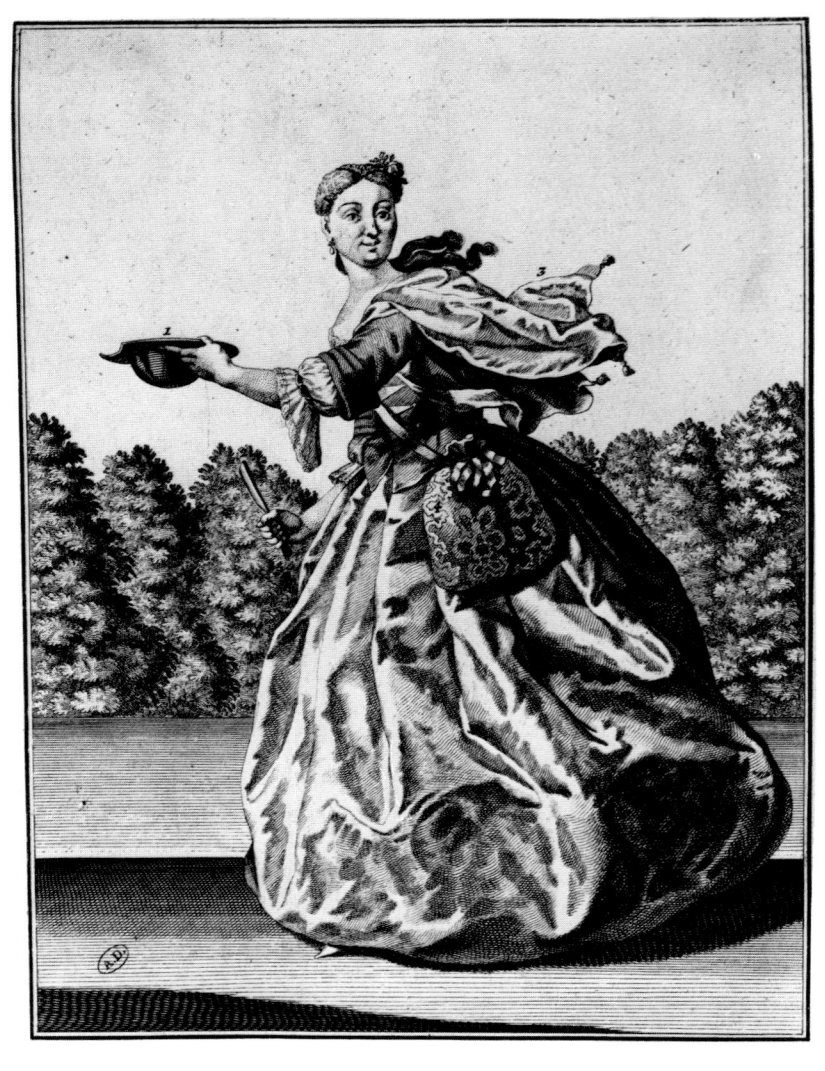

744

Unterweisung abgeben. Zu den Einzelerscheinungen, die Morgagni zuerst klar definierte, zählen Leberzirrhose, Nierentuberkulose, syphilitische Gehirnschäden und durch Pneumonie hervorgerufene Verdichtung der Lunge. Einer seiner Anhänger war der brillante französische Anatom Xavier Bichat (1771–1802), der in seiner kurzen Lebenszeit mehr als 600 Leichen untersuchte, ehe er an einer im Sektionsraum erworbenen Infektion starb. Ohne Hilfe eines Mikroskops gelang Bichat die Identifizierung von 21 Gewebsarten. Seine Behauptung, das Gewebe sei der primäre Gegenstand des Studiums der Pathologie, erleichterte den Übergang von Morgagnis Theorie von den Organen als Hauptkomponenten des Körpers zu Rudolf Virchows Lehrsatz, daß die Grundeinheit die Zelle sei.

Das erste systematische und illustrierte Lehrbuch der Pathologie, das Werk von Matthew Baillie (1761–1823), war teilweise vorweggenommen worden von dem irischen Anatomen Samuel Clossy (1724–1788), dessen *Observations* bereits 1763 erschienen war. Beachtliche Anstöße in Richtung auf moderne Konzepte erhielt die Embryologie durch die Schriften von Caspar Friedrich Wolff (1733–1794), der den Lehrmeinungen des großen Haller über die Entwicklung des Embryos entgegenzutreten wagte. Wolff führte in Opposition zu der althergebrachten Meinung von der Präformation des Embryos in Miniaturformat die Doktrin von der Epigenese wieder ein, der Ausbildung des Embryos durch Abspaltung von einer einzigen, unentwickelten Form.

Die beherrschenden Koryphäen der Anatomielehre in England waren in der zweiten Jahrhunderthälfte die Gebrüder Hunter. William Hunter (1718–1783), ein Schüler Cullens, gründete die berühmte Great Windmill Street School of Anatomy, Londons erste medizinische Hochschule, und publizierte grundlegende Schriften über die Zähne des Menschen und – nachdem er die Nachfolge seines Meisters William Smellie (1697–1763) als die fashionabelste »männliche Hebamme« der englischen Metropole angetreten hatte – den Uterus im Schwangerschaftszustand. Der Geburtshilfe halfen zwei Umstände, sich aus ihrer mittelalterlichen Obskurität zu erheben: die Einführung der bis dahin geheimgehaltenen Gebärzange Chamberlens durch William Hunter in den allgemeinen Gebrauch (1727) und die Entbindung mehrer Mitglieder der königlichen Familie mit seiner Hilfe. Von ebensolcher Bedeutung für das Nachlassen der Müttersterblichkeit war die Errichtung der berühmten Rotunda in Dublin; dieses Geburtshilfe-Krankenhaus unter der Leitung von Sir Fielding Oulds setzte Maßstäbe der Sauberkeit und Leistungsfähigkeit, die dem ganzen Kontinent zum Vorbild gereichen sollten. William Hunter verkörperte den vornehmen, humanistisch gebildeten Arzt der frühen georgianischen Periode. In der Nachfolge von Sir Hans Sloane (1660–1753), dessen bedeutende Sammlungen den Kern des Britischen Museums bilden halfen, und Sir Richard Mead (1673–1754), einem der großen Bibliophilen der Geschichte, reihte Hunter sich unter die hervorragendsten Sammler seiner Zeit ein. Zum Glück sind seine sämtlichen Bücher, Handschriften, Kunstschätze und die unvergleichlichen griechischen und römischen Münzen in der Universität Glasgow zugänglich.

Es war jedoch William Hunters jüngerer Bruder John (1728–1793), ein glänzender Chirurg und Experimentator, der in der Geschichte der medizinischen Wissenschaft die tieferen Spuren hinterließ. John reifte in der Schule seines Bruders zum kundigen Anatomen heran und studierte dann Chirurgie bei den beiden Männern, die während des größten Teils des Jahrhunderts in England das Fachgebiet beherrschten: William Cheselden (1688–1752) und Percival Pott (1714–1788). Cheselden war Experte in der Praxis der Lithotomie (Blasensteinschnitt); zu einer Zeit, da beim chirurgischen Vorgehen Schnelligkeit ausschlaggebend war, führte er diese Operation angeblich in weniger als einer Minute aus. Nach dem ebenso hochbegabten Pott sind mehrere Krankheitsbilder benannt, darunter Knöchelfraktur und Rückgratsverkrümmung. Pott war ein scharfer Beobachter und führte als erster den Hodensack-Krebs bei Kaminfegern auf deren ständige Berührung mit Ruß zurück.

In die Fußstapfen dieser berühmten Vorbilder trat John Hunter. Selbst mit soliden Kenntnissen in Anatomie und Physiologie versehen, war er wohl gerüstet, die Chirurgie vom Stand einer bloßen Technik in den einer Wissenschaft zu erheben. Sein vielleicht größter Beitrag zur operativen Chirurgie war ein Verfahren zur Abschnürung eines Aneurysmas (Aussackung einer Arterie), das Tausende von Soldaten und Zivilisten vor unnötiger Amputation von Gliedmaßen bewahrte. Er arbeitete mit äußerster Präzision, und zu Recht hat man ihn als den Begründer der Experimentellen Chirurgie und Pathologie sowie als einen Pionier der Vergleichenden Anatomie bezeichnet. Die Hunderte von Proben, die er sammelte, gaben den Grundbestand des heute am Londoner College of Surgeons beheimateten Hunter-Museums ab. Ein

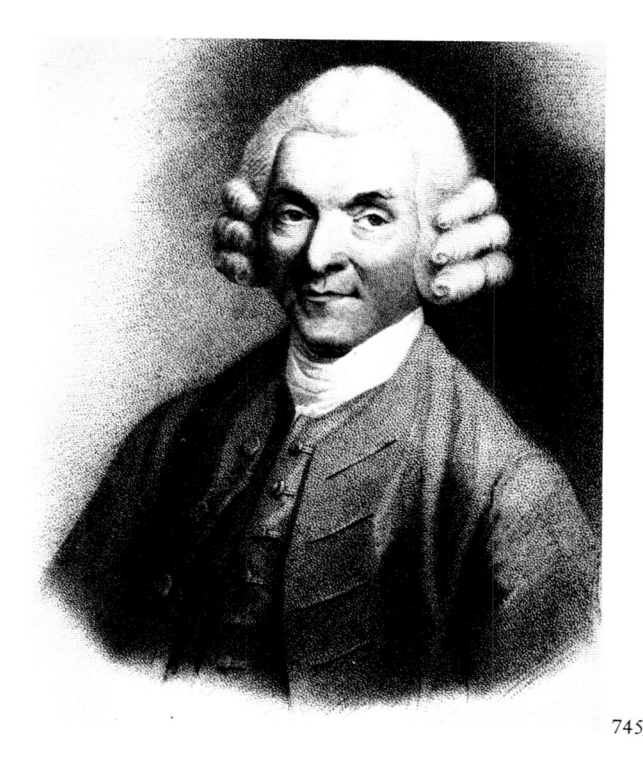

745

745 Porträt William Hunters. Gemeinsam mit seinem Bruder John gründete Hunter in London die erste Anatomieschule. Zu seinen Veröffentlichungen zählen Studien über die Zähne des Menschen und die Gebärmutter während der Schwangerschaft. New York Academy of Medicine

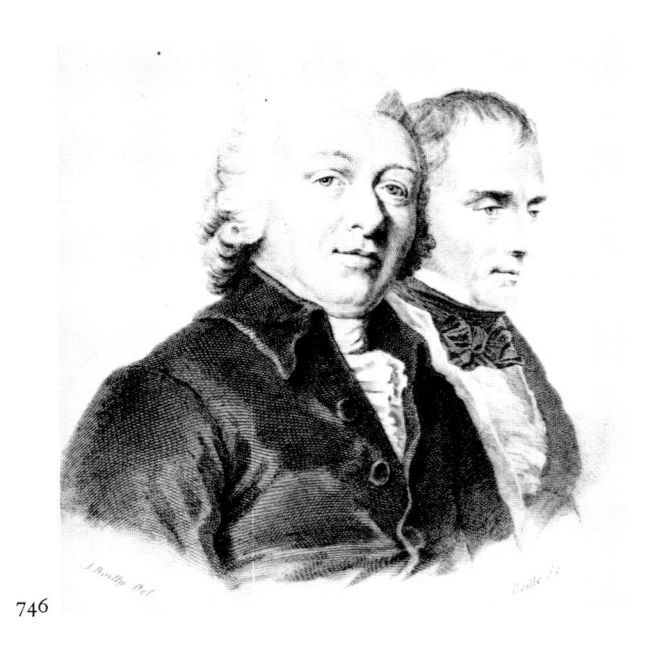

746

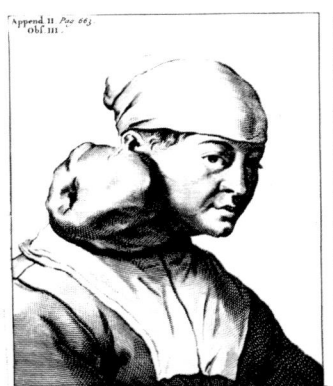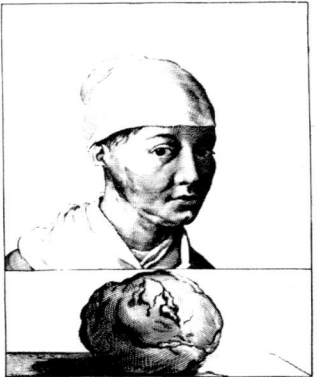

747

746 Doppelbildnis von Pierre-Joseph Desault, einem einflußreichen Chirurgen und Lehrer – der nach ihm benannte Verband bei Schlüsselbeinbruch wird noch heute angelegt –, und von Marie-François-Xavier Bichat, der durch zahlreiche Obduktionen nachwies, daß Krankheiten ihren Sitz vorwiegend in der Gewebestruktur der Organe haben. New York Academy of Medicine

747 Die Abbildung aus einer 1741 erschienenen Ausgabe von *Armamentarium Chirurgicum* (1665) von Johannes Scultetus zeigt einen Halstumor vor und nach der Entfernung. New York Academy of Medicine

einziges Mal ging ein Experiment Hunters schief. Bei dem Versuch, die gemeinsame Herkunft der beiden großen Geschlechtskrankheiten nachzuweisen, ließ John Hunter sich selbst mit dem Gewebe eines Gonorrhökranken impfen. Unglücklicherweise litt der Patient jedoch an beiden Krankheiten, und natürlich überzeugte das Auftreten syphilitischer Erscheinungen Hunter von der Richtigkeit seiner Hypothese, die schon andere vor ihm geäußert hatten. Ein halbes Jahrhundert verging, ehe Philippe Ricord endlich die Verwirrung aufklärte. Zur großen Schar der Schüler, die John Hunter bei seinem Tod hinterließ, zählten die hervorragendsten Namen, darunter neben vielen anderen die Chirurgen Astley Cooper (1768–1841) und John Abernethy (1764–1831) sowie die Ärzte Edward Jenner (1749–1823) und James Parkinson (1755–1824).

Im Laufe des Jahrhunderts gelang es den Chirurgen in Frankreich und England endlich, sich der verbliebenen Reste des mittelalterlichen Konkurrenzverbots zu entledigen und sich so weit zu emanzipieren, daß sie mit ihren traditionellen Rivalen, den Ärzten, gleichgestellt waren. In Frankreich wurde 1731 die Königliche Chirurgische Gesellschaft gegründet, und 1743 verbot ein königliches Dekret den Badern alle chirurgischen Eingriffe außer den geringfügigsten. Zwei Jahre später wurde die Innung der Chirurgen in England formell von den Badern getrennt; das Royal College of Surgeons erhielt allerdings erst im letzten Jahr des Jahrhunderts eine Charta.

Auf dem Kontinent gehörten zu den prominentesten Chirurgen des Jahrhunderts die Franzosen Jean-Louis Petit (1674–1760), der Erfinder der durch Schraube verstellbaren Gefäßklemme und Entdecker einer weniger tödlichen Methode der Warzenfortsatzentfernung, und Pierre Desault (1744–1795), dessen Verband für Schlüsselbeinbrüche noch heute in Gebrauch ist. In Italien gelang Antonio Scarpa (1752–1832), einem hervorragenden Anatomen und Humanisten, die erfolgreiche Operation des Leistenbruchs, und Giuseppe Flaiani (1741–1808) lieferte einen der frühesten Berichte über die Basedowsche Krankheit. Der Deutsche Lorenz Heister (1683758) verfaßte eines der ersten systematischen und illustrierten Lehrbücher der Chirurgie (1718), das noch zu seinen Lebzeiten in mehrere europäische Sprachen übersetzt wurde. Neben der von Félix an seinem dankbaren König Ludwig XIV. vorgenommenen und mit Erfolg gekrönten Fisteloperation ist es vielfach dem Ruhm dieses Buches zugeschrieben worden, daß die Chirurgen auf dem Weg zur endgültigen Gleichberechtigung einen Schritt weiterkamen.

Behandlungsmethoden

Trotz der erstaunlichen Entwicklungen in der Chemie gab es im 18. Jahrhundert nur geringe Fortschritte in der Therapeutik. Nach wie vor waren die Hauptmethoden des praktischen Arztes das überlieferte Schröpfen, Aderlassen und Purgieren, und die Syphilis nebst den anderen Geschlechtskrankheiten wurde noch immer mit massiven, oftmals tödlichen Dosen von Quecksilber behandelt. Theriak, das Allheilmittel der Antike, war weiterhin in Gebrauch, ebenso eine bekannte, von John Huxham (1692–1768) ersonnene Zubereitung aus der Cinchona-Rinde gegen alle Arten von Fieber. Huxham, ein Schüler Boerhaaves, verdient freilich eher, daß man sich an ihn als den ersten Arzt erinnert, der zwischen Fleckfieber und Typhus deutlich unterschied.

Unter den berühmtesten englischen Klinikern der Zeit waren William Heberden (1710–1801), der Angina pectoris, Nachtblindheit und die nach ihm benannten Fingerknoten der Osteoarthritis beschrieb, und Caleb Hillyer Parry (1755–1822), dessen Darstellung der Basedowschen Krankheit heute als Erstbeschreibung gilt. James Currie (1756–1805) erweckte erneutes Interesse am Baden im Meer und an der Hydrotherapie; bald erfreuten die Badeorte Englands und des Kontinents sich bei Gicht- und anderen Stoffwechselkranken außerordentlicher Beliebtheit. Von bescheidenerem Nutzen waren wohlbekannte Rezepte wie das Doversche Pulver, Hoffmanns Opium-Schmerzstiller, die Fowlersche Arsenlösung und das Glaubersalz, die sämtlich bis in die jüngste Zeit ihren Platz in den offiziellen Arzneimittelbüchern aller Länder behielten.

Digitalis

Das zweifellos wichtigste Arzneimittel, das während des 18. Jahrhunderts in das Arsenal der Mediziner Eingang fand, war Digitalis. Seine Wirksamkeit in der Behandlung von Wassersucht (Schwellungen der Gliedmaßen) wurde 1785 nach

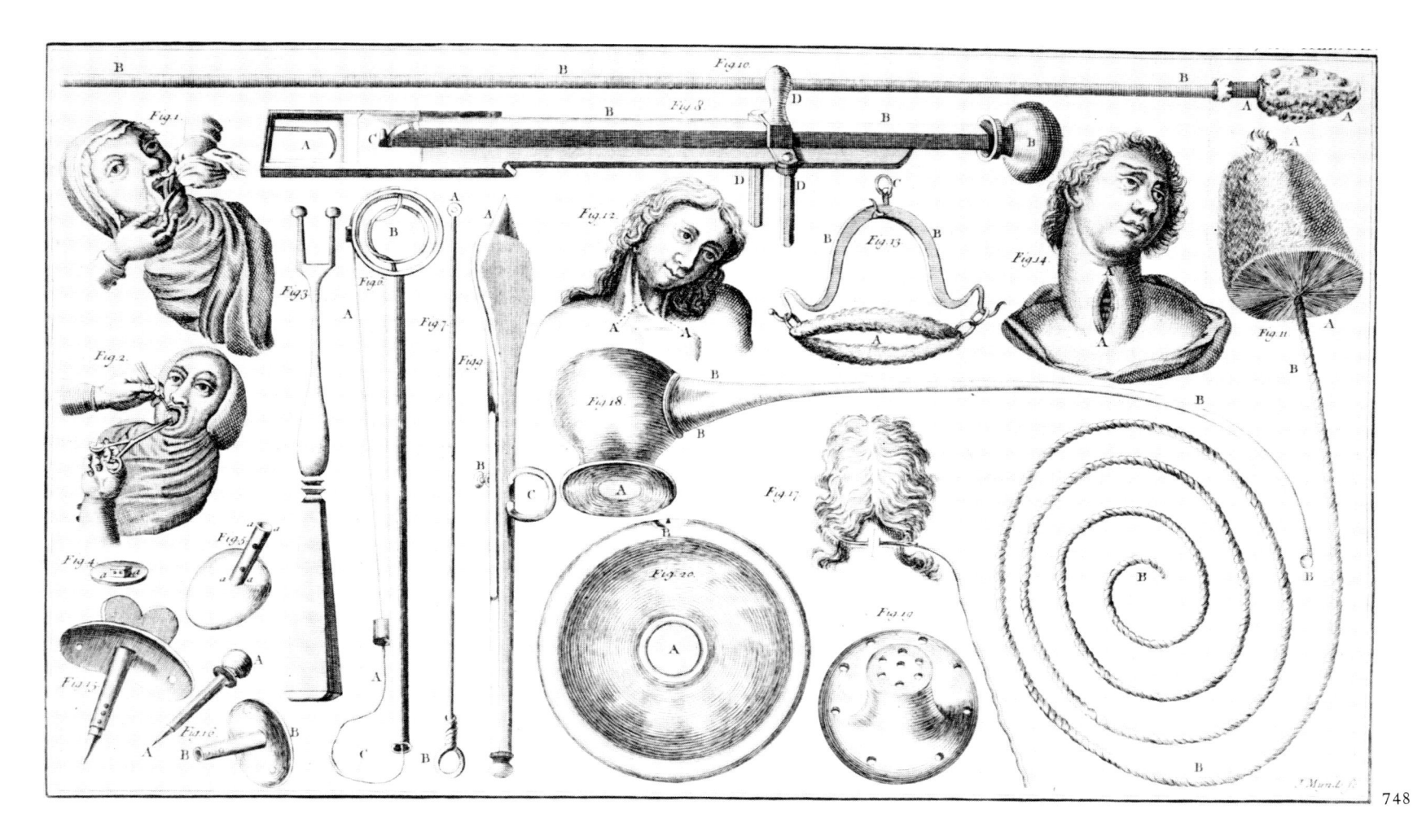

748

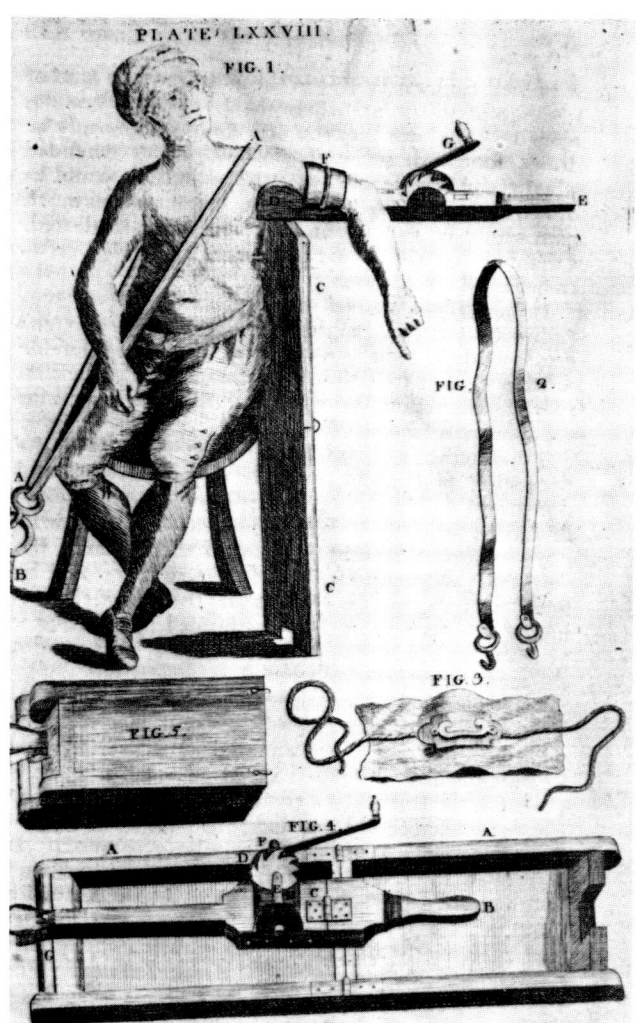

749

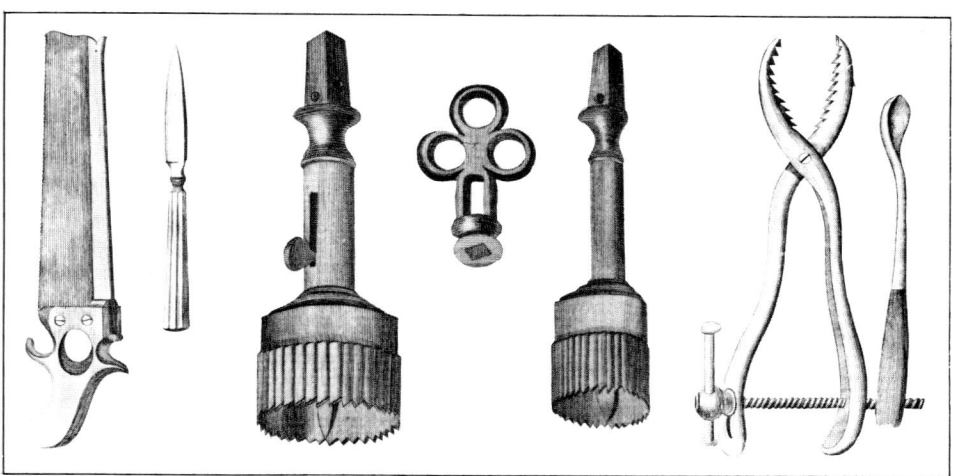

750

748 Darstellung verschiedener chirurgischer Instrumente und Eingriffe aus einer 1745 verlegten Ausgabe von Lorenz Heisters *Lehrbuch der Chirurgie* (1718), einem der einflußreichsten illustrierten Lehrbücher seiner Zeit. National Library of Medicine, Bethesda, Maryland

749, 750 Benjamin Bell ging in der Detaildarstellung chirurgischer Instrumente noch weiter als Heister, wie diese Beispiele aus Bells *A System of Surgery* (1791) zeigen. National Library of Medicine, Bethesda, Maryland

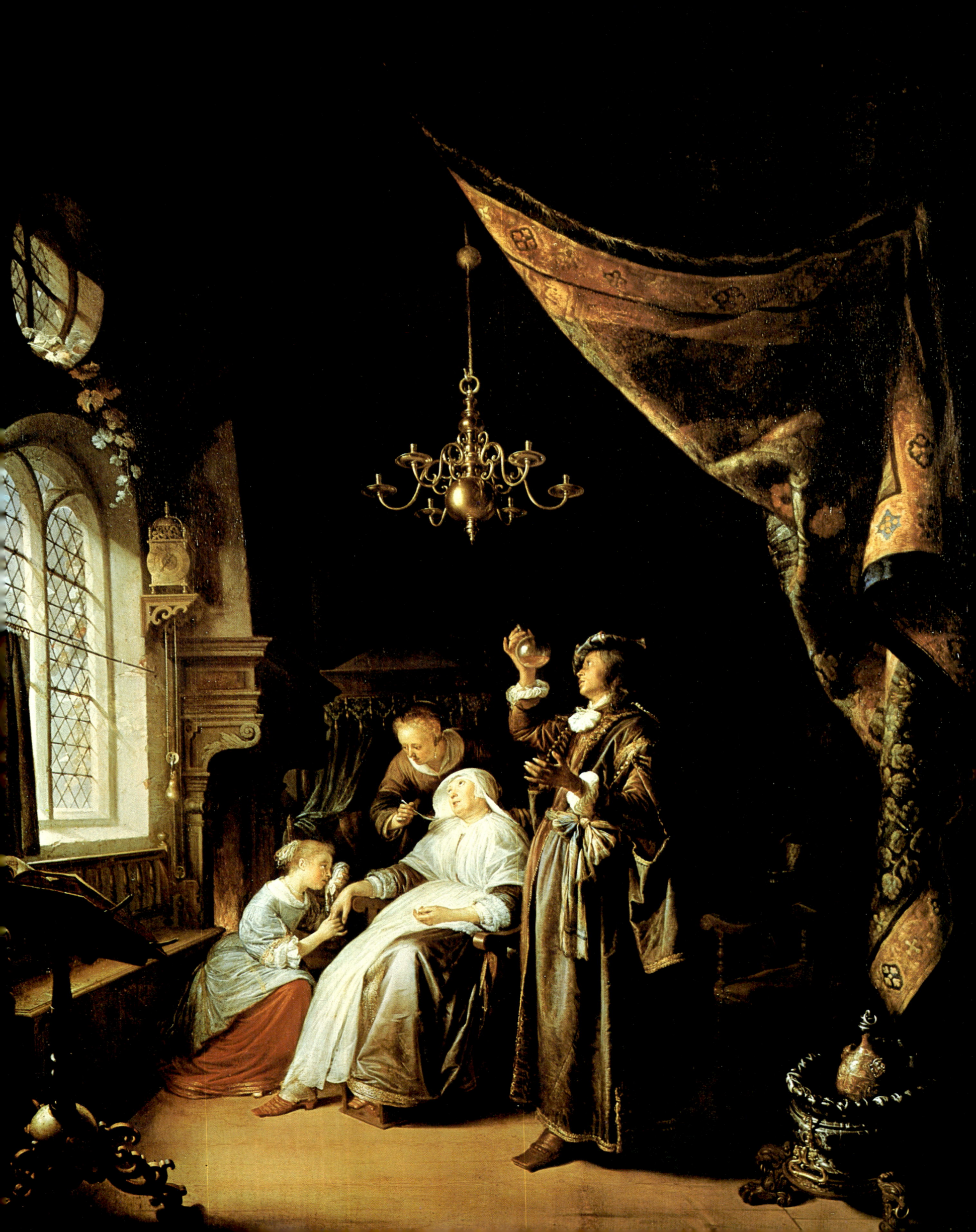

langjähriger Untersuchung durch William Withering (1741–1799) bekanntgegeben. Withering hatte in seinen Studien bei einem geheimen Hausmittel angefangen und rasch dessen aktive Ingredienz als Fingerhut (Digitalis purpurea) identifiziert. Der Kräutertrank war seit langem zur Behandlung einer großen Vielfalt von Krankheiten verwendet worden, aber Withering mußte bald entdecken, daß Digitalis nicht bei allen Formen der Wassersucht half. Damals war ihm unbekannt, daß Wassersucht nur Symptom unterschiedlicher krankhafter Zustände ist und daß allein Ödeme als Folge mangelhafter Herzfunktion auf die Arznei ansprachen. Dennoch erkannte er, daß sie in erster Linie auf das Herz wirkte, potentiell giftig war und nur in langsam gesteigerten Dosen verabreicht werden durfte – alles Aspekte der Therapie, die bis auf den heutigen Tag gültig sind.

Behandlung von Geisteskranken

Nachdem die Aufklärung eine verständnisvollere Einstellung gegenüber den Problemen des einfachen Volkes geweckt hatte, erfuhr auch die Pflege und Behandlung von Geisteskranken im Jahrzehnt der Französischen Revolution eine dramatische Wandlung. An der Spitze der nun einsetzenden Bewegung stand der Franzose Philippe Pinel (1745–1826), ein Anhänger des Vitalismus, der für humanere Lebensbedingungen für die Insassen des Irrenhauses von Bicêtre nahe Paris eintrat. Dort hatte man bislang die Kranken angekettet gehalten wie Tiere. Pinel, der über die Fortschritte seiner Patienten genau Buch führte, kann als Begründer der modernen Psychiatrie gelten.

Von fragwürdigem Wert für die Seelenheilkunde waren die Ideen Franz Joseph Galls (1758–1828), der sich von seinem nutzbringenden Studium der Anatomie des Gehirns abbringen ließ und die These in Umlauf brachte, man könne die Kraft gewisser emotioneller und intellektueller Tätigkeiten, die mit bestimmten Teilen des Organs verbunden seien, durch Messung der Schädelausbuchtungen genau bestimmen. Die daraus resultierende Pseudowissenschaft, Phrenologie genannt, sollte sich fast ein Jahrhundert lang breiter Gefolgschaft erfreuen. Von ähnlicher Art war die Theorie des Schweizer Mystikers und Arztes Johann Kaspar Lavater (1741–1801), der behauptete, von den Gesichtsmerkmalen eines Menschen auf Charakter und geistige Fähigkeiten schließen zu können.

Auf der positiven Seite ist die Errichtung der Anstalt York Retreat durch den englischen Quäker William Tuke (1732–1822) zu verzeichnen. Dieses Heim, in dem Geisteskranke unter menschenwürdigen Verhältnissen gepflegt wurden, wirkte wegbereitend und fand bald in vielen Teilen Europas Nachfolger.

Quacksalberei und Kulte

Wohl war das 18. Jahrhundert durch bedeutende Fortschritte in der medizinischen Wissenschaft gekennzeichnet, aber es kann auch als das goldene Zeitalter der Schwindler und Scharlatane gelten. Eines der übelsten Schwindelunternehmen betrieb Joanna Stephens; sogar den großen Cheselden verstand sie von ihrer Entdeckung einer hochwirksamen Arznei, die Harnsteine auflösen sollte, zu überzeugen – mit der Folge, daß das leichtgläubige Publikum 5000 Pfund für die geheime Formel dieses wertlosen Gebräus bezahlte. Noch absurder war der Fall der Mary Toft, deren (von Anatomen und Chirurgen des Königs bestätigte) Behauptung, sie habe Kaninchen zur Welt gebracht, ganz London samt dem königlichen Hof in Aufruhr versetzte. Selbst eine so gebildete Person wie die Herzogin von Devonshire trat als Patronin des verruchten Tempels der Gesundheit auf, den James Graham, einer der durchtriebensten aller Quacksalber, erbaute und betrieb. Ausgestattet mit den neuesten Erfindungen, strotzte Grahams »Himmlisches Bett« förmlich vor elektrischen Vorrichtungen, deren Wirkungen noch dem abgeschlafftesten Wüstling die Wiedergewinnung seiner erotischen Kräfte versprachen.

Zu ihren Gunsten muß freilich gesagt werden, daß einige der Quacksalber sich auf bestimmten Spezialgebieten – die echte Ärzte ihnen nicht ungern überließen – zu Fachleuten ausbildeten. Der Chevalier John Taylor etwa durfte sich rühmen, den gesamten Adel Englands an den Augen behandelt zu haben, Georg II. nicht ausgenommen, der ihn zu seinem persönlichen Augenarzt ernannte. Auch übertrug man das Einrichten von Knochenbrüchen gern vielgeübten Männern und Frauen, und sogar der große Hans Sloane war nur zu willens, seine Nichte, die an einem

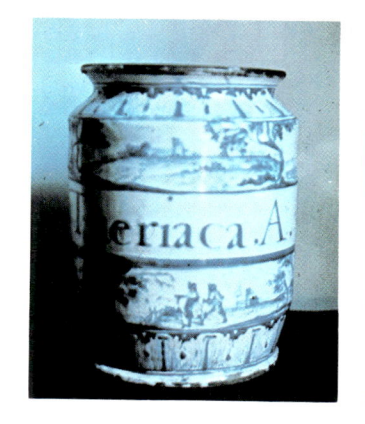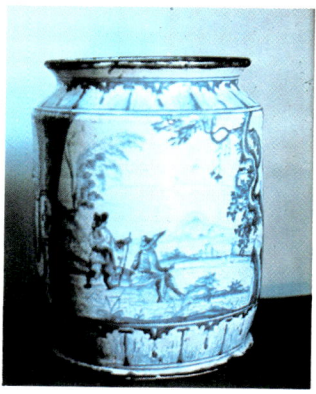

752

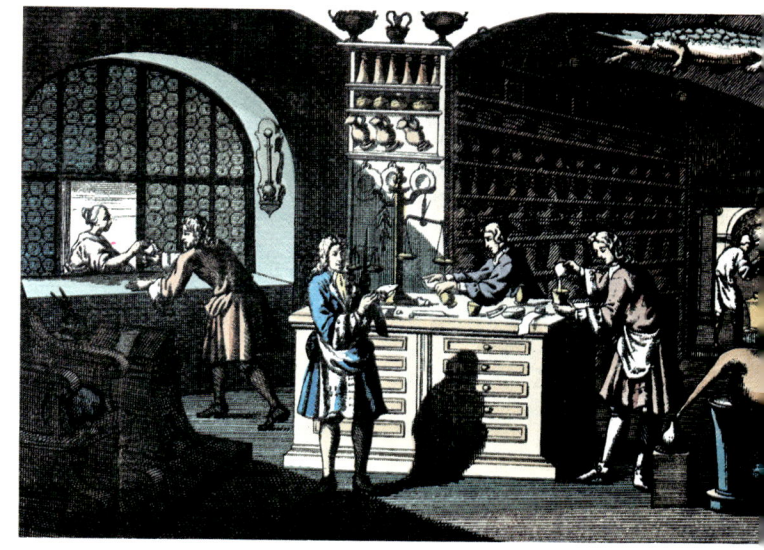

753

751   Das Gemälde *Die wassersüchtige Frau* von Gérard Dou läßt erkennen, daß Harnbeschau (Uroskopie) nach wie vor eines der grundlegenden Diagnoseverfahren war. Louvre, Paris

752   Zwei Ansichten eines Apothekergefäßes mit der Aufschrift »Theriaca« (um 1700). Das berühmte Allheilmittel des Altertums war demnach noch im 18. Jahrhundert für die Therapie verfügbar. Deutsches Apotheken-Museum, Heidelberg

753   Der Stich aus *Oeconomus Prudens et Legalis* (1722) zeigt eine zeitgenössische Apotheke. Zu den häufig verabreichten Arzneien zählten Abführmittel, Quecksilberpräparate, chininhaltige Dekokte, Opiumpulver und Arsenlösungen. Sammlung William Helfand, New York

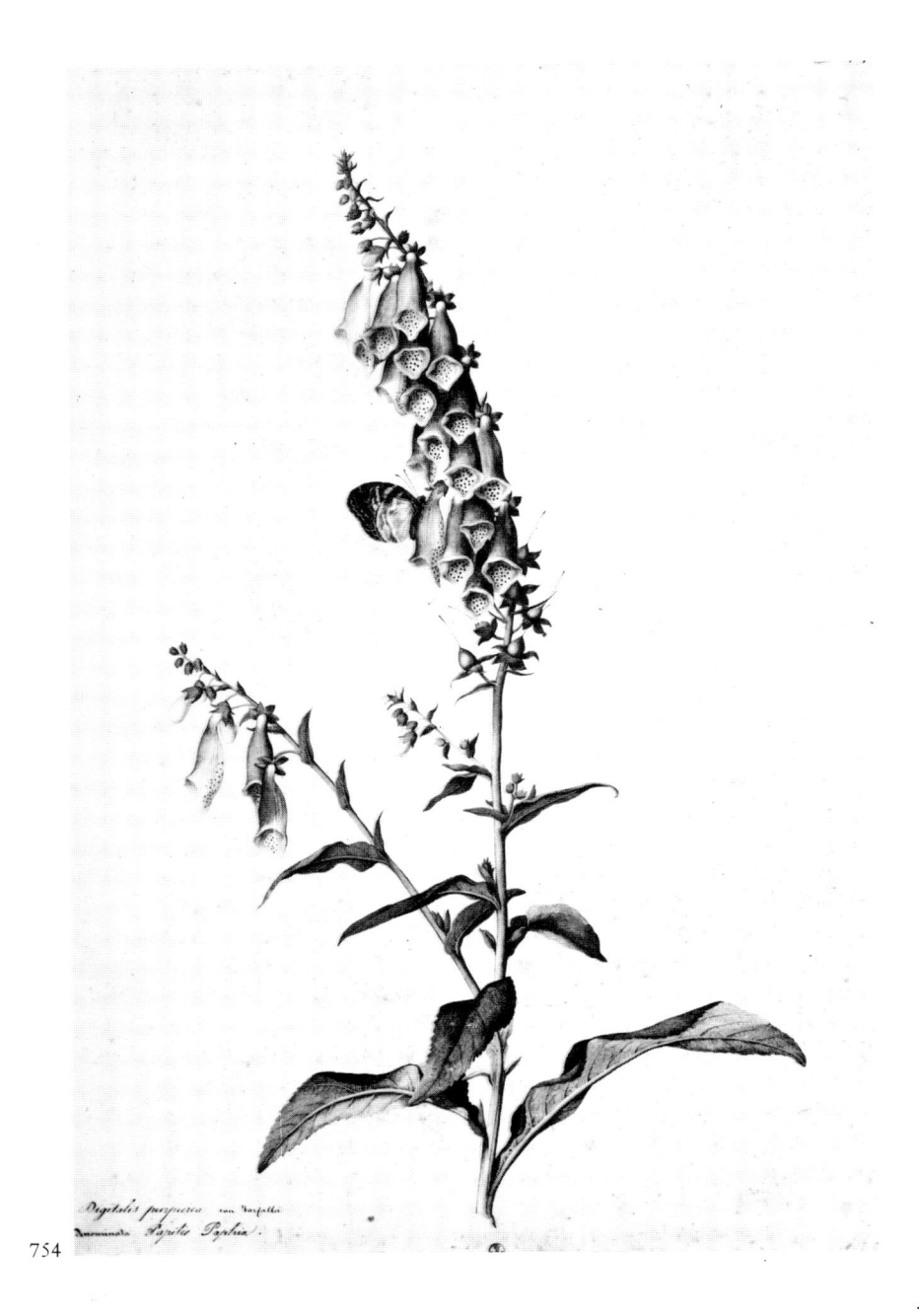

754

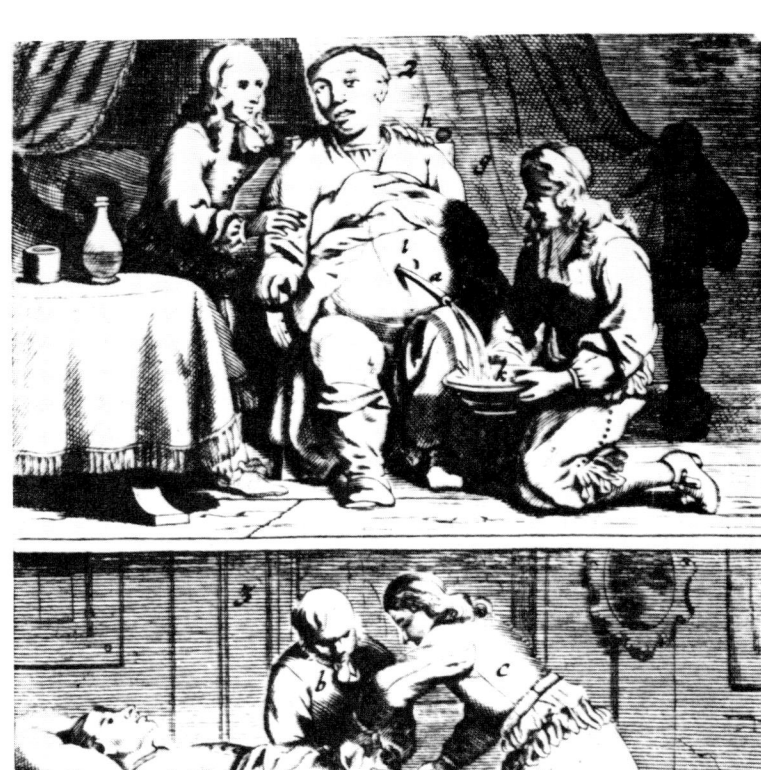

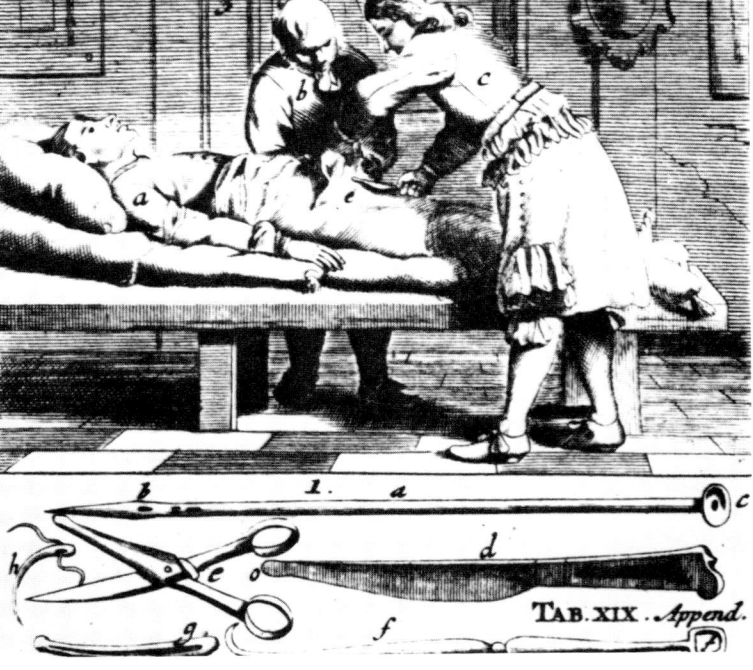

TAB. XIX . Append.

755

754   Aus dem Fingerhut *(Digitalis purpurea)* gewann William Withering Digitalis, eines der wichtigsten Arzneimittel, die im 18. Jahrhundert Eingang in die Medizin fanden. Gabinetto Fotografico, Florenz

755   Einem wassersüchtigen Patienten wird durch Bauchpunktion Flüssigkeit entzogen. Illustration aus einer 1741 erschienenen Ausgabe des *Armamentarium Chirurgicum* (1665) von J. Scultetus. New York Academy of Medicine

756   Philippe Pinel, Wegbereiter neuer Methoden in der Behandlung Geisteskranker, läßt auf diesem Gemälde von T. Robert-Fleury, *Pinel in der Salpêtrière* (um 1890) die Insassen einer Anstalt von ihren Ketten befreien. 1795 wurde Pinel Leiter der Salpêtrière. Weltgesundheitsorganisation, Genf

757   *Bedlam* – aus der Folge *The Rake's Progress* (1763) von William Hogarth – zeigt die Zustände im Bethlehem Royal Hospital zu London, wo Schaulustige die Geisteskranken besichtigen durften. National Library of Medicine, Bethesda, Maryland

758   Porträt des Dr. Daniel Hack Tuke, der als einer der ersten die Errichtung von Nervenheilanstalten betrieb und das Heim York Retreat für eine humane Pflege Geisteskranker gründete. National Library of Medicine, Bethesda, Maryland

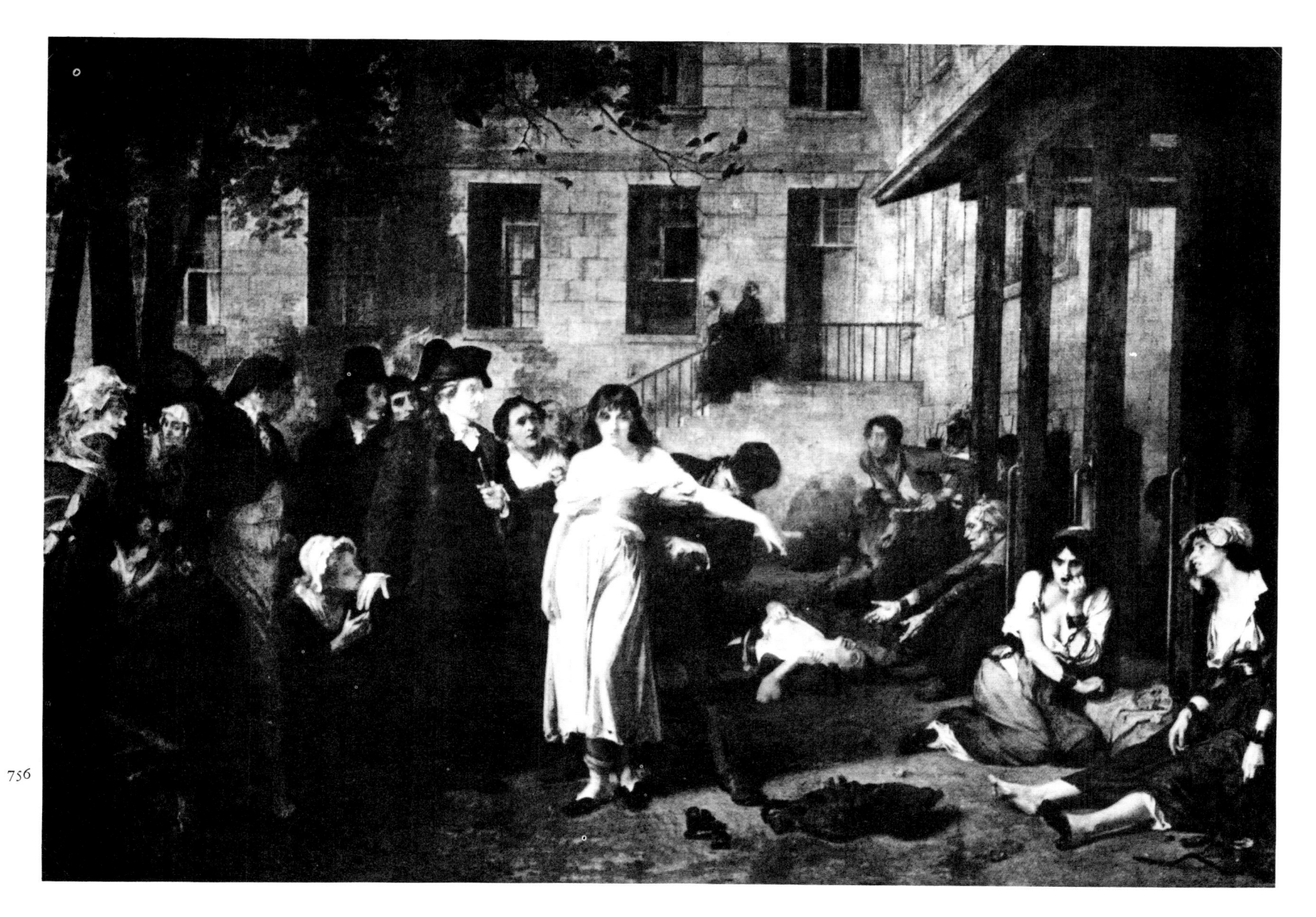

756

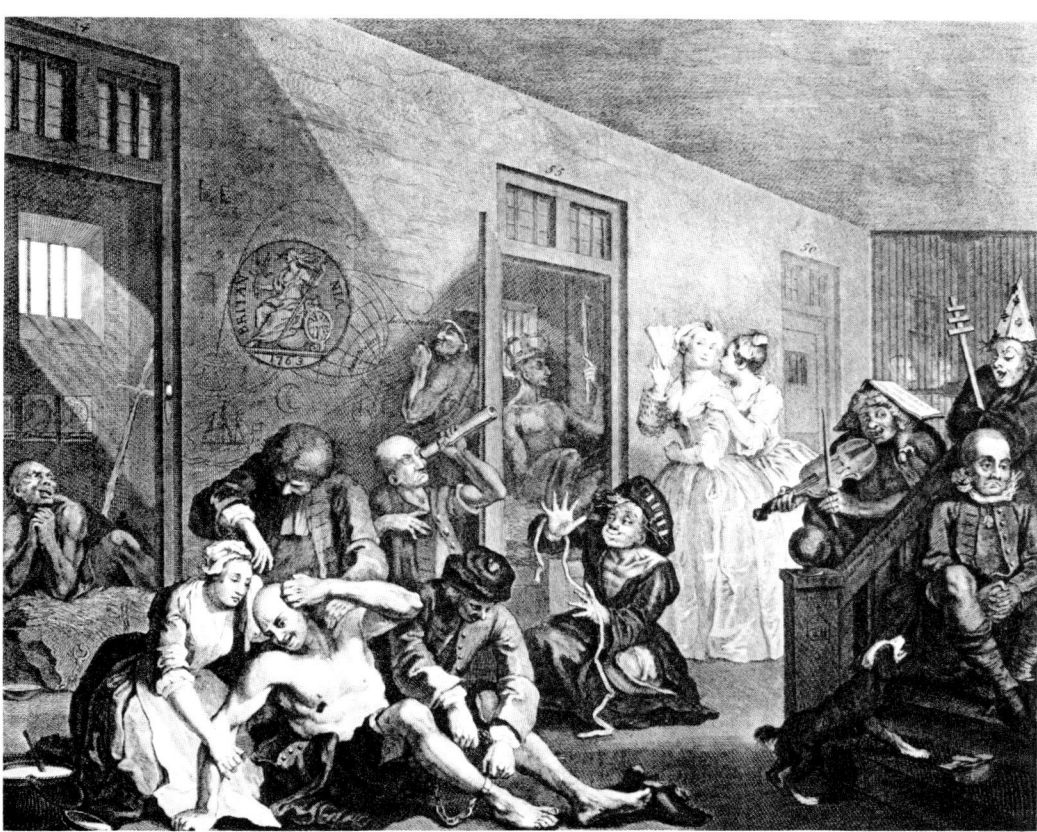

757

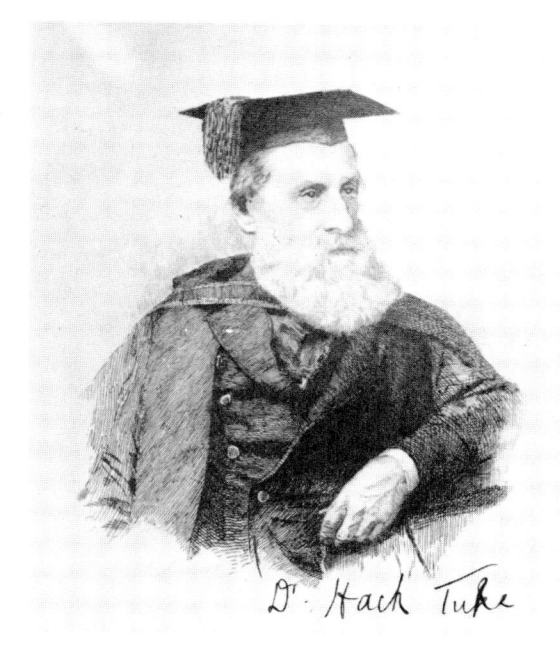

Dr. Hack Tuke

758

De wonderdokter Fop.

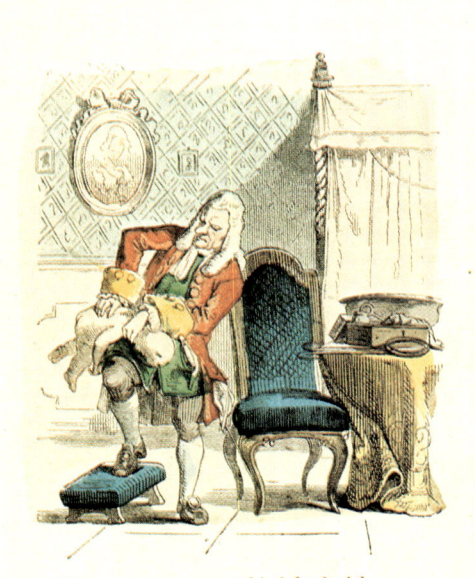

Zoo was er eens een kind heel ziek;
En weet gij, wat ik deed?
Ik brak 't den nek, waardoor het schaap
Geen smart of pijn meer leed.

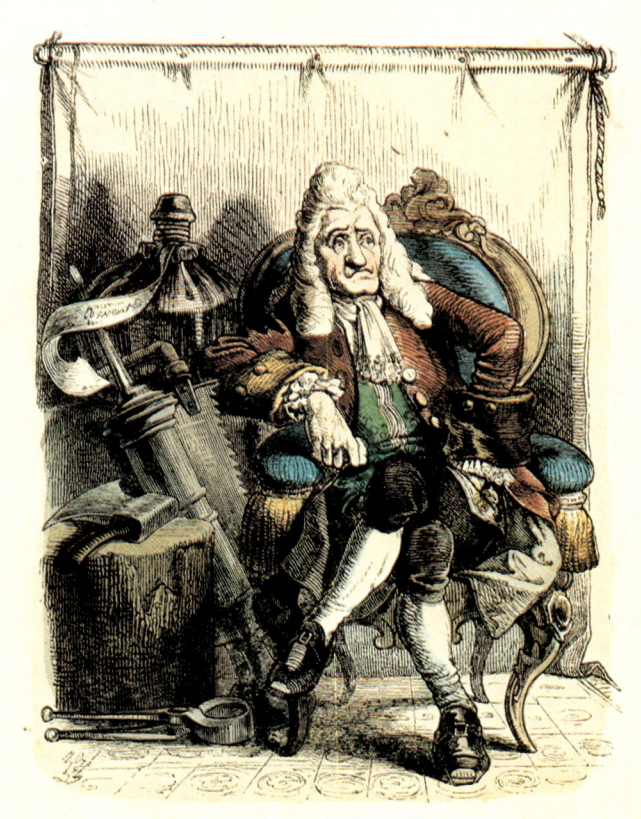

Ik ben de wonderdokter Fop,
De wereld door bekend.
In heel de wereld leeft er geen
Zoo'n hooggeleerde vent.

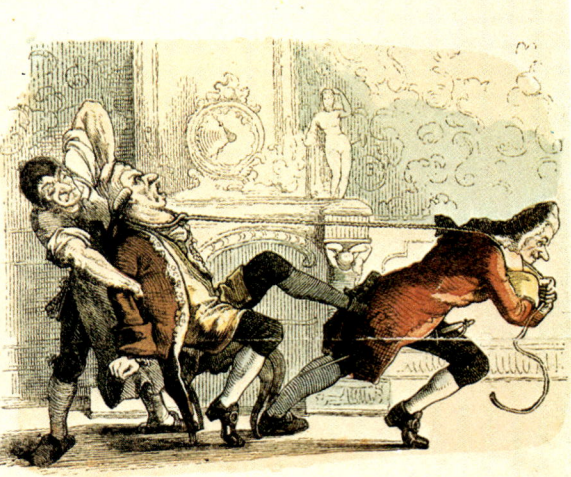

In d'oorlog nam 'k een kapitein
Drie kogels uit de borst;
De man ging dood, en 'k had vergeefs
Mij met zijn bloed bemorst.

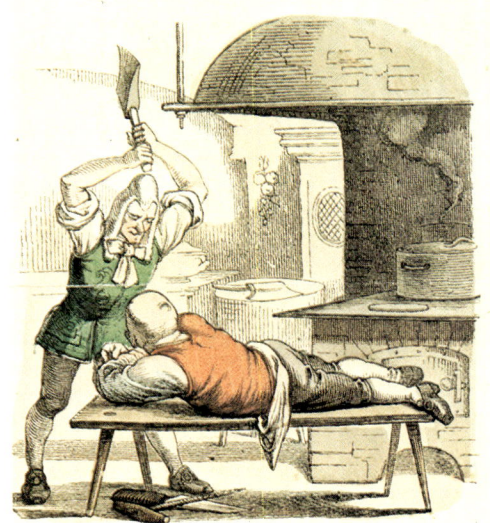

De kok van Zijne Majesteit
Had erge pijn in 't hoofd;
Met éénen bijlslag heb ik hem
Van alle pijn beroofd.

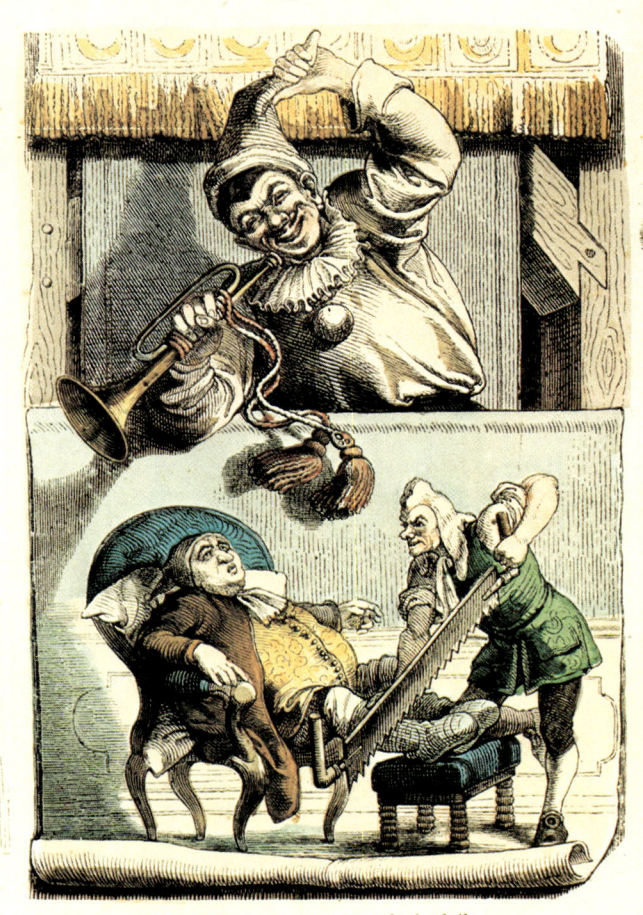

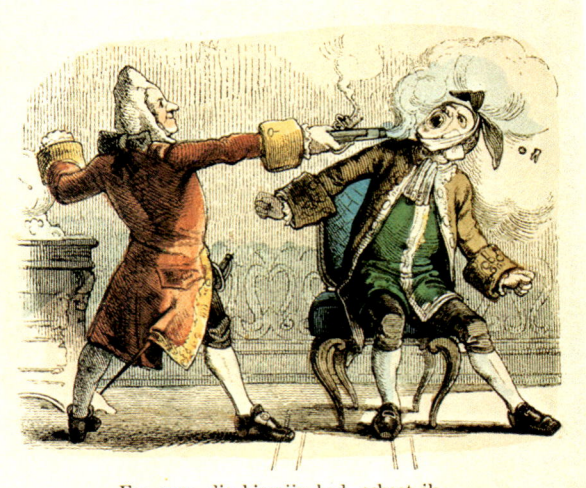

Een rijk heer had een kropgezwel
(Dat was een naar gezicht!)
Ik haalde met een touw 't gezwel
En ook de keel hem dicht.

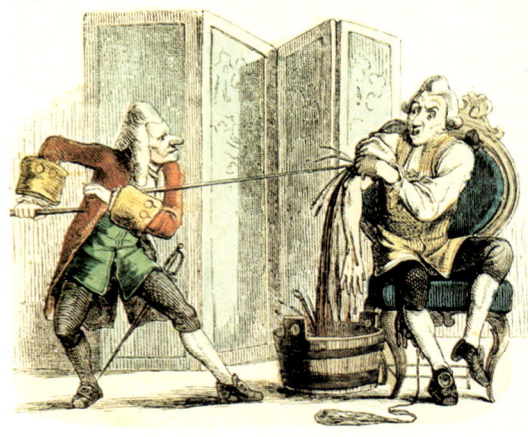

Een man die bang voor pokken was,
Woû zijn gevaccineerd;
Ik entte hem met 't braadspit in,
En heb hem erg bezeerd.

Maar 't grootste meesterstuk deed ik
't Welk braaf wat opzien gaf,
Ik zaagde een heer, die 't pootje had.
Fiksch bij zijn beenen af.

Alzoo genees ik. — Over mij
Klaagt nimmer één patiënt;
Ben ik, de wonderdokter Fop,
Dan geen geleerde vent?

Een man, die kiespijn had, schoot ik
Zijn kies ferm uit den mond;
De man had nooit wéêr kiespijn, en
Was nooit wéêr ongezond.

Munchener platen.

Nr. 81.

Uitgegeven door H. van der Moolen te Geldern.

Druk van Dr. C. Wolf & zoon te Munchen.

»gebrochenen Rückrat« litt, einem berühmten Knocheneinrenker namens Crazy Sal anzuvertrauen.

In jenem zwielichtigen Niemandsland, das sich noch immer zwischen dem konventionellen Therapeuten und dem Scharlatan erstreckte, stand die faszinierende Gestalt des Franz Anton Mesmer (1734–1815). Absolvent der Wiener Schule, verstand Mesmer seine Lehre vom tierischen Magnetismus bald zum Gegenstand hitziger Debatten in allen Hauptstädten Europas zu machen. In Paris zog sein Magnetisches Institut reiche Müßiggänger zu Hunderten an und wurde gleichzeitig als Brutstätte der Unmoral angeprangert. Es steht indes außer Frage, daß Mesmer in seinen abgedunkelten Räumen manche empfängliche junge Dame tatsächlich von ihren hysterischen Symptomen befreite. Für eine kurze Weile lag ihm ganz Paris zu Füßen, und seine Bewunderer waren von ihm derart begeistert, daß viele ihm in die Schweiz folgten, nachdem er aus der französischen Hauptstadt vertrieben worden war. Daß sein sicher unabsichtlicher Gebrauch der hypnotischen Suggestion den Weg zu Bernheim und Freud öffnete, hat die Forschung mittlerweile anerkannt.

Volksgesundheitspflege

Im 18. Jahrhundert konnten sich nur die sehr Begüterten die Dienste eines qualifizierten Arztes leisten, und der einfache Mann war daher auf Kurpfuscher, Quacksalber und andere angewiesen, die für eine vernünftige Heilbehandlung nur unzureichend ausgerüstet waren.

Ambulatorien waren rar, Hospitäler besaßen keine festen poliklinischen Einrichtungen, und selbst die nicht ganz Verarmten hatten niemanden, an den sie sich um Hilfe wenden konnten. Infolgedessen füllten die Apotheker diese Lücke, indem sie auf die offenkundigen Nöte der Massen eingingen und damit das Monopol der Ärzte untergruben. Das führte schließlich dazu, daß die Apotheker als praktizierende Heilkundige in die Gemeinschaft der medizinischen Berufe aufgenommen wurden. Dieses eher unfroh eingegangene Bündnis rührte manche Fragen der ärztlichen Ethik auf. Die wichtigste Stellungnahme zu dieser Problematik stammt von Thomas Percival (1740–1804), der den Apothekern gegenüber eine etwas herablassende Haltung einnahm, jedoch in Wort und Tat Grundsätze des beruflichen Verhaltens vertrat, wie sie heute noch Gültigkeit haben.

Bei dem Bemühen um die Hebung der Volksgesundheit spielten die Quäker eine wesentliche Rolle. Die erschreckende Kindersterblichkeit infolge von Diphtherie (die damals noch namenlos war) veranlaßte den Arzt und Philanthropen John Fothergill zur Erforschung dieser heimtückischen Krankheit und zur Veröffentlichung einer genauen Darstellung, *Account of the Sore Throat Attended with Ulcers* (1748). Sein Schüler John Coakley Lettsom (1744–1815), auch er ein großzügiger Spender für philantropische Zwecke, verfaßte eine frühe Schrift über die schädliche Wirkung von Alkohol und Drogen bei der Arbeiterklasse. John Howard (1726?–1790) schockierte mit seinem berühmten Bericht über die Verliese und Gefängnislazarette Europas das Weltgewissen derart, daß ein Aufschrei nach menschenwürdigerer Behandlung der Gefangenen und besseren sanitären Verhältnissen die Folge war.

Auch die Militärs machten sich Gedanken über die Verbesserung der Lebensumstände von Kriegsgefangenen. Sir John Pringle (1707–1782), ein humaner und fortschrittlicher Armee-Arzt, plädierte mit der Begründung, Gefängnis- und Krankenhausfieber seien dasselbe, für bessere Belüftung von Schiffsunterkünften und Armeegefängnissen. Die Schiffshygiene beschäftigte auch James Lind (1716–1794), dessen beharrlich vorgebrachte Behauptung, Zitronensaft helfe Skorbut verhüten, lange ungehört vor den Lords der Admiralität verhallte. George Baker (1722–1809) machte den mysteriösen Todesfällen durch die »Devonshire-Kolik« ein Ende. Er hatte die Krankheit als Folge von Bleivergiftung diagnostiziert, die durch Trinken von Apfelwein hervorgerufen wurde, der in bleigefaßten Behältern zubereitet worden war.

Einen modernen Plan der systematischen Gesundheitsfürsorge entwarf Johann Peter Frank (1745–1821), Professor in Pavia und ein Mann von hohem Intellekt. Frank konzipierte eine medizinische Betreuung von der Wiege bis zur Bahre, nicht unähnlich dem heute in Großbritannien bestehenden System. Obgleich Selbstbehandlung damals wie heute in schlechtem Ansehen stand, erzeugte die Misere der Landbevölkerung, die praktisch keinen Zugang zu Ärzten hatte, eine Flut von medizinischen Hausbüchern. Wer nicht die Majoratsherrin befragen mochte, der konnte in *Primitive Physick* (1747) nachschlagen, einem Erzeugnis der Feder von John Wesley

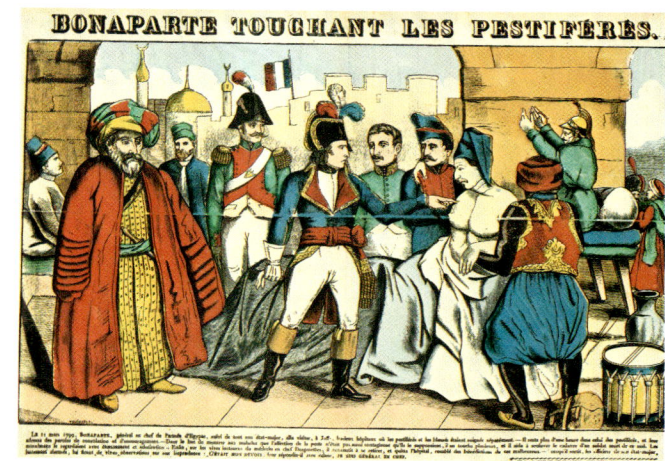

760

759 Kurpfuschermethoden verspottet dieser handkolorierte Holzstich aus dem 18. Jahrhundert. National Library of Medicine, Bethesda, Maryland

760 Der Holzstich zeigt Napoleon während der ägyptischen Expedition, wie er einen Pestkranken berührt, um seine Soldaten, denen die Seuche Schrecken einjagte, zu beruhigen. Sammlung William Helfand, New York

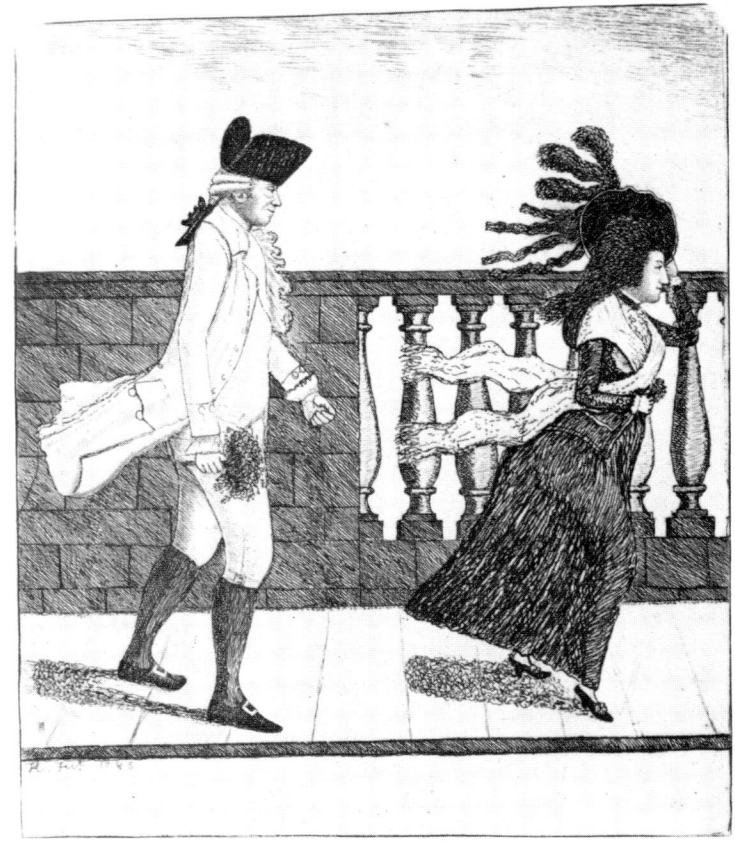

761 Einer der pfiffigsten aller Quacksalber war Dr. James Graham. Der Stich (1785) von John Kay zeigt ihn bei dem Versuch, eine Dame zum Betreten seines Gesundheitstempels auf der Pall Mall zu bewegen. Sammlung William Helfand, New York

762 Auf dem kolorierten Stich (um 1780–90) praktiziert eine Gesellschaft tierischen Magnetismus nach Franz Anton Mesmer. »Mesmerismus« wird heute als eine Form von Hypnose angesehen und wurde von Mesmer durch Zufall gefunden. National Library of Medicine, Bethesda, Maryland

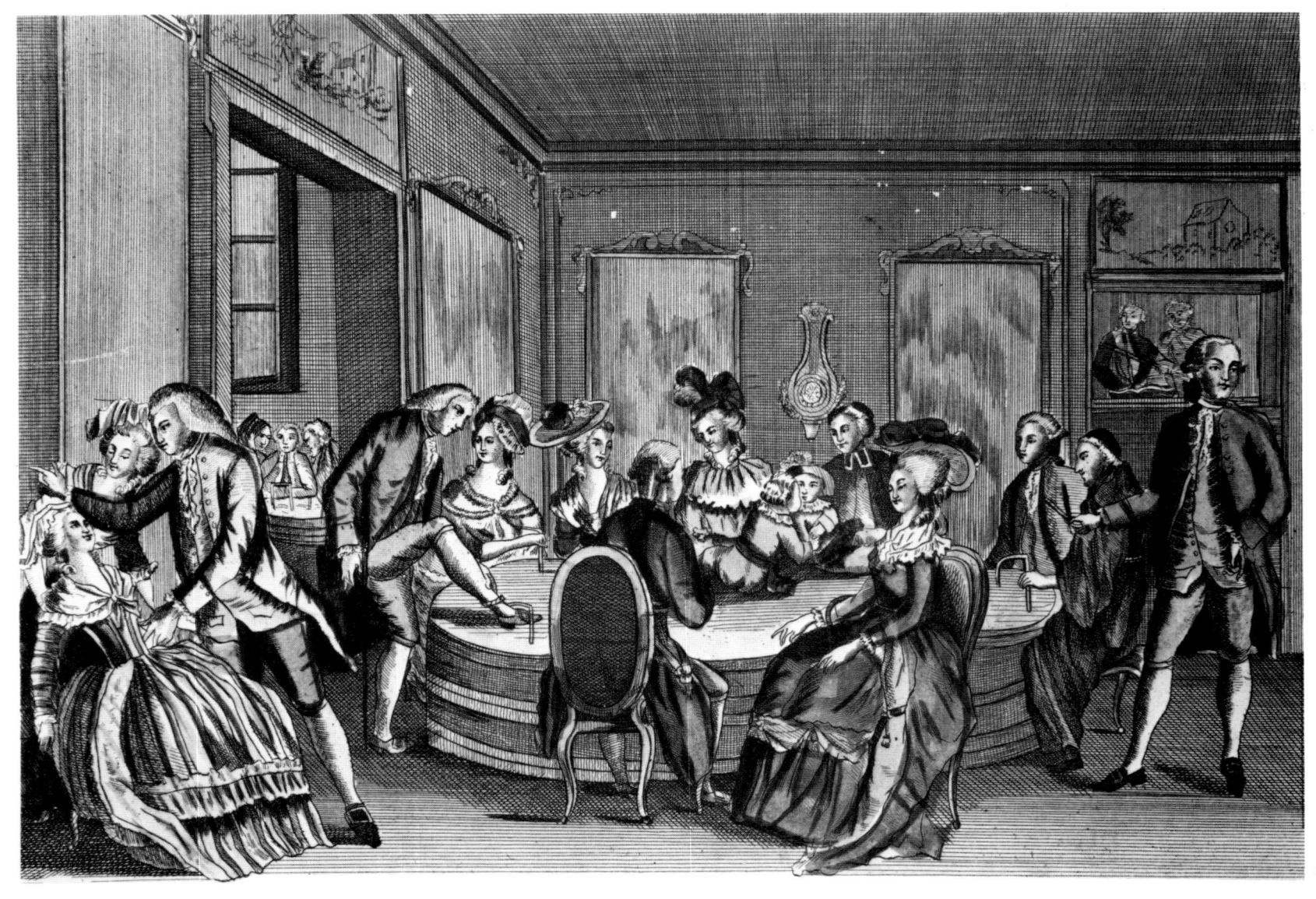

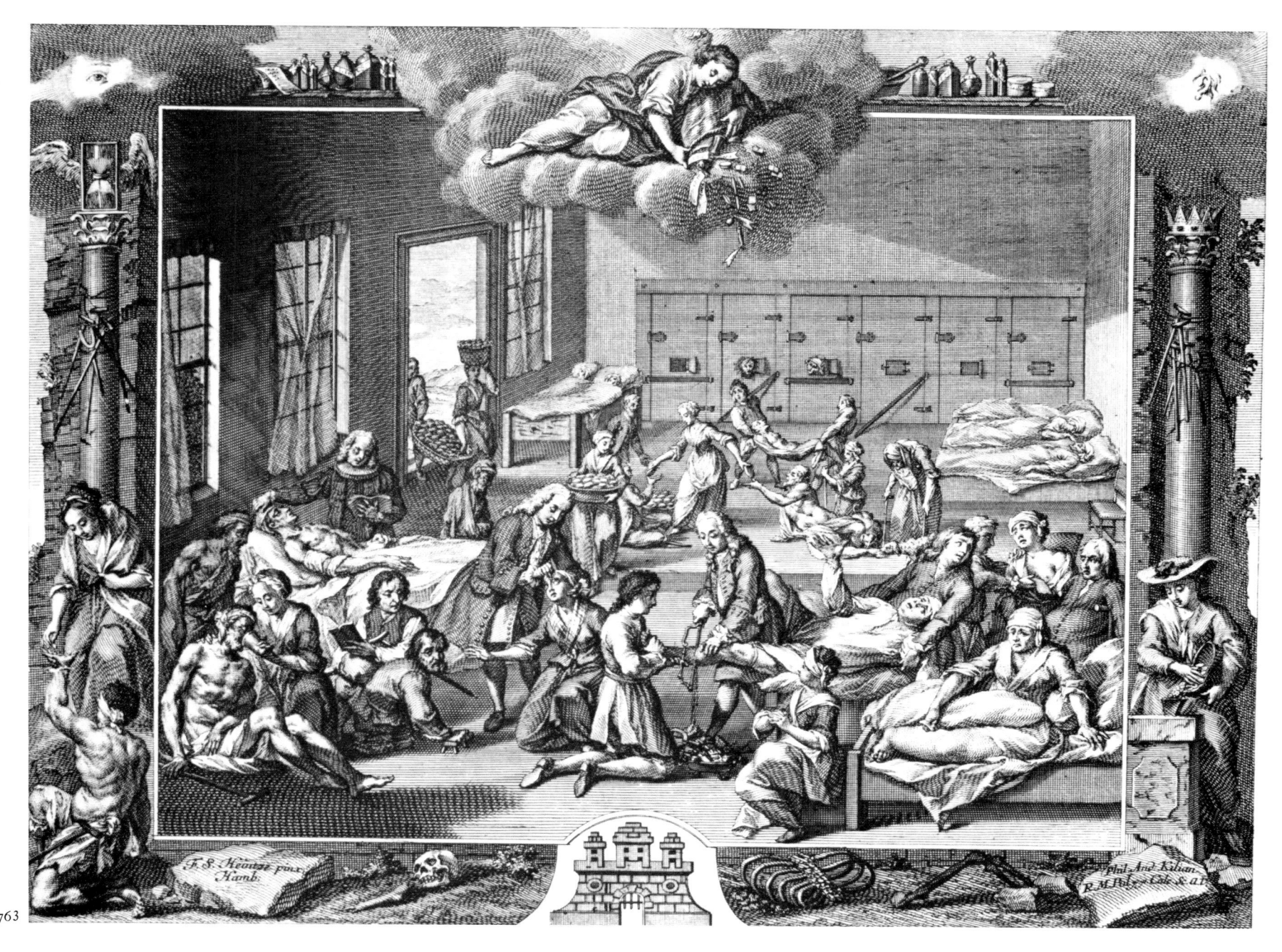

763

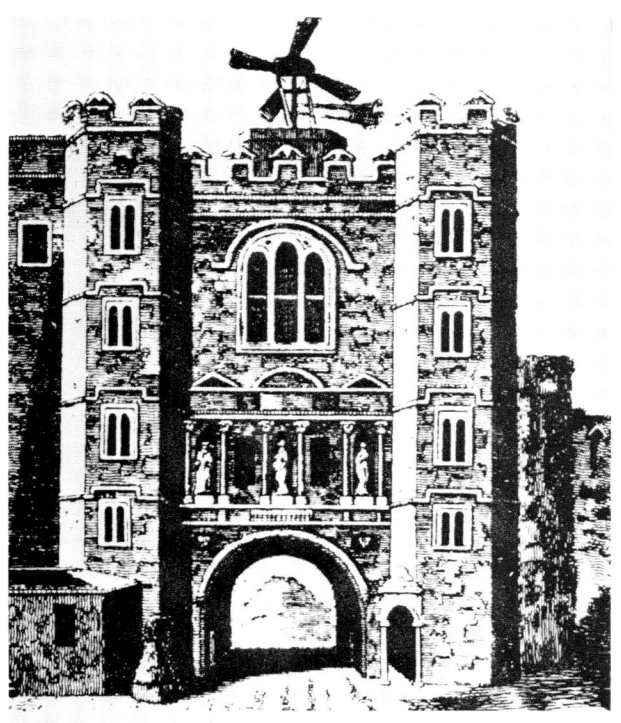

764

763 *Der Pesthof*, ein Stich aus dem Jahre 1746, stellt die Verhältnisse in einem Hamburger Hospital dar; inmitten regen ärztlichen Treibens wird einem Patienten das Bein amputiert. Germanisches Nationalmuseum, Nürnberg

764 Zeitgenössische Darstellung des Windmühlen-Ventilators, der 1752 von Stephen Hales auf dem alten Newgate-Gefängnis errichtet wurde und dort zu einem dramatischen Absinken der Todesfälle durch Fleckfieber führte. British Museum, London

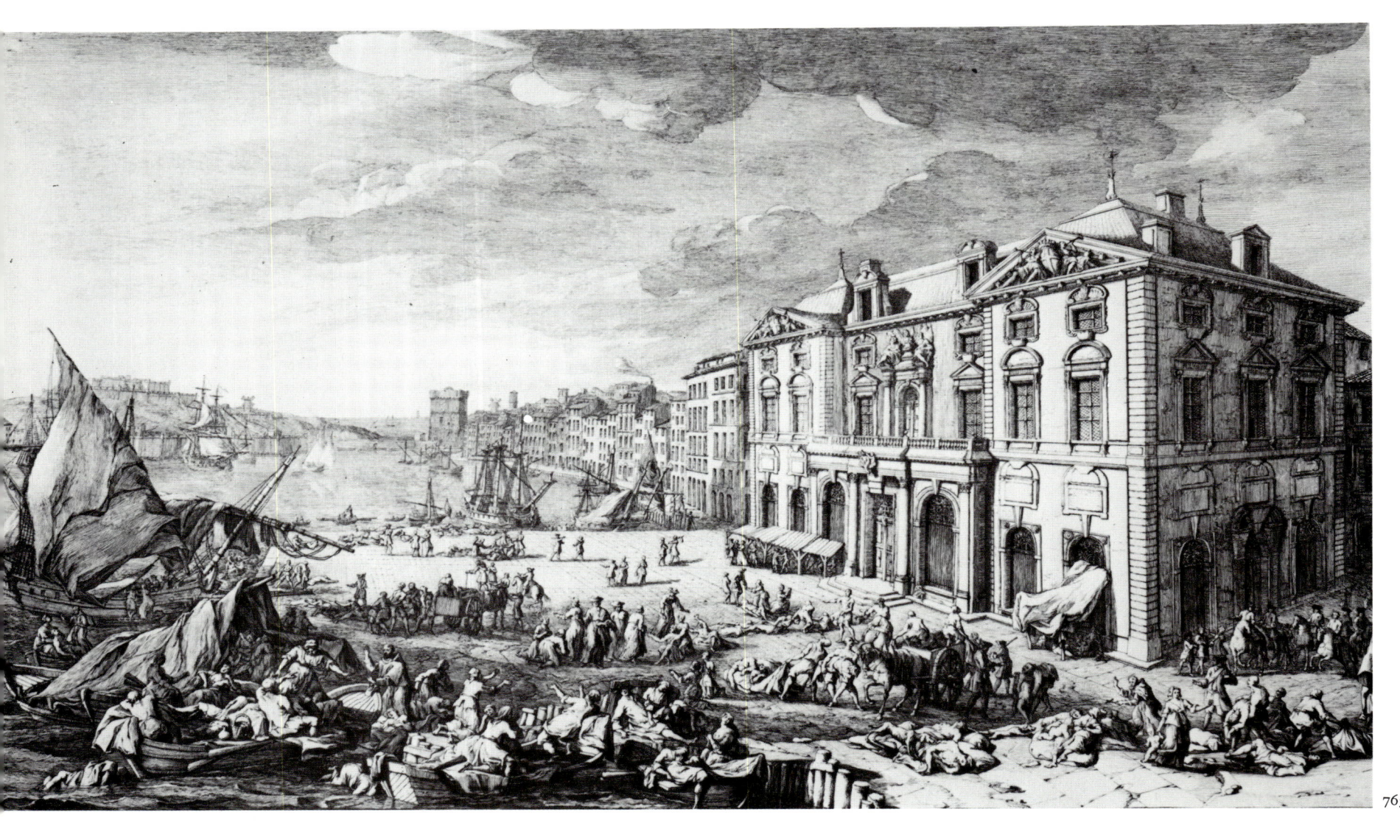

765

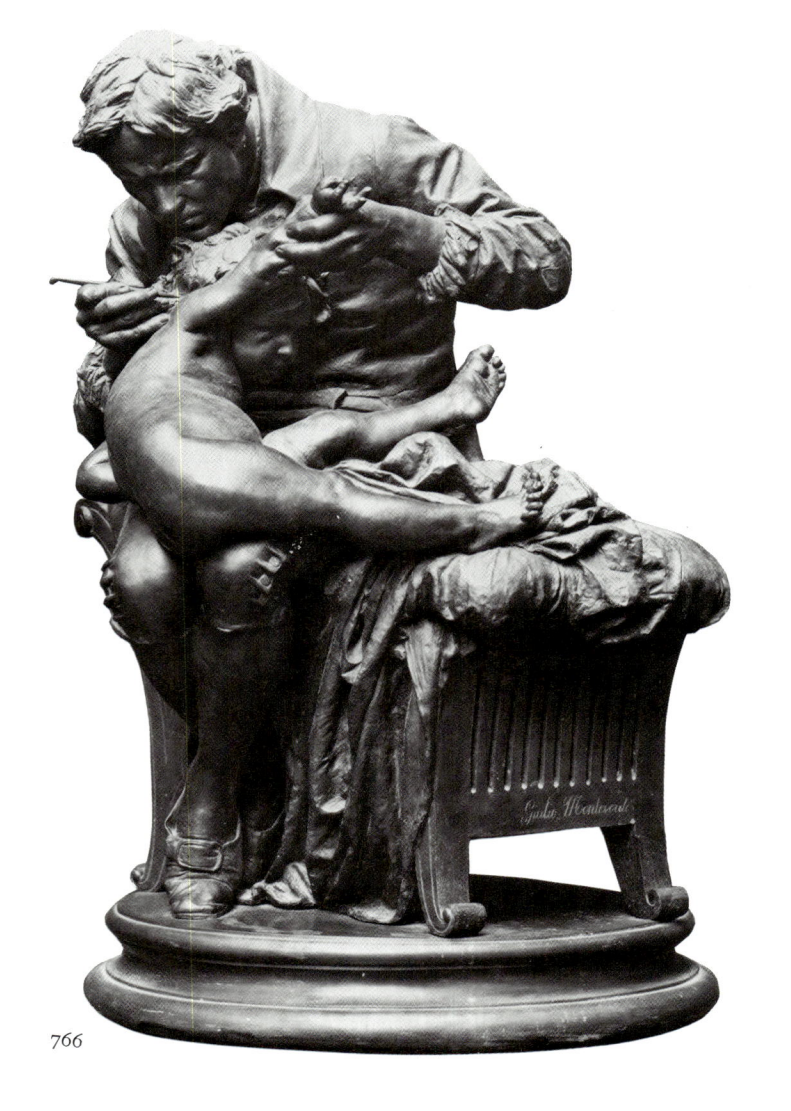

766

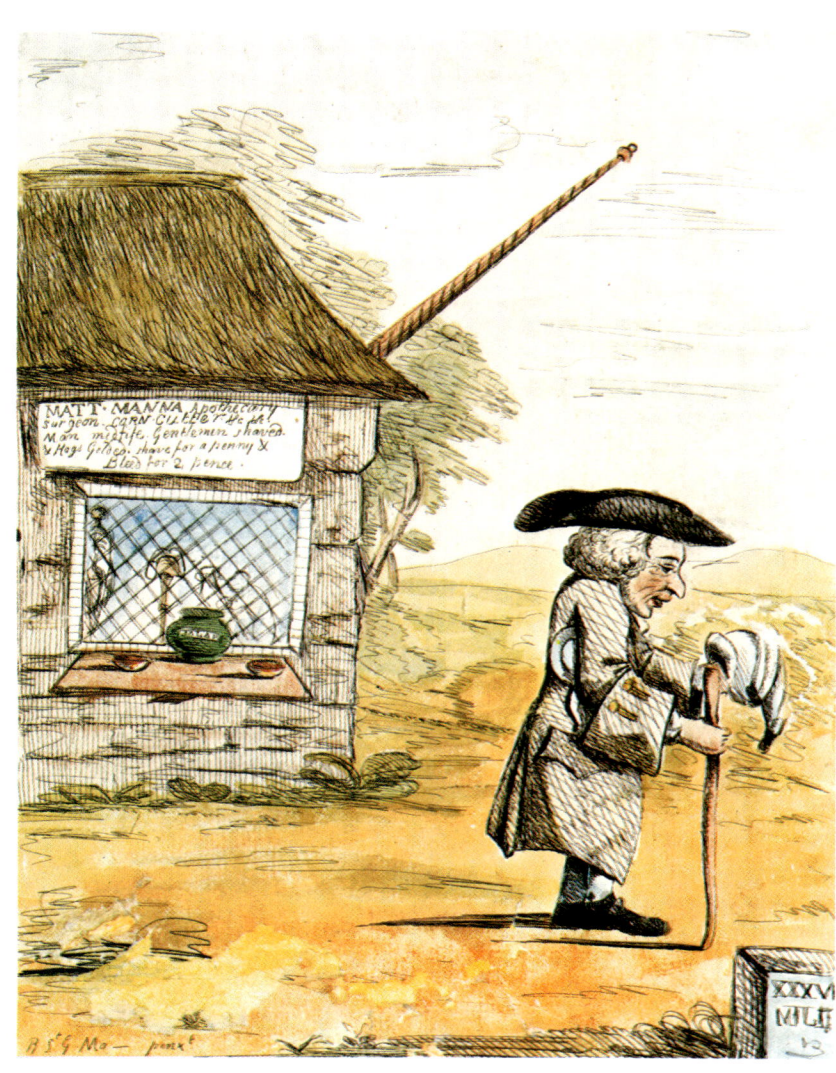

767

(1703–1791); das Büchlein, erklärtermaßen laienmedizinisch geschrieben, enthielt Verordnungen für einfache Erkrankungen, war für einen Schilling zu haben und hatte enormen Erfolg. Auf einem etwas höheren Niveau stand die *Domestic Medicine* des schottischen Arztes William Buchan (1729–1805), die ungezählte Auflagen erlebte und in mancher Grenzerhütte der Neuen Welt nächst der Bibel stand.

Die Entdeckung des Impfens

Nicht ganz so tödlich wie in früheren Jahrhunderten traten gleichwohl Beulenpest, Fleckfieber, Malaria und Diphtherie mit bedrückender Regelmäßigkeit immer wieder auf und forderten viele Opfer. Die mörderischste Krankheit des Jahrhunderts indes waren die Blattern. Diese Geißel, die stets endemisch gewesen war, nahm in der drangvollen Enge der Altstädte, in denen Unrat und selbst menschliche Exkremente die schmalen Straßen und unzulänglichen Abflüsse verstopften, häufig epidemische Formen an. Angeblich trugen ein Drittel der Einwohner Londons Pockennarben. Am Anfang des Jahrhunderts brachte Lady Mary Wortley Montagu (1689–1762) die asiatische Methode der Pockenimpfung nach England, nachdem sie diese in der Türkei kennengelernt hatte. Das Verfahren bestand darin, daß Serum aus dem Geschwür eines Pockenkranken in die Haut eingeritzt wurde, wodurch der Behandelte zum leichten Krankheitsfall wurde und Resistenz entwickelte. Nach der erfolgreichen Impfung zweier königlicher Prinzen (1722) wurde die Praxis vorübergehend sehr populär, verlor jedoch wieder an Ansehen, als die ihr eigenen Gefahren zunehmend erkennbar wurden. Auch in den amerikanischen Kolonien kam die Variolation außer Gebrauch, und in vielen Staaten war sie bis zum Vorabend der Revolution verboten. Ihr Wert blieb so lange umstritten, bis Edward Jenner (1749–1823) die Welt mit seiner Schrift über die Kuhpocken und den Nutzen der Impfung von Menschen mit dem Serum aus den Pocken der Rinderkrankheit Vaccinia aufrüttelte. Dieser Impfstoff trug keines der Risiken in sich, welche die vordem übliche Inokulation mit den eigentlichen Pockenstoffen mit sich brachte.

So war das 18. Jahrhundert nicht bloß eine Periode der Konsolidierung und Systematisierung. Überwältigt von den Entdeckungen des vorangegangenen Jahrhunderts, mühten die Ärzte sich dennoch tapfer, die neue Wissenschaft in ihrer Gesamtheit zu erfassen und zu nutzen. Die erheblichen Leistungen des 18. Jahrhunderts und ihr enger Zusammenhang mit den Fortschritten, die bevorstehen sollten, können wir nun besser einschätzen.

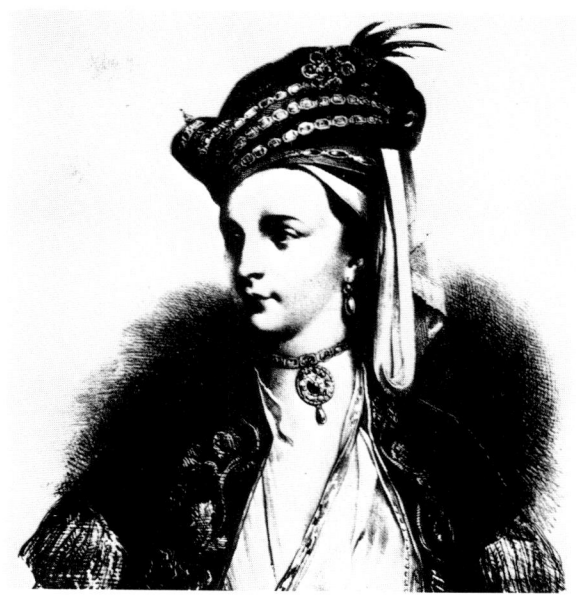

768

765 Bürger vor dem Rathaus von Marseille auf der Flucht vor der Pestepidemie von 1720. Stich von Jacques Rigaud nach einem Gemälde von Michel Serre, das auf einer vor Ort angefertigten Skizze beruht. British Museum, London

766 Edward Jenner impft seinen Sohn zum Schutz gegen die Pocken mit Kuhpockenlymphe. Bronzeskulptur (1873) von Giulio Monteverde. Galleria Nazionale d'Arte Moderna, Rom

767 *Matthew Manna, Landapotheker,* kolorierter Stich aus dem Jahre 1773 von R. St. G. Mansergh. Das Schild mit der Aufschrift »Apotheker, Chirurg, Hühneraugenoperateur, etc., etc., Geburtshelfer…« verweist auf die vielfältigen Funktionen der Apotheker als Lückenbüßer, da es auf dem Lande entweder keine Ärzte gab oder sie nicht willens waren, Hand anzulegen. Sammlung William Helfand, New York

768 Porträt der Lady Mary Wortley Montagu. Sie führte die asiatische Methode der Pockenschutzimpfung durch Variolation (Einritzen von Flüssigkeit aus einem Pockenbläschen in die Haut) in England ein. New York Academy of Medicine

Das 19. und 20. Jahrhundert

Das 19. Jahrhundert

Die Anfänge der modernen Medizin

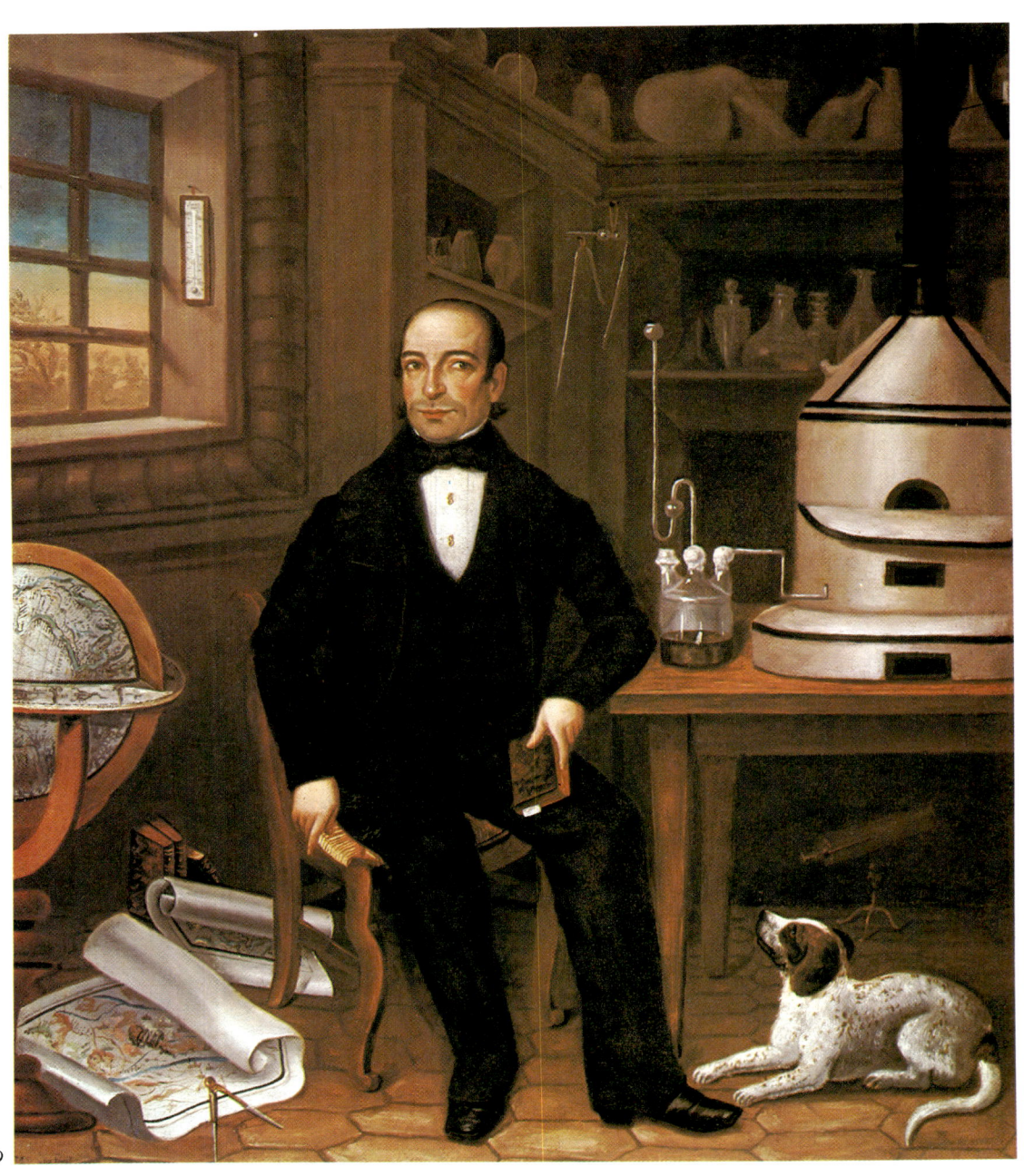

769

Führten die ersten Jahrzehnte des 19. Jahrhunderts faktisch die medizinischen Fortschritte des 18. weiter, so veränderten zwei Entwicklungen (die Anästhesie und die Entdeckung der Mikroorganismen als Krankheitserreger) den Gang der Medizingeschichte derart, daß Krankheitsbegriffe, Heilmethoden und Hygienepraktiken am Ende des Jahrhunderts denen, die zu seinem Beginn vorherrschten, nur mehr entfernt ähnelten. Gewiß trugen zum Verständnis des Baus und der Funktionen des lebenden Organismus auch andere, nicht weniger bedeutsame Forschungen bei, etwa der Nachweis der Zelle als der anatomischen Grundeinheit, die Formulierung der die inneren Lebensbedingungen des Körpers bestimmenden physiologischen Prinzipien und die Einführung neuer diagnostischer Hilfsmittel in die klinische Methodik. Diese übrigen Beiträge gelangten aber erst im nachfolgenden Jahrhundert voll zur Geltung.

Volksgesundheit

Ganz dem 19. Jahrhundert hingegen entstammt die Organisation der Ärzteschaft, der Krankenhäuser und der öffentlichen Gesundheitsfürsorge. Sie ist weitgehend dem Wandel zu verdanken, den die industrielle Revolution mit sich brachte. Die raschen Veränderungen, die dem Bau von Fabriken und dem Wachstum der Städte folgten, führten zu extremen Verschiebungen und Ballungen der Bevölkerung. Von den Lebensverhältnissen der Fabrikarbeiter, der Ausbreitung von Elendsvierteln und der wechselseitigen Abhängigkeit der Gemeinden und Staaten blieb auch die medizinische Praxis nicht unberührt.

Vor der Entdeckung der Bakterien als Krankheitsursache bildeten sanitäre Maßnahmen das zentrale Anliegen der Präventivmedizin und der Gesundheitsfürsorge: die Versorgung mit trinkbarem Wasser und die Beseitigung übler Ausdünstungen aus Abwässern und Abfällen, die man für wichtige Auslösungsfaktoren von Epidemien hielt. Die Erfindung des Wasserklosetts durch John Harrington (1561–1612) ermöglichte es, menschliche Exkremente wegzuspülen und manche Behausungen sauberzuhalten, aber was aus diesen häuslichen Aborten abfloß, lief in Jauchegruben und endete in Wasserläufen und Brunnenschächten.

Für reibungsloses Funktionieren der Fabrikarbeit war die Gesundheit der Arbeiter wesentlich, und da die Ausbreitung epidemischer Krankheiten alle Bevölkerungsteile gefährdete, nahm die Notwendigkeit fürsorglicher Maßnahmen im Bereich der Volksgesundheit einen hohen Rang ein. Das *System einer Vollständigen Medizinischen Polizey* (1779–1819) von Johann Peter Frank, der die Bedeutung der öffentlichen Gesundheit anhand von Statistiken begründete, war ein Meilenstein, wenngleich seine unmittelbare Wirkung geringfügig blieb. Dagegen machte Edwin Chadwicks 1848 erschienene Beschreibung der sanitären Verhältnisse und des Gesundheitszustands englischer Arbeiter tiefen Eindruck auf die Oberklassen und Behörden. In Großbritannien regte seine Mindestforderung für Abwässerbeseitigung und Wasserversorgung die Regierung ebenso zu Taten an, wie es in Deutschland Rudolf Virchows militantes Eintreten für öffentliche Gesundheitsmaßnahmen tat.

Nach wie vor verheerten Epidemien Städte und Landstriche. Noch 1854 gab es in London 14 000 Cholerafälle mit 618 Toten. Die Cholera suchte dreimal im Laufe des 19. Jahrhunderts die gesamten Vereinigten Staaten heim. Gelbfieber trat im Nordosten des Landes von 1763 bis 1805 auf und machte sich dann in den Häfen der Südstaaten und am Golf von Mexiko breit. Ihren Höhepunkt erlebte die Seuche in den fünfziger Jahren des Jahrhunderts; danach klang sie ab bis 1905, wo ein letzter, explosionsartiger Ausbruch unter den Einwohnern von New Orleans 450 Todesopfer forderte. Erst nachdem in der Ära der Bakteriologie die Ursachen erkannt worden waren, wurde die planmäßige Abwehr von Cholera, Typhus und anderen Seuchen möglich.

Die Zusammenziehung unausgebildeter Soldaten in großer Zahl zu Beginn des amerikanischen Bürgerkriegs war zwangsläufig von Ausbrüchen ansteckender Krankheiten begleitet. Beide kriegführenden Parteien verwandten wenig Aufmerksamkeit auf die sanitären Verhältnisse in den Truppenlagern; Unterkünfte und Verpflegung waren miserabel, überall herrschte Durcheinander. Niemand sah die enormen Ausfälle in den ersten Schlachten voraus, und so lagen Schwerverwundete oft mehrere Tage lang an derselben Stelle, an der sie hingestürzt waren. Viele Verwundete starben, weil sie nicht sofort betreut wurden, und die Nordstaaten, die in den anfänglichen Kämpfen die Führung auf den Schlachtfeldern abgeben mußten, erlitten die schwersten Verluste.

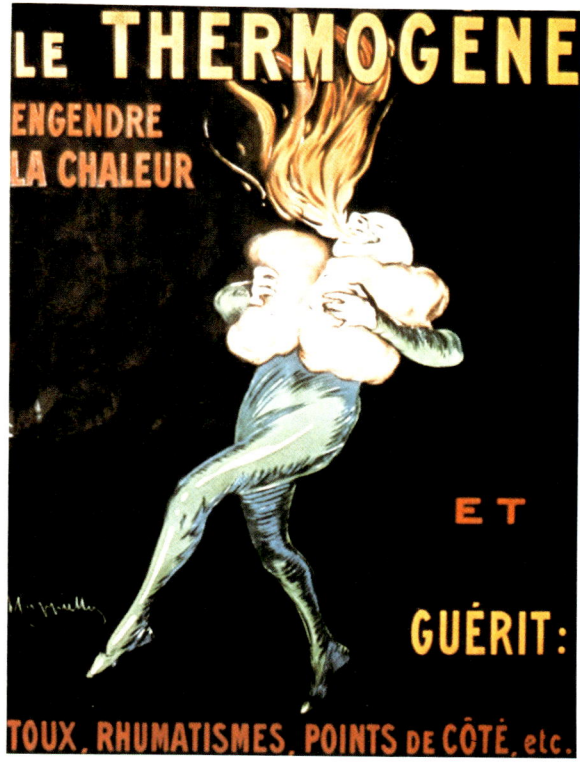

770

769 Zu Beginn des Jahrhunderts interessierte sich *Der Mann der Wissenschaft*, wie ihn Moritz Krantz 1839 abbildete, für viele Fachgebiete gleichzeitig. Je größer das Wissen und je komplizierter die Instrumente wurden, desto stärker begann er sich zu spezialisieren. Schenkung von Edgar William und Bernice Chrysler Garbisch, National Gallery of Art, Washington, D. C.

770 Von Medikamenten und Geräten, die damals keiner Kontrolle unterlagen, ließ sich alles mögliche behaupten. Die Reklame für ›Le Thermogène‹ versprach Heilung von Rheumatismus und anderen Beschwerden durch Wärme.
Sammlung William Helfand, New York

497

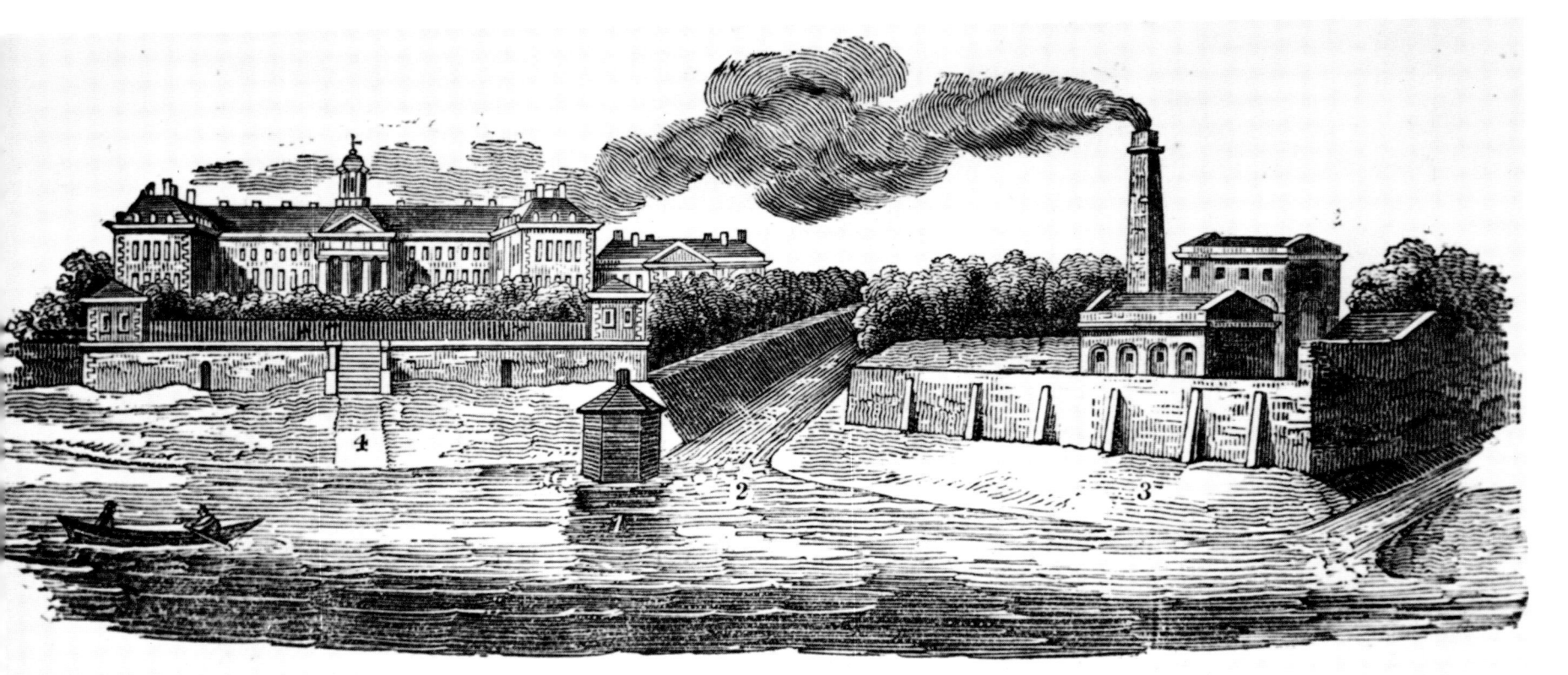

No. 1, *is the Dolphin, or spot from which the Company derive their Supply.*
2, *is the mouth of the great Ranelagh Common Sewer.*
3, *is the Company's Steam-engine, which draws up the daily supply.*
4, *is Chelsea Hospital. At low water, the Dolphin is about three yards from the shore.*

771

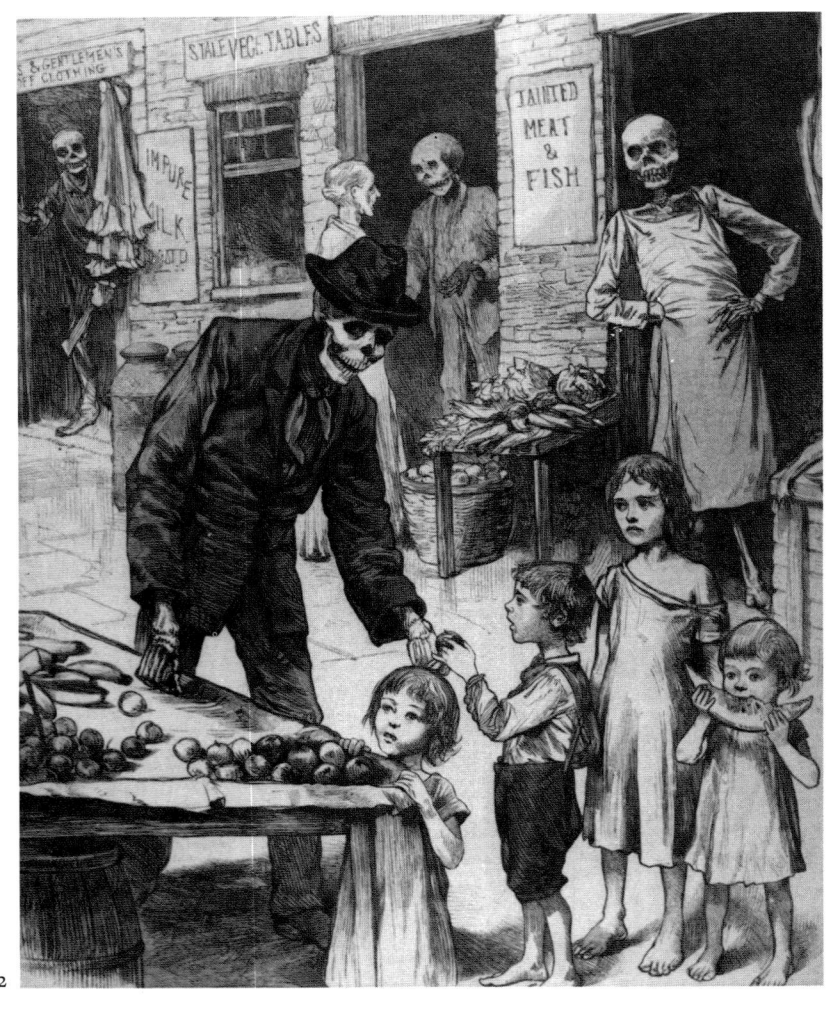

772

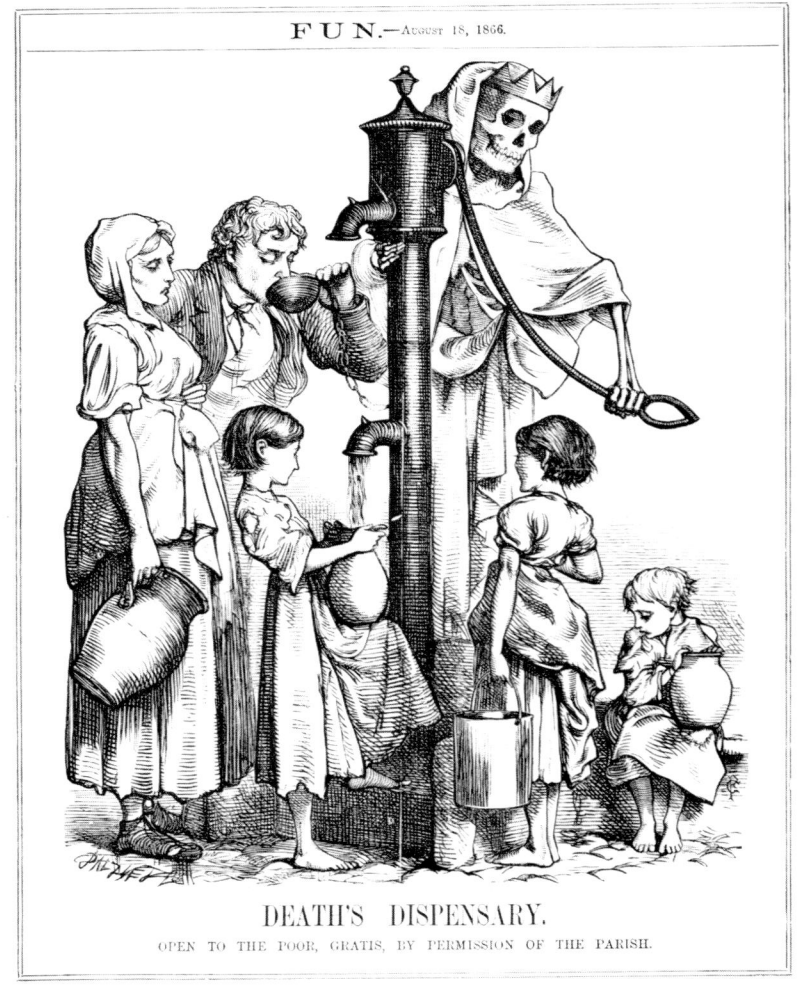

FUN.—August 18, 1866.

DEATH'S DISPENSARY.

OPEN TO THE POOR, GRATIS, BY PERMISSION OF THE PARISH.

773

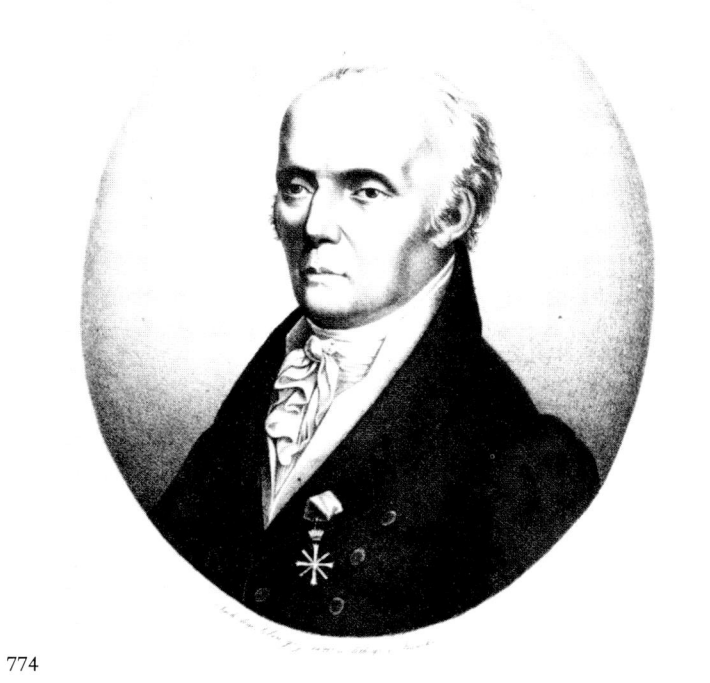

771 Die Abbildung aus einem Bericht von 1828 zeigt, wie Abwässer in das Wasserversorgungssystem des Londoner Chelsea-Krankenhauses gelangten. National Library of Medicine, Bethesda, Maryland

772 »Ein Wink an das Gesundheitsamt, wie die Stadt der Cholera Tür und Tor öffnet« (1864). Department of Health, City of New York

773 Der satirische Holzschnitt von 1866 bezeugt, daß man Wasserverseuchung als Krankheitsursache erkannt hatte, noch bevor Bakterien als Erreger entdeckt wurden. Sammlung William Helfand, New York

774 Johann Peter Frank zog die Statistik heran, um die Bedeutung öffentlicher Gesundheitsfürsorgemaßnahmen zu beweisen. New York Academy of Medicine

775 Abfälle wurden nicht nur in offene Müllkippen abgeladen, sondern auch von Nahrungssuchenden eifrig durchwühlt. Stich aus *Harper's Weekly* (29. September 1866). National Library of Medicine, Bethesda, Maryland

774

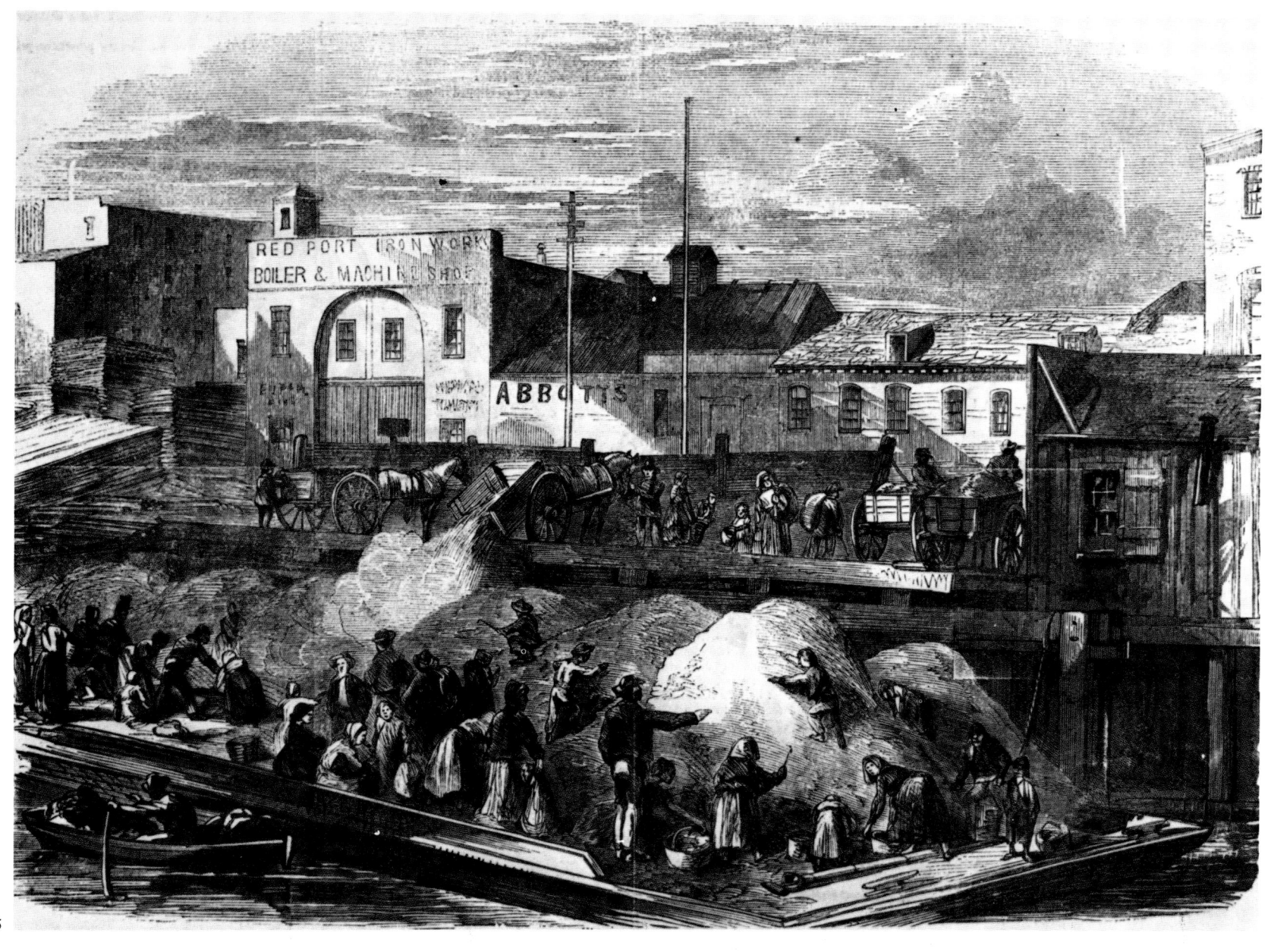

775

499

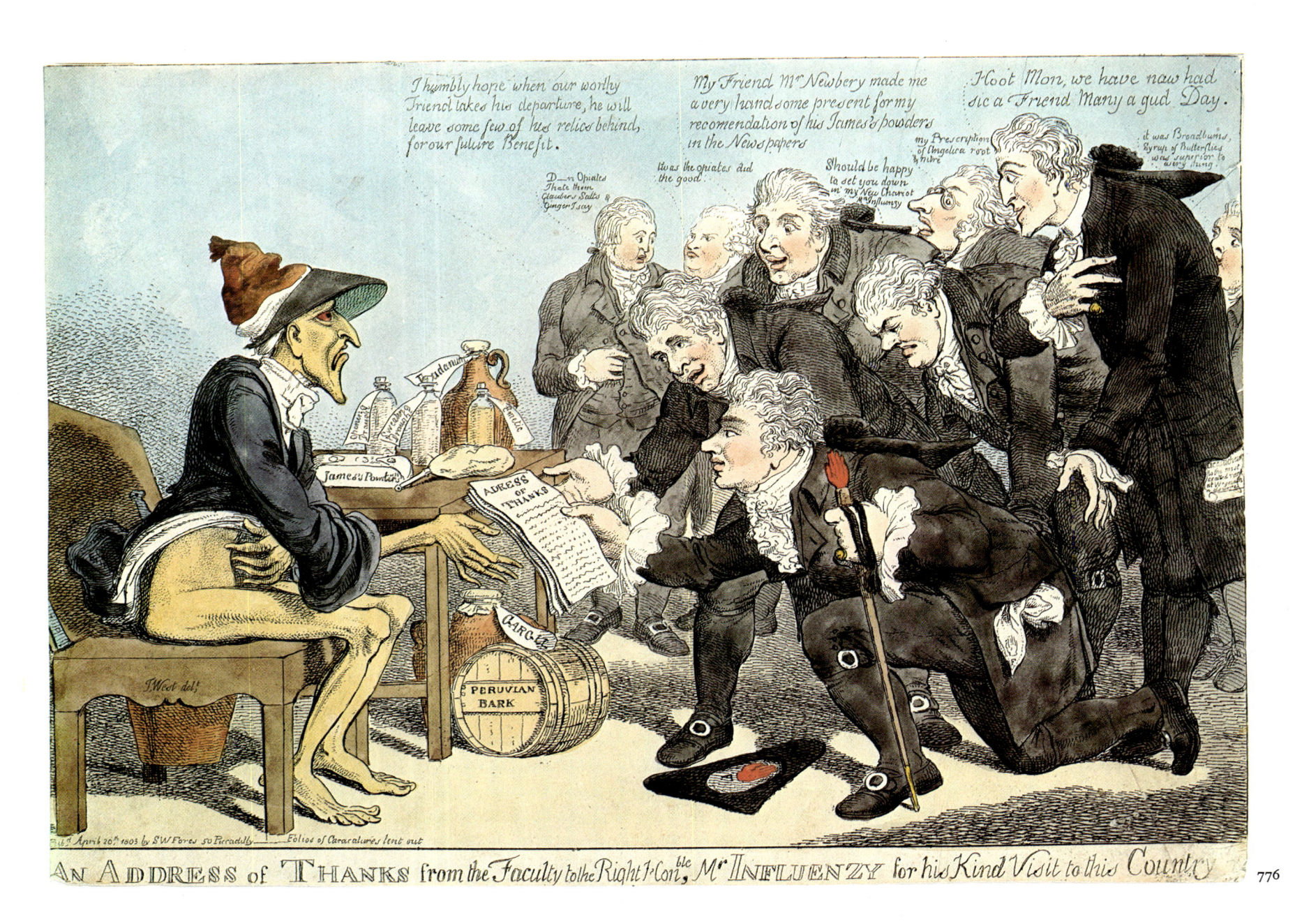

An ADDRESS of THANKS from the Faculty to the Right Hon.ble Mr INFLUENZY for his Kind Visit to this Country

776

776 Farbholzschnitt (1803) nach James West: Ein sarkastischer Kommentar über den steigenden ›Umsatz‹ der Ärzte beim Ausbruch einer Epidemie. Sammlung William Helfand, New York

777 Ein früher Versuch der öffentlichen Gesundheitspflege war die Verteilung von Desinfektionsmitteln in Proletariervierteln. Doch noch 1864 lagen Abfallhaufen offen auf Straßen und Gehsteigen. Department of Health, City of New York

778 Eine nichtamtliche Gesundheitsschutzmaßnahme war das Vorgehen von Pöbelhaufen gegen möglicherweise Cholera-infizierte Schiffspassagiere, die man an der Landung zu hindern suchte. Im 19. Jahrhundert waren die Vereinigten Staaten dreimal von der Seuche heimgesucht worden. Museum of the City of New York

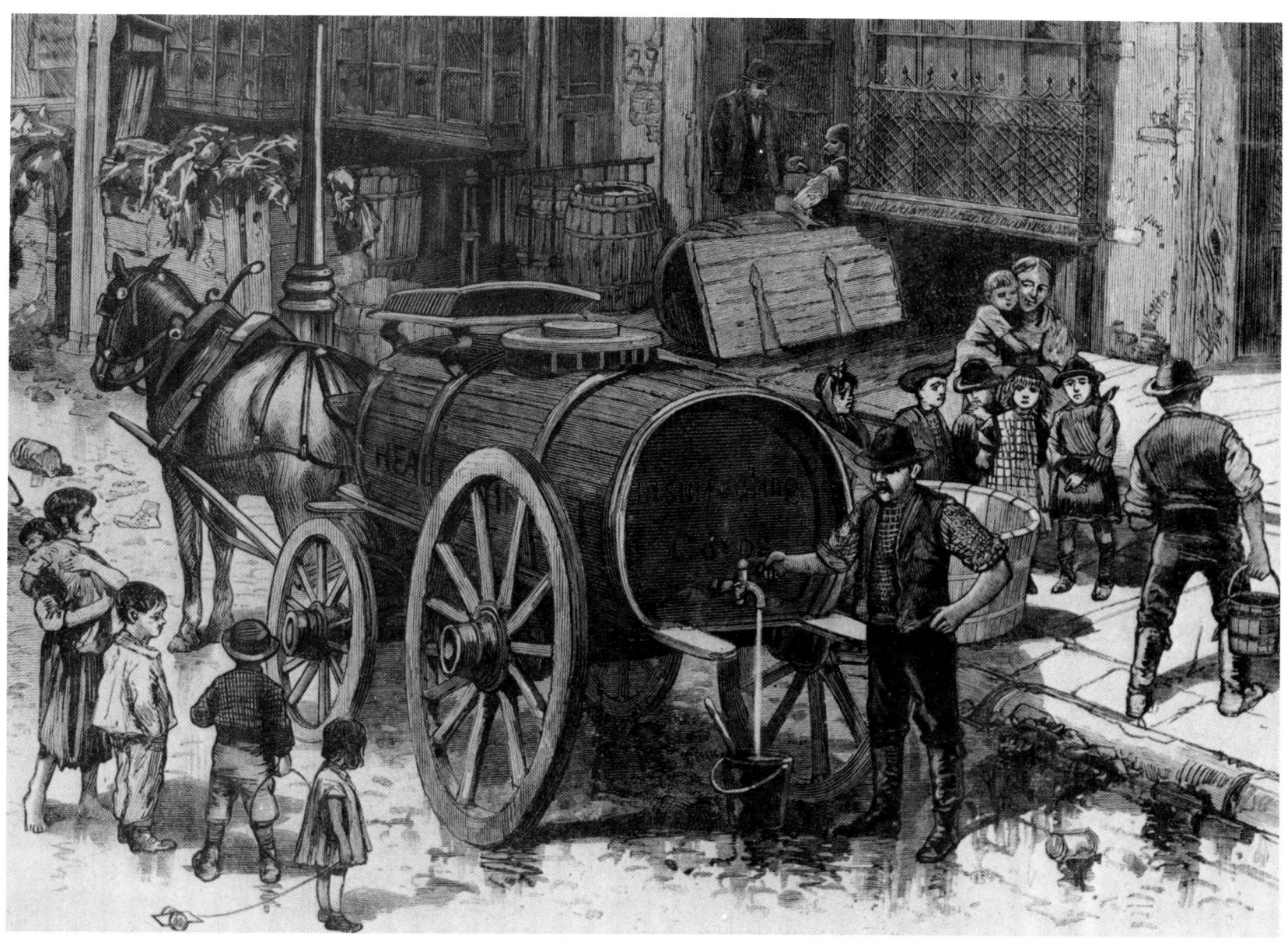

777

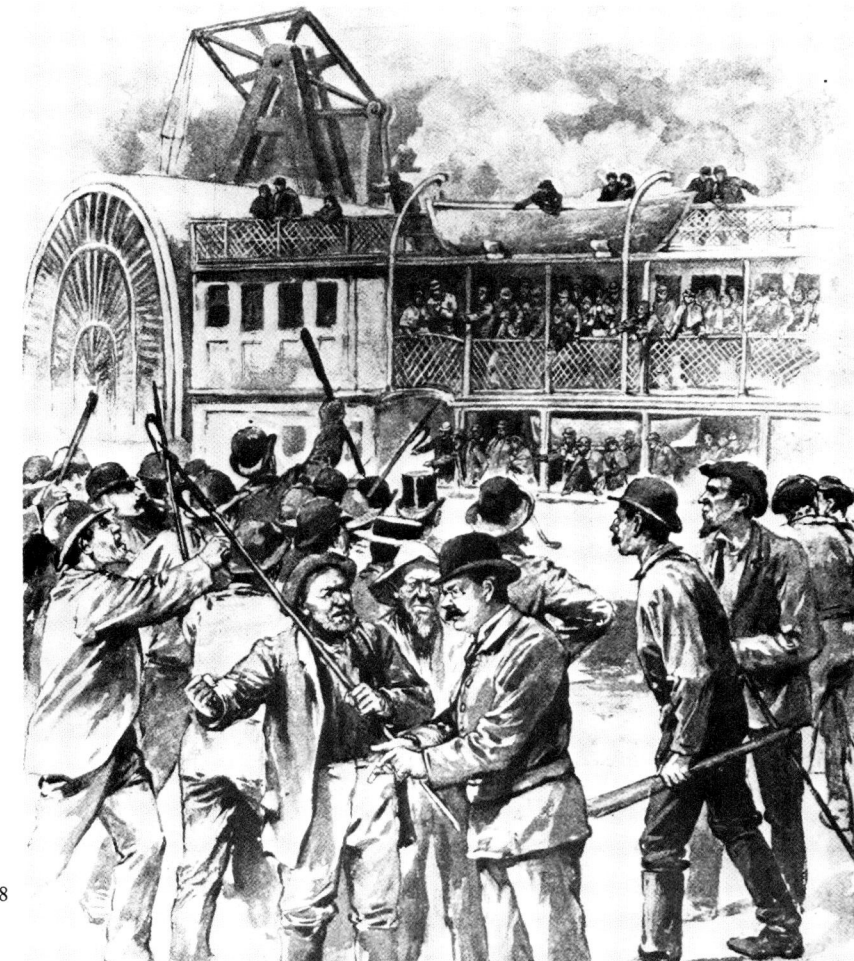

778

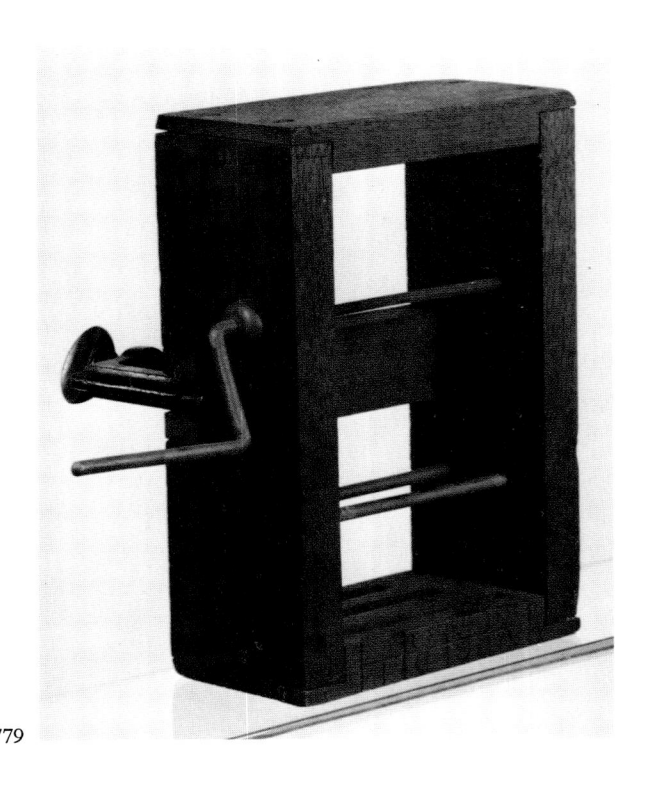

779

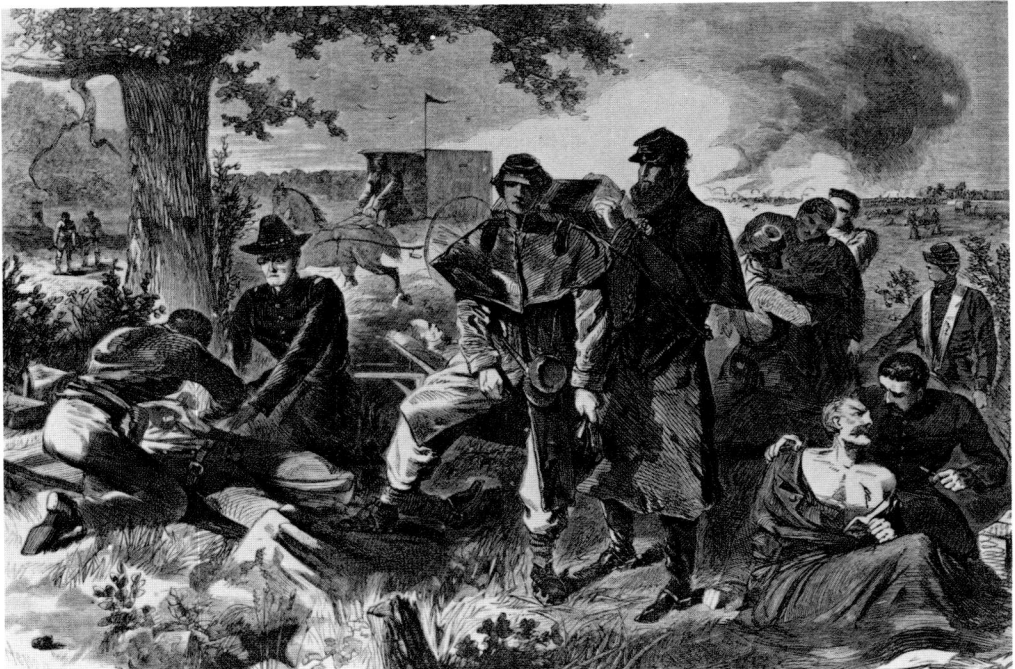

780

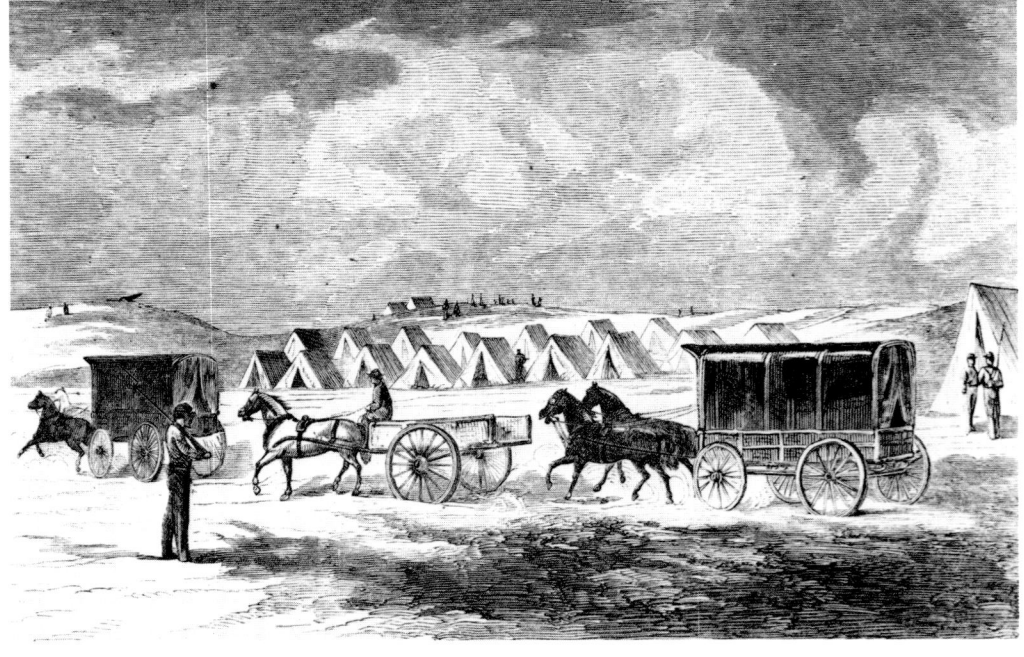

781

779 Von G. E. Post verfertigter Bandagen-
wickler aus der Zeit des amerikanischen Bürgerkriegs (1861–65). New York Historical Society

780 Der Holzstich nach Winslow Homer
(aus *Harper's Weekly*, 12. Juli 1862) zeigt einen
Feldchirurgen bei der Behandlung von Verwun-
deten hinter den Kampflinien des Bürgerkriegs.
National Library of Medicine, Bethesda,
Maryland

781 Ambulanzwagen mit Verwundeten auf
dem Rückweg von den Schützengräben während der Kämpfe um den Hafen von Charleston
(*Harper's Weekly*, 12. September 1863). Der
Bürgerkrieg tobte bereits zwei Jahre, bevor es
gelang, ein effektives Sanitätswesen mit Feld-
lazaretten zu schaffen. National Library of
Medicine, Bethesda, Maryland

782 Fotografie von Matthew B. Brady mit
verwundeten Bürgerkriegsveteranen im
Armory Square Hospital, das gegenüber
älteren Einrichtungen einen deutlichen Fortschritt darstellte. Harris Brisbane Dick Fund,
Metropolitan Museum of Art, New York

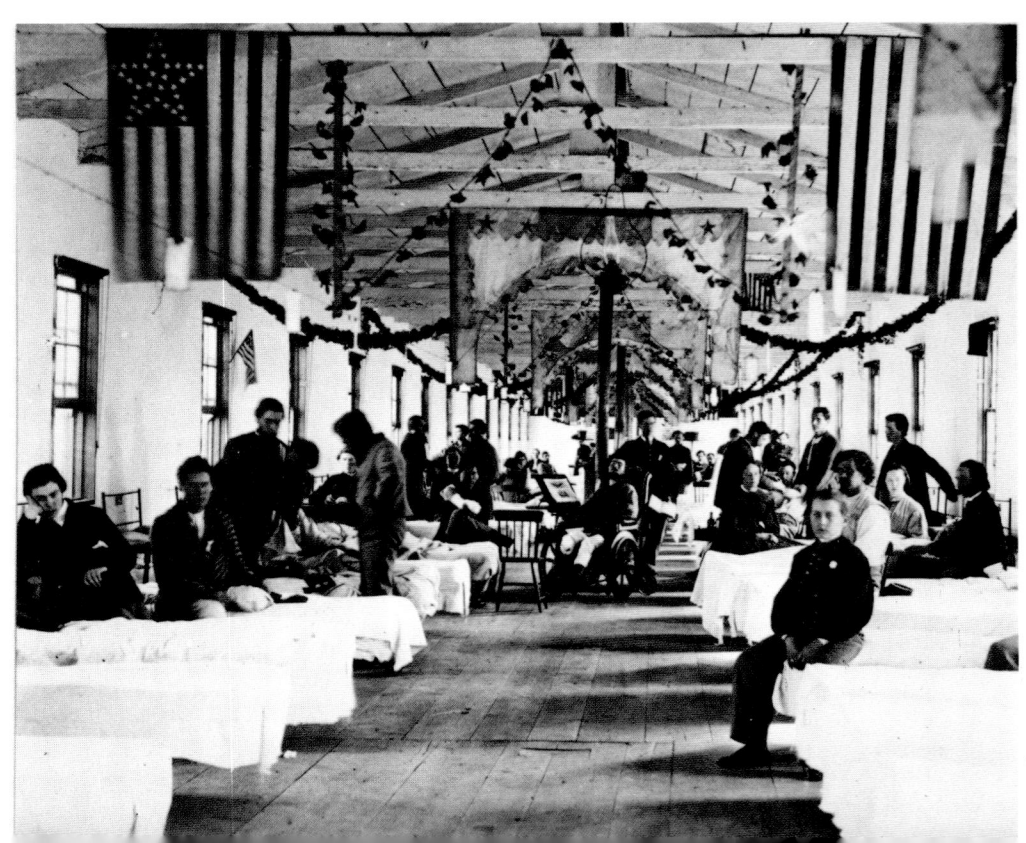

782

Erst allmählich bauten beide Seiten funktionierende Ambulanzeinheiten und Lazarette auf, beschafften ausreichende medizinische Ausrüstungen und sorgten für gutausgebildete Militärärzte. Dennoch dauerte es bis zur Schlacht von Gettysburg (Juli 1863), daß die Unionsstreitkräfte in der Lage waren, ihre Verwundeten am Ende eines jeden Kampftages vom Schlachtfeld zu bergen. Es hatte zweier Jahre Blutvergießens und Leidens bedurft, bis ein brauchbares Sanitätskorps entstanden war.

Der Mann, dem die Union die Umbildung ihres Sanitätskorps verdankte, war der Generalstabsarzt William A. Hammond, ein gescheiter und energischer Mensch, dessen dringend notwendige Reformmaßnahmen freilich so viele Armeeoffiziere und Politiker verärgerten, daß er im November 1863 entlassen und danach vor ein Kriegsgericht gestellt wurde. Besser war die Situation des Südens; dort übernahm ein fähiger und intelligenter Generalstabsarzt, Dr. Samuel Preston Moore, am Kriegsanfang seinen Posten und konnte nahezu unbehindert ein gut funktionierendes Sanitätskorps aufbauen. Die Südstaaten verfügten jedoch über kein taugliches Transportsystem, es fehlte ihnen an genügend gut ausgebildeten Militärärzten, und es haperte auch an ausreichendem Nachschub von Medikamenten. Trotz dieser Erschwernisse brachte Moore es fertig, die konföderierten Truppen medizinisch annähernd so gut zu versorgen wie die Union ihre Streitkräfte. Schwere Probleme mit der medizinischen Versorgung traten für den Süden erst auf, als das Transportsystem gegen Ende des Krieges vollends zusammenzubrechen begann.

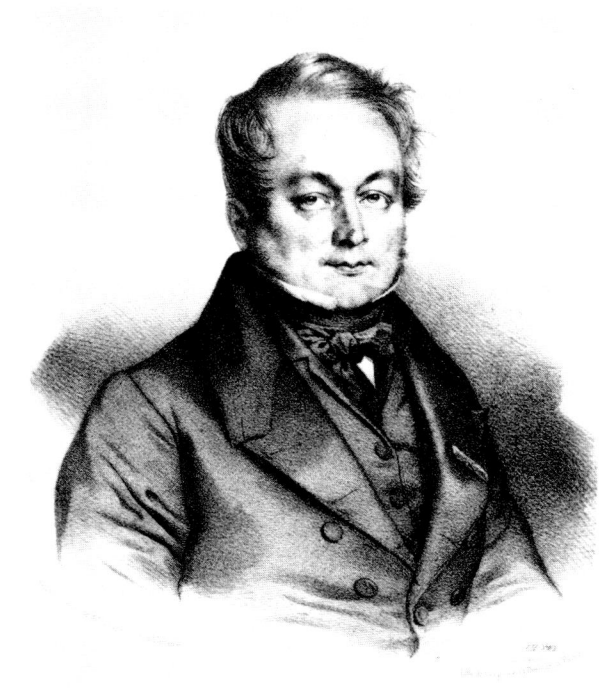

783

Physiologie

Bei Beginn des Jahrhunderts stand Frankreich in der Medizin an der Spitze. Einer der führenden französischen Mediziner der Zeit war François Magendie (1783–1855), der gewissenhaft darauf bedacht war, seine Beobachtungen unkompliziert zu belassen und von Spekulation freizuhalten. Man kennt ihn noch vorwiegend wegen seiner experimentellen Beweise dafür, daß die hinteren Wurzeln des Rückenmarkskanals sensible Nervenfasern tragen (die Impulse für das Rückenmark aufnehmen), während die vorderen motorische Nerven sind (die Impulse vom Mark zu den Muskeln leiten). Die Priorität seiner Entdeckung bestritt unter anderen Charles Bell, und so ist das Prinzip heute als das »Bell-Magendiesche Gesetz« bekannt. Magendie wurde überdies durch seine Analysen der Wirkung von Arzneimitteln zum Mitbegründer der pharmakologischen Disziplin. Er hat nie ein akademisches Amt bekleidet, aber da er die Laufbahn eines praktischen Arztes mit der des Laborexperimentators verband, war er ein typischer Forscher des frühen 19. Jahrhunderts.

Ganz und gar ein Mann des Laboratoriums war hingegen Claude Bernard (1813–1878), der eigentliche Begründer der experimentellen Physiologie. Er entwickelte die Lehren seines Mentors Magendie weiter und postulierte Fragestellungen, deren Beantwortung nur möglich war durch experimentelle Vivisektionstechnik, die er in Versuchen von hoher Eleganz verfeinerte. Eine seiner einflußreichen Ideen war das Prinzip der Homöostase, welches besagte, daß bei Warmblütern das »innere Milieu« konstant ist und daß sich allen äußeren Faktoren, die diesen inneren Zustand zu verändern trachten, physiologische Mechanismen entgegenstemmen.

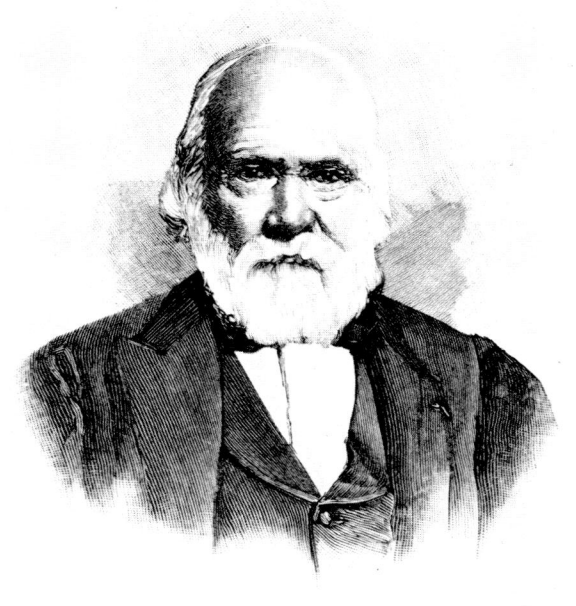

784

Neben anderen außergewöhnlichen Leistungen gelang es Bernard, die Mehrfachfunktion der Leber zu erhellen, die Verdauungstätigkeit des Pankreas (Bauchspeicheldrüse) und den Zusammenhang zwischen Pankreas und Diabetes zu erforschen sowie die Verbindung zwischen Nervensystem und der Zusammenziehung bzw. Ausdehnung der kleineren Arterien aufzuweisen. In seiner *Einführung in das Studium der experimentellen Medizin* (1865) setzte er Maßstäbe für künftige Experimentatoren. Selbst ein einfallsreicher Denker, fühlte er sich der Objektivität fest verpflichtet, wie seine Mahnung andeutet: »Sobald Sie das Laboratorium betreten, legen Sie Ihre Einbildungskraft zusammen mit Ihrem Mantel ab ...«

Beiträge zur Physiologie leistete auch ein anderer Franzose, der zugleich praktizierender Arzt und Forscher war: Charles Edouard Brown-Séquard (1817–1894). Er wird zuweilen als der Begründer der Endokrinologie angesehen, obgleich eigentlich Bernard das Terrain aufgeschlossen hatte. Brown-Séquard, Sohn eines amerikanischen Seekapitäns und einer französischen Mutter, hielt auf seinen zahlreichen Reisen Vorträge auf englisch und französisch über viele Themen, darunter auch über seine eigenen Entdeckungen. Er lehrte, daß Nebennieren, Schilddrüse, Bauchspeicheldrüse, Leber, Milz und Nieren Sekrete absondern (später sollte man sie als Hormone bezeichnen), die in den Blutkreislauf eindringen und für die Behandlung nutzbar zu

783   François Magendie, der sich selbst als »wissenschaftlichen Lumpensammler« bezeichnete – als einen, der Wissen in kleinen Portionen aufnimmt –, leistete in Wahrheit wichtige Pionierarbeit in der Physiologie und Pharmakologie. New York Academy of Science

784   Der Kliniker und Forscher Charles Edouard Brown-Séquard wird von manchen als der Begründer der Endokrinologie angesehen. Musée d'Histoire de la Médecine, Paris

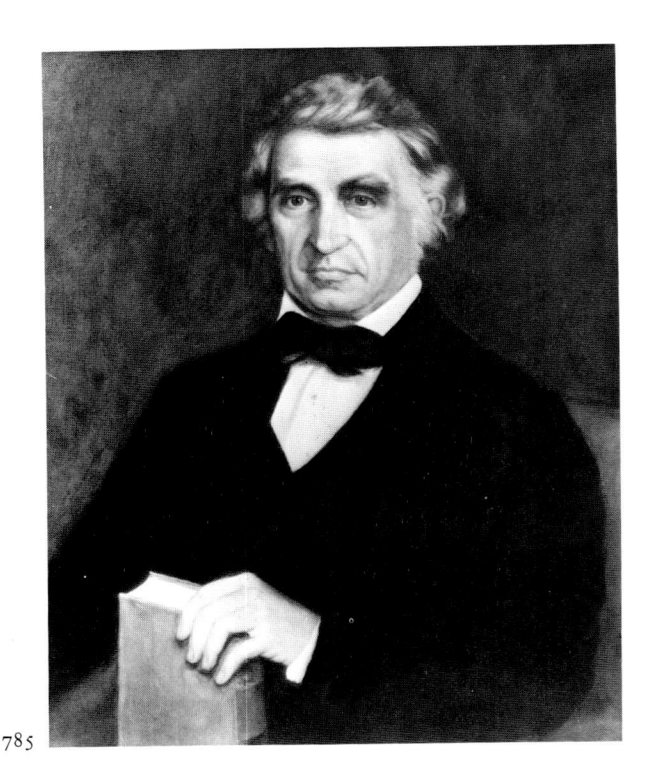

785

785 William Beaumont, ein unbekannter Feldchirurg der amerikanischen Armee, nutzte die einmalige Gelegenheit, die der Fall eines Patienten mit permanenter Magenöffnung bot, zur Anfertigung seiner später klassisch gewordenen Studie über die Physiologie der Verdauungsorgane. National Library of Medicine, Bethesda, Maryland

786 Die Fotografie zeigt Iwan P. Pawlow, den russischen Physiologen, bei einem Experiment, das seine Theorie von den bedingten Reflexen demonstrieren soll. Weltgesundheitsorganisation, Genf

787 Das Gemälde von Louis Lhermitte (1889 entstanden) stellt den großen Physiologen Claude Bernard, der zahlreiche Funktionen innerer Organe erhellte, bei einem Vivisektionsexperiment dar. Palais de la Découverte, Paris

machen waren. Übrigens glaubte er, daß Injektionen von Hodenextrakt zur Verjüngung führten.

Der Beitrag der deutschen Medizin beruhte weitgehend auf dem Einfluß von Johannes Peter Müller (1801–1858), der in seinen Anfängen ein romantischer ›Naturphilosoph‹ war, später indes objektivere Ansichten über biologische Funktionen vertrat. Seine Tätigkeit konzentrierte er stärker auf Morphologie (Strukturlehre) als auf Experimente; er inspirierte jedoch zahlreiche Schüler, die zum physiologischen Wissen beitragen sollten.

In den Vereinigten Staaten fehlte es an Laboratorien und Gelehrtenzirkeln, die für wesentliche Erfolge in der Grundlagenforschung vonnöten sind, und so blieb der amerikanische Beitrag zur Physiologie und Histologie gering. Es gab allerdings eine bemerkenswerte Ausnahme. William Beaumont (1785–1853), ein unbedeutender Armeechirurg, der seine medizinischen Kenntnisse in einer Lehre erworben hatte, machte sich eine seltene Gelegenheit zunutze, die den Weg für das heutige Wissen über die Verdauungsvorgänge ebnete. Im Jahre 1822, als er in Fort Michilimackinac im Norden Michigans diente, wurde er zur Behandlung eines Frankokanadiers namens Alexis St. Martin gerufen, der, von einem Gewehr aus nächster Nähe angeschossen, offensichtlich im Sterben lag. Die untere Brustpartie und der Bauch waren aufgerissen, das Zwerchfell und der Magen übel zerfetzt; die Wunde steckte voll Blut, Knochensplittern, Gewehrschrot, Verbandsresten, Kleiderfetzen und Mageninhalt. Obwohl man annehmen konnte, daß es sich um eine tödliche Verletzung handelte, säuberte Beaumont die Wunde, verband sie und tat sein Bestes, die Schmerzen des Patienten zu lindern. Wie durch ein Wunder überlebte Alexis St. Martin nach langwieriger Rekonvaleszenz, doch es blieb eine unveränderliche Fistel zurück, die einen direkten Zugang zum Magen offenließ. Trotz heftiger Einwände St. Martins und anderer Schwierigkeiten führte Beaumont eine ausgedehnte Reihe von Versuchen durch, die er 1833 in seinem klassischen Werk *Experiments and Observations on the Gastric Juice and the Physiology of Digestion* zusammenfassend beschrieb. In den USA fand seine Leistung nur begrenzte Anerkennung, aber die europäischen Wissenschaftler priesen sie als großen Fortschritt.

Im England des 19. Jahrhunderts befaßten sich zahlreiche Physiologen mit der Erforschung des Nervensystems. Erwähnenswert ist Marshall Hall (1790–1857), der über Schock arbeitete und entdeckte, daß manche Reflexe ohne Inanspruchnahme der höheren Nervenzentren ausgelöst werden können. William Sharpey beschrieb den durch mikroskopisch kleine Flimmerhärchen bewirkten Säuberungsvorgang an Schleimhäuten.

Weitreichenden Einfluß auf die Physiologie und die späteren Auffassungen vom Verhalten übten die Tierexperimente Iwan Pawlows (1849–1936) in Moskau aus. Pawlow wurde nach einem Studium an den Laboratorien von Ludwig und Heidenhain in Deutschland Professor der Pharmakologie, dann der Physiologie an der Russischen Militärmedizinischen Akademie. Er nahm detaillierte Untersuchungen an Herz, Leber, Bauchspeicheldrüse und Verdauungstrakt vor, doch seine größte Wirkung sollte er mit seiner Arbeit über den bedingten Reflex ausüben. So bewies er, daß ein Hund durch wiederholte, mit einem äußeren Reiz verbundene Fütterung dazu »konditioniert« werden kann, als Reaktion auf die Stimulierung selbst dann Speichel und Magensaft abzusondern, wenn ihm keine Nahrung gereicht wird.

Chemie und Pharmakologie

Ebenso wie Krankenbettbefunde und Organveränderungen zueinander in Beziehung gesetzt wurden, zog man zum Verständnis krankheitsbedingter Funktionsstörungen das Chemielabor heran. Um die Mitte des 19. Jahrhunderts waren Blut- und Urinuntersuchungen bereits Routine.

Eine der bedeutendsten Errungenschaften war die synthetische Herstellung von Harnstoff, einem körpereigenen Produkt, aus der anorganischen Verbindung Ammoniumkarbonat durch Friedrich Wöhler (1800–1882). Von da an gab es keine deutliche Trennung mehr zwischen den organischen und den anorganischen Verbindungen; die organische Chemie sollte sich ausschließlich auf die Kohlenstoffverbindungen beschränken. Die Methoden der anorganischen Chemie wandte Felix Hoppe-Seyler (1825–1895) auf die Untersuchung der chemischen Vorgänge im Körper an und bahnte so den Weg zur physikalischen Chemie. Seine Entdeckung des Hämoglobins (der Sauerstoff transportierenden Substanz in den roten Blutkörperchen) im Jahre 1862 war ein Meilenstein in der Entwicklung der Heilkunde.

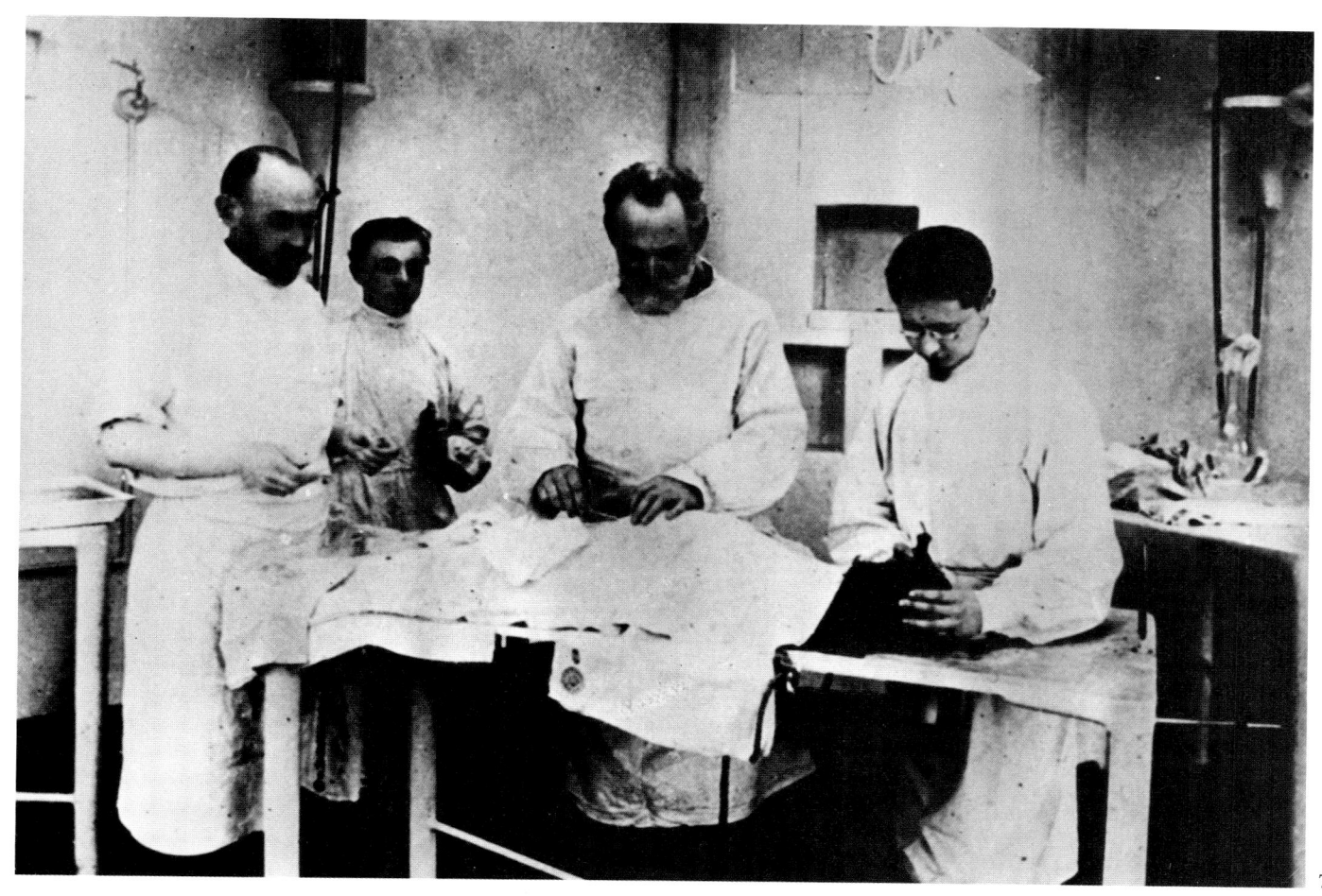

786

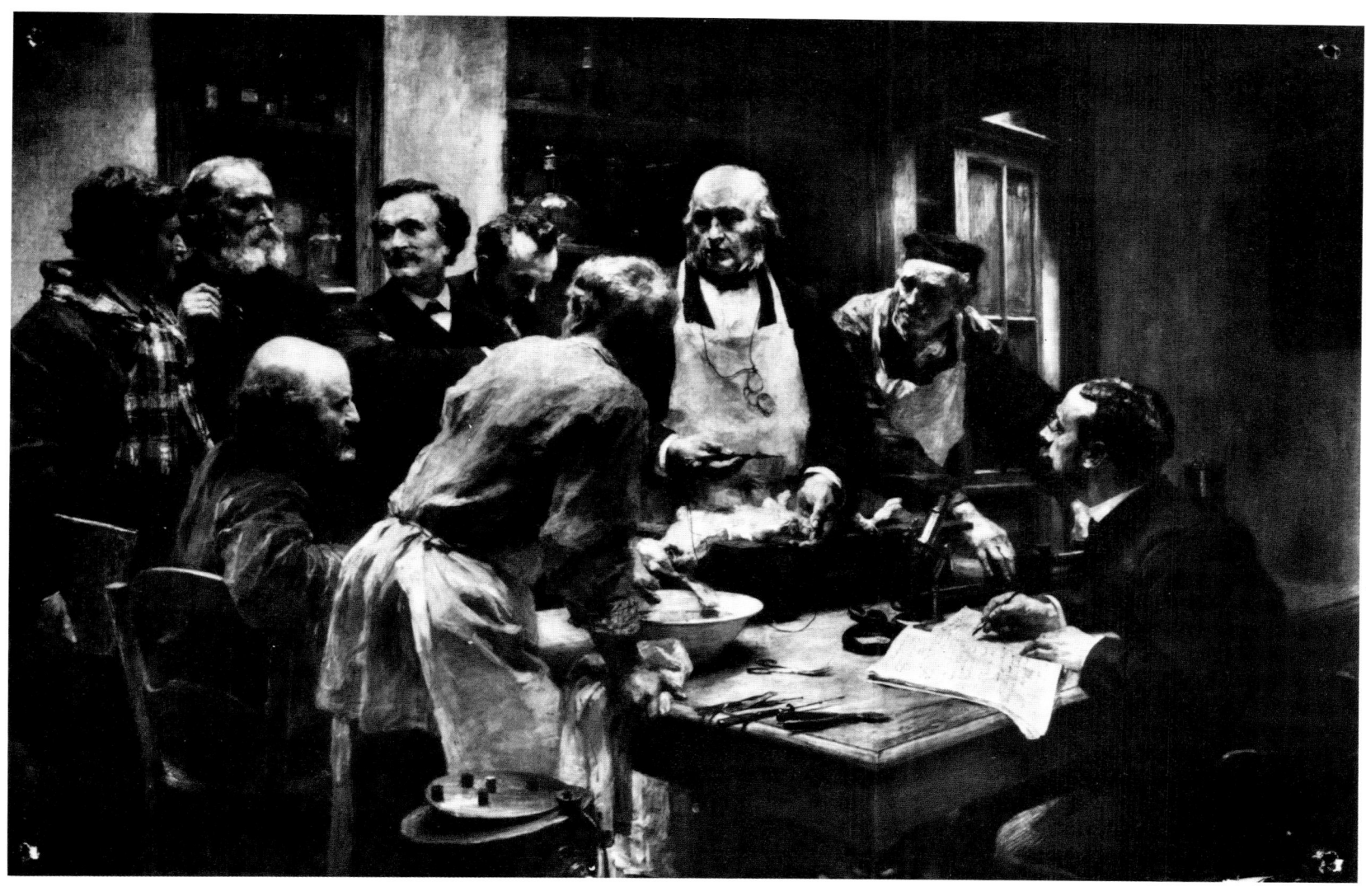

787

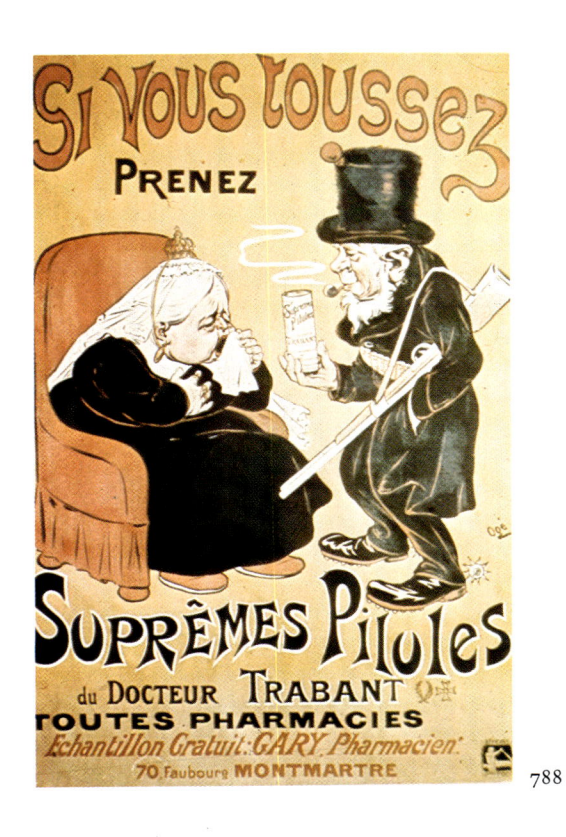

788

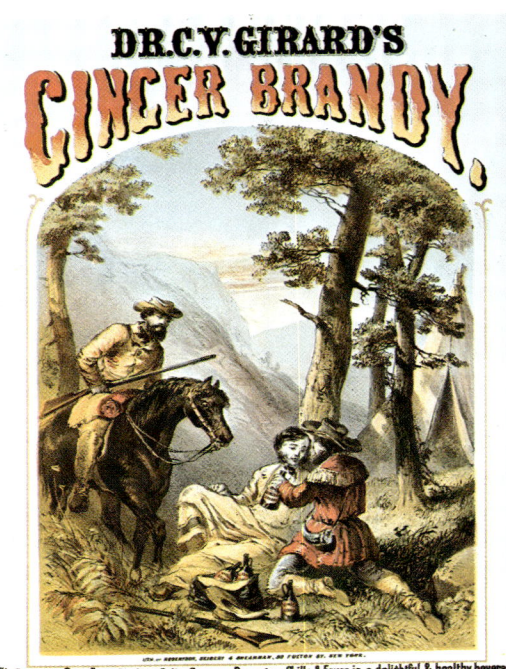

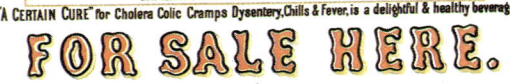

789

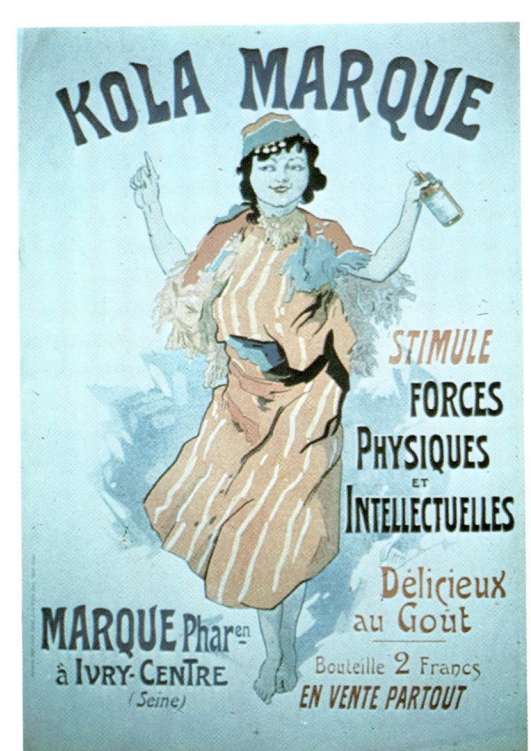

790

788–793 Farbenprächtige Werbeplakate für Patentmedizinen und Allheilmittel aus dem 19. Jahrhundert. Damals gab es noch keine staatlichen Vorschriften, die Offenlegung der Ingredienzien oder Nachweis der behaupteten Wirkung verlangten. Lithographie *Ginger Brandy*: mit Genehmigung der Library of Congress, Washington, D. C.; *alle übrigen*: Sammlung William Helfand, New York

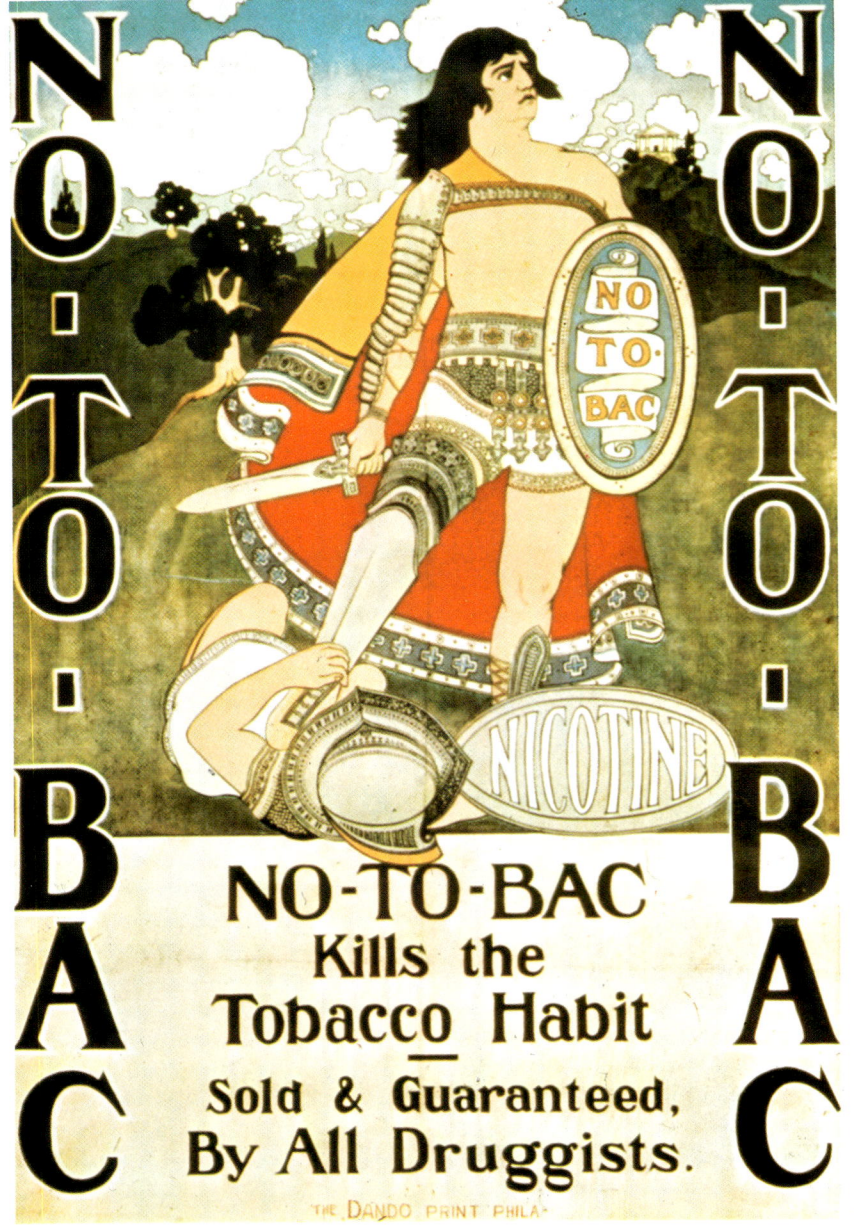

791

Die stetigen Fortschritte in der Physiologie und Chemie ermöglichten es, Drogen in reiner Form herzustellen und ihre Wirkung auf Tier und Mensch zu erproben. So entstand die Disziplin der Pharmakologie. Gestützt auf die Voruntersuchungen der Franzosen J. F. Derosne von 1803 und A. Seguin von 1804, stellte in Deutschland F. W. A. Sertürner 1806 erstmals Morphium rein dar. Pelletier und Caventou in Frankreich gelang 1818 gleiches mit Strychnin, Chinin und anderen Drogen. Pierre Robiquet gehörte gleichfalls zu den vielen pharmazeutischen Chemikern in Deutschland und Frankreich, welche die für die Medizin so wichtigen Pflanzenalkaloide, darunter Atropin, Kolchizin und Kokain, entdeckten und isolierten.

Zu einem eigenständigen Fachgebiet wurde die Pharmakologie zuerst durch die Arbeiten Rudolph Buchheims (1820–1879) in Dorpat und seines Schülers Oswald Schmiedeberg (1830–1920) in Straßburg. Schmiedebergs Lehren über experimentelle Pharmakologie führte John J. Abel (1857–1938), der frühere Forschungen von H. C. Wood und Silas Weir Mitchell in Philadelphia fortsetzte und erweiterte, in den USA ein. Abel wurde 1891 Dekan der Fakultät für Medizin und Therapeutik an der Universität von Michigan und später auf den ersten amerikanischen Lehrstuhl für die neue Disziplin Pharmakologie an der Johns-Hopkins-Universität berufen. Bald richteten auch andere Lehranstalten Abteilungen für Pharmakologie ein, wobei allerdings die Institute für Pharmazie sich mit der Einführung dieses Spezialfachs relativ lange Zeit ließen.

In Großbritannien förderten Alexander Crum Brown (1838–1922) und Thomas Frazer ihr Fachgebiet, indem sie die Wirkung von Heilstoffen aus ihrer chemischen Zusammensetzung herleiteten. Als man immer mehr solcher Stoffe isolierte und ihren chemischen Aufbau verstand, wurde es möglich, aus ihren Grundelementen therapeutisch wirkende Verbindungen herzustellen. Alkaloide und Antipyretika (fiebersenkende Mittel) gehörten zu den ersten synthetisch erzeugten Drogen.

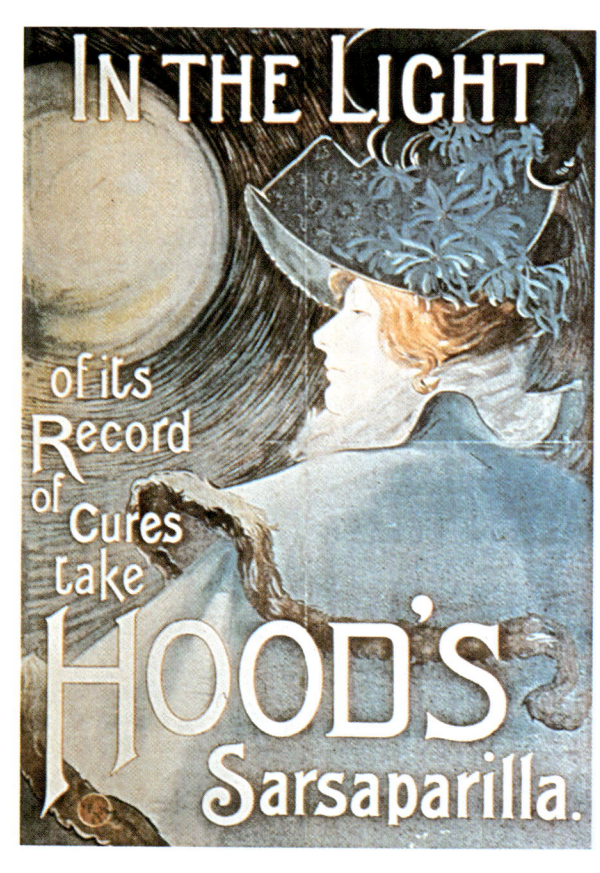

792

Zelltheorie

Eines der wichtigsten Konzepte der modernen Biologie entwickelten Matthias Schleiden (1804–1881) und Theodor Schwann (1810–1882), der letztere ein Schüler Johannes Müllers. Zwar war der zellulare Aufbau von Pflanzenteilen schon früher bekannt, aber Schleiden legte als erster eingehend dar, daß jede Pflanze eine Gemeinschaft von Zellen bildet, in der jede einzelne Zelle ein Eigenleben führt. Schwann übertrug Schleidens Folgerung auf sämtliche Lebensformen – Tiere wie Pflanzen. Zum großen Teil hingen die Erkenntnisse, die zum Verständnis und zur Ausarbeitung der Zelltheorie führten, von der technischen Entwicklung der Mikroskope ab. Eine Untersuchung der Feinstruktur von Zellen wurde erst möglich, als Amici und Chevalier in den dreißiger Jahren des Jahrhunderts die achromatische Linse herstellten.

Als die Vorstellung sich durchgesetzt hatte, daß alle Lebewesen aus Zellen aufgebaut sind, erhob sich die Frage nach der Entstehung der Zellen. Schleiden stellte die These auf, die Zelle und ihre Bestandteile seien das Ergebnis eines chemischen Niederschlags aus undifferenzierter Materie. Erst ein anderer Schüler Müllers, Rudolf Virchow, fegte die spekulativen Erklärungen vom Tisch und vertrat mit Nachdruck die Ansicht (in der ihn viele andere Forscher bestärkten), daß Zellen allein aus bereits bestehenden Zellen entstünden. Anfangs machten sich zahlreiche hervorragende Wissenschaftler, darunter Carl von Rokitansky, einer der großen Pathologen seiner Zeit, Schleidens These zu eigen; am Ende jedoch gelangte Virchows Auffassung voll zum Durchbruch.

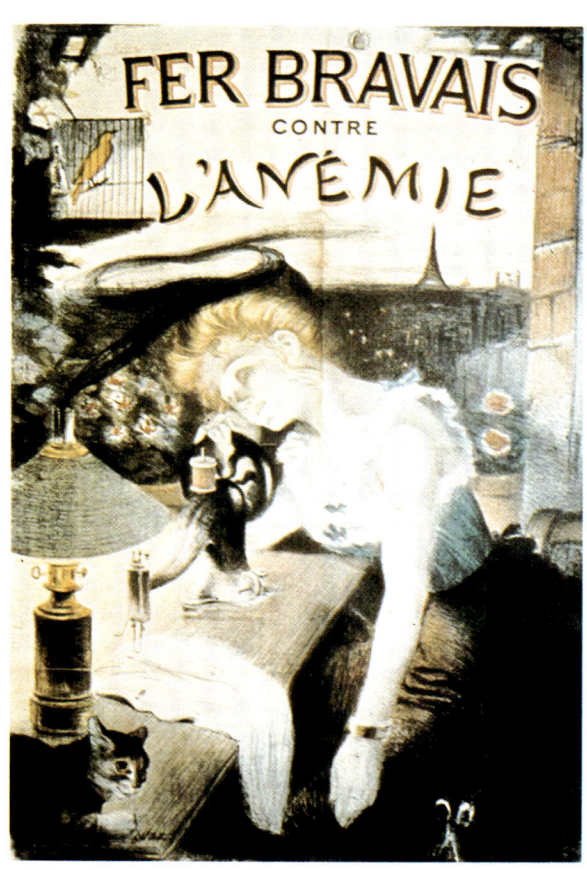

793

Mikroskopische Anatomie und Embryologie

Zu den Schülern Johannes Müllers, die das Verständnis der Mikrostrukturen von Organen erweiterten, gehörte Jacob Henle (1809–1885), der auch sehr früh Vorstellungen über Mikroorganismen als Krankheitserreger äußerte. Das vermutlich erste systematische Lehrbuch der Histologie schrieb Albert von Kölliker (1817–1905), der die Embryonalentwicklung auf der Grundlage der neuen Zelltheorie erläuterte. Karl Ernst von Baer (1792–1876) lieferte als erster eine Beschreibung des Ovums (der weiblichen Eizelle); das Spermatozoon war schon seit Jahrhunderten bekannt. Robert Remak (1815–1865) gliederte Gewebe nach ihrer embryonalen Entstehung in drei Primärsysteme (Keimschichten): Ektoderm, Mesoderm und Entoderm (äußeres, mittleres und inneres Keimblatt). Die Mechanismen der Zellteilung – die Art, wie der

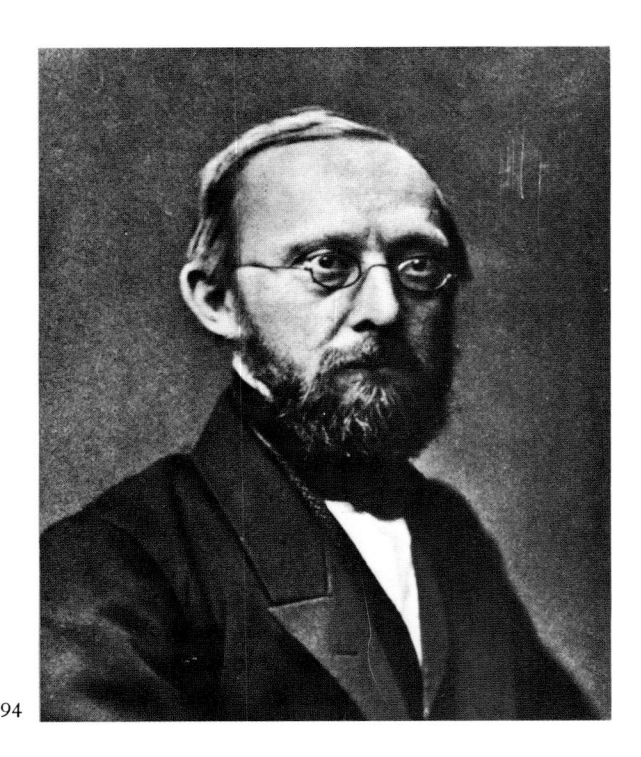

794

794 Rudolf Virchow war in der zweiten Hälfte des 19. Jahrhunderts die beherrschende Figur in der europäischen Medizin und gilt als einer der größten Pathologen seiner Zeit. Weltgesundheitsorganisation, Genf

795 *Die Impfung der Armen*, ein Holzstich (1873) nach Solomon Eytinge jr., läßt das wachsende Verständnis dafür erkennen, daß öffentliche Gesundheitsmaßnahmen Aufgabe des Staates sind. National Library of Medicine, Bethesda, Maryland

796 Die Fotografie (um 1890) zeigt Medizinstudenten bei der Leichenöffnung. Das Sezieren war bereits wesentlicher Bestandteil der normalen medizinischen Ausbildung. Minnesota Historical Society, St. Paul

Embryo wächst, die Organe sich vergrößern und die Gewebe regenerieren – beschrieb Walter Fleming 1882. Wilhelm Waldeyer (1836–1921) benannte das Chromosom im Zellkern und stellte 1891 die Theorie auf, die kleinste Einheit des Nervensystems sei die Nervenzelle, das Neuron. Außerdem zeigte er auf, daß Krebswucherungen aus Epithelzellen in der ektodermalen Gewebeschicht entstehen.

Pathologie

Ganz im Einklang mit der Tendenz, die klinischen Erscheinungen mit den pathologischen Organbefunden in Zusammenhang zu bringen, rückte die Autopsie in den Brennpunkt der Medizin. Während an den Hochschulen Frankreichs und Englands Leichen zur pathologischen Untersuchung nur begrenzt zur Verfügung standen und pathologische Forschungen in der Hauptsache von den Klinikern unternommen wurden, waren es in Deutschland und Österreich die medizinischen Institute, an denen sich die Obduktionstätigkeit – gewöhnlich von einem Prosektor und seinen Schülern vorgenommen – konzentrierte.

Carl von Rokitansky (1804–1878), ein am Pathologischen Institut in Wien tätiger Tscheche, vertrat den im 19. Jahrhundert weitverbreiteten Typ des nicht praktizierenden Arztes. Mit seinen Assistenten führte er in weniger als 50 Jahren fast 60 000 Autopsien durch und galt als der bedeutendste Morphologe unter den Pathologen seiner Zeit. Seine Klassifizierung der krankheitsbedingten Organveränderungen stellte Maßstäbe auf, die allseits Beifall fanden. Daß er sich auf Humoraltheorien stützte (er versuchte, das antike Denken mit dem modernen anatomischen Wissen zu verbinden), trug ihm allerdings vernichtende Kritik von seiten des jungen Virchow ein und erschütterte sein Ansehen. Dennoch blieb von Rokitansky bis an sein Lebensende eine hochgeehrte Koryphäe der pathologischen Anatomie.

Rudolf Virchow (1821–1902), einer von Müllers Schülern, wurde seines eminenten wissenschaftlichen Einflusses wegen der ›Papst‹ der europäischen Medizin genannt. Virchow war bemüht, die klinische Medizin, die Physiologie und die Anatomie des erkrankten Körpers miteinander zu verbinden. Sein Ausspruch »Alle Zellen stammen von anderen Zellen« veränderte das medizinische Denken radikal in Richtung auf ein neues Konzept, nämlich daß Krankheit durch Störungen in Struktur und Funktion der Körperzellen hervorgerufen werde. Zwar waren derartige Vorstellungen schon früher aufgetaucht, doch Virchows Beweise waren so überzeugend, seine Argumente so schlagkräftig, daß die medizinische Welt seine Verkündigungen bereitwillig akzeptierte. Von da an war das Ziel therapeutischer Bemühungen die Zelle. Zu Virchows weiteren bedeutenden Beiträgen zur Entwicklung der Medizin zählen die Entdeckung des Krankheitskomplexes Leukämie sowie seine Studien über die Natur der Thrombose, der Embolie und der Venenentzündung, in denen er bis heute gültige Prinzipien aufstellte.

Virchows unerschöpfliche Energie und sein Wissensdurst führten ihn auf eine Vielzahl von Sachgebieten außerhalb der Pathologie: Anthropologie, Archäologie, Geschichte, Politik, Soziologie und öffentliche Gesundheitsfürsorge. Sein Reformeifer machte nicht davor halt, den sozialen Verhältnissen die Hauptschuld an **Epidemien** zuzuschreiben und eine Neuordnung der medizinischen Ausbildung und **der Approbationspraxis** zu befürworten.

Bei all seiner außergewöhnlichen Begabung war Virchow nicht frei von menschlichen Schwächen. Seine Angriffe auf Rokitansky und den einflußreichen deutschen Kliniker Karl August Wunderlich waren zwar sachlich wohlbegründet, verrieten jedoch auch persönliche Bissigkeit. Die Theorie vom bakteriellen Ursprung der Krankheiten ließ er nicht voll gelten, sondern meinte, das Vorhandensein eines Bakteriums in einem Krankheitsherd bedeute noch keineswegs, daß es auch der Krankheitserreger sei. Er hob hervor, daß das Verhalten der Körperzellen gegenüber einem eindringenden Organismus wichtiger sei als dieser selbst; das stimmt mit modernen Erkenntnissen überein, wonach die Reaktion des Wirtsorganismus auf einen schädlichen Erreger – Bakterium, Virus oder chemische Substanz – ebenso signifikant ist wie der Eindringling. Andererseits spielte Virchow die Rolle der Mikroorganismen zu sehr herunter, und in dem von Rückschlägen gekennzeichneten Kampf für die Asepsis (von dem später die Rede sein wird) versagte er Semmelweis seine Unterstützung.

Während seines langen Lebens verminderten sich jedoch weder seine wissenschaftlichen Interessen noch sein Einfluß, und bei seinem Tode war er ein weltberühmter

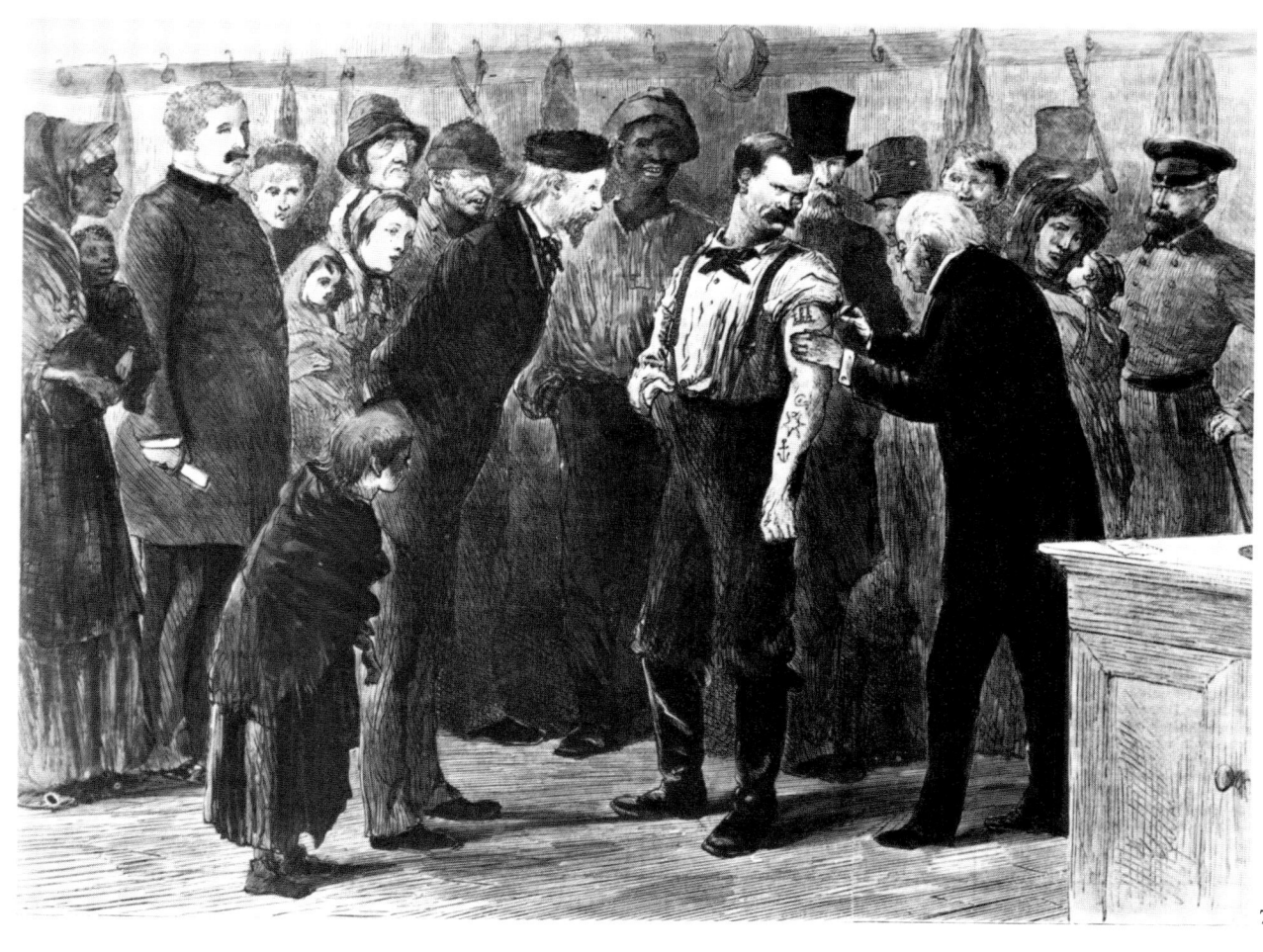

795

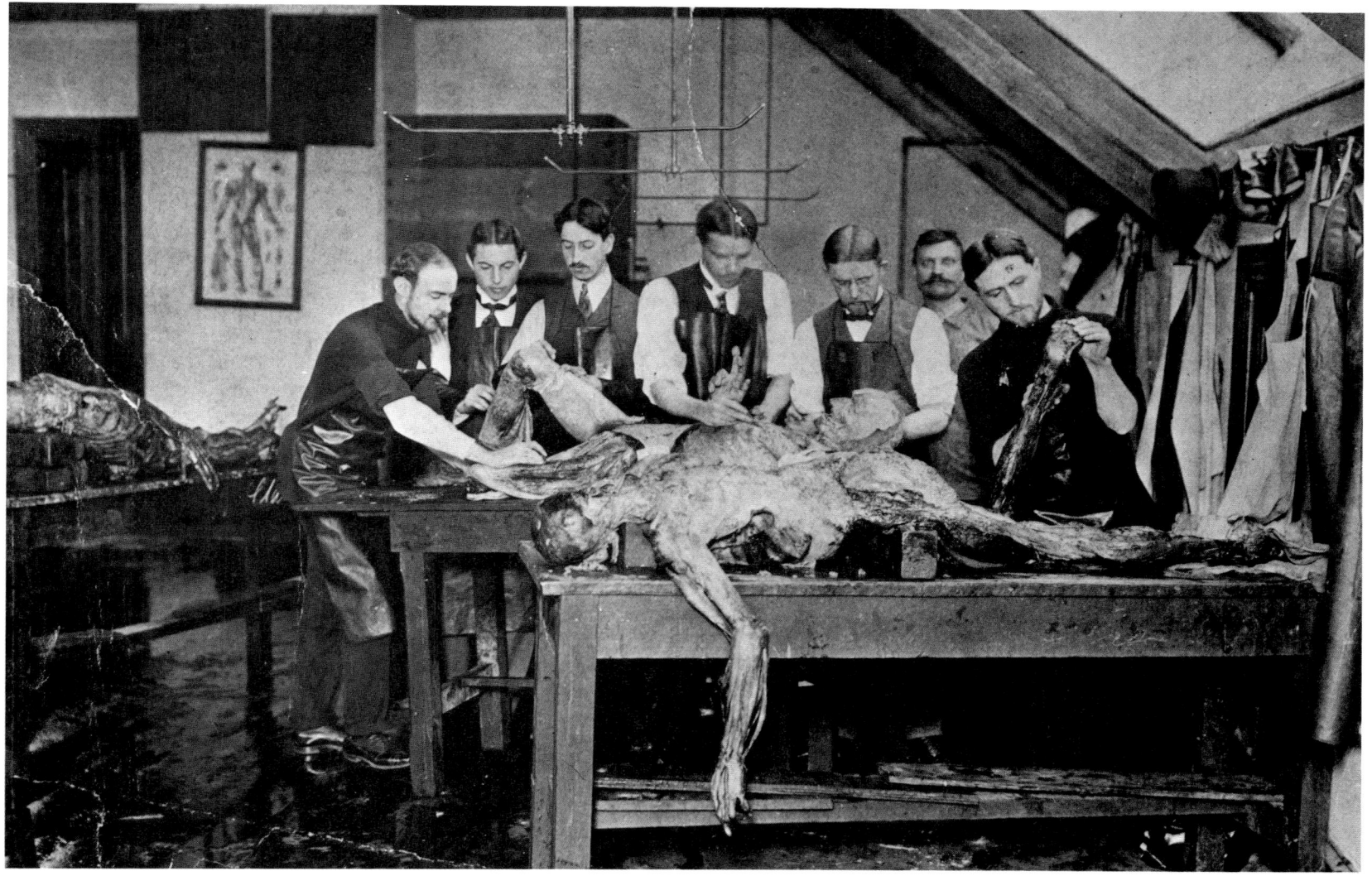

796

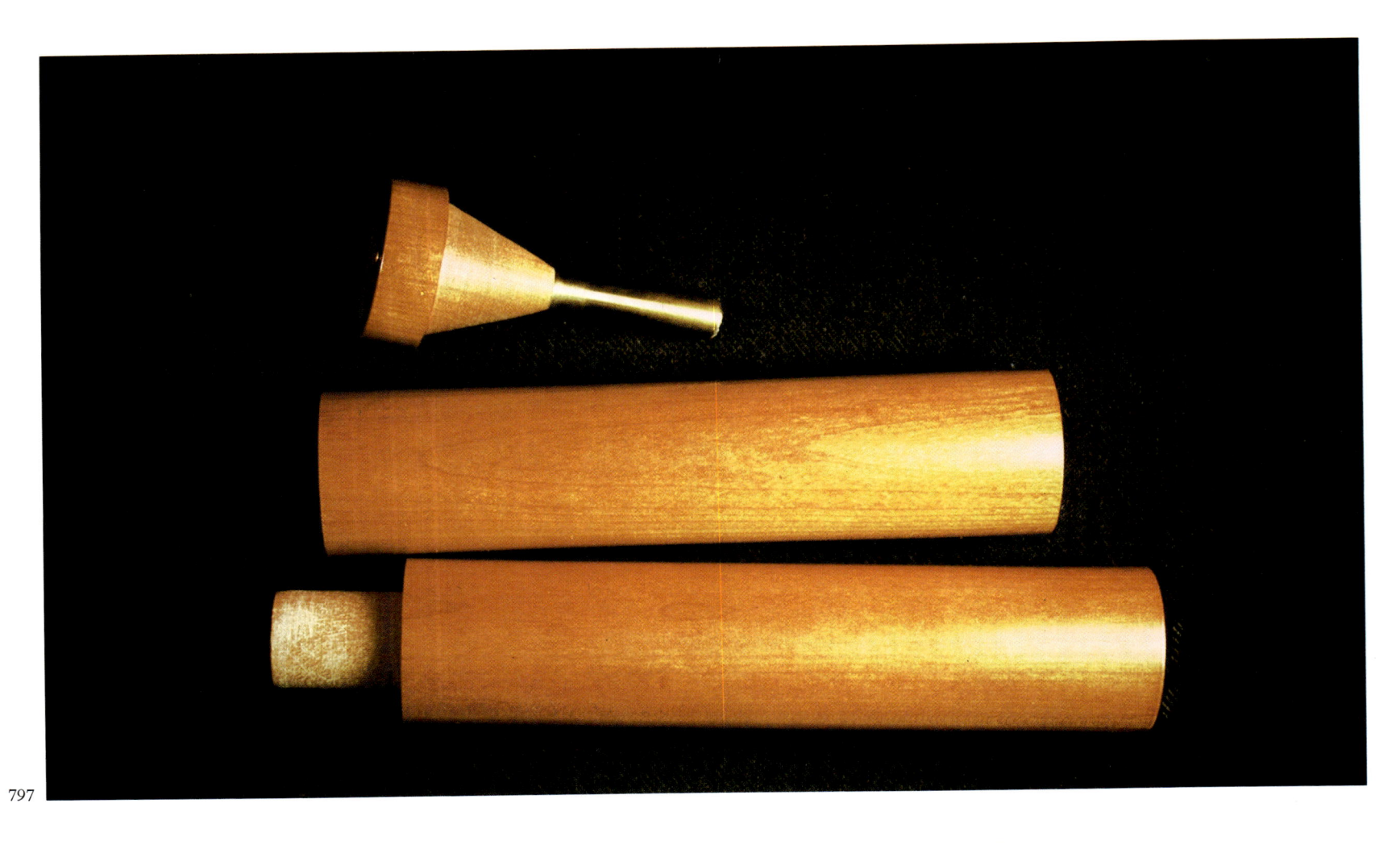

797

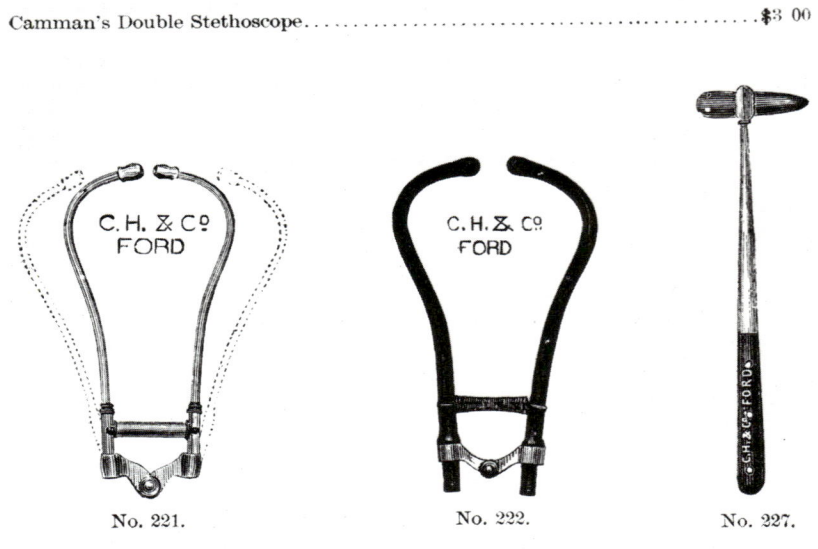

STETHOSCOPES.

4 Stokes'.
5 Burrows'.
6 Williams'.
8 Fergusson's.
11 Walsh's.
12 Dobell's.

16 Davis'.
25
15

17 Maw's.
18 Maw's.

20
21
22
Cedar Stethoscopes.

19 Laennec's.

23
7 Laennec's.
3 Elliottson's.

9 Walsh's.
10 Hughes'.

24 Golding Bird's.

13 Barron's.
14 Billing's.

798

STETHOSCOPES, CHEST, TONSIL, THROAT, MOUTH, NOSE AND EAR INSTRUMENTS.

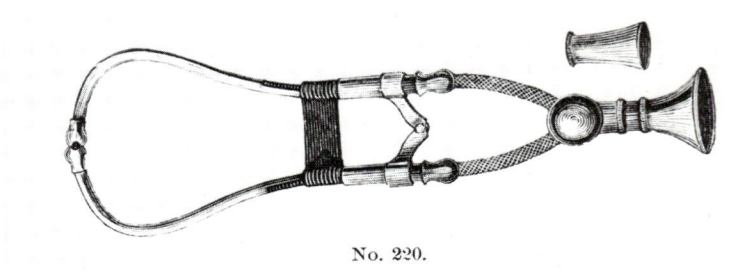

No. 220.

Camman's Double Stethoscope..$3 00

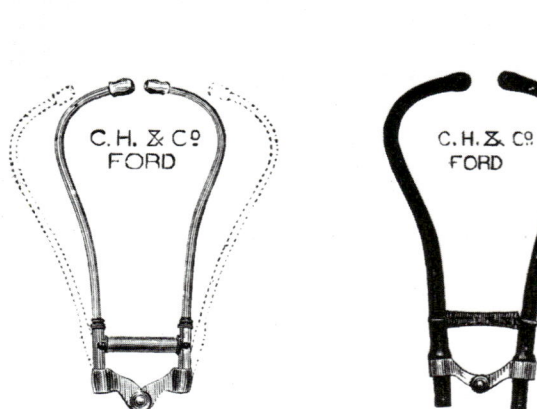

No. 221.

Camman's Double Stethoscope, with covered spring, $5 00. Ditto, with open spiral spring, $4 00.

No. 222.

Camman's Double Stethoscope, hard rubber, $3 00.

No. 227.

Flint's Hammer, 75c.

799

Mann. Wenn Heilkunst im wesentlichen in dem Bemühen besteht, Krankheiten zu verstehen, Methoden zu ihrer Behandlung zu finden, die Ausbildung und Organisation der Heilberufe zu fördern und für Maßnahmen zur Krankheitsverhütung und Gesunderhaltung zu sorgen, dann war Virchow in der Tat der vollendete Mediziner.

Klinische Schulen und Kliniker

Das hervorstechende Merkmal der Medizin des 19. Jahrhunderts war es, daß Entdeckungen in Labor und Anatomiesaal mit Beobachtungen am Krankenbett in Zusammenhang gebracht wurden. Die Verbindung ergab sich hauptsächlich durch Untersuchungen in den Krankenhäusern. In der ersten Jahrhunderthälfte lag die Führung in der klinischen Medizin bei den Franzosen; später ging diese Rolle auf die Britischen Inseln über, schließlich auf die deutschsprachigen Länder.

Paris

Bei der Entwicklung von Paris zur führenden Stätte der klinischen Medizin war die Französische Revolution ein entscheidender Faktor. Als das Ancien Régime hinweggefegt wurde, verschwanden mit ihm antiquierte Vorstellungen und Hemmnisse, öffnete sich der Weg zu neuen Ansätzen experimenteller Art, gewann Pragmatismus mehr Gewicht als Theorie, wurde Beobachtung am Krankenbett wichtiger als das Denken in Begriffen. Das Krankenhaus rückte in den Mittelpunkt ärztlicher Betätigung, die öffentliche Gesundheitsfürsorge galt als Aufgabe des Staates, ärztliche Versorgung war allen Klassen zugänglich. Die Wunden, welche die blutigen Tumulte während und nach der Revolution geschlagen hatten, vermehrten den Bedarf an Chirurgen, und diese erlangten jetzt den gleichen Status wie die Ärzte, die gegen Krankheiten und Seuchen anscheinend wenig auszurichten vermochten. Chirurgie und Medizin verschmolzen so zu einer Berufssparte, während gleichzeitig die sich häufenden neuen Entdeckungen die Spezialisierung einleiteten.

Repräsentativ sowohl für das 18. wie auch das 19. Jahrhundert war Philippe Pinel (1745–1826). Seine Beschäftigung mit der Klassifikation von Krankheiten war ein Überbleibsel der Vergangenheit; daß er sich auf objektive klinische Studien in einem Einzelbereich verlegte, paßte hingegen zum Spezialisierungstrend der Zeit. Aufgrund seiner Beobachtungen an Geisteskranken und seiner scharfsinnigen Folgerungen aus den Behandlungsergebnissen trat er für einen Wandel in den Irrenanstalten ein, die statt Zwangsverwahrung Freundlichkeit, Zuwendung und eine heitere Umgebung bieten und den Einflüssen der Familie und Freunde des Insassen Raum geben sollten.

Einer der bedeutendsten Kliniker der Geschichte war René-Théophile-Hyacinthe Laënnec (1781–1826), der zum pathologischen und klinischen Verständnis von Brusterkrankungen – insbesondere der Emphyseme, der Bronchialerweiterung und der Tuberkulose – Außergewöhnliches beitrug. Vor allem jedoch wird er als der Erfinder des Stethoskops geschätzt.

Vor Laënnec hörte man Lungen- und Herzgeräusche durch Auflegen des Ohrs auf die Brust des Patienten ab, ein Verfahren, das zahlreiche Nachteile mit sich brachte. Laënnec beobachtete, wie zwei Kinder Kratzlaute durch ein Holzbrett von Ohr zu Ohr übermittelten, was ihn auf die Idee brachte, ein Bündel Papier zusammenzurollen und damit die Brust eines Patienten abzuhorchen. Der nächste Schritt war die Konstruktion eines hölzernen Zylinders; zu seiner Überraschung vernahm er Geräusche, die er zuvor nie gehört oder kaum richtig eingeschätzt hatte. Mit Hilfe der neuen Erkenntnisse gelang es ihm, das klinische Bild verschiedener Krankheiten aufzuhellen. Sein einohriges Stethoskop erfuhr weitere Verbesserungen und wurde schließlich zu dem beidohrigen Instrument, das heute zum ständigen Handwerkszeug jedes Klinikers gehört.

Laënnec war Anhänger der verhaßten Royalisten und gewann deshalb nicht die Beliebtheit und den Einfluß, die sein Zeitgenosse François-Joseph-Victor Broussais (1772–1838) genoß. Dessen Ausstrahlung, Vitalität und starkes Engagement für fortschrittliche soziale Ideen machten ihn zum unbestritten einflußreichsten Mediziner Frankreichs. Da er dem Vergleich klinischer Erscheinungsbilder mit Läsionen (Störungen) in den Körperorganen die gleiche Bedeutung zumaß wie die Pariser Schule, hatte er für Versuche, Krankheiten nach Symptomen zu klassifizieren, nichts

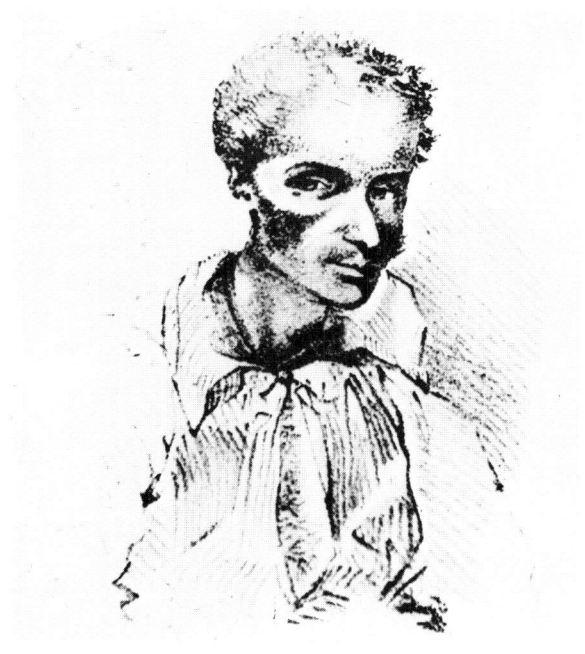

800

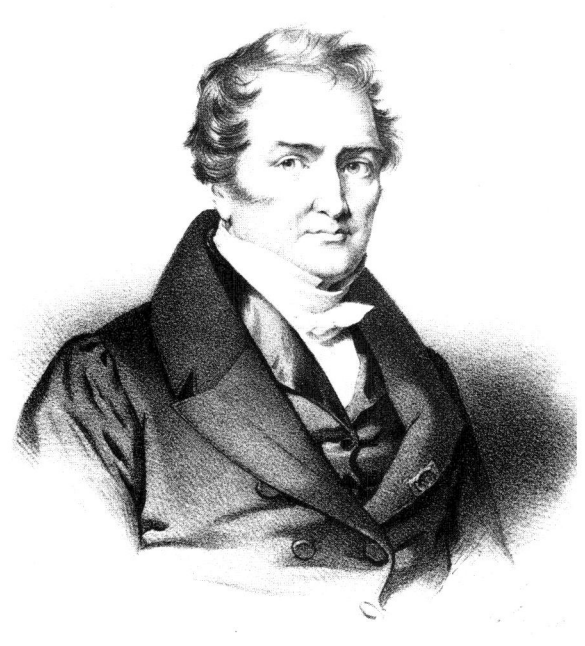

801

797 Hölzernes Stethoskop nach Laënnec. Sammlung Dr. Philip Reichart, New York

798, 799 Katalogabbildungen (1869 und 1880) verschiedener Arten des Stethoskops. National Library of Medicine, Bethesda, Maryland

800 René-Théophile-Hyacinthe Laënnec auf einer Lithographie nach einer eigenhändigen Zeichnung von 1820, sechs Jahre vor seinem Tod durch Tuberkulose. Bettman-Archiv, New York

801 François Broussais lehnte die Humoralpathologie ab, verfocht jedoch den kräftigen Aderlaß als Therapie. New York Academy of Medicine

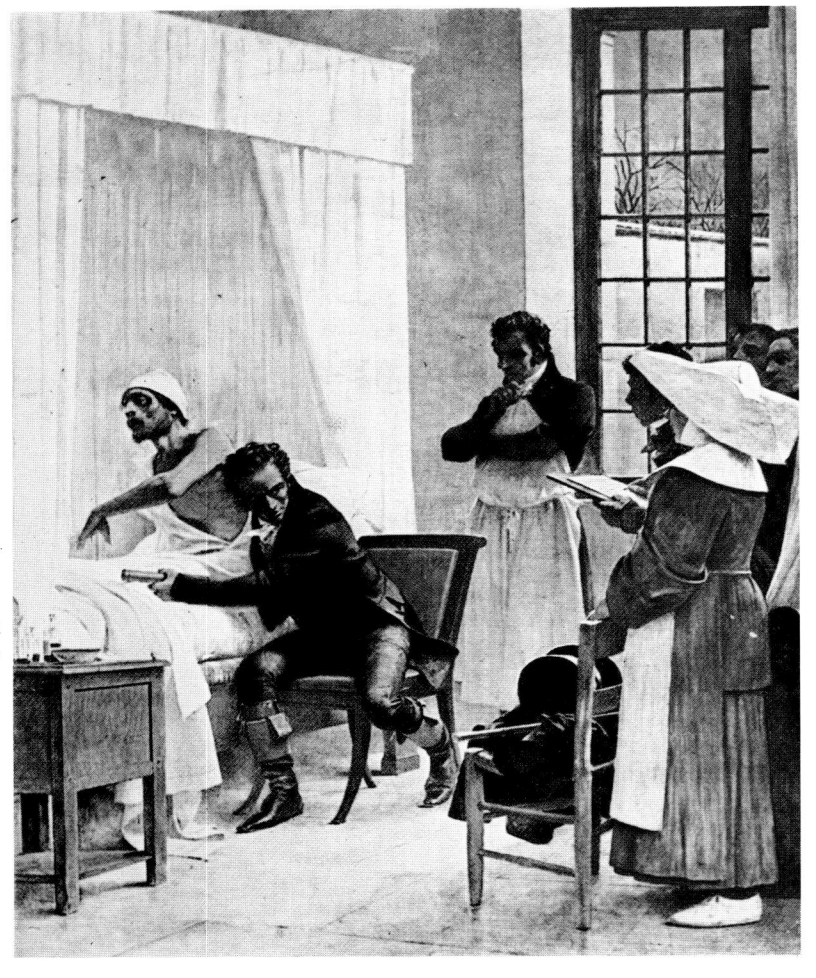

802

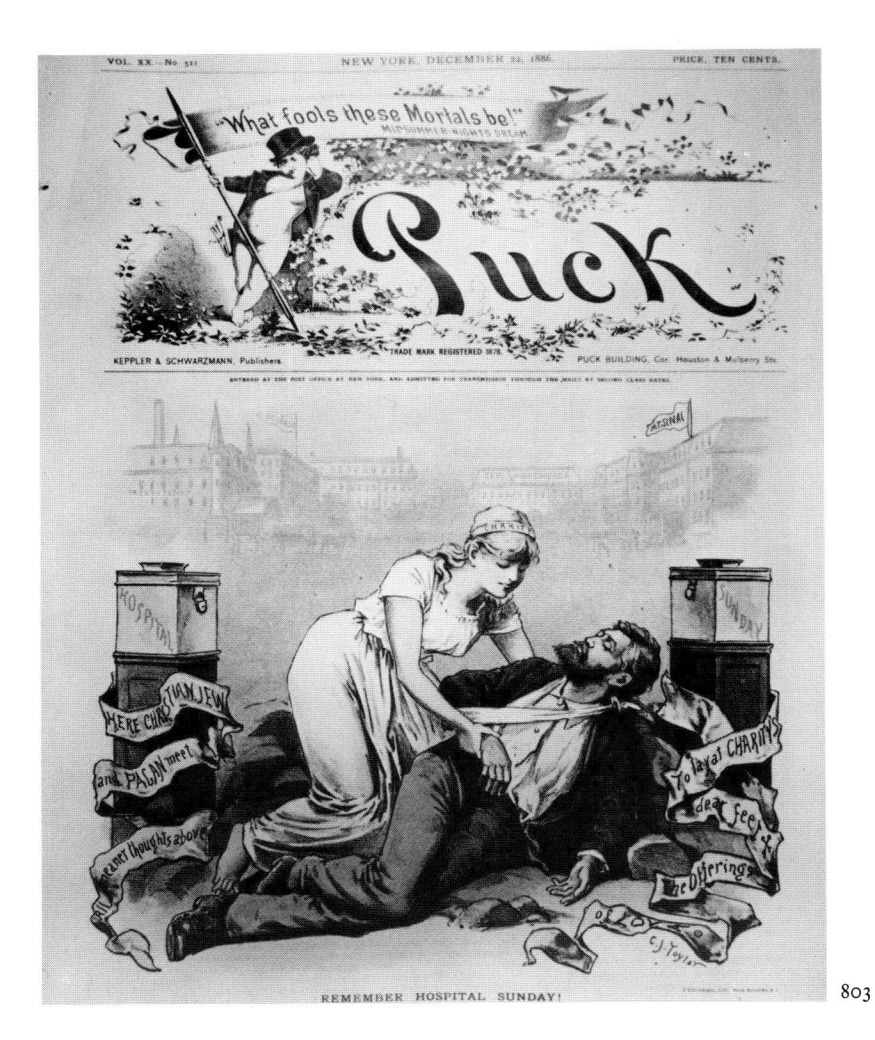

803

802 T. Chartran malte 1816 Laënnec, wie er im Pariser Nekker-Hospital mit dem Ohr die Brust eines Patienten abhorcht. National Library of Medicine, Bethesda, Maryland

803 Das Titelblatt der Zeitschrift *Puck* (22. Dezember 1886) ruft zur freiwilligen Hilfe in den Hospitälern auf: »Denkt an den Krankenhaus-Sonntag!« Mount Sinai Hospital Archives, New York

804 ›Beruhigungsstuhl‹ (1810) nach Benjamin Rush, dessen Abhandlung über Geisteskrankheit eine herausragende systematische Studie war. National Library of Medicine, Bethesda, Maryland

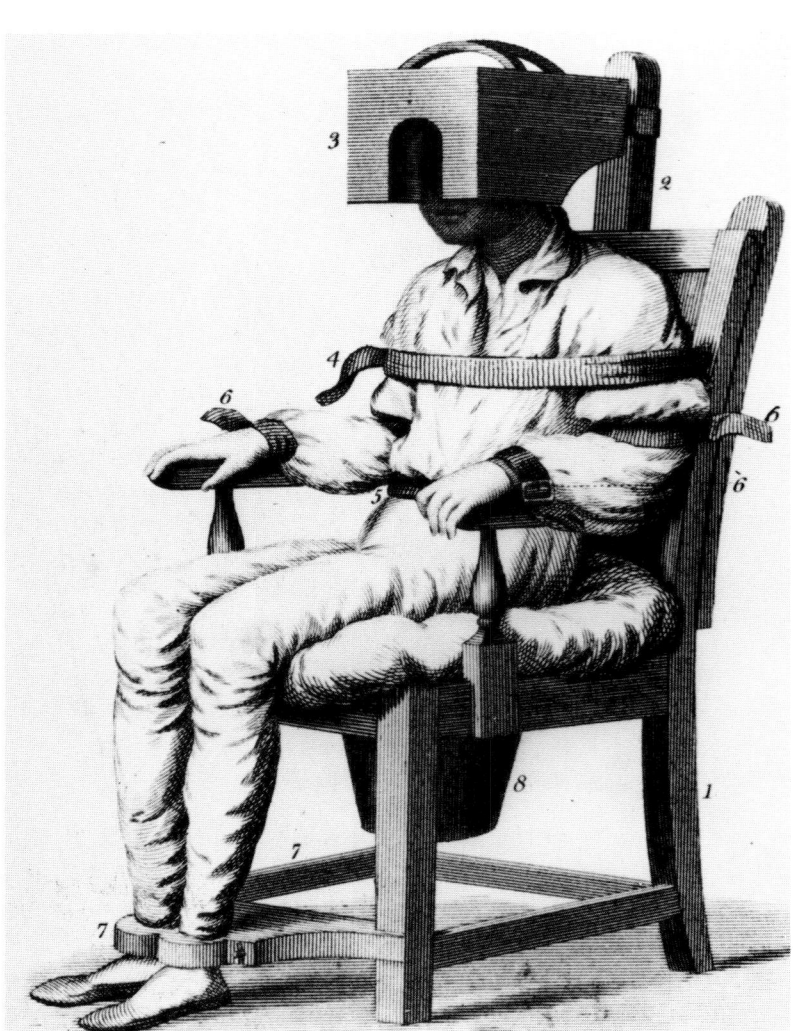

804

als beißenden Spott übrig. Seiner Ansicht nach mußte sich die rechte Behandlung auf die pathologischen Veränderungen im Gewebe stützen, nicht auf die überlebten Lehrauffassungen von den Körpersäften. Die bemerkenswerte Anzahl von Eingeweideschäden, die er vorfand, vor allem als Folge von Typhus, veranlaßte ihn zu der Schlußfolgerung, daß der Magen-Darm-Trakt der Ausgangsort der meisten Krankheiten sei, besonders der fiebrigen. Als Anhänger von Browns Grundlehre, wonach Reizfähigkeit die Grundeigenschaft des lebenden Gewebes ist, sah er in Veränderungen der Gewebetemperatur den fundamentalen Bestimmungsfaktor von Gesundheit bzw. Krankheit. Aus dem Blutandrang, den er in den Eingeweiden feststellte, schloß er, daß zur Verminderung der Wärme Entleerung notwendig sei. Zur Beseitigung von Blutüberfülle gab es ein altvertrautes Mittel: das Abzapfen. Broussais setzte es ein, verwandte dabei allerdings anstelle der umständlichen Methode des Aderlasses eine einfachere, nämlich Blutegel. Seine Lehren wirkten derart überzeugend, daß die Ärzteschaft Frankreichs innerhalb eines einzigen Jahres mehr als 40 Millionen Blutegel einführen ließ.

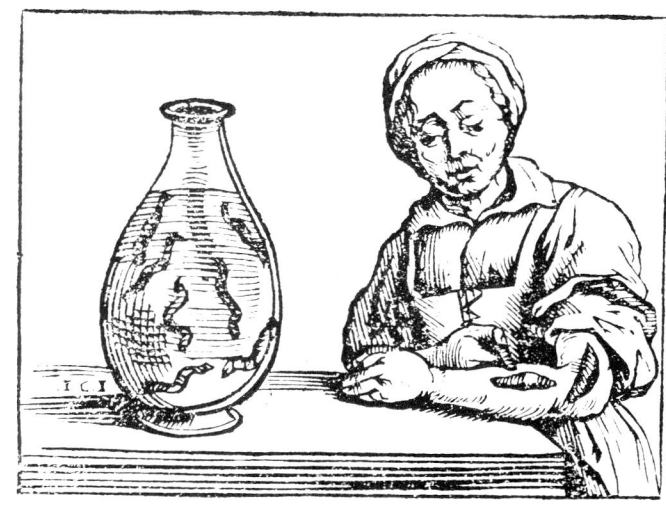

805

Eines der wirksamsten Verfahren, die Tauglichkeit einer Behandlungsweise festzustellen, ist das statistische, bei dem freilich Umsicht und Objektivität in der Sammlung und Auswertung der Daten unerläßlich sind. Die Einführung einer zahlenmäßigen Analyse der Resultate von Aderlässen durch Pierre-Charles-Alexandre Louis (1787–1872) setzte nicht nur der Praxis des Venenschnitts ein Ende, sondern löste auch eine Bewegung aus, die schließlich zur wissenschaftlichen Auswertung sämtlicher Therapien führte.

Schon vor Louis hatte Pierre Bretonneau (1778–1862) das typhoide Fieber als eigenständige Erscheinung erkannt, doch seine komplizierte Benennung »Dothienenteritis« mußte Louis' einfacherem Begriff »Typhus« weichen. Dagegen konnte sich Bretonneaus Terminus »Diphtherie« einen dauerhafteren Platz in der Geschichte bewahren.

Zu den hervorragenden Vertretern der französischen Schule gehörte Armand Trousseau (1801–1867), der einfühlsame und meisterhafte Traktate über Krankheiten veröffentlichte. Zu nennen sind ferner Jean-Baptiste Bouillaud (1796–1881) – offenbar das Vorbild zu Balzacs Dr. Bianchon –, Pierre-Adolphe Piorry, Wegbereiter in der Anwendung eines Instruments zur Perkussion der Brust (des Plessimeters), sowie François-Olive Rayer, der zum klinischen und im Labor gewonnenen Wissen Bedeutendes beitrug und sowohl Bernard zu seiner Physiologie als auch Davaine und Villemin zu ihren Arbeiten über Infektionen inspirierte. Guillaume B. A. Duchenne (1806–1875) und Jean-Martin Charcot (1825–1893) waren die eigentlichen Begründer der Neurologie in Frankreich. Duchenne, anfangs Landarzt, setzte zur Behandlung von Rheumatikern und zur Beobachtung der Muskeltätigkeit den von Michael Faraday (1791–1867) entdeckten elektrischen Strom ein. Charcot wurde weltberühmt durch seine klinischen Vorlesungen am Pariser Krankenhaus Salpêtrière, wo er auf verschiedenen Gebieten der Medizin eine außerordentlich große Anzahl originaler, überwiegend das Nervensystem betreffende Beiträge leistete. Mehrere Krankheitssyndrome, darunter das »Charcot-Gelenk« (eine durch Syphilis hervorgerufene Störung, Ataxie, des Bewegungsapparats eines Gelenkes), sind nach ihm benannt. Sein Ruf und seine Schriften über Hysterie und Hypnose regten den jungen Freud in Wien dazu an, eigens nach Paris zu reisen, um Charcot bei der Arbeit zu beobachten.

Die Chirurgie war in Paris besonders in der ersten Hälfte des Jahrhunderts auf einem verhältnismäßig hohen Stand, zum großen Teil eine Folge der blutigen Ereignisse während der Revolution und der Napoleonischen Kriege. An persönlicher Beliebtheit übertraf Dominique-Jean Larrey (1766–1842) alle anderen Chirurgen. Napoleon bezeichnete ihn als den tugendhaftesten Menschen, dem er je begegnet sei. Hochberühmt als Chirurg (er soll beim Rußlandfeldzug innerhalb von 24 Stunden mehr als 200 Amputationen ausgeführt haben) wie als Kliniker (er schrieb farbige Berichte über Skorbut, ansteckende Augenkrankheiten, den Fußbrand und eine Ernährungsmethode mittels Magensonde), bereicherte er die Medizin um »fliegende Ambulanzen«, seine vielleicht folgenreichste Schöpfung: mit Bahren versehene Karren, die während des Gefechts eingesetzt wurden. Larreys Fahrzeuge und sein Transportsystem boten etwas bis dahin Unerhörtes: sie traten zu Beginn einer Schlacht in Aktion und stärkten so nicht nur enorm die Kampfmoral, sondern verbesserten auch die Chancen einer wirksamen Wundbehandlung. Daß er sich um die Verwundeten beider kämpfenden Parteien kümmerte, nahm in gewisser Weise die Prinzipien des Roten Kreuzes vorweg, das im weiteren Verlauf des Jahrhunderts gegründet werden sollte.

Während Larrey angebetet wurde, brachte man seinem Kollegen Guillaume Dupuytren (1777–1835) zwar Bewunderung, aber auch heftige Abneigung entgegen.

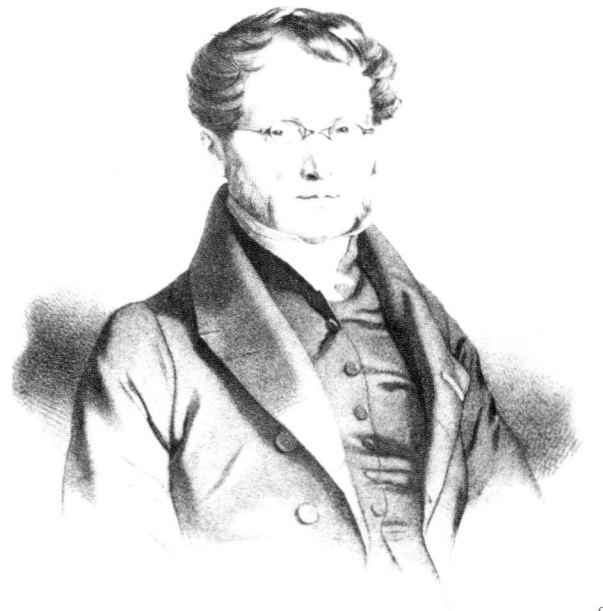

806

805 Holzschnitt aus Willem van den Bossche, *Historia Medica* (1638). Der Gebrauch von Blutegeln war eine bevorzugte Methode der Blutentziehung und im 19. Jahrhundert derart beliebt, daß in einem einzigen Jahr 40 Millionen Blutegel nach Frankreich importiert wurden. National Library of Medicine, Bethesda, Maryland

806 Pierre-Charles-Alexandre Louis wies mit Hilfe der Statistik nach, daß Blutentziehung der Heilung eher abträglich als förderlich ist, und forderte, alle Therapien wissenschaftlicher Auswertung zugänglich zu machen. New York Academy of Medicine

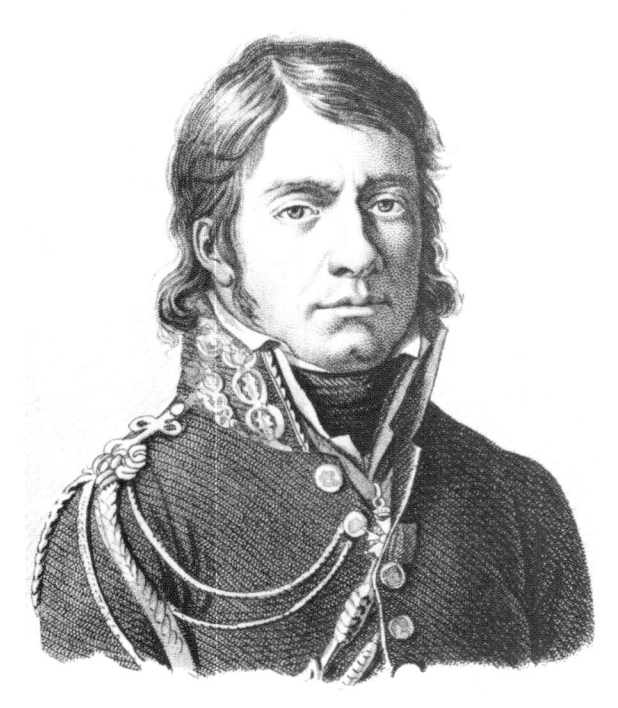

807

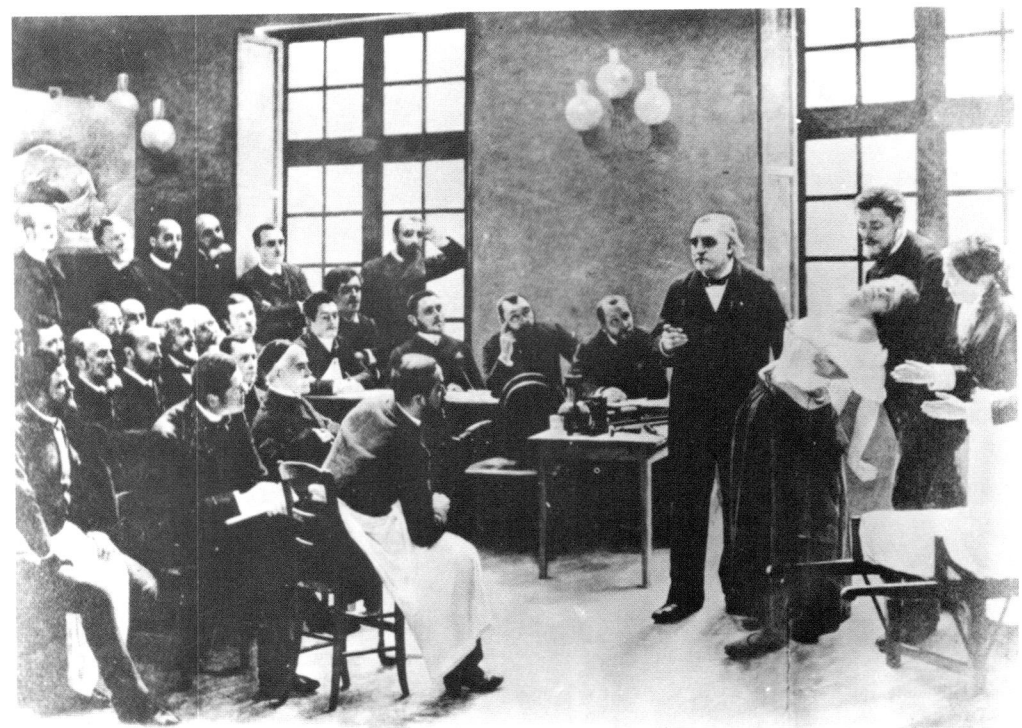

808

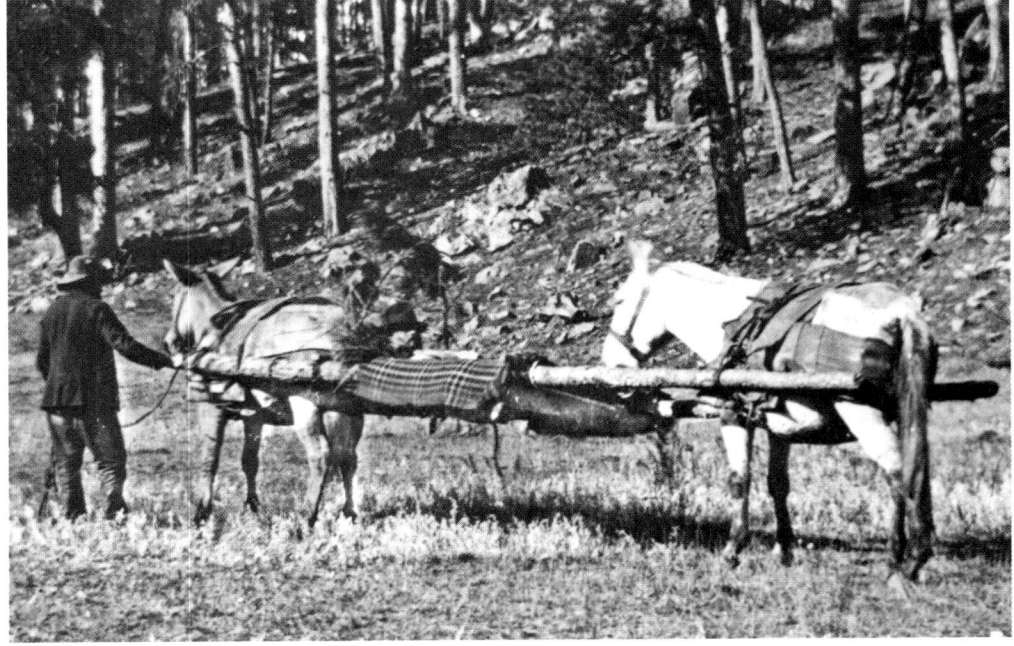

809

807 Der Chirurg und Kliniker Dominique-Jean Larrey richtete in den Napoleonischen Kriegen einen Ambulanzdienst ein, der Verwundete während der Schlacht abtransportierte. National Library of Medicine, Bethesda, Maryland

808 Auf dem Gemälde (um 1887) von Pierre-André Brouillet führt Jean-Martin Charcot, einer der Väter der Neurologie in Frankreich, eine Hysterikerin in der Salpêtrière vor. National Library of Medicine, Bethesda, Maryland

809 Improvisierte Tragbahre auf einer Fotografie von 1876. W. H. Over Museum, Vermillion, South Dakota

810 Das Meath Hospital in Dublin, Sitz der berühmten ›Irischen Schule‹. Zu deren Klinikern zählten Cheyne, Stokes, Graves, Corrigan und Colles, nach denen Krankheiten benannt wurden. New York Academy of Medicine

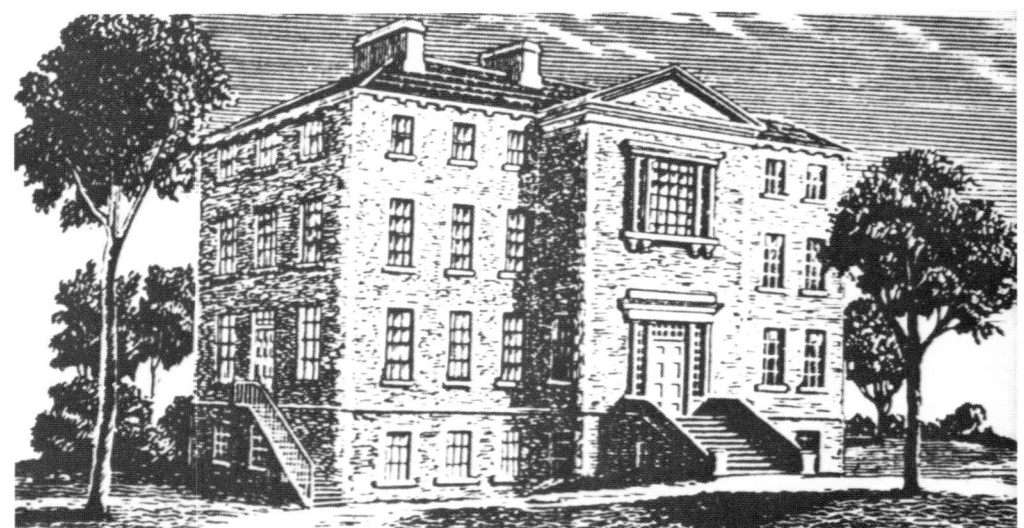

810

Dupuytren war ein faszinierender Lehrer, ein scharfsichtiger Lehrer am Krankenbett, ein unermüdlicher Arbeiter und ein erfolgreicher Praktiker; er leistete glänzende Beiträge zum chirurgischen Wissen, aber seine kalte, spröde Art und seine Intrigen gegen andere stießen seine Kollegen und Bekannten ab. Er war einfallsreich im Erfinden neuer Instrumente und wagemutig beim Durchführen riskanter, meist erfolgreicher Operationen. Pierre-François Percy (1754–1825), einer seiner Fachkollegen, nannte ihn »den größten unter den Chirurgen und den geringsten unter den Menschen«.

Viele andere Chirurgen in Paris leisteten Pionierarbeit: Récamier entfernte vermutlich als erster den Uterus, Roux die Schilddrüse, Lisfranc das Rektum. Pravas führte die Spritze ein, Lembert trug zur Chirurgie der Eingeweide bei, Menière zur Kenntnis der medizinischen und chirurgischen Aspekte von Ohrenkrankheiten. Pierre-Paul Broca (1824–1880) stellte aufgrund klinischer und pathologischer Befunde eindeutig fest, daß die Sprechfunktion in einem bestimmten Bereich des Gehirns ansässig ist, der heute »Brocasches Zentrum« genannt wird. Er war überdies ein Wegbereiter der Anthropologie, einer Disziplin, die bei Regierung wie Kirche auf Widerstand stieß, weil man die Vorstellung einer anatomischen Lokalisierung der Geisteskräfte im Gehirn für zu materialistisch befand. Obwohl die Einfluß ausstrahlenden Zentren sich in späteren Jahrzehnten nach Großbritannien und in die deutschsprachigen Länder verlagerten, blieb Paris das ganze Jahrhundert hindurch eine bedeutende Forschungs- und Lehrstätte der Chirurgie.

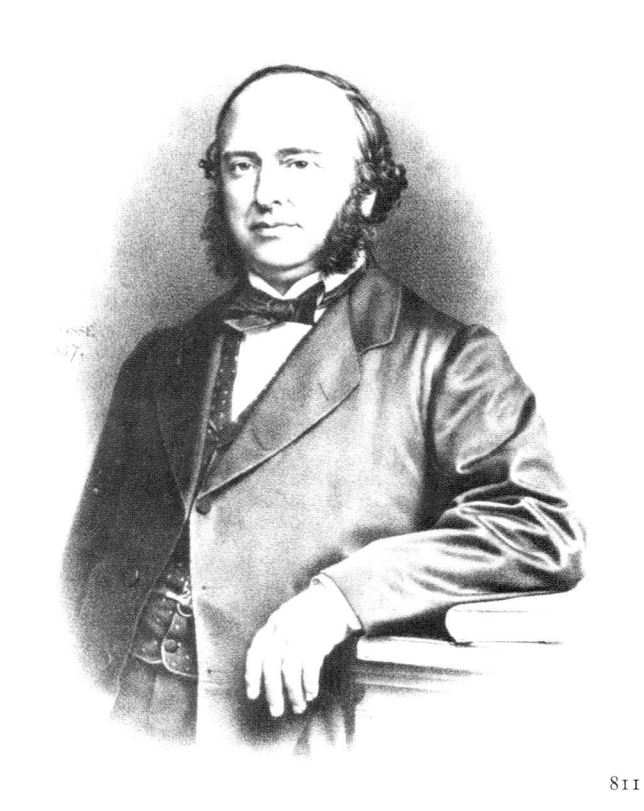

Dublin

Während sich in Paris eine große Tradition herausbildete, machte sich gleichzeitig in Dublin eine teils von selbst entstandene, teils durch Pariser Prinzipien beeinflußte Neigung zur klinischen Forschung bemerkbar. Nicht anders als in London waren auch in Dublin viele der Kliniker entweder ihrer Abstammung oder ihrer Ausbildung nach schottisch. Das Gebäude der Medizin in England, Irland und den Vereinigten Staaten wurde sozusagen von einem kräftigen schottischen Pfeiler gestützt.

John Cheyne (1777–1836) war in Schottland geboren und ausgebildet worden; er veröffentlichte dort ein Buch über Kinderkrankheiten, erbrachte indes seine bedeutendsten Leistungen in Dublin als einflußreiches Mitglied eines Zirkels, der häufig als die »Irische Schule« bezeichnet wird. Seine detaillierten Berichte über eine Vielzahl von Krankheiten und seine Schriften über Erziehung verschafften ihm weltweiten Ruf als großer Lehrer und praktischer Arzt. In der medizinischen Terminologie hat sich der Begriff »Cheyne-Stokes-Atmung« für eine Form des unregelmäßigen Atmens erhalten.

William Stokes (1804–1878) stammte aus Dublin, aber auch er studierte und veröffentlichte in Schottland *(The Use of the Stethoscope),* bevor er, knapp über 20 Jahre alt, nach Dublin zurückkehrte und dort ein äußerst beliebter Lehrer und Kliniker wurde. Zwei seiner Schriften, *Diseases of the Chest* und *Diseases of the Heart,* blieben Generationen hindurch Standardlehrbücher. Außer der Atmungsanomalie, die seinen Namen mit dem Cheynes verknüpft, kennt man die »Stokes-Adams-Syndrom« (Herzblock) genannte Dysfunktion des Herzschlages, die Robert Adams erstmals im selben Jahrhundert beschrieb. Stokes hielt zwar Typhus und Fleckfieber irrtümlich für dieselbe Krankheit, begriff jedoch die Bedeutung volksgesundheitlicher und vorbeugender Maßnahmen und unterstützte sie.

Der berühmteste Lehrer des Dubliner Zirkels war Robert James Graves (1796–1853), dessen Visiten am Krankenbett weithin als überragende Lehrübungen bekannt waren. Bis heute trägt »Graves' disease«, der eigentlich »toxischer exophthalmischer Kropf« genannte Symptomkomplex von Schilddrüsenvergrößerung, Nervosität, Schweißausbrüchen und hervorquellenden Augen (deutsch: Basedowsche Krankheit), in angelsächsischen Ländern seinen Namen. Graves brach radikal mit den überlieferten Diätbeschränkungen für fiebernde Patienten und verlangte volle, nährstoffreiche Kost für alle Kranken. Nach seinem eigenen Vorschlag sollte sein Grabspruch lauten: »Er nährte Fieberkranke.«

Ein weiterer einflußreicher Kliniker der Dubliner Schule war Dominic John Corrigan (1802–1880), heute am besten bekannt wegen seiner Darstellung der pathologischen Ursachen und charakteristischen Pulssymptome (»Corrigan's pulse«), einer Erkrankung der Aortenklappen am Herzen. Abraham Colles (1773–1843) beschrieb die Prinzipien und Methoden der Behandlung des Handgelenkbruchs so eingehend, daß dieser noch heute »Colles-Fraktur« genannt wird.

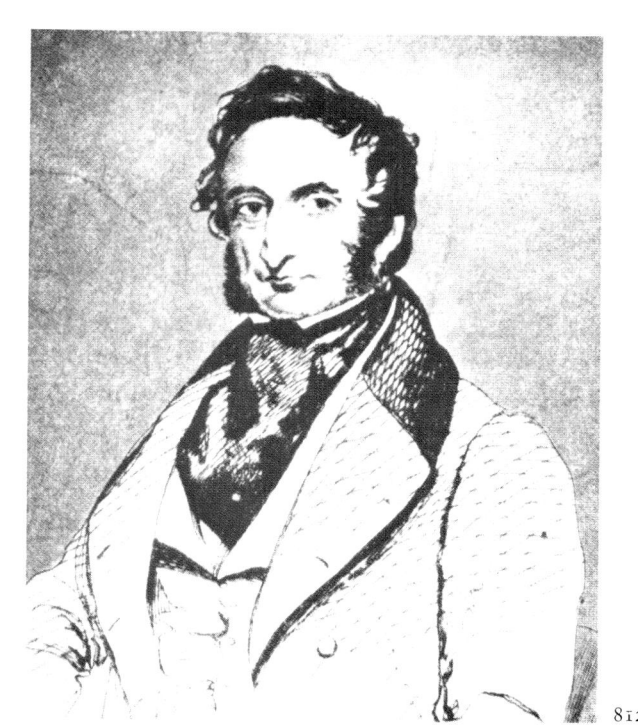

811 Pierre-Paul Broca, Wegbereiter der Neurochirurgie, gelang die Lokalisierung des Sprachvermögens im Frontalbereich der einen Gehirnhälfte. New York Academy of Medicine

812 Robert James Graves, nach dem die krankhafte Überfunktion der Schilddrüse benannt ist, verurteilte den alten medizinischen Brauch, Kranke auf Diät zu setzen. New York Academy of Medicine

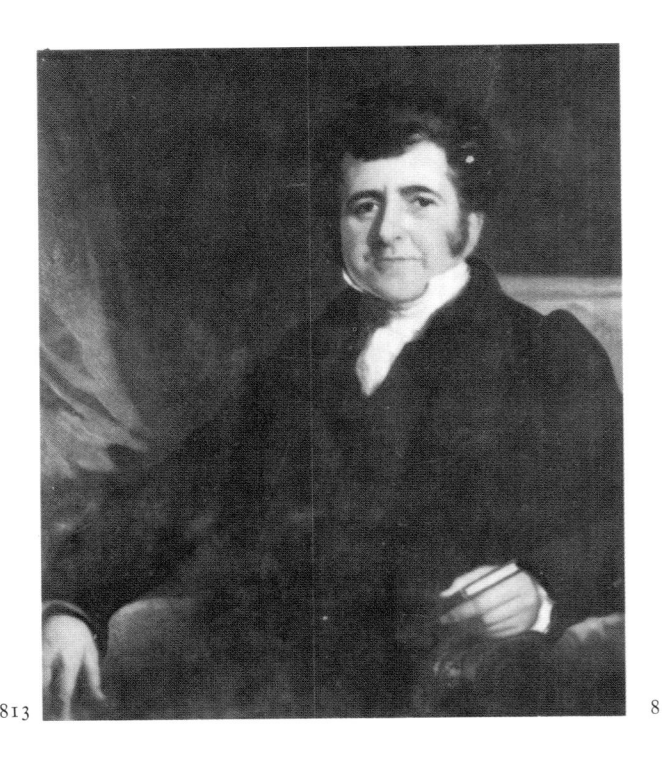
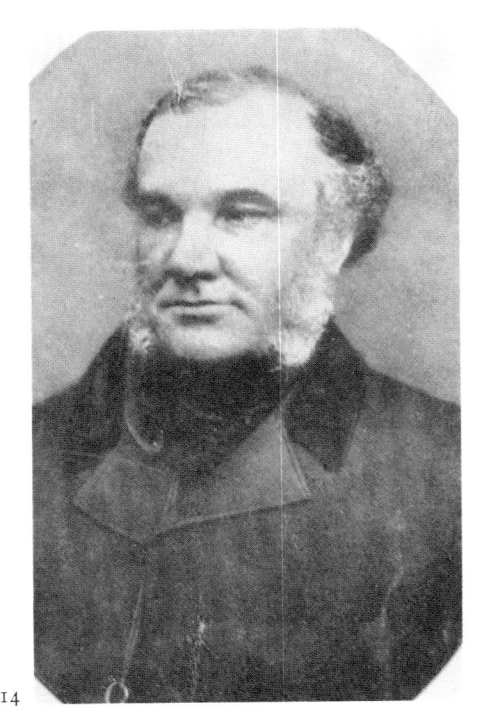
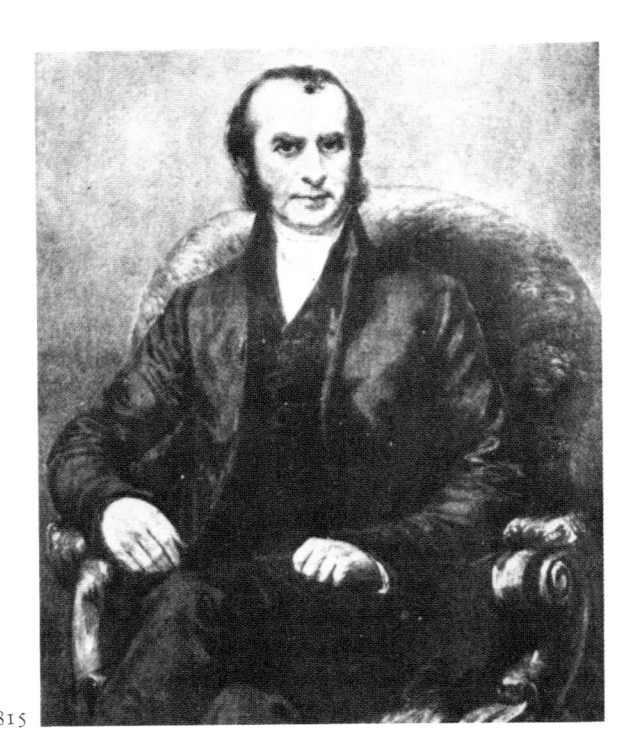

813 814 815

London und Edinburgh

Zu den einflußreichsten Lehrstätten des Jahrhunderts zählte die 1724 mit Förderung und geldlicher Unterstützung des Verlegers und Finanziers Thomas Guy errichtete ›Guy's Hospital and Medical School‹, die als Praxis- und Ausbildungszentrum weltberühmt wurde. Die »großen Männer von Guy's« – die Ärzte Bright, Addison und Hodgkin sowie der Chirurg Cooper – waren die Koryphäen Londons und sämtlich aus der Medizinischen Hochschule von Edinburgh hervorgegangen.

Eine der zahlreichen Neuerungen, die Richard Bright (1789–1858) einführte, war die Bindung bestimmter Klinikstationen nebst den dazugehörigen Einrichtungen an den ausdrücklichen Zweck, jeweils eine abgegrenzte Krankheitengruppe zu erforschen – ein Vorgriff auf die im 20. Jahrhundert praktizierte Fachuntergliederung. Von seiner meisterhaften Darstellung des klinischen und pathologischen Bildes von Nierenerkrankungen hat man die Bezeichnung »Brightsche Krankheit« übernommen.

Wohl der imposanteste unter den führenden Klinikern an Guy's Hospital war Thomas Addison (1793–1860), der mit seiner gestrengen, hochtrabenden Art, seiner präzisen Ausdrucksweise und eindrucksvollen Erscheinung die Studenten das Fürchten lehrte. Den ehrfurchtsvollen Respekt seiner Kollegen gewann er durch seine gründlichen Untersuchungen und einfühlsamen Analysen. Noch heute bezeichnet man perniziöse Anämie mit seinem Namen und nennt Adrenalin-Insuffizienz die »Addisonsche Krankheit«.

Der dritte in diesem Triumvirat der Mediziner, Thomas Hodgkin (1798–1866), war ein außergewöhnlich großzügiger und dabei bescheidener Mann. Als praktizierender Quäker trug er die charakteristische Kleidung dieser Sekte und widmete einen Großteil seiner Zeit der Wohltätigkeit; schließlich gab er seine Tätigkeit in der Klinik auf und wandte sich philanthropischen Werken, Reisen und der Forschung zu. Der Begriff »Hodgkinsche Krankheit«, von Samuel Wilks 1865 geprägt, bezeichnet ein von Hodgkin 1832 beschriebenes klinisches Syndrom, das durch Vergrößerung der Milz und des lymphatischen Systems gekennzeichnet ist.

William Withey Gull (1816–1890) war ebenfalls ein berühmtes Mitglied des Ärztestabs an Guy's Hospital. Gull verurteilte insbesondere die Verschreibung von mehreren Heilmitteln zu gleicher Zeit und verfaßte zahlreiche, vielzitierte Epigramme, darunter »Barbaren erklären, Wissenschaftler untersuchen« und »Krankenpflege, manchmal ein Gewerbe, zuweilen ein Beruf, sollte eine Religion sein«.

Viele andere Ärzte leisteten in der ersten Jahrhunderthälfte Bedeutendes. James Parkinson (1755–1824) wurde wegen seiner Darstellung einer heute als »Parkinsonsche Krankheit« bekannten Nervenstörung geschätzt, machte sich jedoch auch durch paläontologische Schriften einen Namen. John Hughlings Jackson (1835–1911) und William Richard Gowers (1845–1915) entwickelten das von der Pariser Schule aufgestellte Konzept weiter, wonach Funktionen des Gehirns und des Rückenmarks in bestimmten Zonen angesiedelt sind.

Chirurgie in England

Der vierte der »großen Männer von Guy's« war Astley Cooper (1768–1841). Bettany schrieb über ihn: »Kein Chirurg vor oder nach ihm hat in den Augen der Öffentlichkeit einen derartigen Rang eingenommen.« Obwohl er durch das Vermögen seiner Frau finanziell unabhängig war, arbeitete er Tag und Nacht – er untersuchte, operierte, forschte, demonstrierte, hielt Vorlesungen, nahm Autopsien vor, schrieb, und in allem bewies er Brillanz, Gründlichkeit und Mitteilungsfreude. Er war ein eleganter und sorgfältiger Operateur – lange vor der Einführung der Äthernarkose – und sorgte dafür, daß seine Studenten jeden Schritt einer Operation genau verfolgen konnten. An seine Tätigkeit erinnern mehrere Bezeichnungen, darunter die »Coopersche Faszie« und die »Coopersche Hernie«.

Cooper hatte eine Leidenschaft für das Sezieren und ließ sich keine Gelegenheit entgehen, seine anatomischen Studien voranzutreiben; so geriet er zwangsläufig in Verbindung mit Leuten, die auf unerlaubte Weise Leichen beschafften und die man ironisch »Wiedererwecker« nannte. Er unterstützte sie mit Argumenten und Geld; mußten sie ins Gefängnis, hielt er zum Lohn ihre Familien über Wasser. Trotz des deutlichen Abscheus der Bevölkerung vor den Leichendieben blieben Coopers Position und Ruf unangetastet; sein Leben schien von Anfang bis Ende auf einem ununterbrochen aufwärtssteigenden Erfolgspfad zu verlaufen.

Der Erwähnung wert ist das gänzlich anders geartete Schicksal, das Robert Knox (1791–1862) in Edinburgh zu erdulden hatte. Knox war Zeitgenosse Coopers und einer der berühmtesten Anatomielehrer jener Tage. Als die ruchlosen Taten von Burke und Hare ans Licht kamen – die beiden mordeten, um sich Leichen zum Verkauf an die Anatomen zu beschaffen –, beschuldigte man Knox fälschlicherweise der Komplizenschaft. Obwohl er später völlig rehabilitiert wurde, schmähte man ihn in der Öffentlichkeit, und sein Prestige war so unwiederbringlich geschmälert, daß er nie wieder eine einflußreiche Stellung erlangte.

Den in der Chirurgie des neunzehnten Jahrhunderts bedeutsamen Namen Bell führten zwei (nicht miteinander verwandte) schottische Familien. Benjamin Bell (1749–1806), ein prominenter und beliebter Chirurg, der in Edinburgh praktizierte, war in Paris und London ausgebildet worden und schrieb ein mehrbändiges systematisches Werk über die Chirurgie, das es mit dem einflußreichen Lehrbuch von Heister aufnehmen konnte. Seine Söhne George und Joseph, sein Enkel Benjamin und sein Urenkel Joseph setzten die Familientradition als hochgeachtete Chirurgen bis ins 20. Jahrhundert hinein fort.

Noch berühmtere Mitglieder wies die andere Familie Bell auf: die Brüder John (1763–1820) und Charles (1774–1842), die zu den führenden Chirurgen Englands gehörten. Charles Bell war in diesem Fach höchst kompetent; gleichwohl wurde er besser bekannt als Anatom, speziell des Nervensystems. Seinen experimentellen Belegen für motorische Funktion der vom Rückenmarkskanal ausgehenden vorderen Nervenwurzeln und der sensiblen Eigenschaften der hinteren Nervenwurzeln wird von manchen Gelehrten die Priorität abgesprochen; ihrer Ansicht nach hat Magendie in Paris erstmals die definitiven Beweise geliefert. Unbestritten hingegen ist Bells Entdeckung, daß der fünfte Gehirnnerv sowohl sensible als auch motorische Fasern besitzt und der siebte eine Paralyse hervorzurufen vermag, die heute »Bellsche Lähmung« (periphere Facialislähmung) genannt wird.

John Bell verfaßte und illustrierte Bücher über Anatomie, ist jedoch vor allem wegen seiner Schriften über Geschichte, Gefäßchirurgie und Verwundungen in Erinnerung. Möglicherweise war er das Vorbild zu Conan Doyles Meisterdetektiv Sherlock Holmes. Die scharfen persönlichen Anfeindungen, denen er ausgesetzt war und die ihn einmal sogar zum Umzug von Edinburgh nach London zwangen, waren typisch für die erbitterten Fehden, mit denen auch andere Chirurgen der Englisch-Schottischen Schule einander bekämpften.

Der wohl geschickteste Operateur Englands war Robert Liston (1794–1847). Liston führte manche neue Technik ein und entfernte Geschwülste, die andere für inoperabel erklärt hatten. Er war überdies der erste, der in England die Äthernarkose einsetzte. Sein Kollege und Widersacher James Syme (1799–1870) entwickelte Verfahren der Gelenkresektion, durch die sich eine Amputation der betreffenden Gliedmaße verhindern ließ. Über ihn schrieb später ein Zeitgenosse: »Er verschwendete niemals ein Wort oder einen Tropfen Tinte, noch je einen Tropfen Blut.«

Benjamin Brodie (1783–1862), William Fergusson (1808–1887) und James Paget (1814–1889) waren gleichfalls hervorragende Londoner Chirurgen. Brodie, ein vielseitiger und generöser Mensch, war ein vielbeschäftigter Praktiker, Physiologe,

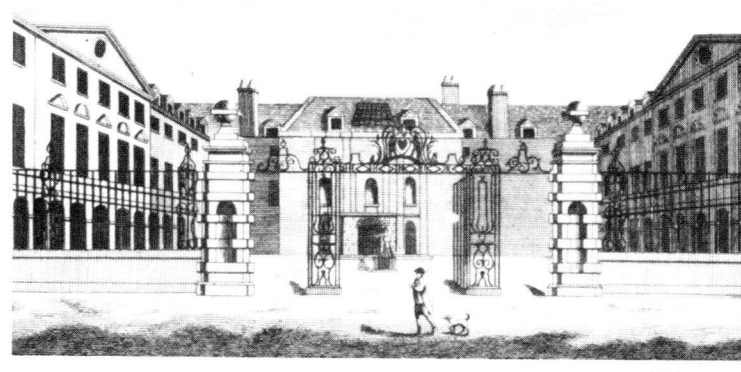

816

813 Auf Richard Bright geht die Methode zurück, spezifische Krankheitsgruppen in eigens dafür vorgesehenen Krankenhausstationen zu erforschen und zu behandeln. Durch seine genaue Beobachtung und Darstellung von Nierenerkrankungen erhielt die ›Brightsche Krankheit‹, eine Nierenentzündung, ihren Namen. New York Academy of Medicine

814 Thomas Addisons herausragender Beitrag war die Erforschung der perniziösen Anämie und der Adrenalin-Insuffizienz, die beide im Englischen als ›Addison's disease‹ bezeichnet werden. New York Academy of Medicine

815 Thomas Hodgkin machte sich verdient mit der Beschreibung eines Syndroms, das durch Vergrößerung der Milz und des lymphatischen Systems gekennzeichnet ist und heute seinen Namen trägt. New York Academy of Medicine

816 Guy's Hospital, im 18. Jahrhundert von dem Verleger Thomas Guy errichtet, war die Wirkungsstätte einiger der berühmtesten und einflußreichsten Kliniker Englands. New York Academy of Medicine

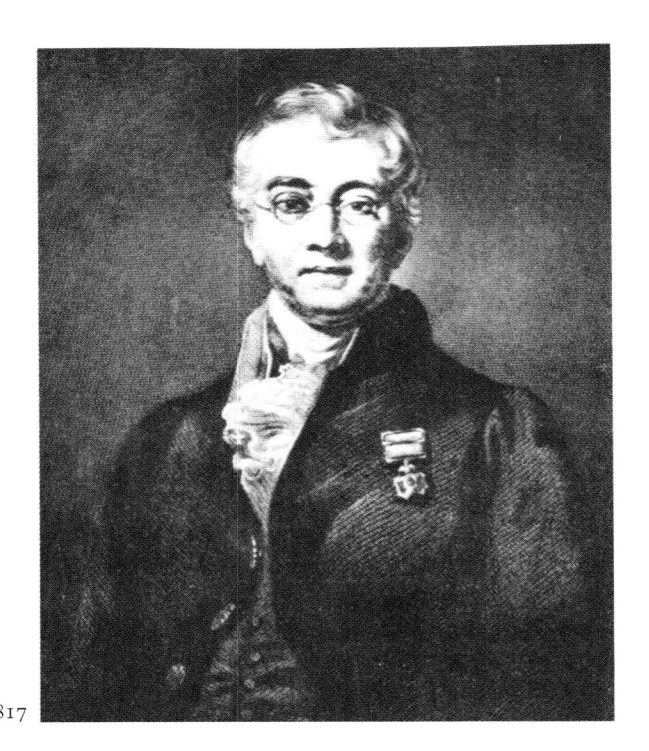

817

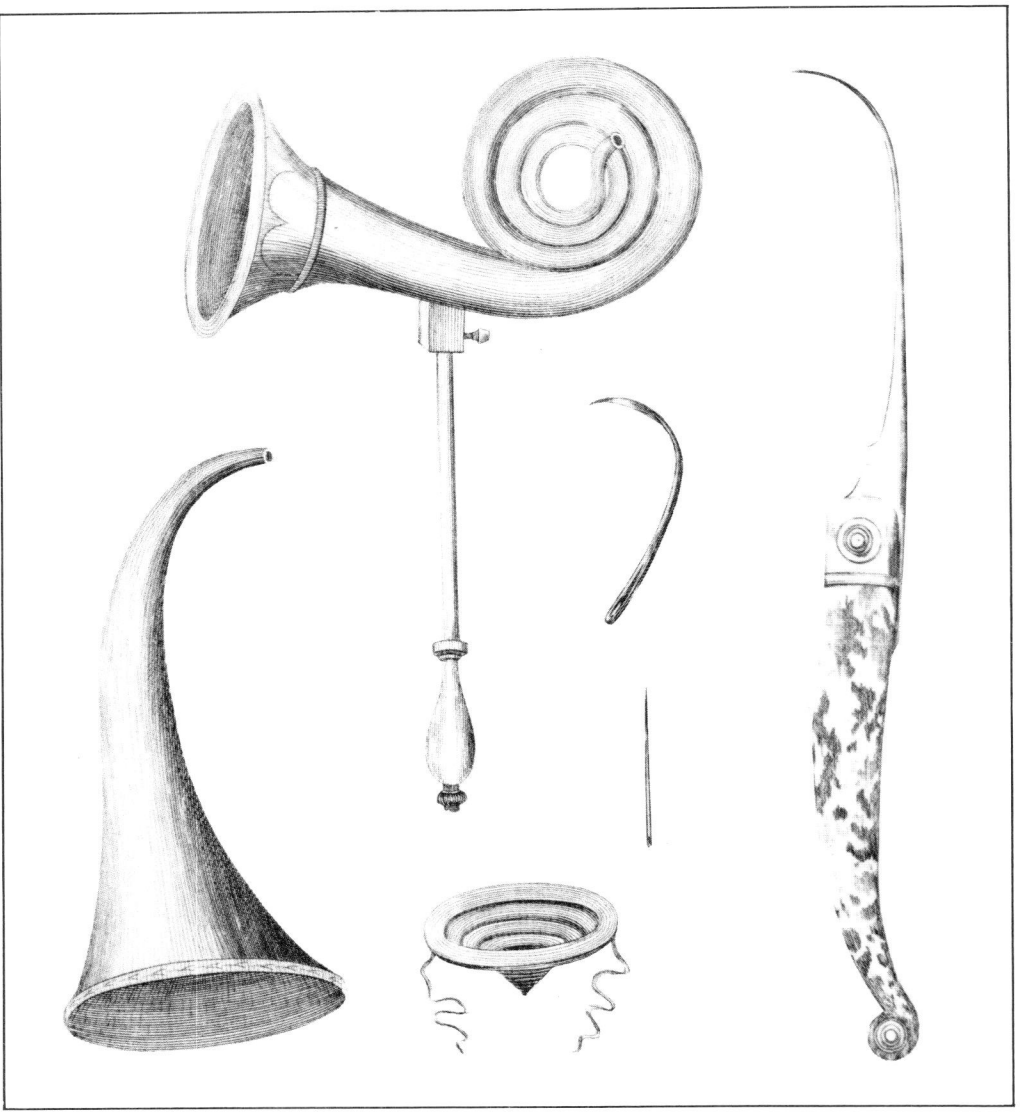

818

817 Einer der führenden Chirurgen Großbritanniens, Sir Charles Bell, war besser bekannt als Anatom, insbesondere des Nervensystems. Das ›Bellsche Phänomen‹, Folge einer Lähmung, ist nach ihm benannt. New York Academy of Medicine

818 Abbildung einiger Instrumente aus Benjamin Bells *A System of Surgery* (1791), einem mehrbändigen Lehrbuch. Sein Verfasser war der älteste einer langen Reihe von prominenten Ärzten, die ebenfalls den Namen Bell trugen. National Library of Medicine, Bethesda, Maryland

819 Der Druck zeigt die Hinrichtung William Burkes. Burke mordete, um sich Leichen zu beschaffen, die er an Anatomen verkaufte. New York Academy of Medicine

820 Stich des St. Bartholomew's Hospital in London, das im 12. Jahrhundert gegründet und später eines der großen Lehrkrankenhäuser Englands wurde. New York Academy of Medicine

philosophischer Schriftsteller und Medizinalbeamter. Dennoch dürfte der ungemein populäre Fergusson ihn an Vielfalt der Interessen noch übertroffen haben. Fergusson schrieb nicht nur einen hochgepriesenen Abriß der Chirurgie und ein Buch über die Geschichte der Anatomie und Chirurgie; er erfand auch Instrumente, spielte gut Geige, verstand sich aufs Schreinern und Metallbearbeiten, war leidenschaftlicher Angler und Tänzer und förderte begeistert Nachwuchsautoren und Studenten.

Nachfolgenden Generationen freilich ist von diesen dreien Pagets Name der geläufigste. Nach ihm sind die »Pagetsche Krankheit« der Brustwarze (ein auf das Vorhandensein eines Karzinoms vorausweisendes Ekzem) und die gleichnamige Knochenerkrankung (eine durch fehlerhaften Kalziumstoffwechsel hervorgerufene Verformung) benannt. Er entdeckte auch die Trichineneinlagerung in der menschlichen Muskulatur, verfaßte außerdem glänzende Aufsätze und hielt gewissenhaft ausgearbeitete, rhetorisch geschliffene Vorlesungen. Am St. Bartholomew's Hospital erwarb er sich den Ruf des besten Diagnostikers unter den britischen Chirurgen, der auf fabelhafte Weise im voraus wußte, welche Operation angebracht war. »Geh zu Paget und finde heraus, was los ist«, lautete eine gängige Redensart, »und dann zu Fergusson und laß es herausschneiden«.

Der wohl berühmteste Gynäkologe und Geburtshelfer Englands war James Young Simpson (1811–1870), in Schottland geboren, ausgebildet und groß geworden. Er führte das Chloroform als Anästhetikum ein. Auf der Suche nach einem Betäubungsmittel, das angenehmer und leichter zu kontrollieren war als Äther, hatte er es mit einer Droge versucht, die ihm von einem Chemiker in Liverpool empfohlen worden war. Das Mittel war gerade erst von J. B. Dumas in Paris »Chloroform« getauft worden, jedoch hatten es drei voneinander unabhängig arbeitende Forscher bereits in den dreißiger Jahren des Jahrhunderts gefunden: S. Guthrie in Amerika, Soubeiran in Frankreich und Liebig in Deutschland. Eines Abends inhalierten Simpson und seine Freunde in seiner Wohnung die verdampfte Substanz; hernach stellten sie fest, daß sie alle

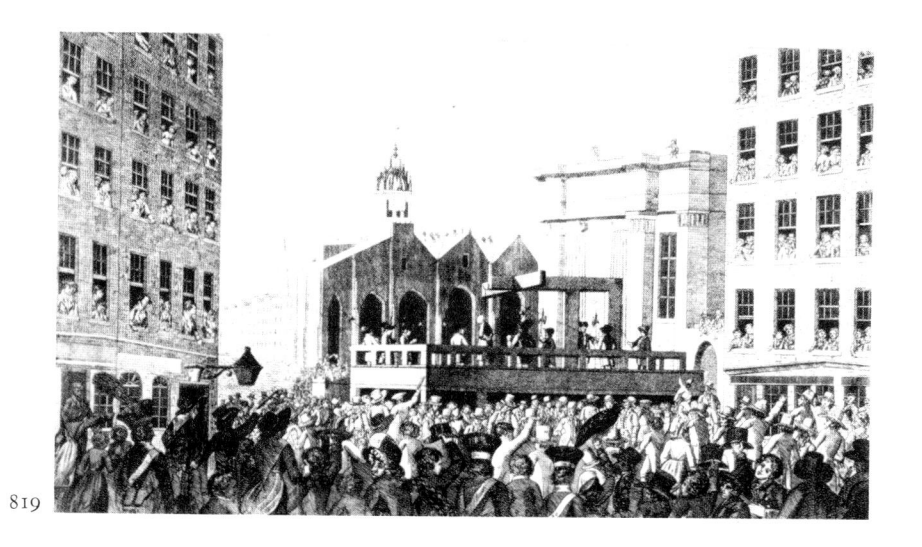

819

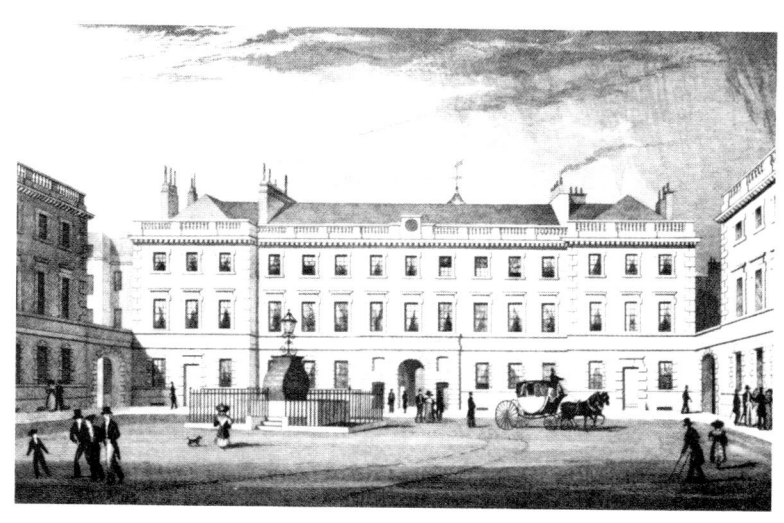

820

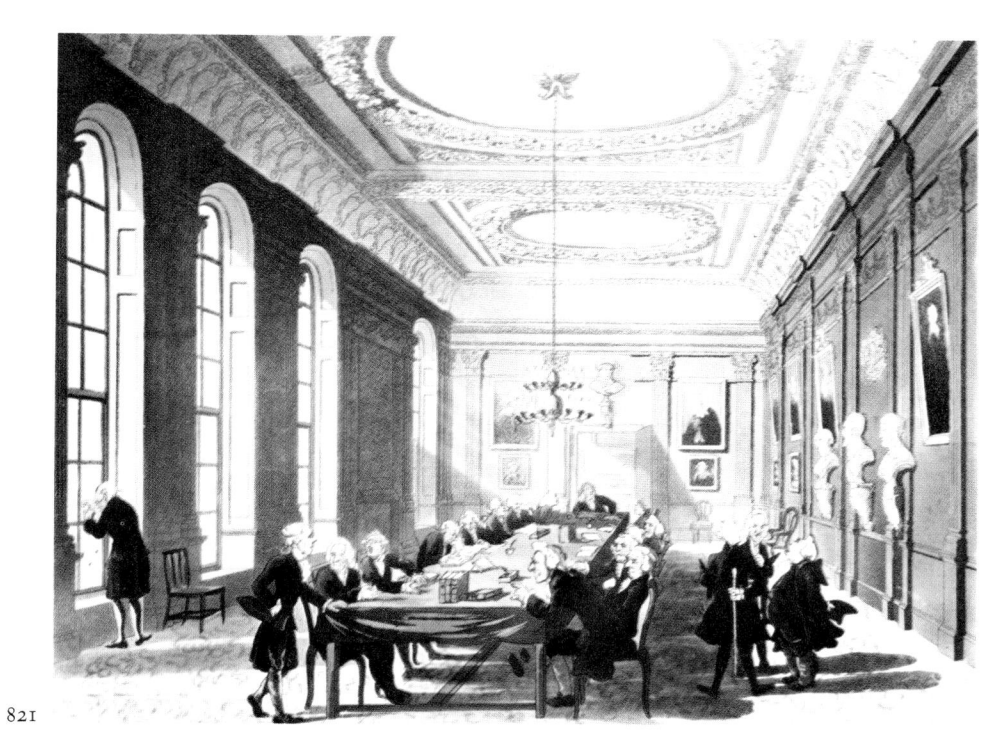

821

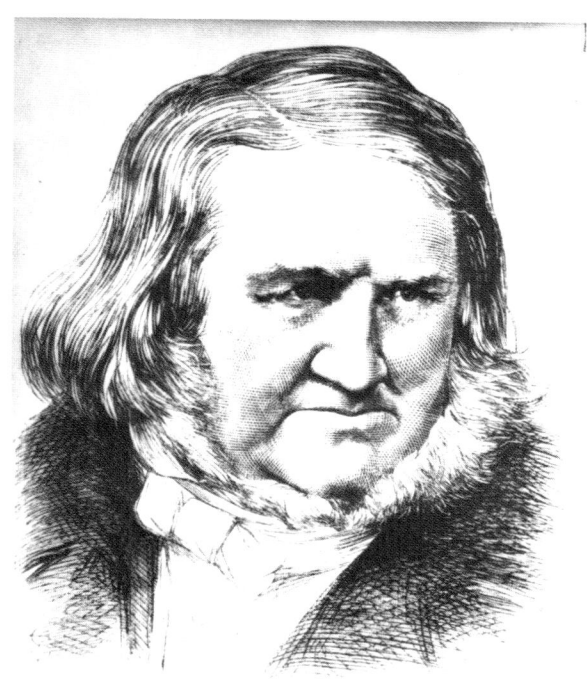

822

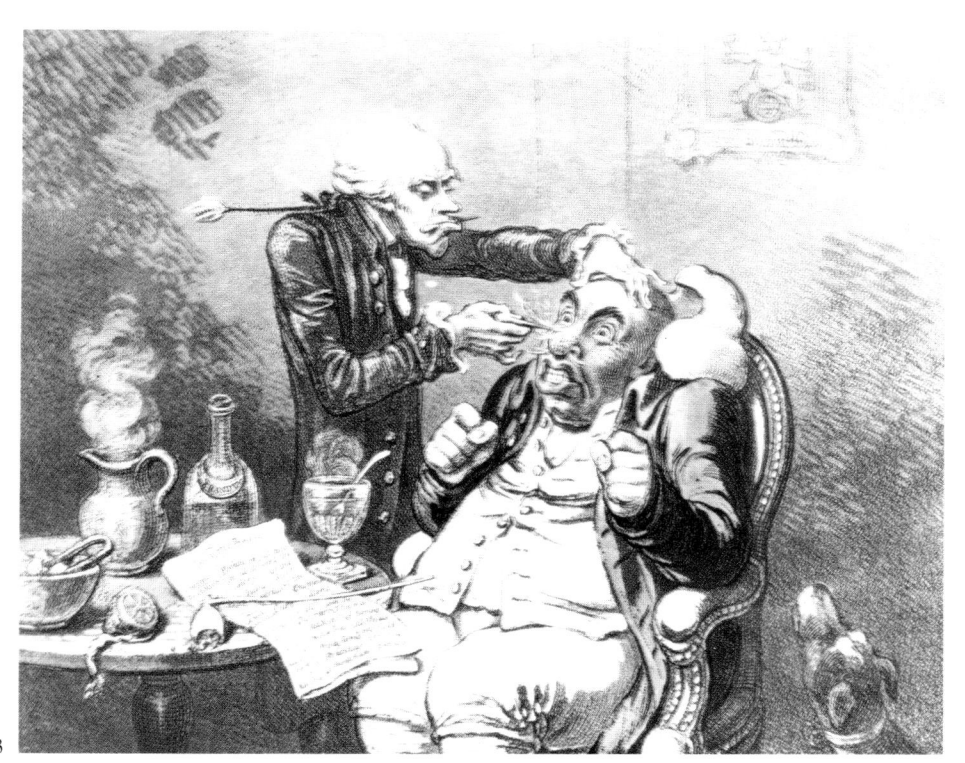

823

821 *The College of Physicians*, 1808, Farb-radierung von Thomas Rowlandson und Augustus Pugin. Smith, Kline, and French Collection, Philadelphia Museum of Art

822 James Young Simpson führte die Chloro-form-Narkose bei der Entbindung ein und unterstützte die Gleichberechtigung der Frau in der medizinischen Ausbildung und Praxis. New York Academy of Medicine

823 In *Metallic Tractors ...* (1801) prangerte James Gillray die Quacksalberei an. National Library of Medicine, Bethesda, Maryland

bewußtlos geworden waren. Simpson war beeindruckt von der Wirkung und dem wohltuenden Geruch des Chloroforms und erprobte es bei Operationen und Entbindungen; das folgende halbe Jahrhundert lang blieb es in Großbritannien das am häufigsten verwendete Betäubungsmittel. Zur Geburtshilfe und Gynäkologie leistete Simpson noch zahlreiche andere Beiträge. Er war ein Mann von hohen Grundsätzen und unterstützte die Zulassung von Frauen zu medizinischen Berufen; andererseits übertrug er seine persönliche Animosität gegen James Syme auch auf die Lehren von Symes Schwiegersohn, Joseph Lister.

Das neue Wien

In den deutschsprachigen Ländern genoß die Naturphilosophie noch Vorrang, als wissenschaftlich orientierte Köpfe längst die Sache der beobachtenden Medizin förderten. Konnten die Englische und die Französische Schule hinsichtlich der Therapie als skeptisch gelten, so war die Wiener Schule, die wenig oder gar kein Vertrauen auf Drogen setzte, geradezu nihilistisch. Der führende Mediziner in Wien, Carl von Rokitansky, war reiner Pathologe. Einer seiner Schüler, Joseph Skoda (1805–1881), war der hervorragendste Kliniker und wohl der skeptischste von allen. Skoda verfeinerte Laënnecs Auskultations- und Perkussionsmethoden (Abhören und Beklopfen), um damit die physikalischen Grundlagen der verschiedenen, durch pathologische Schädigungen der Brust erzeugten Töne zu erklären; er wies nach, daß Tonhöhe und Klang nicht durch die Krankheit selber bestimmt wurden, sondern durch physikalische Bedingungen, die im Organ herrschten. Die Therapie beurteilte er distanziert; er hielt wenig von der Verabreichung von Medikamenten oder aktiven Eingriffen in den Krankheitsverlauf, und an Lungenentzündung erkrankten Patienten verschrieb er sogar Plazebos, um zu demonstrieren, daß die Krankheit unbeeinflußt von jeglicher Behandlung ihren Lauf nahm. Diese alles verneinende Auffassung dürfte zu jener Zeit heilsamer gewirkt haben als die Aderlässe, Brechmittel und Klistiere, die noch immer zur medizinischen Praxis gehörten.

Einer der ersten, die sich ganz auf Hautkrankheiten spezialisierten, war Ferdinand Hebra (1816–1880). Am Beginn seiner Laufbahn befaßte er sich unter Skoda mit Brustkrankheiten, richtete jedoch später mit Unterstützung seines Lehrers eine dermatologische Abteilung ein. Seine Klassifizierungen baute er anstatt auf Symptomatik oder allgemeinen Krankheitskategorien auf den groben wie den mikroskopischen Gewebsveränderungen auf. Demgemäß richtete sich seine Therapie auf das lokale Problem, nicht auf Anomalien bei den Körpersäften, die noch immer als Primärursachen galten. Er entdeckte, daß Skabies, in der er eine übertragbare Krankheit erkannte, durch Vernichtung der Krätzemilbe geheilt werden konnte.

Es gab noch andere Koryphäen in Wien, darunter Joseph Hyrtl (1810–1894), der aus Deutschland stammte und ein berühmter Anatomielehrer und Anatomiehistoriker wurde. Die vielleicht bemerkenswerteste Persönlichkeit im Wien jener Zeit war indes Ignaz Semmelweis. Seine bedeutenden Leistungen und seine tragische Laufbahn sind im Kapitel über die Infektion beschrieben.

Deutschland

Die theoretisierende, mystische Naturphilosophie, die das wissenschaftliche und medizinische Denken in Deutschland einhüllte, wich allmählich der direkten Beobachtung und dem Experiment, als im ersten Teil des Jahrhunderts Johannes Müller und seine Anhänger ihre Laborstudien über Körperfunktionen aufnahmen.

Unterdessen bildete sich eine klinische Schule, allerdings nicht in ein oder zwei Städten, sondern über das ganze Land verstreut; denn Deutschland war am Beginn des Jahrhunderts eine Anhäufung separater, unabhängiger politischer Einheiten ohne eine einzelne Stadt, in der nationale Empfindungen oder staatliche Macht einen Mittelpunkt fanden. Johann Lukas Schönlein (1793–1864) erarbeitete eine Klassifikation der Krankheiten in Form eines naturgeschichtlichen Systems, das sich freilich als derart willkürlich und gekünstelt erwies, daß es ihn nicht überlebte. Der intensive Gebrauch von Perkussion und Auskultation, seine überzeugenden Vorlesungen und klinischen Demonstrationen sowie das Gewicht, das er neuen Methoden beimaß, darunter der Blut- und Urinuntersuchung, machten Schönlein dennoch zu einem der führenden Männer der klinischen Medizin. Mit seinem Namen sind die Blutfleckenkrankheit »Schönleinsche Purpura« und der parasitäre Pilz *Achorion* (oder *Trichophyton*) *schoenleini* verknüpft.

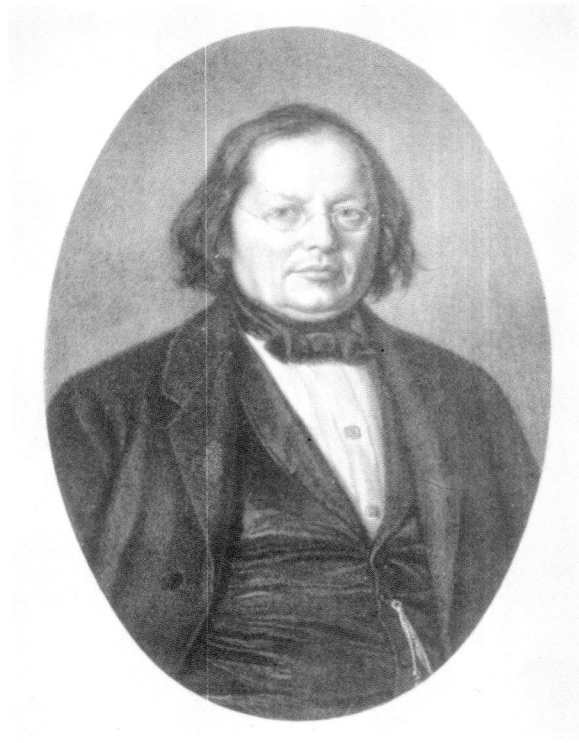

824

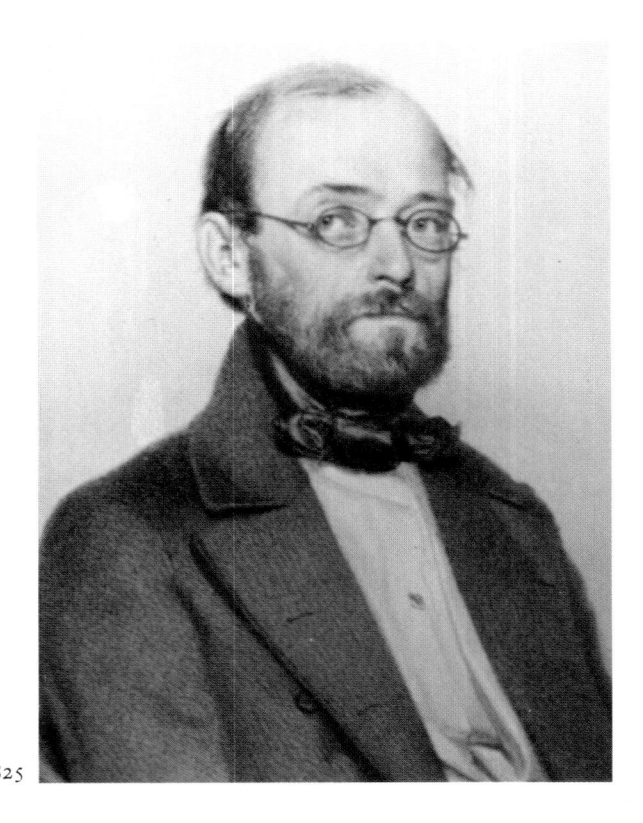

825

824 Joseph Skoda stand jeglicher Therapie skeptisch gegenüber; Blutentziehung und Abführmittel verurteilte er besonders streng. New York Academy of Medicine

825 An der Spitze der Wiener Schule stand Carl von Rokitansky, einer der größten Pathologen seiner Zeit. National Library of Medicine, Bethesda, Maryland

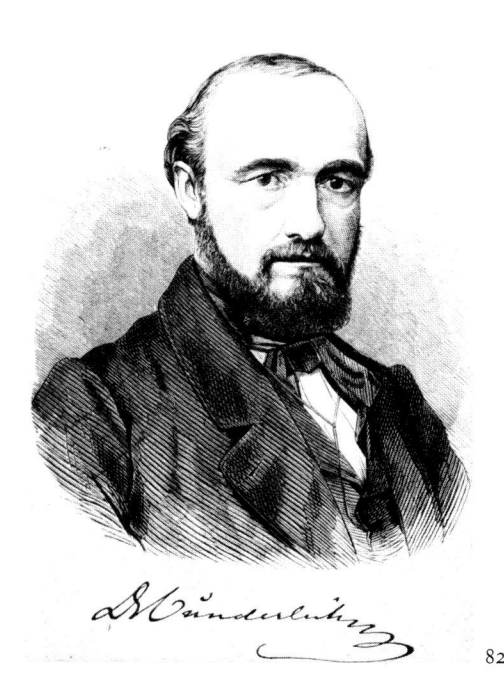

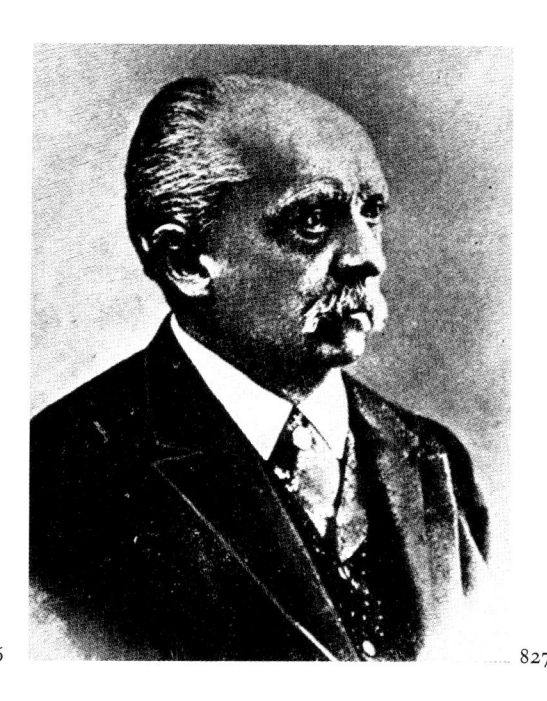

826

827

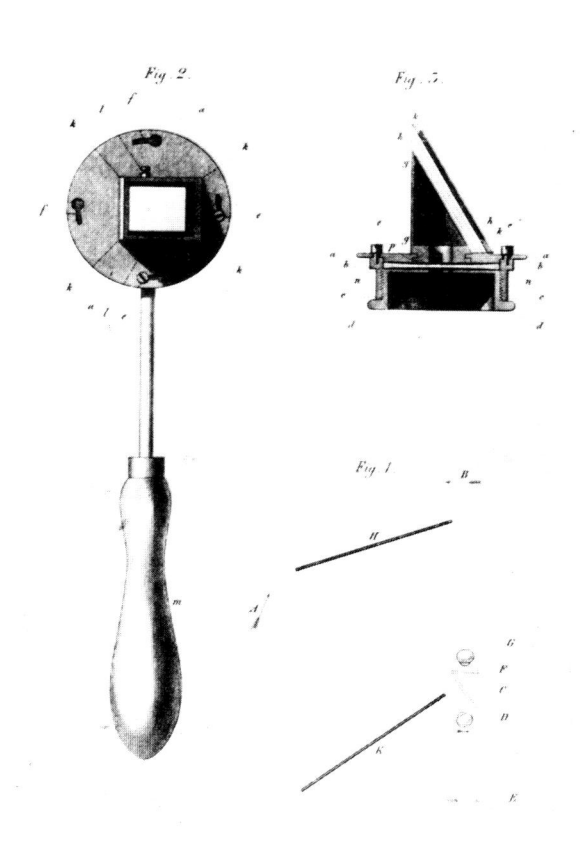

828

Hermann von Helmholtz (1821–1894) war eines der großen Genies der Medizin. Er ergriff seinen Beruf nur deshalb, weil eine Laufbahn als Physiker zu geringe Chancen zu bieten schien, sich den Lebensunterhalt zu verdienen. Schließlich wechselte er doch in das Fach seiner Neigung über und wurde 1871 Physikprofessor in Berlin, aber die 30 Jahre, in denen er medizinische Praxis und Forschung betrieben hatte, hinterließen ihre Spuren. »Die Medizin war einst die geistige Heimat, in der ich heranwuchs, und selbst der Einwanderer versteht am besten seine Heimat und wird am besten von ihr verstanden.«

Schon als junger Militärchirurg hatte Helmholtz sich sein Interesse an Physik und Mathematik bewahrt. Im Jahre 1847 veröffentlichte er eine Abhandlung, die für die Physik und die Physiologie weitreichende Bedeutung erlangte: *Über die Erhaltung der Kraft* formulierte das (bereits 1842 von J. R. Mayer selbständig gefundene) Gesetz, daß Energie zwar in verschiedene Formen umgewandelt werden kann, ihre Gesamtmenge jedoch konstant ist, gleichgültig ob im Universum oder in einem lebenden Organismus. In seinen späteren Jahren als Physiker trug Helmholtz auch zu den Erkenntnissen der Elektrodynamik bei, und sein Assistent Heinrich Hertz (1857–1894) entdeckte die Schwingungen, die im 20. Jahrhundert die Grundlage der elektromagnetischen Übertragung bilden sollten.

Stärkste Wirkung auf die Medizin übten Helmholtz' quantitative Aussagen über die Physiologie des Sehens, Hörens und der Nervenimpulse aus. Helmholtz griff eine 1801 erschienene Arbeit des englischen Ophthalmologen (Augenarzt) Thomas Young auf, untermauerte und erweiterte Youngs Forschungen und gelangte zu einer Erklärung für das Farbsehen, der Young-Helmholtz-Theorie. Er war geradezu erpicht darauf, ins Innere des lebenden Auges zu blicken, und entwarf dafür ein geeignetes Instrument: es bestand im wesentlichen aus einem in der Mitte durchlöcherten, konkaven Spiegel, der reflektiertes Licht in die Pupille warf und dem Betrachter ermöglichte, die Retina zu sehen. Helmholtz berichtete von der »großen Freude, als erster eine lebende menschliche Netzhaut zu erblicken«. Von da an waren krankhafte Veränderungen des Auges dem diagnostischen Blick des Arztes zugänglich.

Ein anderes einflußreiches Mitglied der deutschen klinischen Schule war Karl August Wunderlich (1815–1877). Die Popularisierung des Thermometers in der klinischen Praxis ist weitgehend ihm zu verdanken. Zwar ging er mit seiner Annahme, zu jedem Krankheitsbild gehöre eine bestimmte, charakteristische Fieberkurve, zu weit, aber seine Studien über das Fieber machten den praktischen Ärzten bewußt, wie wichtig die Fiebermessung war. Wunderlich schrieb ausführlich über seine Beobachtungen an Kliniken des Auslands und dürfte mehr als jeder andere dafür gesorgt haben, daß viele Grundsätze und Methoden der Pariser Schule in Deutschland wieder heimisch wurden. Auch hob er die Notwendigkeit intensiver Therapieforschung hervor, die in den Schulen Frankreichs und Österreichs praktisch ignoriert worden war.

826 Karl August Wunderlich machte das Thermometer in der klinischen Praxis populär und führte zahlreiche neue Behandlungskonzepte aus anderen Ländern in Deutschland ein. New York Academy of Medicine

827 Hermann von Helmholtz, ein Arzt, dessen Hauptinteressen der Physik und Mathematik galten, machte seine größten Entdeckungen auf dem Gebiet der Physiologie des Sehens, des Hörens und der Nervenreize. Weltgesundheitsorganisation, Genf

828 Stich des von Helmholtz erfundenen Ophthalmoskops, mit dem der Untersuchende ins Augeninnere blicken konnte. National Library of Medicine, Bethesda, Maryland

829 Elektromagnetischer Generator in handlicher zylindrischer Elektrode, wie man ihn um die Mitte des 19. Jahrhunderts vielfach zur Schmerzlinderung benutzte. Museum of Electricity in Life at Medtronic, Minneapolis

830 Antriebsspule für die Elektrotherapie (um 1855) und »elektrisches Ei« (um 1880), Vorläufer der Glühbirne. Beide Geräte fanden bei elektrophysiologischen Untersuchungen Verwendung. Museum of Electricity in Life at Medtronic, Minneapolis

831 Reproduktion einer Zeichnung von Dr. Alban Gold Smith, die Dr. Ephraim McDowell bei der ersten erfolgreichen Unterleibsoperation – der Entfernung einer riesigen Eierstockzyste – im Dezember 1809 darstellt. Medical Communications, Inc.

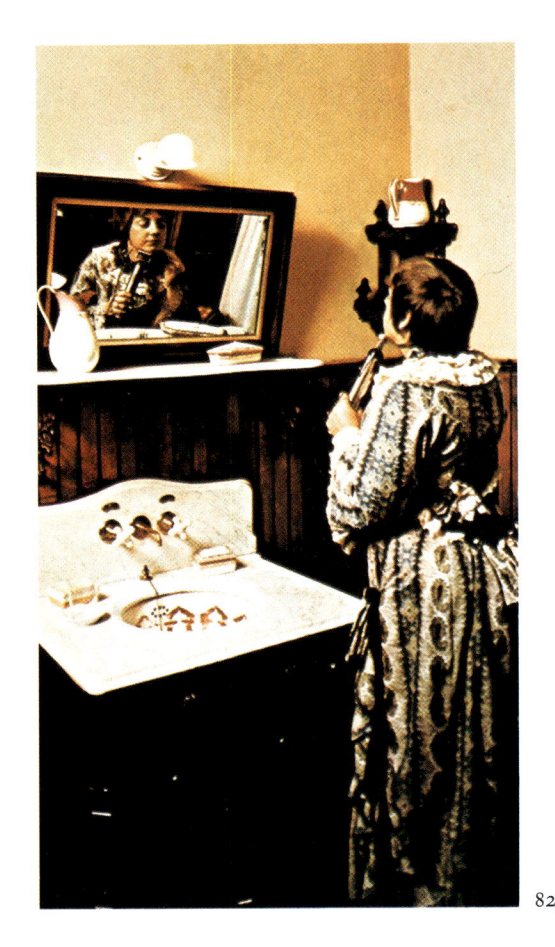

829

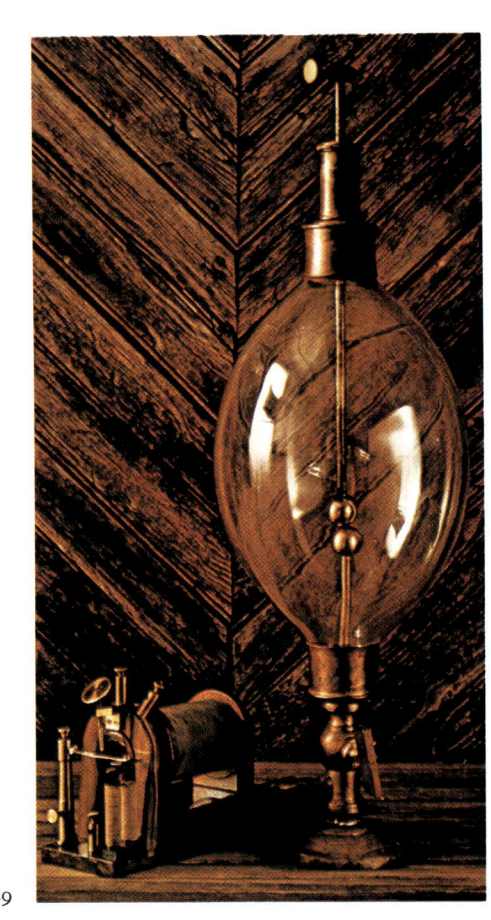

830

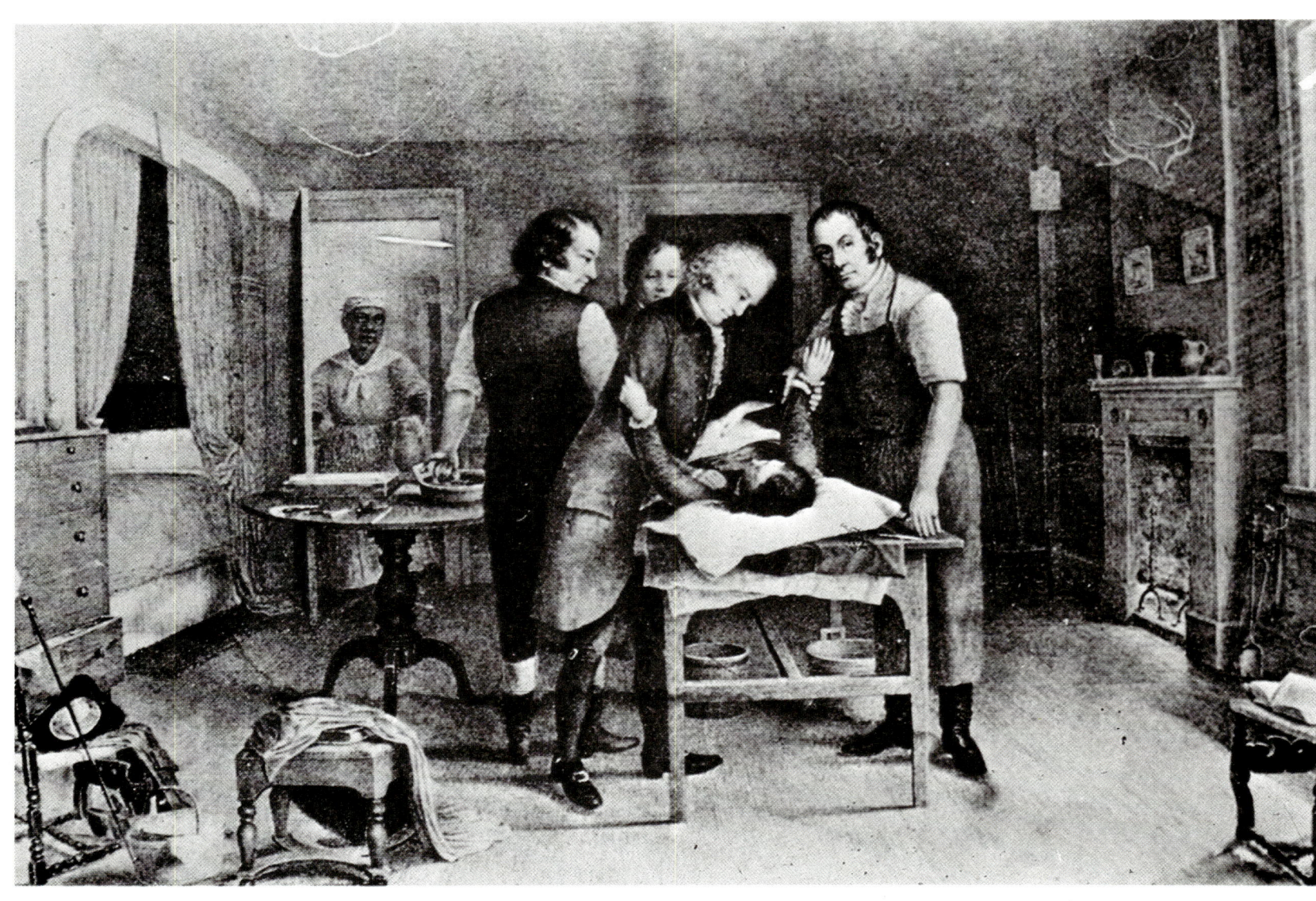

831

Die Vereinigten Staaten

Was Neuerungen anging, so blieb die amerikanische Medizin das ganze Jahrhundert hindurch weiterhin auf Westeuropa angewiesen. Dennoch zeigten einzelne amerikanische Ärzte wachen Geist und Initiative. Ephraim McDowell (1771–1830), der eine Praxis an der Grenze von Kentucky betrieb, wurde 1809 von einer Patientin aufgesucht, die an einer großen Eierstockzyste litt. Zu ihrem Glück war er ein geschulter Praktiker und hatte an der Universität Edinburgh studiert. Er erklärte ihr, daß eine Entfernung der Zyste nach allgemeiner Ansicht den sicheren Tod bedeutete, daß er aber, wenn sie die Sechzig-Meilen-Reise zu seiner Praxis in Danville nicht scheue, die Operation wagen würde. Mitten im Winter unternahm die Frau die Reise zu Pferd und vertraute sich seiner Kunst an. McDowell berichtete, daß sie Psalmen rezitierte, während er ihren Unterleib öffnete und eine fast zwanzig Pfund schwere Eierstockgeschwulst herausnahm. 25 Tage nach der Operation kehrte die Patientin nach Hause zurück und lebte danach noch 31 Jahre. McDowell entfernte noch mehrmals Eierstockzysten, ehe er seine Arbeit bekanntmachte und sich dadurch internationale Anerkennung erwarb.

Daß gynäkologische und geburtshilfliche Probleme allen Völkern gemeinsam sind, mag erklären, wieso es wiederum ein amerikanischer Arzt war, gleichfalls weitab von den Zentren der medizinischen Lehre lebend, der auf diesen Gebieten Pionierarbeit leistete. J. Marion Sims (1813–1883), ein Südstaatler, hatte seine medizinische Ausbildung an der Charleston Medical School und dem Jefferson Medical College in Philadelphia erhalten – eine Ausbildung, von der er später schrieb, sie habe ihn nichts über die Ausübung der Heilkunst gelehrt. Anschließend eröffnete er eine Praxis in Alabama und entdeckte dabei seine Neigung zur Chirurgie. In dieser doppelten Eigenschaft wurde er zu einem jungen Sklavenmädchen gerufen, das seit 72 Stunden in Wehen lag. Mit Hilfe der Zange holte er das Kind, aber die Mutter war so stark verletzt, daß zwischen Vagina und Harnblase ein Riß zurückblieb – ein Zustand, der als hoffnungslos galt. Sims traf auf weitere Fälle dieser Art und beschloß zu helfen. Er holte mehrere Sklavenfrauen zusammen, die gleichfalls an einer solchen Vesikularfistel litten, und begann auf eigene Kosten mit einer vierjährigen Experimentenreihe.

Schon wollte er am Erfolg verzweifeln, als er eines Tages eine aufregende Entdeckung machte. Während der Behandlung eines rückwärts gelagerten Uterus bei einer Frau in mittleren Jahren erinnerte er sich des Rats eines Professors, die Patientin in die Knie-Ellbogen-Lage gehen zu lassen und die Gebärmutter durch Einführen eines Fingers in den After und eines anderen in die Vagina zurechtzurücken. Er zögerte, das Unbehagen der Patientin an der Behandlung durch Einstecken eines Fingers ins Rektum zu vergrößern, und suchte einen anderen Ausweg, indem er zwei Finger in die Scheide einführte. Während er die Hand drehte, schien die Gebärmutter sich zurückzuziehen, und die Patientin verspürte plötzlich Erleichterung. Als sie sich auf die Seite wälzte, entfuhr ihr ein knallender Laut. Sims begriff, daß er durch die Drehung seiner Hand dem Druck der Außenluft ermöglicht hatte, die Vagina wieder in ihre normale Stellung zu bringen, und er konnte es kaum erwarten, ins Krankenhaus zurückzukommen und seine Endeckung anzuwenden. Er rückte eine seiner fistelkranken Patientinnen in die gleiche Stellung, öffnete die Scheide und hörte die Luft einströmen. Später schrieb er: »Ich führte den gebogenen Stiel eines Löffels ein und sah alles, was bisher noch nie ein Mensch gesehen hatte. Die Fistel war so deutlich zu erkennen wie die Nase im Gesicht eines Mannes.« Nach der Entdeckung der Knie-Ellbogen-Lage, die nach ihm benannt ist und später in eine seitliche Lage abgewandelt wurde, erfand Sims ein spezielles (das Simssche) Spekulum und einen Katheter, lernte den Umgang mit Silberdrahtnähten und entwickelte neue chirurgische Techniken, mit deren Hilfe er schließlich seinen Patientinnen zur Genesung verhalf. Mit dieser Tätigkeit legte er den Grundstein für das Spezialfach Gynäkologie.

Noch mehrere andere amerikanische Ärzte und Chirurgen verdienen Erwähnung: Dr. Philip Syng Physick (1768–1837), dem man das Verdienst zuschreibt, die Chirurgie als Fachgebiet in Amerika etabliert zu haben; die Doktoren Joseph und John Warren, bekannt aus dem Revolutionskrieg, und ihre Nachfahren, die mehrere Generationen lang führend in der Medizin der Neu-England-Staaten waren; Daniel Drake (1785–1852), Wegbereiter der medizinischen Ausbildung in Amerika; Oliver Wendell Holmes (1809–1894), Dichter, Essayist und praktischer Arzt. Holmes, hauptsächlich als Literat bekannt, erkannte als erster den ansteckenden Charakter des Kindbettfiebers. Seine Beobachtungen machte er vier Jahre vor Ignaz Semmelweis, dem gemeinhin diese Entdeckung zugeschrieben wird.

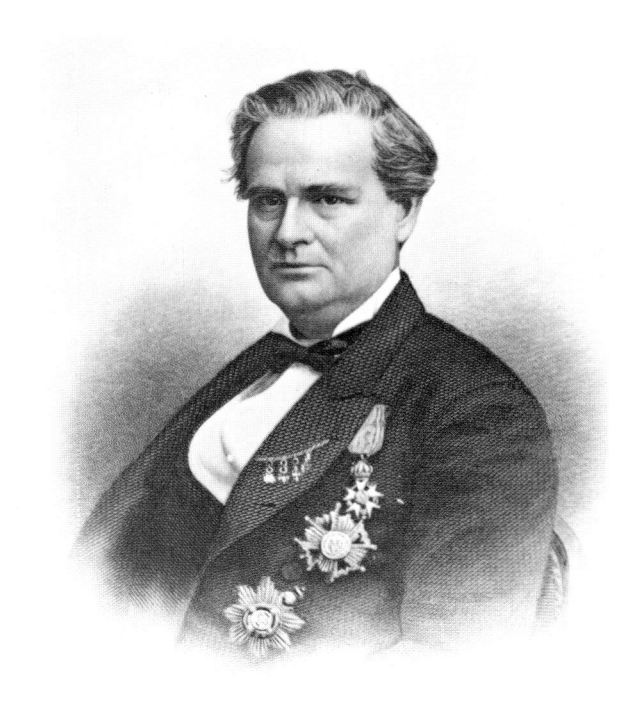

832

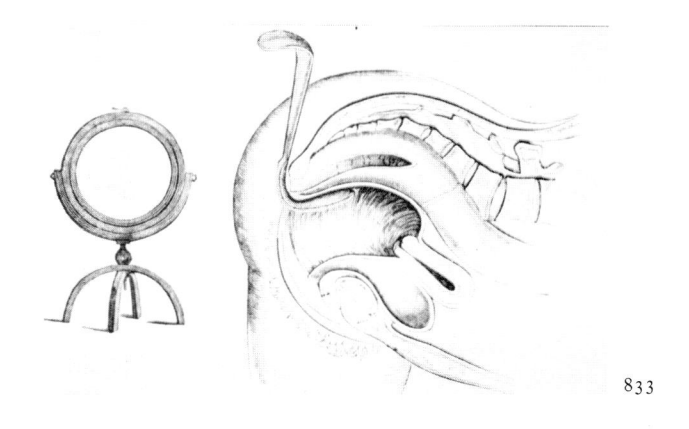

833

832 James Marion Sims, Wegbereiter der Erforschung gynäkologischer und obstetrischer Störungen, schuf die Grundlagen für das Spezialfach Frauenheilkunde und richtete das Woman's Hospital of the State of New York ein, das erste Krankenhaus dieser Art. National Library of Medicine, Bethesda, Maryland

833 Frühes Modell des Simsschen Spekulums mit spiegelndem Glas zur Lenkung des Lichts. Medical Communications, Inc.

Einer der berühmtesten Ärzte der zweiten Jahrhunderthälfte war William Osler (1849–1920). Er war in Kanada geboren und ausgebildet worden und hatte nicht nur dort, sondern auch in England und den Vereinigten Staaten Professuren inne, darunter einen Lehrstuhl am Johns-Hopkins-Krankenhaus und der gleichnamigen medizinischen Hochschule in Baltimore. Obschon er ein vom Pragmatismus geprägter Arzt war, der zugleich ungewöhnlich viel zur klinischen Medizin beitrug, ging sein Haupteinfluß von seiner Tätigkeit als beliebter Lehrer einer langen Reihe von Schülern aus, die später Bleibendes für die Heilkunde leisten sollten. Ein Vorbild war er auch als Autor eines enzyklopädischen Lehrbuchs der Medizin, das Generationen als Standardwerk diente, und er galt als Modellfall eines kultivierten, ausdrucksbegabten Arztes von unersättlicher Wißbegier und hohen moralischen Grundsätzen. Außerdem verlieh er dem Studium der Medizingeschichte in den Vereinigten Staaten bedeutsamen Antrieb.

Behandlungsmethoden

In den ersten Jahren des 19. Jahrhunderts bestanden die Therapien, die europäischen und amerikanischen Ärzten zur Verfügung standen, in der Hauptsache aus allgemeinen Verordnungen wie Krankenkost, körperlicher Bewegung oder Ruhe, Bädern und Massagen, Schwitzen, Aderlaß, Schröpfen und Hautschnitten, Zugpflaster, Brechmitteln, Einläufen und Desinfektion durch Dämpfe. Sie konnten auf eine Unzahl pflanzlicher und mineralischer Drogen zurückgreifen, deren Wirkung indes nur in wenigen Fällen physiologisch oder auch nur empirisch fundiert war: Chinin gegen Malaria, Digitalis gegen Herzversagen, Kolchizin gegen die Gicht und Opiate gegen Schmerzen. Viele Ärzte wandten nach wie vor Arsenverbindungen an, und zwar gegen so verschiedenartige Beschwerden wie Wechselfieber, Lähmungen, Epilepsie, Ödeme, Rachitis, Herzerkrankungen, Krebs, Hautgeschwüre, Parasiten, Verdauungsstörungen und allgemeine Körperschwäche. Antimon, das seine hohe Zeit in einem früheren Jahrhundert gehabt hatte, wurde noch immer viel gebraucht und mag von Parasiten befallenen Patienten zuweilen geholfen haben. Zumeist ließen die führenden europäischen – ebenso manche amerikanischen – Praktiker Krankheiten ihren Lauf nehmen, ohne einzugreifen; wer genau hinsah, mußte feststellen, daß die gängigen Therapien wenig halfen. Andere hingegen glaubten, daß »böse Krankheiten böse Maßnahmen verlangen«, und waren für die Anwendung starker Drogen und drastischer Methoden. In den Vereinigten Staaten ging der Einfluß der »heroischen« Medizin (Blutentziehung und der Gebrauch stark wirkender Drogen) in den dreißiger und vierziger Jahren ein wenig zurück; unter der frankophonen Bevölkerung, welche die Vereinigten Staaten durch den Kauf des Louisiana-Territoriums 1803 hinzugewonnen hatten, waren auch französische Ärzte, die im allgemeinen lieber der Natur im Kampf gegen Krankheiten beistanden. Ihre engen Verbindungen zur Pariser klinischen Schule lehrten sie (und die besser ausgebildeten Ärzte im Nordosten der USA), wie vorteilhaft es war, klinische Diagnose am Krankenbett und pathologische Organveränderungen aufeinander zu beziehen.

Heilkundliche Systeme

Nach Claude Bernard existieren Systeme nicht in der Natur, sondern allein in den Köpfen der Menschen. Desungeachtet blühten im 19. Jahrhundert zahlreiche Grundlehren der Therapie und Krankheitsdeutung auf, von denen einige Erwähnung verdienen. Manche erscheinen heute als der Quacksalberei nahe; im allgemeinen stellten diese Krankheits- und Behandlungstheorien jedoch ehrliche Bemühungen dar, Krankheitssymptome und zeitgenössisches Wissen miteinander in Einklang zu bringen.

Die vielleicht einflußreichste Lehre war die Homöopathie, eine Schöpfung des Deutschen Christian Friedrich Samuel Hahnemann (1755–1843). Ihr Grundsatz war, daß Drogen, die bei einem Menschen ähnliche Symptome hervorriefen wie die einer spezifischen Erkrankung, den Patienten heilten, wenn sie in geringerer Dosierung verabreicht wurden. Allerdings verwandte man in der Homöopathie derart minimale Mengen, daß kaum irgendeine Wirkung eintreten konnte, und überdies betrachteten

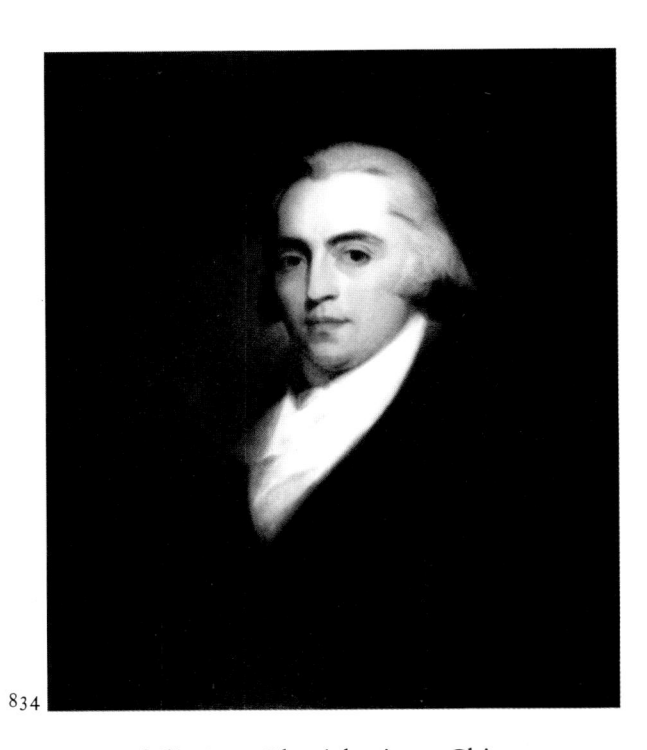

834   Philip Syng Physick, einem Chirurgen am Pennsylvania Hospital, wird es vielfach zugeschrieben, daß die Chirurgie sich in Amerika als Spezialfach etablierte. National Library of Medicine, Bethesda, Maryland

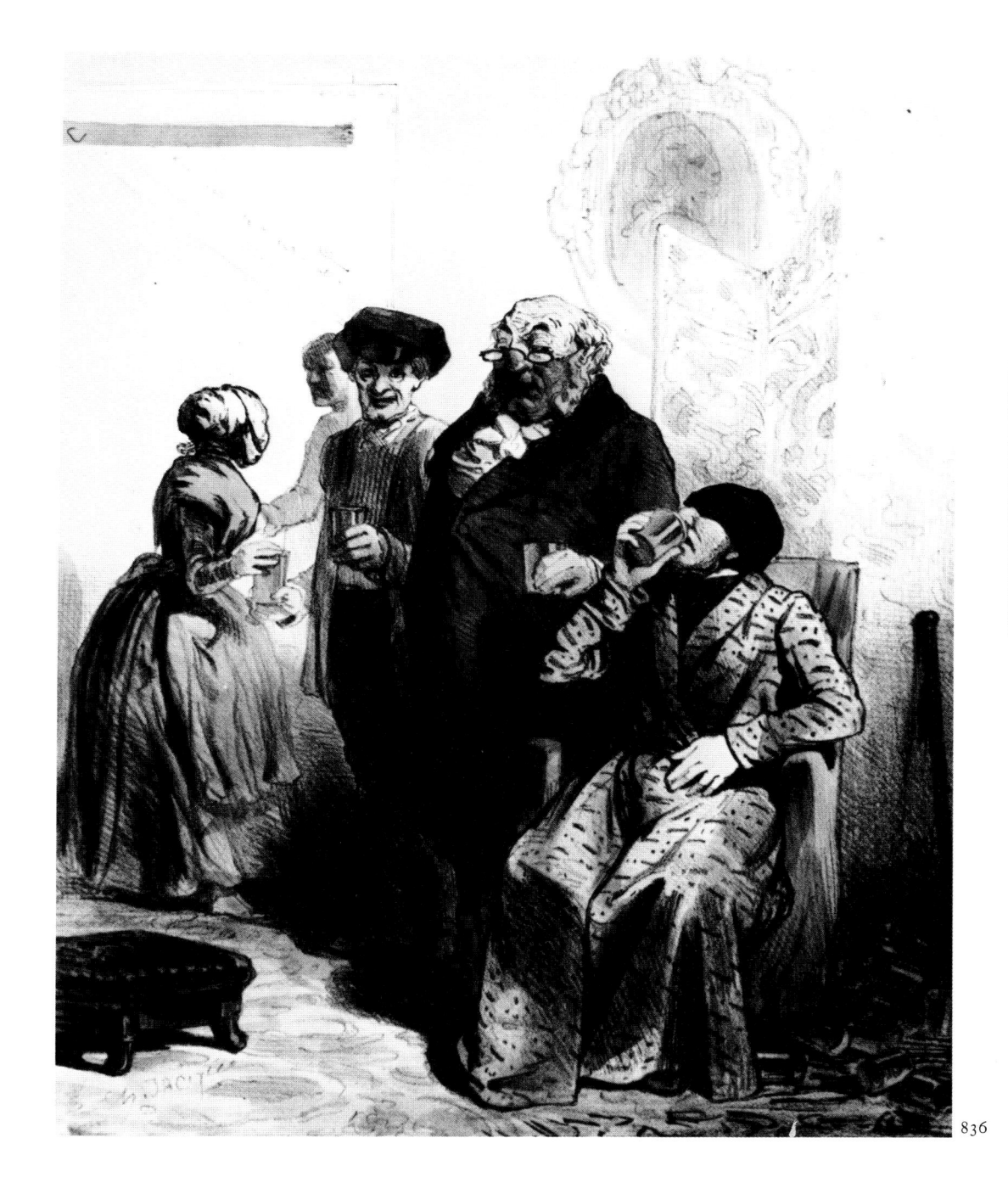

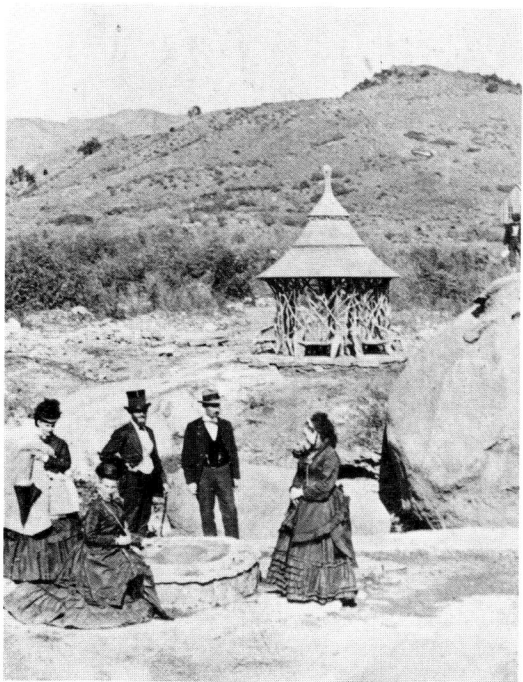

835   Die Hydrotherapie war eine Allzweck-
methode und zielte darauf ab, den Körper von
allen Ballaststoffen zu befreien, indem man ihm
auf jede erdenkliche Weise Wasser zuführte.
Charles-Emile Jacque karikierte diese Methode
in *Die Hydropathen: Erste Behandlung* (um
1880). National Library of Medicine, Bethesda,
Maryland

836   Die Fotografie aus den siebziger Jahren
des vorigen Jahrhunderts zeigt Kurgäste beim
»Wasserkuren« an den Navajo-Soda-Quellen in
Manitou Springs im Staat Colorado. Denver
Public Library

die Homöopathen ihre Resultate unkritisch. Andererseits verschonten sie ihre Patienten von den Übeln der Blutentziehung und Purgierung, wenn sie ihnen auch mit ihren
Methoden den therapeutischen Effekt der wenigen vorhandenen Spezifika wie Chinin
und Digitalis vorenthielten. Die Lehre verbreitete sich über die ganze Welt und war
besonders populär in den Vereinigten Staaten, wo – vor allem in Philadelphia und New
York – homöopathische Schulen entstanden. Als sich dann neuere Erkenntnisse in der
Physiologie, Pharmakologie, Bakteriologie und Pathologie herausbildeten und
brauchbarere therapeutische Mittel gefunden wurden, verlor die Homöopathie stark
an Anziehungskraft.

   Die Hydrotherapie, eine Allzweck-Methode, stützte sich auf die antike Vorstellung
von den Körpersäften – die Notwendigkeit, Überflüssiges auszuscheiden. Ihr Haupt-
verfechter, Vincenz Prießnitz (1799–1851), wendete Wasser auf jede erdenkliche
Weise an, verordnete jedoch auch einfache, kräftige Ernährung und körperliche
Bewegung. Sein System wurde ungemein volkstümlich und gab Anlaß zur Gründung
hydrotherapeutischer Einrichtungen in Europa und den USA. Aber auch der entge-
gengesetzte Standpunkt – die Beschränkung auf trockene Nahrungsmittel und Substanzen – fand Befürworter, wenngleich nur wenige. Zu einer aus verschiedenen
Richtungen zusammengesetzten Gruppe von praktischen Ärzten, die besonders in
den USA hervortrat und auf die »Heilkraft der Natur und die Volksmedizin« setzte,
gehörten die Thomsonianer mit ihrer Vorliebe für Kräuterarzneien und Dampfbäder.

   Eine andere medizinische Lehre, die im 18. Jahrhundert entstanden war und sich im
darauffolgenden weltweit verbreitete, war die Kranioskopie, auch Phrenologie

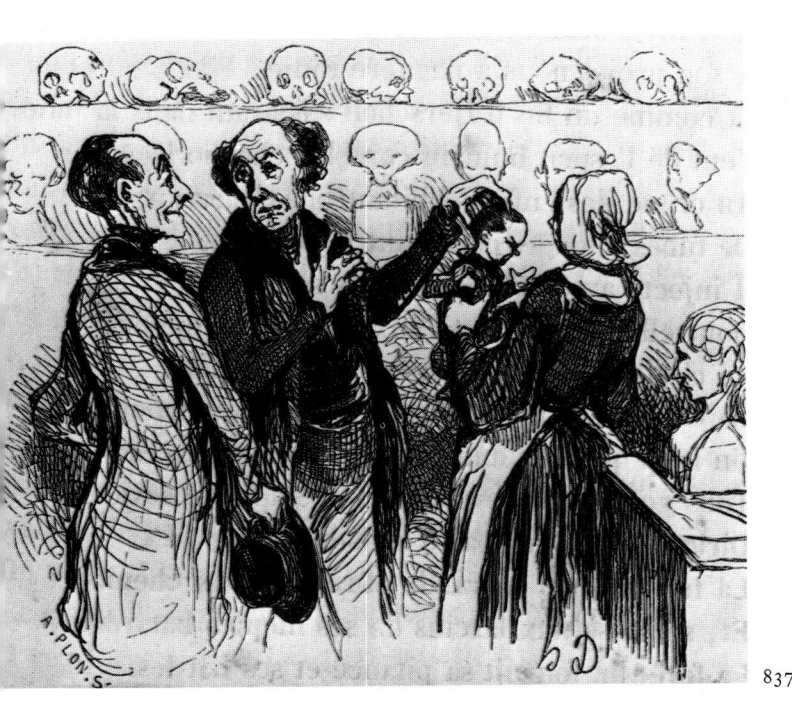

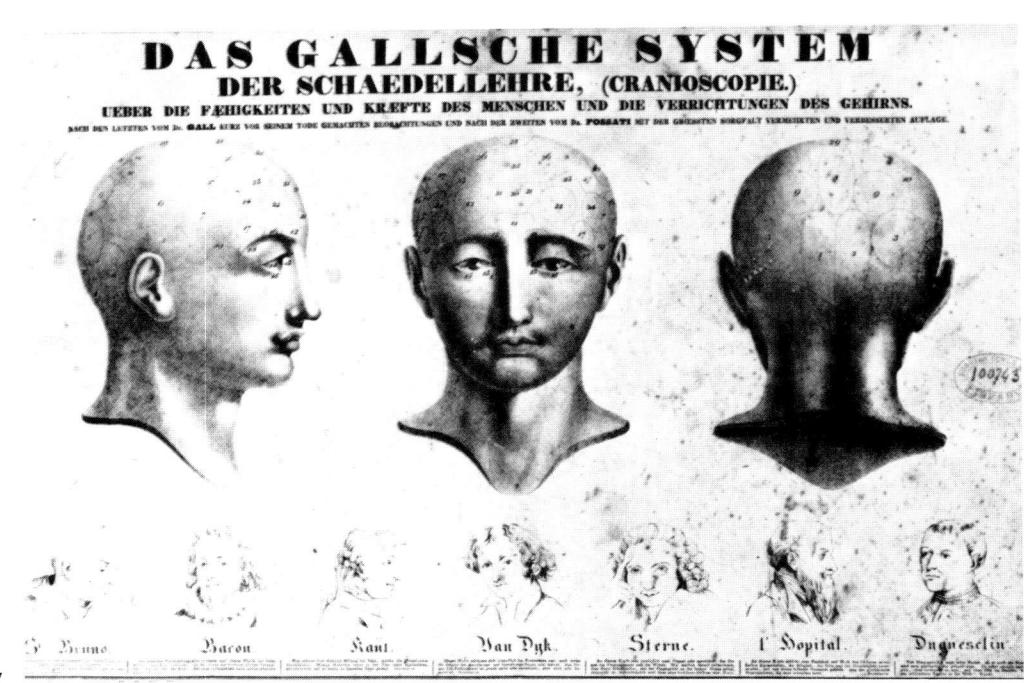

837

838

837 Holzschnitt nach einer Zeichnung von Honoré Daumier, veröffentlicht in *Némésis Médicale Illustrée* ...(1841) von Antoine-François Fabre: eine Mutter bringt ihr Kind zu einem Phrenologen zum »Kopflesen«. National Library of Medicine, Bethesda, Maryland

838 Franz Joseph Galls phrenologisches System erhob den Anspruch, den Charakter wohlbekannter Zeitgenossen richtig bestimmen zu können. National Library of Medicine, Bethesda, Maryland

genannt. Ihr Urheber war der deutschgebürtige in Frankreich und Österreich ausgebildete Franz Joseph Gall (1758–1828), der mehr als 20 Jahre in Paris praktizierte und lehrte. Nach Gall waren Gestalt und Unebenheiten des Schädels Spiegelungen des darunterliegenden Gehirns und wiesen folglich auf die geistigen Eigenschaften eines Menschen hin – ein Schluß, der jeder Tatsachengrundlage entbehrte. Galls Konzept der Lokalisation geistiger Vorgänge war nicht falsch, doch mit seinen kritiklosen Übertreibungen schoß er über das Ziel hinaus. Immerhin sollte der Gedanke, daß das Gehirn sich aus einzelnen und auf bestimmte Bereiche beschränkten, aber miteinander verbundenen Funktionsteilen zusammensetzt, zum Grundlehrsatz der Hirnphysiologie werden.

In den Vereinigten Staaten stellte Andrew Taylor Still (1828–1917), der in Kansas City medizinische Vorlesungen besucht hatte, 1892 eine heilkundliche Lehre auf, die er Osteopathie nannte. Von dem Schluß ausgehend, daß Medikamente keine Heilerfolge brachten, erbaute er sein System auf zwei Grundsätzen: einmal enthalte der lebende menschliche Körper alle zum Schutz vor Krankheiten erforderlichen Heilkräfte, und zweitens verlange sein einwandfreies Funktionieren den rechten Gleichlauf von Knochen, Muskeln und Nerven. Zwischen Osteopathen und gewöhnlichen praktischen Ärzten entwickelte sich ein heftiger Disput; im Lauf der Jahrzehnte veränderten indes die Osteopathen ihre Prinzipien so sehr, daß sie in ihren Methoden nahezu ununterscheidbar von den traditionellen Ärzten wurden. Sie griffen zu Drogen, ließen Impfungen zu und nutzten die Chirurgie. Heute stellen viele osteopathische Ausbildungsstätten in den USA praktisch dieselben Anforderungen und haben die gleichen Lehrpläne und Praktika wie die regulären Lehranstalten.

Ein weiteres heilkundliches System ist die Chiropraktik, die Krankheit auf Struktur- und Funktionsstörungen der Rückenwirbel zurückführt. Begründet hat sie 1895 Daniel D. Palmer (1845–1913), der zuvor Heilung durch Magnetismus praktiziert hatte. Daß richtiges Adjustieren der Wirbelsäule Beschwerden an den inneren Organen beheben soll, ist freilich eine Lehre, die allgemein von Ärzten als unhaltbar angesehen wird. Dem amerikanischen Kongreß legte der Minister für Gesundheit, Erziehung und Wohlfahrt 1968 dar, daß die Behauptungen der Chiropraktiker weder überzeugend noch wissenschaftlicher Auswertung unterworfen seien und diese daher keinen Anspruch auf Vergütung durch die öffentlichen Krankenkassen haben sollten. Desungeachtet haben nach einer Schätzung des Amtes für Gesundheitsstatistik in den Jahren 1965–66 annähernd zwei Prozent der Bevölkerung zur Behandlung von Rückgrat- und anderen Beschwerden Chiropraktiker konsultiert.

Ein Heilskult, der eher religiösen als medizinischen Anstrich hat, ist die Christliche Wissenschaft. Ursprünglich schrieb der Mesmerist Phineas P. Quimby (1802–1866) seine Heilerfolge der Gläubigkeit der Patienten zu; eine von diesen, wenngleich nicht direkt eine Schülerin von ihm, nämlich Mary Baker Eddy (1821–1910), gründete um die Mitte des Jahrhunderts die Kirche der »Christian Science«, nach deren Glauben Gesundheit und Genesung allein davon abhängen, daß Gottes heilige Gesetze befolgt

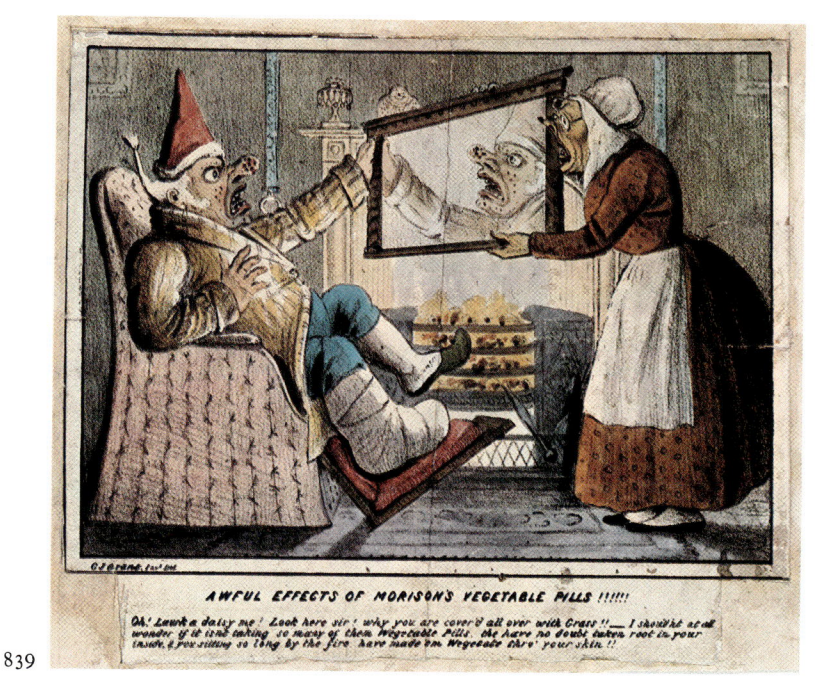

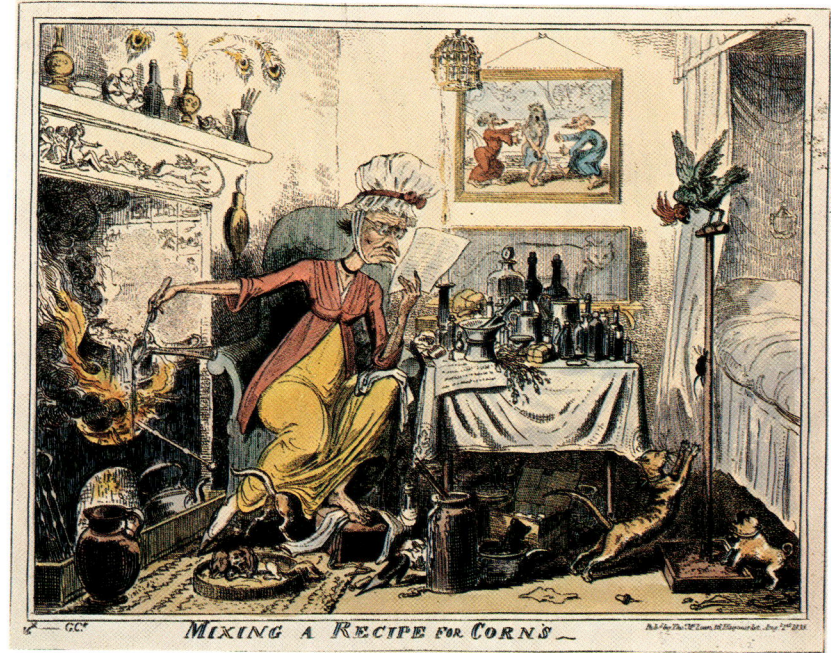

AWFUL EFFECTS OF MORISON'S VEGETABLE PILLS !!!!!!

MIXING A RECIPE FOR CORNS

839

840

werden. Zu Auseinandersetzungen zwischen der Christlichen Wissenschaft und der Ärzteschaft ist es gekommen, wenn Gläubige eine für erforderlich gehaltene Operation oder andere Behandlung ablehnten.

Dazu kamen zahlreiche kurpfuscherische Kulte, die darauf abzielten, den Leuten – die nur zu gern nach überzeugenderen Heilverfahren, als die Schulmedizin sie anbot, Ausschau hielten – durch betrügerische Manöver das Geld aus der Tasche zu ziehen. In England versprach James Morisons »hygieische« Heilslehre eine medizinische Methode, die auf sämtliche Arten von Erkrankungen anwendbar war – nämlich den Gebrauch von nach einer Geheimformel hergestellten Pillen, die Krankheiten heilen und die Gesundheit erhalten sollten (bei nachträglicher Analyse entpuppten sie sich als zusammengesetzt aus starken Abführmitteln). Zwar brandmarkten zahlreiche renommierte Persönlichkeiten, Mediziner wie Nichtmediziner, Morison öffentlich als Scharlatan, und die Zeitungen spießten seine »Universalpillen« satirisch auf, aber Morisons Verkaufstüchtigkeit und weitgestreute Reklame mit Hilfe von Dankschreiben, in denen die Schulmedizin abgekanzelt wurde, ließen sein Geschäft blühen. Der Absatz seiner Pillen erstreckte sich bis nach Frankreich, Deutschland, die Vereinigten Staaten und andere Länder und hielt selbst nach seinem Tod 1840 bis zum Jahrhundertende an. Nicht einmal die Enthüllung des Betrugs in notorisch gewordenen Rechtsfällen vermochte die begeisterte Aufnahmebereitschaft des Publikums zu bremsen: beim englischen Parlament gingen mehrere Petitionen ein, in denen zehn- bis zwanzigtausend Unterzeichner die orthodoxe Medizin verurteilten und Loblieder auf Morisons Rechtschaffenheit sangen.

»Dr. James's Fever Powder«, ein weiteres und höchst populäres Allheilmittel, dessen Hauptbestandteil Antimon war, stammte aus dem 18. Jahrhundert und war noch im 20. in Gebrauch. Das weitverbreitete Pülverchen verdankte seine Berühmtheit dem guten Ruf des Dr. James und seinem anscheinend aufrichtigen Glauben an die Wirkungskraft seiner Patentmedizin, freilich auch den ausgefallenen Werbefeldzügen, die er und der Buchhändler John Newbery unternahmen.

In den meisten Ländern wurde die Verbreitung von geheimen Patentrezepten praktisch nicht kontrolliert, und so hing deren Popularität ganz und gar von der Reklame für sie ab. Erst im 20. Jahrhundert regte sich starker Widerstand gegen Eigenmedikation und nicht rezeptpflichtige Arzneien. Im 19. Jahrhundert hingegen wurden manche dieser Präparate von Ärzten selbst auf den Markt gebracht, und die Behörden ließen sogar Werbung auf den Steuermarken zu, die den Erzeugnissen aufgeklebt werden mußten.

Anästhesie

Die Chirurgie machte nur sehr langsame Fortschritte. Was sie behinderte, war das Unvermögen, Schmerzen während der Operation und verheerende Infektionen nach

839 Die *Scheußlichen Wirkungen von Morisons Gemüsepillen* macht die Lithografie (1835) von C. J. Grant sichtbar. Angesehene Ärzte mochten vorbringen, was sie wollten, um Morisons Pillen als reine Abführtabletten zu entlarven: nichts konnte das Volk davon abhalten, sie als Allheilmittel zu verwenden. Sammlung William Helfand, New York

840 In seiner satirischen Lithografie aus dem Jahre 1822 macht George Cruikshank sich über Hausmittelchen und Patentmedizinen lustig. Sammlung William Helfand, New York

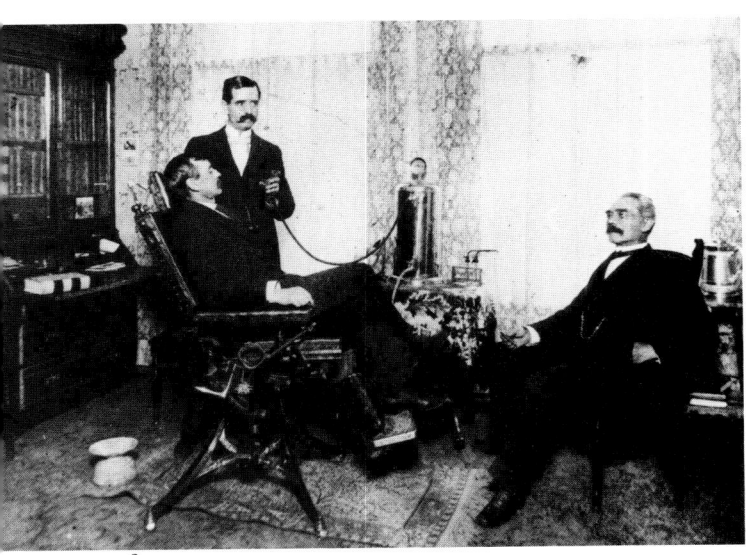

841

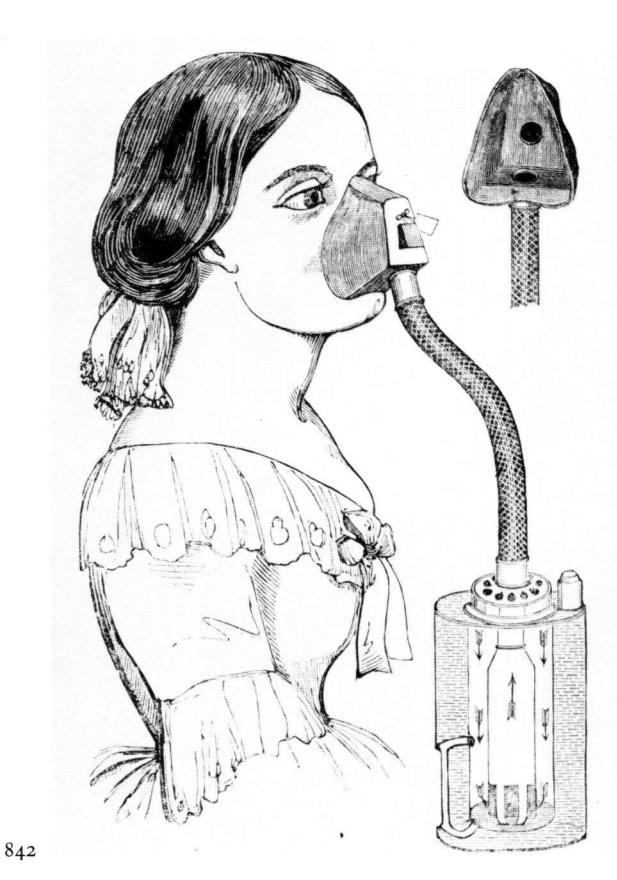

842

ihr zu verhindern. Beides gelang erst, als man die Anästhesie entdeckte und den Beweis erbrachte, daß Infektionen durch Keime verursacht werden.

Wirksame Betäubungsmethoden wurden zuerst in den Vereinigten Staaten gefunden und für die Chirurgie nutzbar gemacht. Narkotika, schlaffördernde und schmerzstillende Mittel – etwa Opiate, hyoscyaminhaltige Pflanzen oder die Alraune – waren freilich schon Tausende von Jahren in Gebrauch. Seit Jahrhunderten griff man zu Alkohol, um einen Patienten bei Eingriffen an der Körperoberfläche oder den Knochen hinreichend schmerzunempfindlich zu machen. Auch Bauchoperationen, etwa der Kaiserschnitt, wurden mancherorts dann und wann ausgeführt. Ein systematisches Eindringen in Leibeshöhlen und innere Organe wurde indes erst möglich, als es gelang, Patienten in tiefen und anhaltenden Schlaf zu versetzen und so Operationen ohne Hast vorzunehmen.

Joseph Priestley entdeckte 1772 das Stickoxydul (bald »Lachgas« genannt), das man später des geselligen Vergnügens und der euphorischen Wirkung wegen bei Lustbarkeiten einzuatmen pflegte. Humphry Davy (1778–1829) stellte bei den »Zechern« verminderte Schmerzempfindlichkeit fest und meinte, das Lachgas könne in der Chirurgie von Nutzen sein, doch niemand ging auf seine Anregung ein.

Von Zeit zu Zeit tauchten andere Vorschläge auf, wie man Schmerz durch Verlust des Bewußtseins verhüten könne. Henry Hill Hickman versetzte im Jahr 1824 Tiere in den Zustand der Bewußtlosigkeit, indem er sie Kohlendioxyd einatmen ließ, was zu Asphyxie führte und schmerzlose Operationen ermöglichte. Er empfahl das Verfahren für Eingriffe an Menschen, vermochte aber die Wissenschaftler nicht zu überzeugen.

Bei der Aufklärung über Möglichkeiten, Menschen schmerzunempfindlich zu machen, spielte auch der Mesmerismus oder »tierische Magnetismus« (als Quacksalberei gebrandmarkt und doch eine frühe Form von Hypnose) eine Rolle. Angeregt durch die Schriften John Eliotsons, führt James Esdaile in Indien 73 verschiedenartige Operationen mit Hilfe des Mesmerismus schmerzlos durch, ohne indes die weltweite Zunft der Mediziner zu beeindrucken. Im Gegenteil: John Eliotson (1791–1868), der Hauptapostel des Mesmerismus, bekam das ganze Ausmaß der öffentlichen Verdammung zu spüren, und die Feindseligkeit, mit der man seinen Demonstrationen und Abhandlungen begegnete, führte praktisch zu seiner Ächtung. Er war ein gutausgebildeter Forscher und praktischer Arzt voller Tatkraft und schien neue Ideen stets begierig, wenn auch ohne hinreichend kritische Bewertung aufzugreifen. So war einer der Gründe für die Ablehnung seiner Forschungsberichte sein nachdrückliches Eintreten für die Phrenologie. Gleichzeitig übernahm er als einer der ersten Laënnecs Stethoskop, was wiederum ein für seine Zeit derart ungewöhnlicher Schritt war, daß seine Kollegen es zu seinen Ungunsten vermerkten.

Der Mesmerismus, als psycho-physiologisches Phänomen (James Braid führte 1843 den Begriff »Hypnotismus« ein) unerkannt und daher von Verfechtern und Gegnern gleichermaßen fehlgedeutet, zog gleichwohl für Jahre das Interesse der Ärzte und der Öffentlichkeit auf sich. Als seine Anhänger von der Äther-Anästhesie erfuhren, begrüßten sie deren Entdeckung und behaupteten, ihre eigenen Praktiken hätten die geistigen Voraussetzungen dafür geschaffen, daß man die Herbeiführung eines schlafähnlichen Zustands zu operativen Zwecken akzeptierte. Daß die analgetische Wirkung des Mesmerismus selbst den Anti-Mesmeristen klar war, zeigt die Bemerkung des Engländers Liston anläßlich des ersten Gebrauchs von Äther: »Dieser Yankee-Trick schlägt den Mesmerismus glatt.«

Die Suche nach sicheren Methoden der Schmerzverhütung wurde mit der Verbesserung des anatomischen Wissens und der chirurgischen Technik immer dringlicher. Sie erhielt weiteren Antrieb, als die Zahnheilkunde zum medizinischen Beruf zu werden begann: Mund und Zahnfleisch waren eben besonders empfindlich. Der Tod als drohende Alternative trieb Patienten häufig zum Chirurgen; selten hatte man jedoch gehört, daß jemand an Zahnschmerzen gestorben war, und dem Bedürfnis, einen Zahnarzt aufzusuchen, war leicht zu widerstehen. Es ist deshalb wohl kein Zufall, daß Zahnärzte beim Bemühen um Schmerzstillung die Initiative ergriffen.

Alle drei grundlegenden Anästhetika – Äther, Lachgas und Chloroform – waren 1831 bereits entdeckt; trotzdem hatte man ihre schmerzmildernden Eigenschaften noch nicht für die Medizin genutzt. Der erste, der seine auf Gesellschaften erworbenen Erfahrungen mit Lachgas in der Chirurgie anwandte, war wohl Dr. Crawford W. Long (1815–1878) aus Georgia: 1842 nahm er drei kleine chirurgische Eingriffe mit Hilfe von Schwefeläther vor. Anscheinend begriff er die Bedeutung seiner Tat nicht, denn er traf keine Anstalten, seine Entdeckung zu veröffentlichen, bis mehrere Jahre später die Anästhesie als großer Durchbruch gefeiert worden war.

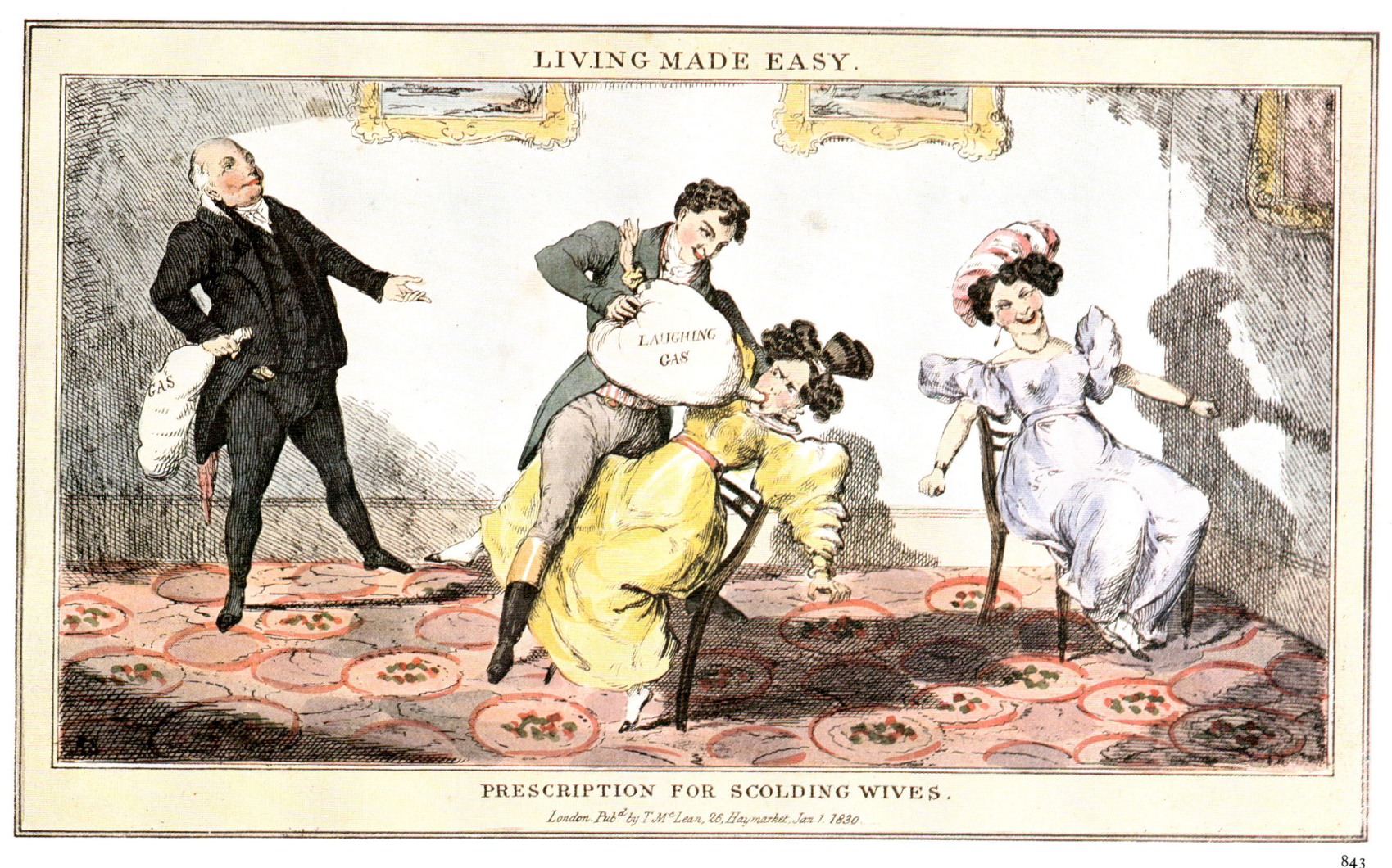

LIVING MADE EASY.

LAUGHING GAS

PRESCRIPTION FOR SCOLDING WIVES.

London. Pub.ᵈ by T. M.ᶜLean, 26, Haymarket. Jan.1. 1830.

843

Zwei Jahre später hörte der in Connecticut praktizierende Zahnarzt Dr. Horace Wells (1815–1848) von den eigentümlichen Wirkungen des Lachgases und erprobte sie, indem er sich unter Lachgasnarkose selber einen Zahn ziehen ließ. Entzückt vom Ergebnis, wendete er das Verfahren bei mehreren Patienten an und demonstrierte es schließlich vor den Studenten Dr. John C. Warrens an der Harvard-Universität. Aus irgendeinem unerklärlichen Grund schrie der Patient laut auf, und Wells wurde ausgezischt. Nach diesem Mißgeschick begann sein Freund und Fachkollege William T. G. Morton (1819–1868), ebenfalls mit Schwefeläther zu experimentieren. Die Erfolge in seiner Zahnarztpraxis waren ermutigend, und so wandte auch Morton sich an Dr. Warren: 1846 führte er die erste schmerzlose Operation öffentlich vor. Die Nachricht von diesem folgenschweren Ereignis verbreitete sich rasch in beiden Kontinenten und läutete eine neue Ära der Chirurgie ein. Bostons Mediziner freilich waren zunächst ratlos, wie man den von dem neuen Mittel hervorgerufenen Zustand benennen sollte; Oliver Wendell Holmes schlug schließlich den Begriff »Anästhesie« vor.

Nachdem Äther weithin akzeptiert worden war, ersetzte James Simpson in Edinburgh ihn durch Chloroform, weil Äther unangenehm roch, Reizungen verursachte und eine lange Einleitungszeit benötigte. Das Chloroform blieb in Großbritannien rund ein Jahrhundert lang das bevorzugte Betäubungsmittel, bis man seine unkontrollierbaren toxischen Eigenschaften und seine Spätwirkungen auf die Leber erkannte. In Deutschland war es nahezu 25 Jahre lang das beliebteste Anästhetikum, obwohl 1894 eindeutig nachgewiesen wurde, daß Äther sicherer war als Chloroform (bei dem die Mortalität fünfmal so hoch war).

Simpsons Eintreten für Anästhesie bei der Entbindung stieß in England auf den heftigen Widerstand der kalvinistischen Kirchenmänner, die darin einen Verstoß gegen das biblische Gebot sahen, wonach das Weib sein Kind unter Schmerzen gebären sollte. Die Gegner wurden indes schon halb entwaffnet, als John Snow (1813–1858) bei der Niederkunft der Königin Viktoria Chloroform anwendete. Snow, der Verfahren entwickelte und die physiologischen Wirkungen verschiedener Mittel analysierte, hat die Entwicklung der Anästhesiologie zum Lehrfach der Medizin vieles zu verdanken.

841 Die Fotografie von 1844 zeigt Dr. Joseph C. Hunter beim Verabreichen von Lachgas in seiner Praxis in Bolder Hot Springs in Montana. Die Verwendung von ›Gas‹ hatte sich überall durchgesetzt, selbst fernab der großen medizinischen Behandlungszentren. Montana Historical Society, Helena

842 Chloroforminhalator in einer Abbildung aus *On Chloroform and Other Anaesthetics* (1858) von John Snow. Snow nahm starken Einfluß auf die Entwicklung der Anästhesiologie. National Library of Medicine, Bethesda, Maryland

843 Das Lachgas nahm anfänglich niemand so recht ernst, wie dieser Druck aus dem Jahre 1830 andeutet. Erst in den vierziger Jahren des Jahrhunderts kam es als Betäubungsmittel in Gebrauch. National Library of Medicine, Bethesda, Maryland

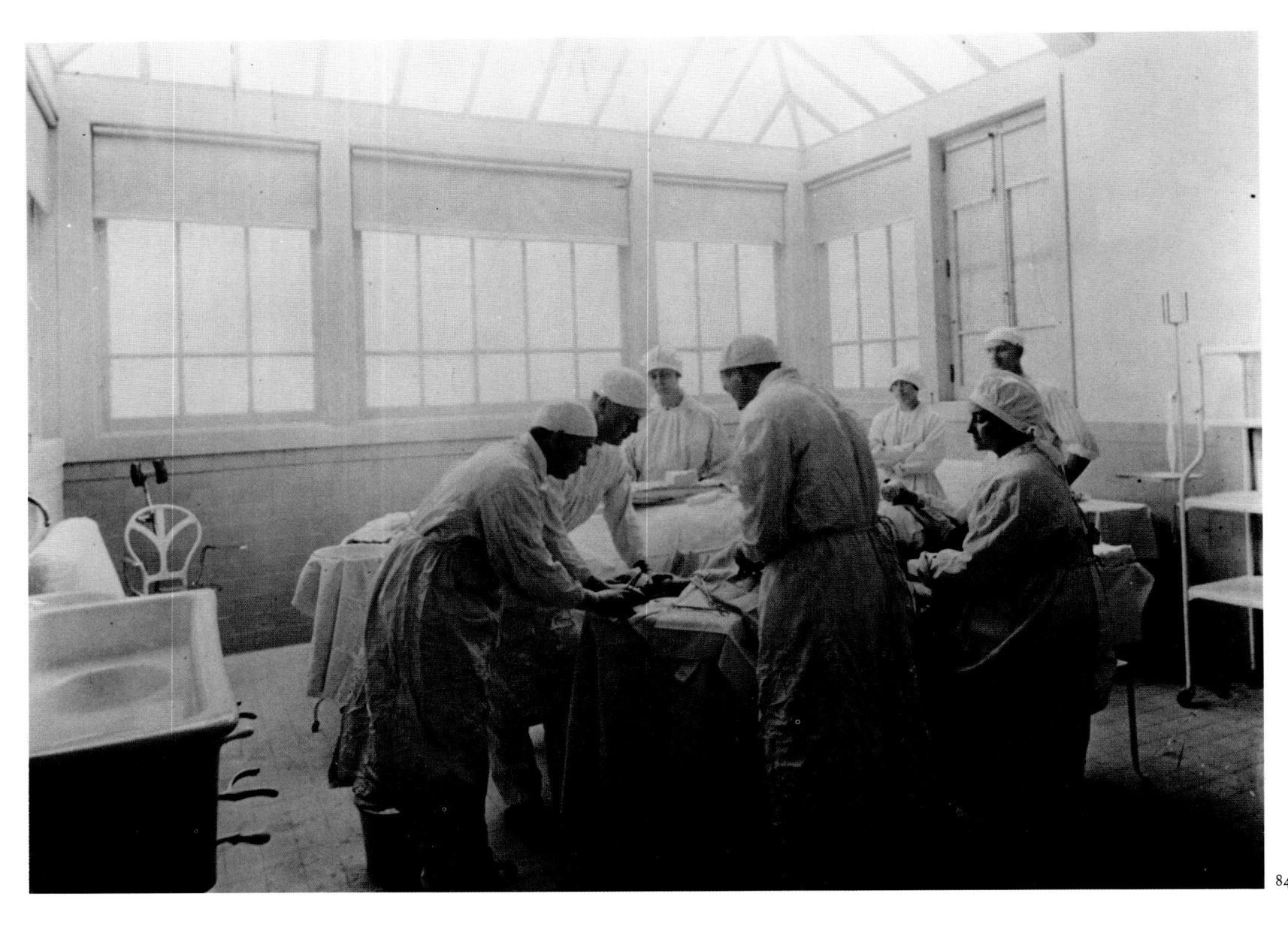

844

844 Die Fotografie (um 1919) eines Operationsteams zeigt, wie eine Narkoseschwester das Anästhetikum auf eine Gazemaske über dem Gesicht des Patienten träufelt. National Library of Medicine, Bethesda, Maryland

Kurz nach ihrer Einführung wurde die Äthernarkose in vielen Ländern übernommen, vor allem in Frankreich, Schweden, Portugal, Spanien, Kuba und Südamerika. Selbst in Deutschland, wo Chloroform die Spitzenstellung hielt, zogen manche Ärzte Äther vor. Johann Friedrich Dieffenbach (1795–1847), ein Wegbereiter der plastischen Chirurgie, schrieb: »Der wunderbare Traum, daß wir vom Schmerz befreit sind, ist Wirklichkeit geworden. Der Schmerz, die höchste Bewußtwerdung unseres irdischen Daseins, die deutlichste Empfindung der Unvollkommenheit unseres Körpers, muß sich der Kraft des menschlichen Verstandes, der Kraft des Ätherdampfes, beugen.«

Weitere Anästhetika kamen gegen Ende des Jahrhunderts auf. Äthylchlorid wurde lokal aufgesprüht, um Schmerzunempfindlichkeit zu bewirken. Carl Koller berichtete 1884 über die örtliche Anwendung von Kokain im Auge. Die schmerzbetäubenden Eigenschaften des Kokains hatte Sigmund Freud bereits vorher untersucht, seine Arbeiten jedoch nicht fortgesetzt. Mit Kokain-Injektionen in Nervenstränge zum Blockieren der Empfindung forschte William Halsted in den USA. Kokain wurde auch als erste Droge 1898 zur Betäubung in den Rückenmarkskanal gespritzt, bis man seine Gefahren erkannte und weniger toxische und nicht-suchtbildende Mittel entwikkelte. Zahlreiche Methoden der Verabreichung von Anästhetika wurden erprobt; der Russe Pirogow führte die Rektalanästhesie ein, der Franzose Oré erfand 1874 das intravenöse Verfahren. Nachdem Fischer 1902 Veronal synthetisch erzeugt hatte, wurden außer diesem Barbiturat weitere risikolosere und leichter zu kontrollierende Mittel zur intravenösen Verabreichung entwickelt.

An die Stelle der »offenen« Methode, bei der das Betäubungsmittel auf eine Gazemaske geträufelt wurde, trat bald die »geschlossene« mit einer luftdichten Maske, durch die eine genau bemessene Gasmenge zugeführt und das ausgeatmete Kohlendioxyd mittels Absorption durch eine Kalziumverbindung entfernt werden konnte.

Einen Vorteil sah man auch im Einführen eines Schlauches durch Mund und Kehlkopf in die Luftröhre; dadurch wurde das Einatmen von Sekreten verhindert und das Beobachten der Atmung des Patienten möglich. Diese Endotrachealnarkose, bei welcher der Narkosearzt die Zufuhr von Luft, Sauerstoff und anderen Gasen in die Lungen zu regulieren und so die Atmung während einer Operation völlig unter Kontrolle zu halten vermag, wurde im 20. Jahrhundert verfeinert. Um dem Anästhesisten die Beherrschung der Atembewegungen und zugleich dem Chirurgen Eingriffe durch eine völlig entspannte Bauchdecke zu ermöglichen, wurden auch muskelentspannende Arzneimittel eingesetzt.

Anfangs verabreichten Ärzte und Chirurgen Betäubungsmittel zusätzlich zu ihren eigenen Medikamenten. Als die Kenntnisse wuchsen und die Verfahren komplizierter wurden, übertrug man diese Aufgabe dem technischen und Pflegepersonal. Noch weit in die vierziger Jahre dieses Jahrhunderts hinein beschäftigten auch hochangesehene Krankenhäuser Narkoseschwestern statt auf Anästhesie spezialisierte Ärzte. Frank Hoeffer McMechan machte sich 1935 gemeinsam mit seiner Frau, Laurette Van Varsevold McMechan, für die Anästhesiologie stark: »Die Sicherheit des Patienten verlangt, daß der Anästhesist durch Einsatz der jeweils angebrachten Behandlungsmethoden sämtliche Komplikationen, die aufgrund des Betäubungsmittels selber entstehen könnten, zu behandeln imstande ist. Der medizinisch ausgebildete Anästhesist kann dies, der Narkosetechniker nicht.«

Chirurgie

Nachdem die Anästhesie sich allgemein durchgesetzt hatte und die vom Schmerz gesetzte Grenze überwunden war, wuchsen Anzahl und Kompliziertheit der Operationsverfahren zusehends. Der Chirurg mußte nicht mehr in erster Linie auf Schnelligkeit achten und brauchte seine Eingriffe nicht länger auf die Körperoberflächen und das Knochensystem zu beschränken. Die potentiellen Wohltaten der Chirurgie wurden indes verdunkelt durch die häufigen und verheerenden Infektionen, die nicht selten zum Tode führten. Überall plagten sich hervorragende Chirurgen mit den gefürchteten Komplikationen infolge postoperativer eitriger Infekte und Gangrän herum. Erst als der bakterielle Ursprung von Krankheit entdeckt und die Notwendigkeit, Keime vom Operationsbereich fernzuhalten, nachgewiesen war – wobei Lister sich hervortat –, konnten die Chirurgen ohne Gefahr in die inneren Regionen des Körpers eindringen. An der neuen Ära des Fortschritts in der Chirurgie hatte jedes Land Anteil. Schon früh jedoch bildeten die deutschsprachigen Länder die Vorhut.

Der wohl bedeutendste Neuerer in der Chirurgie im Europa des späten 19. Jahrhunderts war Albert Christian Theodor Billroth (1829–1894). In Deutschland geboren und in Berlin ausgebildet, erbrachte er seine wichtigsten Leistungen in Zürich, besonders aber in Wien, wo er als erster erfolgreiche Rachen-, Kehlkopf- und Magenoperationen vornahm. Billroths offener und ehrlicher Charakter erwies sich in der unvoreingenommenen Berichterstattung über seine Ergebnisse, mochten sie gut oder schlecht sein – eine Übung, die er von allen seinen Mitarbeitern verlangte. Seine Fähigkeiten als Lehrer, sein Rang als Autor fachlicher Literatur und sein persönlicher Einfluß waren so groß, daß seine Schüler viele der angesehensten Lehrstühle für Chirurgie in Europa einnahmen. Sein Werk *Die allgemeine chirurgische Pathologie und Therapie in 50 Vorlesungen* erlebte elf Auflagen, und in seinem Buch *Ueber das Lehren und Lernen der medicinischen Wissenschaften an den Universitäten der deutschen Nation nebst allgemeinen Bemerkungen ueber Universitäten,* Wien 1876, einer Abhandlung über nahezu alle Aspekte der medizinischen Ausbildung, waren die Lehrideale niedergelegt, denen die Ärzteschulen in Europa und Amerika nachstrebten.

Mittlerweile wurden Unterleib, Hals, Brust, Schädelhöhle und Rückenmark überall in der Welt Gegenstände chirurgischer Therapie. Operationen an Speiseröhre, Magen und Gedärmen, bis dahin nur selten erfolgreich, führte insbesondere die Ärztegruppe um Billroth in größerem Ausmaß und mit verbesserter Technik durch. Das Wesen der Blinddarmentzündung, einer der häufigsten operationsbedürftigen Erkrankungen, wurde erst 1886 aufgehellt, als Reginald Heber Fitz (1843–1913) in Boston den klinisch-pathologischen Zustand beschrieb, den man bis dahin »Typhlitis« genannt hatte J. Marion Sims (1813–1883), einer der Begründer der modernen Gynäkologie, öffnete 1878 eine Gallenblase. Die operative Behandlung von Gehirn- und Rückenmarkstumoren durch Victor Horsley (1857–1916) in England verlieh der Neurochirurgie Impulse. Koeberlé, Péan und Lembert entwickelten neue Instrumente und

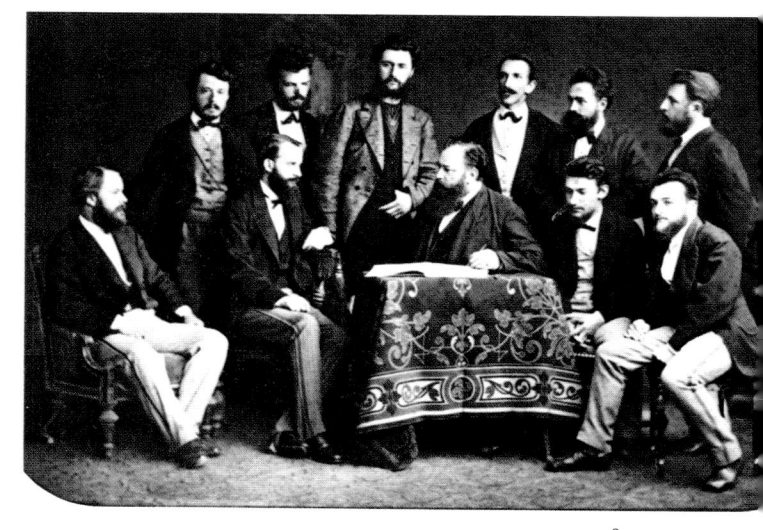

845

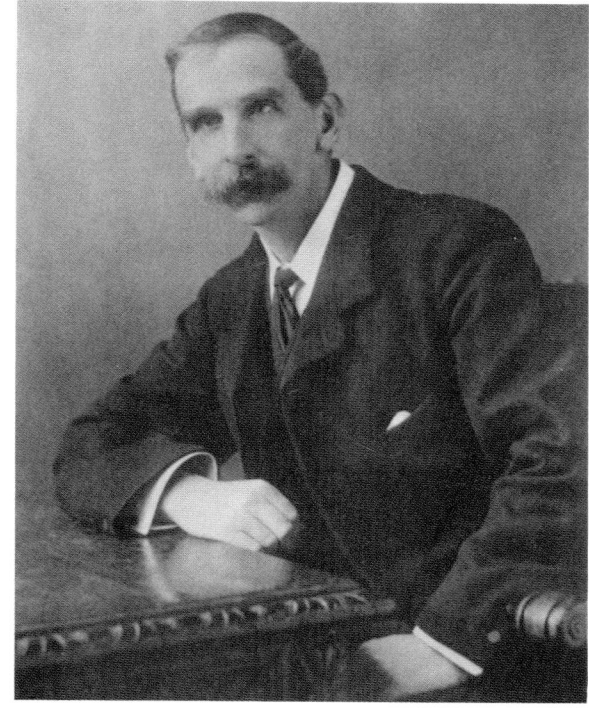

846

845 Theodor Billroth, hier auf einem Foto mit seinen zehn Assistenten, nahm als erster Radikaloperationen an Rachen, Kehlkopf und Magen vor. National Library of Medicine, Bethesda, Maryland

846 Der Neurochirurg Victor Horsley operierte 1887 als erster mit Erfolg einen Tumor am Rückenmarkskanal. New York Academy of Medicine

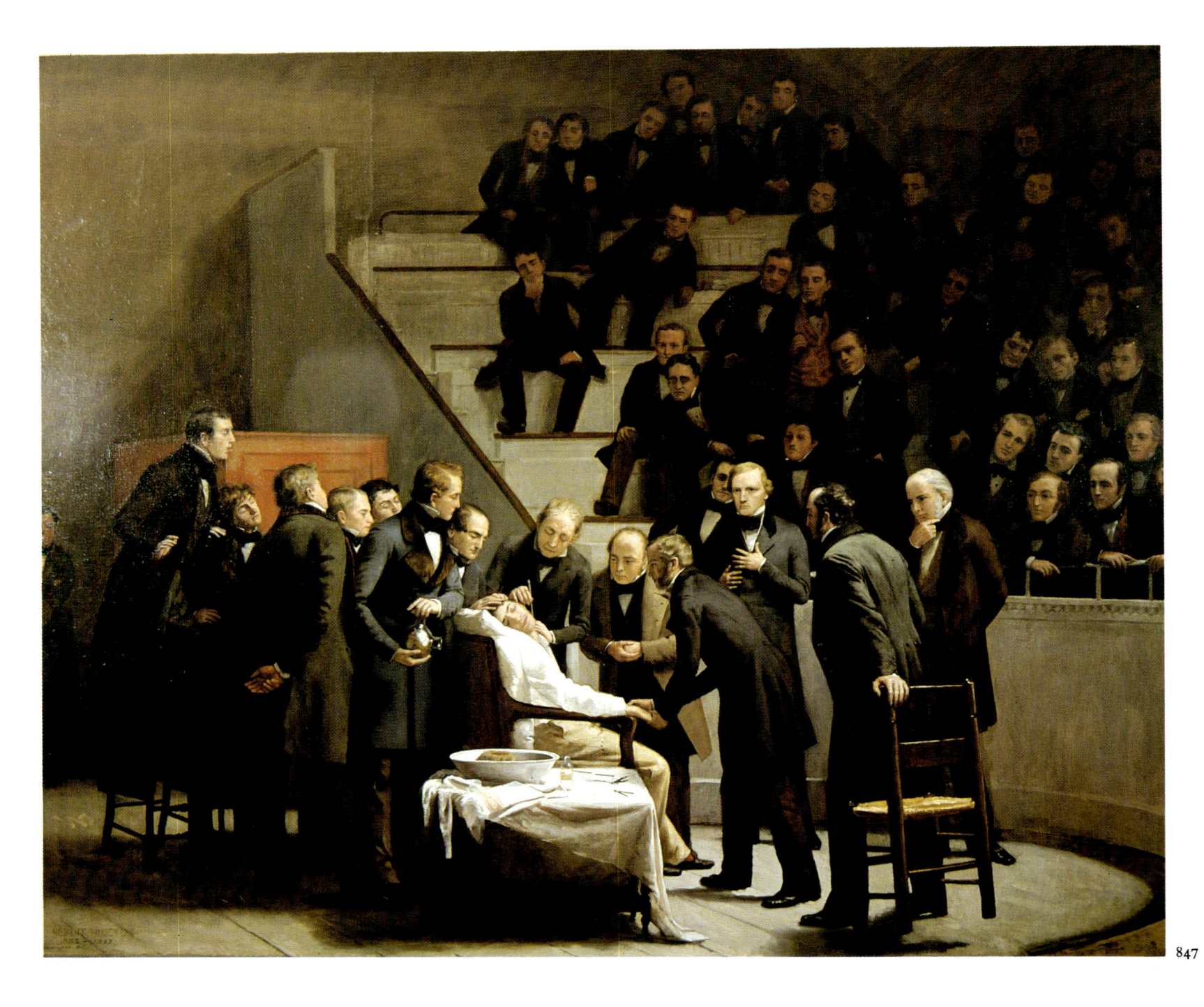

847

847 Das Gemälde (1882) von Robert Hinckley stellt die erste öffentliche Demonstration einer gelungenen Operation unter Narkose dar. Sie fand am 16. Oktober 1846 im Massachusetts General Hospital statt. Francis A. Countway Library of Medicine, Boston Medical Library, Cambridge

848 Ein Druck von Currier & Ives (1877) sieht die Sache vom Standpunkt des Arztes: »Wie schwierig ist es doch, die Leute bei Gesundheit zu halten, wenn sie hartnäckig weiterhin Hummer, Gurken, unreife Äpfel und Buttermilch zu sich nehmen.« National Library of Medicine, Bethesda, Maryland

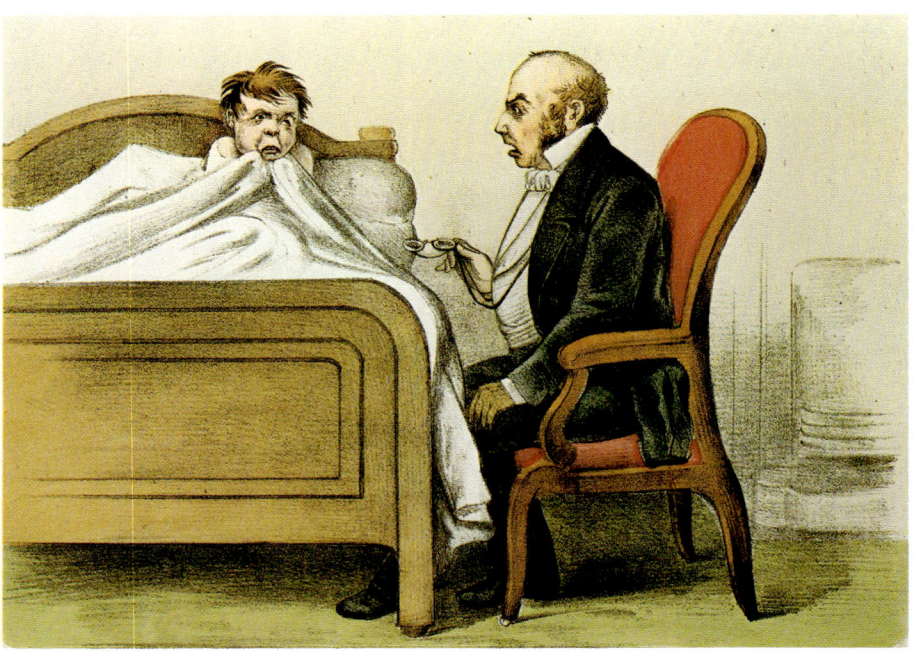

848

Verfahren, Ruge führte die Gefrierschnittmethode ein, die pathologische Untersuchungen ohne Zeitverzug ermöglichte. Bassini und andere vervollkommneten zum Erreichen besserer Resultate die älteren Standardverfahren, etwa die Hernienoperation, und Dieffenbach verbesserte zusammen mit Thiersch die plastische Chirurgie. So ließe sich zu jedem Organ und jeglichem Körperbereich eine Namenliste von Chirurgen aufstellen, die im 19. Jahrhundert außergewöhnliche Beiträge leisteten.

Besonders bemerkenswert waren die Fortschritte in der operativen Behandlung der weiblichen Fortpflanzungsorgane. Die bahnbrechenden Arbeiten, die Ephraim McDowell 1799 und J. Marion Sims 1852 in den Vereinigten Staaten vornahmen, sind bereits beschrieben worden. In Europa fanden 1858 Thomas Spencer Wells, 1871 Robert Lawson Tait und 1878 W. A. Freund Methoden der Operation an Eierstock, Eileitern und Gebärmutter. Entbindung mittels Kaiserschnitt wurde dank der Verfahren, die Porro 1876 und Saenger 1882 entwickelten, einfacher und sicherer.

Infolge der zahlreichen Fortschritte und der weiten Ausdehnung des chirurgischen Bereichs waren beim Ausbruch des Ersten Weltkriegs die meisten der fundamentalen Operationsmethoden, die heute angewandt werden (mit der wichtigen Ausnahme der Thorax- und Herzchirurgie), bereits herausgebildet. Die bemerkenswerten Fortschritte der Chirurgie in den jüngsten Jahrzehnten sind der Vermehrung des physiologischen Wissens, der Einführung sicherer Verfahren der Blutübertragung, der Verfügbarkeit von Antibiotika und Sulfonamiden sowie der verbesserten Betreuung des Patienten vor, während und nach der Operation zu verdanken.

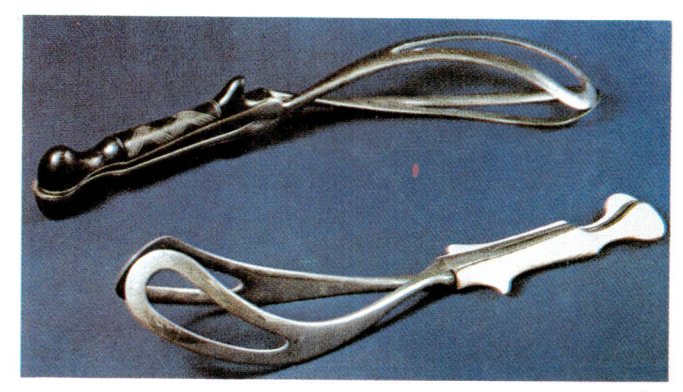

849

Der Ärztestand

In der ersten Hälfte des Jahrhunderts blieben Fortschritte in der Physiologie, Pathologie und Chemie ohne Auswirkungen auf die medizinische Praxis, denn die Ärzte waren noch unzulänglich ausgerüstet. Angesichts ihres Unvermögens, durch Aderlässe, Purgierungen und andere Manipulationen Krankheiten zu beeinflussen oder Epidemien einzudämmen, hielten breite Kreise der Bevölkerung sie sogar für nutzlos oder schädlich. Auch die unmäßigen, aber überzeugenden Heilversprechen der Kurpfuscher taten ihre Wirkung: Kritik an Quacksalbermitteln und Patentmedizinen war nicht beliebt und blieb im allgemeinen unbeachtet.

Besonders in England bestand eine Kluft zwischen den Verfechtern einer obligatorischen Kontrolle durch Lizenzzwang für alle Heilberufe, Ärzte nicht ausgenommen, und denjenigen, die nachdrücklich dafür eintraten, daß jedermann Medizin praktizieren dürfe und der Patient die Wahl unter vielen Ärzten und solchen, die Heilung versprachen, haben solle. In politisch progressiven Kreisen glaubte man, daß Reglementierung zur Übermacht des Ärztestandes und einer ihm nützlichen Verdrängung anderer Heilberufe führen würde; Konservative predigten, daß allein amtliche Stellen bestimmen könnten (oder dürften), wer fähig sei, Menschen zu behandeln.

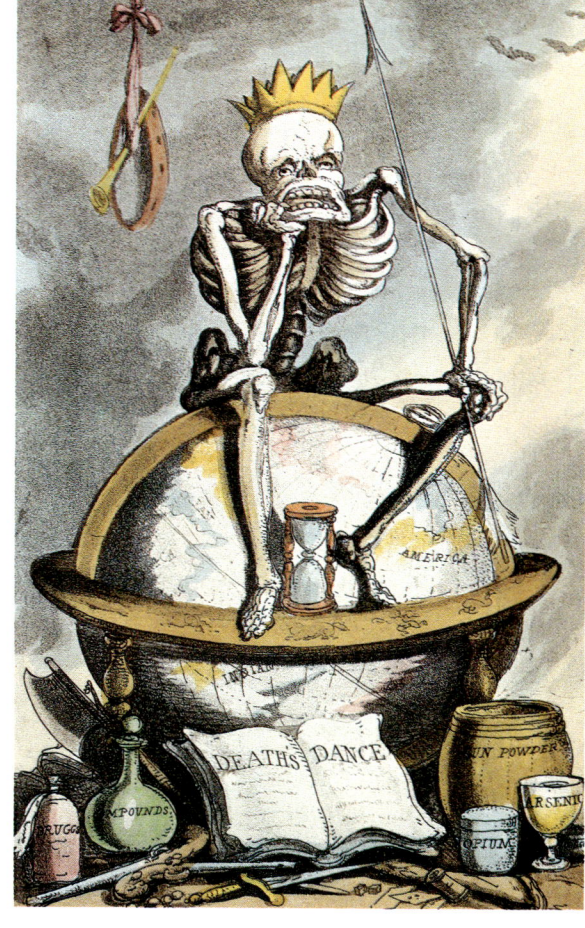

850

Ausbildung und Approbation

Einheitlichere Ausbildungs- und Zulassungsbestimmungen wurden erst im 19. Jahrhundert eingeführt, aber schon in früheren Zeiten hatte es eine gewisse amtliche Überwachung und Regelung der medizinischen Praxis gegeben. Die Beglaubigungsordnung, die Roger II. von Sizilien im 12. Jahrhundert dekretierte, wurde von Friedrich II. im 13. Jahrhundert erweitert und umfaßte ein neunjähriges Studium, ein ordentliches Verfahren staatlicher Zulassungsprüfungen, ein System zur Aufsicht der Apotheker und eine genehmigte Gebührenordnung. Zulassungsvorschriften folgten bald auch in Deutschland und Spanien. Unter der Regierung Heinrichs VIII. schuf das britische Parlament ein Aufsichtsgremium, das rund 300 Jahre lang sein Amt ausübte.

Als das 18. Jahrhundert anbrach, lag in England die medizinische Ausbildung ganz in den Händen einzelner Ärzte, die zumeist, wenn auch nicht immer, Chirurgen waren und eigene Privatlehrstätten unterhielten, an denen vorwiegend Anatomie und Chirurgie unterrichtet wurde, wozu später noch andere Lehrfächer kamen. Obwohl die Lehrer häufig einen hohen Wissensstand vermittelten – wie z. B. die Gebrüder Hunter –, erwarben die Studenten ihre klinische Ausbildung doch durch Besuche bei den Koryphäen in den Krankensälen der großen Londoner Hospitäler – St. Bartholo-

849 Geburtszangen verwendete man in der zweiten Hälfte des 19. Jahrhunderts, die große Verbesserungen im Schutz von Mutter und Kind bei der Entbindung brachten. Semmelweis-Museum für Medizingeschichte, Budapest

850 Die satirische Farbradierung *Death's Dance* (1835) deutet an, daß von Doktoren verordnete Heilmittel in die Kategorie der tödlichen Gifte gehören. Sammlung William Helfand, New York

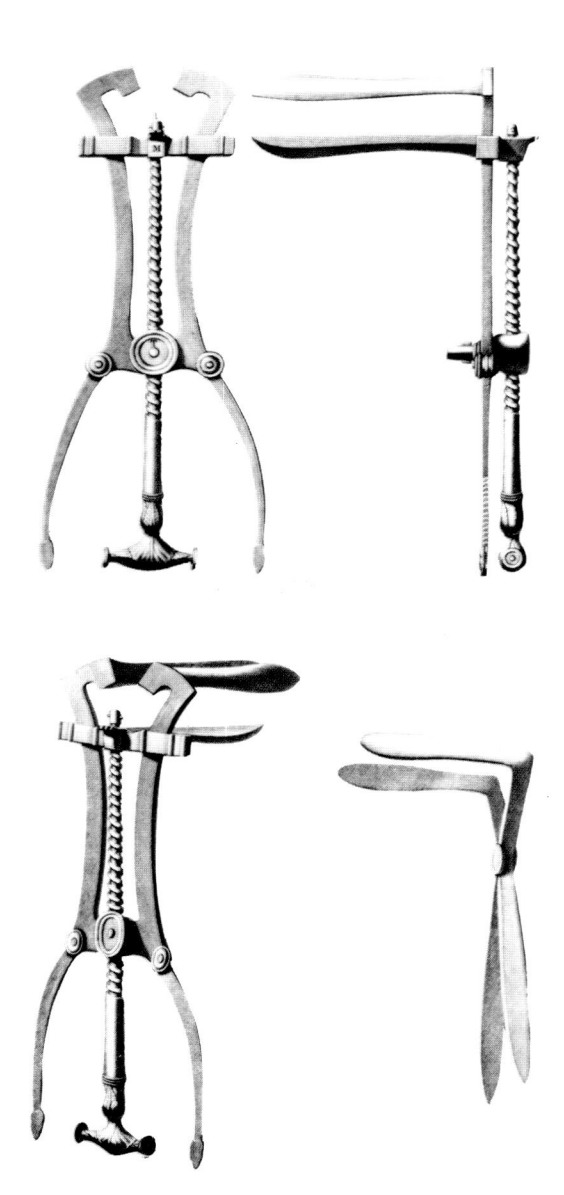

851 Abbildungen von Spekula aus einem medizinischen Lehrbuch von 1847, an denen die zunehmende Verfeinerung der Instrumente zur gynäkologischen Untersuchung sichtbar wird. National Library of Medicine, Bethesda, Maryland

mew's, St. Thomas's, St. George's, Guy's – und der Krankenhäuser in Middlesex. Im Gegensatz dazu besaß Edinburgh eine regelrechte medizinische Fakultät, die seit 1736 in Betrieb war und förmliche Unterrichtskurse mitsamt regelmäßigen Vorlesungen und Lehrveranstaltungen am Krankenbett bot.

Die Versuche, zweckgemäße Beglaubigungsgremien zu schaffen, stießen auf erhebliche Schwierigkeiten. Eine Zeitlang gab es in Großbritannien drei getrennte Körperschaften (je eine für England, Schottland und Wales), bis 1858 der General Council of Medical Education ins Leben gerufen wurde, um Ordnung in das Bestallungsverfahren zu bringen. Ein koordinierendes Gremium wurde endlich gegen Ende des 19. Jahrhunderts gebildet.

Bei Anbruch des 19. Jahrhunderts verfügte Amerika nur über vier kleine medizinische Lehrstätten, die seine wachsende Bevölkerung mit Ärzten versorgen konnten. Die meisten Ärzte waren daher gezwungen, ihre Ausbildung durch eine Lehre zu erwerben. In Baltimore gründete 1807 eine kleine Gruppe von Ärzten die University of Maryland Medical School als ihr eigenes Unternehmen, und in den folgenden Jahren entstanden solche privaten Ärzteschulen zu Dutzenden. Dabei bewarben sich drei oder vier Ärzte um staatliche Gründungsgenehmigung, mieteten oder kauften ein Gebäude und begannen Studenten anzuwerben. Das Studienjahr dauerte gewöhnlich acht bis 14 Wochen, und die Kurse bestanden ausschließlich aus Vorlesungen. Viele Privatschulen verliehen bereits nach einem akademischen Jahr Diplome, verlangten allerdings gewöhnlich von einem Studenten ein ein- bis zweijähriges Praktikum vor der Zulassung. Da sie finanziell von den Studiengebühren abhängig waren, wiesen sie nur wenige Bewerber ab; noch geringer war die Zahl derer, die ihr Studium nicht abschlossen. Bei der ersten Zusammenkunft der American Medical Association wurde ein Komitee gebildet, das die Situation der medizinischen Ausbildung untersuchen sollte; einer seiner Vorschläge war, das Studienjahr auf sechs Monate zu verlängern. Als die Universität von Pennsylvania und das College of Physicians and Surgeons in New York der Empfehlung folgten, ging die Zahl der Einschreibungen drastisch zurück – eine Lektion, die andere Schulen wohl begriffen.

An dieser Klippe scheiterten nahezu sämtliche Reformbemühungen in der medizinischen Ausbildung. Lehranstalten, die ihre Zulassungsbestimmungen verschärften, die Studiendauer verlängerten oder die Leistungsanforderungen der Kurse erhöhten, verloren unweigerlich ihre Studenten an Schulen, die geringere Anforderungen stellten. Trotz der vorbildlichen Bemühungen Harvards, Michigans und anderer Universitäten dauerte es bis zum Jahrhundertende, bis das Niveau der medizinischen Ausbildung sich merklich hob.

In dem Bemühen um ein Mindestmaß an Einheit des Berufsstandes waren nach und nach medizinische Gesellschaften auf örtlicher und einzelstaatlicher Ebene entstanden; dies wiederum führte 1847 zur Gründung der American Medical Association. Zwar gewann diese Körperschaft erst gegen Ende des Jahrhunderts wirksamen Einfluß, aber sie trat nachdrücklich für bessere ärztliche Ausbildung ein, focht für einen ärztlichen Ehrenkodex, förderte gesundheitspolitische Maßnahmen und suchte ganz allgemein das berufliche Ansehen der Ärzte zu heben. Das Auftreten der A.M.A. ließ für die Zukunft hoffen – war doch das Bild des Medizinerstandes in der amerikanischen Öffentlichkeit um 1850 auf einen Tiefpunkt gelangt.

Im weiteren Verlauf des Jahrhunderts führte das Zusammentreffen verschiedener Umstände zu einer wachsenden Professionalisierung der amerikanischen Medizin. Den wichtigsten Anstoß gaben die fundamentalen Entwicklungen in der Heilkunde selber. Um 1900 waren die Hauptumrisse der Humanphysiologie erkannt; die Rolle der pathogenen Organismen und ihrer Träger war erklärt; die Medizin konnte von einigermaßen gesicherten Fakten ausgehen. Ein zweiter Faktor war der steigende Lebensstandard in den USA, der eine Verbreiterung der Bildung auf allen Ebenen mit sich brachte; davon konnten die medizinischen Schulen kaum unberührt bleiben.

An die Spitze der Reformbewegung rückte zuerst die Medizinische Fakultät der Lind University in Chicago (später Chicago Medical College genannt, heute Northwestern University). Lind verschärfte 1859 die Zulassungsbestimmungen und verlängerte das akademische Jahr auf fünf Monate. Unterstützung in ihrem Kampf für erhöhte Ausbildungsanforderungen erhielt die Hochschule erst 1871, als Harvard seine eigene Fakultät reformierte und ein dreijähriges Aufbaustudium mit Benotungen, ein neunmonatiges Studienjahr sowie schriftliche und mündliche Prüfungen einführte. Obwohl die Zahl der Studienbewerber um mehr als vierzig Prozent zurückging, gab Harvard nicht nach, und innerhalb weniger Jahre schwenkten Pennsylvania, Syracuse und Michigan auf dieselbe Linie ein.

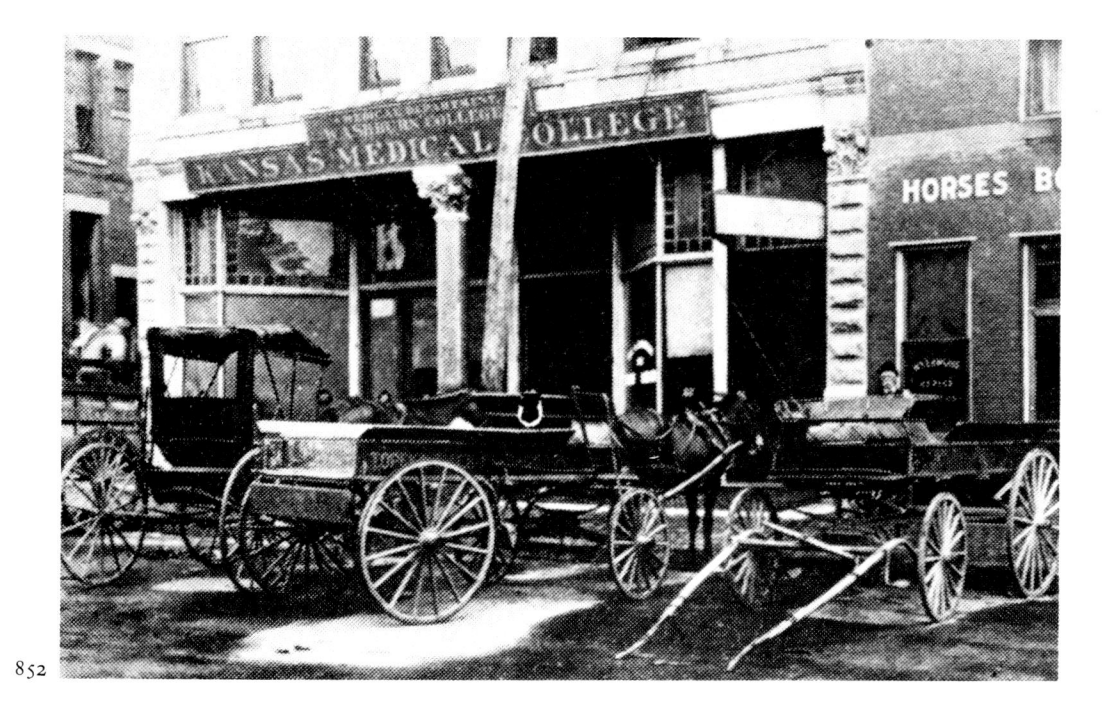

852

Bildersammlung aus der Geschichte der Medizin.

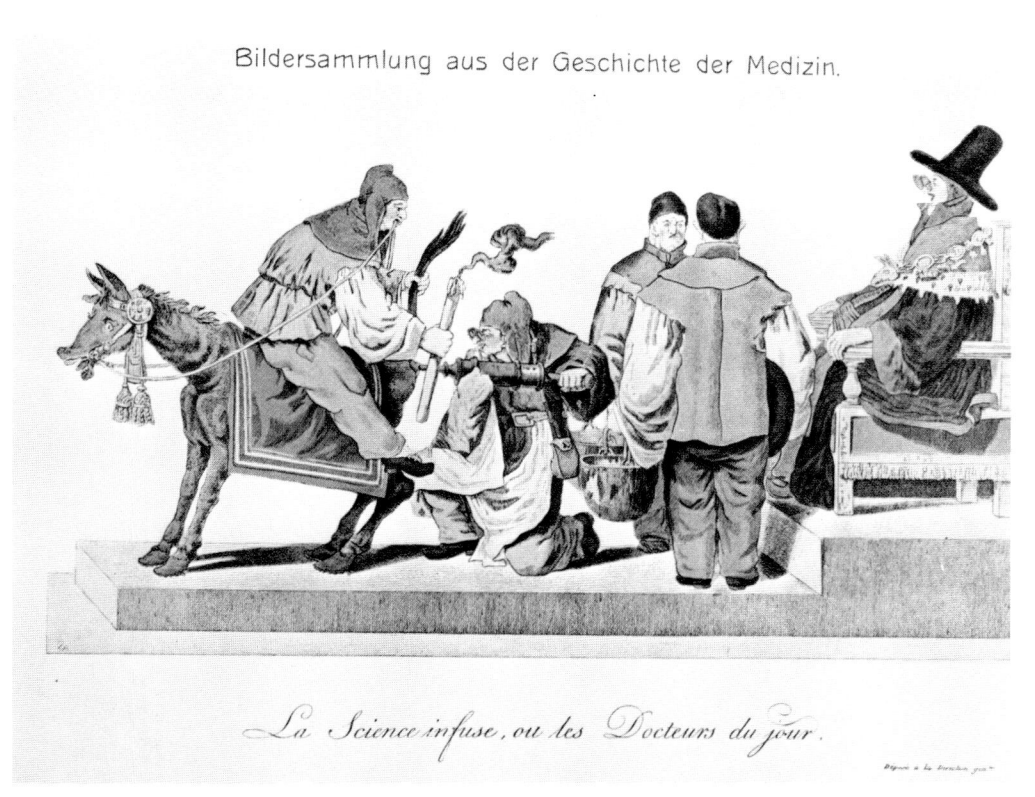

La Science infuse, ou les Docteurs du jour.

854

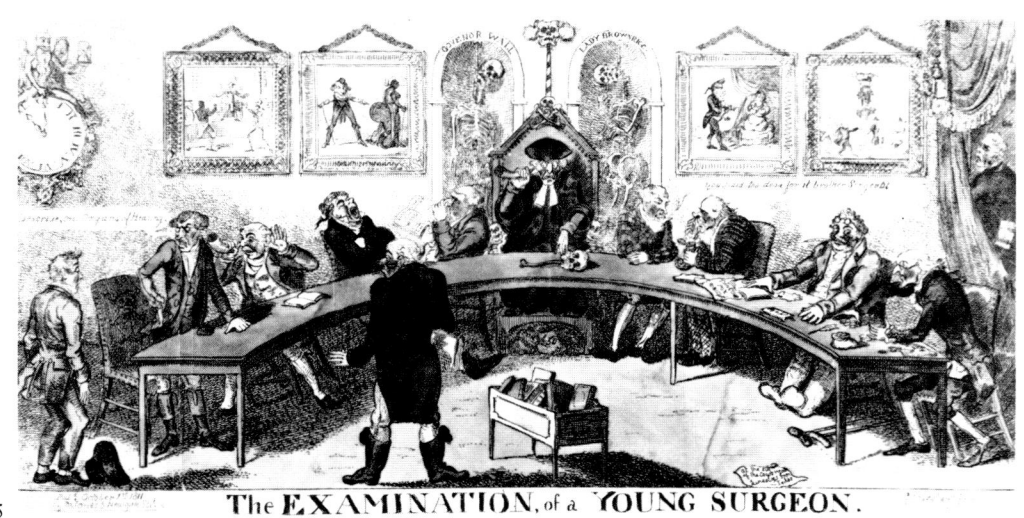

855
The EXAMINATION, of a YOUNG SURGEON.

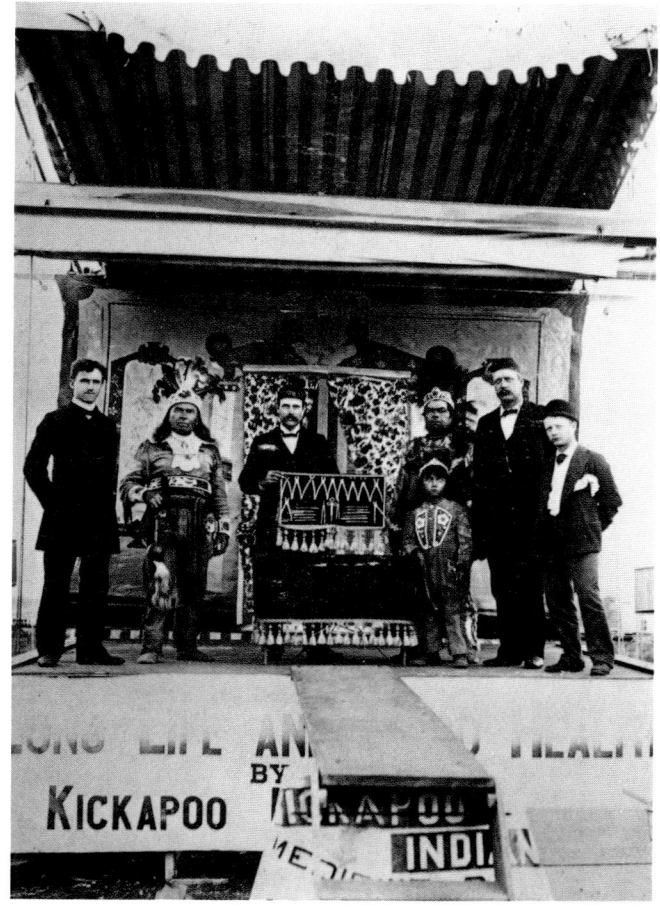

853

852 Die Fotografie aus der Mitte des 19. Jahrhunderts zeigt das Kansas Medical College in Topeka, eine der vielen Ausbildungsstätten, die sich ohne staatliche Aufsicht überall in den USA breitmachen. Kansas State Historical Society, Topeka

853 Die ›Kickapoo Indian Medicine Show‹, aufgenommen um 1890 in Marine im Staat Minnesota. Auf die Behauptungen und Heilsversprechen von Quacksalbern fielen die Menschen allerorten herein. Minnesota Historical Society, St. Paul

854 Satirische Darstellung einer deutschen Bildersammlung: französisches Blatt, in dem die Methoden der ›Ärzte von heute‹ aufs Korn genommen werden. National Library of Medicine, Bethesda, Maryland

855 *The Examination of a Young Surgeon*, 1811, von George Cruikshank karikiert die Approbationspraktiken. National Library of Medicine, Bethesda, Maryland

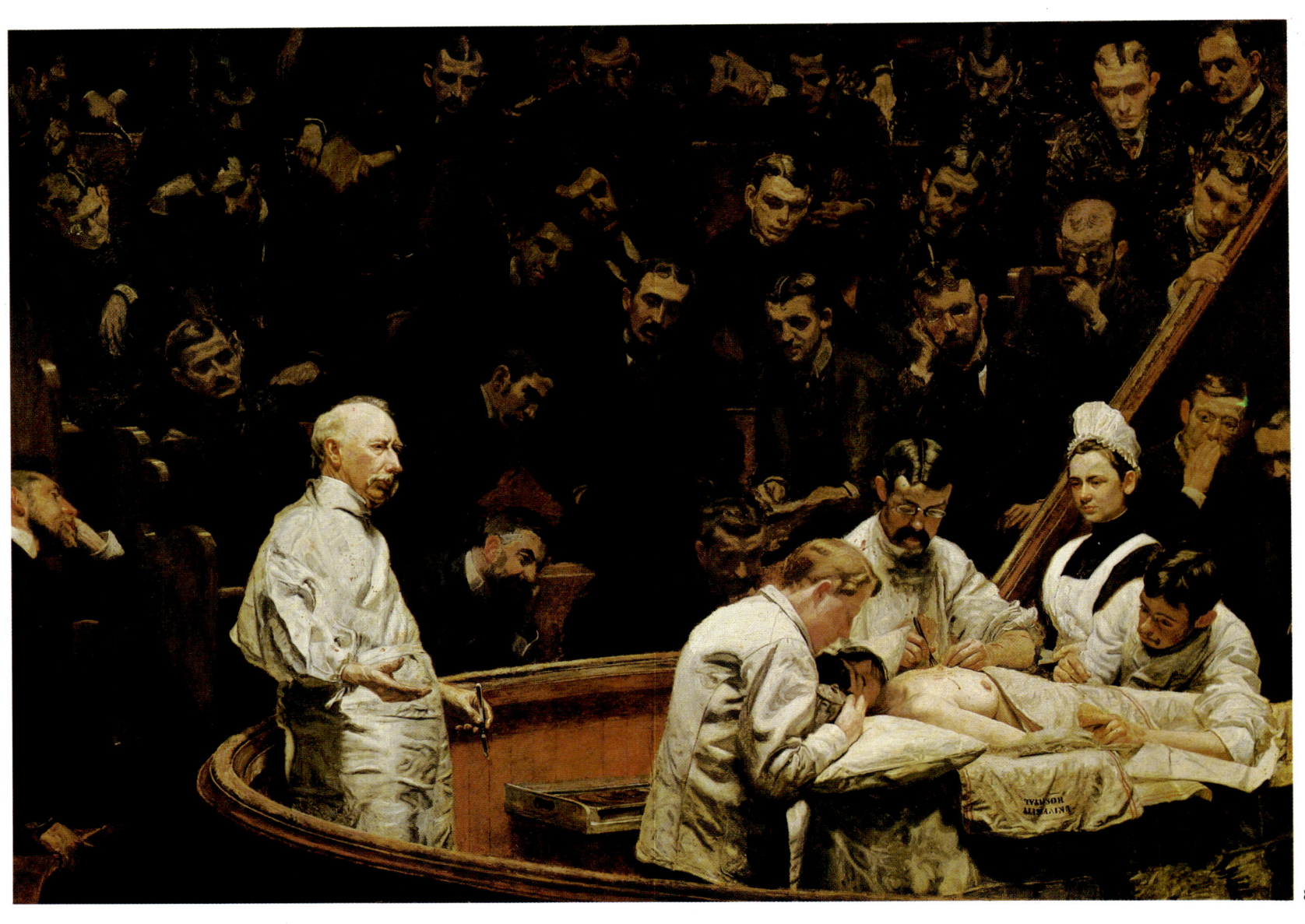

856

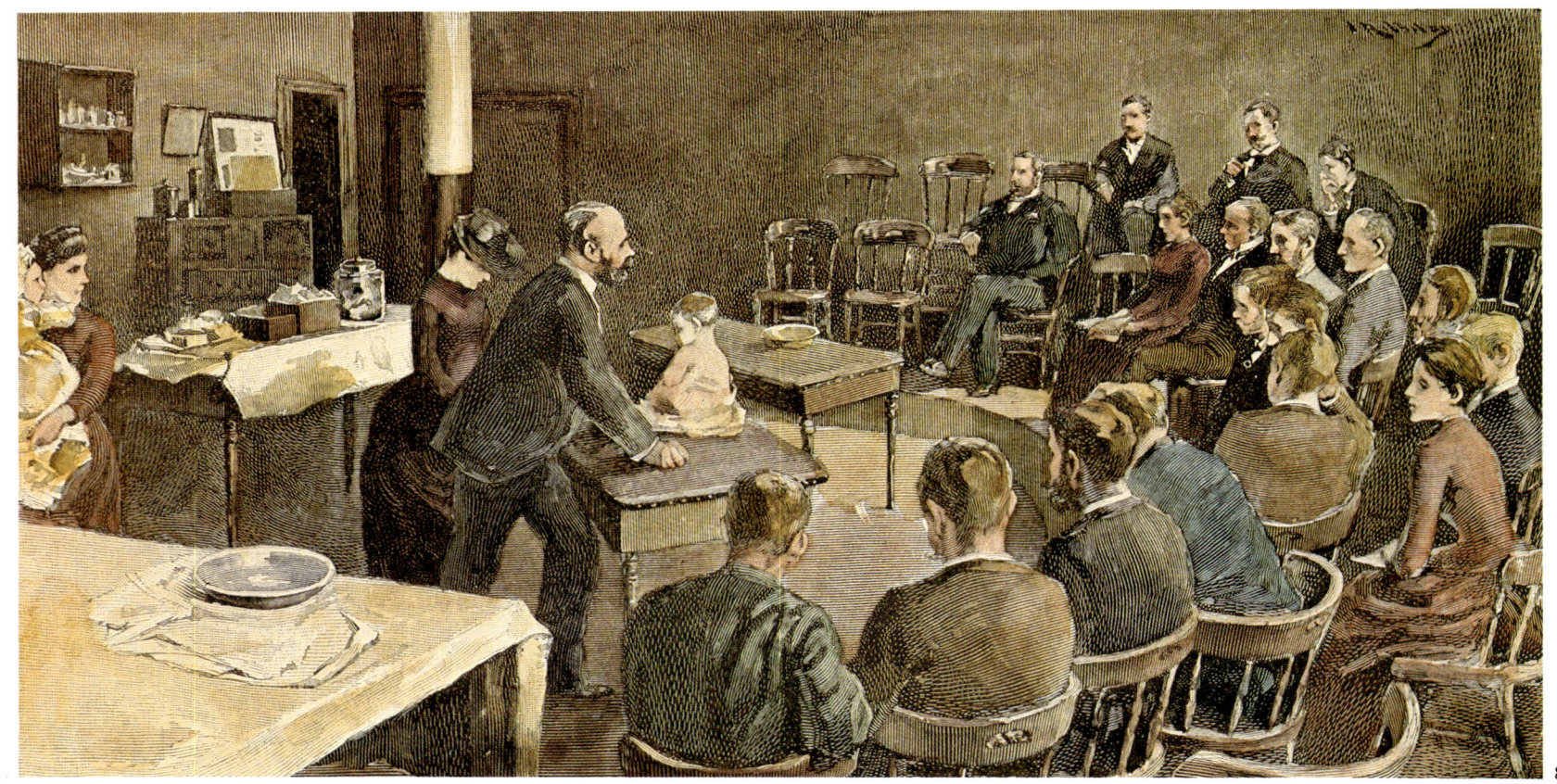

857

Der nächste große Schritt gelang mit der Errichtung der Johns Hopkins University School of Medicine 1893, an der sich unter Führung von William H. Welch und William Osler eine hervorragende Dozentenschaft versammelte. Der Pathologe Welch war unter den ersten, die Mikroskopie und Bakteriologie in den USA bekannt machten, und Osler trat nachdrücklich für eine intensivere klinische Ausbildung der Medizinstudenten ein. Unter der Anleitung dieser beiden und mit der Assistenz von William S. Halsted und anderen bedeutenden Lehrern veränderte die Johns-Hopkins-Universität die medizinische Ausbildung in Amerika von Grund auf und setzte Maßstäbe, die noch heute gültig sind. Von Anfang an verlangte die Universität als Voraussetzung zur Aufnahme einen College-Abschluß; sie bot einen vierjährigen Lehrplan, forderte Leistungsnachweise, baute extensive Laborarbeit in den Unterricht ein und integrierte Krankenhaus- mit Hochschuleinrichtungen, um fortgeschrittenen Studenten ein klinisches Praktikum zu ermöglichen.

Hopkins blühte, und in wenigen Jahren trugen ehemalige Studenten und Professoren der Universität deren Lehrsystem in alle Teile der USA. Zwei weitere Schritte waren indes noch nötig, um die medizinische Ausbildung auf eine gesunde Grundlage zu stellen. Im Jahre 1904 setzte die A.M.A. ein ständiges Komitee für Ausbildungsfragen ein; zwei Jahre später wurde daraus der Council on Medical Education der A.M.A. Der Rat begann unverzüglich damit, Lehranstalten unter dem Gesichtspunkt zu bewerten, wie viele ihrer Absolventen die Prüfung vor den Approbationsgremien bestanden. Seine Bindung an die Medizin war freilich allzu eng, und seine Mitglieder erkannten bald die Notwendigkeit einer objektiveren Beurteilung. Diese wurde erreicht, als es gelang, die Carnegie Foundation for the Advancement of Teaching zur Übernahme der Aufgabe zu bewegen. Die Stiftung beauftragte Abraham Flexner, der bereits Untersuchungen über die höhere Bildung in Amerika angestellt hatte, mit der Durchführung einer Feldstudie. Sein Abschlußbericht war eine einzige Anklage gegen die medizinische Ausbildung. Wichtiger indes war, daß der Flexner-Report von 1910 den qualifizierteren medizinischen Schulen Stiftungsgelder einbrachte; das machte sie noch besser und drängte die schlechteren aus dem Felde. Mittlerweile hatte auch der Council on Education begonnen, Lehrinstitute nach einem Dreistufensystem zu beurteilen; diese Bewertungen spielten bei der Vereinheitlichung der medizinischen Ausbildung eine Schlüsselrolle.

In Frankreich stuften Napoleons Dekrete von 1803 alle medizinischen Berufe in drei Kategorien ein: Doktoren der Medizin, Doktoren der Chirurgie und Doktoren für Gesundheitsfürsorge. Für jede Gruppe galten eigene Ausbildungsvorschriften und Prüfungsmaßstäbe. Es wurden Apothekerschulen eingerichtet, und Drogerien, Apotheken und Spezereihandlungen wurden systematischer Aufsicht unterworfen. Die Studiengebühren an allen vier staatlichen Medizinhochschulen hielt man niedrig, damit auch minderbemittelten Studenten der Zugang zum Arztberuf offenstand.

In Deutschland unterschieden die Regelungen sich je nach dem Fürstentum. Das Herzogtum Nassau etwa unterstellte, ehe Preußen es sich einverleibte, Ärzte und Chirurgen gemeinsam dem Staat, und obwohl vor der Praktizierung der Heilkunde strenge Prüfungen abzulegen waren, wurde kein akademischer Grad verlangt. Preußen erkannte 1825 drei Klassen approbierter Ärzte an: promovierte (die nach vierjährigem Universitätsstudium ein Rigorosum als Staatsexamen bestehen mußten, als angehende Chirurgen überdies eine weitere Prüfung), Wundärzte »erster Klasse« (mit kürzerer Studienzeit und leichteren Examina) und Wundärzte »zweiter Klasse« (für die noch geringere Ausbildungs- und Prüfungsanforderungen galten). Für Geburtshelfer, Augenärzte und Doktoren im öffentlichen Gesundheitsdienst gab es gesonderte Vorschriften.

Auch staatliche Gesundheits- und Sozialfürsorge war in deutschen Fürstentümern zu finden; Ärzte wurden von der Obrigkeit bezahlt, durften daneben jedoch eine begrenzte Privatpraxis unterhalten. In Preußen ging die Zahl der von staatlicher Besoldung abhängigen Ärzte immer mehr zurück, erst Bismarck schuf nach der Gründung des Deutschen Reiches (1871) mit der Sozialversicherung (1881), dem Krankenversicherungsgesetz von 1883 und dem Invaliditätsgesetz von 1889 die Basis einer staatlich geregelten Krankenversorgung.

In Rußland waren nach 1864 die Semstwos, die örtlichen Selbstverwaltungen, für die medizinische Betreuung der Armen und der Geisteskranken zuständig und fungierten gleichzeitig als staatliche Gesundheitsbehörden. Der russische »Feldscher«, der ausgebildeter Krankenpfleger und zugleich Apotheker war, nahm sich auf dem flachen Lande der Gesundheitspflege an. Ärzte wurden nach wie vor an den Universitäten der großen Städte herangebildet.

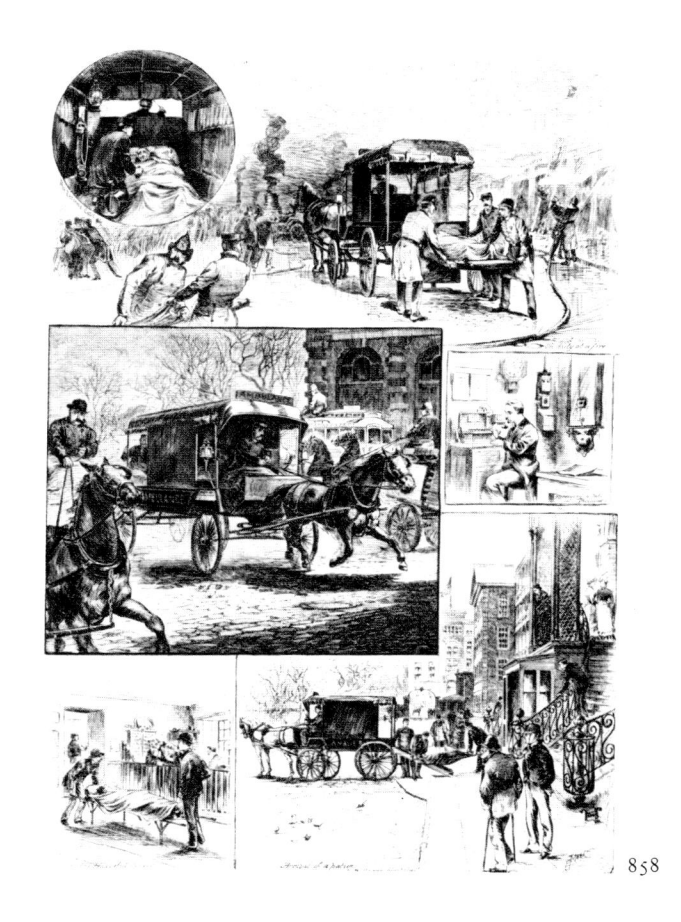

858

856 *Die Agnew-Klinik* (1889) von Thomas Eakins spiegelt das wachsende Prestige der amerikanischen Medizinhochschulen wider. Es dauerte freilich noch zwanzig Jahre, bis die erhöhten Leistungsanforderungen allgemeinverbindlich wurden. University of Pennsylvania, School of Medicine, Philadelphia

857 Die *Sketches from the New York Polyclinic School of Medicine and Surgery* (1891) lassen eine Integrierung von Hörsaal und Krankenhaus bei der klinischen Ausbildung erkennen. Bei der Neugestaltung des Medizinstudiums in den USA spielte dies eine Rolle. National Library of Medicine, Bethesda, Maryland

858 Skizzen aus *Harper's Weekly* (24. Mai 1884) zeigen den New Yorker Krankenwagendienst im Einsatz. National Library of Medicine, Bethesda, Maryland

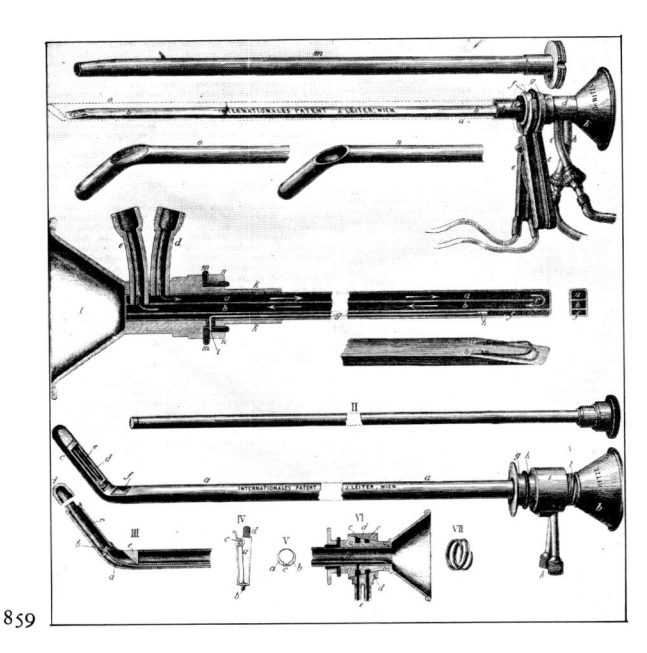

859

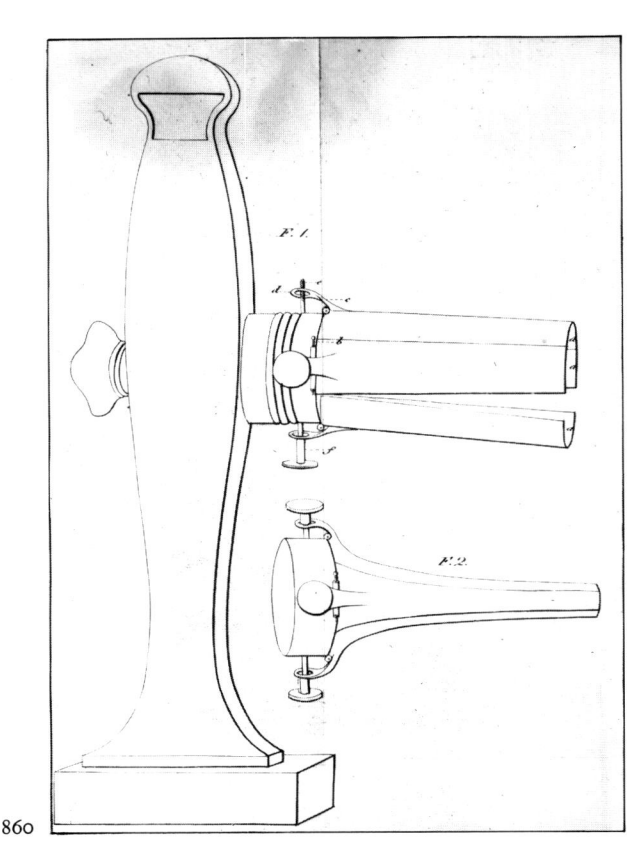

860

859　Abbildungen des ersten brauchbaren Zystoskops, das die Deutschen Nitze und Leiter entwickelten, aus der *Wiener Medizinischen Presse* (1879). National Library of Medicine, Bethesda, Maryland

860　Ein Vorläufer der verfeinerten Geräte war dieses frühe Mundspekulum, erfunden von Philipp Bozzini und abgebildet in Christoph Wilhelm Hufelands *Journal der Practischen Heilkunde* (1807). National Library of Medicine, Bethesda, Maryland

Spezialisierung

Die Spezialisierung stieß im 19. Jahrhundert auf den heftigen Widerstand vieler Mediziner, die überzeugt waren, daß sie für den Patienten schädlich sei. Durch Beispiele aus der Vergangenheit, wo umherziehende Scharlatane sich aufs Zahnreißen, Steinschneiden oder die Behandlung von nur einer Art von Krankheit (etwa Geschlechtskrankheit) verlegt hatten, fühlten viele Ärzte mit hohem Berufsethos und manche Nichtmediziner sich dazu bewogen, jedem Arzt, der in seiner Praxis einzig gewisse Krankheitsgruppen oder bestimmte Organsysteme behandelte, mit Argwohn zu begegnen. Für sie roch dies zu sehr nach Gewerbe. Unter dem am Ende unwiderstehlichen Druck wissenschaftlicher, sozialer und wirtschaftlicher Faktoren akzeptierte man jedoch schließlich das Spezialistentum. Je umfangreicher das medizinische Wissen wurde und je komplizierter die neuen Verfahren, desto weniger vermochte ein einzelner Praktiker sie in den Griff zu bekommen. Dem Patienten wurde nahegelegt, einen Arzt aufzusuchen, der seine Zeit und sein Geschick einem einzelnen Krankheitstypus oder einer bestimmten Behandlungsweise widmete. Auch die Aussicht, höhere Gebühren zu kassieren, weniger Stunden arbeiten zu müssen und größeres Ansehen zu gewinnen, wirkte auf Ärzte als starker Anreiz, sich zu spezialisieren. Überdies schien das in der Industriegesellschaft zunehmend wirksame Prinzip der Arbeitsteilung auch die Auffächerung der Medizin zu fördern. In einigen Fällen kam der Ansporn hauptsächlich von dem enormen Wissenszuwachs (wie in der Pathologie), in anderen (wie in der Urologie und Laryngologie) von der Erfindung neuer Instrumente, die besondere Erfahrung verlangten. Ein weiterer Faktor war die Preisgabe der auf der Humorallehre beruhenden Vorstellung von den Allgemeinkrankheiten und die Konzentration auf einzelne Organe in Diagnose und Behandlung.

Einige Beispiele seien hier angeführt. Die Erfindung des Kopfspiegels durch den westfälischen Kreisphysikus und praktischen Arzt Friedrich Hofmann (1806–1886) im Jahre 1841 förderte die Spezialisierung auf Ohrenheilkunde. Der Ohrenkrankheiten nahm sich in England als erster Chirurg James Yearsley an, der um die Mitte des Jahrhunderts ein der Otologie vorbehaltenes Hospital einrichtete. In Dublin half William Wilde (1815–1876), Oscar Wildes Vater, bei der Gründung des St. Mark's Hospital für Augen- und Ohrenkrankheiten. In Deutschland führte der Hallenser Professor Hermann Schwartze (1837–1910) in den siebziger Jahres des Jahrhunderts die Entfernung des Warzenfortsatzes bei Entzündung, die viele Jahrzehnte lang eine weitverbreitete Operation blieb, in die Otologie ein. Das erste englische Krankenhaus, das auf Halserkrankungen spezialisiert war, geht auf Morrell Mackenzie (1837–1892) zurück. In den Vereinigten Staaten ist die Gründung sowohl des Metropolitan-Throat-Hospitals als auch der New York Laryngoscopic Society (beide 1873) den Bemühungen Clinton Wagners zu verdanken.

Augen-, Ohren-, Nasen- und Halsheilkunde waren anfangs zu einem Fachgebiet zusammengefaßt. Zum ersten Professor der Ophthalmologie wurde 1812 der Wiener Joseph Baer berufen; eine Ambulanz für Augenkranke war bereits 1805 in England eingerichtet worden. Die Erfindung des Ophthalmoskops durch Helmholtz im Jahre 1851 trieb die Spezialisierung weiter voran, desgleichen die Refraktionsbestimmung durch Donders und von Graefes chirurgische Verfahren.

In gewisser Weise waren die umherziehenden Kurpfuscher, die im Altertum und Mittelalter Blasensteine entfernten, Vorläufer der Fachärzte für Krankheiten der Harnorgane. Die Erfindung von Instrumenten, die sich zur Untersuchung in die Blase einführen ließen, gaben diesem Spezialgebiet Auftrieb; Nitze und Leiter in Deutschland verbesserten ältere und unzulängliche Geräte und konstruierten das erste brauchbare Zystoskop. Das geschah vor der Erfindung der Glühbirne, und so benutzte man als Lichtquelle einen freiliegenden Platindraht, der mittels elektrischen Stroms zum Leuchten gebracht wurde. Auch nachdem Wilhelm Conrad Röntgen (1845–1923) die nach ihm benannten Strahlen gefunden hatte, dauerte es noch bis zu den zwanziger Jahren dieses Jahrhunderts, bis ein praktikables Verfahren zur Durchleuchtung der Harnwege ausgebildet werden konnte. Die intravenöse Methode, über die Swick 1929 berichtete, ging dem ausgefeilten Verfahren der Angiographie (bei dem radiumgeladene Farbstoffe zur Sichtbarmachung des Gefäßsystems unter Röntgenstrahlen in den Blutkreislauf injiziert werden) voraus. Mancher Fortschritt in der Urologie ist praktischen Ärzten und Chirurgen des 19. Jahrhunderts zu verdanken; Urologie und Allgemeine Chirurgie waren bis in die dreißiger Jahre unseres Jahrhunderts auch an bedeutenden Krankenhäusern und Lehranstalten noch in einer Abteilung vereint.

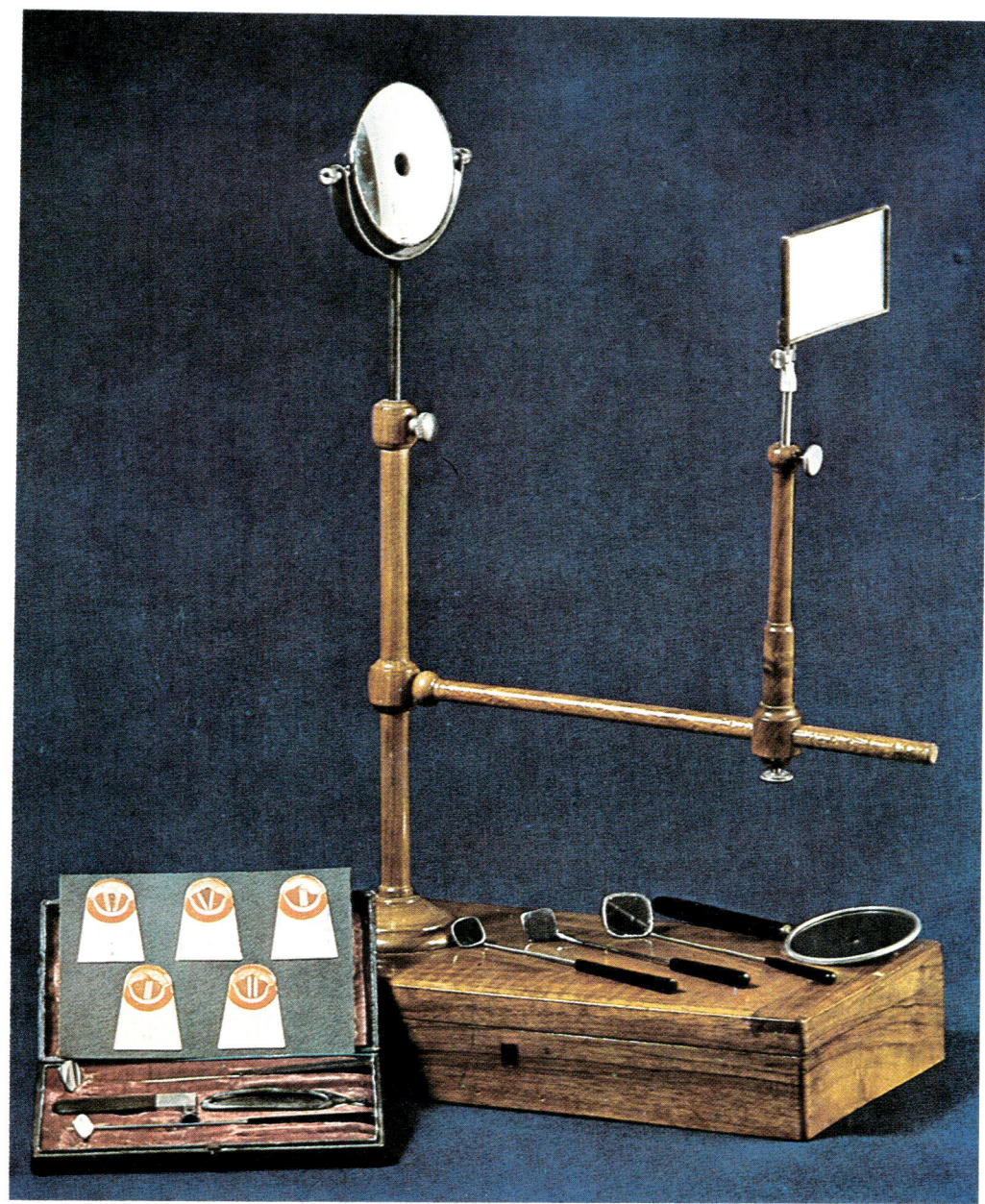

861

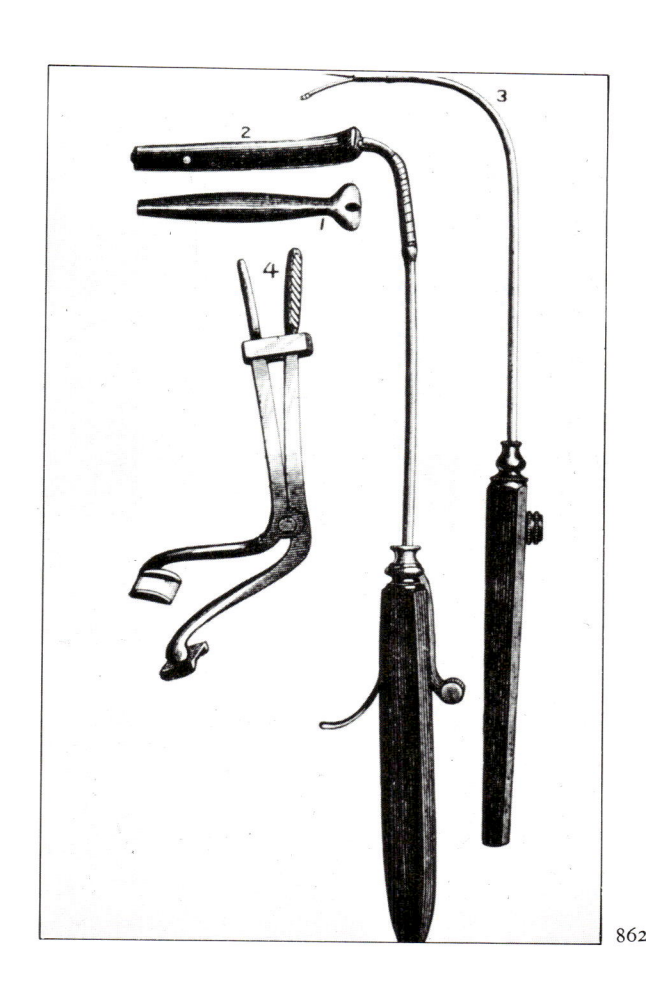

862

861 Autolaryngoskop und Spiegel für die Exploration der Nasentrakte, konstruiert 1858 von Johann Nepomuk Czermak, einem tschechischen Mediziner, der an der Universität Budapest einen Lehrstuhl für Biologie innehatte. Semmelweis-Museum für Medizingeschichte, Budapest

862 Von Joseph O'Dwyer um 1880 erfundene und verwendete Instrumente zur Intubation und Milderung von Erstickungsanfällen bei Diphtherie. Medical Communications, Inc.

Der Geist der Aufklärung des 18. Jahrhunderts und die Schriften Rousseaus trugen dazu bei, daß man sich stärker der Probleme der Kinder annahm. Nils Rosén von Rosenstein, George Armstrong und William Cadogan leisteten hier Pionierarbeit, und im 19. Jahrhundert brachten Charles Billard in Frankreich und Charles West in Großbritannien das Fach erheblich voran. In den USA widmete Abraham Jacobi, der nach seiner Parteinahme für die politischen und sozialen Reformen des Jahres 1848 aus Deutschland geflohen war, sich bald überwiegend Kinderkrankheiten und veranlaßte andere Ärzte, ein gleiches zu tun.

Die wissenschaftliche Lehre von den Hautkrankheiten hatte ihren Ursprung in den Arbeiten Hebras von der Neuen Wiener Schule, nachdem Lorry, Alibert und Willan die anfänglichen Schritte getan hatten. Eine wichtige Rolle in der Dermatologie spielte die Syphilis, bis man im 20. Jahrhundert die Krankheit ihrer ungemein vielfältigen Erscheinungsformen wegen der inneren Medizin zuordnete. Philippe Ricord und Jean-Alfred Fournier erhellten ihr klinisches Bild und hoben sie von anderen Geschlechtskrankheiten ab.

Die Neurologie entwickelte sich relativ spät zu einem gesonderten Fach und wurde häufig mit der Psychiatrie verknüpft. Nach Pinel wurde »Neuropsychiater« eine weitverbreitete Berufsbezeichnung. Die Psychiater Janet, Esquirol, Bayle und Georget verschafften Frankreich die Führung, bis dann die Arbeiten Griesingers und anderer die Aufmerksamkeit auf Deutschland lenkten. Als nützlich für das neue Spezialgebiet erwies sich Emil Kraepelins Einteilung der Geisteskrankheiten in Dementia praecox, manisch-depressive Psychose und Paranoia.

Im 19. und 20. Jahrhundert wurden die Spezialfächer und ihre Unterbereiche dann so zahlreich, daß es heute praktisch keinen allgemeinen Zweig der Medizin oder der Chirurgie mehr gibt, der nicht in Sondergebiete untergliedert wäre.

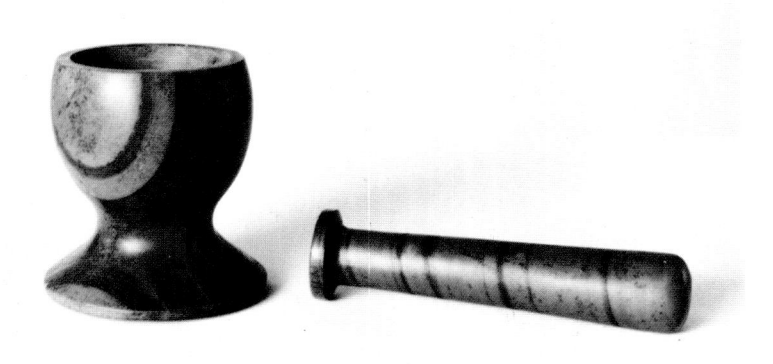

863

863 Die beiden Stücke aus dem Schatz von Persepolis in Altpersien erinnern daran, daß Mörser und Stößel seit Jahrtausenden zum Handwerkszeug der Arzneihersteller gehörten. Oriental Institute of the University of Chicago

864 *Apothecaries' Hall, Pilgrim Street*, 1831, Stich nach einer Zeichnung von Thomas H. Shepherd, verrät den gehobenen sozialen und beruflichen Status der Apotheker im 19. Jahrhundert. Sammlung William Helfand, New York

865 Während die Arzt- und Apothekerberufe sich in Europa bereits in unterschiedliche Richtungen entwickelten, befaßten sich manche Ärzte in den USA aus wirtschaftlicher Notwendigkeit auch weiterhin mit der Bereitung und dem Verkauf von Arzneimitteln. Das belegt diese Fotografie (um 1880) des Dr. James Raizon in seiner Drogerie in Trinidad im Staat Colorado. State Historical Society of Colorado, Denver

866 Aus dem Apotheker wurde mehr und mehr ein Händler mit Medikamenten und – besonders in den USA – ein Verkäufer von Kosmetika und arzneimittelhaltigen Süßigkeiten. Das Foto (um 1880) des Moritz Drugstore in Denver (Colorado) läßt dies erkennen. Denver Public Library

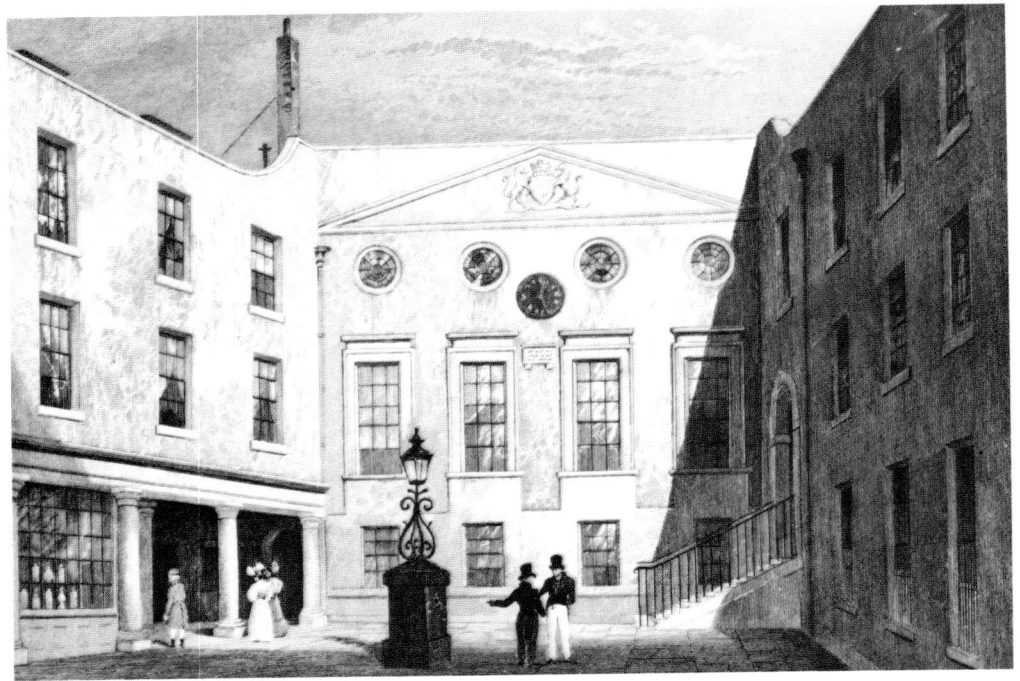

864

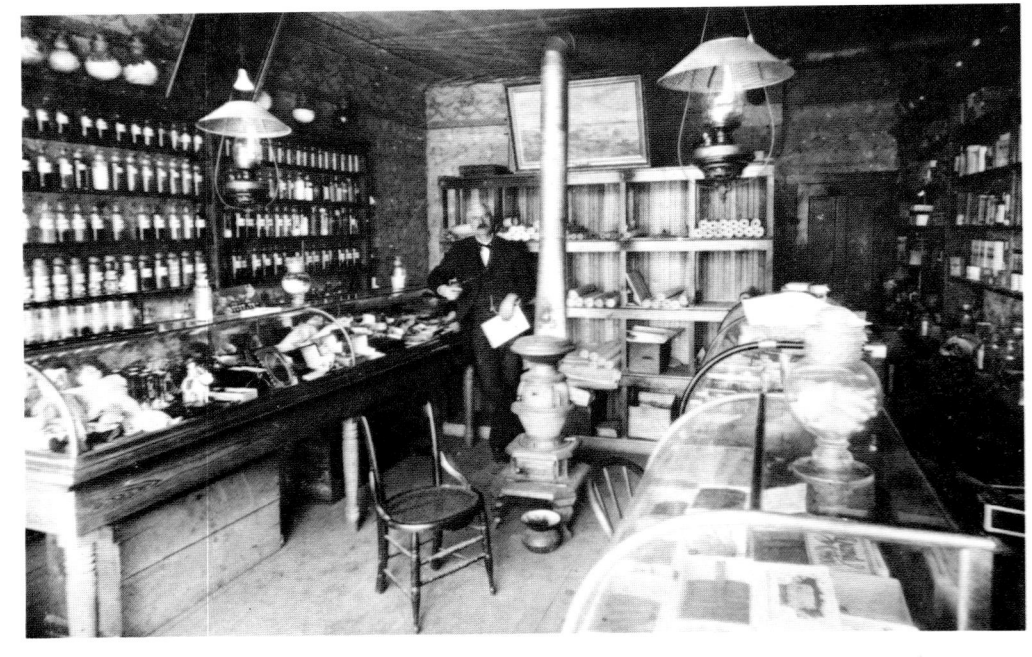

865

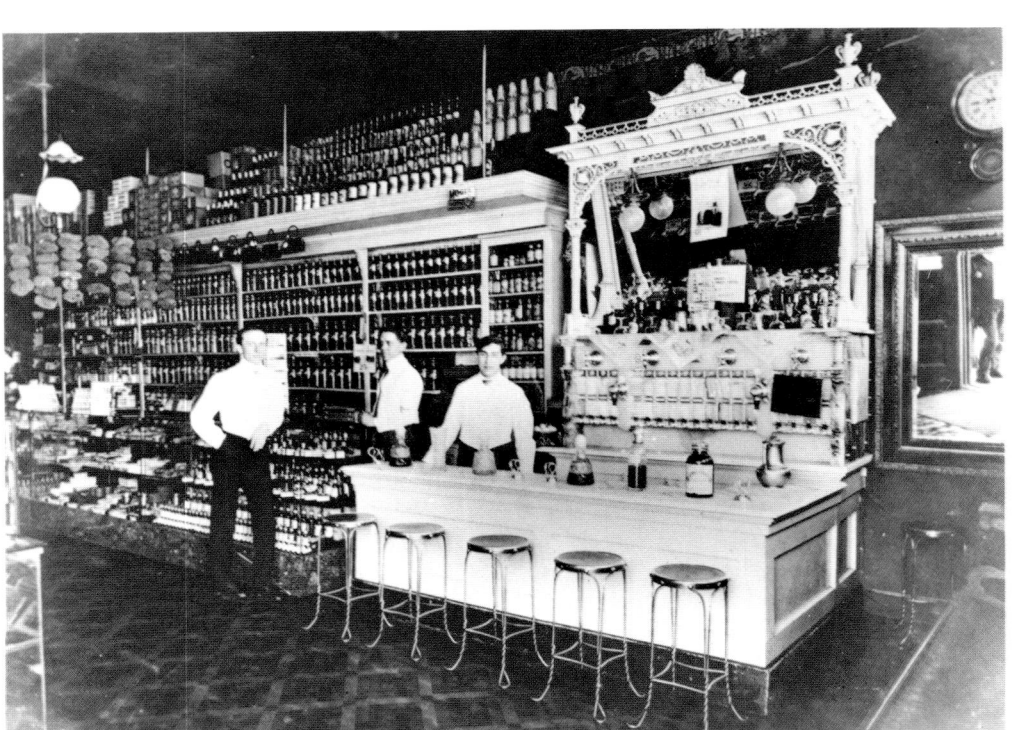

866

Pharmazie

Über die Jahrhunderte hin ist die Pharmazie Teil der medizinischen Praxis gewesen. Der Arzt praktizierte nicht nur Heilkunde, sondern mischte und vertrieb häufig auch Drogen, während der Apotheker neben der Herstellung und dem Verkauf von Arzneien oft noch medizinisch praktizierte. Die Rivalität zwischen den beiden Gruppen, die im 17. Jahrhundert besonders ausgeprägt war, setzte sich bis ins 19. fort. Allmählich traten die jeweiligen Rollen des Arztes und des Apothekers deutlicher hervor, aber in einigen Ländern, besonders in den Vereinigten Staaten des 19. Jahrhunderts, bereiteten die Ärzte aus wirtschaftlicher Notwendigkeit auch weiterhin Medikamente zu und vertrieben sie.

Fast überall nahm der Apotheker eine hohe gesellschaftliche Stellung ein, und nach dem 17. Jahrhundert wurden insbesondere in Italien die Anforderungen an seine Ausbildung immer strenger. In Frankreich hoben sich die Maßstäbe derart, daß neben einem Universitätsstudium besondere Lernpraktika und sogar spezielle Befähigungsnachweise für die Ausübung der klinischen Laboranalyse, pharmazeutischen Technologie oder öffentlichen Praxis gefordert wurden. In Deutschland, wo der Apotheker zu allen Zeiten hohes gesellschaftliches und berufliches Ansehen genossen zu haben scheint, entwickelte sich aus dem System der beruflichen Lehre eine wohldurchdachte Abfolge von Prüfungen, die zu einer Rangordnung nach Ausbildungsstufen führte.

Infolge der wirtschaftlichen Gegebenheiten und des abnehmenden Bedarfs an selbstbereiteten Arzneien wird Apotheker neuerdings – vor allem in den USA – ein vorwiegend kaufmännischer Beruf, dem der Vertrieb von Medikamenten obliegt.

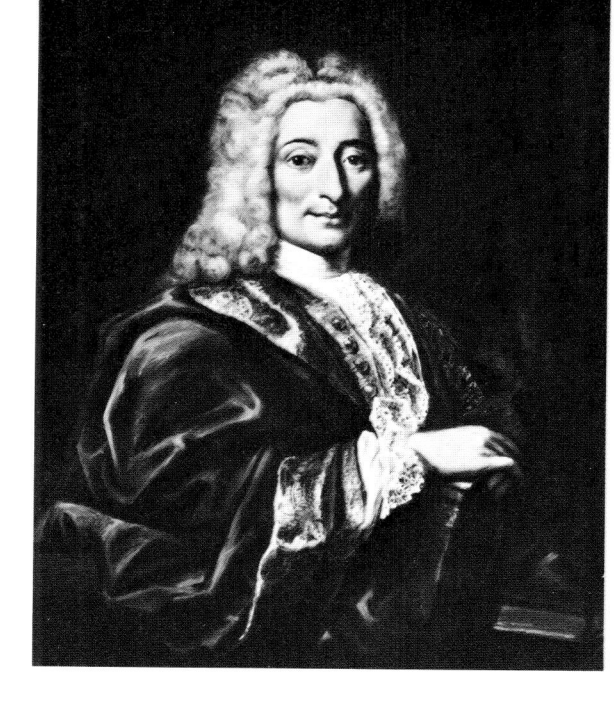

867

Pharmakopöen

Arzneimittellisten zur Anleitung bei der Therapie gibt es seit der Antike. Mit der Bezeichnung Pharmakopoea (das bedeutet: die Bereitung von Arzneimitteln) wurde ein derartiges Verzeichnis erstmals im 16. Jahrhundert belegt. Erst im 19. freilich entstanden landesweit gültige Arzneibücher: 1799 in Preußen, 1812 in Österreich, 1818 in Frankreich, 1820 in den Vereinigten Staaten, 1864 in Großbritannien und 1872 im Deutschen Reich. Viele dieser Standardverzeichnisse enthielten noch lange Zeit manche der wunderlichen, althergebrachten Substanzen in Formeln, die mehrere Ingredienzien kombinierten; so stand im 18. Jahrhundert Theriak noch in der Londoner Pharmakopöe. In der Praxis hielten die Arzneimittel oftmals nicht Schritt mit dem Vormarsch der Naturwissenschaft, Biologie, Physiologie und Chemie.

Zahnheilkunde

Die Professionalisierung der Zahnheilkunde als eigenständiges Fach nahm ihren Anfang mit den Arbeiten Pierre Fauchards (1678–1761), der sich als erster ausschließlich mit den Zähnen befaßte. Fauchard sammelte das beträchtliche Wissen, das sich über die Jahrhunderte angehäuft hatte, und beschrieb die Verwendung von Zinn und Blei bei Zahnfüllungen. Wichtiger noch: er stellte den berufsethischen Grundsatz auf, daß geheime Methoden in Einzelheiten offengelegt werden sollten, damit die Ergebnisse geprüft und von anderen nutzbar gemacht werden konnten. Auch hob er die Notwendigkeit einer besonderen Ausbildung der Zahnärzte und der Examinierung von Kandidaten durch erfahrene Praktiker des Fachs statt durch Chirurgen hervor. Sein Werk *Le Chirurgien Dentiste* (1728) wurde Standardlehrbuch für viele Generationen und schuf die Grundlage der wissenschaftlichen Zahnmedizin. Weitere französische Autoren folgten bald: Devaux (der auch mit Fauchard zusammenarbeitete), Gerauldy, Bienn, Mouton (neben neuartigen Prothesen fertigte er die ersten Goldkronen an), Bourdet (Konstrukteur neuer Instrumente) und andere. Duchateau, ein Apotheker aus der Gegend von Sèvres, formte die ersten Porzellangebisse.

In Deutschland machten vereinzelte, von Ärzten und Chirurgen verfaßte Dissertationen über das Gebiß allmählich den Abhandlungen der Fachleute Platz. So beschrieb etwa Philipp Pfaff, der Zahnarzt Friedrichs des Großen, 1755 die Anfertigung von Gipsmodellen nach Wachsabdrücken. Die Handwerker (gewöhnlich Holzschnitzer), welche die von Adam Brunner entworfenen Prothesen anfertigten, waren die Vorläufer der heutigen Zahntechniker.

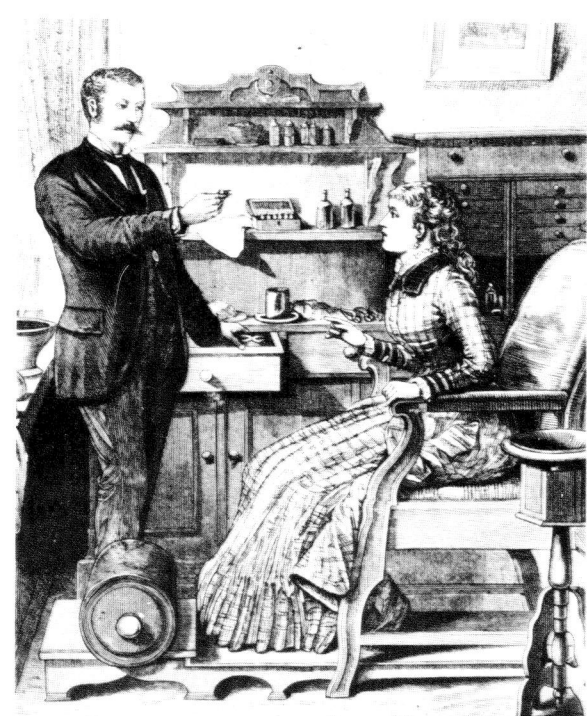

868

867 Porträt Pierre Fauchards, des Begründers der modernen Zahnheilkunde. Pierre Fauchard Academy, Minneapolis.

868 Im 19. Jahrhundert wurde die Zahnheilkunde ein Spezialfach, insbesondere in den USA, wo man die erste zahnmedizinische Hochschule der Welt einrichtete. New York Academy of Medicine

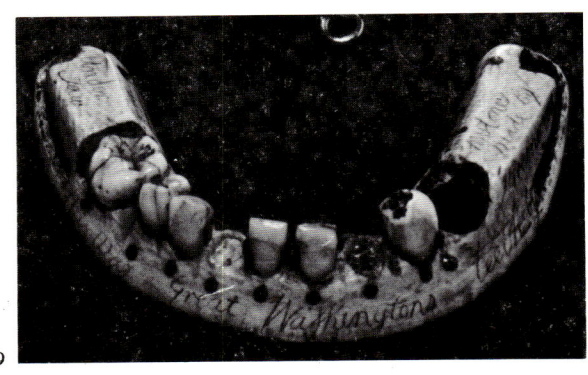
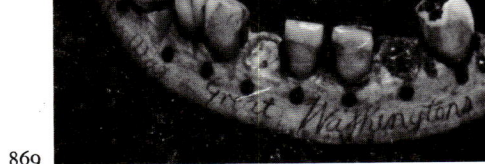

869

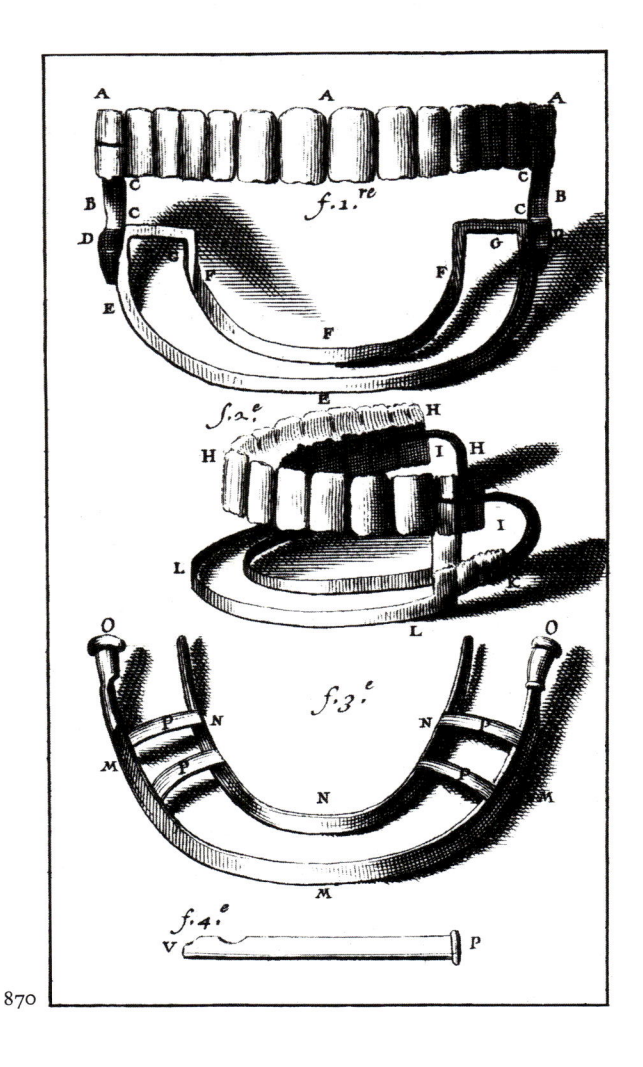

870

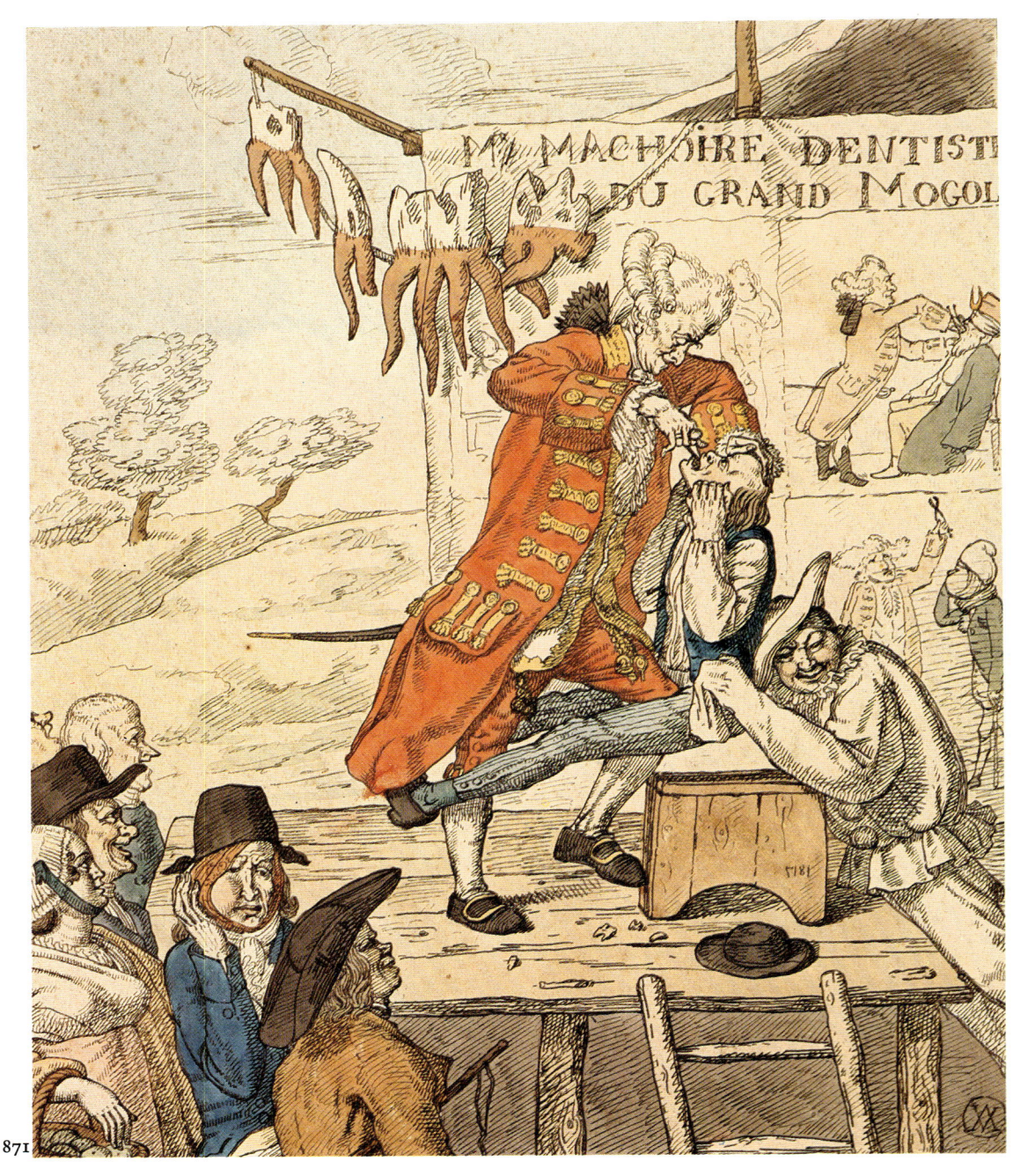

871

Allmählich entwickelte die Zahnheilkunde sich auch in anderen Ländern zu einem gesonderten Fach. Zu voller Entfaltung gelangte sie im 19. Jahrhundert und danach insbesondere in den Vereinigten Staaten, vor allem durch die Bemühungen von Horace H. Hayden (1768–1844) und Chapin C. Harris (1809–1860). Die Einführung der Anästhesie war für die Zahnbehandlung von ebensolcher Bedeutung wie für die Chirurgie anderer Organe.

Die erste zahnmedizinische Hochschule der Welt, das Baltimore College of Dental Surgery, wurde 1839 gegründet. In den USA gab es 1870 rund 10 000 Dentisten, doch nur 1000 hatten ein Hochschulstudium absolviert.

Wenn die amerikanische Zahnmedizin dennoch die führende Stellung in der Welt errang, so ist dies Fortschritten in der Herstellung von Zahnersatz (etwa infolge der Fabrikation von Hartgummi durch Charles Goodyear ab 1855), technischen Neuerungen bei der Behandlung von Zahnhöhlen, verbesserten Methoden bei der Stellungskorrektur und der Anhebung des Ausbildungsniveaus zu danken.

Schließlich erreichte die Spezialisierung der Zahnheilkunde und ihrer komplizierten Techniken ein solches Ausmaß, daß die Zahnmedizin sich von der allgemeinen Medizin trennte. Allerdings hat in den letzten Jahrzehnten die Physiologie und Chirurgie des Kopfes, Halses und Mundes wieder zu einer stärkeren Annäherung zwischen Ärzten, Chirurgen und Zahnmedizinern geführt.

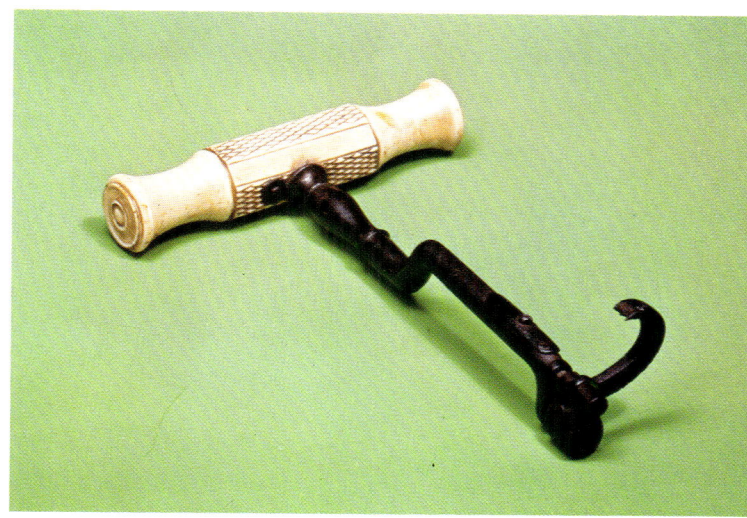

873

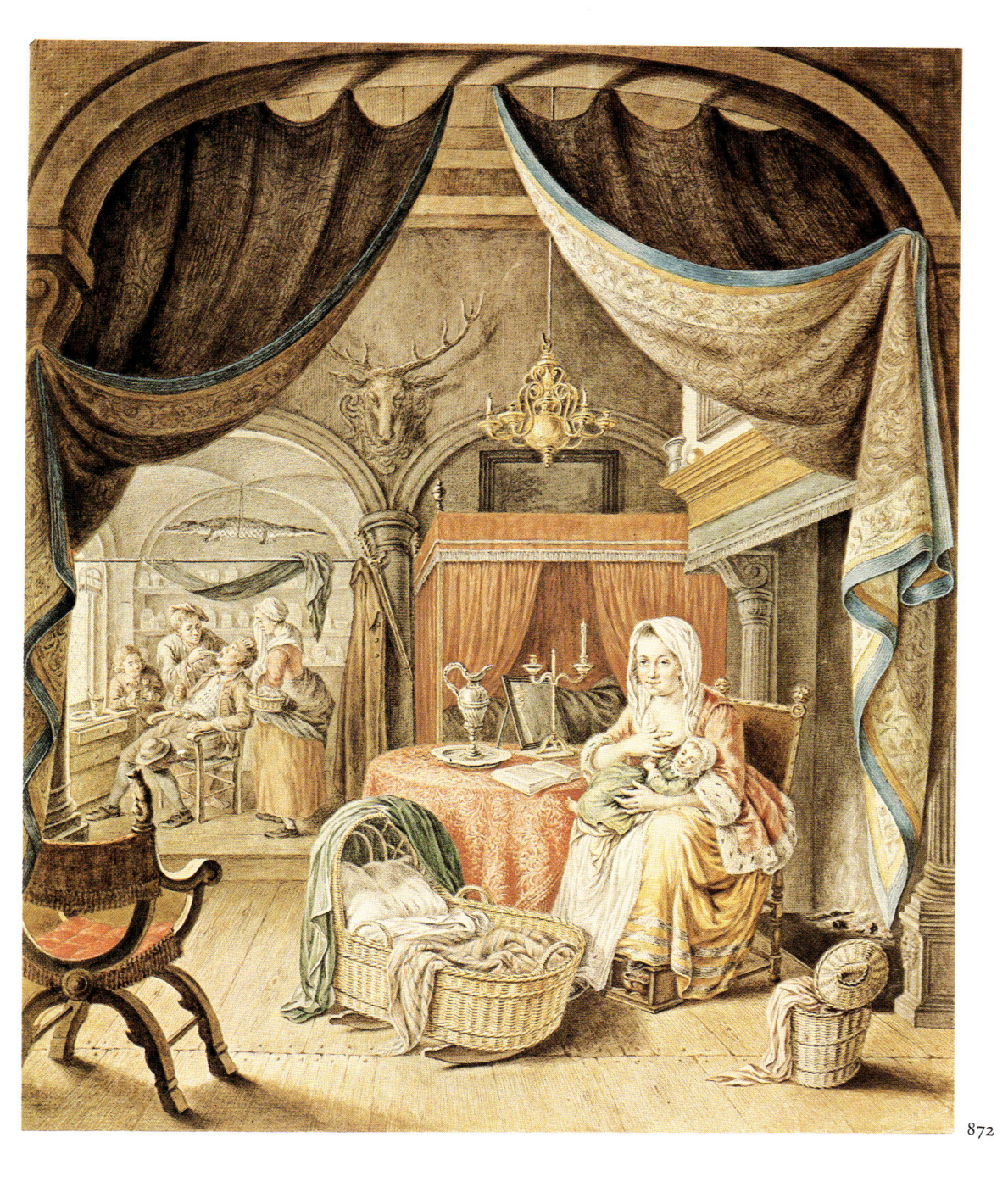

869   George Washingtons künstliches Gebiß.
New York Academy of Medicine

870   Zahnprothesen; Abbildung aus Pierre
Fauchards *Le Chirurgien Dentiste* (1728). National Library of Medicine, Bethesda, Maryland

871   Die Karikatur *Sans Efforts* (Mühelos)
zeigt einen Wanderzahnarzt des 18. Jahrhunderts, wie er vor Zuschauern auf einem Bühn-
chen seinem Geschäft nachgeht. National
Library of Medicine, Bethesda, Maryland

872   Die Zeichnung nach Gérard Dou
(18. Jahrhundert) beweist, daß der Apotheker
oftmals nebenbei noch als Dentist fungierte und
das Zähneziehen mit seinen anderen Aufgaben
zu verbinden wußte. National Library of
Medicine, Bethesda, Maryland

873   Zahnextraktor mit beinernem Griff
(18. Jahrhundert). Privatsammlung, Cooper
872   Bridgeman Library, London

Krankenpflege

Krankenpflege als Beruf hat erst im 19. und 20. Jahrhundert Eigenständigkeit gewonnen, und so sind wir gewohnt, die pflegerische Fürsorge in den früheren Jahrhunderten für rudimentär und formlos zu halten. Dabei hatte schon Hunderte von Jahren vor
der christlichen Zeitrechnung der Inder Tscharaka vier Anforderungen an den
Krankenpfleger gestellt: »Kenntnis der Weise, auf die Arzneien bereitet oder gemischt
werden sollten, Klugheit, Hingabe an den betreuten Patienten, Reinheit (des Körpers
und der Seele).« Auch neigen wir dazu, uns unter Krankenpflegern immer Frauen
vorzustellen; im Lauf der Geschichte haben sich jedoch oft auch Männer der Kranken
in den Hospitälern angenommen. Während der Kreuzzüge übernahmen die Deutsch-
ordensritter und die Ritter vom Johanniter- und vom Lazarus-Orden Pflegeaufgaben,
und im Mittelalter betätigten sich die Bettelorden der Dominikaner (die »schwarzen
Brüder«) und der Franziskaner (die »grauen Brüder«) auch als Krankenpfleger.
    Gleichwohl widmeten sich zu allen Zeiten und in allen Ländern vorwiegend Frauen
der Krankenpflege. Während des Mittelalters und auch noch danach oblag sie zum
größten Teil den Ordensfrauen, etwa den Klarissinnen, und den Angehörigen von
Laienvereinigungen mit religiöser Zielsetzung, wie den Tertiarierinnen der Franziskaner und den flandrischen Beginen. Die Augustinerinnen am Pariser Hôtel-Dieu bilden

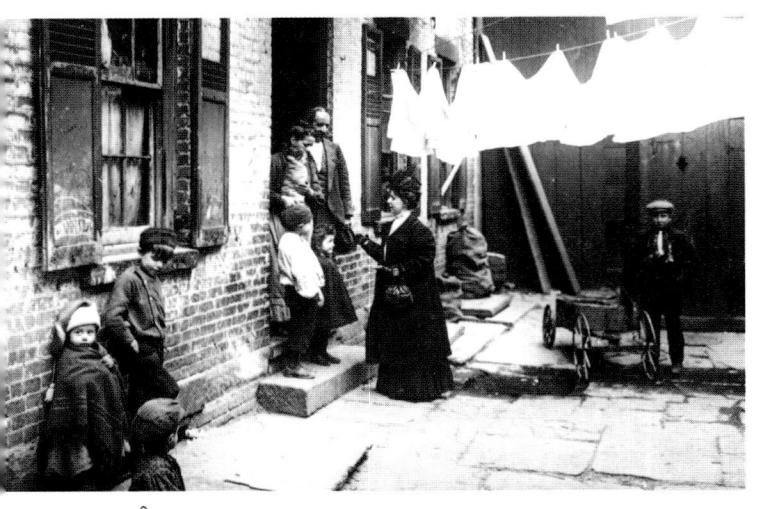

874

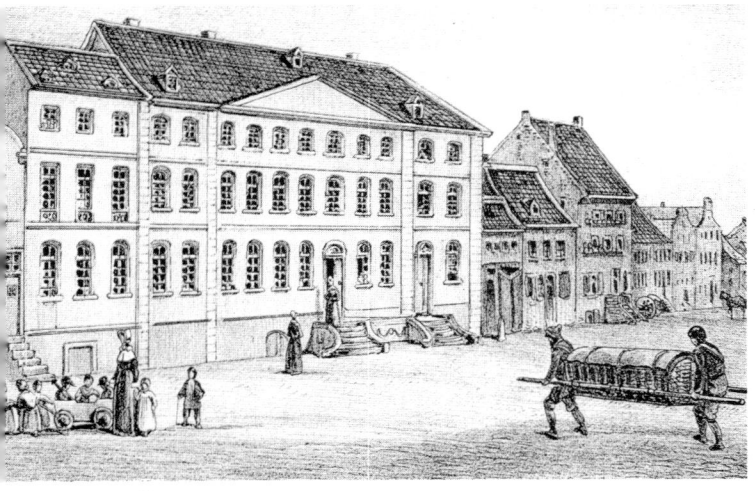

875

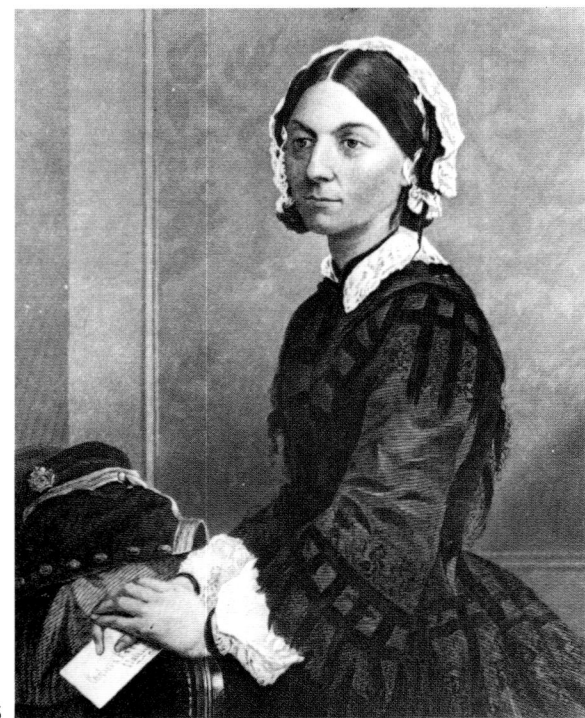

876

die wohl älteste christliche Vereinigung, die sich ausschließlich mit Krankenfürsorge befaßt. In der Tat ist der Gedanke des Sorgens für Kranke derart eng mit der Kirche verknüpft, daß bis heute sogar in eindeutig nicht-konfessionellen Krankenhäusern die Pflegerinnen mit »Schwester« angesprochen werden.

Zur Zeit der Reformation wurden die Hospitäler weitgehend der kirchlichen Aufsicht entzogen. Der hingebungsvolle und kostenlose Dienst der Nonnen und wohltätigen Laiengruppen wurde nun häufig von schlecht bezahlten Pflegern ausgeübt; vielfach verwandelten sich die Krankenhäuser in schmutzige, keimverseuchte Gebäude, in denen die Menschen oftmals eher an Infektionen starben als an den Krankheiten, derentwegen sie gekommen waren. Wer es sich leisten konnte, ließ sich zu Hause pflegen. Eine Bewegung der Rückkehr zu Sauberkeit und Nächstenliebe rief die Aufklärung des 18. Jahrhunderts hervor, aber die wirtschaftlichen und sozialen Umschwünge der industriellen Revolution kehrten sie wieder um. Denn die mühseligen, niedrigen und manchmal abstoßenden Arbeiten, die mit der Pflege von Kranken verbunden waren, boten gewiß keinen Anreiz, sein Geld mit dieser Tätigkeit zu verdienen, besonders da die Industrie weit verlockendere Stellungen zu bieten hatte.

Im 18. Jahrhundert hatte John Howard die höheren Stände mit seinem Buch *Hospitals and Lazarettos* schockiert. In England und den Vereinigten Staaten unternahm Dorothea Lynde Dix (1802–1887) einen persönlichen Feldzug, mit dem sie schließlich erreichte, daß die Geisteskranken aus den durch Brutalität und Vernachlässigung geprägten Strafanstalten in psychiatrische Krankenhäuser mit angemessenen Pflegeeinrichtungen überführt wurden. Elizabeth Gurney Fry (1780–1845), eine englische Quäkerin, gründete 1840 die Society of Protestant Sisters of Charity, die sich bemühte, Kranken – ob arm oder reich – Pflegerinnen ins Haus zu schicken. Ihr Wirken beeinflußte u. a. den deutschen evangelischen Pastor Theodor Fliedner (1800–1864); 1835 richtete er mit seiner Frau Friederika in Kaiserswerth ein bescheidenes Hospital ein, an dem die Diakonissen seiner Kirche unentgeltlich arbeiteten und das hinsichtlich des Charakters, der Gesundheit und der Ausbildung der Pflegerinnen hohes Niveau erreichte.

Auch andere bemühten sich, das Los der Kranken zu verbessern, indem sie Krankenhäuser wie Pfleger auf eine höhere Stufe zu heben suchten. Es war schließlich Florence Nightingale (1820–1910), die mit geradezu missionarischem Eifer die Reformierung der Krankenpflege betrieb und so zur treibenden Kraft wurde, der die Schwestern am Ende ihr Berufsbild verdankten. Ihr lag nicht daran, eine feministische Bewegung ins Leben zu rufen, sondern eine sachkundigere und humanere Behandlung der Kranken zu erreichen. Sie hatte die Pächter auf dem Gut ihres Vaters versorgt und ihre Großmutter während deren tödlicher Krankheit gepflegt; mit der eigentlichen Medizin kam sie jedoch erstmals in Berührung, als sie bei den Diakonissen in Kaiserswerth einen dreimonatigen Übungskursus absolvierte.

Ihre Tätigkeit an verschiedenen wohltätigen Einrichtungen, die sie in kritischen Berichten über die Bedürfnisse von Krankenhäusern beschrieb, wurde schließlich durch den Auftrag gekrönt, den der britische Kriegsminister Sidney Herbert ihr erteilte: mit einer Abordnung katholischer, anglikanischer und weltlicher Krankenschwestern sollte sie in Skutari die britischen Verwundeten des Krimkriegs pflegen. In den überfüllten Militärlazaretten fand sie grauenhafte Zustände vor: kilometerlange Reihen schmutziger Betten, keinerlei Ausrüstung oder Gerät für die Betreuung oder auch nur ausreichende Ernährung der Soldaten und eine Sterblichkeitsrate von zuweilen mehr als 40 Prozent.

Miss Nightingale brachte den größten Teil ihrer Zeit damit zu, Anordnungen zu treffen, zu organisieren und zu schreiben; dennoch reagierten die Soldaten spontan auf ihre offenkundige Sorge um ihr Wohlergehen. »Wir lagen da zu Hunderten; aber wir konnten ihren Schatten küssen, wenn er auf uns fiel, und den Kopf zufrieden auf das Kissen zurücksinken lassen.« Der heftige Widerstand, den die Militärs am Ort ihr anfangs entgegenbrachten, verflüchtigte sich angesichts der ständig steigenden Zahl der Verwundeten und Toten. Ihre Anwesenheit in den Jahren 1854 und 1855 und ihr Organisationstalent retteten das Hospital vor der völligen Demoralisierung. Nach dem Krieg nahm sie den Kampf für eine Reform des militärischen Sanitätswesens erneut auf und setzte die Errichtung der ersten Kriegsmedizinschule durch, ebenso viele andere Verbesserungen, die Kasernen sicherer und hygienischer machten. Neben Erfolgen erlebte sie manche Zurückweisung und Enttäuschung. Als der Kriegsminister Sidney Herbert 1861 im Sterben lag, sagte er zu seiner Frau: »Arme Florence, arme Florence, unser gemeinsames Werk unvollendet.«

Im zivilen Bereich wurde Florence Nightingale zur treibenden Kraft und architektonischen Planerin beim Wiederaufbau des St.-Thomas-Hospitals und seiner

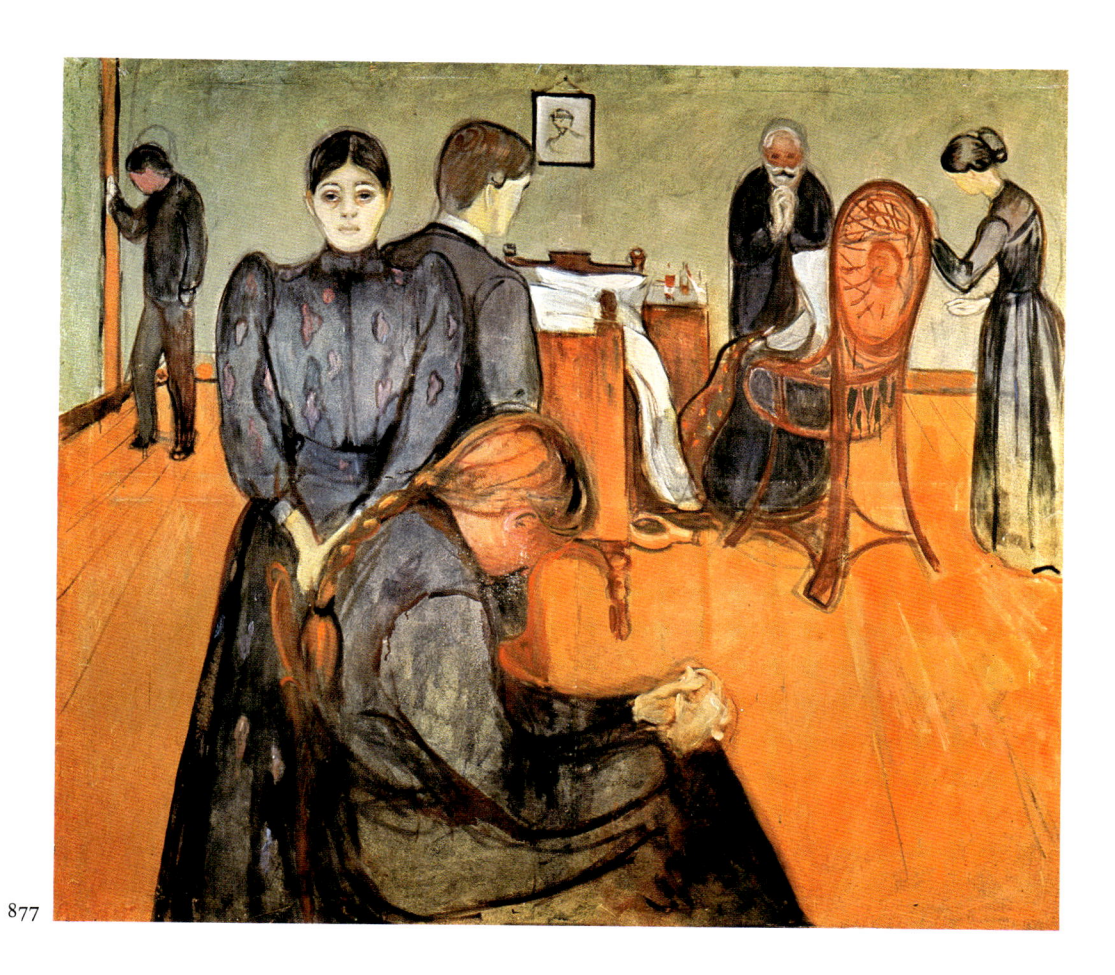

877

874   Gemeindeschwester bei einem Besuch;
Fotografie von 1895. Department of Health,
City of New York

875   Das Diakonissenhaus in Kaiserswerth um
1830. Es war eines der ersten Hospitäler, an
denen Krankenschwestern eine systematische
Ausbildung erhielten. Fliedner-Archiv des
Diakonissenwerkes Düsseldorf-Kaiserswerth.

876   Florence Nightingale war die treibende
Kraft bei dem Bestreben, den Krankenpflegern
berufliches Ansehen zu verschaffen. National
Library of Medicine, Bethesda, Maryland

877   *Der Tod im Krankenzimmer*, um 1892,
von Edvard Munch. Nasjonalgalleriet, Oslo

878   Stich aus *Harper's Weekly* (1860), der die
Zustände im New Yorker Bellevue-Hospital
zeigt. Museum of the City of New York

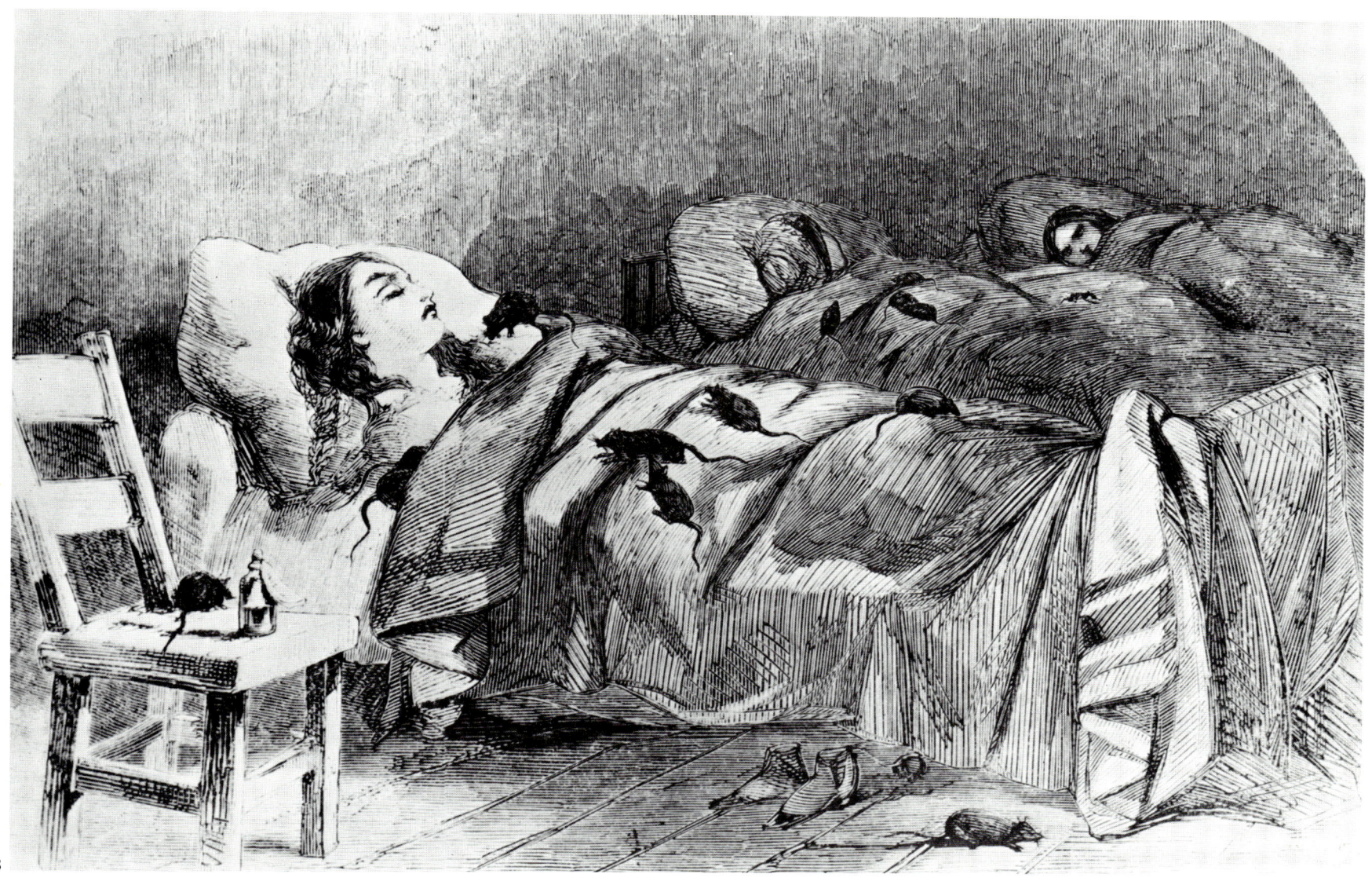

878

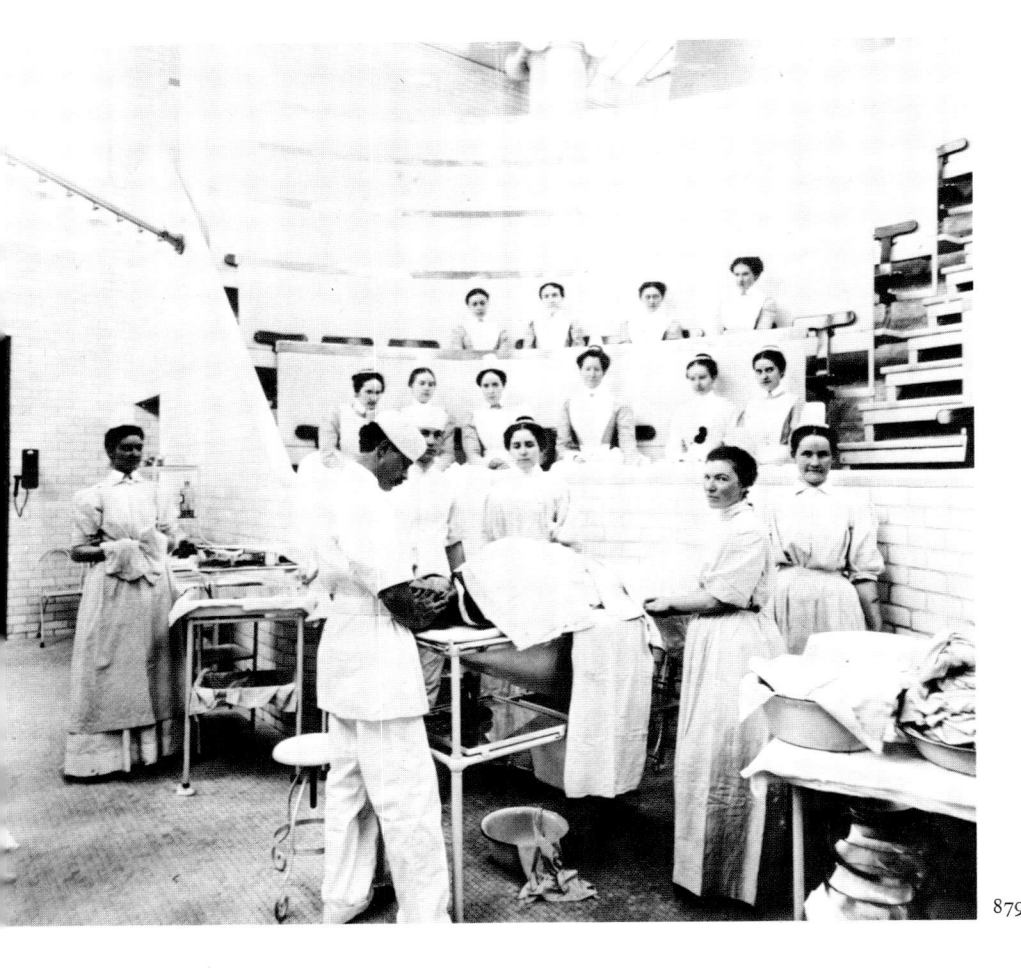

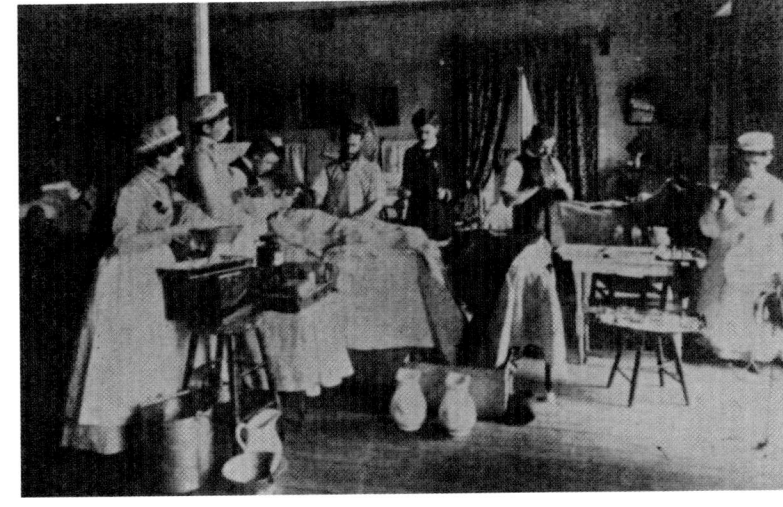

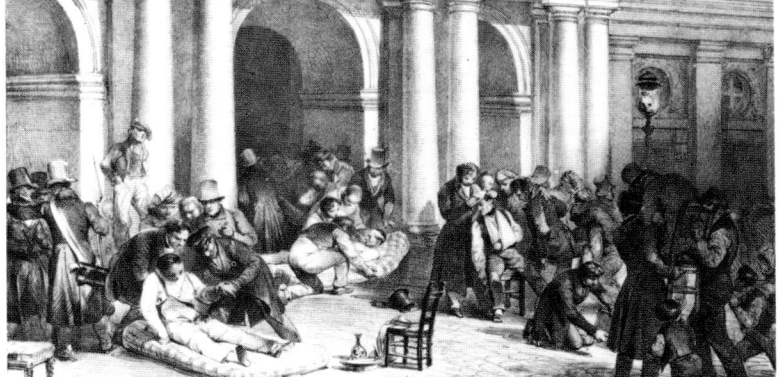

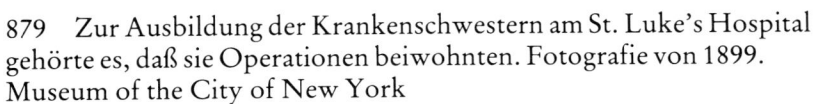

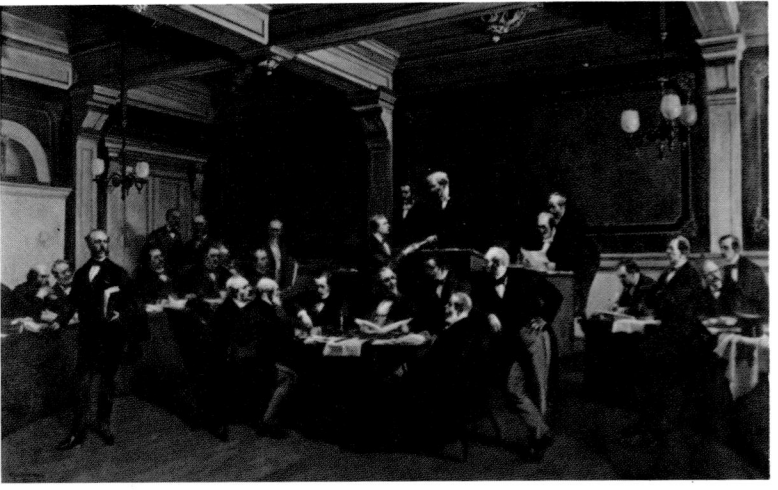

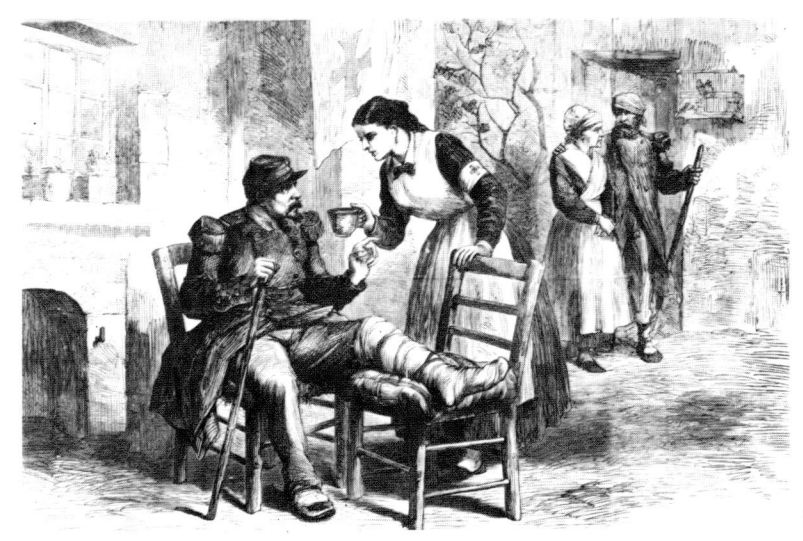

879 Zur Ausbildung der Krankenschwestern am St. Luke's Hospital gehörte es, daß sie Operationen beiwohnten. Fotografie von 1899. Museum of the City of New York

880 Krankenschwestern in peinlich sauberen, 1876 eingeführten Uniformen assistieren bei der Operation auf einer Krankenstation des Bellevue-Hospitals (um 1880). Medical Communications, Inc.

881 Notbehandlung im Hof des Pariser Palais Royal während der Julirevolution von 1830. National Library of Medicine, Bethesda, Maryland

882 *Die Unterzeichnung der Genfer Konvention zur Verbesserung des Schicksals der verwundeten Soldaten der Armeen im Felde*, 1864, Gemälde von Edouard Armand-Dumaresque. American Red Cross Archives, Washington, D.C.

883 Holzstich, betitelt *Cared For* (›Versorgt‹), aus *Harper's Weekly* (21. Januar 1871), als Illustration zu Beiträgen über die vom Roten Kreuz geleistete Pflegetätigkeit. National Library of Medicine, Bethesda, Maryland

Umgründung als Ausbildungsstätte für Krankenpfleger; der erste Absolventenjahrgang ging 1861 ab. Es ist weitgehend ihrer Energie und ihrem schriftstellerischen Wirken zu verdanken, daß die Krankenpflege sich aus einer niedrigen, unbeliebten, oft mit Nachlässigkeit betriebenen Tätigkeit in einen wesentlichen und hochgeachteten Bestandteil der Heilkunst verwandelte. Ihren Kreuzzug bezahlte sie mit ihrer Gesundheit; seit sie sich auf der Krim eine ernste fiebrige Erkrankung (vermutlich Typhus oder Fleckfieber) zugezogen hatte, war ihre Konstitution geschwächt. Zermürbt von Haßtiraden und Streitereien, erschöpft durch ihre eigene Betriebsamkeit, litt sie an einer Reihe von Krankheiten, bei denen es sich möglicherweise um einfache Nervenzusammenbrüche handelte. Dennoch schrieb sie unausgesetzt und übte weiterhin einen erheblichen Einfluß aus.

Nicht in jeder Hinsicht war die Opposition gegen Florence Nightingale rein persönlicher Natur. Auch im 20. Jahrhundert sind manche führenden Fachleute der Krankenpflege der Ansicht, daß die von ihr vertretene Konzentration auf die Pflege am Krankenbett ohne begleitende, wissenschaftlich fundierte Methoden der Lehre und Praxis eine zu schmale Basis abgibt. Seltsamerweise glaubte Florence Nightingale nicht, daß Bakterien Krankheitserreger sind, und hielt an dem alten Glauben fest, wonach für Erkrankungen »Miasmen« verantwortlich seien. Andererseits predigte sie Reinlichkeit und begriff die Notwendigkeit, werdende Mütter zu ihrem Schutz im Hospital von Kranken zu trennen. Ihre Grundlehren sind im wesentlichen noch immer gültig: »Die Kunst besteht darin, die Kranken zu pflegen. Bemerken Sie bitte: nicht die Krankheit zu pflegen... Deshalb kann Pflege im eigentlichen Sinne nur am Bett des Patienten, im Krankenzimmer oder auf der Station gelehrt werden. Vorlesungen und Bücher sind nur nützliche Zutaten.«

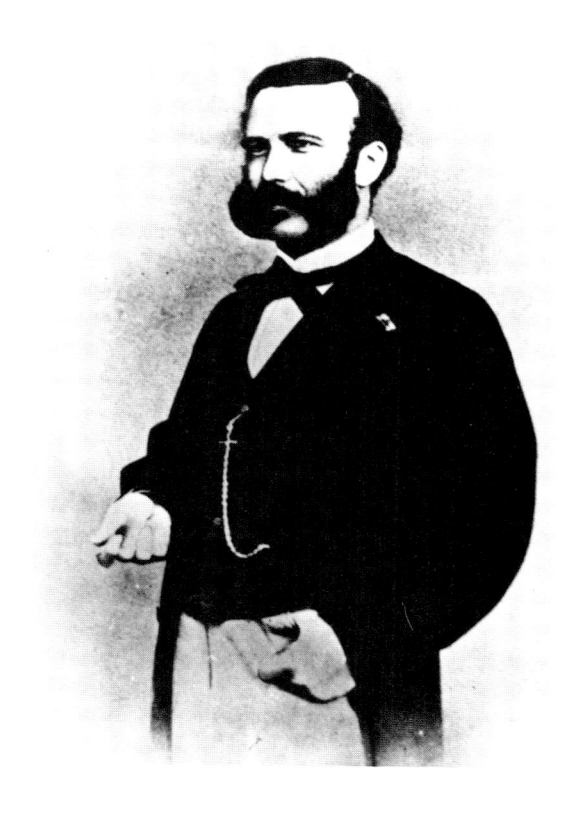

884

884 Der Schweizer Jean Henri Dunant gründete das Rote Kreuz und wählte zu dessen Symbol die Schweizer Nationalflagge in umgekehrten Farben. American Red Cross Archives, Washington, D. C.

Das Rote Kreuz

Über die Behandlung von Gefangenen und Verwundeten waren von kriegführenden Parteien seit dem 16. Jahrhundert zahlreiche Vereinbarungen getroffen worden, doch in der Praxis wurden sie selten eingehalten. Während der militärischen Aktion der vereinten französischen und italienischen Truppen gegen die Österreicher im Jahre 1859 besuchte der Schweizer Bankier Jean Henri Dunant (1828–1910) zufällig das Schlachtfeld von Solferino nach der Beendigung der Kämpfe. Der bejammernswerte Zustand der Zehntausende von Verwundeten, die ohne ärztliche Hilfe auf den Feldern lagen, erbarmte ihn derart, daß er die Kommandeure der siegreichen Franzosen dazu überredete, die in Gefangenschaft geratenen österreichischen Militärchirurgen freizulassen, damit sie sich an der Betreuung der Verwundeten aller drei Nationen beteiligen konnten. Er legte auch selbst Hand an, um so viele Leben wie möglich zu retten: »*Tutti fratelli*« (»alles Brüder«) rief er immer wieder, wenn die Zivilbevölkerung sich weigern wollte, verletzten Feinden zu helfen. Durch sein drei Jahre danach erschienenes Buch *Un Souvenir de Solferino* sahen führende Köpfe in Europa sich zum Handeln gedrängt: Victor Hugo, die Gebrüder Goncourt, Joseph Ernest Renan und andere Schriftsteller griffen den Ruf nach einem übernationalen Humanitätsdenken auf. Auf der letzten von zwei internationalen Konferenzen, der Genfer Konvention von 1864, unterzeichneten zwölf Staaten (später vier weitere) einen Vertrag, durch den das Internationale Rote Kreuz geschaffen und die Regeln festgelegt wurden, die für die Behandlung verwundeter Soldaten gelten sollten. Danach sollten sowohl militärische als auch zivile Krankenhäuser als neutrale Territorien angesehen werden und das medizinische Personal eines jeden Landes weder behindert noch seine Ausrüstung beschlagnahmt werden dürfen. Das schützende Zeichen sollte ein rotes Kreuz auf weißem Feld sein (umgekehrt wie bei der Schweizer Flagge). Die Funktion des Roten Kreuzes bestand eine wichtige Probe, als 1866 ein Trupp studentischer Freiwilliger in Zivil sich auf das Schlachtfeld von Königgrätz begab, um die verwundeten Österreicher zu betreuen. Unmittelbar danach trat Österreich, das zuvor die Unterzeichnung verweigert hatte, der Konvention bei.

Dunant verlor sein Vermögen – manche behaupten, wegen verschwenderischer Ausgaben bei der Gründung des Roten Kreuzes – und machte 1867 Bankrott. Rund 15 Jahre war er von der Bildfläche verschwunden; dann entdeckte man ihn in einem kleinen Altersheim in der Schweiz, fast völlig verarmt und geistiger Verwirrung nahe. Zusammen mit Frédéric Passy erhielt er 1901 den ersten Friedens-Nobelpreis. Er stiftete die gesamte Summe für wohltätige Zwecke.

Infektion

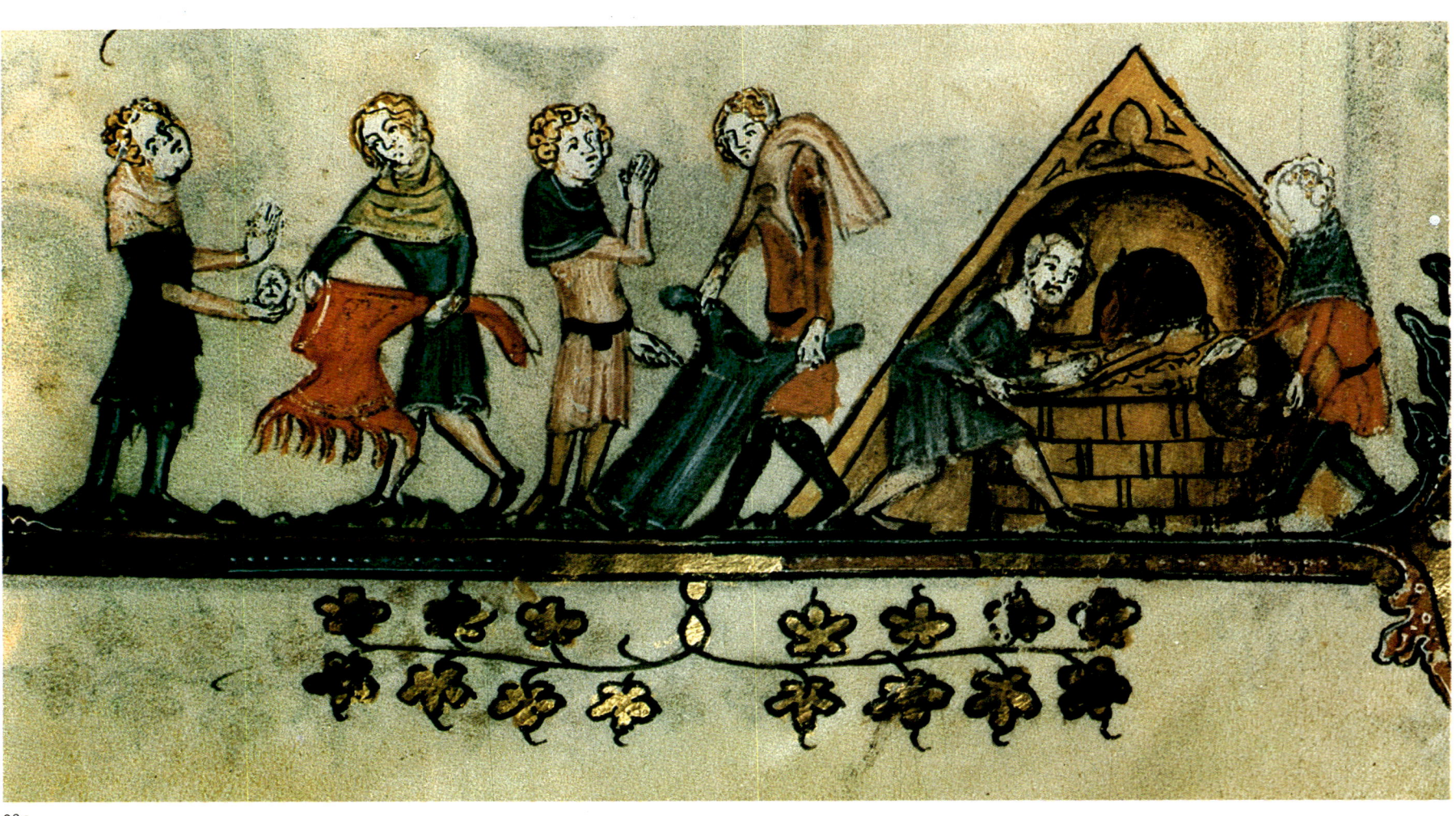

885

Die Erkenntnis, daß Bakterien Krankheiten verursachen und als übertragbare Erreger für Ansteckung verantwortlich sind, konkretisierte sich erst im 19. Jahrhundert; die Vorstellung indes, daß es winzige Geschöpfe gebe, die Krankheiten hervorrufen könnten, hegte man seit Tausenden von Jahren. Im 1. Jahrhundert v. Chr. schrieb Varro, sumpfiges Land sei gefährlich, denn »dort brüten gewisse kleine Tierchen, die, von der Luft getragen, durch den Mund in das Innere des Leibes dringen und Krankheit erzeugen«. Daß man sich im Mittelalter von Leprakranken fernhielt, aus pestverseuchten Gebieten floh und Schwerkranke absonderte, bezeugt ebenfalls ein Bewußtsein von der Übertragbarkeit von Krankheiten. Im 16. Jahrhundert bewies Fracastoro außergewöhnliches Vorstellungsvermögen mit seiner Annahme, die Umwelt enthalte »Samen«, die sich im Körper vermehren und Krankheit hervorrufen könnten. Sein Zeitgenosse Geronimo Cardano schloß, diese »Krankheitssamen« seien Lebewesen. Der in Rom lebende Jesuit Athanasius Kircher entdeckte im 17. Jahrhundert mit Hilfe eines der frühen, unvollkommenen Mikroskope, daß Essig und saure Milch »Würmer« enthielten und sich im Blut von Pesttoten winzige Tierchen tummelten.

Lebende Organismen

Zu den ersten Beweisen dafür, daß lebende Organismen Krankheiten verursachen können, gehörte die Entdeckung der schädlichen Parasiten und Pilze. Thomas Moffet fertigte 1589 exakte Zeichnungen von Läusen, Flöhen und Milben an. Er beschrieb auch die Krätzemilbe und riet, sie mit Schwefel zu bekämpfen – ein Rezept, das jahrhundertelang die einzig wirksame Behandlung bot. Außerdem entdeckte er Jahrhunderte vor Pasteur die infektiöse Krankheit der Seidenraupen, doch seine Berichte wurden nicht zur Kenntnis genommen.

Im 17. Jahrhundert folgte den Entdeckungen Leeuwenhoeks die mikroskopische Beobachtung von Lebewesen, die bis dahin noch niemand erblickt hatte. Man hielt sie jedoch für Zufallsfunde, und da überdies viele dieser phantastischen kleinen Kreaturen eher in der Einbildung existierten, als daß sie unter den frühen Mikroskopen zu sehen gewesen wären, tat man die Möglichkeit eines Zusammenhangs zwischen winzigen Lebewesen und Krankheiten mit einem Achselzucken ab.

Allmählich jedoch häuften sich die Belege. Als Agostin Bassi von Lodi (1773–1856) im späten 18. Jahrhundert eine Krankheit des Seidenspinners mit einem Pilzschmarotzer *Botrytis paradoxa* in Verbindung brachte, ging er einen Schritt weiter und stellte die These auf, daß zahlreiche ansteckende Krankheiten, etwa Pocken, Fleckfieber, Pest und Cholera, gleichfalls auf – bislang unentdeckte – lebende Organismen zurückzuführen seien. Um die Mitte des 19. Jahrhunderts folgerte Jacob Henle aus älteren Berichten, daß tatsächlich Lebewesen Infektionen verursachten. Henle schrieb eine Reihe präziser Bestimmungsmerkmale vor, nach denen ein bestimmter Organismus als Erreger gelten durfte, und nahm damit die Postulate seines Schülers Robert Koch um mehrere Jahrzehnte vorweg. Er gab sogar zu bedenken, ob nicht die Ansteckungskrankheiten verursachenden Parasiten Pflanzen seien; in der Tat hat man Bakterien bis vor kurzem dem Pflanzenreich zugerechnet.

Die ersten Studien der pathogenen Natur von Bakterien wurden an einem relativ großen und leicht sichtbaren Erreger gemacht, dem Bazillus (»Stäbchen«), der bei Pferden und Schafen die tödliche Krankheit Anthrax (Milzbrand) hervorruft. Casimir Davaine und Pierre Rayer erzeugten 1850 die Krankheit bei gesunden Tieren, indem sie ihnen das Blut sterbender Schafe einspritzten; im Blut der dadurch getöteten Schafe fanden sie den Milzbranderreger. Die Versuche wurden von anderen wiederholt und die Befunde bestätigt.

Urzeugung

Die altertümliche Auffassung, Leben könne aus unbelebter Materie entstehen, hatte im 19. Jahrhundert noch viele Anhänger, denn es schien eine logische Annahme, daß die Maden, die gemeinhin in verwesenden Stoffen zu finden waren, sich durch Gärung und Fäulnis entwickelten. Als man in saurer Milch und verdorbenem Fleisch unter dem Mikroskop Bakterien bemerkte, lag der Schluß nahe, daß auch sie in ähnlicher Weise durch chemische Prozesse entstünden. Selbst nachdem Naturforscher im 17. Jahrhundert entdeckt hatten, daß Maden aus Eiern schlüpften, die ausgewachsene

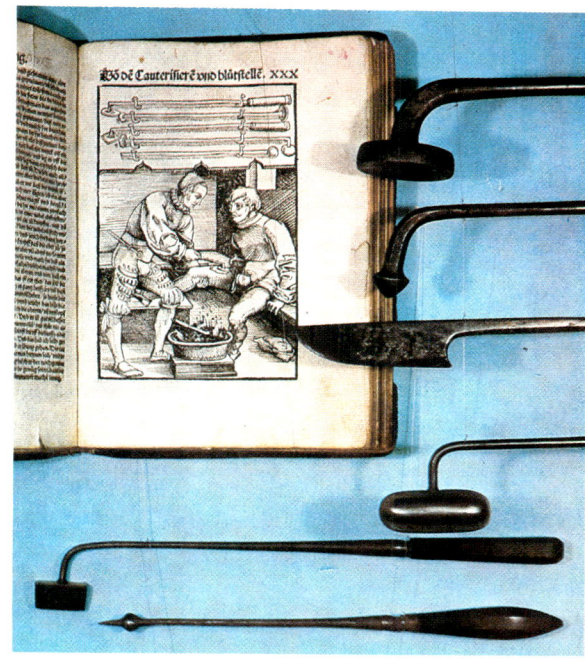

886

885 Obgleich Wesen und Ursachen von Infektionskrankheiten wie der Pest vor dem 19. Jahrhundert nicht bekannt waren, verrät diese Illustration aus einer mittelalterlichen Handschrift, daß man Ansteckung bekämpfen zu können meinte, indem man die Kleidung der Infizierten verbrannte. Ms. Bodleian 264, fol. 83 r., Bodleian Library, Oxford

886 Eine Sammlung von Brenneisen, wie sie vom Ausgang des Mittelalters bis zum Beginn des 19. Jahrhunderts zur Kauterisation verwendet wurden; dahinter eine Darstellung ihres Gebrauchs aus Hans von Gersdorffs *Feldtbuch der Wundartzney*, 1540. Semmelweis-Museum für Medizingeschichte, Budapest

887 Titelblatt des Gedichts *Syphilis sive Morbus Gallicus*, 1530, von Girolamo Fracastoro, von dem das Leiden seinen Namen erhielt. Fracastoro führte als erster die Ausbreitung von Krankheiten unzweideutig auf lebende Organismen zurück und lieferte sogar eine summarische Darstellung der Übertragungsweisen. National Library of Medicine, Bethesda, Maryland

888 Wo immer Leprakranke Rast machten, waren sie unwillkommen und wurden zum Weiterziehen aufgefordert. Ihr Nähern kündigten sie mit Klappern an, und unterwegs ernährten sie sich durch Betteln, wie der Stich (1608) von Claes Jansz Visscher zeigt. Bibliothèque Royale Albert I., Brüssel

889 Auf der Abbildung aus *Harper's Weekly* (11. September 1858) bestürmt eine aufrührerische Meute ein Quarantäne-Hospital, weil es »eine Brutstätte der Seuche ist« und »jedes Jahr Ausbrüche panischer Furcht vor Gelbfieber verursacht, durch welche dem Hafenhandel schwerer Schaden zugefügt worden ist«. Museum of the City of New York

890 Der Stich zeigt eine Straßenszene in Jersey City, New Jersey, als die Einführung der Pflichtimpfung gegen Pocken Panik auslöste. National Library of Medicine, Bethesda, Maryland

Insekten in verwesenden Stoffen abgelegt hatten, hielt sich nach wie vor die Ansicht, sie seien durch Gärung und Fäulnis gezeugt. Im 18. Jahrhundert wies Lazaro Spallanzani eindeutig nach, daß sich in einer versiegelten, mit Flüssigkeit gefüllten Flasche, in der durch langes Erhitzen jegliches Lebewesen vernichtet worden war, kein lebender Organismus entwickeln konnte. Dennoch blieb der Glaube an das spontane Entstehen des Lebens im wissenschaftlichen Denken verwurzelt. Zu Beginn des 19. Jahrhunderts zog Theodor Schwann den Schluß, daß die chemischen Vorgänge der Gärung und Fäulnis selber Resultat der Tätigkeit lebender Organismen seien. Interessanterweise machten gewerbsmäßige Nahrungsmittel- und Weinhersteller von diesem Gedanken praktischen Gebrauch, noch ehe den Wissenschaftlern seine Bedeutung aufging.

Ansteckung und biologischer Krankheitsschutz

Unter den Völkern der Antike herrschte zwar der Glaube an übernatürliche Ursache und Heilung von Krankheiten vor; trotzdem war vielen bewußt, daß manche Krankheit durch Mittel, die nichts mit der Religion zu tun hatten, übertragen oder auch verhütet werden konnte. So lernten zum Beispiel die Inder und die Chinesen, daß sich durch absichtliches Herbeiführen eines leichten Krankheitsfalls Resistenz gegen späteres Auftreten derselben Krankheit erreichen ließ. Daraus konnte man schließen, daß Krankheiten sich von einer Person auf eine andere ohne göttliches Eingreifen übertrugen. Viele Jahrhunderte später brach in Europa und den Vereinigten Staaten ein Kampf aus zwischen den Verfechtern der These, daß Krankheiten unzweifelhaft ansteckend seien, und den Anhängern der Theorie, daß epidemische Krankheiten ihre Ursachen woanders, etwa in Umweltveränderungen und inneren körperlichen Störungen, hätten. Die Kontroverse erreichte im 18. Jahrhundert ihren Höhepunkt.

Die Gegner der Ansteckungstheorie, zu denen eine Reihe hervorragender Wissenschaftler und Ärzte zählten, hatten festgestellt, daß Quarantäne keinen überzeugenden Schutz bot und Epidemien wie beispielsweise Gelbfieber häufig infolge eines Wetterwechsels abklangen. Auch bemerkten sie, daß Menschen, die mit Gelbfieberkranken in Berührung kamen, sich nicht unbedingt auch die Krankheit zuzogen. (Sie wußten nicht, daß für die Übertragung des Erregers Stechmücken verantwortlich waren und mit deren Abwesenheit im Winter auch die Gefahr schwand, gestochen und infiziert zu werden.) Die anscheinend spektakulären Heilerfolge bei Gelbfieber, die Benjamin Rush in den amerikanischen Kolonien mit drastisch wirkenden Abführmitteln erreicht haben wollte, überzeugten außerdem viele davon, daß ansteckende Organismen nicht die Ursache sein konnten. Waren denn nicht schon völlig andere Krankheitsursachen nachgewiesen worden, etwa falsche Ernährung bei Skorbut? Wer nicht an Ansteckung glaubte, dem galt die Häufigkeit von Epidemien in übervölkerten Elendsvierteln als weiterer Beweis dafür, daß die Hauptursache nicht in Lebewesen, sondern unter Umweltfaktoren zu suchen sei: ungesunde Luft, schlechte Ernährung, verseuchtes Wasser. Den Anwälten der Theorie von der Übertragbarkeit der Krankheiten wiederum lieferten die aufsehenerregenden Ergebnisse der Pockenimpfung zusätzliche und handfeste Argumente. Das neue Konzept, nach dem man Immunität gegen eine gefährliche Krankheit dadurch bewirken könne, daß man durch Impfen eine leichte Erkrankung völlig anderer Art hervorrief, hatte Edward Jenner eingeführt. So bahnbrechend also die Arbeit Louis Pasteurs noch sein sollte, so skeptisch viele Wissenschaftler waren, die Anwendung biologischer Methoden der Krankheitsverhütung hatte in die Heilkunde bereits Eingang gefunden.

Semmelweis und die Asepsis

Indessen erkannten selbst diejenigen, die das Prinzip der Übertragbarkeit von Krankheiten akzeptierten, nicht den Zusammenhang zwischen Ansteckung und Wundbrand nach chirurgischen Eingriffen oder dem tödlichen Puerperal-(Kindbett-)Fieber. Im 18. Jahrhundert hatten der Engländer Charles White und die Iren Joseph Clark und Robert Collins die Fälle von Sepsis post partum (Infektionen nach der Geburt) erheblich reduziert, indem sie auf strikte Sauberkeit der Patienten und ihrer Umgebung achteten, Vaginaluntersuchungen während der Wehen einschränkten und Betten wie Bettzeug sorgfältig reinigen ließen. So gut wie keiner scheint diese Praxis übernommen zu haben. Selbst als Oliver Wendell Holmes 1843 Kindbettfieber

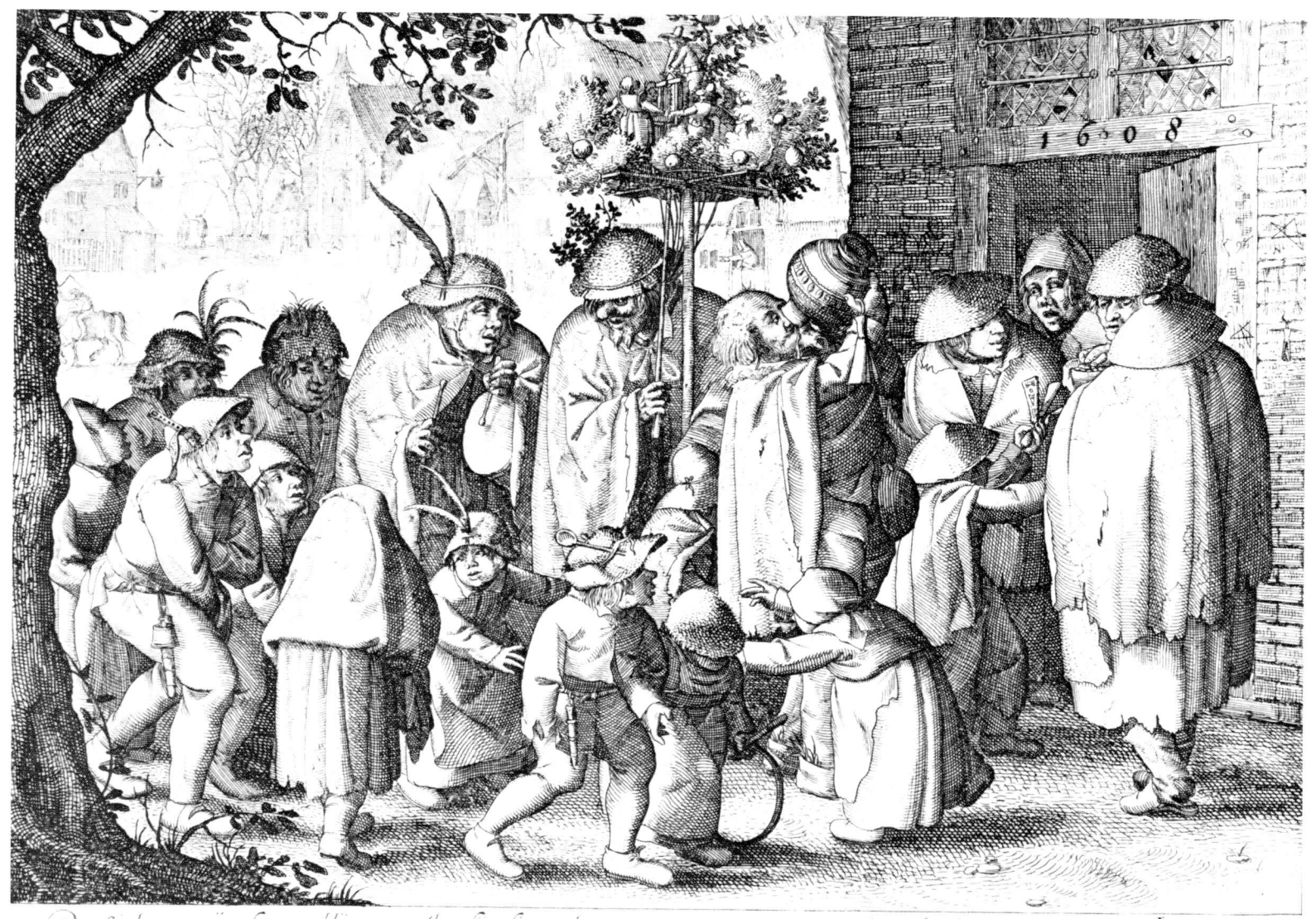

De Sieckgens zijn seer verblijt : Als sy sien de Copper tijt : om te maken de kanne : wan
De Trommel sy dan reppen : met de clappen sy cleppen : en spelen oock met Ianne : man

Visscher. Inventor.
fecit. et excudebat.

888

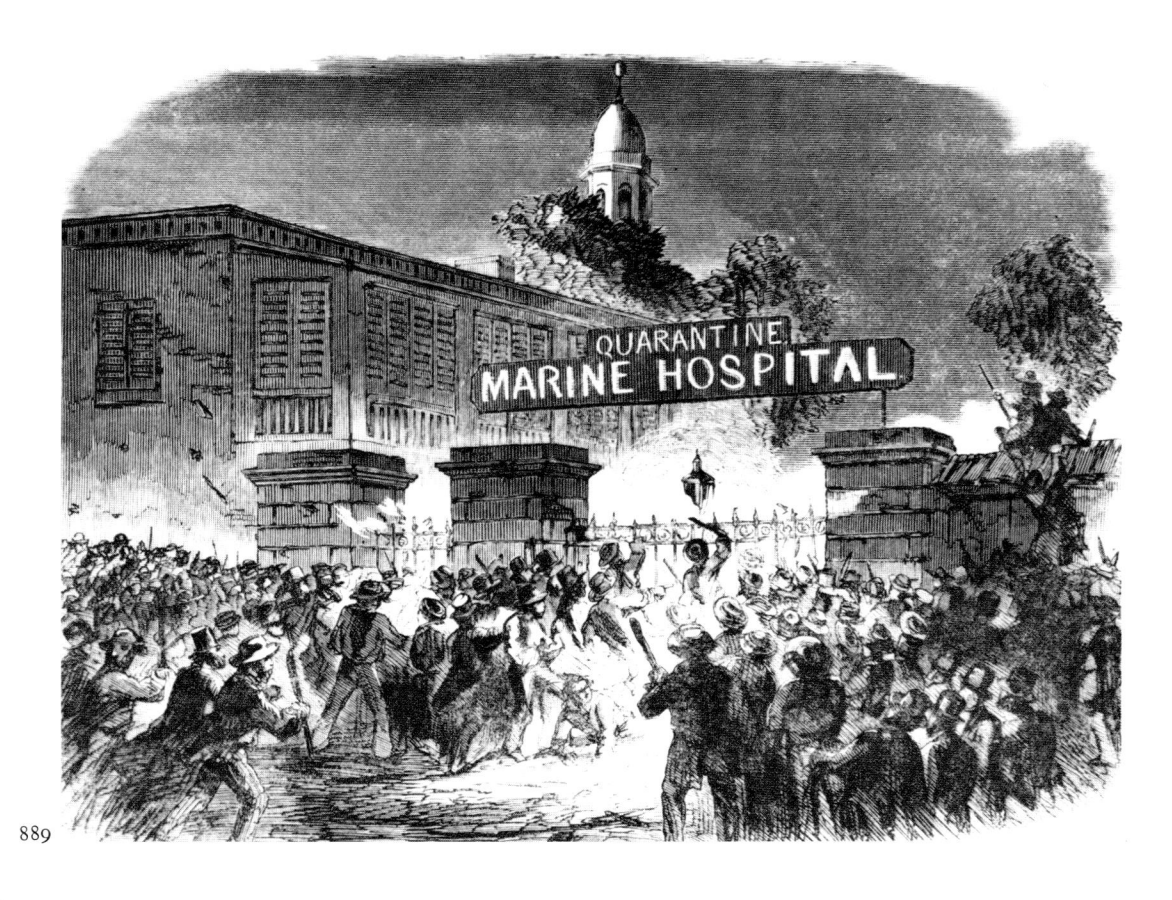

QUARANTINE
MARINE HOSPITAL

889

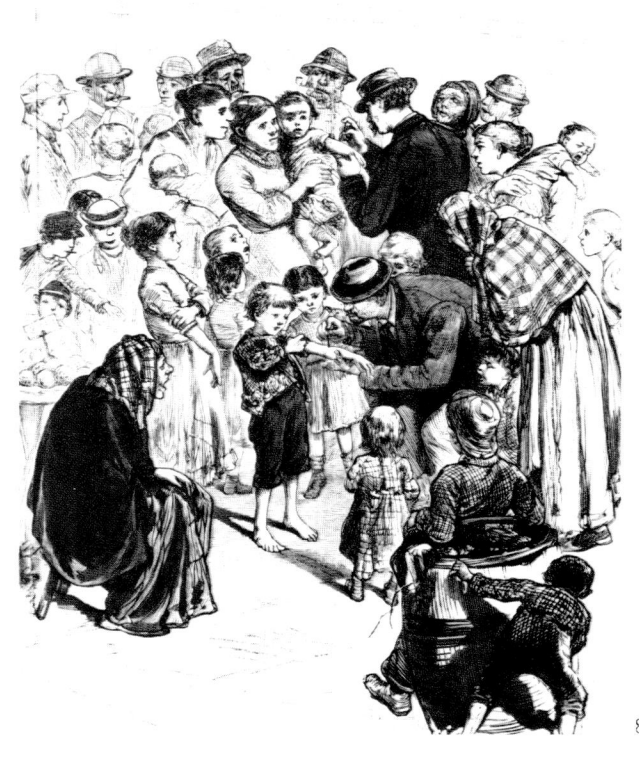

890

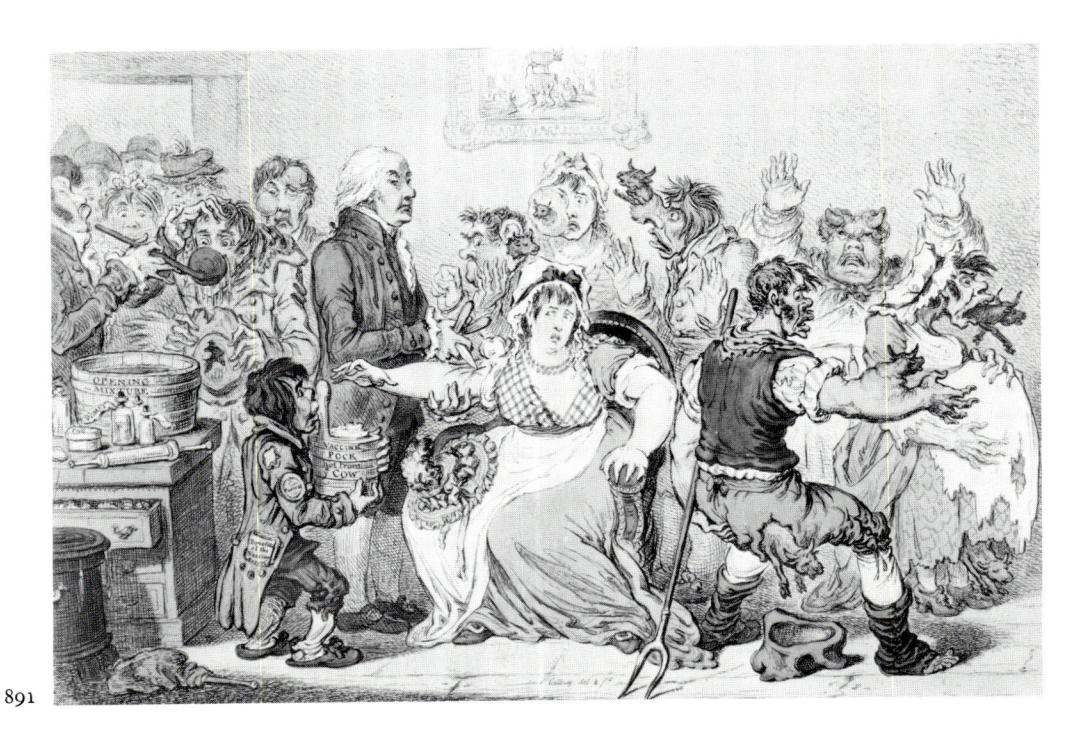

891

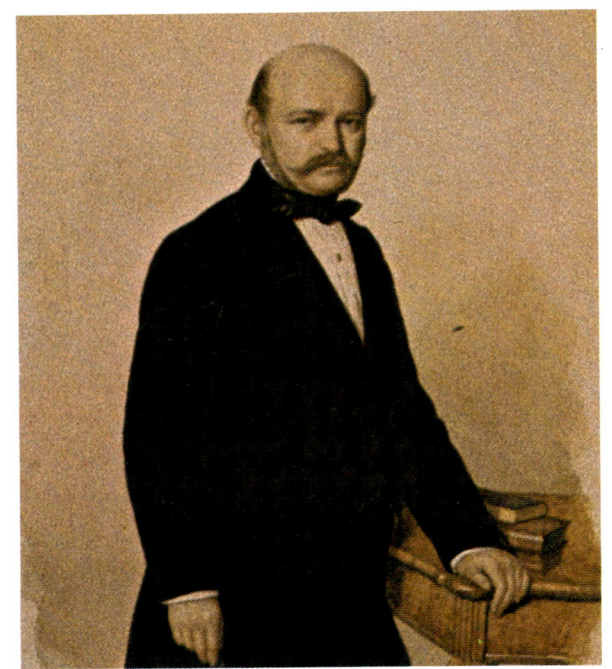

892

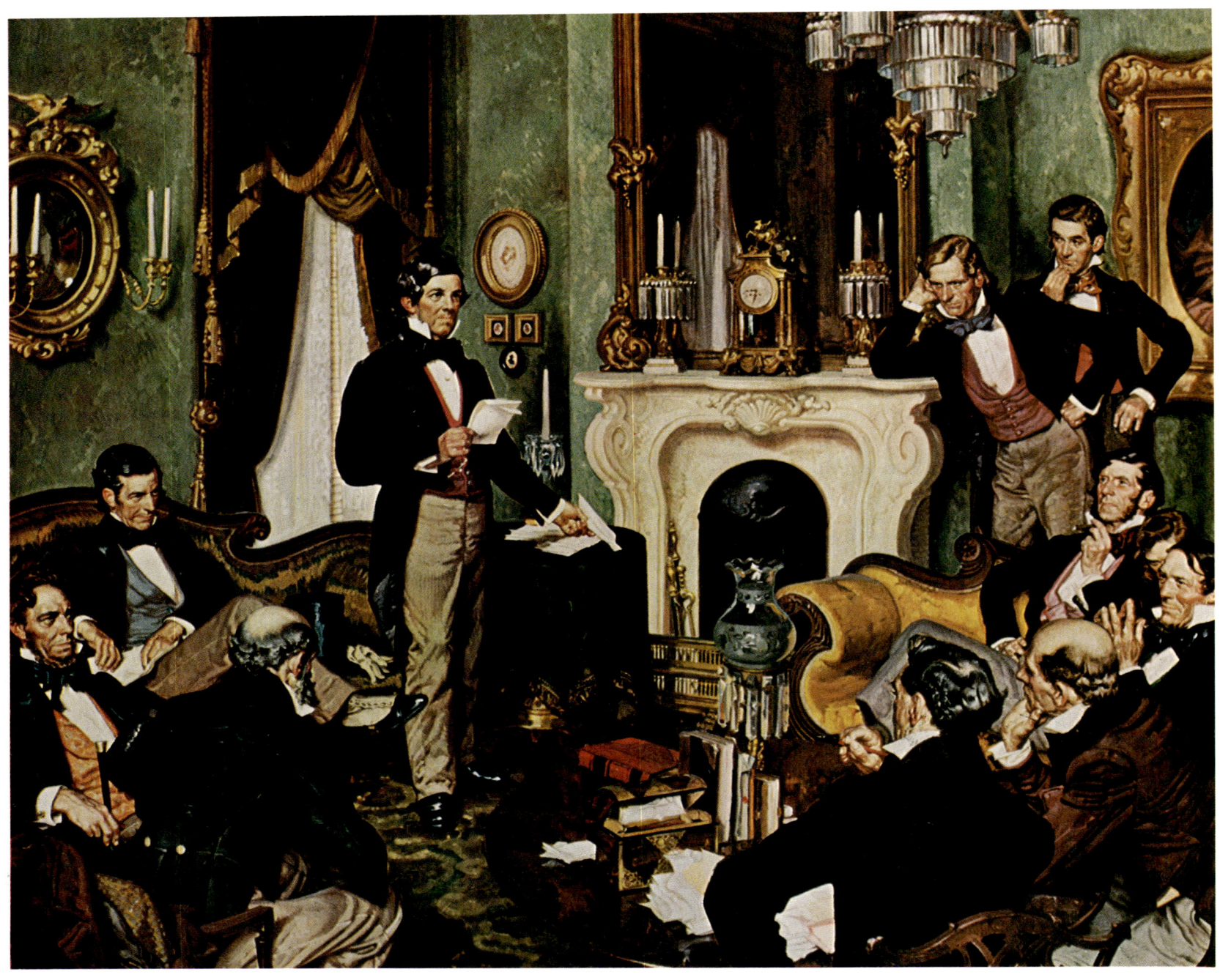

893

auf Infektionen zurückführte, die durch Geburtshelfer von angesteckten Personen auf die jungen Mütter übertragen wurden, taten die meisten Ärzte dies als nutzloses Theoretisieren ohne Beweise ab. Erst Ignaz Semmelweis (1818–1865) sammelte – im Einklang mit der neuen, zur Statisktik neigenden Tendenz des Jahrhunderts – die Fakten und analysierte, was in der geburtshilflichen Station des Allgemeinen Krankenhauses in Wien vor sich ging.

Semmelweis' Befunde bewiesen den ansteckenden Charakter der nachgeburtlichen Infektion. Er stellte fest, daß die jährliche Sterblichkeitsquote in einem der Kreißsäle, in dem Medizinstudenten ausgebildet wurden, über zehn Prozent betrug und in manchen Monaten auf nahezu zwanzig von Hundert stieg – überwiegend Folge des Kindbettfiebers. Hingegen erreichten die Todesfälle in dem Kreißsaal, der zum Unterricht der Hebammen diente, niemals auch nur drei Prozent. Semmelweis verwarf die scheinbar logische Folgerung, das Personal, das die zweite Station betreute, sei eben fähiger. Es fiel ihm auf, daß die Ärzte und Studenten gewöhnlich aus dem Anatomiesaal kamen, wenn sie zur Untersuchung der Wöchnerinnen gingen, wogegen die Hebammen und Lehrkräfte ihren klinischen Unterricht absolvierten, ohne an Autopsien teilzunehmen. Außerdem bemerkte er, daß die meisten Frauen gerade an jenen Tagen von Infektionen befallen wurden, an denen der Bettentrakt, in dem sie untergebracht waren, zur Visite anstand. Sein Verdacht verstärkte sich, als er die Ergebnisse der Obduktion seines Kollegen Kolletschka sah, der an einer Skalpellwunde gestorben war, die er sich bei der Autopsie eines Opfers des Kindbettfiebers zugezogen hatte. Die Organe seines Freundes wiesen die gleichen Veränderungen auf wie die, welche man an den Leichen von Wöchnerinnen entdeckte, die nach Infektionen post partum den Tod gefunden hatten.

Für Semmelweis war der nächste Schritt folgerichtig: er forderte von den ihm anvertrauten Ärzten und Studenten, daß sie sich vor dem Betreten der Klinik bzw. der Station die Hände mit Wasser und Seife säuberten, in einer Chlorkalklösung wuschen und diese Prozedur nach jeder Untersuchung wiederholten. Auf diesem Verlangen beharrte er trotz aller Einwände. Im Lauf der nächsten paar Monate sank die Sterbequote in der Wöchnerinnenstation überraschend von 18 Prozent auf einen Tiefstand von einem und zwei zehntel Prozent. Man hätte nun erwarten können, daß das Krankenhauspersonal eine ähnliche Regelung einführen oder zumindest die Folgerung durch eine Wiederholung des klinischen Experiments auf die Probe stellen würde. Statt dessen kritisierte der Personalverwalter – wohl aus Gründen persönlicher Feindschaft – Semmelweis aufs schärfste und erreichte, daß man ihn im Rang zurückstufte und seine Privilegien am Krankenhaus beschnitt. Als Semmelweis seine Befunde vor der Wiener Medizinischen Gesellschaft vortrug, löste sein Bericht bösartige Angriffe aus. Zwar stellten sich einige bedeutende medizinische Autoritäten auf seine Seite – so der Pathologe Rokitansky, der Allgemeinmediziner Skoda und der Dermatologe Hebra –, aber Semmelweis fühlte sich zu sehr gekränkt, um in Wien zu bleiben. Er kehrte nach Budapest zurück, wo dank seiner Methode die Sterblichkeitsziffern merklich zurückgingen. Semmelweis gebührt das Verdienst, als erster ein statistisch geprüftes Verfahren der Asepsis (der Fernhaltung von Keimen vom Patienten) entwickelt zu haben, noch ehe es überhaupt eine Theorie über Krankheitskeime gab.

Als er schließlich zehn Jahre nach seiner ursprünglichen Entdeckung sein Buch *Die Ätiologie, der Begriff und die Prophylaxe des Kindbettfiebers* (1861) vollendete, nahm die Fachwelt kaum Notiz davon, und angesehene Wissenschaftler wie der große Virchow traten seinen Ideen sogar entgegen. Die Gleichgültigkeit und Ablehnung seiner Vorgesetzten und Kollegen trieben den brillanten, gefühlsbetonten und sensiblen Mann schließlich in den Zusammenbruch. Man wies ihn in eine Irrenanstalt ein, wo er 1865 an einer Blutvergiftung starb – praktisch derselben Art von Krankheit, der jene Frauen zum Opfer gefallen waren, die er zu retten versucht hatte.

Lister und die Antisepsis

Anders als Semmelweis erfreute sich Joseph Lister (1827–1912) der Vorteile einer angesehenen Position in Glasgow und eines geistigen Klimas, das bereits durch Arbeiten über Infektion und Keime vorbereitet war. Überdies verstand er seine Ansichten einfach und verständlich darzulegen und verfügte über einen Gleichmut, der ihm erlaubte, seinen Weg unbeirrt von Kritik weiterzugehen.

Unter den zahlreichen Substanzen, die von frühester Zeit an zur Wundbehandlung verwendet wurden, gab es einige – etwa Wein und Terpentinöl – mit vermutlich

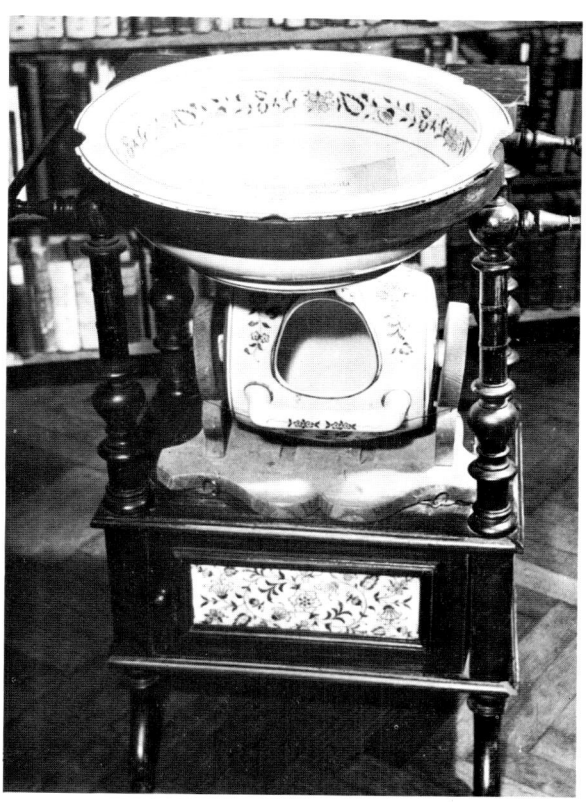

894

891 Daß das Impfverfahren Edward Jenners nicht auf einhellige Zustimmung stieß, läßt dieser Druck (1802), betitelt *The Cow Pock – or – the wonderful effects of inoculation!* (Die Kuhpocken oder die wundersame Wirkung des Impfens), von James Gillray erkennen. National Library of Medicine, Bethesda, Maryland

892 Porträt von Ignaz Semmelweis aus dem Jahr 1857. Semmelweis erkannte, daß das tödliche Kindbettfieber auf Infizierung durch die Hand des Arztes zurückging. Semmelweis-Museum für Medizingeschichte Budapest

893 Künstlerische Darstellung des Auftritts von Oliver Wendell Holmes beim Verlesen seines gefeierten Essays *The Contagiousness of Puerperal Fever* (Die Ansteckungskraft des Kindbettfiebers) vor der Boston Society for Medical Improvement im Jahre 1843. Wyeth Laboratories, Philadelphia

894 Das Waschgestell, das Ignaz Semmelweis vor jeder einzelnen Untersuchung zum Säubern der Hände benutzte. Dieselbe Vorsichtsmaßnahme forderte er von seinen Mitarbeitern, mit der Folge, daß die Sterblichkeitsziffer nach Entbindungen drastisch sank. Weltgesundheitsorganisation, Genf

895 Abbildung eines ›Luftreinigers‹ auf einem Verbandswagen; aus ›Über einige Ursachen der Verunreinigung der Luft in chirurgischen Stationen‹ (*American Journal of Medical Science*, 1867) von Thomas G. Morton. National Library of Medicine, Bethesda, Maryland

896 Der Kaiserschnitt brachte jahrhundertelang ein hohes Infektionsrisiko mit sich. Holzschnitt (16. Jahrhundert) von Jonas Arnold. National Library of Medicine, Bethesda, Maryland

897 Der Holzstich *Antiseptische Chirurgie*, 1882, von William Watson Cheyne zeigt den Gebrauch der Listerschen Karbolsprühung als antiseptische Vorsichtsmaßnahme während einer Operation. National Library of Medicine, Bethesda, Maryland

898 Die Fotografie (um 1901) von Dr. John Allan Wyeth beim Operieren macht deutlich, daß 35 Jahre nach Listers Berichten in vielen Operationssälen noch immer nicht für hinlänglich keimfreie Zustände gesorgt wurde. Museum of the City of New York

899 Fotografie (um 1890) des Operationssaals im St. Luke's Hospital in St. Paul, Minnesota: die Schwestern tragen Kittel und Hauben, aber niemand hat Handschuhe an Minnesota Historical Society, St. Paul

900 Die Fotografie zeigt William Stewart Halsted, zu seiner Zeit führend in der chirurgischen Lehre, bei einer Operation. Halsted sind viele Neuerungen zu verdanken, darunter auch die, daß Chirurgen und Operationsgehilfen Gummihandschuhe tragen. Medical Communications, Inc.

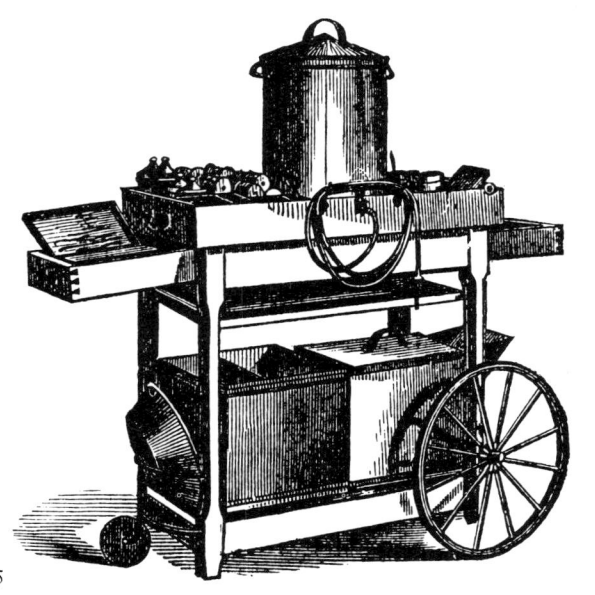

895

antiseptischer Wirkung, während andere zweifellos die Infektion förderten. Eiter galt allgemein als unvermeidliche Begleiterscheinung bei Verletzungen, doch hatte man so gut wie keine Vorstellung davon, wie er entstand. Im 18. Jahrhundert hatte Simpson am St.-Andrews-Hospital erkannt, daß Eiter auf irgendeine Weise aus den Kapillaren austrat, und später wies Julius Cohnheim (1839–1884) nach, daß tatsächlich weiße Blutkörperchen (Eiterzellen) durch die Wände winziger Blutgefäße in entzündetes Gewebe wanderten. Diese und andere Erkenntnisse ergaben jedoch keinen Hinweis darauf, daß die eitererzeugende Entzündung und Fäulnis auf Träger zurückzuführen sein könnten, die von einer Person auf andere übertragen wurden.

Lister bemerkte, daß Knochenbrüche, über denen die Haut intakt war, gewöhnlich ohne Komplikationen heilten, wogegen Frakturen, bei denen der Knochen durch Risse in der Haut offenlag, im allgemeinen Entzündungen und Eiterfluß zeigten. In den häufigen und schweren Infektionen, die bei anderen Operationen – etwa Amputationen – auftraten, sah er einen weiteren Beweis dafür, daß irgend etwas in der Luft die Ursache war, möglicherweise unsichtbare Teilchen, die er »Krankheitsstaub« nannte. Als Thomas Anderson ihn 1860 auf die Arbeit Pasteurs aufmerksam machte, wurde ihm der Zusammenhang zwischen seinen Beobachtungen an Wunden und den mikroskopisch kleinen Bakterien, die bei der Gärung eine Rolle spielen, voll bewußt. Während Pasteur durch Hitze sterilisierte, besprühte Lister den Patienten bei der Operation mit Karbolsäure, um alle Bakterien abzutöten, bevor sie sich in der Wunde ausbreiten konnten. In der Fachzeitschrift *Lancet* veröffentlichte er 1867 einen Bericht über seine Erfahrungen aus elf Fällen, wobei er Pasteurs Verdienste voll anerkannte.

Doch ebenso wie es Semmelweis ergangen war, wurden Listers Berichte entweder mit Gleichgültigkeit oder offener Feindseligkeit aufgenommen. In den Vereinigten Staaten, wo Lister bei einem Besuch seine Auffassungen darlegte, blieben die Chirurgen bis in die achtziger Jahre hinein weitgehend skeptisch. So konnte Samuel Gross (1805–1884), der unangefochtene ›Papst‹ der amerikanischen Chirurgie, neun Jahre nach Listers Veröffentlichung schreiben: »Kaum ein aufgeklärter oder erfahrener Chirurg diesseits des Atlantiks setzt auch nur minimales Vertrauen in die sogenannte Karbolsäure-Behandlung des Professors Lister.«

Viele Chirurgen in Europa und Amerika erkannten nicht, was die Entdeckung, daß Wundinfektionen durch Eindringen eines Fremdstoffes während der Operation entstehen, implizierte: nämlich daß die Eindringlinge vernichtet oder ferngehalten werden mußten. Statt dessen richteten sie ihr Augenmerk auf das Antiseptikum selber (die Karbolsäure) und die Technik seiner Anwendung als Zerstäuberflüssigkeit oder Tinktur und übersahen dabei völlig das eigentliche Konzept. Doch beinahe unbewußt hatten die Chirurgen Listers Prinzip des Keimschutzes bereits übernommen, so daß B. A. Watson aus New Jersey später sagen konnte: »In den Vereinigten Staaten wird heutzutage kaum eine Wunde behandelt ohne zumindest teilweiser Anwendung von Listers System.«

Als wohl erster Prominenter trat Saxtorph in Kopenhagen 1870 für Listers Theorien ein. Auch in den deutschsprachigen Ländern erkannten Chirurgen bereitwillig die Rolle der Bakterien bei der Infektion an und begriffen die Wichtigkeit von Asepsis und Antisepsis. Zu den bedeutenden Chirurgen, die Listers Methoden übernahmen, zählten von Volkmann, von Langenbeck, Czerny und von Mikulicz. Billroth, einer der größten Neuerer und Lehrer in der Chirurgie, glaubte nicht an eine Mitwirkung der Bakterien bei Wundinfektionen, war jedoch zur Anwendung des Listerschen Systems bereit, nachdem er sich von dessen stetig wachsendem Erfolg überzeugt hatte.

Auch französische Chirurgen machten sich die neue Lehre relativ früh zu eigen. Lucas Championnière schrieb 1876: »Vor wenigen Jahren zählten selbst einige ihrer eigenen Chirurgen die Pariser Krankenhäuser zu den allerschlechtesten. Heute kann in ihnen genausogut operiert werden wie anderswo.« In anderen Ländern wuchs die Zahl der Chirurgen, die Listers Methode aufgriffen, ebenfalls. Einige hielten sich an die strikten Reinlichkeitsregeln, bestritten indes die Rolle der Keime. In England kritisierte Lawson Tait das antiseptische Karbolverfahren und machte sich über die Keimtheorie lustig, beachtete jedoch das strenge Sauberkeitsgebot bei der »Aseptik« (so nannte man später das Verfahren, bei dem Keime getötet oder ferngehalten werden, ehe sie in eine Wunde eindringen können, im Gegensatz zur ›Antiseptik‹, bei der sie nach ihrem Eindringen getötet oder beseitigt werden). Es war Listers großes Verdienst, daß er den Chirurgen die Notwendigkeit einprägte, Wunden von Krankheitskeimen frei zu machen und frei zu halten.

Das Tragen von Gummihandschuhen bei Operationen ist eine Neuerung des frühen 20. Jahrhunderts. Als William Halsted die Handschuhe einführte, um die Hände seiner Operationsschwester (die er später heiratete) zu schützen, regte einer seiner

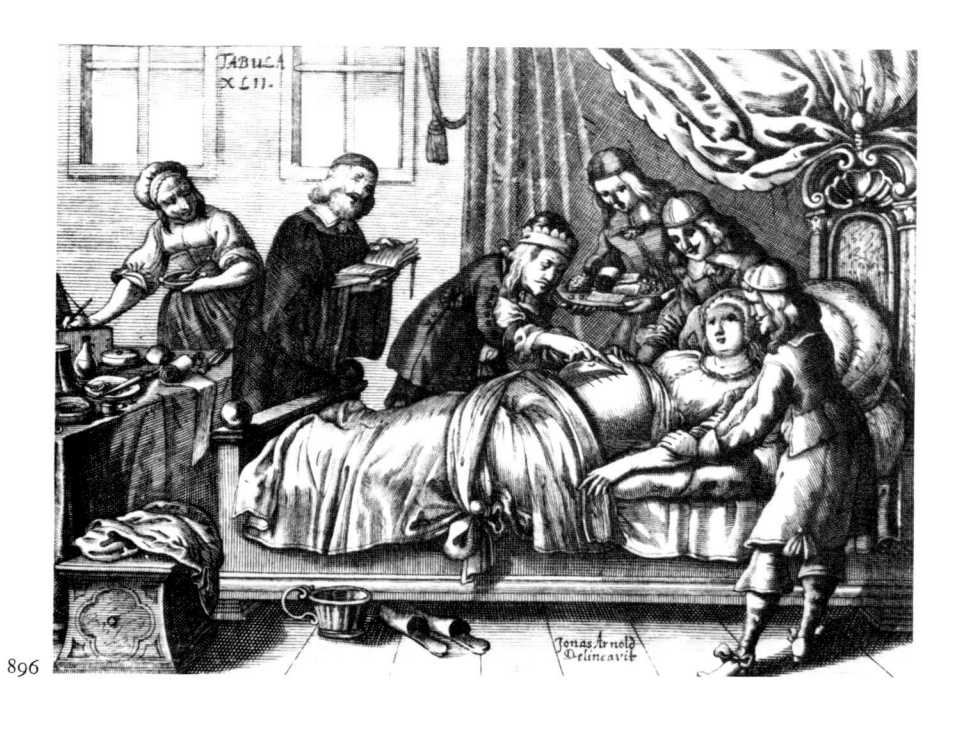

896

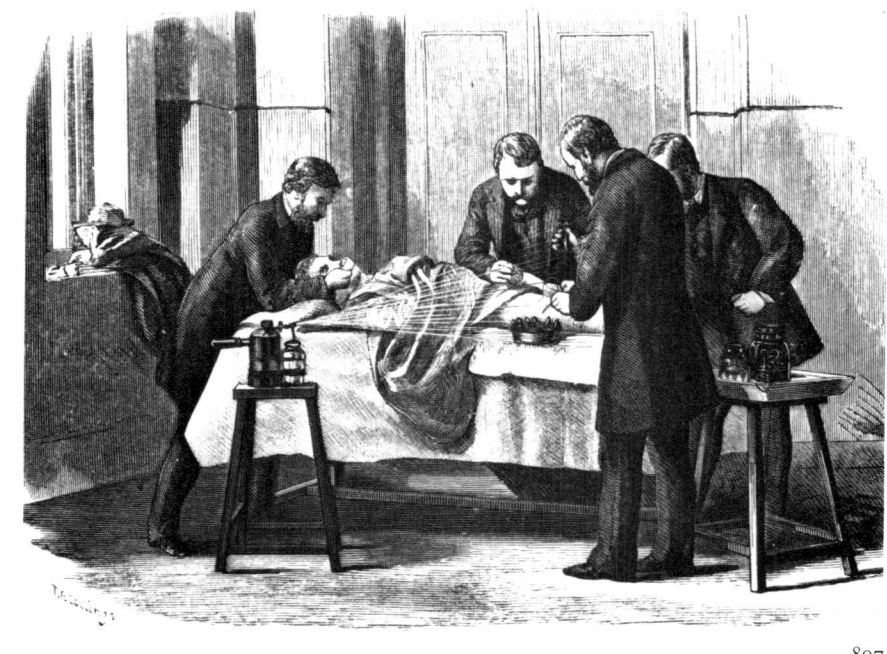

897

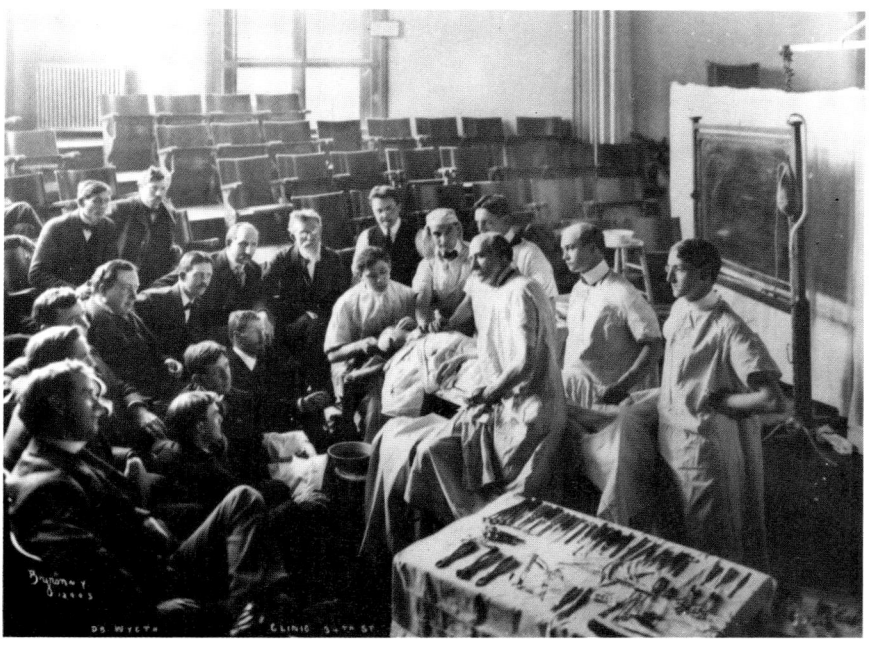

898

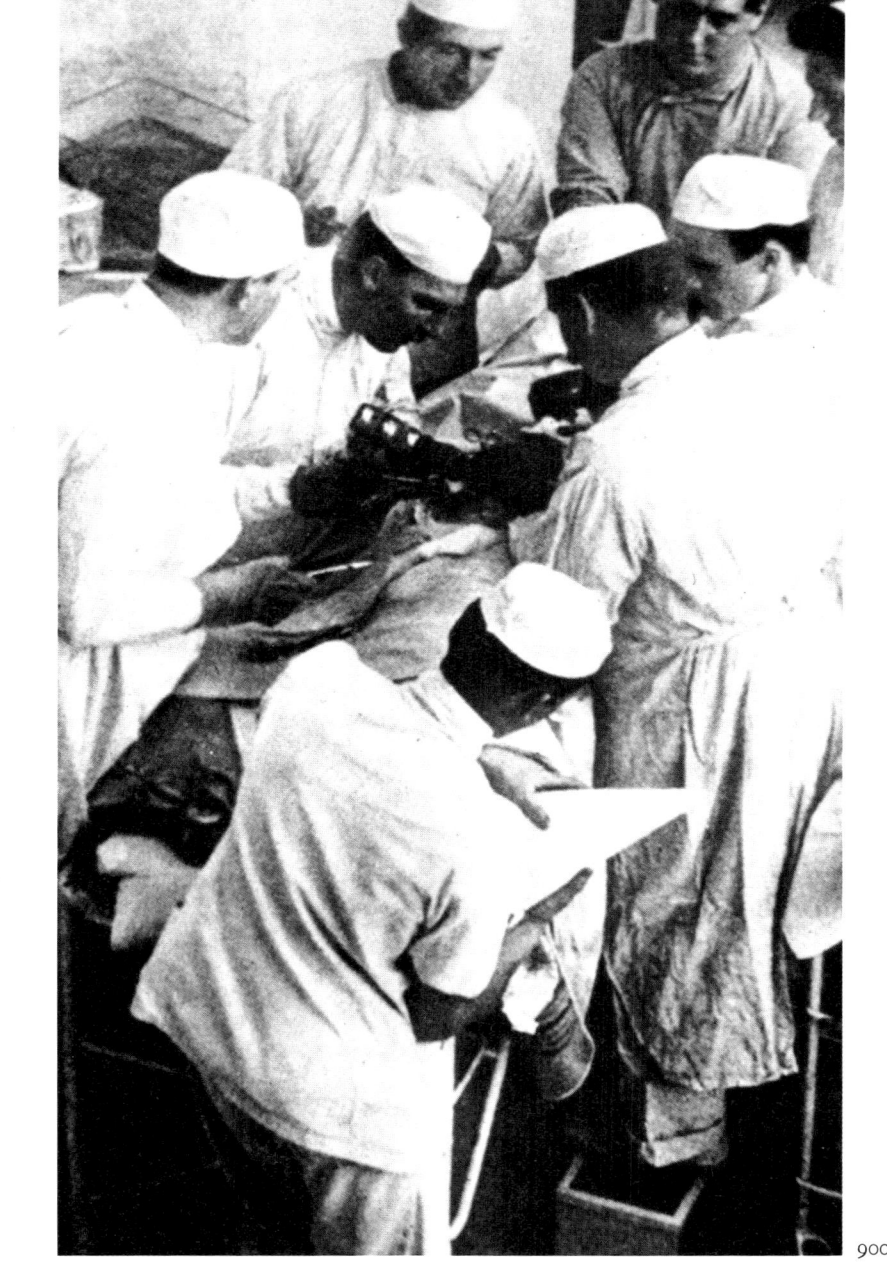

900

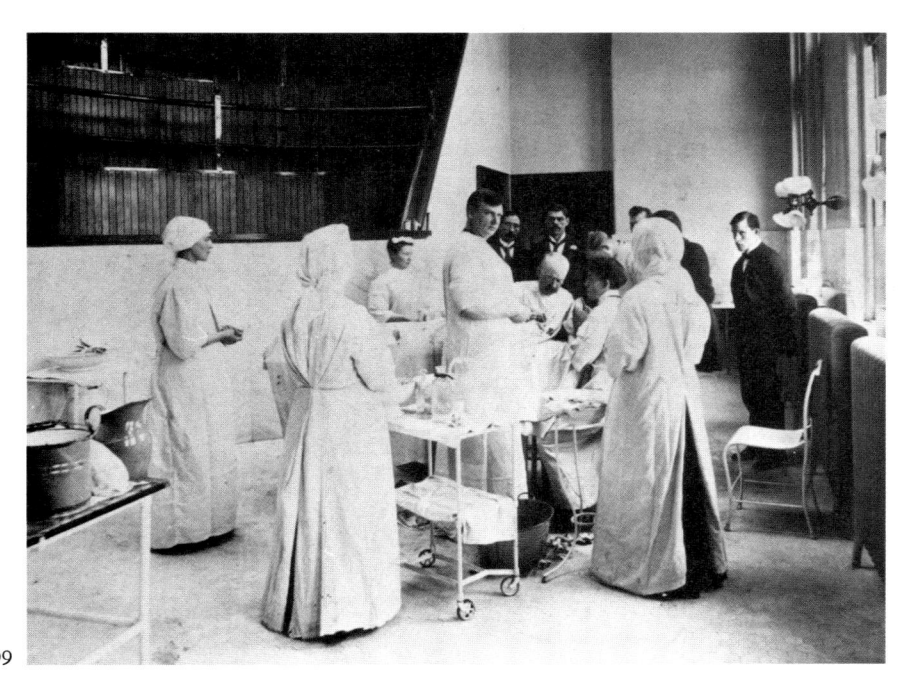

899

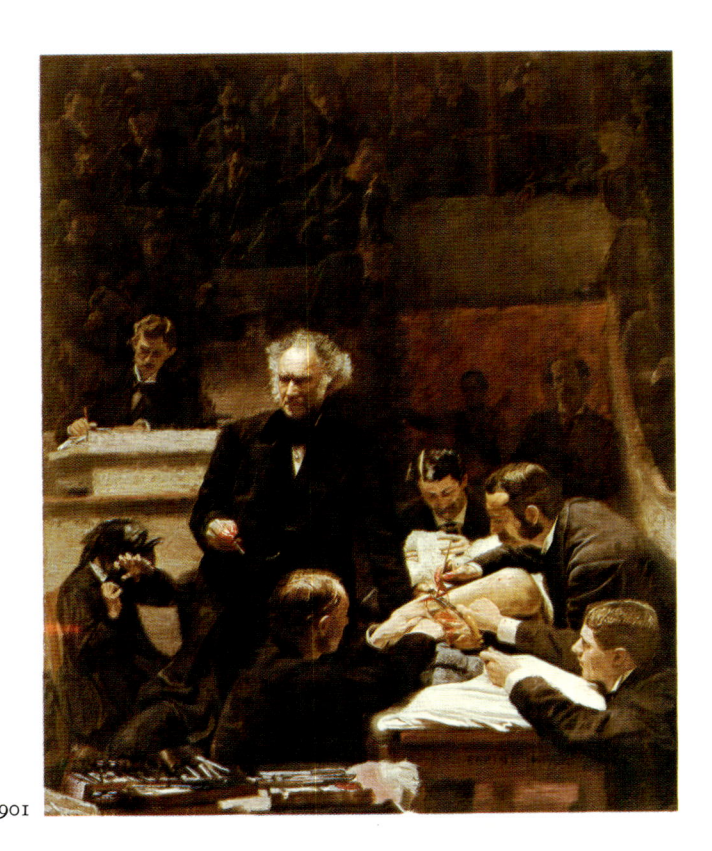

901

901 In *The Gross Clinic* (1875) porträtierte Thomas Eakins den bedeutenden amerikanischen Chirurgen Samuel Gross. Gross setzte wenig Vertrauen in Listers Grundsätze: seine Assistenten tragen keine Kittel, und ein Familienmitglied des Patienten sitzt in nächster Nähe. Jefferson Medical College, Philadelphia

902 Die mikroskopischen Aufnahmen zeigen (von oben nach unten): Milzbrandbazillus, das erste sichtbar gemachte und identifizierte Bakterium; Gasbrand; Diphtheriebazillus; Tuberkelbazillus, den Erreger der Tuberkulose; Pest; Cholera; Typhus. Dr. Edward J. Bottone und Dr. Bruce A. Hanna, Department of Microbiology, Mount Sinai Hospital, New York

Studenten an, daß auch der Chirurg sie bei der Operation verwende, da sie sterilisiert werden konnten. Anfänglich waren sie ziemlich dick, und viele Chirurgen weigerten sich, sie zu tragen. Selbst als man den Gummi dünner machte, trugen manche Operateure, besonders in Europa, darüber noch sterilisierte Stoffhandschuhe. Gesichtsmasken kamen noch später auf; bis in die vierziger und fünfziger Jahre hinein trugen viele prominente Chirurgen lediglich einen Mundschutz, der die Nase frei ließ.

Louis Pasteur

Es war die gewaltige Leistung Louis Pasteurs (1822–1895), gleichzeitig der Lehre von der Urzeugung ein Ende bereitet, die Theorie der Bakteriogenese von Krankheiten durchgesetzt, die Wirksamkeit der Asepsis und Antisepsis von Semmelweis und Lister begründet und schließlich das Fundament für die biologischen Vorbeugungsmaßnahmen der Zukunft gelegt zu haben.

Pasteur war ausgebildeter Chemiker, interessierte sich jedoch mehr und mehr für biologische Phänomene und bot so in seiner Person den Beweis für die Wechselbeziehung zwischen den Wissenschaftszweigen. Am Beginn seiner Laufbahn, bei der Ernennung zum Professor und Dekan der Naturwissenschaftlichen Fakultät in Lille im Jahre 1854, erklärte er: »Auf dem Felde der Beobachtung begünstigt der Zufall nur den schon bereiten Geist.« Seine eigene Tätigkeit sollte diesem Ausspruch beispielhaft gerecht werden.

Ein früheres Forschungsprojekt Pasteurs hatte die Stereochemie einen großen Schritt vorangebracht: 1851 hatte er zwei Arten von Weinsäure-Kristallen nachgewiesen. Als er entdeckte, daß Bakterien auf die beiden Kristalltypen unterschiedlich wirkten, übertrug er diese Beobachtung auf ein Problem in der Erzeugung von Rübenalkohol, um dessen Untersuchung ihn ein ortsansässiger Fabrikant gebeten hatte. Das führte im Ergebnis nicht nur zur Behebung der Produktionsschwierigkeiten, sondern lenkte auch Pasteurs Energien auf ein völlig neues Arbeitsgebiet und gipfelte in seiner Theorie der Krankheitskeime. In rascher Folge lieferte er den Nachweis, daß Gärung durch mikroskopisch kleine Lebewesen hervorgerufen wurde und daß manche dieser winzigen Organismen im sauerstoffhaltigen Medium gediehen (»Aerobier«), während andere ohne freien Sauerstoff lebten (»Anaerobier«). Er stellte außerdem fest, daß kurzes Erhitzen von Wein auf etwa 60 Grad Celsius (108° F) die Organismen, die den Wein verdarben, zu zerstören vermochten. Das Verfahren wurde später ›pasteurisieren‹ genannt.

Als eine Epidemie unter den Seidenraupen die Seidenindustrie zu vernichten drohte, entdeckte er zwei verschiedene Krankheiten als Ursache: *Pebrine*, Folge einer Infektion der Eier, und *Flacherie*, von einem infektiösen Organismus in den Eingeweiden ausgelöst. Das Aussortieren der befallenen Eier und die Beseitigung der Infektionsquelle in der Nahrung der Raupen retteten die Seidenindustrie nicht nur Frankreichs, sondern der ganzen Welt.

Pasteur erlitt unvermutet einen Schlaganfall, von dem er sich zwar langsam, aber niemals gänzlich erholte. Er hatte bereits ungezählte tiefgreifende Neuerungen eingeführt – genug, ihm einen Ehrenplatz unter den größten Wissenschaftlern der Geschichte zu sichern – und hätte weitere Arbeiten gut und gern aufschieben können. Doch die berühmtesten und nutzbringendsten seiner Entdeckungen standen erst noch bevor.

Sein nächster Schritt war die Erforschung der tödlichen Schafskrankheit Anthrax (Milzbrand). Es gelang ihm, den Anthraxbazillus zu isolieren, womit er Kochs frühere Befunde bestätigte, aber er sah keinen Weg zur Verhütung oder Behandlung der Krankheit. Als man ihn aufforderte, nach den Ursachen der Hühnercholera zu suchen, die den Geflügelzüchtern schwere Verluste zugefügt hatte, konnte er deshalb nicht voraussehen, daß diese Untersuchung nicht nur zu einem Mittel zur Verhütung von Milzbrand führen würde, sondern obendrein zu einer Entdeckung, welche die Präventivmedizin revolutionieren sollte.

Nach der Rückkehr aus einem Urlaub entdeckte Pasteur, daß Kulturen mit Erregern der Hühnercholera, die er vor der Abreise präpariert hatte, sich bei Injektion in gesundes Geflügel als harmlos erwiesen und daß virulente Kulturen, danach denselben Hühnern injiziert, ebenfalls nicht den Ausbruch der Krankheit zur Folge hatten. Mit diesem Wissen gewappnet, unterwarf Pasteur Kulturen des Milzbrandbazillus verschiedenen Bedingungen, bis er herausfand, daß innerhalb eines bestimmten Temperaturbereichs gezüchtete Mikroben harmlos wurden, ohne ihre Fähigkeit zu verlieren, bei den mit ihnen gespritzten Tieren Resistenz zu erzeugen. Um die Gültigkeit des

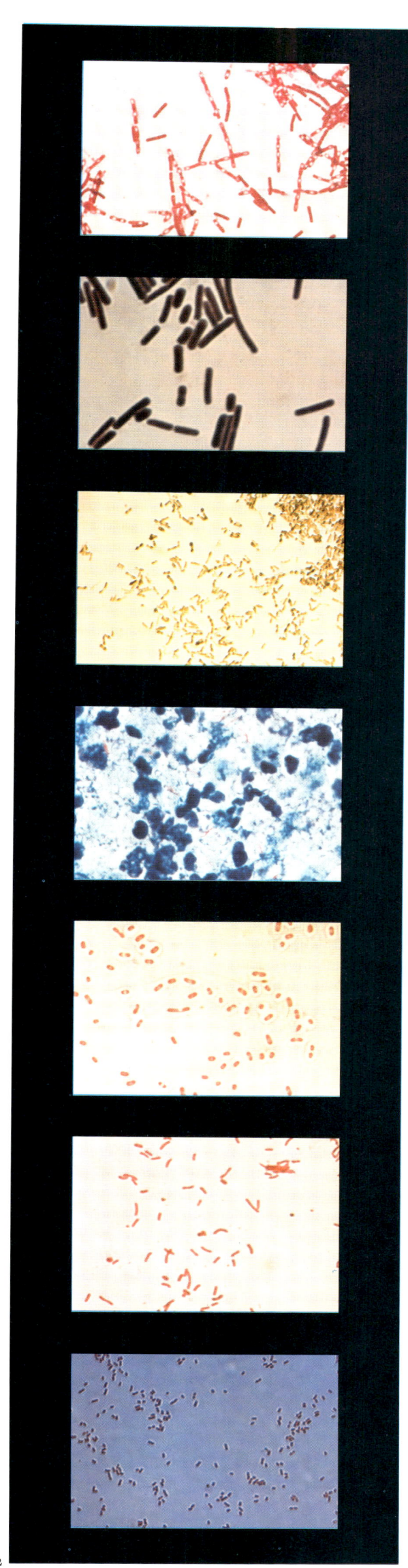

Befunds zu testen, arrangierte die Landwirtschaftliche Gesellschaft von Melun 1881 eine öffentliche Demonstration. Unter den skeptischen Blicken der versammelten Ärzte, Tierärzte, Zeitungsreporter und Neugierigen wurden gesunde Schafe und die gleiche Anzahl von zuvor mit abgeschwächten, harmlosen Kulturen geimpften Schafen mit virulenten Kulturen des Milzbrandbazillus gespritzt. In den folgenden Tagen starben sämtliche nichtgeschützten Schafe, alle schutzgeimpften blieben gesund. Mit dieser öffentlichen Schaustellung hielt das Prinzip der Immunität Einzug in die Medizin. Während Jenner Schutz vor Pocken dadurch erreicht hatte, daß er eine andere Krankheit erregte, nämlich *Vaccinia* oder Kuhpocken, stellte Pasteur den Grundsatz auf, daß abgeschwächte Kulturen eines Organismus Schutz vor der Krankheit zu bieten vermochten, die er hervorrief. Und wie Lister Pasteurs Bedeutung für die Antisepsis anerkannt hatte, so zollte nun dieser Jenners Arbeit Tribut, indem er seine Methode »*Vaccination*« (Schutzimpfung) nannte.

Daß das ›Gift‹ der Tollwut (»Wasserscheu«) im Speichel der befallenen Tiere enthalten ist, war bereits bekannt; Pasteur schloß aus den Symptomen, daß es auch im Zentralnervensystem zu finden sein müsse. Untersuchungen des Rückenmarks von Kaninchen bestätigten seinen Verdacht; auf Grund seiner Erfahrungen mit abgeschwächten Anthraxkulturen entwickelte er einen Extrakt, der den Tollwuterreger in nichtvirulenter Form enthielt. Nachdem er durch Gaben dieses Extrakts mit ständig gesteigerter Infektionskraft einen Impfschutz für Kaninchen gefunden hatte, wartete er auf die Gelegenheit, seine Methode bei Menschen anzuwenden.

Im Jahre 1885 brachte man ihm einen Jungen namens Joseph Meister, der von einem tollwütigen Hund gebissen worden war. Pasteur konsultierte zwei Ärzte, die einhellig der Meinung waren, die Überlebenschancen des Knaben seien minimal. Seine Vorsicht ist verständlich; heute wäre die Anwendung eines unerprobten Medikaments, das gefährliche Bestandteile enthielt, undenkbar. Aber Pasteur zögerte nicht. Je mehr er die Virulenz der Injektionen steigerte, desto sorgfältiger hielt er Ausschau nach Anzeichen von Tollwut, die sich in drei bis sechs Wochen hätten zeigen müssen. Nach der letzten Impfung mit einem Extrakt, der normalerweise bei Kaninchen schnell tödlich gewirkt hätte, war der Junge noch immer gesund; nun wußte Pasteur, daß seine Hypothesen und Experimente richtig gewesen waren. Der Erfolg der Tollwut-Schutzimpfung trug ihm breite öffentliche Anerkennung ein: zum ersten Mal waren seine Methoden unmittelbar für Menschen nutzbar gemacht worden.

Von da an nahmen Bakteriologie und Immunologie eine stetig ausgreifende Entwicklung. Pasteurs Schüler Pierre-Emile Roux (1853–1933) berichtete über die Entdeckung eines filtrierbaren Virus (das auch durch die feinsten Filter hindurchging), isolierte gemeinsam mit Alexandre-Emile Yersin (1863–1943) den Diphtheriebazillus und entwickelte ein Antitoxin. Immer mehr Bakterien wurden entdeckt, eine Vielzahl von Vakzinen (Impfstoffe) und Antiseren hergestellt, die Mechanismen der Krankheitsverhütung zunehmend geklärt.

Robert Koch

Robert Koch (1843–1910) benutzte die knappe Freizeit, die seine Praxis als Landarzt ihm ließ, zum Studium der Mikroorganismen. Als er starb, hatte er in der Bakteriologie eine Revolution bewirkt; er hatte die Sporenbildung und den pathogenen Charakter des Milzbrandbazillus nachgewiesen, Methoden zur Züchtung von Bakterien entwickelt und verfeinert, das Verfahren der Sterilisierung durch Dampf weitergebracht, die Ursachen zahlreicher Krankheiten (darunter Wundinfektion, Cholera, Ägyptische Körnerkrankheit und Schlafkrankheit) entdeckt und wirksame Schutzmaßnahmen gegen Typhus, Pest, Malaria und andere Krankheiten eingeführt. Seine wohl bedeutendsten Leistungen sind die Entdeckung des Tuberkelbazillus, des Erregers der Tuberkulose, und die Festlegung der wesentlichen Schritte, die zum Nachweis eines Organismus als Krankheitsursache erforderlich sind (die Kochschen Postulate, den Krankheitserreger zu isolieren und dann sein Verhalten zu beobachten). Seine Forschungen über Tuberkulin (ein Filtrat aus Kulturen des Tuberkelbazillus) brachten ihn und die ganze Welt zu der Überzeugung, er habe das Heilmittel für die Tuberkulose gefunden; daß das Mittel danach versagte, traf ihn schwer. Trotzdem wird Kochs Tuberkulin noch immer in der Diagnostik verwendet.

Ferdinand Cohn (1828–1898) trug an der Universität Breslau durch seine Verfahren und Begriffsbildungen – so die Erstellung einer definitiven Klassifikation der Bakterien – zur Etablierung des Forschungszweigs Bakteriologie bei; Koch, Davaine und

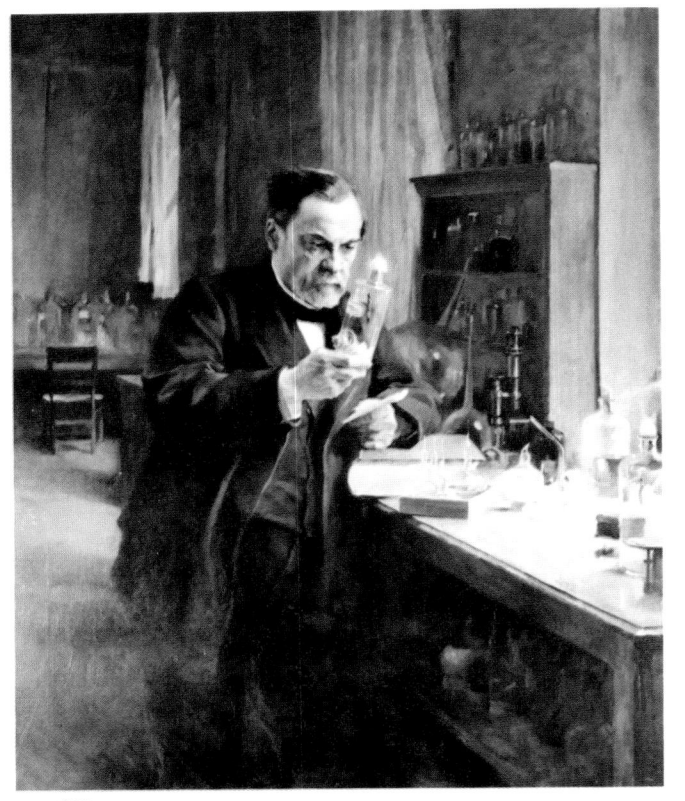

903

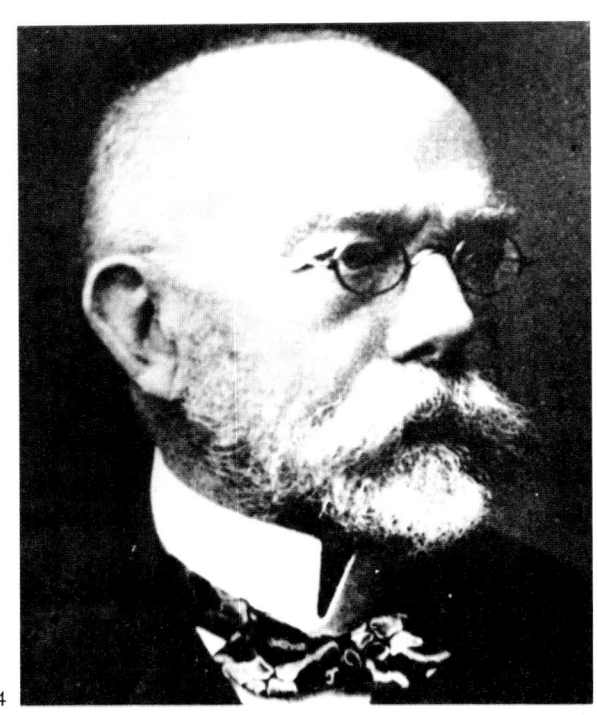

904

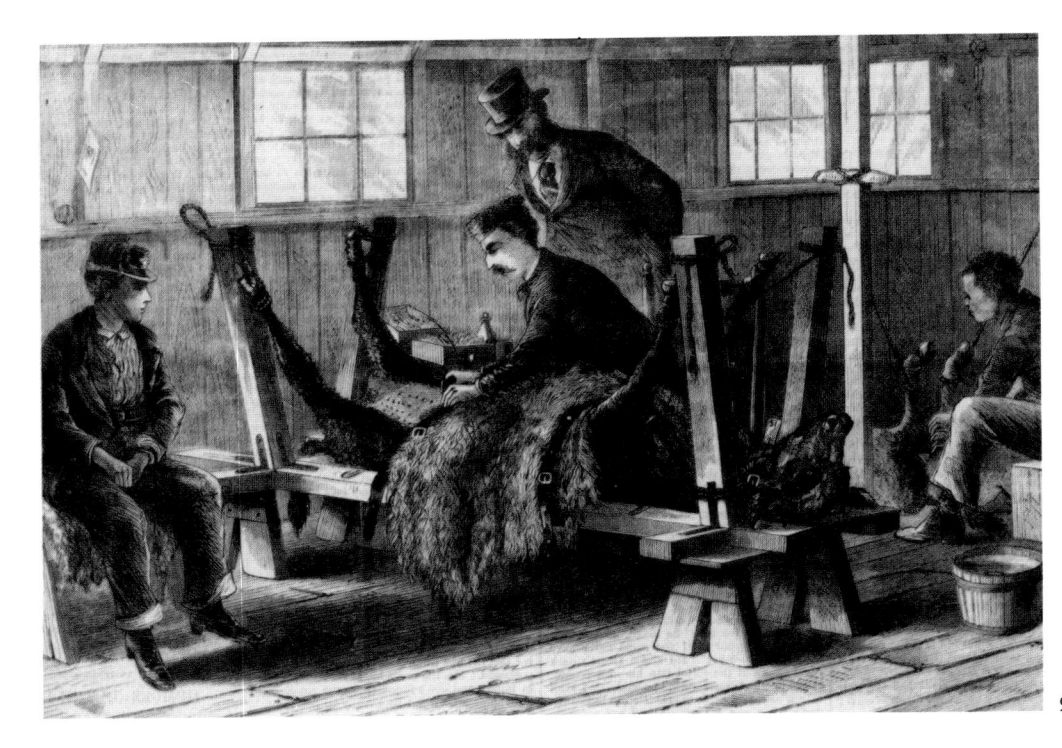

905

903 Porträt Louis Pasteurs von Albert-Gustaf Edelfelt. Pasteur – hier in seinem Laboratorium – brachte die Theorie von der Urzeugung zum Einsturz, fand die grundlegende Erklärung für die Ansteckung und sorgte für planmäßiges Vorgehen bei der Erzeugung von Immunität. Musée Pasteur, Institut Pasteur, Paris

904 Porträtfoto Robert Kochs, der für seine bakteriologischen Entdeckungen, besonders der Tuberkulose, 1905 den Nobelpreis erhielt. Weltgesundheitsorganisation, Genf

andere, die auf diesem Gebiet arbeiteten, unterstützte er nach Kräften. Zur Mikrobiologie leisteten im 19. und 20. Jahrhundert derart viele Forscher Beiträge, daß allein die Aufzählung ihrer Namen viele Seiten füllen würde.

Zwei besonders wichtige Entwicklungen bereicherten im letzten Jahrzehnt des 19. Jahrhunderts das Wissen über Infektionen: die Erzeugung von Antitoxinen und die Entdeckung der Viren.

Nachdem Yersin und Roux festgestellt hatten, daß die von Diphtheriebakterien erzeugten Gifte – und nicht die Mikroorganismen selber – jene körperlichen Schäden hervorrufen konnten, die das klinische Bild ausmachten, unterwarf man andere bakterielle Erkrankungen ähnlichen Untersuchungen. Unabhängig voneinander wiesen von Behring und Kitasato nach, daß der Körper Stoffe produziert, die im Kreislauf zirkulieren und sich gegen die Toxine zur Wehr setzen; das brachte von Behring dazu, aus dem Blut von Tieren, denen intermittierend Dosen der Toxine injiziert worden waren, neutralisierende Gegengiftseren zu gewinnen. Die Verwendung solcher antitoxischen Seren in der Krankheitsbehandlung nannte Paul Ehrlich »passive Immunisierung« – im Unterschied zur »aktiven Immunisierung«, bei der man zum Hervorbringen schützender Antikörper mit abgeschwächten Kulturen des pathogenen Organismus oder seines Giftstoffs impfte. Beispiele für die aktive Herstellung von Immunität waren die Impfung Jenners gegen Pocken und die Pasteurs gegen die Tollwut.

Das Erkennen von Antikörpern im Blut einer an Infektion erkrankten Person war von Nutzen in der Diagnose. Fand man den spezifischen Antikörper gegen einen bestimmten Krankheitskeim im Blut, ließ sich auch der Erregerorganismus bestimmen. Weil die zirkulierenden Toxine und Antitoxine offenkundig wichtig waren, schien die Bedeutung biologisch erzeugter chemischer Substanzen die Rolle der Zellen im Kampf gegen Krankheit in den Schatten zu stellen, bis Elie Metchnikoff (1845–1916) nachwies, daß manche Zellen Bakterien vernichteten, indem sie sie verschlangen (Phagozytose) oder Antikörper gegen sie bildeten; dafür erhielt er 1908 den Nobelpreis. Die Erkenntnis, daß Menschen Träger der pathogenen Keime von Cholera, Diphtherie, Typhus, Meningitis (Hirnhautentzündung) und Dysenterie (Ruhr) sein konnten, ohne selber erkrankt zu sein, brachte das Wissen über die Resistenz des Wirtsorganismus gegen Krankheit einen Schritt weiter und war gleichzeitig ein wichtiger Beitrag zur öffentlichen Gesundheitspflege.

Die Mehrzahl der Krankheitserreger entpuppte sich unter dem Mikroskop als Bakterien. Die für Pocken und Tollwut verantwortlichen Keime waren nicht sichtbar, aber das Vorhandensein ihrer ›Gifte‹ war erkannt und für die Immunisierung genutzt worden. Als Loeffler und Roux über pathogene Organismen (bei einer Rinderkrankheit) berichteten, die so klein waren, daß sie selbst durch feine Filter zu dringen vermochten, tat sich ein neuer Forschungsbereich auf: die Virologie. Weitere For-

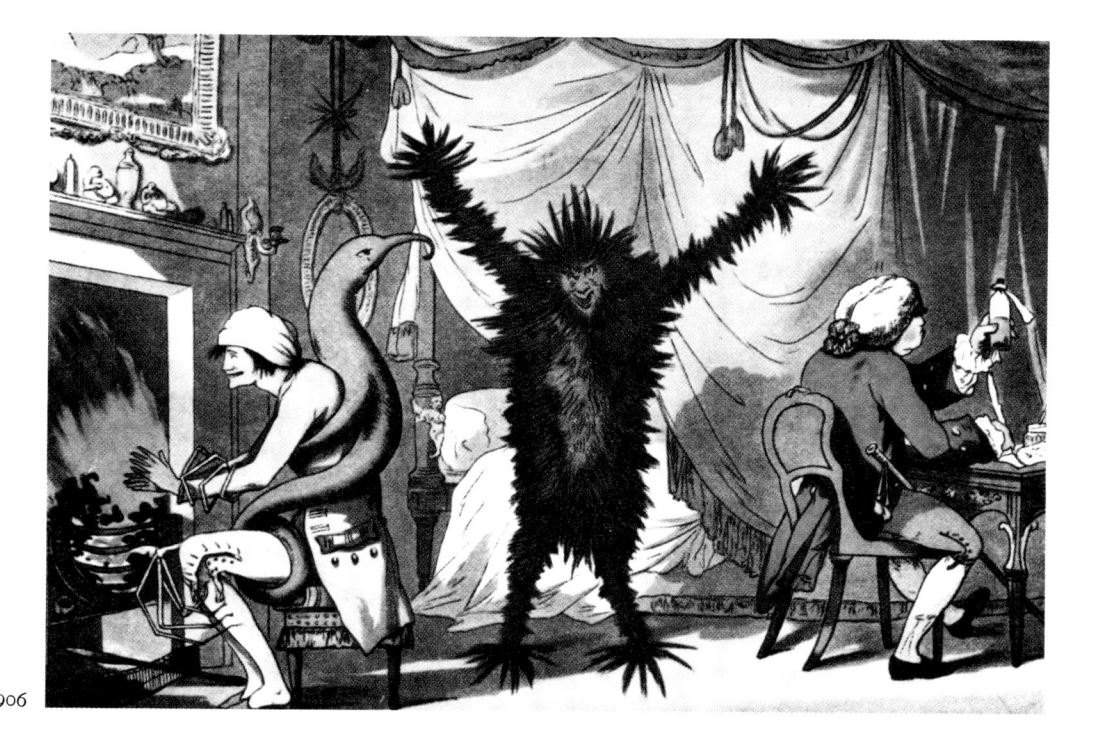

906

schungen ergaben die Existenz winziger Mikroben, deren Größe zwischen Bakterien und Viren lag und die nach Howard Ricketts (1871–1910), der in den Rocky Mountains den Erreger des »Rocky-Mountains-Fiebers« entdeckt hatte, Rickettsien genannt wurden. Auch größere protozoische Gebilde (so das Malariaplasmodium) wurden als Krankheitserreger ausgemacht.

Krankheitszwischenträger

Forschungen von Tierärzten und Zoologen erwiesen, daß manche krankheitserregenden Organismen in tierischen Wirten Entwicklungszyklen durchmachten, in deren Verlauf sie Menschen infizieren konnten: beispielsweise der Erreger des Fleckfiebers in Läusen, der Filariose in Fadenwürmern, der Schlafkrankheit in der Tsetsefliege. Auf die Rolle dieser Zwischenwirte bei der Übertragung von Krankheiten wiesen mehrere Forscher hin, besonders Patrick Manson, Theobald Smith und F. L. Kilborne.

Daß die Stechmücke Überträger der Malaria war, hatte Lancisi im 18. Jahrhundert teilweise erkannt; deutlich gesehen wurde dies von mehreren Forschern im 19. Jahrhundert: von Beauperthuy in Venezuela, King in den Vereinigten Staaten, Laveran in Frankreich, Flügge und Koch in Deutschland. Charles-Louis-Alphonse Laveran (1845–1922) wies 1880 zwar den Verursacher nach, ein Protozoon, aber der Übertragungsmechanismus wurde erst 15 Jahre später von Ronald Ross (1857–1932) bestimmt, als er den Parasiten im Magen einer Anopheles-Mücke fand, die Blut eines Malariakranken gesaugt hatte. Ross gelang es, die Krankheit von malariabefallenen Vögeln durch Moskitostiche auf gesunde Artgenossen zu übertragen. Grassi und seine Mitarbeiter in Italien wiesen 1898 nach, daß der gleiche Mechanismus auch bei Menschen am Werk war.

Beauperthuy hatte 1853 behauptet, Gelbfieber werde durch eine Mücke übertragen. Carlos Finlay (1833–1915), ein kubanischer Arzt, formulierte es 1881 deutlicher: der Zwischenträger des Gelbfiebers war das Insekt *Aëdes aegypti.* Als Gelbfieber für die Vereinigten Staaten nach der Besetzung Kubas als Folge des spanisch-amerikanischen Krieges zu einem schweren Problem wurde, entsandte das Militär eine Kommission, um eine Lösung zu suchen. Deren Vorsitzender, Walter Reed (1851–1902), bereitete zusammen mit James Carroll, Jesse Lazear und Aristide Agramonte Menschenversuche vor, um Finlays Theorie auf die Probe zu stellen. Mitglieder der Kommission, Soldaten der Besatzungsstreitkräfte und Angehörige des Zivilpersonals stellten sich freiwillig als Versuchspersonen zur Verfügung. Lazear wurde ein zufälliges Opfer der Krankheit und starb während der Forschungsarbeit. Die übrigen erholten sich wieder.

Der Kommissionsbericht von 1901 stellte fest, daß die Stechmücke als Zwischenwirt der Krankheit fungierte und den schädlichen Organismus mit ihrem Stich von einer Person auf die andere übertrug, ferner daß der Erreger im Blut infizierter Menschen ein filtrierbares Virus war und schließlich daß die Krankheit nur durch Moskitostiche,

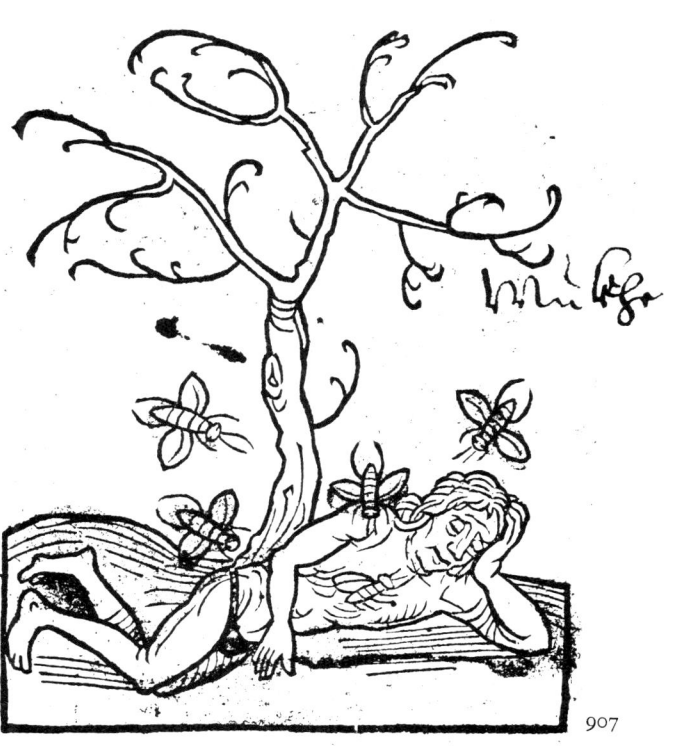

907

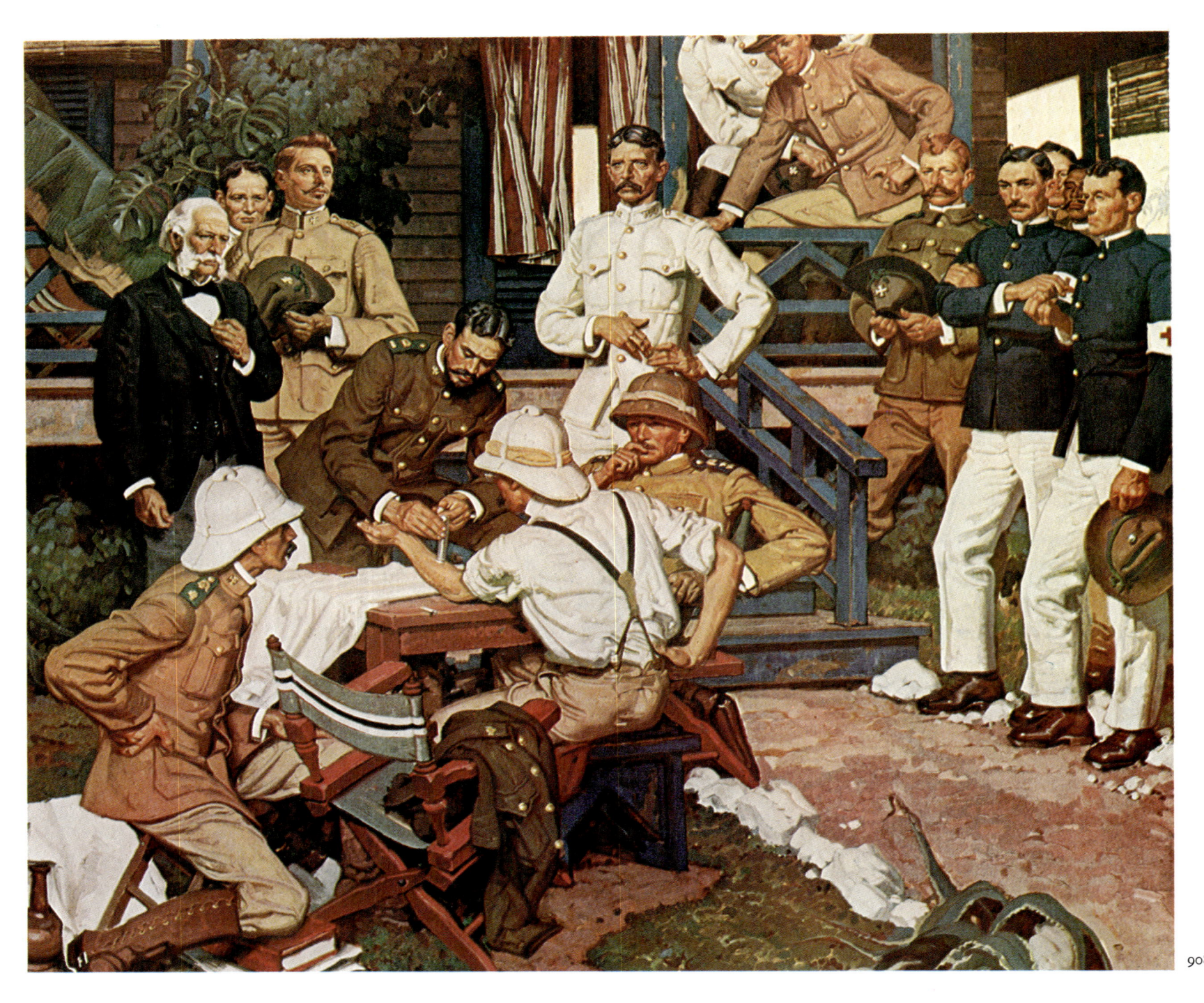

908

908 · Das Gemälde von Dean Cornwell zeigt die Ärzte Jesse Lazear, James Carroll und Carlos Finlay mit Major Walter Reed beim Überprüfen der Theorie, derzufolge die Seuche, die nach dem spanisch-amerikanischen Krieg auf Kuba ausbrach, von Moskitos verbreitet wurde. Wyeth Laboratories, Philadelphia

909 Farblithografie aus der Unterhaltungszeitschrift *Puck*: »Die Art von ›gefördertem Einwanderer‹, die hereinzulassen wir uns nicht leisten können.« Sammlung William Helfand, New York

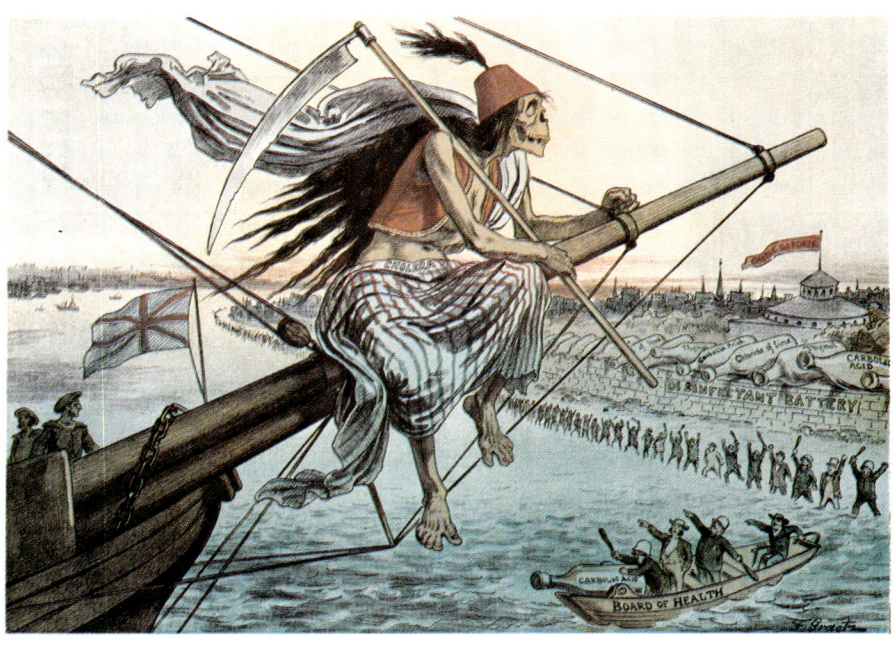

909

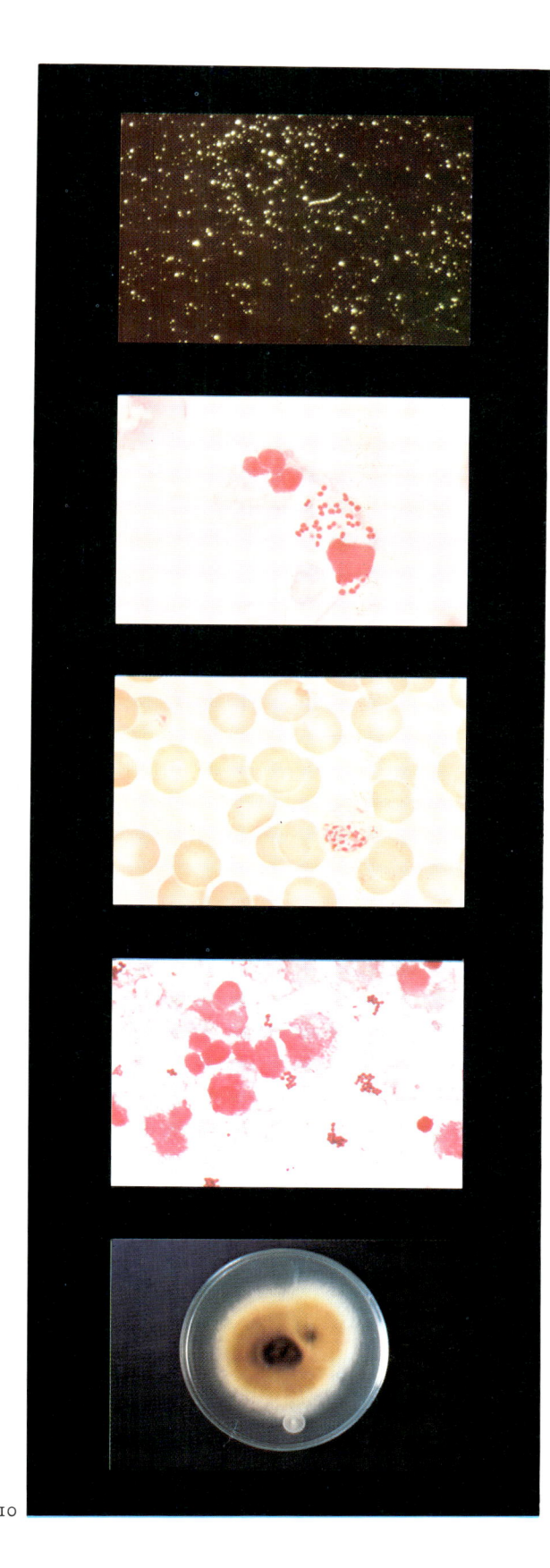

nicht durch Kontakt von Person zu Person, übertragen werden konnte. Die daraus resultierenden Gesundheitsfürsorgemaßnahmen, die auf die Beseitigung der Stechmücken und den Schutz der Menschen vor den Insekten zielten, führten dazu, daß das Gelbfieber in weniger als einem Jahr aus Havanna verschwand. William Crawford Gorgas (1854–1919) leitete das Sanitäts- und Pionierkorps, das diesen Erfolg erreichte.

Ehrlich und die Anfänge der Antibiotika

Die stärksten Anstöße zur Entdeckung neuer Wege in der Bekämpfung der Mikroorganismen lieferten die Ideen und Arbeiten Paul Ehrlichs (1854–1915). Gewiß waren durch die Jahrhunderte hindurch immer einige wenige, relativ wirksame infektionshemmende Mittel in Gebrauch gewesen; aber die Ausbildung eines Forschungszweigs, der sich der Suche nach antibakteriellen Stoffen und der Aufstellung von Kriterien zur Messung ihrer Wirksamkeit widmet, ist das nahezu alleinige Verdienst Paul Ehrlichs.

Als Student befaßte Ehrlich sich mit Verfahren der Sichtbarmachung von Zellen unter dem Mikroskop; seine Doktorarbeit schrieb er über Gewebefärbungen. Von älteren Forschern übernahm er sachdienliches Wissen, das es ihm ermöglichte, eine Theorie der spezifischen Affinität von Zellen zu Farbstoffen aufzustellen: von Georg Hayem die Technik der Färbung lebender Zellen (Vitalfärbung), von Hermann Hoffmann die Einfärbung von Bakterien, von Carl Weigert die Sichtbarmachung von Kokken im Gewebe. Seine Darstellung der Färbungsmerkmale weißer Blutkörperchen unter Anilinfarben setzte andere in den Stand, Anomalien in Blutkörperchen besser zu verstehen, was wiederum zu den Grundlagen der Hämatologie beitrug. Er verbesserte die Methoden der mikroskopischen Identifizierung des Tuberkelbazillus. Vermittels Neutralisierung von Toxinen durch Antitoxine im Reagenzglas und durch den Nachweis, daß manche Antikörper hitzeresistent, andere hitzeempfindlich sind, erleichterte er das Auffinden von Immunkörpern. Seine »Seitenkettentheorie« verschwand jahrelang in der Versenkung und veranlaßte dennoch andere zu Forschungen über die Bedeutung der Immunologie. Sie ist überdies in den letzten Jahrzehnten von Immunologen wieder aufgegriffen worden, wenngleich sie eine verfeinerte Form angenommen hat.

Während Ehrlichs Ansehen wuchs, erweiterte er seine Forschungstätigkeit noch mehr. Als Fritz Schaudinn 1905 *Treponema pallidum* als Erreger der Syphilis nachwies, wandte Ehrlich sich der synthetischen Herstellung von Chemikalien zu, die den Erregerorganismus vernichten, dem Patienten jedoch nicht schaden sollten. Salvarsan, das Arsenpräparat, das er 1910 (als die sechshundertsechste erprobte Mischung) in seinem Labor verfertigte, wurde das wirksame Standardheilmittel. Auch weniger toxische Arsenverbindungen, etwa Neosalvarsan, sind ihm zu verdanken. Zum ersten Mal in der Geschichte gab es nun für Syphiliskranke echte Überlebens- und Heilungschancen.

Eine unmittelbare, wenn auch mit einer Verzögerung von drei Jahrzehnten eintretende Folge von Ehrlichs Entdeckung, daß Farbstoffe antibakteriell wirken konnten, war die Verwendung von Sulfonamiden bei der Behandlung bakterieller Infektionen. Als das Penicillin aufkam, gab man Ehrlichs Heilmittel gegen Syphilis auf; er hatte dennoch Entwicklungen in Gang gebracht, die im 20. Jahrhundert die Therapie der auf Mikroben zurückzuführenden Erkrankungen tiefgreifend verändern sollten.

910 Mikroskopische Aufnahmen (von oben nach unten) des Erregers von Syphilis; Gonorrhö; Malaria; Abszesse verursachenden Staphylokokken; *Trichophyton rubrum*, ein Pilz, der die Fußflechte und eine Kopfhautflechte hervorruft. Dr. Edward J. Bottone und Dr. Bruce A. Hanna, Department of Microbiology, Mount Sinai Hospital, New York

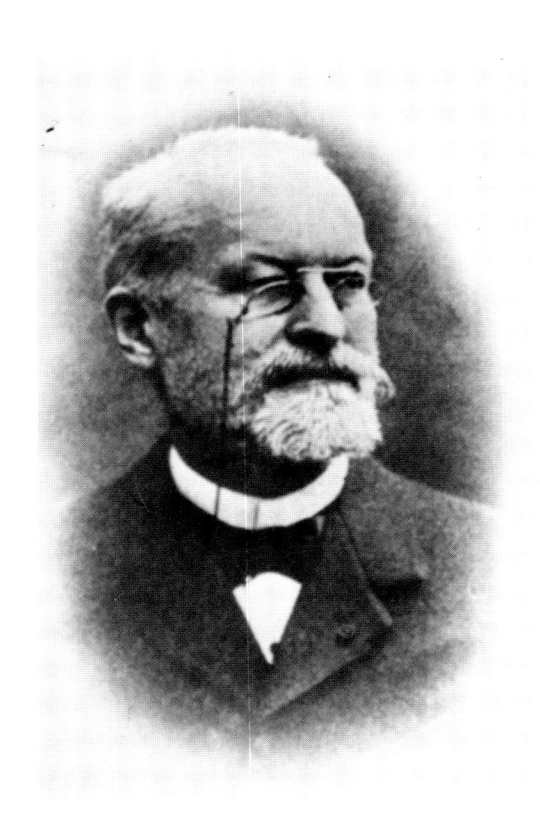
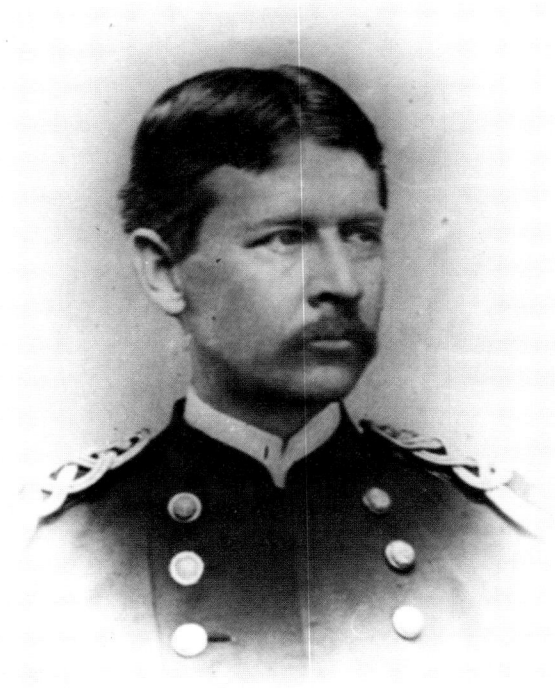
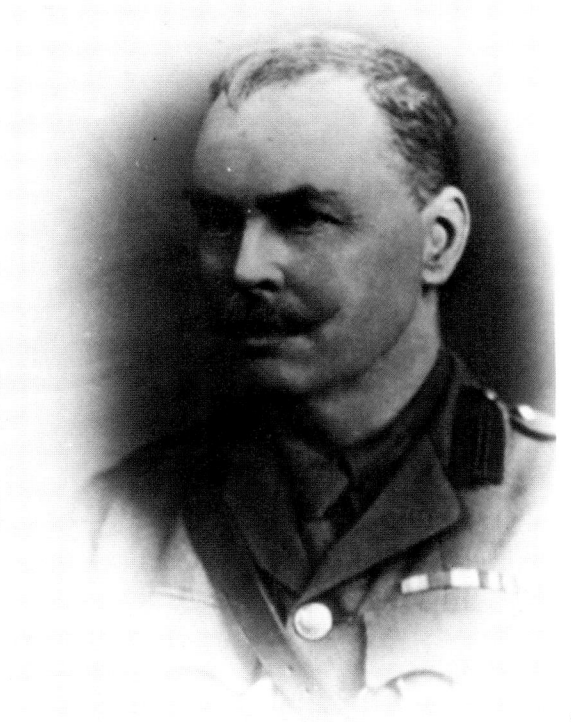

911

911 Fotografien (von links nach rechts) der Wissenschaftler Alphonse Laveran, der den Erreger der Malaria erkannte; Walter Reed, der nachwies, daß Gelbfieber von einer Mücke übertragen wird; Sir Ronald Ross, der die Anopheles-Mücke als den Überträger der Malaria identifizierte. National Library of Medicine, Bethesda, Maryland

912 Auf der Fotografie von 1905 werden moskitoverseuchte Schuppen in New Orleans ausgeräuchert, um die Gelbfieber übertragenden Insekten zu töten. National Library of Medicine, Bethesda, Maryland

913 General William C. Gorgas, aufgenommen während des Baus des Panamakanals, bei dem dank seines kenntnisreichen und geschickten Einsatzes sanitärer Maßnahmen das Gebiet von Moskitos befreit wurde. National Library of Medicine, Bethesda, Maryland

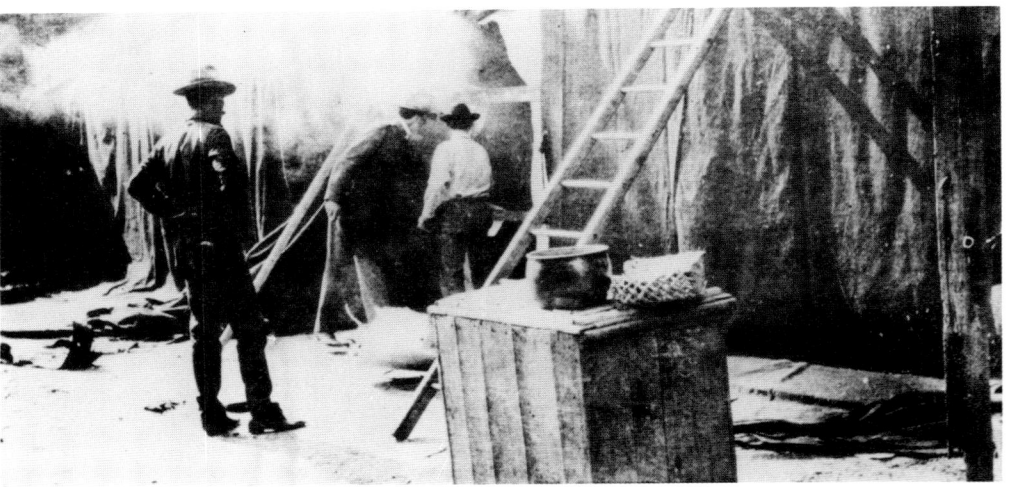

912

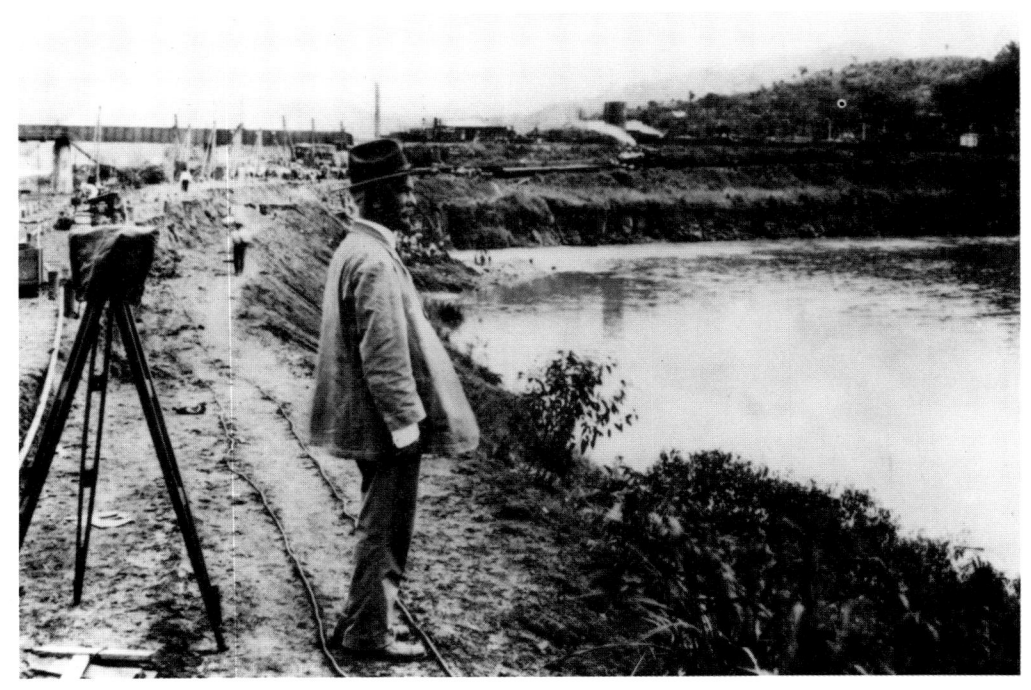

913

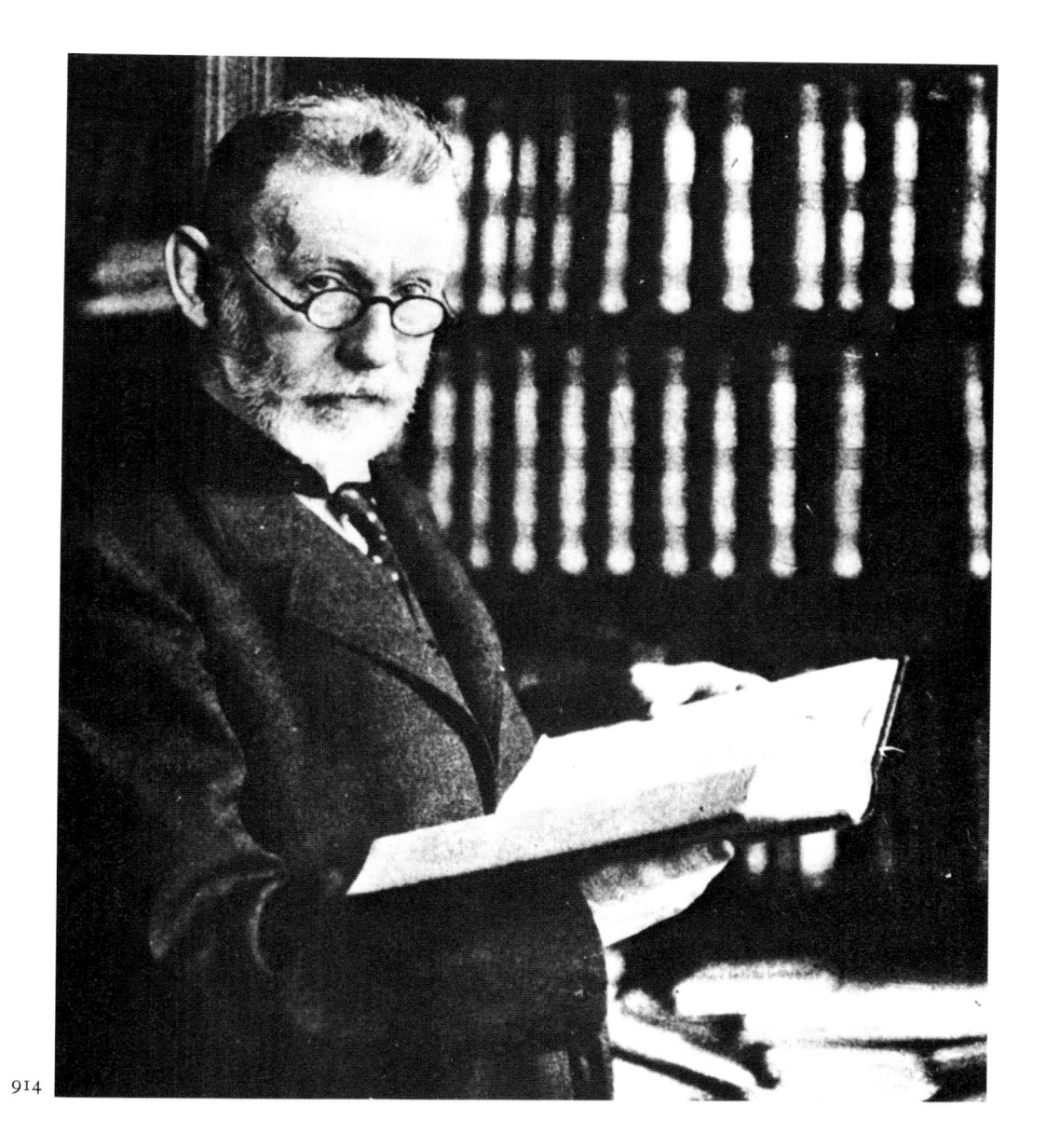

914

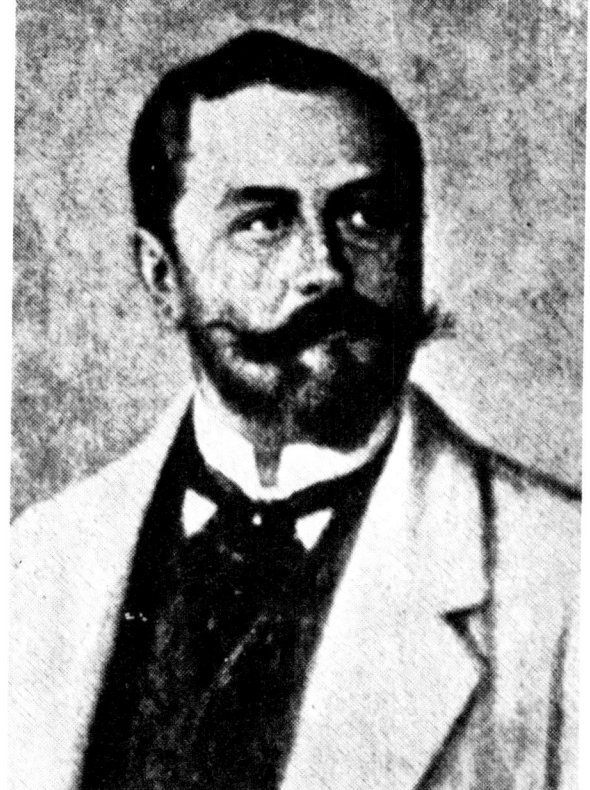

916

914 Paul Ehrlich erhielt 1908 den Nobelpreis für seine Arbeit auf dem Gebiet der Immunologie. Seine Entdeckung, daß verschiedene chemische Stoffe eine spezielle Affinität zu Bakterien haben, führte zur Anwendung der Chemotherapie bei Infektionen und leitete die Ära der Antibiotika ein.
Weltgesundheitsorganisation, Genf

915 Vergrößerte Fotografie der Stechmücke *Aëdes aegypti,* die der kubanische Arzt Carlos Finlay 1881 als den Zwischenträger des Gelbfiebers – das Insekt, das die Krankheit von einer Person auf die andere überträgt – identifizierte.
American Museum of Natural History, New York

916 Porträt Fritz Schaudinns, des Entdeckers des Syphiliserregers *Treponema pallidum.*
Weltgesundheitsorganisation, Genf

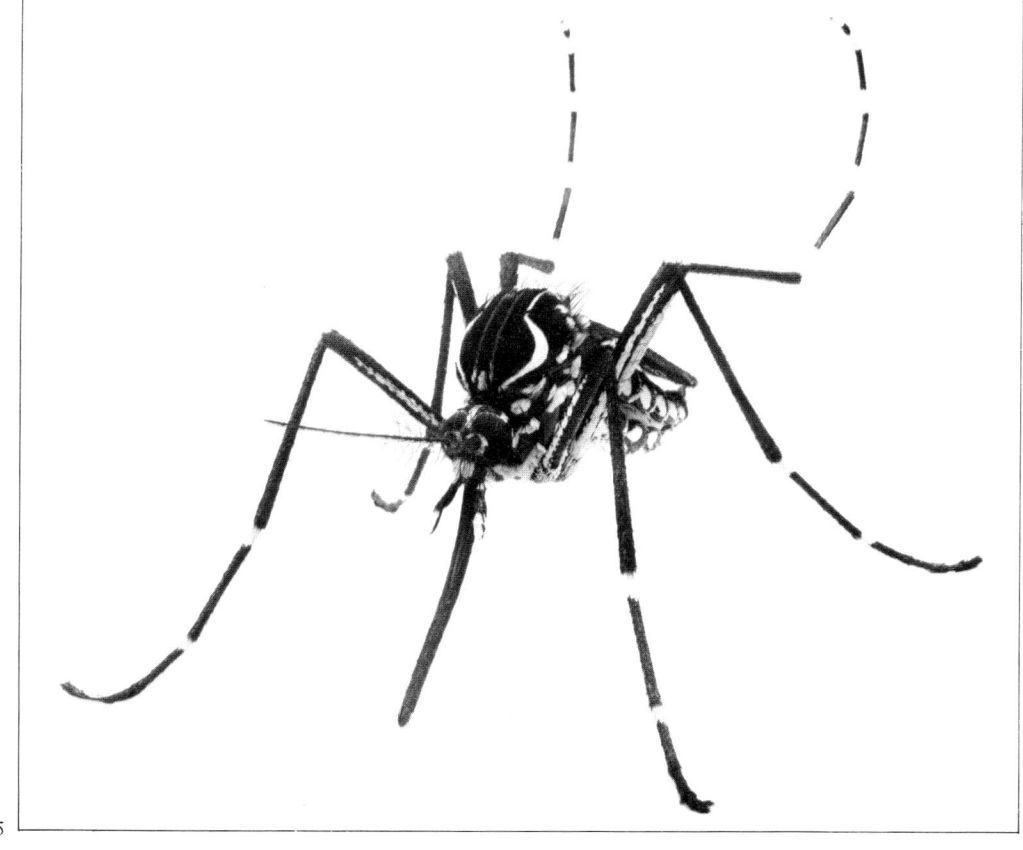

915

Frauen in der Medizin

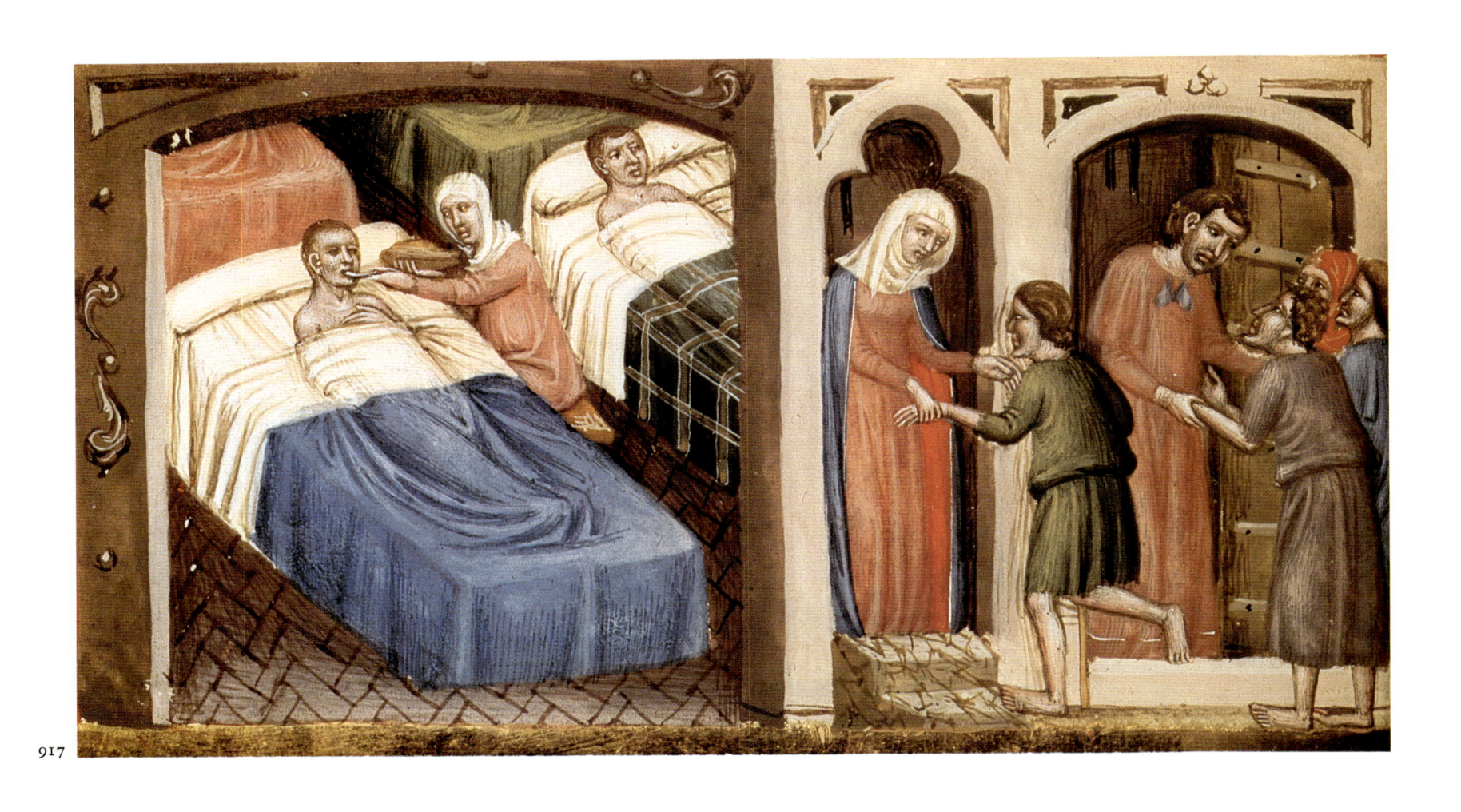

917

Im 19. und im 20. Jahrhundert wurden Frauen endlich als vollwertige Mitglieder in die Ärzteschaft aufgenommen. Das geschah freilich nicht ohne Kampf.

Natürlich war die Frau von altersher als Trösterin und Heilerin hoch geschätzt. Wahrscheinlich kannte man Ärztinnen im historischen Sumer, in Babylon, Ägypten, Griechenland, Rom und im präkolumbischen Amerika. Im Mittelalter war der Hauptwirkungsbereich der Frauen in der Medizin die Hebammenkunst, aber es gab auch fähige Ärztinnen, die im geheimen oder öffentlich praktizierten. Viele der Heilkundigen waren damals Frauen oder Töchter von wenig angesehenen Wundärzten. In den christlichen Orden wurden Kranke das ganze Mittelalter hindurch von Frauen behandelt. So haben Frauen wohl in der ganzen Geschichte eine Rolle in der Medizin gespielt. Dennoch müssen wir feststellen, daß ihre Tätigkeit oftmals von der Mißbilligung, zuweilen offenen Feindschaft der Bevölkerung – und nicht nur männliche Ärzte – begleitet war.

Erst spät in der Geschichte wurde die amtliche Zulassung zur Vorschrift, und so mußte, wer eine heilkundliche Tätigkeit regelmäßig ausüben wollte, in erster Linie die Gunst des Publikums gewinnen. Als man im 14. Jahrhundert begann, das Praktizieren der Medizin von Prüfungen abhängig zu machen, waren beide Geschlechter theoretisch gleichberechtigt; am Ende des Jahrhunderts gab es in Deutschland 15 zugelassene Ärztinnen. Im 15. Jahrhundert vermehrte sich ihre Anzahl erheblich, freilich nur deshalb, weil der Kaiser zur Behandlung mittelloser Kranker Frauen bestallte, da männliche Ärzte zu denselben Bedingungen nicht zu haben waren. Der Einzug der Frauen in die Medizin vollzog sich unaufhaltsam, aber langsam.

Nur in einem Berufszweig wurden sie zu allen Zeiten akzeptiert, ja sogar vorgezogen: als Hebammen. Zu den bedeutenden Hebammen, die historische Beachtung gefunden haben, zählt Madame Boursier, die im 17. Jahrhundert in Frankreich lebte und die erste ihres Standes gewesen sein dürfte, der wir ein wissenschaftliches Werk über ihr Fachgebiet verdanken. Für ihre Dienste an Maria von Medici (1573–1642), der zweiten Gemahlin Heinrichs IV., wurde sie fürstlich entlohnt, ohne indes die ihr vom König versprochene Pension zu erhalten. In England verfolgte Elizabeth Cellier die Statistik der Sterbefälle nach Geburten und Fehlgeburten und kam zu dem Schluß, daß zwei Drittel der Todesfälle auf mangelnde Kenntnisse der Hebammen zurückzuführen waren. Sie überredete Jakob II. zur Einrichtung eines speziellen Hospitals für Frauen, doch ihre freimütige Kritik an vielen Zeitgenossen (den König nicht ausgenommen) brachte sie an den Pranger und ihre Schriften auf den Scheiterhaufen. Es erschienen noch andere Bücher über die Hebammenausbildung, aber sie waren gewöhnlich von Männern geschrieben.

Nach wie vor war es für Frauen nahezu unmöglich, zur Ausbildung und Praxis als vollwertige Ärzte zugelassen zu werden. Eine Ausnahme bildete Italien, wo sie seit Jahrhunderten zum Medizinstudium angenommen wurden und sogar angesehene Lehrstühle besetzten.

Die vorherrschende Einstellung läßt sich an der Laufbahn von Dr. James Barry (1797–1865) demonstrieren, einem Sanitätsoffizier der britischen Armee, der 50 Jahre lang einen vorzüglichen Ruf als geschickter Chirurg genoß. Barry, von kleiner Statur, bartlos und mit einer quiekenden Stimme ausgestattet, erregte offenbar keinerlei Verdacht – möglicherweise wegen seiner angriffslustigen Art und seines Renommees als guter Schütze. Als seine Obduktion enthüllte, daß Dr. Barry eine Frau war, gerieten Kriegsministerium und Ärzteverband derart in Verlegenheit, daß man den Befund verschwinden ließ und Barry offiziell als Mann begrub.

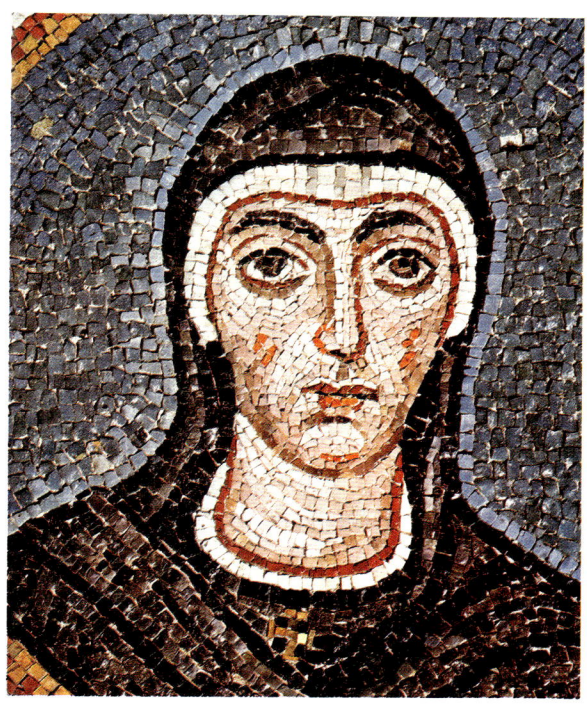

918

917 Frauen spielten in den christlichen Orden des Mittelalters eine bedeutende Rolle als Pflegerinnen der Kranken und Invaliden. Ms. lat. 8846, fol. 106, Rc C 2237, Bibliothèque Nationale, Paris

918 Das Detail eines Mosaiks aus dem 5.–6. Jahrhundert zeigt die heilige Felicitas von Karthago, die Schutzheilige der kranken Kinder. Kapelle des Erzbischöflichen Palasts, Ravenna

Die Vereinigten Staaten

Wie in Europa waren auch in den USA die medizinischen Hochschulen den Frauen verschlossen, obgleich in der Kolonialzeit neben vielen Hebammen, Krankenschwestern und Apothekerinnen auch einige Ärztinnen praktiziert hatten. Es waren die Studenten, die den Versuch Harriot Hunts (1805–1875), in Boston Vorlesungen zu hören, vereitelten. Als der damalige Dekan Oliver Wendell Holmes ihren Aufnahmeantrag für die Harvard Medical School vorlegte, stimmte die Professorenschaft zu, die Studenten dagegen lehnten ab. Zur Begründung verfaßten sie eine Resolution:

Es sei beschlossen, daß keine Frau von wahrem Zartgefühl willens wäre, in Gegenwart von Männern der Erörterung von Gegenständen zu lauschen, die bei Studenten der Medizin zwangsläufig zur Sprache kommen.

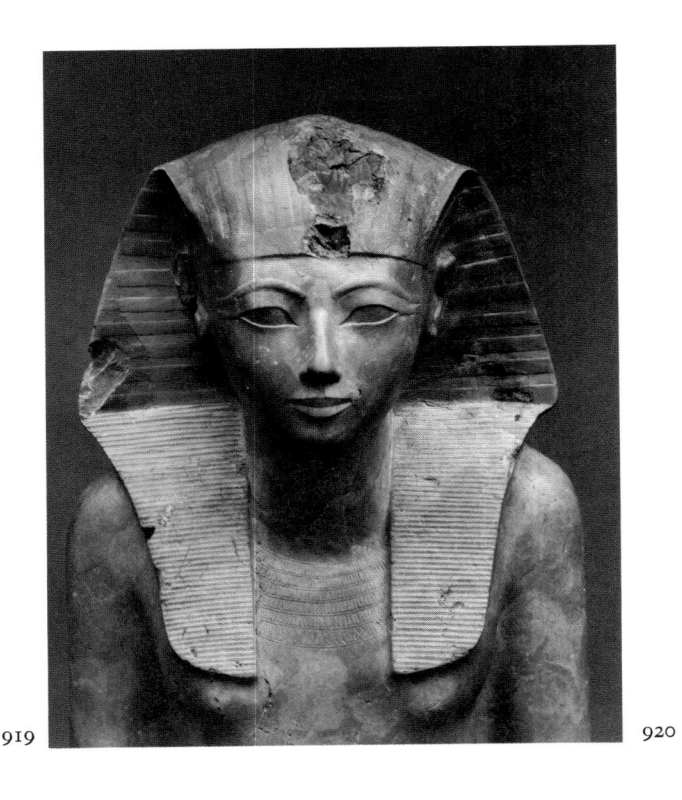

919

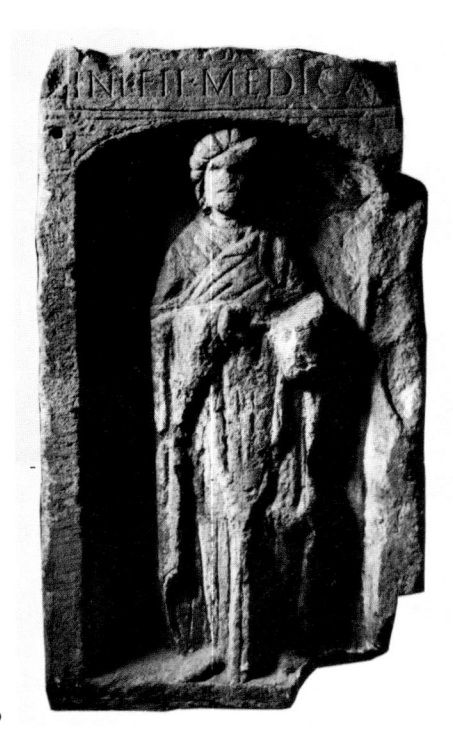

920

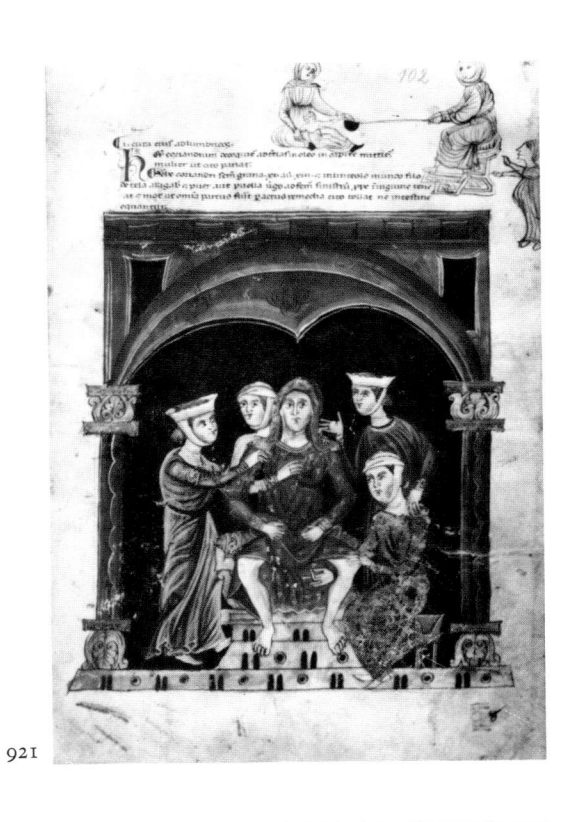

921

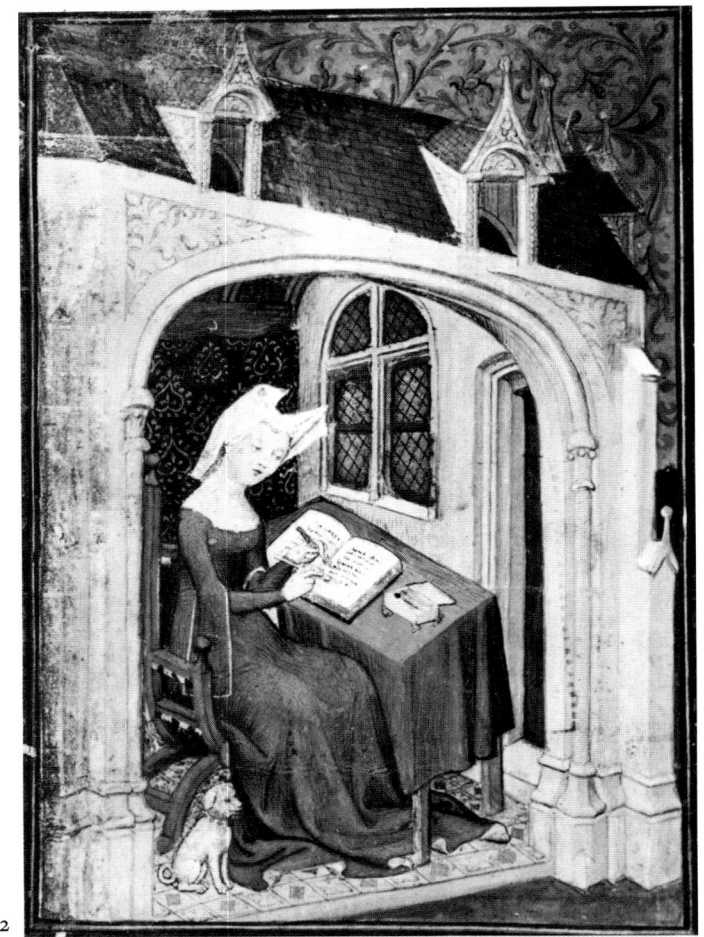

922

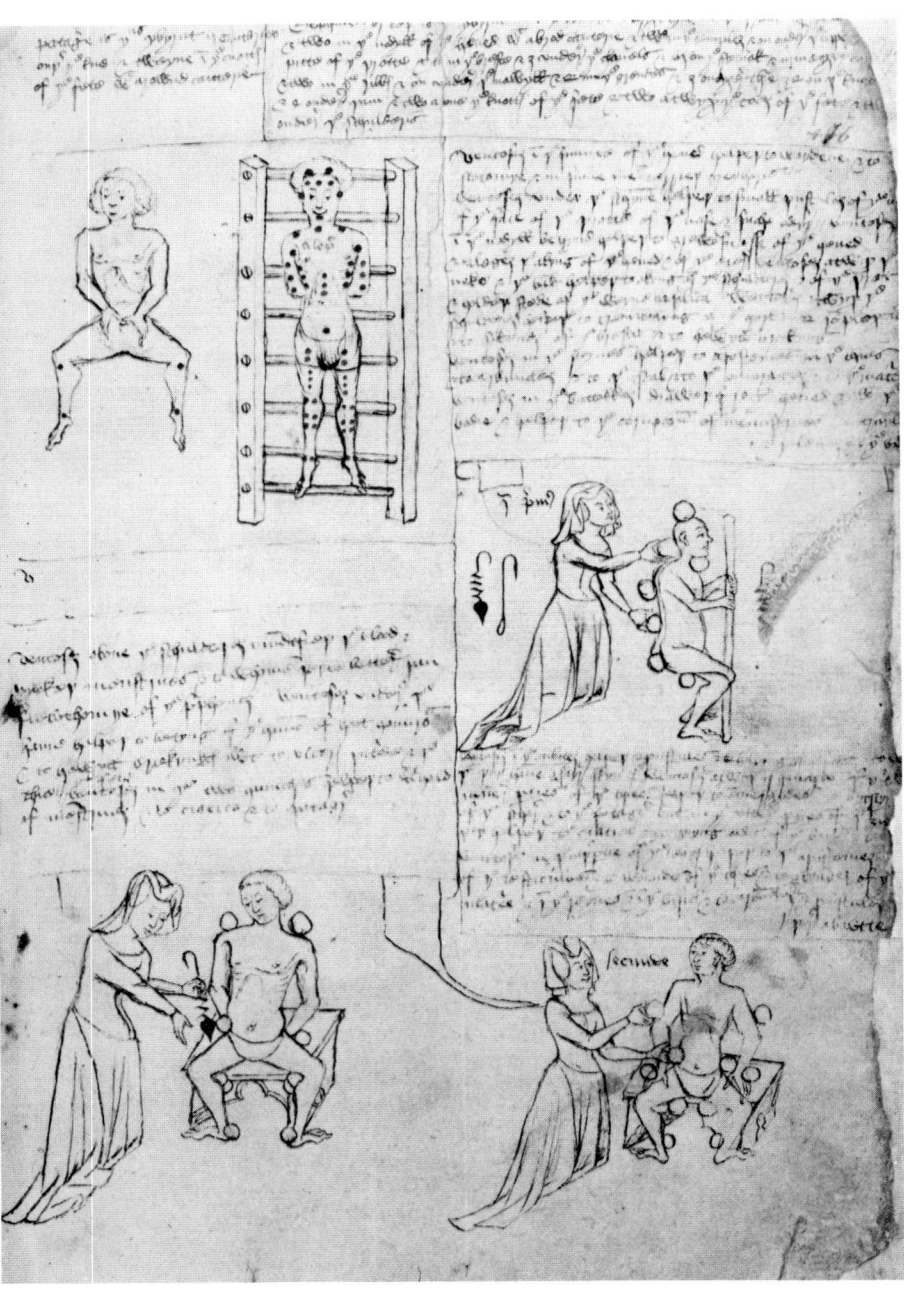

923

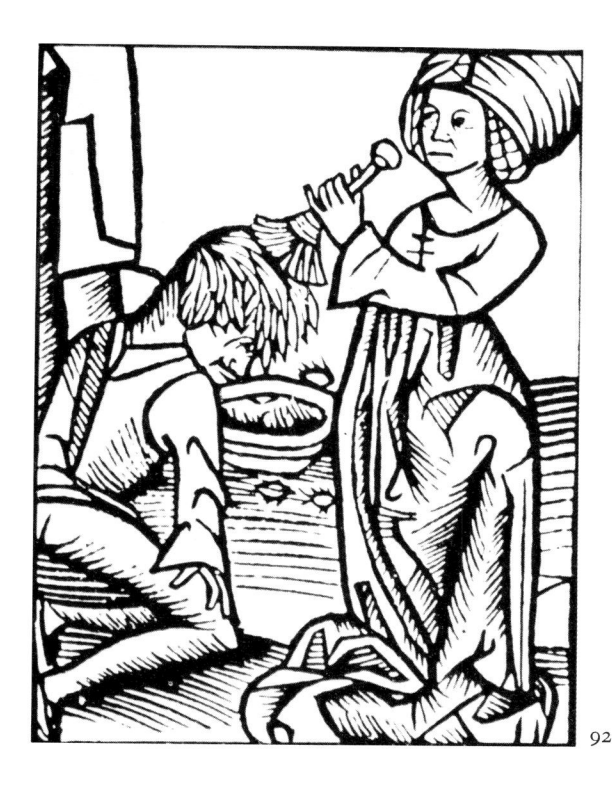

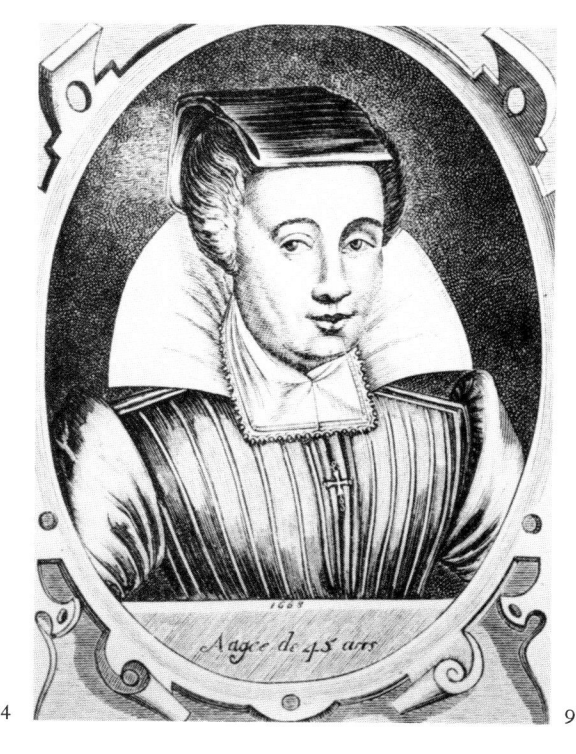

Aagée de 45 ans

924

925

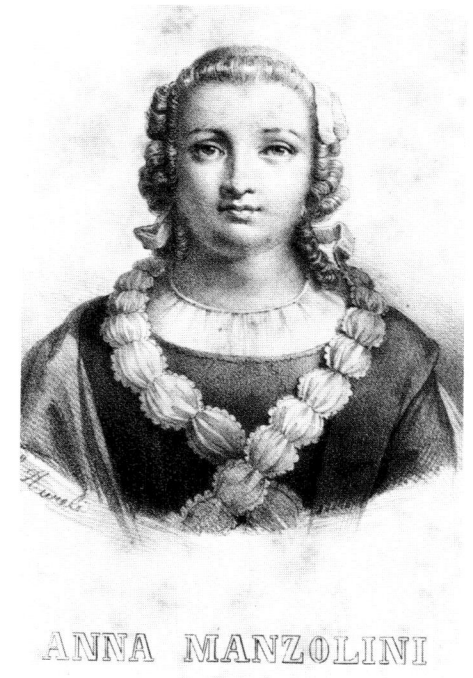

ANNA MANZOLINI

926

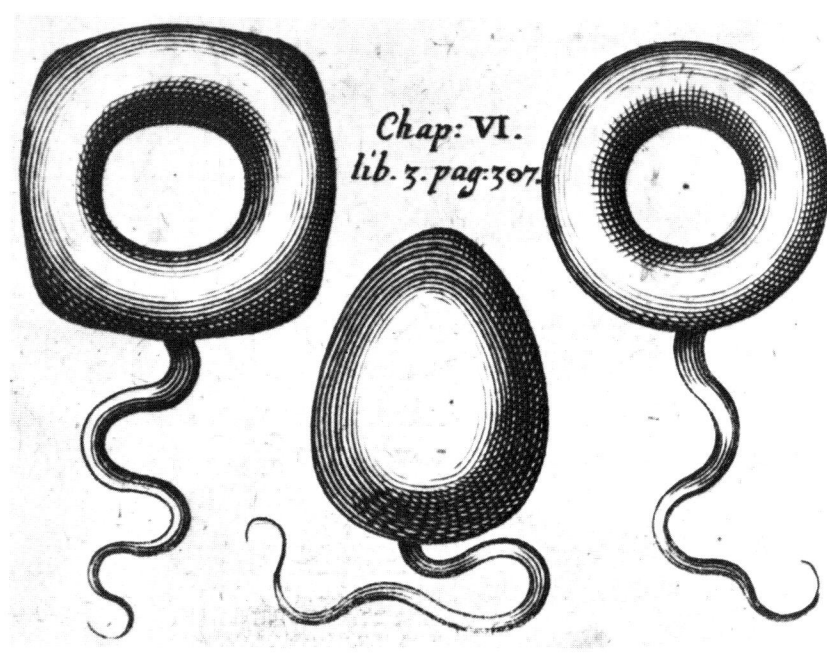

Chap: VI.
lib. 3. pag: 307.

927

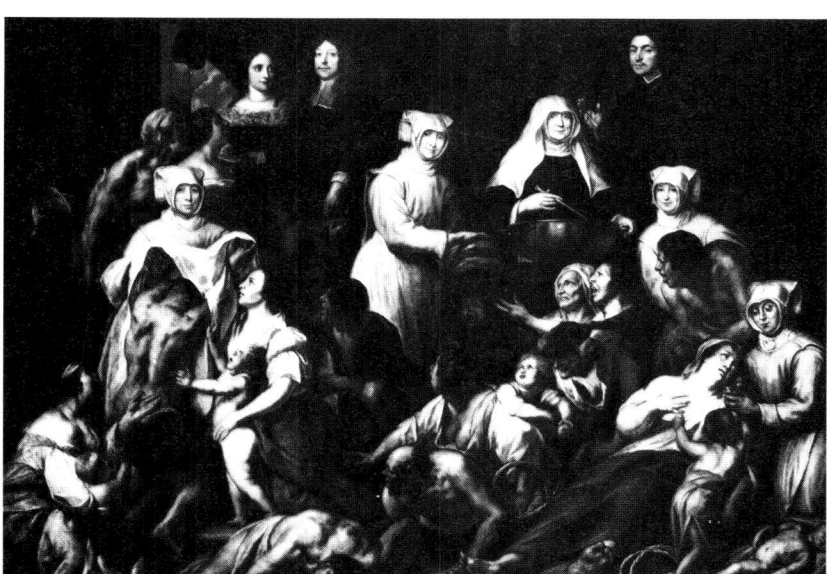

928

919 Büste der ägyptischen Königin Hatschepsut (um 1485 v. Chr.), der medizinische Kenntnisse zugeschrieben wurden. Metropolitan Museum of Art, New York

920 Die gallo-römische Grabstele einer Ärztin belegt, daß Frauen in der Römerzeit Medizin praktizierten. Musée Central, Metz

921 Miniatur aus dem *Herbarium des Pseudo-Apuleius* (1543) mit Hebammen, die mittels Koriander eine Niederkunft zu beschleunigen versuchen. Codex Vindob 93, fol. 102 v., Österreichische Nationalbibliothek, Wien

922 Christine de Pisan – Abbildung aus einer Handschrift des 14. Jahrhunderts – war Tochter eines Arztes, hatte privaten Unterricht in der Heilkunst genossen und trat für die Rechte der Frauen ein. Ms. Harleian 4431, British Library, London

923 Seite aus einer Abhandlung von John Arderne (14. Jahrhundert), einem Chirurgen aus Newark, mit Darstellungen von verschiedenen, durch Frauen ausgeführten Heilbehandlungen. Ms. Sloane 6, fol. 177, British Museum, London

924 Abbildung einer Frau, die einen Mann entlaust; aus *Hortus Sanitatis*, 1491. New York Academy of Medicine

925 Porträt der Louise Bourgeois-Boursier, Hebamme am französischen Königshof, aus ihrem Lehrbuch *Observations Diverses sur la Stérilité*, 1626. New York Academy of Medicine

926 Porträt der Anna Morandi Manzolini, die im 18. Jahrhundert an der Universität Bologna als Professor in Anatomie lehrte. Wellcome Institute for the History of Medicine, London

927 Pessare zur Korrektur von Gebärmuttersenkung; ein Stich aus *Die wohlbewanderte Hebamme* von François Mauriceau. National Library of Medicine, Bethesda, Maryland

928 *Die Barmherzigen Schwestern von Antwerpen bei der Krankenpflege* von Jacob Jordaens. Koninklijk Museum voor Schone Kunsten, Antwerpen

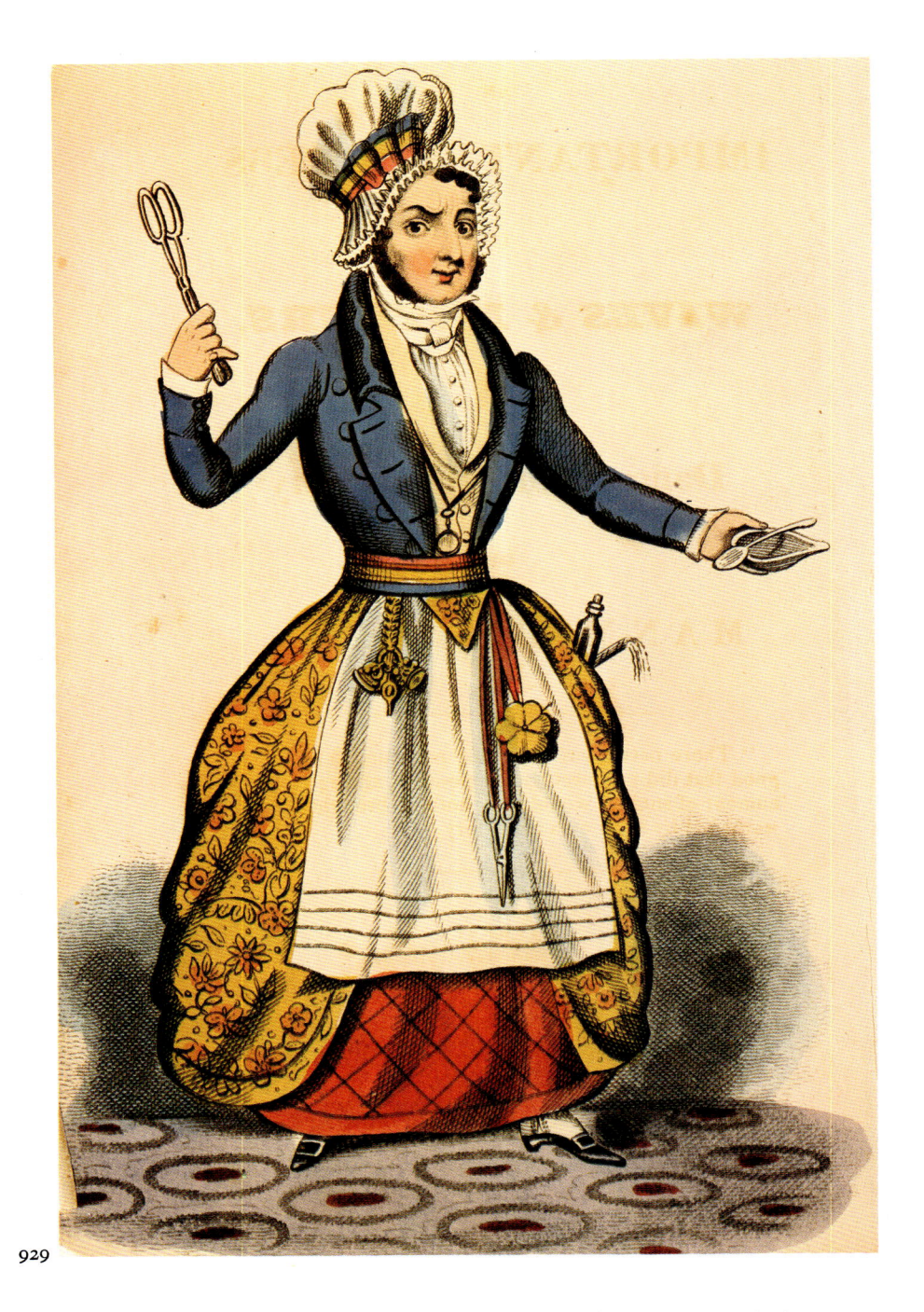

929

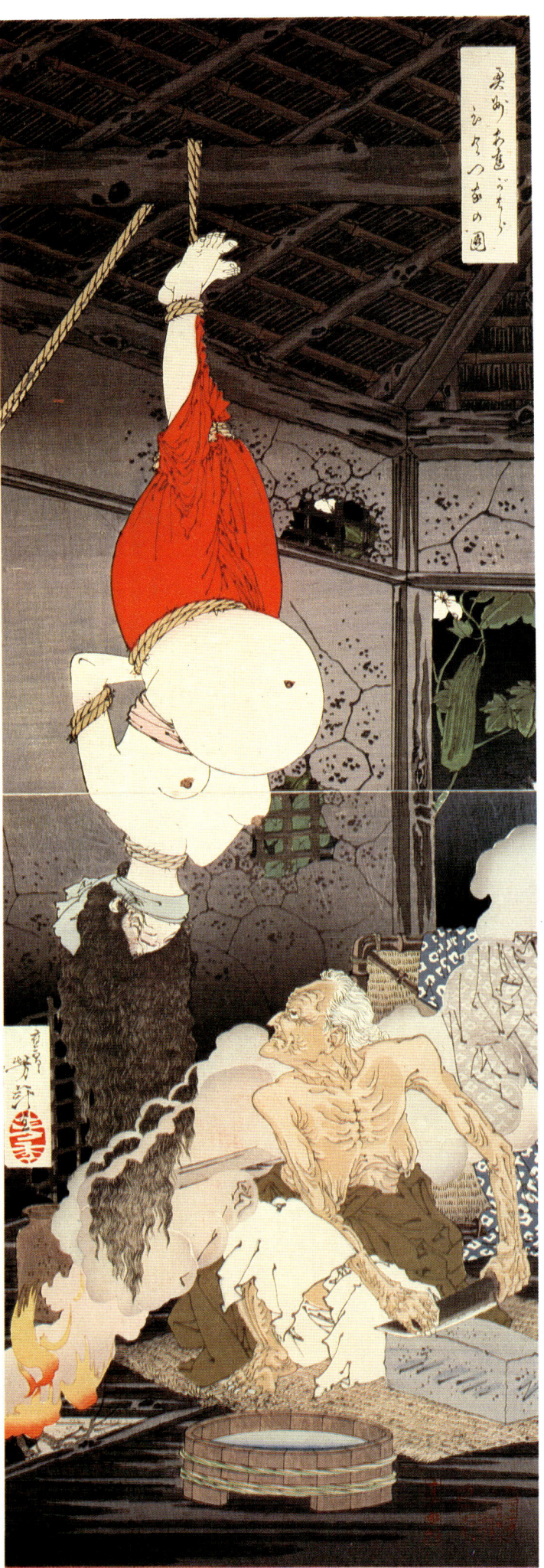

930

929   Satirische Darstellung einer männlichen Hebamme; Frontispiz von
*An Important Address to Wives and Mothers on the Dangers and
Immorality of Man-midwifery* (Wichtige Warnung an Frauen und
Mütter vor den Gefahren und der Unmoral männlicher Geburtshilfe),
1830. New York Academy of Medicine

930   Szene aus einer Dämonenlegende: ein altes Weib setzt zur
›Operation‹ einer Schwangeren an. Japanischer Holzdruck (um1887)
von Yoshitoshi. Sammlung Walton Rawls, New York

Es sei beschlossen, daß wir gegen die uns aufgedrängte Gesellschaft eines jeglichen weiblichen Wesens sind, das gesinnt ist, sein Geschlecht zu verleugnen und durch gemeinsames Auftreten mit Männern im Hörsaal seine Sittsamkeit zu opfern.

Am Ende gelang es Harriot Hunt, sich durch ein Labyrinth von Widerständen zu kämpfen und in Syracuse einen Doktorgrad als homöopathische Ärztin zu erlangen. Sie wurde sogar Dozentin für Geburtshilfe und Frauen- und Kinderkrankheiten am Rochester College. Später ließ sie sich in London nieder und wandte sich der Phrenologie zu.

Einige andere Frauen folgten ihr nach, doch der bemerkenswerteste Durchbruch gelang Elizabeth Blackwell (1821–1910). Miss Blackwell hatte zunächst von mehreren Anstalten summarische Ablehnungen erhalten, blieb jedoch hartnäckig, bis sie durch einen Glücksfall an einer kleinen Hochschule im Nordteil des Staates New York, dem Geneva College of Medicine, angenommen wurde. Dessen Dekan hatte als Beweis seiner Liberalität ihre Bewerbung unmittelbar seinen Studenten vorgelegt – mit der Frage, ob eine Frau die Vorlesungen besuchen dürfe. Er hatte einen einstimmigen Beschluß verlangt und rechnete mit einem negativen Urteil. Die Studenten hielten das Ganze für einen großartigen Witz und stimmten ohne Ausnahme für ihre Zulassung. Darüber waren die Stadtbewohner dermaßen entsetzt, daß sie Miss Blackwell während ihres ganzen Aufenthaltes schnitten. Einige Fachgrößen und Professoren sagten störende Zwischenfälle bei den Lehrveranstaltungen voraus, aber der Unterricht verlief ordnungsgemäß, und zwischen den Studenten und ihrer Kommilitonin entstand echte, respektvolle Zuneigung. Die Studenten unterstützten beispielsweise Miss Blackwell in ihrer Weigerung, der Anatomie fernzubleiben, wozu man sie aufforderte, als dort der männliche Zeugungsapparat vorgestellt werden sollte. Während der gesamten zwei College-Jahre (damals die übliche Ausbildungszeit) verhielt sie sich stets würdevoll und verbindlich, und sie legte so viel Fleiß an den Tag, daß sie die Qualifikationsprüfung mit der besten Durchschnittsnote bestand. Zusammen mit den anderen Angehörigen des Abschlußsemesters erhielt sie 1849 den Doktorgrad.

Damit hatte der Kampf freilich erst begonnen, und bis zur Anerkennung durch den Ärztestand und die Öffentlichkeit war es noch ein weiter Weg. Als Dr. Blackwell London besuchte, wurde sie von Ärzten und prominenten Laien, die von ihrer gewonnenen Schlacht gehört hatten, warm begrüßt und erhielt Zutritt zu Vorlesungen und Krankenhäusern. Engländerinnen waren jedoch mit wenigen Ausnahmen keineswegs dem Eingang in die Medizin nähergekommen, und in Paris stieß Dr. Blackwell auf noch größeren Widerstand gegen Frauen; die einzige Möglichkeit zur Weiterbildung bot sich dort an einer Hebammenschule. Obgleich das Unterfangen eine Minderung ihres Status bedeutete, schrieb sie sich ein, da sie hier Gelegenheit fand, Geburtshilfe an einer Anstalt zu lernen, die jährlich Tausende von Frauen versorgte.

Bei ihrer Tätigkeit zog sie sich eine schwere Augeninfektion zu, die sie wochenlang arbeitsunfähig machte und ein Auge bleibend schädigte (Jahre später mußte es entfernt werden). Die Tempelhüter der französischen Medizin, nunmehr voll Sympathie und Bedauern, revidierten ihre Haltung und erteilten ihr unbeschränkte Erlaubnis zum Besuch aller Hospitäler, Kliniken und Vorlesungen. Ähnliche Einladungen erhielt Dr. Blackwell nach ihrer Rückkehr in London. Dort lernte sie Florence Nightingale (1820–1910) kennen, deren Ideen und Ziele sie beeindruckten. Sie unternahm noch mehrfach Auslandsreisen, ließ sich jedoch in New York nieder und richtete eine Klinik ein, die spätere New York Dispensary for Poor Women and Children.

Auf ähnliche Schwierigkeiten stieß Dr. Blackwells Schwester Emily. Sie wurde zwar zum Rush Medical College in Chicago zugelassen, doch die Medizinische Gesellschaft des Staates Illinois verhinderte ihr weiteres Studium. Trotzdem konnte sie ein zweites Ausbildungsjahr am Cleveland Medical College beenden, wo sie und eine zweite Frau promoviert wurden. Denn nicht alle Ärzte und Lehrkräfte widersetzten sich der Betätigung von Frauen in der Medizin; so hieß Sir James Simpson, der berühmte Edinburgher Geburtshelfer, der die Anästhesie bei der Geburt einführte, Emily Blackwell später als seine Studentin willkommen und überhäufte sie mit Lob.

Auch Maria Zakrzewska (1829–1902), die aus Berlin, wo sie an einem Krankenhaus Oberhebamme gewesen war, in die Vereinigten Staaten kam, mußte sich den Weg in die Medizin erkämpfen. Gemeinsam mit den Schwestern Blackwell gründete ›Dr. Zak‹ 1857 die New York Infirmary for Women and Children. Den wenigen Frauen, denen der Eintritt in den Ärztestand gelungen war, verschaffte diese Anstalt Gelegenheit, sich die zusätzliche Krankenhausausbildung anzueignen, die zum Erwerb praktischer Fertigkeiten so unerläßlich war.

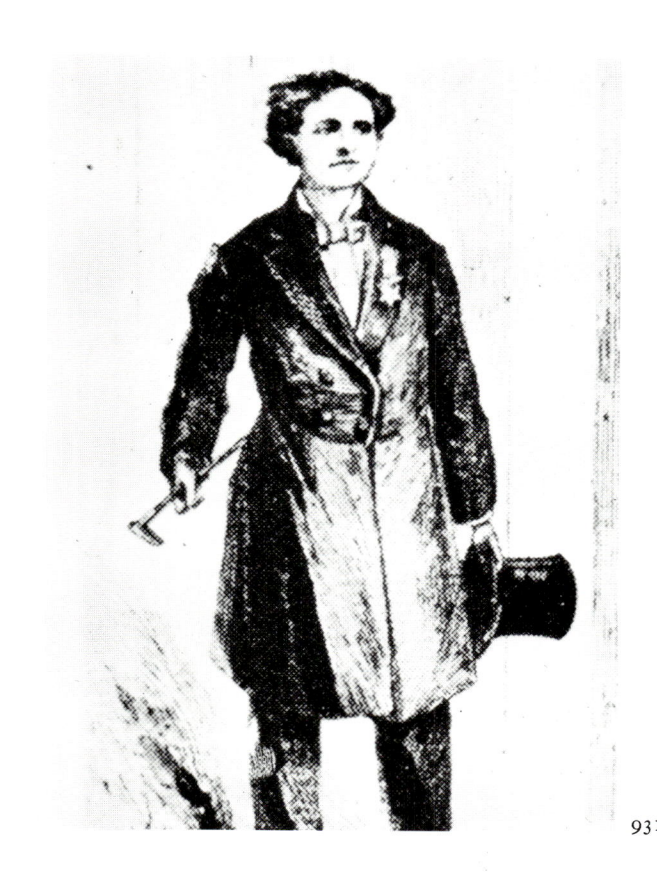

931

931 Dr. Mary Walker, assistierende Chirurgin im amerikanischen Bürgerkrieg und frühe Feministin, kleidete sich als Mann und entwarf ein vor Vergewaltigung schützendes Frauengewand. Medical Communications, Inc.

932 Instrumentenkasten für die Geburtshilfe (um 1870). Smithsonian Institution, Washington, D.C.

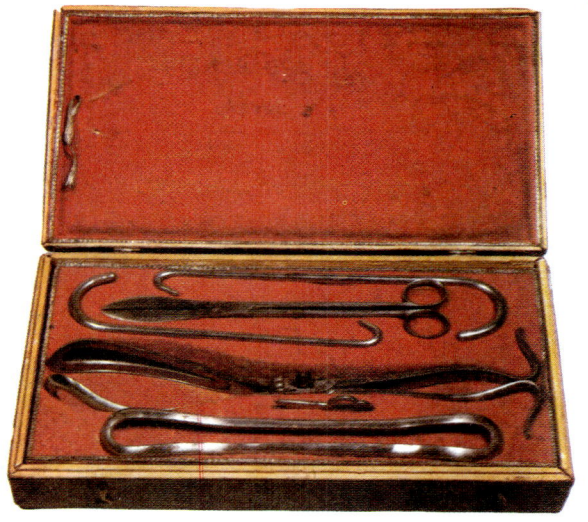

932

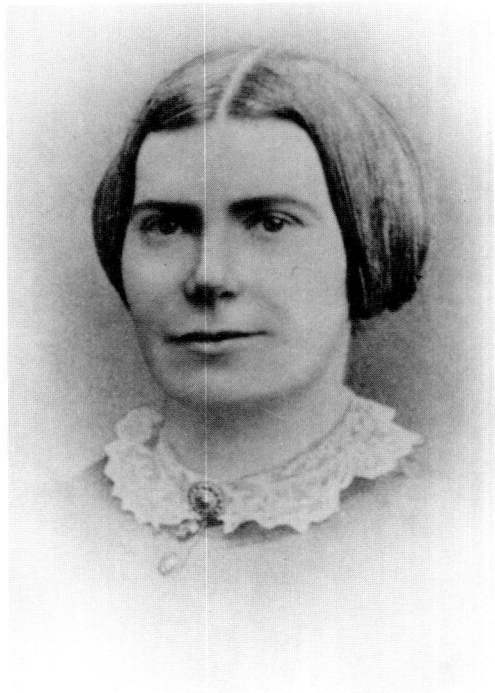

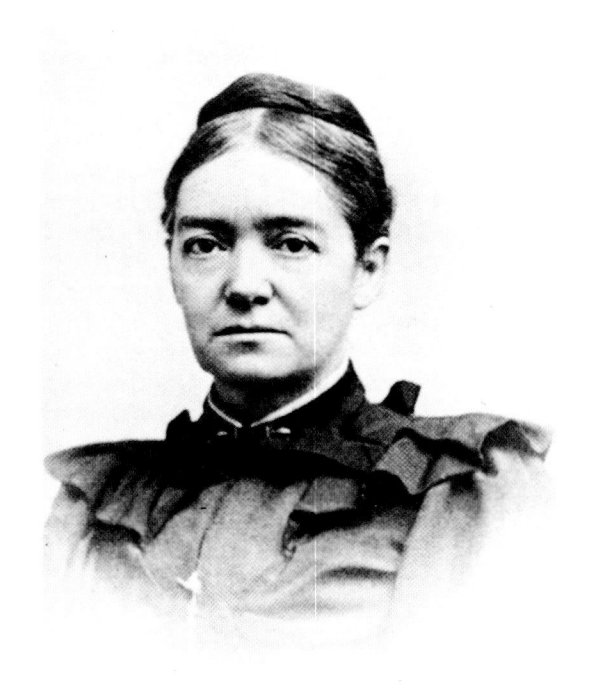

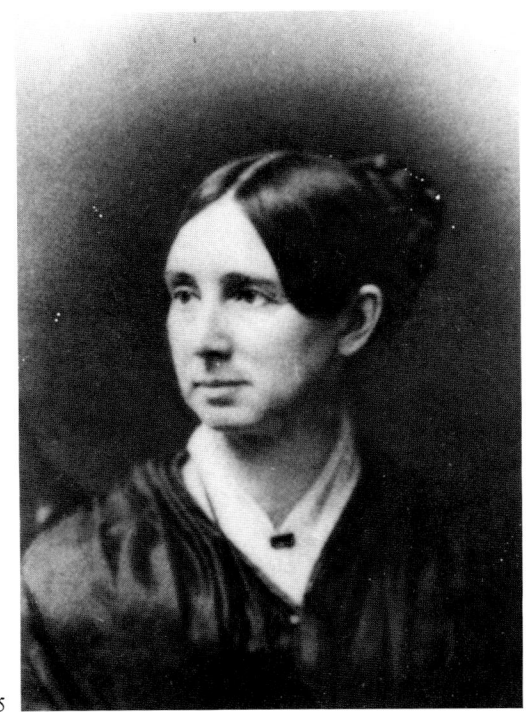

933

934

935

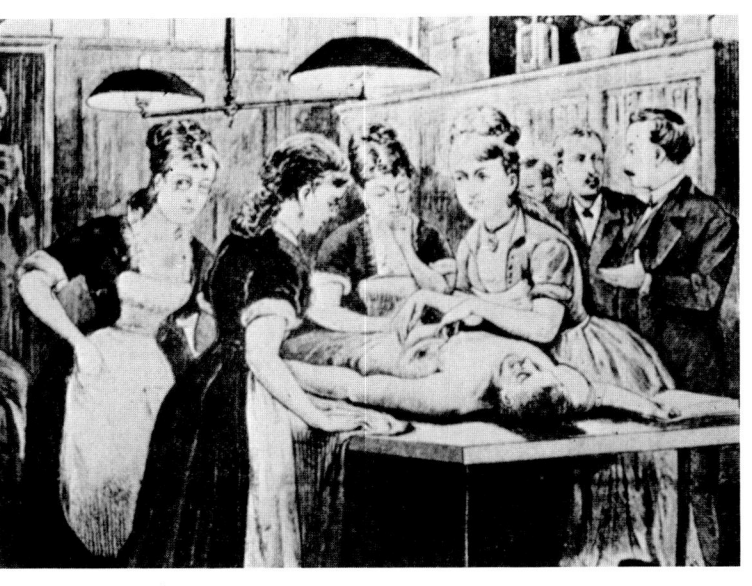

936

933 Dr. Elizabeth Blackwell, die als erste Frau eine volle medizinische Ausbildung an einer amerikanischen Universität absolvierte. New York Infirmary

934 Dr. Mary Putnam Jacobi erhielt den begehrten Boylston-Preis für Medizin der Harvard-Universität und richtete am New Yorker Mount Sinai Hospital eine beispielgebende Kinderklinik ein. National Library of Medicine, Bethesda, Maryland

935 Dorothea Lynde Dix trat für humanere Behandlung der Geisteskranken ein und gründete das Pennsylvania Hospital for the Insane in Harrisburg. National Library of Medicine, Bethesda, Maryland

936 Medizinstudentinnen bei der Sektion – einer Übung, die im 19. Jahrhundert als unziemlich für das weibliche Geschlecht galt. Medical Communications, Inc.

Zu den anderen Amerikanerinnen, die durch das Netz der Ausbildungsanstalten zu schlüpfen verstanden, gehörte Mary Putnam Jacobi (1842–1906). Sie wurde 1863 als erste Frau vom New York College of Pharmacy graduiert. Obwohl sie obendrein einen Grad am Female Medical College of Pennsylvania (der ersten gesetzlich genehmigten medizinischen Hochschule für Frauen in der Welt) erwarb und danach Medizinalassistentin am New England Hospital for Women and Children war, erstrebte sie das Prestige, das ein Diplom einer großen Universität mit sich bringt. Nach beträchtlichem Lavieren und fleißigem Studium erreichte sie das nahezu Unmögliche: einen medizinischen Grad der hochberühmten Universität Paris. Wieder in New York, stand sie Elisabeth Blackwell fast zwei Jahrzehnte lang als Lehrerin an dem neugegründeten Women's Medical College der New York Infirmary zur Seite. Bei den Zusammenkünften der Medizinischen Gesellschaft des Kreises New York und der New Yorker Pathologischen Gesellschaft lernte sie Dr. Abraham Jacobi kennen, den sie 1873 heiratete. Danach schien ihre Aktivität sich zu vervielfachen. Für eine anonym eingereichte Abhandlung gewann sie gegen starke Konkurrenz den begehrten Boylston-Medizinpreis der Universität Harvard. Ihre Zeit war bis zum Überborden ausgefüllt mit privater Praxis, Lehrtätigkeit an zwei Hochschulen (davon einer für Männer), schriftstellerischer Arbeit und der gemeinsam mit ihrem Gatten betriebenen Einrichtung einer wegbereitenden Kinderklinik am Mount Sinai Hospital.

Die zähe Hartnäckigkeit und ausgewiesene Qualität dieser Pionierfrauen in der amerikanischen Medizin führte allmählich zur Öffnung aller medizinischen Hochschulen für Frauen – allerdings nicht ohne die Hilfe einiger Männer. So war die Gründung der ersten Ärztinnenschule, des Female (später Women's) Medical College of Pennsylvania im Jahre 1850, zum guten Teil den Bemühungen von Ärzten aus der Quäkersekte und anderen Medizinern Philadelphias zu verdanken. Da es so gut wie keine weiblichen Doktoren gab, wurden die Lehrstellen dort mit Männern besetzt. Von diesen wurde viel Mut und Grundsatztreue gefordert, denn daß sie sich zur Verfügung stellten, machte sie unpopulär und war den meisten ihrer Kollegen, insbesondere den wissenschaftlichen Gesellschaften, ein Dorn im Auge. Colleges für Frauen folgten bald in anderen Städten, darunter Boston, New York, Baltimore und Cleveland.

Die medizinischen Fakultäten der Universitäten waren nur zögernd und widerstrebend zur Aufnahme von Frauen bereit, doch als das letzte Jahrzehnt des Jahrhunderts anbrach, hatten 35 ihre Vorbehalte fallengelassen. Nach der Jahrhundertwende wurden getrennte Medizinhochschulen für Frauen allmählich überflüssig.

Hingegen widersetzten sich die medizinischen Gesellschaften des Landes, der Bundesstaaten und der Kreise weiterhin der Mitgliedschaft von Frauen. Zum Teil beruhte ihre Abneigung auf der (mangels anderer Möglichkeiten eingegangenen) Verbindung vieler Ärztinnen mit homöopathischen und eklektischen Richtungen, die von normalen und anerkannten praktischen Ärzten und Professoren strikt abgelehnt

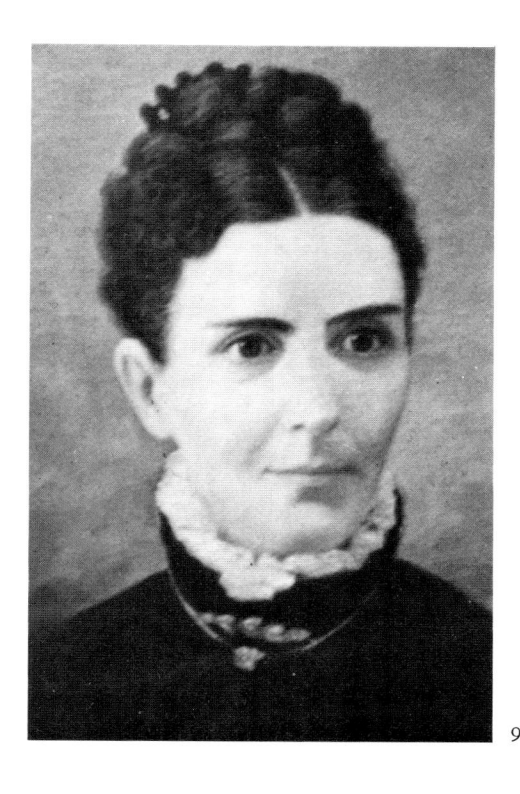
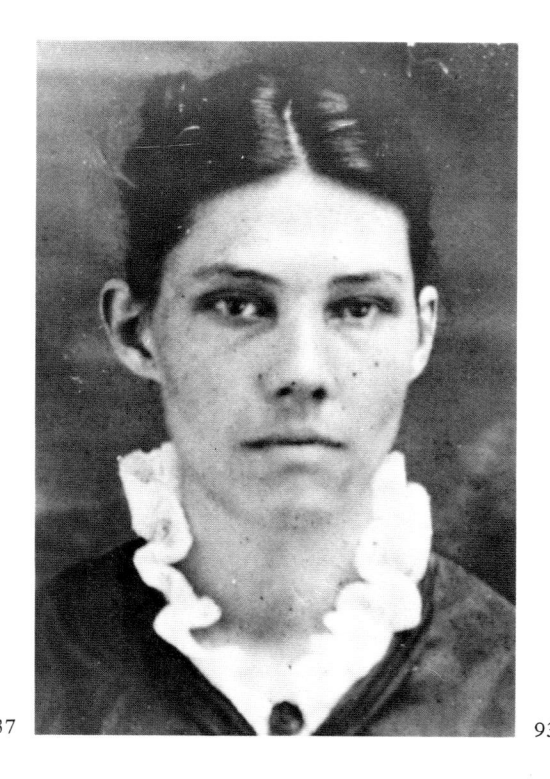
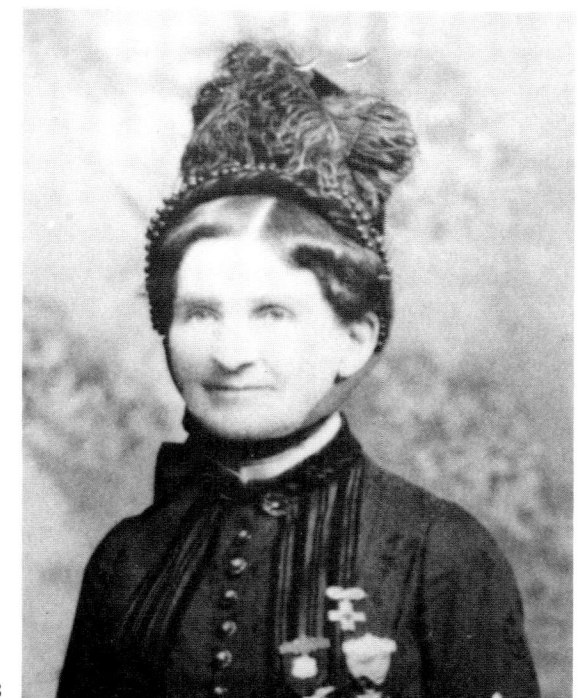

937   938   939

wurden. Darüber hinaus bestanden jedoch aufgrund gesellschaftlicher Traditionen, die Frauen auf eine separate moralische Ebene stellten, allgemeine Vorurteile gegenüber Frauen in der Medizin. Man meinte, die Heilkunde (besonders wo sie sich mit sexuellen Dingen befaßte) sei für Frauen ein unziemlicher Gegenstand des Interesses. Nicht nur innerhalb der Medizin regte sich dieser Widerstand; in den *Transactions of the American Medical Association* von 1871 sprach ein angesehener Pathologe eigentlich nur aus, was damals eine weitverbreitete Ansicht war:

> Noch eine Krankheit ist epidemisch geworden. Die ›Frauenfrage‹ ist in bezug auf die Medizin nur eine der Formen, in denen die *pestis mulieribus* die Welt verdrießt. In anderer Gestalt drängt sie sich auf den Anwaltsstuhl, windet sie sich in die Geschworenenbank, will erkennbar auch den Richtersessel erklimmen; sie strebt danach, bislang vergebens, am Altar zu zelebrieren und von der Kanzel zu donnern; sie wütet in politischen Versammlungen, schwingt Reden im Vortragssaal, steckt die Massen mit ihrem Gift an und dringt selbst durch den dreifachen Erzring, der des Politikers Herz umgibt.

Die Montgomery County Medical Society of Pennsylvania dürfte die erste örtliche Gesellschaft gewesen sein, die eine Frau aufnahm; erst spät im 20. Jahrhundert folgten andere ihr nach. Die Vollmitgliedschaft im Amerikanischen Ärztebund gewannen Frauen 1915, im Gründungsjahr der Medical Women's National Association. Der Amerikanische Ärztinnenbund entstand später.

Europa

In Europa hatte man unterdessen einen parallelen Kurs eingeschlagen. Dasselbe England, das die Amerikanerin Elizabeth Blackwell als praktische Ärztin in das Official Medical Register aufgenommen hatte, sperrte sich unnachgiebig gegen die Zulassung der Elizabeth Garrett (1836–1917) zum Studium. Obwohl sie sich anfangs nicht sicher war, ob sie überhaupt einen medizinischen Grad wollte, war Miss Garrett von Dr. Blackwell ermutigt worden. Am Lehrkrankenhaus von Middlesex ließ sie sich als Schwesternschülerin anstellen, erbettelte sich die Erlaubnis zum Besuch der Vorlesungen, erschmeichelte sich die Teilnahme an klinischen Kursen und arbeitete so fleißig, daß sie hervorragende Noten erhielt. An der Schwelle zu voller Anerkennung wurde sie abrupt zum Verlassen der Anstalt aufgefordert. Anderswo anzukommen gelang ihr nicht; sowohl Oxford und Cambridge wie auch die Universität von London wiesen sie ab.

Sie versuchte es auf anderem Weg, indem sie sich um den Grad eines Lizentiaten der Apotheker-Gesellschaft bemühte, was sie zur medizinischen Praxis zugelassen hätte. Die erforderliche Lehre absolvierte sie bei Joshua Plaskit, ihrem früheren Lehrer am Middlesex-Hospital; aber um Immatrikulation an einer Universiät kam sie nicht

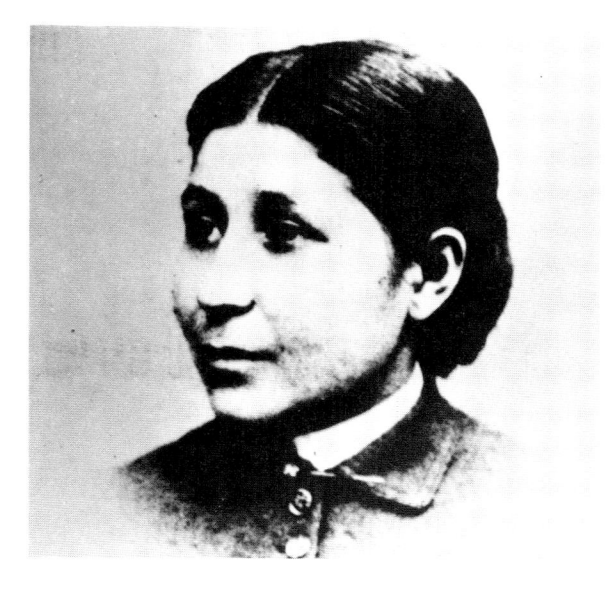

940

937   Dr. Ellis Reynolds Shipp war Kuratoriumsmitglied des Krankenhauses von Deseret (Utah) und Direktorin einer Schwesternschule, aus der annähernd 500 Absolventinnen hervorgingen. Utah State Historical Society, Salt Lake City

938   Dr. Georgia Arbuckle Fix, hier auf einer Fotografie aus dem Jahre 1876, unterhielt eine ärztliche Praxis in Nebraska. Nebraska State Historical Society, Lincoln

939   Dr. Hettie K. Painter, Absolventin der Pennsylvania Medical University, leistete ärztliche Hilfe im Bürgerkrieg und begründete später ein Krankenhaus in Lincoln. Nebraska State Historical Society, Lincoln

940   Dr. Susan LaFlesche Picotte, Tochter eines Häuptlings der Omaha-Indianer, war Absolventin des Woman's Medical College of Nebraska. Nebraska State Historical Society, Lincoln

941 Angefeindet und verunglimpft von allen Seiten – wie in dieser Karikatur von 1865 –, erlangte Elizabeth Garrett Anderson schließlich den Doktorgrad, dann die Approbation, eine Stellung in einem namhaften Krankenhaus und die Mitgliedschaft im Britischen Ärztebund. New York Academy of Medicine

942 Der Holzstich aus *Harper's Weekly* (23. Juli 1870) zeigt »Miss Garrett vor der Medizinischen Prüfungskommission in Paris«, wo ihr 1870 der Doktorgrad zuerkannt wurde. National Library of Medicine, Bethesda, Maryland

943 Marie Curie in ihrem Laboratorium; nach einer Fotografie (um 1905). Madame Curie wurde als erste mit zwei Nobelpreisen geehrt. Bettmann Archive, New York

944 Kinderärztin, Gemälde von Andrew Wyeth. Es entstand zur Erinnerung an die beliebte Pädiaterin Margaret Handy (1889–1977), die ihr Leben der selbstlosen Sorge für die Kinder anderer Menschen weihte. Privatsammlung

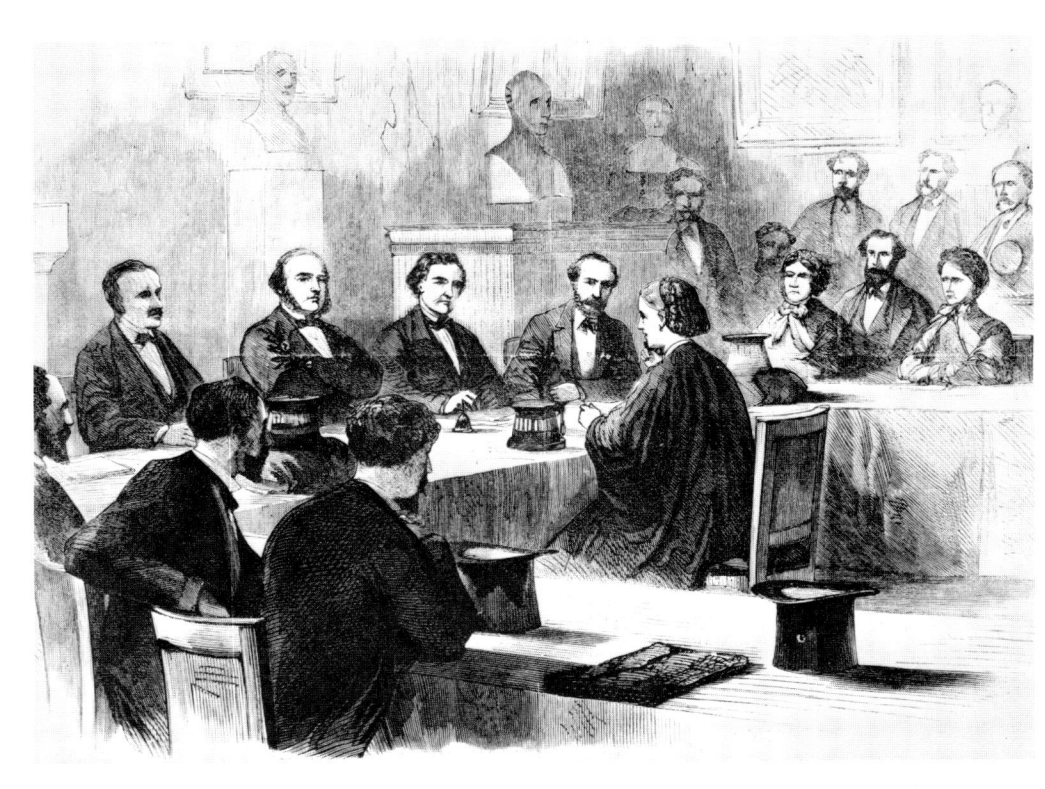

942

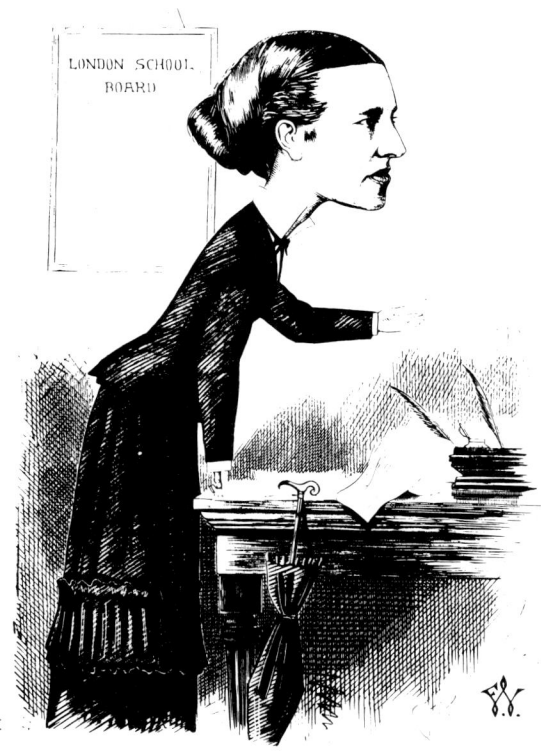

941

herum, und da ihr Englands Hochschulen verschlossen waren, versuchte sie es in Schottland. Trotz hitziger Debatten und Klageandrohungen verwehrte ihr St. Andrews mit formalistischen Mitteln den Zutritt; dennoch kam sie einen wichtigen Schritt weiter, indem sie nun ihrer langsam wachsenden Dokumentensammlung eine Bescheinigung über ein Semester als Gasthörerin hinzufügen konnte. In Edinburgh wies man sie ebenfalls ab, aber auch hier verschaffte sie sich eine zusätzliche Ausbildung bei dem angesehenen Sir James Simpson, der konsequent die Frauenbewegung unterstützte.

Sodann erteilten ihr einzelne Ärzte am Middlesex-Krankenhaus in London die Erlaubnis, an ihren Stationsvisiten teilzunehmen. In dieser emsigen Art brachte sie bis 1865 die erforderlichen Ausbildungsnachweise zusammen, die von der Apotheker-Gesellschaft bei ihrer ersten Bewerbung im Jahr davor gefordert worden waren. Als die Gesellschaft ihre Kandidatur noch immer ablehnte, entschloß sich ihr Vater zur Klage, koste es, was es wolle. Die Apotheker machten einen Rückzieher und erlaubten ihr, die Prüfung abzulegen. Sie bestand sie mit Leichtigkeit, und als erster, im Medizinischen Register eingetragener weiblicher Lizentiat der Society of Apothecaries war Elizabeth Garrett offiziell Ärztin.

Hätte ihre Odyssee hier geendet, wäre das, was sie erreicht hatte, schon eine außergewöhnliche Leistung gewesen. Aber sie ging noch weiter. Sie baute eine große Privatpraxis auf und richtete gleichzeitig in den Elendsvierteln die St. Mary's Dispensary for Women ein, wo sie unermüdlich arbeitete. Sie bewarb sich um eine Stellung an einem angesehenen Krankenhaus und brachte es fertig, nicht nur den widerstrebenden Vorstand für sich einzunehmen, sondern auch eines seiner Mitglieder, den wohlhabenden James Anderson, derart zu beeindrucken, daß er sie zwei Jahre später zur Frau nahm. Nicht zufrieden damit, bloße Lizentiatin zu bleiben, veranlaßte sie mit Hilfe der guten Beziehungen des Britischen Gesandten in Paris die dortige Fakultät, sie zum Diplomexamen zuzulassen, ohne daß sie ihren Wohnsitz in Paris haben mußte. Sie erhielt 1870 den medizinischen Doktorgrad.

Danach nahmen ihre Aktivitäten noch zu. Sie war vermutlich die erste Frau, die eine Oophorektomie (Eierstockentfernung) vornahm, und 20 Jahre lang war sie Dekanin der Londoner Medizinischen Hochschule für Frauen. Es paßte zu ihrer exzentrischen Karriere, daß die British Medical Association, die noch nie eine Frau aufgenommen hatte, sie aus Versehen zum Mitglied ernannte. Trotz empörter Proteste wurde die unabsichtliche, aber legale Ernennung nicht rückgängig gemacht; allerdings achtete der Ärztebund darauf, daß keine Frau mehr in seine Reihen aufgenommen wurde, bis 1892 die allgemeine Einstellung gegenüber Frauen in der Medizin nachgiebiger wurde.

Als sei all dies noch nicht genug für ein Frauenleben, wurde Dr. Elizabeth Garrett Anderson nach dem Tod ihres Mannes 1907 zur Bürgermeisterin von Aldeburgh gewählt. Anscheinend blieb sie durch ihre ganze gewundene, stürmische und beschwerliche Laufbahn hindurch ausgeglichen, zurückhaltend und charmant – und gab niemals auf.

Von gänzlich anderem Charakter war Sophia Jex-Blake (1840–1912), eine energische und aktive Person, die mit unverblümten Reden den Kampf um ihr und anderer Frauen Recht auf medizinische Ausbildung in Großbritannien anführte und schließlich gewann, wenngleich nicht ohne zahlreiche Enttäuschungen und viele Schikanen. Als man ihr und ihren Anhängerinnen den Weg in Vorlesungen an der Universtiät Edinburgh verlegte, bezichtigte sie in aller Öffentlichkeit den betreffenden Professor für Toxikologie, die männlichen Studenten zu Tätlichkeiten angestiftet zu haben. Die folgende Verleumdungsklage verlor sie (die Strafe betrug einen Viertelpenny), und zur Vergeltung verklagte sie 1873 die gesamte Universtiät auf Erteilung der Zulassung von weiblichen Studenten zu den medizinischen Kursen und Prüfungen. Obwohl die Klage erfolgreich war, verwarf die nächste Instanz mit knapper Mehrheit das Urteil.

Nun schien der einzig verbleibende Weg zur Erlangung einer medizinischen Ausbildung die Schaffung einer eigenen Hochschule zu sein. Miss Jex-Blake fand Mitstreiter unter Ärztinnen, namentlich Dr. Francis Austie, mit der gemeinsam sie 1874 die London School of Medicine for Women gründete. Doch selbst nachdem die Studentinnen graduiert waren, blieben ihnen Krankenhäuser von gutem Ruf verschlossen, und keine amtliche Prüfungsbehörde wollte sie approbieren. Deshalb wurde mit der tatkräftigen Unterstützung des Parlamentsabgeordneten Russell Gurney das New Hospital for Women gegründet. Erst 1876 hatte die öffentliche Meinung sich so weit geändert, daß das Parlament ein von Gurney eingebrachtes Gesetz erließ, das Frauen das Recht auf Qualifikationsprüfungen zugestand.

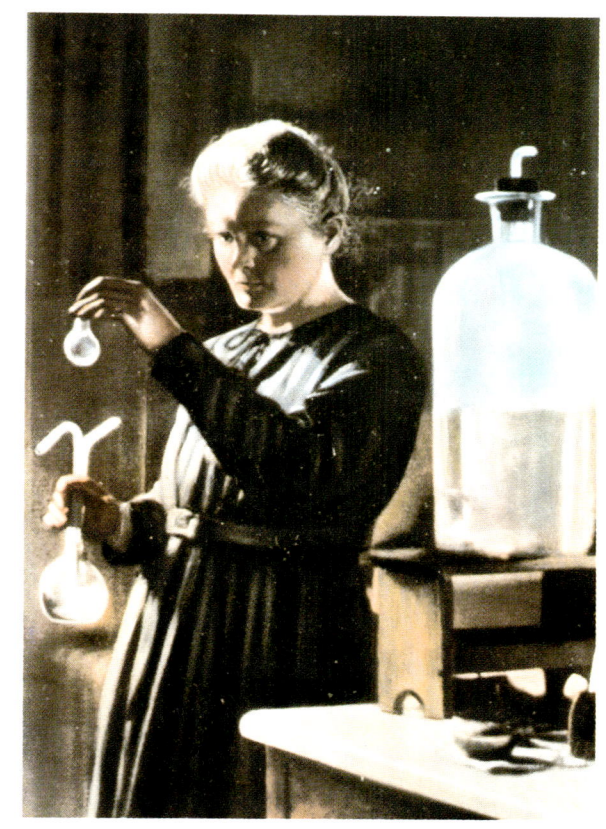

943

Im Jahr darauf ließ das Royal Free Hospital Studentinnen der Londoner Medizinischen Hochschule für Frauen zur Ausbildung in seine Stationen; andere Krankenhäuser und Hochschulen folgten so rasch nach, daß am Jahrhundertende so gut wie alle großen britischen Universitäten Frauen zum Medizinstudium offenstanden. In den letzten Jahrzehnten des Jahrhunderts wurden sie auch in der Schweiz, in Schweden, Dänemark, Norwegen, Finnland, Rußland, Belgien, Australien, Mexiko, Chile, Brasilien und anderen Ländern zur ärztlichen Ausbildung und Praxis zugelassen. Holland und Italien hatten offenbar niemals Beschränkungen gekannt, aber anscheinend hatte in den Niederlanden keine Frau je die Gelegenheit wahrgenommen, bis Aletta Jacobs (1849–1929) einen förmlichen Kurs voll absolvierte und 1878 die Approbation erhielt. Deutschland und Österreich, zwei der letzten Staaten, die ihre Einstellung liberalisierten, hoben die Beschränkungen um die Jahrhundertwende auf.

Obwohl Frauen in den Naturwissenschaften zunehmend akzeptiert wurden, gab es doch immer noch gewisse Widerstände. Marie Curie (1867–1934), die zusammen mit ihrem Gatten die Aufmerksamkeit der wissenschaftlichen Welt auf sich gezogen und 1903 den Nobelpreis für Physik erhalten hatte, wurde in die Französische Akademie der Wissenschaften nicht aufgenommen. Sieben Jahre vorher war auch ihr Mann Pierre (1859–1906) abgewiesen worden, aber damals hatte keiner der beiden Curies einen solchen Namen gehabt wie jetzt. Als die Akademie Marie Curies Antrag mit einer Stimme Mehrheit ablehnte, war ihre bahnbrechende Arbeit bereits mit Ehrungen ausgezeichnet worden, zu denen auch das Kreuz der Ehrenlegion gehörte (das sie nicht annahm). Die Weigerung der Akademie, deren Grund allein ihr Geschlecht sein konnte, nahm um so mehr lächerliche Züge an, als Madame Curie einen zweiten Nobelpreis erhielt, diesmal in Chemie, der zum ersten Mal verliehen wurde.

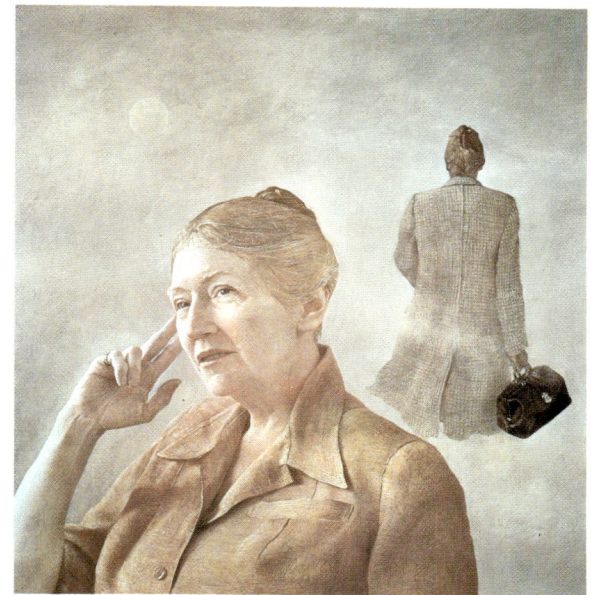

944

Marie Curies Leistungen bewiesen der Welt, daß eine Frau sehr wohl glänzenden Intellekt und brillante Arbeit vorzuweisen vermochte und dennoch eine innige, liebevolle Ehe führen und zwei Kinder aufziehen konnte. Eine Stelle in Maries Aufzeichnungen aus dem Jahre 1921 verrät den bemerkenswerten Charakter der beiden Curies, die ihre Aufgaben angesichts körperlicher Mühsal, finanzieller Entbehrungen und gefühlloser Gleichgültigkeit bewältigt hatten:

> Viele meiner Freunde behaupten, und dies nicht ohne Grund, daß Pierre und ich, hätten wir uns nur unserer Rechte versichert, die finanziellen Mittel hätten aufbringen können, deren es für die Schaffung eines hinreichend ausgestatteten Radiuminstituts bedurfte, ohne auf die Hindernisse zu stoßen, die uns entgegenstanden und die mir noch immer entgegenstehen. Trotzdem bin ich noch immer überzeugt, daß wir recht taten.

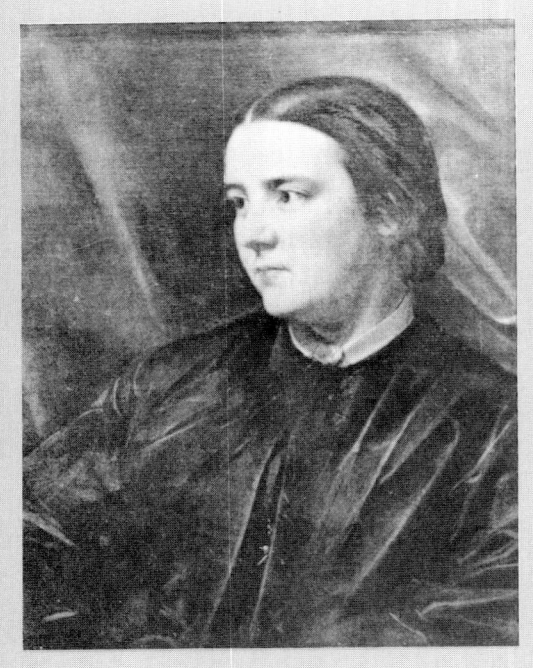

945 Dr. Sophia Louisa Jex-Blake war eine kämpferische Feministin. Gemälde von Samuel Lawrence. National Library of Medicine, Bethesda, Maryland

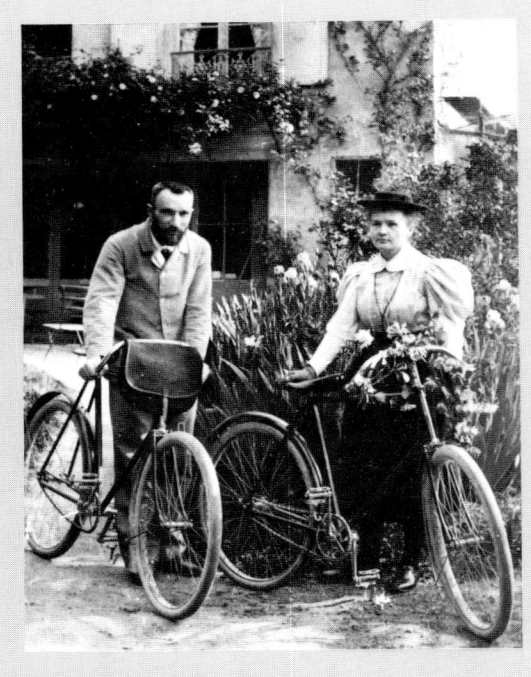

946 Marie und Pierre Curie vor ihrem Haus in Sceaux bei Paris. Musée d'Histoire de la Médecine, Paris

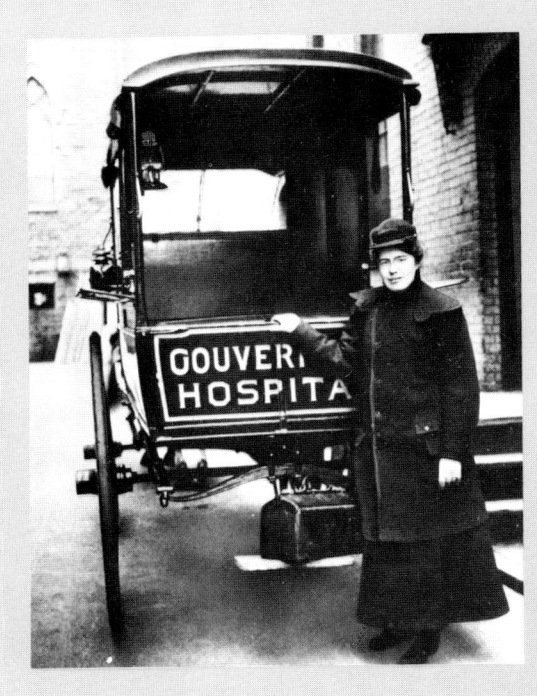

947 Dr. Emily Dunning Barringer, die erste Ambulanzchirurgin. New York Times

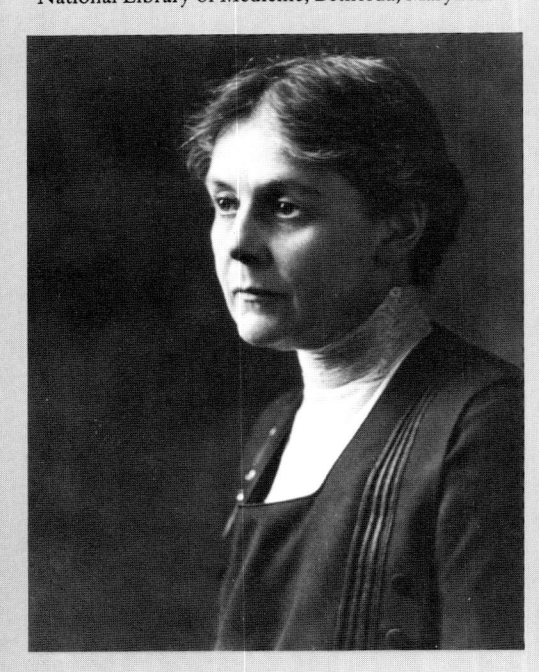

948 Dr. Alice Hamilton, eine der ersten Professorinnen von Harvard. National Library of Medicine, Bethesda, Maryland

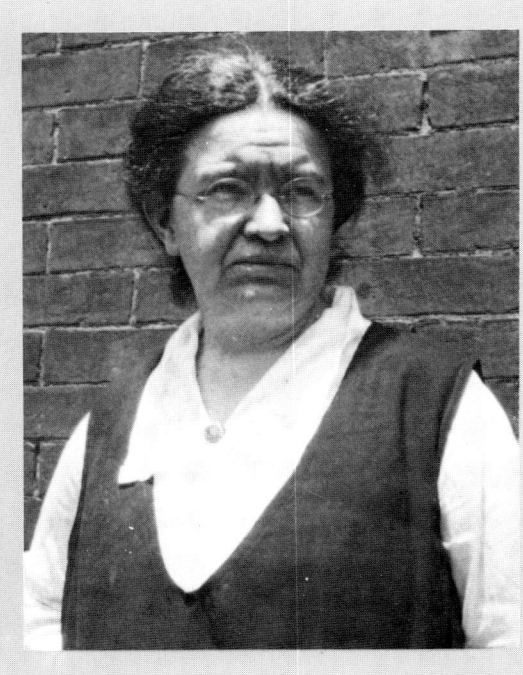

949 Dr. Florence Rena Sabin erlangte weltweite Berühmtheit als Lehrerin, Physikerin und Forscherin. National Library of Medicine, Bethesda, Maryland

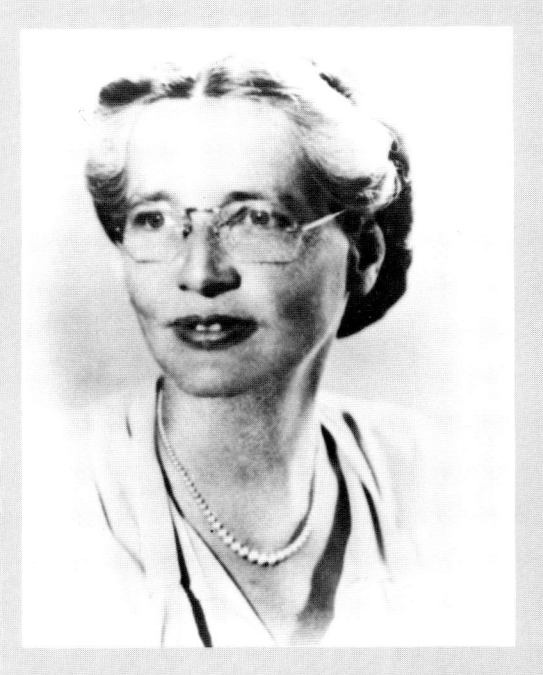

950 Dr. Helen Brooke Taussig konzipierte die Idee der chirurgischen Korrektur von Herzfehlern. National Library of Medicine, Bethesda, Maryland

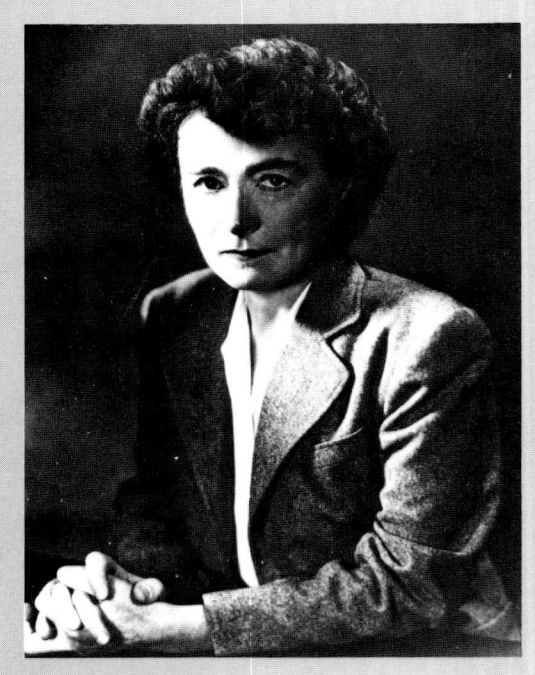

951 Dr. Gerti Theresa Cori, die erste Frau, die den Nobelpreis für Medizin und Physiologie erhielt. National Library of Medicine, Bethesda, Maryland

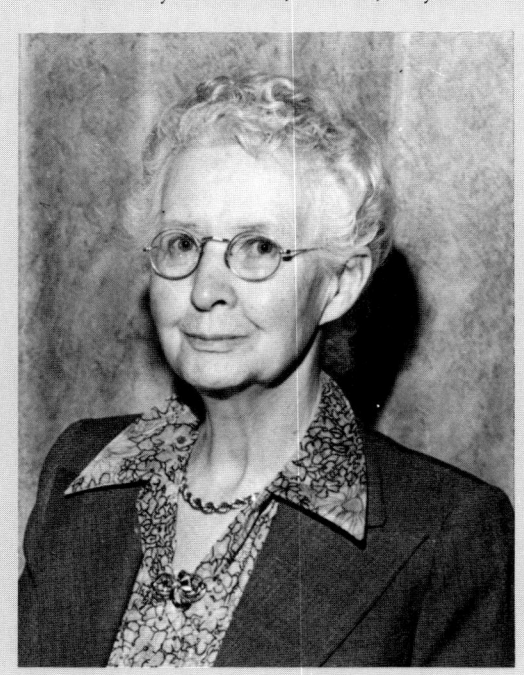

952 Dr. Mary J. Ross, 1953 als die hervorragendste Allgemeinpraktikerin des Staates New York ausgezeichnet. United Press International, New York

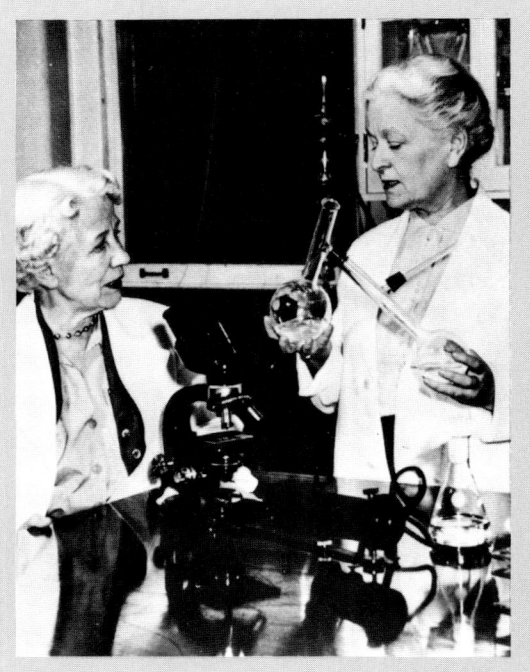

953 Dr. Elizabeth L. Hazen und Dr. Rachel Brown entdeckten und isolierten das Nystatin. United Press International, New York

Gewiß braucht die Menschheit praktisch denkende Männer, die aus ihrer Arbeit den größtmöglichen Gewinn ziehen und, ohne das allgemeine Wohl zu vergessen, ihre eigenen Interessen wahren. Aber die Menschheit braucht auch die Träumer, denen die uneigennützige Entwicklung eines Unternehmens derart viel bedeutet, daß es ihnen unmöglich wird, ihre Sorge auf eigenen materiellen Profit zu richten.

Das 20. Jahrhundert

Seither haben derart viele Frauen den ärztlichen Beruf ergriffen und so hervorragende Leistungen vollbracht, daß man kaum mehr auf das Geschlecht derer achtet, die in der Medizin arbeiten und forschen. Maude Abbott, die mit ihrer vorzüglichen und gründlichen Klassifikation angeborener Herzfehler der Herzchirurgie den Weg in die Zukunft öffnete, hat sich einen Namen als Pathologe, nicht aber als Pathologin gemacht. Niemand hält sich bei der Betrachtung auf, daß Helen Taussig, die den von ihrem Kollegen Alfred Blalock weiterverfolgten Gedanken hatte, Herzfehler chirurgisch zu korrigieren, eine Frau war. Gleichberechtigt mit Männern absolvieren Frauen heute das Medizinstudium, werden als Medizinalassistentinnen angestellt, nehmen an der klinischen Praxis teil, besetzen Lehrstühle und erhalten Forschungsgelder. In Studium und Praxis der Veterinärmedizin etwa ist der Anteil an Frauen immer größer geworden, so daß sie heute an manchen Hochschulen mehr als die Hälfte der Studierenden ausmachen. In Finnland sind gut fünfzig Prozent aller Zahnärzte weiblich, und auch in Rußland ist der Anteil an Ärztinnen hoch.

Es wäre dennoch nicht ganz zutreffend, wenn man sagte, Frauen seien auf allen Gebieten der Medizin voll akzeptiert. Geburtshilfe, Gynäkologie und Kinderheilkunde sind zu allen Zeiten anerkannte Wirkungsbereiche der Frau gewesen, aber nicht viele Frauen hat es zur Chirurgie, Orthopädie und Urologie hingezogen – vielleicht ebensosehr aufgrund der Furcht, nicht von Patienten beider Geschlechter angenommen zu werden, wie auch infolge berufsständischen Widerstands. Zudem findet man in den wenigsten Ländern Frauen in hohen akademischen Führungspositionen, außer an Hochschulen für Frauen.

In den Sparten Medizin und Physiologie erhielt eine Frau zum ersten Mal 1947 den Nobelpreis: Gerti T. Cori wurde gemeinsam mit ihrem Mann Carl F. Cori ausgezeichnet. Beide hatten eine bedeutsame Erscheinung im Bereich der Genetik nachgewiesen, nämlich daß ein Enzymdefekt angeboren und für Stoffwechselstörungen verantwortlich sein kann. 30 Jahre später, im Jahre 1977, wurde Rosalyn Yalow die zweite Nobelpreisträgerin in Medizin; sie hatte zusammen mit Solomon Berson die Strahlenimmunanalyse-Technik entwickelt, die neue Forschungsmöglichkeiten auf den verschiedensten Gebieten eröffnete. Die Ironie des Schicksals wollte es, daß Dr. Yalow sich vom Besuch der post-gradualen Weiterbildung hatte abbringen lassen, weil man dort in den vierziger Jahren nur selten Frauen zuließ; sie hatte sich jedoch eine Stellung als Sekretärin am Fachbereich Physik besorgt und so an den Kursen teilnehmen können, die sie mit dem Doktorat abschloß.

Heute steht der Weg offen, ist die künftige Bahn vorgezeichnet. Die Frau, die als erste Präsidentin der Medizinischen Gesellschaft eines ganzen Staates wird, mag noch Aufsehen erregen; über kurz oder lang werden ihr andere folgen und sicher nicht mehr auffallen als ihre männlichen Kollegen.

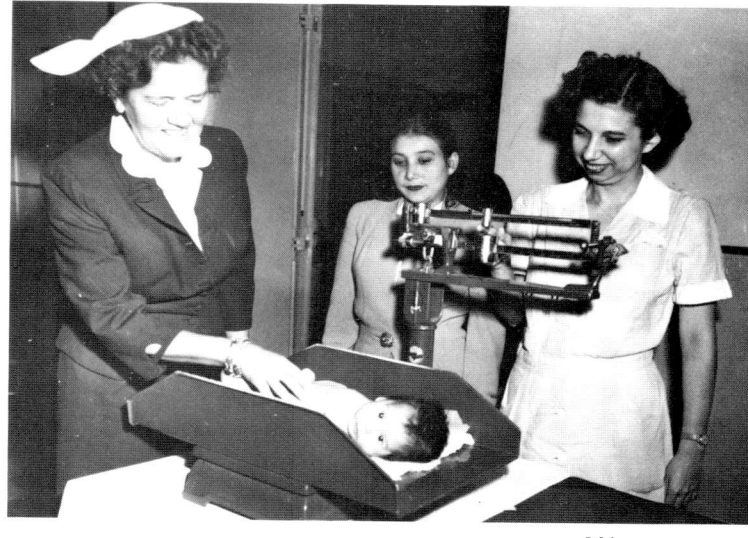

954

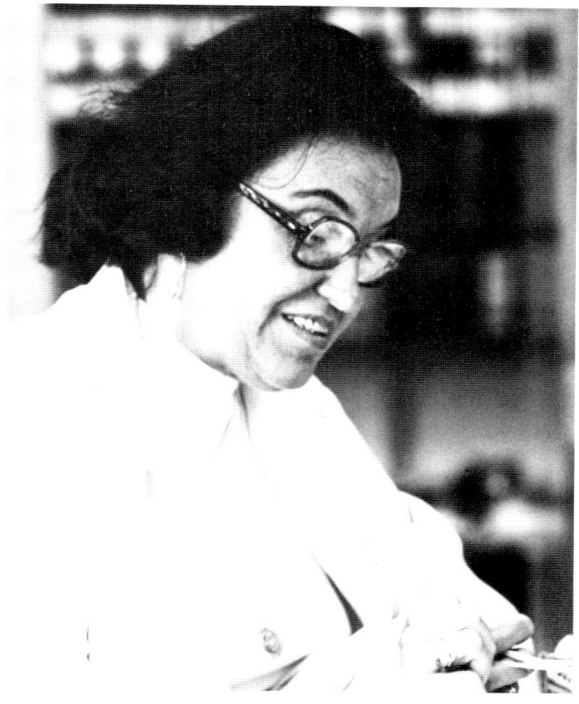

955

954   Dr. Leona Baumgartner war von 1954 bis 1962 als erste Frau Gesundheitsdezernent der Stadt New York. Wide World Photos, New York

955   Dr. Rosalyn Yalow wurde 1977 die zweite Nobelpreisträgerin für Medizin. Gemeinsam mit Solomon Berson entwickelte sie die Strahlenimmunanalyse-Technik. Mount Sinai Hospital Archives, New York

Das 20. Jahrhundert

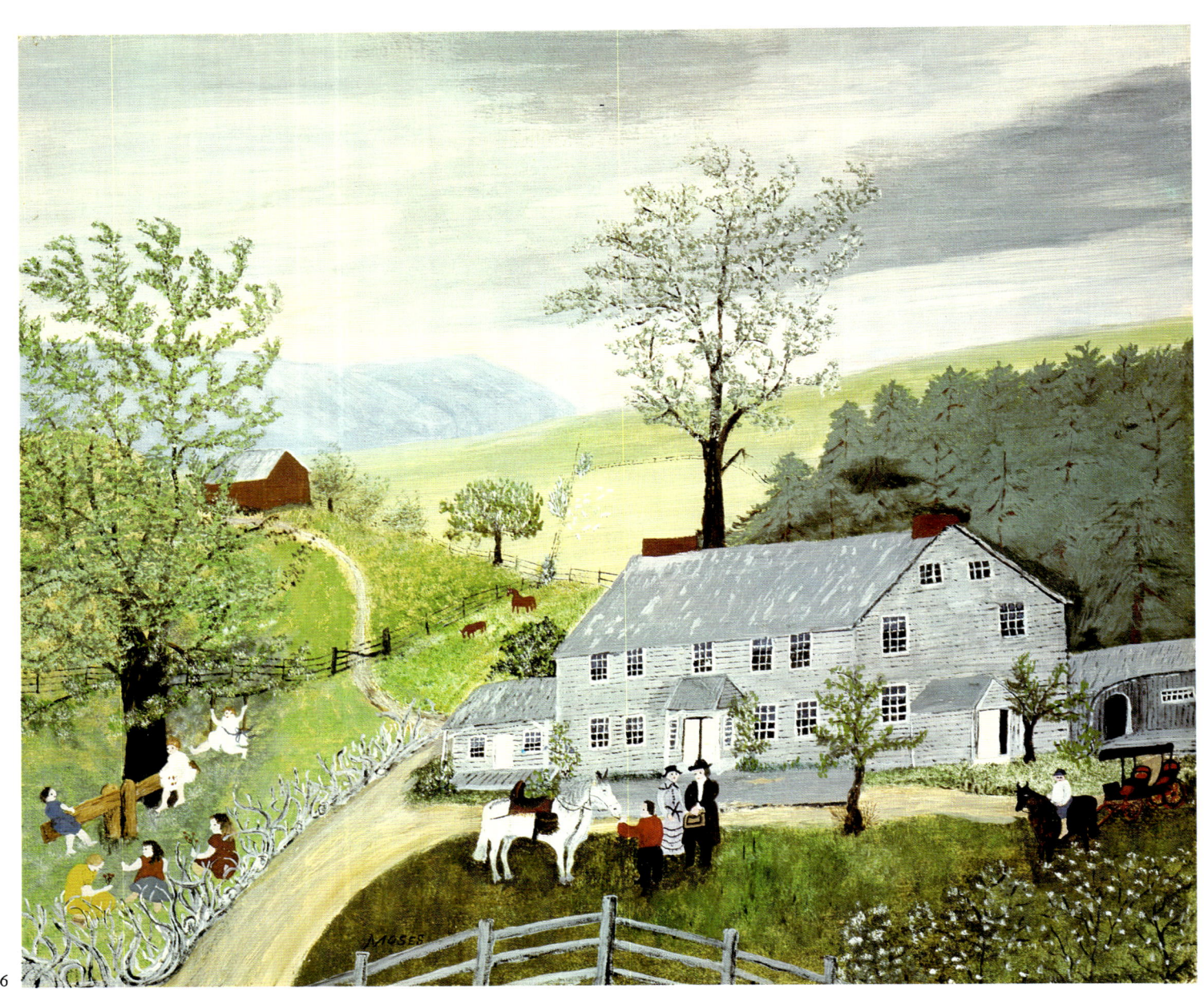

Überblickt man den derzeitigen Stand der Heilkunde, so muß der Kontrast zu früheren Jahrhunderten beeindrucken. Verheerende Seuchen wie Pocken, Cholera oder Diphtherie, die noch im 19. Jahrhundert unter der Bevölkerung wüteten, sind heute in weiten Teilen der Erde selten oder unbekannt. Die Sichtbarmachung bislang verborgener Teile des Körpers ist in der diagnostischen Methodik ein alltäglicher Vorgang geworden. Gegen Infektionen, die vordem keine Hoffnung mehr zuließen, gibt es eine Vielzahl antibiotischer Medikationen. Operationsverfahren haben Hirnschale, Brusthöhle, Herz und Blutgefäße dem Zugriff des Chirurgen eröffnet. Unheilbar erkrankte Organe werden mittels Verpflanzung gesunden Gewebes erneuert oder durch mechanische Vorrichtungen ersetzt. Die Vorgänge innerhalb der Zelle, der Grundeinheit des Körpers, sind der Untersuchung auf physikalischem und chemischem Wege zugänglich gemacht worden. In historischer Sicht freilich ist die Mehrzahl dieser außergewöhnlichen Innovationen hauptsächlich darauf zurückzuführen, daß frühere Auffassungen und Erkenntnisse auf bemerkenswerte Weise erweitert und vervollkommnet werden konnten.

Aus den zahlreichen Neuerungen, die das 20. Jahrhundert prägen, haben wir einige ausgewählt, um den jetzigen Stand des medizinischen Wissens in seinem Entwicklungsgang von der Vergangenheit zur Zukunft zu beleuchten.

Lehrmeinungen

Humangenetik

Jean-Jacques Rousseau meinte, die Natur habe, nachdem sie ihn vollendet hatte, die Form zerbrochen, in der er gegossen worden war. Das könnte jeder von sich sagen. Denn die Chancen, daß ein Elternpaar einen Menschen zeugt, der einem anderen körperlich, geistig und physiologisch genau gleicht und dieselbe Anfälligkeit und Resistenz aufweist wie dieser, stehen nach den Berechnungen der Mathematiker eins zu mehreren hundert Billionen. Trotzdem ist die Forschung in der Gentechnologie derart weit fortgeschritten, daß die praktisch gleich Null gesetzte Wahrscheinlichkeit, es könne jemals zwei Menschen mit exakt identischer genetischer Ausstattung geben, durchaus in Frage gestellt werden kann. Allerdings führen Wissenschaftler und Philosophen derzeit eine ernsthafte Debatte darüber, ob weiteren Experimenten mit der Übertragung genetischer Substanzen nicht Einhalt geboten werden sollte. Einerseits ließen sich zwar Krankheiten und Mißbildungen noch vor ihrer Entstehung verhüten; andererseits jedoch könnten Mißbrauch oder Unfälle zu verheerenden Folgen, womöglich zur Vernichtung der menschlichen Art führen.

Auf die in den vierziger Jahren einsetzende intensive Erforschung angeborener Fehler oder genetischer Irrtümer folgte eine stetig wachsende Zahl von Studien, bei denen auch Zellen in Gewebekulturen beobachtet wurden. In den fünfziger Jahren entwickelte man Verfahren zur Zählung von Chromosomen und erkannte zum ersten Mal, daß die normale Chromosomenzahl des Menschen sechsundvierzig beträgt. Bald wurden zahlenmäßige Abweichungen entdeckt; die üblichste war das Vorhandensein eines zusätzlichen einundzwanzigsten Chromosoms, die Ursache des Downschen Syndroms oder Mongolismus. Neuerdings sind diese Forschungen so weit gediehen, daß man auch einzelne Teilstücke eines Chromosoms ausmachen kann, und zwar mit Hilfe verschiedener *banding*-Techniken, die eine präzise Beschreibung von Abweichungen erlauben. Das hat eine verbesserte Beratung und Vorsorge in der Humangenetik zur Folge gehabt.

In den späten sechziger Jahren wurden mittels Kultivierung von Zellen, die man dem Fruchtwasser entnahm, Methoden der pränatalen Diagnose von genetisch bedingten Krankheiten entwickelt. Sie haben die Entdeckung von Anomalien in Föten und damit potentiell die Entscheidung zugunsten selektiver Abtreibung der betroffenen Leibesfrucht ermöglicht. Dank solcher technischen Fortschritte ist die Humangenetik heute zu einem praktisch-klinischen Fachgebiet geworden, das zur Beratung wie zur korrekten Diagnose und Verhütung zahlreicher ernster Krankheiten imstande ist.

Neuere Versuche lassen erkennen, daß es sogar möglich sein dürfte, genetisches Material in defekte Zellen einzuschleusen, die sich dann im wesentlichen selber heilen würden.

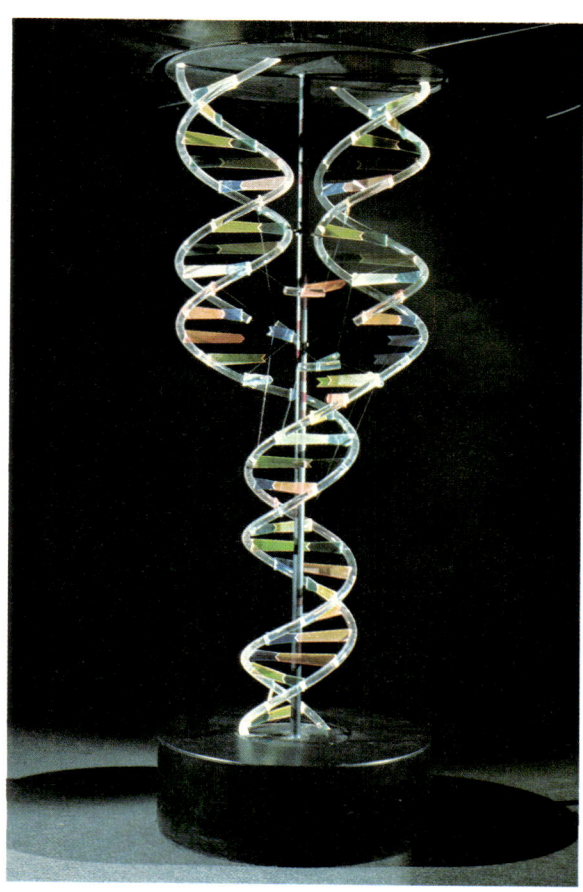

957

956 *Der Doktor* (1950) von Grandma Moses. Um die Jahrhundertwende, als für die Medizin die Ära glänzender Erfolge und technischen Fortschritts anbrach, ritt der Landarzt noch immer von Haus zu Haus. Copyright by Grandma Moses Properties, Inc. Galerie St. Etienne, New York

957 Modell der Doppelspirale des DNS-Moleküls im Augenblick der Verkettung. Xerox Corporation

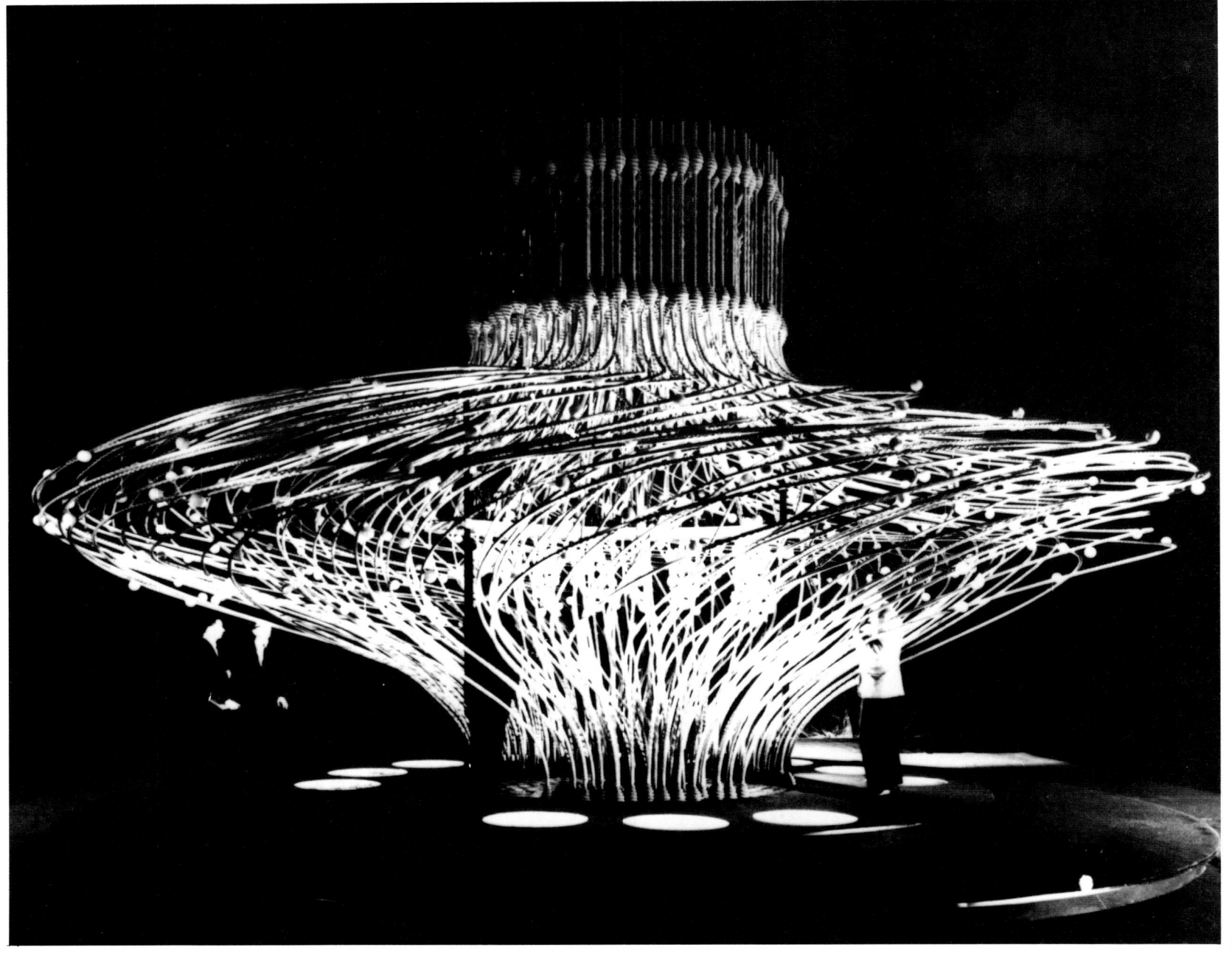

958 Schautafel mit normalen männlichen Chromosomen. New York Academy of Medicine

959 Das Modell eines Gens in mehr als 250000facher Vergrößerung macht einige der genetischen Vorgänge sichtbar, die in den Chromosomen der Zellen aller lebenden Organismen stattfinden. Upjohn Company, Kalamazoo

Normal male.

958

959

Immunologie

Als wissenschaftliche Lehre bildete die Immunologie sich in enger Verbindung mit der Erforschung ansteckender Krankheiten in der zweiten Hälfte des 19. Jahrhunderts heraus. Die Wissenschaftler fanden eine Erklärung für den Umstand, daß Personen, die bestimmte Ansteckungskrankheiten (etwa Pocken) überstanden hatten, sich häufig als gegen sie resistent erwiesen, wenn sie ihnen erneut ausgesetzt waren. Diese Beobachtung hatte man schon in der Antike gemacht. Entscheidender war, daß man aus Versuchsergebnissen Verfahren gewann, mit denen eine derartige Resistenz sich bereits *vor* dem Auftreten der Krankheit hervorrufen ließ.

Im späten 19. Jahrhundert stellten Pasteur, Koch, Behring, Kitasato, Ehrlich und andere die Prinzipien des Immunschutzes auf eine wissenschaftliche Grundlage. Die Erfolge waren freilich nicht durchschlagend. So mißlangen beispielsweise Kochs Versuche, einen Impfstoff gegen die Tuberkulose zu finden, trotz umfassender Untersuchungen und Experimente. Außerdem beobachtete man eine gewisse Reaktion beim zweiten oder dritten Immunisierungsversuch an Tieren, später auch an Menschen: statt gesteigerter Resistenz gegen die Krankheit oder den chemischen Stoff zeigte der Geimpfte eine sofort auftretende Überempfindlichkeit (Anaphylaxie), die nicht selten Tod durch Ersticken zur Folge hatte.

Am Ende des Zweiten Weltkrieges trat die Immunologie in eine Phase ein, die schließlich eine molekularbiologische Erklärung der mit ansteckenden Krankheiten verbundenen Immunerscheinungen erlaubte; es zeigte sich, daß zahlreiche andere biologische Vorgänge, die nicht unmittelbar mit Infektionskrankheiten verbunden sind, dennoch eine immunbiologische Grundlage haben. In den dreißiger Jahren hatte man entdeckt, daß die immunisierenden Faktoren des Blutes in der Gammaglobulinfraktion des Blutserums enthalten sind; jetzt erwiesen weitere Untersuchungen, daß es sich bei ihnen um Proteinmoleküle handelt, die sogenannten Immunglobuline, die in einem weiten Bereich zu Interaktionen fähig sind (beispielsweise mit dem Poliovirus, Tetanusgift, Diphtherietoxin und auch Kreuzkrautpollen, in Amerika Hauptursache des Heufiebers).

Einen weiteren bedeutsamen Fortschritt brachte die Erkenntnis, daß unser Körper starke Immunreaktionen gegen ›fremde‹ Stoffe aufweist, wie es die Erreger ansteckender Krankheiten sind. Unmittelbar damit zusammen hängt die neuere Einsicht, daß der häufige Fehlschlag von Verpflanzungsversuchen (etwa bei Herz oder Leber) hauptsächlich einem biologischen Sachverhalt zuzuschreiben ist: der Körper des Empfängers reagiert auf das übertragene Organ ebenso stark wie auf ein infizierendes Virus oder Bakterium. So wird das Immunsystem im ganzen heute als ein Apparat begriffen, der zwischen ›selbst‹ und ›nichtselbst‹ zu unterscheiden versucht, um das erstere vor dem letzteren zu schützen. Auf das Verständnis der biologischen Mechanismen, die diese Tätigkeit regeln, ist ein Gutteil der derzeitigen immunologischen Forschung gerichtet. Wenn das Immunsystem in spezifischer und zureichender Weise gelenkt werden könnte, ließen die Möglichkeiten erfolgreicher Organverpflanzung von einem Individuum auf ein anderes sich gewaltig ausweiten. Erfahren wir erst mehr darüber, wie das Immunsystem dem Krebs begegnet, können wir vielleicht jene Fälle, in denen es zusammenbricht und tödliche Wucherungen nicht zu zerstören vermag, verstehen und verhindern.

Virologie

Während der ersten dreißig Jahre des Jahrhunderts ließen Viren sich nur anhand ihrer pathogenen Wirkung auf von ihnen befallene Tiere studieren, denn sie waren selbst für die besten Lichtmikroskope zu klein. Dann machten technische Entwicklungen wie die Erfindung des Elektronenmikroskops in den späten dreißiger Jahren es möglich, die Struktur von Viren im Detail zu untersuchen und ihre Reaktionen und Einwirkungen auf die von ihnen infizierten Zellen zu beobachten. Schließlich fand man Methoden zur Züchtung von Zellen auf Nährböden und zur Herstellung von einschichtigen Kulturen, was exakte quantitative Untersuchungen der Vermehrung von Viren und der Wirkung spezifischer Antikörper auf ihr Wachstum erleichterte und die genaue Beobachtung der Faktoren gestattete, die in der Genetik und der Mutation von Viren eine Rolle spielen.

Die seit 1930 erzielten Fortschritte in der Biochemie, Biophysik, Immunologie und Physikalischen Chemie haben viel zu dem Wissen beigetragen, das wir vom biologischen Charakter der Viren, ihrem Bau, ihrem Verhältnis zu den Wirtszellen sowie der

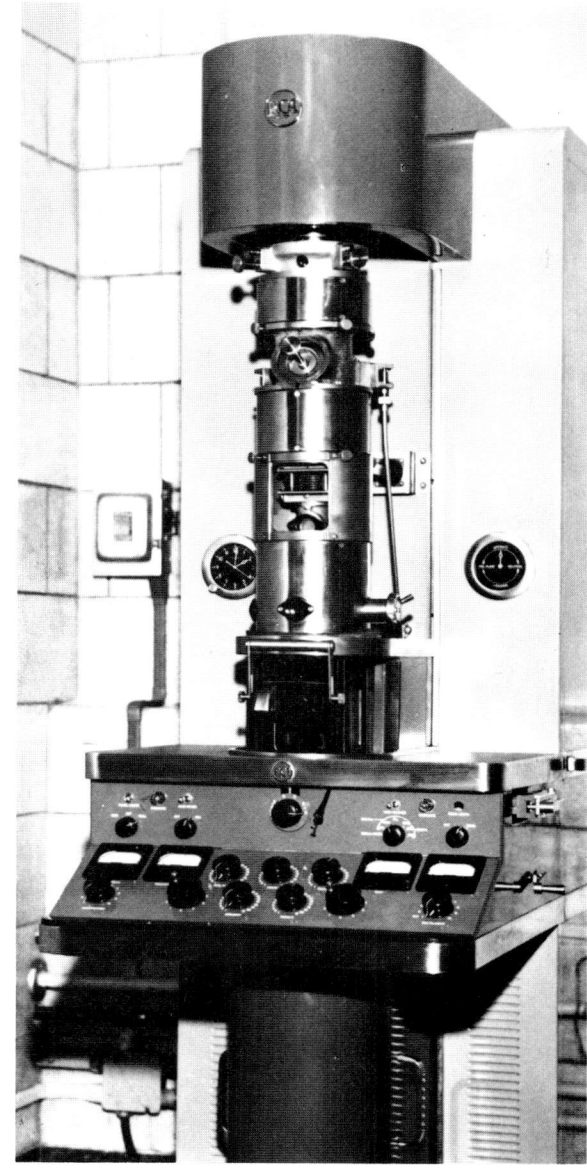

960

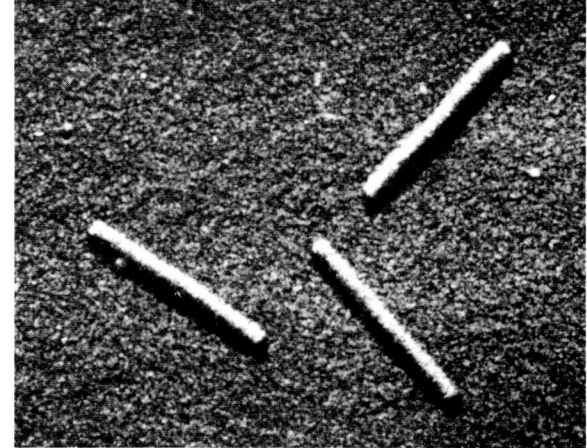

961

960 Das Elektronenmikroskop, in den dreißiger Jahren erfunden, ermöglichte die Untersuchung der Feinstruktur von Viren. E. R. Squibb Company

961 Tabakmosaik-Virus, das erste Virus, das als Krankheitserreger erkannt wurde, in 90 000facher Vergrößerung unter dem Elektronenmikroskop. University of California, Berkeley

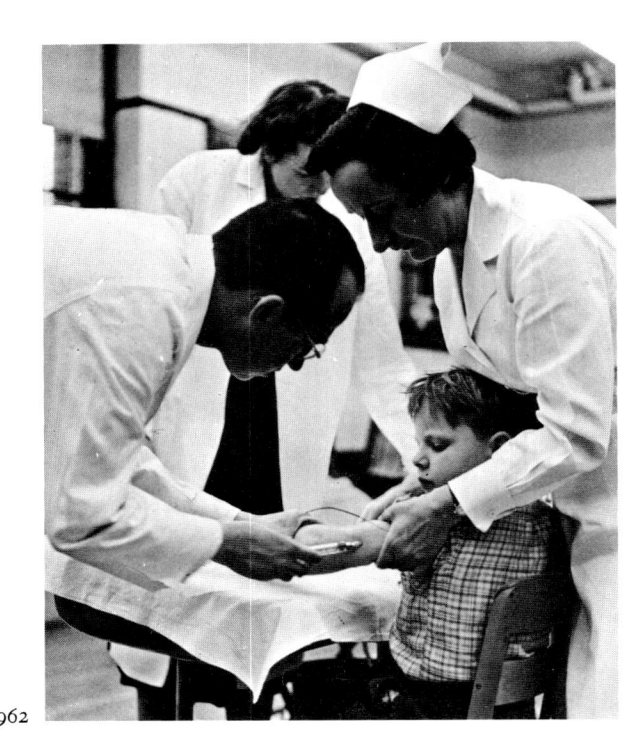

962

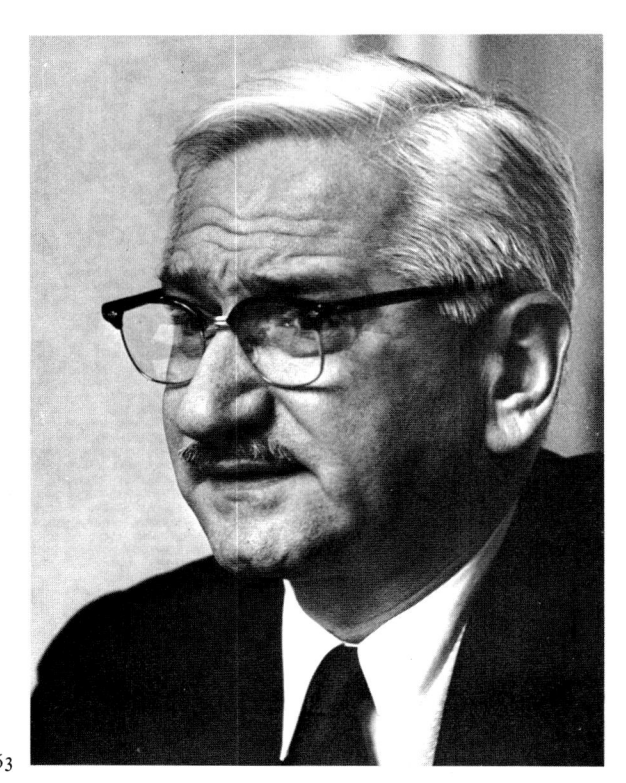

963

962   Dr. Jonas E. Salk, der mit seinen Mitarbeitern ein nichtinfektiöses Serum gegen Kinderlähmung erfand, erprobte 1954 seinen Impfstoff in einem Großversuch.
Weltgesundheitsorganisation, Genf

963   Dr. Albert Sabin entwickelte einen abgeschwächten Lebendimpfstoff gegen Poliomyelitis, der in den USA fast ganz an die Stelle der Salkschen Vakzine getreten ist.
Weltgesundheitsorganisation, Genf

Art und Weise ihres Eindringens, Sichvermehrens und Wiederaustretens haben. Die Erkenntnisse der Virologie im 20. Jahrhundert haben für die Gesundheit des Menschen praktische Folgen gezeitigt, die in ihrer segensreichen Wirkung nur von der Entdeckung der Antibiotika übertroffen werden. Einige dieser Auswirkungen seien hier genannt.

Das Kinderlähmung verursachende Virus wurde zuerst von Landsteiner und Popper 1909 erkannt. Salk und seine Mitarbeiter fanden gegen die Poliomyelitis einen nichtinfektiösen Impfstoff, der 1954 in den Vereinigten Staaten landesweit erprobt wurde. In dem Jahr, bevor die Salksche Vakzine in den Handel kam (1955), hatte es in den USA 55000 Fälle von paralytischer Poliomyelitis gegeben; drei Jahre danach waren es weniger als 200. Heute hat der von Alfred Sabin entwickelte »abgeschwächte Lebendimpfstoff«, der oral eingenommen wird und langandauernde Immunität zur Folge hat, den Salkschen fast gänzlich verdrängt.

Eine andere Viruserkrankung ist Rubeola (Röteln), nur selten von ernsten Komplikationen begleitet und bei Kindern wie Erwachsenen praktisch niemals tödlich. Man hat jedoch entdeckt, daß Kinder, deren Mütter während der Schwangerschaft an Röteln erkranken, mit dem Rubeolavirus infiziert werden und schwere Dauerschäden davontragen, wenn nicht gar zu Tode kommen können. In den USA ist jetzt die Immunisierung gegen Röteln mit einem abgeschwächten Lebendimpfstoff, der aus einem auf Gewebekulturen gezüchteten Virusstamm gewonnen wird, eine ebenso selbstverständliche Schutzmaßnahme für Kleinkinder wie ihre Impfung gegen Masern und Mumps. Die Masern-Impfung hat diese ernste Erkrankung bei geimpften Kindern so gut wie verschwinden lassen. Auch bei der Verhütung der Grippe sind einige Erfolge zu verzeichnen: die verwendeten Vakzine zeigen in 75 bis 90 Prozent der Fälle Wirkung.

Die in den letzten 20 Jahren betriebene Forschung über Leberkrankheiten hat zur Entdeckung von zwei Viren geführt, die Hepatitis (Leberentzündung) hervorrufen. Derzeit läuft eine klinische Versuchsreihe, durch die festgestellt werden soll, ob Antigene aus dem Proteinmantel dieser Viren gegen das Hepatitis-Virus B immunisieren können.

Krebs

Krebs ist seit dem Alterum bekannt und gefürchtet, doch bis vor kurzem ließen sich über sein Vorkommen nur Vermutungen anstellen. Mit der zunehmenden Erkennung der Krankheit im 19. und 20. Jahrhundert wuchs die Angst vor ihr, denn die Menschen wurden sich ihrer deutlicher bewußt, ohne daß ihnen Heilung in Aussicht gestellt werden konnte. Selbst als es den Chirurgen gelang, Geschwülste an zuvor unzugänglichen Stellen im Körper zu entfernen, verbreitete der Krebs weiterhin Schrecken. Zudem waren bis ins 20. Jahrhundert hinein weder die Gesamtsterblichkeitziffer noch die Überlebensrate nach einer Behandlung genau bekannt. Die in diesem Jahrhundert erarbeiteten Statistiken aus der ganzen Welt deuten darauf hin, daß die Krebshäufigkeit ständig zunimmt: so wurden etwa 1975 75 Prozent mehr Fälle gezählt als 1933. Überdies hat sich die Organverteilung verändert; während vor 1900 Lungenkrebs selten war, ist er heute eine der häufigsten Todesursachen. Wohl gibt es mehr als 100 Arten bösartiger Geschwülste, aber etwa die Hälfte aller Krebstode ist auf Wucherungen in Lungen, Darm und Brust zurückzuführen.

Auf der Suche nach Ursachen gehen die Epidemiologen auch der geographischen Verteilung des Krebsvorkommens nach. Sie haben entdeckt, daß Magenkrebs in Japan und Skandinavien relativ häufig ist, in den USA hingegen abnimmt. Dort wiederum steigt der Pankreaskrebs an, und Karzinome des Darms, der Brust und der Prostata sind weit verbreitet. In Japan sind sie selten; dennoch zeigen in den USA lebende Japaner ein Befallsbild, das dem ihrer Mitbürger entspricht.

Um das Verständnis des Krebses und seiner Ursachen hatte man sich bereits im 18. Jahrhundert bemüht, aber erst am Beginn des 19. Jahrhunderts lieferten Müller, von Rokitansky, Virchow und andere durch ihre mikroskopischen Untersuchungen bösartiger Tumoren bedeutsame Beiträge zu seiner Kenntnis. Später lernten die Forscher, wie man Turmoren verpflanzen, maligne Zellen im Labor am Leben erhalten und mittels chemischer und biologischer Stimulantien Tumorwachstum hervorrufen kann.

Aus einer Fülle experimenteller und klinischer Studien hat man auf mehrere mögliche Krebsursachen geschlossen. Gegen Ende des 19. Jahrhunderts äußerte Julius Cohnheim die Ansicht, daß Zellen, die aus dem sich entwickelnden Embryo ins

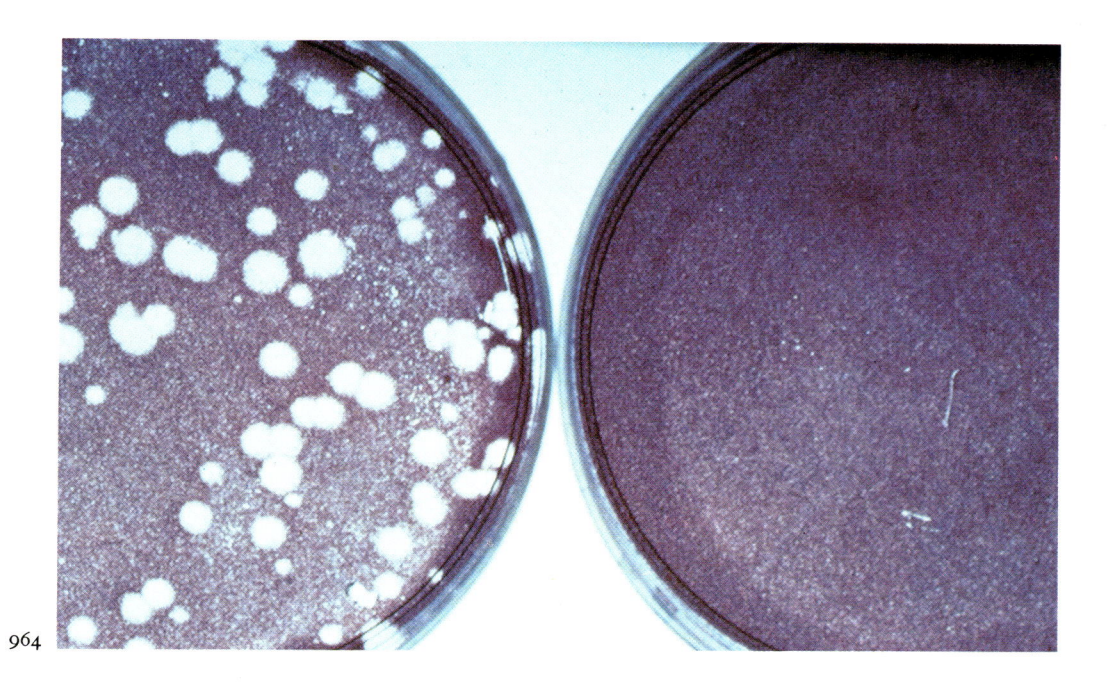

964

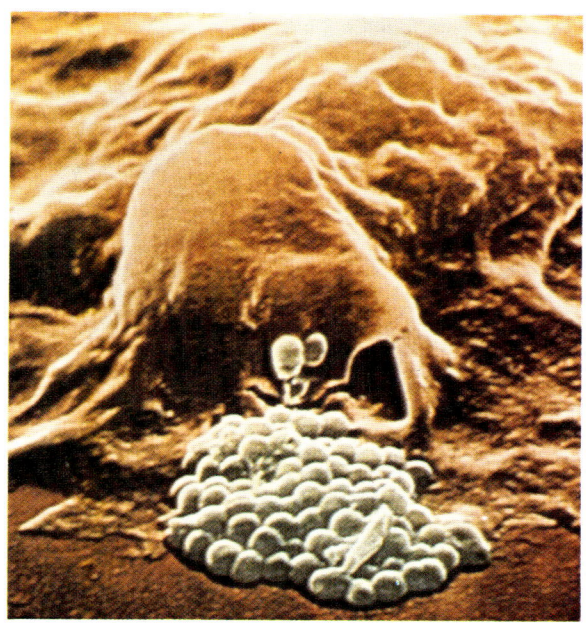

965

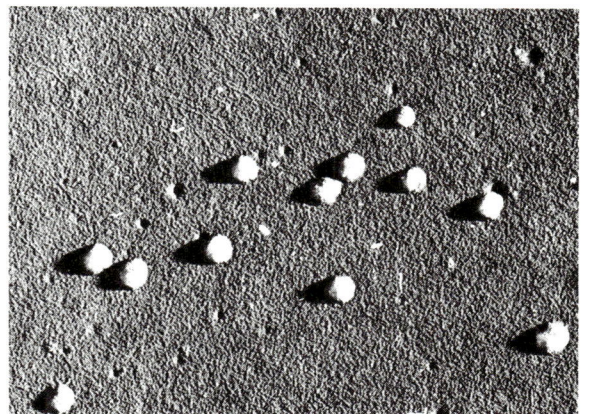

966

Erwachsenendasein herübergetragen würden, für später auftretende bösartige Geschwülste verantwortlich seien; das vermochte indes nur einen seltenen Tumortyp, das Teratom, zu erklären. Andere Wissenschaftler jener Zeit sahen die Verursacher in Bakterien, Pilzen oder einzelligen Organismen; das blieb jedoch eine kurzlebige Vorstellung. Daß Viren Geschwülste bei Tieren erzeugen, wurde später nachgewiesen (vor allem durch Payton Rous an Hühnern); aber obwohl man Viren in Verbindung mit malignen Tumoren bei Menschen gefunden hat, fehlt der Beweis für einen ursächlichen Zusammenhang.

Auch in der genetischen Ausstattung hat man einen Auslöser von Krebs gesehen; tatsächlich zeigt sich in manchen Familien anscheinend eine Neigung zu Geschwülsten und gewissen Krankheitszuständen, nach denen in vielen Fällen Krebs eintritt. Ein Zusammenhang zwischen Hormonen und Krebs wurde vermutet, als man entdeckte, daß Frauen mit fortgeschrittenem Brustkrebs nach Entfernung der Eierstöcke Besserung verspürten und daß Prostatakrebs durch Kastration aufgehalten, vielfach sogar zurückgedrängt wurde. Es gibt Hunderte von chemischen Stoffen, die Krebs bei Versuchstieren hervorgerufen haben, und Dutzende von umwelt- oder berufsbedingten Karzinogenen (krebserzeugenden Substanzen), die als Ursache bösartiger Geschwülste bei Menschen dingfest gemacht worden sind. Man weiß freilich noch immer nicht, ob diese Erreger unmittelbar Zellwachstum stimulieren, ruhende Viren reaktivieren oder einen mittelbaren Mechanismus auslösen, der die biochemische Aktivität der Zelle in Mitleidenschaft zieht.

In den letzten Jahrzehnten hat sich herausgestellt, daß die Zelle eine Vielzahl kleinerer Teilchen enthält, die fest umrissene Funktionen in der Erhaltung des Lebens und der Tätigkeit der Zelle haben. Die Erforschung dieser innerzellularen, »Organelle« (Zellorgane) genannten Gebilde führt uns näher heran an die Erkenntnis der Grundlagen des Zellplasmas und der möglichen Entstehungsweisen bösartiger Aberrationen. Manches spricht dafür, daß Zellen immun sein können gegen abnorme, potentiell bösartige Zellen, die als ›fremd‹ empfunden und deshalb von weißen Blutkörperchen durch Erzeugung von Antikörperchen oder unmittelbar durch Verschlingen zerstört werden. Bricht dieses Überwachungssystem zusammen, so können, wie es scheint, abnorme Zellen sich vermehren und zur malignen Geschwulst werden. Man hat daher versucht, mit Hilfe antibakterieller Vakzine und anderer Proteinabkömmlinge die allgemeine Immunität des Körpers zu steigern, um die Resistenz gegen das Wachstum von Krebszellen zu erhöhen. Auch gibt es eine Theorie, wonach Nährstoffe – darunter Vitamine, möglicherweise auch andere Nahrungsbestandteile – die Körperzellen entgiften und gegen Karzinogene schützen, die in Nahrung und Umwelt vorhanden sind.

Gleich zu Beginn des 20. Jahrhunderts machte man die Erfahrung, daß Röntgenstrahlung Gefahren in sich barg: sowohl ihr Entdecker als auch andere Pioniere der Röntgenologie zogen sich Hauterkrankungen zu. Die Auswirkungen von Radiumsalzen, wie sie zur Bemalung der Leuchtzifferblätter von Uhren verwendet wurden, sah man an bösartigen Knochentumoren bei Fabrikarbeitern, die ihre Pinsel leckten, um

964   Polio-Virus: die entfärbten Stellen zeigen das Virus, das die (kristallviolett eingefärbten) Zellen der Gewebekultur zerstört hat. Dr. Edward J. Bottone und Dr. Bruce A. Hanna, Department of Microbiology, Mount Sinai Hospital, New York

965   Auf dem Raster-Elektromikrographen wandern Abwehrzellen auf eine Bakterienkolonie zu. Dr. Martin S. Hausmann, Los Angeles

966   Influenza-Virus in 40 000facher Vergrößerung. University of California, Berkeley

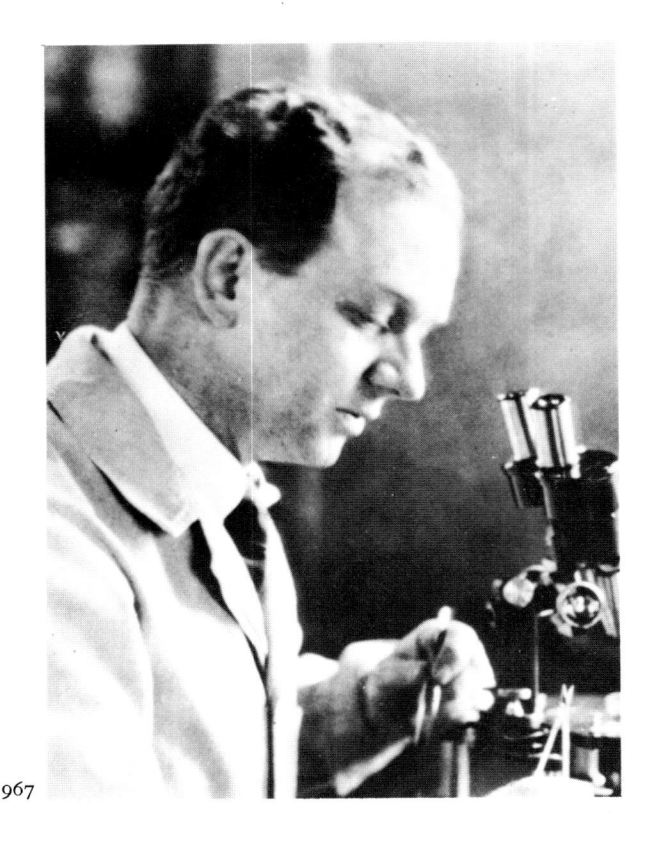

967

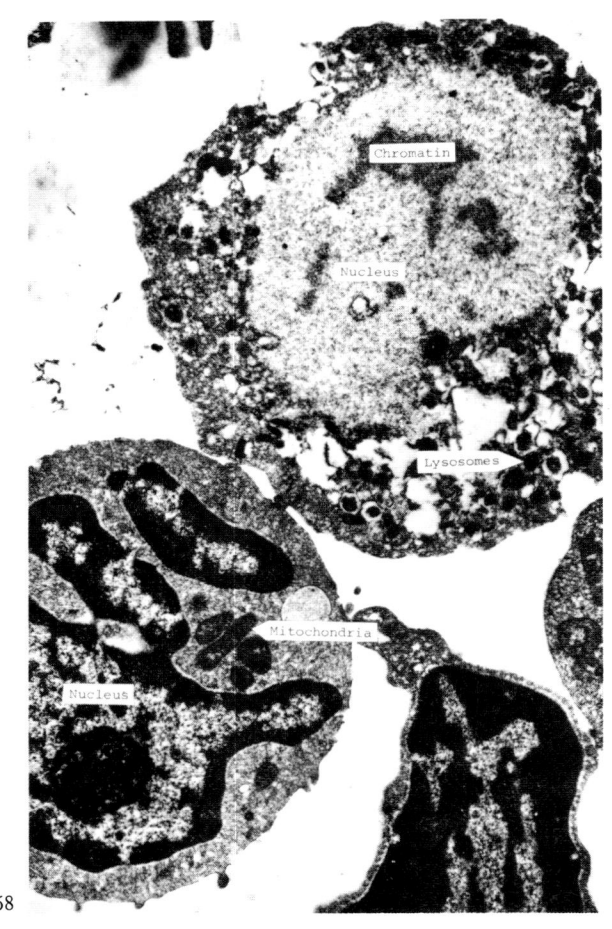

968

ihnen die rechte Spitze zu geben. Ein Schlaglicht auf den Zusammenhang zwischen Strahlung und Krebs warf die unübersehbare Zunahme von Leukämie und ähnlichen Krankheiten bei Menschen, die der Atombombenexplosion von Hiroshima ausgesetzt waren. In jüngster Zeit wird die mögliche Gefährdung durch Strahlen derart ernst genommen, daß sogar die Sicherheit der gewöhnlichen Röntgen-Diagnoseverfahren in Frage gestellt worden ist.

Den Beweis, daß die abnorme Veränderung eines Organs bösartig ist, hat seit dem 19. Jahrhundert die mikroskopische Untersuchung eines Gewebestücks (Biopsie) erbringen müssen. Mittlerweile sind jedoch andere allgemeine Diagnosemethoden entwickelt worden, welche die Möglichkeiten der Krebserkennung erhöht haben: Röntgendurchleuchtung, Sichtbarmachung des Körperinnern mittels eingeführter Tuben, Abtasten des Körpers mit Hilfe von Ultraschallwellen und radioaktiven Substanzen, schließlich auch chemische Blutanalysen. Einen bedeutsamen Beitrag zur Diagnostik lieferte 1928 George Papanicolaou, der den Pap-Abstrich erfand und darstellte, wie bei an Gebärmutterkrebs erkrankten Frauen unter den normalen abgeschuppten Vaginalzellen die malignen identifiziert werden können. Seinen Beobachtungen lagen Studien am tierischen Menstrualzyklus zugrunde, und seither wird zur Untersuchung fast aller Hohlorgane und sekretierten Flüssigkeiten das Verfahren der Zytodiagnose an abgeschuppten Zellen angewandt.

Jahrhundertelang waren die nahezu einzigen probaten Behandlungsmethoden bei Krebs die Kauterisation mit physikalischen oder chemischen Mitteln, die Entfernung von Geschwülsten an der Körperoberfläche und die Amputation. Heute sind die Chirurgen aufgrund der Fortschritte in der Physiologie und Anästhesie sowie bei der Blutübertragung und Infektionsverhütung imstande, befallene Organsysteme, ja ganze Körperregionen zu entfernen. Da weitgehende Resektionen (besonders von Kehlkopf, Rektum, Harnblase, Brust und Gliedmaßen) Verstümmelungen zur Folge haben, bemüht man sich um Rehabilitation, unter anderem mit Hilfe von Fachberatungsstellen, Selbsthilfegruppen und spezieller Ausbildung von Helfern. Die Beobachtung, daß Röntgenstrahlen schwere Schäden verursachen können, führte zu der Erkenntnis, daß sie auch zur Zerstörung von verkrebstem Gewebe taugen. Nachdem apparative Verbesserungen eine genauere, gefahrmindernde Dosierung der Strahlenenergie ermöglichten, konnte man Heilerfolge bei Mund-, Kehlkopf- und Gebärmutterkrebs verzeichnen, neuerdings auch bei anderen bösartigen Wucherungen, bei denen die Überlebensrate vordem sehr niedrig war.

Eine weitere Waffe gegen den Krebs ist in unserem Jahrhundert die Chemotherapie. Obwohl man bereits im 18. Jahrhundert zu seiner Bekämpfung Arsenverbindungen verwendet hatte, war zum medizinischen Arsenal nichts Neues hinzugekommen, bis man im Ersten Weltkrieg entdeckte (und im Zweiten bestätigt fand), daß Schwefelsenf (Senfgas) und ähnliche Chemikalien bösartige Wucherungen zeitweilig zum Stillstand zu bringen vermochten. Eine zweite Gruppe krebshemmender Verbindungen kam hinzu, als Sidney Farber – angeregt von dem Biochemiker Y. Subarow – herausfand, daß ein Derivat der Folsäure (eines wichtigen Nährstoffs) sich zu dieser kompetitiv verhielt und akute Leukämie bei Kindern am Fortschreiten hinderte. Später synthetisierte Michael Heidelberger 5-Fluorouracil, einen chemischen Wirkstoff, der noch heute in der Chemotherapie viel gebraucht wird. Seither ist aus Pflanzen und Mikroben eine Fülle von chemischen Präparaten entwickelt worden, die in jeweils verschiedenen Stadien der Umwandlung und des Wachstums maligner Zellen zur Wirkung gelangen. Ihre prinzipielle Begrenzung liegt in dem Maß, in dem sie auch gesunde Zellen in Mitleidenschaft ziehen. Ziel der Chemotherapie ist es, Wirkstoffe zu finden, die keine bzw. eine minimale oder kontrollierbare Toxizität besitzen und bösartige Tumoren gezielt angreifen. Seit dem Zweiten Weltkrieg sind Geschwulstkrankheiten, die in der Vergangenheit so gut wie unheilbar waren, langsam und stetig unter Kontrolle gebracht worden und können mit Hilfe der Chemotherapie, die für sich oder in Verbindung mit Chirurgie, Bestrahlung, Immunreizung und anderen Behandlungsformen eingesetzt wird, retardiert oder geheilt werden.

Auf die medizinische Praxis hat die Erkenntnis, daß Kombinationen verschiedener chemischer Wirkstoffe Krebs zu stoppen oder zu heilen vermögen, erheblichen Einfluß. Sie hat unter anderem ein neues medizinisches Spezialfach, die Onkologie, entstehen lassen und eine Veränderung der therapeutischen Einstellung zur Folge gehabt. Kranken, denen die Mediziner früher keine Hoffnung mehr gegeben hätten und die in ihrer Verzweiflung zu unkonventionellen ›Heil‹-mitteln wie (dem in den USA vertriebenen) Krebiozen oder Laetril griffen, wenden manche Ärzte heute ihre ganze Aufmerksamkeit zu; sie sehen hier eine Gelegenheit, die Überlebenschancen von Patienten mit fortgeschrittenen Karzinomen zu erhöhen, zumindest aber ihre Daseinsqualität in der ihnen verbleibenden Lebenszeit zu verbessern.

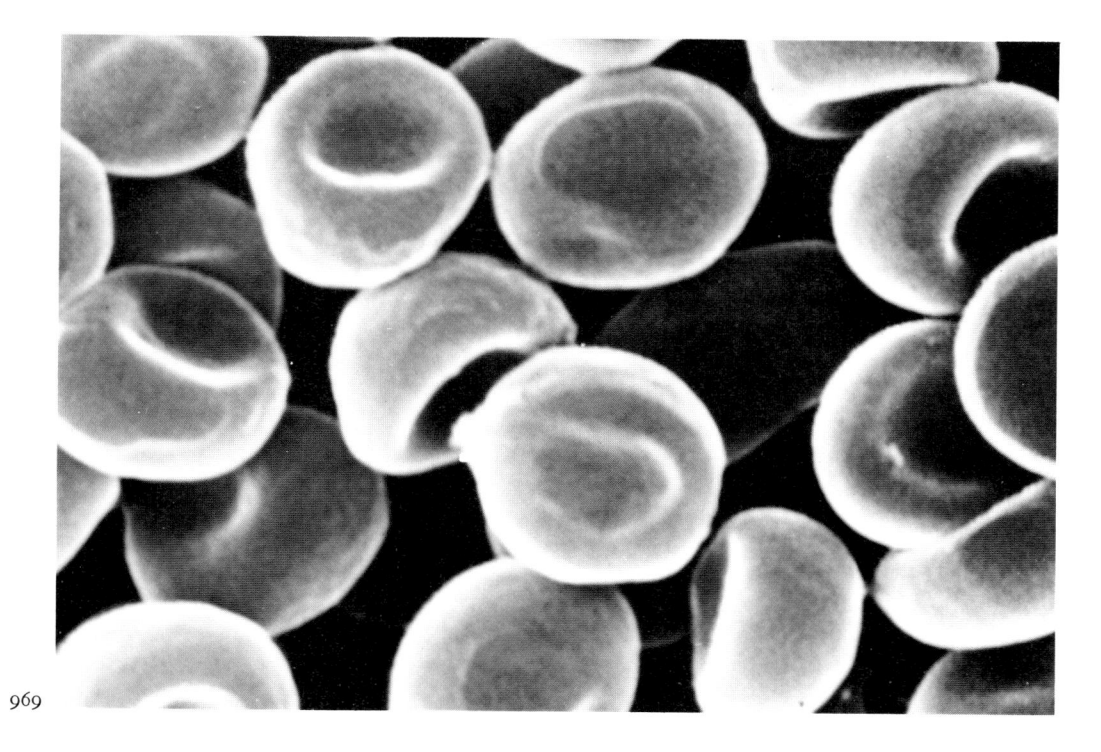

969

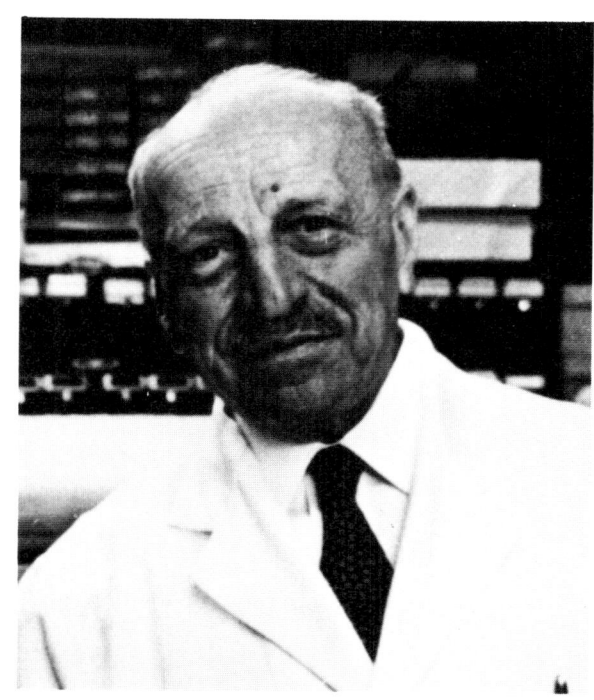

970

Pathologie

Die frühesten Pathologen waren nach zeitgenössischen Begriffen jene Ärzte des 18. und 19. Jahrhunderts, die sich in dem Bemühen, Erscheinungsformen von Krankheiten aus dem Körperlichen zu erklären, zur Vornahme einer Autopsie (›Eigenbeobachtung‹) entschlossen. Unter ihnen war Giovanni Battista Morgagni der erste, der seine Befunde systematisch ordnete und analysierte. Rudolf Virchow bereitete den Weg zur ausgiebigen Verwendung mikroskopischer Studien in der kompletten Untersuchung und leitete damit die Fortentwicklung der Pathologie zu einem fest umrissenen Spezialfach ein.

Verfahren und Begriffe der Sektionspathologie gingen in der ersten Hälfte des 20. Jahrhunderts rasch aus dem Bereich des notwendigen Wissens in den der praktischen Anwendung über. Man stellte fest, daß sich aus einer Vielzahl von Organen Gewebeproben, teils nur wenige Millimeter groß, zur mikroskopischen Untersuchung entnehmen lassen und daß die Deutungen des Pathologen nicht nur Diagnose und einzuschlagendes Heilverfahren, sondern auch die endgültige Prognose bestimmen können. Die Technik der Vorbereitung von Gewebe für die mikroskopische Untersuchung war noch schwerfällig, und der Vorgang nahm in den Anfangsjahren des Jahrhunderts mehrere Tage in Anspruch. Heute hingegen ist der Pathologe in der Lage, wenn für eine dringend gebotene Behandlung sofortige Diagnose erforderlich ist, Gewebeproben durch Einfrieren zu präparieren und innerhalb von Minuten nach der Exzision eine Diagnose zu stellen.

Bei der Erforschung der Krankheiten begannen die Pathologen auch die chemische Zusammensetzung des Körpers zu studieren. In zahlreichen Krankenhäusern entstanden kleine Forschungslaboratorien, häufig unmittelbar neben dem Sezierraum; aus solchen Anfängen bildeten sich die Zweige Klinische und Experimentelle Pathologie heraus. Bei Versuchstieren wurden Krankheitsprozesse erzeugt, um so die Möglichkeit zu extensiver Untersuchung von Grundlagen, Charakter und Therapie ähnlicher Krankheitszustände beim Menschen zu schaffen.

Freudig nahmen die Pathologen in den späten fünfziger Jahren das Elektronenmikroskop auf, von dem sie sich eine Erweiterung ihrer Möglichkeiten zur Krankheitserforschung versprachen. Als nützlich erwiesen hat es sich indes nur für die Diagnose eines kleinen Teils der dem Menschen drohenden Krankheiten. Zur Erforschung der innerzellularen chemischen Vorgänge wurden bald nach der Elektronenmikroskopie noch andere Techniken entwickelt; gemeinsam mit ihr haben sie den Pathologen zu neuen Einsichten in die Abläufe in normalen und abnormen Zellen verholfen. In den letzten Jahrzehnten haben viele Pathologen versucht, die molekularen Grundlagen von Krankheit zu bestimmen. Solche Ansätze führen derzeit kaum zu diagnostischer Verwendung, aber die Methoden der Untersuchung von Zellbestandteilen und -produkten könnten sich für die Behandlung künftiger Patienten als von unschätzbarem Wert erweisen.

967   Peyton Rous erbrachte durch Versuche an Hühnern den Nachweis, daß Viren Tumoren bei Tieren verursachen können. National Library of Medicine, Bethesda, Maryland

968   Weiße Blutkörperchen – hier in ca. 6000facher Vergrößerung – besitzen die Fähigkeit, abnorme und potentiell bösartige Zellen zu zerstören. Grant Heilman Photography, Lititz, Pennsylvania

969   Rote Blutkörperchen, 6000fach vergrößert unter dem Elektronenmikroskop – einem der Apparate, die das Studium der chemischen Vorgänge innerhalb der Zelle ermöglichen. Grant Heilman Photography, Lititz, Pennsylvania

970   Dr. George Papanicolaou entwickelte bei seinen Forschungsarbeiten über Gebärmutterkrebs ein als ›Pap-Test‹ bezeichnetes Verfahren, das bei der Routineuntersuchung auf eine beginnende Krebserkrankung weithin Verwendung findet. New York Hospital – Cornell Medical Center

Psychiatrie

Ein Bericht über die Entwicklung der Psychiatrie in diesem Jahrhundert kann exakt mit dem Jahr 1900 einsetzen, in dem Sigmund Freud *Die Traumdeutung* veröffentlichte und auf dem Gebiet der Seelenheilkunde eine Revolution einleitete. Freud hatte zuvor in Paris bei Charcot studiert, der sein Interesse auf das Problem der Hysterie und die Anwendungsmöglichkeiten der Hypnose gelenkt hatte. Im Jahre 1895 hatte er gemeinsam mit Joseph Breuer *Studien über Hysterie* verfaßt. Aus diesen Werken und den zahlreichen Schriften, die noch folgten, schuf Freud die Psychoanalyse. Zu deren Grundkonzepten gehört, daß menschliches Verhalten stark von unbewußten geistig-seelischen Prozessen beeinflußt wird, Kindheitserlebnisse in der Entwicklung eine kritische Rolle spielen und der innere psychische Konflikt im Seelenleben von zentraler Bedeutung ist. Bereits am Anfang der Entwicklung der Psychoanalyse brachen zwei seiner führenden Mitarbeiter, Carl Gustav Jung und Alfred Adler, mit ihm und verfolgten eigene Konzeptionen. Später trennte sich auch die Psychoanalytikerin Karen Horney von der Hauptrichtung der Psychoanalyse, desgleichen tat Harry Stack Sullivan, der sich eingehend mit der Therapie der Schizophrenie befaßte.

In den ersten Jahrzehnten des Jahrhunderts bildete sich in Amerika eine weitere Schule des Psychiatrie heraus. Ihr führender Kopf war Adolf Meyer, nach dessen Lehre (Psychobiologie) die Gründe geistig-seelischer Erkrankungen in der wechselseitigen Beeinflussung kindlicher Entwicklung, gesellschaftlicher Faktoren und psychischer Kräfte zu suchen sind. Desungeachtet wurde die Psychoanalyse besonders in den Vereinigten Staaten freudig begrüßt, und in den zwanziger und dreißiger Jahren entstand, an verschiedenen Orten konzentriert, eine kleine, aber aktive Bewegung. Auf die allgemeine Psychiatrie wirkte sie bis zum Zweiten Weltkrieg freilich nur begrenzt ein. Vor dem Krieg wurden psychiatrische Patienten vorwiegend in großen staatlichen Krankenhäusern untergebracht, die kaum mehr boten als Verwahrung und Pflege; die Psychiatrielehre an medizinischen Hochschulen war nach heutigen Begriffen nach Umfang und Inhalt beschränkt. Der Krieg brachte jedoch einen entscheidenden Wandel: Militärärzte erfuhren in den Einberufungskommissionen, den Ausbildungslagern und auf den Kriegsschauplätzen aus eigener Anschauung, wie verbreitet Gemütskrankheiten waren und wie sich aus den Theorien der Psychoanalyse Therapien für manche der kriegsbedingten Neurosen gewinnen ließen.

Der Verbindung zwischen der Psychoanalyse und der allgemeinen Psychiatrie, wie sie nach dem Kriege an medizinischen Hochschulen und Instituten gelehrt und praktiziert wurde, entsprang eine Therapieform, die man »dynamische Psychiatrie« nannte und deren Hauptbehandlungsmethode eine Art ›Psychotherapie‹ war – d.h. der Versuch, die seelische Verfassung des Patienten durch verbale Interaktion zu beeinflussen, wobei gewöhnlich die Beziehung des Behandelten zu seinem Therapeuten eine große Rolle spielt.

Zwei weitere Tendenzen sind in der Psychiatrie des 20. Jahrhunderts zu verzeichnen. Einige Praktiker messen den Ideen der Psychoanalyse und dem davon abgeleiteten ›dynamischen‹ Konzept geringen oder gar keinen Wert bei; nach ihrer Ansicht haben emotionale Störungen ›organische‹ Ursachen, d.h., sie werden von physischen Veränderungen (insbesondere des Gehirns) hervorgerufen. Eine andere Schule vertritt die Auffassung, daß an der Entwicklung von Gemütskrankheiten an erster Stelle soziale und Umweltfaktoren beteiligt sind und daß diese Kräfte weder von den ›Dynamikern‹ noch den ›Organikern‹ genügend berücksichtigt werden. Ungeachtet der theoretischen Standpunkte finden sich bei den therapeutischen Ansätzen von Psychiatern unterschiedlicher Lehrmeinung dennoch erhebliche Überschneidungen.

Der Gebrauch psychisch wirkender Drogen ist seit der Einführung von Chlorpromazin in den fünfziger Jahren allerorts üblich geworden. Die mit elektrischen Strömen arbeitende, sogenannte ›Schocktherapie‹ hat mittlerweile viele ihrer früheren Gegner (die ihre unterschiedslose Anwendung verurteilten) davon zu überzeugen vermocht, daß sie bei schweren Depressionen, zuweilen auch akuten Anfällen von Schizophrenie, eine nützliche Rolle spielen kann. Während der vierziger und fünfziger Jahre war etwa ein Jahrzehnt lang die »Psychochirurgie« in Mode, insbesondere die Leukotomie, bei der man bestimmte Nervenfasern im Vorderhirn durchtrennte. Seit einigen Jahren treten erneut Befürworter der Gehirnchirurgie (in verfeinerter Form) als einer Methode der Verhaltensveränderung auf; da hier jedoch Fragen der medizinischen Ethik und der Persönlichkeitsrechte ins Spiel kommen, stoßen sie auf heftige Opposition.

Der Bericht einer US-amerikanischen Kommission leitete 1960 die Ära der ›gemeindenahen Psychiatrie‹ ein. Nach den Vorstellungen ihrer Verfechter sollten Geistesge-

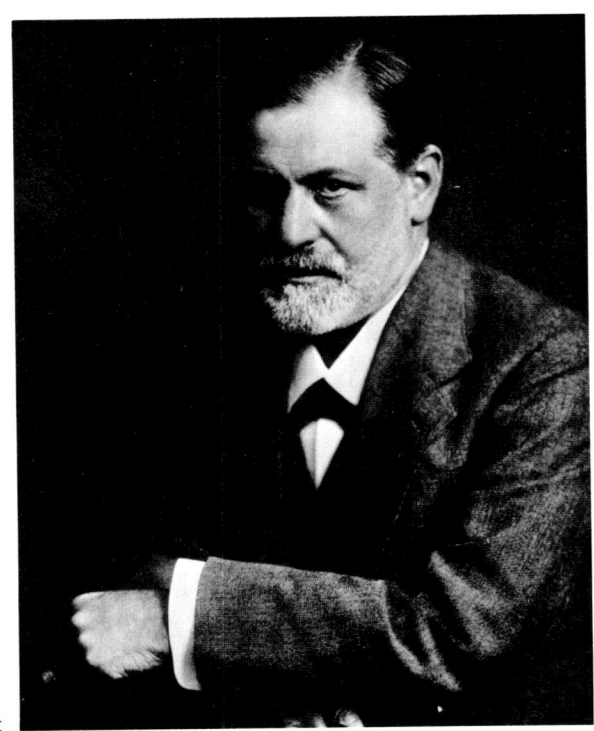

971

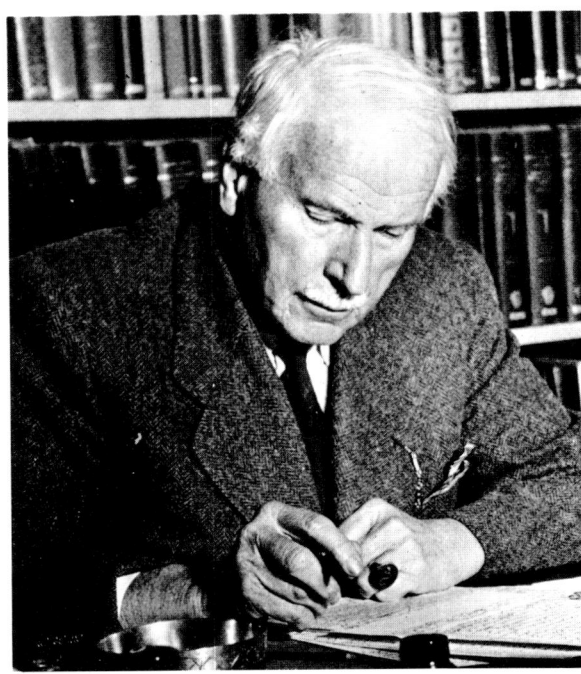

972

971 Dr. Sigmund Freud, der Schöpfer der Psychoanalyse, Grundlage der Behandlung seelischer Erkrankungen. National Library of Medicine, Bethesda, Maryland

972 Dr. Carl Gustav Jung, einst Schüler Freuds, brach später mit der Lehre seines Mentors. National Library of Medicine, Bethesda, Maryland

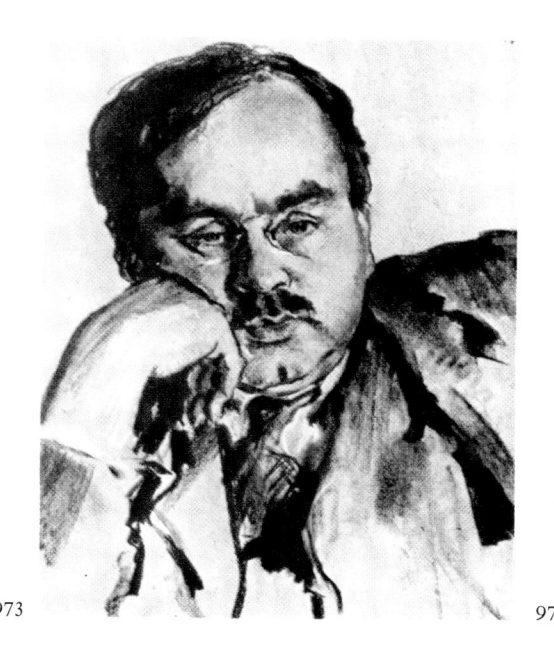
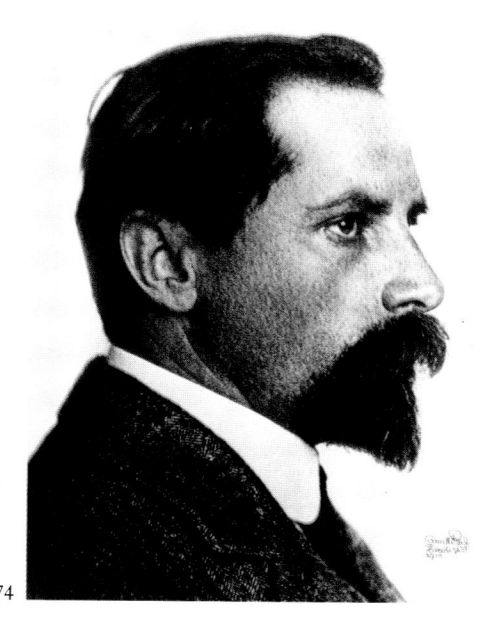
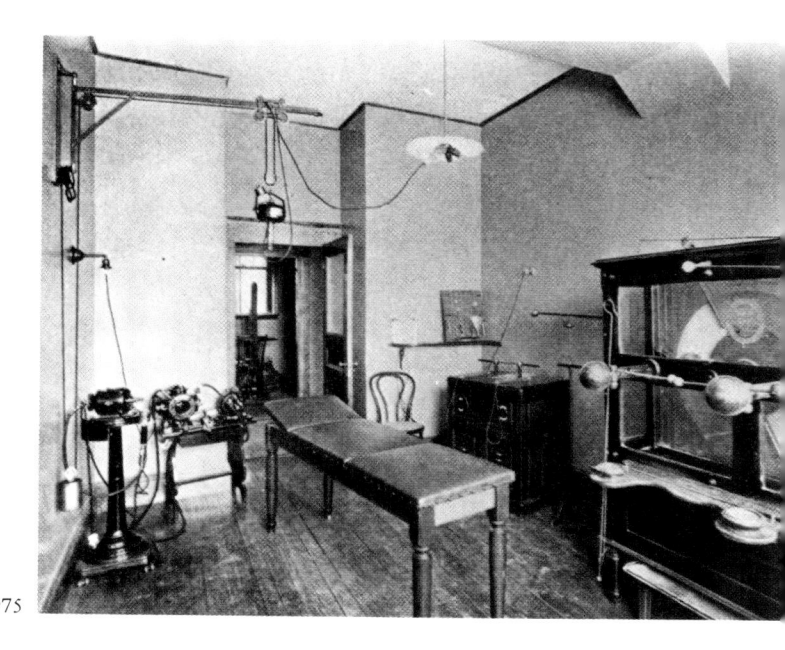

973

974

975

störte an ihrem jeweiligen Wohnort hospitalisiert werden, psychiatrische Zentren sollten ein breites Spektrum von Therapien unter einem Dach anbieten, und die psychiatrischen Berufe sollten sich stärker des Außendienstes und der Zusammenarbeit mit lokalen Gruppen annehmen.

Ebenfalls im vergangenen Jahrzehnt und davor haben Heilmethoden von sich reden gemacht, die unter dem Begriff »Verhaltenstherapie« lose zusammengefaßt werden. Ihr Ziel ist die Beseitigung oder Milderung neurotischer Symptome mittels Verfahren, durch die Patienten auf den erstrebten Erfolg hin konditioniert werden. Schon lange hat man erkannt, daß eine Behandlung in kleinen Gruppen von bis zu acht und höchstens zehn Teilnehmern recht sinnvoll sein kann. In den sechziger Jahren traten indes zunehmend Ableger der Gruppentherapie auf, die die Form von »Sensitivity Training«, »Encounter« oder gar der ein ganzes Wochenende beanspruchenden »Marathon-Gruppen« annahmen. Von den Psychiatern sind diese Methoden wegen des möglichen Schadens, den sie bei Menschen anrichten können, die fortgesetztem und intensivem emotionalem Streß ausgesetzt werden, im allgemeinen mißbilligt worden.

So geriet die Psychiatrie bei ihrem Eintritt in das 20. Jahrhundert unter den machtvollen Einfluß der Psychoanalyse, und dieser Einfluß ist trotz aller Infragestellung nach wie vor stark. Heute freilich mögen wir uns angesichts der anschwellenden Forschung an Sigmund Freuds Voraussage erinnern, die er traf, noch während er seine psychologische Lehre entwickelte: daß nämlich alle seelischen Vorgänge eines Tages eine biochemische Erklärung finden würden.

Rehabilitation

Der Begriff ›Rehabilitation‹ entstand um 1918 und wurzelt im Mitgefühl der Gesellschaft für die Kriegsversehrten des Ersten Weltkriegs. Damals wurden in relativ bescheidenem Rahmen spezielle Krankenhäuser, Sportschulen und verschiedenartige Institute gegründet, aber diese Einrichtungen entwickelten sich trotz entsprechender Gesetzesmaßnahmen und der Bemühungen freiwilliger Hilfsorganisationen nur langsam weiter. Es bedurfte eines zweiten zerstörerischen Weltkonflikts, um die Staaten zu veranlassen, daß sie Einrichtungen und Programme zur Rehabilitation jener Kriegsopfer schufen, die Gliedmaßen verloren hatten, gelähmt, erblindet oder ertaubt waren oder unter dauernder Schockeinwirkung standen. In den USA war Howard Rusk, Leiter des Trainingsprogramms für Rekonvaleszenten der amerikanischen Luftwaffe, führend beteiligt an der Organisation derartiger Maßnahmen, die schließlich nicht mehr allein die Betreuung von Kriegsbeschädigten, sondern auch die Wiederherstellung der Gesundheit aller an Krankheiten oder Verletzungen leidenden Militärpersonen zum Ziel hatten.

Heute verfügt in den USA so gut wie jede medizinische Hochschule und jedes größere Krankenhaus über eine Abteilung, die sich der Rehabilitation widmet; häufig ist sie speziell Aufgabe der Abteilung für Physiotherapie. Im Mittelpunkt dieser Tätigkeit standen lange Zeit körperliche Behinderungen, die von Amputation,

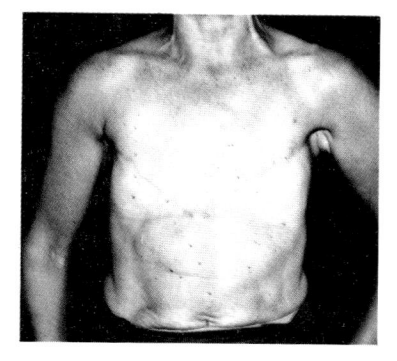
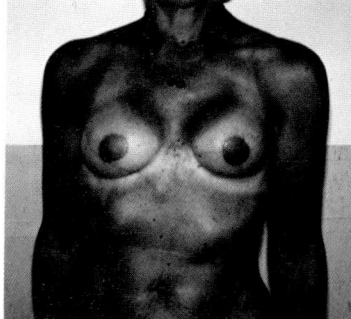

976

973 Dr. Alfred Adler, der ebenfalls von Freud abfiel und sein eigenes Lehrsystem begründete. National Library of Medicine, Bethesda, Maryland

974 Dr. Adolf Meyer, der in seelischer Krankheit ein Zusammenwirken von Kräften der Entwicklung, der Psyche und der Gesellschaft sah. National Library of Medicine, Bethesda, Maryland

975 Der ›Elektroraum‹ im Adams Nervine Asylum in Boston (aufgenommmem 1904) mit Geräten für die Elektrotherapie. National Library of Medicine, Bethesda, Maryland

976 Rehabilitation durch plastische Chirurgie nach einer Brustamputation. Um Form und optische Erscheinung der Brust wiederherzustellen, wurde eine gewebefreundliche Kunststoffmasse unter die Haut gebracht und eine Brustwarze auf die Haut tätowiert. Dr. Bernard Simon und Dr. Saul Hoffman, New York

Schlaganfall, Rückgratverletzung oder Gliedmaßenverlust herrührten. In den letzten Jahrzehnten sind Rehabilitationsmaßnahmen auch auf Beschädigungen durch chirurgische Eingriffe, etwa Brustamputation, operative Entfernung des Kehlkopfs oder Anlegen einer Dickdarm- oder Dünndarmfistel, angewendet worden. Die Behinderten selbst haben für die Entstehung von Selbsthilfe-Gruppen gesorgt, die bei der Rückführung der Patienten in ein weltzugewandtes und erfülltes Dasein unentbehrlichen Beistand leisten. Solche Gruppen spielen oft dann eine wichtige Rolle, wenn es darum geht, Angehörige der Heilberufe im rechten Umgang mit Beschädigten zu schulen und die negative Einstellung der Öffentlichkeit gegenüber Behinderten und Verstümmelten zu ändern.

Öffentliche Gesundheitsfürsorge

Die industrielle Revolution und die Tendenz zur Verstädterung schufen Probleme, gaben aber auch den Staatsregierungen Anstöße, auf dem Gebiet der öffentlichen Gesundheitsfürsorge tätig zu werden. (Den Begriff *Public Health* führte John Simon, der oberste Medizinalbeamte des britischen Kronrats, in die Politik ein.)

In vielen Ländern Europas waren die wichtigsten Krankenhäuser und Hochschulen staatlich; die öffentliche Gesundheitspflege war weitgehend zentralisiert, die medizinische Versorgung verhältnismäßig einheitlich geregelt. Im Gegensatz dazu gingen in Amerika die öffentlichen Gesundheitsmaßnahmen von autonomen örtlichen Körperschaften der Einzelstaaten und Städte aus; die einflußreichen Krankenhäuser und Lehrinstitute waren unabhängige, philanthropische Einrichtungen, die ärztliche Versorgung hatte pluralistischen, freiwilligen Charakter. In Osteuropa wiederum hat man die Gesundheitsfürsorge als sozialen Dienst aufgefaßt; in ihrem Mittelpunkt stehen Heilzentren, die in Übereinstimmung mit dem politisch-wirtschaftlichen System autoritärer Kontrolle unterliegen. Seit dem Zweiten Weltkrieg haben sich immer mehr Staaten die Pflege der öffentlichen Gesundheit zur Aufgabe gemacht. Dabei liegt das Hauptgewicht auf denjenigen Aspekten des Gesundheitswesens, an denen sich in dem betreffenden Land die Notwendigkeit zu Verbesserungen am deutlichsten zeigt.

Von Zeit zu Zeit waren zwischenstaatlich abgestimmte Maßnahmen im Hinblick auf Gesundheit und Krankheiten getroffen worden, jedoch stets zu bestimmten und begrenzten Zwecken, etwa der Eindämmung einer Seuche. Zu organisierter Zusammenarbeit auf breiter Front kam es erst 1851, als zwölf Nationen Vertreter zu einer Internationalen Sanitären Konferenz nach Paris entsandten, um das Auftreten und die Bekämpfung von Krankheiten global zu untersuchen. Weitere Konferenzen im Laufe der folgenden 56 Jahre führten schließlich 1907 zu einer ständigen Organisation, dem Office International d'Hygiène Publique. 21 Staaten Nord- und Südamerikas richteten 1902 ein Internationales Sanitäres Büro ein, das sich später Pan American Health Organization nannte. Die in Paris ansässige Gesundheitsorganisation des Völkerbundes wurde 1948 mit der Relief and Rehabilitation der Vereinten Nationen zur Weltgesundheitsorganisation (W.H.O.) verschmolzen; ihr wurde später die Panamerikanische Gesundheitsorganisation angegliedert. Als Behörde der Vereinten Nationen sorgt die W.H.O. heute für den Austausch epidemiologischer und statistischer Informationen unter ihren rund 140 Mitgliedsstaaten; sie veröffentlicht Fachzeitschriften und -bücher, stellt auf Anforderung Berater zur Verfügung, wirkt an der Standardisierung von Medikamenten und Verfahren mit und koordiniert die Beiträge der einzelnen Länder zur Gesunderhaltung der Weltbevölkerung.

Da Infektionskrankheiten zunehmend unter Kontrolle gebracht werden, rückt allmählich die Gesundheit der Alten in den Brennpunkt des Interesses der Gesundheitsbehörden. Dabei richtet sich das Hauptaugenmerk auf Ursachen, Verhütung und Behandlung von Leiden wie Krebs, Arteriosklerose, Arthritis und Apoplexie (Schlaganfall). Mit gesellschaftlichen und berufsbedingten Einflüssen beschäftigt sich die »Sozialmedizin«; den Begriff prägte Alfred Grotjahn (1869–1931). Die Ärzte und Chirurgen selbst haben sich an gewandelte Rollen gewöhnen müssen. In technischer Hinsicht haben sie sich mit den fortschrittlichen apparativen Verfahren der Diagnose und Therapie vertraut zu machen; als Heilende sind sie außer mit dem Körper mehr denn je mit der Psyche befaßt; als Wissenschaftler sehen sie sich einer gewaltigen Expansion des physikalischen, chemischen, biologischen und mathematischen Wissens gegenüber. Vielleicht sollten sie heute auch noch Soziologen sein und sich intensiv mit der Lebensweise ihrer Patienten, der betroffenen Familien und ihrer Mitbürger befassen.

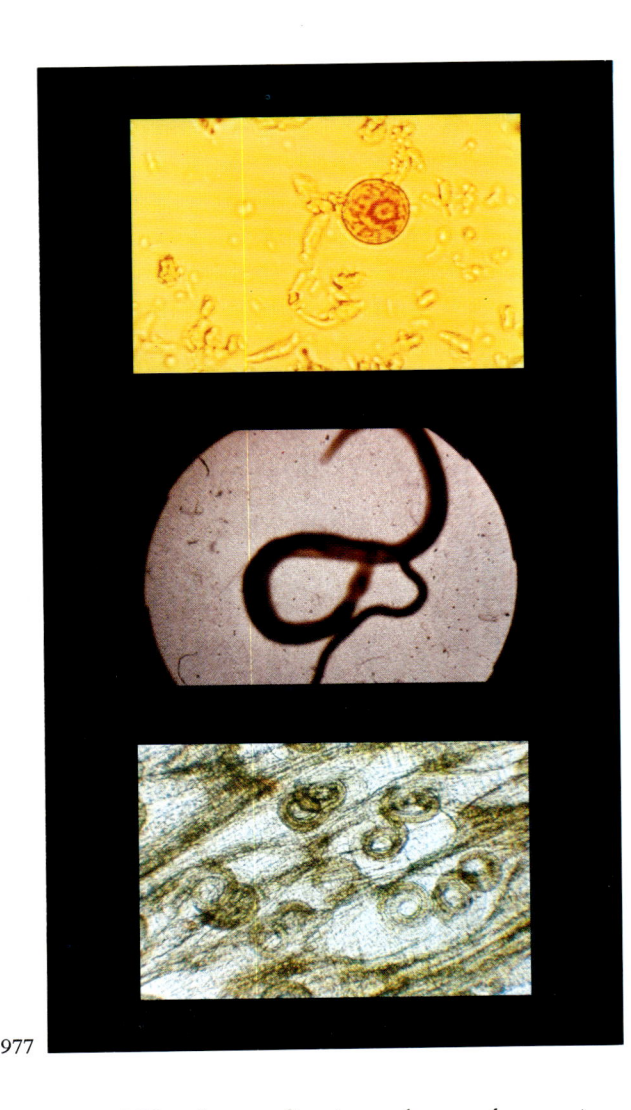

977

977 Mikrofotografien (von oben nach unten): *Entamoeba histolytica*, im Stuhl einer erkrankten Person gefundenes Ei des Erregers der Amöbenruhr, die sich durch Wasser- und Nahrungsmittelverseuchung mit großer Schnelligkeit auszubreiten vermag; Männchen und Weibchen des Saugwurms, die gewöhnlich gemeinsam auftreten und die *Bilharziose* hervorrufen, von der Asien und Afrika heimgesucht werden; *Trichine*, die durch infiziertes Schweinefleisch übertragen wird und sich in den Muskeln einkapselt. Dr. Edward J. Bottone und Dr. Bruce A. Hanna, Department of Microbiology, Mount Sinai Hospital, New York

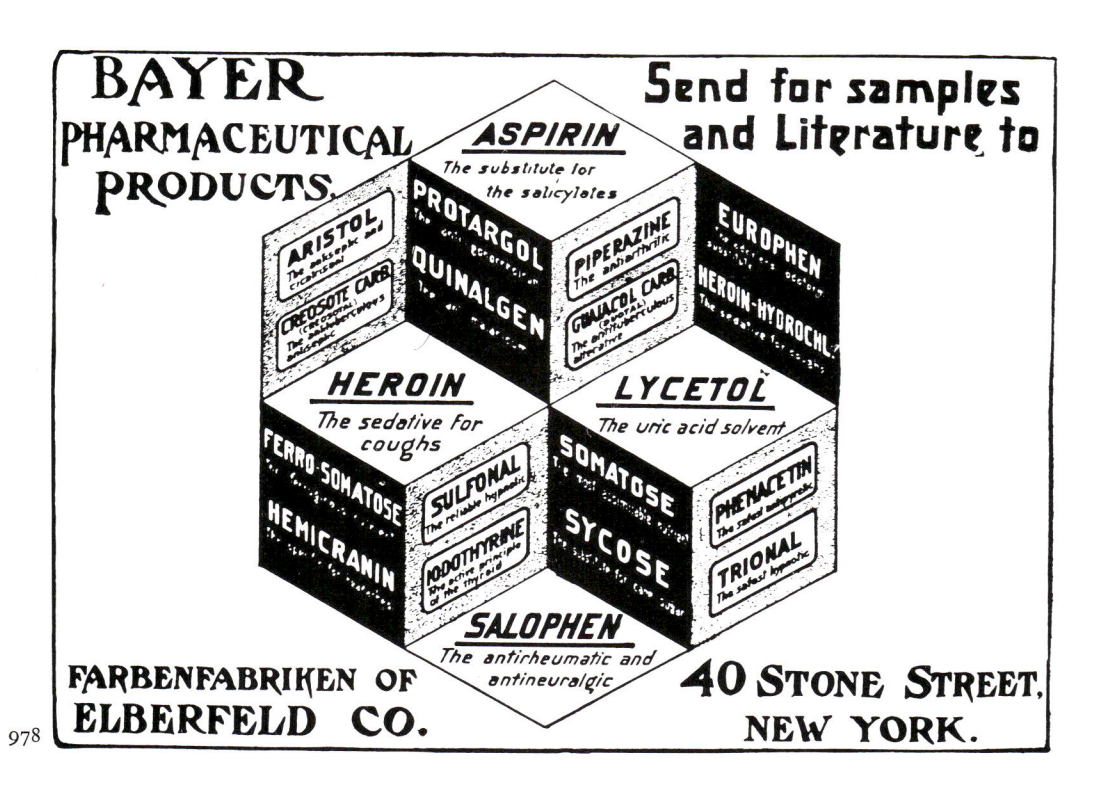

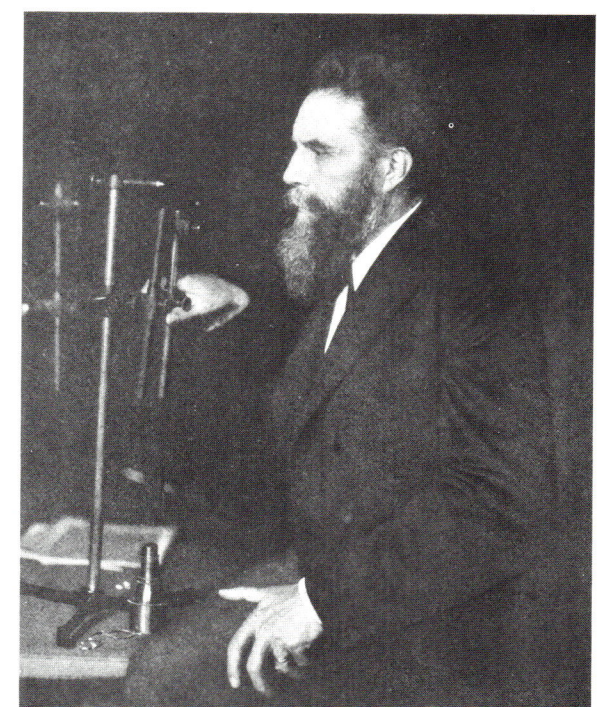

978

979

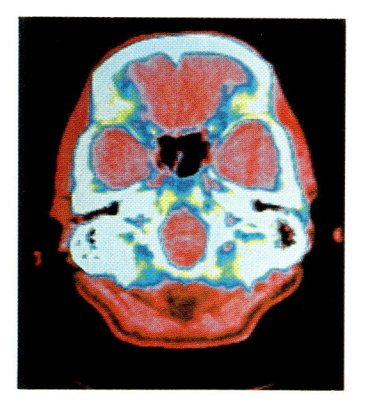
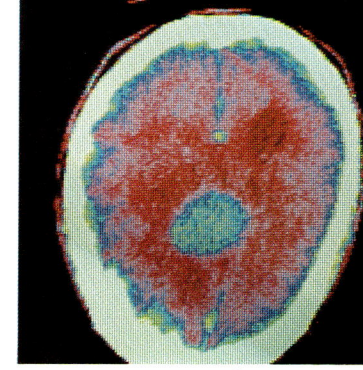

980

Diagnostik und Therapie

Radiologie

Den Übergang vom 19. zum 20. Jahrhundert kennzeichnen zwei herausragende Entdeckungen: die der X-Strahlen durch Röntgen und die des Radiums durch das Ehepaar Curie. Das Radium erwies sich bereits in den ersten Jahren des Jahrhunderts als brauchbar für die Behandlung von Krebs, während die Röntgenstrahlung zum wichtigen Mittel der Krankheitserkennung, später auch der Tumortherapie wurde. Diagnostisch verwandt wurden die Röntgenstrahlen zuerst aufgrund ihrer Fähigkeit, gebrochene oder deformierte Knochen sichtbar zu machen. An den Schatten ließen sich allmählich auch andere Anomalien erkennen, etwa in Brust oder im Verdauungstrakt; damit fand die rationale Diagnose Eingang in die Praxis der Heilkunst.

Walter B. Cannon entdeckte 1897/98, daß röntgenstrahlenundurchlässige Flüssigkeiten, die er Gänsen und anderen Tieren eingeflößt hatte, die Umrisse der Speiseröhre deutlich auf der Röntgenplatte abbildeten. Ähnliche Suspensionen erlauben heute radiologische Routine-Untersuchungen des gesamten Verdauungsapparats.

Röntgenologische Einrichtungen in Kliniken und in Ärztepraxen rückten in den Mittelpunkt der diagnostischen Tätigkeit. Die Früherkennung der Tuberkulose wurde möglich, und auch Krebsgeschwülste ließen sich leichter in einem Stadium ausmachen, wo sie noch chirurgisch entfernt werden konnten. Evarts Graham und Warren Cole entwickelten ein Verfahren zur Sichtbarmachung der Gallenblase, Moses Swick brachte mit Hilfe spezieller Jodidverbindungen die Nieren auf das Röntgenbild. Das waren die ersten Schritte auf dem Weg zur Sichtbarmachung von Herz, Blutgefäßen und anderen Organsystemen mittels Röntgentechnik.

Während die Entwicklung in der Diagnostik voranschritt, näherte sich auch die Behandlung mit Röntgenstrahlen einem Stand, wo man mit Hilfe hochvoltiger Geräte einige Krebsarten – etwa Kehlkopf- und Gebärmutterkrebs – zu heilen vermochte. Zumeist jedoch diente der therapeutische Gebrauch von Röntgenstrahlen lediglich der Linderung und schirmte den Krebskranken gegen den Schmerz ab. Am deutlichsten zeigten sich die Fortschritte der Radiologie im Zweiten Weltkrieg. Vielfach waren sie der Tatsache zu verdanken, daß nunmehr radioaktive Isotope (künstlich hergestellte, Strahlung absondernde Abarten chemischer Elemente), die unmittelbar in Geschwülste eingeführt werden konnten, sowohl für die Diagnose als auch die Behandlung zur Verfügung standen. Gleich nach dem Zweiten Weltkrieg begannen Spaltprodukte aus der Spaltung des Uranatoms und Isotope aus der Strahlung in Kernreaktoren das Radium und die elektronisch erzeugten Röntgenstrahlen abzulösen.

978 Reklame der Firma Bayer für Heroin (1900). Heroin wurde 1874 von C. R. Wright synthetisch hergestellt und galt bereits 1898 als der ideale, nicht-suchterzeugende Ersatzstoff für Morphium und Kodein. Heute gilt Heroin als gefährliches Rauschgift und ist in Deutschland und in vielen anderen Staaten nicht mehr als Arzneimittel zugelassen. New York Academy of Medicine

979 Wilhelm Conrad Röntgen, der Entdecker der nach ihm benannten Strahlen. New York Academy of Medicine

980 Computertomographie (CT) eines gesunden Gehirns an der Schädelbasis (*links*) und CT der oberen Hirnschicht mit einem Tumor (grüner Fleck nahe dem Mittelpunkt). Dr. Bernard S. Wolf, Mount Sinai School of Medicine, New York

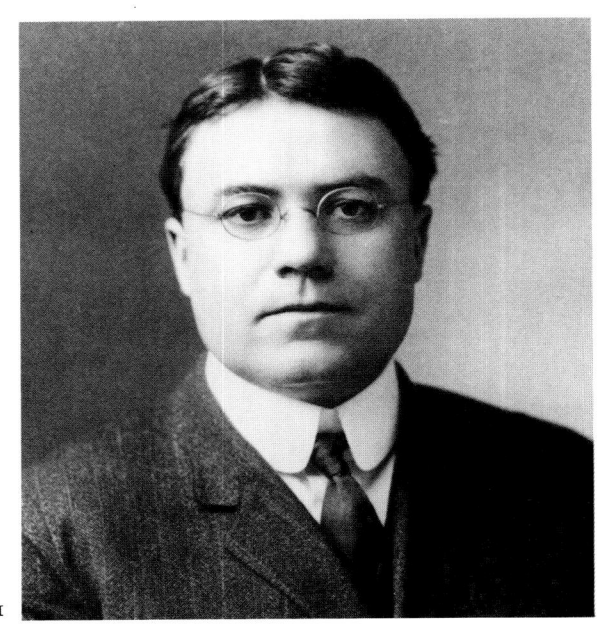

981

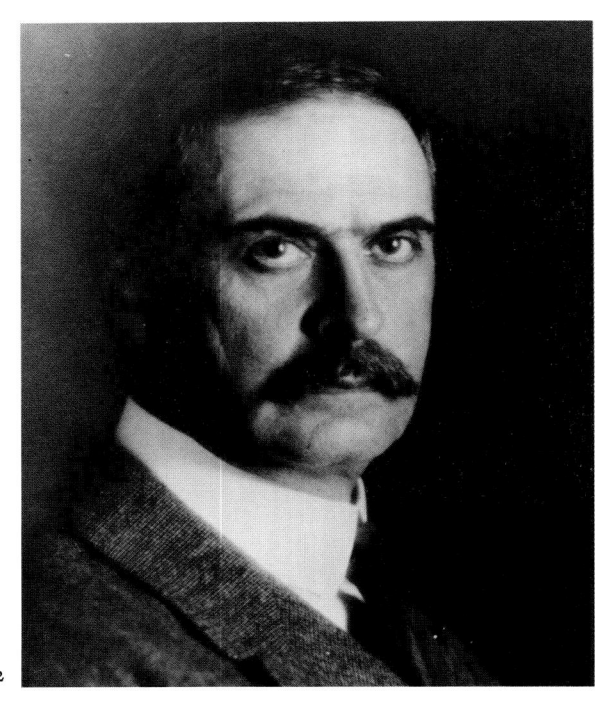

982

Ebenfalls nach dem Kriege kam es zur Verwendung von radioaktiven Stoffen, die man in den Körper einführte und dort sich ablagern ließ. Durch Bestimmen ihrer unterschiedlichen Verteilung mittels Abtasten (›Scanning‹) mit einem Detektor für Radioaktivität hat man Anomalien in den Lungen, Tumoren im Gehirn, Gewächse in Knochen und Knoten in Schilddrüse, Leber und anderen Organen nachweisen können.

Mittlerweile hat sich in den frühen siebziger Jahren ein neues Konzept herausgebildet: die Diagnose mittels Computerverarbeitung mehrerer, aus verschiedenen Richtungen in den Körper geworfener Strahlen (Computertomographie oder CT). Sie ermöglicht Einblicke in das Körperinnere, die über die Möglichkeiten konventioneller Röntgengeräte weit hinausgehen.

Blutübertragung

Als die gefahrlose Bluttransfusion beim Menschen gelang, war ein wesentlicher Fortschritt in der Behandlung von Blutungen und Anämie erreicht und der Weg für chirurgische Eingriffe geebnet, die zuvor zu riskant gewesen wären.

Daß Injektionen in die Blutbahn bereits im 17. Jahrhundert vorgenommen wurden, ist bekannt. Nicht selten spritzte man Jagdhunde zur Heilung von Krankheiten mit Wein. Johann Daniel Major verabreichte in Padua Arzneien intravenös durch dünne Silberzylinder. Er und andere regten auch die Einführung von Blut in die Venen an, doch es gibt keinen eindeutigen Beleg dafür, daß er diese Prozedur jemals an Menschen vornahm. Richard Lower war vermutlich der erste, der mittels Röhren eine Transfusion zwischen Tieren versuchte; laut Samuel Pepys gab er auch einem jungen Mann Schafsblut ein, um seinen Charakter zu ändern (mit unbekanntem Resultat). Die erste erfolgreiche Blutübertragung auf Menschen wird allgemein Jean-Baptiste Denis zugeschrieben: 1667 verabreichte er jemandem 1,41 Liter Schafsblut, anscheinend ohne üble Folgen. Sein späterer Versuch, einem zu Ausschweifungen neigenden jungen Mann zwecks Besänftigung seiner Natur Kalbsblut zu übertragen, führte indes zu heftiger Reaktion und zum Tod des Empfängers. Zwar wurde Denis in einem Prozeß freigesprochen, doch die Pariser Fakultät verbot weitere Transfusionen. Zehn Jahre danach erklärte das englische Parlament Blutübertragungen für gesetzeswidrig. Auch die Regierung in Rom untersagte Blutübertragungen von einem Menschen zum anderen; nur die Royal Society von London blieb bei ihrer Zustimmung.

Im 18. und 19. Jahrhundert erwies sich anhand experimenteller Studien über die Transfusion bei Tieren und auch bei Menschen, daß ausgeblutete Tiere wiederbelebt werden konnten, daß das Blut Sauerstoff mit sich führt und das Blut, wenn es durch Ausquirlen seines Fibrins ungerinnbar gemacht worden war, sich auf Tiere übertragen ließ. Obwohl schließlich Klarheit darüber herrschte, daß die Blutübertragung von Tieren auf Menschen tödliche Gefahren in sich barg, wurden die Risiken der Übertragung von Menschen auf Menschen erst allmählich erkannt. Blundell, Ponfick, Landis, Arthur und Pager berichteten über einige physiologische und chemische Wirkungen von Transfusionen, aber erst die immunologischen Entdeckungen von Ehrlich, Bordet, Gengou und anderen bahnten den Weg zur Klärung der Existenz von Blutgruppen durch Karl Landsteiner und zur gefahrlosen Einbeziehung der Bluttransfusion in die medizinische Praxis.

Landsteiner identifizierte 1901 die Hauptgruppen der roten Blutkörperchen als A, B und 0; später kam AB hinzu. Wessen Blutkörperchen das Antigen A enthielten, dessen Blutflüssigkeit oder Plasma verfügte über Antikörper gegen B, während Zellen des Typs B zu Plasma gehörten, das Antikörper gegen A in sich trug. Ein Universalspender – den Begriff prägte Ottenberg 1911 – besaß in den Körperchen keine Antigene, hingegen im Plasma oder im Serum (dem von Körperchen und Fibrin befreiten Plasma) Antikörper gegen A wie auch gegen B. Die Übertragung von unverträglichen Blutgruppen konnte verheerende Reaktionen einschließlich Nierenschäden und Tod hervorrufen, aber erst 1908 testete Ottenberg das Blut des Spenders und des Empfängers vor der Transfusion. Solange Tests nicht vorgenommen worden waren, hatten sich starke Reaktionen nur deshalb nicht eingestellt, weil auf Grund der statistischen Verteilung der Blutgruppen bei zwei Dritteln aller Übertragungsfälle ohnehin keine ABO-Unverträglichkeit auftritt. Wo trotz Vorsichtsmaßnahmen wie Gruppenbestimmung und Kreuzprobe Zwischenfälle eintraten, blieben sie zunächst unerklärbar, bis man andere Testmethoden entwickelte und weitere Blutgruppen beim Menschen entdeckte.

981 Dr. Walter B. Cannon entdeckte, daß der Verdauungstrakt auf der Röntgenplatte sichtbar wurde, wenn der Patient einen Kontrastbrei einnahm. National Library of Medicine, Bethesda, Maryland

982 Dr. Karl Landsteiner beschrieb 1901 die Hauptblutgruppen A, B und 0, später auch AB; dadurch konnte man das jeweils passende Blut für eine gefahrlose Transfusion finden. National Library of Medicine, Bethesda, Maryland

983 Austauschtransfusion bei einem Neugeborenen, dessen Blut von der Mutter mitgegebene Antikörper enthielt, auf die seine eigenen Blutkörperchen negativ reagierten. Dr. Richard Rosenfield, Mount Sinai Hospital, New York

Anfangs entnahm der Arzt dem Spender Blut mittels mehrfach angesetzter Spritzen und injizierte es in die Vene des Patienten, doch bereits vor Ende des 19. Jahrhunderts verbanden Alexis Carrel und George Crile die Arterie des Spenders unmittelbar mit dem Venensystem des Empfängers. Später verbesserten Crile, Ottenberg, Ellsberg und andere dieses Verfahren durch die Entwicklung spezieller Hohlnadeln, die eine einfachere Verbindung zwischen den Gefäßen ermöglichten. Schließlich erfand Unger ein Gerät mit einem Vierwegehahn, mit dessen Hilfe Blut in kontrollierter Weise vom Spender zum Empfänger überführt werden konnte: die erste taugliche Form der Direktübertragung. Die Vorrichtung war freilich unhandlich und erforderte die gleichzeitige Anwesenheit des Patienten und eines kompatiblen Spenders am selben Ort. Dieses Problem löste die außerordentlich nützliche Entdeckung, daß entnommenes Blut mittels einer nicht-toxischen chemischen Verbindung (Natriumzitrat) am Gerinnen gehindert und nach Bedarf später übertragen werden konnte. Heute gehört eine Blutbank mit Blutkonserven zur unerläßlichen Ausrüstung eines jeden Krankenhauses. Außerdem hat man neue Verfahren entwickelt, das Blut zu testen und schädliche Wirkungen seiner Bestandteile bei der Transfusion auszuschließen.

Viele Jahre lang waren fiebrige Reaktionen häufige Begleiterscheinungen von Blutübertragungen und intravenösen Injektionen mit verschiedenen Lösungen; man schrieb sie der Natur der Sache zu. In den zwanziger und dreißiger Jahren konnte schließlich nachgewiesen werden, daß sie auf bis dahin unentdeckte Bakterien an den intravenös eingeführten Geräten und in den Lösungen zurückgingen. Zur Eliminierung der Ansteckungsträger wandte man rigorose Methoden an, und am Ende blieben die durch fiebererregende Bakterien verursachten Reaktionen aus.

Antibakterielle Stoffe

Paul Ehrlichs Suche nach einer ›Zauberkugel‹, die Keime im Körper aufspüren und vernichten konnte, ohne die Wirtszellen zu zerstören, wurde zwar mit der Synthese von Arsenverbindungen für die erfolgreiche Behandlung der Syphilis belohnt; doch die von ihm formulierten Prinzipien führten erst ungefähr 30 Jahre später zu einer wirksamen Bekämpfung der Mikroorganismen.

Die Arbeit Michael Heidelbergers über den Pneumokokkus (das Lobärpneumonie erzeugende Bakterium) setzte die Forschung in den Stand, für jeden Pneumokokkentyp ein spezifisches Antiserum zu finden, aber die Seren waren von begrenzter Wirksamkeit. Heidelberger und W. A. Jacobs hatten zuvor (1917) berichtet, daß der Azofarbstoff Sulfanilsäure Bakterien vernichtete, doch kein Forscher war der Anregung nachgegangen. In Deutschland untersuchte Gerhard Domagk die antibakterielle Wirkung mehrerer Farbstoffe und meldete, daß Prontosil, ein 1908 synthetisierter Textilfarbstoff, gegen Streptokokken bei Mäusen wirke. Mit der Aufnahme dieser chemischen Substanz in die Therapeutik erfolgte eine dramatische Veränderung im Verlauf verschiedener Infektionen, darunter der ›Blutvergiftung‹, die bis dahin fast ausnahmslos tödlich auszugehen pflegte. In Frankreich demonstrierte Tréfouël, daß Prontosil den Körper zur Produktion von Sulfanilamid anregte, der aktiven antibakteriellen Substanz im Farbstoff. Nachfolgende chemische und klinische Untersuchungen in den Vereinigten Staaten und anderswo erbrachten mehrere andere Derivate: Sulfapyridin, Sulfathiazol, Sulfadiazin, Sulfaguanidin und lösliche Sulfonamide für die Behandlung von Infektionen der Harnwege.

Weitere bakterienfeindliche chemische Substanzen folgten; unter ihnen erwies sich Isoniazid als derart wirksam gegen den Tuberkelbazillus, daß die Tuberkulosetherapie sich von Grund auf änderte. Streptomycin war bereits eingeführt worden; es mußte jedoch gespritzt werden und hatte potentiell ernste Nebenwirkungen. Bald verloren die vorwiegend der Tuberkulosebehandlung gewidmeten Krankenhäuser ihre Patienten, und die vordem ungewissen Heilungsaussichten der Tuberkulösen verbesserten sich innerhalb weniger Jahre auf eindrucksvolle Weise.

Pasteur und andere nach ihm hatten gelegentlich Antagonismus zwischen Bakterien beobachtet. Einige Forscher bemühten sich mit wechselndem Erfolg, im Labor und an Patienten die Ausbreitung einer Bakterienart mit Hilfe von Kulturen oder Extrakten einer anderen aufzuhalten, aber entweder waren die Erzeugnisse zu toxisch oder die Resultate zu zweifelhaft. Trotzdem wies eine Flut von Veröffentlichungen im späten 19. und frühen 20. Jahrhundert darauf hin, daß die höheren Bakterien, Schimmel und Pilze gewisse andere Bakterien zerstörten – ein Vorgang, den Vuillemin schon zuvor Antibiose genannt hatte. Westling gab 1912 einem derart wirkenden Schimmel den

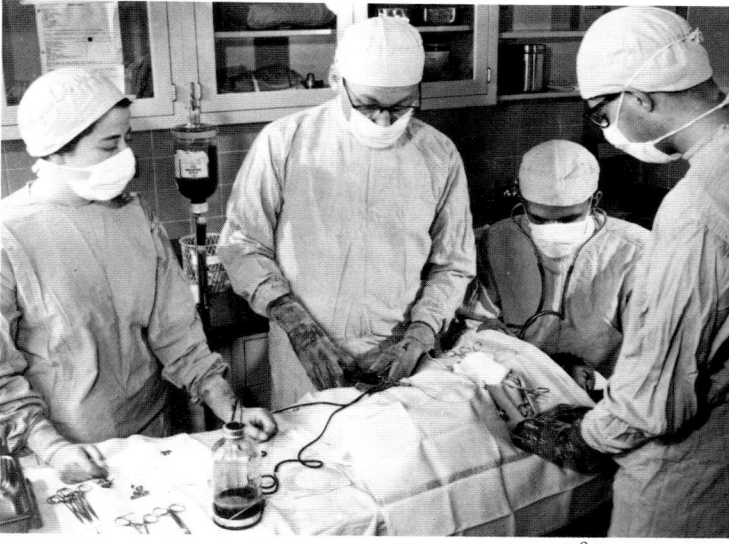

983

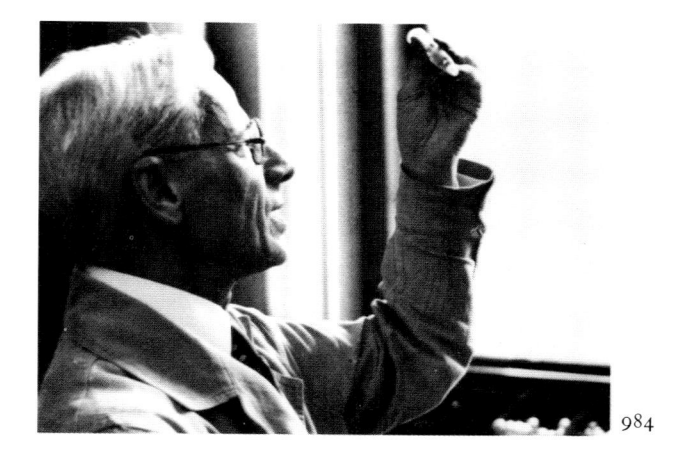

984

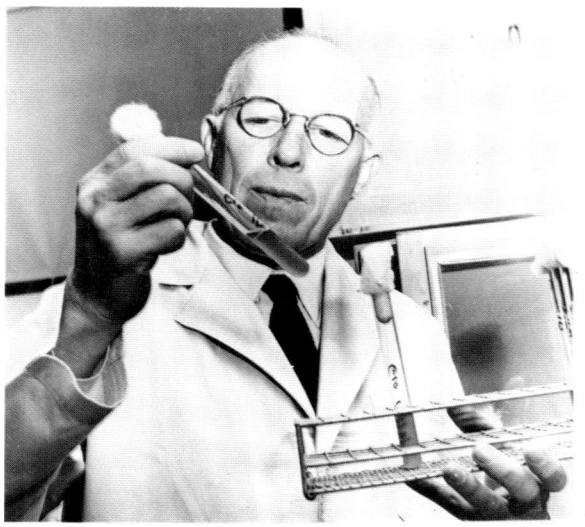

985

984   Dr. Michael Heidelberger, Wegbereiter der Chemotherapie bei Infektionen und Krebs. National Library of Medicine, Bethesda, Maryland

985   Dr. René Dubos trug entscheidend zur antimikrobiellen Forschung bei. National Library of Medicine, Bethesda, Maryland

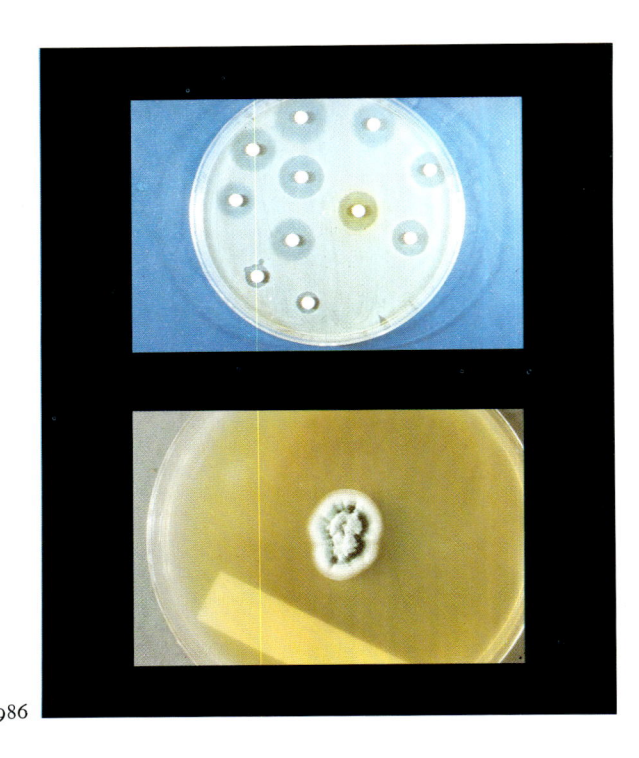

986

986 Test der Reaktionsfähigkeit eines Organismus auf Antibiotika (oben) und Penicilliumkultur (unten). Dr. Edward J. Bottone und Dr. Bruce A. Hanna, Department of Microbiology, Mount Sinai Hospital, New York

987, 988 Dr. Ernst Boris Chain und Prof. Howard W. Florey, deren Forschungen die bedeutenden therapeutischen Eigenschaften des Penicillins erwiesen. Wide World Photos, New York

989 Dr. A. Selman Waksman, Entdecker des Streptomycins und Nobelpreisträger von 1952. Weltgesundheitsorganisation, Genf

990 In den riesigen Gärtanks werden Antibiotika produziert. United Press International, New York

991 Intensivstation zur ständigen Beobachtung sämtlicher Lebenszeichen eines Patienten. Dr. Christopher Bryan-Brown, Mount Sinai Hospital, New York

992 Überdruckkammer; in ihr treibt erhöhter atmosphärischer Druck Sauerstoff in Gewebe, die infolge geschwächter Zirkulation unterversorgt sind. Dr. Julius Jacobson, Mount Sinai Hospital, New York

Namen *Penicillium notatum*. 1921 bewies Lieske – wenig später auch Gratia –, daß eine Penicillium-Spezies Milzbrandbazillen auflöste und Staphylokokken in der Entwicklung hemmte.

Alexander Fleming berichtete 1929 im *British Journal of Experimental Pathology* über seine Beobachtung der antibakteriellen Wirkung von Penicillium und schlug vor, die Schimmelkultur zur Hemmung und schließlichen Isolierung von Bakterien auf dem Nährboden zu verwenden. Was immer Fleming vom künftigen Nutzen des von ihm benannten Penicillins gehalten haben mochte: jedenfalls wurde so gut wie keine weitere Forschung betrieben, bis 1941 Howard Florey und Ernst Chain in England Untersuchungen vornahmen, die sie von den großen therapeutischen Möglichkeiten des Penicillins überzeugten. Die einzige Schwierigkeit bestand darin, daß es im Labor nicht in Mengen hergestellt werden konnte. Das Problem wurde innerhalb von zwei Jahren, nachdem Florey und Chain ihre Arbeit in die Vereinigten Staaten verlegt hatten, durch Kooperation zwischen der amerikanischen Regierung und der pharmazeutischen Industrie gelöst.

In rascher Folge wurden nun weitere Arten von Antibiotika entwickelt. Selman Waksman gewann 1944 aus *Streptomyces griseus* Streptomycin, das sich als wirksam gegen verschiedenartige Infektionen erwies, insbesondere Tuberkulose. Weitere therapeutische Mittel ergaben sich aus anderen Streptomyces-Stämmen, so Chloromycetin und Aureomycin. Seit 1948 sind zahlreiche ähnliche Wirkstoffe in das Arsenal der Medizin aufgenommen worden, jeder mit spezieller Wirkkraft. Freilich auch mit der ihm eigenen Beschränkung: die Verwendung neuartiger Substanzen rief bei den angegriffenen Bakterien Resistenz hervor, so daß die Forscher sich an einem immer schneller werdenden Wettlauf haben beteiligen müssen, um angesichts der Anpassung der Keime an jeweils neue Medikamente nicht den Anschluß zu verlieren. Überdies finden antibakterielle Wirkstoffe ihre Grenze an ihrer natürlichen Toxizität und an den neu erworbenen Allergien und der Empfindlichkeit der Erkrankten gegenüber den Antibiotika.

Nierendialyse

Fast ganz dem 20. Jahrhundert zugehörig ist der kühne Gedanke der Entfernung eines erkrankten Organs und der Einpflanzung eines gesunden, einem anderen Menschen entnommenen Gegenstücks. Am erfolgreichsten ist bislang die Nierentransplantation gewesen; sie wäre nicht möglich geworden ohne eine Methode, die den betroffenen Patienten so lange am Leben erhält, bis ein passender Nierenspender gefunden ist.

John J. Abel, L. G. Rowntree und B. B. Turner bauten 1913 eine Maschine, mittels der das Blut eines Hundes von toxischen Stoffen befreit werden konnte; dabei zirkulierte das Blut durch ein System von Kollodiumschläuchen, die Toxine in eine umgebende Flüssigkeit durchließen, während die Blutsubstanz drinnen blieb. Das Gerät nannten sie »künstliche Niere«. Um die Methode auf Menschen anwendbar zu machen, mußten geeignetere Schläuche sowie ein praktikableres, sichereres Antikoagulationsmittel gefunden werden, um das Blut während des Durchflusses durch den Apparat am Gerinnen zu hindern. Beide Forderungen erfüllten Cellophan bzw. Heparin, und 1945 ersann der Holländer Willem J. Kolff ein passendes, wenngleich unhandliches Gerät, das erfolgreich an Menschen erprobt wurde. Seit 1947 sind infolge von Verbesserungen durch John Merrell, Karl Walter und zahlreiche andere immer kleinere und effektivere Maschinen entwickelt worden. Inzwischen haben Belding Scribner und andere Forscher die Technik der Blutentnahme und -rückführung durch relativ fest implantierte Kanülen derart vervollkommnet, daß heute ein Patient so oft wie erforderlich – auf Dauer, oder bis ein geeigneter Spender gefunden ist – im Krankenhaus oder sogar im eigenen Heim ›dialysiert‹ werden kann.

Organverpflanzung

Als Christiaan Barnard 1967 im Groote-Schur-Krankenhaus in Kapstadt die erste Herzverpflanzung vornahm, begriff die Welt, daß eine neue Ära der Chirurgie begonnen hatte. Bis dahin war in der Öffentlichkeit nur wenig über die Nierenverpflanzung und die Transplantationsforschung bekannt geworden. Aber daß ein Herz verpflanzt wurde, peitschte die Emotionen des Publikums hoch, und in der ganzen Welt verkündeten Schlagzeilen täglich das Neueste aus dem Bereich der Transplantation.

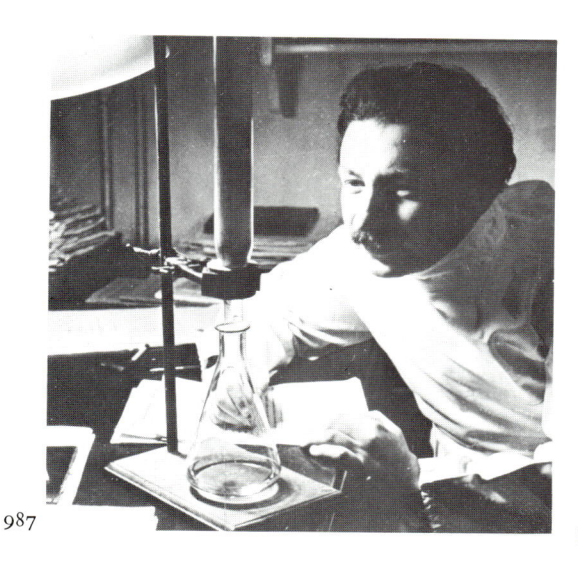

987

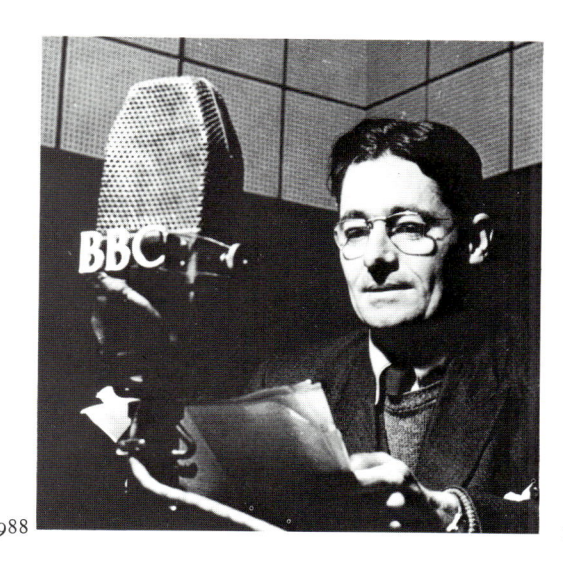

988

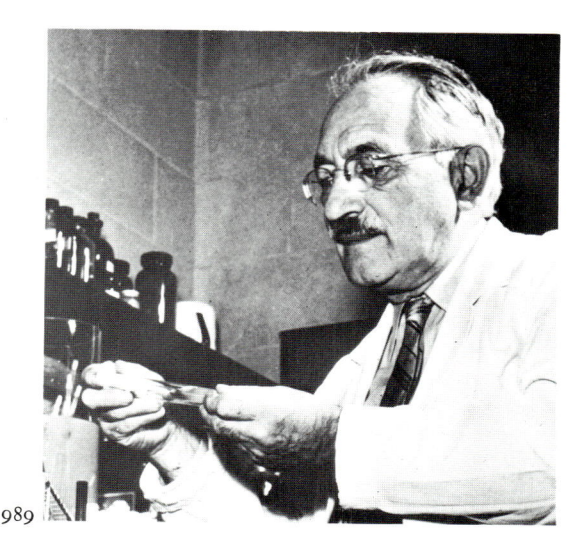

989

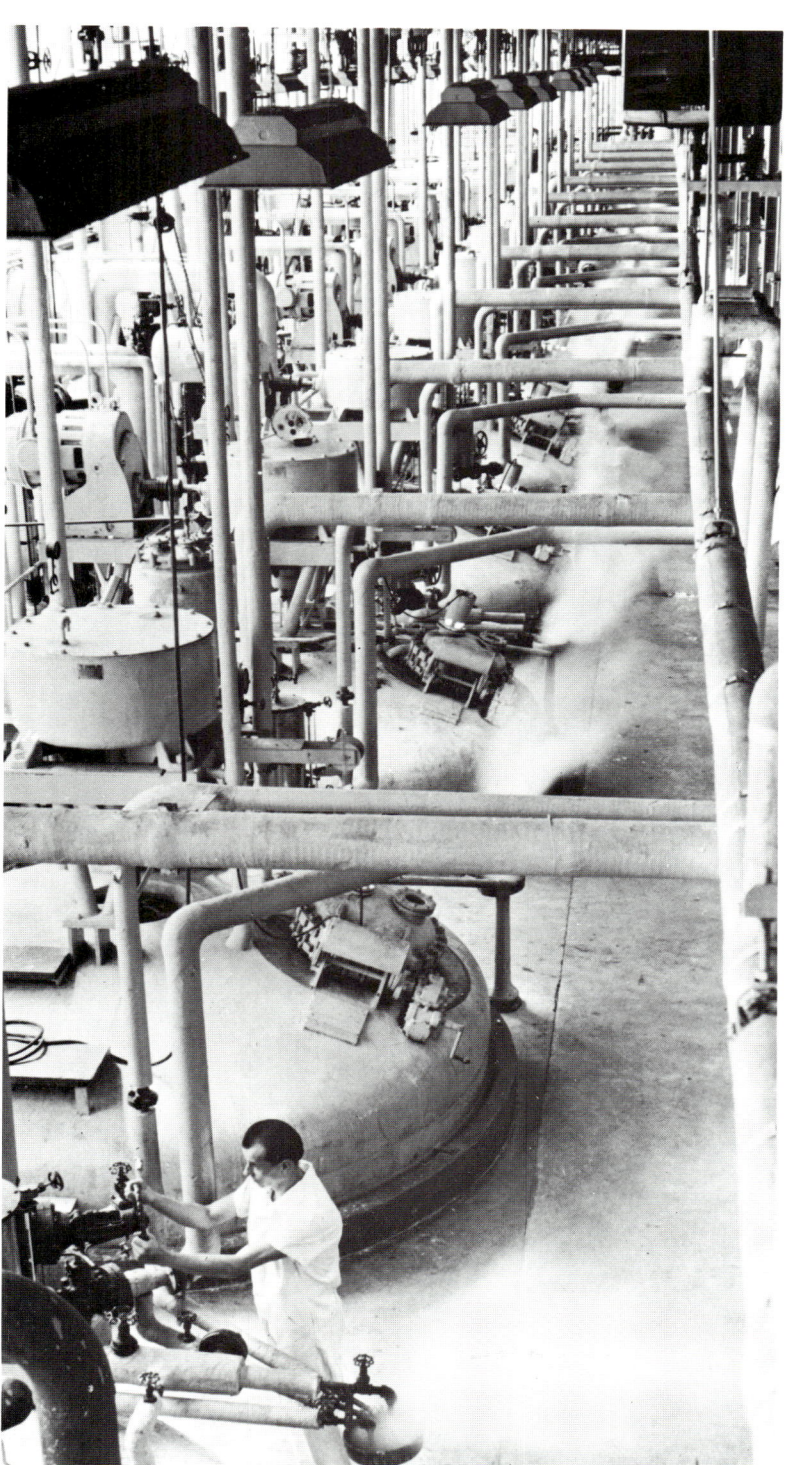

990

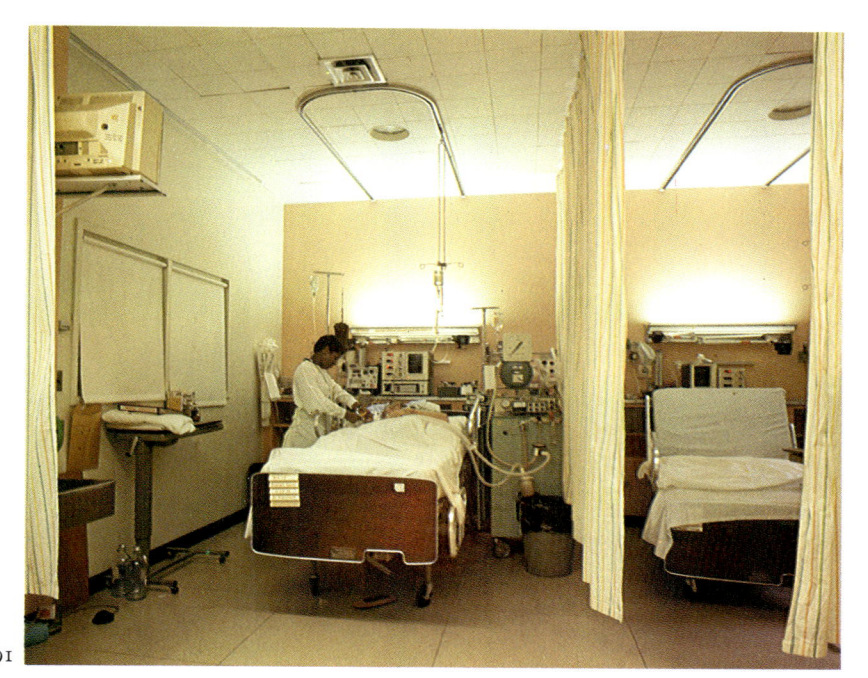

991

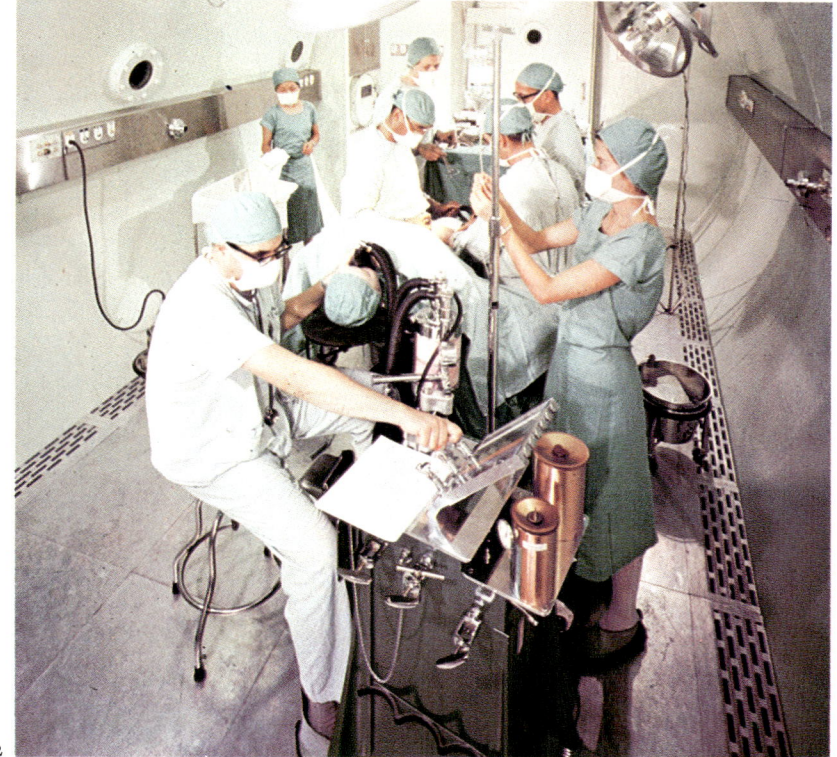

992

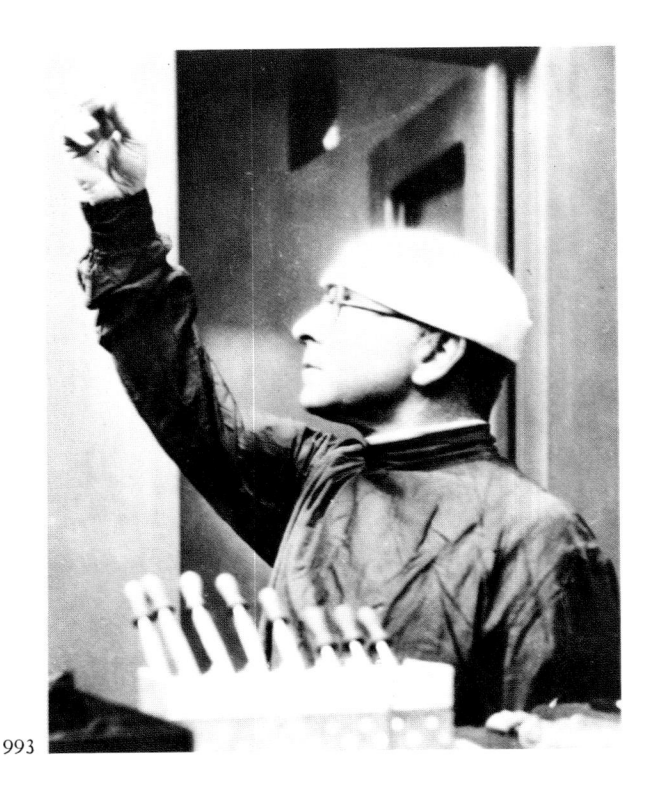

993

993 Dr. Alexis Carrel, der erste amerikanische Forscher, der den Nobelpreis für Medizin und Physiologie erhielt. National Library of Medicine, Bethesda, Maryland

994 Neuartiges Gerät für die früher schwierige Messung des Blutdrucks bei Säuglingen. Dr. Leonard Steinfeld, Mount Sinai Hospital, New York

995 Die künstlerische Darstellung zeigt Stephen Hales beim Blutdruckmessen an einem Pferd. Medical Times, New York

996 Scipione Riva-Roccis Sphygmomanometer (1895), der Vorläufer aller heute in klinischem Gebrauch befindlichen Blutdruckmeßgeräte. Dr. Philip Reichart, New York

Der älteste glaubwürdige Bericht über Organverpflanzung in der medizinischen Literatur stammt aus dem Wien der Jahrhundertwende; dort hatte Emmerich Ullmann die Niere eines Hundes von ihrer normalen Lage in den Hals umgepflanzt. Das Autotransplantat (verpflanztes Gewebe vom selben Individuum) blieb funktionsfähig; als Ullmann allerdings die Niere eines Hundes auf einen anderen übertrug, war der Erfolg von kurzer Dauer. Später glückte ihm die Transplantation einer Hundeniere in den Hals einer Ziege: die erste Fremdverpflanzung in den Annalen der Medizin.

Ullmanns Versuche führte Alexis Carrel weiter, der 1912 als erster Forscher aus Amerika den Nobelpreis für Medizin und Physiologie erhielt. Carrel erkannte, daß eine wesentliche Schwierigkeit im Fehlen eines Verfahrens zur raschen Wiederherstellung der Blutzirkulation im transplantierten Organ lag, und er erfand eine wirksame chirurgische Technik des Vernähens kleiner Gefäße. Zusammen mit Charles Guthrie nahm er 1905 die Autotransplantation einer Hundeniere vor; die Niere versagte jedoch, und das Tier starb.

Die Transplantationsforschung lag brach bis 1923, als Carlos Williamson zu dem Schluß gelangte, die Ursache der Mißerfolge müsse in der Tatsache liegen, daß ein fundamentales biologisches Prinzip noch nicht erkannt worden war. Er untersuchte abgestoßenes Gewebe unter dem Mikroskop und beschrieb zum ersten Mal die Merkmale des Phänomens der Abstoßung. In den fünfziger Jahren kam dann Emile Holman zu der Erkenntnis, daß die Abstoßung eingepflanzten Gewebes auf besondere Antikörper zurückzuführen sei, die gegen dieses Gewebe wirken; überträgt man also auf einen Empfänger die Haut von drei verschiedenen Spendern, so wird jedes der Transplantate von einem anderen Antikörper abgestoßen, der sich eigens als Reaktion auf die genetische Ausstattung des betreffenden Spenders bildet. Etwa zur selben Zeit gelang MacFarlane Burnett in Australien und Peter Medawar in England ein bedeutsamer Druchbruch: unabhängig voneinander entdeckten sie eine Methode, durch die in einem neugeborenen Tier dauernde Toleranz für fremdes Gewebe hervorgerufen werden konnte. Sie erhielten dafür 1960 den Nobelpreis. Dennoch mißglückten mehrfach weitere Versuche der Nierenverpflanzung, da es noch immer keinen Weg gab, Toleranz für ein Spenderorgan auch bei erwachsenen Menschen zu erzeugen. Dann verpflanzte 1954 ein Team am Peter-Bent-Brigham-Hospital in Boston mit bleibendem Erfolg die Niere eines eineiigen Zwillings auf dessen Bruder, der infolge Nierenversagens im Sterben lag. Trotzdem blieb die Übertragung von Nieren zwischen Nichtverwandten erfolglos, bis die Forscher mittels Drogen, welche die Immunreaktionen des Empfängers dämpften, die Abstoßung von Transplantaten zu verhindern verstanden. Seither sind Nierenverpflanzungen in größerem Maßstab möglich.

Organsysteme

Kardiologie

In den ersten Jahren des 20. Jahrhunderts machte der holländische Physiker Willem Einthoven ein neuentwickeltes Instrument zur Messung schwächster elektrischer Ströme, das Saitengalvanometer, für die medizinische Praxis nutzbar. Es gab das erste brauchbare Gerät zur Aufzeichnung der Aktionsströme des menschlichen Herzens im Elektrokardiogramm (EKG) ab. Als der Erste Weltkrieg zu Ende ging, hatte es seine Nützlichkeit in der klinischen Medizin so weit bewiesen, daß die Elektrokardiographie, zumal in ihrer von Thomas Lewis in England entwickelten Form, zum Eckstein der klinischen Kardiologie geworden war. Durch die fortgesetzte Verwertung der Grundlagenforschung in der Medizin wurde das EKG-Gerät derart verbessert, daß man nicht nur »Stichproben« der Herzfunktion vornehmen konnte, sondern auch kontinuierliche Aufzeichnungen von Störungen in Herzfrequenz und -rhythmus bei akut Erkrankten. Dies führte unmittelbar zum Konzept der Behandlungseinheiten für Herzkranzgefäße, das durch unverzügliches Erkennen der elektrokardiographischen Warnsignale die Todesrate bei Herzkrankheiten bedeutend gesenkt hat.

Die Grundlagen für die moderne Kardiologie und die Operation am offenen Herzen legten in der ersten Hälfte des Jahrhunderts Forschungen über die veränderten Druck- und Strömungsverhältnisse in den Herzen von Tieren mit natürlichen oder künstlich erzeugten Anomalien, die den bei Menschen gefundenen gleichen. In den frühen vierziger Jahren, als André Cournand und Dickinson W. Richards in New York eine sichere und praktische Methode der Druck- und Durchflußmessung im menschlichen

Herzen fanden, verband die Technik des Herzkatheterisierens sich mit den Fortschritten in der Brustchirurgie und führte die ältere Kenntnis der Herzanomalien bei Versuchstieren neuen Nutzungsmöglichkeiten zu.

Zu der verhältnismäßig geringen Zahl der Wirkstoffe gegen Herzkrankheiten, die in früheren Jahrhunderten entdeckt worden waren, sind inzwischen viele neue Drogen hinzugekommen. Neuere mechanische und pharmakologische Verfahren haben überdies die Ärzte und Krankenpfleger in die Lage versetzt, in manchen Fällen sogar Menschen, die Opfer eines Herzstillstands wurden und früher nicht mehr zu retten gewesen wären, ins Leben zurückzurufen.

Heute erleben wir eine weitere Phase in der Erweiterung unseres Grundwissens und dessen Anwendung zugunsten des Herzkranken. Das Verständnis der molekularen Grundlagen von Herzerkrankungen verspricht erheblichen Nutzen in zweierlei Hinsicht, nämlich in bezug auf die Arteriosklerose (ein Krankheitsprozeß von komplexem Ursprung, der die Blutzufuhr zum Herzen unterbricht und damit Herzanfälle verursacht) und die Arhythmie (die Störung des normalen Herzschlags, die zu Krankheitszeichen und sogar plötzlichem Tod führen kann). Auf beide Krankheitsvorgänge werfen die Entdeckungen der Molekularbiologie (der Wissenschaft von den chemischen Grundstrukturen lebender Gewebe) heute Licht.

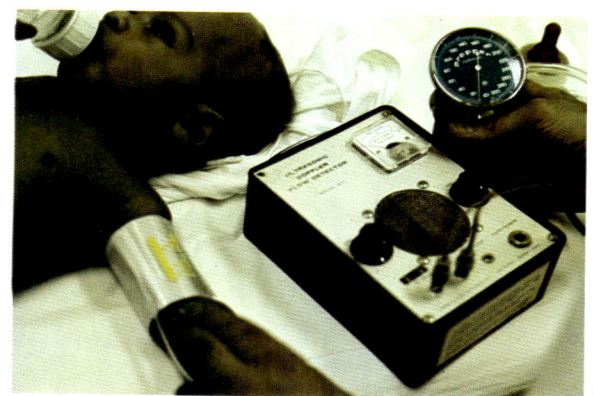

994

Hypertonie (Bluthochdruck)

Eine Messung des Blutdrucks nahm erstmals der Kleriker Stephen Hales vor: 1733 führte er eine Kanüle in die Halsschlagader eines Pferdes ein und beobachtete mit Staunen, daß das Blut in der angeschlossenen Glasröhre fast drei Meter hoch stieg. Für den Gebrauch an Menschen war das Gerät offensichtlich ungeeignet, und es dauerte noch 143 Jahre, bis Ritter von Basch ein Instrument erfand, das den Blutdruck des Menschen ohne Verletzung der Haut messen konnte. Dieses »Sphygmomanometer« war der Vorläufer des verblüffend einfachen, 1896 von Scipione Riva-Rocci eingeführten Geräts, des Prototyps der verfeinerten Meßinstrumente unserer Tage. Zugrunde liegt ihnen die Entdeckung, daß der Blutdruck in dem Augenblick, da der Puls beim Ablassen der Luft aus einer aufgeblasenen, den Arm zusammenpressenden Manschette wahrnehmbar wird, gleich dem Druck in der Manschette ist. Da dieser Druckwert mit der Herzkontraktion zusammenfällt, hat man ihn den systolischen Blutdruck genannt. N. S. Korotkoff benutzte 1905 zum Abhören des Pulses ein Stethoskop und gelangte dabei nicht nur zu präziseren Meßwerten, sondern erkannte auch, daß der Pulston mit abnehmendem Druck in der Manschette verschwand, und zwar an einem Punkt, der ungefähr mit der Ausdehnung des Herzens (der Diastole) übereinstimmte. Damit war der diastolische Blutdruck festgestellt.

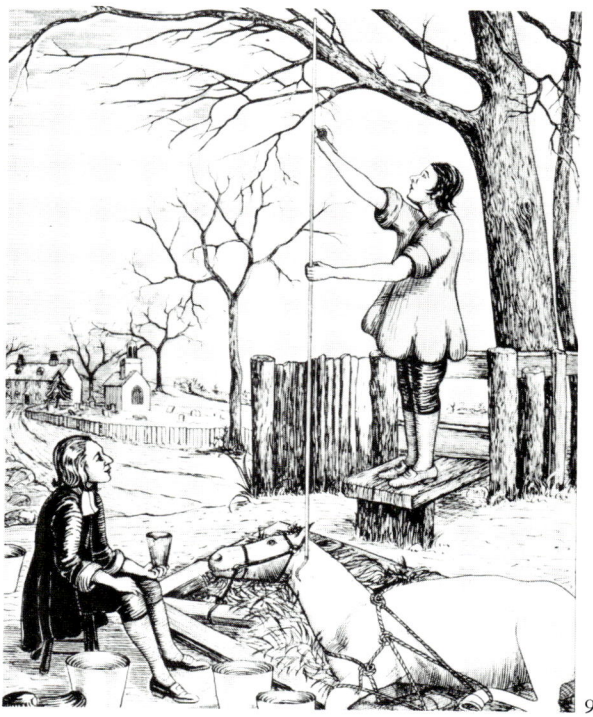

995

Die experimentellen Untersuchungen von Harry Goldblatt, R. Tigerstedt, P. G. Bergman und anderen erwiesen, daß der Blutdruck durch eine in den Nieren gebildete Substanz beeinflußt wird. Die nachfolgenden Studien zahlreicher Forscher, darunter G. W. Pickering, M. Prinzmetal, I. Page, F. Volhard, D. van Slyke und Braun-Menendez, enthüllten dann das Vorhandensein eines von Enzymen geregelten, hormonalen Mechanismus der Blutdruckregulierung, bei dem sowohl die Nieren und die Nebennieren als auch das Nervensystem eine wichtige Rolle spielen.

Mittlerweile hat man exzessiven Bluthochdruck mit Hilfe zahlreicher Behandlungsmethoden unter Kontrolle bringen können: Diät verschiedener Art, Operationen an den Nebennieren, den Nieren, Arterien und dem sympathischen Nervensystem, dazu die Anwendung vieler chemischer Wirkstoffe. Auch gewisse spezifische Ursachen hohen Blutdrucks hat man ausgemacht, etwa Tumoren an den Nebennieren und Verengungen der zu den Nieren führenden Arterien. Gleichwohl harrt die Mehrzahl der Ursachen von Hypertonie noch der Aufklärung.

Herzchirurgie

Lange Zeit galt das Herz als außer Reichweite für die Chirurgie liegend. Noch 1896 schrieb der sonst scharfsichtige Historiker Stephen Paget: »Die Herzchirurgie hat vermutlich die Grenze erreicht, welche die Natur aller Chirurgie gesetzt hat; keine neue Methode und keine neue Entdeckung kann die natürlichen Schwierigkeiten überwinden, die eine Herzwunde bietet.« Es liegt Ironie darin, daß im selben Jahr Ludwig Rehn mit Erfolg einen Herzriß flickte, womit die Ära der Herzchirurgie erst begann.

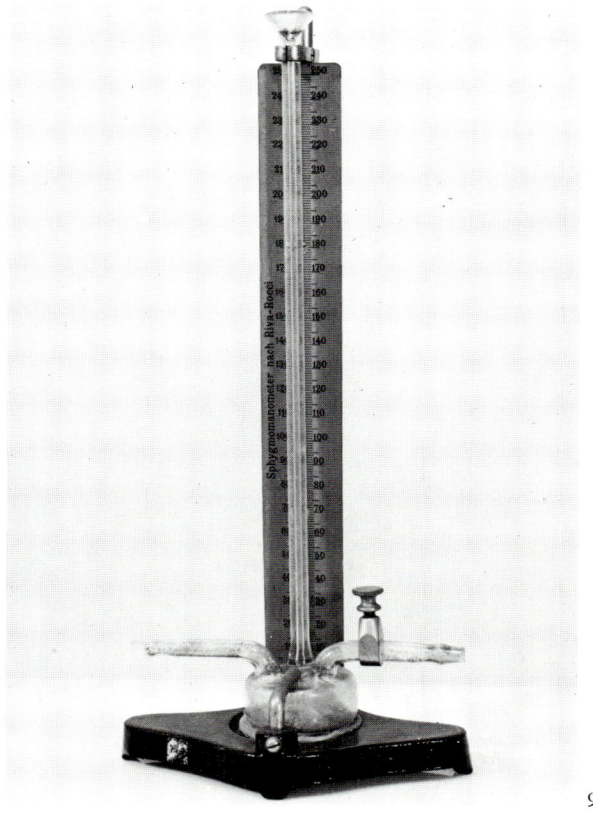

996

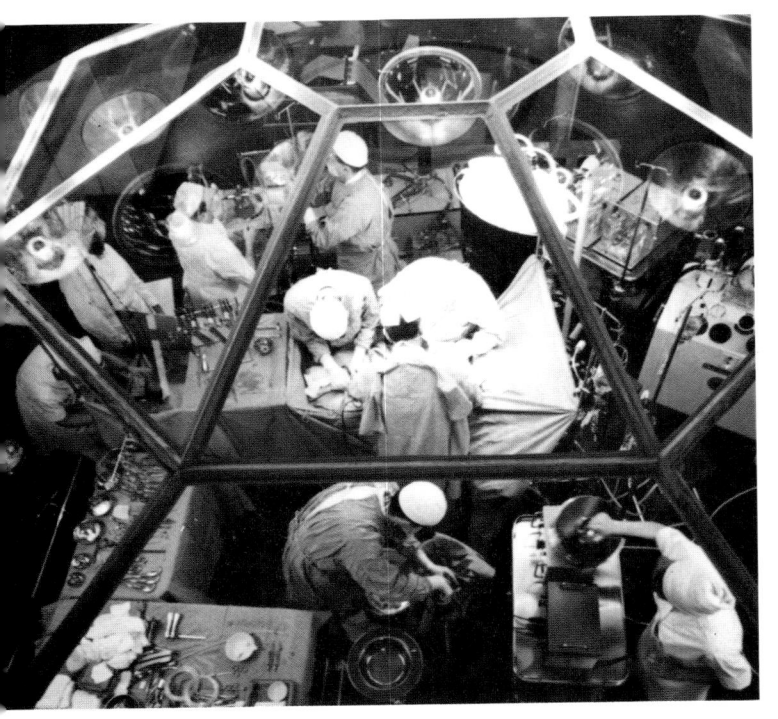

997

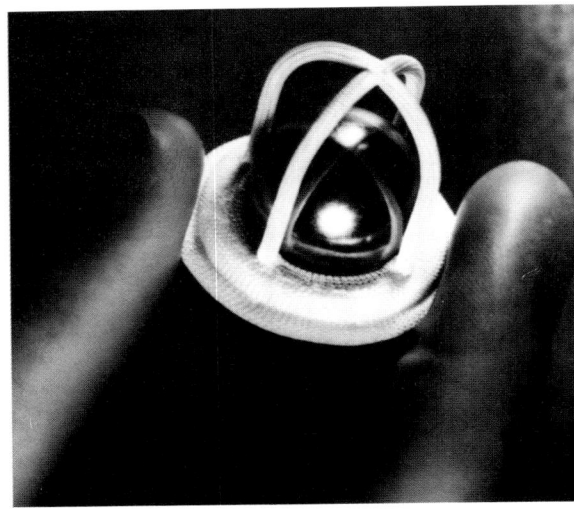

998

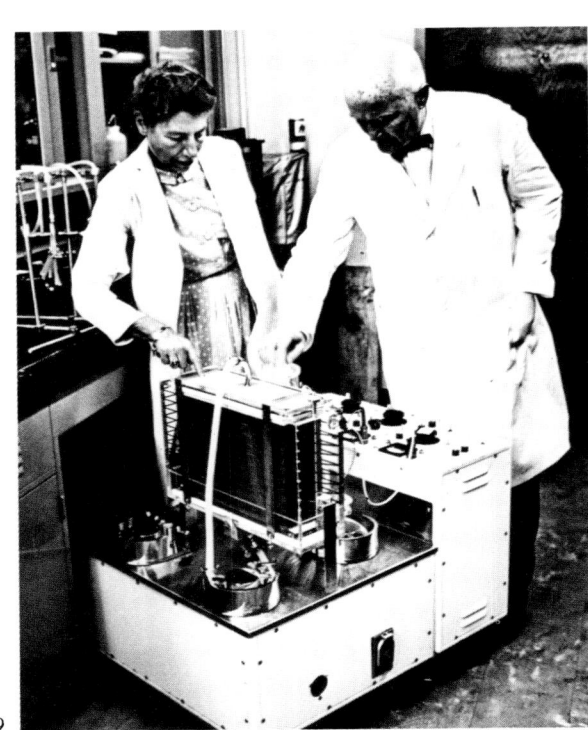

999

Ihre Weiterentwicklung ist einem vielschichtigen Fortschritt zu verdanken. Zuerst wurde (als Folge der Erfahrungen, die Sauerbruch 1904 mit seiner Spezialkammer sammelte) ein Verfahren gefunden, durch das man nach Narkose gefahrlose Eingriffe in die Brust vornehmen und zugleich durch in die Luftröhre eingeführte Schläuche anästhetisierende Gase unter Druck in die Lunge leiten konnte, um sie aufgeblasen zu halten. Eine weitere Neuerung entstand aus früheren Versuchen, gerissene Arterien zusammenzunähen: nach zahlreichen Mißerfolgen mehrerer Forscher gelang es Robert Gross, die zertrennte Hauptschlagader (Aorta) mit Hilfe von echtem und künstlichem Gewebe wieder zu verbinden.

Im Herzinnern verliefen frühe Versuche, Anomalien der Klappen zu korrigieren, größtenteils erfolglos. Auch die Pionierleistung E. Cutlers und S. A. Levines, die 1923 eine narbig verengte Herzklappe erweiterten, zog zahlreiche Fehlschläge und nur gelegentliche Erfolge nach sich. Schließlich glückte es in den vierziger Jahren den Amerikanern C. Bailey und D. Haven sowie den Engländern H. Sellors und R. Brock, auf die Dauer befriedigende Ergebnisse zu erzielen. Mit der Implantation einer künstlichen Klappe durch C. Hufnagel im Jahre 1952 errang die Herzchirurgie allgemeine Anerkennung.

Eine Neuerung, die für die Zukunft der allgemeinmedizinischen und chirurgischen Behandlung der Herzkrankheiten von wesentlicher Bedeutung war, brachte das Jahr 1929. Damals versuchte Werner Forßmann, ein junger Assistenzarzt an einem deutschen Krankenhaus, ein Verfahren zu finden, wie man in Notfällen Medikamente unmittelbar ins Herz spritzen könnte. Hinter einem Leuchtschirm stehend und in einen Spiegel blickend, führte Forßmann ein dünnes Katheter in seine Armvene und durch die Venen in sein Herz ein. So gewagt dieses Vorgehen war, so hatten doch Bleichröder, Unger und Loeb gleiches bereits 15 Jahre früher ohne die Hilfe von Röntgenstrahlen unternommen. Nachdem die Katheterisierung des Herzinnern üblich geworden war, konnten die Forscher auch detaillierte, quantitative Untersuchungen anstellen, und 1956 erhielten A. Cournand und D. W. Richards jr. zusammen mit Forßmann den Nobelpreis. Das Verfahren erlaubte es überdies, Herzinneres und Blutgefäße vermöge eingespritzter, röntgenstrahlenundurchlässiger Substanzen auf dem Röntgenschirm sichtbar zu machen. Eine weitere bemerkenswerte Neuerung war die Verwendung von Schrittmachern, die den Herzschlag auch dann aufrechterhalten, wenn die Übertragung der Kontraktionsimpulse im ganzen Herzmuskel durch Vernarbungen behindert ist.

Bis zur Jahrhundertmitte wurden auch größere Operationen zur Korrektur angeborener Defekte oder fehlerhafter Anordnung der großen Blutgefäße im Herzinnern ausschließlich nach Gefühl vorgenommen, da man die Pumptätigkeit des Herzens aufrechterhalten mußte. Diese blind durchgeführten Eingriffe erfolgten aufgrund der anatomischen Erkenntnisse, die von Rokitansky im 19. Jahrhundert und Maude Abbott im 20. Jahrhundert durch Sektionen gewonnen hatten. Der letzteren ist zudem eine gründliche Klassifikation der Herzfehler zu verdanken. Robert Gross berichtete 1939 über die erste erfolgreiche Heilung einer angeborenen Herzanomalie. Anregungen von E. Park und Helen Taussig folgend, arbeitete Alfred Blalock Verfahren aus, durch die anomale Arterienverbindungen bei sogenannten ›blue babies‹ verlegt werden konnten; das bedeutete die Rettung dieser früher dem Tode preisgegebenen Kinder und gab Anlaß zu korrektiven Operationen auch bei anderen angeborenen Defekten.

Um jedoch unverdeckte, behutsame Eingriffe am Herzen unter direkter Sicht zu ermöglichen, mußte ein Weg gefunden werden, sauerstoffbeladenes Blut ohne Herztätigkeit zirkulieren zu lassen, zumal zum Gehirn hin. Nach 19 Jahren intensiven Experimentierens konstruierten John Gibbon, seine Frau und andere Mitarbeiter eine Herz-Lungen-Maschine, die ebendies bewirkte und Gibbon erlaubte, erstmals 1953 einen Defekt in einem Herzen unter seinen eigenen Augen zu schließen. Seither sind Varianten der Herz-Lungen-Maschine bei Herzoperationen, aber auch zum Beistand in Fällen akuter Herzattacken verwendet worden. Die Entwicklung dieses Geräts sowie des Herzkatheters hat neuerdings Operationen möglich gemacht, durch die blockierte Kranzarterien, die den Herzmuskel versorgen sollen, umgangen werden können.

Es war zu erwarten, daß man schließlich auch versuchen würde, ein hoffnungslos insuffizientes Herz durch ein lebendes Transplantat zu ersetzen. Über derlei Verpflanzungen bei Tieren, auch über intensive Untersuchungen der physiologischen Folgeerscheinungen, wurde in den fünfziger und frühen sechziger Jahren berichtet. Dann nahm Christiaan Barnard in Südafrika 1967 die erste Transplantation eines menschlichen Herzens vor. Im Lauf der darauffolgenden Jahre wurden weit über 100 Herzverpflanzungen durchgeführt, wobei einige Empfänger mehrere Jahre am Leben blieb. Langjährige Überlebende gibt es allerdings seit 1977 so gut wie keine mehr, und so hat man denn das Verfahren nahezu fallengelassen – hauptsächlich deswegen, weil die Abstoßung des frisch verpflanzten Herzens durch den Körper anscheinend nicht unter Kontrolle zu bekommen ist.

Über den Gebrauch mechanischer Vorrichtungen zur Stützung eines beschädigten Herzens oder als sein (kurzfristiger) Ersatz berichteten als erste 1958 T. Akutsu und W. Kolff, später De Bakey und andere. D. Cooley und seine Mitarbeiter benutzten 1969 erstmals ein künstliches Herz, um einen Patienten zweieinhalb Tage am Leben zu erhalten, bis die Umpflanzung eines lebenden Organs vollzogen war.

Ob der künftige Weg der Herzchirurgie stärker in Richtung auf die Übertragung lebender Herzen oder zum mechanischen Ersatzherzen hin gehen wird, hängt in hohem Maße von besserer Einsicht in die Immunmechanismen und von der Weiterentwicklung der Biotechnik ab.

Gefäßchirurgie

Die moderne Gefäßchirurgie kam gegen Ende des vergangenen Jahrhunderts auf, als Matas in New Orleans den ersten Direkteingriff an einem Aneurysma (krankhafte Schlagadererweiterung) vornahm. Etwa zur gleichen Zeit stellte der berühmte russische Physiologe Eck eine Gefäßverbindung zwischen Pfortader und Hohlader – zwei Hauptvenensträngen des Bauches – her. Nach der Jahrhundertwende entwickelte Carrel eine sachgerechte Methode zum Verbinden von Blutgefäßenden, die sowohl auf kleine als auch auf große Arterien und Venen anwendbar ist und mit der eine undurchlässige Naht angebracht werden kann, ohne daß das Lumen der Gefäße sich verringert. Es verstrich jedoch eine lange Zeit, bis diese Technik zur klinischen Anwendung kam.

Trotzdem regte der Erfolg früher Operationen an Herz und großen Gefäßen in verschiedenen Ländern zu weiteren Forschungen in der Gefäßchirurgie an. Robert Gross verwendete als erster Arteriensegmente von Unfalltoten zum Herstellen einer Umleitung zwischen dem großen und dem Lungenkreislauf. Dos Santos in Lissabon versuchte die Rekanalisierung einer verschlossenen Ader durch Entfernen des Blutpfropfs und der sklerotischen Plaques an der inneren Arterienwandschicht. In Spanien nahm Goyanes als erster einen Abschnitt der Kniekehlenvene, um nach der Entfernung eines Aneurysmas an der Kniekehlenarterie diese wieder durchgängig zu machen. Kunlin zog 1948 in Paris ein Stück der Vena saphena, der langen Beinvene, zum Umgehen einer Blockierung in der Hauptarterie des Beines heran. Ebenfalls in Frankreich nahm Oudot 1950 die erste gelungene Resektion einer verschlossenen Aortagabelung vor und überbrückte die Lücke mit einem Fremdtransplantat aus der Arterie einer anderen Person. Über die erfolgreiche Resektion eines Aortenaneurysmas im Bauch berichtete erstmals Dubost aus Paris im Jahre 1952.

Da Transplantate von Menschen schwer zu beschaffen waren und mit der Zeit anatomische Veränderungen erfuhren, mußte künstliches Verpflanzungsmaterial gefunden werden. Im Ersten Weltkrieg hatten Carrel und Tuffier Glas- und Aluminiumröhrchen erprobt, später versuchte man es mit Vitallium, Polyäthylen und silikonisiertem Gummi. Das einzige einwandfrei funktionierende und geeignete Material schien jedoch synthetisches Gewebe zu sein. Poröses Vinyon und Vinyon-N-Stoff wurden zuerst bei Hunden, von Voorhees 1953 auch bei Menschen verwendet. Seither sind verschiedene andere Stoffe erfunden worden, doch die Suche nach dem idealen Verpflanzungsmaterial geht noch immer weiter.

Bei einer Ohrenoperation wegen Taubheit gebrauchte Nylen 1921 ein monokulares Mikroskop. Ein Jahr darauf beschrieb Holmgren die erfolgreiche Anwendung eines binokularen Vergrößerungsinstrumets, das zum Prototyp aller mikrochirurgischen Instrumente in verschiedenen Bereichen wurde, beispielsweise bei der Zusammenfügung kleiner Blutgefäße, die Donaghy sowie Jacobson und Suarez 1964 darstellten. In den letzten Jahren ist es gelungen, durch Umgehung blockierter Gefäße Gliedmaßen vor Gangrän infolge von Arteriosklerose zu bewahren. Außerdem hat man in interdisziplinärer Teamarbeit in einigen Fällen abgetrennte Gliedmaßen so wieder zusammenfügen können, daß sie erhalten geblieben sind und am Ende sogar viel von ihrer Funktionsfähigkeit wiedergewonnen haben.

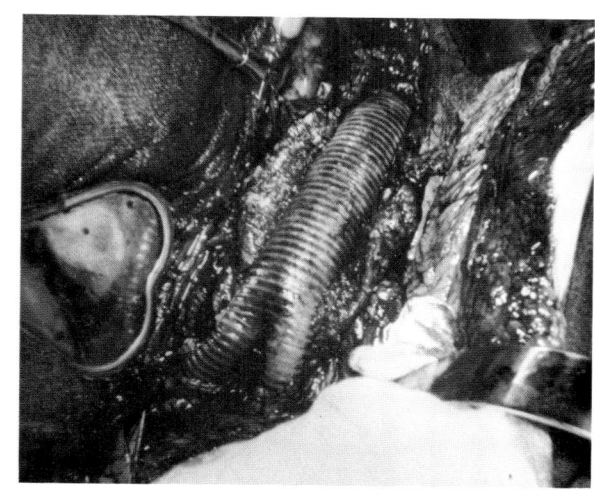

1000

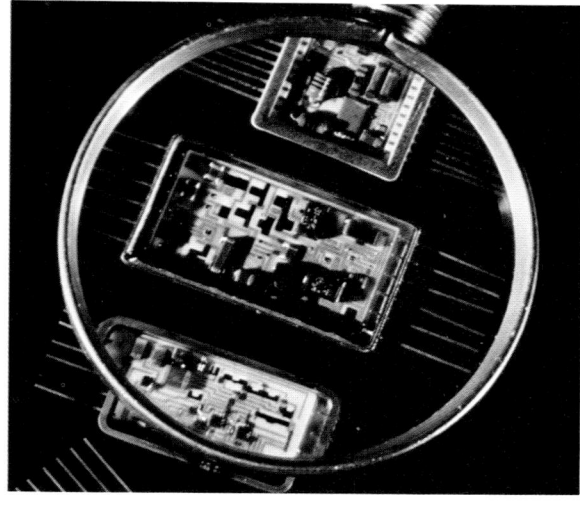

1001

997   Operation am offenen Herzen in einer französischen Klinik (1974). Weltgesundheitsorganisation, Genf

998   Herzklappenersatz. National Heart Institute und Weltgesundheitsorganisation, Genf

999   Dr. John Gibbon und seine Frau mit der ersten Herz-Lungen-Maschine, die Operationen am offenen Herzen ermöglichte.

1000   Kunststoffimplantat in der Aorta. Dr. Adolf Singer, New York

1001   Mikrominiaturisiertes Geräteteil für einen Herzschrittmacher. Museum of Electricity in Life at Medtronic, Minneapolis

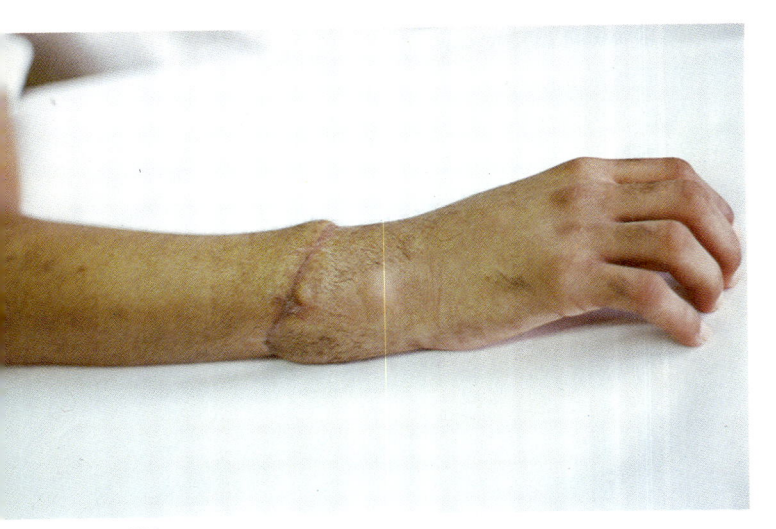

1002

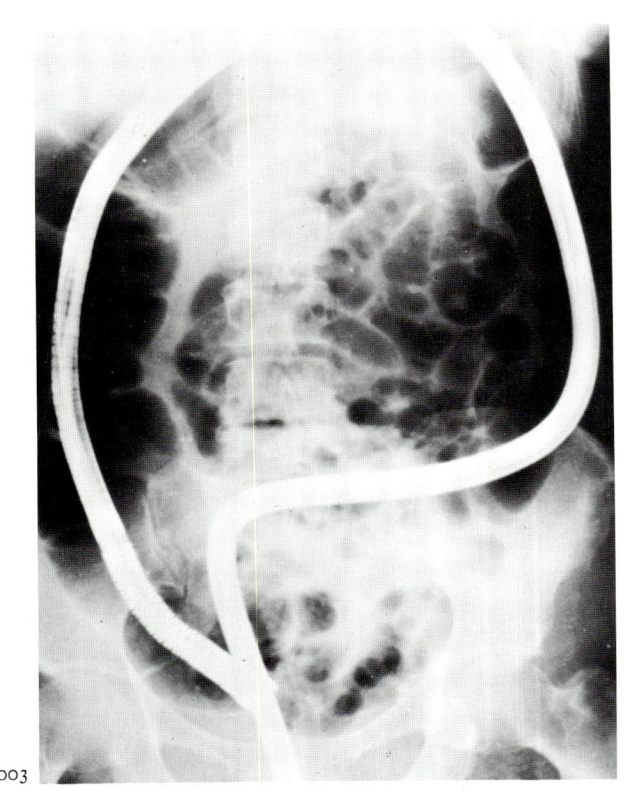

1003

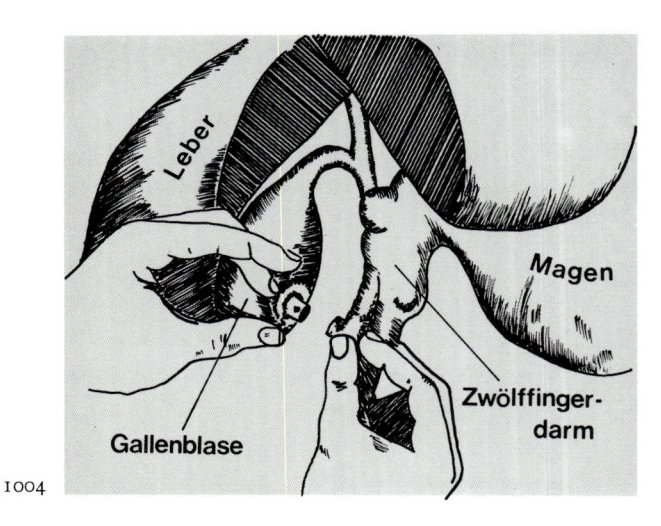

1004

Gastroenterologie

Selten entsteht ein ganzes wissenschaftliches Fachgebiet über Nacht; dennoch läßt sich behaupten, daß die Geburtstunde der Gastroenterologie jener Morgen des 6. Juni 1822 war, da Dr. William Beaumont den schwerverwundeten Alexis St. Martin behandelte und bei seinem Patienten eine bleibende Magenöffnung durch die Bauchdecke hinterließ. Die klassisch gewordene Versuchsreihe, die Beaumont durchführte, erwies das Vorhandensein von Salzsäure im Magensaft und stellte die enge Beziehung zwischen Gemütszustand und Magensekretion bzw. Verdauung fest. Beaumont arbeitete überdies die motorische Tätigkeit des Magens im einzelnen heraus und erweiterte noch auf andere Weise die Grenzen der physiologischen Forschung auf dem Gebiet der Magen- und Darmkrankheiten.

William Bayliss und Ernest Starling entdeckten 1902 in London, daß eine chemische Substanz aus dem Gewebe der Eingeweide (die sie »Sekretin« nannten) imstande ist, die Sekretion der Bauchspeicheldrüse zu stimulieren. Diese Erkenntnis löste in der Biologie eine Revolution aus, denn sie bewies, daß Organfunktionen ebenso von chemischen Stoffen wie von den Nerven geregelt werden. So entstand die Endokrinologie als Ableger der Gastroenterologie. Das von William Hardy neu geprägte Wort »Hormon« (griechisch für ›ich treibe an‹) ist erstmals 1905 nachgewiesen, und zwar als Bezeichnung für die gesamte Klasse der als existent angenommenen chemischen Übermittler, wie Sekretin einer war. Zu genau derselben Zeit demonstrierte John Edkins, daß die Unterhälfte eines Hundemagens einen die Absonderung von Magensäure befördernden Wirkstoff enthält, den er »Gastrin« nannte.

Berichte über weitere, die Funktion von Magen und Darm beeinflussende Hormone erschienen in den darauffolgenden Jahren. Heute kennt oder vermutet man mehr als zwei Dutzend Hormone, die die Verdauungstätigkeit regeln, und ohne Zweifel wird man noch mehr finden. Zu den zahlreichen beachtenswerten Beiträgen zur Kenntnis der Vorgänge, die den Erkrankungen des Verdauungstrakts zugrunde liegen, gehört auch die von Dragstedt und Owens eingeführte Operation, bei der zur Heilung von Magengeschwüren der Vagusnerv durchtrennt wird.

B.S. Blumberg und seine Kollegen entdeckten 1965 in einem Labor für Genetik in Philadelphia durch Zufall ein Virusantigen, das den Schlüssel zum Rätsel der Serumhepatitis (Lebererkrankung nach Blutübertragung) lieferte. Blumberg erhielt dafür 1976 den Nobelpreis.

Wichtige technische Neuerungen außer den Röntgenverfahren zur Sichtbarmachung des Verdauungstrakts waren der 1949 von I.J. Wood erfundene Magensaugschlauch, die 1958 durch Margot Shiner eingeführte Biopsiesonde, Menghinis Leberbiopsienadel und zahlreiche Endoskope, die Beschau der Eingeweide, Exzision von Gewebproben und sogar chirurgische Eingriffe an Speiseröhre, Magen, Zwölffingerdarm, Dickdarm, Bauchhöhle und den Ausführgängen der Bauchspeicheldrüse und der Galle ermöglichten.

Einer der bedeutendsten Fortschritte in der Medizin des 20. Jahrhunderts war die Entdeckung, daß die Ursache der perniziösen Anämie ein korrigierbarer, mit der Abwesenheit von Magensäure verbundener Ernährungsmangel war. Nach mehreren Jahren gewissenhafter Tierversuche konnte George Richards Minot die Heilung eines von dieser tödlichen Krankheit befallenen Menschen durch die Einnahme von Leber in großen Mengen berichten. Den teils vereinten Bemühungen von William Parry Murphy, George Whipple, Edwin Cohn, William Castle und anderen gelang es schließlich, den Mangelfaktor ausfindig zu machen und zu isolieren: es war ein Vitamin (B 12). Minot, Murphy und Whipple wurde 1934 der Nobelpreis verliehen.

Endokrinologie

Die wohl bekannteste Errungenschaft in der Endokrinologie war die Isolierung des Insulins durch Frederick Banting und Charles Best im Jahre 1921. In den darauffolgenden Jahrzehnten wurden verschiedene Arten von injizierbarem, langzeitlich wirkendem Insulin zur Behandlung von Diabetes gewonnen und andere chemische Stoffe, die zur Senkung des Blutzuckers oral eingenommen werden konnten, synthetisch hergestellt.

Mit Hilfe von Tierversuchen gelang es, die Funktion der im Hals gelegenen Nebenschilddrüsen und ihren Zusammenhang mit dem Kalziumgehalt des Blutes und der Knochen zu klären; dadurch erkannte man die Auswirkungen von Tumoren an diesen Drüsen. Die physiologische Rolle der von ihnen abgesonderten Hormone erhellten 1925 Collip und Hanson und 1962 Copp noch weiter.

Nachdem in den zwanziger Jahren die Funktionsprinzipien der die Geschlechtsorgane stimulierenden Hirnanhangdrüse entdeckt worden waren, führten Aschheim und Zondek 1927 den ersten brauchbaren Schwangerschaftstest (›A.Z.R.‹) ein; er beruht auf dem Nachweis von Hormonen im plazentalen Blut. Wenig später wurden die chemischen Strukturen der weiblichen Geschlechtshormone bestimmt und ihre Beziehungen zum Menstruationszyklus erklärt. Auf der Grundlage dieser Erkenntnisse entwickelte Gregory Pincus in den fünfziger Jahren oral einzunehmende Schwangerschaftsverhütungsmittel.

Die kurz vor der Jahrhundertwende gemachte Entdeckung, daß Substanzen in der inneren Schicht der Nebennieren den Blutdruck erhöhen, setzte die Ärzte in den Stand, die Wirkungen von Nebennierentumoren zu erkennen. Untersuchungen der von den Nebennieren ausgeschütteten Hormone, die auch die Spannung der Arterienwände regulieren, führten zu einem verbesserten Verständnis der Wirkungsweise von Hypertonie. Obwohl Addison im 19.Jahrhundert die verheerenden Folgen von Nebennierenerkrankungen beschrieben hatte, erkannte man erst in den zwanziger und dreißiger Jahren die volle Bedeutung der Nebennierenrinde für die Erhaltung des Lebens. Mit klinischen Beobachtungen gekoppelte Laborexperimente deckten die Wechselbeziehungen zwischen Nebennieren und Hirnanhangdrüse sowie Geschlechtsorganen im gesunden wie im kranken Körper auf. Durch Isolierung und Synthetisierung wurden Hormone aus diesen Organen für die Behandlung vieler Krankheitsprozesse (etwa Arthritis, Entzündungen und Mangelerscheinungen) nutzbar gemacht.

Die vermuteten Funktionen der Schilddrüse wurden 1891 klar, als aus diesem Organ gewonnene Extrakte sich bei Patienten, die an verlangsamten Reflexen, Gewichtszunahme, Haarausfall und anderen Symptomen gestörter Schilddrüsentätigkeit litten, als hilfreich erwiesen. David Marine und andere zeigten 1910 auf, daß Kropf (Vergrößerung der Schilddrüse) auf Jodmangel deutet, dem durch die Einnahme von Jod vorgebeugt werden kann. Besser begriff man die pathologischen Zustände der Schilddrüse in den vierziger Jahren, als es Forschern gelang, die von ihr ausgeschütteten Hormone zu kristallisieren. Der Überfunktion der Schilddrüse ließ sich mit einer von mehreren Methoden begegnen: durch operative Entfernung eines erheblichen Teils der Drüse (heute weniger gebräuchlich), durch Medikamente zur Aufhebung der Wirkungen oder durch radioaktives Jod zur Reduktion der Schilddrüsentätigkeit.

Je mehr Erkenntnisse sich ansammelten, desto deutlicher erkannte man in der winzigen Hirnanhangdrüse die Steuerzentrale für nahezu alle endokrinen Drüsen. Da sie auf Geschlechtsorgane, Nebennieren, Schilddrüse und möglicherweise auch unmittelbar auf andere Gewebe einwirkt, beeinflußt die Hypophyse (Gehirnanhangdrüse) anscheinend zahlreiche Prozesse, unter anderem auch das Wachstum der Knochen. So stellen die Hormone eine wichtige Gruppe von chemischen Wirkstoffen dar, mittels deren unterschiedliche Organe und Gewebssysteme einander regulieren.

Augenheilkunde

Um die Jahrhundertwende waren viele der für die Augenheilkunde wichtigen Instrumente bereits bekannt: die Spaltlampe als Vergrößerungshilfe bei Untersuchungen der vorderen Strukturen des lebenden Auges, das Ophthalmoskop zur Beschau des Augeninneren und das Tonometer zum Messen des Drucks und damit zur Untersuchung des Glaukoms (grüner Star). Mit dem Grob- und Feinbau des gesunden wie des kranken Auges war man wohl vertraut, aber noch war nicht in allen Einzelheiten erforscht, wie das Auge funktioniert. An Behandlungsmethoden kannte man eine etwas grobschlächtige Operation zur Beseitigung von Altersstar sowie Pilokarpintropfen und einige einfache Heilverfahren bei grünem Star. Augengläser waren in Europa seit dem 13.Jahrhundert in Gebrauch. Eine Netzhautablösung jedoch war unheilbar, und Antibiotika oder wirksame Medikamente gegen Infektionen und Entzündungen waren unbekannt.

Augenspezialisten hatte es schon im Altertum gegeben, aber nur sehr wenige Ärzte besaßen die nötige Ausbildung und die Instrumente, um sich ganz der Augenheilkunde zu widmen. Die Behandlung von Augenkrankheiten lag zumeist in den Händen von Allgemeinpraktikern oder Ärzten für Hals-, Nasen-, Ohren- und Augenerkrankungen. Augengläser wurden häufig in Läden oder von fliegenden Brillenhändlern nach flüchtiger oder gar ohne jede Untersuchung verkauft.

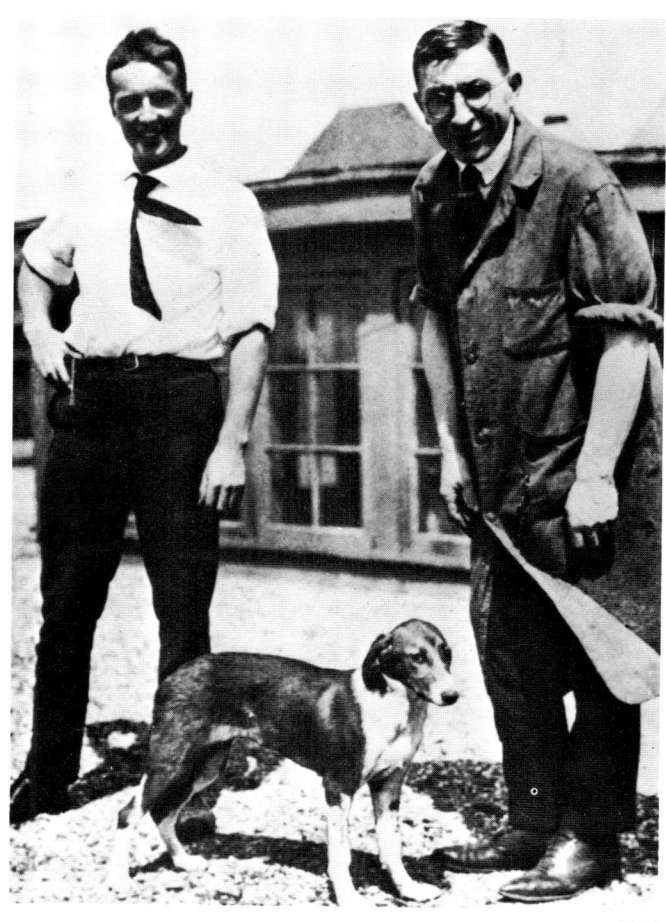

1005

1002   Abgetrennte und wiederangesetzte Hand samt Handgelenk ein Jahr nach der Reimplantation. Dr. Callisto Danese, New York

1003   Die Röntgenaufnahme zeigt die Verwendung des Rekto-Kolposkops zur Darstellung des Dickdarminnern. American Cystoscope Makers, Stamford

1004   Die Abbildung verdeutlicht den Gebrauch des ›Murphy button‹ zur Herstellung einer einfachen Verbindung zwischen Hohlorganen. National Library of Medicine, Bethesda, Maryland

1005   Frederick Banting und Charles Best auf einer Fotografie von 1921. Der gleichfalls abgebildete Hund diente ihnen zu Versuchen, die durch die Isolierung von Insulin für die Behandlung der Zuckerkrankheit einen wichtigen Beitrag zur Endokrinologie leisteten. Weltgesundheitsorganisation, Genf

Die Fortschritte in der Augenheilkunde lassen sich anhand der Staroperation aufweisen. Noch vor 1900 hatte man eine relativ befriedigende Methode gefunden, die an die Stelle des traditionellen ›Starstechens‹ trat, bei dem man die Linse einfach aus der Sehbahn gestoßen hatte. Bald nach der Jahrhundertwende gelang es dank der Sterilisierungstechnik und der Einführung der Lokalanästhesie (durch den Augenarzt Carl Koller im späten 19. Jahrhundert), die Entfernung der Linse erheblich zweckmäßiger vorzunehmen. Unzählige kleine Verbesserungen an Instrumenten, Nahtmaterial und Nadeln sowie Operationsverfahren haben im Laufe der Zeit den Eingriff gefahrloser und wirksamer gemacht.

In ähnlicher Weise hat man allmählich die Behandlung von grünem Star, Strabismus (Schielen) und der meisten anderen größeren und kleineren Erkrankungen des Auges verbessert. Auch bei Brillen, Kontaktlinsen und Medikamenten hat es Verbesserungen gegeben. Die deutlichsten Fortschritte zeigen sich indes im Gebrauch von Antibiotika, bei der Operation nach Netzhautablösung und in der Verwendung von Kortikosteroiden (Hormone der Nebennierenrinde), durch die man heute manche früher als hoffnungslos geltende Erkrankung behandeln kann.

Dennoch ist die bestmögliche Behandlung nicht überall zugänglich. Von den vier Hauptursachen der Erblindung stellt nur eine ein Erkenntnisproblem dar: die Wurmkrankheit oder Onkozerkose, eine durch Mücken übertragene Parasitenerkrankung, bei der weder Verhütung noch Behandlung zufriedenstellend ist. Granulöse Bindehautentzündung hingegen läßt sich leicht verhüten und behandeln, bleibt aber eine weltweite Geißel, weil die Heilmittel nicht immer da verfügbar sind, wo sie gebraucht werden. Auch grauer Star ist unschwer zu heilen, jedoch nur dann, wenn der Patient mit einem Fachchirurgen in einem Operationsraum zusammengebracht werden kann. Eine vierte Ursache der Blindheit, der Nahrungsmangel, der die Degeneration der Augenstrukturen fördert, stellt zugleich ein soziales Problem dar.

Gegenüber manchen degenerativen Krankheiten, etwa diabetischer Retinopathie und altersbedingter Makularentartung, die in vielen Fällen zur Erblindung führen, sind wir nahezu völlig hilflos, und bei einigen der vererbten Krankheiten stehen wir erst am Anfang. Es mag sein, daß wir durch Entdeckungen in der chemischen Analyse genetischer Mängel mehr erfahren über Retinitis pigmentosa, Retinoblastom und zahlreiche weitere Blindheitsursachen, die in den Genen weitergegeben werden.

Hals-, Nasen- und Ohrenheilkunde

Zu den bedeutenden Beiträgen dieses Jahrhunderts zur Hals-, Nasen- und Ohrenheilkunde (Otorhinolaryngologie) gehören Operationen des Ohrs bei Infektion und Taubheit. Generationenlang war die entstellende Narbe nach der Mastoidektomie (Entfernung des Warzenfortsatzes) ein vertrauter Anblick gewesen. Nachdem jedoch in den vierziger und fünfziger Jahren Antibiotika in Gebrauch gekommen waren, ließen die meisten Ohreninfektionen sich ohne größere Eingriffe beheben, und die Mastoidektomie wird nicht mehr so häufig vorgenommen.

Die chirurgische Behandlung der Otosklerose, einer der Hauptursachen von Taubheit, erhielt wesentlichen Antrieb durch die 1938 erschienenen Berichte Julius Lemperts über eine Fensterungsoperation, bei welcher das Trommelfell unmittelbar an das Labyrinth (ein Teilstück des Innenohrs) angelegt wurde; dadurch konnte der Schall den normalen, infolge der otosklerotischen Erkrankung blockierten Eingang umgehen. Zwar hatte bald nach der Einführung des Operationsmikroskops durch Holmgren im Jahre 1923 (es wurde später auch von anderen chirurgischen Fachrichtungen übernommen) Soudille erfolgreich stufenweise Fensterungsoperationen unternommen, doch erst nach Lemperts Arbeiten griffen die otologischen Chirurgen diese Operation ernsthaft auf.

Samuel Rosen stellte 1952 bei der Vornahme einer Fensterungsoperation fest, daß sich nach Freisetzung des festliegenden Steigbügelknöchelchens das Hörvermögen des Patienten unverzüglich besserte. In der Folge entwickelte er die mittlerweile weitverbreitete und wirksame Operationsmethode der Stapesmobilisation. Zwar hatte Baucheron 1888 von 60 Operationsfällen berichtet, Miot hatte 1890 200 Fälle von Stapesmobilisation beschrieben, und Faraci hatte 1899 seine Erfahrungen mit 30 Fällen dargestellt, aber von gelegentlichen Berichten abgesehen, war das Verfahren in Vergessenheit geraten, bis Rosen es durch Zufall wiederentdeckte.

Seit 1957 sind zahlreiche Versuche unternommen worden, Totaltaubheit infolge von Nervendegeneration durch Einpflanzen von elektronischen Geräten ins Innenohr zu beheben; sie haben nur Teilerfolge erzielt. Andererseits werden weiterhin äußerlich zu tragende Hörapparate von sinnreicher Konstruktion und in großer Vielfalt gebaut.

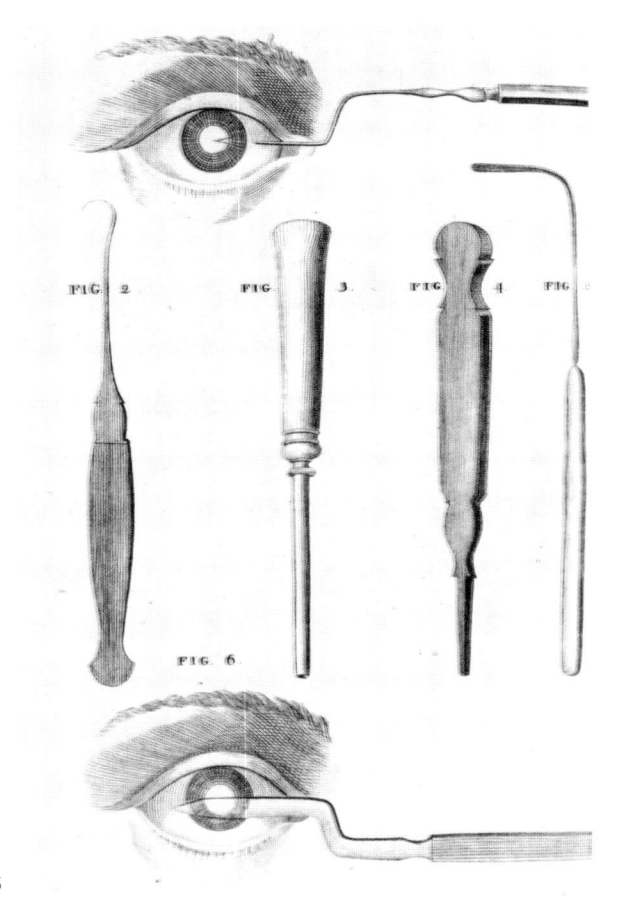

1006

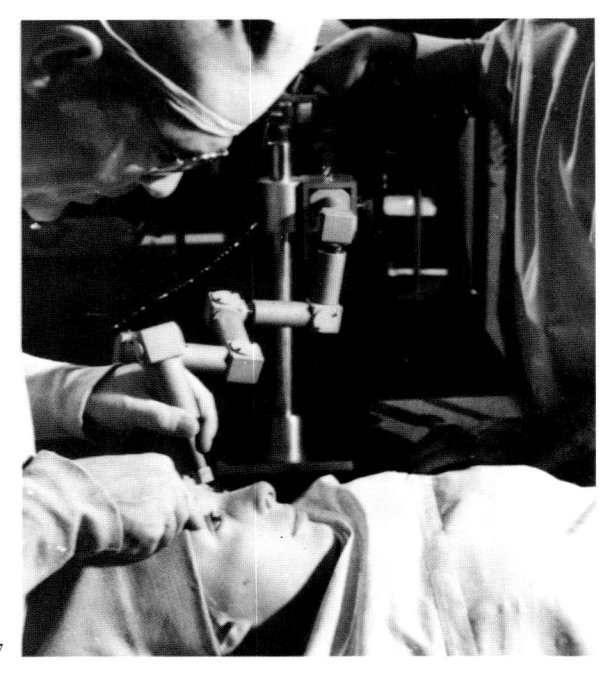

1007

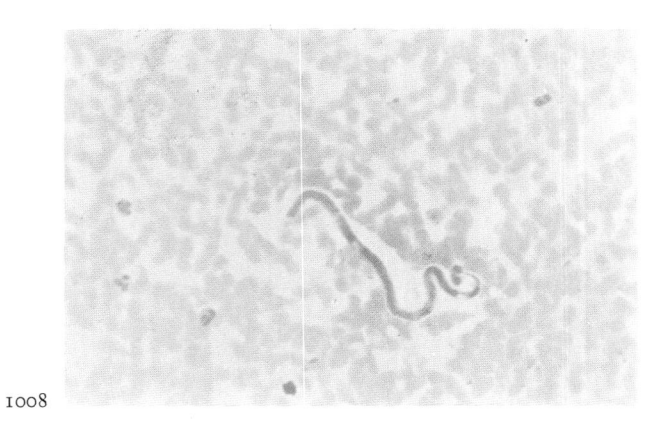

1008

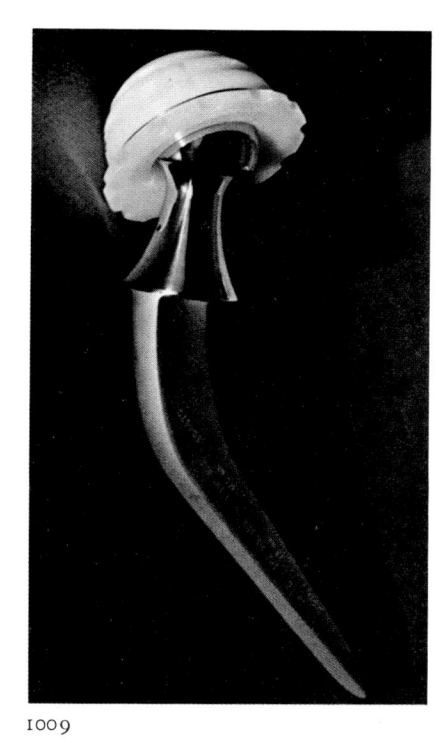

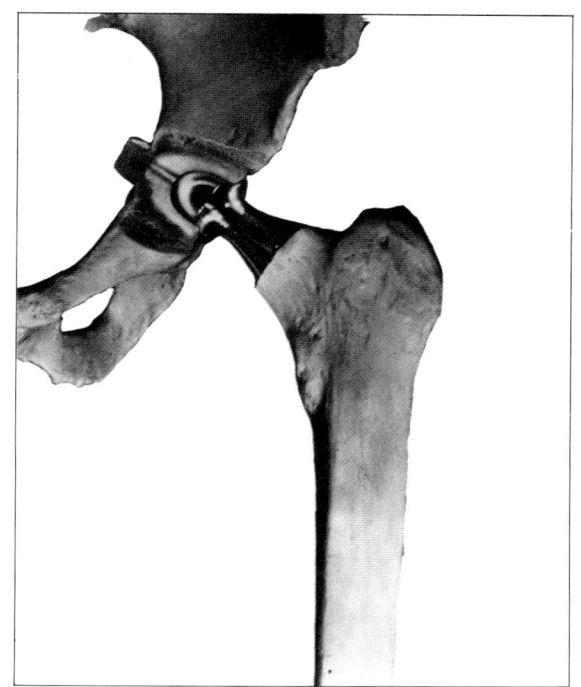

1009

1010

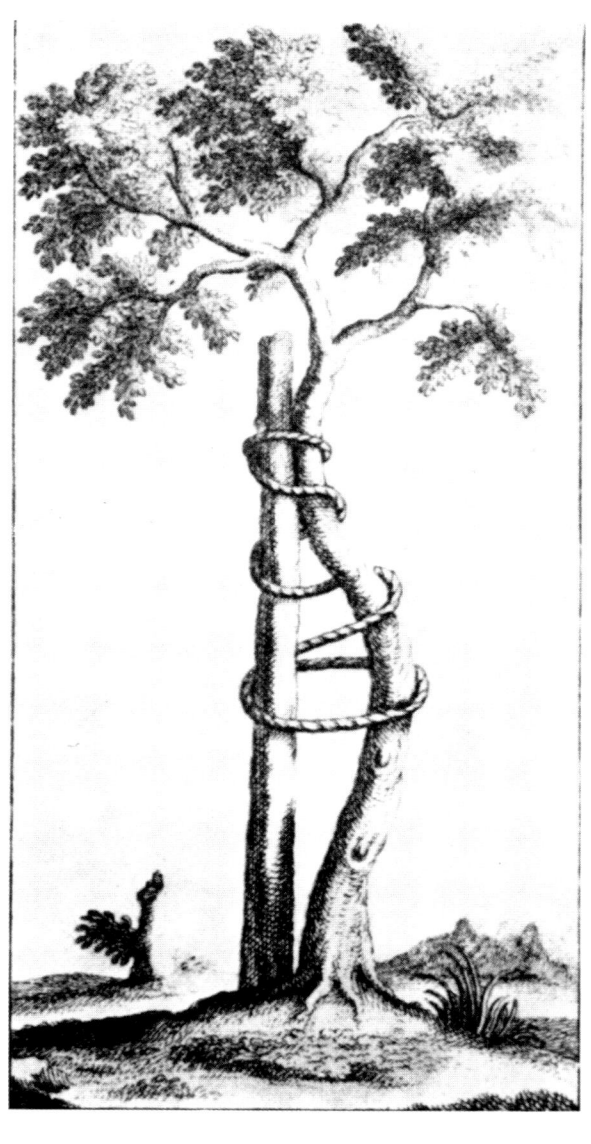

1011

Orthopädie

Nicolas André, Medizinprofessor an der Universität Paris, veröffentlichte 1741 ein Buch über die Verhütung und Korrektur von Deformationen der Skelettmuskeln bei Kindern. Für den Titel schuf er aus den beiden griechischen Wurzeln *orthos* (gerade) und *paideia* (Erziehung) das Wort ›orthopädisch‹, und zur Illustration wählte er den Pfahl, an dem ein junger Baum aufrecht gehalten wird. Das Zeichen ist zum internationalen Signum der orthopädischen Fachrichtung geworden.

Viele Jahrzehnte hindurch waren Orthopäden Ärzte oder Chirurgen, die sich für Deformationen und Erkrankungen des Bewegungsapparats interessierten. Dazu gehörten in erster Linie Skoliose (Rückgratverkrümmung), Tuberkulose und andere Infektionen der Knochen und der Gelenke, Lähmung als Folge von Poliomyelitis und schließlich angeborene Defekte wie Hüftgelenkluxation, Klumpfuß und Erb-Duchennesche Lähmung (Geburtslähmung des Arms). Später kamen Brüche, Verrenkungen und andere Beschädigungen von Wirbelsäule und Gliedmaßen hinzu.

Bis zum 20. Jahrhundert war die orthopädische Behandlung zumeist mechanischer Art und wurde manipulativ oder mit Hilfe von Stützen und Gipsschalen vorgenommen. Allerdings kannte man auch einfache Operationen, etwa die Osteotomie (korrektive Durch- oder Ausmeißelung deformierter Knochen) und unkomplizierte Sehnenverpflanzungen. Erich Lexer berichtete 1908 über den anscheinend glänzenden Erfolg einer Transplantation des ganzen Kniegelenks von einer Person auf eine andere; das Verfahren wurde indes von keinem anderen Orthopäden aufgegriffen, möglicherweise deshalb, weil die Spätfolgen die anfänglichen Hoffnungen zunichte machten. In New York führte Russell Hibbs 1911 eine Umwälzung in der Behandlung der Rückgratverkrümmung und der Wirbelsäulentuberkulose herbei, als er eine wirbelverbindende Operation erfand, die man heute weiter verbessert und abwandelt.

Hüftfrakturen galten als unbehandelbar, und bis zum gegenwärtigen Jahrhundert tat man wenig zu ihrer Heilung. In den dreißiger Jahren ließ Smith-Petersen in Boston einen speziellen Nagel anfertigen, der zum Zusammenhalten der Bruchstücke eingesetzt werden konnte. Bald danach wurde ein Metallersatz für den gebrochenen Kopf des Oberschenkelknochens erfunden. Diese Verfahren und Hilfsmittel haben sich – insbesondere dank der brillanten Neuerungen des Engländers John Charnley – derart fortentwickelt, daß heute bei Verletzungen wie auch bei einigen Formen der Arthritis das komplette Gelenk samt Pfanne ersetzt werden kann. Die Methode scheint gegenwärtig bei Hüftgelenken gut zu funktionieren; an ähnlichen Verfahren für Knie-, Knöchel-, Ellbogen-, Finger- und andere Gelenke wird gearbeitet. Vielleicht stellt der Gelenkersatz sich als die bedeutendste Neuerung der Orthopädie in diesem Jahrhundert heraus.

1006 Starmesser und -nadeln (1791) für Augenoperationen. National Library of Medicine, Bethesda, Maryland

1007 ›Lichtmesser‹ aus Argon-Laserstrahlen zur Verödung von Gefäßgeschwülsten im Auge. Bell Laboratories, New Jersey

1008 Mikroaufnahme von Mikrofilarien, den Verursachern der meisten Erblindungen in unterentwickelten Ländern. Dr. Edward J. Bottone und Dr. Bruce A. Hanna, Department of Microbiology, Mount Sinai Hospital, New York

1009 Hüftgelenkprothese. Richards Manufacturing Co., Memphis

1010 Totalersatz des Hüftgelenks (nach Bechtol) *in situ.* Richards Manufacturing Co., Memphis

1011 Das Symbol der orthopädischen Berufsvereinigungen; aus *L'Orthopédie*, 1741, von Nicolas André. New York Academy of Medicine

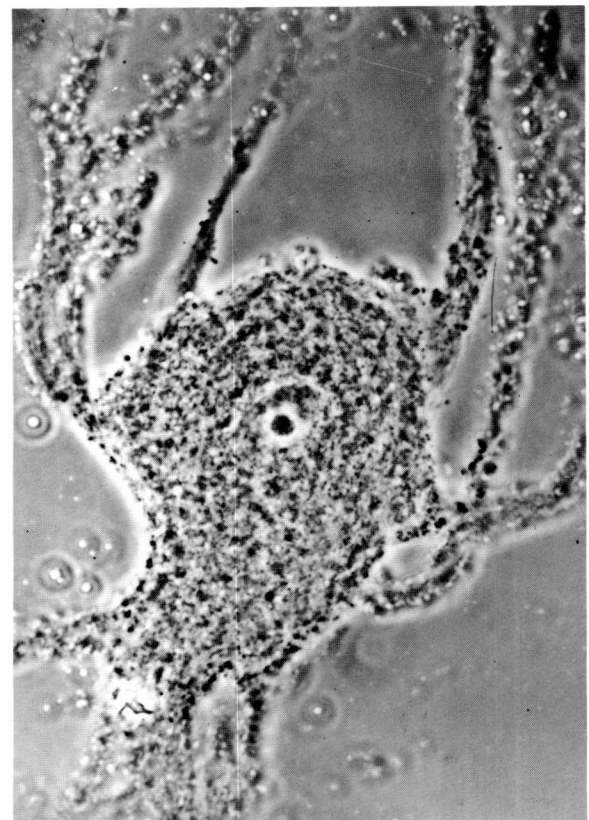

1012

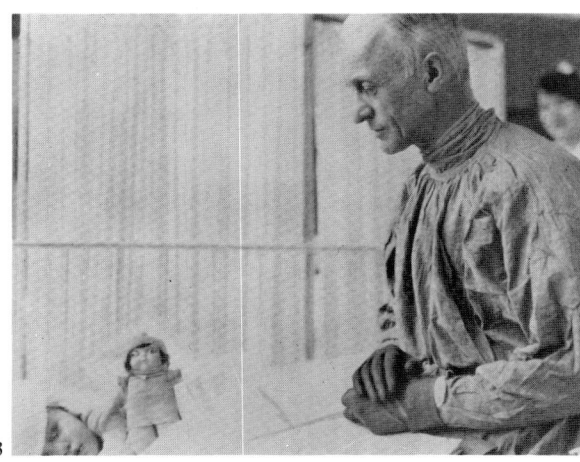

1013

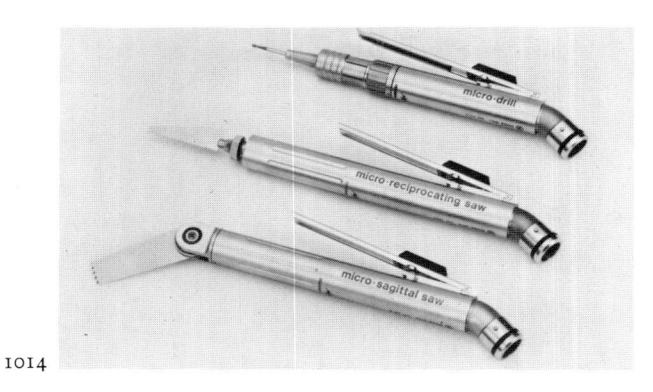

1014

Die Verschiebung oder der ›Vorfall‹ der Bandscheibe, des elastischen Gewebes, das zwischen allen Wirbeln des Rückgrats Kissen bildet, wurde 1911 als weitverbreitete Ursache von Ischias und Schmerzen im unteren Rücken erkannt. Eine vorgetretene Bandscheibe entfernten erstmals Mixter und Barr in Boston im Jahre 1934. Obwohl die Operation nicht mit einhelliger Begeisterung aufgenommen worden ist, bleibt sie ein weiterer bedeutsamer Beitrag der Orhopädie zur Heilkunst.

Neurologie

Die Nervenheilkunde kann auf jahrhundertelang gesammelte Beobachtungen zurückgreifen, angefangen von den Erfahrungen der frühesten Gesellschaften mit dem Trauma und der Schädelöffnung bis hin zu den bahnbrechenden Fortschritten des 19. Jahrhunderts. Besondere Erwähnung verdienen die experimentellen Arbeiten von Gustav Fritsch und Eduard Hitzig, die 1870 nachwiesen, daß sensorische und motorische Funktionen in der Gehirnrinde lokalisiert werden können. An der Ausbildung klinischer Methoden der Diagnose nervlicher Störungen waren William Gowers, Hughlings Jackson und S. Weir Mitchell an führender Stelle beteiligt.

Bevor die erste Dekade des 20. Jahrhunderts zu Ende ging, waren Struktur und Funktion der Nervenzellen und -fasern in den bedeutsamen Untersuchungen von Camillo Golgi und Santiago Ramón y Cajal geklärt worden. Die Verfahren der Gewebezüchtung, die Ross Harrison 1907 zwecks Bestimmung der Regenerationsweise von Nervenfasern nach Verletzungen entwickelte, wurden zu einem wichtigen Hilfsmittel der Forschung auf anderen Gebieten, darunter der Gefäßchirurgie und der Virologie. Für ihre Untersuchungen der Reflexe, Nervenimpulse und Mechanismen der Sinneswahrnehmung erhielten Charles Sherrington und Edgar Adrian 1932 den Nobelpreis. In den letzten Jahrzehnten hat die Forschung aufgezeigt, daß bei der Weiterleitung von Nervenreizen zwar gewisse Prinzipien der Elektrizität eine Rolle spielen können, daß aber chemische Übermittler für Zellenverbindungen und Rückkopplungseffekte verantwortlich sind und somit integrierende Bestandteile des Funktionszusammenhangs des Nervensystems und der Sinnesorgane darstellen. Für ihre Entdeckungen auf dem Gebiet der Physiologie des Sehens wurde George Wald und Ragnar Granit 1967 der Nobelpreis zuerkannt.

Unterdessen sind auf verschiedenen Fachgebieten gewonnene Kenntnisse vom detaillierten Aufbau und der Tätigkeit der Zellen herangezogen worden, um Funktionsstörungen der Nerven besser zu verstehen und medikamentös oder operativ zu behandeln. Derzeit bemühen zahlreiche Forscher sich in Studien über Bewußtsein, Sprache, Gedächtnis und Schlaf um die Erhellung verborgener Tiefen der geistigseelischen Funktionen.

Die Chirurgie des Nervensystems verdankt vieles der Pionierarbeit, die Victor Horsley, den man oft den »Vater der Neurochirurgie« nennt, geleistet hat. Er entfernte 1887 als erster eine Geschwulst an der Nervensubstanz im Rückgrat und führte außerdem viele bedeutsame Tierversuche sowie erfolgreiche Schädeloperationen an Menschen durch. Ihren stärksten Antrieb erhielt die Neurochirurgie allerdings durch Harvey Cushing, dem größere Fortschritte in der Chirurgie der Hypophyse sowie bei der Eindämmung erhöhten Schädelinnendrucks und der Behandlung von Gehirntumoren zu verdanken sind. Nicht die geringste seiner Leistungen bestand in der Ausbildung hervorragender Neurochirurgen aus allen Teilen der Welt. Walter Dandy, ein glänzender Schüler Cushings und später sein persönlicher Gegner, brachte das Fach durch Neuerungen in der chirurgischen Technik und den diagnostischen Verfahren voran.

In den letzten zwanzig Jahren hat man neurochirurgische Eingriffe nicht nur auf die Entfernung von Gewächsen und Aneurysmen ausgedehnt, sondern auch die Schmerzlinderung mittels Durchtrennung von Nervenbahnen, die Milderung von Tremor (Muskelzittern) und abnormem Verhalten sowie die heilungsfördernde Modifizierung des Hormonhaushalts in der Krebsbehandlung einbegriffen.

Verwandte Heilberufe

Zahnmedizin

Die erste zahnmedizinische Hochschule der Welt wurde 1840 in Baltimore (Maryland) gegründet; wenige Jahre danach entstanden Lehrstätten in Europa. Wie in der Ärzteausbildung wurde auch in der Zahnheilkunde die Studiendauer allmählich von wenigen Monaten auf vier Jahre verlängert, die zusätzlich zum geforderten Minimum an vorfachlicher Ausbildung zu absolvieren waren. Bereits in der Mitte des 19. Jahrhunderts erteilten verschiedene Staaten Zulassungen, so England erstmals 1859, wiewohl dort der Beruf des Dentisten der Kontrolle der Ärzteschaft unterworfen blieb. Noch heute herrscht in Europa eine gewisse Uneinigkeit darüber, ob die Zahnheilkunde ein Spezialgebiet der Medizin oder ein Berufsfach für sich ist.

Vor dem 20. Jahrhundert befaßte sich die Zahnmedizin vorwiegend mit Karies (Zahnfäule), Stellungsanomalien der Zähne und Erkrankungen der stützenden Gewebe. Vorsorge wurde allgemein vernachlässigt, bis man in diesem Jahrhundert Verfahren zur Erhaltung und Wiederherstellung von Zähnen und zur Verhütung und Eindämmung von Krankheiten entwickelte. Als eine der erfolgreichsten Maßnahmen der öffentlichen Gesundheitspflege, die jemals ergriffen worden sind, hat sich die Fluoridierung des Trinkwassers erwiesen. In der Zahnmedizin haben sich mittlerweile mehrere Unterfachgebiete herausgebildet: Kieferchirurgie, Periodontie (Behandlung der Wurzelhautentzündung), Pädodontie (Kinderzahnheilkunde), Orthodontie (Korrektur von Stellungsanomalien), Prothetik (Ersatz fehlender Zähne), Endodontie (Wurzeltherapie), Oralpathologie und Zahngesundheitsfürsorge.

Zur Füllung von Hohlräumen in den Zähnen verwendete man im Mittelalter Wachse und Harze, seit der Mitte des 15. Jahrhunderts Blattgold und Blei. Die heutigen Amalgamfüllungen, im wesentlichen Silber-Quecksilber-Verbindungen, kamen im frühen 19. Jahrhundert auf, aber auch andere Materialien wurden entwickkelt. Für den Ersatz verlorener Zähne und die Reparatur von Beschädigungen adaptierte die Zahnheilkunde neuerfundene synthetische Harze und Acryle; die Verfertigung von falschen Zähnen aus gebranntem Porzellan ist zu einer hochverfeinerten Kunst geworden. Auch hat man Implantationen von reaktionsträgen Stoffen in den Kiefer zum Ersatz verlorengegangener Substanz vorgenommen, und selbst bei der Wiedereinpflanzung von aus ihrem Fach ausgebrochenen Zähnen sind einige vorläufige Erfolge zu verzeichnen. Überdies ist es in Versuchen gelungen, Zähne aus einem Kieferteil an andere, zweckmäßigere Stellen zu versetzen.

Mittlerweile hat man es mit Hilfe von Turbinenbohrern mit Wasserkühlung und durch wohlüberlegten Gebrauch von allgemeiner und örtlicher Betäubung verstanden, den Schmerz, den Patienten jahrhundertelang auf dem Zahnarztstuhl erdulden und fürchten mußten, unter Kontrolle zu bringen. So wie der Beitrag amerikanischer Zahnärzte zur Anästhesiologie Gemeingut der Gesamtmedizin geworden ist, hat umgekehrt die Zahnheilkunde sich die Fortschritte in der Anwendung der Antibiotika, in der Röntgentechnik und in anderen Bereichen der Medizin zunutze gemacht.

Krankenpflege

Seit den Tagen Florence Nightingales hat die krankenpflegerische Ausbildung und Praxis sich von der Beschränkung auf die rein klinische Pflege am Krankenbett gelöst und bezieht heute stärker akademische Fächer und den Bereich der Verwaltung ein. Die Anzahl der Krankenhäusern angeschlossenen Krankenpflegerschulen, die in Europa noch immer die Regel sind, hat in den Vereinigten Staaten abgenommen, da sich die Ausbildung dort mehr und mehr an universitäre Einrichtungen verlagert hat. Ausbildungsabschlüsse, die über das R.N.-Diplom (Registered Nurse) hinausgehen, befähigen mittlerweile zur Tätigkeit auf vielen Spezialgebieten, darunter Geriatrie, Psychiatrie, Mütter-, Kinder-, Krebskranken- und Herzkrankenfürsorge, ferner einige allgemeinmedizinische und chirurgische Fachgebiete sowie die öffentliche Gesundheitsverwaltung.

Medizinische Sozialfürsorge leistete in den USA zuerst jenes Krankenpflegepersonal, das mit Patienten Beschäftigungstherapie zu betreiben suchte. Unter ärztlicher Anleitung nahmen Pflegerinnen und Pfleger auch physiotherapeutische Behandlungen vor. Eine 1893 von Lillian Wald gegründete Schule für Fürsorgeschwestern wurde Vorläufer der Ausbildungsstätten für die im öffentlichen Gesundheitsdienst stehenden

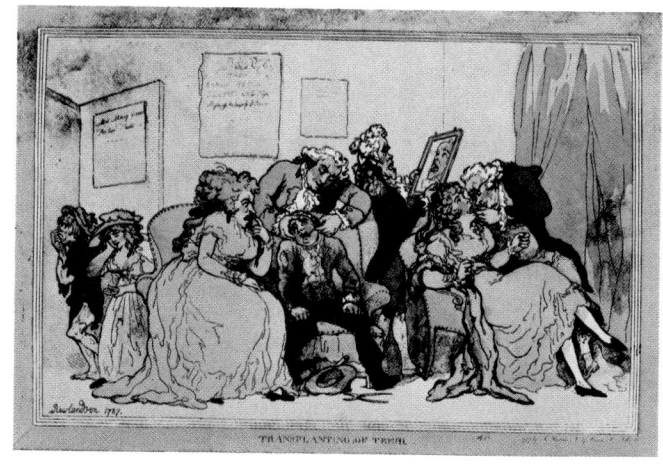

1015

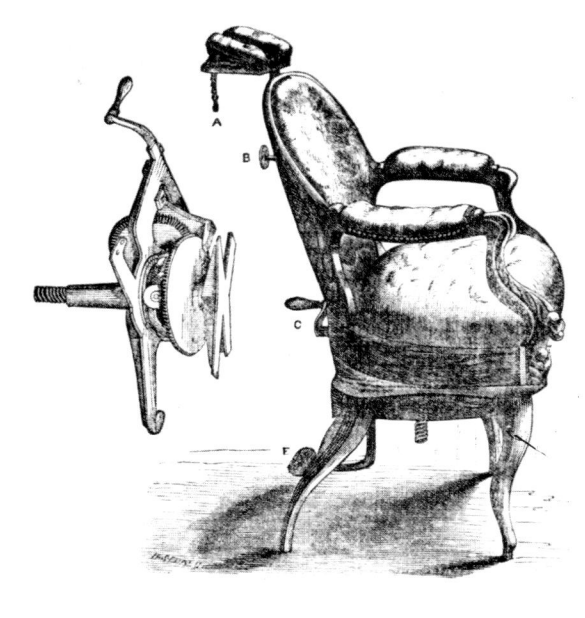

1016

1012 Mikroaufnahme einer gerade ausgesonderten Nervenzelle. Prof. Holger Hyden, Histologische Abteilung, Universität Göteborg

1013 Der berühmte Neurochirurg Dr. William Harvey Cushing (aufgenommen 1928), dem bedeutsame Fortschritte bei Operationen der Hypophyse, der Behandlung erhöhten Schädelinnendrucks und der Entfernung von Gehirntumoren zu verdanken sind. National Library of Medicine, Bethesda, Maryland

1014 Chirurgische Präzisionsinstrumente, deren Entwicklung die Technik des 20. Jahrhunderts ermöglicht hat. Amsco/Hall Surgical Co., Santa Barbara

1015 *Transplantation von Zähnen*, Farbstich (1787) von Thomas Rowlandson. Zahnverpflanzung war im 18. Jahrhundert eine utopische Vorstellung, kann jedoch im 20. Jahrhundert Wirklichkeit werden. Sammlung William Helfand, New York

1016 Das »neueste Modell« eines Zahnbehandlungsstuhls, annonciert in *Dental Cosmos* (1859). National Library of Medicine, Bethesda, Maryland

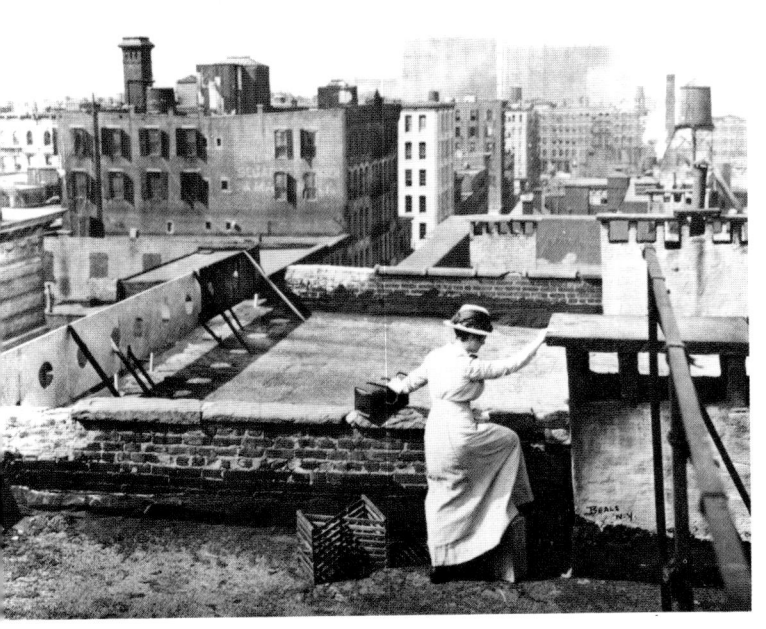

1017

1017 Die Gemeindeschwester nimmt bei ihrer Besuchsrunde eine Abkürzung über Mietshausdächer; aufgenommen 1908. Museum of the City of New York

1018 Eine chaldäische Abstammungstafel (um 4000 v. Chr.) verrät, daß bereits vor 6000 Jahren Pferdezüchtung betrieben wurde. Weltgesundheitsorganisation, Genf

1019 Vergleichende Darstellung der Sprechorgane von Katze und Hase aus *De Vocis Auditusque Organis Historia Anatomica*, 1601, von Giulio Casserio. Sorgfältige und detaillierte Studien an Tieren legten häufig die Grundlage für Fortschritte in der Humanmedizin. National Library of Medicine, Bethesda, Maryland

1020 Mikroaufnahme eines Hakenwurmeis. Der Hakenwurm ist ein Parasit, der früher in Ländern, wo man barfuß den von ihm verseuchten Erdboden betrat, große Teile der Bevölkerung befiel. Dr. Edward J. Bottone und Dr. Bruce A. Hanna, Department of Microbiology, Mount Sinai Hospital, New York

Pflegekräfte, die Kranke und Invaliden auf Hausbesuchen betreuen und Familien über die Grundlagen der Gesundheitspflege und Hygiene aufklären.

In Großbritannien und anderen Ländern hat man Pflegepersonal vielfach erhebliche Verantwortung im Umgang mit den Patienten übertragen; zuweilen gehörten dazu auch Pflichten, die in Amerika Assistenzärzten zufielen. In jüngster Zeit wird jedoch auch in den USA das spezialisierte Pflegepersonal in den Intensivstationen der Krankenhäuser sowohl an klinischen Entscheidungen als auch an der verwalterischen Planung beteiligt. Auch findet man neuerdings den klinischen Krankenpfleger als selbständigen Beruf.

Insgesamt hat sich der professionelle und wirtschaftliche Status der Krankenpflegeberufe zwar verbessert, aber ihre intensive, an Erfahrung geknüpfte Ausbildung in der individuellen Fürsorge am Krankenbett hat an Bedeutung abgenommen. Manche bedauern diese Verminderung der persönlichen Sorge um Patienten; andere hingegen weisen auf die Vorteile hin, die in der größeren Fachkenntnis und Einsetzbarkeit des Krankenpflegepersonals liegen.

Tiermedizin

Das Vieh und die Herden standen viele Jahrhunderte lang in der Obhut von praktischen Ärzten und Fachleuten für Tierkrankheiten. Erst im 19. und 20. Jahrhundert wurde der Tierarzt zu einem voll anerkannten und lizenzierten Beruf mit klar umrissenem Ausbildungsgang und spezieller Methodik.

Veterinärhochschulen waren bereits im 18. Jahrhundert in Frankreich, England und Schottland eingerichtet worden. Auf deutschem Boden wurden Tierarzneischulen 1778 in Hannover, 1780 in Dresden, 1790 in Berlin und München, 1821 in Stuttgart und 1829 in Gießen gegründet. In Amerika wurde eine tierärztliche Hochschule erst 1875 von dem Franzosen Alexandre Liautard in New York eingerichtet; gemeinsam mit Robert Jennings hatte Liautard jedoch schon 1863 Vertreter aus sieben Bundesstaaten zusammengerufen und die erste Veterinärmedizinische Vereinigung gebildet. Im kanadischen Ontario war zwei Jahre davor eine Ausbildungsstätte eröffnet worden. Seither ist auf der ganzen Welt die Anzahl der tierärztlichen Hochschulen angewachsen (obschon die Vereinigten Staaten nur 19 besitzen); die Fachzeitschriften haben sich um ein Vielfaches vermehrt, und die Spezialgebiete innerhalb des Berufszweiges sind weiter aufgefächert worden.

Daß Tierärzte dem medizinischen Wissen weitreichende Erkenntnisse hinzugefügt haben, dafür gibt es zahlreiche Beispiele, von denen einige hier genannt seien. Der Däne Bernard Bang, der die Leukose, eine Bluterkrankung des Geflügels, beschrieb und die Ursache einer zu Fehlgeburten führenden Rinderkrankheit aufklärte, entwickelte auch einen Test, bei dem das von Robert Koch gefundene Tuberkulin Verwendung fand. Klaus Löffler und Paul Frosch erkannten 1898 ein filtrierbares Virus als den Erreger der Maul- und Klauenseuche und eröffneten damit den gesamten Bereich der Virologie. J. B. A. Chauveau, Mitarbeiter Claude Bernards bei der ersten Katheterisierung eines lebenden Herzens, ebnete den Weg zur Herstellung abgeschwächter Viren für die Immunisierung. F. L. Kilborne legte 1889 zusammen mit dem Arzt Theobald Smith den ersten Beweis dafür vor, daß ein Insekt als Krankheitsüberträger fungierte. Die Erfolge der Chemotherapie bei Tuberkulose waren verbunden mit den Forschungen William Feldmans, der überdies zur Behandlung der Lepra mit Sulfonamiden wichtige Beiträge erbrachte. Auf die Laborversuche des Tierarztes Gaston Ramon gehen Antitetanus-Immunisierung und Toxoid-Impfung gegen Diphtherie zurück. Vor kurzem gewann ein aus Veterinären und anderen Spezialisten zusammengesetztes Forschungsteam am Wistar Institute in Philadelphia einen einfachen Impfstoff gegen Tollwut, der bei Menschen selbst *nach* einem Tollwutbiß noch mit neunundneunzigprozentiger Sicherheit wirkt. Die Injektionsspritze wurde aus dem zuerst von Tabourin erdachten, ungefügen Instrument entwickelt, und die Spinalanästhesie verwendete man erstmals in der Tiermedizin. Besondere Erwähnung verdient Daniel Salmon wegen seiner zahlreichen Beiträge zur Behandlung menschlicher Krankheiten. Gemeinsam mit Theobald Smith stellte er die Eignung abgetöteter Mikroorganismen zur Herstellung von Vakzinen fest. Neben anderen grundlegenden Erkenntnissen ist ihm der Nachweis der Übertragbarkeit der Tuberkulose von Rindern auf Menschen zu verdanken, und auf Grund seiner Forschungen ist das Paratyphus-Bakterium *Salmonella* nach ihm benannt worden.

Für die menschliche Gesundheit sind Tierkrankheiten immer von Bedeutung gewesen. Annähernd 105 Infektionskrankheiten (Zoonosen) sind von Tieren auf

Menschen übertragbar, so etwa der Rotz, eine besonders bei Einhufern vorkommende Erkrankung, von der man ursprünglich annahm, sie sei auf Pferde beschränkt, und die beim Menschen zu schwerer Hautentzündung führt. Ähnlich haben Psittakose (Papageienkrankheit), Pferde-Enzephalitis und Botulismus (bakterielle Lebensmittelvergiftung) ernste Folgen sowohl für Menschen als auch für Tiere bewiesen. Der Hakenwurm, der früher große Teile der Bevölkerung des amerikanischen Südens wie auch Ägyptens und anderer Länder befiel, dringt durch die Haut ein, wenn man mit bloßen Füßen über von Hakenwürmern besiedelten Boden geht; durch Anwendung chemischer Präparate auf Hunde, die den Erreger weitertragen, haben Maurice Hall und Jacob Schillinger weite Gebiete von diesem Parasiten befreit. Die Ursache des Hühnersarkoms, einer bösartigen Geschwulst bei Geflügel, hat Peyton Rous in einem Virus erkannt; noch ist die Bedeutung dieses Fundes im Hinblick auf Krebs beim Menschen strittig, aber die Beobachtung hat viele Forscher zur Suche nach einer Verbindung zwischen Krebs und Viren veranlaßt. In den letzten Jahren sind andere Kausalketten bei bösartigen Tumoren entdeckt worden, beispielsweise durch William Hardys Nachweis, daß Leukämie bei Katzen durch ein Virus verursacht und übertragen wird.

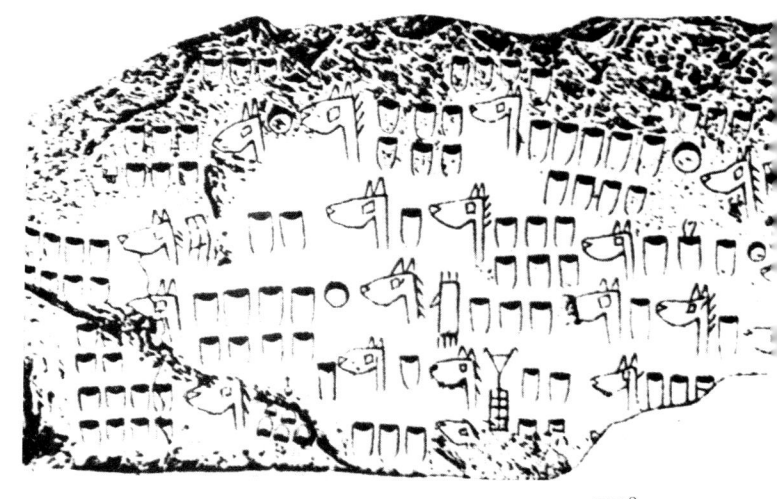

1018

Die Lehren, die man aus Tierkrankheiten gezogen hat, und die Erfahrungen der Veterinäre beim Versuch, ihre weitere Ausbreitung zu verhindern, haben erhebliche Auswirkungen auf öffentliche Gesundheitsmaßnahmen gehabt, deren Ziel die Eindämmung von Epidemien wie Gelbfieber, Pest, Malaria und Cholera ist. Darüber hinaus hat man drohende Quecksilbervergiftung zuerst daran erkannt, daß Katzen, die mit aus quecksilberverseuchten Gewässern stammenden Fischen gefüttert wurden, erkrankten. Züchter und Tierärzte, die bei Haushühner fressenden Nerzen endokrine Störungen bemerkten, haben auf die potentiellen Risiken der Verabreichung von Hormonen an Geflügel, das für den menschlichen Konsum bestimmt ist, aufmerksam gemacht. Im Bewußtsein der Beiträge, die Tierärzte zur Humanmedizin leisten können, versichern Gesundheitsbehörden sich zunehmend ihrer Dienste.

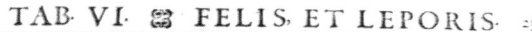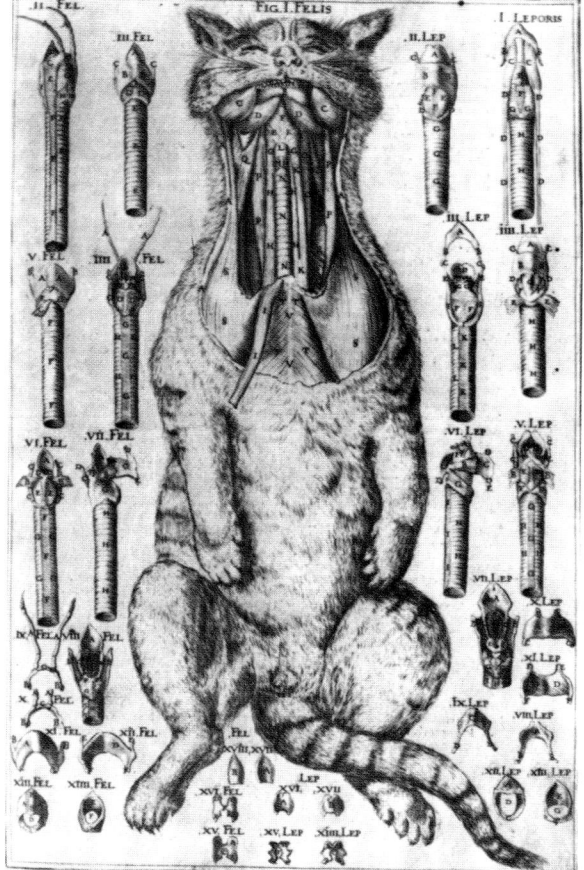

Auch in der Überwachung der Tätigkeit von Forschungslabors haben Tierärzte eine wichtige Rolle gespielt. Für manche Fortschritte der Humanmedizin waren Modellversuche an Tieren von wesentlicher Bedeutung; die Entdeckung und Herstellung des Insulins ist dafür ein treffendes Beispiel, desgleichen die des Impfstoffs gegen Kinderlähmung. In allen Bereichen der Medizin sind gewöhnlich vor der Einführung neuer instrumenteller und operativer Verfahren Tierversuche nötig gewesen. Das hat zu heftigen Konfrontationen zwischen Forschern und Tierschützern geführt; ein gewisses Maß an Verständigung zwischen beiden hat jedoch in den letzten Jahrzehnten die eine Seite zur Anerkennung der unentbehrlichen Rolle des Experiments, die andere zu strengerer Regelung der Tierpflege in Forschungsstätten veranlaßt.

Bedeutung hat die Tiermedizin ferner gewonnen im Hinblick auf die Menge und Qualität der menschlichen Nahrung, auf die Ausbreitungseindämmung von Krankheiten in allen existenten Formen, die Nutzbarmachung von Erkenntnissen aus der Tierpflege für den Menschen und die Gesunderhaltung von Haustieren, deren Vorhandensein zur Freude und zum seelischen Wohlbefinden der Menschen beiträgt. So haben die meisten praktizierenden Tierärzte die Aufgabe eines Leibarztes für Pferde, Rinder und kleine Haustiere übernommen, und immer deutlicher sehen wir in dem Veterinär einen Arzt, der Seite an Seite mit dem Humanmediziner die lebende Kreatur erforscht, pflegt und behandelt.

1019

Was liegt vor uns? Nicht lange, und Historiker des kommenden Jahrhunderts werden die Ideen und Praktiken des unseren Revue passieren lassen – hoffentlich nicht ohne Bewunderung, vielleicht mit tolerantem Lächeln, gewiß mit bestürztem Staunen. Doch wir brauchen uns nicht zu schämen; jede Zeit ist einmal an der Reihe, von der nachfolgenden beurteilt zu werden. Wir treten rückwärtsblickend in die Zukunft ein und sehen allein den Weg, den wir just beschritten haben. Wir täten gut daran, in der Heilkunde der Gegenwart nicht mehr zu sehen als ein Wegzeichen zwischen dem Gestern und dem Morgen.

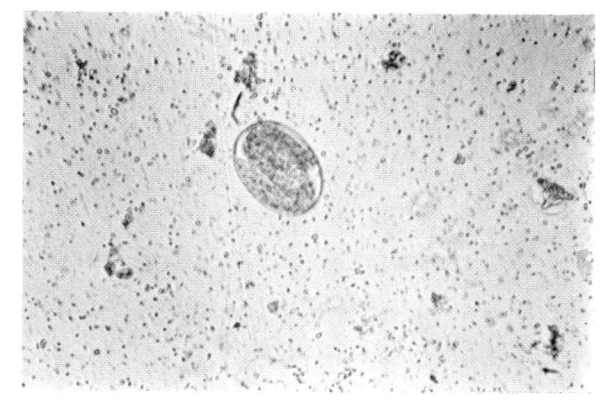

1020

Bibliographie

Ackerknecht, E. H., ‹Anticontagionism between 1821 and 1867›. *Bull. Hist. Med.* 22 (1948), S. 562–593

—, ‹Malaria in the Upper Mississippi Valley, 1760–1900›. *Bull. Hist. Med.; Ergänzungsband 4* (1945)

—, ‹Natural Diseases and Rational Treatment in Primitive Medicine›. *Bull. Hist. Med.* 19 (1946), S. 467–497

—, *Rudolph Virchow*, Arzt, Politiker, Anthropologe. Stuttgart, F. Enke Verlag, 1957

—, *Geschichte der Medizin*. Stuttgart, F. Enke Verlag 1977³

—, *Kurze Geschichte der Psychiatrie*. Stuttgart, F. Enke Verlag, 1967²

Adams, F. R., The Genuine Works of Hippocrates. Aus dem Griechischen übersetzt und kommentiert. New York, William Wood, 1891

Albucasis, *La chirurgie d'Albucasis*, übersetzt von Lucien Leclerc. Paris, Baillière, 1861

Albutt, T. Clifford, *Greek Medicine in Rome*. London, Macmillian & Co., 1921

—, *The Historical Relations of Medicine and Surgery to the End of the Sixteenth Century*. London, Macmillan & Co., 1905

Alexander von Tralles. Übersetzt von Theodor Puschmann. Wien, W. Braunmüller 1878/79. Nachträge Berlin, 1887. Reprint Amsterdam 1963

Ali, S. A., ‹Europe's Debt to Muslim Scholars of Science›, *Studies Hist. Med.* 1 (1977), S. 36–48

Amundson, D. W., ‹Romanticizing the Ancient Medical Profession: The Characterization of the Physician in the Graeco-Roman Novel›. *Bull. Hist. Med.* 18 (1974), S. 320–337

Anesthesia Centennial. *J., Hist. Med.* 1, Nr. 4 (1946)

Aretaeus. *Aretaeus the Cappadocian: The Extant Works of Aretaeus.* Herausgegeben und übersetzt von I. E. Drabkin. Chicago, 1856

Aristoteles, *Werke*. Herausgegeben von V. D. Ross u.a. In: Oxford Classical Texts, London 1894–1965

Ashhurst, A. P. C., ‹The Centenary of Lister (1827–1927): A tale of Sepsis and Antisepsis›. *Ann. Med. Hist.* 9 (1927), S. 205

Baas, Johann Hermann, Grundriß der Geschichte der Medizin und des heilenden Standes, Stuttgart, F. Enke Verlag, 1876

Ball, J. M., ‹Samuel Thomson (1769–1843) and His Patented 'System' of Medicine›. *Ann. Med. Hist.* 7 (1925), S. 144

Banting, F. G., Best, C. H., ‹The Internal Secretion of the Pancreas›. *J. Lab. Clin. Med.* 7 (1922), S. 251

Barrow, M. V., ‹Portraits of Hippocrates›. *Med. Hist.* 16 (1972), S. 85–88

Baumgartner, Leona, Ramsey, Elizabeth M., ‹Johann Peter Frank and His *System einer vollständigen medizinischen Polizey*›. *Ann. Med. Hist.*, 5 (1933), S. 525; 6 (1934), S. 69

Bayon, H. P., ‹Trotula and the Ladies of Salerno›. *Proc. Roy. Soc. Med.* 33 (1940), S. 471

Bean, W. B., ‹Walter Reed›. In: *Dictionary of Scientific Biography.* 1975

Beaumont, William, *Experiments and Observations on the Gastric Juice and the Physiology of Digestion*, 1833. Reprint New York, Dover Publications, 1959

Bédarida, M. A., ‹Population and the Urban Explosion›. In: *The Nineteenth Century*, herausgegeben von Asa Briggs. London, Thames & Hudson, 1970

Bell, E. M., *Storming the Citadel. The Rise of the Woman Doctor*. London, Constable & Co., 1953

Benison, S., ‹Speculation and Experimentation in Early Poliomyelitis Research›. *Clio Med.* 10 (1975), S. 1–22

Best, C. H., ‹Reminiscences of the Research Which Led to the Discovery of Insulin›, *Can. Med. Assoc. J.* 47 (1942), S. 398

Bhishagratna , K. K. L. (Übersetzer), *The Sushruta Samhitā* , Kalkutta, J. N. Bose, 1907–16

Billings, J. S., ‹Our Medical Literature›. In: *Transactions of the International Medical Congress.* London, 1881

Blake, J. B. (Hrsg.), *Education in the History of Medicine.* New York und London, Hafner Publishing Co., 1968

Blalock, Alfred, ‹Walter Edward Dandy›. *Surgery* 19 (1946), S. 577

Blanton, W. B., ‹Washington's Medical Knowledge and Its Sources›. *Ann. Med. Hist.*, 5 (1933), S. 52

Boland, Frank Kells, *The First Anesthetic: The Story of Crawford Long*. Athens, University of Georgia Press, 1950

Bowers, J. Z., Purcell, E. F. (Hrsg.), *Advances in American Medicine: Essays at the Bicentennial*. 2 Bde., New York: Josiah Macy, Jr., Foundation and National Library of Medicine, 1976

Breasted, James H., *The Edwin Smith Surgical Papyrus*. 2 Bde., Chicago, University of Chicago Press, 1930

—, *A History of Egypt*. New York, Charles Scribner's Sons, 1924²

Brieger, Gert H., ‹Florence Rena Sabin›. In: *Dictionary of Scientific Biography.* 1975

Brim, Charles J., *Medicine in the Bible*. New York, Froben Press, 1936

Brock, Arthur J., *Greek Medicine: Extracts of Medical Writers form Hippocrates to Galen*. London und Toronto, J. M. Dent & Sons, 1929

Brockington, C. F., ‹The History of Public Health›. In: Hobson, W., *The Theory and Practice of Public Health*. London, Oxford University Press, 1975

Brothwell, Don, Sandison, A. T., *Diseases in Antiquity: A Survey of the Diseases, Injuries, and Surgery of Early Populations*. Springfield, Ill., Charles C. Thomas, 1967

Browne, Edward G., *Arabian Medicine*. Cambridge, Cambridge University Press, 1921

Brunel, Jules, ‹Antibiosis from Pasteur to Fleming›. *J. Hist. Med.* 6 (1951), S. 287

Brunschwig, Hieronymus, ‹Dies ist das Buch der Cirurgia›. Straßburg 1497. Faksimiledruck München, Klein, 1911

Budge, E. A., *The Book of the Dead: The Hieroglyphic Transcript of the Papyrus of Ani*. New Hyde Park, N. Y., University Books, 1960

Bullough, V. L., *The Development of Medicine as a Profession*. Basel und New York, S. Karger, 1966

Burget, G. E., ‹Lazzaro Spallanzani›. *Ann. Med. Hist.*, 6 (1924), S. 177

Burns, C. R., ‹Comparative Ethics of the Medical Profession outside the United States› Tex. Rep. Biol. Med. 32 (1974), S. 181–187

—, *Legacies in Ethics and Medicine*. New York, Neale Watson Academic Publications, 1977

Burroughs, Wellcome & Co., *The History of Inoculation and Vaccination*. London, 1913

Burton, Robert, *The Anatomy of Melancholy*. Herausgegeben von Floyd Dell und Paul Jordon-Smith. New York, Farrar & Rinehart, 1927

Butterfield, L. H. (Hrsg.), *Letters of Benjamin Rush*. 2 Bde. Princeton, Princeton University Press, 1951

Cajal, S. R., *Recollections of My Life*. Übersetzt von E. Horne Craigie. 1937. Reprint Cambridge, Mass., M.I.T. Press, 1966

Camac, C. N. B., *Imhotep to Harvey: Backgrounds of Medical History*. New York, Paul B. Hoeber, 1931

Campbell, Donald. *Arabian Medicine and Its Influence of the Middle Ages*. London, Kegan Paul, Trench, Trübner & Co., 1926

Carrel, A., Guthrie, C. C., ‹Anastomosis of Blood Vessels by the Patching Method and Transplantation of the Kidney›. *J. Am. Med. Assoc.* (1908), S. 1658

Carstens, Henry R., ‹The History of Hospitals, with Special Reference to Some of the World's Oldest Institutions›. *An. Intern. Med.* 10 (1937), S. 670–682

Cartwright, F. F., *The English Pioneers of Anaesthesia*. Bristol, John Wright & Sons, 1952

Caspari-Rosen, B., Rosen, G., ‹Autobiography in Medicine; or, The Doctor in Search of Himself›. *J. Hist. Med.* 1 (1946), S. 209–299

Cassedy, James H., ‹History of Medicine and Related Sciences in Europe›. In: ‹The Status of Medical History in the Universities of North America and Europe›. *Bull. Hist. Med.* 43 (1969), S. 270–283

Castiglioni, Arturo, *A History of Medicine*. Übersetzt von E. B. Krumbhaar. New York , Alfred A. Knopf, 1947²

Caton, R., *The Temples and Rituals of Asklepios at Epidauros and Athens*. London, C. J. Clay & Sons, 1900

Cavendish, Richard (Hrsg.), *Man, Myth, and Magic*. New York, Marshall Cavendish Corp., 1974

Celsus, A. C., De medicina, ‹Über die Arzneiwissenschaft in 8 Büchern›. Übersetzt von Eduard Scheller. Braunschweig, Vieweg, 1906

Chadwick, E. *Report on an Inquiry into the Sanitary Condition of the Labouring Population of Great Britain*. London, W. Clowes, 1842

Charaka-Samhita. Englische Übersetzung von Avinash Chandra Kaviratna. Kalkutta, Charkravarti & Kaviratna, 1896–1913

Charcot, J. M., Richer, P. *L'art et la médecine*. Paris, Gaultier, 1902

Cheyne, Sir William Watson, *Lister and His Achievement*. London, Longmans, Green & Co., 1925

Chick, H., ‹The Discovery of Vitamins›. *Prog. Food Nutr. Sci.* 1 (1975), S. 1–20

Chiera, Edward, *They Wrote on Clay*. Chicago, University of Chicago Press, 1938

Choulant, Ludwig, Bibliotheca medico-historica, sive Catalogus librorum historicum. Leipzig 1842. Reprint Hildesheim, G. Olms, 1960

Clar, D., *Leopold Auenbrugger*. Graz, Leuscher & Lubensky, 1867

Clark, Georg N., Cook, A. M., *A History of the Royal College of Physicians of London*. Bd. 2. Oxford, Clarendon Press, 1966

Clarke, E. G., Bigelow, H. J., Gross, S. D., Thomas, T. G., Billings, J. S., *Century of American Medicine, 1776–1876*. Philadelphia, H. C. Lea, 1876

Clark-Kennedy, A. E., *Stephen Hales*. Cambridge, Cambridge University Press, 1929

Clay, Reginald S., Court, Thomas H., *The History of the Microscope*. London, Charles Griffin & C., 1932

Clendening, Logan, *Source Book of Medical History*. New York und London, Paul B. Hoeber, 1942

Cohen, M. R., Drabkin, I. E., *A Sourcebook in Greek Science*. Cambridge, Mass., Harvard University Press, 1948

Comrie, John D., *History of Scottish Medicine*. 2 Bde., 1932². Reprint New York, AMS Press, 1976

Cooper, Sonoma, ‹The Medical School of Montpellier in the Fourteenth Century›. *Ann. Med. Hist.*, 2 (1930), S. 163

Cope, Oliver, Zacharias, Jerrold, Pifer, Alan, *Medical Education Reconsidered: Report of the Endicott House Summer Study on Medical Education*. Philadelphia, J. B. Lippincott Co., 1965

Cope, Z. (Hrsg.), *Sidelights on the History of Medicine*. London, Butterworth & Co.,1957

Corlett, W. T., *The Medicine-Man of the American Indian and His Cultural Background*. 1935. Reprint New York, AMS Press, 1977

Corner, George W., ‹The Rise of Medicine at Salerno in the Twelfth Century›. *Ann. Med. Hist.*, 3 (1931)

Cosman, M. L., ‹Medieval Medical Malpractice and Chaucer's Physician›. *N. Y. State J. Med.* 72 (1972), S. 2439–2444

—, ‹Medieval Medical Malpractice: The Dicta and the Dockets›. *Bull. N. Y. Acad. Med.* 49 (1973), S. 22–47

Cournand, A., ‹Cardiac Catheterization: Development of the Technique, Its Contributions to Experimental Medicine, and Its Initial Applications In Man›. *Acta Med. Scand.*, 579 (1975), S. 3–32

Cowell, F. R. ‹The Ancient Life: The Greece and Rome of Everyday›. In: *The Birth of Western Civilization*, herausgegeben von M Grant. London, Thames & Hudson, 1969

Cowen, David L., ‹Liberty, Laissez-faire, and Licensure in Nineteenth Century Britain›. *Bull. Hist. Med.* 43 (1969) S. 30–40

Cranefield, Paul, *The Way In and the Way Out*. Mt. Kisco, N. Y., Futura Publishing Co., 1974

Crellin, J. K., ‹Ronald Ross› In: *Dictionary of Scientific Biography.* 1975

Cumston, Charles Greene, *An Introduction to the History of Medicine, from the Time of the Pharaohs to the End of the Eighteenth Century*. New York, Alfred A. Knopf, 1926

Curie, Eve. *Madame Curie*. Frankfurt/M., 1951

Curley, F. J. ‹Elisha Perkins' Patent Metallic Tractors›. *Synthesis* 2 (1975), S. 8–21

Cushing, Harvey, *The Life of Sir William Osler*. Oxford, Clarendon Press, 1925

Dabry, P., *La Médecine chez les chinois*. Paris, Librairie Plon, 1863

Daremberg, Charles, *Etat de la médecine entre Homère et Hippocrate*. Paris, Didier, 1860

—, *Histoire des sciences médicales, contenant l'anatomie, la physiologie, la médecine, la chirurgie, et les doctrines de pathologie générales*. Paris, Baillière, 1870

—, *Oeuvres choisies d'Hippocrate*. Paris, Labe, 1885

Debus, Allen G., *The Chemical Dream of the Renaissance*. Cambridge, W. Heffer & Sons, 1968

—, *English Paracelsians*. Chicago, University of Chicago Press, 1968

—, *Science, Medicine, and Society in the Renaissance; Essays to Honor Walter Pagel*. New York, Neale Watson Academic Publications, 1972

DeJong, R. N., ‹The First American Textbook on Psychiatry: A Review and Discussion of Benjamin Rush's *Medical Inquiries and Observations upon Diseases of the Mind*›. *Ann. Med. Hist.* 2 (1940), S. 195

De Mondeville, Henri, *Die Chirurgie des Heinrich von Mondeville*. Herausgegeben von Julius Pagel. Berlin, A. Hirschwald, 1892

de Moulin, D., Buchbesprechung: *Die alexandrinischen Chirurgen, eine Sammlung und Auswertung ihrer Fragmente*, von Markwart Michler. In: *Bull. Hist. Med.* 44 (1970), S. 385–386

Denny-Brown, D., u.a. (Hrsg.), *Centennial Anniversary Volume of the American Neurological Association, 1875–1975*. New York, Springer Publishing Co., 1975

Diepgen, Paul. *Geschichte der Medizin: Die historische Entwicklung der Heilkunde und des ärztlichen Lebens*. Bd. I; II, 1 und II, 2 Berlin, Walter de Gruyter & Co., 1949–65²

Dobell, C., *Anthony van Leeuwenhoek and His ‹Little Animals›*. New York, Harcourt, Brace & Co., 1932

Dos Santos, J., ‹The Carrel-Guthrie Controversy›. *Surgery* 77 (1975), S. 330–331.

Draper, John W., *The Historical Influence of the Medical Profession*. 1863. Reprint New York, Scholarly Reprints, 1977

Dubos, R. J., *Louis Pasteur: Free Lance of Science*. Boston, Little Brown & Co., 1952

—, *Man, Medicine, and Environment*. New York, Praeger Publishers, 1968

Duclaux, E., *Pasteur; The History of a Mind*. 1920. Reprint mit neuem Vorwort von R. Dubos. Metuchen, N. J.: Scarecrow Press, 1973

Duffy, J. *Epidemics in Colonial America*. Baton Rouge, Louisiana State University Press, 1971

—, *The Healers: The Rise of American Medicine*. New York, McGraw-Hill, 1976

—, *Sword of Pestilence: The New Orleans Yellow Fever Epidemic of 1853*. Baton Rouge, Louisiana State University Press, 1966

Dukes, Cuthberg, *Lord Lister*. London, Leonard Parsons, 1924

Dulieu, L., *La chirurgie à Montpellier de ses origines au début du dix-neuvième siècle*. Avignon, Presses Universelles, 1975

Dumesnil, R., *Histoire illustrée de la médecine*. 1935. Reprint Paris, Librairie Plon, 1950

Duveen, Denis I., ‹Lavoisier›. *Scientific American* 194 (1956), S. 84–94

—, Klickstein, Herbert S., ‹Antoine Laurent Lavoisier's Contributions to Medicine and Public Health›. *Bull. Hist. Med.* 20 (1955), S. 164–179

Ebbell, B., *The Papyrus Ebers: The Greatest Egyptian Medical Document*. Kopenhagen, Ejnar Munksgaard, 1939

Edelstein, Emma J., Edelstein, Ludwig. *Asclepius: A Collection and Interpretation of the Testimonies*. Bd. 2 Buch 1 und 2, Baltimore, Johns Hopkins University Press, 1945

Edelstein, Ludwig, ›The Genuine Works of Hippocrates. *Bull. Hist. Med.* 7 (1939), S. 236–248

—, *Der Hippokratische Eid.* Aus dem Englischen übersetzt von Klaus Bartels. Zürich und Stuttgart, Artemis Verlag, 1969

Edman, I. (Hrsg.), *The Works of Plato.* New York, Modern Library, 1928

Edwards, Chilperic, *The Hammurabi Code.* London, Watts & Co., 1921

Edwards, H., ›Theodoric of Cervia: A Medical Antiseptic Surgeon‹. *Proc. Roy. Soc. Med.* 69 (1976), S. 553–555

Elgood, Cycril, ›Jundi Shapur: A Sassanian University‹. *Proc. Roy. Soc. Med.* 32 (1939), S. 1033

—, *A Medical History of Persia and the Eastern Caliphate.* Cambridge, Cambridge University Press, 1951

Ellis, Harold, *A History of Bladder Stones.* Oxford, Blackwell Scientific Publications, 1969

Engel, George L., ›Enduring Attributes of Medicine Relevant for the Education of the Physician‹. *Ann. Intern. Med.* 78 (1973), S. 587–593

Esser, A. Albert M., ›Pathologie und Therapie der Lider bei Vāgbhata‹. *Klin. Monatsbl. f. Augenh.* 98 (1937), S. 216

Farley, J., Geison, G. L. ›Science, Politics, and Spontaneous Generation in Nineteenth Century France: The Pasteur-Pouchet Debate‹. *Bull. Hist. Med.* 48 (1974), S. 161–198

Fishbein, Morris, *Fads and Quackery in Healing.* New York, Covici, Friede, 1932

—, *A History of the American Medical Association, 1847 to 1947.* Philadelphia und London, W. B. Saunders Co., 1947

Fishman, A. P., Richards, D. W. *Circulation of the Blood: Men and Ideas.* New York, Oxford University Press, 1964

Flack, I. H., ›The Pre-History of Midwifery‹. *Proc. Roy. Soc. Med.* 40 (1947), S. 713–722

Flexner, Abraham, *Medical Education: A Comparative Study.* New York, Macmillan Co., 1925

Flexner, S., Flexner, J. T., *William Henry Welch and the Heroic Age of American Medicine.* 1941. Reprint New York, Dover Publications, 1966

Foley, J. J., ›Marie Curie: The Birth of a Science‹. *Radiol. Technol.* 47 (1975), S. 134–140

Forßmann, Werner, Selbstversuch. Erinnerungen eines Chirurgen. Düsseldorf, Droste Verlag, 1972

Fort, George F., *Medical Economy during the Middle Ages.* New York, Augustus M. Kelley, Publishers, 1970

Foster, Michael, *Claude Bernard.* New York, Longmans, Green & Co., 1899

Fracastoro, Hieronymus, *De contagione et contagiosis morbis et eorum curatione.* Drei Bücher von den Kontagien, den kontagiösen Krankheiten und deren Behandlung (1546). Übersetzt von Viktor Fossel. Leipzig, J. A. Barth, 1910

—, *Syphilis; or The French Disease.* Übersetzt ins Englische von H. Wynne-Finch. London, William Heinemann, 1935

Frank, Johann Peter, Review of *The People's Misery: Mother of Disease.* In: *Bull. Hist. Med.* 9 (1941), S. 81–100

—, *Seine Selbstbiographie. Herausgegeben, eingeleitet und mit Erläuterungen versehen von Erna Lesky.* Bern, Verlag Hans Huber, 1969

Franklin, T. J., Snow, G. A., ›An Outline of the Historical Development of Antimicrobial Agents and of Chemotherapeutic Theories‹. In: *Biochemistry of Antimicrobial Action.* 2 Bde., London, Chapman & Hall, 1975

Frazer, James George, *The Golden Bough: A Study in Magic and Religion.* New York, Macmillan Co., 1963; dtsch.: Der goldene Zweig (gekürzte Ausg.). Leipzig, Hirschfeld, 1928

French, Sidney J., *Torch and Crucible: The Life and Death of Antoine Lavoisier.* Princeton, Princeton University Press, 1941

Freud, Sigmund, *Gesammelte Werke.* Bd. 1 – 14. London, Imago, 1940–52

—, *Totem und Tabu.* Leipzig, Internationaler psychoanalytischer Verlag, 1925

Frieden, N. M., ›Physicians in Pre-Revolutionary Russia: Professionals or Servants of the State?‹ *Bull. Hist. Med.* 49 (1975), S. 20–29

Friedenwald, Harry, *Jews and Medicine and Jewish Luminaries in Medical History.* 3 Bde., New York, Ktav Publishing House, 1967

Frye, R. N. (Hrsg.), *The Cambridge History of Iran. Bd. 4, Cambridge, Cambridge University Press, 1975*

Fulton, John F., Harvey Cushing: A Biography. Springfield, Ill., Charles C. Thomas, Publisher, 1946

—, ›Robert Boyle and His Influence on Thought in the Seventeenth Century‹. *Isis* 18 (1933), S. 77

—, *Selected Readings in the History of Physiology.* Springfield, Ill., Charles C. Thomas, Publisher, 1930

Galdston, I., *Progress in Medicine: A Critical Review of the Last Hundred Years.* New York, Alfred A. Knopf, 1940

Galenos Werke. Übersetzt von E. Beintker und K. Kahlenberg. Stuttgart 1939–54

Garrison, F. H., *Contributions to the History of Medicine.* New York und London, Hafner Publishing Co., 1966

—, *An Introduction to the History of Medicine.* Philadelphia, W. B. Saunders Co., 1929

Gask, G. E., ›Early Medical Schools‹. *Ann. Med. Hist.*, 1 (1939), S. 128; 2 (1940), S. 15, 383; 3 (1941), S. 524

Gemayel, A., *L'hygiène et la médecine à travers la Bible.* Paris, 1932

Gerster, Arpad., ›On the Hippocratic Doctrine of the Injuries of the Cranium‹. *Proc. Charaka Club* 1 (1902), S. 32

Giere, Ronald N., Westfall, Richard S., *Foundations of Scientific Method: The Nineteenth Century.* Bloomington, Indiana University Press, 1973

Gifford, G. E., ›Medical History: Curio or Cure?‹ *Clio Med.* 10 (1975), S. 304–308

Gilbert, W., *On the Loadstone and Magnetic Bodies: and, On the Great Magnet of the Earth.* Übersetzt von P. F. Mottelay. London, Bernard Quaritch, 1842

Glasser, Otto, *Wilhelm Conrad Röntgen und die Geschichte der Röntgenstrahlen.* Berlin 1958[2]

Godlewski, G., ›Carrel: Un grand precurseur‹. *Bruxelles Med.* 55 (1975), S. 53–66

Goodspeed, A. W., ›Contributions of Helmholtz to Physical Science‹. *J. Am. Med. Assoc.* 38, Nr. 2 (1902)

Gordon, B. L., *Medicine throughout Antiquity.* Philadelphia, F. A. Davis Co., 1949

Gordon, H. L., *Sir James Young Simpson and Chloroform.* London, T. Fisher, Unwin, 1897

Gorgas, Marie D., Hendrick, Burton J., *William Crawford Gorgas.* New York, Doubleday, Page & Co., 1924

Gray, Laman A., ›Ephraim McDowell: Father of Abdominal Surgery‹. Vervielfältigtes Manuskript einer Rede vor dem Filson Club, am 8. 1. 1968, Louisville

Greenspan, E. M., *Clinical Cancer Chemotherapy.* New York, Raven Press, 1975

Grmek, Mirko Drazen, ›Santorio Santorio‹. In: *Dictionary of Scientific Biography*, 1975

Gross, Samuel D., *Autobiography of Samuel D. Gross, M. D., With Sketches of His Contemporaries*, 2 Bde., 1887. Reprint. New York, Arno Press, 1972

Gruner, O. C., *A Treatise on the Canons of Medicine of Avicenna, with Translation of the First Book.* New York, Augustus M. Kelley, Publishers, 1970

Gunther, Robert T. (Hrsg.), *The Greek Herbal of Dioscorides.* Übersetzt von J. Goodyear, 1933. Reprint New York, Hafner Publishing Co., 1968

Guthrie, Douglas., *A History of Medizine.* Philadelphia und London, J. B. Lippincott Co., 1946

Guthrie, W. K. C., ›The Revolution of the Mind: Old Gods and the New Reason‹. In: *The Birth of Western Civilization*, herausgegeben von M. Grant. London, Thames & Hudson, 1969

Haagenson, C. D., Lloyd, W. E. B., *A Hundred Years of Medicine.* New York, Sheridan House, 1943

Haeser, Heinrich, *Lehrbuch der Geschichte der Medicin und der epidemischen Krankheiten.* 3 Bde., Jena, Hermann Dufft, 1875–82[3]

Haggard, Howard W., *Devils, Drugs, and Doctors: The Story of the Science of Healing from Medicine-Man to Doctor.* New York, Blue Ribbon Books, 1929

Hahnemann, Samuel, *Organon der Heilkunst.* Dresden und Leipzig, Arnold, 1833[5]

Hall, H. G., ›Molière: Satirist of Seventeenth-Century French Medicine: Fact and Fantasy‹. *Proc. Roy. Soc. Med.* 70 (1977), S. 425–431

Hall, W. S., ›The Contributions of Helmholtz to Physiology and Psychology‹. *Am. Med. Assoc.* 38, Nr. 9 (1902)

Halsted, W. S., ›Practical Comments on the Use and Abuse of Cocaine Suggested by Its Invariably Successful Employment in More Than a Thousand Minor Surgical Operations‹. *N. Y. Med. J.* 42 (1885), S. 294

Hamarneh, S. K., *The Genius of Arab Civilization, Source of Renaissance.* New York, New York University Press, 1975

—, ›India's Contribution to Medieval Arabic Medical Education and Practice‹. *Studies Hist. Med.* 1 (1977), S. 5–35

—, *The Physician, Therapist, and Surgeon: Ibn Al-Quff (1233–1286).* Kairo, Atlas & Smithsonian, 1974

Hamilton, A., *Exploring the Dangerous Trades: The Autobiography of Alice Hamilton.* Boston, Little, Brown & Co., 1943

Hamilton, Mary, *Incubation.* London, Simpkin, Marshall, Hamilton, Kent & Co., 1906

Hanlon, J. J., *Public Health: Administration and Practice.* St. Louis, C. V. Mosby Co., 1974

Harley, G. W., *Native African Medicine. Cambridge, Mass., Harvard University Press, 1941*

Harris, C. R. S., The Heart and the Vascular System in Ancient Greek Medicine from Alcmaeon to Galen. Oxford, Clarendon Press, 1973

Harris, James E., Weeks, Kent R., *X-raying the Pharaohs.* New York, Charles Scribner's Sons, 1973

Harris, Marvin, ›Riddle of the Pig‹. *Nat. Hist.* 18 (1972), S. 32–36; 82 (1973), S. 20–25

Harris, Seale, *Woman's Surgeon.* New York, Macmillan Co., 1950

Harvey, William, Exercitatio anatomica de motu cordis et sanguinis in animalibus. Frankfurt/M.: Wilhelm Pfitzer, 1628. Deutsche Übersetzung: Klassiker der Medizin, Bd. 1, herausgegeben von Robert Ritter von Töply. Leipzig, J. A. Barth, 1910

Haviland, T. N., Parish, L. C., ›A Brief Account of the Use of Wax Models in the Study of Medicine‹. *J. Hist. Med. Allied Sci.* 25 (1970), S. 52–76

Heaton, Claude E., ›The Influence of J. Marion Sims on Gynecology‹. *Bull. N. Y. Acad. Med.* 32, Nr. 9 (1956)

Helfand, W. H., ›James Morison and His Pills‹. *Trans. Br. Soc. Hist. Pharm.* 1 (1974), S. 101–135

—, Julien, P., ›Medicine and Pharmacy in French Political Prints‹. *Pharm. Hist.* 17 (1975), S. 119-131

Henle, F. G. J., Über Miasmen und Contagien und von miasmatisch-contagiösen Krankheiten. In: Pathologische Untersuchungen. Berlin 1840, S. 1–82 und in: Sudhoffs Klassiker der Medizin, herausgegeben von F. Marchand. Bd. 3, Leipzig, J. A. Barth, 1910

Herman, John H., *Urology: A View through the Retroscope.* New York, Harper & Row, Publishers, 1973

Herrlinger, Robert, Geschichte der medizinischen Abbildung von der Antike bis um 1600. München, Heinz Moos, 1967[2]

Hippokrates, Sämtliche Werke. Ins Deutsche übersetzt und kommentiert von R. Fuchs, 3 Bde., München 1898/1900

—, Die Werke des Hippokrates, die hippokratische Schriftensammlung, in neuer deutscher Übersetzung von R. Kapferer und G. Sticker, 5 Bde, Stuttgart 1933–40

Hoff, Ebbe C., Phebe M., ›The Life and Times of Richard Lower, Physiologist and Physician‹. *Bull. Inst. Hist. Med.* 4 (1936), S. 517

Holländer, Eugen, *Anekdoten aus der medizinischen Weltgeschichte.* Stuttgart, F. Enke Verlag, 1953[4]

—, *Die Karikatur und Satire in der Medizin.* Medikokunsthistorische Studie. Stuttgart, F. Enke Verlag, 1921[2]

—, *Plastik und Medizin.* Stuttgart, F. Enke Verlag, 1912

Holmes, O. W., *Medical Essays, 1842–1882.* Boston, Houghton Mifflin Co., 1891

Homer, Gesänge I: Ilias. Deutsch von J. H. Voß. Leipzig, Reclam Universal Bibliothek, o. J.

Hrdlicka, A. ›Trepanation among Prehistoric People‹. *Ciba Symposia* 1, Nr. 6 (1939)

Huard, Pierre, Ming Wong, Chinesische Medizin. Frankfurt/M., Fischer Taschenbuch-Verlag, 1973

Hudson, Robert P., ›Abraham Flexner in Perspective: American Medical Education 1865–1910‹. *Bull. Hist. Med.* 46 (1972), S. 545–561

—, ›Goals in the Teaching of Medical History‹. *Clio Med.* 10 (1975), S. 153–160

Hume, Edward H., *The Chinese Way in Medicine.* Baltimore, Johns Hopkins University Press, 1940

Hunter, John, *Lectures of Anatomy.* 1837. Reprint. Amsterdam, London und New York, Elsevier Publishing Co., 1972

—, *A Treatise on the Venereal, Disease.* Mit Ergänzungen von Philip Ricord. Philadelphia, Blanchard & Lea, 1853

Hurd-Mead, K. C., *A History of Women in Medicine.* 1938. Reprint Boston, Milford House, 1973

Hurwitz, Alfred, Degenshein, George A., *Milestones in Modern Surgery.* New York, Hoeber-Harper, 1958

Jakobovits, Immanuel, *Jewish Medical Ethics: A Comparative and Historical Study of the Jewish Religious Attitude to Medicine and Its Practice.* New York, Bloch Publishing Co., 1967

James, C. D. T, ›Mesmerism: A Prelude to Anaesthesia.‹ *Proc. Roy. Soc. Med.* 68 (1975), S. 10–11

Jarcho, Saul, ›The Correspondence of Morgagni and Lancisi on the Death of Cleopatra‹. *Bull. Hist. Med.* 43 (1969), S. 299–325

—, ›Giovanni Battista Morgagni: His Interests, Ideas, and Achievements‹. *Bull. Hist. Med.* 22, 5 (1948)

—, *Human Paleopathology.* New Haven und London, Yale University Press, 1966

—, ›The Legacy of British Medicine to American Medicine, 1800–1850‹. *Proc. Roy. Soc. Med.* 68 (1975), S. 737–744

Jayne, Walter A., *The Healing Gods of Ancient Civilizations.* New Haven, Yale University Press, 1925

Jenner, E., *An Inquiry into the Causes and Effects of the Variolae Vaccinae.* 1798. Reprint London, Dawsons of Pall Mall, 1966

Jolly, Julius, Indische Medizin (im Grundriß der indoarischen Philologie und Altertumskunde Bd. 3). Stuttgart, 1901

Joly, Robert, ›Esclaves et médecins dans la Grèce antique‹. *Sudhoffs Arch.* 53 (1969), S. 1–14

Jones, W. H. S., *Malaria and Greek History.* Manchester, Manchester University Press, 1909

—, *Philosophy and Medicine in Ancient Greece.* Baltimore, Johns Hopkins University Press, 1946

Karsh, E., ›The Conquest of Surgical Pain‹. In: *1978 Medical and Health Annual.* Chicago, Encyclopedia Britannica

Katz, A. M. ›Hippocrates and the Plane Tree on the Island of Cos‹. *AMA Arch. Int. Med.* 104 (1959), S. 653–657

—, Katz, P. B., ›Diseases of the Heart in the Works of Hippocrates‹. *Br. Heart J.* 24 (1962), S. 257–264

Kaufman, M. R. ›The Doctor's Image: An Approach to a Study of a Universal Ambivalence‹. *Mt. Sinai J. Med.* 43 (1976), S. 76–97

—, ›The Greeks Had Some Words for It: Early Greek Concepts on Mind and Insanity‹. *Psychiatr. Quart.*, Januar, 1966, S. 1–33

Kelly, E. C., *Medical Classics.* Bd. 5. Baltimore, Williams & Wilkins Co., 1905

Kelly, Howard A., *Walter Reed and Yellow Fever.* New York, McClure, Phillips, 1907

Kerényi, Karl, *Der göttliche Arzt.* Basel, Ciba A. C., 1948

Keys, Thomas E., Die Geschichte der chirurgischen Anaesthesie. Übersetzt von F. Lehner, S. Schramm, H. Teuteberg. Berlin-Heidelberg, 1968

King, Lester S., ›Georg Ernst Stahl‹. In: *Dictionary of Scientific Biography.* 1975

—, *Growth of Medical Thought.* 1963. Reprint Chicago, University of Chicago Press, 1974

—, ›Medical Theory and Practice at the Beginning of the Eighteenth Century‹. *Bull. Hist. Med.* 46 (1972), S. 1–15

—, ›Medicine, History, and Values‹. *Clio Med.* 10 (1975), S. 285–294

—, ›Viewpoints in the Teaching of Medical History: Introductory Comments‹. *Clio Med.* 10 (1975), S. 129–132

Klickstein, Herbert S., *Marie Sklodowska Curie: ›Recherches sur les substances radioactives‹.* St. Louis, Mallinckrodt Chemical Works, 1966

Kohn, D. Shani, A., ›A Short History of Medical Thermometry‹. *Koroth* 6 (1975), S. 725–729

Kremers, E., Urdang, G., *History of Pharmacy.* Philadelphia, J. B. Lippincott Co., 1976

Kump, Warren L., ›Health Care Delivery Systems in Ancient Greece and Rome‹. *Pharos*, April 1973, S. 42–48

Laignel-Lavastine, Maxine. *Histoire générale de la médecine, de la pharmacie, de l'art dentaire, et de l'art vétérinaire.* 3 Bde. Paris: Michel, 1936–49

—, und Molinery, M. Raymond. *French Medicine.* Übersetzt von E. B. Krumbhaar. New York, Paul B. Hoeber, 1934

Laín Entralgo, Pedro, Arzt und Patient. Zwischenmenschliche Beziehungen in der Geschichte der Medizin. Aus dem Spanischen übersetzt von Michael Degenhardt. München, Kindlers Universitäts Bibliothek, 1969

Lapage, G., *Achievement: Some Contributions of Animal Experiments to the Conquest of Disease.* Cambridge, W. Heffer & Sons, 1960

Latham, R. G., *Works of Thomas Sydenham.* 2 Bde. Boston, Milford House, 1974

Leake, C. D., *An Historical Account of Pharmacology to the Twentieth Century.* Springfield, Ill., Charles C. Thomas, Publisher, 1975

— (Hrsg.), *Percival's Medical Ethics.* 1927. Reprint, New York, AMS Press, 1976

Leibowitz, J. D. ›Medical Ethics in Jewish History.‹ *Medica Judaica* 1 (1971), S. 10–15

Leroi-Gourhan, A. *Treasures of Prehistoric Art.* New York, Harry N. Abrams, 1967

Lesky, Erna, ›Structure and Function in Gall‹. *Bull. Hist. Med.* 44 (1970), S. 297–314

— (Hrsg.), *Johann Peter Frank. Seine Selbstbiographie.* Bern, Verlag Hans Huber, 1969

Levy, H. S., *Chinese Footbinding: The History of a Curious Erotic Custom.* New York, Walton Rawls, 1966

Lévy-Bruhl, L., *La mentalité primitive.* Paris, Librairie Félix Alcan, 1922

Lichtenthaeler, C., *Pourquoi un cours d'histoire de la médecine.* Genf, Librairie Droz, 1966

Lidz, T., ›Adolf Meyer and the Development of American Psychiatry‹. *Am. J. Psychiatr.* 123 (1966), S. 320–332
Lindeboom, G.A., ›Herman Boerhaave (1668–1738): Teacher of all Europe‹. *Am. Med. Assoc.* 206 (1968), S. 2297–2301
Lindskog, G.E., ›Oliver Wendell Holmes. *Miscuit utile dulci*‹. *Yale J. Biol. Med.* 47 (1974), S. 277–280
Lipton, E.L., Steinschneider, A., Richmond, J.B., ›Swaddling, a Child Care Practice: Historical, Cultural, and Experimental Observations‹. *Pediatrics* 35, (1965), S. 519–567
Littré, E., *Oeuvres complètes d'Hippocrate.* 10 Bde. Paris, Baillière, 1839–61
Litwak, R.S., ›The Growth of Cardiac Surgery: Historical Notes‹. *Cardiovas. Clin.* 3 (1971), S. 6–50
Long, Esmond R., *Selected Readings in Pathology from Hippocrates to Virchow.* Springfield, Ill., Charles C. Thomas, Publisher, 1929
Long, Perrin H., Bliss, Eleanor A., *The Clinical and Experimental Use of Sulfanilamide, Sulfapyradine, and Allied Compounds.* New York, Macmillan Co., 1939
Lowie, R. H., *Indians of the Plains.* 1954. Reprint New York, American Museum of Natural History, 1963
Lutzker, E., *Medical Education for Women in Great Britain.* Reprint New York, Columbia University Press, 1959
Lyons, A.S., ›Teaching the History of Medicine – New Approaches‹. *Trans. Coll. Phys. Phila.* 40 (1972), S. 22–39

McGovern, J.P., Burns, C.R., *Humanism in Medicine.* Springfield, Ill., Charles C. Thomas, Publisher, 1974
McKie, Douglas, *Antoine Lavoisier: Scientist, Economist, Social Reformer.* New York, Henry Schuman, 1952
MacKinney, Loren, ›Early Medicine in Illuminated Manuscripts‹. In: *Medical Illustrations in Medieval Manuscripts.* Berkeley und Los Angeles, University of California Press, 1965
—, ›Medical Miniatures in Extant Manuscripts: A Checklist Compiled with the Assistance of Thomas Herndon‹. In: *Medical Illustrations in Medieval Manuscripts.* Berkeley und Los Angeles, University of California Press, 1965
McMurrich, J. Playfair, *Leonardo da Vinci: The Anatomist.* Baltimore, Williams & Wilkins Co., 1930
Maimonides, Moses, *Treatise on Hemorrhoids: Medical Answers.* Herausgegeben und übersetzt von F. Rosner und S. Muntner. Philadelphia und Toronto, J.B. Lippincott Co., 1969
Majno, G., *The Healing Hand: Man and Wound in the Ancient World.* Cambridge, Mass., Harvard University Press, 1975
Major, Ralph H. (Hrsg.), *Classic Descriptions of Disease.* Springfield, Ill., Charles C. Thomas, Publisher, 1945[3]
—, *A History of Medicine.* 2 Bde. Springfield, Ill., Charles C. Thomas, Publisher, 1954
Malgaigne, J.-F., *Oeuvres complètes d'Ambroise Paré.* Paris, Baillière, 1840
Margotta, R., *The Story of Medicine.* Herausgegeben von Paul Lewis. New York, Golden Press Publications, 1968
Marinatos, S., *Crete and Mycenae.* New York, Harry N. Abrams, 1960
Marks, E., *The Aphorisms of Hippocrates.* New York, Collins, 1817
Marks, Geoffrey, Beatty, William K. *Women in White: Their Role as Doctors through the Ages.* New York, Charles Scribner's Sons, 1972
Marshall, Sir John, *Mohenjo-Daro and the Indus Civilization.* London, Arthur Probsthain, 1931
Marti-Ibáñez, Felix, *Ariel: Essays on the Arts and the History and Philosophy of Medicine.* New York, MD Publications, 1962
Mastromatteo, E., ›From Ramazzini to Occupational Health Today from an International Perspective‹. *J. Occup. Med.* 17 (1975), S. 289–294
Mather, Cotton, *The Angel of Bethesda.* Herausgegeben von Gordon W. Jones. Worcester, Mass., American Antiquarian Society, 1972
Meigs, J.W., ›Puerperal Fever and Nineteenth-Century Contagionism: The Obstetrician's Dilemma‹. *Trans. Stud. Coll. Physicians Phila.* 42 (1975), S. 273–280
Melicow, M.M., ›Percivall Pott (1713–1788): Two Hundredth Anniversary of First Report of Occupation-induced Scrotum Cancer in Chimney Sweepers (1775)‹. *Urology* 6 (1975), S. 745–749
Metchnikoff, Elie, *The Founders of Modern Medicine: Pasteur-Koch-Lister.* 1939. Reprint Books for Libraries Press, 1971
Mettler, Cecelia, *History of Medicine.* Herausgegeben von Fred A. Mettler. Philadelphia, Blakiston Co., 1947
Meyer-Steineg, Theodor, *Chirurgische Instrumente des Altertums.* Jena, Verlag Gustav Fischer, 1912
—, Sudhoff, Karl, *Geschichte der Medizin im Überblick.* Jena, Verlag Gustav Fischer, 1928[3]
Middleton, W.S., ›John Morgan, Father of Medical Education in North America‹. *Ann. Med. Hist.* 9 (1927), S. 13
Middleton, William S., ›The Practice of Medicine: Past, Present, and Future‹. *Perspect. Biol. Med.* 15 (1972), S. 334–350
Millepierres, F., *La vie quotidienne des médecins au temps de Molière.* Paris, Librairie Hachette, 1964
Miller, Genevieve, ›The Teaching of Medical History in the United States and Canada‹. *Bull. Hist. Med.* 44 (1970), S. 482–483
—, ›The Teaching of Medical History in the United States and Canada: Historical Resources in Medical School Libraries‹. *Bull. Hist. Med.* 44 (1970), S. 251–278
—, ›The Teaching of Medical History in the United States and Canada. Report on Individual Schools‹. *Bull. Hist. Med.* 43, Nr. 4, 5, 6 (1969), S. 344–375; 444–472; 553–586
Mitchell, J.F., ›The Introduction of Rubber Gloves for Use in Surgical Operations‹. *Ann. Surg.* 122 (1945), S. 902
Mitchell, S.W., *History of Instrumental Precision in Medicine.* 1892. Reprint New York, Burt Franklin & Co., 1971
Moll, A.A., *Aesculapius in Latin America.* Philadelphia und London, W.B. Saunders Co., 1944
Møller-Christensen, V., *The History of the Forceps.* Kopenhagen und London, 1938
Moodie, R.L., *The Antiquity of Disease.* Chicago, University of Chicago Press, 1923
Moon, R.O., ›The Influence of Pythagoras on Greek Medicine‹. In: *Proceedings of the Seventeenth International Congress of Medicine, London, 1913.* Sect. 23. London, H. Frowde, 1914
Moore, F.D., *Transplant: The Give and Take of Tissue Transplantation.* New York, Simon & Schuster, 1972
Morse, W.R., *Chinese Medicine.* New York, Paul B. Hoeber, 1934
Muntner, S., ›The Antiquity of Asaph the Physician and His Editorship of the Earliest Hebrew Book of Medicine‹. *Bull. Hist. Med.* 25 (1951), S. 101–131

Nathan, H., ›Erich, Lexer, 1867–1937‹. *Med. Welt.* 24 (1973), S. 2088–2090
Naylor, Ronald, ›Galileo: Real Experiment and Didactic Demonstration‹. *Isis* 67 (1976), S. 398–419
Needham, J. *Science and Civilization in China.* 7 Bde. Cambridge, Cambridge University Press, 1954–76
Neuburger, Max, Geschichte der Medizin. 2 Bde. Bd. 1 Stuttgart, F. Enke, 1906, Bd. 2 (Teil 1) ebd., 1911
Neuhof, H. *The Transplantation of Tissues.* Unter Mitarbeit von S. Hirshfeld. New York und London, D. Appleton & Co., 1923
New York Academy of Medicine. *Milestones in Medicine.* 1938. Reprint New York, Hawthorn Books, 1971
Nicaise, E., *Chirurgie de Maître Henri de Mondeville.* Paris, Librairie Félix Alcan, 1893
Nissen, Rudolph, Wilson, Roger, *Pages in the History of Chest Surgery.* Springfield, Ill., Charles C. Thomas, Publisher, 1960
Norris, J., ›East or West? The Geographic Origin of the Black Death‹. *Bull. Hist. Med.* 51 (1977), S. 1–24
Northup, G.W., ›History of the Development of Osteopathic Concepts, with Notes on Osteopathic Terminology‹. *J. Am. Osteopath. Assoc.* 75 (1975), S. 405–409
Nutton, V., ›The Chronology of Galen's Early Career‹. *Classical Quart.* 23 (1973), S. 158–171

Ober, W.B. (Hrsg.), *Great Men of Guy's.* Metuchen, N. J.: Scarecrow Press, 1973
Olch, Peter. Book review of *Simpson and Syme of Edinburgh,* von John A. Shepherd. In *Bull. Hist. Med.* 46 (1972), S. 93–94
—, ›William S. Halsted and Local Anesthesia: Contributions and Complications‹. *Anesthesiology* 42 (1975), S. 479–486
Olmsted, J.M.D., *Charles-Édouard Brown-Séquard.* Baltimore, Johns Hopkins University Press, 1946
—, *Claude Bernard: Physiologist.* New York, Harper & Bros., 1938
—, *François Magendie: Pioneer in Experimental Physiology and Scientific Medicine in Nineteenth Century France.* New York, Henry Schuman, 1944
O'Malley, C.D., *Andreas Vesalius of Brussels, 1514–1564.* Berkeley und Los Angeles, University of California Press, 1965
—, (Hrsg.), *The History of Medical Education: An International Symposium Held February 5–9, 1968.* Berkeley, University of California Press, 1970
O'Malley, Charles D., Saunders, J.B. de C.M., *Leonardo da Vinci on the Human Body.* New York, Henry Schuman, 1952
Onians, Richard Broxton, *The Origins of European Thought: About the Body, the Mind, the Soul, the World, Time, and Fate.* Cambridge, Cambridge University Press, 1954[2]
Oppenheimer, Jane, Buchbesprechung über *Un grand médecin et biologiste: Casimir-Joseph Davaine (1812–1882)* von Jean Théodoridès. In: *Med. Hist.* 44 (1970), S. 591–593
Osler, Sir William, *The Evolution of Modern Medicine.* New Haven, Yale University Press, 1921
—, ›The Influence of Louis on American Medicine‹. *Bull. Johns Hopkins Hosp.* 8 (1897), S. 161

Pachter, Henry M., *Paracelsus, Magic into Science.* New York, Henry Schuman, 1951
Packard, Francis R., *History of Medicine in the United States.* 2 Bde. New York, Paul B. Hoeber, 1931
—, *Life and Times of Ambroise Paré, 1510–1590, with a New Translation of His Apology and an Account of His Journeys in Diverse Places.* New York, Benjamin Blom, Publishers, 1971
—, *The School of Salernum: Regimen sanitatis Salernitanum.* Übersetzung ins Englische von Sir John Harrington. London, Oxford University Press, 1922
Pagel, J., *Rudolf Virchow.* Leipzig, W. Weicher, 1906
Pagel, W., *William Harvey's Biological Ideas: Selected Aspects and Historical Background.* New York und Basel, S. Karger, 1967
Paget, J. (Hrsg.), *Essays and Addresses by Sir James Paget.* London und New York, Longmans, Green & Co., 1902
Paget, Stephen, *John Hunter: Man of Science and Surgeon (1728–1793).* London, T. Fisher Unwin, 1897
Paré, Ambroise, *The Collected Works of Ambroise Paré.* Aus dem Lateinischen übersetzt von T. Johnson. Pound Ridge, N.Y., Milford House, 1948
Paulos von Aegina, Des besten Arztes sieben Bücher. Übersetzt von J. Berendes. Leiden, E.J. Brill, 1914
Pavlov, I.P., ›Experimental Therapeutics as a New and Exceedingly Fruitful Method of Physiological Investigation‹. Übersetzt von Morton H. Frank und Joyce J. Weiss. In: *Bull. N. Y. Acad. Med.* 50 (1974), S. 1018–1031
Payne, J.F., *Thomas Sydenham.* London, T. Fisher Unwin, 1900
Pazzini, A., *Storia della medicina.* Milan, Societa Editrice Libraria, 1947
Pellegrino, E.D., ›Medical History and Medical Education: Points of Engagement‹. *Clio Med.* 10 (1975), S. 295–308
Percival, Thomas, *Percival's Medical Ethics.* 1803. Reprint mit neuer Einleitung von Chauncey D. Leake. Baltimore. Williams & Wilkins Co., 1927
Phillips, S.D., *Aspects of Greek Medicine.* New York, St. Martin's Press, 1973
Piggott, S. (Hrsg.), *The Dawn of Civilization.* New York, McGraw-Hill, 1967
—, *Prehistoric India to 1000 B.C.* Harmondsworth, Middlesex, Penguin Books, 1950
Pinel, Philippe, Traité médico-philosophique sur l'aliénation mentale ou la manie etc. Paris 1791. Deutsch: Wien 1801
Platt, Walter B., ›Fabricius Guilhelmus Hildanus: The Father of German Surgery‹. *Bull. Johns Hopkins Hosp.* 16 (1905), S. 7
Plinius Secundus, Cajus, Historia naturalis. 6 Bde. Deutsche Übersetzung von G.C. Wittstein. Leipzig 1881/82
Pomeroy, S.B., *Goddesses, Whores, Wives, and Slaves.* New York, Schokken Books, 1975
Powell, J.H., *Bring Out Your Dead.* Philadelphia, University of Pennsylvania Press, 1949
Power, D'A., *The Foundations of Medical History.* Baltimore, Williams & Wilkins Co., 1931
Poynter, F.N.L., *Medicine and Culture.* London, Wellcome Institute for the History of Medicine, 1969
Poynter, N., *Medicine and Man.* London, C. A. Watts, 1971
Preuss, Julius, *Biblisch-talmudische Medizin.* Berlin, S. Karger, 1921
Priestley, Joseph, *The Memoirs of Joseph Priestley.* London, Johnson, 1805
Pritchard, J.B. (Hrsg.), *The Ancient Near East: A New Anthology of Texts and Pictures.* Bd. 2. Princeton, Princeton University Press, 1973
Puschmann, Theodor, *Handbuch der Geschichte der Medizin.* 3 Bde. Jena, G. Fischer Verlag, 1902–05

Quen, J. M., ›Case Studies in Nineteenth Century Scientific Rejection: Mesmerism, Perkinism, and Acupuncture‹ *J. Hist. Behav. Sci.* 11 (1975), S. 149–156

Radbill, S. X., ›Pediatric Dermatology in Antiquity: Part 1‹. *Int. J. Dermatol.* 14 (1975), S. 363–368
Ramazzini, Bernardino, *De morbis artificum diatriba.* Deutsche Übersetzung: Ilmenau 1823
Ranke, Hermann, *Medicine and Surgery in Ancient Egypt.* Philadelphia, University of Pennsylvania Press, 1941
Ranking, George, S. A., ›The Life and Works of Rhazes (Abu Bakr Muhammad ben Zakaruja ar-Razi)‹. In: *Proceedings of the Seventeenth International Congress of Medicine, London, 1913.* Sect. 23. London, H. Frowde, 1914
Reichel-Dolmatoff, G., *The Shaman and the Jaguar: A Study of Narcotic Drugs among the Indians of Colombia.* Philadelphia, Temple University Press, 1975
Rhazes, *A Treatise on the Small Pox and Measles.* Übersetzung von A. Greenhill. London, Sydenham Society, 1848
Richards, D. W., ›The First Aphorism of Hippocrates‹. *Perspect. Biol. Med.* 5 (1961), S. 61–64
—, ›Medical Priesthoods, Past and Present‹. *Trans. Assoc. Am. Phys.* 75 (1962), S. 1–10
Richer, P., *Le démoniaque dans l'art.* Paris, 1887
Richter, Paul, ›Ueber Uhedu in den aegyptischen Papyri‹. *Arch. Gesch. Med.* 2 (1909), S. 73–83
Ridenbough, Mary Young, *The Biography of Ephraim McDowell.* New York, Charles L. Webster, 1890
Riesman, David, *The Story of Medicine in the Middle Ages.* New York, Paul B. Hoeber, 1936
—, *Thomas Sydenham.* New York, Paul B. Hoeber, 1926
Rieux, J., ›La vie et l'œuvre de J. A. Villemin‹. *Presse Méd.* 35 (1927), S. 1273
Rinkel, M., Viets, H. R., ›The Electron Microscope, in Notes and Queries‹. *J. Hist. Med.* 6 (1951), S. 406–408
Risse, G. B., ›The Role of Medical History in the Education of the 'Humanist' Physician: A Reevaluation‹. *J. Med. Educ.* 50 (1975), S. 458–465
Robinson, V., *Pathfinders in Medicine.* New York, Medical Life Press, 1929
Robinson, Victor, *Victory over Pain.* New York, Henry Schuman, 1946
Rogers, F. B., *Selected Papers of John Shaw Billings, Compiled with a Life of Billings.* Chicago, Medical Library Association, 1965
Rogge, C. W., ›Ambroise Paré (1510–1590) and the Evolution of the Surgical Instrumentarium‹. *Arch. Chir. Neerl.* 27 (1975), S. 1–15
Rolleston, Sir Humphry, ›History of Cinchona and Its Therapeutics‹. *Ann. Med. Hist.*, 3 (1931), S. 261
Rolleston, J. D., ›F. J. V. Broussais (1772–1838), His Life and Doctrines‹. *Proc. Roy. Soc. Med.* 22 (1939), S. 405
Rosen, George, *From Medical Police to Social Medicine: Essays on the History of Health.* New York, Neale Watson Academic Publications, 1974
—, ›Hospitals, Medical Care, and Social Policy in the French Revolution‹. *Bull. Hist. Med.* 30 (1956), S. 124–149
—, *The Specialization of Medicine.* New York, Froben Press, 1944
Rosenfield, L. C., *From Beast-Machine to Man-Machine: Animal Soul in French Letters from Descartes to La Mettrie.* New York, Octagon Books, 1968
Rosner, Fred, *Biblical and Talmudic Medicine: Selections from Classical Jewish Sources.* New York, Ktav Publishing House, 1976
—, ›The Physician's Prayer Attributed to Moses Maimonides‹. *Bull. Hist. Med.* 41 (1967), S. 440–454
—, *Sex Ethics in the Writings of Moses Maimonides.* New York, Bloch Publishing Co., 1974
—, ›The Spleen in the Talmud and Other Early Jewish Writings‹. *Bull. Hist. Med.* 46 (1972), S. 82–85
Roth, C., *The Jews in the Renaissance.* New York, Harper & Row, 1965
Rousselot, Jean (Hrsg.), *Medicine in Art: A Cultural History.* New York, McGraw-Hill, 1967
Rufus von Ephesus, *Œuvres de Rufus d'Ephèse.* Übersetzt von C. Daremberg und C. Emile Ruelle. Paris, Imprimerie Nationale, 1879
Rush, Benjamin, *The Autobiography of Benjamin Rush.* Herausgegeben von George W. Corner. Princeton University Press, 1948
Ryder, R. D. *Victims of Science: The Use of Animals in Research.* London, Davis-Poynter, 1975

Saffron, M. H., ›Salernitan Anatomists‹. In: *Dictionary of Scientific Biography.* 1975
Saintignon, Henri, *Laënnec; Sa vie et son œuvre.* Paris, Baillière, 1904
Sarma, P. J., ›The Art of Healing in Rigveda‹. *Ann. Med. Hist.*, 1 (1939), S. 538
Sarton, George, *Galen of Pergamon.* Lawrence, University of Kansas Press, 1954
—, *Introduction to the History of Science.* 3 Bde. Baltimore, Williams & Wilkins Co., 1927–31
Sauerbruch, Ferdinand, *Das war mein Leben.* Bad Wörishofen, Kindler und Schiermeyer, 1951
Saunders, J. B. de C. M., O'Malley, Charles D., *The Illustrations from the Works of Andreas Vesalius of Brussels.* New York, World Publishing Co., 1950
Scarborough, J., ›Celsus on Human Vivisection at Ptolemaic Alexandria‹. *Clio Med.* 2 (1976), S. 25–38
—, ›Drug Lore of Asclepiades of Bythinia‹. *Pharm. Hist.* 17 (1975), S. 43–57
—, *Facets of Hellenic Life.* Boston, Houghton Mifflin Co., 1976
—, ›Galen and the Gladiators‹. *Episteme* 5 (1971), S. 98–111

—, ›Nicander's Toxicology, I: Snakes‹. *Pharm. Hist.* 19, Nr. 51 (1977)
—, *Roman Medicine*. Ithaca, Cornell University Press, 1969
—, ›Some Notes on the Etruscan Heritage of Early Roman Medicine‹. *Episteme* 3 (1969), S. 160–166
Schachner, August, *Ephraim McDowell, ›Father of Ovariotomy‹ and Founder of Abdominal Surgery*. London und Philadelphia, J. B. Lippincott Co., 1921
Schouten, J., *The Rod and Serpent of Asclepios, Symbol of Medicine*. Amsterdam und London, Elsevier Publishing Co., 1967
Schultz, A., ›Notes on Diseases and Healed Fractures of Wild Apes and Their Bearing on the Antiquity of Pathological Conditions in Man‹. *Bull. Hist. Med.* 7 (1939), S. 571–582
Selwyn, S., ›Dr. Moffet and the Sixteenth Century Origins of Medical Microbiology‹. *Proc. Roy. Soc. Med.* 69 (1976), S. 558
Shambaugh, G. E. Jr., *Surgery of the Ear*. Philadelphia, W. B. Saunders Co., 1959
Shattuck, L., *The Report of the Sanitary Commission of Massachusetts*. 1850. Reprint Cambridge, Mass., Harvard University Press, 1948
Shryock, Richard Harrison, *The Development of Modern Medicine: An Interpretation of the Social and Scientific Factors Involved*. New York, Alfred A. Knopf 1947
—, ›The Medical Reputation of Benjamin Rush: Contrasts over Two Centuries‹. *Bull. Hist. Med.* 45 (1971), S. 507
Siegel, Rudolph E., *Galen on Psychology, Psychopathology, and Functions and Diseases of the Nervous System*. Basel, S. Karger, 1973
—, *Galen's System of Physiology and Medicine: His Doctrines and Observations on Blood Flow, Respiration, Humors, and Internal Diseases*. Basel und New York, S. Karger, 1968
Sigerist, Henry E., *Amerika und die Medizin*. Leipzig, G. Thieme, 1933
—, *Civilization and Disease*. Chicago, University of Chicago Press, 1962
—, ›An Elizabethan Poet's Contribution to Public Health: Sir John Harington and the Water Closet‹. *Bull. Inst. Hist. Med.* 13 (1943), S. 229
—, *Große Ärzte*. München, J. F. Lehmann, 1954[3]
—, ›The Historical Aspects of Art and Medicine‹. *Bull. Inst. Hist. Med.* 4 (1936), S. 271–297
—, *On the Sociology of Medicine*. Herausgegeben von I. Roemer. New York, MD Publications, 1960
Simpson, E. B., *Sir James Y. Simpson*. Edinburgh und London, Oliphant Anderson & Ferrier, 1896
Sims, James Marion, *The Story of my Life*. Herausgegeben von H. Marion-Sims. New York, D. Appleton & Co., 1886
Sinclair, Sir William J., *Semmelweis: His Life and Doctrine*. Manchester, Manchester University Press, 1909
Singer, Charles, *The Discovery of the Circulation of the Blood*. London, G. Bell & Sons, 1922
—, *The Evolution of Anatomy and Physiology: From the Greeks to Harvey*. New York, Dover Publications, 1957
—, *From Magic to Science: Essays on the Scientific Twilight*. New York, Boni & Liveright, 1928
—, *Greek Biology and Medicine*. Oxford, Clarendon Press, 1922
—, *A Short History of Medicine*. Oxford, Clarendon Press, 1928
—, und Sigerist, H. E. (Hrsg.), *Essays on the History of Medicine, Presented to Karl Sudhoff on the Occasion of His Seventieth Birthday, November 26, 1923*. London, Oxford University Press, 1924
Slaughter, Frank, G. *Immortal Magyar*. New York, Henry Schuman, 1950
Smart, N., *The Religious Experience of Mankind*. New York, Charles Scribner's Sons, 1969
Smith, Elizabeth C., ›Heirs to Trotula: Early Women Physicians in the United States‹. *N. Y. State J. Med.*, Juni 1977, S. 1142–1165
Smith, Wesley D., ›Galen on Coans versus Cnidians‹. *Bull. Hist. Med.* 47 (1973), S. 569–585
Smithcors, J. F., *Evolution of the Veterinary Art*. Kaiser City, Mo., Veterinary Medicine Publishing Co., 1957
Snapper, I., *Chinese Lessons to Western Medicine*. New York, Grune & Stratton, 1965
Snow, J., *On Cholera*. 1856. Reprint New York, Commonwealth Fund, 1936
Soranus, *Gynecology*. Kommentierte Übersetzung von O. Temkin. Baltimore, Johns Hopkins University Press, 1956
Speert, H., *Iconographia gyniatrica: A Pictorial History of Gynecology and Obstetrics*. Philadelphia, F. A. Davis, 1973
Stark, Richard B., ›The History of Plastic Surgery in Wartime‹. *Clinics in Plastic Surgery* 2 (1975), S. 509–515
Starolinski, J., *Histoire de la Médecine*. Editions Rencontres und Erik Nitsche, 1963
Steuer, R. O., *Aetiological Principle of Pyaemia in Ancient Egyptian Medicine*. Baltimore, Johns Hopkins University Press, 1948
Stevenson, L. A., Multhauf, R. P. (Hrsg.), *Medicine, Science, and Culture: Historical Essays in Honor of Oswei Temkin*. Baltimore, Johns Hopkins University Press, 1968
Stevenson, L. G., ›Suspended Animation and the History of Anesthesia‹. *Bull. Hist. Med.* 49 (1975), S. 482–511
Still, George Frederic, ›The History of Paediatrics: The Progress of the Study of Diseases of Children up to the End of the Eighteenth Century‹. London, Oxford University Press, 1931. Reprint London, Dawsons of Pall Mall, 1965
Stoddart, Anna M., *The Life of Paracelsus, Theophrastus von Hohenheim, 1493–1541*. London, John Murray, 1911
Stone, E. *Medicine among the American Indians*. New York, Paul B. Hoeber, 1932
Subba Rao, D. V. (Hrsg.), *Western Epitomes of Indian Medicine*. Unter Mitarbeit von P. R. K. Murthy. Osmania, Osmania Medical College, 1966
Sudhoff, Karl, ›Guilielmus Fabricius Hildanus. Zur Feier der 350-jährigen Wiederkehr des Tages seiner Geburt am 25. Juni 1560‹. In: *Münch. med. Wschr.* 57 (1910), S. 1401
›Surgeons of the Sea‹. *MD Medical News Magazine* 2 (1958), S. 125–129
Sushruta Samhita. 3 Bde. Englische Übersetzung von K. K. L. Bhishagratna. Kalkutta, J. N. Bose, 1907–16
Sydenham, T., *Selected Works of Thomas Sydenham*. Englische Übersetzung von J. D. Comrie. London, John Bale, Sons & Danielsson, 1922

Taton, René (Hrsg.), *Ancient and Medieval Science from the Beginnings to 1450*. New York, Basic Books, 1963
—, (Hrsg.), *The Beginnings of Modern Science from 1450 to 1800*. New York, Basic Books, 1964
Temkin, L., *Four Treatises of Theophrastus von Hohenheim, Called Paracelsus*. Baltimore, Johns Hopkins University Press, 1941
Temkin, Oswei, *The Falling Sickness: A History of Epilepsy from the Greeks to the Beginnings of Modern Neurology*. Baltimore, Johns Hopkins University Press, 1971[2]
—, *Galenism: Rise and Decline of a Medical Philosophy*. Ithaca, Cornell University Press, 1973
—, ›History and Prophecy: Meditations in a Medical Library‹. *Bull. Hist. Med.* 49 (1975), S. 305–317
Theophrastus, (Historia plantarum) Theophrasts Naturgeschichte der Gewächse. Übersetzt und erläutert von Karl Sprengel. Bd. I–II Darmstadt, Wissenschaftliche Buchgesellschaft, 1971 (Nachdruck der Ausgabe Altona 1822)
Thomas, K. B. ›John Snow‹. In: *Dictionary of Scientific Biography. 1975*
Thompson, C. J. S., *The History and Evolution of Surgical Instruments*. New York, Henry Schuman, 1942
Thorndike, Lynn, *A History of Magic and Experimental Science*. New York, Macmillan Co., 1923
Thorwald, Jürgen, Geschichte der Chirurgie. Bd. 1, Das Jahrhundert der Chirurgen. Bd. 2, Das Weltreich der Chirurgen. München, Zürich, Droemer und Knaur, 1956–58
—, Macht und Geheimnis der frühen Ärzte. München, Zürich, Droemer und Knaur, 1962
Toledo-Pereyra, L. H., ›Galen's Contributions to Surgery‹. *J. Hist. Med. Allied Sci.* 28 (1973), S. 357–375
Toole, H., ›Asclepius in History and Legend‹. Abschnitt 1 in: ›Asclepius‹. *Surgery* 53 (1963), S. 387–419
—, ›Critical Analysis of the Records Attributed to Asclepius‹ Abschnitt 2 in: ›Asclepius‹. *Surgery* 53 (1963), S. 387–419
Triaire, P., *Dominique Larrey et les campagnes de la Révolution et de l'Empire, 1768–1842*. Tours, Mame, 1902
Tuttle, E. F., ›The Trotula and Old Dame Trot: A Note on the Lady of Salerno‹. *Bull. Hist. Med.* 50 (1976), S. 61–72

Underwood, E. Ashworth (Hrsg.), *Science, Medicine, and History: Essays on the Evolution of Scientific Thought and Medical Practice Written in Honour of Charles Singer*. London, Oxford University Press, 1953

Vallery-Radot, René, *The Life of Pasteur*. New York, McClure, Phillips, 1906
Veith, Ilza, *Huang Ti nei ching su wên—The Yellow Emperor's Classic of Internal Medicine*. Baltimore, Williams & Wilkins, 1949
Viets, H. R., *Brief History of Medicine in Massachusetts*. 1930. Reprint New York, AMS Press, 1976
Virchow, Rudolf, ›The Influence of Morgagni on Anatomical Thought‹. *Lancet* 1 (1894), S. 843
—, *Johannes Müller: Eine Gedächtnisrede*. Berlin, A. Hirschwald, 1858
Vogel, Virgil J., *American Indian Medicine*. Norman, University of Oklahoma Press, 1970

Wakefield, E. G., Dellinger, S. C., ›Possible Reasons for Trephining the Skull in the Past‹. *Ciba Symposia* 1, Nr. 6 (1939)
Walsh, Joseph, ›Galen's Studies at the Alexandrien School‹. *Ann. Med. Hist.*, 9 (1927), S. 132–143
—, ›Refutation of the Charges of Cowardice Made against Galen‹. *Ann. Med. Hist.* 3 (1931), S. 195–208
Walton, Alice, *The Cult of Asclepios*. Cornell Studies in Classical Philology. Boston, Ginn & Co., 1894
Wangensteen, O. H., ›Has Medical History Importance for Surgeons?‹. In: *Gynecol. Obstet.* 140 (1975), S. 434–442
—, ›Surgeons and Wound Management: Historical Aspects‹. In: *Conn. Med.* 39 (1975), S. 568–574
—, Wangensteen, S. D., ›The Surgical Amphitheatre: History of Its Origins, Functions, and Fate‹. In: *Surgery* 77 (1975), S. 403–418
—, Wangensteen, S. D.; Klinger, C., ›Wound Management of Ambroise Paré and Dominique Larrey, Great French Military Surgeons of the Sixteenth and Nineteenth Centuries‹. *Bull. Hist. Med.* 46 (1972), S. 207–234
Waterhouse, Benjamin, ›American Pioneer‹. Editorial. *Ann. Med. Hist.* 9 (1927), S. 195
Webb, Gerald B., *René Théophile Hyacinthe Laennec: A Memoir*. New York, Paul B. Hoeber, 1928
Webster, Jerome P., Gnudi, M. T., *The Life and Times of Gaspare Tagliacozzi*. New York, Herbert Reichner, 1950
Weeks, J. H., *Among the Primitive Bakongo*. London, Seeley, Service & Co., 1914
Weinberger, Bernhard Wolf, *An Introduction to the History of Dentistry*. St. Louis, C. V. Mosby Co., 1948
Weiner, Dora B., ›The French Revolution, Napoleon, and the Nursing Profession‹. *Bull. Hist. Med.* 46 (1972), S. 274–305
Wells, C., ›Ancient Obstetric Hazards and Female Mortality‹. *Bull. N. Y. Acad. Med.* 51 (1975), S. 1235–1240
Werner, D., *History of the Red Cross*. London, Cassell & Co., 1941
Wershub, Leonard Paul, *Urology: From Antiquity to the Twentieth Century*. *Bull. Hist. Med.* 46 (1972), S. 312–313
Wessler, C., *The American Indian*. New York und London, 1922[2]
Whipple, Allen O., ›Role of the Nestorians as the Connecting Link between Greek and Arabic Medicine‹, *Ann. Med. Hist.* 8 (1936), S. 313
Wiese, E. Robert, ›Guillaume Dupuytren‹. *Med. Life.* 38 (1931), S. 477
Williams, C., ›The Tractors‹. *J. Hist. Med.* 30 (1975), S. 61
Williams, H. U., ›The Origin and Antiquity of Syphilis: The Evidence from Diseased Bones‹. *Arch. Path.* 13 (1932), S. 779–814, 931–983
—, ›The Origin of Syphilis: Evidence from Diseased Bones: A Supplementary Report‹. *Arch. Derm. Syph.* 33 (1936), S. 782 ff.
Wilson, R. McNair, *The Beloved Physician, Sir James Mackenzie*. London, John Murray, 1926
Withington, Edward Theodore, *Medical History from the Earliest Times*. London, Scientific Press, 1894
Wong, K. C., Wu, L. T., *History of Chinese Medicine*. 2 Bde. New York, Gordon Press Publications, 1976
Wreszinski, Walter, *Der grosse medizinische Papyrus des Berliner Museums*. Leipzig, J. C. Hinrichs, 1909
—, *Der Londoner medizinische Papyrus und der Papyrus Hearst*. Leipzig, J. C. Hinrichs, 1912
Wright, L., *Clean and Decent: The Fascinating History of the Bathroom and the Water Closet*. New York, Viking Press, 1960
Wunderlich, Karl Reinhold August, Das Verhalten der Eigenwärme in Krankheiten. Leipzig, 1870[2]
Wylie, W. Gill, *Hospitals: Their History, Organization, and Construction*. New York, D. Appleton & Co., 1877
Wynder, E. L., ›A Corner of History: John Graunt, 1620–1674, the Father of Demography‹. *Prev. Med.* 4 (1975), S. 85–88

Young, J. H., *Medical Messiahs: A Social History of Medical Quackery in the Twentieth Century*. Princeton, Princeton University Press, 1967

Zielonka, J. S., ›A Man-Midwife‹. *J. Hist. Med.* 30 (1975), S. 259
Zigrosser, C., *Medicine and the Artist*. New York, Dover Publications, 1970
Zilboorg, Gregory, Henry, George W., *A History of Medical Psychology*. New York, W. W. Norton & Co., 1941
Zimmerman, Leo M., ›Cosmas and Damian, Patron Saints of Surgery‹. *Am. J. Surg.* 33 (1936), S. 160–168
—, ›The Evolution of Blood Transfusion‹. *Am. J. Surg.* 55 (1942), S. 613–620

Register

Fotonachweis

Autoren und Verlag danken allen Bibliotheken, Museen und privaten Sammlern für ihre großzügige Hilfe, mit der sie die Beschaffung des Fotomaterials selbst aus entlegenen Quellen unterstützt haben.

Air India/Karange: Abb. 189
Alinari, Florenz: Abb. 247, 248, 259, 269, 273, 277, 278, 285, 289, 323, 324, 325, 326, 327, 341, 342, 352, 356, 361, 362, 400, 406, 431, 604, 605, 710, 766
The American Journal of Roentgenology and Radium Therapy, April 1923: Abb. 979
Paul Almasy (WHO): Abb. 31, 997
Jessie Tarbox Beals: Abb. 1017
Bibliothèque Nationale, Paris: Abb. 109, 110, 112, 198, 208, 217, 251, 261, 279, 307, 334, 420, 427, 435, 439, 441, 444, 448, 459, 465, 466, 467, 468, 469, 475, 476, 477, 480, 481, 482, 483, 484, 485, 501, 502, 503, 504, 505, 506, 507, 508, 510, 514, 515, 519, 520, 521, 524, 525, 546, 555, 576, 590, 622, 663, 668, 669, 689, 691, 723, 732, 917
Bildarchiv Preussischer Kulturbesitz, Berlin: Abb. 194, 402
Erwin Böhm, Mainz: Abb. 4, 91, 92, 161
Bulloz, Paris: Abb. 736, 737
Caisse Nationale des Monuments Historiques, Paris: Abb. 105, 150, 175, 227, 233, 351
Canali, Rom: Abb. 412, 564, 573
Chiolini, Pavia: Abb. 545
Chuzeville, Malakoff: Abb. 118, 156
Ciba-Geigy, Ltd., Basel: Abb. 163, 164
Clayton: Abb. 235
Clements, New York: Abb. 901
Connaughton, New York: Abb. 874, 905
Cooper-Bridgeman, London: Abb. 121, 725, 873
Courtauld Institute, London: Abb. 417, 422, 638
Wim Cox, Köln: Abb. 426
Lance Dane, Madras: Abb. 171
J. L. Daniel and Robert Bagnell, Batelle Memorial Institute, Pacific Northwest Laboratories, Richland, Wash.: Abb. 11
Delval, Corbeil: Abb. 743, 744
Department of the Environment, England: Abb. 415
Deutsches Archäologisches Institut, Athen: Abb. 249, 263, 264, 266, 268, 270, 293, 295, 312, 357, 382
Deutsche Medizinische Wochenschrift, Nr. 47, Kunstbeilage 25: Abb. 854
Forsyth: Abb. 38
Fotofast, Bologna: Abb. 388, 512
Foto Fiorucci Giuliana, Pisa: Abb. 623–625
Foto Fürbock, Graz: Abb. 28
Foto Marburg, Marburg/Lahn: Abb. 539
Foto Meyer, Wien: Abb. 329
Fototeca Unione, Rom: Abb. 316–318, 350, 353, 354, 358, 363, 569
Freeman, London: Abb. 176
Giraudon, Paris: Abb. 167, 168, 173, 262, 283, 292, 299, 331, 332, 370, 371, 509, 544, 547, 558, 574, 620
Griechische Regierung: Abb. 245
Gunner, Wellesley: Abb. 847
Guy's Hospital Reports, Thomas Guy, Publisher: Abb. 816
Haase, Frankfurt: Abb. 688
Hassia, Athen: Abb. 230
Held, Ecublens: Abb. 29, 360
Hewicker, Kaltenkirchen: Abb. 255
Hirmer Verlag, München: Abb. 102, 154, 231, 232, 238, 239, 241, 253, 254, 260, 274, 275, 279, 280, 286, 290, 291, 296, 300, 310, 330, 338, 346, 347
Joint Expedition to Ur: Abb. 165
Dimitri Kessel, Paris: Abb. 281
Lajoux, Editions d'Art Lucien Mazenod, Paris: Abb. 20, 21
Lennart Larsen: Abb. 26
Rev. T. Lewis, in: Among the Primitive Bakongo von John H. Weeks, Seely, Service & Co.: Abb. 44
Lichtbildwerkstatt, Alpenland, Wien: Abb. 542
Löbl, Bad Tölz: Abb. 419
Mas, Barcelona: Abb. 14, 429, 699
Leonard von Matt, Buochs: Abb. 344, 352, 355, 425, 918
Mella, Mailand: Abb. 314, 559
Mexican Tourist Department: Abb. 55
Moeschlin, Basel: Abb. 72
Moodie, The Antiquity of Disease, University of Chicago Press: Abb. 7, 8
Marrow, South Dakota: Abb. 809
Musée d'Histoire de la Médecine, Paris: Abb. 662, 784, 787, 946
O. E. Nelson, New York: Abb. 135, 159, 328
Orlandini, Modena: Abb. 470
Pasquino (WHO): Abb. 51
Josephine Powell, Athen: Abb. 229, 234, 236, 242–244
Carlos Sanchez, Mexico: Abb. 39, 40, 45
Scala/EPA, New York: Abb. 337, 611
Roy Schwartz: Abb. 932
Schweizerisches Landesmuseum, Zürich: Abb. 19
Service Photographique des Musées Nationaux, Paris: Abb. 17, 93, 96, 99, 101, 104, 107, 118, 125, 127, 156, 188, 237, 239, 240, 256, 294, 319, 393–395, 571, 612, 751, 917
G. E. Smith, ›Ancient Splints‹, British Medical Journal (1908): Abb. 152
W. Starks, Kingston: Abb. 437
Stierlin, Genf: Abb. 124
Szaszfai, New Haven: Abb. 721
R. F. Turnbull: Abb. 879
United Press International, New York: Abb. 952, 953, 959, 990
University of Kansas Medical School Library, Lawrence: Abb. 80, 218, 267
Manuel Usandizaga, Historia de la obstetricia y ginecología en España: Abb. 12, 13
J. Vertut, Issy-les-Moulineaux: Abb. 123
Roger Viollet, Paris: Abb. 95
Larry Wainwright, New York: Abb. 157
Webb, London: Abb. 572
Weltgesundheitsorganisation, Genf: Abb. 31, 33, 51, 142, 147, 148, 189, 349, 373, 410, 411, 428, 458, 554, 577, 582, 583, 629, 636, 644, 660, 671, 698, 700, 702, 714, 735, 756, 786, 794, 824, 894, 904, 906, 914, 916, 962, 963, 989, 997, 1005, 1018